CB051884

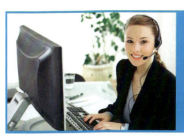

Facebook.com/editoraatheneu   Twitter.com/editoraatheneu   Youtube.com/atheneueditora

CIRURGIA DERMATOLÓGICA

3ª edição

Revista e Atualizada

CIRURGIA DERMATOLÓGICA

3ª edição
Revista e Atualizada

Alcidarta dos Reis Gadelha

Pós-doutorado no Hospital Saint Louis e Instituto Pasteur. Doutorado na Escola Paulista de Medicina – Serviço do Professor Raymundo Martins de Castro. Mestrado na Universidade Federal do Rio de Janeiro, Pavilhão São Miguel – Serviço dos Professores Francisco Eduardo Rabello e Sylvio Fraga. Ex-Presidente da Sociedade Brasileira de Cirurgia Dermatológica. Professor Titular Aposentado da Faculdade de Ciências da Saúde da Universidade Federal do Amazonas. Membro da Sociedade Brasileira de Dermatologia (SBD), da Sociedade Brasileira de Cirurgia Dermatológica (SBCD), da Sociedade Internacional de Cirurgia Dermatológica (ISDS) e da American Academy or Dermatology (AAD)

Izelda Maria Carvalho Costa

Mestre pela Universidade Federal de Minas Gerais. Doutora pela Universidade Federal de São Paulo, Escola Paulista de Medicina (UNIFESP-EPM). Professora Orientadora do Curso de Pós-graduação da Faculdade de Ciências Médicas da Universidade de Brasília. Membro do Board da Sociedade Internacional de Cirurgia Dermatológica (ISDS) (1995-1999). Presidente da Sociedade Brasileira de Cirurgia Dermatológica (SBCD) (1996-1997). Editora Científica dos Anais Brasileiros de Dermatologia (2009-2015). Professora Adjunta de Dermatologia da Universidade de Brasília. Chefe do Serviço de Dermatologia do Hospital Universitário de Brasília (UnB)

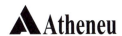

EDITORA ATHENEU

São Paulo —   Rua Jesuíno Pascoal, 30
                Tels.: (11) 2858-8750
                Fax: (11) 2858-8766
                E-mail: atheneu@atheneu.com.br

Rio de Janeiro — Rua Bambina, 74
                Tel.: (21) 3094-1295
                Fax: (21) 3094-1284
                E-mail: atheneu@atheneu.com.br

Belo Horizonte — Rua Domingos Vieira, 319 — Conj. 1.104

CAPA: Paulo Verardo

PRODUÇÃO EDITORIAL/DIAGRAMAÇÃO: Rosane Guedes

Dados Internacionais de Catalogação na Publicação (CIP)
(Câmara Brasileira do Livro, SP, Brasil)

Gadelha, Alcidarta dos Reis
    Cirurgia dermatológica / Alcidarta dos Reis Gadelha, Izelda Maria
Carvalho Costa. -- 3. ed. -- São Paulo : Editora Atheneu, 2017.

    Vários colaboradores.
    Bibliografia.
    ISBN 978-85-388-0629-5

1. Pele - Cirurgia I. Costa, Izelda Maria Carvalho. II. Título.

	CDD-617.477
16-06413	NLM-WR 650

Índices para catálogo sistemático:

1. Cirurgia dermatológica : Medicina   617.477

GADELHA, A. R.; COSTA, I. M. C.
Cirurgia Dermatológica – 3ª edição

© *Direitos reservados à EDITORA ATHENEU – São Paulo, Rio de Janeiro, Belo Horizonte, 2017*

Colaboradores

Abdo Salomão Júnior

Membro da Sociedade Brasileira de Dermatologia (SBD), Sociedade Brasileira de Cirurgia Dermatológica (SBCD), Colegio Ibero-Latinoamericano de Dermatologia (CILAD) e American Academy of Dermatology (AAD). Doutorando em Dermatologia pela Universidade de São Paulo (USP). Médico do Ambulatório de *Laser* da Universidade Federal de São Paulo (Unifesp). Coordenador do Ambulatório de *Laser* da Universidade de Mogi das Cruzes (UMC). Diretor Médico e Proprietário do Life Medical Hospital, Hospital Regional Sul de Minas

Ada Regina Trindade de Almeida

Dermatologista Preceptora de Dermatologia do Hospital do Servidor Público Municipal de São Paulo

Adriana Vilarinho

Graduação em Medicina e Residência Médica em Dermatologia pela Faculdade de Medicina do ABC (FMABC). Título de Especialista em Dermatologia pela Associação Médica Brasileira e Sociedade Brasileira de Dermatologia. Preceptora do Departamento de Dermatologia da FMABC (1993 a 2003). Membro da Sociedade Brasileira de Dermatologia (SBD), Regional de São Paulo. Membro da Sociedade Brasileira de Cirurgia Dermatológica (SBCD). Membro da American Academy of Dermatology (AAD). Autora do livro "Beleza à Flor da Pele", Editora Abril

Aldo Toschi

Sócio Efetivo da Sociedade Brasileira de Dermatologia (SBD). Coordenador de Dermatologia do Instituto Brasileiro de Controle do Câncer (IBCC). *Non resident fellow* da American Academy of Dermatology. Sócio Fundador da Sociedade Brasileira de Cirurgia Dermatológica. Coordenador do Grupo de Estudo sobre Gordura Cutânea da SBD-RESP

Alexandre de Almeida Fillippo

Membro Efetivo da Sociedade Brasileira de Dermatologia (SBD) e da Sociedade Brasileira de Cirurgia Dermatológica (SBCD). Membro da American Academy of Dermatology (AAD). Ex-Coordenador do Departamento de *Laser* da SBD por três mandatos. Chefe e Professor do Setor de *Laser* e Tecnologias da Santa Casa do Rio de Janeiro

Aliene Y. I. Noda

Residência em Dermatologia no Hospital das Clínicas da Faculdade de Medicina da Universidade de São Paulo (HC-FMUSP). Membro da Sociedade Brasileira de Dermatologia (SBD) e da Sociedade Brasileira de Cirurgia Dermatológica (SBCD). Preceptora em Cirurgia Dermatológica no HC-FMUSP

Ana Carolina de Souza Machado Igreja

Dermatologista. Membro Titular da Sociedade Brasileira de Dermatologia (SBD). Dermatologista no Instituto de Dermatologia e *Laser* de Brasília e no Instituto Avançado de Cirurgia Plástica e Dermatologia de Brasília (IACD)

Ana Lenise Favaretto

Mestre em Epidemiologia Clínica pela Universidade Federal do Rio Grande do Sul (UFRGS). Ex-Residente de Dermatologia da Santa Casa de Porto Alegre da UFRGS. Especialista em Dermatologia

Colaboradores

Ana Maria Pinheiro
Professora-assistente de Dermatologia da Universidade de Brasília (UnB)

Ana Paula Gomes Meski
Médica Dermatologista. Membro da Sociedade Brasileira de Dermatologia (SBD) e Sociedade Brasileira de Cirurgia Dermatológica (SBCD). Médica Voluntária do Ambulatório de Dermatologia do Hospital das Clínicas da Faculdade de Medicina da Universidade de São Paulo (HC-FMUSP). Mestre em Ciências e Residência Médica em Dermatologia no HC-FMUSP

Ana Paula Urzedo
Dermatologista

André Ricardo Adriano
Dermatologista. Membro da Sociedade Brasileira de Dermatologia (SBD). Pós-graduação em Dermatologia pelo Instituto de Dermatologia Professor Rubem David Azulay – Santa Casa da Misericórdia do Rio de Janeiro

Andréia Mateus Moreira
Médica Dermatologista Especialista pela Sociedade Brasileira de Dermatologista (SBD). Mestre em Dermatologia pela Universidade Federal do Rio de Janeiro (UFRJ). Coordenadora do Departamento de Cosmiatria da SBD (2009/2010). Coordenadora do Departamento de Geriatria Cutânea da SBD (2013/2014). Professora-assistente de Dermatologia, Curso de Pós-graduação em Dermatologia da Policlínica Geral do Rio de Janeiro (PGRJ). Chefe do Setor de Dermatologia Corretiva da Santa Casa da Misericórdia do Rio de Janeiro (2005/2010). Sócia Efetiva (SBD e Sociedade Brasileira de Cirurgia Dermatológica – SBCD). Coordenadora Geral por 15 anos da Jornada de Cosmiatria da PGRJ

Angela Leal Chichierchio
Dermatologista e Médica-assistente do Curso de Pós-graduação em Medicina Estética da Faculdade de Medicina da Fundação Técnico-Educacional Souza Marques, Rio de Janeiro

Antonio Carlos Pires Carvalho
Professor-associado do Departamento de Radiologia, Coordenador do Programa de Pós-graduação em Medicina (Radiologia) da Universidade Federal do Rio de Janeiro (UFRJ)

Aparecida Machado de Moraes
Médica Dermatologista. Doutorada pela Faculdade de Medicina da Universidade de São Paulo (FMUSP). Professora-associada, Livre-docente da Faculdade de Ciências Médicas da Universidade Estadual de Campinas (Unicamp). Coordenadora das Áreas de Cirurgia Dermatológica, Cirurgia Micrográfica de Mohs, Criocirurgia e Tumores Cutâneos Malignos do Hospital das Clínicas da Universidade Estadual de Campinas (HC-Unicamp)

Ariene Paixão
Sócia Efetiva da Sociedade Brasileira de Dermatologia (SBD). Especialista em Dermatologia e Professora-assistente da Escola Baiana de Medicina e Saúde Pública

Arthur Tykocinsky
Sócio Efetivo da Sociedade Brasileira de Dermatologia (SBD). Dermatologista. Integrante do Corpo Clínico dos Hospitais Albert Einstein, São Luiz e Sírio-Libanês. Membro International Society of Hair Restoration Surgery European Society of Hair Restoration, American Society of Hair Restoration, International Society of Cosmetic Surgery, American Academy of Dermatology, Sociedade Brasileira de Restauração Capilar, SBD, SBCD, Sociedade Brasileira de *Laser* em Medicina e Cirurgia e Sociedad Latino-Americana del Pelo

Baptista Muraco Netto
Professor Doutor da Faculdade de Medicina da Universidade de São Paulo (FMUSP)

Barbara Pontes Cerqueira Uzel
Dermatologista. Mestre em Ciências da Saúde pela Universidade de Brasília (UnB)

Benjamin Golcman

Doutor em Medicina, Área de Concentração em Cirurgia pela Faculdade de Medicina da Universidade de São Paulo (FMUSP). Professor-assistente de Dermatologia e da Pós-graduação da FMUSP. Membro Titular da Sociedade Brasileira de Cirurgia Plástica (SBCD), do Colégio Brasileiro de Cirurgia e do Grupo Brasileiro de Melanoma

Bhertha M. Tamura

Cirurgia Geral e Dermatologia. Membro SBD, SBCD e AAD. Mestre e Doutora em Dermatologia pelo Hospital das Clínicas da Faculdade de Medicina da Universidade Federal de São Paulo. Coordenadora da Dermatologia dos Ambulatórios de Especialidades Barradas, Bourroul e Sorocaba

Bogdana Victoria Kadunc

Doutora pela Universidade de São Paulo (USP). Chefe de Dermatologia da PUC-Campinas. Professora-Doutora em Dermatologia pela Faculdade de Medicina da Universidade de São Paulo. Ex-Presidente da Sociedade Brasileira de Dermatologia (SBD) e da Sociedade Brasileira de Cirurgia Dermatológica (SBCD)

Camila Arai Seque

Dermatologista

Carlos Alberto Guglielmi Eid

Títulos de Especialista em Dermatologia, Medicina Interna, Medicina do Trabalho, Medicina Sanitária e Medicina de Tráfego

Carlos Baptista Barcaui

Professor Adjunto de Dermatologia da Faculdade de Ciências Médicas da Universidade do Estado do Rio de Janeiro (UERJ)

Carlos D'Aparecida Machado Filho

Professor Titular de Dermatologia da Faculdade de Medicina do ABC (FMAB). Doutor em Dermatologia. Chefe do Serviço de Dermatologia do ABC. Ex-Presidente da Sociedade Brasileira de Cirurgia Dermatológica (SBCD)

Carlos Roberto Antonio

Professor Responsável pela Cirurgia Dermatológica da Disciplina de Dermatologia da Faculdade de Medicina de São José do Rio Preto (FAMERP). Sócio da Sociedade Brasileira de Dermatologia (SBD), Sociedade Brasileira de Cirurgia Dermatológica (SBCD) e American Academy of Dermatology (AAD). Autor do Ipele – Livro *Online* de Dermatologia

Carmélia Matos Santiago Reis

Doutora em Dermatologia pela Universidade Federal do Rio de Janeiro (UFRJ). Mestre em Dermatologia pela Universidade Federal Fluminense (UFF). Docente da Escola Superior de Ciências da Saúde (ESCS), Fundação de Ensino e Ciências da Saúde (FEPECS), Secretaria de Estado de Saúde (SES) – Distrito Federal (DF). Chefe do Serviço de Dermatologia do Hospital de Ensino Regional da Asa Norte HRAN/SES/DF. Chefe do Laboratório de Micologia e Preceptora de Dermatologia do Hospital Universitário (HU) da Universidade de Brasília (UnB). Sócia-efetiva da Sociedade Brasileira de Dermatologia (SBD) e Sociedade Brasileira de Cirurgia Dermatológica (SBCD)

Celso Luís Madeira

Médico Dermatologista. Médico Assistente da Clínica Dermatológica do Hospital do Servidor Público Municipal de São Paulo (HSPM-SP)

Chinobu Chisaki

Graduação na Escola Paulista de Medicina em 1982. Residência Médica Escola Paulista de Medicina, Clínica Médica de 26 dezembro de 1982 a 27 de janeiro de 1986, com Área de Concentração em Dermatologia de 26 de dezembro de 1983 a 27 de janeiro de 1986. Título de Especialista em Dermatologia pela Sociedade Brasileira de Dermatologia (SBCD) em março de 1986

Colaboradores

Cláudia Maria Duarte de Sá Guimarães
Membro Efetivo da Sociedade Brasileira de Dermatologia (SBD). Coordenadora do Departamento de *Laser* da SBD-RJ (2015-2016). Especialista em Perícia Médica e Pós-graduanda da Especialização em Termologia Médica da Universidade de São Paulo (USP) (2015-2017)

Cleide Eiko Ishida
Mestre em Dermatologia pela Universidade Federal do Rio de Janeiro (UFRJ). Professora-assistente da Disciplina de Dermatologia da Faculdade de Medicina da UFRJ. Responsável pelo Setor de Cirurgia Dermatológica e do Ambulatório de Criocirurgia do Hospital Universitário Clementino Fraga Filho da UFRJ. Ex-Presidente da Sociedade Brasileira de Cirurgia Dermatológica (SBCD)

Cristina Paula Salaro
Dermatologista Titular da Sociedade Brasileira de Dermatologia (SBD) e Sociedade Brasileira de Cirurgia Dermatológica (SBCD). Pós-graduada pela Harvard Medical School. *Fellowship* no Mount Sinai Medical Center. *Observership* no Memorial Sloan Kettering Cancer Center, Departamento de Lesões Melanocíticas, Melanoma, Microscopia Confocal de Reflexão. *Research Fellow* na The Angiogenesis Foundation

Daniele Pace
Cirurgiã Plástica. Membro Titular da Sociedade Brasileira de Cirurgia Plástica. Membro da Sociedade Brasileira de *Laser*. Mestrado pela Universidade Federal do Paraná. Doutorado pela Faculdade Evangélica do Paraná

Daniella Rabelo Spinato
Especialista em Dermatologia

David R. Azulay
Chefe de Serviço do Instituto de Dermatologia Professor Rubem David Azulay da Santa Casa da Misericórdia do Rio de Janeiro. Professor Titular do Curso de Pós-graduação em Dermatologia da Pontifícia Universidade Católica do Rio de Janeiro (PUC-RJ). Chefe da Disciplina Dermatologia da Fundação Técnico-Educacional Souza Marques (FTESM). Professor-assistente de Dermatologia da Universidade Federal do Rio de Janeiro. Mestre em Dermatologia pela Universidade Federal do Rio de Janeiro. Pós-graduação no Serviço de Dermatologia do Mount Sinai Hospital, New York, e no Serviço de Dermatologia do Hospital Saint Louis, Paris

Denise Steiner
Sócia Efetiva da Sociedade Brasileira de Dermatologia (SBD). Ex-Presidente da SBD. Doutora, Professora de Dermatologia da Faculdade de Jundiaí

Denise Vieira Galvão Cesar
Médica Dermatologista no Hospital Sírio-Libanês, Hospital Alemão Oswaldo Cruz e Médica Dermatologista Voluntária no Hospital do Servidor Público Municipal

Dóris Maria Hexsel
Médica Dermatologista, Graduada pela Faculdade de Medicina da Universidade de Passo Fundo. Especialista pela Sociedade Brasileira de Dermatologia e Associação Médica Brasileira. Professora de Dermatologia da Faculdade de Medicina da Universidade de Passo Fundo no período de 1989 a 1999. Preceptora do Setor de Cosmiatria da Pontifícia Universidade Católica do Rio Grande do Sul, Porto Alegre, de 2009 a 2015

Elaine Cristina Marques
Dermatologista

Eliana Ayako Uchida
Dermatologista

Eliandre Costa Palermo
Sócia Efetiva da Sociedade Brasileira de Dermatologia (SBD). Ex-Presidente da SBD. Especialista em Dermatologia. Pós-graduada em Cirurgia Dermatológica *lato sensu* pela Faculdade de Medicina do ABC (FMABC). Ex-Presidente da Sociedade Brasileira de Cirurgia Dermatológica (SBCD)

Elisa de Oliveira Barcaui
Mestranda do Programa de Pós-graduação em Medicina (Radiologia) da Universidade Federal do Rio de Janeiro (UFRJ)

Elisa Raphael dos Santos
Graduação em Medicina pela Universidade de Brasília. Dermatologista pela Universidade de Brasília (UnB)

Elisa Raquel Martins Costa Marques
Dermatologista. Mestre em Dermatologia pela Faculdade de Medicina da Universidade de São Paulo (FMUSP). Médica-assistente da Clínica Dermatológica do Hospital do Servidor Público Municipal de São Paulo (HSPM-SP). Professora de Dermatologia do Curso de Medicina da Universidade Nove de Julho (Uninove)

Eloísa Pires de Campos
Dermatologista

Emmanuel Rodrigues de França
Doutor e Livre-docente em Dermatologia. Professor Adjunto de Dermatologia da Universidade de Pernambuco. Chefe do Serviço de Dermatologia do Hospital Osvaldo Cruz

Erasmo Torkarski
Sócio Efetivo da Sociedade Brasileira de Dermatologia (SBD). Dermatologista. Membro da Sociedade Brasileira de Cirurgia Dermatológica (SBCD)

Erico Pampado Di Santis
Médico Dermatologista. Doutorando na Pós-graduação de Medicina Baseada em Evidências da Universidade de São Paulo. Coordenador do Grupo de Estudos de Hipoderme da Sociedade Brasileira de Dermatologia (SBD), Gestão 2015/2016

Eugênio Raul de Almeida Pimentel
Sócio Efetivo da Sociedade Brasileira de Dermatologia (SBD). Ex-Presidente da SBCD. Doutor pela Faculdade de Medicina da Universidade de São Paulo

Fabio R. Timoner
Especialização em Dermatologia e Cirurgia Dermatológica no Serviço da Faculdade de Medicina do ABC. Título de Especialista em Dermatologia pela AMB. Membro da Sociedade Brasileira de Dermatologia. Mestre em Ciências da Saúde pela Faculdade de Medicina do ABC

Fernando Augusto Almeida
Sócio Efetivo da Sociedade Brasileira de Dermatologia (SBD). Ex-Presidente da Sociedade Brasileira de Dermatologia (SBD). Professor Adjunto de Dermatologia da Escola Paulista de Medicina da Universidade Federal de São Paulo

Francisco Aparecido Belfort
Cirurgião Oncologista. Ex-Titular do Departamento de Tumores Cutâneos do Hospital do Câncer de São Paulo. Diretor Científico do Grupo Brasileiro de Melanoma. Ex-Coordenador do Grupo de Tumores Cutâneos do Instituto Brasileiro de Controle do Câncer (IBCC). Doutor em Medicina pela Universidade Federal de São Paulo, Escola Paulista de Medicina (Unifesp-EPM)

Francisco Le Voci
Sócio Efetivo da Sociedade Brasileira de Dermatologia (SBD). Especialista da Sociedade Brasileira de Dermatologia. Membro Efetivo da Sociedade Brasileira de Cirurgia Dermatológica (SBCD). Coordenador do Ambulatório de Cabelos do Departamento de Dermatologia da Faculdade de Medicina do ABC, SP. Mestre em Dermatologia pela Faculdade de Medicina da USP, SP. Dermatologista e Cirurgião Dermatológico do Hospital Albert Einstein, SP. Membro Efetivo da Associação Brasileira de Cirurgia de Restauração Capilar (ABCRC). *International Fellow* da American Academy of Dermatology (AAD). *International Fellow* da International Society of Hair Restoration Surgery (ISHRS)

■ COLABORADORES

Francisco Macedo Paschoal
Professor-assistente de Dermatologia da Faculdade de Medicina do ABC (FMABC). Doutor em Ciências da Saúde pela Universidade de São Paulo (USP). Mestre em Dermatologia pela Universidade Federal de São Paulo (Unifesp). Membro Titular da Sociedade Brasileira de Dermatologia (SBD)

Gabriel Angelo de Araujo
Graduação em Medicina na Universidade Federal do Rio Grande do Norte. Residência Médica em Dermatologia no Hospital do Servidor Público Municipal de SP. Especialização em Cirurgia Micrográfica de Mohs no Hospital do Servidor Público Municipal de SP. *Observership* em Dermatologia na University of Texas at Houston & MD Anderson Cancer Center. Sócio Titular da SBD. Membro Titular do CILAD e Membro da International Society of Dermoscopy

Gabriel Gontijo
Mestre em Dermatologia. Professor de Dermatologia da Faculdade de Medicina da Universidade Federal de Minas Gerais (UFMG). Coordenador de Cirurgia Dermatológica do Anexo de Dermatologia do Hospital das Clínicas da Faculdade de Medicina da UFMG. Presidente da Sociedade Brasileira de Dermatologia (SBD) (2015-2016). Vice-Presidente da Sociedade Brasileira de Cirurgia Dermatológica (SBCD) (2013-2014). Presidente do SBCD (1997-1998)

Guilherme de Almeida
Dermatologista

Hamilton Ometto Stolf
Sócio Efetivo da Sociedade Brasileira de Dermatologia (SBD). Ex-Presidente da Sociedade Brasileira de Cirurgia Dermatológica (SBCD). Doutor em Dermatologia. Professor de Dermatologia da Universidade de Botucatu

Haroldo Monteiro Sousa Lima
Advogado

Humberto Antonio Salomon Ponzio
Professor-associado da Faculdade de Medicina da Universidade Federal do Rio Grande do Sul (UFRGS). Aposentado. Doutor em Dermatologia pela Universidade de São Paulo (USP). Mestre em Clínica Médica pela UFRGS. Especialista em Dermatologia pela UFRGS

Inesila Schettini
Especialista em Dermatologia pela Sociedade Brasileira de Dermatologia (SBD)

Ival Peres Rosa
Professor Colaborador do Departamento de Dermatologia da Universidade Federal de São Paulo (Unifesp)

Jane Tomimori
Professora-associada e Livre-docente do Departamento de Dermatologia da Universidade Federal de São Paulo (Unifesp)

Jayme de Oliveira Filho
Professor Titular da UNISA. Vice-Presidente da Sociedade Brasileira de Dermatologia (2015/2016)

Jesus Rodriguez Santamaria
Chefe do Serviço de Dermatologia do Hospital de Clínicas de Curitiba. Professor-assistente de Dermatologia, Universidade Federal do Paraná (UFPR)

João Roberto Antonio
Doutor em Medicina. Professor Emérito de Dermatologia da Faculdade de Medicina de São José do Rio Preto (FAMERP). Chefe do Serviço de Dermatologia do Hospital de Base de São Jose do Rio Preto, SP. "Maestro de la Dermatologia" (CILAD). Membro da SBD, SBCD, AAD, EADV, CILAD. Presidente da SBCD (2005/2006). Presidente da SBD-SP (2009). Autor do Ipele – Livro *Online* de Dermatologia

Jorge José de Souza Filho
Sócio Efetivo da Sociedade Brasileira de Dermatologia (SBD). Ex-Presidente da Sociedade Brasileira de Cirurgia Dermatológica (SBCD). Ex-Professor Titular de Dermatologia da Universidade Federal de Santa Catarina (UFSC)

José Jabur da Cunha
Título de Especialista em Clínica Médica. Título de Especialista em Dermatologia. Chefe do Setor de Cirurgia Dermatológica do Serviço de Dermatologia da Santa Casa de São Paulo

José Roberto Pereira Pegas
Mestre em Dermatologia pela Faculdade de Medicina da Universidade da Universidade de São Paulo (FMUSP). Preceptor de Ensino do Serviço de Dermatologia do Hospital Padre Bento, Guarulhos. Diretor da Residência Médica do Complexo Hospitalar Padre Bento, Guarulhos. Professor da Faculdade de Medicna de São Paulo (UNICID)

Juan Piñeiro-Maceira
Professor Colaborador de Dermatologia e Anatomia Patológica da Faculdade de Ciências Médicas da Universidade do Estado do Rio de Janeiro (UERJ)

Juliana Annunciato
Especialista em Dermatologia

Juliano Cesar Barros
Especialização em Dermatologia pela Faculdade de Medicina do ABC (FMABC). Título de Especialista em Dermatologia pela Sociedade Brasileira de Dermatologia (SBD). Pós-graduação *lato sensu* em Cirurgia Dermatológica pela FMABC. Mestre em Ciências da Saúde pela FMABC. Membro Efetivo da Sociedade Brasileira de Dermatologia (SBD) e Sociedade Brasileira de Cirurgia Dermatológica (SBCD). Preceptor do Serviço de Dermatologia e Cirurgia Dermatológica da FMABC. Preceptor dos Setores de Cirurgia Micrográfica de Mohs e de Cirurgia do Vitiligo da FMABC

Katleen da Cruz Conceição
Dermatologista. Membro da Sociedade Brasileira de Dermatologia (SBD). Preceptora do Ambulatório de Pele Negra do Instituto de Dermatologia Professor Rubem David Azulay, Santa Casa da Misericórdia do Rio de Janeiro

Kleyton de Carvalho Mesquita
Doutor em Ciências da Saúde pela Universidade de Brasília (UnB). Médico Dermatologista da Polícia Militar do Distrito Federal (PMDF), do Tribunal Regional do Trabalho da 10ª Região (TRT10) e do Instituto Avançado de Cirurgia Plástica e Dermatologia (IACD)

Lauro Lourival Lopes Filho
Dermatologista. Membro da Academia de Medicina do Piauí. Professor-associado, Doutor e Coordenador da Disciplina e da Residência Médica em Dermatologia da Universidade Federal do Piauí (UFPI). Membro Titular da Sociedade Brasileira de Dermatologia e da Sociedade Brasileira de Cirurgia Dermatológica. Membro da Comissão do Título de Especialista em Dermatologia (TED) da Sociedade Brasileira de Dermatologia. Membro da International Society of Dermatology. Titular do Colégio Brasileiro de Cirurgiões (CBC)

Leandro Fonseca Noriega
Graduação na Faculdade de Medicina da Universidade de Marília (2012). Residência Médica em Dermatologia, Hospital do Servidor Público Municipal de São Paulo

Leticia Nanci de Almeida
Dermatologista

Lilian Mayumi Odo
Sócia Efetiva da Sociedade Brasileira de Dermatologia (SBD). Dermatologista. Membro da SBD, Sociedade Brasileira de Cirurgia Dermatológica (SBCD) e American Academy of Dermatology (AAD). Especialização em *Laser* na Hokkaido University, Japão, e de Cicatrização na Boston University, EUA

■ COLABORADORES

Lívia Arroyo Trídi
Médica

Luciana do Espírito Santo Saraiva
Dermatologista. Sócia Efetiva da Sociedade Brasileira de Dermatologia (SBD)

Luciana P. Fernandes Abbade
Sócia Efetiva da Sociedade Brasileira de Dermatologia (SBD). Mestrado em Bases Gerais da Cirurgia pela Universidade Estadual Paulista "Júlio de Mesquita Filho" (Unesp) (2001). Doutorado em Bases Gerais da Cirurgia pela Unesp (2006). Professor-assistente Doutor Nível 2 da Unesp

Luciane Scattone
Mestre em Medicina pela Universidade de São Paulo (USP)

Luis Antonio Ribeiro Torezan
Sócio Efetivo da Sociedade Brasileira de Dermatologia (SBD). Residência Médica em Dermatologia no Hospital das Clínicas da Faculdade de Medicina da Universidade de São Paulo (HC-FMUSP) (1992-1996). Mestrado e Doutorado em Medicina (Dermatologia) pela USP. Médico do Ambulatório de Terapia Fotodinâmica do HC-FMUSP. Membro da International Society for Photodynamic Therapy in Dermatology

Luis Fernando Figueiredo Kopke
Mestre em Dermatologia pela Universidade Federal de Minas Gerais (UFMG). Pós-graduado em Cirurgia Micrográfica pela LMU, München (Alemanha). Responsável pela Cirurgia Micrográfica e Cirurgia Dermatológica na Residência Médica em Dermatologia na Universidade Federal de Santa Catarina (UFSC)

Luis Fernando Tovo
Sócio Efetivo da Sociedade Brasileira de Dermatologia (SBD). Mestre e Doutor pela Faculdade de Medicina da Universidade de São Paulo (FMUSP). Coordenador do Departamento de Oncologia Cutânea da SBD (2015-2016)

Luiz Carlos Cucé
Doutorado em Ciências (Medicina Legal) pela Universidade de São Paulo (USP). Professor Emérito da USP. Médico da Universidade de São Paulo. Professor Titular da Faculdade de Medicina da Universidade de Santo Amaro (Unisa)

Luiz Roberto Terzian
Especialista em Dermatologia. Mestre em Medicina pelo Departamento de Dermatologia do Hospital das Clínicas da Faculdade de Medicina da Universidade de São Paulo (HC-FMUSP). Membro Efetivo da Sociedade Brasileira de Dermatologia (SBD) e Sociedade Brasileira de Cirurgia Dermatológioca (SBCD)

Marcela Sena T. Mendes
Médica Dermatologista pelo Hospital Universitário de Brasília (HUB/UnB). Mestre em Ciências da Saúde pela UnB

Marco Ardigò
Dermatologista. Chefe do Setor de Microscopia Confocal no Instituto Dermatológico San Gallicano, Roma, Itália

Marcos Eiji Hayashida
Membro da Sociedade Brasileira de Dermatologia (SBD). Colaborador do Setor de Cirurgia Dermatológica da Faculdade de Medicina da Universidade de São Paulo (FMUSP). Colaborador do Setor de Cirurgia Dermatológica da Faculdade de Medicina do ABC

Mariana Carvalho Costa
Dermatologista. Membro Titular da Sociedade Brasileira de Dermatologia (SBD) e Associação Médica Brasileira (AMB). Aluna de Doutorado do Programa de Pós-graduação em Ciências Médicas da Universidade de Brasília (UnB). Professora do Curso de Medicina do Centro Universitário de Brasília (UniCEUB)

Marina Emiko Yagima Odo
Especialista em Dermatologia e Patologia Clínica. Médica-assistente Responsável pela Cosmiatria e Cirurgia a *Laser* do Departamento de Dermatologia da Universidade de Santo Amaro (Unisa). Membro da Sociedade Brasileira de Dermatologia (SBD) e Sociedade Brasileira de Cirurgia Dermatológica (SBCD)

Mauro Yoshiaki Enokihara
Mestre e Doutor em Dermatologia pela Escola Paulista de Medicina da Universidade Federal de São Paulo (EPM/Unifesp). Responsável pelo Setor de Cirurgia Dermatológica do Departamento de Dermatologia da EPM/Unifesp

Moacyr Gomes Nabo Filho
Assistente Estrangeiro da Universidade de Paris – Hôpital Saint Louis, Paris, França. Título de Especialista pela Sociedade Brasileira de Dermatologia (SBD)

Mônica Manela Azulay
Professora-associada de Dermatologia da Universidade Federal do Rio de Janeiro (UFRJ) e da Fundação Técnico-Educacional Souza Marques (FTESM). Mestre e Doutora em Dermatologia pela UFRJ. Membro Titular da SBD e SBCD. *International Fellow* da American Academy of Dermatology

Nalu Iglesias Martins de Oliveira
Especialista em Dermatologia. Membro da SBD e SBCD

Nelson Ferrari
Cirurgião Dermatológico Voluntário na Faculdade de Medicina da Universidade de São Paulo (FMUSP)

Nilton Di Chiacchio
Mestre e Doutor em Dermatologia pela Faculdade de Medicina da Universidade de São Paulo (FMUSP). Chefe da Clínica de Dermatologia do Hospital do Servidor Público Municipal de São Paulo

Nuno Eduardo Guimarães de S. Osório
Dermatologista. Mestre em Dermatologia pela Faculdade de Medicina da Universidade de São Paulo (FMUSP). Membro da Sociedade Brasileira de Dermatologia (SBD), Sociedade Brasileira de Cirurgia Dermatológica (SBCD) e American Academy of Dermatology (AAD)

Olga Maria Rodrigues Ribeiro Leite
Sócia Efetiva da SBD. Sócia da SBCD. Professora de Dermatologia da Universidade Federal de Campina Grande, PB. Professora da Faculdade de Ciências Médicas de Campina Grande, PB

Otávio Sergio Lopes
Membro Titular da Sociedade Brasileira de Dermatologia (SBD) e Sociedade Brasileira de Cirurgia Dermatológica (SBCD). Professor de Dermatologia da Faculdade de Ciências Médicas da Paraíba. Mestre em Ciências e Engenharia de Materiais – Biomateriais. Doutorando em Ciências da Saúde da Faculdade de Ciências Médicas da Santa Casa de São Paulo

Palova Amisses Parreiras
Mestre em Ciências Penais pela Universidade Federal de Minas Gerais (UFMG). Professora de Direito da Pontifícia Universidade Católica de Minas Gerais. Advogada

Paulo Eduardo Neves Ferreira Velho
Pós-Doutorado na University of Minnesota Medical School. Doutor em Medicina pela Universidade Estadual de Campinas (Unicamp). Especialista em Dermatologia e em Moléstias Infecciosas. Professor Livre-docente de Dermatologia. Professor de Ensino em Saúde da Pós-graduação em Clínica Médica da Unicamp

Paulo Roberto Barbosa
Sócio Efetivo da Sociedade Brasileira de Dermatologia (SBD). Especialista em Dermatologia. Chefe do Serviço de Dermatologia do Hospital Itaiguara. Ex-Chefe do Serviço de Dermatologia Aristides Maltez, Liga Baiana contra o Câncer

■ COLABORADORES

Poliana Portela
Dermatologista

Rachel Golovaty
Dermatologista

Reinaldo Tovo Filho
Mestre e Doutor em Dermatologia pela Faculdade de Medicina da Universidade de São Paulo (FMUSP). Ex-Presidente da Sociedade Brasileira de Dermatologia (SBD) – Regional São Paulo e Sociedade Brasileira de Cirurgia Dermatológica (SBCD). Professor Titular da Disciplina de Dermatologia da Faculdade de Medicina da Universidade de Santo Amaro (1990 a 2008). Professor Colaborador do Departamento de Dermatologia da Faculdade de Medicina da Universidade de São Paulo na área de Cirurgia Dermatológica. Chefe de Equipe de Dermatologia do Hospital Sírio-Libanês, São Paulo. Membro da SBD, SBCD, Grupo Brasileiro de Melanoma (GBM) e American Academy of Dermatology (AAD)

Ricardo Bacaro Rossetti
Especialização em Dermatologia pelo Faculdade de Medicina do ABC (FMABC)

Ricardo César Andrade Cavalcanti Filho
Advogado atuante na área de Direito Médico. Graduado pela Faculdade de Direito Milton Campos, Nova Lima, MG

Roberto Tarlé
Sócio Efetivo da Sociedade Brasileira de Dermatologia (SBD). Chefe do Instituto de Dermatologia de Curitiba (INDERM). Professor Convidado de Dermatologia da Santa Casa de Curitiba (PUC-PR)

Rogério Tercio Ranulfo
Sócio Efetivo da Sociedade Brasileira de Dermatologia (SBD). Mestre pela Universidade de São Paulo (USP). Ex-Presidente da Sociedade Brasileira de Cirurgia Dermatológica (SBCD). Especialista em Dermatologia pela SBD

Ronaldo Golcman
Doutor em Medicina pela Faculdade de Medicina da Universidade de São Paulo (FMUSP). Membro Titular da Sociedade Brasileira de Cirurgia Plástica da Federação Latinoamericana de Cirurgia Plástica, do Colégio Brasileiro de Cirurgiões (CBC) e do Grupo Brasileiro de Melanoma (GBM). Sócio-Fundador da Sociedade Brasileira de Cirurgia Dermatológica (SBCD)

Ruth Graf
Professora Adjunto IV da Universidade Federal do Paraná. Diretora Clínica e Técnica do Pietà Centro Médico. *Adjunct Professor* da Universidade Federal do Paraná (UFPR)

Simão Cohen
Sócio Efetivo da Sociedade Brasileira de Dermatologia (SBD). Professor-assistente de Dermatologia da Faculdade de Medicina do ABC (FMABC). Dermatologista do Hospital Israelita Albert Einstein, São Paulo

Samuel Henrique Mandelbaum
Chefe do Serviço de Dermatologia do Hospital Universitário de Taubaté (UNITAU). Professor-assistente Responsável pela Disciplina de Dermatologia do Departamento de Medicina da Universidade de Taubaté. Chefe do Serviço de Dermatologia do Hospital ViValle de São José dos Campos. Coordenador do Projeto DERMACAMP Integração e Qualidade de Vida para as Crianças com Problemas Severos de Pele

Sandra Tagliolato
Médica. Residência e Mestrado em Dermatologia pela Escola Paulista de Medicina da Universidade Federal de São Paulo (EPM/Unifesp). Membro do Departamento de Dermatologia EPM/Unifesp. Título de Especialista em Dermatologia pela Sociedade Brasileira de Dermatologia (SBD). Sócia Efetiva da SBD, Sociedade Brasileira de Cirurgia Dermatológica (SBCD) e American Academy of Dermatology (AAD)

Sarita Martins
Mestrado em Medicina Tropical pela Universidade Federal de Pernambuco (UFPE). Doutorado em Dermatologia pela Universidade de São Paulo (USP). Ex-Presidente Nacional da Sociedade Brasileira de Dermatologia (SBD) e Sociedade Brasileira de Cirurgia Dermatológica (SBCD)

Selma Schuartz Cérnea
Médica-assistente Voluntária da Clínica Dermatológica do Hospital do Servidor Público Municipal de São Paulo

Sérgio Henrique Hirata
Professor Adjunto do Departamento de Dermatologia da Escola Paulista de Medicina da Universidade Federal de São Paulo (EPM/Unifesp). Mestre e Doutor em Dermatologia

Sérgio Yamada
Mestre em Ciências – Área de Concentração Dermatologia pela Escola Paulista de Medicina da Universidade Federal de São Paulo (Unifesp)

Sidharta Quércia Gadelha
Médico Formado pela Faculdade de Medicina de Kursk, Rússia

Sofia Sales Martins
Mestranda pela Faculdades de Ciências da Saúde da Universidade de Brasília (UnB). Residência Médica em Dermatologia no Hospital Universitário de Brasília (HUB) da UnB. Especialista em Dermatologia pela Sociedade Brasileira de Dermatologia (SBD)

Taciana Dal'Forno Dini
Residência em Medicina Interna no Hospital Nossa Senhora da Conceição, Porto Alegre. Residência de Dermatologia no Hospital de Clínicas de Porto Alegre. Doutorado em Ciências Médicas pela Universidade Federal do Rio Grande do Sul (UFRGS). Atual Coordenadora da Cosmiatria da Residência de Dermatologia da Pontifícia Universidade Católica do Rio Grande do Sul (PUCRS)

Thomázia Lima de Miranda Leão
Dermatologista pela Universidade Federal do Pará (UFPA). Sócia da Sociedade Brasileira de Dermatologia (SBD). Sócia da Sociedade Brasileira de *Laser*

Tiago Silveira Lima
Preceptor do Instituto de Dermatologia Professor Rubem David Azulay (IDRDA) da Santa Casa da Misericórdia do Rio de Janeiro (SCMRJ). Especialista em Dermatologia pela Sociedade Brasileira de Dermatologia (SBD). Mestrando em Clínica Médica/Dermatologia. Residência Médica em Dermatologia no Hospital Universitário Clementino Fraga Filho da Universidade Federal do Rio de Janeiro (HUCFF/UFRJ)

Trajano Sardenberg
Residência Médica em Ortopedia e Traumatologia pela Faculdade de Medicina da Universidade Estadual Paulista "Júlio de Mesquita Filho" (Unesp – Campus Botucatu). Residência Médica em Cirurgia da Mão na Faculdade de Ciências Médicas da Santa Casa de São Paulo. Doutorado em Bases Gerais de Cirurgia pela Unesp – Campus Botucatu. Professor-assistente e Doutor da Faculdade de Medicina da Unesp – Campus Botucatu

Valéria Campos
Especialista em Dermatologia pela Sociedade Brasileira de Dermatologia. Especialista em *Laser* e Dermatologia pela Harvard Medical School. Professora Convidada do Departamento de Dermatologia das Faculdades de Jundiaí e Mogi das Cruzes

Vanderlei Salvador Bagnato
Bacharel em Física pela Universidade de São Paulo (USP). Engenharia de Materiais pela Universidade Federal de São Carlos (UFSCar). Doutor em Física pelo Massachusetts Institute of Technology (MIT). Membro da Academia Brasileira de Ciências, The Academy of Sciences for the Developing World, da Academia Pontifícia de Ciências do Vaticano e da National Academy of Sciences (EUA). Coordenador de um Centro de Pesquisa com Diversas Atividades de Inovação Tecnológica

Agradecimentos e Dedicatórias

Agradeço e dedico este livro aos meus inesquecíveis mestres,
Francisco Eduardo Rabello, Sylvio Fraga, Raymundo Martins de Castro,
Ival Peres Rosa, Serge Letessier, Jean Civatte,
Gilberto Castro-Ron, Antonio de Souza Marques e Jorge Abuláfia.

À minha avó, Alcíope, à minha mãe, Alcione, e
à minha irmã, Alcijara, com saudades.

À minha esposa, Thomázia, aos meus cinco filhos
Rodrigo, Sidarta, Sidharta, Camila e Carolina
e aos meus netos: Ana Clara, Gabriel, Renzo e Rafael.

A todos, especialmente aos colegas colaboradores, que contribuíram,
direta ou indiretamente, para a elaboração deste livro.

Aos pacientes que se submeteram aos procedimentos realizados por nós,
pelos preciosos ensinamentos e razão maior de nosso trabalho.

Ao Todo Poderoso, que nos deu sabedoria, competência e determinação para
elaborar esta obra, permitindo a propagação dos nossos conhecimentos e experiências,
facilitando o aprendizado da Cirurgia Dermatológica pelos mais novos.

Alcidarta dos Reis Gadelha

Aos meus pais, Alberto e Hermínia (*in memoriam*).

A minha irmã, Luzia, ao Magno, Juliana, Mariana, Luciana Laura e
à amada Pilar, com muito amor, dedico este livro.

Izelda Maria Carvalho Costa

Prefácio

Este livro é um vencedor. Poucos chegaram à segunda ou à terceira terceira edição, somente conseguiram *esse* feito os livros considerados referência no meio médico. Nós, que vimos e participamos da criação de uma subespecialidade dentro da medicina, ficamos felizes em vê-la se agigantar ganhando cada vez mais adeptos dentro da dermatologia. De modo diferente das outras especialidades médico-cirúrgicas, que consideram cirurgia somente a feita com métodos invasivos, sobretudo o bisturi, na cirurgia dermatológica aplicamos o termo a um leque grande de opções, tais como eletrocoagulações, infiltrações, *peelings*, aplicação de nitrogênio líquido, *laser*, preenchimento e outros. A flexibilização dos procedimentos e a busca crescente, tanto pelo paciente como pelo médico, de tratamentos cada vez menos agressivos, porém eficientes, tornam a cirurgia dermatológica mais interessante. Eu, como observador neutro, sinto que os autores foram felizes em convidar os colegas com mais experiência em cada assunto, aumentando, sobremaneira, a credibilidade do livro.

Ao Alcidarta dos Reis Gadelha e à Izelda Maria Carvalho Costa, meus sinceros parabéns pela grande contribuição que estão dando à dermatologia e à cirurgia dermatológica. Espero que este livro siga sempre em frente com várias edições.

Ival Peres Rosa

Apresentação

A primeira edição do livro *Cirurgia Dermatológica*, publicada em 2002, teve uma enorme aceitação pelos colegas da dermatologia e mesmo de outras especialidades. Além das excelentes e instrutivas ilustrações, a forma sintética, objetiva e de cunho eminentemente prático, com que os autores e colaboradores, com larga experiência, muitos reconhecidos internacionalmente, expuseram temas considerados relevantes são apontados como as principais razões do sucesso da obra.

Continuamos contando com a valiosa colaboração de especialistas de várias áreas da Cirurgia Dermatológica, muitas vezes com divergências de natureza técnica, mas que consideramos convenientes e produtivas no universo científico.

O reconhecimento dos colegas e a grande evolução da Cirurgia Dermatológica no mundo inteiro, nos quatro últimos anos, estimularam-nos a publicar a terceira edição do livro que, agora, muito mais abrangente, inclui novos capítulos nas áreas Reconstrutiva, Oncológica e Cosmiátrica, como o emprego do *laser* fracionado, de fios absorvíveis para atenuação da flacidez e técnicas novas, muitas desenvolvidas por dermatologistas nacionais, como a técnica de "cerquinha" de Ival Peres Rosa, para controle de margens cirúrgicas.

Indicações, técnicas e aparelhos novos foram, criteriosamente, incluídos, enfatizando a análise crítica e a experiência dos autores, consubstanciadas em dados de medicina baseada em evidências.

Além disso, muitos capítulos já existentes foram atualizados e ampliados, incluindo novas ilustrações e de melhor qualidade, todos organizados de maneira mais técnica e didática, conjugando a ética e a estética.

Vale destacar que, tradicionalmente, o dermatologista sempre se caracterizou por ser um excelente "diagnosticista", e, em decorrência disso, por tratar mais adequadamente as afecções de pele. Como a Dermatologia tornou-se, em pouco mais de duas décadas, uma especialidade não só clínica mas também cirúrgica, ampliou-se o poder de resolutividade do dermatologista. Atualmente, o dermatologista lê, acuradamente, as manifestações cutâneas, empregando ou não recursos auxiliares, estabelece um diagnóstico preciso e avança, tratando clínica ou cirurgicamente a dermatose corretamente diagnosticada.

O surgimento de técnicas como a dermatoscopia e a microscopia confocal tornaram ainda mais precisos os diagnósticos clínicos feitos pelos dermatologistas. Por outro lado, o treinamento mais adequado em técnicas cirúrgicas, o aprimoramento de métodos já consagrados, como a criocirurgia e eletroncirurgia, e o desenvolvimento de técnicas e de novos equipamentos mais precisos e sofisticados, tornaram o dermatologista, sem falsa modéstia, o especialista mais capacitado a diagnosticar e tratar as afecções de pele.

A dermatologia evoluiu e evolui rapidamente, mas os autores mantêm a posição de uma Escola defensora intransigente, mas, consistente, da Cirurgia Dermatológica Ambulatorial, realizada, portanto, fora do ambiente hospitalar, em sala de pequena cirurgia, básica e devidamente equipada para esse fim. Entretanto, os legisladores, a pretexto de aumentar a proteção ao enfermo contra os riscos de uma reação grave, como o choque anafilático provocado por anestésicos locais, tentam, seguidamente, direcionar os procedimentos dermatológicos para unidades tipo 3, muitas, vinculadas a hospitais. Esquecem-se, no entanto, que, atualmente, no Brasil, morrem cerca de 100.000 pacientes por ano de infecções hospitalares.

Por isso, em alguns capítulos, vamos repetir que somos do grupo de Gerard Parmanteer que diz: "A cirurgia ambulatorial não é uma invenção, mas sim, uma inovação" e de Paul Jarret que afirma: "A cirurgia ambulatorial não é uma outra forma de tratar os pacientes, e sim, a melhor forma de tratá-los".

Inverno de 2016.

Alcidarta dos Reis Gadelha
Izelda Maria Carvalho Costa

Sumário

PARTE 1 *Cirurgia Dermatológica Básica, 1*

1 **Conceito e Limites da Cirurgia Dermatológica,** 3
Alcidarta dos Reis Gadelha ▪ Izelda Maria Carvalho Costa

2 **Orientações para Montar um Consultório com Sala de Cirurgia Dermatológica,** 9
Moacyr Gomes Nabo Filho ▪ Alcidarta dos Reis Gadelha ▪ Izelda Maria Carvalho Costa

3 **A Relação Médico-Paciente. Termos de Consentimento,** 13
Samuel Henrique Mandelbaum ▪ Érico Pampado Di Santis

4 **Orientações Básicas para Evitar e Enfrentar Demandas Judiciais,** 19
Palova Amisses Parreiras ▪ Haroldo Monteiro Sousa Lima ▪ Ricardo César Andrade Cavalcanti Filho

5 **Segurança dos Procedimentos Cirúrgicos Dermatológicos Extra-hospitalares,** 51
Alcidarta dos Reis Gadelha

6 **Emergências em Consultório Dermatológico,** 59
Carlos Alberto Guglielmi Eid

7 **Ultrassonografia na Cirurgia Dermatológica,** 69
Elisa de Oliveira Barcaui ▪ Carlos Baptista Barcaui ▪ Juan Piñeiro-Maceira ▪ Antonio Carlos Pires Carvalho

8 **Microscopia Confocal na Cirurgia Dermatológica,** 83
Mariana Carvalho Costa ▪ Marco Ardigò

9 **Dermatoscopia Manual e Digital em Cirurgia Dermatológica: Lesões Neoplásticas ou Não, da Pele Glabra, do Couro Cabeludo, das Regiões Palmar, Plantar e Unhas. Tricograma Digital,** 95
Sérgio Yamada ▪ Sérgio Henrique Hirata ▪ Nilton Di Chiacchio ▪ Ana Maria Pinheiro

10 **Instrumentos Cirúrgicos Básicos,** 113
Gabriel Gontijo ▪ Elisa Raphael dos Santos ▪ Izelda Maria Carvalho Costa

11 **Fios e Materiais para Sutura,** 125
Francisco Le Voci ▪ Ricardo Bacaro Rossetti

12 **Técnicas e Materiais Hemostáticos,** 133
Jesus Rodriguez Santamaria

13 **Sutura Perilesional de Ival para Evitar Sangramento,** 137
Ival Peres Rosa

14 **Principais Técnicas de Suturas em Cirurgia Dermatológica,** 139
Francisco Macedo Paschoal ▪ Nelson Ferrari ▪ Marcos Eiji Hayashida

■ SUMÁRIO

15 **Curativos e Coberturas em Cirurgia Dermatológica,** 149
José Roberto Pereira Pegas ■ *Mauro Yoshiaki Enokihara*

16 **Esterilização, Desinfecção e Antissepsia,** 171
Aparecida Machado de Moraes ■ *Paulo Eduardo Neves Ferreira Velho*

17 **Noções de Anatomia – Anatomia da Face,** 177
Celso Luís Madeira ■ *Elisa Raquel Martins Costa Marques*

18 **Anestesia em Cirurgia Dermatológica**

18.1 **Anestésicos mais Usados em Cirurgia Dermatológica – Farmacologia e Classificação segundo a Potência e o Modo de Ação,** 199
Mônica Manela Azulay ■ *Olga Maria Rodrigues Ribeiro Leite* ■ *Tiago Silveira Lima*

18.2 **Anestesia Tópica,** 211
Alcidarta dos Reis Gadelha

18.3 **Anestesia Infiltrativa,** 229
Alcidarta dos Reis Gadelha ■ *Thomazia Lima de Miranda Leão* ■ *Sidharta Quércia Gadelha*

18.4 **Bloqueios Anestésicos Úteis em Cirurgia Dermatológica,** 243
Aldo Toschi

19 **Antibioticoprofilaxia em Cirurgia Dermatológica. Quando e como Usar?,** 259
Mariana Carvalho Costa ■ *Inesila Schettini* ■ *Izelda Maria Carvalho Costa*

20 **Cuidados Especiais em Cirurgia Dermatológica**

20.1 **Cirurgia Dermatológica em Crianças,** 265
Izelda Maria Carvalho Costa ■ *Kleyton de Carvalho Mesquita* ■ *Ana Carolina de Souza Machado Igreja*

20.2 **Cirurgia Dermatológica em Idosos,** 271
Cristina Paula Salaro ■ *Izelda Maria Carvalho Costa*

20.3 **Cirurgia Dermatológica na Gravidez,** 275
Cristina Paula Salaro ■ *Izelda Maria Carvalho Costa*

20.4 **Cirurgia Dermatológica em Pacientes em Uso de Anticoagulantes, Hipertensos ou Diabéticos,** 281
Izelda Maria Carvalho Costa ■ *Marcela Sena T. Mendes*

20.5 **Cirurgia Dermatológica em Transplantados,** 289
Jane Tomimori ■ *Ival Peres Rosa*

20.6 **Cirurgia Dermatológica em Pele Étnica,** 301
Katleen da Cruz Conceição ■ *André Ricardo Adriano*

21 **Complicações em Cirurgia Dermatológica,** 309
Carlos Roberto Antonio ■ *Paulo Roberto Barbosa* ■ *Ariene Paixão*

PARTE 2 *Cirurgia Dermatológica Intermediária,* 331

22 **Biópsias**

22.1 **Biópsias: de Pele a Mucosas,** 333
Alcidarta dos Reis Gadelha

22.2 **Biópsias Especiais: de Unha, Linfonodos e de Músculo,** 353
Alcidarta dos Reis Gadelha ■ *Izelda Maria Carvalho Costa*

23 **Técnicas Básicas de Excisões Cirúrgicas,** 367
Olga Maria Rodrigues Ribeiro Leite ■ *Otávio Sergio Lopes*

24 **Procedimentos Frequentes em Consultório. Injeções Intralesionais,** 379
Alcidarta dos Reis Gadelha

25 **Toxina Botulínica em Dermatologia**

25.1 **Toxina Botulínica em Dermatologia – Classificação Atual das Toxinas Botulínicas,** 403
Ada Regina Trindade de Almeida ■ *Gabriel Angelo de Araujo*

25.2 **Toxina Botulínica: Rugas Dinâmicas da Face e Pescoço,** 409
Ana Paula Gomes Meski

25.3 **Tratamento da Hiperidrose Axilar com Toxina Botulínica,** 421
Alcidarta dos Reis Gadelha

26 **Preenchimentos**

26.1 **Preenchimentos – Classificação, Indicações, Limitações e Riscos da Utilização dos Preenchedores,** 427
Barbara Pontes Cerqueira Uzel ■ *Jayme de Oliveira Filho*

26.2 **Preenchimento com Hidroxiapatita de Cálcio,** 445
Barbara Pontes Cerqueira Uzel

27 **Microagulhamento em Cirurgia Dermatológica**

27.1 **Microagulhamento em Cirurgia Dermatológica – Melhores Indicações e Técnicas,** 457
Ana Carolina de Souza Machado Igreja ■ *Izelda Maria Carvalho Costa* ■ *Mariana Carvalho Costa*

27.2 **Microagulhamento Monitorado ou Micropunção Elétrica,** 465
Alcidarta dos Reis Gadelha ■ *Sidharta Quércia Gadelha*

28 **Flebologia**

28.1 **Flebologia,** 475
Reinaldo Tovo Filho ■ *Baptista Muraco Netto*

28.2 **Crioescleroterapia,** 487
Erasmo Torkarski

28.3 **Endoesclerose,** 491
Erasmo Torkarski

29 **Tratamento de Úlceras de Perna,** 495
João Roberto Antonio

30 **Noções Básicas de Física – Comparação entre os Principais Aparelhos e Evolução da Radiofrequência (Radiofrequência Pulsada e Fracionada),** 511
Carlos D'Aparecida Machado Filho

31 **Criocirurgia**

31.1 **Criocirurgia. Princípios e Técnicas Criobiológicas,** 535
Alcidarta dos Reis Gadelha

SUMÁRIO

31.2 Criocirurgia de Lesões Benignas e Pré-malignas, 551
Jorge José de Souza Filho

31.3 Criocirurgia em Lesões Malignas, 563
Cleide Eiko Ishida ▪ Carmélia Matos Santiago Reis

32 Peelings

32.1 Peelings – Classificação dos Peelings Químicos, 579
Elisa Raphael dos Santos ▪ Izelda Maria Carvalho Costa

32.2 Peelings Químicos Superficiais, 583
*Humberto Antônio Salomon Ponzio ▪ Ana Lenise Favaretto
▪ Elisa Raphael dos Santos ▪ Izelda Maria Carvalho Costa*

32.3 Peelings Químicos Médios Combinados, 593
Izelda Maria Carvalho Costa ▪ Sofia Sales Martins

32.4 Peelings Químicos Médios em Peles de Fototipos IV e V, 603
Izelda Maria Carvalho Costa ▪ Sofia Sales Martins

32.5 Esfoliação ou Peeling Químico Profundo (Peeling de Fenol com a Fórmula de Baker), 607
Chinobu Chisaki ▪ Leandro Fonseca Noriega

32.6 Peeling Regional de Fenol, 631
Mariana Carvalho Costa ▪ Izelda Maria Carvalho Costa

32.7 Peelings Químicos em Áreas Não Faciais, 639
Izelda Maria Carvalho Costa ▪ Sofia Sales Martins

32.8 Peelings Químicos em Indicações Não Cosméticas, 645
Izelda Maria Carvalho Costa

33 Causticoterapia, Citostáticos e Imunomoduladores em Cirurgia Dermatológica, 649
David R. Azulay ▪ Tiago Silveira Lima

34 Dermoabrasão

34.1 Microdermoabrasão, 659
Andréia Mateus Moreira ▪ Luciana do Espírito Santo Saraiva ▪ Daniella Rabelo Spinato

34.2 Dermoabrasão com Lixa Manual e Motor de Rotação, 665
Ada Regina Trindade de Almeida ▪ Denise Vieira Galvão Cesar

34.3 Outras Indicações de Dermoabrasão, 675
Izelda Maria Carvalho Costa

35 Curetagem e Shaving, 679
Alcidarta dos Reis Gadelha

36 Tratamento Cirúrgico de Celulite com Subcision®, 689
Dóris Maria Hexsel ▪ Taciana Dal'Forno Dini

37 Fio de Aço em Cirurgia Dermatológica, 695
Alcidarta dos Reis Gadelha ▪ Thomázia Lima de Miranda Leão

38 Estrias – Tratamento Cirúrgico, 699
Rogério Tercio Ranulfo

39 **Tratamento dos Queloides,** 709
Sarita Martins

40 **Tratamento das Cicatrizes de Acne,** 715
Bogdana Victoria Kadunc

41 **Dermopigmentação,** 723
Eliana Ayako Uchida

42 **Tratamento das Calosidades na Visão do Dermatologista,** 729
Ival Peres Rosa

43 **Técnicas Básicas de Tratamento Cirúrgico de Lesões Benignas Frequentes e/ou Importantes em Dermatologia**

    43.1 **Neoplasias Cutâneas Benignas Frequentes,** 733
    Alcidarta dos Reis Gadelha ▪ Sidharta Quércia Gadelha

    43.2 **Cirurgia de Cistos e Lipomas,** 751
    Nalu Iglesias Martins de Oliveira ▪ Alcidarta dos Reis Gadelha

    43.3 **Cirurgia dos Nevos,** 771
    Bogdana Victoria Kadunc ▪ Luiz Roberto Terzian

44 **Tratamento de Lesões Pré-malignas e Malignas. Tratamento das Ceratoses Actínicas e do Corno Cutâneo,** 781
Luiz Carlos Cucé ▪ Luciane Scattone

45 **Tratamento das Ceratoses Actínicas e dos Campos Cancerizáveis,** 795
Alcidarta dos Reis Gadelha

PARTE 3 *Cirurgia Dermatológica Avançada,* 809

46 **Principais Tipos e Indicações de Retalhos,** 811
Hamilton Ometto Stolf ▪ Luciana P. Fernandes Abbade

47 **Enxertos – Principais Tipos de Indicações,** 827
Benjamim Golcman ▪ Ronaldo Golcman

48 **Conduta Ordenada (*Guidelines*) no Tratamento do Melanoma,** 835
Fernando Augusto Almeida ▪ Francisco Aparecido Belfort ▪ Mauro Yoshiaki Enokihara

49 **Conduta no Carcinoma Basocelular e no Carcinoma Espinocelular,** 847
Eugenio Raul de Almeida Pimentel ▪ Aliene Y. I. Noda

50 **Dermossustentação**

    50.1 **Dermossustentação – Princípios, Indicações e Principais Técnicas,** 855
    Marina Emiko Yagima Odo ▪ Angela Leal Chichierchio

    50.2 **Dermossustentação: *Lifting* Manequim, Técnica de Horibe, de Ancoragem Modificada, Fios de Beramendi e Fio Búlgaro,** 861
    Alcidarta dos Reis Gadelha ▪ Thomázia Lima de Miranda Leão

    50.3 **Dermossustentação com Fios Absorvíveis – Perspectivas,** 869
    Alcidarta dos Reis Gadelha ▪ Thomazia Lima de Miranda Leão

■ Sumário

51 ***Minilifting***, 877
Bhertha M. Tamura

52 **Cirurgias em Áreas Específicas e Importantes**

52.1 **Cirurgias de Unhas**, 883
Nilton Di Chiacchio

52.2 **Cirurgias de Pálpebras**

52.2.1 **Tratamento de Lesões Benignas mais Comuns (Siringoma, Hidrocistoma, Xantelasma e Outras)**, 901
Alcidarta dos Reis Gadelha ■ Sidharta Quércia Gadelha

52.2.2 **Blefaroplastia Superior**, 913
Eliandre Costa Palermo

52.2.3 **Blefaroplastia Inferior**, 937
Carlos D'Aparecida Machado Filho ■ Fabio R. Timoner

52.2.4 **Rejuvenescimento das Pálpebras com Fenol**, 947
Lilian Mayumi Odo ■ Izelda Maria Carvalho Costa

52.2.5 **Rejuvenescimento das Pálpebras com *Laser***, 957
Alcidarta dos Reis Gadelha ■ Thomázia Lima de Miranda Leão

52.2.6 **Tratamento das Hipercromias Periorbitárias (Olheiras)**, 961
Carlos Roberto Antonio ■ João Roberto Antonio ■ Lívia Arroyo Trídi

52.3 **Rosácea e Rinofima: Condutas Terapêuticas Clínicas e Cirúrgicas**, 967
João Roberto Antonio ■ Carlos Roberto Antonio

52.4 **Cirurgias do Couro Cabeludo e Sobrancelhas**

52.4.1 **Principais Cirurgias do Couro Cabeludo e das Sobrancelhas**, 985
Lauro Lourival Lopes Filho

52.4.2 **Transplante de Cabelos**, 1001
Arthur Tykocinsky

52.5 **Cirurgia das Orelhas**, 1041
Ival Peres Rosa

52.6 **Cirurgia Dermatológica da Mão**, 1071
Eloísa Pires de Campos ■ Trajano Sardenberg ■ Hamilton Ometto Stolf

52.7 **Axilas, Região Inguinal e Adjacências – Hidradenite e Hiperidrose**, 1083
Ival Peres Rosa ■ Moacyr Gomes Nabo Filho

53 **Cirurgia com Controle de Margens pela Técnica da "Cerquinha" de Ival**, 1091
Ival Peres Rosa

54 **Cirurgia Micrográfica**

54.1 **Cirurgia Micrográfica – Mohs Otimizada**, 1093
Roberto Tarlé ■ Selma Schuartz Cérnea

54.2 **Método de Munique**, 1101
Luis Fernando Figueiredo Kopke

55 Luz Pulsada, *Lasers* e Outras Formas de Energia em Cirurgia Dermatológica

55.1 Luz Intensa Pulsada – Princípios e Principais Indicações, 1113
Bhertha M. Tamura

55.2 Luzes Emitidas por Diodo (LEDs) – Principais Indicações, 1129
Bhertha M. Tamura

55.3 Terapia Fotodinâmica, 1143
Luis Antonio Ribeiro Torezan

55.4 Terapia Fotodinâmica Focal, 1151
Vanderlei Salvador Bagnato ▪ Alcidarta dos Reis Gadelha

55.5 Fototerapia Focal, 1159
Alcidarta dos Reis Gadelha ▪ Sidharta Quércia Gadelha

55.6 *Lasers* em Cirurgia Dermatológica. Princípios Básicos, 1171
Alcidarta dos Reis Gadelha

55.7 Incisão e Vaporização com *Laser* de CO_2 Contínuo ou Pulsado, 1185
Alcidarta dos Reis Gadelha

55.8 *Laser* Er:YAG 2.940, 1193
Abdo Salomão Júnior ▪ Ana Paula Urzedo

55.9 *Resurfacing* com *Lasers* de CO_2 Ultrapulsado, 1201
Denise Steiner

55.10 *Lasers* Ablativos Fracionados – *Laser* Fracionado de CO_2: Técnicas, Melhores Indicações, Limitações e Cuidados, 1211
Alcidarta dos Reis Gadelha ▪ Sidharta Quércia Gadelha ▪ Thomázia Lima de Miranda Leão

55.11 Remoção de Pelos a *Laser*

55.11.1 Remoção de Pelos a *Laser* – Princípios e Técnicas, 1223
Ruth Graf ▪ Valeria Campos ▪ Daniele Pace

55.11.2 Depilação com *Laser* de *Neodymium-doped Yttrium Aluminium Garnet* (Nd:YAG) de Pulso Longo e Q-Switched, 1233
Alcidarta dos Reis Gadelha ▪ Thomázia Lima de Miranda Leão

55.12 Tratamento do Melasma e Lentigo Solar, 1239
Thomázia Lima de Miranda Leão ▪ Alcidarta dos Reis Gadelha ▪ Sidharta Quércia Gadelha

55.13 Tratamento de Lesões Cutâneas Pigmentadas e Tatuagens, 1253
Emmanuel Rodrigues de França

55.14 Tratamento de Lesões Vasculares com *Lasers* e Luz Pulsátil, 1265
Simão Cohen ▪ Emanuel Rodrigues de França ▪ Alcidarta dos Reis Gadelha

55.15 Tratamento das Onicomicoses com *Laser* – Princípios e Técnicas, 1271
Cláudia Maria Duarte de Sá Guimarães ▪ Alcidarta dos Reis Gadelha

56 Remodelagem Corporal e Facial – Flacidez, Gordura Localizada e Distrofia Ginoide

56.1 Tratamento da Flacidez com Radiofrequência Multipolar e Pulso Magnético, 1279
Alcidarta dos Reis Gadelha ▪ Thomázia Lima de Miranda Leão

SUMÁRIO

56.2 Radiofrequência no Tratamento da Lipodistrofia Ginoide e Gordura Localizada: Comparação com Outros Métodos, 1287

Guilherme de Almeida ▪ *Leticia Nanci de Almeida* ▪ *Elaine Cristina Marques* ▪ *Rachel Golovaty* ▪ *Juliana Annunciato*

56.3 Tratamento Não Invasivo da Gordura Localizada com Criolipólise. Vantagens, Limitações e Riscos, 1295

Adriana Vilarinho

56.4 Ultrassom Microfocado, 1303

Nuno Eduardo Guimarães de S. Osório ▪ *Camila Arai Seque*

56.5 Técnicas Combinadas de Vácuo, Radiofrequência, Criolipólise e Infravermelho na Melhora do Contorno Corporal – Vantagens e Riscos, 1307

Abdo Salomão Júnior ▪ *Alexandre de Almeida Filippo*

57 Remodelagem Corporal Invasiva – Lipoescultura

57.1 Lipoaspiração – Evolução da Anestesia Intumescente, 1315

Alcidarta dos Reis Gadelha ▪ *Thomázia Lima de Miranda Leão*

57.2 Laserlipólise (LL) ou Lipoaspiração a *Laser* (LAL), 1325

Carlos Roberto Antonio

57.3 Laserlipólise, 1345

Sandra Tagliolato ▪ *Luis Fernando Tovo*

58 Combinação de Tratamentos, 1349

Denise Steiner ▪ *José Jabur da Cunha*

Índice Remissivo, 1357

PARTE 1

Cirurgia Dermatológica Básica

Capítulo 1

Conceito e Limites da Cirurgia Dermatológica

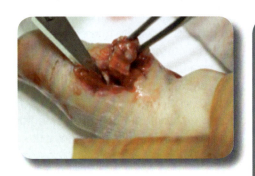

Alcidarta dos Reis Gadelha
Izelda Maria Carvalho Costa

 Pontos de destaque

- O conceito de cirurgia dermatológica ainda não é consensual, mas, de maneira ampla, compreende qualquer procedimento realizado na pele, sem anestesia, com anestesia tópica e/ou infiltrativa, em sua grande maioria, executada em ambiente extra-hospitalar.
- Todavia, há algumas exceções relativamente comuns em que os limites se estendem além da pele, como a blefaroplastia, a exérese de calos ósseos e a retirada de lipomas intramusculares, além das cirurgias oncológicas, como a micrográfica, as quais podem alcançar estruturas mais profundas, dependendo da invasão tumoral.
- Embora a segurança dos procedimentos extra-hospitalares já tenha sido demonstrada com dados de medicina baseada em evidência, o Conselho Federal de Medicina (CFM), por meio da Resolução nº 2.056/13, exige que qualquer procedimento utilizando anestesia infiltrativa, independentemente da complexidade e da quantidade do anestésico seja executado em unidade tipo III.
- Parece-nos, com o devido respeito, contraproducente e mesmo injusto o tratamento distinto entre médicos e odontólogos. Enquanto médicos não podem executar uma simples biópsia ou um pequeno *shaving* com mínima anestesia local infiltrativa em seus consultórios, os odontólogos estão, legalmente, amparados a realizar, além da analgesia com óxido nitroso, a anestesia infiltrativa, inclusive bloqueios, usando, por vezes, doses bem superiores às utilizadas pelos dermatologistas.
- A cirurgia dermatológica ambulatorial, além de ser mais econômica, é mais segura do que a realizada em hospitais. Basta citar o elevado índice de infecção hospitalar (cerca de 15,5% no Brasil), muitas vezes grave, e que mata, por ano, cerca de 100.000 pessoas, ou seja, muito mais do que os acidentes de trânsito.
- Ainda com todas as restrições do CFM, a nosso ver exageradas, continuamos adeptos de Gerard Parmanteer quando diz que *"a cirurgia ambulatorial não é uma invenção, mas sim, uma inovação"*, e de Paul Jarret, mais veemente, quando afirma que *"a cirurgia ambulatorial não deve ser a outra forma de tratar os doentes e, sim, a melhor maneira de tratá-los"*.

Embora não haja um consenso sobre o que representa a cirurgia dermatológica e quais são os seus limites, com base no que é realizado no mundo inteiro neste campo, conceituaremos, no sentido amplo, cirurgia dermatológica como qualquer procedimento efetuado na pele. Entretanto, para sermos mais específicos, entendemos a cirurgia dermatológica como um conjunto de procedimentos realizados, na grande maioria dos casos, em salas de cirurgia ambulatorial, isto é, fora dos centros cirúrgicos hospitalares, utilizando, quase sempre, anestesia tópica ou local, frequentemente, com técnica intumescente e até mesmo sem anestesia.

Geralmente o plano do tecido celular subcutâneo ou hipoderme não é ultrapassado nas cirurgias dermatológicas, havendo algumas exceções importantes como a blefaroplastia, a biópsia muscular ou linfonodal, por vezes realizadas pelo dermatologista, a modelagem tridimensional, a retirada de lipomas intramusculares, as exéreses de calosidades ósseas e, obviamente, a cirurgia oncológica, incluindo neste caso a cirurgia micrográfica.

Evidentemente, quando se fala em cirurgia dermatológica extra-hospitalar, não implica dizer que os procedimentos sejam executados na mesma sala em que são consultados os pacientes, mas em sala de pequena cirurgia, seguindo-se os princípios de assepsia e antissepsia e as técnicas corretas e amplamente aceitas nacional e internacionalmente, com sustentação na medicina baseada em evidências.

Convém salientar que alguns dermatologistas operam também em centro cirúrgico hospitalar, o que, em nossa concepção, somente deve ocorrer em situações excepcionalmente necessárias, como na execução do *peeling* profundo em toda a face com fenol de Baker. Neste caso, o controle da dor, às vezes com sedação e pelo anestesista, e a possibilidade de intercorrências sérias justificam que o procedimento seja hospitalar e não ambulatorial. Isto também se deve dizer em relação às cirurgias oncológicas extensas, muitas vezes feitas com a técnica micrográfica e por equipe multidisciplinar, incluindo dermatologista, oncologista, cirurgião plástico, ou cirurgião de cabeça e pescoço e, por vezes, patologista. Cabe, ainda, lembrar que qualquer procedimento feito com sedação deve ser realizado em uma estrutura hospitalar ou em centros cirúrgicos ambulatoriais e com a disponibilidade de todos os recursos humanos e materiais necessários a uma improvável, mas possível, complicação como a depressão respiratória.

Evitar a cirurgia ou diminuir o tempo de permanência do paciente no ambiente hospitalar é importante, considerando-se que, no Brasil, morrem cerca de 100.000 pessoas por ano de infecção hospitalar – um número, significativamente maior do que o número de mortes por acidentes de trânsito.

Em cirurgia dermatológica, mesmo em relação ao tipo de anestesia empregado, pode haver exceções à local pura, pois sabemos que muitos dermatologistas, gastroenterologistas, proctologistas e cirurgiões gerais ou torácicos e odontólogos, mesmo em consultório, utilizam sedação suave, por via oral ou retal, com midazolam, para a realização de procedimentos, tais como endoscopias e biópsias gástricas, punção biópsia torácica, retiradas de inúmeras lesões de molusco contagioso, extração dentária e tratamento endodôntico. As principais justificativas para o uso da sedação leve nesses casos são: a comodidade tanto para o profissional como para o paciente e a menor dificuldade em executar procedimentos em crianças e adultos ansiosos ou especiais.

Agora, também, ressurge a técnica de sedação com óxido nitroso, que já é utilizada por grande número de dentistas, e que começa a ser empregada em alguns procedimentos cirúrgicos dermatológicos. A inalação de uma mistura de óxido nitroso com oxigênio pode ser empregada com segurança, mesmo em consultórios, na realização de *resurfacing* fracionado, dermoabrasão, depilação a *laser* e em outros procedimentos dermatológicos. Todavia, elevando-se o grau de complexidade da anestesia, incluindo a sedação, aumenta-se também a necessidade não só de recursos humanos mais capacitados, com treinamento proporcional ao grau de dificuldade ou de risco dos atos, bem como de equipamentos mais sofisticados de suporte à vida e a habilidade de usá-los em possíveis circunstâncias de emergência.

Os dermatologistas devem estar atentos a mudanças radicais e importantes na legislação do CFM que classifica e tipifica as unidades conforme a sua complexidade. Antes de 2013, a Resolução do CFM nº 1.886/2008 permitia que fossem executados procedimentos com anestesia infiltrativa em unidade tipo I (consultório), desde que a quantidade de anestésico não fosse superior a 3,5 mg/kg de lidocaína ou a doses equipotentes de outros anestésicos locais. Todavia, pela Resolução nº 2.056/13, a nosso ver, excessiva e desproporcionalmente rigorosa, o CFM proíbe a execução de cirurgias com anestesia infiltrativa em unidades tipos I e II, independentemente da quantidade do anestésico utilizada e do grau de complexidade do procedimento. Assim, para realizar um simples *shaving* ou uma pequena biópsia com quantidade mínima de anestésico injetável, o dermatologista deve estar em uma unidade tipo III, isto é, a equipada com todos os medicamentos e os instrumentos necessários para atender a uma "possível", embora "improvável", situação de urgência ou emergência como o choque anafilático. Ademais, o profissional deverá não apenas dispor de equipamentos como desfibrilador e material para intubação, mas também estar capacitado a utilizá-los, segundo o CFM, em casos de necessidade.

Convém destacar que, segundo a Lei nº 5.081, de 24 de agosto de 1966, em seu item VI, do artigo 6º, o cirurgião-dentista, desde que habilitado, pode empregar a analgesia e a hipnose quando constituírem meios eficazes para o tratamento. Com base nesta lei, o Conselho Federal de Odontologia (CFO) editou a Resolução nº 51, em 30 de abril de 2004, que disciplina a capacitação do cirurgião-dentista a executar, mesmo e sobretudo em consultórios, a técnica de sedação consciente. O odontólogo deverá participar de um curso oficial de 96 horas com conteúdo estabelecido na Resolução, incluindo, entre outros temas, a anatomia e a fisiologia dos sistemas nervoso central, respiratório e cardiovascular; a técnica da analgesia, suas indicações e contraindicações; e controle dos sinais vitais. A Resolução, no entanto, abre exceção aos cirurgiões-dentistas que já executam há, pelo menos, cinco anos a técnica de sedação os quais poderão solicitar ao CFO a habilitação para realizar o procedimento. Tal iniciativa corajosa dos odontólogos que dominam e consideram a técnica de sedação consciente extremamente segura e útil, pressionando o CFO e se antepondo à posição inicial do CFM, poderia ser imitada pela SBD (Sociedade Brasileira de Dermatologia) ou pela SBCD (Sociedade Brasileira de Cirurgia Dermatológica).

Pelo precedente e pela jurisprudência, a nosso ver equivalentes, a organização de cursos de capacitação com conteúdo e números de horas compatíveis com o treinamento adequado para a execução de procedimentos como a analgesia consciente, a lipoaspiração, entre outros, além de propiciar ensino de qualidade, criaria uma legislação que nortearia e protegeria o dermatologista na execução desses atos médicos. Entretanto, agora, essas perspectivas esbarram na Resolução nº 2.056/13, que exige a rea-

lização de procedimentos com anestesia infiltrativa em unidade tipo III.

Outro campo de atuação polêmico da cirurgia dermatológica é a lipoaspiração intumescente pura, realizada exclusivamente com anestesia local intumescente, segundo a técnica de Klein, isto é, sem anestesia geral, peridural ou sedação. Nessas condições, é um procedimento cirúrgico dermatológico ambulatorial, posição reconhecida e defendida pela SBCD. Todavia, esse entendimento não é compartilhado pelo CFM, que, pela Resolução nº 1.711 de 2003, faz inúmeras exigências em relação à capacitação para o profissional que deverá executar a lipoaspiração, como habilitação prévia em cirurgia; ao local onde vai ser executado o procedimento; e às condições de segurança, a nosso ver talvez indispensáveis à execução da lipoaspiração seca, mas certamente exagerados e não aplicáveis à prática da lipoaspiração intumescente ou dermatológica. Trata, pois, o CFM igualmente dois procedimentos tão distintos: a lipoaspiração clássica e seca e a lipoaspiração dermatológica ou intumescente pura. Basta citar que, atualmente, nos EUA, quase 50% das lipoaspirações com técnica intumescente pura são realizadas em consultórios e por dermatologistas. Por outro lado, à nossa interpretação, o CFM tem razão em questionar a formação adequada não apenas do dermatologista, mas de outros profissionais que fazem procedimentos estéticos para realizar, com segurança, a lipoaspiração clássica, aos moldes da cirurgia plástica, com anestesia geral ou sedação profunda, mesmo atuando em centros cirúrgicos hospitalares e com anestesista, ou utilizando intumescência com solução contendo anestésicos locais de maior potência como a bupivacaína e, portanto, de maiores riscos.

A SBD questionou a validade da Resolução nº 1.711/03 quanto à lipoaspiração intumescente ao CFM, em 28/3/2006, e obteve a seguinte resposta em 24 de abril de 2006 (grifo nosso): "*A Resolução do CFM 1.711/03 não será modificada no seu teor por entendermos todos que aquele documento refere-se à segurança do método e não à limitação da habilitação, a qual, neste caso, desde que comprovada pela Sociedade Brasileira de Dermatologia em sua formação complementar em cirurgia poderá ser garantia desse treinamento absolutamente necessário*".

Ora, com o precedente criado pelo CFO e pela "brecha" jurídica fornecida pelo CFM à consulta feita pela SBD, fica claro, a nosso entender, que a SBD pode organizar cursos oficiais, com carga horária apropriada e conteúdo elaborado criteriosamente, de capacitação em lipoaspiração, analgesia com óxido nitroso, uso de *lasers* em *resurfacing* e vários outros procedimentos de maior complexidade. Entretanto, há de se lembrar, novamente, a vigência, também, da Resolução nº 2.056/13, que exige unidade tipo III para realizar um procedimento com anestesia infiltrativa.

Por interveniência da SBD, o CFM permitiu que alguns procedimentos comuns em dermatologia fossem realizados em unidade tipo II, como a aplicação de toxina botulínica, realização de preenchimentos cutâneos, criocirurgia (ou crioterapia), quimiocirurgia (*peelings*), *laser*, luz intensa pulsada, radiofrequência, ultrassom terapêutico, tratamento das deformidades ungueais (onicocriptose), tratamento das sequelas da acne vulgar e rosácea (cicatrizes e rinofima). A análise simples, tanto do ponto de vista científico como do jurídico, não sustenta a necessidade de que quaisquer procedimentos com anestesia infiltrativa sejam, por medida de segurança, realizados em unidade tipo III nem a "exclusão" de alguns como os anteriormente citados (ver Capítulo 5 – *Segurança dos Procedimentos Cirúrgicos Dermatológicos Extra-hospitalares*).

É, ainda, muito importante destacar que a cirurgia dermatológica, seguindo a tendência mundial, utiliza cada vez mais técnicas menos agressivas e realizadas em consultório, ocasionando menor morbidade, "fugindo" das graves e, por *vezes*, fatais infecções hospitalares e das complicações diretas ou indiretas da anestesia geral ou da sedação pesada. Nunca é demais citar que, apesar de todos os avanços do conhecimento farmacológico e na tecnologia de suporte à vida, morre ainda, nos dias atuais, uma em cada 13 mil pessoas submetidas à anestesia geral. Ademais, evitando-se riscos maiores e empregando-se equipamentos mais sofisticados, mais precisos e menos invasivos, propicia-se recuperação quase imediata do paciente, o que reduz a perda de horas de trabalho e promove resultados cada vez mais rápidos e mais evidentes.

Vale salientar que alguns procedimentos, agora também incluídos no âmbito da cirurgia dermatológica, eram realizados exclusivamente por cirurgiões plásticos, como a blefaroplastia, e outros por cirurgiões gerais ou vasculares, como a flebectomia e a esclerose de varizes. A blefaroplastia e outras cirurgias de pálpebras, atualmente, são também efe-

tuadas por oftalmologistas e dermatologistas e, por outro lado, vários cirurgiões plásticos incluem no elenco de seus procedimentos técnicas que foram criadas ou aprimoradas por dermatologistas, como os *peelings*, a depilação a *laser*, o *laser* fracionado, a aplicação de toxina botulínica, a dermoabrasão, o implante de cabelo e a lipoaspiração intumescente. A realização de procedimentos iguais por diferentes especialistas torna imprecisos, porém mais elásticos, os limites da cirurgia dermatológica. Por essa nova realidade, acreditamos que os procedimentos cirúrgicos efetuados na pele não são apanágios do cirurgião plástico ou do dermatologista, sendo a preparação técnica disciplinada, a competência e a experiência e também a regulamentação os verdadeiros determinantes dos limites de cada profissional.

Convém destacar que, apesar de a SBCD ter sido fundada em 1988 e ser hoje a segunda maior do mundo no gênero, a cirurgia dermatológica não é reconhecida como especialidade pelo CFM ou pela Associação Brasileira de Medicina (ABM) e atualmente nem mesmo é considerada uma "área de atuação" da dermatologia.

É importante que os currículos da disciplina dermatologia na graduação e na pós-graduação *strictu* ou *latu sensu* sejam adequados à nova realidade que se impõe na prática, de fato, mas ainda não de direito – a dermatologia é uma especialidade clínico-cirúrgica. A adequação e a uniformização do conteúdo programático e da carga horária da cirurgia dermatológica no currículo da disciplina dermatologia, principalmente na pós-graduação, e/ou a criação de um curso opcional complementar de cirurgia dermatológica, regulamentado e uniforme em todo o país, e a criação oficial de cursos de capacitação, além da modificação das Resoluções 2.056/13 e 1.711/03 do CFM, resolveriam o impasse legal que prejudica, e muito, a execução com segurança desses procedimentos cirúrgicos por dermatologistas.

É inadmissível e ilógico que os odontólogos possam realizar anestesia infiltrativa, com três mais tubetes (cada tubete com 1,8 mL) e sedação com óxido nitroso em seus consultórios e os médicos sejam impedidos de executar um procedimento simples como eletrocoagulação de uma verruga ou um *shaving* de um acrocórdon utilizando, por vezes, menos que 0,3 mL de lidocaína.

A dermatologia reconhecida como clínico-cirúrgica ou a cirurgia dermatológica oficialmente legalizada como especialidade, e não área de atuação, fortaleceriam e impulsionariam sobremaneira o desenvolvimento, em nosso país, desse campo abrangente e importante da medicina. Representando mais do que a defesa de interesses de uma especialidade, a expansão da cirurgia dermatológica ambulatorial significaria um acesso mais amplo, mais rápido e muito menos oneroso à população brasileira, mesmo a mais carente, a procedimentos seguros, práticos e eficazes. A realização da cirurgia dermatológica, principalmente em consultório, evita graves e frequentes infecções hospitalares hoje, segundo o Ministério da Saúde, responsáveis por 100.000 mortes anuais no Brasil, ultrapassando o número de mortes por armas de fogo ou por acidente de trânsito, o que representa um prejuízo de 10 bilhões de reais. Quanto aos custos, cabe também salientar que os procedimentos realizados em consultório são 65 a 75% menos onerosos do que quando realizados em hospitais.

Os autores ambicionam que este livro não seja apenas uma importante fonte de consulta, pela qualidade do conteúdo e pela excelência dos colaboradores, mas a exposição do pensamento de uma Escola que considera a cirurgia dermatológica uma forma especial e segura de cirurgia ambulatorial. Ademais, Alcidarta Gadelha e Izelda Costa partilham da opinião de Gerard Parmanteer: *"A cirurgia ambulatorial não é uma invenção, mas sim, uma inovação"*, e de Paul Jarret, mais veemente, quando: *"A cirurgia ambulatorial não deve ser a outra forma de tratar os doentes e, sim, a melhor maneira de tratá-los"*.

BIBLIOGRAFIA CONSULTADA

1. Brasil. Conselho Federal de Medicina (CFM). Carta CFM à Sociedade Brasileira de Dermatologia, abril de 2006.
2. Brasil. Conselho Federal de Medicina (CFM). Resolução nº 1.886/08. Dispõe sobre normas mínimas para o funcionamento dos consultórios médicos.
3. Brasil. Conselho Federal de Medicina (CFM). Resolução nº 2.056/13. Disciplina os departamentos de Fiscalização nos Conselhos Regionais de Medicina, estabelece critérios para a autorização de funcionamento dos serviços médicos de quaisquer naturezas, bem como estabelece critérios mínimos para seu funcionamento, vedando o funcionamento daqueles que não estejam de acordo com os mesmos. Trata também dos roteiros de anamnese a serem adotados em todo o Brasil, inclusive nos estabelecimentos de ensino médico, bem como os roteiros para perícias médicas e a organização do prontuário de pacientes assistidos em ambientes de trabalho dos médicos.
4. Brasil. Conselho Federal de Medicina. Resolução nº 1.711/03. Estabelece parâmetros de segurança que devem ser observados nas cirurgias de lipoaspiração, visando garantir ao paciente o direito à decisão pós-informada e, aos médicos, os limites e critérios da execução. 10 de dezembro de 2003.
5. Brasil. Conselho Federal de Odontologia. Resolução nº 51. Baixa normas para a habilitação do cirurgião dentista para a aplicação da analgesia relativa ou sedação consciente com óxido nitroso. 30 de abril de 2004.
6. Brasil. Presidência da República. Lei nº 5.081. Regula o exercício da odontologia. 24 de agosto de 1966.
7. Gadelha AR, Costa IMC. Cirurgia dermatológica em consultório. 2 ed. São Paulo: Atheneu, 2009; 1114p
8. Gadelha AR, Costa IMC. Cirurgia dermatológica em consultório. São Paulo: Atheneu, 2002; 676p.
9. Marcos A et al. Anestesia para Oftalmologia em ambulatório. Disponível em: htttp:/www.anestesiaregional.com/26/ambulatório.htm. Acessado em 15/03/2016.

Capítulo 2

Orientações para Montar um Consultório com Sala de Cirurgia Dermatológica

Moacyr Gomes Nabo Filho
Alcidarta dos Reis Gadelha
Izelda Maria Carvalho Costa

Pontos de destaque

- Antes de montar uma sala de procedimento, devem ser observadas as normas do Conselho Federal de Medicina (CFM) e da Agência Nacional de Vigilância Sanitária (ANVISA) e, como a legislação varia de estado para estado e novas resoluções surgem com certa frequência, é fundamental consultar a Vigilância Sanitária local.
- É muito importante, mesmo antes de comprar um imóvel, construir ou reformar um ambiente para realização de procedimentos, verificar se o grau de complexidade dos atos que pretende realizar está de acordo com a Classificação de Unidades e devidamente equipadas, conforme preconiza a Resolução CFM nº 2.056/13.
- Vale destacar que a Resolução CFM nº 2.056/13 mudou, substancialmente, o entendimento sobre as exigências para realização de procedimentos (independentementemente da complexidade) com anestesia infiltrativa (independentemente da quantidade de anestésico utilizada). Assim, até para fazer uma biópsia de pele com anestesia local o ambiente deverá ser equipado como unidade tipo III, com todos os instrumentos e os medicamentos necessários para atender uma urgência ou emergência como o choque anafilático.
- Segundo o CFM, essa nova postura visa, por um lado, à maior proteção ao paciente, argumentando a possibilidade de ocorrer um choque anafilático desencadeado pelo anestésico infiltrado, embora saibamos que isso é de probabilidade extremamente rara, e, por outro lado, ofereceria também, sob o ponto de vista judicial, maior proteção ao médico que executa o procedimento. Outra vantagem, teoricamente possível, seria guarnecer mais consistentemente o CFM na defesa em ações já em andamento contra a realização de procedimentos por outros profissionais não médicos. Entretanto, vale destacar que a lei do ato médico foi vetada e que, por isso, qualquer lei ou resolução inferior não terá poder de modificar uma lei superior.
- Essa nova postura do CFM afeta sobretudo os dermatologistas, que realizavam a maioria dos procedimentos em sala outrora classificada como unidade tipo II, nas quais agora somente são permitidos a aplicação de toxina botulínica, a execução de preenchimentos cutâneos, criocirurgia (ou crioterapia), quimiocirurgia (*peelings*), *laser*, luz intensa pulsada, radiofrequência, ultrassom terapêutico, tratamento das deformidades ungueais (onicocriptose) e tratamento das sequelas de acne vulgar e rosácea (cicatrizes e rinofima).

Orientações para Montar um Consultório com Sala de Cirurgia Dermatológica

- A Resolução nº CFM 2.056/13, que deve ser cumprida enquanto vigente, a nosso ver cria tratamentos desiguais entre profissionais da saúde. Já que os Conselhos, como o CFM e o Conselho Regional de Odontologia (CRO), são independentes, os odontólogos não serão obrigados a equipar seus consultórios como unidade tipo III para realizar seus procedimentos com anestesia local, muitas vezes em quantidade superiores às usadas em cirurgia dermatológica. Ademais, favorecerá médicos, como os cirurgiões gerais ou plásticos que já executam, por formação, seus procedimentos, mesmo pequenos como uma exérese simples, em centro cirúrgico.

- Parece-nos paradoxal que a ANVISA exija do médico que realize um procedimento com anestesia infiltrativa em unidade devidamente equipada como tipo III e do odontólogo não.

- Além de equiparem adequadamente a sala de procedimentos, os dermatologistas ou outros especialistas que usem anestesia infiltrativa deverão estar capacitados a manusear os equipamentos de emergência e urgência, como desfibrilador e a intubar o paciente, se necessário, comprometendo-se o CFM, por intermédio dos Conselhos Regionais de Medicina (CRM), a fazer cursos de treinamento nesse campo.

- Os CRMs fiscalizarão os locais em que são realizados procedimentos com anestesia infiltrativa (não tópica), dando um prazo para se adequarem às exigências caso não devidamente equipados segundo a Resolução nº CFM 2.056/13.

Parâmetros para o funcionamento dos consultórios dermatológicos

A Resolução do CFM nº 2.056/13, que está em vigor desde o dia 13 de maio de 2014, estabelece quais são os parâmetros para o funcionamento dos consultórios dermatológicos. Essa resolução transforma o ambiente onde é realizado qualquer procedimento feito com anestesia local infiltrativa (não tópica), independentemente da complexidade da cirurgia ou da quantidade de anestésico empregada em unidade tipo III. Em decorrência disso, o ambiente será obrigado a conter os medicamentos e os equipamentos necessários a atender uma situação de emergência ou urgência e o dermatologista ou outro especialista que empregue anestesia local deverá estar apto a manuseá-los. Para isso, os CRMs de todos os estados vão promover cursos de capacitação em emergência em todo o Brasil, fiscalizar os ambientes e exigir o cumprimento das condições estabelecidas na Resolução CFM nº 2.056/13.

As medidas dessa Resolução visam não apenas à segurança do paciente, mas também à proteção do médico. Cumprindo todas as regras, o médico estará mais "protegido" judicialmente se porventura houver alguma ação judicial alegando negligência no atendimento de uma emergência.

Outra importante "vantagem" ou consequência dessa Resolução seria oferecer mais consistência para a defesa contra a realização de procedimentos por outros profissionais não médicos como a aplicação de toxina botulínica ou de realização de preenchimentos. Com essas exigências, o CFM estaria muito mais fundamentado e teria argumentos mais consistentes nas ações judiciais já em andamento contra outros Conselhos, já que procedimentos como os citados deveriam ser realizados apenas por médicos, os únicos profissionais equipados e capacitados para socorrer o paciente.

Convém destacar, no entanto, que, após anos de luta, a lei do ato médico foi vetada e as decisões dos conselhos são independentes e parece quase impossível que, por exemplo, o CRO acate essas exigências para o exercício de procedimentos odontológicos.

Haverá no *site* do CFM um formulário que todo médico deverá preencher, fornecendo os dados do seu consultório, incluindo o endereço, os procedimentos realizados e os equipamentos existentes. De acordo com esse formulário, preenchido pelo médico, os consultórios serão classificados nos grupos 1, 2, 3 ou 4. Os CRMs de todos os estados serão os responsáveis pela fiscalização que será aleatória e realizada apenas por médicos credenciados.

A fiscalização levará em conta o formulário e a classificação dos consultórios feita no *site*. Caso o médico não esteja adequado às exigências, haverá tempo hábil para adaptar-se. Diante de nova visita, caso o médico não cumpra as exigências, o consultório poderá ser interditado. Caso o médico cumpra as exigências, o CRM emitirá um certificado, permitindo seu funcionamento. A capacitação para utilizar os equipamentos e socorrer o paciente deverá ser comprovada mediante certificados dos cursos promovidos ou credenciados pelos CRMs.

A proposta é que a ANVISA continue fiscalizando as normas sanitárias e físicas. O CFM, por intermédio dos CRMs, fiscaliza o cumprimento da Resolução nº 2.056/13.

Classificação dos consultórios

- **Consultórios do grupo 1**: apenas consulta. Exigência somente de equipamentos básicos.

- **Consultórios do grupo 2:** procedimentos sem anestesia local e sem sedação. Exigência de equipamentos básicos e necessários à realização do procedimento. Os procedimentos oficialmente do grupo 2 são: aplicação de toxina botulínica, preenchimentos cutâneos, criocirurgia (ou crioterapia), quimiocirurgia (*peelings*), *laser*, luz intensa pulsada, radiofrequência, ultrassom terapêutico, tratamento das deformidades ungueais (onicocriptose), tratamento das sequelas de acne vulgar e rosácea (cicatrizes e rinofima).

- **Consultórios do grupo 3:** procedimentos invasivos ou com anestesia local ou sedação leve ou que exponham os pacientes a risco de morte. Exigência de equipamentos de socorro à vida como acesso venoso, medicamentos de emergência, cardioversor, laringoscópio, ambu, oxigênio etc.

Todos os procedimentos em que se utiliza anestesia local injetável (não é anestesia tópica), independentemente do grau de complexidade e da quantidade de anestésico injetada, continuam inseridos nesse grupo, além dos equipamentos de socorro à vida já citados. Assim, procedimentos como uma simples biópsia, *exérese de nevo*, cistos epidérmicos, xantelasmas, siringomas, cirurgias com enxertos, retalhos, cirurgia micrográfica de Mohs, *entre outros, fazem parte desse grupo.*

O importante é a segurança do paciente. Se é possível ocorrer a morte de um paciente em decorrência de choque anafilático ou outra complicação pela injeção do anestésico, é obrigatório que o consultório seja equipado com as exigências do grupo 3.

- **Consultórios do grupo 4:** procedimentos que necessitam de sedação e observação dos pacientes tais como endoscopia e colonoscopia. Mesmas exigências do grupo 3, além da presença de médicos plantonistas e ambientes nos quais são mantidos pacientes em descanso ou em observação.

Equipamentos exigidos

Os consultórios e serviços de dermatologia estão enquadrados nos grupos 1 (apenas consultas), 2 (consultas e equipamentos específicos) e 3 (consultas, equipamentos específicos e anestesia local ou sedação leve).

- **Grupo 1:**
  - Duas cadeiras ou poltronas (paciente e acompanhante).
  - Uma cadeira ou poltrona para o médico.
  - Uma mesa/birô.
  - Uma maca acolchoada simples, revestida com material impermeável, com lençol (opcional).
  - Uma escada de um ou três degraus para acesso dos pacientes à maca (opcional).
  - Um local com chave para guarda de medicamentos sujeitos a controle especial (obrigatório caso utilize ou guarde medicamentos desse grupo).
  - Uma pia ou lavabo.
  - Toalhas de papel/sabonete líquido para higiene.
  - Lixeiras com pedal.
  - Um esfigmomanômetro.
  - Um estetoscópio.
  - Um termômetro.
  - Um martelo para exame neurológico (opcional).
  - Uma lanterna com pilhas (opcional).
  - Abaixadores de língua descartáveis.
  - Luvas descartáveis
  - Um negatoscópio ou outro meio digital que possibilite a leitura da imagem.
  - Um otoscópio (opcional).
  - Uma balança antropométrica adequada à faixa etária (opcional).
  - Uma fita métrica plástica flexível inelástica (opcional).
  - Oftalmoscópio (opcional).

- Foco luminoso.
- Lupa.
- Torneira acionada (opcional).

- **Grupo 2:** além do listado para o consultório básico, serão exigidos os equipamentos para os exames específicos.
- **Grupo 3:**
  - Duas cadeiras ou poltronas (paciente e acompanhante).
  - Uma cadeira ou poltrona para o médico.
  - Uma mesa/birô.
  - Uma maca acolchoada simples, revestida com material impermeável, com lençol (opcional).
  - Uma escada de dois ou três degraus para acesso dos pacientes à maca (opcional).
  - Um local com chave para a guarda de medicamentos sujeitos a controle especial.
  - Uma pia ou lavabo.
  - Toalhas de papel/sabonete líquido para higiene.
  - Lixeiras com pedal.
  - Lençóis para as macas (opcional).
  - Uma torneira acionada.
  - Um esfigmomanômetro.
  - Um termômetro.
  - Um martelo para exame neurológico (opcional).
  - Uma lanterna com pilhas (opcional).
  - Abaixadores de língua descartáveis.
  - Luvas cirúrgicas.
  - Um negatoscópio ou outro meio digital que possibilite a leitura da imagem.
  - Um otoscópio (opcional).
  - Uma balança antropométrica adequada à faixa etária (opcional).
  - Oftalmoscópio (opcional).
  - Eletrocautério.
  - Foco luminoso.
  - Lupa.
  - *Laser* (opcional).
  - *Punch*.
  - Geladeira.
  - Equipamentos de proteção individual (EPI), quando indicado, conforme especificações do fabricante.

- Ambiente para realização de testes alérgicos com revestimento impermeável.
- Nebulizador ou atomizador para aplicação de agente beta 2-agonista.
- Material para teste cutâneo.
- Material para procedimentos estéticos e invasivos.
- Material para pequenas cirurgias.
- Material para curativos/retirada de pontos.
- Material para assepsia/esterilização dentro das normas sanitárias.
- Material para anestesia local.
- Um recipiente rígido para o descarte de material perfurocortante.

Equipamentos e medicamentos mínimos para o atendimento de intercorrências, obrigatórios para todos os consultórios ou serviços do grupo 3

- Um aspirador de secreções.
- Cânulas endotraqueais.
- Cânulas naso ou orofaríngeas.
- Desfibrilador.
- EPI para atendimento das intercorrências (luvas, máscaras e óculos).
- Laringoscópio com lâminas adequadas.
- Máscara laríngea.
- Medicamentos para atendimento de parada cardiorrespiratória e anafilaxia.
- Oxigênio com máscara aplicadora e umidificador.
- Oxímetro.
- Ressuscitador manual do tipo balão autoinflável com reservatório e máscara.
- Seringas, agulhas e equipo para aplicação endovenosa.
- Sondas para aspiração.
- Tubos endotraqueais.

BIBLIOGRAFIA CONSULTADA

1. Brasil. Conselho Federal de Medicina (CFM). Resolução CFM nº 2056.

Capítulo 3

A Relação Médico-Paciente. Termos de Consentimento

Samuel Henrique Mandelbaum
Érico Pampado Di Santis

Introdução

Em Medicina, dizemos que a relação entre o paciente e seu médico começa quando o indivíduo resolve procurar ajuda especializada ao sentir desconforto, dor ou ao sentir-se incomodado por qualquer situação que lhe é estranha em determinado momento de sua vida.

O passo seguinte diz respeito à maneira pela qual o paciente chega a seu médico. Em casos de urgência, os serviços de pronto-atendimento ou pronto-socorro são procurados e neles se estabelece muito mais uma relação entre paciente-serviço de emergência do que uma verdadeira relação médico-paciente. Na dermatologia, as ocasiões em que isso ocorre são raras e não serão nosso objeto de estudo neste momento.

A relação entre o médico e seu paciente, em consultório, depende, de início, da origem do paciente, ou melhor, de quem foi o encaminhamento. Em geral, são duas as distintas origens do nosso paciente. A primeira, e muito mais importante, é a indicação pessoal: a indicação boca a boca. A segunda, e impessoal, ocorre por lista de convênios, impressos, cartazes, publicidade ou propaganda, qualquer que seja o meio, desde que seja respeitado o Código de Ética Médica, publicação que deve estar sempre ao alcance do médico e deverá sempre ser consultada, além das normas específicas do CFM. As indicações pessoais serão aqui discutidas.

Quando analisamos o produto do serviço na medicina, geralmente o consideramos um serviço intangível. Esse serviço depende de forma direta de quem o presta, que deve necessariamente estar presente na realização do ato; não pode ser estocado nem transferido indefinidamente; quem o recebe normalmente paga pelos serviços sem conhecer o produto final deles; o valor dos honorários não pode estar vinculado ao maior ou menor êxito na execução dos serviços.

Quando se trata de serviços em cirurgia dermatológica, muitos aspectos se modificam por força de modismos e da mídia, portanto merecem ser discutidos mais a fundo.

O primeiro diz respeito à fonte de encaminhamento do paciente. Conforme citado, a indicação pessoal é o aspecto mais importante em cirurgia dermatológica e está diretamente relacionada com um aspecto importantíssimo em medicina: a confiança. O nível de confiança de seu paciente em relação a seus serviços está intimamente relacionado com quem o encaminhou a seu consultório. O Dr. Lawrence Field, conhecido cirurgião dermatológico norte-americano, estabelece uma ordem no tipo de encaminhamento de pacientes para cirurgia dermatológica, relacionando-a com níveis de confiança. No topo da pirâmide da confiança estão os pacientes que lhe foram encaminhados por outro cirurgião dermatológico, por exemplo, um colega que não execute o procedimento cirúrgico em que você se especializou. Logo a seguir, estão os pacientes que o procuraram por indicação de outro dermatologista, não cirurgião dermatológico. Depois, estão os pacientes que foram indicados por um especialista não dermatologista. E então, ficam os pacientes indicados por clínicos gerais. A seguir, em nível de confiança, vêm os pacientes que chegam aos seus cuidados por indicação de outro paciente seu. Logo em seguida, em nível decrescente, estão os pacientes que o procuram por indicação de parentes de seus pacientes. E, por último, os que são encaminhados por amigos de seus pacientes. Na pirâmide da confiança, no último escalão estão os pacientes que procuram o cirurgião dermatológico sem conhecê-lo diretamente.

Quanto maior o grau de confiança, maior será o grau de adesão ao tratamento preconizado e maior a chance de a relação médico-paciente desenvolver-se de maneira harmoniosa e tranquila.

O segundo aspecto diz respeito à intangibilidade do serviço médico. Quando abordamos a cirurgia dermatológica, mais ainda quando enfocamos a cirurgia dermatológica cosmética, estamos diante de situações diferentes. O paciente submetido a um procedimento cirúrgico dermatológico de qualquer porte – desde uma biópsia para fins diagnósticos até um procedimento cirúrgico de grande porte para remoção de uma neoplasia, passando pelos diversos procedimentos cirúrgicos cosméticos – ao final dos serviços médicos terá, na pele, os resultados visíveis do tratamento executado. Dessa maneira, os efeitos produzidos pelo tratamento cirúrgico realizado pelo cirurgião dermatológico estarão evidentes e muitas vezes se tornarão perenes.

A boa relação entre o médico e seu paciente será a grande responsável pela aceitação e pela satisfação com os serviços realizados. O paciente satisfeito e fiel se torna a grande fonte de indicação de outros pacientes, que alimentarão a pirâmide do *marketing* boca a boca, principal base do sucesso profissional em medicina.

O primeiro contato entre o paciente e o médico geralmente se faz por telefone, sendo a secretária a pessoa que representa o médico naquele momento. Alguns pontos do atendimento telefônico são fundamentais para que a relação médico-paciente venha a ocorrer de maneira tranquila. O atendimento telefônico em seu consultório deve estar disponível durante todo o dia, não se admitindo hoje em dia a ausência deste tipo de atendimento na hora do almoço, justamente no horário em que seus futuros pacientes têm tempo livre para ligar para o consultório e agendar sua consulta. O atendimento ao chamado telefônico deve ser efetuado até o terceiro toque da campainha (atendimento a partir do sexto toque gera ansiedade em quem está ao telefone e a conversa já vai começar mal). Atendendo ao telefone, sua secretária deve identificar claramente o nome do médico ou da clínica, deve identificar-se e perguntar o nome de quem liga. Após a identificação, a secretária deve dirigir-se sempre ao seu interlocutor pelo nome, procurando repeti-lo pelo menos três vezes durante a marcação da consulta. Assim o fazendo, a pessoa que chama se torna um indivíduo, pessoa única e importante naquele momento. Ela se sentirá prestigiada, respeitada, e isso irá se refletir na ocasião em que estiver frente a frente com o médico.

A sua secretária, seja ela a pessoa que atende o telefone ou a que atende diretamente o paciente que chega a seu consultório, é o elo mais importante na cadeia de ligação médico-paciente. Você deve informá-la de suas qualificações profissionais, títulos acadêmicos e participação em atividades associativas. No caso da cirurgia dermatológica, sua secretária deve também conhecer os principais procedimentos realizados por você, em consultório e em hospital. Invariavelmente, nossas secretárias são sondadas pelos pacientes a respeito de procedimentos, pois muitas vezes ficam encabulados para perguntar diretamente ao médico. Dessa maneira, ela é uma pessoa importantíssima na orientação de nossos pacientes.

Na consulta propriamente dita, é fundamental que o cirurgião dermatológico saiba muito mais ouvir do que falar. A consulta não deve ser interrompida por nenhum motivo, e o paciente tem de sentir o verdadeiro interesse do médico pelo seu problema naquele momento. Às vezes, é mais importante o que o paciente não diz do que o que ele realmente expressa. Principalmente em cirurgia dermatológica cosmética, as expectativas devem ser muito bem analisadas e interpretadas, chegando-se às indicações cirúrgicas por meio de consenso entre o médico e o paciente, prevalecendo sempre o bom senso e a verdadeira indicação médica. Não devem ser alimentadas falsas expectativas, sob pena de graves complicações na relação entre o paciente e o médico.

Com o número cada vez crescente de cirurgias dermatológicas realizadas, tende a crescer a incidência de problemas relacionados com pacientes psicopatológicos, principalmente quando se trata de procedimentos cosméticos. Uma avaliação do perfil psicológico do paciente pode ser efetuada pelo médico durante a consulta dermatológica normal; ao notar sinais de alterações, o paciente deve ser encaminhado para avaliação especializada por médico psiquiatra.

Há quatro tipos de pacientes psicopatológicos que o cirurgião deverá reconhecer e para os quais deverá rejeitar a cirurgia:

1. Paciente paranoide.
2. Paciente esquizofrênico com delírio de fixação.
3. Paciente policirúrgico.
4. Paciente fingidor.

Os pacientes paranoides são perigosos e capazes de voltar suas tendências homicidas para o cirurgião.

Os esquizofrênicos com delírio de fixação geralmente não são perigosos, mas são altamente suscetíveis a apresentar graves manifestações psicológicas adversas no pós-operatório; invariavelmente se voltarão ao cirurgião.

Os pacientes policirúrgicos se caracterizam por um insaciável desejo por cirurgia, que se expressa mesmo como um vício. Apresentam baixa autoestima e sentimentos de inadequação em suas relações pessoais, sexuais e de ambiente de trabalho. Esses pacientes estarão insatisfeitos com sua cirurgia e simplesmente procurarão por mais cirurgias desnecessárias.

O paciente fingidor conscientemente produz sintomas falsamente exagerados. Procura obter vantagens, sejam financeiras por meio das companhias de seguro ou do próprio médico, sejam por afastamento do trabalho. Costumam recusar-se a pagar suas contas ou pedem descontos, chegando ao extremo de pedidos de ressarcimento monetário ao médico. Geralmente têm comportamento sedutor, exaltando e elogiando a capacidade do médico.

Quando se trata de cirurgia dermatológica cosmética, há três grandes causas de insatisfação:

1. Complicação física ou desapontamento com uma alteração anatômica.
2. Expectativa psicológica irrealista.
3. Falta de entendimento ou afinidade entre cirurgião e paciente.

Apesar de ser bem orientado, o paciente de cirurgia cosmética presta pouca atenção nas possibilidades de complicações; quando elas ocorrem, aparecem como um tremendo choque e fazem o paciente sentir-se culpado e lamentar a decisão de ter-se submetido ao procedimento, juntando-se geralmente a repulsa familiar à decisão de se realizar procedimento dito estético.

As orientações prévias ao paciente são importantíssimas e devem ser muito bem detalhadas, em linguagem leiga e com informações científicas fiéis. Uma vez orientado verbalmente, deverá ser entregue ao paciente ficha de termo de entendimento do procedimento pós-informado, cuja cópia deve ser assinada pelo paciente e mantida junto a seu prontuário médico. Nesse termo de consentimento, devem constar a programação de seguimento do paciente no consultório, com as datas previamente agendadas, bem como estar disponíveis as possibilidades de acesso ao cirurgião através dos meios de comunicação pessoais.

A seguir há um exemplo de ficha de consentimento para a realização de procedimento usando a toxina botulínica tipo A, na face, por nós utilizada (Figura 3.1).

E, a seguir, mais um exemplo: termo por nós utilizado para lipoaspiração (Figura 3.2).

■ A Relação Médico-Paciente. Termos de Consentimento

(Nome e endereço do médico – importante colocar telefones e número de telefone celular)

TOXINA BOTULÍNICA

Orientação ao Paciente

A toxina botulínica é utilizada há muito tempo em casos de estrabismo, quando há paralisia dos músculos que repuxam o olho, e em casos de paralisia infantil, sendo aplicada nos músculos que repuxam o lado não paralisado do membro afetado.

Uso em Dermatologia

A toxina botulínica é utilizada em dermatologia por meio de injeções nos músculos da face, que, quando se contraem, repuxam a pele, formando as chamadas "rugas de expressão", principalmente na testa e ao redor dos olhos, em sua parte externa. Aplicada em injeção dentro do músculo, esta toxina relaxa o músculo, diminuindo a sua contração e, dessa maneira, diminuindo a contração do músculo, a pele que recobre esse músculo também diminui sua movimentação e, consequentemente, as rugas e os sulcos são reduzidos. Com isso, não se consegue franzir completamente a testa ou a pele ao redor das pálpebras. A consistência da pele não muda; a cor da pele também não muda com a injeção da toxina e não há nenhum efeito de preenchimento.

Após a injeção, o efeito não é imediato: na hora, a pele vai ficar inchada graças ao líquido introduzido no músculo. A diminuição das rugas começa a ser notada dois a quatro dias depois das injeções, que são feitas em vários pontos da face. A injeção provoca uma leve dor local, que geralmente é bem suportada pelos pacientes.

Cuidados Importantíssimos

O paciente estará completamente proibido de deitar-se nas primeiras quatro horas após a injeção. Também não deve fazer exercícios nem correr, pular ou praticar esportes durante 24 horas. Se o paciente se deitar ou pular, por exemplo, corre o risco de deslocar a toxina botulínica para outros lugares, onde ela não é necessária e pode provocar efeitos indesejáveis. Pode dar risadas e deve movimentar bastante os músculos da face toda; não deve fazer massagens na face nem passar cremes no dia em que fizer a injeção. É normal sentir um pouco de dor após a injeção. Alguns pacientes relatam que sentem dor de cabeça, que costuma desaparecer em poucas horas. Se sentir dor de cabeça, pode tomar algum analgésico ao qual esteja acostumado, de preferência que não seja ácido acetilsalicílico ou derivados.

Efeitos Colaterais da Toxina Botulínica

Efeitos colaterais não desejados podem acontecer, principalmente se o paciente não toma os cuidados citados.

Durante a injeção, pequenos vasos sanguíneos podem romper-se com a passagem da agulha e causar sangramento por baixo da pele; se isso acontecer, esse sangue que saiu dos vasos sanguíneos vai inchar a pele e ela ficará arroxeada ou avermelhada inicialmente; depois, a cor vai mudando para esverdeado, amarelado e voltará ao normal, após vários dias, podendo levar até duas semanas. Se notar cor roxa nos locais injetados, o paciente deve avisar a seu médico imediatamente.

Outro efeito colateral que pode acontecer em 1 a 2% dos pacientes que fazem tratamento com a toxina botulínica é a ptose palpebral, nome científico para "pálpebra caída". Ela acontece muito mais nos pacientes que se deitam, fazem exercícios físicos ou traumatizam o local após as injeções. Apesar de ser muito desagradável, a pálpebra caída volta ao normal com o passar do tempo, geralmente uma a três semanas após a injeção. Esse efeito pode ser diminuído com colírio específico. Deve-se comunicar ao seu médico qualquer alteração que sentir.

Duração do Efeito

Cada pessoa responde de sua própria maneira às injeções da toxina botulínica. Geralmente, o efeito de paralisação dos músculos dura de três a seis meses; a duração média é de quatro meses. Após esse prazo, deve-se fazer nova injeção para manter o efeito. Se não fizer a manutenção, as rugas e sulcos voltarão a aparecer, como antes do tratamento.

IMPORTANTÍSSIMO! COMPARECIMENTO AO CONSULTÓRIO APÓS A INJEÇÃO

Você deverá vir ao consultório entre três e cinco dias após a injeção. Deverá voltar novamente em um período de 7 a 10 dias após a injeção. Essas reavaliações são fundamentais para o acompanhamento e para prevenir complicações. Suas próximas visitas estão agendadas para os dias ....../....../....... – ....h e ..../....../...... – ....h
SE TIVER DÚVIDAS, LIGUE PARA O MÉDICO (fone) OU MANDE RECADO PELO *CELULAR* (número)

TERMO DE CONHECIMENTO E DE CONSENTIMENTO

Recebi do Dr. .... as informações verbais e por escrito a respeito da toxina botulínica. Tomei conhecimento de indicações, limitações, cuidados necessários, efeitos colaterais possíveis, duração do efeito, necessidade de comparecimento ao consultório após as injeções. Sei também que deverei avisar se sentir alguma coisa diferente e anotei os telefones para os quais ligar. Recebi e guardei uma cópia desta orientação, que vai por mim assinada. Autorizo a injeção de toxina botulínica.

(local ....), ... de .... de .... (data)
Nome: ....

Assinatura: _____

Figura 3.1 – *Exemplo de ficha de consentimento para a realização de procedimento.*

(Continua)

A Relação Médico-Paciente. Termos de Consentimento ■

TERMO DE ORIENTAÇÕES RECEBIDAS PARA REALIZAÇÃO DE LIPOASPIRAÇÃO COM TÉCNICA TUMESCENTE

LIPOASPIRAÇÃO DERMATOLÓGICA

Paciente: ....
Data: ....../....../.......   Hora: ....

Por meio de explicações verbais e escritas recebidas do médico Dr. .... e/ou membros da sua equipe tenho conhecimento sobre o que será realizado na LIPOASPIRAÇÃO COM TÉCNICA TUMESCENTE (doravante denominado simplesmente procedimento) em mim.

Declaro que em consultas prévias o Dr. .... discutiu detalhes da cirurgia, inclusive com respeito às limitações de resultados e complicações inerentes à intervenção cirúrgica em questão, e entendo perfeitamente que este procedimento tem aplicação limitada.

Declaro, ainda, que apesar de ser um procedimento seguro, fui informado e manifestei minha concordância de que a prática da medicina e da cirurgia não é uma ciência exata, e que o médico não deve prometer resultado ou garantia de tratamento, pois o bom resultado dependerá de vários fatores como: características fisiológicas e funcionais preexistentes, condições clínicas pré-cirúrgicas, ausência de intercorrências durante o ato cirúrgico, ausência de complicações no pós-operatório e observação correta dos cuidados no pré e pós-operatórios.

Fui informado de forma clara sobre os benefícios e os riscos do procedimento e estou ciente de que o objetivo do ato médico na lipoaspiração, como em toda prática médica, constitui obrigação de meio e não obrigação de fim ou de resultado.
Assim estou ciente de que:

A. Natureza e propósito da LIPOASPIRAÇÃO
A **LIPOASPIRAÇÃO COM TÉCNICA TUMESCENTE** é um procedimento cirúrgico no qual, após as técnicas de assepsia e antissepsia (limpeza) utilizadas, injeta-se uma solução denominada SOLUÇÃO ANESTÉSICA TUMESCENTE, que serve para anestesiar o local a ser tratado, gerar uma vasoconstrição, ou seja, contrair os vasos sanguíneos para diminuir o sangramento e permitir a aspiração da gordura desejada. Após esta aplicação inicia-se a remoção da gordura na área desejada através de uma cânula.

Após a remoção da gordura, ainda dentro da sala de cirurgia, devo colocar uma veste tensora que devo adquirir previamente e levar no dia do procedimento.

Geralmente a alta é dada logo após o procedimento, no entanto estou ciente de que, se houver intercorrências, devo permanecer internado e arcar com os custos da internação os quais não fazem parte do orçamento feito pela equipe responsável.

B. Riscos
Fui informado de que como resultado da cirurgia ocorrerão cicatrizes (inerentes à incisão na pele) cujo resultado dependerá da evolução do processo de cicatrização podendo ocorrer, inclusive, a formação de queloides (que dependem exclusivamente da reação do organismo e não da técnica utilizada).

Fui informado de que o hábito de fumar (tabagismo) pode interferir no processo de cicatrização.

Declaro também que ( ) sou fumante crônico ( ) não sou fumante crônico.

Entendo que, além dos riscos conhecidos, estão, além das cicatrizes, irregularidades no relevo do corpo e manchas, sendo certo que um novo procedimento pode ser indicado no futuro objetivando o sucesso da operação. Estou igualmente ciente de que, se necessitar de outro procedimento, deverei arcar com todas as despesas, incluindo honorários médicos e taxas hospitalares.

Estou consciente de que, além dos riscos descritos acima, existem outros tais como alterações dos batimentos cardíacos, infecções bacterianas e reações alérgicas.

Reconheço que durante o curso do procedimento condições imprevistas podem necessitar de procedimentos adicionais ou diferentes dos explicados acima, e desta maneira autorizo e requeiro que o médico citado acima, assistente ou designado, realize quaisquer desses procedimentos que em seu julgamento profissional sejam necessários e desejáveis, sabendo que poderá acarretar em custos adicionais.

Foi-me esclarecido que imprevistos oriundos da eventualidade ou da não observância das orientações médicas poderão interferir no resultado.

Declaro, ainda, que
( ) sou alérgico aos seguintes medicamentos: ....
( ) não tenho conhecimento de reação alérgica a nenhum medicamento.

Declaro que não omiti nenhuma informação importante com relação a minha saúde física e mental que possa interferir no sucesso da cirurgia.

Declaro também que informei todas as medicações em uso, tive acesso a lista de substâncias e alimentos que interagem com as substâncias que compõem a anestesia e não fiz uso de nenhuma droga ou alimento da referida lista, a qual está em meu poder.

C. Anestesia
Entendo que a anestesia local pode ser complementada com sedação ou ansiolíticos, dependendo da avaliação da equipe médica, e consinto na administração da anestesia ou sedação endovenosa.
Estou consciente que riscos estão envolvidos na administração de anestesia e/ou sedação, tais como reações alérgicas ou tóxicas ao anestésico.

(Continua)

Figura 3.2 – *Exemplo de termo de orientações recebidas para realização de lipoaspiração com técnica tumescente.*

A Relação Médico-Paciente. Termos de Consentimento

D. Consentimento Informado

Declaro que tive a oportunidade de discutir minha condição e a cirurgia proposta e que todas as minhas questões foram respondidas satisfatoriamente. Eu acredito que tenho conhecimento adequado no qual basear um consentimento informado para o tratamento proposto.

E. Fotografias

Eu consinto na realização de fotos de pré e pós-operatório, que serão arquivadas junto ao arquivo médico, parte integrante e complementar do presente, preservando-se o sigilo delas. Em caso de publicação em cursos, congressos ou artigos científicos da especialidade, o dermatologista está autorizado à publicação das imagens.

F. Cooperação

Eu concordo em manter o Dr. .... e sua equipe informados de qualquer mudança no meu endereço permanente, e concordo em cooperar com ele antes, durante e após o procedimento. Eu entendo que não devo fumar ou ingerir bebidas alcoólicas por, pelo menos, duas semanas antes do procedimento, pois ambos podem arriscar o procedimento cirúrgico e a posterior recuperação.
(por favor, rubrique cada parágrafo, assine o item E e assine embaixo).

Paciente ou Responsável Legal: _____

Testemunha: _____

Testemunha: _____

Figura 3.2 – *Exemplo de termo de orientações recebidas para realização de lipoaspiração com técnica tumescente.*

Contato telefônico pós-cirúrgico

O contato telefônico pós-cirúrgico é procedimento de extrema importância e de grande aceitação pelo paciente. De rotina, temos como hábito telefonar ao paciente na mesma noite do dia da cirurgia e no dia seguinte, indagando sobre sua situação atual e informando sobre as situações previsíveis futuras. Esse simples procedimento torna o paciente ainda mais confiante e fiel. Dependendo do procedimento realizado, programamos contatos telefônicos após intervalos de tempo variáveis. Isto lhe tomará alguns minutos no dia, mas lhe trará pacientes cada vez mais satisfeitos.

Conclusão

Vale lembrar sempre que as raízes da relação médico-paciente são estabelecidas durante a entrevista inicial, a qual deve ser dedicada à avaliação e aconselhamento. Se você se sentir desconfortável, ansioso ou onipotente com o resultado dessa entrevista inicial, deve entender que algo está ocorrendo e vai merecer sua atenção especial. Esse conflito deve ser resolvido antes do procedimento, eventualmente com apoio e orientação especializadas.

Negar-se a realizar um procedimento não se trata de deselegância ou descaso, apenas demonstra sua preocupação com o paciente acima dos honorários, além de, parafraseando Jeffrey Klein, "deixar sua vida mais fácil".

Bom senso, compreensão, entendimento e humildade são atributos especiais do bom cirurgião dermatológico.

Capítulo 4

Orientações Básicas para Evitar e Enfrentar Demandas Judiciais

Palova Amisses Parreiras
Haroldo Monteiro Sousa Lima
Ricardo César Andrade Cavalcanti Filho

Ementas das Principais Resoluções do Conselho Federal de Medicina de Interesse em Cirurgia Dermatológica e a Publicidade Ética à Luz da Legislação Atual – Uma Análise Crítica

Neste capítulo serão abordados, com base na legislação vigente e no resultado dos últimos julgados, de maneira atual embora concisa, os seguintes temas, divididos em tópicos:

1. Orientações básicas para que o médico possa evitar e para que possa enfrentar demandas éticas e judiciais. Este tema está abordado no primeiro tópico nomeado de Prevenção de processos contra médicos.
2. Ementas das principais resoluções do Conselho Federal de Medicina de interesse da Cirurgia Dermatológica.
3. Publicidade Médica a luz da legislação atual – uma análise crítica.

Prevenção de processos contra médicos

Partindo-se do pressuposto de que a relação entre o médico e o paciente deve ser a mais franca, a mais verdadeira e a mais transparente possível, pode-se satisfazer essa premissa e capacitar-se a investir na prevenção de processos, ou agarrar-se à ultrapassada ideia de que o médico ainda é um ser superior em conhecimentos e direitos e caminhar a passos largos para os tribunais. Atendido o requisito de esforçar-se por manter uma boa relação com o paciente e os familiares, com certeza grandes passos estarão sendo dados para que não surjam dúvidas, erros e avaliações que provoquem denúncias e procedimentos administrativos e judiciais (processos éticos) contra o médico em decorrência de sua deficiente prestação de serviços aos seus pacientes.

Além do tratamento cordial, atencioso e do fornecimento de todas as explicações e orientações básicas e necessárias à boa compreensão do diagnóstico, necessidade de exames complementares e de todo o tratamento e os procedimentos que serão levados a efeito na busca da cura, externadas de forma verbal para que o paciente não tenha dúvidas, o profissional médico deve registrar por escrito todas as orientações, diagnósticos, prognósticos, perspectivas e expectativas de resultado, tanto o positivo quanto o possível negativo, em fichas próprias complementares àquela onde foram anotados os dados da anamnese, e mesmo em arquivos pessoais em computador próprio e também da instituição na qual presta seus serviços, se for o caso, para maior segurança de todos os envolvidos no processo, quais sejam, o paciente, o médico, os demais auxiliares e a instituição de saúde pública ou privada na qual será prestado o serviço médico.

Em outras palavras, o prontuário deve ocupar o honroso segundo lugar na atenção do médico, quando do atendimento profissional, considerando-se que o pódio pertence, por óbvio, ao paciente.

O Código de Ética Médica, que deve ser encarado como lei a ser cumprida por todos os médicos e cuja inobservância, ao contrário do que pode supor a maioria, traz consequências bem difíceis de serem suportadas pelos médicos, determina que todo ato médico, inclusive anamnese, diagnóstico interrogado, exames complementares solicitados, resultados desses exames, devem estar meticulosamente consignados no prontuário, *independente do plantão estar sobrecarregado ou não.*

Falou-se acima sobre a necessidade de anotar as perspectivas e expectativas de resultado, tanto positiva quanto a possível negativa, em razão do imponderável da saúde/vida humana e das súbitas evoluções dos quadros clínicos que surpreendem médicos e desorientam famílias, mas não são raros de se ver. Sim, porque infelizmente não se pode calcular, mensurar, determinar, estimar e prever com toda a certeza o que ocorrerá em um procedimento médico de qualquer natureza e importância ou na evolução de um quadro clínico e essas "surpresas clínicas" já ensejaram mais de um processo contra médico, cuja ausência de anotação no prontuário, deixou o médico sem provas de sua diligência e cuidado, fazendo supor negligência ou imperícia de sua parte.

Por isso é que na atividade médica *todo cuidado é pouco*, como diz o ditado popular. E ousamos acrescentar que esse cuidado deve estar criteriosamente registrado no prontuário, com letra legível, que também é uma exigência do Código de Ética Médica, para que possa servir de defesa do médico quando acusado.

As consequências de deixar de atender às recomendações do CRM são, inicialmente, o pedido de esclarecimento sobre o atendimento médico objeto da denúncia que parte do órgão, mas transforma-se em sindicância quando os esclarecimentos são reputados como insatisfatórios e esta em Processo Ético Profissional quando o conselheiro sindicante, que é encarregado de fazer a apuração inicial, identifica indícios de infração ética e em sessão plenária a maioria dos conselheiros secundam a opinião do conselheiro sindicante.

Diferente do que ocorre na Justiça civil, em que o julgamento é a prolação de uma sentença, que se dá no recesso privativo do juiz, os julgamentos nos Conselhos Regionais de Medicina se dão em sessão plenária, com a presença de vários conselheiros, do médico acusado e do denunciante.

O resultado do julgamento é conhecido pelos participantes da sessão ao final da votação dos conselheiros e quando o resultado é a condenação às penas (que variam de advertência confidencial, censura confidencial, censura pública, suspensão e cassação), existe a hipótese de tentar mudar a condenação (que nunca pode aumentar) junto ao Conselho Federal de Medicina.

Nenhum médico, na verdade, pode assumir o compromisso de curar determinado paciente, tendo em vista o fato concreto de que a cura não é decorrente somente da atuação do médico, que naturalmente é preponderante, mas deve contar com a resposta orgânica, com dados da história pregressa do paciente, com as comorbidades, as propensões e outros fatores, que colocam a medicina na posição de sempre ser uma conduta de *meio* e nunca de *resultado,* quando exercida em seus termos normais.

A medicina de *resultado* seria aquela em que o médico detivesse o poder de obter de sua conduta profissional apenas determinada resposta. Assim, anunciar ao paciente que "ele ficará bom logo", ou "a cirurgia ficará ótima", por exemplo, tendem a fazer com que o paciente interprete como promessa de resultado, fazendo nascer um contrato formal verbal por obra certa em que, mediante o pagamento dos honorários ou a entrega da carteirinha do convênio ou ainda pelos honorários do SUS, o médico esteja se comprometendo a entregar esse ou aquele resultado, cuja falta apontará na direção de um processo.

Complicações clínicas, insatisfações subjetivas dos pacientes, óbitos, quase sempre, causam naturalmente dano e sofrimento aos pacientes lesados, o que, aliado a uma relação insatisfatória entre o médico e o paciente, às vezes chegando às raias da beligerância, é responsável por grande parte das denúncias feitas nos Conselhos Regionais de Medicina (CRMs).

Os últimos anos se caracterizam por um aumento exponencial de processos contra médicos, em todas as esferas admissíveis, quais sejam os processos éticos, os processos criminais e os processos civis indenizatórios.

Há algumas importantes explicações para esse fenômeno da indústria de indenização presente nos tribunais e para a avalanche de processos éticos que tramitam nos CRMs.

De maneira objetiva se pode dizer que o aumento do número de faculdades de medicina, nem sempre equipadas de estrutura e pessoal para a formação discente, tem contribuído de maneira decisiva, já que o aluno não tem acesso às fontes de conhecimento como seria de se desejar e tão pouco ao estudo de caso, de maneira sistemática e organizada, que só é possível quando a faculdade tem um hospital-escola ligado a si.

A falta de vagas para a residência médica, que é um dos principais requisitos para a obtenção do título de especialista, com tantos médicos formados e colocados no mercado de trabalho, reforça o despreparo médico e aumenta a possibilidade de uma conduta equivocada do profissional.

Não se está pretendendo dizer que só é bem formado e competente o médico que fez a residência médica, mas parece não pairar dúvidas sobre o fato de que a residência médica é uma importante via de formação do médico.

O acesso a um maior número de informações, bem entendido e não de conhecimento, fez criar um paciente mais questionador. Quando esse paciente mais questionador é atendido/tratado por um médico com formação profissional deficiente e encontra uma Justiça que lhe disponibiliza, gratuitamente, os promotores de justiça especializados em processos contra médicos, como já acontece na maior parte das cidades brasileiras, facilmente se chega a equação assistida hoje, da decuplicação, nos últimos 5 anos, de processos contra médicos.

Deslizes cometidos por profissionais de outras áreas podem não acarretar maiores consequências, mas os erros dos médicos frequentemente provocam resultados indesejados e, muitas vezes, sequelas irreversíveis.

A expressão erro médico, quando utilizada aqui, é feita sob protestos, porque afirmar que o médico errou é atestar que todos os aspectos da conduta médica foram detidamente analisados e que se pode demonstrar que de fato, a conduta médica é o único elemento que propiciou o erro.

Tenho convicção de que, na maioria das vezes que se ouve a expressão erro médico, se quer na verdade dizer, "resultado diverso do pretendido".

Prédios caem e não se diz erro do arquiteto ou engenheiro. Enfermeiras administram medicamento trocado no paciente e ninguém afirma que houve um erro de enfermagem, mas a expressão erro médico se inseriu como um estigma nefasto de difícil remoção.

Há três formas de caracterização do chamado erro médico:

- Pela *imperícia*, quando o médico realiza procedimento para o qual não é habilitado, o que corresponde a um despreparo teórico e/ou prático por insuficiência de conhecimento.

- Pela *imprudência*, quando o médico assume riscos para o paciente sem respaldo científico para o seu procedimento, agindo sem a cautela necessária.

- Pela *negligência,* quando não oferece os cuidados necessários ao paciente, sugerindo inação, passividade ou um ato omissivo, além de naturalmente poderem desaguar em denúncias e pedidos de indenização por danos morais e patrimoniais.

Espécies de processos

Imperioso que se diga que, pela nossa experiência profissional, o médico talvez seja, dos profissionais demandados, o que demonstra maior sofrimento com o questionamento de sua atuação tanto no seu órgão de classe, como na Justiça Comum.

Devido às peculiaridades do atendimento ao paciente, o médico não desenvolveu defesas naturais para ser questionado quanto ao exercício de sua profissão.

Num primeiro momento, o médico parece acreditar que bastará a sua palavra, para que todos os enganos do paciente se desfaçam e se possa compreender que ele fez tudo que estava ao seu alcance e na prática não é assim.

Documentos como o prontuário bem anotado, a literatura médica que confirme que o tratamento que ele escolheu e aplicou no paciente era, de fato, o mais adequado e o seu currículo para atestar a sua capacidade técnica são indispensáveis para o início da defesa.

Claro está que, há casos cuja defesa é mais simplificada e está evidente que o processo só teve vida por causa da falta de compreensão do paciente, como no caso da mulher que queria que sua cirurgia de abdominoplastia não tivesse originado nenhuma cicatriz.

Mas, há todos os casos de embolia gordurosa que embora estejam devidamente registrados na literatura correlata, ocasionaram a morte da paciente e, em tais casos, os próprios julgamentos, pela natureza da consequência fatal, serão mais rigorosos na apreciação do caso concreto.

Inquestionavelmente, o Princípio da Reatividade também está presente no processo contra o médico. Uma simples queimadura em consequência de uma depilação a *laser*, nas panturrilhas de uma modelo, por exemplo, poderá ocasionar um pedido judicial de indenização centenas de milhares de reais, pelos eventuais contratos que esta modelo teve que declinar em razão da queimadura, a menos que se prove que a conduta foi exemplar, o equipamento estava bem calibrado, os termos de consentimento foram assinados, mas a modelo omitiu o fato de se ter bronzeado em data próxima à depilação a *laser*.

O médico está sujeito a julgamento por sua conduta profissional na Justiça Comum, que segue os preceitos do Código Penal e Civil, e o dos Conselhos de Medicina, tanto os regionais quanto o federal, cujos julgamentos se baseiam no Código de Ética Médica.

Além de todas as disposições contidas no Código de Ética Médica (CEM) que devem ser observadas com o maior rigor pelos profissionais na sua conduta, que contribuirão efetivamente para a não aparição do erro ou deslize que pode provocar o processo médico em suas várias instâncias, o artigo 1º do CEM, no capítulo da responsabilidade profissional, é a principal norma a ser seguida e respeitada pelo médico no exercício da medicina.

Preceitua o artigo 1º do CEM que é vedado ao médico...

"Causar dano ao paciente, por ação ou omissão, cararacterizável como imperícia, imprudência ou negligência.

Parágrafo único – A responsabilidade médica é sempre pessoal e não pode ser presumida."

É sabido que são inúmeros os casos das chamadas vítimas de erros médicos preveníveis, que cresce exponencialmente a cada ano que passa, não obstante o avanço da ciência médica preventiva e curativa.

Nos países subdesenvolvidos, dada a menor infraestrutura técnica, a inadequação da formação dos profissionais e os equipamentos precários e o baixo investimento nos serviços básicos essenciais de saúde, e ainda as questões expostas acima, é bem maior a probabilidade de ocorrerem o que se convencionou chamar de erros médicos.

Por flagrante anomalia de nossos sistemas de saúde, quando se tem um "resultado indesejado", por ausência de vagas na UTI, por exemplo, a família do paciente prejudicado não aventa a possibilidade de mover uma ação contra o estado, o município ou mesmo o secretário municipal de saúde, processando sim, infelizmente, o azarado médico que estava de plantão na instituição de saúde na qual estava o internado.

Esse estado de coisas é uma prova de que nossa sociedade muito lentamente se vai organizando e que o povo responsabiliza apenas a quem vê, ignorando o fato de que no mais das vezes, a parte visível do nosso sistema de saúde, ou seja, o médico, é tão vítima quanto o paciente lesado, porque o médico é obrigado a trabalhar sem a menor estrutura, sem receber o salário que seria digno e ainda sendo ameaçado constantemente pela sociedade insatisfeita e carente.

Neste diapasão, salienta-se que é importantíssimo o investimento na prevenção dos erros médicos, por parte dos próprios médicos, enquanto as autoridades competentes despertam para a necessidade de estimulação de medidas objetivando a formação de profissionais médicos mais comprometidos com a boa e segura prática médica, o investimento nas instituições de saúde e nas faculdades de medicina, o que seguramente contribuirá para extirpar ou pelo menos diminuir o surgimento de problemas desta natureza.

De outro ponto de vista, hodiernamente, os cidadãos têm demonstrado, cada vez mais, intolerância com danos e prejuízos que eventualmente podem lhes ser causados desde uma espera na fila do banco até quando se submetem a procedimentos médicos, sejam eles materiais, estéticos ou morais, isolados ou em conjunto.

A atividade médica, por sua própria natureza, envolve riscos diversos.

Responsabilidade civil do médico

A responsabilidade civil do médico advém da regra geral da responsabilização contida no ordenamento jurídico pátrio. Trata-se, a do médico, de responsabilidade civil subjetiva, ou seja, não basta que o médico aja para que seja considerado responsável pelas consequências, a responsabilidade do médico deve ser provada.

O médico, como é óbvio, deve atuar de forma diligente, valendo-se de todos os meios adequados e que estão ao seu alcance, tendo cuidado irrestrito e objetivo no trato com o seu paciente.

Não se conduzindo dessa forma, sujeitar-se-á o profissional a causar danos e a responder processos por sua conduta, tanto administrativos quanto judiciais, como já visto. O ato indevido que apesar de praticado materialmente, não gerando resultados visíveis, mesmo que na esfera moral ou psicológica, não poderá ser provado e em não sendo, levará a um processo nulo, anulável e à absolvição do médico demandado.

Tratando esse tópico da prevenção contra o erro médico que como consequência traz a responsabilidade civil, tem-se que somente deve ser indenizado aquele que, submetido a atendimento e tratamento médico, venha a sofrer um dano ou prejuízo, seja de ordem material ou imaterial, patrimonial ou não patrimonial, decorrente deste atendimento e tratamento, ministrado de forma culposa pelo profissional, ou seja, aquele que foi vítima de uma conduta desidiosa do médico vale dizer, uma conduta imprudente, negligente ou imperita.

Ao longo de décadas atuando na defesa, e apenas da defesa do médico, permitimo-nos listar aqueles que entendemos ser os 10 mandamentos da prevenção de processo médico, que, com certeza, se seguidos à risca, muito contribuirão para que sejam evitados denúncias e processos contra médicos, tanto nos conselhos da classe quanto no judiciário, seja no cível, seja no criminal. São eles:

1. Procurar manter uma boa relação médico-paciente.
2. Anotar, criteriosamente, todos os passos e procedimentos no Prontuário.
3. Observar as técnicas consagradas na medicina.
4. Observar a legislação pertinente.
5. Não injuriar os colegas e demais.
6. Observar técnica para anamnese.
7. Atender e tentar conciliar-se com paciente insatisfeito.
8. Manter intercâmbio de informações com colegas médicos.
9. Ajustar os honorários profissionais previamente.
10. Formalizar judicialmente acordos e distratos.

Importante a esta altura discorrer-se ou alongarmo-nos sobre a obrigação de meio e sobre a obrigação de resultado, bem como sobre a inexistência de presunção de culpa.

São bastante conhecidas a classificações doutrinárias "obrigação de meio" e "obrigação de resultado", mas nunca é demais lembrar e repetir o que significam e as diferenças pontuais e fundamentais entre ambas, especialmente num trabalho dirigido especialmente à valorosa classe dos médicos.

Há obrigação de meio quando a prestação de um serviço exige que o agente empregue determinados meios na consecução de um resultado, sem obrigá-lo, contudo, a garanti-lo, como entendemos ser, na sua essência, 100% da conduta médica.

Por outro lado, a obrigação de resultado na atividade médica, na opinião de renomados autores, só será considerada cumprida quando determinado resultado for alcançado.

Ensina Yuri A. Mendes de Almeida:

> "A obrigação de meio é aquela em que o profissional não se obriga a um objetivo específico e determinado. O que o contrato impõe ao devedor é apenas a realização de certa atividade, rumo a um fim, mas sem o compromisso de atingi-lo. O contratado se obriga a emprestar atenção, cuidado, diligência, lisura, dedicação e toda a técnica disponível sem garantir êxito. Nesta modalidade, o objeto do contrato é a própria atividade do devedor, cabendo a este enveredar todos os esforços possíveis, bem como o uso diligente de todo seu conhecimento técnico para realizar o objeto do contrato, mas não estaria inserido aí assegurar um resultado que pode estar alheio ou além do alcance de seus esforços. (...) Na obrigação de resultado, há o compromisso do contratado com um resultado específico, que é o ápice da própria obrigação, sem o qual não haverá o cumprimento desta. O contratado compromete-se a atingir objetivo determinado, de forma que quando o fim almejado não é alcançado ou é alcançado de forma parcial, tem-se a inexecução da obrigação."

A doutrina e a jurisprudência já travaram um intenso debate acerca da caracterização da obrigação médica como de meio ou de resultado, especialmente quando relacionada com a medicina estética. Hoje, todavia, é quase pacífico também na doutrina que a obrigação do profissional médico *é de meio*.

Sobre o tema, o festejado civilista Fabrício Zamprogna Matielo tem o seguinte entendimento:

"Obrigação de meios é a que vincula o profissional à aplicação diligente de todos os recursos disponíveis para a melhor condução possível do caso clínico que será alvo de seus préstimos. O médico não fica adstrito a um resultado final, mas tem de envidar todos os esforços e utilizar-se dos aparatos técnicos que estiverem razoavelmente ao seu alcance. A cura do paciente não é, certamente, o objetivo jurídico da contratação, embora se coloque como finalidade primacial do atendimento prestado. (...) A existência da obrigação de meios é a única solução que pode justificar a liberdade de atuação do profissional de saúde, pois se fosse ele jungido a um resultado específico, fatalmente estaria derrubada até mesmo a teoria da contratualidade nas relações médico-paciente. (...) O compromisso de curar definitivamente um canceroso em etapa terminal, ou um aidético nas mesmas condições é carga insustentável face ao estado atual de evolução da ciência. Aceitar o encargo de curar, (...) equivaleria a estabelecer no contrato obrigação juridicamente impossível. (...) Na relação que envolve obrigação de meios, o objeto do contrato é a atuação zelosa e tecnicamente correta do médico, mantendo-se dentro dos parâmetros apontados pela ciência."

Marcos Vinicius Coltri, no mesmo diapasão, completa:

"Na hipótese de prestação de serviços médicos, o ajuste contratual – vínculo estabelecido entre médico e paciente – refere-se ao emprego da melhor técnica e diligência entre as possibilidades de que dispõe o profissional, no seu meio de atuação, para auxiliar o paciente. Portanto, não pode o médico assumir compromisso com um resultado específico, fato que leva ao entendimento de que, se ocorrer dano ao paciente, deve-se averiguar a culpa do profissional."

Se o resultado não é o esperado pelo paciente, ou algo fora da normalidade ocorreu, deverá ser demonstrado, pelo paciente, que o médico agiu com culpa. Não há qualquer presunção de culpa do médico em razão da não consecução de um determinado resultado. Não há obrigação de cura.

Nas palavras de Nery Tadeu Câmara Souza:

"A doutrina e a jurisprudência, como regra, determinam a necessidade de que o paciente prove que o médico agiu com culpa. Portanto, trata-se de um contrato sui generis e seu inadimplemento, quando este se configurar, caracteriza a presença de um tipo especial de culpa do médico. Esta culpa é especial pois, mesmo se tratando de um con-

trato não cumprido pelo contratado, a culpa do médico deve ser provada pelo paciente, não havendo a presunção de culpa do contratado – o médico –, presunção esta característica dos contratos, em nosso ordenamento jurídico, quando a obrigação contratual não for satisfeita pelo contratado. Prevalece, na relação contratual não adimplida, no caso de médico e paciente, a necessidade do paciente que acusa provar a culpa do médico".

Não obstante a necessidade de demonstração de culpa do médico, em alguns casos, o Código de Defesa do Consumidor faculta a possibilidade de inversão do ônus da prova. A prova de culpa do médico não pode se restar inviabilizada pelo paciente, transferindo-se para o médico ora acusado, envidar todos os esforços para provar a sua inocência.

Novamente Fabrício Zamprogna Matielo em suas lições:

"Como o Código de Defesa do Consumidor trouxe princípios de facilitação da tarefa de provar a culpa do prestador de serviços, inexoravelmente devem eles ter aplicação na discussão da responsabilidade civil do médico. (...) Caso assim não se entendesse, estar-se-ia inviabilizando por completo toda e qualquer irresignação do paciente ou de sua família contra o atendimento recebido do profissional de saúde, porque afora as dificuldades incrustadas na formação da prova como geralmente exigida, ainda haveria a necessidade de superar os incontáveis percalços que facilmente são antevistos quando se pretende fornecer ao julgador elementos robustos de convencimento em demandas ajuizadas contra profissionais liberais."

Como se vê, a legislação brasileira e seus intérpretes transformaram o atendimento médico em um contrato, um negócio e o paciente, para o Código de Defesa do Consumidor, é um cliente, como qualquer outro que recebe uma prestação de serviços de um banco, uma livraria, um supermercado.

É primordial para que sejam evitados erros, e consequentemente danos e prejuízos, repetem-se, a boa informação do médico ao paciente acerca do tratamento a que o mesmo será submetido, a técnica a ser utilizada e os possíveis resultados do procedimento.

Nos últimos anos houve um significativo o aumento do número de demandas envolvendo suposto erro médico. Muitas pessoas se equivocam na análise do Código de Defesa do Consumidor e pretendem a reparação somente pela ocorrência do dano, da não realização de um resultado esperado.

Na realidade, as demandas em sua maioria são fundadas na alegação de falta de informação por parte do profissional liberal, sempre considerado hipersuficiente com relação ao paciente de qualquer escolaridade, até mesmo um colega. Ocorre que sempre que não restar comprovada a culpa médica, será incabível qualquer responsabilização.

A conduta que deve ser seguida tanto pelo médico quanto pelo paciente, neste contexto, é de diálogo e informação, como já anotado.

É imprescindível que o paciente seja detidamente esclarecido sobre os riscos e diagnósticos de seu tratamento, inclusive com a formulação do Termo de Consentimento Informado, valendo repetir que tal termo deve conter o maior número de informações possível e a indispensável anotação no prontuário.

Portanto, a responsabilidade civil do médico, com base no Código de Defesa do Consumidor, é baseada na culpa pessoal do profissional pelo resultado, dizendo-se então a "responsabilidade civil subjetiva".

Ademais, entre o profissional e o paciente, estabelece-se uma obrigação de meio, enfatiza-se, sendo necessário o emprego de métodos adequados, atenção e zelo necessários, sem a garantia de cura, mas devidamente comprováveis senão pelos indispensáveis documentos, por outro meio de prova disponível, como a testemunha e a perícia.

Como já visto na parte inicial deste trabalho, o médico somente poderá ser responsabilizado quando agir de modo imprudente, negligente ou imperito, tendo em vista o fato de que a ciência médica não é exata, sendo certo que esta relação, considerada "de consumo", dada à sua importância e relevância social, deve ser estabelecida com base em confiança, diálogo e esclarecimento exaustivo e preciso.

O paciente tem, pois, o direito de conhecer os riscos a que estará se submetendo nos procedimentos, e logicamente às eventuais consequências a que se encontra sujeito, e do outro lado o médico tem o direito de se resguardar, inclusive com a elaboração do já referido Termo de Consentimento Informado e do prontuário mais detalhado que lhe for possível.

A conduta do profissional deve ser, assim, irrepreensível, especialmente na prevenção dos diversos problemas que podem surgir nos procedimentos médicos de toda e qualquer natureza.

Imprescindível registrar que a responsabilidade civil médica nasce somente como decorrência de um erro manifesto, claro, insofismável.

Sobre a prevenção contra o processo médico, o ilustre Professor Doutor José Guilherme Minossi, do Departamento de Cirurgia e Ortopedia da Faculdade de Medicina de Botucatu – UNESP, autor de um trabalho que denominou Prevenção de Conflitos Médico-Legais no Exercício da Medicina, publicado na Revista do Colégio Brasileiro de Cirurgiões, vol. 36 nº 1, Jan/Fev, 2009, Rio de Janeiro, o qual, por sua excelência e grande abrangência da matéria aqui tratada, permitiu-nos transcrever, na sua totalidade, o que se faz a seguir.

"Os conflitos médico-legais que ocorrem no exercício da cirurgia e da medicina são motivos de preocupação não só no meio médico, mas também na sociedade como um todo, pois se de um lado geram um maior desgaste emocional ao médico, por outro, os pacientes estão sendo rejeitados. As causas desses conflitos são muitas, envolvendo fatores não assistenciais, como o sistema de saúde distorcido e desorganizado, a falta de participação da sociedade e do médico na melhoria desse sistema, o aparelho formador que lança no mercado grande número de jovens médicos despreparados para o exercício dessa nobre profissão, além da falta do ensino continuado. A solução para esses conflitos não poderá ser por meio de simples criação de leis, e nem pela negativa da existência do erro médico, que ocorre numa frequência até maior que os próprios conflitos. Todavia, pode-se afirmar que é muito importante melhorar a relação médico-paciente. É necessário, ainda, que o médico conheça a fundo seus deveres de conduta e que, principalmente, se abstenha de praticar abusos do poder. A sociedade deve também entender que a saúde não é uma questão exclusiva dos médicos e que deve lutar pela melhoria das condições dos níveis de vida."

Não existem estatísticas oficiais sobre a totalidade de processos por erro médico no Brasil. Há, sim, levantamentos gerais e avaliações pessoais, ou impressões sobre o aumento progressivo das ações judiciais contra médicos. Todavia, essa crescente tendência ainda não é considerada abusiva em nosso meio. Nossa pletora de demandas considera-se perfeitamente no perfil de um país em desenvolvimento. É fato que em países desenvolvidos tais eventos são muito mais significativos. Isto, porém, não significa que nos mesmos o número de erros médicos seja maior. No Brasil, ainda que sem dados oficiais, nossas estatísticas estão abaixo das observadas em países desenvolvidos, mas acima dos menos desenvolvidos.

O número de causas judiciais por erro médico, no entanto, vem aumentando no Brasil, não se podendo afastar que em breve tenhamos uma realidade completamente diferente da observada hoje.

O erro presumido é uma das acusações mais frequentes nas ações judiciais. Os doentes também incluem a falta de consentimento para que o médico realize as intervenções, mesmo quando a operação se apresenta dentro das exigências técnicas e legais.

Na prática, vem se imputando ao médico uma grande variedade de erros profissionais, tais como: exame superficial do paciente, realização de operações desnecessárias, omissão de tratamentos, retardamento na transferência para outro especialista, descuidos na realização de transfusões de sangue ou de anestesias, prescrições erradas, abandono do paciente, negligência no pós-operatório, omissão de instrução necessária aos pacientes, dentre outras.

Um aspecto importante que pode ter influenciado no aumento dos conflitos é a mudança do relacionamento entre o médico e o paciente. O laço paternal que existia entre as famílias e os médicos de cabeceira transformou-se pouco a pouco numa relação quase impessoal. Por outro lado, a especialização tem transformado o médico num técnico altamente adestrado e impessoal, que cada vez mais tem dificuldade de conciliar os conhecimentos milenares da medicina tradicional, com os enormes avanços tecnológicos e instrumentais da medicina moderna.

A medicina antiga, inibida e solitária, era incapaz de grandes feitos, portanto gerava poucos riscos e, consequentemente, era menos danosa. Nos tempos atuais, em que a ciência médica apresenta grande arsenal tecnológico, beneficiando em muito o ser humano, tornou-se mais invasiva, com maiores riscos e danos ao paciente.

Sendo assim, os efeitos danosos verificados durante o exercício da medicina, não podem mais ser atribuídos somente ao binômio médico-paciente, e sim à coletividade como um todo, já que é também beneficiária desse avanço. Assim, seriam ações justas que a coletividade também procurasse ajudar a encontrar uma solução de reparar civilmente o dano, de maneira mais imediata, menos confrontante com o médico, assegurando maior tranquilidade ao exercício profissional. Seria a chamada socialização do risco médico, que certamente atenderia melhor à justiça coletiva.

Esse fato é muito importante, pois, com o aumento do número de pressupostos erros médicos no Brasil, tem se observado uma situação inusitada, que é a consolidação da medicina defensiva, na qual o médico facultativo, na tentativa de se proteger, exagera no pedido de exames subsidiários mais sofisticados, omite-se nos procedimentos de alto risco e, por vezes, recusa pacientes graves, com doenças complexas e com maior potencial de complicações ou sequelas.

Essa posição defensiva, além de se constituir em um fator de diminuição da assistência aos pacientes de maior risco, leva a um maior custo da medicina, não só para o usuário, quanto para a sociedade como um todo.

Aspectos jurídicos da responsablidade médica

Encontra-se na culpa o fundamento jurídico da responsabilidade médica. Procede culposamente quem age sem o necessário cuidado e julga que o resultado não se dará. É necessário que o agente tenha dado causa sem ter requerido o resultado, mas que o tenha feito por negligência, imprudência ou imperícia.

A negligência caracteriza-se pela inação, indolência, inércia, passividade. É a falta de observância aos deveres que as circunstâncias exigem. É um ato omissivo.

Imprudente é o médico que age sem a cautela necessária. A conduta é caracterizada pela intempestividade, precipitação, insensatez. A imprudência tem sempre caráter comissivo, isto é, resulta de uma atuação e não de omissão.

Imperícia é a falta de observação às normas, por despreparo prático ou por insuficiência de conhecimentos técnicos.

Na efetivação da responsabilidade médica, alguns quesitos são indispensáveis.

- **O autor:** é necessário que o profissional esteja habilitado legalmente para o exercício da medicina, caso contrário, além de responsabilizado, será punido por exercício ilegal da medicina, curandeirismo ou charlatanismo.

- **O ato:** deverá ser o resultado danoso de um ato lícito, pois, do contrário, tratar-se-á de uma inflação delituosa mais grave, como, por exemplo, o aborto criminoso ou a eutanásia.

- **A culpa:** consiste na ausência do dolo, ou seja, que o autor tenha produzido o dano sem a intenção de prejudicar, mas o tenha feito por: negligência, imprudência ou imperícia.

- **O dano:** sem a existência de um dano real, efetivo e concreto, não existe responsabilidade.
- **O nexo causal:** é a relação entre causa e efeito, um elo entre o ato e o dano.

É nessa dimensão que deve considerar-se o significado de erro médico.

O erro médico, quase sempre por culpa, é uma forma de conduta profissional inadequada, que supõe uma inobservância técnica, capaz de produzir um dano à vida ou à saúde do paciente. É o dano sofrido pelo paciente que possa ser caracterizado como imperícia, negligência ou imprudência do médico, no exercício de suas atividades profissionais.

É importante, no entanto, distinguir o erro médico de acidente imprevisível e de resultado incontrolável.

No acidente imprevisível, há um resultado lesivo, supostamente oriundo de caso fortuito ou força maior, à integridade física ou psíquica do paciente durante o ato médico. Seria, por exemplo, o caso de um cirurgião que vai executar uma colecistectomia, e lesa inadvertidamente o colédoco, promovendo posteriormente danos ao paciente. Se o cirurgião devidamente habilitado realizou o ato com toda cautela e teve um mau resultado, obviamente não poderá responder pelo dano, pois não se trata de erro médico e sim de um acidente imprevisível.

O resultado incontrolável seria aquele decorrente de uma situação grave e de curso inexorável. Ou seja, aquele resultado danoso proveniente de sua própria evolução, para o qual as condições atuais da ciência e a capacidade profissional ainda não oferecem solução.

Por isso, o médico tem para com o paciente uma "obrigação de meios" e não de "resultados". Ele assume um compromisso de prestar meios adequados, de agir com diligência e de usar seus conhecimentos na busca de um êxito favorável, o qual nem sempre é certo.

O erro médico pode ser arguido sob duas formas de responsabilidade: a legal e a moral. A responsabilidade moral é da competência dos Conselhos de Medicina, através de processos ético-disciplinares.

A responsabilidade legal é atribuída pelos tribunais, podendo comportar, entre outras, as ações penais e civis.

A responsabilidade penal do médico é regulada principalmente pelo Código Penal, que está em vigor desde 1940, mas teve a parte geral reformada pela Lei nº 7.209/84, além de outras leis específicas como a Lei dos Juizados Especiais Civis e Penais, a Lei nº 9.099/95.

Não é comum nos processos de erro médico, que o mesmo seja processado criminalmente, e sim civilmente, pois o que se deseja é, de um modo geral, a reparação financeira do dano.

Atualmente, no Brasil, a responsabilidade civil por erro médico é disciplinada pelo Código de Defesa do Consumidor e pelo novo Código Civil, que dispõem sobre a natureza da responsabilidade do profissional e dos prestadores de serviço de saúde, as modalidades de indenização cabíveis, o ônus da prova, entre outros aspectos. A legislação aplicável é relativamente recente, já que a vigência do Código de Defesa do Consumidor data de 11 de março de 1991, e a do novo Código Civil, de 11 de janeiro de 2003.

A responsabilidade civil gira em torno de duas teorias: a subjetiva e a objetiva.

A teoria subjetiva tem na culpa seu fundamento basilar. Argui-se a responsabilidade do autor quando existe culpa, o dano e o nexo causal.

Na teoria objetiva da responsabilidade, que tem no risco sua viga mestra, o responsável pelo dano indenizará simplesmente por existir um prejuízo, não se cogitando da existência de sua culpabilidade, bastando a causalidade entre o ato e o dano, para obrigar a reparação.

Atualmente, mesmo com as mudanças ocorridas no Código de Defesa do Consumidor e no novo Código Civil, com relação ao regime de responsabilidade civil, os médicos (e demais profissionais liberais), respondem, perante o paciente, somente mediante a comprovação de sua culpa (negligência, imprudência ou imperícia).

Ressalta-se que os estabelecimentos de saúde respondem, de um modo geral, objetivamente pelos danos causados aos seus usuários. Fato semelhante ocorre na cirurgia plástica, onde os tribunais com frequência aplicam a teoria objetiva na cirurgia embelezadora, alegando que nesses casos configura obrigação de resultados e não de meios.

Deveres de conduta do médico

Qualquer que seja a forma de avaliar a responsabilidade de um profissional em determinado ato médico, no âmbito ético ou legal, é imprescindível que se levem em conta seus deveres de conduta.

Dever de informação

É fundamental que o paciente seja informado pelo médico sobre a necessidade de determinadas condutas ou intervenções e sobre seus riscos e consequências. No caso de menores ou incapazes, essas informações devem ser fornecidas aos pais ou representante legal.

É necessário que todas as informações sejam registradas no prontuário, que é uma das primeiras fontes de consulta e informação sobre um procedimento médico contestado.

Dever de atualização

O regular exercício profissional do médico não requer apenas uma habilitação legal. Implica também no aprimoramento continuado, adquirido por meio dos conhecimentos mais recentes da nossa profissão. A capacitação profissional é sempre verificada toda vez que se discute uma responsabilidade médica. Além disso, o artigo 5º, do Código de Ética Médica, diz que: "O médico deve aprimorar continuamente seus conhecimentos e usar o melhor do progresso científico em benefício do paciente."

Dever de vigilância

O ato médico deve estar isento de qualquer tipo de omissão que possa ser caracterizado por inércia, passividade ou descaso. Essa omissão tanto pode ser por abandono do paciente, como por restrição do tratamento ou retardo no encaminhamento necessário.

Enquadra-se nessa situação, a troca de medicamento por letra indecifrável, o esquecimento de corpo estranho em operações, medicar por telefone, transfusões incompatíveis, dentre outras.

Dever de abstenção de abuso

Quando da avaliação do dano produzido por um ato médico, deve ficar claro, entre outros, se o profissional agiu com a cautela devida e, portanto, descaracterizado de precipitação, inoportunismo ou insensatez.

Exceder-se na terapêutica ou nos meios propedêuticos mais arriscados é uma forma de desvio de poder e, se o dano se deveu a isso, não há como negar a responsabilidade. Ainda que esses meios não sejam invasivos ou de grande porte, basta ficar patente a sua desnecessidade.

Sendo assim, usar abusivamente meios diagnósticos invasivos ou não, indicar operações desnecessárias, realizar experiências no ser humano, fora de protocolos de estudo e sem o devido consentimento, são algumas formas de abuso que por vezes terminam em dano ao paciente e, portanto, são passíveis de condenação do médico.

Prevenção do risco de erro médico

Os aspectos médicos legais que regem, hoje, o exercício da medicina e da cirurgia, devem ser de conhecimento do médico, com certa profundidade. Deve iniciar precocemente em sua formação, talvez quando ainda estudante, e sofrer uma contínua atualização, semelhante aos conhecimentos necessários para acompanhar a evolução da ciência, que é extremamente dinâmica.

Temos observado que cada vez mais os médicos se preocupam com a possibilidade de terem que enfrentar os tribunais, mas que na maioria das vezes, conhecem pouco sobre o assunto.

Uma maneira objetiva de tentar prevenir-se de cometer erros no exercício da medicina seria conhecer os fatores de risco.

Na prática, são muitos os fatores de risco que levam ao mau resultado. São classificados didaticamente em assistenciais e não assistenciais, conforme estejam relacionados direta ou indiretamente com a assistência.

Entre os fatores não assistenciais, destacam-se:

O sistema de saúde

O sistema de saúde pública é distorcido e desorganizado. Temos uma rede básica de saúde que funciona mal, é desestruturada na maioria dos municípios brasileiros, onde existem profissionais mal remunerados, com limitação de sua atuação. Consequentemente, a população não consegue ter uma resolubilidade adequada dos problemas que a afligem.

A rede hospitalar de quase todo o país, onde deveria exercer-se a medicina curativa e de urgência, está cada vez mais sucateada, haja vista os insuficientes investimentos tanto pelos poderes públicos municipal e estadual, quanto pelo federal. Todavia, existem ilhas de serviços públicos eficientes, normalmente concentrados em grandes hospitais públicos ou fundações, ou em centros universitários de excelência, que frequentemente executam procedimentos de alta complexidade.

Por outro lado, a criação das empresas de assistência médica, que prioritariamente visam o lucro, além de remunerarem mal os profissionais da saúde, com frequência limitam a sua atuação, o que coloca entre o médico e o paciente muitos conflitos, os quais quase sempre levam a complexas implicações de ordem ética e legal.

Portanto, o médico exerce suas atividades em um ambiente de penúria e precariedade.

A falta de compromisso do médico

O médico deve trabalhar sempre em condições próximas às ideais, devendo denunciar as condições inadequadas de trabalho, não ficando indiferente como tem acontecido, pois o exercício da medicina é um ato político em favor da saúde individual e coletiva, e também a busca da cidadania. Portanto, é dever do médico lutar organizadamente em favor das melhores condições de atendimento e não considerar a doença como um resultado da fatalidade.

A não participação da sociedade

A sociedade, por intermédio dos seus movimentos organizados, deve entender que a luta contra o mau resultado na assistência médica passa por propostas e encaminhamentos das políticas sociais, públicas e que esse resultado indesejável não tem como única causa os erros dos médicos. Sendo assim, o ideal seria que esses grupos se aliassem aos médicos e a todos aqueles que se interessam pela luta em favor da boa assistência médica, no sentido de exigir, principalmente de órgãos governamentais, uma melhora nas condições de vida e saúde da população.

A não revisão do aparelho formador

O Brasil é o país que tem o maior número de escolas médicas do mundo, com cursos de graduação, de um modo geral, deficitários, sendo que quase 50% dos formandos não têm acesso a uma residência médica ou a um curso de especialização.

Além das péssimas condições de ensino e aprendizagem, temos os baixos salários dos professores e o aparelho formador não lança no mercado médico com o perfil adequado para as exigências da sociedade. Sem falar, ainda, na falta de recursos para a pesquisa e a extensão.

Seria necessária uma revisão sobre a qualidade de ensino, e também dos critérios adotados para abertura de novos cursos de medicina.

A falta de ensino continuado

É evidente que para se exercer a profissão médica não basta apenas uma habilitação legal, representada pela posse de um diploma e seu registro nos Conselhos de Medicina. É necessária uma contínua habilitação profissional constituída de um permanente aprendizado, que pode ser adquirido por meio da leitura das publicações especializadas, participação em congressos, curso de especialização ou estágios em centros hospitalares de referência.

Com relação aos fatores assistenciais podemos citar:

O desgaste da relação médico-paciente

Uma relação médico-paciente amistosa deixa o assistente e o assistido em condições de exercer com tranquilidade seus papéis. Todavia, o que se observa é um desgaste dessa relação, por inúmeros motivos, dentre os quais: o pequeno tempo que o médico se tem dedicado a conversar com o paciente, principalmente por ser mal remunerado, por ter vários empregos e também pelo uso excessivo da tecnologia em detrimento da medicina tradicional, baseada na observação, na história, na percepção da doença e do doente. Deve o médico arrumar uma fórmula de dedicar maior tempo ao contato com o paciente, orientando-o de forma mais carinhosa e explicando-lhe sobre todos os procedimentos a serem realizados, com seus riscos e consequências. Mesma conduta deve ter com relação aos familiares, pois um relacionamento mais pessoal com o assistido e seus próximos, pode evitar muitos conflitos legais.

A falta das condições de trabalho

Não há nenhuma dúvida de que boa parte dos danos produzidos no exercício da medicina se deve às péssimas condições de trabalho dos médicos.

Mais fácil, porém, é culpar os mesmos como os primeiros responsáveis. Pouco pode ser feito pelo profissional isoladamente, que na maioria das vezes, não tem outra opção, a não ser se submeter a condições precárias e humilhantes do seu dia a dia de trabalho. Nossas entidades de classe, inexplicavelmente, têm tido pouco poder de denunciar e de tentar resolver junto aos órgãos municipais, estaduais e federais essas graves falhas estruturais de nosso sistema de saúde.

O abuso de poder

Abusa do poder o médico que atua sem a devida cautela, isto é, de maneira precipitada, inoportuna ou insensata. Uma forma comum de desvio do poder é o médico que executa procedimentos sem ter a devida qualificação. Isso não significa que o médico deva exercer exclusivamente sua especialidade. Pode e deve atuar em diversas áreas da medicina, sempre em benefício do paciente, mas essa atuação deve ser prudente, diligente e com perícia.

Outra forma condenável e, por isso, agravante numa avaliação por suposto erro é o procedimento desnecessário. Temos observado na prática clínica diária um uso abusivo e cada vez maior de procedimentos diagnósticos, muitas vezes invasivos utilizados sem uma boa indicação. Pior, procedimentos cirúrgicos desnecessários têm sido muito frequentes. Podemos citar, hoje, o uso abusivo de operações para tratamento de doença por refluxo gastroesofágico, mesmo havendo um consenso nacional que rege o tratamento dessa afecção. O mesmo acontece com a cirurgia bariátrica, que também tem sido indicada indiscriminadamente. É também comum histerectomias desnecessárias, operações de cistos foliculares do ovário, dentre outras.

O abuso de poder por parte do médico é o único item que depende exclusivamente da atuação do mesmo e pelo fato de sempre expor o doente a um risco desnecessário, constitui-se numa conduta odiosa e que deve ser duramente combatida.

A falsa garantia de resultado

O médico, embora deva ser sempre otimista quando se relaciona com o paciente, não deve garantir resultados, pois, caso o faça, estará assumindo uma obrigação de obtê-lo e não uma obrigação de meios. Deve evitar, também, minimizar

um procedimento, como, por exemplo, na cirurgia laparoscópica, em que alguns profissionais se comprometem a realizar a intervenção por "furinhos" ou a "laser", como é chamada popularmente a cirurgia por laparoscopia. Caso o resultado não seja obtido, passa a ser uma violação ao dever de informar devida e corretamente.

A falta do consentimento esclarecido

Trata-se de documento assinado pelo paciente ou responsável, consentindo ao médico a realização de determinado procedimento diagnóstico ou terapêutico, após haver recebido informações indispensáveis sobre a sua execução. Tem como finalidade garantir a autonomia de vontade do paciente e delimitar a responsabilidade do médico que realiza o procedimento, uma vez que dessa forma cumpre com o seu dever de bem informar.

O consentimento deve ser obtido de um indivíduo civilmente capaz, isento de coação, influência ou indução, por meio de linguagem acessível ao seu nível de convencimento e compreensão. O consentimento não é um ato irretratável e permanente, portanto, deve obedecer princípios da revogabilidade e da temporalidade.

O termo de consentimento esclarecido deve ser encarado como uma peça para a defesa do médico, não se constituindo, todavia, em prova absoluta, pois apenas integra, na qualidade de prova documental, o arsenal probatório a ser apresentado ao juízo.

Por outro lado, deve ficar claro que o fato de se ter um consentimento esclarecido, por si só, não isenta o médico quando da existência de outras faltas no cumprimento dos deveres de conduta.

O preenchimento inadequado de prontuários

Um dos elementos mais valorizados quando da avaliação de um procedimento médico contestado é o prontuário do paciente.

O prontuário deve ser minucioso, estar de forma legível, ordenado e conciso. Deve conter o exame clínico, a prescrição, os relatórios de enfermagem, os relatórios de anestesia, a operação, a ficha de registro de resultados de exames complementares, além da ficha de controle de infecção e resumo de alta.

Apesar da importância deste documento, tem-se observado nos casos de perícias judiciais, que muitas vezes o mesmo é incompleto, com letra ilegível, com dados conflitantes com a enfermagem, quando eventualmente ausente.

O abandono do paciente

A regra é que o médico não pode abandonar seu paciente, a não ser em situações muito especiais, previstas no artigo 61 do Código de Ética Médica, já que existe entre o médico e o paciente uma relação contratual.

Falta com o dever de vigilância em casos de operação o médico que negligencia algumas complicações pós-operatórias como, por exemplo, os cuidados com a hidratação, o diagnóstico precoce de deiscência de suturas, infecções etc., que normalmente requerem uma conduta imediata.

Como proceder diante da alegação de erro médico

Se aberto o processo judicial, mesmo que seu andamento seja demorado, não deve ser negligenciado pelo médico, que precisa, inclusive, aproveitar o momento para conhecer melhor os aspectos médico-legais que regem exercício da medicina e particularmente da cirurgia. Deve saber que os juízes têm sido cuidadosos em analisar os processos, tendo absoluto conhecimento sobre a falibilidade da ciência médica e as condições adversas em que o médico trabalha em nosso país. Têm sido também criteriosos no estabelecimento de indenizações tanto pecuniárias quanto por danos morais, ao contrário do que ocorre nos EUA, em que o valor excessivo das indenizações tem levado a uma medicina defensiva, na qual há recusa de pacientes e evitam-se procedimentos de alto risco.

O médico não deve ainda considerar a existência de uma alegação de má prática como sinônimo de incompetência profissional, nem deve considerar o processo uma coisa sem importância, devendo sempre constituir um procurador legal. Deve também nomear um assistente técnico, que é um médico da parte e que irá acompanhar a atuação do perito oficial. O assistente técnico deve sempre que possível ter conhecimento específico da matéria em questão e também poderá elaborar um parecer que será apreciado pelo magistrado.

À semelhança do que ocorre em outros países, as partes poderão fazer um acordo fora do tribunal, que normalmente evita maiores prejuízos emocio-
nais ou financeiros e risco de condenação no julgamento. "Todavia, essa é uma conduta muito pessoal e deve ser analisada caso a caso e sempre com a orientação de um procurador jurídico."

No processo judicial na área do Direito Civil, provar a responsabilidade médica, pela existência de culpa, tem o paciente ou sua família o objetivo de obter um ressarcimento e/ou uma indenização pelo prejuízo alegado e provado.

No bojo de um eventual processo civil indenizatório, eventual relação médico-paciente, se existente, termina por deteriorar-se pela própria natureza do processo, que inclui acusações de parte a parte, notadamente por parte do paciente, e luta aguerrida para provar a tese esposada. Deste modo as reparações, quando sentenciadas pelo juiz na forma de novas cirurgias, por exemplo, são custeadas pelo médico, mas realizadas por outros profissionais da área médica em questão.

Quando a sentença judicial determina uma indenização em favor do paciente, um montante em dinheiro é especificado, devendo ter como base a situação financeira das partes e a extensão do dano.

É por esta razão que se recomenda aos médicos, dado o enorme volume de processos que são organizados em seu desfavor, que procurem realizar também uma estruturada proteção patrimonial, colocando a salvo de aventureiros oriundos da indústria de indenização, o seu patrimônio erguido à custa de muitos plantões, cirurgias e atendimentos.

Ainda no mesmo processo civil, pode a sentença judicial conter a obrigação de ressarcimento, devendo então o médico repor ao paciente eventuais gastos despendidos com cirurgias complementares, medicamentos, fisioterapias, terapias psicológicas e outras despesas realizadas para minorar as consequências da atuação médica indevida.

A possibilidade da existência do processo faz gerar a ideia da celebração de acordo com o paciente insatisfeito.

O acordo deverá ser homologado em juízo e realizado apenas quando se vislumbrarem vantagens inequívocas para o médico, quando cotejado com a possibilidade de exploração por parte do paciente e quando for pequena a possibilidade de se criar um precedente conhecido por vários outros pacientes.

Acordos verbais ou acordos nos quais o paciente se recuse a assinar os termos e os recibos correspondentes, facilmente se transformam em processos, mesmo que a restituição de honorários e o pagamento de despesas sejam feitos pelo médico.

O processo civil tem três instâncias de julgamento, sendo a primeira instância aquela em que o processo é iniciado e as demais as denominadas instâncias recursais para que a parte prejudicada possa recorrer na hipótese de perda ou descontentamento com a sentença. Chegada à terceira instância, grosso modo, o resultado deve ser aceito porque não há mais grau de recurso.

Na hipótese de absolvição do médico, surge a possibilidade de o paciente vir a ser demandado por ele, tanto civilmente para recompor o dano moral sofrido com a acusação injusta, quanto na esfera criminal, por causa do crime de denunciação caluniosa.

Contudo, como o processo médico pode durar de 5 a 12 anos, o processo criminal em torno de 5 anos e o processo ético uma média de 4 anos, o médico chega ao termo do processo muito desgastado emocionalmente, sendo que raramente se dispõe ao início de novo processo.

O processo criminal, embora seja o mais assustador pela própria nomenclatura, é o mais raro de ocorrer tanto porque seja reservado para os casos de óbito do paciente, quanto porque, além de uma eventual satisfação do desejo de vingança, não traz outro benefício para o acusador.

Para que o processo criminal exista, a notícia do crime deve ser levada às autoridades e o promotor de justiça deve ficar convencido tanto da prática delituosa, quanto de sua autoria para oferecer a denúncia ao juiz que a aceitará se também visualizar que o médico potencialmente praticou um dos crimes previstos pela legislação brasileira.

Em processos contra médicos se vê comumente a acusação de que crimes como homicídio, lesão corporal, tráfico de drogas foram praticados, mas a condenação dependerá, como nos outros dois processos, das provas existentes, sejam elas documentais, periciais ou testemunhais.

É de se observar que com apenas uma conduta médica destacada, o paciente prejudicado pode lançar três tipos de processo: o processo ético profissional (PEP), o processo criminal e o processo civil indenizatório, sendo que numa ordem de ocorrência, o processo civil vem em primeiro lugar, talvez pelo seu objeto, que é a possibilidade da obtenção de uma reparação em dinheiro, e em último lugar o processo ético, que, embora seja muito doloroso para o médico, possibilita apenas punições difíceis de serem seguidas pelo acusador, por se realizarem no âmbito da comunidade médica.

Ementas das principais resoluções do Conselho Federal de Medicina de interesse da cirurgia dermatológica
Pequena introdução

A cirurgia dermatológica considerada hoje, informalmente, como uma "subespecialidade" dentro da especialidade de Dermatologia, ainda não foi devidamente reconhecida pelo Conselho Federal de Medicina (CFM) como especialidade ou área de atuação autônoma, não encontrando disciplina específica diante dos órgãos profissionais que regulamentam a profissão médica.

Contudo, existem diversas normas emanadas por esses órgãos que interessam a essa "subespecialidade", bem como leis federais que interessam a todas as áreas médicas e que serão comentadas nesse estudo.

Breve histórico

Cumpre observar que, até a Resolução CFM nº 1.785/2006, a cirurgia dermatológica era considerada como área de atuação dentro da especialidade de Dermatologia, fato que foi modificado pela Resolução CFM nº 1.845/2008, permanecendo tal mudança nas Resoluções CFM nº 1.930/2009, 1.951/2010, 1.973/2011 e 2.068/2013.

Como no Direito brasileiro existe a regra de que a lei nova revoga, na parte contrária, a lei anterior, temos que a cirurgia dermatológica não mais pode ser considerada área da atuação dentro da Dermatologia, pelo que sua divulgação/publicidade caracteriza ilícito ético como veremos a seguir.

Especialidades

A Resolução CFM nº 1.973 de agosto de 2011 (alterada pela Resolução CFM nº 2.068/2013) expõe de forma completa e fechada quais são as 53 especialidades devidamente reconhecidas pelo Conselho

Federal de Medicina, colocando, inclusive, alguns requisitos gerais para se tornar especialista em alguma dessas áreas.

Conforme já exposto acima, a cirurgia dermatológica não figura nessa lista, não sendo considerada pelo CFM como especialidade ou área de atuação, o que impede a sua divulgação como se assim fosse, sob pena de infração ética, tema que será abordado em momento posterior.

Apenas com intuito elucidativo colaciona-se a lista de especialidades constante na Resolução CFM nº 1973/2011 (alterada pela Resolução CFM nº 2.068/2013):

1. Acupuntura
2. Alergia e imunologia
3. Anestesiologia
4. Angiologia
5. Cancerologia
6. Cardiologia
7. Cirurgia cardiovascular
8. Cirurgia da mão
9. Cirurgia de cabeça e pescoço
10. Cirurgia do aparelho digestivo
11. Cirurgia geral
12. Cirurgia pediátrica
13. Cirurgia plástica
14. Cirurgia torácica
15. Cirurgia vascular
16. Clínica médica
17. Coloproctologia
18. Dermatologia
19. Endocrinologia e metabologia
20. Endoscopia
21. Gastroenterologia
22. Genética médica
23. Geriatria
24. Ginecologia e obstetrícia
25. Hematologia e hemoterapia
26. Homeopatia
27. Infectologia
28. Mastologia
29. Medicina de família
30. Medicina do trabalho
31. Medicina de tráfego
32. Medicina esportiva
33. Medicina física e reabilitação
34. Medicina intensiva
35. Medicina legal e perícia médica
36. Medicina nuclear
37. Medicina preventiva e social
38. Nefrologia
39. Neurocirurgia
40. Neurologia
41. Nutrologia
42. Oftalmologia
43. Ortopedia e traumatologia
44. Otorrinolaringologia
45. Patologia
46. Patologia clínica/medicina laboratorial
47. Pediatria
48. Pneumologia
49. Psiquiatria
50. Radiologia e diagnóstico por imagem
51. Radioterapia
52. Reumatologia
53. Urologia

Observa-se, mais uma vez, que não é correto afirmar que a cirurgia dermatológica é uma área de atuação dentro da especialidade de Dermatologia como muitos fazem, embora se saiba que na prática é uma incontestável realidade, pois o CFM tratou de disciplinar, pormenorizadamente, quais são as 54 áreas de atuação reconhecidas pelo órgão e que, portanto, podem ser divulgadas e objeto de publicidade, senão vejamos:

1. Administração em saúde
2. Alergia e imunologia pediátrica
3. Angiorradiologia e cirurgia endovascular
4. Atendimento ao queimado
5. Cardiologia pediátrica
6. Cirurgia crânio-maxilo-facial
7. Cirurgia do trauma
8. Cirurgia videolaparoscópica
9. Citopatologia
10. Densitometria óssea
11. Dor

12. Ecocardiografia

13. Ecografia vascular com *Doppler*

14. Eletrofisiologia clínica invasiva

15. Endocrinologia pediátrica

16. Endoscopia digestiva

17. Endoscopia ginecológica

18. Endoscopia respiratória

19. Ergometria

20. Foniatria

21. Gastroenterologia pediátrica

22. Hansenologia

23. Hematologia e hemoterapia pediátrica

24. Hemodinâmica e cardiologia intervencionista

25. Hepatologia

26. Infectologia hospitalar

27. Infectologia pediátrica

28. Mamografia

29. Medicina de urgência

30. Medicina do adolescente

31. Medicina do sono

32. Medicina fetal

33. Medicina intensiva pediátrica

34. Medicina paliativa

35. Medicina tropical

36. Nefrologia pediátrica

37. Neonatologia

38. Neurofisiologia clínica

39. Neurologia pediátrica

40. Neurorradiologia

41. Nutrição parenteral e enteral

42. Nutrição parenteral e enteral pediátrica

43. Nutrologia pediátrica

44. Pneumologia pediátrica

45. Psicogeriatria

46. Psicoterapia

47. Psiquiatria da infância e adolescência

48. Psiquiatria forense

49. Radiologia intervencionista e angiorradiologia

50. Reumatologia pediátrica

51. Sexologia

52. Toxicologia médica

53. Transplante de medula óssea

54. Ultrassonografia em ginecologia e obstetrícia

A Resolução CFM nº 1.973/2011, além de descrever cada tipo de especialidade e área de atuação reconhecidas pelo CFM, tratou ainda de proibir de forma expressa a divulgação de qualquer especialidade ou área que não conste na referida resolução:

> q) É proibida aos médicos a divulgação e anúncio de especialidades ou áreas de atuação que não tenham o reconhecimento da CME (Comissão Mista de Especialidades).

Ademais, o art. 115 do atual Código de Ética Médica (Resolução CFM nº 1.931 de setembro de 2009) já caracteriza como ilícito ético esse tipo de divulgação, vejamos:

> Art. 115 – Anunciar títulos científicos que não possam comprovar e especialidade ou área de atuação para a qual não esteja qualificado e registrado no Conselho Regional de Medicina.

Percebe-se que este artigo relaciona dois requisitos cumulativos para a divulgação de especialidade ou área de atuação, um de caráter eminentemente material ligado à capacidade técnica do médico que realizou os cursos e programas de residência na especialidade, e outro de caráter meramente formal, que é o registro do título no Conselho Regional de Medicina. Ambos os requisitos têm que ser verificados de forma conjunta, caracterizando infração ética se um ou outro não estiverem presentes.

A título exemplificativo temos o caso do médico que realiza o programa de residência durante 3 anos em instituição credenciada pela Comissão Nacional de Residência Médica (CNRM) do MEC, realiza a prova do concurso da Sociedade Brasileira de Dermatologia, é aprovado, mas não registra seu título no Conselho Regional de Medicina e inicia a divulgação como se especialista fosse. O requisito material encontra-se perfeitamente preenchido, contudo, a exigência formal está incompleta, o que, a despeito das diversas críticas possíveis, caracteriza infração ética passível de punição.

No mesmo sentido dos diplomas legais acima expostos, encontra-se a Resolução nº 1.974 de agosto de 2011, diploma normativo regulador de toda a publicidade médica, que, além de proibir a divulgação de especialidades ou áreas de atuação não reconhecidas pelos órgãos competentes, ainda agrega outros tipos de vedações mais gerais e limitadoras à veiculação de assuntos médicos:

Art. 3º – É vedado ao médico:

a) Anunciar, quando não especialista, que trata de sistemas orgânicos, órgãos ou doenças específicas, por induzir a confusão com divulgação de especialidade;

(...)

l) Fica expressamente vetado o anúncio de pós-graduação realizada para a capacitação pedagógica em especialidades médicas e suas áreas de atuação, mesmo que em instituições oficiais ou por estas credenciadas, exceto quando estiver relacionado à especialidade e área de atuação registrada no Conselho de Medicina.

Em igual direção aponta a Resolução CFM nº 1.634/2002 que em seu art. 4º assim dispõe:

Art. 4º – O médico só pode declarar vinculação com especialidade ou área de atuação quando for possuidor do título ou certificado a ele correspondente, devidamente registrado no Conselho Regional de Medicina.

Sendo assim, percebe-se claramente que o médico que realiza um curso de pós-graduação, devidamente registrado pelo Ministério da Educação e Cultura (MEC), não pode divulgá-lo, sob pena de infração ética às Resoluções CFM nº 1.974 e 1973, ambas de 2011, e 1.634/2002, cometendo o ilícito ético capitulado no art. 18 do Código de Ética Médica,[1] bem como ao art. 115 do mesmo diploma legal, conforme visto acima.

A fim de esclarecer e ilustrar o exposto acima vejamos recente decisão condenatória do Conselho Federal de Medicina pela divulgação de especialidades que não atendam o disposto nos requisitos acima expostos:

PROCESSO ÉTICO-PROFISSIONAL. RECURSO DE APELAÇÃO. PRELIMINARES ARGUIDAS: ACUSAÇÃO GENÉRICA – VÍCIO NA CITAÇÃO; VALORAÇÃO DE PROVA. INFRAÇÃO AOS ARTIGOS 135 E 142 DO CEM: É VEDADO AO MÉDICO: ANUNCIAR TÍTULOS CIENTÍFICOS QUE NÃO POSSA COMPROVAR OU ESPECIALIDADE PARA A QUAL NÃO ESTEJA QUALIFICADO. O MÉDICO ESTÁ OBRIGADO A ACATAR E RESPEITAR OS ACÓRDÃOS E RESOLUÇÕES DOS CONSELHOS FEDERAL E REGIONAIS DE MEDICINA. MANUTENÇÃO DA PENA DE "ADVERTÊNCIA CONFIDENCIAL EM AVISO

RESERVADO". I) Não há vício de acusação genérica quando no corpo do mandado de citação consta expressamente que "cópia do relatório do Conselheiro Sindicante e extrato de ata seguem anexos," contendo os fatos e circunstâncias das condutas em apuração. II) A análise de prova é matéria de mérito, não cabendo sua análise em sede de preliminar. III) **Comete ilícito ético o(a) médico(a) que anuncia títulos que não possui e usa de sua profissão para praticar especialidade não reconhecida pelo CFM**. IV) Preliminares rejeitadas. V) Recurso de apelação conhecido e negado provimento. (Processo Ético Profissional CFM nº 0251/2014).

Forçoso concluir que, para a divulgação dos procedimentos realizados na "subespecialidade" da cirurgia dermatológica, faz-se necessário ser especialista em Dermatologia, o que vem sendo dificultado pela Sociedade Brasileira de Dermatologia nos últimos anos, com a intensa mudança de requisitos e exigências demasiadamente exageradas.

Especialistas em Dermatologia

Com relação à especialidade de Dermatologia, área de interesse desse estudo, as formas de obtenção do título de especialista consistem na residência de 3 anos autorizada pelo Conselho Nacional de Residência Médica ou a aprovação em concurso realizado pela Sociedade Brasileira de Dermatologia (SBD).

Ocorre, contudo, que essa última forma de obtenção de título de especialista vem sendo cada vez mais dificultada pela SBD que prefere alguns requisitos formais em detrimento da real capacidade técnica do médico já que, apenas para se inscrever no concurso de especialista faz-se necessário preencher os seguintes requisitos (retirados do edital SBD/2014):

1 – Estar inscrito no Conselho Regional de Medicina (CRM definitivo); e

2 – Ter concluído 3 anos de residência médica em Dermatologia, em instituição credenciada pela Comissão Nacional de Residência Médica (CNRM) do MEC; ou

2.1 – Ter concluído 3 anos de especialização ou estágio em Dermatologia, equivalente ao programa de Residência Médica em Dermatologia da CNRM, em serviço credenciado pela Sociedade Brasileira de Dermatologia (SBD). O candidato deverá ter ocupado uma das vagas credenciadas

---

[1]Art. 18. Desobedecer aos acórdãos e às resoluções dos Conselhos Federal e Regionais de Medicina ou desrespeitá-los.

pela SBD e, assim, deverá constar na listagem enviada pelos serviços credenciados à SBD; ou

2.2 – Ter concluído 1 ano de residência médica em clínica médica e 2 anos de especialização ou estágio em Dermatologia com programa equivalente ao da Residência Médica em Dermatologia da CNRM (R2 e R3), em serviço credenciado pela Sociedade Brasileira de Dermatologia. O candidato deverá ter ocupado uma das vagas credenciadas pela SBD e, assim, deverá constar na listagem enviada pelos serviços credenciados à SBD; ou

2.3 – Ter concluído Residência Médica em Dermatologia no exterior, com no mínimo 3 anos de duração, carga horária e programa equivalentes aos da Residência Médica no Brasil. A aceitação da inscrição fica sujeita à verificação pela Sociedade Brasileira de Dermatologia (SBD) da equivalência aqui mencionada; ou

2.4 – Ter realizado treinamento com carga horária mínima de 1.200 (mil e duzentas) horas. E ter atuação regular na Dermatologia por pelo menos 6 anos. Entende-se como treinamento a realização de especialização em Dermatologia em instituição de ensino credenciada pelo MEC e/ou pela SBD ou realização de estágio em hospitais públicos, privados, instituições de ensino credenciadas pelo MEC e/ou pela SBD. Não serão aceitos estágios em consultórios particulares. O tempo de treinamento em Dermatologia (máximo 3 anos) será computado como tempo de atuação (tempo de treinamento (máximo 3 anos) + tempo de atuação deve ser igual ou maior que 6 anos).

Observa-se que os requisitos descritos acima são extremamente exagerados quando em comparação com outras sociedades, como, por exemplo, a Sociedade Brasileira de Cardiologia, que exige a comprovação de estágio ou Curso de Especialização em Cardiologia em 2 anos,[2] e não 3 como requerido pela Sociedade Brasileira de Dermatologia.

Em verdade, observa-se que a SBD, a despeito dos argumentos de que estaria primando pela qualidade do tratamento médico, realiza uma verdadeira prática de reserva de mercado, pois ao colocar tantos requisitos formais apenas para a realização da prova está, na realidade, colocando óbices injustificáveis, afinal, se a prova visa verificar o conhecimento técnico do candidato, somente os realmente aptos tecnicamente seriam aprovados e intitulados especialistas.

Contudo, o médico devidamente registrado no Conselho de Medicina que não deseja realizar a divulgação de especialidade ou dos procedimentos inerentes à cirurgia dermatológica, pode realizá-los de forma legal e ética, não se fazendo necessário o título de dermatologista, considerado pelo CFM como um *plus* de conhecimento que, embora desejável, não é obrigatório, conforme veremos abaixo.

Liberdade de atuação médica

Antes de adentrar ao estudo das normas emanadas pelos Conselhos de Medicina, necessário se faz observar a Lei Federal nº 3.268/1957 que atribui competência regulamentadora/fiscalizadora a estes órgãos, pois é nessa norma que encontramos os limites e atribuições que regem a atuação dessas entidades profissionais.

É necessário observar, apenas a título elucidativo, que no âmbito do Direito público é necessário sempre haver uma norma de natureza hierárquica superior autorizando que determinado órgão ou autarquia crie normas específicas para determinada situação. No caso dos Conselhos de Medicina, a norma que os autoriza a disciplinar e regular o *exercício profissional* dos médicos é o art. 2º da Lei Federal 3.268/1.957, que assim expõe:

> Art. 2º – O conselho Federal e os Conselhos Regionais de Medicina são os órgãos supervisores da ética profissional em toda a República e ao mesmo tempo, julgadores e disciplinadores da classe médica, cabendo-lhes zelar e trabalhar por todos os meios ao seu alcance, pelo perfeito desempenho ético da medicina e pelo prestígio e bom conceito da profissão e dos que a exerçam legalmente.

O Art. 17 da referida lei, por sua vez, deixa bem claro que todos os médicos devidamente registrados nos Conselhos de Medicina podem exercer a profissão em quaisquer de suas áreas, independentemente de registro de especialidade,[3] o que, a despeito do entendimento e críticas de alguns, permite que médicos não possuidores de especialidade registrada em Dermatologia perante os órgãos fiscalizadores da medicina, atuem na área da cirurgia dermatológica, o que, *a priori*, não é desejável do ponto de vista técnico, caso estes profissionais não estejam

---

[2] Retirado o edital SBC/2014.

[3] Art. 17. Os médicos só poderão exercer legalmente a medicina, em qualquer de seus ramos ou especialidades, após o prévio registro de seus títulos, diplomas, certificados ou cartas no Ministério da Educação e Cultura e de sua inscrição no Conselho Regional de Medicina, sob cuja jurisdição se achar o local de sua atividade.

devidamente capacitados, mas plenamente possível do ponto de vista ético e legal.

Esse direito, ainda que questionável por parte dos profissionais dermatologistas, cujos argumentos são numerosos e, algumas vezes, pertinentes, possui inclusive amparo constitucional, por meio do Princípio do Livre Exercício Profissional, insculpido no art. 5º, inciso XIII da Constituição da República, que assim determina:

"É livre o exercício de qualquer trabalho, ofício ou profissão, atendidas as qualificações profissionais que a lei estabelecer."

Como a Lei nesse caso somente coloca como exigência o registro no Conselho Regional de Medicina, podemos concluir que o direito do médico de atuar em todas as áreas está constitucionalmente garantido, sendo este entendimento inclusive compartilhado pelo Conselho Federal de Medicina que em diversos pareceres já se manifestou nesse sentido, senão vejamos:

"Parecer consulta CFM nº 021/2010:

EMENTA: O médico devidamente inscrito no Conselho Regional de Medicina está apto ao exercício legal da medicina, em qualquer de seus ramos; no entanto, só é lícito o anúncio de especialidade médica àquele que registrou seu titulo de especialista no Conselho."

Contudo, algumas vezes, profissionais médicos incapacitados tecnicamente para a prática da cirurgia dermatológica (imperitos) aventuram-se nessa área, causando danos irreparáveis à saúde física e mental dos pacientes, fomentando ainda mais a recente "indústria do dano moral" que vem invadindo os tribunais brasileiros.

Nos últimos anos, os tribunais brasileiros vêm recebendo incontáveis ações com pedidos exorbitantes de dano moral por suposto erro médico relacionado principalmente com as cirurgias dermatológicas e plásticas. Esses processos têm como base a assertiva de que a obrigação nesse tipo de procedimento é sempre de resultado, o que não é verdade, como já visto no início deste capítulo.

Considerando que a diversidade de resposta biológica é inerente às características individuais e genéticas o CFM editou a Resolução nº 1.621/2001 que diz respeito principalmente à especialidade da cirurgia plástica, mas possui ampla aplicação a todas as outras especialidades, inclusive Dermatologia, consignando que a obrigação médica é sempre de meio e nunca de resultado, vejamos:

Art. 3º – Na cirurgia plástica, como em qualquer especialidade médica, não se pode prometer resultados ou garantir o sucesso do tratamento, devendo o médico informar ao paciente, de forma clara, os benefícios e riscos do procedimento.

Art. 4º – O objetivo do ato médico na cirurgia plástica como em toda a prática médica constitui obrigação de meio e não de fim ou resultado.

Depreende-se de tais normas que cabe ao médico atuar com zelo, diligência e o melhor de sua capacidade em todos os procedimentos, mas que jamais pode ser prometido qualquer tipo de resultado, já que cada ser humano responde de uma forma diferente, ainda que ao mesmo tratamento.

Ademais, a culpa do profissional médico é verificada quando o procedimento é realizado com imperícia, imprudência ou negligência. Ausentes esses fatores, impossível se falar em culpa do profissional.

No caso da cirurgia dermatológica, o profissional médico que não possui o título de especialista em Dermatologia perante o Conselho de Medicina pode, no caso de uma eventual complicação em algum procedimento, ser acusado de erro médico por imperícia e precisar comprovar sua capacidade (por meio de perícias, relatórios de outros profissionais etc.), enquanto com relação ao médico especialista pressupõe-se o conhecimento e a capacidade para a realização dos procedimentos pertinentes à sua especialidade.

Já a imprudência caracteriza-se por uma ação realizada precipitadamente, sem a cautela que deve orientar as condutas médicas.

Esta pode ocorrer independentemente do médico ser especialista ou estar plenamente capacitado para a realização do procedimento, basta que o profissional adote uma conduta diversa daquela que era esperada para determinada situação.

A negligência, por sua vez, se dá por meio de uma omissão do profissional médico, que deixa de realizar o que dele era esperado.

Nota-se que diferença primordial entre a negligência e a imprudência é que esta é caracterizada por uma ação, enquanto aquela decorre de uma omissão do médico.

Jurisprudência CFM – 1ª parte

Ementa:

PROCESSO ÉTICO-PROFISSIONAL. RECURSO DE APELAÇÃO. PRELIMINAR ARGUIDA: SUSPEIÇÃO DE PARCIALIDADE DO

DENUNCIANTE E NULIDADE DA DENÚNCIA. INFRAÇÃO AOS ARTIGOS 29 E 87 DO CEM: É VEDADO AO MÉDICO: PRATICAR ATOS PROFISSIONAIS DANOSOS AO PACIENTE, QUE POSSAM SER CARACTERIZADOS COMO IMPERÍCIA, IMPRUDÊNCIA OU NEGLIGÊNCIA. É VEDADO AO MÉDICO: REMUNERAR OU RECEBER COMISSÃO OU VANTAGENS POR PACIENTE ENCAMINHADO OU RECEBIDO, OU POR SERVIÇOS NÃO EFETIVAMENTE PRESTADOS. EXTINÇÃO DA PUNIBILIDADE EM RELAÇÃO AO ARTIGO 9º DO CEM. MANUTENÇÃO DA PENA DE "CENSURA PÚBLICA EM PUBLICAÇÃO OFICIAL". I – Compete aos Conselhos de Medicina fiscalizar o exercício da ética médica, podendo agir de ofício para averiguação de possíveis infrações ao Código de Ética Médica. II – Comete delito ético o médico que faz cobrança de procedimento que não realizou; **que é *negligente* ao operar pacientes sem solicitar exames fundamentais para a investigação de doença neoplásica de tireoide operatório e *imprudente* por submeter à cirurgia paciente portadora de doença passível de tratamento clínico.** III – Preliminar rejeitada. IV – Recurso de Apelação conhecido e negado provimento.

(Processo Ético Profissional CFM nº 0172/2013)

PROCESSO ÉTICO-PROFISSIONAL. RECURSO DE APELAÇÃO. INFRAÇÃO AO ARTIGO 29 DO CEM: – É VEDADO AO MÉDICO: PRATICAR ATOS PROFISSIONAIS DANOSOS AO PACIENTE, QUE POSSAM SER CARACTERIZADOS COMO IMPERÍCIA, IMPRUDÊNCIA OU NEGLIGÊNCIA. MANUTENÇÃO DA PENA DE "CENSURA PÚBLICA EM PUBLICAÇÃO OFICIAL". I – **Comete delito ético o médico que na pratica de ato cirúrgico de grande porte conduz-se com imperícia e imprudência no planejamento, pois não apresenta nos autos exames pré-operatórios que possam e que permitam esta dimensão cirúrgica, além de mostrar-se negligente no diagnóstico de complicação pós-operatória evidente.** II – Recurso de Apelação conhecido e negado provimento.

(Processo Ético Profissional CFM nº 10.653/2009)

Requisitos estruturais da cirurgia dermatológica

Mesmo que o médico atue com todo o zelo, cuidado, perícia e diligência quando da realização de uma cirurgia dermatológica, ainda existem alguns requisitos estruturais que devem ser observados por todos os médicos que desejam realizar qualquer tipo de procedimento inclusive, e, principalmente, os inerentes a essa subespecialidade.

Os procedimentos inerentes à cirurgia dermatológica encontram-se caracterizados como procedimentos de pequeno e médio portes, ressalvadas raríssimas e pontuais exceções.

Sendo assim, a Resolução CFM nº 1.866/2008 objetivou consolidar as principais normas e requisitos mínimos para a realização dos procedimentos, dividindo os estabelecimentos em unidades clínico-cirúrgicas em tipos I, II, III e IV.

Em geral, os procedimentos inerentes à cirurgia dermatológica são realizados em consultórios/clínicas dos tipos I e II, sendo certo que somente em casos raros e de maior complexidade são necessárias instalações de tipo III.

As unidades de tipo I caracterizam-se por se tratarem de consultório médico, independente de um hospital, destinado à realização de procedimentos clínico, ou para diagnóstico, sob anestesia local, sem sedação, em dose inferior a 3,5 mg/kg de lidocaína (ou dose equipotente de outros anestésicos locais), sem necessidade de internação.

Esses estabelecimentos que pertencem ao tipo I devem, obrigatoriamente, contar com os seguintes equipamentos como condição mínima segundo o Conselho Federal de Medicina: a) instrumental para exame clínico e procedimentos de diagnóstico; b) dispositivo para iluminação adequada para a atividade; c) mesa/maca/cadeira adequada para a realização da atividade; d) equipamentos e materiais específicos da especialidade praticada; e) tensiômetro ou esfigmomanômetro; f) equipamento para ausculta cardíaca; g) material de consumo adequadamente esterilizado, de acordo com as normas em vigor (RDC 50 de 2002 e RDC 189 e normas ABNT); h) material para a coleta de resíduos, conforme norma da ABNT.

Resta claro que as unidades de tipo I destinam-se a pequenos procedimentos, minimamente invasivos e com ínfimo grau de sedação.

Já as unidades de tipo II são os estabelecimentos de saúde, independentes de um hospital, destinados à realização de procedimentos clínico-cirúrgicos de pequeno e médio portes sob anestesia locorregional (com exceção dos bloqueios subaracnóideos e peridural), com condições para internações de curta permanência, em salas cirúrgicas adequadas a essa finalidade, fazendo-se necessário garantir a referência para um hospital de apoio.

Diante disso, são requisitos mínimos da clínica: a) instrumental cirúrgico; b) aspirador de secreções; c) conjunto de emergência, equipado com medicação de emergência e material de reanimação cardiorrespiratória; d) fonte de oxigênio; e) dispositivos para iluminação adequada no campo cirúrgico; f) mesa/maca adequada para a realização da cirurgia; g) equipamentos específicos da especialidade praticada (como microscópio cirúrgico etc.); h) estufa/autoclave para a esterilização de material se necessário; i) dispositivo com chave para a guarda de medicamentos sujeitos a controle especial; j) tensiômetro ou esfigmomanômetro; k) equipamento para ausculta cardíaca; l) armário provido de porta, ou outro dispositivo com proteção, para a guarda de material esterilizado e descartável; m) mobiliário-padrão hospitalar – para o uso de pacientes (somente será permitido este tipo de mobiliário); n) material de consumo adequadamente esterilizado, de acordo com as normas em vigor; o. material para coleta de resíduos, conforme norma da ABNT; p) oxímetro de pulso; q) outros equipamentos auxiliares para a atividade da especialidade.

Por se tratar de um estabelecimento que realiza procedimentos de pequeno e médio portes, faz-se necessário que as salas onde serão realizadas as cirurgias também contenham: a) mesas/macas cirúrgicas; b) mesa para instrumental; c) aparelho de anestesia, segundo normas da ABNT; d) conjunto de emergência, com desfibrilador; e) aspirador cirúrgico elétrico, móvel; f) dispositivos para iluminação do campo cirúrgico; g) banqueta ajustável, inox; h) balde a chute; i) tensiômetro ou similar; j) equipamento para ausculta cardíaca; k) fontes de gases e vácuo; l) monitor cardíaco; moxímetro de pulso; n) laringoscópio (adulto e infantil), tubos traqueais, guia e pinça condutora de tubos traqueais, cânulas orofaríngeas, agulhas e material para bloqueios anestésicos; o) instrumental cirúrgico; p) material de consumo adequadamente esterilizado, de acordo com as normas em vigor; q) medicamentos (anestésicos, analgésicos e mediações essenciais para utilização imediata, caso haja necessidade de procedimento de manobras de recuperação cardiorrespiratória; r) equipamentos e materiais específicos para o procedimento praticado.

Pelo exposto, vislumbra-se que os procedimentos realizados nas unidades de tipo II são mais comple-

xos, necessitando de um procedimento anestésico de superior complexidade e, para tanto, uma sala de indução/recuperação anestésica que contenha obrigatoriamente os seguintes materiais: a) cama/maca de recuperação com grade; b) tensiômetro ou similar; c) laringoscópio adulto ou infantil; d) capnógrafo; e) ventilador pulmonar adulto e infantil; f) aspirador contínuo elétrico; g) estetoscópio; h) fonte de oxigênio e vácuo; i) monitor cardíaco; j) oxímetro de pulso; k) eletrocardiógrafo; l) maca hospitalar com grade; m) material de consumo; n) medicamentos.

As unidades de tipo III devem possuir todos os materiais e itens descritos nas duas últimas unidades, sendo caracterizada da seguinte forma pela Resolução CFM nº 1.886/2008:

a) É o estabelecimento de saúde, independente de um hospital, destinado à realização de procedimentos clínico-cirúrgicos, com internação de curta permanência, em salas cirúrgicas adequadas a essa finalidade;

b) Deverá contar com equipamentos de apoio e de infraestrutura adequados para o atendimento do paciente;

c) Realizar cirurgias de pequeno e médio portes, sob anestesia locorregional, com ou sem sedação, e anestesia geral com agentes anestésicos de eliminação rápida;

d) Corresponder a uma previsão de internação por, no máximo, 24 horas, podendo ocorrer alta antes deste período, a critério médico;

e) A internação prolongada do paciente, quando necessária, deverá ser feita no hospital de apoio;

f) Estas unidades obrigatoriamente terão que garantir a referência para um hospital de apoio.

A maior parte das cirurgias dermatológicas, dado seu pequeno porte, pode ser realizada nas unidades de tipos I e II, como, por exemplo, as de remoção de pintas, sinais, cistos, lipomas, unhas, queloides, cicatrizes etc.

Contudo, existem alguns procedimentos de maior porte e complexidade que necessitam de uma estrutura um pouco mais elaborada, sendo necessário o preenchimento dos requisitos mínimos dos estabelecimentos de tipo III, como cirurgias do câncer de pele, cirurgia micrográfica de Mohs, cirurgias reparadoras, transplante de cabelos e lipoaspiração de pequeno porte.

Como já exposto acima, a inobservância aos ditames da Resolução CFM nº 1.886/2008, ou de qualquer outra resolução emanada pelos Conselhos

Jurisprudência CFM – 2ª parte

PROCESSO ÉTICO-PROFISSIONAL. RECURSO DE APELAÇÃO. INFRAÇÃO AOS ARTIGOS 29 E 44 DO CEM: É VEDADO AO MÉDICO: PRATICAR ATOS PROFISSIONAIS DANOSOS AO PACIENTE, QUE POSSAM SER CARACTERIZADOS COMO IMPERÍCIA, IMPRUDÊNCIA OU NEGLIGÊNCIA. É VEDADO AO MÉDICO: DEIXAR DE COLABORAR COM AS AUTORIDADES SANITÁRIAS OU INFRINGIR A LEGISLAÇÃO PERTINENTE. REFORMADA A PENA DE "CENSURA CONFIDENCIAL EM AVISO RESERVADO" PARA "CENSURA PÚBLICA EM PUBLICAÇÃO OFICIAL". I – **Comete infração ética o médico que realiza procedimentos cirúrgicos em local inapropriado e sem estrutura para possíveis complicações e que deixa de atender as legislações sanitárias vigentes**. II – Recurso de Apelação conhecido e dado provimento.

(Processo Ético Profissional CFM nº 7.358/2013)

PROCESSO ÉTICO-PROFISSIONAL. RECURSO DE APELAÇÃO. INFRAÇÃO AOS ARTIGOS 29, 57, 69 e 142 DO CEM: – É VEDADO AO MÉDICO: PRATICAR ATOS PROFISSIONAIS DANOSOS AO PACIENTE, QUE POSSAM SER CARACTERIZADOS COMO IMPERÍCIA, IMPRUDÊNCIA OU NEGLIGÊNCIA. – É VEDADO AO MÉDICO: DEIXAR DE UTILIZAR TODOS OS MEIOS DISPONÍVEIS DE DIAGNÓSTICO E TRATAMENTO A SEU ALCANCE EM FAVOR DO PACIENTE. – É VEDADO AO MÉDICO: DEIXAR DE ELABORAR PRONTUÁRIO MÉDICO PARA CADA PACIENTE. – O MÉDICO ESTÁ OBRIGADO A ACATAR E RESPEITAR OS ACÓRDÃOS E RESOLUÇÕES DOS CONSELHOS FEDERAL E REGIONAIS DE MEDICINA. EXTINTA A PUNIBILIDADE EM RELAÇÃO AOS ARTIGOS 2º E 4º DO CEM. MANUTENÇÃO DA PENA DE "CENSURA PÚBLICA EM PUBLICAÇÃO OFICIAL". I – Comete transgressão ética o médico anestesista que ao proceder em ato anestésico, não permanece por todo o tempo junto ao seu paciente monitorando e corrigindo agilmente seus sinais vitais, **bem como quando não verifica tempestivamente o estado da integridade física e funcional dos equipamentos e estrutura física onde se processam seus atos médicos**. II – Recurso de Apelação conhecido e negado provimento.

(Processo Ético Profissional CFM nº 1.949/2009)

O momento é de cuidado redobrado na atuação médica tanto pelos riscos a que o paciente possa vir a submetido, pela enormidade de novas técnicas de tratamento, quanto pela possibilidade de processos pelo chamado erro médico.

Conclusão

É indispensável que o médico possa refletir sobre a responsabilidade civil que sua conduta profissional pode ensejar.

É bem simples e objetiva a conceituação do Professor/Doutor Nélson Rosenvald, I. Procurador de Justiça do Estado de Minas Gerais:

"Responsabilidade Civil é a obrigação pela reparação de danos injustos, resultantes de violação de um dever geral de cuidado, com a finalidade de recomposição do equilíbrio violado."

A responsabilidade civil adquiriu uma importância tão grande nos tempos atuais, tanto nas relações interpessoais quanto nas relações profissionais, especialmente nestas, que em muitas das faculdades de Direito já a alçaram à condição de cadeira autônoma na grade curricular.

No ordenamento jurídico brasileiro, são caracterizadores da obrigação de reparar a existência de um ato omissivo ou comissivo, ou seja, de ação ou de omissão do profissional, causado pela imprudência, negligência e imperícia, a existência do dano e da culpa, sendo imprescindível o nexo de causalidade entre os três elementos.

Nexo de causalidade é o vínculo, a ligação ou relação de causa e efeito entre a conduta do profissional e o resultado obtido pelo paciente. É, assim, o liame que une a conduta do agente a um possível dano causado.

A relação causal, dessa forma, estabelece o vínculo entre o comportamento do médico e a ocorrência de um evento danoso, do que se pode concluir que a ação ou a omissão do profissional foi ou não a causa do dano.

De Plácido e Silva assim a define, de forma bem objetiva:

> "Nexo causal. Diz-se, na composição da responsabilidade civil, da relação de causa e efeito entre o fato e o dano objeto do ressarcimento." (Vocabulário Jurídico, 27ª edição, Forense.)

O nexo de causalidade é elemento indispensável em qualquer espécie de responsabilidade civil, especialmente no caso dos profissionais médicos.

O artigo 186 do Código Civil estabelece a regra da responsabilidade civil subjetiva. O agente somente pode ser responsabilizado quando, culposamente, não respeita um dever de cuidado objetivamente devido (sua conduta é ilícita).

Em linhas gerais, emerge a obrigação de indenizar, em razão da responsabilidade subjetiva, quando, além do ato lesivo do agente causador de lesão, do dano estar presente no lesado e do nexo causal estar estabelecido entre o ato lesivo e o dano ao paciente, se achar presente, nesta relação, a culpa do agente causador do dano.

E esta culpa caracteriza-se pela presença no agir do profissional deste de dolo ou pela presença de culpa no sentido estrito, ou seja, de imprudência ou negligência ou imperícia.

Assim sendo, serão responsabilizados por danos de qualquer natureza quando ficar demonstrada a ocorrência da culpa pessoal, ou subjetiva, em quaisquer das suas três modalidades: negligência, imprudência ou imperícia.

As normas que tratam da responsabilização civil, como asseverado acima, se encontram nos artigos 186 e 927 do Código Civil Brasileiro, que dispõem:

> Art. 186 – Aquele que, por ação ou omissão voluntária, negligência, ou imprudência, violar direito ou causar dano a outrem, ainda que exclusivamente moral, comete ato ilícito.

> Art. 927 – Aquele que, por ato ilícito (arts. 186 e 187), causar dano a outrem, fica obrigado a repará-lo.

> Parágrafo único. Haverá obrigação de reparar o dano, independentemente de culpa, nos casos especificados em lei, ou quando a atividade normalmente desenvolvida pelo autor do dano implicar, por sua natureza, risco para os direitos de outrem.

O artigo 951 do Código Civil da mesma forma trata da matéria, complementando as regras da responsabilização civil:

> Art. 951 – O disposto nos arts. 948, 949 e 950 aplica-se ainda no caso de indenização devida por aquele que, no exercício de atividade profissional, por negligência, imprudência ou imperícia, causar a morte do paciente, agravar-lhe o mal, causar-lhe lesão, ou inabilitá-lo para o trabalho.

A regra insculpida no artigo 14 do Código de Defesa do Consumidor (CDC) é aplicável também nos casos de responsabilidade civil do médico, garantindo ao mesmo a verificação e a comprovação da sua culpa.

> Art. 14 – O fornecedor de serviços responde, independentemente de existência de culpa, pela reparação dos danos causados aos consumidores por defeitos relativos à prestação de serviços, bem como por informações insuficientes ou inadequadas sobre sua fruição e riscos.

> § 1º – O serviço é defeituoso quando não fornece a segurança que o consumidor dele pode esperar, levando-se em consideração as circunstâncias relevantes, entre as quais:

> I – o modo de seu fornecimento;

> II – o resultado e os riscos que razoavelmente dele se esperam;

> III – a época em que foi fornecido.

> § 2º – O serviço não é considerado defeituoso pela adoção de novas técnicas;

> § 3º – O fornecedor de serviços só não será responsabilizado quando provar:

> I – que, tendo prestado o serviço, o defeito inexiste;

> II – a culpa exclusiva do consumidor ou de terceiros;

> § 4º – A responsabilidade pessoal dos profissionais liberais será apurada mediante a verificação de culpa.

Portanto, a responsabilização dos profissionais de saúde por problemas ocorridos durante tratamento proporcionado a pacientes é de caráter subjetivo, dependendo da prova de culpa do profissional, culpa essa que se pode manifestar em três formas: imperícia, negligência e imprudência.

Sobre essa culpa, José de Aguiar Dias assim ensina:

> "A culpa é falta de diligência na observância da norma de conduta, isto é, desprezo, por parte do agente, do esforço necessário para observá-la, com resultado não objetivado, mas previsível, desde que o agente se detivesse na consideração das consequência eventuais da sua atitude." (Responsabilidade Civil, 6ª ed., 1979, p. 65.)

Rui Stoco leciona *in* Responsabilidade Civil, 3ª ed., RT, p. 1997:

> "Quando existe intenção deliberada de ofender o direito, ou de ocasionar prejuízo a outrem, há o dolo, isto é, pleno conhecimento do mal e o direto propósito de o praticar. Se não houve esse intento deliberado, proposital, mas o prejuízo veio a surgir, por imprudência ou negligência, existe a culpa (*stricto sensu*).

Assim, para ser responsabilizado o médico haverá de ter obrigatoriamente agido com *culpa*. Tratemos então da questão da CULPA.

A culpa em seu sentido estrito, ou seja, em alguma de suas modalidades, que são a *imprudência, a negligência ou a imperícia*, como visto no artigo 951 do CCB, tem que estar presente no agir do médico, na sua atuação junto ao paciente, para que seja responsabilizado por um dano que tenha sido causado ao mesmo.

A *imprudência* caracteriza-se por um ato comissivo, ou seja, é aquele que o agente pratica através de uma ação, uma coisa que faz precipitadamente, intempestivamente, irrefletidamente, destituído da cautela necessária que a situação recomenda. É o que resulta da imprevisão do agente com relação às consequências, quando devia e podia prevê-las.

A *negligência* manifesta-se por uma omissão, ou seja, um ato omissivo que é um não fazer, um não agir, uma abstenção com relação aos deveres que uma situação exigir, uma inação, uma inércia. Exprime a desatenção, a falta de cuidado e a falta de precaução na prática de certos atos. Inobservância do dever. É a falta de diligência necessária à execução do ato.

A *imperícia* evidencia-se num agir sem adequados conhecimentos técnicos ou com utilização equivocada de tais conhecimentos técnicos, uma falta de habilidade para agir em determinada área ou serviço, uma incompetência profissional. Denota falta de prática ou ausência de conhecimentos necessários para o *exercício* de um ofício ou profissão. Revela inexperiência e/ou inabilidade acerca da matéria, erro ou engano quanto à forma de executar um trabalho.

Segundo Savatier, sempre citado e lembrado pelos autores...

> "A culpa é a inexecução de um dever que o agente podia conhecer e observar."

Já foi visto antes que para que emirja o dever de indenizar é necessário que o paciente, a pessoa ofendida, faça a prova da ocorrência daqueles requisitos fundamentais, quais sejam:

- A prática do ato ilícito.
- A ação culposa do ofensor.
- A existência ou verificação do dano.
- O nexo de causalidade entre a ação culposa do ofensor e o dano causado à vítima.

Se ausentes um destes requisitos ou pressupostos, cujo ônus de provar é da vítima ou ofendido, não existe o dever de indenizar.

Nossos mestres civilistas nos ensinaram de forma simples tal matéria.

Pontes de Miranda:

> "Sempre que há dano, isto é desvantagem no corpo, na psiquê, na vida, na saúde, na honra, no nome no crédito, no bem-estar ou no patrimônio, nasce o direito à indenização." (Tratado de Direito Privado, Tomo XXII, p. 181.)

Carvalho Santos enfatiza:

> "Todo ato ilícito é danoso e cria para o agente a obrigação de indenizar o dano causado." (Código Civil Brasileiro Interpretado, 5ª ed., Vol. III, p. 331.)

Clássica é a lição de Demogue, autor de obra ímpar que é fonte na qual bebem todos os civilistas pátrios:

> "É preciso esteja certo que sem este fato o dano não teria acontecido. Assim, não basta que uma pessoa tenha contrariado certas regras; é preciso que sem esta contravenção, o dano não ocorreria."

Quanto ao indispensável nexo de causalidade, invoca-se o magistral ensinamento de Sérgio Cavalieri Filho, in Programa de Responsabilidade Civil, 2ª ed., Malheiros, p. 49-50, a respeito:

> "O conceito do nexo causal não é jurídico; decorre das leis naturais. É o vínculo, a ligação ou relação de causa e efeito entre a conduta e o resultado.
>
> A relação causal, portanto, estabelece o vínculo entre um determinado comportamento e um evento, permitindo concluir, com base nas leis naturais, se a ação ou omissão do agente foi ou não a causa do dano. Determina se o resultado surge como consequência natural da voluntária conduta do agente.

Em suma, o nexo causal é um elemento referencial entre a conduta e o resultado. É através dele que poderemos concluir que foi o causador do dano.

Pode-se afirmar ainda que nexo de causalidade é elemento indispensável em qualquer espécie de responsabilidade civil. Pode haver responsabilidade sem culpa, como teremos oportunidade de ver quando estudarmos a responsabilidade objetiva, mas não pode haver responsabilidade sem nexo causal.

O simples fato de que as possibilidades de dano tenham sido acrescidas pelo fato alegado, diz o insigne Aguiar Dias, não estabelece suficientemente a causalidade. É preciso sempre demonstrar, para intentar a ação de reparação, que, *sem o fato alegado,* o dano não se teria produzido." (Responsabilidade Civil em Debate, 1ª ed., Forense, 1983, p. 177.)

Em tempo de conclusão, impõe-se dizer que a manutenção de uma boa relação médico-paciente é fundamental, pois é sem dúvida a maneira mais eficaz de prevenir denúncias e processos contra médicos no exercício de sua missão de curar.

"Quando esta relação é marcada pelo respeito, afeição, transparência e autonomia, alcança um elevado grau de compreensão e tolerância mútuas, não a ponto de consentir erros de alguma das partes, mas de tornar as falhas compreensíveis. Muitas ações contra médicos surgem após relacionamentos tumultuados, muito mais como uma resposta às hostilidades e desentendimentos entre os envolvidos. A comunicação é muito importante nesse processo, permitindo melhor entendimento e confiança não só entre os médicos e seus pacientes, mas também com suas famílias."

O artigo nº 5 do CEM[4] estabelece:

"É dever do médico aprimorar continuamente seus conhecimentos e usar o melhor do progresso científico em benefício do paciente." O incentivo a esta atualização regular é uma das missões do ensino médico que também pode contribuir de forma relevante para a diminuição do número de erros médicos. Nas escolas médicas, a disseminação do uso da medicina baseada em evidência e do ensino baseado em problemas contribui para um estilo de aprendizado que estimula a atualização e a educação continuada. A obrigatoriedade de revalidação dos títulos de especialidade a cada

---

[4]Inciso nº 5, e não artigo, dos Princípios Fundamentais do CEM.

5 anos é uma das medidas que visa conscientizar os médicos da importância dos Programas de Educação Médica Continuada.

Reconhecer a importância e conhecer os fatores relacionados com os erros médicos é fundamental para formular medidas no sentido de evitar a má prática profissional. É inegável a importância do papel da educação médica na formação dos futuros médicos, desenvolvendo competências e habilidades técnicas, além de valores éticos e morais. Este fato tem sido destacado desde os primórdios da medicina, com Hipócrates, que já recomendava: "Aquele que quiser adquirir um conhecimento exato da arte médica deverá possuir boa disposição para isso, frequentar uma boa escola, receber instrução desde a infância, ter vontade de trabalhar e ter tempo para se dedicar aos estudos."

Em especial, dois segmentos da sociedade brasileira foram grandemente impactados com o comprovado aumento de demandas tanto éticas quanto judiciais, em face dos médicos; a advocacia especializada ou não em Direito médico e os próprios médicos.

Acredita-se que o Conselho Regional e Federal de Medicina e o Judiciário, embora mais procurados por causa dos acréscimos de ações contra médicos, não tenham sofrido alteração de vulto, porque se trata apenas de providenciar estrutura física e de pessoal, para bem atender o aumento da demanda.

O despreparo dos juízes para julgar demandas que envolvam questões médicas fica pelo menos parcialmente suprido com o fato de que os magistrados podem contar com a figura do perito médico.

Os pacientes que demandam em seu próprio nome e os familiares daqueles que estão em situação de incapacidade civil ou que evoluíram para o óbito em decorrência direta ou indireta de algum ato médico, na visão dos autores dessas ações judiciais e de seus advogados, lançam-se com seus patronos numa aventura jurídica, da qual saem, não raro, sem grandes sequelas pela perda da ação judicial que podem sofrer.

Embora desprovido de maior comprovação científica, pode-se comparar a propositura de demanda judicial contra o médico e também contra os hospitais e clínicas, com as ações trabalhistas. Na Justiça do Trabalho não há custas judiciais para o empregado que pede justiça gratuita, da mesma forma que não existe ônus financeiro para o autor das ações contra os médicos que peçam a gratuidade da justiça.

Para o médico, contudo, o ônus é dilacerante.

A notícia de que o paciente por quem ele, não raro, se dedicou e se empenhou na época da assistência prestada, resolveu denunciá-lo na justiça, acusando-o da prática de um crime ou mesmo pedindo que lhe seja paga uma indenização, por um eventual dano havido quando do atendimento, ou ambas as coisas, costuma ser atordoante e só com o decurso dos dias, semanas e meses, o processo vai sendo absorvido pelo médico.

Quando às demandas civil e criminal se soma uma demanda ética, o médico precisa de muito equilíbrio emocional, segurança dos seus conhecimentos técnicos e apoio familiar para não sucumbir.

As mãos trêmulas, o olhar aflito, o desânimo para prosseguir atendendo os outros pacientes, o medo de ter que entregar a um leigo (o juiz) a decisão sobre quem detém a razão: o médico ou o paciente, as dificuldades financeiras, insônia, são situações que corriqueiramente o médico processado apresenta. Costumamos dizer ao nosso cliente médico que o CRM não nos autoriza anestesiá-lo para ele não sentir a dor do processo, mas temos como fazer com que a verdade prevaleça e, para tanto, explico ao médico que temos uma longa jornada, feita de estudos, pesquisas e busca por provas materiais.

O aumento de processos contra médicos e hospitais deve-se à reunião de fatores que propiciam o cenário atual, quando o governo importa médicos que, além de não falarem a nossa língua, não conhecem os costumes do nosso povo e não trabalham sequer minimamente garantidos pela dignidade que deveria assistir a profissão médica.

Entretanto, a importação de profissionais está longe de ser o problema mais grave que os médicos enfrentam no seu dia a dia. Há maior gravidade na falta de estrutura física, de pessoal e de material que a maioria dos hospitais vivencia. O nível de exigência que o exercício da medicina significa não é correspondido pelos salários oferecidos, o que leva a jornadas de trabalho estafantes e desmotivantes.

Tem-se que o acesso ao chamado "Dr. Google" por parte do paciente, o acesso facilitado e gratuito que o paciente tem da justiça, seja ela a justiça comum, seja aquela denominada de Juizado Especial que dispensa inclusive a presença do advogado quando a causa tem o valor de até 20 salários mínimos, sejam fatores incentivadores da iniciativa de processar, que fica quase irresistível com a difusão dos pseudobenefícios das famosas ações de indenização por dano moral e pela contratação dos advogados que trabalham "pro sucesso" que nada cobram pela propositura das ações judiciais e que só serão remunerados quando e se a ação tiver sucesso. Os percentuais de "pro sucesso" variam de 10 a 30%.

O número de escolas de medicina, como também das escolas que oferecem os demais cursos superiores, aumentou de maneira considerável, com não menos considerável prejuízo para a qualidade do curso, de seus professores e do profissional que se formará ao final desse procedimento.

A fórmula composta pelo profissional mal formado, mal remunerado, que trabalha em excesso, a má estrutura física, de pessoal e de insumos que compõe os hospitais, gera a bomba atômica que explode em processos para todos os lados.

A par dos fatores ensejadores de processos, tem-se que alguns médicos atuam no limite entre o bom senso e o erro. Neste episódio, não se considera como quesito preponderante os componentes da "bomba de processo", mas sim a conduta médica de risco, exemplificada pelo anestesiologista que atua em dois procedimentos cirúrgicos distintos concomitantemente e num deles se dá uma intercorrência a que ele não assiste a tempo de evitar uma sequela, o cirurgião que não supervisiona a checagem dos equipamentos e se vê às voltas com uma queimadura importante ocasionada pela placa do cautério.

Sabe-se que o universo médico é uma incógnita para tantos quantos não são admitidos nos seus meandros, mas que para os que, aqui chamar-se-á de iniciados e que inclui além dos médicos em suas diversas especialidades, a equipe de enfermagem, a incógnita às vezes tem o nome de improviso, atraso, desinteresse, despreparo, desconhecimento, ousadia e cobiça financeira.

Se a coragem não é a ausência do medo, mas a capacidade de enfrentá-lo, coragem é exatamente o de que precisa o médico para bem viver esses "tempos modernos", em que a ação judicial vem antes do diálogo e da tentativa de acordo.

Coragem para reconhecer sua limitação profissional, que é inerente a todos os seres humanos, bem como a sua falibilidade, mas que a condição humana não lhe retira em nada, os anos de estudo e preparo profissional.

Coragem para lembrar que o paciente, hoje considerado como cliente pelo Código de Defesa do Consumidor, da mesma maneira que processa, também pode ser processado.

A judicialização da medicina não é desejável e a ninguém aproveita, mas importa dizer que aos médicos é concedida a mesma ferramenta hoje largamente utilizada pelos pacientes e seus familiares quando insatisfeitos com o atendimento/tratamento médico, que é a porta aberta do judiciário.

Publicidade médica à luz da legislação atual – uma análise crítica

Introdução

O tema publicidade médica é da maior relevância porque responde hoje por mais de 70% dos processos éticos que tramitam no CRM.

Dentre todas as especialidades médicas, a que tem suscitado o maior número de denúncias por publicidade indevida é a dermatologia, seguida de perto por anúncios sobre medicina estética, que, conforme vimos acima, não é considerada especialidade médica pelo Conselho Federal de Medicina e pela Associação Médica Brasileira.

Quase se pode dizer que a publicidade indevida não é motivadora de processos judiciais contra médicos, pelo menos de forma direta. Obliquamente, contudo, um panfleto, recorte de jornal, uma postagem na rede mundial de computadores, exaltando as qualidades médicas, têm servido de incentivo para que o julgador entenda que o médico "atraiu" o paciente pela exibição de suas qualidades e que, portanto, responsabiliza-se pelo entendimento formado pelo paciente, da alta capacidade técnica do médico, o que vincularia o tratamento ao bom resultado.

Quando o médico divulga seus méritos, reais ou não, o que é inadmitido pela legislação ética, ele não pode ser automaticamente responsabilizado por um eventual mau resultado, já que a ideia de que toda forma de realização da medicina é de resultado, não sobrevive a um exame mais detido sobre os temas *Autonomia da Vontade do Paciente*, *Reações Adversas Espontâneas Apresentadas pelo Paciente* e *Especificidade de Cada Organismo Humano*.

Fato curioso que se tem apresentado é que vem crescendo o número de denúncia de publicidade médica indevida, partindo do próprio colega, na maioria das vezes titulado, contra o médico que, embora possa ser exímio no exercício da especialidade, não possui o título que o autorizaria a divulgar-se, conforme determina a Resolução CFM nº 1.974 de 2011.

Como profissional liberal, o médico não possui a garantia da procura pelo seu trabalho. Numa relação de emprego com um hospital ou clínica, por exemplo, o médico executa as tarefas já atendendo à demanda solicitada e que ao seu turno é angariada, muitas vezes, pela divulgação que a empresa faz de seus produtos e serviços. O médico autônomo, assim como o advogado, o engenheiro e outros profissionais precisam informar à população quais e como os seus serviços estão à disposição, e o fazem por meio da publicidade veiculada nos meios de comunicação e representada pela exibição do cartão de visita, de *folders*, do papel de receituário, a colocação de placas, de anúncios, a concessão de entrevistas a jornais e revistas e a criação de *sites*.

Ocorre que a publicidade médica possui características muito específicas, estabelecidas por abundante legislação emanada do Conselho Federal de Medicina.

Convidamos o leitor que se interessar em obter informações mais abrangentes sobre a publicidade médica, que se debruce especialmente sobre as resoluções abaixo mencionadas, antes de se dedicarem ao estudo do Código de Ética Médica, criado pela Resolução CFM nº 1.931 de 2009:

- 1.595/00 – que proíbe a vinculação da prescrição com a obtenção de vantagens.
- 1.633/03 – que proíbe anúncio de médico e hospitais nas revistas editadas pelos conselhos.
- 1.836/08 – que proíbe o médico de atender pacientes encaminhados por empresas que comercializem planos de saúde e outros.
- 1.701/03 – que estabelece os critérios norteadores da publicidade médica e foi substituída pela Resolução nº 1.974/2011.

Resolução nº 1.931 de 17 de setembro de 2009 – Código de Ética Médica

Capítulo XIII

Publicidade Médica

É vedado ao médico:

Art. 111 – Permitir que sua participação na divulgação de assuntos médicos, em qualquer meio de comunicação de massa, deixe de ter caráter exclusivamente de esclarecimento e educação da sociedade.

Art. 112 – Divulgar informação sobre assunto médico de forma sensacionalista, promocional ou de conteúdo inverídico.

Art. 113 – Divulgar, fora do meio científico, processo de tratamento ou descoberta cujo valor ainda não esteja expressamente reconhecido cientificamente por órgão competente.

Art. 114 – Consultar, diagnosticar ou prescrever por qualquer meio de comunicação de massa.

Art. 115 – Anunciar títulos científicos que não possa comprovar e especialidade ou área de atuação para a qual não esteja qualificado e registrado no Conselho Regional de Medicina.

Art. 116 – Participar de anúncios de empresas comerciais, qualquer que seja sua natureza, valendo-se de sua profissão.

Art. 117 – Apresentar como originais quaisquer ideias, descobertas ou ilustrações que na realidade não o sejam.

Art. 118 – Deixar de incluir, em anúncios profissionais de qualquer ordem, o seu número de inscrição no Conselho Regional de Medicina.

Parágrafo único – Nos anúncios de estabelecimentos de saúde devem constar o nome e o número de registro, no Conselho Regional de Medicina, do diretor técnico.

Por não ser motivo de abertura de processo ético profissional pelo Conselho Regional de Medicina, não abordaremos os demais artigos que tratam da publicidade médica, mas o faremos apenas com relação ao artigo 115.

O artigo 115 do Código de Ética Médica em vigor, estabelece os limites que a publicidade médica possui, sob a ótica do Conselho Federal de Medicina:

"É vedado ao médico anunciar títulos científicos que não possa comprovar e especialidade ou área de atuação para a qual não esteja qualificado e registrado no Conselho Regional de Medicina."

Ao contrário do que a maioria dos médicos acredita, e do que os cursos de pós-graduação em medicina informam, os títulos acadêmicos não podem ser livremente anunciados pelos médicos.

Médicos e cursos, baseados tanto no direito constitucional à livre manifestação do pensamento, quanto nas resoluções do Ministério de Educação e Cultura, entendem que as áreas nas quais os médi-

cos se formaram, através dos cursos de pós-graduação devidamente reconhecidos pelo MEC, podem e devem ser divulgados.

O CFM e os CRMs entendem que o médico só pode fazer divulgação de seus títulos quando esses estiverem devidamente registrados naquele conselho. O registro por sua vez não se dá, via de regra, pela apresentação do certificado de conclusão dos cursos de pós-graduação, mas sim pela aprovação na prova de títulos da sociedade de sua área de especialização, depois de cumpridas as exigências da resolução CFM que são tempo de atuação e cumprimento da residência médica.

O entendimento de que o comprovante de conclusão do curso de pós-graduação em medicina poderia ser divulgado, era reforçado pela redação do artigo 135 do Código de Ética Médica de 1988 que esteve em vigor até fevereiro de 2010, abaixo transcrito, mas todos os demais artigos norteavam a ética da publicidade médica, como faz o Código de Ética Médica em vigor:

Capítulo XIII

Publicidade e Trabalhos Científicos

É vedado ao médico:

Art. 131 – Permitir que sua participação na divulgação de assuntos médicos, em qualquer veículo de comunicação de massa, deixe de ter caráter exclusivamente de esclarecimento e educação da coletividade.

Art. 132 – Divulgar informação sobre assunto médico de forma sensacionalista, promocional ou de conteúdo inverídico.

Art. 133 – Divulgar, fora do meio científico, processo de tratamento ou descoberta cujo valor ainda não esteja expressamente reconhecido por órgão competente.

Art. 134 – Dar consulta, diagnóstico ou prescrição por intermédio de qualquer veículo de comunicação de massa.

Art. 135 – Anunciar títulos científicos que não possa comprovar ou especialidade para a qual não esteja qualificado.

Art. 136 – Participar de anúncios de empresas comerciais de qualquer natureza, valendo-se de sua profissão.

Art. 137 – Publicar em seu nome trabalho científico do qual não tenha participado; atribuir-se autoria exclusiva de trabalho realizado por seus subordinados ou outros profissionais, mesmo quando executados sob sua orientação.

Art. 138 – Utilizar-se, sem referência ao autor ou sem a sua autorização expressa, de dados, informações ou opiniões ainda não publicados.

Art. 139 – Apresentar como originais quaisquer ideias, descobertas ou ilustrações que na realidade não o sejam.

Art. 140 – Falsear dados estatísticos ou deturpar sua interpretação científica.

Contudo, o mencionado artigo 135, não especificava que o título deveria estar registrado no CFM, o que gerou muita polêmica, já que a ausência do registro não colocava o médico divulgador em ilicitude.

De todo modo, o Código de Ética Médica atual fez acrescentar o termo *registrado no CFM* como se vê a seguir:

Capítulo XIII

Publicidade Médica

É vedado ao médico:

Art. 111 – Permitir que sua participação na divulgação de assuntos médicos, em qualquer meio de comunicação de massa, deixe de ter caráter exclusivamente de esclarecimento e educação da sociedade.

Art. 112 – Divulgar informação sobre assunto médico de forma sensacionalista, promocional ou de conteúdo inverídico.

Art. 113 – Divulgar, fora do meio científico, processo de tratamento ou descoberta cujo valor ainda não esteja expressamente reconhecido cientificamente por órgão competente.

Art. 114 – Consultar, diagnosticar ou prescrever por qualquer meio de comunicação de massa.

Art. 115 – Anunciar títulos científicos que não possa comprovar e especialidade ou área de atuação para a qual não esteja qualificado e registrado no Conselho Regional de Medicina.

Art. 116 – Participar de anúncios de empresas comerciais qualquer que seja sua natureza, valendo-se de sua profissão.

Art. 117 – Apresentar como originais quaisquer ideias, descobertas ou ilustrações que na realidade não o sejam.

Art. 118 – Deixar de incluir, em anúncios profissionais de qualquer ordem, o seu número de inscrição no Conselho Regional de Medicina.

Parágrafo único – Nos anúncios de estabelecimentos de saúde devem constar o nome e o número de registro, no Conselho Regional de Medicina, do diretor técnico.

Não bastasse o rigor com que o Conselho Federal de Medicina trata a questão da divulgação do trabalho médico no Código de Ética Médica, o CFM *fez* publicar a já mencionada Resolução nº 1.974 que disciplina a questão com riqueza de detalhes.

Desta resolução, destaca-se o artigo primeiro:

Art. 1º – Entender-se-á por anúncio, publicidade ou propaganda a comunicação ao público, por qualquer meio de divulgação, de atividade profissional de iniciativa, participação e/ou anuência do médico.

Sites, cartões de visitas, panfletos, *blogs*, *stagram*, matérias e jornais e revistas, pagas ou não, anúncios em rádios, TVs, faixas ou qualquer outro meio de divulgação estão incluídos no conceito de publicidade, devendo constar apenas os dados permitidos pelo artigo 2º:

Art. 2º – Os anúncios médicos deverão conter, obrigatoriamente, os seguintes dados:

a) Nome do profissional;

b) Especialidade e/ou área de atuação, quando registrada no Conselho Regional de Medicina;

c) Número da inscrição no Conselho Regional de Medicina;

d) Número de Registro de Qualificação de Especialista (RQE), se o for.

Parágrafo único – As demais indicações dos anúncios deverão se limitar ao preceituado na legislação em vigor.

Como se vê, a experiência do médico, por mais privilegiada que seja não é levada em consideração, quando o assunto é a divulgação de sua atividade profissional.

Art. 3º – É vedado ao médico:

a) Anunciar, quando não especialista, que trata de sistemas orgânicos, órgãos ou doenças específicas, por induzir a confusão com divulgação de especialidade;

b) Anunciar aparelhagem de forma a lhe atribuir capacidade privilegiada;

c) Participar de anúncios de empresas ou produtos ligados à medicina, dispositivo *este* que alcança, inclusive, as entidades sindicais ou associativas médicas;

d) Permitir que seu nome seja incluído em propaganda enganosa de qualquer natureza;

e) Permitir que seu nome circule em qualquer mídia, inclusive na internet, em matérias desprovidas de rigor científico;

f) Fazer propaganda de método ou técnica não aceito pela comunidade científica;

g) Expor a figura de seu paciente como forma de divulgar técnica, método ou resultado de tratamento, ainda que com autorização expressa do mesmo, ressalvado o disposto no art. 10 desta resolução;

h) Anunciar a utilização de técnicas exclusivas;

i) Oferecer seus serviços por meio de consórcio e similares;

j) Oferecer consultoria a pacientes e familiares como substituição da consulta médica presencial;

k) Garantir, prometer ou insinuar bons resultados do tratamento;

l) Fica expressamente vetado o anúncio de pós-graduação realizada para a capacitação pedagógica em especialidades médicas e suas áreas de atuação, mesmo que em instituições oficiais ou por estas credenciadas, exceto quando estiver relacionado à especialidade e área de atuação registrada no Conselho de Medicina.

Das alíneas supra aquelas que têm trazido maiores dificuldades para o médico são a alínea *a*, porque encontram-se várias divulgações de médicos, que embora não tenham registro de especialidade no CRM, praticam a medicina especializada, o que em absoluto, conforme já dito, constitui uma ilegalidade.

Mas em seus anúncios esses médicos informam que tratam, por exemplo, de pele; e como pele é um órgão, este tipo de anúncio é privativo de especialistas registrados.

Na alínea *e*, tem-se que o médico não pode divulgar matéria que em outras palavras, não tenham comprovação científica, ou seja, não estão indicadas em publicações indexadas.

Um exemplo corriqueiro é a carboxiterapia que apesar de ser amplamente praticada, inclusive por profissionais não médicos, ainda não tem o reconhecimento do CFM como terapia científica e o médico publicar informações sobre esta prática afronta a Resolução nº 1.974 de 2011.

A divulgação pela clínica ou pelo médico, de foto de paciente como consignado na alínea *g*, em especial aquela foto conhecida como "antes e depois" não é permitida, nem com a autorização deste mesmo paciente, exceto para estudo científico de caso clínico.

As fotos de "antes e depois" devem integrar o prontuário e o entendimento do CFM é que estejam revestidas do mesmo sigilo que cerca o próprio prontuário. Este cuidado tem outra vantagem: impedir que paciente insatisfeita informe, em juízo ou no CRM, que o "doutor X prometeu que eu teria as mamas iguais as da paciente que ele me mostrou a foto no consultório."

Se o paciente consegue ou não provar sua alegação de ter visto fotos; se o CRM manda a fiscalização "visitar" o consultório do médico ou não, são questões que só no caso concreto se pode aquilatar as medidas adequadas a serem tomadas.

Art. 4º – Sempre que em dúvida, o médico deverá consultar a Comissão de Divulgação de Assuntos Médicos (CODAME) dos Conselhos Regionais de Medicina, visando enquadrar o anúncio aos dispositivos legais e éticos.

Parágrafo único – Pode também anunciar os cursos e atualizações realizados, desde que relacionados à sua especialidade ou área de atuação devidamente registrada no Conselho Regional de Medicina.

O artigo 4º traz boas e más notícias. A boa notícia é que o médico antes de levar a efeito qualquer publicidade, pode consultar o órgão especializado em publicidade médica, que existe em cada Conselho Regional de Medicina, esclarecendo suas dúvidas antes de se onerar com a publicidade que talvez precise ser refeita.

A notícia desagradável é que o parágrafo único deste artigo 4º impede que os médicos divulguem seus cursos de atualização (exigidos pelo Princípio Fundamental V do Código de Ética Médica em vigor), quando não forem relacionados à área de especialidade registrada no CRM.

Por esta regra, se um ginecologista faz um curso de dermatologia, por exemplo, este curso tem a sua divulgação impedida pelo CFM.

Art. 5º – Nos anúncios de clínicas, hospitais, casas de saúde, entidades de prestação de assistência médica e outras instituições de saúde deverão constar, sempre, o nome do diretor técnico médico e sua correspondente inscrição no Conselho Regional em cuja jurisdição se localize o estabelecimento de saúde.

§ 1º – Pelos anúncios dos estabelecimentos de hospitalização e assistência médica, planos de saúde, seguradoras e afins respondem, perante o Conselho Regional de Medicina, os seus diretores técnicos médicos.

§ 2º – Os diretores técnicos médicos, os chefes de clínica e os médicos em geral estão obrigados a adotar, para cumprir o mandamento do *caput*, as regras contidas no Manual da CODAME, anexo.

As regras de publicidade médica são aplicáveis também às pessoas jurídicas e as desconformidades serão imputadas ao seu diretor técnico, que não pode alegar desconhecimento das divulgações praticadas.

Art. 6º – Nas placas internas ou externas, as indicações deverão se limitar ao previsto no art. 2º e seu parágrafo único.

Quando a divulgação é externa, a possibilidade de denúncia por publicidade indevida fica reduzida apenas àquelas pessoas que tenham acesso às dependências de consultórios, clínicas e hospitais.

A ampla divulgação pela internet e outros meios de comunicação amplia consideravelmente o alcance da publicidade médica e as chances de que desafetos e autoridades conheçam a irregularidade.

Art. 7º – Caso o médico não concorde com o teor das declarações a si atribuídas em matéria jornalística, as quais firam os ditames desta resolução, deve encaminhar ofício retificador ao órgão de imprensa que a divulgou e ao Conselho Regional de Medicina, sem prejuízo de futuras apurações de responsabilidade.

Não desejando emitir juízo de valor sobre o rigorismo deste artigo, limitamo-nos a dizer que o artigo 7º que poderia servir ao bom propósito de proteger o médico de uma afirmativa caluniosa, por exemplo, também transfere para o médico a responsabilidade de tentar corrigir publicidade inadequada praticada por terceiros.

Uma matéria jornalística que afirmasse que determinado médico "era especialista em medicina estética", por exemplo, levada ao conhecimento do CRM tornaria este médico culpado pela publicidade irregular, sujeito a todas as consequências de uma condenação, a menos que este destinasse ao jornal um "ofício retificador", mesmo que desconhecesse a matéria ou detalhes de seu teor.

Em idêntica situação estão os médicos não especialistas, catalogados pelo plano de saúde que os credenciou, em páginas de consulta dos usuários (virtual ou material), como dermatologistas, por exemplo.

O plano de saúde responsável pela catalogação não é responsabilizado pelo CRM, mas o médico sim. Transferência de responsabilidade?

Art. 8º – O médico pode, utilizando qualquer meio de divulgação leiga, prestar informações, dar entrevistas e publicar artigos versando sobre assuntos médicos de fins estritamente educativos.

Art. 9º – Por ocasião das entrevistas, comunicações, publicações de artigos e informações ao público, o médico deve evitar sua autopromoção e sensacionalismo, preservando, sempre, o decoro da profissão.

§ 1º – Entende-se por autopromoção a utilização de entrevistas, informações ao público e publicações de artigos com forma ou intenção de:

a) Angariar clientela;

b) Fazer concorrência desleal;

c) Pleitear exclusividade de métodos diagnósticos e terapêuticos;

d) Auferir lucros de qualquer espécie;

e) Permitir a divulgação de endereço e telefone de consultório, clínica ou serviço.

§ 2º – Entende-se por sensacionalismo:

a) A divulgação publicitária, mesmo de procedimentos consagrados, feita de maneira exagerada e fugindo de conceitos técnicos, para individualizar e priorizar sua atuação ou a instituição onde atua ou tem interesse pessoal;

b) Utilização da mídia, pelo médico, para divulgar métodos e meios que não tenham reconhecimento científico;

c) A adulteração de dados estatísticos visando beneficiar-se individualmente ou à instituição que representa, integra ou o financia;

d) A apresentação, em público, de técnicas e métodos científicos que devem limitar-se ao ambiente médico;

e) A veiculação pública de informações que possam causar intranquilidade, pânico ou medo à sociedade;

f) Usar de forma abusiva, enganosa ou sedutora representações visuais e informações que possam induzir a promessas de resultados.

Resumidamente, os artigos 8º, 9º e seus incisos, disciplinam que as entrevistas escritas ou não, não podem divulgar endereço, telefone ou e-mail dos médicos entrevistados, porque a divulgação desses dados é considerada concorrência desleal.

Os artigos exigem cuidado até com a exibição de modelos, nos sites, por exemplo, pela preocupação de sugestionar resultados do tratamento aos pacientes, em declarada reafirmação da hipossuficiência do paciente perante o médico.

Art. 10 – Nos trabalhos e eventos científicos em que a exposição de figura de paciente for imprescindível, o médico deverá obter prévia autorização expressa do mesmo ou de seu representante legal.

Art. 11 – Quando da emissão de documentos médicos, os mesmos devem ser elaborados de modo sóbrio, impessoal e verídico, preservando o segredo médico.

§ 1º – Os documentos médicos poderão ser divulgados por intermédio do Conselho Regional de Medicina, quando o médico assim achar conveniente.

§ 2º – Os documentos médicos, nos casos de pacientes internados em estabelecimentos de saúde, deverão, sempre, ser assinados pelo médico assistente e subscritos pelo diretor técnico médico da instituição ou, em sua falta, por seu substituto.

Os relatórios médicos, nos quais constem dados como o CID, poderiam ser considerados como prova da quebra do sigilo do paciente, quando não tiver sua emissão solicitada pelo próprio paciente ou seu responsável legal. Mas, para que não paire qualquer dúvida, basta que o relatório contenha além dos termos convencionais, a expressão "a pedido do paciente X declaro que..."

Art. 12 – O médico não deve permitir que seu nome seja incluído em concursos ou similares, cuja finalidade seja escolher o "médico do ano", "destaque", "melhor médico" ou outras denominações que visam ao objetivo promocional ou de propaganda, individual ou coletivo.

Art. 13 – Os *sites* para assuntos médicos deverão obedecer à lei, às resoluções normativas e ao Manual da CODAME.

Art. 14 – Os Conselhos Regionais de Medicina manterão, conforme os seus Regimentos Internos, uma Comissão de Divulgação de Assuntos Médicos (CODAME) composta, minimamente, por três membros.

Art. 15 – A Comissão de Divulgação de Assuntos Médicos terá como finalidade:

a) Responder a consultas ao Conselho Regional de Medicina a respeito de publicidade de assuntos médicos;

b) Convocar os médicos e pessoas jurídicas para esclarecimentos quando tomar conhecimento de descumprimento das normas éticas regulamentadoras, anexas, sobre a matéria, devendo orientar a imediata suspensão do anúncio;

c) Propor instauração de sindicância nos casos de inequívoco potencial de infração ao Código de Ética Médica;

d) Rastrear anúncios divulgados em qualquer mídia, inclusive na internet, adotando as medidas cabíveis sempre que houver desobediência a esta resolução;

e) Providenciar para que a matéria relativa a assunto médico, divulgado pela imprensa leiga, não ultrapasse, em sua tramitação na comissão, o prazo de 60 dias.

Art. 16 – A presente resolução e o Manual da CODAME entrarão em vigor no prazo de 180 dias, a partir de sua publicação, quando será revogada a Resolução CFM nº 1.701/03, publicada no DOU nº 187, seção I, páginas 171-172, em 26 de setembro de 2003 e demais disposições em contrário.

A parte final da legislação *sub examine* tem de relevante a informação de que, através da CODAME, o CRM passa a contar com pessoal especializado em "rastrear" a publicidade indevida realizada em qualquer mídia. Deste modo, considerando que o CRM tem poder fiscalizador e de polícia, importa adotar medidas mais criteriosas para proteger o seu exercício profissional.

Além do costumeiro zelo, da atualização constante de conhecimento, da organização dos arquivos dos prontuários devidamente anotados, deve o médico consultar a internet e corrigir o que está sendo dito a seu respeito, conforme determina a lei em vigor.

Conclusão

A medicina enfrenta tempos de judicialização, de pressa e de incompreensão, que são a marca dos dias que correm.

Agradecimento

Ao professor adjunto César Tadeu Spadella, pela revisão do texto e valiosas sugestões.

BIBLIOGRAFIA CONSULTADA

1. Almeida YAM. Obrigações de meio e obrigações de resultado, na *web*.
2. Chacon LFR. Responsabilidade Civil. São Paulo: Saraiva, 2009.
3. Coltri MV. Alerta no Centro Cirúrgico. In Revista Consulex. Ano XIV, nº 320. 15 de maio de 2010.
4. Croce D. Erro médico e direito. São Paulo: Saraiva, 2002.
5. Gonçalves CR. Responsabilidade Civil. São Paulo: Saraiva, 2007.
6. Kfouri Neto M. Responsabilidade Civil do Médico. São Paulo: Editora Revista dos Tribunais, 2001.
7. Matielo FZ. Responsabilidade Civil do Médico. Porto Alegre: Sagra Luzzatto, 1998.
8. Moraes IN. Erro médico e a justiça. São Paulo: Editora Revista dos Tribunais, 2003.
9. Rodrigues S. Direito Civil. Parte Geral das Obrigações. São Paulo: Saraiva, 1991.
10. Romanello Netto J. Responsabilidade Civil dos Médicos. São Paulo: Editora Jurídica Brasileira, 1998.
11. Souza NTC. Erro médico e prescrição, na *web*.

Capítulo 5

Segurança dos Procedimentos Cirúrgicos Dermatológicos Extra-hospitalares

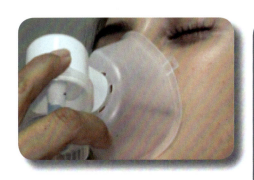

Alcidarta dos Reis Gadelha

Pontos de destaque

- A realização de procedimentos dermatológicos em ambiente extra-hospitalar sem anestesia ou com anestesia tópica ou infiltrativa é, comprovadamente, segura, quando empregada a técnica adequada e observadas as condições de cada paciente.

- Atualmente, pela Resolução do CFM nº 2.056/2013, todo procedimento utilizando anestesia infiltrativa, independentemente da quantidade do anestésico e da complexidade, deve ser realizado em unidades tipo III, ou seja, aquelas equipadas com medicamentos e aparelhos para suporte à vida. Antes, pela Resolução do CFM nº 1.886/2008, era permitida a realização de procedimentos em unidade tipo I (consultório), com anestesia infiltrativa, desde que a dose não ultrapassasse 3,5 mg/kg de lidocaína ou doses equivalentes de outros anestésicos.

- O dermatologista, pela Resolução nº 2.056/2013, deverá se capacitar a manusear os equipamentos como o desfibrilador e realizar procedimentos necessários, como a intubação, em caso de urgência ou emergência.

- Pela interferência da SBD alguns procedimentos corriqueiros em dermatologia podem ser efetuados em unidades tipo II, como a aplicação de toxina botulínica, realização de preenchimentos cutâneos, criocirurgia (ou crioterapia), quimiocirurgia (*peelings*), *laser*, luz intensa pulsada, radiofrequência, ultrassom terapêutico, tratamento das deformidades ungueais (onicocriptose), tratamento das sequelas da acne vulgar e rosácea (cicatrizes e rinofima).

- Considerando o tratamento desigual entre profissionais que praticam a anestesia infiltrativa, como médicos e odontólogos, defende-se não a desobediência às normas legais, mas, apoiados em fortes argumentos técnico-científicos e jurídicos, a adequação da Resolução nº 2.056/2013 à complexidade e à real segurança dos procedimentos dermatológicos extra-hospitalares.

Introdução

Qual é o grau de segurança para o médico e para o paciente na realização de procedimentos cirúrgicos dermatológicos extra-hospitalares?

Primeiro, é importante reforçar que se devem realizar os procedimentos em sala cirúrgica adequadamente construída, segundo as normas legais, para execução de cirurgias ambulatoriais, e não na sala de consulta.

Seguindo-se os princípios básicos de assepsia e antissepsia, pode-se afirmar que a realização dos procedimentos cirúrgicos dermatológicos contidos neste livro é extremamente segura.

Para corroborar esta afirmativa, destaca-se que, segundo Hancox e cols., o número de procedimentos cirúrgicos extra-hospitalares nos EUA saltou de cerca de 400.000, em 1984, para 8,3 milhões no ano 2000. Nos anos 1980, este incremento se deu em consequência do número de procedimentos realizados em centros cirúrgicos ambulatoriais e, nos anos 1990, ao grande número de cirurgias praticadas em "consultórios médicos". Conveniência (praticidade), menor custo, maior facilidade de agendamento e prevenção de possíveis infecções hospitalares foram os principais motivos elencados para justificar a preferência pelos ambientes extra-hospitalares como sede dos procedimentos cirúrgicos.

Coldiron e cols., citando Lapertina e Armstrong, salientam que os custos dos procedimentos realizados fora dos hospitais são 65 a 75% mais baixos do que os mesmos atos efetuados em pacientes internados.

Organizada pelo Instituto Nacional de Saúde dos EUA, em 2002, foi realizada uma conferência com a participação de pesquisadores e praticantes das áreas de Dermatologia, Anestesia, Cirurgia Plástica e Oftalmologia para discutir os custos e a segurança dos procedimentos ambulatoriais. Este evento concluiu que é muito baixa a incidência de efeitos adversos resultantes de cirurgia realizada fora dos hospitais.

Housman e cols., citado por Hancox, fizeram uma enquete com mais de 500 cirurgiões dermatológicos e obtiveram dados de que a lipoaspiração intumescente, definida como aquela executada somente com a anestesia local, quando efetuada em "consultórios", é segura e apresenta menor índice de complicação do que quando realizada em hospitais.

Vários autores concluíram que as mortes acontecidas em casos operados em "consultório" não foram devidas ao local, e, sim, ao tipo de anestesia empregada. Nos casos de morte relatados por Rao e cols., também referidos por Hancox, um envolvia anestesia geral e cinco, sedação. Coldiron e cols., em 2004, reforçam: "o maior risco para os pacientes não decorre da realização dos procedimentos em "consultório" em si, mas da utilização de anestesia geral para realizá-los.

Yoho e cols., em 2005, destacam o estudo realizado com 38.598 procedimentos cirúrgicos ambulatoriais na renomada Clínica Mayo, o qual concluiu não haver mortalidades no decorrer de 1 semana após a realização das cirurgias. Este e outros estudos demonstram, segundo Yoho e cols., que a probabilidade de ocorrência de uma parada cardíaca em um "consultório" médico é mais baixa do que durante a realização de uma partida de golfe disputada em um clube. Ademais, concluem os autores acima, que os índices de efeitos adversos são maiores em centros cirúrgicos ambulatoriais e em hospitais do que os índices das cirurgias praticadas em "consultório". Novamente, reforçam Yoho e cols., a anestesia geral leva a um risco adicional significante, um conceito negado pela literatura da anestesia mas, agora, cada vez mais reconhecido mundialmente.

Ao contrário do que ocorre com as cirurgias extra-hospitalares, os dados do Ministério da Saúde e do Colégio Brasileiro de Cirurgiões revelam que a taxa de mortalidade por infecção hospitalar no Brasil tem-se mantido estável nas últimas décadas, atingindo a inaceitável média de 45 mil óbitos por ano em 12 milhões de internações hospitalares, representando, ademais, um prejuízo para a nação de cerca de 10 bilhões de reais anuais. Os maiores índices de infecção ocorrem nos hospitais públicos: 18,4%, contra a taxa de 10% em hospitais privados com fins lucrativos. Atualmente, morrem, por ano, mais pessoas no Brasil por infecção hospitalar do que por acidente de trânsito.

Biossegurança

Dados assustadores da Organização Mundial da Saúde (OMS) revelam que no mundo, em 2002, dois bilhões de pessoas já haviam entrado em contato com o vírus da hepatite B, um milhão faleceu em consequência da infecção e 325 milhões se tornaram portadores crônicos do vírus. Ademais, 175 milhões de indivíduos são portadores do vírus da hepatite C. No Brasil, o Ministério da Saúde estima que 1,5% da população seja portador do vírus da hepatite C. O pior de tudo é que muitos pacientes desconhecem que são portadores crônicos do vírus e apenas 30% têm a forma ictérica, tornando ainda maior o risco de contaminação do médico e de sua equipe. Cinco a 10% dos pacientes infectados com o vírus da hepatite B cronificam e, destes, 85% evoluem para cirrose ou hepatocarcinoma. Setenta a 85% dos portadores do vírus da hepatite C adquirem uma doença crônica, desses, um em cada cinco evolui para cirrose e, entre os portadores de cirrose, 1 a 4% desenvolvem um câncer hepático. A hepatite C é responsável por 70% das hepatites crônicas, 40% dos casos de cirrose hepática em fase terminal e 60% dos casos de hepatocarcinoma e, o que é mais alarmante, no Brasil, dos estimados 600.000 casos de hepatite B e 1,5 milhão de hepatite C, somente 12 mil estão em tratamento.

Lembrar que a região amazônica é uma área endêmica também de infecção pelo vírus delta, de transmissão semelhante ao vírus da hepatite B e causador, por vezes, de hepatites fulminantes. Não há, no momento, vacinas disponíveis para prevenção das hepatites C e delta. O período de incubação da hepatite B varia, em média, de 30 a 60 dias. São considerados grupos de risco e devem ser vacinados para hepatite B os profissionais de saúde, os comunicantes domiciliares de portadores do HBsAg positivo, pacientes em hemodiálise, politransfundidos como os hemofílicos, pacientes com HIV e hepatite C, usuários de drogas intravenosas, presidiários, pacientes internos em casas psiquiátricas, homossexuais masculinos, profissionais de sexo e populações indígenas.

Extremamente preocupante é o dado de que, após uma punção cutânea com material contaminado, o risco de uma pessoa adquirir hepatite B pode chegar a 40% e hepatite C, entre 2,7 e 10% (Dirscka, 2004), índices bem maiores do que o risco de ser infectado pelo vírus da imunodeficiência humana (HIV), entre 0,2 e 0,5%.

A análise de dados da AIDS no Brasil, segundo o Ministério da Saúde, entre 1980 e até junho de 2012, permite concluir que:

- Em média foram notificados 36 mil casos de AIDS por ano.
- Há cerca de 656.701 casos de AIDS.
- O número de óbitos foi de aproximadamente 11,5 mil.

- Taxa de prevalência de HIV na população: população geral: 0,4%; homens: 0,5%; mulheres: 0,3%; homens que fazem sexo com homens: 10,5%; profissional do sexo: 4,9% e usuários de drogas: 5,9%.
- O Brasil fabrica 11 dos 20 antirretrovirais usados no tratamento de HIV/AIDS e disponibiliza a 217 mil pacientes tratamento gratuito, representando um gasto de 780 milhões de reais.
- É importante lembrar ao cirurgião dermatológico que tem havido um aumento da incidência de HIV em pessoas acima dos 50 anos.
- Por esses dados, depreende-se que muitos pacientes, por não saberem ou por não terem acesso a atendimento adequado, estão sem tratamento, aumentando o risco de transmissão ao médico e aos paramédicos.

Para que a equipe médica se previna ainda mais, deve-se destacar que um estudo publicado por Dirscka e cols., em 2004, constatou que, de 660 luvas utilizadas por cirurgiões dermatológicos e examinadas após os procedimentos, 20 (3%) tinham perfurações e somente cinco (25%) dessas perfurações foram notadas pelos usuários. O maior índice de perfuração ocorreu no local da luva correspondente ao indicador da mão esquerda (8 de 20, ou 40%).

Como tentar diminuir o risco de contaminação do médico e dos assistentes?

1. Evitar contato direto com sangue, usando sempre luvas para execução de procedimentos, curativos ou para limpar os materiais cirúrgicos. Em procedimentos realizados em pacientes comprovadamente portadores ou suspeitos de HIV ou hepatites, é mais seguro usar dois pares de luvas ou, pelo menos, duas luvas na mão esquerda.

2. Organizar adequadamente os materiais cirúrgicos antes e durante o procedimento, colocando a ponta das tesouras e das agulhas para o lado oposto da bandeja.

3. Evitar recolocar a tampa da agulha, após o procedimento, já que a maioria das perfurações ocorre neste ato.

4. Usar sempre um recipiente apropriado para colocar as agulhas descartáveis (Descartex®).

5. Vacinar toda equipe contra hepatite B. A vacina é disponível, gratuitamente no SUS, para profissionais de saúde. Habitualmente são três doses intramusculares, geralmente de 1,0 mL

em adultos e de 0,5 mL (0, 1 e 6 meses). Em casos de punção acidental com material sabidamente contaminado com o vírus da hepatite B em pessoas não vacinadas ou com vacinação incompleta, é indicado o uso de imunoglobulina humana anti-hepatite B (IGHAB), na dose de 0,06 mL/kg, administrada simultaneamente com a vacina (DIP).

6. Fazer o tratamento proposto pelo Ministério da Saúde em caso de se perfurar com agulha ou outro material cirúrgico empregado em paciente sabidamente portador de HIV.

Documentação e registro

Documente sempre, se possível fotografando ou filmando o paciente antes, durante e após o procedimento. Se não utilizar Termo de Consentimento Informado, registre, no prontuário, as orientações verbais que deu e, de preferência, repita-as na frente do acompanhante, se houver, e do auxiliar.

História clínica e procedimento

Investigue alergia a drogas ou a látex, tendência a sangramento exagerado, uso habitual de medicamentos, reação a anestésicos, como em tratamentos dentários, hipertensão, cardiopatia, diabetes, gravidez, insuficiência renal ou hepática, crises depressivas, antecedentes de hepatite. Dados que sugiram infecção pelo HIV e o uso de drogas ilícitas devem ser, sutilmente, investigados.

Pacientes atópicos ou com antecedentes de urticária, edema de Quincke ou choque anafilático têm que ser supervisionados com mais atenção.

Medicamentos como anticoagulantes e antiplaquetários (ácido acetilsalicílico e clopidogrel), vitamina E, ômega-3 e anti-inflamatórios não esteroides podem prolongar o sangramento. Nestes casos, o paciente deve receber a orientação de seu médico assistente quanto à interrupção antes do procedimento e o reinício após o mesmo. Cocaína, uma droga ilícita frequentemente utilizada, pode aumentar o risco de intoxicação anestésica, o mesmo ocorrendo nos casos de pacientes que estão em uso de fórmulas para emagrecimento que contêm hormônios tireoidianos, benzodiazepínicos e antidepressivos, como a fluoxetina. Como os anestésicos do grupo amina, como a lidocaína, são metabolizados no fígado, insuficiência hepática pode também aumentar o risco de intoxicação, principalmente no uso de grandes volumes.

Pacientes portadores de cardiopatias devem apresentar uma avaliação prévia de seu cardiologista constando as recomendações necessárias a serem consideradas durante e após o procedimento, em especial o tipo de anestésico. Destaca-se que a bupivacaína, por ser seis vezes mais cardiotóxica que a lidocaína, e o uso de anestésico com vasoconstritor devem ser evitados nos pacientes hipertensos e coronariopatas.

Pacientes portadores de dispositivo cardíaco implantável (DCEI), como marca-passos e desfibriladores, devem ser monitorados. Evitar o uso de equipamentos que gerem radiofrequência, campos magnéticos e/ou vibratórios, assim como eletrocautério. Porém, quando necessário, aplicar a corrente de maneira intermitente e posicionar as placas fora da área torácica, diminuindo assim os riscos de interferência no funcionamento do aparelho. Equipamento de radiofrequência para rejuvenescimento não ablativo, flacidez ou lipodistrofia ginoide está contraindicado.

Fenol em *peelings*, mesmo localizados, e os chamados fenóis *lights*, devem ser evitados ou utilizados com parcimônia em pacientes com história de alterações cardíacas. O ácido salicílico utilizado em *peelings* extensos pode agravar uma insuficiência renal preexistente.

Em hipertensos, é importante verificar se ingeriu a medicação no dia da cirurgia e sempre aferir a tensão arterial antes, durante e após o procedimento. Quando indispensável, usar vasoconstritor de menor potência e baixa concentração como a levonordefrina. A elevação moderada da pressão arterial pode ocorrer pelo estresse cirúrgico, podendo ser prevenida com o uso de benzodianepínico oral ou outro ansiolítico, 2 horas antes do procedimento. Entretanto, ter sempre disponível o captopril 25 mg comprimido. Uma conversa amena com o paciente sobre o procedimento que será realizado é recomendável.

Cuidado especial deve ser tomado com diabéticos, evitando que fiquem muito tempo em jejum, pelo risco de choque hipoglicêmico, e atenção, nestes casos, com procedimentos nas extremidades e uso de adrenalina nessas áreas, pelo risco de necrose. Antibiótico profilático é interessante, pois o risco de infecção é uma ameaça nestes pacientes, como nos portadores de próteses articulares e na-

Expectativas do paciente

Nunca prometa o que não possa cumprir e esteja atento ao resultado que o paciente deseja. Expectativas superestimadas são frequentes causas de "resultados insatisfatórios".

Saiba dizer não. Às vezes, o cirurgião dermatológico ganha muito mais não fazendo o procedimento em função das dificuldades operacionais e, principalmente, do aspecto psicológico do paciente.

Segurança para o paciente e a equipe médica

Quando *lasers* são utilizados, sempre a equipe, o paciente e seu acompanhante, se existente, devem usar óculos apropriados para aquele comprimento de onda específico. Trabalhando perto dos olhos, como no emprego de *laser* de CO_2 ou érbio, em casos de *resurfacing*, vaporização ou corte, utilize um protetor ocular no paciente. Recorde-se que a luz pode ser refletida em um objeto e atingir a equipe ou o paciente. Empregue sempre um aspirador ao vaporizar lesões virais como verrugas, pois os vírus, contidos nas partículas em aerossol, podem ser inalados e, futuramente, contribuir para o desenvolvimento de câncer das vias aéreas.

Cuidado com líquidos e gases inflamáveis, como álcool e o oxigênio, na sala de *laser* ou quando se faz antissepsia antes de procedimentos com *lasers*, eletrocautério convencional ou radiofrequência.

Lembre-se: a propaganda dos *lasers*, muitas vezes exagerada e sem sustentação científica convincente, promete resultados e segurança nem sempre obtidos na prática diária.

Em relação à anestesia, aspire antes de introduzir o anestésico, principalmente em casos de bloqueio (paquete neurovascular) para não o injetar no interior de um vaso. Isto aumenta, sobremaneira, o risco de toxicidade sistêmica, podendo ser fatal, especialmente se utilizar a bupivacaína. Se usar seringa tipo *carpule*, que não aspira, faça mais de uma puntura. Ao anestesiar uma lesão vascular, como angioma, faça-o ao redor e nunca perto ou abaixo da lesão. É preferível empregar seringa tipo *carpule* de refluxo.

Reduza para a metade a dose anestésica em crianças, não empregue prilocaína em gestantes e portadores de doenças hematológicas e nem a bupivacaína em cardiopatas. Comprovadamente os anestésicos mais seguros são a lidocaína e a mepivacaína.

---

queles com maior risco de endocardite bacteriana. Por outro lado, antibioticoprofilaxia somente seria indicada em cirurgia dermatológica, segundo Dixon e cols., em procedimentos com expectativa de infecção acima de 5%, como nas cirurgias situadas na virilha e abaixo do joelho, ou nas que envolvem bordos da orelha e da boca, e em casos de enxertos. Analisando 2.424 procedimentos de cirurgia dermatológica, Dixon observou que a média de infecção em cirurgia limpa foi de apenas 1,47% e que não houve aumento do índice de infecção em diabéticos, fumantes e pacientes utilizando anticoagulantes, como a varfarina.

Uma alternativa ao emprego de antibiótico oral, como a cefalexina, na profilaxia de infecções, é a mistura de antibiótico, como a clindamicina, ao anestésico local.

Em gestantes, evite o emprego da adrenalina, pois o vasoconstritor pode interferir na organogênese no primeiro trimestre e, em doses mais elevadas, até provocar espasmo da artéria uterina e consequente diminuição da perfusão placentária e, quando utilizado no final da gravidez, pode, ainda, retardar o trabalho de parto. Em gestantes, procure não fazer procedimentos com *laser*, radiofrequência ou *peelings*, pelo maior risco de hiperpigmentação, e o *peeling* com ácido retinoico (possível, mas, improvável ação teratogênica).

É muito importante a história de depressão, pois o paciente geralmente é medicado com substâncias como a fluoxetina, que potencializa o efeito anestésico. É prudente reduzir a quantidade de anestésico, principalmente quando se usam grandes volumes, como nas lipoaspirações. Se o paciente depressivo não estiver em uso da medicação, é mais cauteloso não realizar o procedimento, pois o trauma cirúrgico, ainda que discreto, pode desencadear um novo surto depressivo ou, a inconstância emocional desses pacientes, habitualmente bipolares, pode ser uma ameaça à avaliação correta dos resultados.

Cicatriz preexistente

Observe alguma cicatriz anterior para verificar se o paciente tem tendência a queloide. Em caso positivo, advirta-o da possibilidade de ocorrência de uma cicatriz inestética pela cirurgia e esteja atento para empregar lâminas de silicone, corticoide tópico ou intralesional em caso de aparecimento de área eritematosa suspeita.

Converse antes e durante a cirurgia com o paciente, tranquilize-o, aspire e injete lentamente o anestésico e evite múltiplas punturas, para diminuir a dor. Quando utilizar a solução tipo Klein, que diminui a dor da injeção pelo aumento do pH induzido pelo bicarbonato de sódio, aguarde 15 a 20 minutos para que o efeito anestésico e a ação vasoconstritora se concretizem. O uso de uma pomada anestésica antes da infiltração ou de procedimentos como a aplicação de toxina botulínica ou curetagem de molusco contagioso é muito interessante, principalmente em pacientes ansiosos.

Durante a cirurgia

Converse com o paciente e não demonstre, com gestos ou palavras, intranquilidade diante de um fato desagradável como sangramento ou dificuldade de fechamento dos bordos cirúrgicos. Deixe sempre a boca e o nariz do paciente descobertos.

Evite passar, ou que o auxiliar passe, o bisturi ou outros objetos cortantes sobre os olhos do paciente, contorne-os e; fazendo microdermoabrasão, aplique Micropore® sobre as pálpebras para evitar que os cristais atinjam o globo ocular.

Utilize sempre materiais apropriados e bem afiados e evite improvisações. Não reutilize luvas ou quaisquer outros materiais descartáveis.

Para melhor amparo legal, use somente métodos e aparelhos já consagrados e com registros na ANVISA e peça ao paciente para assinar o Termo de Consentimento Informado após ler e esclarecer as dúvidas existentes.

Aprenda a técnica correta e, quando estiver apto, execute-a. Não faça "experiência" no paciente.

Segurança jurídica

Todos os possíveis e adequados cuidados especificados no capítulo seguinte perderão o valor ou serão anulados se o dermatologista não seguir as orientações e exigências do CFM e da ANVISA local para funcionamento e execução de atividades, conforme a classificação das unidades. De relevante, vale a pena destacar:

- A revogação da Resolução do CFM nº 1.886/2008, no que tange ao enquadramento do consultório como unidade tipo I, ou seja, consultório médico independente de um hospital, destinado à realização de procedimentos clínicos ou diagnósticos, sob anestesia local, sem sedação, em dose inferior a 3,5 mg/kg de lidocaína ou dose equipotente de outros anestésicos locais, sem a necessidade de internação.

- Prevalece, agora, o que consta na Resolução nº 2.056/2013, do CFM, que todo procedimento feito com anestesia infiltrativa, independentemente da quantidade e da complexidade, deve ser executado em unidade tipo III, exigindo todos os equipamentos e adestramento do profissional para realizar as técnicas de socorro à vida. Entre os materiais exigidos, citam-se: medicamentos de emergência, desfibrilador, laringoscópio, ambu e oxigênio.

- Com a intervenção da Sociedade Brasileira de Dermatologia junto ao CFM, alguns procedimentos, de uso corrente em Dermatologia, foram "transferidos" para a unidade II, portanto, sem as exigências de todo aparato obrigatório na unidade III. Os procedimentos dermatológicos que podem ser realizados na unidade II são: a aplicação de toxina botulínica, realização de preenchimentos cutâneos, criocirurgia (ou crioterapia), quimiocirurgia (*peelings*), *laser*, luz intensa pulsada, radiofrequência, ultrassom terapêutico, tratamento das deformidades ungueais (onicocriptose), tratamento das sequelas da acne vulgar e rosácea (cicatrizes e rinofima).

- Um dos representantes do CFM defendeu junto à SBD as novas exigências com os seguintes argumentos: a) que o CFM, visando, sobretudo, à segurança do paciente, considera a "possibilidade" e não a rara "probabilidade" de ocorrer a morte do paciente decorrente de reações como o choque anafilático por injeção de anestésico; b) o médico estaria mais "protegido" legalmente; e c) que o CFM teria mais instrumentos e argumentos 'irrefutáveis" em ações contra outros conselhos, na tentativa de defender que somente os médicos poderiam realizar esses procedimentos, já que seriam os únicos profissionais capacitados e equipados a prestar o devido socorro ao paciente em situação de urgência ou emergência.

- Reforçou, também, o representante do CFM, que os dermatologistas deverão se capacitar a utilizar os equipamentos de emergência e urgência e que a Resolução do CFM (nº 2.056/2013) que disciplina essas exigências já está em vigor.

Com o devido respeito, a nosso ver, esses argumentos defendidos pelo representante do CFM para manter as exigências de uma unidade tipo III para realização dos procedimentos dermatológicos com anestesia infiltrativa e "liberar" outros, como a aplicação de *laser* para tratamento de acne, toxina botulínica, preenchimento e tratamento da onicocriptose não resistem a uma análise científica e jurídica pelas seguintes razões:

- A anestesia tópica usada em diversos procedimentos como aplicação de toxina botulínica, preenchimentos, *lasers* para depilação e tratamento de cicatrizes de acne, "permitidos" em unidade tipo II, não está isenta de reações anafiláticas ou de fenômenos tóxicos. Essas reações poderiam ocorrer, sobretudo, quando se empregam altas concentrações de anestésicos tanto do grupo amida como do éster, como no conhecido "Pliaglis®" ou em fórmulas manipuladas contendo lidocaína e tetracaína a 7-20% e quando é quebrada a barreira epidérmica como na técnica de *lasers* fracionados ou no microagulhamento. Portanto, se existe a "possibilidade", embora a "probabilidade" seja mínima, o CFM, o que não defendemos, deveria proibir também esses procedimentos em unidade II.

- Como Reuter levantou em 1998, reações alérgicas à lidocaína são extremamente raras, cerca de dez casos comprovados, o que não justifica essa resolução. Reações tóxicas seriam quase impossíveis de ocorrer nos procedimentos dermatológicos com a infiltração de lidocaína, mesmo injetando, inadvertidamente, no interior de um vaso, devido à baixa toxicidade desse anestésico e à pequena quantidade utilizada, principalmente porque se emprega uma mistura anestésica com soro, bicarbonato e adrenalina.

- A própria adrenalina, também usada nas misturas anestésicas em doses baixas, 1:200.000 a 1:100.000, na quase totalidade dos procedimentos dermatológicos, já seria um "antídoto" contra uma "possível" mas "improvável" reação anafilática.

- A toxina botulínica e/ou proteínas em sua mistura "poderiam", excepcionalmente, provocar reações anafiláticas, assim como a aplicação de hialuronidase, proteína estranha, injetada em casos de excesso ou de reações ao preenchimento com ácido hialurônico.

Além desses argumentos técnico-científicos há, ainda, os legais, como:

- Os conselhos, como o Conselho Federal de Odontologia (CFO) e o de Medicina (CFM) são independentes juridicamente. Assim, o CFM proíbe os médicos de fazerem analgesia com óxido nitroso em consultórios, já o CFO permite com mínimas exigências, como a de participar de um curso de 96 horas.

- O CFO permite a realização em consultórios de anestesia infiltrativa e mesmo bloqueio em quantidades, geralmente, superiores às utilizadas por dermatologistas em seus procedimentos. O CFM exige uma unidade tipo III para realizar anestesia infiltrativa. O CFO, autônomo, vai acatar a Resolução nº 2.056/2013 do CFM, e exigir a "adequação" dos milhares de consultórios odontológicos em unidade tipo III? Isso, obviamente, encareceria e, algumas vezes, tornaria inviável, pelas condições do espaço físico e técnicas dos odontólogos, a realização dos procedimentos corriqueiros feitos com anestesia infiltrativa.

- A toxina botulínica e o preenchimento já são permitidos pelo CFM, sem que isso tenha sido "conquistado" por interferência da Sociedade Brasileira de Odontologia.

- Exigir através de uma Resolução, a realização de pequenos procedimentos como uma simples biópsia em unidade tipo III, também a nosso ver, não protege mais o profissional, e sim, em caso de qualquer reação, mesmo que não ameace a vida, torna-o mais vulnerável a uma ação por descumprimento de normas legais excessivamente rigorosas e desproporcionais à segurança do ato médico em questão.

- A nosso ver, com o devido respeito, acreditamos que a Resolução nº 2.056/2013-CFM trate médicos diferentemente de como outros profissionais com atividades similares são tratados por seus conselhos, como o CFO, e pelas argumentações citadas anteriormente, é mais lógico defender que as normas do CFM sejam adequadas às do CFO em pontos comuns, como a anestesia em consultório, do que o contrário.

- Finalmente, não incentivamos os colegas dermatologistas a descumprir a legislação vigente, mas a empreender esforços para mudá-las e adequá-las à complexidade e à real segurança, baseada em evidências, dos procedimentos em cirurgia dermatológica.

Cuidados pós-cirúrgicos

Não se devem negligenciar as orientações pós-cirúrgicas, já que a falta de cuidados adequados pode comprometer todo o resultado satisfatório de um procedimento. Assim, o paciente deve ser orientado, de preferência, por escrito e diante de um acompanhante, sobre o modo e a frequência de curativos, o uso de medicamentos analgésicos e/ou antibióticos, sempre com base na história clínica, indicando a ausência de reações às drogas empregadas e sobre os limites das atividades físicas. Em caso de tratamento com a toxina botulínica, é clássico orientar o paciente para não se deitar durante as 4 horas que se seguem o procedimento e não utilizar medicamentos que possam interferir com a ação da toxina, como os aminoglicosídeos.

Sempre dar o número de seus telefones e/ou de seus assistentes ao paciente ou a seu acompanhante e, em procedimentos mais extensos, como retalhos ou cirurgia de hidrosadenite, telefonar ao paciente 4 horas após a cirurgia, pois é nesse período que ocorre o maior risco de hemorragia, ao cessar o efeito vasoconstritor da adrenalina.

BIBLIOGRAFIA CONSULTADA

1. Arun PV et al. Lower adverse events and mortality rates in physician offices compared with ambulatory surgery centers: a reappraisal of Florida adverse event data. Dermatol Surg. 2004; 30:444-53.
2. Coldiron B et al. Patients injuries from surgical procedures performed in medical offices: three years of Florida Data. Dermatol Surg. 2004; 30:1435-43.
3. Coldiron BC et al. Adverse event reporting: lessons learned from 4 years of Florida office data. Dermatol. Surg. 2005; 31:1079-93.
4. Dirschka et al. Glove perforation in outpatient Dermatologic Surgery. Dermatol Surg. 2004; 30(9):1210-3.
5. Dixon AJ et al. Prospective study of Wound infections in Dermatologic Surgery in the absence of Prophylactic Antibiotics. Dermatol Surg. 2005; 12(6):819-27.
6. Hancox GJ et al. Why are there differences in perceived safety of office-based surgery. Dermatol Surg; 2004; 30:1377-79.
   Hanke W et al. Tumescent Liposuction report performance measurement initiative: National survey results. Dermatol Surg. 2004; 30:967-78.
7. Ministério da Saúde – Secretaria de Vigilância Sanitária. Doenças infecciosas e parasitárias. Guia de bolso. 6ª ed. Brasília: Ministério da Saúde. 2006; 320 p.
8. Ministério da Saúde. Hepatites virais. O Brasil está atento. Brasília: Ed. MS. 2003; 20p.
9. Ministério da Saúde. Secretaria de Saúde. Departamento de DST/Aids e Hepatites virais. Aids no Brasil. Disponível em: http://www.aids.gov.br/sites/default/files/anexos/page/2010/36364/aids_no_brasil_2012_17137.pdf. Acessado em: 12 mar. 2015.
10. Ministério da Saúde. Secretaria de vigilância em Saúde. Departamento de DST, AIDS e Hepatites virais. Hepatites virais no Brasil: Situação, ações e agenda. Disponível em: http://www.aids.gov.br/sites/default/files/anexos/publicacao/2011/50069/agendahepatites_2011_pdf_19532.pdf. Acessado em 12 mar. 2015.
11. Reuter S. Techniques anesthésiques utilisées em dermatologie chirurgicale. Enciclopedie Médico-chierurgicale. 1998; 940-A-10:1-10.
12. Stocche RM et al. Methylene blue to treat anaphylaxis during anesthesia: case report. Rev Bras Anestesiol. 2004; 54(6).
13. Yoho RA et al. Review of the Liposuction, Abdominoplasty, and Face-Lift mortality and morbidity risk literature. Dermatol Surg. 2005; 32:733-43.

Capítulo 6

CIRURGIA DERMATOLÓGICA BÁSICA

Emergências em Consultório Dermatológico

Carlos Alberto Guglielmi Eid

Introdução

São necessários muitos anos de intenso estudo e treinamento para que um médico esteja preparado para atender um paciente em situação de emergência. O local típico para tal atendimento é uma sala de emergência de um hospital ou pronto-socorro onde tudo esteja pronto para uso, com médicos e outros profissionais dividindo tarefas. É apenas uma questão de horas para que a emergência ocorra. Ela é esperada.

Mas se esta situação ocorrer em um consultório, será de forma imprevista e o estresse e o nervosismo inevitavelmente estarão presentes. Para suportá-los e enfrentar a situação de forma adequada, é necessário que o médico esteja preparado. Nervoso, estressado, mas preparado.

O objetivo deste capítulo é auxiliar o médico a enfrentar seus temores e estar pronto para atender um paciente em situação de emergência médica.

Planejando as ações de socorro

Para que um médico esteja preparado para enfrentar uma emergência em seu consultório, alguns pontos são essenciais:

- Ter um plano de ação totalmente pensado, que vai da identificação da emergência até a colocação do paciente em um hospital.

- Saber identificar uma situação de emergência e suas necessidades prioritárias nesse momento.

- Dispor de equipamentos, materiais, medicamentos e saber utilizá-los.

- Dispor de alternativas profissionais para transportar o paciente a um hospital.

- Ter disponível a sua equipe completa, incluindo outros profissionais da saúde e secretárias, todos treinados e sabendo seu papel no plano estabelecido.

- Estar capacitado para realizar os primeiros procedimentos técnicos de socorro.

Um plano de ação nada mais é do que o estabelecimento de estratégias de atendimento envolvendo todos os presentes na clínica, com especificação das tarefas de cada um, a quem telefonar, formas de transportar, disposição estratégica dos materiais necessários ao atendimento, ações que podem ser realizadas pela equipe enquanto um médico não estiver presente e capacitação.

Apesar de um plano de ação conter linhas de planejamento comuns, raramente ele é idêntico de uma clínica a outra, variando na forma de sua execução. As linhas gerais de planejamento podem ser assim agrupadas e sequenciadas:

1. Identificação da emergência, seja pela secretária, pela enfermagem, pelo médico ou por qualquer outra pessoa.

EMERGÊNCIAS EM CONSULTÓRIO DERMATOLÓGICO

2. Providências imediatas, que serão diferentes dependendo de quem identificou a situação.

3. Acionamento de socorro externo, incluindo outros médicos e possibilidade de transporte por ambulância.

4. Ações de socorro possivelmente executadas pelos indivíduos presentes na clínica, devendo também ser considerada a possibilidade da ausência do médico.

5. Equipamentos, materiais e medicamentos disponíveis e prontos para uso, variando conforme o nível profissional das pessoas envolvidas.

6. Transporte para um hospital ou pronto-socorro.

7. Capacitação permanente de todos os envolvidos, seja nas ações de primeiros socorros, seja nas ações profissionais de socorro.

8. Plano estabelecido.

A existência de planos de ação está prevista na legislação vigente, como a Resolução ANVISA nº 63, de 25/11/2011 – RT sobre Boas Práticas em Serviços de Saúde, que diz o que devem ter, incluindo consultórios:

"Art. 19 – O serviço de saúde deve possuir mecanismos que garantam a continuidade da atenção ao paciente quando houver necessidade de remoção ou para realização de exames que não existam no próprio serviço.

Art. 23 – O serviço de saúde deve manter disponível, segundo o seu tipo de atividade, documentação e registro referente a:

... III – educação permanente;

Art. 32 – O serviço de saúde deve promover a capacitação de seus profissionais antes do início das atividades e de forma permanente em conformidade com as atividades desenvolvidas.

Parágrafo único. As capacitações devem ser registradas contendo data, horário, carga horária, conteúdo ministrado, nome e a formação ou capacitação profissional do instrutor e dos trabalhadores envolvidos.

Art. 58 – O serviço de saúde deve garantir que todos os usuários recebam suporte imediato de vida, quando necessário."

Sobre equipamentos, materiais e medicamentos, considerando até março de 2016, temos a Resolução nº 2.073, de 28/03/2014, do Conselho Federal de Medicina, que alterou o Anexo II da Resolução nº 2.056 de 20/09/2013. Na 2.056, a ementa nos diz:

"Disciplina os departamentos de Fiscalização nos Conselhos Regionais de Medicina, estabelece critérios para a autorização de funcionamento dos serviços médicos de quaisquer naturezas, bem como estabelece critérios mínimos para seu funcionamento, vedando o funcionamento daqueles que não estejam de acordo com os mesmos. Trata também dos roteiros de anamnese a serem adotados em todo o Brasil, inclusive nos estabelecimentos de ensino médico, bem como os roteiros para perícias médicas e a organização do prontuário de pacientes assistidos em ambientes de trabalho dos médicos."

No Anexo II está relacionado tudo o que um consultório deve ter, por especialidade.

Situações de urgência/emergência no consultório

São muitas as causas que levam um paciente a ter uma emergência em um consultório, nem sempre decorrente do ato médico. São situações como estresse, doenças prévias, uso de medicamentos, imunologia individual, substâncias usadas pelo médico e também fatores fortuitos que podem acometer qualquer pessoa em qualquer lugar, incluindo quedas e traumas consequentes. Se uma pessoa pode sofrer um acidente vascular encefálico, infarto do miocárdio, convulsão assistindo uma televisão em sua residência ou em qualquer outro lugar, também poderá sofrê-los na sala de espera do médico ou mesmo durante o atendimento.

Aos acompanhantes aplica-se semelhante raciocínio. Por vezes, são eles que requerem atenção. Cabe ao médico estar preparado para enfrentar essas situações, como médico que é, realizando, no mínimo, as ações de primeiros socorros. Mais preparado ainda deverá estar para agir nas intercorrências decorrentes diretamente de seus atos. Mas nunca poderá deixar de socorrer com empenho, qualquer paciente ou seus acompanhantes.

As intercorrências

O médico não deve estar preparado apenas para as situações mais frequentes. Deve estar pronto para atuar nas situações em que ele poderá fazer a diferença e salvar o paciente. Exemplo disso é a parada cardíaca. Felizmente, tal intercorrência é rara na prática diária do dermatologista, mas ocorre de tempos em tempos em qualquer consultório decorrente ou não do ato médico. Outro exemplo relevante é a anafilaxia.

O médico também deve estar preparado para atuar nas situações em que a legislação vigente determina equipamentos, materiais e medicamentos, e aqui, novamente, temos o exemplo da parada cardíaca, na qual equipamentos como o desfibrilador, obrigatório, pode salvar a vida. Na anafilaxia, a adrenalina é a resposta salvadora.

Outras situações são mais frequentes, como síncope ou pré-síncope, convulsão, hipoglicemia, acidente vascular encefálico ou isquemia cerebral transitória, urgência e emergência hipertensiva, síndrome coronariana aguda e outras.

Síncope

É a perda súbita e transitória da consciência que tem como mecanismo a redução ou até cessação do fluxo sanguíneo cerebral. Quando recorrente, causa preocupação e até insegurança ao próprio paciente e seus familiares. O paciente pode sofrer lesões traumáticas devido a quedas ou até acidentes de trânsito se a síncope ocorrer durante o ato de conduzir um veículo.

Várias são as suas causas, sendo a mais frequente o reflexo vasovagal que pode ser desencadeado pela tosse, deglutição, esforço ao urinar ou evacuar, calor excessivo, dor, posição prolongada, esforço, medo de lesão corporal ou outra situação de estresse. O X par craniano, o nervo vago, é responsável pela inervação parassimpática de praticamente todos os órgãos abaixo do pescoço, como pulmão, coração, estômago, intestino delgado, exceto parte do intestino grosso e órgãos sexuais. Ao ser estimulado, pode causar bradicardia e hipotensão arterial, causando diminuição do fluxo sanguíneo cerebral e desmaio, ou um quadro de "quase desmaio" com palidez cutânea, escurecimento da visão, escotomas, tontura, sudorese e náusea. Havendo a perda da consciência, cessam os estímulos vasovagais, retorna o fluxo sanguíneo cerebral e o paciente recupera a consciência.

A síncope também pode ser causada por arritmias cardíacas, isquemia cerebral transitória, epilepsia, hipotensão de outra natureza, medicamentos, hipoglicemia e outros distúrbios metabólicos.

Na abordagem de um paciente que se torna inconsciente, deve o médico seguir sempre um padrão no início da prestação do socorro.

Como socorrer um paciente de síncope no consultório:

1. Verifique a consciência/responsividade e a respiração tocando o paciente pelos ombros e chamando-o em voz alta. Verifique se apresenta alguma resposta e, ao mesmo tempo, verifique se apresenta movimentos respiratórios.

   Em se tratando de uma síncope, haverá respiração e o paciente estará irresponsivo ou inconsciente. Havendo respiração, o coração também estará batendo.

2. Abra as vias aéreas inclinando a cabeça para trás e elevando o mento. Esta é uma das ações mais importantes mediadas na síncope, pois na inconsciência há relaxamento da musculatura da laringe e da língua, determinando uma redução da passagem do ar de forma parcial e eventualmente total.

3. Afrouxe as roupas para tornar possível a livre respiração.

4. Verifique os sinais vitais como PA e pulso.

5. Instale oxímetro de pulso e forneça oxigênio, em especial diante de saturação ≤ 94%.

6. Verifique lesões secundárias.

7. Considere a realização de glicemia capilar.

8. Considere acesso venoso se houver possibilidade de que o paciente venha a necessitar drogas EV.

9. Na dependência da causa e não havendo plena recuperação do paciente, considere monitoração cardíaca e remoção. Normalmente, na síncope de origem vagal a recuperação é plena e rápida, não havendo necessidade de remoção para atendimento hospitalar.

10. Enquanto o paciente se mantiver inconsciente ou semiconsciente, por exemplo, aguardando uma ambulância, mantenha-o em decúbito lateral. Isso facilitará a drenagem de secreção, saliva ou mesmo vômito, reduzindo a possibilidade de engasgo. Em pacientes grávidas opte pelo decúbito lateral esquerdo, pois no direito poderá haver compressão da veia cava inferior com interferência do retorno venoso.

11. Se recuperada a consciência, especialmente em casos de paciente adulto ou idoso, aplique a escala pré-hospitalar para AVE de Cincinnati, conforme descrito no tópico sobre acidente vascular encefálico (ou cerebral).

Parada cardiorrespiratória (PCR)

É um episódio infrequente, porém dramático. As causas são as mesmas que afetam uma pessoa em sua residência ou em um escritório, acrescidas daquelas decorrentes do procedimento médico. Tudo isso com uma carga de estresse própria de quem vai ao médico.

O sucesso nas ações de socorro depende de diversos fatores: identificação rápida da situação, disponibilidade de desfibrilador, manobras de RCP efetivas e com qualidade, procedimentos avançados como uso de drogas, vias aéreas e oxigênio, terminando por um transporte profissional para um hospital adequado. Determinante também do sucesso do socorro é a própria causa da parada cardíaca pois, dependendo dela, muitas vezes, mesmo o mais eficiente socorro não logrará êxito nas manobras.

Como socorrer um paciente de PCR no consultório:

1. Verifique a consciência/responsividade e a respiração tocando o paciente pelos ombros e chamando-o em voz alta. Verifique se ele apresenta alguma resposta e, ao mesmo tempo, se apresenta movimentos respiratórios. Se não for detectada qualquer resposta nem respiração, deve o médico checar o pulso carotídeo que, se não for detectado, caracterizará uma PCR.

2. Inicie compressões torácicas e ao mesmo tempo solicite à sua equipe, ou mesmo à secretária, que traga um desfibrilador (manual ou automático). Conforme a classificação de sua clínica, segundo resoluções do CFM, pode ser obrigatório que tenha um desfibrilador.

3. Também solicite que acione um serviço de emergência tipo SAMU (Serviço de Atendimento Móvel de Urgência) ou outro, conforme seu plano previamente estabelecido.

4. Ao utilizar um desfibrilador, se for DEA (desfibrilador externo automático), instale-o e siga sua orientação. Se desfibrilador manual, identifique o traçado eletrocardiográfico e decida as condutas necessárias. Se não dispuser de um desfibrilador, passe a realizar ressuscitação cardiopulmonar com 30 compressões e duas ventilações. Para ventilar, prefira uma bolsa-válvula-máscara acoplada à fonte de oxigênio.

    Obs.: Se o paciente teve uma parada cardíaca sem que tenha sido precedida de insufi-

ciência respiratória, então a prioridade inicial são as compressões com o objetivo de fazer o sangue ainda oxigenado circular. Após cerca de 2 a 3 minutos, deve-se também realizar as ventilações a uma proporção de 30 compressões para duas ventilações.

5. Drogas: duas drogas podem ser necessárias no socorro inicial de uma PCR que tenha ocorrido na clínica, adrenalina e amiodarona.

    - *Adrenalina:* usada em toda parada cardíaca que não reverte no início das manobras ou após o primeiro choque. Apresentada em ampolas de 1 mL com 1 mg e usada na dose de 1 mg EV em *bolus* (de uma só vez), podendo ser repetida a cada 3 a 5 minutos enquanto não se reverte a PCR. Cada aplicação de adrenalina deve ser seguida de 20 mL de soro fisiológico e elevação do braço, favorecendo a chegada do medicamento até o coração. A adrenalina não tem efeito cumulativo, pois tem uma meia-vida de cerca de 3 minutos.

    - *Amiodarona:* antiarrítmico usado na parada cardíaca que não reverte após desfibrilação (usada geralmente após o segundo choque). Apresentada em ampolas de 3 mL com 150 mg por ampola e usada na dose de 300 mg (2 ampolas) EV em *bolus* (de uma só vez). Pode ser repetida apenas uma vez com 150 mg (uma ampola) após 3 a 5 minutos. Cada aplicação de amiodarona deve ser seguida de 20 mL de soro fisiológico e elevação do braço.

    Outras drogas podem ser necessárias, mas entende-se que o paciente está apenas no início do socorro na clínica dermatológica, devendo outra necessidade ser analisada e utilizada pelo médico da ambulância ou posteriormente, no hospital.

Convulsão

Episódio fortuito mas comumente relatado por dermatologistas, cuja causa mais frequente é a epilepsia. Também pode ser causada pela hipoglicemia e outros fatores neurológicos como infecções, tumores ou trauma. O socorro inicial fora do ambiente hospitalar visa proteger a vítima de ferimentos e reduzir a possibilidade de aspiração durante o episódio.

Como socorrer um paciente de crise convulsiva no consultório:

1. Identifique a convulsão.
2. Lateralize o paciente e sustente sua cabeça, permitindo a drenagem da saliva ou mesmo sangue, se houver.
3. Não impeça os movimentos musculares.
4. Não tente abrir a boca do paciente. Nada introduza entre os dentes. Este procedimento era comum no passado, mas hoje considera-se que pode provocar lesões, agravando a situação do paciente e não deve ser realizado.
5. Forneça oxigênio por máscara, mesmo durante a crise. Durante a convulsão, o processo respiratório não se processa com normalidade fisiológica. Muitos profissionais entendem que não há necessidade de administrar oxigênio no início da crise, mas será necessário se a crise permanecer por mais de 1 ou 2 minutos. Não há um tempo preciso estabelecido.
6. Uso de medicamentos: com opiniões que diferem no tempo a ser esperado, no ambiente pré-hospitalar não há necessidade premente de interromper a crise que acaba de se iniciar, ficando o uso de medicamentos restrito aos casos em que a convulsão se prolonga por vários minutos. Não há um tempo preciso estabelecido.

   Se optar por medicar para interromper a crise, use benzodiazepínico EV na dose de 0,2 mg/kg. Para pacientes de cerca de 50 kg em diante, use 10 mg. Pode ser repetido após 5 minutos. Durante a aplicação do medicamento, se a convulsão cessar, interrompa a aplicação da droga.
7. Considere acionar uma ambulância. A solicitação de uma ambulância para transporte ou para ações de socorro depende de diversos fatores, entre eles o conhecimento prévio do problema, dos familiares acostumados a lidar com a situação e da ocorrência de ferimentos.

Quando cessada a crise:

8. Verifique imediatamente se o paciente está respirando. Se necessário, abra as vias aéreas inclinando a cabeça para trás e elevando o mento.
9. Avalie os sinais vitais como PA e FC, e cuide dos ferimentos.
10. Alivie a pressão das roupas sobre o tórax.
11. Aspire secreções se necessário ou lateralize o paciente para drenagem de secreções.
12. Instale oxímetro de pulso e forneça oxigênio, em especial diante de saturação ≤ 94%.
13. Proteja a privacidade do paciente e auxilie-o nos seus cuidados básicos. Pode ter havido perda urinária ou fecal.
14. Não use drogas anticonvulsivantes se a convulsão já tiver cessado.
15. Orientações: o paciente não poderá dirigir veículo em seguida. Ele deverá ser orientado por um médico afeito à situação, sobre medicamentos, ajustes de dose ou outros fatores que estão causando as crises convulsivas.
16. Esteja preparado para a possibilidade de surgirem novas convulsões.

Anafilaxia

É uma reação sistêmica aguda com ameaça à vida, decorrente de vários mecanismos, com diversas apresentações clínicas e graus de severidade, resultante da liberação repentina de mediadores dos mastócitos e basófilos (Lieberman, 2010).

São muitas as causas, como medicamentos (analgésicos, antibióticos, anestésicos etc.), contrastes radiológicos, nutrientes, venenos de insetos e outras.

Os sistemas acometidos são: cutaneomucoso, circulatório, respiratório, gastrointestinal e o SNC.

As manifestações variam conforme a intensidade dos sistemas acometidos e as associações de sistemas acometidos, podendo ser:

- **Cutaneomucosa:** eritema, prurido, pápulas, rubor na região malar, seguidos de urticária e angioedema.
- **Ocular:** prurido, hiperemia, lacrimejamento e edema periorbitário.
- **Respiratória:** tosse, estridor, disfonia, rouquidão, dificuldade para deglutir, rinoconjuntivite, broncospasmo, estertores, taquipneia, hipoxemia, cianose, dispneia e parada respiratória.
- **Cardiocirculatória:** tontura, síncope, taquicardia, hipotensão, arritmia e parada cardíaca.
- **Neurológica:** inquietação, convulsão e perda da consciência.
- **Digestiva:** náuseas, vômitos, cólicas e diarreia.

EMERGÊNCIAS EM CONSULTÓRIO DERMATOLÓGICO

Como a anafilaxia é uma urgência/emergência com riscos à vida, é fundamental o início rápido do tratamento, que deverá ser precedido de um diagnóstico preciso.

Foram estabelecidos três critérios clínicos diagnósticos. O encontro de qualquer um dos três confirma a suspeita diagnóstica e possibilita o início do tratamento. São eles:

◆ **1º critério clínico de diagnóstico da anafilaxia:** início agudo da doença (minutos a várias horas), com envolvimento da pele e/ou mucosa (p. ex., urticária generalizada, prurido ou rubor, lábios/língua/úvula edemaciados) e pelo menos uma das seguintes opções:

  a. Comprometimento respiratório (p. ex., dispneia, sibilos, broncospasmo, estridor, hipoxemia).

  b. Hipotensão ou sintomas associados à disfunção de órgãos-alvo (p. ex., hipotonia, síncope, incontinência).

◆ **2º critério clínico de diagnóstico da anafilaxia:** dois ou mais dos seguintes itens podem ocorrer rapidamente após a exposição a um alérgeno (podem ocorrer em minutos a várias horas):

  a. Envolvimento da pele/mucosa (p. ex., urticária generalizada, prurido ou rubor, lábios/língua/úvula edemaciados).

  b. Comprometimento respiratório (p. ex., dispneia, sibilos, broncospasmo, estridor, hipoxemia).

  c. Hipotensão ou sintomas associados (p. ex., hipotonia, síncope, incontinência).

  d. Sintomas gastrointestinais persistentes (p. ex., cólica, dor abdominal, vômitos).

◆ **3º critério clínico de diagnóstico da anafilaxia:** hipotensão após a exposição de um alérgeno conhecido do paciente (minutos a várias horas).

Considerar hipotensão quando:

  ◖ Em criança ou bebê houver queda da PA sistólica acima de 30% da PA normal para a idade.

  ◖ Em adulto houver queda da PA sistólica abaixo de 90 mmHg ou queda acima de 30% da PA normal do paciente.

Como socorrer um paciente de anafilaxia no consultório (anafilaxia sem choque ou PCR)

1. Afaste os possíveis desencadeantes.

2. Injete adrenalina IM no músculo vasto lateral (terço médio anterolateral da coxa), dose de 0,01 mg/kg, no máximo 0,5 mg para adulto (meia ampola a 1:1.000) e 0,3 mg para criança (com menos de 12 anos).

   Para o preparo da dose use seringa de 1 mL com agulha para IM (adulto: 25 mm × 7 mm; criança: 25 mm × 6 mm). A seringa agulhada para insulina não deve ser utilizada, pois o tamanho da agulha é para aplicação subcutânea e não IM.

   Obs.: pacientes em uso de betabloqueador podem ter quadro mais grave e responder mal à adrenalina.

3. Posicione o paciente com as pernas elevadas para manter maior volume na circulação central.

4. Repita adrenalina a cada 5 a 10 min, se necessário.

5. Mantenha abertas as vias aéreas, administre oxigênio e monitore a FC e a PA.

Como socorrer um paciente de anafilaxia no consultório (paciente em choque ou na sua iminência)

A adrenalina tem meia-vida muito curta, de cerca de 3 a 5 minutos. Se o paciente evoluir para choque, mesmo depois de aplicada adrenalina IM, inicie os cuidados descritos a seguir.

1. Afaste os possíveis desencadeantes.

2. Estabeleça a via aérea e use alto fluxo de oxigênio.

3. Administre SF a 0,9% EV rápido (adultos: 500 a 1.000 mL; crianças: 20 mL/kg).

4. Monitore (monitor cardíaco), PA, oximetria.

5. Prepare solução com 9 mL de SF a 0,9% e uma ampola de adrenalina e aplique EV de forma lenta, acompanhando a PA e o monitor cardíaco para observar a frequência cardíaca e alteração do ritmo cardíaco. Acelere ou reduza a aplicação da solução conforme o resultado for sendo obtido (reduza se PA e FC subirem ou se surgir alteração do ritmo cardíaco).

Como socorrer um paciente de anafilaxia no consultório (paciente em parada cardíaca)

Siga as mesmas orientações do atendimento à PCR.

Efeitos da adrenalina

A adrenalina produz efeitos transitórios após a dose correta, por qualquer via. O seu encontro é esperado e representa a ação desejada do medicamento. Podem ser observados palidez, tremores, ansiedade, palpitação, tontura e cefaleia.

A adrenalina também pode causar efeitos adversos quando usada em dose acima da recomendada, por qualquer via. Pode causar arritmia ventricular, crise hipertensiva e edema pulmonar. Seu encontro é mais frequente quando utilizada a via EV, com aplicação muito rápida, ou quando há erro na dose utilizada.

Fase bifásica da anafilaxia

É o recrudescimento dos sintomas em 1 a 8 horas após o tratamento inicial com adrenalina. Não há como prever quais pacientes terão a forma bifásica. É recomendado o encaminhamento dos pacientes que receberam adrenalina para um serviço de emergência, pois deverão permanecer em observação pelas próximas 4 a 6 horas.

Drogas de segunda linha

Não há regra precisa para seu uso. Geralmente, quanto mais grave o quadro, mais são administradas drogas de segunda linha. Elas reduzem a possibilidade da bifásica. Se disponíveis, podem ser iniciadas ainda no primeiro atendimento. Ao encaminhar os pacientes, detalhe em relatório as doses já utilizadas e os respectivos horários.

São elas: anti-histamínicos, corticoides, broncodilatadores (via inalatória/intravenosa), vasopressores (noradrenalina, vasopressina, metaraminol) e antagonistas betabloqueadores adrenérgicos (glucagon).

Nem todas as drogas recomendadas poderão estar disponíveis em um consultório. Entendemos adequado e possível a existência no consultório de pelo menos um anti-histamínico e um corticoide (Tabela 6.1).

Tabela 6.1

DOSES E VIAS DE ADMINISTRAÇÃO DE ANTI-HISTAMÍNICOS (ANTI-H1) E CORTICOSTEROIDES NA ANAFILAXIA

Droga	Via de Administração	Idade	Dose
Difenidramina	EV, IM ou VO	Adultos	25 a 50 mg
		Crianças	0,5 a 1 mg/kg
Prometazina	IM ou EV em casos graves	Adultos	50 mg
		> 2 anos*	0,5 mg/kg/dose – máx. 10 mg
Hidrocortisona	IM ou EV	Adultos e < 12 anos	200 mg
		6-12 anos	100 mg
		6 meses-6 anos	50 mg
		< 6 meses	25 mg
Metilprednisona	EV	Adultos e crianças	1 a 2 mg/kg/dose – máx. 60-80 mg
Prednisona	VO	Adultos e crianças	1 a 2 mg/kg/dose – máx. 60-80 mg

*Não usar em < 2 anos pelo risco de depressão respiratória.
Fonte: Adaptada do Projeto Diretrizes da AMB. Anafilaxia: Tratamento, 2011.

Acidente vascular cerebral/encefálico (AVC/AVE) e isquemia cerebral transitória

Em 2005, no Brasil, segundo a Sociedade Brasileira de Cardiologia em sua I Diretrizes de Emergência de 2013, o AVC foi a causa de 10% dos óbitos (90.006 mortes) e responsável por 10% das internações hospitalares públicas.

Importante diagnóstico a ser considerado em todo paciente adulto que repentinamente "passa mal" ou relata não estar bem ou apresenta, repentinamente, alguns déficits ou alterações, mesmo que transitórias, do equilíbrio, fala, visão, força muscular, coordenação motora ou ainda cefaleia repentina e de causa desconhecida.

O encontro dessas situações deve incluir a possibilidade de um quadro de isquemia cerebral, seja transitória, seja plenamente instalada como no AVE. O paciente pode estar na sala de espera ou em atendimento.

Uma forma rápida e prática de avaliar o paciente é a aplicação da escala pré-hospitalar para AVE de Cincinnati. É um exame neurológico simplificado. Avalia o comprometimento neurológico agudo, sem coma e sem trauma através de três sinais físicos. A anomalia unilateral de qualquer um deles nos dá uma probabilidade de AVE de cerca de 72%. Se os três estiverem alterados, a probabilidade de se tratar de um AVE eleva-se a mais de 85%.

Os sinais são:

- Queda facial ou desvio de rima, ou assimetria na contração dos músculos da face na produção de um sorriso forçado. A assimetria indica que o sinal está alterado.

- Debilidade dos braços: sentado e de olhos fechados, o paciente deve sustentar os dois braços retos na horizontal por alguns segundos (até próximo de 1 minuto). A queda de um dos braços isolado ou de forma assimétrica indica alteração.

- Fala anormal: a frase pode variar, sendo a mais comum no Brasil "o rato roeu a roupa do rei de Roma". A incapacidade de pronunciá-la indica que este sinal está alterado.

A importância na aplicação da escala é abreviar a suspeita/diagnóstico, permitindo agilizar o encaminhamento a um hospital de referência para a instituição do tratamento adequado, pois o tempo é essencial para o início das medicações específicas. Nos quadros sugestivos de AVC isquêmico em pacientes > 18 anos há benefícios com o uso de trombolítico intra-hospitalar em até 4,5 horas do início dos sintomas.

Como socorrer um paciente com suspeita de AVE ou com quadro de isquemia cerebral transitória no consultório

1. Identifique a situação e aplique a escala de Cincinnati, se possível.
2. Solicite ambulância.
3. Mantenha vias aéreas abertas; remova próteses dentárias se interferirem com a livre respiração. Mantenha a cabeça ligeiramente elevada.
4. Instale oxímetro de pulso e forneça oxigênio, em especial se saturação ≤ 94%. Use máscara na aplicação do oxigênio. Se a respiração for insuficiente, use bolsa-válvula-máscara.
5. Avalie sinais vitais como PA e FC. Aplique a Escala de Coma de Glasgow e anote essas informações na transferência do paciente.
6. Não se deve tratar a hipertensão arterial de rotina. Não se deve reduzir a pressão arterial na fase aguda do AVC (em especial do isquêmico), exceto quando os níveis pressóricos forem extremamente elevados (PAS > 220 mmHg ou PAD > 120 mmHg). Nestes casos, a redução não deve exceder 15% dos valores pressóricos iniciais nas primeiras 24 horas. Esta conduta raramente será tomada pelo dermatologista.
7. Avalie a glicemia capilar. Administre glicose (ver o tópico Hipoglicemia a seguir) se a taxa de glicemia estiver abaixo de 80 mg/dL.
8. Remova o paciente sem demora para um hospital que seja adequado ao manejo dele.

Hipoglicemia

Decorrente, na maioria das vezes, do uso de medicamentos como insulina ou hipoglicemiantes orais. Também pode decorrer da falta de alimentação prolongada. Pode causar disfunção neurológica ou mesmo lesão tecidual, constituindo-se em diagnóstico diferencial de AVC/AVE. A hipoglicemia também pode causar convulsão.

O nível preciso para se considerar como hipoglicemia a ser tratada não é bem definido. Admite-se que abaixo de 70 mg/dL já requer intervenção, não necessariamente de forma agressiva. A intensidade da intervenção dependerá da combinação dos sinais, sintomas, do nível da glicemia capilar e de sua causa.

Como quadro clínico, encontramos respiração normal ou superficial, pele pálida e úmida, frequente sudorese fria, pulso rápido e cheio, hálito normal, confusão mental, convulsão e até coma.

Como socorrer um paciente de hipoglicemia no consultório

1. Na suspeita (sinais e sintomas), avaliar com glicosímetro.
2. Avaliar sinais vitais de PA e FC.
3. Considerar acionar ambulância.
4. Administrar oxigênio.
5. Se a taxa de glicemia estiver igual ou abaixo de 80 mg/dL (alguns autores consideram 70 mg/dL, mas use esse dado associado aos sinais e sintomas):

   - Se o paciente estiver alerta, administrar glicose por via oral (20 g de açúcar em meio copo d'água); em crianças, 0,5 a 1 g de glicose/kg;
   - Se o paciente não estiver plenamente alerta, nada dar por via oral;
   - Se a hipoglicemia for consistente, com sintomas e sinais importantes, considerar acesso venoso e reposição de glicose EV com 40 a 60 mL de glicose a 50%; considerar manutenção de fonte energética com soro glicosado a 10%, dependendo do tempo de chegada da ambulância.

Conclusão

Muitas outras situações podem ocorrer, além das relatadas neste capítulo.

O médico dermatologista deve, cada vez mais, estar preparado para enfrentar as situações de emergência em seu consultório, decorrentes ou não de sua atividade.

BIBLIOGRAFIA CONSULTADA

1. Associação Médica Brasileira e Conselho Federal de Medicina. Projeto Diretrizes. Anafilaxia: Diagnóstico. Brasília (DF), 2011. [Acesso em 15 de dez 2014]. Disponível em www.projetodiretrizes.org.br/diretrizes10/anafilaxia_diagnostico.pdf
2. Associação Médica Brasileira e Conselho Federal de Medicina. Projeto Diretrizes. Anafilaxia: tratamento. Brasília (DF), 2011. [Acesso em 15 de dez 2014]. Disponível em www.projetodiretrizes.org.br/diretrizes10/anafilaxia_tratamento.pdf
3. Belda Jr W, Chiacchio ND, Criado PR. Tratado de dermatologia. 2ª ed. São Paulo: Atheneu; 2014.
4. Brasil. Agência Nacional de Vigilância Sanitária-ANVISA. RDC nº 63 de 25 de novembro de 2011. Dispõe sobre os requisitos de boas práticas de funcionamento para os serviços de saúde. Brasília (DF), 2011. [Acesso em 15 de dez. 2014]. Disponível em http://portal.anvisa.gov.br/wps/wcm/connect/3fcb208049af5f1e96aeb66dcbd9c63c/RDC+36+de+25_11_2011+Vers%C3%A3o+Publicada.pdf?MOD=AJPERES
5. Brasil. Conselho Federal de Medicina. Resolução nº 2.073, de 28 de março de 2014. Altera o anexo da Resolução nº 2.056, de 20 de setembro de 2013. Brasília (DF), 2014. [Acesso em 15 de dez. 2014]. Disponível em http://www.portalmedico.org.br/resolucoes/CFM/2014/2073_2014.pdf
6. Brasil. Conselho Federal de Medicina. Resolução nº 2.056, de 20 de setembro de 2013. "Disciplina os departamentos de Fiscalização nos Conselhos Regionais de Medicina, estabelece critérios para a autorização de funcionamento dos serviços médicos de quaisquer naturezas, bem como estabelece critérios mínimos para seu funcionamento, vedando o funcionamento daqueles que não estejam de acordo com os mesmos. Brasília (DF), 2013. [Acesso em 15 de dez. 2014]. Disponível em www.portalmedico.org.br/resolucoes/CFM/2013/2056_2013.pdf
7. Gonzalez MM, Timerman S, Gianotto-Oliveira R, et al. I Diretriz de ressuscitação cardiopulmonar e cuidados cardiovasculares de emergência da Sociedade Brasileira de Cardiologia. Arquivos Brasileiros de Cardiologia. 2013; 101(supl 3):1-221.
8. Jacobs I, Sunde K, Deakin CD, Hazinski MF, Kerber RE, Koster RW, et al. Part 6: Defibrillation: 2010 International Consensus on Cardiopulmonary Resuscitation and Emergency Cardiovascular Care Science With Treatment Recommendations. Circulation 2010; 122(16 Suppl 2): S325-37.
9. Jauch EC, Cucchiara B, Adeoye O, Meurer W, Brice J, Chan Y, Gentile N, et al. Part 11: Adult Stroke: 2010 International Consensus on Cardiopulmonary Resuscitation and Emergency Cardiovascular Care Science With Treatment Recommendations. Circulation 2010; 122(16 Suppl 2):S818-28.
10. Lieberman P, Nicklas RA, Oppenheimer J, Kemp SF, Lang DM, et al. The diagnosis and management of anaphylaxis practice parameter: 2010 Update. J Allergy Clin Immunol 2010; 126:477-80.
11. O'Driscoll BR, Howard LS, Davison AG. Guideline for Emergency Oxygen in Adult Patients: 2008 British Thoracic Society Emergency Oxygen Guideline Development Group. Thorax An International Journal of Respiratory Medicine. 2008; 63(Suppl VI): vi1-vi68.

Capítulo 7

Ultrassonografia na Cirurgia Dermatológica

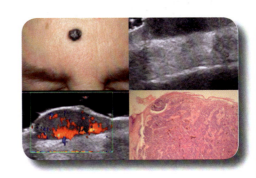

Elisa de Oliveira Barcaui
Carlos Baptista Barcaui
Juan Piñeiro-Maceira
Antonio Carlos Pires Carvalho

Pontos de destaque

- O ultrassom (US) é um método de diagnóstico por imagem indolor, não invasivo, não radioativo e que, por ser realizado em tempo real, pode auxiliar diferentes procedimentos na campo da cirurgia dermatológica.
- Na pele normal, a ecogenicidade de cada camada depende de seu principal componente que, na epiderme, é a queratina, na derme, o colágeno e, no subcutâneo, os lóbulos de gordura.
- Ao ultrassom, as neoplasias cutâneas, malignas ou benignas, geralmente se apresentam como áreas hipoecogênicas, em contraste com o tecido sadio adjacente, o que auxilia sua delimitação.
- Nas alterações vasculares, o US possibilita a monitoração de sua evolução (involução, no caso dos hemangiomas e progressão, nas malformações vasculares), avalia o acometimento de estruturas adjacentes, orienta a escolha terapêutica e acompanha a resposta do procedimento instituído.
- O ultrassom possibilita o estudo da interface entre áreas congeladas e não congeladas do tecido tratado, com crioterapia, por causa da variação de densidade, resultando, na imagem ultrassonográfica, diferentes ecogenicidades.
- Em procedimentos estéticos, o ultrassom pode ser de grande auxílio na avaliação do grau do envelhecimento cutâneo, controle do uso de preenchedores e no manejo de cicatrizes.

Introdução

O ultrassom (US) é um método de diagnóstico por imagem indolor, não invasivo e não radioativo, que se baseia na reflexão de ondas sonoras, através do tecido. A introdução de equipamentos de alta frequência, e com melhor resolução, permitiu a visualização da pele e seus anexos, tecido subcutâneo e estruturas profundas (músculos, tendões, margens ósseas e linfonodos regionais) e, associada ao estudo do fluxo sanguíneo, por meio do *Doppler* colorido, aumentou significativamente sua utilidade prática no campo da Dermatologia e da Cirurgia Dermatológica.

As intervenções cirúrgicas e estéticas, como a biópsia (incisionais ou excisionais), a crioterapia, a correção de cicatrizes de acne, a retirada de corpo estranho, a punção guiada por agulha fina, o preenchimento cutâneo, entre outras, podem ser mais bem conduzidas, quando associadas a informações precisas da anatomia local, resultando em um procedimento mais seguro e com melhor resultado final. O US não pode ser utilizado para confirmação diagnóstica, por ser incapaz de avaliar a celularidade da lesão, mas possibilita um estudo pré-operatório detalhado: analisando as diferentes camadas da pele e suas respectivas espessuras, sugerindo a natureza da lesão, fornecendo sua dimensão, a exata localização e o acometimento de estruturas adjacentes. Em associação, o fluxo sanguíneo da área avaliada pode ser estimado com o estudo do *Doppler* colorido ou *power Doppler*. Essa análise fornece parâmetros importantes para a orientação da conduta terapêutica.

Considerações técnicas

Princípios da ultrassonografia

Um conhecimento básico dos princípios da ultrassonografia é de grande importância para interpretação correta da imagem.

O principal componente de um aparelho de ultrassonografia denomina-se transdutor. Os transdutores possuem um material (geralmente cristais piezoelétricos) que gera ondas acústicas, quando submetido a uma tensão elétrica (voltagem). Essas ondas se propagam aos fluidos e/ou tecidos adjacentes, e os ecos refletidos por essas estruturas retornam ao transdutor que os transforma em energia elétrica, que, após processada, origina a imagem vista no monitor. A velocidade com que a onda sonora consegue atravessar cada tecido ou estrutura depende de seu principal componente estrutural e determina a intensidade dos ecos da imagem. Dessa forma, imagens com ecos de alta intensidade chamam-se ecogênicas ou hiperecoicas; e imagens de baixa intensidade, hipoecoicas; e imagens que não possuem ecos, anecoicas ou ecolucentes.

A resolução da imagem ultrassonográfica e a penetração dos ecos são determinadas pela frequência do transdutor. Quanto maior a frequência, menor o comprimento de onda que chega aos tecidos: melhor resolução, menor penetração. Diversos fatores influenciam na escolha da frequência adequada. Frequências entre 50 e 100 MHz apresentam pouca penetração, limitando-se à epiderme. Aparelhos de 20 a 25 MHz possibilitam o estudo da epiderme,

derme, hipoderme e estruturas adjacentes, e são os que apresentam melhor resolução para visualização de estruturas superficiais. Nas lesões localizadas profundamente no subcutâneo são utilizadas frequências menores, entre 10 e 15 MHz.

O estudo com *Doppler* é utilizado para a análise de estruturas em movimento, como fluxo sanguíneo. No *Doppler* colorido o fluxo sanguíneo é diferenciado por cores, enquanto o *power Doppler* demonstra o volume de fluxo de determinada região.

Técnica do exame

Inicia-se o exame cutâneo ultrassonográfico com minuciosa inspeção do local a ser examinado. Posteriormente, aplica-se uma grossa camada de gel, entre a pele e o transdutor, para melhor obtenção de um ponto focal. Dessa forma, as margens de lesões vegetantes podem ser mais bem definidas.

É relevante o uso de transdutor delicado, que se adapte ao contorno cutâneo dos diferentes segmentos corporais, como face e falange distal. O contato do transdutor com a pele deve ser o mais suave possível, para evitar a compressão das estruturas anatômicas que, nesse tecido, são superficiais e delgadas.

Para o exame das unhas, os dedos devem estar completamente estendidos. Um coxim gelatinoso pode ser empregado para estudo da unidade ungueal.

A tricotomia de uma região pilosa a ser estudada deve ser feita, preferencialmente, com lâmina e não com tesoura, permitindo melhor contato entre o transdutor e a pele.

Para o estudo de lesões que apresentem crostas ou queratinização acentuada, recomenda-se a remoção delas, uma vez que provocam a atenuação do feixe sonoro, diminuindo a acurácia do exame.

Uma avaliação ultrassonográfica adequada inclui discriminar a exata topografia a ser estudada; diferenciar as camadas cutâneas, suas espessuras e vascularização; e identificar possíveis achados patológicos associados. As lesões, quando presentes, devem ser avaliadas quanto ao tamanho tridimensional, espessura, profundidade, morfologia, conteúdo (cístico, sólido ou misto), focos de calcificação ou necrose, vascularização, localização precisa e acometimento de estruturas adjacentes. Essa análise fornece parâmetros importantes para orientação da conduta terapêutica ou da escolha da técnica cirúrgica mais adequada.

Ultrassonografia da pele normal

O primeiro passo para a interpretação dos achados ultrassonográficos é o reconhecimento das diferentes estruturas. Em um mesmo indivíduo, é possível observar padrões ultrassonográficos distintos, dependendo do sítio anatômico estudado.

Na pele normal, a ecogenicidade de cada camada depende de seu principal componente, que na epiderme é a queratina; na derme, o colágeno; e, no subcutâneo, os lóbulos de gordura. Na imagem ultrassonográfica, a epiderme se apresenta como uma linha hiperecoica; a derme como uma banda hiperecoica, menos brilhosa que a epiderme; e o subcutâneo como uma camada hipoecoica, com a presença de septos fibrosos no seu interior (Figura 7.1). A região palmoplantar pode ser diferenciada da pele não glabra, por apresentar a epiderme com aspecto ultrassonográfico bilaminar, que pode ser resultante do contraste da epiderme propriamente dita e o extrato córneo muito espesso e compacto.

O estudo da unidade ungueal pode fornecer informações importantes para o estudo pré-operatório dessa região. Ao US, a lâmina ungueal é subdividida em placas ventral e dorsal, separadas por estreita linha hipoecoica, gerando um aspecto bilaminar, hiperecoico. Abaixo da lâmina ungueal, situa-se o leito ungueal, hipoecoico. A matriz, ecogênica, pode ser observada na parte proximal do leito ungueal. Abaixo do leito ungueal encontra-se uma linha intensamente hiperecoica, que corresponde ao osso da falange distal (Figura 7.2).

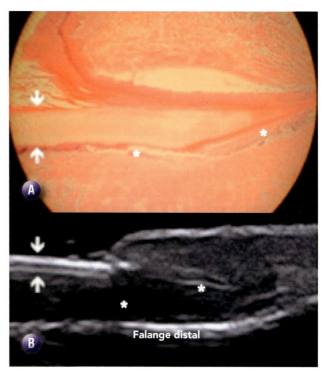

Figura 7.2 – *Unidade ungueal normal. Corte longitudinal.* **(A)** *Corte histológico –* ↓: *placa ventral;* ↑: *placa dorsal.* **(B)** *Ultrassom –* ↓: *leito ungueal.* *Matriz ungueal. (Fonte: Acervo pessoal.)*

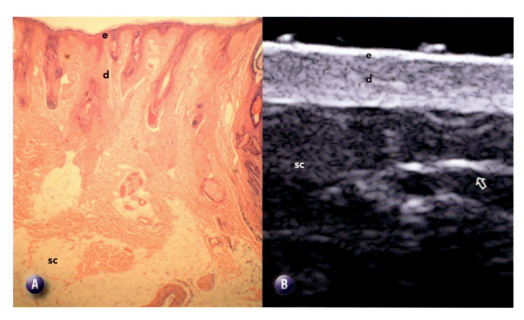

Figura 7.1 – *Anatomia da pele não glabra.* **(A)** *Histologia cutânea normal.* **(B)** *Ultrassom, visão transversa. e: epiderme; d: derme; sc: subcutâneo com a presença dos septos fibrosos (seta). (Fonte: Acervo pessoal.)*

Indicações do exame ultrassonográfico de interesse em cirurgia dermatológica

Neoplasias

Ao US, as neoplasias cutâneas, malignas ou benignas, geralmente se apresentam como áreas hipoecogênicas, em contraste com o tecido sadio adjacente. Desse modo, é possível avaliar as medidas tumorais nos eixos longitudinal, transverso e axial. Como o crescimento tumoral pode ser assimétrico, a medida de sua espessura deve basear-se no local de maior invasão.

A análise ultrassonográfica das lesões tumorais inclui a determinação da ecogenicidade, margem, formato, conteúdo e tamanho da lesão, o relato de estruturas adjacentes e o estudo da vascularização, por meio do *Doppler*. A ecogenicidade pode ser classificada em homogênea ou heterogênea, tanto para o aspecto hipoecoico como para o hiperecoico. As margens tumorais podem ser classificadas como bem definidas, mal definidas (má delimitação entre a lesão e o tecido sadio adjacente) ou infiltradas (margem irregular, bem definida com ampla zona de transição). Quanto ao formato, podem ser divididas em: fusiformes, redondas, ovais ou boceladas. A consistência da lesão pede ser avaliada por meio da sua ecogenicidade: lesões sólidas se apresentam frequentemente hipoecoicas, enquanto nas lesões císticas, a ecogenicidade é variável, dependendo da densidade do seu conteúdo. O tamanho tumoral pode ser definido como grande (> 5 cm), médio (1 a 5 cm) ou pequeno (< 1 cm). A análise com *Doppler* colorido permite determinar a presença de vasos sanguíneos no interior das massas sólidas, assim como sua natureza (artéria ou veia) e índice de resistência (IR). As lesões benignas inflamadas ou com maior potencial de agressividade apresentam aumento da vascularização intra e/ou perilesional.

Neoplasias benignas

Os tumores benignos, na maioria dos casos, apresentam margens bem delimitadas e formato fusiforme, redondo ou oval. A vascularização é discreta ou ausente.

A avaliação das lesões nodulares é de particular interesse para o dermatologista. Baseando-se nas características ultrassonográficas das massas sólidas superficiais é possível, na maioria dos casos, fazer um diagnóstico bastante confiável.

- ◆ **Lipomas:** formato ovoide, composição sólida, tamanho variável, bem delimitados e ecogenicidade inconstante. Os fibrolipomas tendem a ser hipoecogênicos, enquanto os angiolipomas, hiperecoicos. Caracteristicamente, apresentam trabéculas ecogênicas paralelas no seu interior. Na maioria das vezes são avasculares ou com pouca vascularização. Nos casos com hipervascularização deve-se descartar transformação maligna (Figura 7.3).

- ◆ **Cistos:** dependendo da densidade do conteúdo, apresentam ecogenicidade variável (desde anecoico até hiperecogênico) com possível detecção de reforço acústico posterior, margem bem definida, geralmente formato redondo ou oval e com tamanho variável. Quando inflamados e/ou infectados, podem apresentar contorno irregular e espessamento do tecido adjacente e, ao *Doppler* colorido, aumento da vascularização na periferia (Figura 7.3).

- ◆ **Pilomatricoma ou epitelioma calcificado de Malherbe:** lesão hipoecoica, bem delimitada com a presença de pontos hiperecogênicos no interior da massa tumoral que correspondem a focos de calcificação, localizado na derme e/ou subcutâneo. Epiderme com aspecto normal. O *Doppler* colorido pode apresentar graus variáveis de vascularização no interior da lesão (Figura 7.4).

- ◆ **Hidrocistoma:** lesão anecoica bem delimitada localizada na derme com a presença de reforço acústico posterior, indicando conteúdo líquido e aspecto cístico. Por meio da avaliação da ecogenicidade é possível fazer a distinção entre o hidrocistoma e o carcinoma basocelular (Figura 7.5).

Neoplasias malignas

A determinação precisa das margens dos tumores cutâneos é de extrema importância no planejamento cirúrgico evitando, dessa forma, excisões incompletas ou amplas ressecções, que podem originar problemas estéticos desnecessários. Porém, é importante ressaltar que alguns fatores podem levar ao erro na medida da espessura tumoral com US. Processo inflamatório associado à neoplasia ou a procedimentos prévios ao exame, presença de glândulas hipertróficas perilesionais e associação nevo-melanoma podem superestimar seu tamanho, enquanto a presença de ulceração, pode subestimá-lo.

ULTRASSONOGRAFIA NA CIRURGIA DERMATOLÓGICA

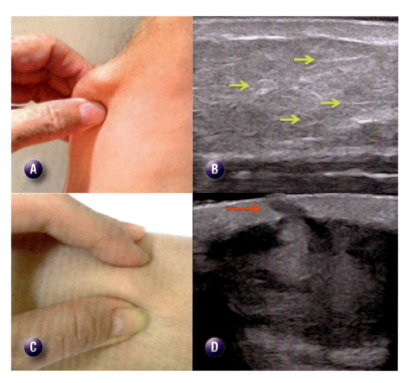

Figura 7.3 – **(A)** Nódulo, braço direito. **(B)** Ultrassom, visão longitudinal. Lesão sólida, hipoecogênica com estruturas hiperecoicas paralelas no seu interior (setas amarelas). Lipoma. **(C)** Nódulo, braço direito. **(D)** Ultrassom, visão transversa. Estrutura oval hipoecogênica, com conteúdo espesso, heterogêneo. Detalhe para orifício (seta vermelha). Cisto. (Fonte: Acervo pessoal.)

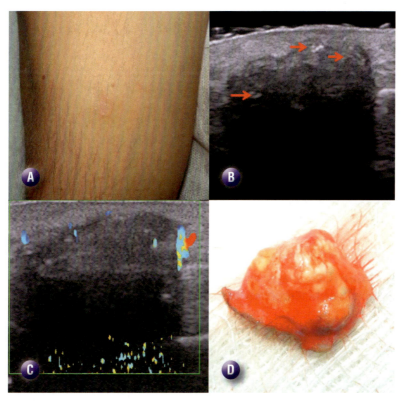

Figura 7.4 – **(A)** Nódulo, antebraço esquerdo. **(B)** Ultrassom, visão transversa. Lesão hipoecoica localizada na derme e subcutâneo. Presença de pontos hiperecogênicos no interior (setas vermelhas). **(C)** Doppler colorido. Discreta vascularização periférica. **(D)** Peça cirúrgica. Pilomatricoma. (Fonte: Acervo pessoal.)

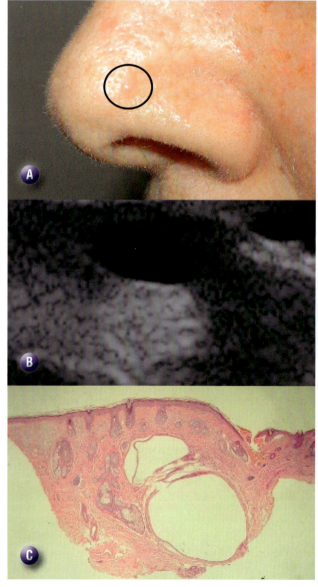
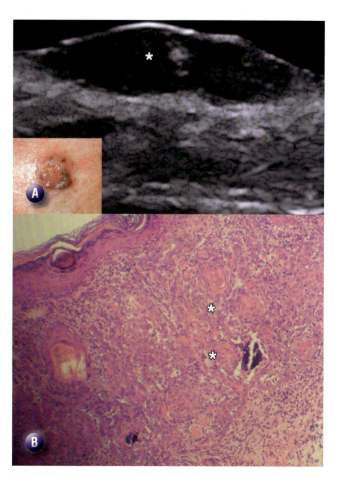

Figura 7.5 – **(A)** Discreta pápula normocrômica, lateral esquerda do nariz. **(B)** Ultrassom, visão transversa. Lesão bem delimitada, anecoica, indicando conteúdo líquido. **(C)** Lesão cística com localização dérmica revestida por epitélio colunar. Hematoxilina e eosina 10×. Hidrocistoma écrino. (Fonte: Acervo pessoal.)

Figura 7.6 – **(A)** Ultrassom, visão transversa. Ponto hiperecoico (*) no interior de lesão fusiforme hipoecogênica. **(B)** Cistos córneos e microcalcificações no interior da massa tumoral (*). Hematoxilina e eosina 40×. Carcinoma basocelular. (Fonte: Acervo pessoal.)

◆ **Carcinoma basocelular (CBC):** apresenta-se como uma área hipoecogênica heterogênea, bem delimitada, com contorno regular ou irregular, geralmente localizada na derme, mas podendo se estender a planos profundos. Frequentemente são observados pontos hiperecoicos no interior da massa tumoral. Essas imagens são atribuídas à presença de microcalcificações, cistos córneos ou aglomerados de células apoptóticas (Figura 7.6). Lesões satélites subclínicas podem ser diagnosticadas com uso do US. Ao estudo com *Doppler* colorido, observa-se discreto fluxo sanguíneo intra e peritumoral, constituído por artérias e veias de baixo fluxo. Ao avaliar a morfologia, vascularização e espessura do CBC, o US pode ser uma excelente ferramenta na escolha da conduta terapêutica. Possibilita um estudo pré-operatório detalhado, diminuindo o número de lesões incompletamente excisadas e evitando ressecções amplas, que poderiam levar a problemas estéticos e funcionais. Nos tratamentos não cirúrgicos, como terapia fotodinâmica e imunomoduladores, permite o acompanhamento do tratamento, de forma seriada e não invasiva. O US possibilita a detecção precoce da recidiva do CBC, nos casos em que foram incompletamente excisados ou quando tratados com radioterapia, criocirurgia, terapia fotodinâmica ou tratamento clínico (Figura 7.7).

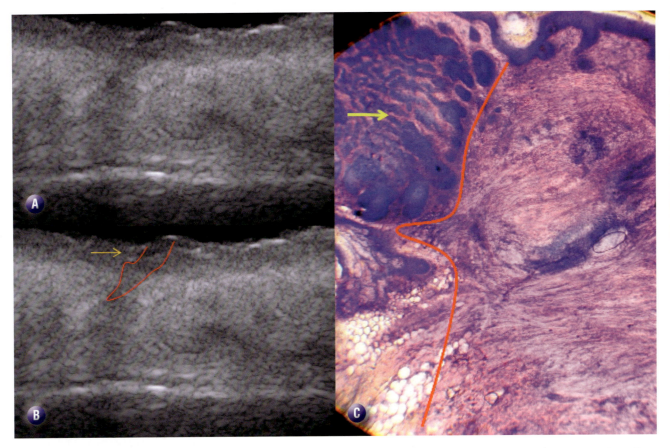

Figura 7.7 – **(A-B)** *Ultrassom, visão transversa. Discreta lesão hipoecoica irregular acometendo derme e subcutâneo (área delimitada em vermelho). Pontos hiperecogênicos sugerindo presença de CBC (seta).* **(C)** *Massa tumoral composta por células basaloides, adjacente fibras colágenas dérmicas homogeneizadas (fibrose). Histopatologia por congelação de CBC previamente incompletamente excisado. (Fonte: Acervo pessoal.)*

- **Carcinoma espinocelular (CEC):** em razão do seu comportamento mais agressivo, tem maior possibilidade de invadir tecidos moles, cartilagem e osso adjacente. É visualizado ao US, como uma lesão com contorno irregular e estrutura hipoecoica heterogênea. No mapeamento com *Doppler* colorido, geralmente se observa um padrão misto, interno e periférico (Figura 7.8). O grau da vascularização tumoral se relaciona diretamente à espessura e o potencial de agressividade da lesão. Em razão da característica dos CEC geralmente apresentarem hiperceratose e pelo maior processo inflamatório associado, a área tumoral pode ser superestimada, quando avaliada ao ultrassom. Diante de uma lesão clínica suspeita, os gânglios linfáticos regionais podem ser examinados ao US, dada a maior probabilidade de metástases locorregionais.

- **Melanoma:** geralmente se apresenta como uma área hipoecogênica homogênea, de formato oval ou fusiforme. Apesar de as lesões névicas apresentarem ecogenicidade irregular e o melanoma, homogênea, essas lesões não podem ser diferenciadas ao ultrassom de alta frequência (USAF), que pode superestimar o tamanho tumoral nas lesões onde há associação nevo-melanoma. Nas lesões ulceradas, a epiderme pode estar irregular. O mapeamento das lesões melanocíticas com *Doppler* colorido demonstra que, no melanoma, a vascularização é mais intensa do que nas lesões melanocíticas benignas (Figura 7.9). O número e calibre dos vasos sanguíneos intra e perilesional apresentam uma forte correlação com a taxa de metástase do melanoma. Portanto, a avaliação da angiogênese tumoral pode ser utilizada para identificar melanomas com alto potencial metastático. O US pode ser utilizado para diferenciar nevo azul, de melanoma metastático, em pacientes com história de melanoma, que apresentem lesões azuis homogêneas à dermatoscopia,

■ Ultrassonografia na Cirurgia Dermatológica

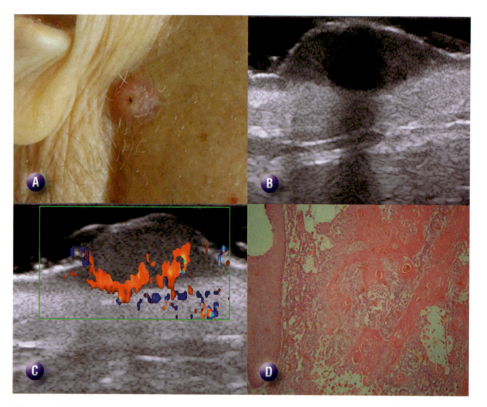

Figura 7.8 – **(A)** Lesão nodular na região pré-auricular. **(B)** Ultrassom, visão transversa. Lesão hipoecoica localizada na derme. **(C)** Doppler colorido. Padrão misto de vascularização. **(D)** Neoplasia epitelial formada por células atípicas com diferenciação escamosa (pérolas córneas presentes em meio ao tumor). Hematoxilina e eosina 40×. Carcinoma espinocelular in situ. (Fonte: Acervo pessoal.)

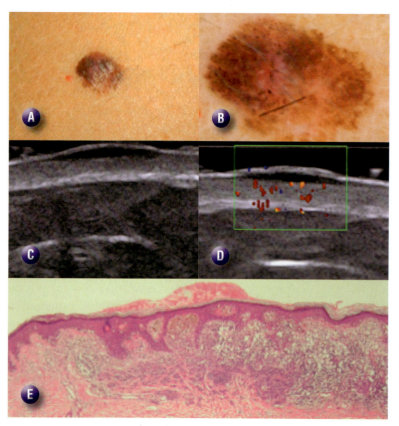

Figura 7.9 – **(A)** Lesão papulosa pigmentada irregularmente. **(B)** Dermatoscopia apresentando padrão global de multicomponentes, com áreas amorfas, rede pigmentada, pontos e glóbulos irregulares e eritema. **(C)** Ultrassom, visão longitudinal. Lesão fusiforme hipoecoica localizada na epiderme e derme. **(D)** Doppler colorido apresentando discreto aumento do fluxo sanguíneo perilesional. **(E)** Área central de ocupação da epiderme e da derme superior por proliferação de células melanocíticas anaplásicas, com distribuição irregular do pigmento melânico. Melanoma, tipo extensivo superficial Breslow 0,62 mm e nível de Clark III. Hematoxilina e eosina 10×. (Fonte: Acervo pessoal.)

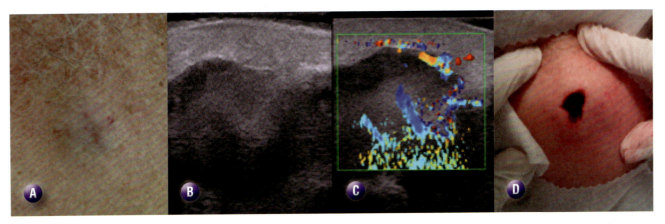

Figura 7.10 – **(A)** Nódulo na região anterior do tórax. **(B)** Lesão sólida, hipoecoica heterogênea, localizada na derme e subcutâneo. **(C)** Doppler colorido. Intensa rede de vasos intra e perilesional. **(D)** Biópsia incisional. Aspecto enegrecido da lesão. Melanoma metastático. (Fonte: Acervo pessoal.)

dispensando excisões névicas desnecessárias. Na imagem ultrassonográfica, as lesões névicas apresentam formato discoide, e estão localizadas na derme, enquanto as metastáticas possuem formato irregular e, geralmente, estão situadas na hipoderme. A avaliação com US para detecção de metástases de melanoma em linfonodos regionais apresenta melhor sensibilidade e especificidade que o exame clínico, o que pode ser bastante relevante, em razão da recente introdução de novas drogas para o tratamento do melanoma metastático. Linfonodos metastáticos, ao ultrassom, são redondos, com bordas nítidas e centro hipoecoico ou anecoico (necrose), enquanto nas linfonodopatias reacionais, apresentam aspecto elíptico com centro hiperecoico e vascularização central.

- **Metástases:** lesões sólidas, localizadas preferencialmente no tronco, abdome e couro cabeludo, hipoecogênicas, margens infiltradas, situadas na derme podendo se estender a planos profundos e recobertas por epiderme normal. Ao estudo com *Doppler* colorido são hipervascularizadas com múltiplos vasos internos e periféricos (Figura 7.10). Para detecção de lesões metastáticas é necessário um aparelho de US que possibilite a avaliação da lesão com diferentes frequências, porque, dependendo do sítio e do tamanho da lesão, ela pode ser bem visualizada com determinada frequência e ser totalmente invisível em outra.

- **Linfomas cutâneos:** geralmente acometem a derme, o subcutâneo ou ambos. Na forma nodular, observa-se a presença de nódulos sólidos hipoecoicos homogêneos, com margem mal definida e contorno bocelado. Ao *Doppler* colorido, apresentam-se hipervascularizados.

Avaliação das cadeias ganglionares linfáticas

- **Linfonodos benignos:** geralmente apresentam formato fusiforme e alongado (exceto nas regiões submandibular e submentoniana, onde se apresentam arredondados), a cortical, hipoecogênica, e o hilo central, hiperecogênico, com textura homogênea, consistência sólida, contornos bem definidos e, ao estudo com *Doppler* colorido, poucos vasos regulares, geralmente localizados no hilo.

- **Linfonodos malignos:** geralmente apresentam formato arredondado, hipoecoico, consistência sólida ou cístico-sólida (componente cístico pode corresponder a necrose), contorno irregular e/ou mal definido e, que no mapeamento com *Doppler* colorido, observa-se vascularização desorganizada, com vasos de maior calibre e tortuosos, e padrão de distribuição periférica. A presença de calcificação é sugestiva de malignidade.

Avaliação e acompanhamento de lesões vasculares – hemangiomas e malformações vasculares

Nas alterações vasculares, o US possibilita a monitoração de sua evolução (involução, no caso dos hemangiomas e progressão, nas malformações vasculares), avaliar o acometimento de estruturas adjacentes, orientar a escolha terapêutica e acompanhar a resposta do procedimento instituído.

O primeiro passo na realização do exame ultrassonográfico de lesões vasculares é avaliar a ecogenicidade da lesão (hipo ou hiperecoica e homogênea, e heterogênea) e sua margem. Hemangiomas (tumores verdadeiros) e malformações podem ser diferenciados de acordo com sua natureza: sólida, no caso dos hemangiomas; e cístico-tubular, nas malformações. A ecogenicidade dos hemangiomas pode variar de acordo com a fase evolutiva: na fase proliferativa, por causa do intenso fluxo sanguíneo no interior da lesão, a lesão apresenta aspecto hipoecoico; e, na fase de involução, por causa da ausência ou diminuição do fluxo sanguíneo no seu interior, observa-se aumento da ecogenicidade.

O mapeamento com *Doppler* colorido permite definir o padrão e a intensidade de vascularização da lesão, que dependerá da sua fase de evolução. A detecção de *shunts* arteriovenosos é típica das lesões em fase proliferativa.

Na investigação de lesões com suspeita de alteração vascular, a análise ultrassonográfica é de extrema importância, uma vez que impede a realização de biópsia feita de forma obscura e direciona a investigação.

US na criocirurgia

A criocirurgia é um método terapêutico bem estabelecido e presente na prática dermatológica, que consiste na destruição do tecido anormal por meio de congelamento. Um controle preciso da área de congelamento é fundamental para o sucesso terapêutico e preservação do tecido sadio adjacente, resultando em menor desconforto ao paciente e melhor resultado estético. Porém, a principal dificuldade encontrada nesse método é a determinação exata da extensão e penetração de tecido efetivamente tratado, durante o processo de congelamento. Nas lesões cutâneas, esse controle normalmente é realizado por meio da observação clínica, da palpação e da verificação da extensão da superfície congelada e do tempo de congelamento, e de descongelamento. Contudo, esses métodos não são eficazes para avaliar a extensão do congelamento na margem profunda.

O ultrassom possibilita o estudo da interface entre as áreas congeladas e não congeladas, do tecido tratado com crioterapia, por causa da variação de densidade, resultando, na imagem ultrassonográfica, diferentes ecogenicidades. O tecido congelado apresenta-se ecogênico, com aspecto de "bola de gelo" e pode ser monitorado em tempo real.

Assim, com a análise ultrassonográfica, o tempo de congelamento e, consequentemente de crionecrose, pode ser ajustado ao grau de invasão da lesão.

US e retirada de corpo estranho

A presença de corpos estranhos na pele e tecido subcutâneo geralmente ocorre após traumatismo ou procedimentos terapêuticos. Essas estruturas podem ser fragmentos de vidro, metal, madeira, plástico, material de sutura, objetos metálicos de uso ortopédico, expansores utilizados em cirurgia reconstrutora, entre outros. A ultrassonografia é efetiva na localização de corpos estranhos e o seu uso, em tempo real, pode guiar a retirada percutânea, minimizando a exploração cirúrgica.

Componentes exógenos geralmente são hiperecogênicos e podem apresentar sombra acústica ou reverberação posterior. Dependendo da reação inflamatória local pode ser observada imagem hipoecoica ao redor da estrutura. Como os corpos estranhos podem migrar do seu sítio de entrada, sua localização pode tornar-se extremamente difícil, especialmente quando possuem pequenas dimensões. Por isso, é fundamental a determinação da sua exata localização antes da abordagem cirúrgica.

A sensibilidade e especificidade na detecção de corpo estranho cutâneo dependem de diferentes fatores, como tamanho e composição do objeto, frequência do transdutor, resolução da imagem e ponto focal, em associação à região anatômica acometida.

Procedimentos estéticos

No campo da cosmiatria, o US tem finalidade tanto para diagnóstico como para avaliação terapêutica.

Envelhecimento cutâneo

Em indivíduos com idade avançada ou dano actínico intenso, entre a epiderme e a derme, observa-se, ao US, área hipoecoica chamada de banda subepidérmica de baixa ecogenicidade (BSBE), que representa manifestação ultrassonográfica de elastose e edema na derme papilar, assim como depósito de glicosaminoglicanas e processo inflamatório.

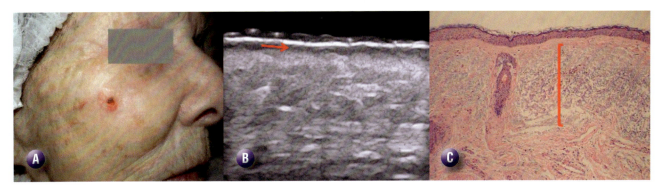

Figura 7.11 – **(A)** Mulher, 88 anos, dano actínico intenso. **(B)** Banda subepidérmica de baixa ecogenicidade (seta). **(C)** Elastose solar. Hematoxilina e eosina 10×. (Fonte: Acervo pessoal.)

A prevalência da BSBE aumenta com a idade, entretanto, também pode ser encontrada em indivíduos jovens com dano actínico intenso. Assim, a medida da espessura da BSBE, assim como o aumento da ecogenicidade da derme, pode ser considerada uma importante ferramenta capaz de monitorar os tratamentos para fotoenvelhecimento. As alterações ultrassonográficas detectadas ao longo do tratamento ocorrem em associação à resposta clínica e histopatológica (Figura 7.11).

Nos tratamentos a *laser*, a medida do espessamento cutâneo pode ser útil para ajustar de forma adequada os parâmetros da máquina às características da pele a ser tratada, otimizando a resposta ao tratamento.

Preenchimento cutâneo

O preenchimento cutâneo é utilizado, na prática dermatológica, para correção de manifestações do envelhecimento cutâneo, e correção de cicatrizes e imperfeições. Os preenchedores podem ser biodegradáveis, sendo o ácido hialurônico de uso mais frequente, ou permanentes, como silicone, polimetilmetacrilato e hidroxiapatita de cálcio. O US permite um controle efetivo da localização do produto aplicado e do volume de depósito cutâneo, o que pode melhorar a qualidade do procedimento.

Como os diferentes preenchedores apresentam características próprias ao US, ele também pode ser útil para diferenciar sua natureza, assim como detectar suas possíveis complicações. O aspecto morfológico ultrassonográfico dos procedimentos com ácido hialurônico depende do plano de injeção. Na derme, observa-se um aumento da ecogenicidade, enquanto as injeções subdérmicas produzem múltiplas pérolas anecoicas. A aplicação de grande volume no subcutâneo pode ser observada ao US, como uma massa hipoecoica regular, bem delimitada.

O óleo de silicone é hiperecogênico, apresentando reverberação posterior enquanto o polimetilmetacrilato produz, na imagem ultrassonográfica, pequenos pontos hiperecoicos. No preenchimento com hidroxiapatita de cálcio observa-se a formação de bandas hiperecoicas com formação de sombra acústica posterior.

Avaliação de cicatrizes

- **Queloide e cicatriz hipertrófica:** o exame ultrassonográfico possibilita fazer a diferenciação entre esses tipos de cicatrizes. No queloide, observa-se a presença de estrutura hipoecoica ou com ecogenicidade heterogênea, com a presença de linhas ecogênicas, com padrão fibrilar (fibras de tecido colágeno espessado) no seu interior, localizada na derme (Figura 7.12). No mapeamento com *Doppler* colorido verificam-se graus variáveis de vascularização, que se relacionam com a atividade da lesão. As cicatrizes hipertróficas são hipoecoicas, e não apresentam linhas hiperecoicas no seu interior.

- **Cicatriz de acne:** é fundamental a correta avaliação do tipo morfológico, da profundidade e da extensão das cicatrizes de acne para escolha terapêutica. Assim, uma classificação precisa dessas lesões é importante para a instituição do tratamento mais adequado. Clinicamente, as cicatrizes podem ser classificadas como atróficas e hipertróficas. As cicatrizes atróficas são subclassificadas em *boxcar*, *rolling* e *ice pick*. Ao US, as cicatrizes *boxcar* apresentam típico formato em "U";

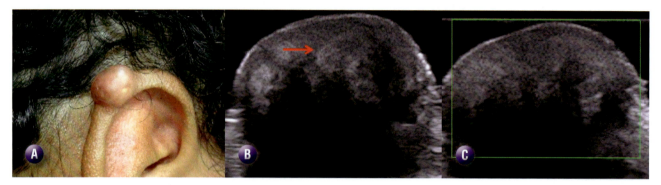

Figura 7.12 – **(A)** Queloide, pavilhão auricular. **(B)** Ultrassom, visão longitudinal. Lesão hipoecoica acometendo a derme com a presença de linhas hiperecoicas no seu interior (seta). **(C)** Doppler colorido. Ausência de vascularização intralesional. (Fonte: Acervo pessoal.)

as cicatrizes *ice pick* em formato de "V"; enquanto as cicatrizes *rolling* se assemelham a "ondas" localizadas mais superficialmente na epiderme. As lesões hipertróficas e queloides foram descritas anteriormente.

Condições ungueais e periungueais

A unidade ungueal apresenta uma relação muito próxima com o osso da falange distal, articulação, ligamentos e tendões, podendo sofrer alterações secundárias ao acometimento dessas estruturas. Como a biópsia da unidade ungueal pode ser de difícil realização e passível de sequelas, os métodos de diagnóstico por imagem são úteis na investigação de suas alterações. A análise ultrassonográfica possibilita o estudo da anatomia do aparelho ungueal, por meio da caracterização da lâmina, matriz e leito ungueal, e estruturas adjacentes; diferencia lesões císticas de sólidas; auxilia no diagnóstico, assim como no planejamento pré-operatório.

Conclusão

Em um momento em que diferentes técnicas de diagnóstico por imagem convergem para o aprimoramento da análise cutânea, o US fornece informações úteis para o diagnóstico, acompanhamento evolutivo e tratamento das alterações fisiológicas e patológicas da pele, e seus anexos. A avaliação tridimensional de uma lesão cutânea e tecidos adjacentes representa uma importante ferramenta, auxiliar na escolha do tratamento clínico ou no planejamento cirúrgico.

Porém, por sua aplicação ser relativamente recente na área dermatológica, são necessários novos estudos para que se possa padronizar terminologias e critérios de análise evolutiva, ampliando sua prática na rotina dermatológica.

BIBLIOGRAFIA CONSULTADA

1. Bagatin E, Caetano LVN, Soares JLM. Ultrasound and dermatology: basis principles and main applications in dermatologic research. Expert Rev of Dermatol. 2013 Oct; 8(5):463+.
2. Barcaui EO, Carvalho ACP, Piñeiro-Maceira J, et al. Estudo da anatomia cutânea com ultrassom de alta frequência (22 MHz) e sua correlação histológica. Radiol Bras. 2015 Forthcoming.
3. Barcaui EO, Carvalho ACP, Piñeiro-Maceira J, et al. Ultrassonografia de alta frequência (22 MHz) na avaliação de neoplasias cutâneas malignas. Surg Cosmet Dermatol. 2014; 6(2):105-11.
4. Barcaui EO, Carvalho ACP, Valiante PMN, Barcaui CB. Uso do ultrassom de alta frequência (22 MHz) associado à dermatoscopia na avaliação pré-operatória do carcinoma basocelular. An Bras Dermatol. 2014; 89(5):828-31.
5. Bessoud B, Lassau N, Koscielny S, et al. High-frequency sonography and color doppler in the management of pigmented skin lesions. Ultrasound Med Biol. 2003; 29(6):875-79.
6. Bobadilla F, Wortsman X, Muñoz C, et al. Pré-surgical high resolution of facial basal cell carcinoma: Correlation with histology. Cancer Imaging. 2008; 8:163-72.
7. Carra BJ, Bui-Mansfield LT, O'Brien SD, Chen DC. Sonography of musculoskeletal soft-tissue masses: techniques, pearls, and pitfalls. AJR. 2014; 202:1281-90.
8. Chiou HJ, Chou YH, Chiou SY, et al. Defferentiation of benign and malignant superficial soft-tissue masses using grayscale and color Doppler ultrasonography. J Chin Med Assoc. 2009; 72(6):307-15.
9. Chiou HJ, Chou YH, Chiou SY, Wang HK. High resolution ultrasonography in superficial soft tissue tumors. J Med Ultrasound. 2007; 15(3):152-74.
10. Cogbill TH, Ziegelbein KJ. Computed tomography, Magnetic resonance and ultrasound imaging: basic principles, glossary of terms, and patient safety. Surg Clin N Am. 2011; 91:1-14.

11. Creel SA, Girish G, Jamadar DA, et al. Sonographic surfasse localization of subcutaneous foreign bodies and masses. J Clin Ultrasound. 2009; 37(3):158-60.

12. Crisan M, Crisan D, Sannino G, et al. Ultrasonographic staging of cutaneous malignant tumors: an ultrasonographic depth index. Arch Dermatol Res. 2013; 305:305-13.

13. De Pasquale A, Russa G, Pulvirenti M, Di Rosa L. Hyaluronic acid filler injections for tear-trough deformity: injection technique and high-frequency ultrasound follow-up evaluation. Aesth Plast Surg. 2013; 37:587-91.

14. Desai TD, Desai AD, Horowitz DC, et al. The use of high-frequency ultrasound in the evaluation of superficial and nodular basal cell carcinoma. Dermatol Surg. 2007; 33:1220-27.

15. Fraccalvieri M, Sarno A, Gasperini S. Can single use negative pressure wound therapy be an alternative method to manage keloid scarring? A preliminar reporto f a clinical and ultrasound/colour – power Doppler study. Int Wound J. 2012; 10(3):340.

16. Gniadecka M, Gniadecki R, Serup J, SØndergaard J. Ultrasound structure digital image analysis of the subepidermal low echogenic band in aged human skin: diurnal changes and interindividual variability. J Invest Dermatol. 1994; 102:362-65.

17. Guitera P, Menzies SW. State of the art of diagnostic technologyfor early-stage melanoma. Expert Rev Anticancer Ther. 2011; 5:715.

18. Hill R, Conron R, Greissinger P, Heller M. Ultrasound for detection of foreing bodies. Ann Emerg Med. 1997; 29(3): 353-56.

19. Hung EHY, Griffith JF, Ng AWH, et al. Ultrasound of musculoskeletal soft-tissue tumors superficial to the investing fascia. AJR. 2014; 202:W532-W540.

20. Jasaitiene D, Valiukeviciene S, Linkeviciute G, et al. Principles of high-frequency ultrasonography for investigation of skin pathology. J Eur Acad Dermatol Venereol. 2011; 25:375-82.

21. Kaikaris V, Samsanavicius D, Maslauskas K, et al. Measurement of melanoma thickness – comparison of two methods: ultrasound versus morphology. J Plast Reconst Aesthet Surg. 2011; 64:796-802.

22. Kimmig W, Hicks R, Breitbart EW. Ultrasound in cryosurgery. Clin Dermatol. 1990; 8(1):65-68.

23. Kleinerman R, Whang TB, Bard RL, Marmur ES. Ultrasound in dermatology. Principles and applications. J Am Acad Dermatol. 2012; 67(3):478-87.

24. Kohn J, Goh AS, Lin JL, Goldberg RA. Dynamic high-resolution ultrasound in vivo imaging of hyaluronic acid filler injection. Dermatol Surg. 2013; 39:1630-36.

25. Lacarrubba F, Verzi AE, Tedeschi A, et al. Clinical and ultrasonographic correlation of acne scars. Dermatol Surg. 2013; 39:1683-88.

26. Laugier P, Laplace E, Lefaix JL, Berger G. In Vivo results with a new device for ultrasonic monitoring of pig skin cryosurgery: the echographic cryoprobe. J Invest Dermatol. 1998; 111:314-19.

27. Machet L, Belot V, Naouri M, et al. Preoperative measurement of thickness of cutaneous melanoma using high-resolution 20 MHz ultrasound imaging: a monocenter prospective study and systematic review of the literature. Ultrasound Med Biol. 2009; 35(9):1411-20.

28. Machet L, Nemeth-Normand F, Giraudeau B, et al. Is ultrasound lymph node examination superior to clinical examination in melanoma follow up? A monocentre cohort study of 373 patients. Br J Dermatol. 2005; 152:66-70.

29. Mandava A, Ravuri P, Konathan R. High-resolution ultrasound imaging of cutaneous lesoinas. Indian Journal of Radiology and Imaging 23.3. 2013;269. Academic One File. Web.

30. Marmur ES, Berkowitz EZ, Fuchs BS, et al. Use of high frequency, high resolution ultrasound before Mohs surgery. Dermatol Surg. 2010; 36:841-47.

31. McNally EG. The development and clinical applications of musculoskeletal ultrasound. Skeletal Radiol. 2011; 40:1223-31.

32. Micali G, Tedeschi A, Lacarrubba F, Francesconi L. Clinical marfology and ultrasound correlation in the assessment of acne scars. A Am Acad Dermatol. 2010; P716.

33. Naouri M, Atlan M, Perrodeau E, et al. High-resolution ultrasound imaging to demonstrate and predict efficacy of carbono dioxide fractional resurfacing laser treatment. Dermatol Surg. 2011; 37:596-603.

34. Psaty EL, Halpern AC. Current and emerging technologies in melanoma diagnosis: the state of the art. Clin Dermatol. 2009; 27:35-45.

35. Samimi M, Perrinaud A, Naouri M, et al. High-resolution ultrasonography assists the differential diagnosis of blue naevi and cutaneous metastases of melanoma. Br J Dermatol. 2010; 163:550-56.

36. Sandby-MØller J, Thieden E, Philipsen PA, et al. Dermal echogenicity: a biological indicator of individual cumulative UVR exposure? Arch Dermatol Res. 2004; 295:498-504.

37. Sandby-MØller J, Wulf HC. Ultrasonographic subepidermal low-echogenic band, dependence of age and body site. Skin Res Tech. 2004; 10:57-63.

38. Singh R, Bryson D, Singh HP, et al. High-resolution ultrasonography in assessment of nail-related disorders. Skeletal Radiol. 2012; 41:1251-61.

39. Solivetti FM, Di Luca Sidozzi A, Pirozzi G, et al. Sonographic evaluation of clinically occult in-transit and satellite metastases from cutaneous malignant melanoma. Radiol Med. 2006; 111:702-08.

40. Ullrich K, Lutz K, Kai-Martin T, et al. Lymph node ultrasound during melanoma follow up significantly improves metastasis detection compared with clinical examination alone: a study on 433 patients. Melanoma Res. 2011; 21(5):457-63.

41. Wortsman X, Jemec GBE. Ultrasound Imaging of nails. Dermatol Clin. 2006; 24:323-28.

42. Wortsman X, Wortsman J, Orlandi C, et al. Ultrasound detection and identification of cosmetic fillers in the skin. J Eur Acad Dermatol. 2012; 26(3):292-301.

43. Wortsman X. Sonography of cutaneous and ungual lumps and bumps. Ultrasound Clin. 2012; 7:505-23.

44. Wortsman X. Sonography of facial cutaneous basal cell carcinoma. A first-line imaging technique. J Ultrasound Med. 2013; 32:567-72.

45. Wortsman X. Sonography of the primary cutaneous melanoma: a review. Radiol Res Pract. 2012; 1-6.

46. Wortsman X. Ultrasound in dermatology: why, how, and when? Semin Ultrasound CT MRI. 2013; 34:177-95.

47. Young SR, Bolton PA, Downie J. Use of high-frequency ultrasound in the assessment of injectable dermal fillers. Skin Res Technol. 2008; 14:320-23.

Capítulo 8

Microscopia Confocal na Cirurgia Dermatológica

Mariana Carvalho Costa
Marco Ardigò

Introdução

Dentre as técnicas de imagens aplicadas à Dermatologia surgidas nas últimas décadas, a microscopia confocal reflectante a *laser* (MCRL) tem grande destaque e uso abrangente. São estudadas desde lesões tumorais, distúrbios pigmentares, doenças inflamatórias e infecciosas a alterações advindas do fotoenvelhecimento, com a grande vantagem de ser um *exame* de caráter não invasivo, indolor, realizado em tempo real (*in vivo*), que pode ser repetido quantas *vezes* se julgar necessário e que proporciona imagens com resolução celular.

Na atualidade, o emprego da microscopia confocal se dá tanto como ferramenta diagnóstica como quanto de avaliação da resposta terapêutica. Esta técnica inovadora de imagem da pele apresenta, sem dúvida, uma relação estreita com a cirurgia dermatológica, em grande parte pela sua aplicabilidade especificamente no tocante aos tumores cutâneos e à cosmiatria.

De destaque mais recente, a microscopia confocal na análise da pele humana também tem abarcado o exame de amostras teciduais excisadas (*ex vivo*), em especial na cirurgia micrográfica de Mohs. Nesta situação, o processo de avaliação das margens lesionais é feito dentro de um intervalo de tempo comparativamente mais curto e com eficácia considerável, ao lançar mão de um marcador fluorescente – por

isso, denominada microscopia confocal fluorescente (MCF) como será discorrido a seguir.

Breve histórico

O microscópio confocal nasceu na década de 1950 com o cientista americano Marvin Minsky, que desenvolveu seu protótipo na Universidade de Harvard. Passaram-se mais de 30 anos para que, graças ao crescente desenvolvimento tecnológico dos *lasers* e computadores, a possibilidade do seu uso *in vivo* em tecidos animais e humanos se tornasse real.

No ano de 1997, foi produzido o aparelho Vivascope® 1000 pela empresa então chamada Lucid®. Em 2000, a mesma empresa fabrica o primeiro Vivascope® 1500: um aparelho menor, mais flexível e móvel, e ainda hoje o mais utilizado ao lado do modelo Vivascope® 3000 (Figura 8.1). Outros modelos recentemente desenvolvidos pela mesma empresa são o Vivascope® 2500, para tecidos excisados (exame *ex vivo*), e o Vivascope® 1500 Multilaser, que combina o modo de reflectância com o modo de fluorescência.

O aparelho de MCRL para exame dermatológico *in vivo* foi recentemente liberado no Brasil (2013) para uso comercial pela ANVISA. Antes disso, a liberação era dada apenas para instituições de ensino e pesquisa.

■ Microscopia Confocal na Cirurgia Dermatológica

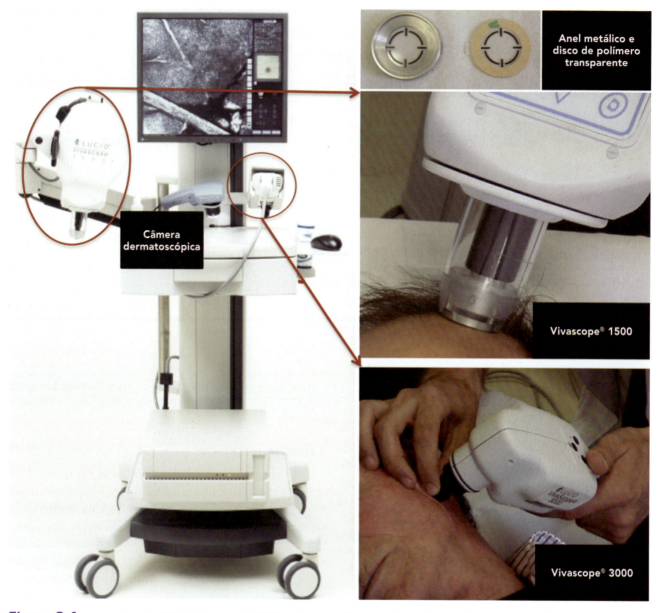

Figura 8.1 – Aparelhos de MCRL: Vivascope® 1500 (acima, detalhe do anel metálico e disco de polímero) e Vivascope® 3000. (Fonte: Costa M, Ardigo M. Microscopia confocal reflectante a laser na dermatologia. In: Belda Jr W, Di Chiacchio N, Criado PR. Tratado de Dermatologia. Editora Atheneu. 2014; 133-42.)

Dermatoscopia × microscopia confocal × histopatologia

Ainda é relativamente comum, em especial entre os dermatologistas que não estão habituados à dermatoscopia ou à MCRL, uma grande confusão sobre o papel da MCRL, pois equivocadamente se tenta compará-la (e lhe atribuir papel substitutivo) à dermatoscopia e/ou à histopatologia.

Com relação à histopatologia, por exemplo, a MCRL tem a grande vantagem de não ser invasiva, ser indolor e ser capaz de avaliar lesões de grandes extensões *in vivo*. No entanto, apresenta a desvantagem do limite de alcance vertical (até a derme reticular alta) e, apesar de células individuais poderem ser reconhecidas, o detalhamento da imagem é comparativamente menor.

Por outro lado, com relação à dermatoscopia, a MCRL tem a vantagem de trazer informações incomparavelmente mais detalhadas (aumento muito maior). Todavia, a dermatoscopia é realizada de maneira infinitamente mais prática e rápida, tendo se tornado nos últimos anos um complemento quase indissociável do exame clínico, com padrões morfológicos próprios e consagrados pelo aumento da acurácia diagnóstica já comprovada por estudos numerosos e consistentes.

O que podemos concluir, até o momento, sobre o papel da MCRL é que a mesma se tem mostrado como uma ligação natural entre a dermatoscopia e o exame histopatológico, atuando de forma complementar e não substitutiva aos mesmos. Em outras palavras, a MCRL permite de forma não invasiva e imediata a coleta de informações com ótima correlação histopatológica, sem contudo substituir a microscopia clássica por limitações de alcance e detalhadamente. Ao mesmo tempo, a dermatoscopia, que é um tipo de microscopia da superfície de realização fácil e rápida e que também traz imagens em cortes horizontais, não compete com a MCRL por trazer informações de outra natureza morfológica embora se possa correlacionar os achados de ambas as técnicas. Uma boa maneira de ilustrar o papel da MCRL é imaginando um exame dermatológico ideal de uma lesão melanocítica suspeita; no intuito de ser o mais completo possível e dispondo de todos os recursos disponíveis hoje, o mesmo seria subdividido em quatro passos consecutivos, da seguinte forma:

- *1º passo:* exame dermatológico clínico (macroscopia/inspeção e palpação).

- *2º passo:* exame dermatoscópico (microscopia de superfície/exame não invasivo).

- *3º passo:* exame de MCRL (microscopia com alcance até derme superior/exame não invasivo).

- *4º passo:* exame histopatológico (microscopia sem limite de alcance; exame invasivo).

Princípios ópticos, formação de imagens e técnica de exame

O aparelho mais comumente utilizado na Dermatologia até o momento é o Vivascope® (modelos 1500 e 3000). Nele, emprega-se uma fonte de luz monocromática e coerente (*laser*) de diodo com comprimento de onda de 830 nm e menos de 20 mW, o que garante a penetração tecidual sem causar danos. A luz é direcionada para a área a ser examinada por um sistema de lentes interconectadas e é, então, absorvida, dispersa e refletida pelas diversas estruturas da pele de acordo com os diferentes índices de refração de cada componente cutâneo. Os elétrons refletidos passam por um conjunto de filtros para serem recebidos por um detector loca-

lizado após um pequeno orifício de abertura denominado "pinhole", que funciona como uma espécie de filtro físico, ao rejeitar as imagens fora do plano focal e permitir passagem somente da luz focalizada. O "pinhole" é um dos pontos-chave do microscópio confocal e é, em grande parte, o que determina a qualidade da imagem gerada (Figura 8.2).

Este sistema suscintamente descrito acima é tecnicamente o mesmo encontrado em aparelhos de microscopia confocal a *laser* utilizados nas áreas de ciências básicas. A diferença, no entanto, está nos parâmetros físicos (especialmente potência e comprimento de onda) diversos que se empregam na Dermatologia, na qual se almeja um exame de caráter não invasivo, indolor e que não cause dano ao tecido avaliado.

A formação das imagens deve-se à diferença entre os índices de refração das microestruturas cutâneas. A melanina representa um dos maiores alvos da MCRL devido ao seu alto índice de refração em comparação com as estruturas adjacentes da pele. Desta forma, células que contêm melanina, como o citoplasma de melanócitos, ceratinócitos pigmentados e melanófagos, apresentam alta refratilidade, ou seja, brilham intensamente na MCRL. Também brilham intensamente as estruturas que contêm queratina, como a camada córnea, o epitélio infundibular e a haste pilosa, além do citoplasma das células de Langerhans ativadas e granulócitos. De média refratilidade, destacam-se o citoplasma de ceratinócitos na camada espinhosa, grânulos cerato-hialianos, nucléolos e colágeno. Por sua vez, apresentam baixa refratilidade: células vermelhas, sulcos cutâneos e núcleos, que aparecem nas imagens com tons escuros de cinza e preto. Ar e líquido não apresentam refratilidade.

No exame da pele, o sistema da MCRL permite a geração de imagens em seções horizontais da pele até a profundidade de aproximadamente 250 µm e resolução lateral de 1 µm; cada imagem em alta resolução corresponde a uma área de 500 × 500 µm. As imagens são formadas ponto a ponto, por varredura, em cortes horizontais (*en face*). Elas podem ser realizadas em diferentes alturas, o que se denomina de "seccionamento ótico". Por meio do *software* do aparelho, é possível formar composições de várias unidades de imagens "em mosaico" (imagens lado a lado, com a mesma profundidade – Vivablock®), com uma área de até 8 × 8 mm (Figura 8.3). Também se podem formar composições de

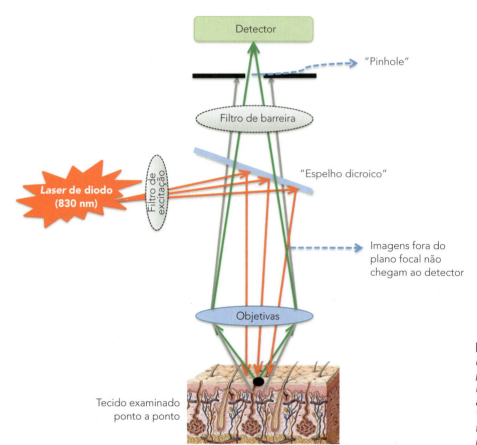

Figura 8.2 – Esquema simplificado de funcionamento do microscópio confocal. (Fonte: Costa M, Ardigo M. Microscopia confocal reflectante a laser na dermatologia. In: Belda Jr W, Di Chiacchio N, Criado PR. Tratado de Dermatologia. Editora Atheneu. 2014; 133-42.)

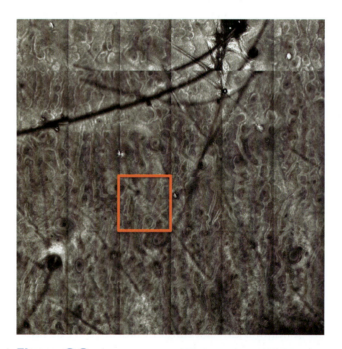

Figura 8.3 – Imagem de MCRL formada em mosaico de 3 × 3 mm pelo conjunto de imagens básicas de 500 × 500 μm. No detalhe em vermelho, a imagem básica. (Fonte: Costa M, Ardigo M. Microscopia confocal reflectante a laser na dermatologia. In: Belda Jr W, Di Chiacchio N, Criado PR. Tratado de Dermatologia. Editora Atheneu. 2014; 133-42.)

imagens consecutivas da superfície cutânea até a derme papilar (imagens em profundidades subsequentes – Vivastack®), ou seja, a análise de camada por camada da pele. Quando se capturam imagens "em mosaico" da mesma área mas em níveis consecutivos de profundidade (como um *stack*), cria-se um "cubo".

No Vivascope® 1500, lança-se mão de um anel metálico que deve ser coberto por um disco de polímero transparente (descartável) com as bordas adesivadas nas duas faces. Por ser fixado na pele, o uso deste acessório reduz a movimentação do tecido examinado e evita a formação de artefatos. O anel colado ao disco transparente deve ser colocado sobre a pele a ser examinada, não esquecendo de se aplicar uma pequena quantidade de líquido de interface antes. Após fixado na pele, acopla-se ao anel uma câmera dermatoscópica (Vivacam®). Esta imagem dermatoscópica servirá de guia para a realização de todo o exame. O passo seguinte é retirar somente a câmera e adicionar gel de ultrassom sobre o anel. Logo em seguida, a "cabeça" do equipamento é acoplada a ele e o exame pode ser iniciado. Pelo *software* do aparelho, navega-se pela área selecionada, determina-se o tipo de imagens desejadas (básica, "em mosaico", *stack*, "em cubo" ou vídeo) e documenta-se conforme interesse do examinador. No Vivascope® 3000, não se utiliza o anel metálico. Este equipamento, como já dito, é portátil, sua forma lembra a de uma "pistola" e se usa somente líquido de interface sobre a pele. A grande vantagem é a possibilidade de se avaliarem áreas de difícil acesso com o anel como asa nasal, região auricular, genitália e mucosas. No entanto, seu uso exige maior treino por parte do examinador, pois pequenos movimentos no seu manuseio podem comprometer a qualidade das imagens.

A pele normal na microscopia confocal

Aos leitores ainda pouco familiarizados com a MCRL, no intuito de melhor compreender o exame de MCRL, pede-se que imaginem um exame que partirá da camada córnea em direção à derme reticular alta em cortes horizontais, como uma espécie de tomografia. Na primeira etapa deste exame, adentrando a camada córnea (a mais brilhante de todas), é possível identificar corneócitos poligonais anucleados e brilhantes e os sulcos cutâneos aparecem como estruturas lineares escuras e largas (Figura 8.4A). A seguir, na camada granulosa, observam-se os núcleos celulares como estruturas ovais escuras e centrais e, ao redor dos mesmos, aparecem os citoplasmas brilhantes e granulosos (Figura 8.4B). Já na camada espinhosa, as células encontram-se menores e com seus limites comparativamente mais bem definidos, o que garante a formação do denominado "padrão em favo de mel" (Figura 8.4C). Com o prosseguimento, atinge-se a camada basal, na qual estão células muito brilhantes por causa dos agregados supranucleares de melanina nos melanócitos e ceratinócitos pigmentados, o que determina o chamado "padrão em pedra de calçamento" (Figura 8.4D). Na junção dermoepidérmica (JDE), encontram-se os anéis brilhantes de células basais ao redor das papilas dérmicas (estas últimas, estruturas grandes arredondadas escuras) (Figura 8.4E). Dentro delas, muitas vezes é possível perceber o fluxo sanguíneo na derme papilar. Por último, na derme reticular alta, um padrão reticulado espesso que corresponde a bandas de colágeno caracteriza a pele normal (Figura 8.4F). Segmentos superficiais dos anexos cutâneos também podem ser visualizados na MCRL: hastes e folículos pilosos e

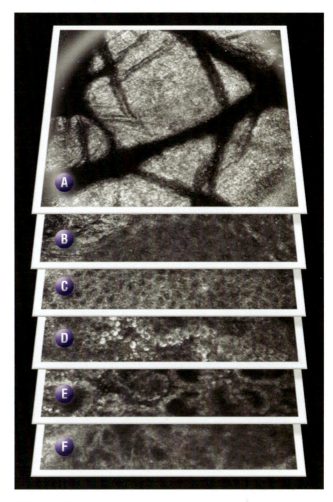

Figura 8.4 – *Imagens de MCRL da pele normal.* **(A)** *Camada córnea.* **(B)** *Camada granulosa.* **(C)** *Camada espinhosa.* **(D)** *Camada basal.* **(E)** *Junção dermoepidérmica.* **(F)** *Derme reticular alta. (Fonte: Costa M, Ardigo M. Microscopia confocal reflectante a laser na dermatologia. In: Belda Jr W, Di Chiacchio N, Criado PR. Tratado de Dermatologia. Editora Atheneu. 2014; 133-42.)*

acrossiríngeos (cavidades com brilho central, espiraladas, que atravessam da derme para a epiderme).

Principais indicações da microscopia confocal na cirurgia dermatológica

Lesões melanocíticas

Pela alta refratilidade da melanina e consequente fácil detecção de melanócitos, as lesões melanocíticas representam uma das maiores indicações da MCRL. Na avaliação das lesões névicas, por exemplo, notam-se lesões bem delimitadas quando se realiza o exame no modo "mosaico". Aliás, como em outras lesões melanocíticas, é aconselhável a realização do mosaico em vários níveis da epiderme, na JDE e na derme até onde se alcance. Desta forma, garante-se que alterações estruturais e atipias celulares porventura existentes sejam identificadas. O padrão em "favo de mel" e em pedra de calçamento na epiderme é comumente identificado em lesões melanocíticas que à dermatoscopia revelam padrão reticular. Os nevos lentiginosos mostram-se com as papilas dérmicas bem demarcadas e com os anéis papilares hiper-refráteis (intensamente brilhantes), formados por células pigmentadas uniformes no formato, no brilho e no tamanho (Figura 8.5A-B). Quando a dermatoscopia destas lesões benignas revela um padrão reticuloglobular, por sua vez, é de se esperar que a MCR mostre um grande número de ninhos nevocíticos homogêneos e densos uniformemente distribuídos na JDE. Nos nevos onde se espera maior componente dérmico, encontram-se ninhos densos de melanócitos monomórficos na derme. Contudo, na avaliação de nevos melanocíticos congênitos, a MCRL será útil nas lesões menores e mais planas por conta das limitações de alcance em profundidade da técnica.

As lesões atípicas benignas (nevos displásicos) demonstram comparativamente maior irregularidade dos padrões descritos para lesões comuns, além de poucas células atípicas no centro da lesão. Nelas, a presença de células pagetoides está ausente ou encontrada muito raramente e em pequenas extensões, fato que ajuda a diferenciar de lesões

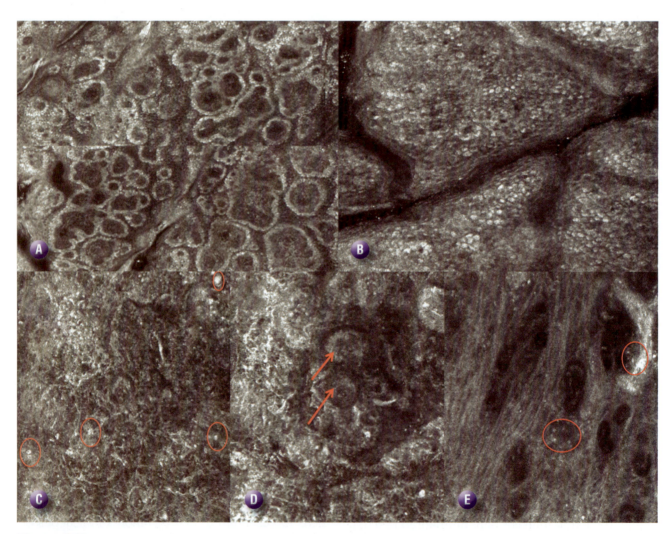

Figura 8.5 – *Imagem de MCRL de um nevo melanocítico comum* **(A-B)** *e de um melanoma* **(C-E)**. *Notar:* **(A)** *mosaico de 1 × 1 mm com anéis intensamente brilhantes na JED e papilas dérmicas bem delimitadas, com células pigmentadas regulares;* **(B)** *padrão em "pedra de calçamento";* **(C)** *células pagetoides arredondadas e grandes, papilas não delimitadas;* **(D)** *ninhos ou aglomerados cerebriformes (clods);* **(E)** *células atípicas na derme. (Imagem adaptada de: Costa M, Ardigo M. Microscopia confocal reflectante a laser na dermatologia. In: Belda Jr W, Di Chiacchio N, Criado PR. Tratado de Dermatologia. Editora Atheneu. 2014; 133-42.)*

propriamente malignas. Entretanto, em uma lesão com atipia intensa, nem sempre é fácil a diferenciação com um melanoma e o exame histopatológico é mandatório. Sobre o melanoma à luz da MCRL, há importante atipia na camada basal, mal delimitação das papilas dérmicas e células ovaladas brilhantes de diferentes diâmetros infiltradas difusamente nas camadas superiores da epiderme (células pagetoides). Aglomerados (ninhos) cerebriformes podem ser visualizados na derme superior (*clods*) bem como células atípicas (de formatos e tamanhos diversos entre si) (Figura 8.5C-E). Importante ressaltar que no melanoma amelanótico ou hipomelanótico, usualmente de difícil diagnóstico clínico e nem sempre tão claro à dermatoscopia, encontram-se achados no exame de MCRL idênticos aos melanomas pigmentados, representando uma das melhores aplicações desta técnica de imagem inovadora.

Lesões não melanocíticas

Embora haja a limitação da avaliação da extensão tumoral em maiores profundidades, a MCRL pode trazer alta sensibilidade e especificidade na análise da porção superior dos mesmos, proporcionando muitas vezes diagnóstico imediato dos tumores cutâneos não melanocíticos.

O carcinoma basocelular (Figura 8.6), por exemplo, é caracterizado na MCRL por ilhas de tumor bem definidas e brilhantes (estruturas por vezes lobuladas) constituídas por células em paliçada (com núcleos alongados no mesmo eixo e perpendiculares ao limite da ilha) na altura da JDE ou da derme superior. Muito característicos deste tumor são os espaços escuros em fenda ao redor das ilhas tumorais (*dark cleft-like spaces*) que na histopatologia correspondem à retração do estroma ou à deposição de mucina em volta dos agregados neoplásicos. Algumas células dendríticas (estruturas ramificadas brilhantes) podem ser observadas dentro do tumor, assim como a presença de vasos canaliculares com curso horizontal.

Nas lesões de ceratose actínica e carcinoma espinocelular (este último se diferenciando por apresentar achados mais exuberantes), encontra-se padrão "em favo de mel" atípico na camada espinhosa com ceratinócitos e núcleos de tamanhos e formatos diversos (células brilhantes polimórficas). A paraceratose é evidenciada pela presença de células redondas individualizadas brilhantes no estrato córneo,

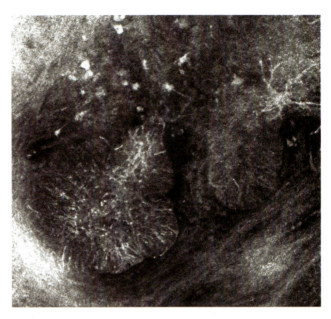

Figura 8.6 – *Imagem de MCRL de um carcinoma basocelular. Notar as ilhas de tumor com células em paliçada circundadas por colágeno, algumas células dendríticas (estruturas ramificadas brilhantes) no seu interior, além dos espaços escuros em fenda ao redor das ilhas característicos do tumor e das fibras de colágeno dérmicas. (Fonte: Costa M, Ardigo M. Microscopia confocal reflectante a laser na dermatologia. In: Belda Jr W, Di Chiacchio N, Criado PR. Tratado de Dermatologia. Editora Atheneu. 2014; 133-42.)*

que geralmente se encontra mais espessado. Além disso, vasos redondos grandes nas papilas dérmicas também podem ser identificados.

No tocante à ceratose seborreica, à MCRL, são comumente encontrados: tampões e cistos córneos (vistos como estruturas ovais, grandes e altamente refráteis; contudo, os cistos córneos por vezes estão circundados por um halo escurecido); aspecto cerebriforme da epiderme (cordões alongados e projeções bulbares de células monomórficas na JED); padrão em "pedra de calçamento" nas lesões pigmentadas e células poligonais brilhantes mal definidas na derme superior (melanófagos). As lesões de lentigo solar, por sua vez, têm como principal achado o aumento da densidade das papilas dérmicas com anéis de células monofórmicas brilhantes ao seu redor.

Nas lesões de micose fungoide, assim como em outras formas de linfoma T cutâneo, a presença de células brilhantes atípicas na epiderme (linfócitos epidermotrópicos) é um achado marcante (Figura 8.7). Embora nem sempre encontrados, espaços epidérmicos grandes, escuros e ovalados com células brilhantes em seu interior (microabscessos de Pautrier) são altamente característicos de micose fungoide

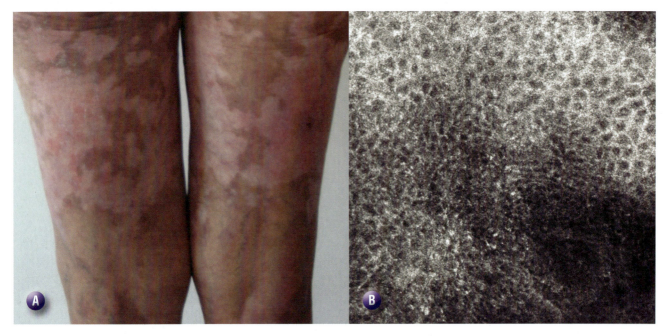

Figura 8.7 – Imagem clínica (A) e de MCRL (B) de uma paciente com micose fungoide. Notar desarranjo epidérmico, espongiose e epidermotropismo (células brilhantes de diferentes formatos e tamanho associadas à perda do padrão "em favo de mel"). (Fonte: Costa M, Ardigo M. Microscopia confocal reflectante a laser na dermatologia. In: Belda Jr W, Di Chiacchio N, Criado PR. Tratado de Dermatologia. Editora Atheneu. 2014; 133-42).

quando observados na MCRL e apresentam correlação histopatológica marcante. Os anéis das papilas dérmicas podem se mostrar com menor refratilidade (brilho) e os vasos sanguíneos, dilatados.

Outros tumores não melanocíticos foram avaliados na MCRL, como: dermatofibroma, hiperplasia sebácea, angioma, angioceratoma, tricoepitelioma, xantogranuloma, acantoma de células claras etc.

Exame *ex vivo* de tumores cutâneos

Para avaliar as margens de tumores cutâneos no período peri-operatório de uma cirurgia micrográfica, publicações recentes têm apontado o uso da MCF, na qual se faz uso de um aparelho especialmente desenvolvido para a adquisão de imagens *ex vivo* de amostras teciduais excisadas – o Vivascope® 2500, com *laser* de diodo de 480 nm de comprimento de onda e potência em torno de 5 mW. Neste caso, emprega-se um marcador fluorescente, a coloração acridina laranja, que tem grande afinidade pelo DNA do nuclear. A acridina laranja coleta uma fluorescência baixa na derme e no tecido celular subcutâneo, o que proporciona um grande contraste com as estruturas celulares. Em comparação com o exame in vivo da MCRL, o emprego deste corante em tecidos frescos permite a avaliação de margens mais profundas e com maior resolução. Para a preparação da aquisição de imagens com a MCF, as amostras a serem estudas devem ser imersas em uma solução de 1 mM da acridina laranja por cerca de 20-30 segundos e depois enxaguadas com solução salina isotônica. Um ponto importante é que este corante não interfere na congelação subsequente ou na qualidade das secções fixadas por formol.

Nos últimos anos, diversos autores, em especial cirurgiões dermatolológicos treinados em cirurgia micrográfica de Mohs, têm mostrado vantagens do uso da MCF como alternativa à análise histopatológica convencional por permitir a avaliação de áreas extensas em tempo real sem a necessidade de processamento tecidual, o que gera consequente redução de tempo e custos comparativamente. Com esta técnica, o próprio cirurgião de Mohs pode fazer a leitura de forma prática e rápida.

Da escolha do sítio de biópsia à avaliação da resposta terapêutica

O emprego da MCRL também pode se dar na seleção do sítio da biópsia, a exemplo de lesões neoplásicas, em especial a micose fungoide cujo diagnóstico frequentemente representa um desafio tanto do ponto de vista clínico como histopatológico.

O monitoramento da resposta terapêutica é outra aplicação da técnica, desde lesões neoplásicas tratadas com medicações não invasivas e/ou alternativas, como o uso do imiquimode no lentigo maligno, ao tratamento de lesões de doenças inflamatórias e de distúrbios pigmentares, a exemplo do vitiligo (seja pela presença/ausência de células inflamatórias nas lesões indicando ou não atividade de doença; seja pela presença de células ativadas sinalizando repigmentação).

Cosmiatria

Embora de emprego mais recente, ao revelar alterações citoarquiteturais na epiderme e na derme com fotodano, com resolução próxima ao exame histopatológico e com a vantagem de ser realizada *in vivo* e de maneira não invasiva, a MCRL tem mostrado ser de utilidade na avaliação do envelhecimento cutâneo. Dentre os achados epidérmicos, observam-se diminuição da espessura da epiderme, "padrão em favo de mel" irregular e pigmentação mosqueada. Na derme fotoenvelhecida, por sua vez, a rede de colágeno se modifica de fina e reticulada para bandas espessas e agregadas/onduladas (degeneração do colágeno). Testes sobre a barreira cutânea que lançam mão da MCRL também se mostram promissores, assim como a avaliação da eficácia de produtos cosmecêuticos.

A classificação do melasma (como predominantemente epidérmico, predominantemente dérmico ou misto) pode ser muito facilitada pela MCRL, que é capaz de identificar a localização do pigmento. Em um dos principais estudos realizados até o momento, não foram encontrados os tipos epidérmicos ou dérmicos, sendo identificado algum grau de pigmento tanto na epiderme quanto na derme de todos pacientes. Nas lesões com grande atividade, no exame de MCRL, é possível encontrar estruturas brilhantes ramificadas (com processos dendríticos proeminentes) na epiderme, que correspondem a melanócitos ativados. Também são observadas estruturas poligonais de diferentes tamanhos na derme correspondentes a melanófagos (Figura 8.8). Uma vez que a MCRL revela a presença e intensidade do pigmento nas camadas superiores da pele, a avaliação da resposta terapêutica por esta técnica no melasma é de grande valia.

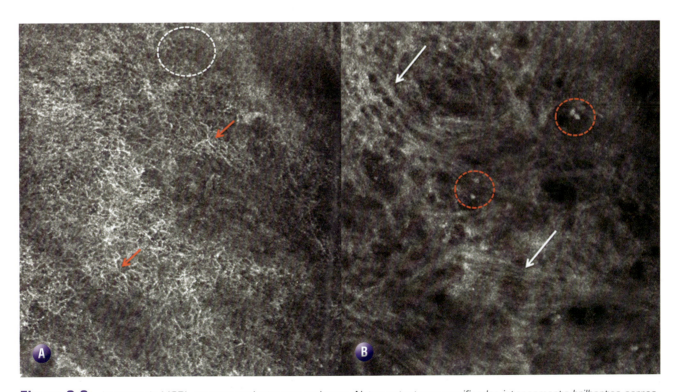

Figura 8.8 – *Imagens de MCRL em uma paciente com melasma. Notar estruturas ramificadas intensamente brilhantes correspondentes a melanócitos ativados na camada espinhosa* **(A)** *e estruturas poligonais brilhantes correspondentes a melanófagos na derme reticular superior* **(B)**. *(Fonte: Costa M C et al. In vivo reflectance confocal microscopy in a typical case of melasma. An Bras Dermatol. 2012; 87(5):782-4.)*

Considerações e perspectivas sobre a microscopia confocal

Embora inegavelmente útil em numerosas situações da Dermatologia e da Cirurgia Dermatológica, o avanço tecnológico atual permite que se consiga atingir somente a profundidade de cerca de 250 μm em um exame de MCRL. Desta forma, algumas regiões do corpo onde a epiderme é mais espessa (regiões volares, por exemplo) são de difícil avaliação e com grande frequência o alcance à JDE é impossível. Outro ponto delicado sobre a MCRL é o seu elevado custo e portabilidade, que podem ser verdadeiros entraves na disseminação da técnica. Não se deve esquecer ainda que a curva de aprendizado de um "confocalista" também é relativamente longa para que se habitue aos recursos do *software* e à identificação correta das estruturas, o que inclusive exige do mesmo um conhecimento histopatológico prévio razoável.

Em contrapartida, a aplicabilidade do exame tem se mostrado vasta como a própria Dermatologia e é inegável que seu emprego esteja em franca expansão no mundo todo. Apesar das limitações acima citadas, há perspectivas futuras de maior acessibilidade baseadas em desenvolvimento tecnológico e menores custos. E, com o número sempre crescente de publicações sobre o tema, é questão de tempo para que a microscopia confocal seja consagrada como importante ferramenta auxiliar de grande valia no diagnóstico (clínico e perioperatório) e na avaliação da resposta terapêutica nos campos da Dermatologia e da cirurgia dermatológica.

Observação

Os autores declaram não ter conflitos de interesse com as marcas ou produtos citados neste capítulo.

BIBLIOGRAFIA CONSULTADA

1. Abraham LS, Costa MC, Agozzino M, Amorosi B, Cota C, Ardigo M. In vivo reflectance confocal microscopy for varicella prompt diagnosis and treatment in a severely immunosuppressed patient. Skin Skin Res Technol. 2012; 18(3):386-8.
2. Agero AL, Gill M, Ardigo M, Myskowski P, Halpern AC, González S. In vivo reflectance confocal microscopy of mycosis fungoides: A preliminary study. J Am Acad Dermatol. 2007 Sep; 57(3):435-41.
3. Ahlgrimm-Siess V, Cao T, Oliviero M, Laimer M, Hofmann-Wellenhof R, Rabinovitz HS et al. Seborrheic keratosis: reflectance confocal microscopy features and correlation with dermoscopy. J Am Acad Dermatol. 2013; 69(1):120-6.
4. Ardigò M, Agozzino M. The semiology and patterns of inflammatory skin conditions. In: Hofmann-Wellenhof R, Pellacani G, Malvehy J, Soyer P. Reflectance Confocal Microscopy for Skin Diseases. Editora Springer. 2012; 349-65.
5. Ardigò M, Cameli N, Berardesca E. and Gonzalez S. Characterization and evaluation of pigment distribution and response to therapy in melasma using *in vivo* reflectance confocal microscopy: a preliminary study. J Eur Acad Dermatol Venereol. 2010; 24:1296-303.
6. Ardigò M, Costa MC, Pellacani G. Reflectance confocal microscopy in vitiligo. In: Vitiligo: whats's new, what's true. Lotti T et al. WHA Publisher – World Health Academy, Zurich, Switzerland/Vitiligo Research Foundation, New York, USA, 2013.
7. Ardigò M, Cota C, Berardesca E, González S. Concordance between in vivo reflectance confocal microscopy and histology in the evaluation of plaque psoriasis. J Eur Acad Dermatol Venereol. 2009; 23(6):660-7.
8. Ardigò M, Malizewsky I, Dell'anna ML, Berardesca E, Picardo M. Preliminary evaluation of vitiligo using in vivo reflectance confocal microscopy. J Eur Acad Dermatol Venereol. 2007; 21(10):1344-50.
9. Bennàssar A, Carrera C, Puig S, Vilalta A, Malvehy J. Fast evaluation of 69 basal cell carcinomas with ex vivo fluorescence confocal microscopy: criteria description, histopathological correlation, and interobserver agreement. JAMA Dermatol. 2013 Jul; 149(7):839-47. doi: 10.1001/jamadermatol. 2013.459. Erratum in: JAMA Dermatol. 2013 Aug; 149(8):997.
10. Carrera C, Puig S, Malvehy J. In vivo confocal reflectance microscopy in melanoma. Dermatol Ther. 2012; 25(5): 410-22.
11. Chung VQ, Dwyer PJ, Nehal KS et al. Use of ex vivo confocal scanning laser microscopy during Mohs surgery for non-melanoma skin cancers. Dermatologi Surg. 2004; 30: 1470-78.
12. Costa M, Ardigo M. Microscopia confocal reflectante a laser na dermatologia (Cap.8). In: Belda Jr W, Di Chiacchio N, Criado PR. Tratado de Dermatologia. Editora Atheneu. 2014; 133-42.
13. Costa MC, Abraham LS, Pacifico A, Leone G, Picardo M, Ardigo M. New reflectance confocal microscopy features in vitiligo: beyond the papillaryrings. XXIst International Pigment Cell Conference (IPCC). Pigment Cell & Melanoma Research. 2011; 24:832-3.
14. Costa MC, Eljaiek HV, Abraham LS, Azulay-Abulafia L, Ardigo M. In vivo reflectance confocal microscopy in a typical case of melasma. An Bras Dermatol. 2012; 87(5): 782-4.
15. Debarbieux S, Depaepe L, Poulalhon N, Dalle S, Balme B, Thomas L. Reflectance confocal microscopy characteristics of eight cases of pustular eruptions and histopathological correlations. Skin Res Technol. 2013; 19(1):e444-52.
16. Gonzalez S, Gill M, Halpern AC. Normal skin. In: Gonzalez S, Gill M, Halpern AF, editors. Reflectance confocal microscopy of cutaneous tumors: an atlas with clinical, dermoscopic and histological correlations. Boca Raton (FL): Informa Healthcare-Taylor and Francis. 2008; 7-13.

17. González S, Tannous Z. Real-time, in vivo confocal reflectance microscopy of basal cell carcinoma. J Am Acad Dermatol 2002; 47(6):869-74.

18. Hashemi P, Rabinovitz HS, Marghoob AA, Scope A. Basal cell carcinoma. In: Hofmann-Wellenhof R, Pellacani G, Malvehy J, Soyer P. Reflectance Confocal Microscopy for Skin Diseases. Editora Springer. 2012; 271-284.

19. Hofmann-Wellenhof R et al. Reflectance confocal microscopy: state-of-art and research overview. Semin Cutan Med Surg. 2009; 28(3):172-9.

20. Hofmann-Wellenhof R, Pellacani G, Malvehy J, Soyer P. Reflectance Confocal Microscopy for Skin Diseases. Editora: Springer, 2012.

21. Kang HY et al. A noninvasive technique, reflectance confocal microscopy, for the characterization of melanocyte loss in untreated and treated vitiligo lesions. J Am Acad Dermatol. 2010; 63(5):e97-100.

22. Kang HY, Bahadoran P, Suzuki I, Zugaj D, Khemis A, Passeron T et al. In vivo reflectance confocal microscopy detects pigmentary changes in melasma at a cellular level resolution. Exp Dermatol 2010; 19(8):228-33.

23. Kurzeja M, Rakowska A, Rudnicka L, Olszewska M. Criteria for diagnosing pemphigus vulgaris and pemphigus foliaceus by reflectance confocal microscopy. Skin Res Technol. 2012; 18(3):339-46.

24. Langley RG, Rajadhyaksha M, Dwyer PJ et al. Confocal scanning laser microscopy of benign and malignant melanocytic skin lesions in vivo. J Am Acad Dermatol. 2001; 45:365-376.

25. Larson B, Abeytunge S, Seltzer E, Rajadhyaksha M, Nehal K. Detection of skin cancer margins in Mohs excisions with high-speed strip mosaicing confocal microscopy: a feasibility study. Br J Dermatol. 2013 Oct; 169(4):922-6.

26. Longo C, Casari A, Beretti F, Cesinaro AM, Pellacani G. Skin aging: in vivo microscopic assessment of epidermal and dermal changes by means of confocal microscopy. J Am Acad Dermatol. 2013; 68(3):e73-82.

27. Longo C, Ragazzi M, Castagnetti F, Gardini S, Palmieri T, Lallas A et al. Inserting ex vivo fluorescence confocal microscopy perioperatively in Mohs micrographic surgery expedites bedside assessment of excision margins in recurrent basal cell carcinoma. Dermatology. 2013; 227(1):89-92.

28. Lovato L, Salerni G, Carrera C, Puig S, Malvehy J. Aquired common and congenital melanocytic nevi. In: González S. Reflectance Confocal Microscopy in Dermatology: fundamentals and clinical applications. Madri, Espanha. Grupo Aula Médica. 2012; 35-8.

29. Malvehy J, Hanke-Martinez M, Costa J et al. Semiology and pattern analysis in nonmelanocytic lesions. In: Hofmann-Wellenhof R, Pellacani G, Malvehy J, Soyer P. Reflectance Confocal Microscopy for Skin Diseases. Editora Springer. 2012; 239-52.

30. Minsky M. Memoir on inventing the confocal scanning microscope. Scanning. 1988; 10:128-38.

31. Moscarella E, Zalaudek I, Agozzino M, Vega H, Cota C, Catricalà C et al. Reflectance confocal microscopy for the evaluation of solitary red nodules. Dermatology. 2012; 224(4):295-300.

32. Pellacani G, Caterina L, Ardigò M. Reflectance confocal microscopy applications in cosmetology. In: Hofmann-Wellenhof R, Pellacani G, Malvehy J, Soyer P. Reflectance Confocal Microscopy for Skin Diseases. Editora Springer. 2012; 455-65.

33. Pellacani G, Cesinaro AM, Seidenari S. In vivo confocal reflectance microscopy for the characterization of melanocytic nests and correlation with dermoscopy and histology. Br J Dermatol. 2005; 152:384-6.

34. Pellacani G, Farnetani F, Argenziano G et al. Atypical / dysplastic nevi. In: Reflectance Confocal Microscopy for Skin Diseases. Hofmann-Wellenhof R, Pellacani G, Malvehy J, Soyer P. Editora Springer. 2012; 87-98.

35. Pellacani G, Longo C, Malvehy J et al. In vivo confocal microscopy and histopathologic correlations of dermoscopic features in 202 melanocytic lesions. Arch Dermatol. 2008; 144:1597-608.

36. Pollefliet C, Corstjens H, González S, Hellemans L, Declercq L, Yarosh D. Morphological characterization of solar lentigines by in vivo reflectance confocal microscopy: a longitudinal approach. Int J Cosmet Sci. 2013; 35(2): 149-55.

37. Puig S, Carrera C, Lovato L, Hanke-Martinez M. Acral volar skin, facial skin and mucous membrane. GonzalHofmann-Wellenhof R, Pellacani G, Malvehy J, Soyer P. Reflectance confocal microscopy for skin diseases. Editora Springer. 2012; p. 33.

38. Rajadhyaksha M, Grossman M, Esterowitz D et al. In vivo confocal laser microscopy of human skin: melanina provides strong contrast. J Invest Dermatol. 1995; 104:946-52.

39. Rishpon A, Kim N, Scope A et al. Reflectance confocal microscopy criteria for scamous cell carcinoma and actinic keratosis. Arch Dermatol. 2009; 145(7):766-72.

40. Sauermann K, Clemann S, Jaspers S, Gambichler T, Altmeyer P, Hoffmann K et al. Age-related changes of human skin investigated with histometric measurements by confocal laser scanning microscopy in vivo. Skin Res Technol. 2002; 8:52-6.

41. Scope A, Benvenuto-Andrade C, Agero AC et al. In vivo reflectance confocal microscop imaging of melanocytic skin lesions: Consensus terminology glossary and illustrative images. J Am Acad Dermatol. 2007; 57:644-58.

42. Skin Confocal Microscopy (http://www.skinconfocalmicroscopy.org). Acessado em 19 de novembro de 2014.

43. Ulrich M, Ruter C, Astner S, Sterry W, Lange-Asschenfeldt B, Stockfleth E et al. Comparison of UV-induced skin changes in sun-exposed vs sun-protected skin – preliminary evaluation by reflectance confocal microscopy. Br J Dermatol. 2009; 161(Suppl):46-53.

44. Xiang W et al. In vivo confocal laser scanningmicroscopy of hypopigmented macules: a preliminary comparison of confocal images in vitiligo, nevus depigmentosus and postinflammatory hypopigmentation. Lasers Med Sci. 2010 Jul; 25(4):551-8.

Capítulo 9

Dermatoscopia Manual e Digital em Cirurgia Dermatológica: Lesões Neoplásticas ou Não, da Pele Glabra, do Couro Cabeludo, das Regiões Palmar, Plantar e Unhas. Tricograma Digital

Sérgio Yamada
Sérgio Henrique Hirata
Nilton Di Chiacchio
Ana Maria Pinheiro

A dermatoscopia na cirurgia dermatológica é utilizada com várias finalidades:

◖ Detecção precoce de tumores cutâneos.
◖ Diagnóstico diferencial.
◖ Método auxiliar na definição da conduta.

Detecção precoce de tumores cutâneos

Lesões pigmentadas

Melanoma

A detecção precoce dos melanomas cutâneos depende de vários fatores:

◖ *Avaliação do paciente de risco:* história pessoal ou familiar de melanoma ou nevos atípicos, histórico de exposição e/ou queimaduras solares, fototipo baixo, presença de nevos múltiplos.
◖ *Fotografia corporal total ou mapeamento corporal periódico:* auxilia no seguimento dos nevos múltiplos, na identificação de lesões novas, detecção de modificação de lesões preexistentes e melhora a sensibilidade do autoexame.
◖ *Dermatoscopia:* deve ser utilizada mesmo em lesões clinicamente não suspeitas, uma vez que permite visualizar padrões de cores e estruturas não visíveis a olho nu.

■ Aumenta a sensibilidade na detecção do melanoma;
■ Permite melhor avaliação da estabilidade da lesão;
■ O seguimento de curto prazo (3-4 meses) melhora a probabilidade de detecção de melanomas incaracterísticos (excisar lesões que sofram modificação no curto prazo) (Figura 9.1), e reduz o número de excisões desnecessárias;
■ Auxilia na indicação da necessidade de estudo anatomopatológico de acordo com os critérios descritos a seguir e de acordo com o tipo clínico de melanoma.

Padrões globais de risco para melanoma:

◖ Três padrões assimétricos ou padrão multicomponentes.
◖ Padrão spitzoide em adultos (Figura 9.2).
◖ Padrão incaracterístico.
◖ Padrões de pigmentação: hipercromia/hipocromia multifocais e hipercromia excêntrica.
◖ Acompanhar ou excisar lesões em que não haja correlação clínico-dermatoscópica.
◖ Sinal do patinho feio – a lesão apresenta padrão diferente das demais lesões (paciente com nevos múltiplos (Figura 9.3).
◖ Acompanhar em prazo curto ou excisar lesões cujo padrão não é habitual para lesão benigna.

■ Dermatoscopia Manual e Digital em Cirurgia Dermatológica

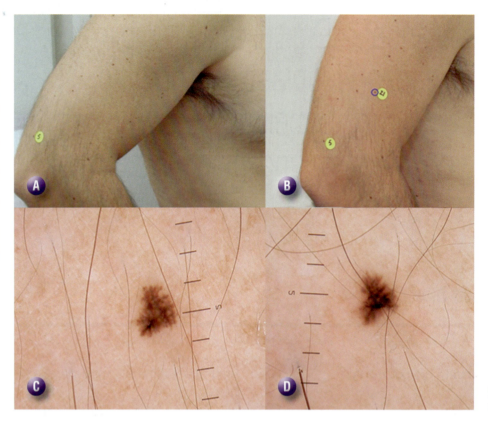

Figura 9.1 – **(A-D)** Após 2 meses – melanoma maligno in situ.

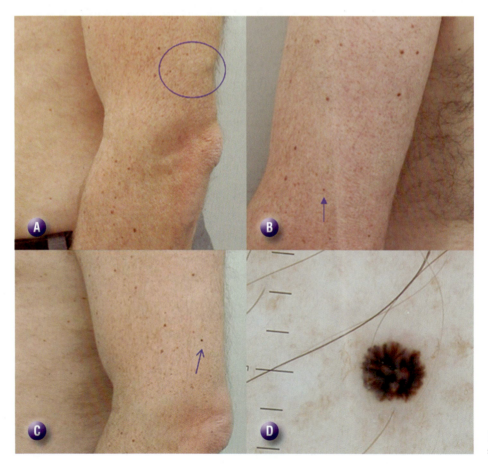

Figura 9.2 – **(A-D)** Padrão starburst em adulto.

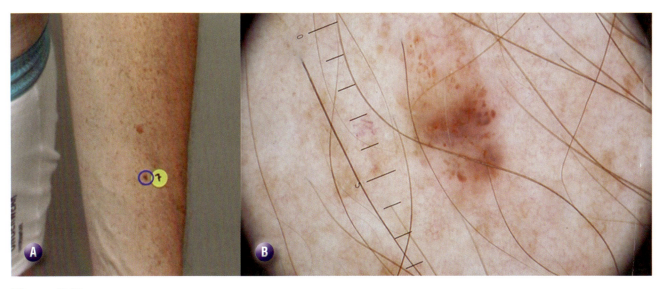

Figura 9.3 – **(A-B)** *Sinal do patinho feio.*

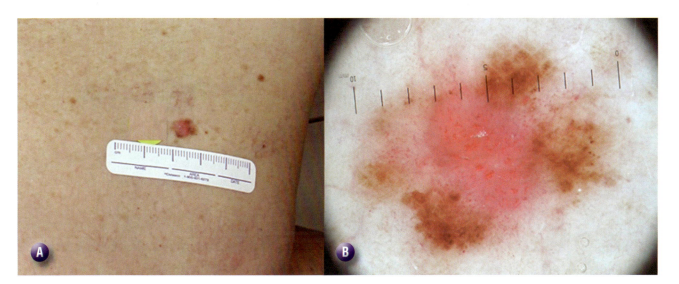

Figura 9.4 – **(A-B)** *Polimorfismo vascular.*

- Lesões rosadas com padrão vascular polimorfo (Figura 9.4).
- Vasos em ponto, lineares, lineares irregulares, em sacarrolha – devem ser excisadas desde que afastada a possibilidade de lesão inflamatória.

Dermatoscopia do melanoma

Lentigo maligno

Sinais dermatoscópicos de risco:

- Pigmentação assimétrica dos óstios foliculares.
- Padrão romboidal ou estruturas em zigue-zague.
- *Peppering*: presença de melanina (ou melanócitos) na derme.
- Obliteração de óstios foliculares (Figura 9.5): geralmente corresponde à fase invasiva do lentigo maligno melanoma.

Melanoma disseminativo superficial

Critérios:

- Assimetria de cor ou estrutrura.
- Rede pigmentada atípica.

- Estrias ou pseudópodes assimetricamente distribuídos na periferia.
- Estruturas de regressão.
- Glóbulos e pontos periféricos assimetricamente distribuídos.
- Véu branco azulado (Figura 9.6).
- Rede negativa ou hipocromia reticulada (Figura 9.7).
- Multiplicidade de cores.

Outros fatores de risco:
- Borrões irregulares e/ou periféricos.
- Hipercromia/hipocromia multifocal.
- Hipercromia excêntrica (Figura 9.8).

A presença de um único sinal de risco, não é necessariamente indicativa de melanoma, devendo sempre ser considerada no contexto todo da lesão.

Melanoma nodular

A detecção do melanoma nodular em fase inicial é um desafio mesmo com o advento da dermatoscopia. Não raramente, os critérios habituais para melanoma, não estão presentes. Os pacientes devem sempre ser alertados para verificar modificações e/ou crescimento de qualquer lesão papulosa nova, pigmentada ou rósea. Na dermatoscopia, o padrão homogêneo desorganizado pode estar presente, assim como o véu branco-azulado, e a

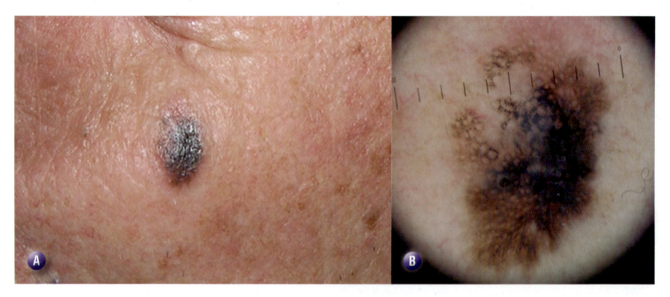

Figura 9.5 – **(A-B)** Lentigo maligno melanoma com obliteração de óstios foliculares.

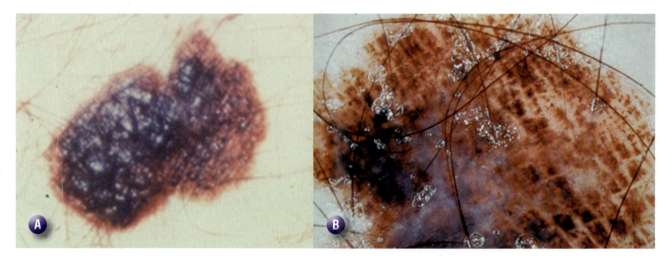

Figura 9.6 – **(A-B)** Véu branco-azulado.

DERMATOSCOPIA MANUAL E DIGITAL EM CIRURGIA DERMATOLÓGICA

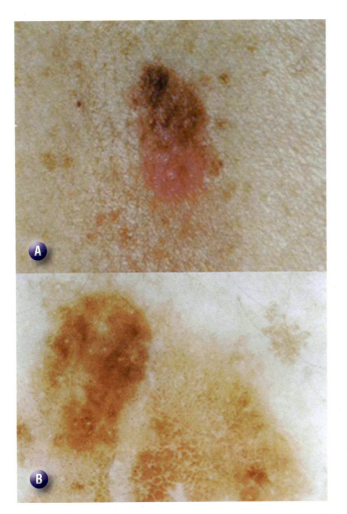

Figura 9.7 – **(A-B)** Melanoma in situ com regressão com rede negativa.

coexistência da cor azul e preta (Figura 9.9) é um fator de risco. Nas lesões hipo ou amelanóticas, o padrão vascular polimorfo pode auxiliar na suspeição diagnóstica.

Melanoma lentiginoso acral

O melanoma acral se caracteriza à dermatoscopia, na fase *in situ*, pelo padrão em cristas paralelas (Figura 9.10). Lesões mais avançadas podem apresentar as mesmas características dos melanomas de outras áreas anatômicas, com o padrão de multicomponentes. Devemos lembrar que o melanoma nodular desta região, não raramente, pode ser hipo ou amelanótico.

Quando o melanoma acomete o aparato ungueal, ele pode se manifestar como melanoníquia estriada. A presença de base mais larga do que a extremidade distal da melanoníquia, assim como sinais de distrofia da lâmina ungueal, sinal de Hutchinson periungueal, clinicamente manifesto ou apenas detectado à dermatoscopia, também constituem fatores de risco para melanoma do leito ungueal. A dermatoscopia da lâmina ungueal pode auxiliar, mas não da mesma maneira que na observação direta das lesões na pele. A remoção da lâmina ungueal e a realização da dermatoscopia da matriz ungueal traz informações adicionais quando a clínica e a dermatoscopia da lâmina não são suficientes, e será descrita adiante.

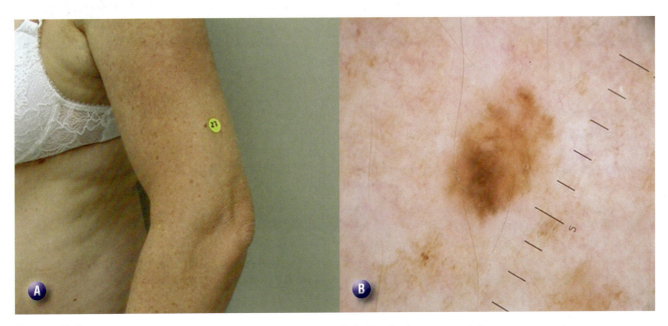

Figura 9.8 – **(A-B)** Hipercromia excêntrica. Melanoma maligno B 0,45 – 0 mitoses associado a nevo composto.

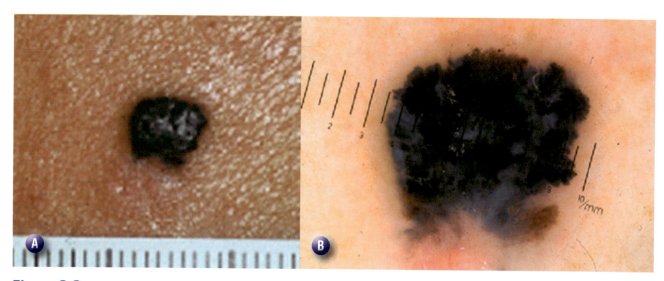

Figura 9.9 – **(A-B)** *Coexistência da cor azul e preta. Melanoma nodular B 1,2 mm.*

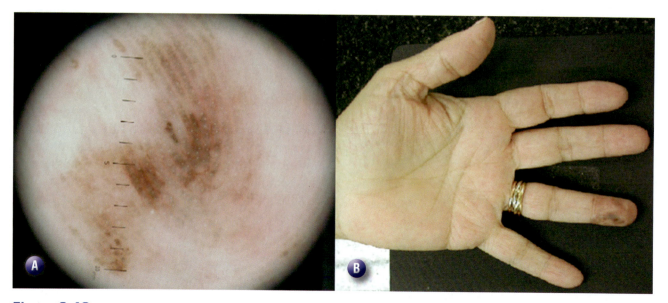

Figura 9.10 – **(A-B)** *Melanoma maligno acral* in situ.

Diagnóstico diferencial

O diagnóstico diferencial do melanoma pigmentado inclui o carcinoma basocelular pigmentado, as ceratoses seborreicas, os angiomas, os nevos atípicos e o nevo de Reed.

A maioria das ceratoses seborreicas apresenta, à dermatoscopia, estruturas características: pseudocistos córneos, pseudocomedões, padrão cerebriforme (este pode estar presente em nevos papilomatosos) e *fatfingers*. Nas ceratoses seborreicas planas podemos observar o sinal da geleia, a borda roída de traça e estruturas em impressão digital (estruturas lineares paralelas focalmente presentes) (Figura 9.11). As ceratoses seborreicas acantóticas e clonais podem não apresentar as estruturas descritas e dificultam a diferenciação com o melanoma. Nestas situações devem ser submetidas à biópsia excisional para exame anatomopatológico.

Os carcinomas basocelulares pigmentados vão ser descritos com mais detalhes a seguir. Quando pigmentados podem apresentar estruturas sugestivas para o diagnóstico: estruturas em folha (*mapple leaf*) (Figura 9.12), estruturas ovoides cinza-azuladas, estrutura em raio de roda e telangiectasias arboriformes ou polimorfismo vascular.

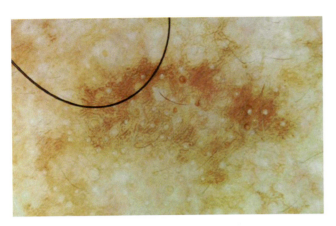

Figura 9.11 – *Ceratose seborreica padrão em impressão digital.*

As lesões angiomatosas apresentam lagos vasculares de cor vermelha ou violácea, e quando há trombose podem ter cor enegrecida (Figura 9.13).

O nevo de Spitz faz diagnóstico diferencial com os melanomas hipomelanóticos ou amelanóticos. Nas lesões amelanóticas o padrão vascular do nevo de Spitz pode ser indistinguível do presente no melanoma. A rede negativa pode estar presente no nevo de Spitz, mas também no melanoma. A simetria no padrão e a idade do paciente são importantes na avaliação destas lesões, mas em caso de dúvida está indicada biópsia excisional com margem de 2 mm, para estudo histológico.

O nevo de Reed frequentemente é bastante pigmentado e pode apresentar inicialmente crescimento rápido, trazendo dúvida no diagnóstico diferencial com o melanoma. É mais comum em crianças e adolescentes, e apresenta alguns padrões dermatoscópicos: globular, *starburst*, reticular periférico (Figura 9.14), homogêneo e padrão atípico. Os padrões globular e *starburst* são os mais característicos, e a simetria no padrão e a faixa etária são importantes no diagnóstico. Estas lesões devem ser acompanhadas em prazo curto, inicialmente, e, em caso de dúvida, devem ser excisadas. O mesmo se aplica aos padrões reticular periférico e homogêneo. O padrão atípico deve sempre ser excisado para anatomopatológico.

Conduta

A dermatocopia auxilia na escolha do tratamento. As lesões de ceratose seborreica características podem ser tratadas com crioterapia ou aplicação de cáusticos (ácido tricloroacético), eletrocoagulação. Sempre que houver dúvida diagnóstica, deve se optar por tratamento que permita o exame anatomopatológico.

A abordagem do carcinoma basocelular vai ser descrita adiante.

Diante da possibilidade de melanoma, a opção é, sempre que possível, a biópsia excisional com margem de 2 mm. Em casos de lesões grandes e dependendo da localização pode se indicar a biópsia incisional, evitando-se a biópsia por *shaving* que poderia interferir na avaliação posterior da espessura do melanoma.

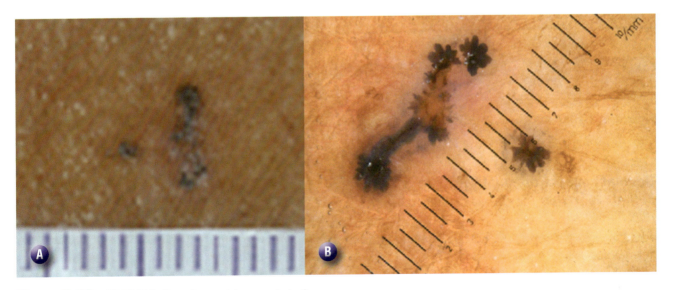

Figura 9.12 – **(A-B)** *Epitelioma basocelular* mapple leaf.

■ Dermatoscopia Manual e Digital em Cirurgia Dermatológica

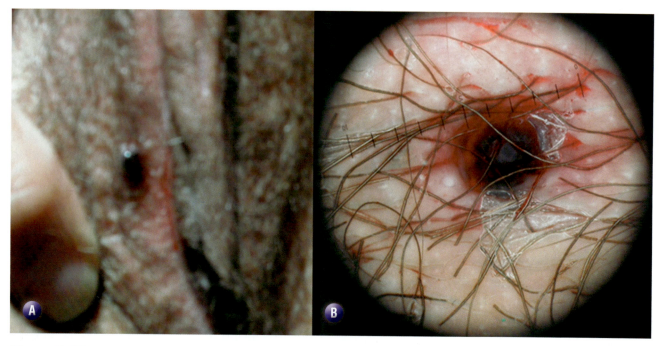

Figura 9.13 – **(A-B)** Lesão vascular com trombose.

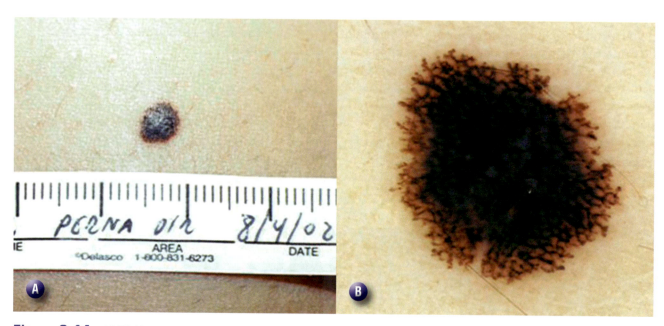

Figura 9.14 – **(A-B)** Nevo de Reed. Padrão reticular periférico.

Dermatoscopia como auxiliar na delimitação das margens cirúrgicas

A dermatoscopia pode ser utilizada como método auxiliar na determinação da conduta em cirurgia dermatológica.

Embora a cirurgia de Mohs seja recomendada para diminuir as taxas de recidiva, a cirurgia tradicional ainda é amplamente utilizada para o tratamento das neoplasias cutâneas. Neste contexto, a dermatoscopia pode ser utilizada como auxiliar na delimitação das margens cirúrgicas, principalmente nos casos de carcinomas basocelulares. É útil também na diferenciação entre processos cicatriciais e recidivas do tumor (Figura 9.15).

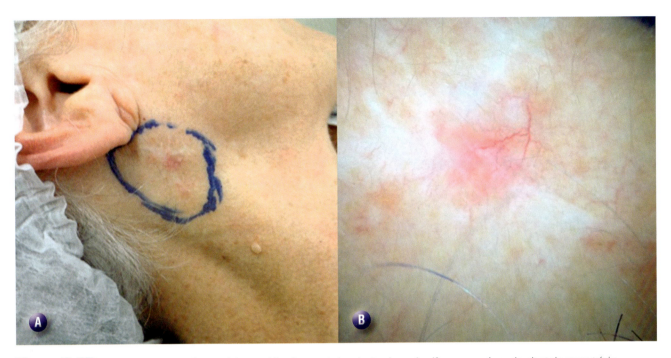

Figura 9.15 – **(A-B)** Carcinoma basocelular recidivado com telangiectasias arboriformes na área da cicatriz operatória.

Os principais critérios para o diagnóstico dermatoscópico dos carcinomas basocelulares são:

- Telangiectasias com padrão arboriforme.
- Estruturas em folha: extensões bulbosas azul-acinzentadas em formato de folhas. Diferenciam-se dos pseudópodes por serem ilhas discretas de pigmentação, nunca se desenvolverem a partir da rede pigmentar e por, em geral, não se desenvolverem a partir de uma área de pigmentação adjacente.
- Grandes ninhos ovoides azul-acinzentados: áreas pigmentadas ovoides ou alongadas, próximas ou confluentes, bem delimitadas, maiores que os glóbulos e não conectadas ao corpo do tumor.
- Múltiplos glóbulos azul-acinzentados: devem ser diferenciados dos pontos azul-acinzentados, que representam melanófagos.
- Áreas em roda raiada: projeções radiais bem delimitadas, com coloração em geral acastanhada ou, algumas vezes, azul ou cinza, que partem de um eixo central axial frequentemente escuro (marrom-escuro, preto ou azul).
- Ulceração: ausência da epiderme, frequentemente associada a coágulos e sem relação com história de trauma recente. Pode ser vista em melanomas cutâneos invasivos.

A presença de qualquer um destes critérios pode ser utilizada para a delimitação das margens cirúrgicas de um carcinoma basocelular.

A visualização das telangiectasias arboriformes é o critério mais utilizado (Figura 9.16). Telangiectasias arboriformes são estruturas características dos carcinomas basocelulares. São vasos que nutrem o estroma do tumor e não pertencem à pele normal, ou seja, o tecido subjacente a elas seria tumoral. São visualizadas como estruturas arboriformes, vermelho-brilhantes, com foco. Vasos sanguíneos fora do tumor, pertencentes à pele normal, são vermelho-róseos, mais claros e visualizados fora de foco (opacos).

A dermatoscopia é um método simples, barato, não invasivo e de fácil execução. Possibilita a demarcação mais acurada das margens cirúrgicas, aumentando a *performance* do cirurgião dermatológico quando comparada com a demarcação das margens cirúrgicas sem o auxílio do dermatoscópio. Também permite a escolha do melhor local para a realização de uma biópsia incisional nos casos de lesões grandes que não possam ser submetidas à biópsia excisional.

Uso da dermatoscopia no aparelho ungueal

A dermatoscopia é útil no diagnóstico diferencial das pigmentações da lâmina ungueal. Os principais diagnósticos diferenciais são: pigmentações de ori-

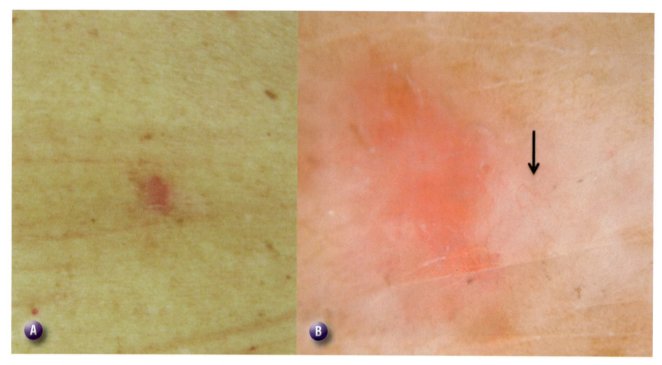

Figura 9.16 – **(A-B)** *Carcinoma basocelular recidivado com telangiectasias arboriformes.*

gem racial ou medicamentosas (ativação melanocítica), hiperplasias melanocíticas benignas, nevos melanocíticos e melanomas. Estas alterações se manifestam clinicamente como uma melanoníquia estriada, que pode ser definida como uma faixa de pigmentação longitudinal marrom-enegrecida acometendo a lâmina ungueal. Os critérios para o diagnóstico são baseados no estudo da cor do fundo de pigmentação e na análise da regularidade das linhas longitudinais que compõem uma melanoníquia estriada.

Lesões benignas são caracterizadas à dermatoscopia pela visualização de cor de fundo marrom com linhas longitudinais regulares (nevos melanocíticos – Figura 9.17A, hiperplasias melanocíticas típicas – Figura 9.17B) ou cor de fundo cinza com linhas longitudinais regulares (pigmentações raciais ou de origem medicamentosa – Figura 9.17C).

Melanomas subungueais são caracterizadas à dermatoscopia pela visualização de cor de fundo marrom com linhas longitudinais irregulares (Figura 9.18).

O padrão de regularidade das linhas longitudinais é baseado na análise da regularidade na coloração, espessura, espaçamento e paralelismo das linhas.

A dermatoscopia também pode ser utilizada em casos duvidosos para a análise intraoperatória da matriz ungueal (Figuras 9.19 e 9.20). Este procedimento permite a visualização direta da matriz ungueal, sem interposição da lâmina ungueal, tornando o exame similar ao exame das outras lesões cutâneas, isto é, com o dermatoscópio colocado diretamente sobre o local de origem da lesão (matriz ungueal).

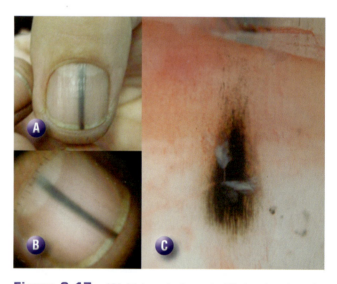

Figura 9.17 – **(A)** *Melanoníquia no 1qddir (nevo melanocítico).* **(B)** *Dermatoscopia da lâmina ungueal com fundo marrom e linhas regulares.* **(C)** *Dermatoscopia da matriz ungueal com glóbulos e padrão regular.*

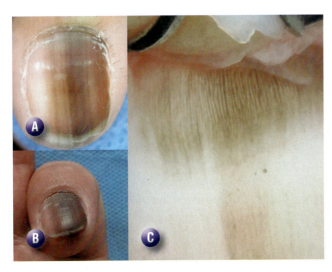

Figura 9.18 – **(A)** Melanoníquia no 2qddir (hiperplasia melanocítica benigna). **(B)** Dermatoscopia da lâmina ungueal com fundo marrom e linhas regulares. **(C)** Dermatoscopia da matriz ungueal com padrão regular.

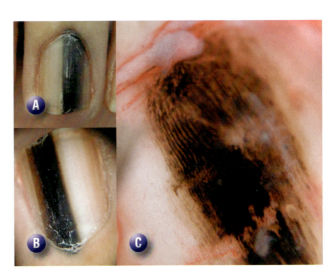

Figura 9.20 – **(A)** Melanoníquia no 3qddir (melanoma). **(B)** Dermatoscopia da lâmina ungueal com fundo marrom e linhas irregulares. **(C)** Dermatoscopia da matriz ungueal com padrão irregular.

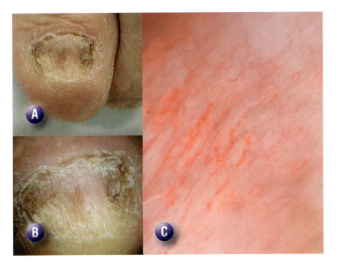

Figura 9.19 – **(A)** Melanoníquia no 1pdesq (pigmentação racial). **(B)** Dermatoscopia da lâmina ungueal com fundo marrom acinzentado e linhas regulares. **(C)** Dermatoscopia da matriz ungueal com padrão regular.

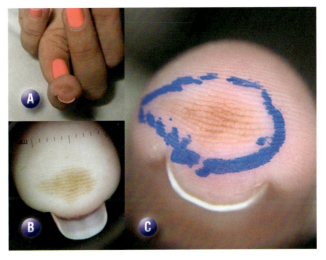

Figura 9.21 – **(A)** Nevo melanocítico. **(B)** Dermatoscopia com padrão de pigmentação localizado nos sulcos. **(C)** Delimitação das margens cirúrgicas.

Uso da dermatoscopia na região palmoplantar

As diferenças na configuração histológica da região palmoplantar, fazem com que essa região não apresente rede pigmentar e os padrões dermatoscópicos observados estão associados à distribuição dos melanócitos por entre as estruturas anatômicas.

O uso da dermatoscopia também pode auxiliar a delimitação das margens cirúrgicas nas lesões localizadas na região palmoplantar através da observação dos padrões dermatoscópicos existentes nesta região (Figura 9.21). Os padrões comumente observados nas lesões palmoplantares benignas são:

- Padrão de pigmentação formado por linhas paralelas localizadas nos sulcos da pele (Figura 9.21).
- Padrão em grade, formado por linhas ao longo dos sulcos da pele e transversais a eles, poupando as aberturas dos acrossiríngios das cristas (Figura 9.22).

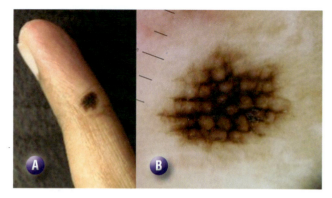

Figura 9.22 – (A) Nevo melanocítico. (B) Padrão em grade.

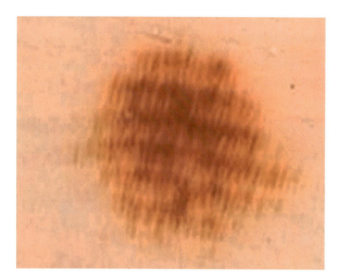

Figura 9.23 – Padrão fibrilar regular.

- Padrão fibrilar regular (Figura 9.23), formado por linhas finas densamente agrupadas e arranjadas de forma transversal aos sulcos, é formado pela deformação da camada córnea que ocorre nas regiões das plantas dos pés que recebem maior pressão do peso do corpo (áreas de apoio).

Nos melanomas (Figura 9.24), observa-se padrão de pigmentação mais acentuado nas cristas epidérmicas. As cristas epidérmicas abrigam os óstios das glândulas sudoríparas e a visualização destas estruturas permite a diferenciação entre o que é a crista e o que é sulco.

Os casos de melanoma também podem apresentar estruturas de lesões malignas da pele não glabra (pontos e glóbulos periféricos, áreas de hipopigmentação, regressão, véu cinza-azulado, pigmentação multifocal). Contudo, sempre acompanhados de outras características que nos remetem ao sítio anatômico em questão. Quando localizados nas áreas da região plantar que recebem maior pressão do peso do corpo, também podem exibir um padrão fibrilar irregular.

Dermatoscopia do couro cabeludo

A dermatoscopia do couro cabeludo, também denominada tricoscopia, é um método moderno, não invasivo que analisa as hastes dos cabelos, o couro cabeludo, as sobrancelhas e os cílios, sendo

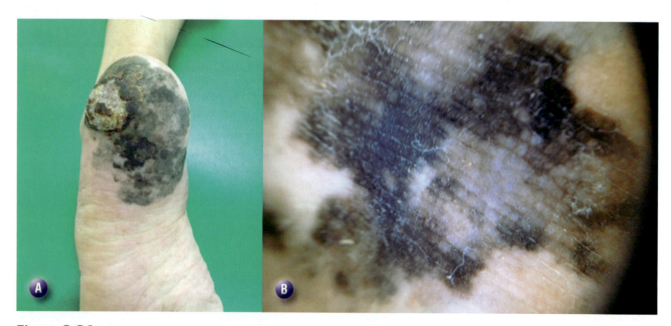

Figura 9.24 – (A) Melanoma. (B) Padrão em cristas.

importante no diagnóstico e no acompanhamento das alopecias e de doenças que atingem o couro cabeludo. Pode ser realizado com o uso de um dermatoscópio manual ou videodermatoscópio, sendo a ampliação ideal de 20 a 70 vezes que é obtida em equipamentos digitais. O uso do dermatoscópio manual, que hoje em dia é utilizado pela maioria dos dermatologistas, pode colaborar no diagnóstico das alopecias e de doenças do couro cabeludo e, ainda, na evolução e na resposta ao seu tratamento. Assim sendo, a tricoscopia é método essencial na prática da dermatologia.

O método consiste na análise de estruturas visualizadas nas hastes dos pelos, nas aberturas foliculares, na área perifolicular e na aparência dos vaso na pele.

A análise do *primeiro grupo de estruturas*, as hastes dos pelos, permite o diagnóstico de alterações adquiridas como alopecia *areata*, tricotilomania ou alopecia androgenética e de genodermatoses como moniletríquio, tricorrexe nodosa, tricorrexe *invaginata*, *pilitorti* e *pilianullati*. O exame das hastes permite ainda o diagnóstico de *Tinea capitis* que apresenta cabelos em vírgula e cabelos em formato de saca-rolhas (Figura 9.25).

Na alopecia *areata* podemos observar pontos negros, fios fraturados em ponto de exclamação (Figura 9.26). Na tricotilomania observamos além dos fios fraturados, fios em formato de chama e pontos pretos (Figura 9.27).

Na alopecia androgenética, as alterações determinantes são o aumento dos números de fios *vellus* na região frontal, que no indivíduo normal chega até a 10%, e a redução do número de hastes por unidade folicular, que normalmente varia entre dois a três fios por unidade. Para o diagnóstico da alopecia androgenética, a comparação das estruturas da região occipital e frontal é importante, observando-se manutenção do número de hastes por unidade folicular na região occipital e a presença de fios *vellus* ou miniaturizados em até 20% dos fios totais e na região frontal, aumento dos fios miniaturizados e redução do número de hastes por unidade folicular, chegando a uma haste por unidade folicular (Figura 9.28).

O *segundo grupo de estruturas* é composto pelas aberturas foliculares, que pode ter aspecto normal, ser vazia, fibrótica ou com conteúdo biológico, como

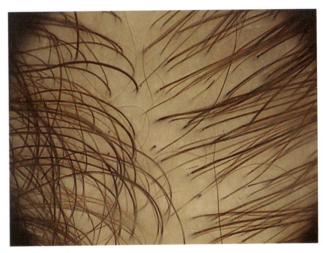

Figura 9.26 – *Alopecia* areata, *fios em exclamação e pontos negros.*

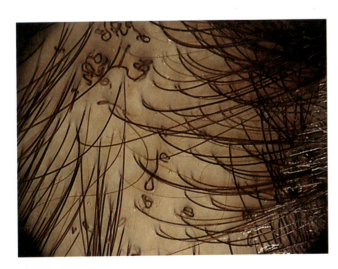

Figura 9.25 – Tinea capitis, *hastes em formato de saca-rolhas. (Fonte: Acervo pessoal Ana Maria Pinheiro.)*

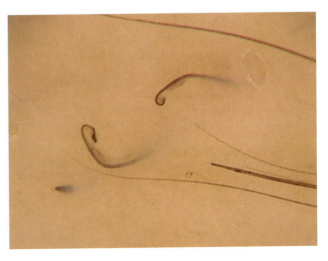

Figura 9.27 – *Tricotilomania, fios em chama e fraturados. (Fonte: Acervo pessoal Ana Maria Pinheiro.)*

queratina, com aspecto hiperceratótico, e resíduos, como sebo, com aspecto amarelado.

Podemos encontrar pontos negros, também chamados cadavéricos (Figura 9.29), presente na alopecia *areata*, tricotilomania e *Tinea capitis*. Os pontos negros correspondem à quebra dos fios coloridos rentes à superfície do couro cabeludo.

Os pontos amarelos, que correspondem à presença de queratina e sebo no infundíbulo folicular, podem ser encontrados na alopecia *areata*, androgenética e no lúpus eritematoso discoide (Figura 9.30).

Os pontos brancos foram descritos em áreas de fibrose do líquen plano pilar, tendo aspecto irregular e tamanho grande. Mas em pacientes negros ou pardos e em áreas fotoexpostas podemos observar pontos brancos pequenos e regulares, que correspondem a glândulas sudoríparas écrinas e/ou a folículos vazios (Figura 9.31).

Os pontos vermelhos foram descritos no lúpus eritematoso discoide.

O *terceiro grupo de estruturas* é formado pelas alterações na região perifolicular. Na alopecia androgenética podemos observar hipercromia perifolicular que foi descrita como correspondente à reação inflamatória presente no quadro (Figura 9.32).

Áreas brancas perifoliculares podem estar presentes nas alopecias cicatriciais e pústulas na foliculite decalvante (Figura 9.33). Na alopecia frontal

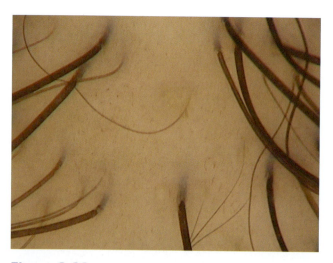

Figura 9.28 – Alopecia androgenética com redução do número de hastes por unidade folicular. (Fonte: Acervo pessoal Ana Maria Pinheiro.)

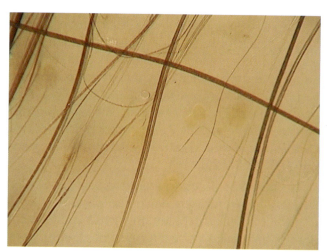

Figura 9.30 – Pontos amarelos. (Fonte: Acervo pessoal Ana Maria Pinheiro.)

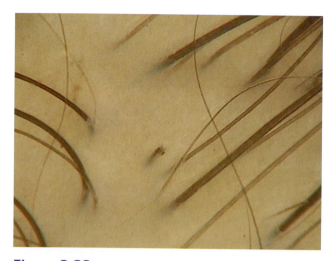

Figura 9.29 – Alopecia areata, pontos pretos ou cadavéricos. (Fonte: Acervo pessoal Ana Maria Pinheiro.)

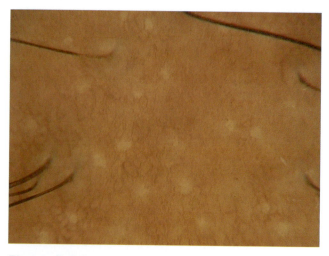

Figura 9.31 – Pontos brancos. (Fonte: Acervo pessoal Ana Maria Pinheiro.)

fibrosante observamos a presença de hiperceratose perifolicular discreta (Figura 9.34).

O *quarto e último grupo de estruturas* é formado pela aparência dos microvasos que podem variar em número e tipo, podendo estar presentes no couro cabeludo saudável e em diferentes doenças do couro cabeludo. Os padrões pode ser vasos em vírgula, em pontos, em formato de grampo de cabelos, lineares, arboriformes, glomerulares, dentre outros. A visualização dos vasos depende da técnica empregada, variando com a ampliação usada e também com a compressão da área.

Vasos em formato de vírgula são comuns em doenças como dermatite seborreica e psoríase. Os vasos em pontos, descritos como pequenos pontos avermelhados alinhados e próximos uns aos outros, são achados normais, principalmente na região frontal.

Os pequenos vasos em formato de grampo de cabelos e os arboriformes finos também podem ser achados normais, sendo o primeiro da região frontal e o segundo da região occipital (Figura 9.35).

Os vasos glomerulares, que se apresentam como pequenos vasos enrolados e torcidos são característicos da psoríase.

A despeito da tricoscopia ser um método utilizado principalmente no diagnóstico diferencial das doenças do cabelo e do couro cabeludo, podemos

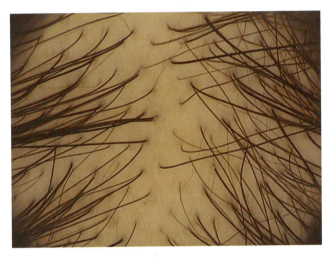

Figura 9.32 – *Alopecia androgenética, hipercromia perifolicular. (Fonte: Acervo pessoal Ana Maria Pinheiro.)*

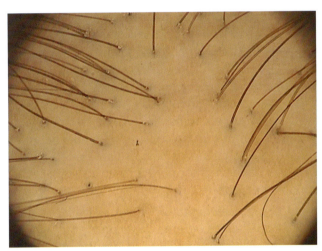

Figura 9.34 – *Alopecia frontal fibrosante, hiperceratose perifolicular. (Fonte: Acervo pessoal Ana Maria Pinheiro.)*

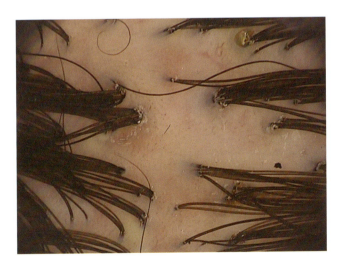

Figura 9.33 – *Foliculite decalvante, pústula perifolicular.*

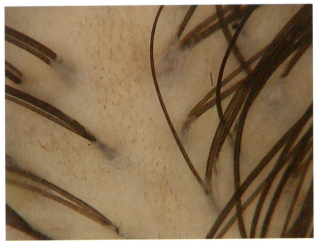

Figura 9.35 – *Couro cabeludo normal, vasos em grampo de cabelos. (Fonte: Acervo pessoal Ana Maria Pinheiro.)*

também a usar como ferramenta no controle da atividade da doença e na resposta ao tratamento instituído. Na alopecia *areata*, a atividade da doença está ligada à presença de pontos cadavéricos e em exclamação. Na tricotilomania a observação de fios em diferentes tamanhos e fraturados desaparece com o tratamento. Na alopecia androgenética, a medida da espessura da haste, que com o tratamento aumenta o seu diâmetro, assim como a monitoração da quantidade de fios miniaturizados, pode ser um parâmetro na eficácia do tratamento.

Tricograma

O tricograma é um exame que avalia o ciclo biológico do pelo através da extração de alguns fios que são analisados sob microscopia óptica comum. Esse procedimento revela-se doloroso para o paciente pois, para a realização do mesmo, é necessário que 50 a 100 fios sejam arrancados. O feixe de cabelos, com seus componentes foliculares, é analisado imediatamente com microscópio óptico ou conservado em formol a 10%, para exame posterior. Na leitura microscópica podemos encontrar quatro tipos anatômicos básicos de pelos: telógeno, catágeno, anágeno normal e anágeno alterado, chamado de distrófico.

O tricograma digital pode ser visto como uma modificação do tricograma clássico, que quantifica a proporção de fios anágenos e telógenos. É um exame não invasivo, indolor, de fácil realização, operador independente e tem se mostrado como decisivo para o diagnóstico e prognóstico de algumas patologias do couro cabeludo que levam à queda capilar. O método consiste em delimitar uma área de 1 cm^2 e cortar os cabelos rente ao couro cabeludo. Após 3 dias essa área é fotografada para verificação do crescimento capilar e análise da mesma.

A análise do fototricograma pode ser feita com o auxílio de um *software* TrichoScan® que é um método que combina epiluminescência microscópica com uma análise de imagem digital para a medição do cabelo. O Trichoscan® analisa a densidade do cabelo, a espessura do cabelo, a relação de pelos terminais/pelos de pequeno diâmetro, a relação anágeno/telógeno e a taxa de crescimento, o que será detalhado a seguir.

O tricograma é considerado normal quando encontramos fios anágenos normais entre 80 e 90%, fios telógenos entre 10 e 20% e fios distróficos até

2%. O tricograma telógeno apresenta fios telógenos em proporção superior a 20% e fios anágenos em proporção inferior a 80%. Já o aumento de mais que 90% na contagem de anágenos normais, diz-se tricograma anágeno.

O tricograma pode auxiliar no diagnóstico de diferentes tipos de patologias que acometem o couro cabeludo. O tricograma telógeno está presente na alopecia androgenética, alopecia *areata* e o eflúvio telógeno. O resultado do tricograma juntamente com o exame clínico pode levar a um diagnóstico mais preciso.

BIBLIOGRAFIA CONSULTADA

1. Carducci M, Betti R. Basal cell carcinoma: surgical margin detection using digital dermoscopy. Carducci M, Betti R. Dermatol Surg. 2012; 38:964-5.
2. Cueller F, Vilalta A, Puig S et al. Dermoscopy of early recurrent basal cell carcinoma.Cueller F, Vilalta A, Puig S et al. Arch Dermatol. 2008; 144(9):1254.
3. Firle T, Pzinger K. Dermatoscopic differences between atypical melanocytic naevi and thin melanomas. Melanoma Res. 2006; 16:45-50.
4. Goodson AG, Grossman D. Strategies for early melanoma detection: Approaches to the patient with nevi. J Am Acad Dermatol. 2009; 60(5):719-35.
5. Hillmann K, Blume-Peytavi U. Diagnosis of hair disorder. Seminars in Cutaneous Medicine and Surgery. 2009; 28:33-8.
6. Hoffmann R. Trichoscan: A novel tool for the analysis of hair growth in vivo. JID Symposium Proceedings. 2003; 8(1):109-15.
7. Hoffmann R. TrichoScans: combining epiluminescence microscopy with digital image analysis for the measurement of hair growth in vivo. Eur J Dermatol. 2001; 11:362-8.
8. Inui S, Nakajima T, Nakagawa K, Itami S. Clinical significance of dermoscopy in alopecia areata: analysis of 300 cases. Int J Dermatol. 2008; 47:688-93.
9. Inui S, Nakajima T, Shono F, Itami S. Dermoscopic findings in frontal fibrosing alopecia: report of four cases. Int J Dermatol. 2008; 47:796-9.
10. Kopke LF. A dermatoscopia na detecção precoce, controle e planejamento cirúrgico dos carcinomas basocelulares. Kopke LF. Surg Cosmet Dermatol. 2011; 3:103-8.
11. Lacarrubba F, Dall'Oglio F, Rita Nasca M, Micali G. Videodermatoscopy enhances diagnostic capability in some forms of hair loss. Am J Clin Dermatol. 2004; 5:205-8.
12. Menzies S, Ingvar C, McCarthy W. A sensitivity and specificity anilysis of the surface microscopy features of invasive melanoma. Melanoma Res. 1996; 6:55-62.
13. Miyazaki A, Saida T, Koga H, Oguchi S, Suzuki T, Tsuchida T. Anatomical and histopathological correlates of the dermoscopic patterns seen in melanocytic nevi on the sole: A retrospective study. J Am Acad Dermatol. 2005; 53: 230-36.

14. Oguchi S, Saída T, Koganehira Y, Ohkubo S, Ishihara Y, Kawachi S. Characteristic epiluminescent microscopic features of early malignant melanoma on glabrous skin. Arch Dermatol. 1998; 134:563-68.

15. Pehamberger H, Steiner A, Wolff K. In vivo epiluminescence microsopy of pigmented skin lesions. I. Pattern analyses of pigmented skin lesions. J Am. Acad Dermatol. 1987; 17:571-83.

16. Pereira, José M. O tricograma – Parte 2. Resultados e interpretação. An Bras Dermatol. 1993; 68(4):217-23.

17. Pinheiro AM, Lobato LA, Varella TC. Dermoscopy findings in tinea capitis: case report and literature review. An Bras Dermatol. 2012 Mar-Apr; 87(2):313-6.

18. Pizzichetta MA, Argenziano G, Grandi G, de Giacomi C, Trevisan G, Soyer HP. Morphologic changes of a pigmented Spitz nevus asseced by dermoscopy. J Am Acad Dermatol. 2002; 47(1):137-9.

19. Rakowska A, Slowinska M, Kowalska-Oledzka E, Rudnicka L. Trichoscopy in genetic hair shaft abnormalities. J Dermatol Case Rep. 2008; 2:14-20.

20. Riedel-Baima B, Riedel A. Use of the trichoscan to acess female pattern hair loss. Dermatologic Surgery. 2009; 35:651-5.

21. Ross EK, Vincenzi C, Tosti A. Videodermoscopy in the evaluation of hair and scalp disorders. J Am Acad Dermatol. 2006; 55:799-806.

22. Rudnicka L, Olszewska M, Rakowska A, Kowalska-Oledzka E, Slowinska M. Trichoscopy: a new method for diagnosing hair loss. J Drugs Dermatol . 2008; 7:651-4.

23. Rudnicka L, Olszewska M, Rakowska A, Slowinska M. Trichoscopy update 2011. J Dermatol Case Rep. 2011; 4:82-8.

24. Rudnicka L, Olszewska M, Rakowska A. Atlas of Trichoscopy. 1 ed. Poland. Springer, 2012.

25. Saida T, Oguchi S, Ishihara Y. In vivo observation of magnified features of pigmented lesions on volar skin using video macroscope. Arch Dermatol. 1995; 131:298-304.

26. Salerni G, Carrera C, Lovatto L, Puig-Butille JA, Badenas C, Plana E, Puig S et al. Benefits of total body photography and digital dermoscopy (two step method of digital follow up) in the early diagnosis of melanoma in patients at high risk for melanoma. J Am Acad Dermatol. 2012; 67(1):e17-27.

27. Schiffner R, Schiffner-Rohe J, Vogt T, Landthaler M, Wlotzke U, Cognetta AB, Stolz W et al. Improvement of early recognition of lentigomaligna using dermoscopy. J Am Acad Dermatol. 2000; 42(1pt1):25-32.

28. Slowinska M, Rudnicka L, Schwartz RA, Kowalska-Oledzka E, Rakowska A, Sicinska J, Lukomska M, Olszewska M, Szymanska E et al. Comma hairs: a dermatoscopic marker for tineacapitis: a rapid diagnostic method. J Am Acad Dermatol. 2008; 59(5 Suppl):S77-9.

29. Soyer HP, Argenziano G, Chimenti S, Menzies SW, Pehamberger H, Rabinovitz HS et al Dermoscopy of pigmented skin lesions: an atlas based on the consensus net meeting on dermoscopy 2000. Milan: EDRA medical publishing & new media, 2001.

30. Zalaudek I et al. How to diagnose nonpigmented skin tumors: a review of vascular structures seen with dermoscopy Part II. Nonmelanocytic skin tumors. J Am Acad Dermatol. 2010; 63:377386.

Capítulo 10

CIRURGIA DERMATOLÓGICA BÁSICA

Instrumentos Cirúrgicos Básicos

Gabriel Gontijo

Elisa Raphael dos Santos

Izelda Maria Carvalho Costa

Introdução

Por definição, instrumento cirúrgico é o objeto, em geral, mais simples que o aparelho, que serve de agente mecânico na execução de uma cirurgia. O tema abordado neste capítulo não inclui, portanto, os aparelhos utilizados pelo cirurgião dermatológico, tais como *laser*, aparelhos de eletrocirurgia ou de criocirurgia, mas, sim, instrumentos como tesouras, pinças, *punchs*, curetas, porta-agulhas, ganchos e outros. O propósito aqui é orientar o cirurgião dermatológico na escolha adequada do instrumental básico necessário às cirurgias realizadas rotineiramente em seu consultório. Cabe salientar que a preferência individual também desempenha papel importante na escolha do material. Para especificações detalhadas dos instrumentos, existem vários catálogos de fabricantes especializados. Os materiais de sutura e os aparelhos serão abordados em outros capítulos.

A escolha do material

A escolha correta do instrumental cirúrgico básico na prática do consultório é de extrema importância, pois interfere no resultado final e no sucesso da cirurgia, ao mesmo tempo que é fundamental para o conforto do cirurgião e o prazer de operar.

Os instrumentos cirúrgicos são feitos de aço inoxidável, contendo uma mistura de carbono (1,7%), que contribui para a dureza do material, de cromo (12 a 18%) e níquel (8%), que impedem a corrosão do instrumento. Novos materiais, como o tungstênio, têm sido incorporados na sua fabricação. Alguns instrumentos são feitos com vídea. A diferença do instrumento feito com vídea é que este material é fabricado com pó de aço e outros metais, sendo submetido a alta pressão e cozimento, conferindo dureza e durabilidade muito superiores. Pelas normas internacionais dos fabricantes de instrumentos cirúrgicos, o material feito com vídea tem suas alças ou cabos dourados, identificando esta diferença. Infelizmente, vários fabricantes não obedecem a essas normas e douram instrumentos sem vídea, com propósito apenas estético ou de enganar o consumidor.

Nos últimos anos, existe uma tendência ao uso de instrumentos descartáveis. Embora existam algumas vantagens e conveniências nesse tipo de material, o cirurgião dermatológico sempre deve selecionar instrumentos de alta qualidade, que proporcionam conforto, precisão, controle e durabilidade.

Instrumentos cirúrgicos básicos

As cirurgias mais realizadas nos consultórios dos dermatologistas são as biópsias, a criocirurgia, a curetagem e a eletrocoagulação, a eletrocirurgia, o *shaving*, a excisão em elipse (fuso), a exérese de lipomas, os cistos epidérmicos, acrocórdãos, nevos, a cirurgia de unha, dos calos, das cicatrizes de acne, os retalhos, enxertos, o transplante de cabelo, as esfoliações cutâneas e as técnicas de preenchimentos de rugas. Os instrumentos usados na cirurgia geral são grandes e incômodos para a cirurgia cutânea. Assim, o cirurgião dermatológico necessita de instrumentos cirúrgicos delicados e especiais. Os mais utilizados e indispensáveis são: bisturis com suas lâminas, pinças, tesouras, ganchos, pinças hemostáticas, porta-agulhas, curetas, *punchs* e extratores de comedões. Vejamos cada instrumento separadamente. Observando suas características, poderemos escolher com maior segurança o instrumental básico ideal para a cirurgia dermatológica.

Porta-agulhas

O porta-agulha é o instrumento adequado para segurar o corpo da agulha de sutura e facilitar o nó cirúrgico. Deve ser bastante confortável e funcional. Existe uma grande variedade de modelos, com mandíbulas lisas ou serrilhadas. As lisas são para agulhas mais finas e suturas mais delicadas. As serrilhadas servem para agulhas mais grossas e suturas mais fortes, como na cirurgia da unha. Os porta-agulhas mais utilizados são o Derf, Webster e o Hegar (Figura 10.1). Derf e Webster são mais delicados, muito úteis para fios 4-0 a 7-0 e suturas delicadas. Hegar (mais forte) é mais indicado para fios 3-0 e suturas mais fortes, como na cirurgia do aparelho ungueal. O porta-agulha Castroviejo é ideal para suturas extremamente delicadas e agulhas muito finas, como as utilizadas nas cirurgias da pálpebras. Não possui alças, o cabo funciona como uma mola e é seguro entre os indicadores e o polegar. Alguns porta-agulhas (Olsen-Hegar) têm também uma tesoura logo atrás das mandíbulas, facilitando o corte dos fios de sutura. Embora inicialmente sejam difíceis de manusear, podem ser muito úteis quando não se dispõe de auxiliar para cortar o fio. Os porta-agulhas Crile-Wood são instrumentos fortes, mais bem utilizados no tronco ou nas extremidades, onde materiais de sutura e agulhas maiores são necessários, assim como os porta-agulhas Baumgartner.

Os porta-agulhas feitos com tungstênio e os de vídea são excelentes instrumentos, pois têm maior dureza, força e durabilidade, além de ser muito confortáveis.

Tesouras

Na cirurgia dermatológica, as tesouras são utilizadas para cinco funções básicas: cortar tecido e fios de sutura, descolar tecidos, retirar fios de sutura e curativos. Devem estar sempre bem afiadas e macias ao manuseio. Podem ter as pontas retas ou curvas (não traumáticas), as lâminas longas ou curtas, as bordas serrilhadas ou lisas. As mais utilizadas são a tesoura de Metzenbaum, de Iris, de Stevens, de Spencer, de Lister e de Kaye (Figura 10.2). A tesoura de Metzenbaum, pelas pontas rombas, lâminas longas e bordas lisas, é ideal para corte de tecidos, retalhos e descolamentos mais espessos. A tesoura de Iris, por suas pontas retas, finas, lâminas curtas e lisas, é ideal para corte de tecidos e descolamentos mais delicados e finos. As bordas serrilhadas deslizam menos em tecidos muito finos e são utilizados

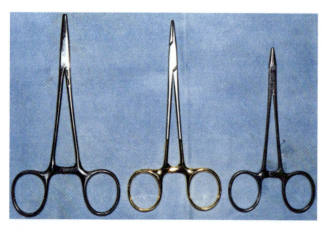

Figura 10.1 – *Porta-agulhas: da esquerda para a direita, Hegar-forte, Webster com vídea e Derf delicado.*

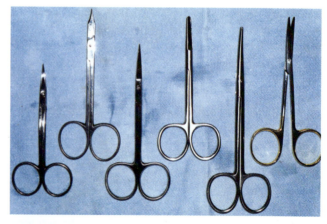

Figura 10.2 – *Tesouras: da esquerda para a direita, Iris, Stevens, Iris mais longa, Spencer, Metzenbaum e Kaye (blefaroplastia).*

para procedimentos em tecidos delicados como os de localização periocular.

As tesouras de Iris são provavelmente o tipo mais comum utilizado em cirurgia dermatológica. Possuem pontas finas que podem ser retas ou curvas, utilizadas para corte e descolamento de tecidos finos e delicados. A tesoura Gradle também possui pontas finas com uma leve curvatura distal, também utilizada em corte e descolamento de tecidos delicados e na cirurgia micrográfica de Mohs. As tesouras de Westcott e Castroviejo, também são utilizadas para procedimentos delicados, possuem pontas finas que se aproximam ao aplicar leve pressão externa na empunhadura, semelhante às pinças. A tesoura de Kaye, bastante útil na blefaroplastia, possui pontas rombas e lâminas curtas, sendo uma lisa e outra serrilhada, evitando o deslizamento da pele mais fina (Figura 10.2).

Essas tesouras não devem ser utilizadas para procedimentos grosseiros, pois prejudica seu funcionamento, diminui seu corte e sua durabilidade.

As tesouras Metzenbaum possuem elevada relação cabo/lâmina, o que a torna ideal para excisões grandes e descolamento no tronco e no couro cabeludo. Outras tesouras de descolamento incluem Stevens para tenotomia, Ragnell, Shea e Kilner.

Tesouras para remoção de suturas possuem lâminas curvas ou retas com uma depressão em uma das lâminas que permite a preensão mais fácil do nó da sutura, a ponta geralmente romba para evitar acidentes. A tesoura Lister, com pontas rombas e lâminas largas, é adequada para o corte de materiais como gazes, esparadrapos, curativos e outros materiais grosseiros.

De todos os instrumentos utilizados em cirurgia dermatológica, as tesouras requerem maior atenção para limpeza e cuidado. É essencial manter as lâminas afiadas e pontas aproximadas.

Pinças

São instrumentos utilizados para facilitar o manuseio do tecido, apreensão da pele e agulhas no momento da sutura. As pinças podem ter serrilhas ou dentes nas suas pontas. As serrilhadas servem para apreensão de fios de sutura no momento de sua retirada e também para remoção de curativos (fitas adesivas, gazes e outros materiais). As pinças com dentes são utilizadas para manusear o tecido

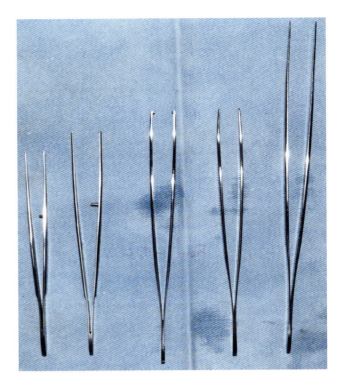

Figura 10.3 – Pinças: da esquerda para a direita, Graefe mais delicada, Graefe Iris, Adson com dente, Adson serrilhada, Semkin delicada.

e segurar a agulha no momento da sutura. As mais utilizadas são as pinças de Adson, de Graefe, de Foerster, Semkin e de Bishop-Harmon (Figura 10.3). As pinças de Adson com dentes são muito úteis para manusear estruturas mais espessas, mas podem traumatizar os tecidos, se usadas com excesso de pressão. As pinças mais delicadas, de Graefe, Foerster e Bishop-Harmon, com dentes muito finos e delicados, são utilizadas para apreensão de tecidos muito finos, para apreensão e coagulação de vasos mais finos e para manusear minienxertos de cabelo, pele e na cirurgia das cicatrizes de acne. A pinça de Semkin tem pontas bem finas e longas, sendo muito útil para a introdução de calços de algodão sob a lâmina ungueal encravada. A pinça de Castroviejo, a mais delicada e fina, é útil para a cirurgia das pálpebras. Como já dito, a preferência do cirurgião para algum tipo específico depende do treino, do tamanho da mão e do tecido a ser manuseado.

Bisturis

O bisturi é composto pela lâmina e o cabo. A escolha é questão pessoal. O bisturi, comumente

■ Instrumentos Cirúrgicos Básicos

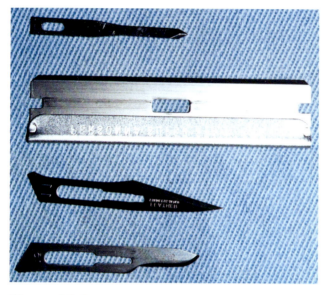

Figura 10.4 – *Lâminas: de baixo para cima, lâmina 15; lâmina 11; lâmina persona para transplante de cabelo; lâmina de dilatação de orifícios receptores de transplante de cabelo.*

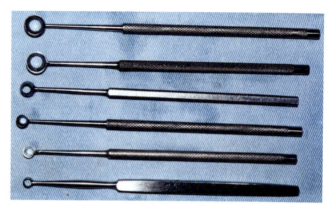

Figura 10.5 – *Curetas dermatológicas: de baixo para cima, uma cureta de Piffard – 2 mm; uma cureta de Heath – 2 mm; duas curetas de Heath – 3 mm; duas curetas de Heath – 4 mm.*

utilizado na cirurgia dermatológica, tem o cabo nº 3 com lâmina 15. Alguns cabos têm escala em centímetros, o que facilita a medição de lesões, de defeitos primários, e a ajuda no planejamento de retalhos. Os cabos podem ser planos, redondos e octogonais. O sistema Beaver utiliza cabos pequenos, em forma de lápis com lâmina pequena e afiada. Permite procedimentos delicados, principalmente ao redor dos olhos. A lâmina Beaver mais popular em cirurgia dermatológica é a número 67. Existem também bisturis descartáveis que são mais leves, mas inadequados para trabalhos mais finos e delicados. As lâminas de bisturi são feitas de aço inoxidável ou aço de carbono. Sua parte mais afiada não é a ponta, mas sim a sua "barriga", por isto, no momento da incisão, o bisturi deve ter inclinação de 45°, posicionando a "barriga" no local exato onde se deseja cortar. A lâmina 15 é a mais utilizada (Figura 10.4). A lâmina 10 é útil para grandes excisões e tecidos espessos, como couro cabeludo e dorso. A lâmina 11, pontiaguda e reta, é útil para drenagem de abscessos e cortes finos, detalhados e delicados de retalhos cutâneos. A colocação e a retirada da lâmina no cabo devem ser feitas com muita segurança, evitando acidentes como perfurações e cortes. Para isso, sempre se devem utilizar o porta-agulhas ou a pinça hemostática, e esse procedimento nunca deve ser feito com a mão.

Curetas

A cureta dermatológica é um instrumento muito utilizado pelo dermatologista, principalmente na curetagem e na eletrocoagulação de tumores cutâneos benignos e malignos. A habilidade do cirurgião dermatológico com a cureta permite sentir a quantidade de tecido tumoral que necessita ser removida. O instrumento no tecido tumoral desliza facilmente, mas no tecido normal encontra dureza e resistência. As curetas dermatológicas são fabricadas em vários tamanhos, formas e pesos. As mais utilizadas são a cureta de Piffard e a cureta de Heath, cujas aberturas de corte variam mais comumente de 2 a 4 mm de diâmetro (Figura 10.5). A cureta de Piffard é mais pesada e tem abertura oval. A cureta de Heath é mais leve e tem a abertura de corte arredondada. As curetas dermatológicas são fabricadas em vários tamanhos, formas e pesos. A abertura de corte pode ser arredondada ou oval e o tamanho varia de 1 a 7 mm, sendo mais utilizadas as de 3 e 4 mm. A cureta de Fox possui um cabo fino com abertura de corte arredondada. A cureta de Piffard tem um cabo mais pesado com abertura de corte oval. As curetas menores de 0,5 a 3 mm são utilizadas para curetar parede de cistos pequenos, sendo comuns as curetas de Skeele, Heath e Meyhoefer. As curetas devem estar muito bem afiadas e em bom estado de manutenção. Existem também curetas descartáveis com corte excepcional.

Punchs

O *punch* é também muito utilizado na cirurgia dermatológica, principalmente para biópsia e trans-

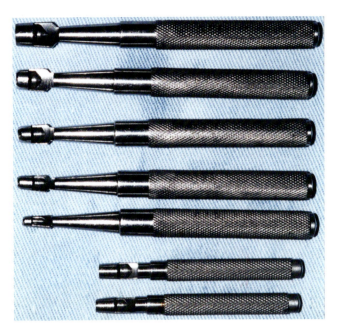

Figura 10.6 – Punchs de Keyes (2 a 6 mm de diâmetro).

plante de cabelo. O *punch* original desenvolvido por Keyes apresenta cabo pesado, bordas inclinadas e aberturas de corte que variam de 2 a 6 mm (Figura 10.6). Devem também estar muito bem afiados e com a borda do corte bem arredondada. O *punch* de Orentreich é específico para transplante de cabelo e é bastante afiado. Existem também os que se encaixam em aparelhos de rotação para a retirada de pequenos enxertos de áreas doadoras de transplante de cabelo. *Punchs* descartáveis têm a vantagem de estar sempre bem afiados e não devem ser reutilizados.

Pinças hemostáticas

São essenciais na cirurgia dermatológica, para apreensão de vasos e hemostasia. As melhores, mais precisas e mais utilizadas são as de Halsted e Hartmann (Figura 10.7). As pontas serrilhadas podem ser curvas ou retas e a preferência é individual. A pinça de Halsted é também chamada pinça mosquito. A pinça hemostática de Kelly é mais pesada e incômoda, tem pouca utilidade na cirurgia dermatológica, exceto quando é necessária a apreensão de tecidos mais espessos. Suas pontas devem estar em excelente estado de manutenção e com fechamento perfeito para que haja boa apreensão de vasos sanguíneos.

Ganchos

São instrumentos imprescindíveis na cirurgia dermatológica. Favorecem o manuseio de tecido cutâneo, com o mínimo de trauma. São extremamente úteis no descolamento de tecido, na aproximação de bordas cirúrgicas e no movimento de retalhos. Podem ter pontas únicas, duplas ou triplas, afiadas ou rombas. Os mais utilizados e mais úteis são os de ponta única e afiada (Figura 10.8). Os de ponta dupla seguram o tecido com mais firmeza e são melhores para eversão de bordas. Os ganchos mais populares são o de Joseph, Frazier e Guthrie.

Extratores de comedões

Muito utilizados na extração de comedões abertos, mílios e molusco contagioso. Os mais utilizados são os de Unna, Stone, com orifícios estreitos nas duas extremidades, e o de Schamberg, com orifícios maiores (Figura 10.9), os quais possuem extremidades curvas ou retas. Alguns extratores de comedões

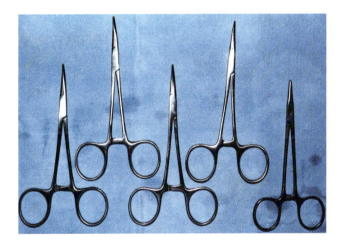

Figura 10.7 – *Pinças hemostáticas tipo Halsted (mosquito); pontas curvas e retas.*

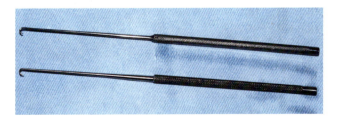

Figura 10.8 – *Ganchos de Joseph, ponta única.*

■ Instrumentos Cirúrgicos Básicos

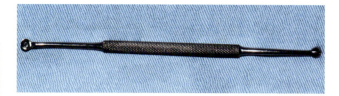

Figura 10.9 – *Extrator de comedões tipo Unna.*

possuem uma lanceta em uma das extremidades, que serve para remover o topo de algumas lesões, como molusco e mílio.

Miscelânea

Vários instrumentos cirúrgicos especializados têm excelente utilidade na cirurgia dermatológica. A pinça de Allis (Figura 10.10) é uma pinça forte, que possui extremidades com dentes, muito útil na apreensão de estruturas espessas e profundas, como lipomas, linfonodos e outras tumorações. O conjunto de cirurgia de pálpebras, que inclui o clampe de Calázio Desmarres, a pinça de pálpebra, o afastador de pálpebra Love e a tesoura de blefaroplastia, é muito útil nas cirurgias das pálpebras, principalmente na retirada de tumores e na blefaroplastia (Figura 10.11). A pinça de Calázio Desmarres, com sua abertura oval, é muito útil na imobilização e na hemostasia da pálpebra e do lábio.

Os instrumentos mais específicos para a cirurgia de calos e unhas são o martelo de metal, o cinzel reto com ponta de 6 mm, a raspa curva com dentes para baixo, a pinça Goifa e o descolador de unha tipo Rugina (Figura 10.12). O cinzel e o martelo são apropriados para a exérese de calos e exostoses ósseas. A pinça Goifa e a raspa curva são mais adequadas para exérese de calos ósseos. Ainda na cirurgia de unha é importante incluir uma pinça hemostática forte e uma pinça de Semkin (Figura 10.13), com pontas bem finas e longas, muito úteis para a introdução de calços de algodão sob a lâmina ungueal encravada (enquanto se eleva a borda da unha com a pinça hemostática forte, introduz-se o calço com a pinça de Semkin). O porta-agulha forte, tipo Hegar, o gancho de Joseph com dente

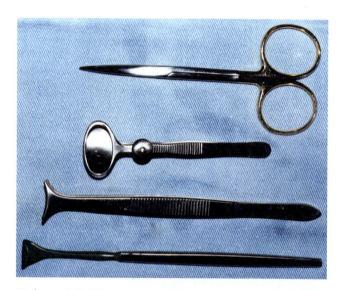

Figura 10.11 – *Conjunto para cirurgia de pálpebras. De baixo para cima: afastador de pálpebra Love; pinça de pálpebra; pinça de Calázio Desmarres; tesoura de blefaroplastia.*

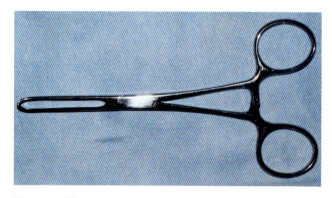

Figura 10.10 – *Pinça de Allis.*

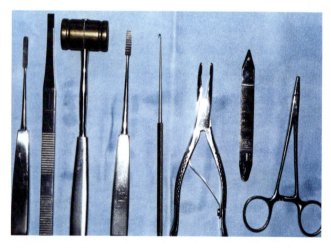

Figura 10.12 – *Cirurgia de calos e unha. Da esquerda para a direita: descolador Rugina reto 6 mm; cinzel reto 6 mm; martelo de metal; raspa curva com dentes para baixo; gancho de Joseph; pinça Goifa; deslocador de unha; porta-agulha Hegar-forte.*

único (Figura 10.12) e o bisturi nº 3, com lâmina 15, também são necessários à cirurgia do aparelho ungueal.

A pinça Cherron (Figura 10.14) ou a pinça de Sponge são adequadas à apreensão de gazes para antissepsia. As pinças Backhaus de 10 cm (Figura 10.15) são muito utilizadas para a fixação dos campos operatórios.

O conjunto para cirurgia de cicatrizes de acne inclui um jogo de *micropunchs* com diâmetros variando de 1,2 a 3 cm, um mandril (porta-*punchs*), uma tesoura de Iris e uma de Stevens, uma agulha de subcisão, pinças curvas e delicadas e uma cureta dermatológica de 4 mm (Figura 10.16).

A régua com moldes fusiformes é feita de aço inoxidável, é esterilizável em estufa ou autoclave, possui uma escala em centímetros, vários tamanhos de fusos e um molde triangular (Figura 10.17). É bastante utilizada nas excisões fusiformes e na medição de retalhos.

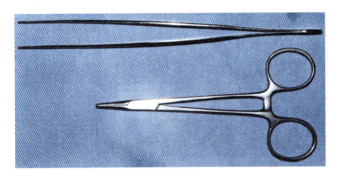

Figura 10.13 – *Instrumentos para o calço de algodão: uma pinça hemostática forte e uma pinça de Semkin.*

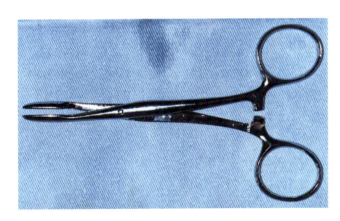

Figura 10.14 – *Pinça Cherron pequena.*

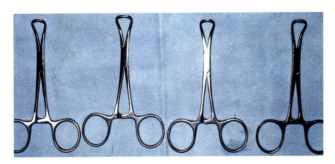

Figura 10.15 – *Pinças Backhaus de 10 cm.*

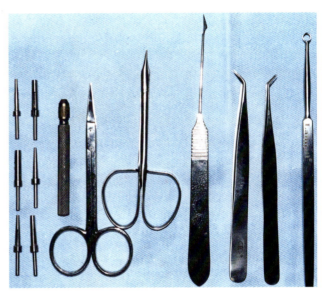

Figura 10.16 – *Conjunto para cicatrizes de acne. Da esquerda para a direita: um jogo de punchs; um mandril (porta-punchs); uma tesoura de Iris e uma de Stevens; uma pinça de subcisão; duas pinças curvas delicadas; uma cureta dermatológica de 4 mm.*

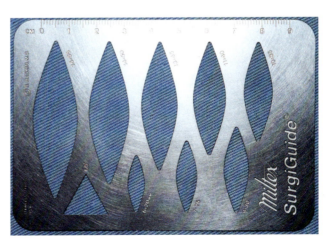

Figura 10.17 – *Régua com moldes fusiformes.*

Acessórios cirúrgicos

Seringas e agulhas

A dor no momento da anestesia local pode ser minimizada com a boa escolha de seringas e agulhas. As seringas mais utilizadas são as de plástico, descartáveis. Os volumes mais utilizados na cirurgia dermatológica são os 1, 3, 5 e 10 mL (Figura 10.18). Mantendo o mesmo diâmetro da agulha, quanto menor o êmbolo da seringa, mais fácil é a injeção da substância. Para facilitar o trabalho do cirurgião e diminuir o risco de contaminação do anestésico dentro do frasco, é muito útil o preparo de várias seringas contendo solução anestésica antes de iniciar a anestesia. Para não haver desperdício, a quantidade de seringas preparadas deve ser previamente calculada. As agulhas, descartáveis ou não, estão disponíveis em vários tamanhos e calibres (Figura 10.19). A agulha tem duas medidas: o tamanho e o calibre. O tamanho é geralmente medido em polegadas ou centímetros. O calibre ou diâmetro de seu túnel, geralmente, é medido em gauge (bitola). Quanto maior a medida gauge, menor é o diâmetro da agulha. As mais utilizadas, menos traumáticas e que provocam menos dor são as agulhas finas, de 27 a 30G. Essas são mais utilizadas para injeção de medicamentos, como anestésicos, e para escleroterapia de telangiectasias. As agulhas mais calibrosas, 18 a 20G, são mais utilizadas para aspirar os medicamentos dos frascos. As agulhas curtas (1/2, 5/8 e 3/4 de polegada) são as mais utilizadas para injeção. As agulhas longas (1, 1½ e 2 polegadas) são mais flexíveis e muito úteis quando se quer atingir grandes distâncias sob a pele, como no caso de bloqueios de troncos nervosos por via mucosa jugal ou de anestesia de áreas doadoras de retalhos cutâneos.

Luvas

As luvas devem ser utilizadas por todo o pessoal, não apenas no procedimento cirúrgico, mas também na troca de curativos, nas infiltrações intralesionais, na extração de comedões, no manuseio de fragmentos de pele ou outros tecidos, e no manuseio dos instrumentos cirúrgicos no momento da afiação, lubrificação, limpeza, esterilização e embalagem. Nunca devem ser reesterilizadas. As luvas não esterilizadas, comumente chamadas luvas de procedimento, estão disponíveis em tamanhos pequenos, médios e grandes (Figura 10.20). As esterilizadas têm tamanho específico, desde 5 a 8½ (Figura 10.21). As luvas esterilizadas são feitas geralmente de látex, mas existem luvas de vinil

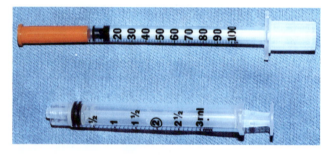

Figura 10.18 – Seringas de 3 e 1 mL.

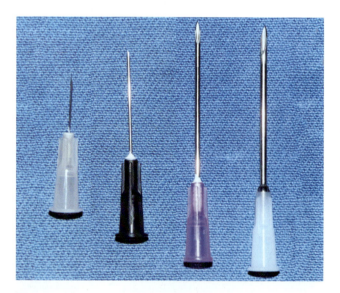

Figura 10.19 – Agulhas. Da esquerda para a direita: 13 × 3, 30 G ½; 25 × 7, 22 G; 40 × 12, 18 G ½; 40 × 11, 16 G ½.

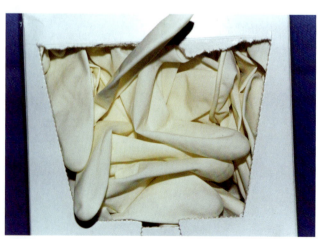

Figura 10.20 – Luvas não esterilizadas (de procedimento).

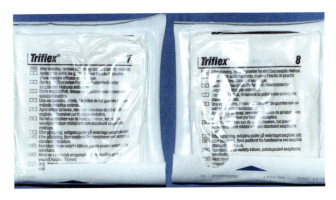

Figura 10.21 – *Luvas esterilizadas, tamanhos 7 e 8.*

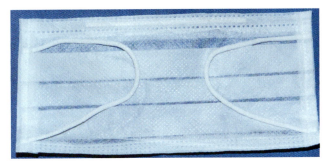

Figura 10.22 – *Máscara.*

e hipoalergênicas, mais confortáveis e mais caras. Podem vir com talco ou não. É importante ressaltar o valor do uso de luvas duplas em pacientes portadores do vírus HIV.

Máscaras, gorros, óculos e escudos

As máscaras são utilizadas com o propósito de proteger o paciente de infecção do pessoal cirúrgico e proteger a equipe cirúrgica de inalação ou contato de materiais vindos do campo cirúrgico. A máscara deve ser confortável e usada sobre a boca e o nariz desde que a orofaringe seja um sítio de microrganismos potencialmente patogênicos. As máscaras estão disponíveis em qualidades diversas, e, atualmente, existem máscaras especiais, com menor diâmetro de seus poros, que impedem a inalação de partículas virais existentes na fumaça da cirurgia a *laser* e na radioeletrocirurgia (Figura 10.22). Os gorros devem ser colocados de modo a impedir que os cabelos caiam no campo operatório, evitando sua contaminação (Figura 10.23). A proteção dos olhos, muito importante no momento da cirurgia, é feita com óculos adequados que tenham proteção lateral (Figura 10.24). O escudo (Figura 10.25) é muito útil para a proteção do cirurgião nas cirurgias onde há espirro de maior quantidade de sangue, como é o caso da dermoabrasão.

Aventais e campos cirúrgicos

Os aventais devem ser utilizados sempre que possível. Podem ser descartáveis ou não. Os não descartáveis são feitos, geralmente, de algodão, e os descartáveis, de tecido sintético, impermeável. Devem estar em bom estado de conservação, ser

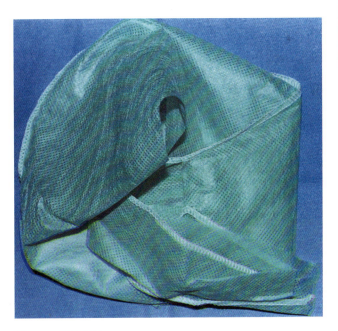

Figura 10.23 – *Gorro.*

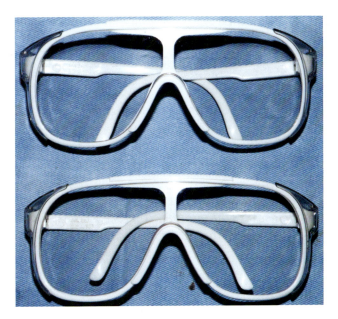

Figura 10.24 – *Óculos.*

■ Instrumentos Cirúrgicos Básicos

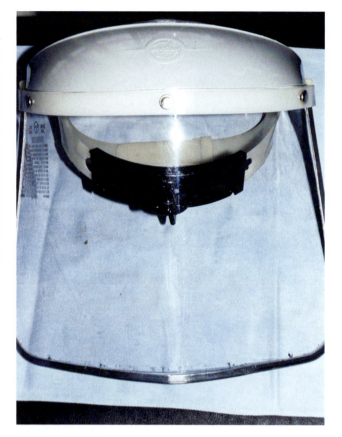

Figura 10.25 – *Escudo.*

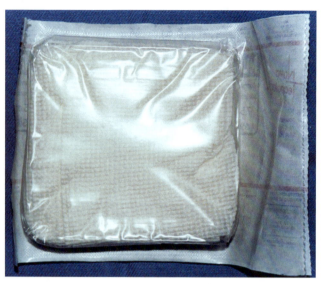

Figura 10.26 – *Gaze esterilizada (2 × 2 polegadas).*

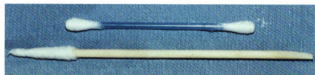

Figura 10.27 – *Cotonetes.*

confortáveis e servir para proteger o cirurgião e seus auxiliares. Os campos cirúrgicos esterilizados evitam a contaminação e servem também de apoio para os instrumentos, fios de sutura e outros materiais cirúrgicos esterilizados. Os descartáveis são, geralmente, feitos de plástico ou outro material sintético, e os reutilizáveis são de algodão.

Gazes e cotonetes

Gazes e cotonetes absorventes são frequentemente utilizados na cirurgia dermatológica para limpeza e melhor visualização do campo operatório. Gazes, em geral, vêm nos tamanhos de 2 × 2 ou 4 × 4 polegadas, em pacotes esterilizados ou em maiores quantidades para serem esterilizadas junto com o instrumental cirúrgico (Figura 10.26). Podem ser de algodão puro ou misturadas com tecido sintético, essas com muito maior poder de absorção de secreções. São mais caras, mas têm maior benefício. Cotonetes com hastes de madeira podem ser esterilizados junto com os instrumentos cirúrgicos e são muito úteis (Figura 10.27).

Cuidados com o instrumental

Para assegurar a função, precisão, durabilidade e segurança dos instrumentos cirúrgicos, é importante observar sua correta afiação, lubrificação, limpeza, esterilização e embalagem ou empacotamento. A esterilização do material cirúrgico será abordada com mais detalhes em outro capítulo.

Afiação

Apesar da crescente disponibilidade de instrumentos cirúrgicos descartáveis, como *punchs* e curetas, muitos instrumentos necessitam estar bem afiados para sua correta função e precisão. Os *punchs* e as curetas dermatológicas são os instrumentos que mais perdem o corte com seu uso regular. O manejo de quem limpa, esteriliza e guarda estes instrumentos é fundamental para a manutenção do corte. A afiação deve ser feita regularmente, no mínimo de 6 em 6 meses. Pode ser feita pelo próprio cirurgião, no consultório, com máquinas de afiar tipo Honing Machine, muito práticas, eficientes e com custo mais baixo (Figura 10.28). Apesar disto, nem todos os

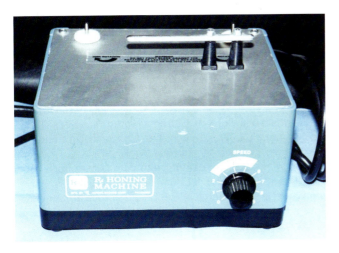

Figura 10.28 – *Honing Machine. Afiador de instrumentos.*

cirurgiões querem perder tempo ou sabem afiar os instrumentos, preferindo tê-los afiados em firmas especializadas ou mesmo no próprio fabricante.

Lubrificação

Todos os instrumentos com partes móveis devem ser lubrificados sempre que possível. A lubrificação previne a corrosão, mantém a função e a durabilidade dos instrumentos cirúrgicos. O óleo ideal para lubrificação é o óleo de silicone, que não forma barreira protetora de microrganismos no momento da esterilização a vapor.

Limpeza

Todos os instrumentos cirúrgicos devem ser limpos após o uso. O ideal é que, inicialmente, fiquem imersos em soluções com água morna e detergentes durante 1 hora. Em seguida, devem ser enxaguados e bem escovados em água fria, removendo todos os fragmentos de sujeira, principalmente nas junções das partes móveis (tesouras, porta-agulhas), nas serrilhas, entre dentes de pinças, no interior de *punchs* e curetas. O material cirúrgico deve estar totalmente seco antes de ser enviado para esterilização. Outra forma de limpeza dos instrumentos cirúrgicos é a utilização de limpadores ultrassônicos. Esse equipamento limpa o material por meio do processo chamado cavitação, pelo qual ondas de ultrassom formam minúsculas bolhas que, com sua pressão hidrostática, implodem e retiram fragmentos de tecidos localizados em espaços estreitos e apertados. Este equipamento pode ser comprado com câmaras de limpeza e também de secagem. São caros, mas, se usados corretamente, são bastante úteis. A principal desvantagem é que são formadas partículas de aerossol que podem contribuir para a contaminação dos instrumentos cirúrgicos. Além disto, a solução detergente deve ser trocada diariamente.

Embalagem ou empacotamento

Antes da esterilização, os instrumentos cirúrgicos devem ser embalados em material próprio, como papel *craft* ou panos de algodão. Os pacotes embalados devem ser selados com fita própria de autoclave, identificados e datados. Outros cuidados especiais e mais detalhes deverão ser abordados no capítulo de esterilização, assepsia e antissepsia.

Conclusão

Instrumentos de alta qualidade são fundamentais para manter a boa técnica cirúrgica e a habilidade do cirurgião. É muito importante também o conhecimento da função, desenho e manutenção dos instrumentos cirúrgicos. Com experiência, o cirurgião irá escolher o material adequado a determinado procedimento cirúrgico, atingindo melhores resultados em suas cirurgias. Finalmente, o cirurgião dermatológico deve estar atento às inovações e ao desenvolvimento tecnológico, o que pode melhorar os instrumentos, refinando a cirurgia, permitindo maior facilidade, precisão, segurança e destreza nos procedimentos cirúrgicos.

BIBLIOGRAFIA CONSULTADA

1. Arista Surgical Instruments. New York: Arista Surgical Supply Co., 1992.
2. Barlett RE. Use of the Desmarres clamp in major eyelid surgery. Ann Ophthalmol. 1977; 9:360-2.
3. Bathia AC, Taneja A. Surgical Instruments. In: Dermatologic surgery. 1 ed. Philadelphia: WB Saunders Company. 2009; 59-73.
4. Bennett RG. Fundamentals of Cutaneous Surgery. St. Louis: Mosby, 1988.
5. Dermal Instrument Catalog. Hauppauge, New York: George Tiemann & Company, 1995.
6. Fewkes JL, Cheney ML, Pollack SV. Suture materials and instruments. In: Illustrated Atlas of Cutaneous Surgery. 1 ed. New York: Gower Medical Publishing. 1992; 2: 1-2.14.
7. Garden JM, O'Banion MK, Shelnitz LS et al. Papillo-mavirus in the vapor of carbon dioxide laser-treated verrucae. JAMA. 1988; 259:1199-2021.

8. Gross DJ, Jamison Y, Martin K et al. Surgical glove perforation in dermatologic surgery. J Dermatol Surg Oncol. 1989; 15:1226-8.

9. Jeffell DJ, Brown MD. Surgical Instruments. In: Manual of skin surgery. Second edition. People's medical publishing house-USA. Shelton, Connecticut. 2011; 75-90.

10. Krull EA. Surgical gems: the little curet. J Dermatol Surg Oncol. 1978; 4:656-7.

11. Le Voci F. Introdução a cirurgia dermatológica, capítulo 117. In: Tratado de Dermatologia. São Paulo: Atheneu. 2014; 2323-5.

12. Lima MA, Lima EA, Martins S. Equipamentos e Instrumental Cirúrgico, capítulo 46. In: Tratado de cirurgia dermatológica, cosmiatria e laser da Sociedade Brasileira de Dermatologia. Rio de Janeiro: Elsevier. 2012; 529-33.

13. Maloney ME. The Dermatologic Suite: Design and Materials. New York: Churchill Livingstone, 1991.

14. Popkin GL. Surgical gems: another look at the skin hook. J Dermatol Surg Oncol. 1978; 4:366-8.

15. Sebben JE. Sterilization and care of surgical instruments and supplies. J Am Acad Dermatol. 1984; 11:381-92.

16. Stegman SJ, Tromovitch TA, Glogau RG. Basis of Dermatologic Surgery. Chicago: Mosby Year Book, 1982.

17. Stegman SJ, Tromovitch TA. Cosmetic Dermatologic Surgery. Chicago: Mosby Year Book, 1984.

18. Stegman SJ. Commentary: the cutaneous punch. Arch Dermatol. 1982; 118:943-4.

19. Wheeland RG. Surgical equipment and instrumentation. In: Cutaneous Surgery. 1st ed. Philadelphia: WB Saunders Company, 1994; 91-101.

Capítulo 11

CIRURGIA DERMATOLÓGICA BÁSICA

Fios e Materiais para Sutura

Francisco Le Voci
Ricardo Bacaro Rossetti

Introdução

Existem muitos tipos de suturas disponíveis. Podemos dizer que a sutura ideal é forte, flexível, de fácil manuseio e que forma nós seguros. Além disso, deve causar mínima inflamação do tecido, não provocar processo infeccioso e ter baixo custo. Entretanto, nenhum material possui todas essas características juntas, daí a necessidade de que façamos uma seleção minuciosa dos materiais disponíveis para que possam alcançar os melhores resultados.

A busca por novos e melhores materiais de sutura começou com os egípcios, que, em 2000 a.C., já usavam línguas para fechar feridas. Por volta de 75 d.C., Galen experimentou o categute e, em 1869, Listeria introduziu a prática de impregnar categute com ácido crômico e esterilizar o material de sutura. No início do século, Halsted indicava as vantagens da seda sobre o categute, que se tornou o material de sutura mais comum na prática cirúrgica. Nas duas últimas décadas, chegou ao mercado uma grande variedade de produtos sintéticos. Atualmente, com a grande variedade de materiais de sutura à disposição, aumentou a importância de conhecer suas propriedades básicas para que se possa selecionar a sutura mais apropriada a ser utilizada em cada situação. Deve-se salientar que a escolha do material a ser utilizado dependerá também da experiência individual do cirurgião, da região do corpo em que se estiver trabalhando e também dos objetivos principais do ato cirúrgico, pois, embora sempre se busque o melhor resultado cosmético, muitas vezes podemos estar diante de situações em que a cura do paciente, como, por exemplo, na retirada de uma lesão neoplásica em um local de difícil reconstrução, pode não proporcionar um resultado cosmético ideal. Nestes casos, a cura do paciente deve vir em primeiro lugar.

Propriedades do material de sutura

Devido ao fato de nenhum material possuir todas as características ideais, faz-se necessário o conhecimento de algumas propriedades básicas para que se possa, a partir disso, escolher o melhor material para cada situação.

Força tensora

É definida como quantidade de peso necessária para romper a sutura dividida por sua área de corte transversal. A farmacopeia dos EUA provém de um padrão para a identificação da força tensora do formato dígito-hífen-zero, em que o aumento do dígito corresponde ao aumento do diâmetro da sutura. Desta forma, uma sutura de náilon 3-0 tem diâmetro maior que uma sutura de náilon 5-0 e possui maior força tensora.

Força do nó

É a medida da quantidade de força necessária para que o nó escape e é diretamente relacionada com o coeficiente de atrito do material usado.

Configuração física

Está relacionada com as suturas de monofilamentos e vem em tipos curvados e trançados. Suturas trançadas tendem a ser mais fáceis para manusear e para amarrar, mas podem aumentar o risco de infecção.

Elasticidade

Refere-se à tensão intrínseca gerada na sutura após seu estiramento, fazendo com que ela volte ao seu comprimento normal.

A elasticidade é uma característica bastante bem-vinda, pois propicia a expansão da sutura quando se forma a ferida (sem causar estrangulamento ou corte do tecido).

Memória

Diz respeito à tendência que o material de sutura tem de voltar a sua forma normal após ter sido manipulado e é um reflexo de sua firmeza. Uma sutura com um alto grau de memória é bastante firme, de difícil manuseio, e é mais fácil que ela se solte se comparada com menos memória.

Reação do tecido

É a resposta inflamatória gerada pela presença do material de sutura na ferida. Esta resposta pode ser observada de 2 a 7 dias após a execução. Postlethwaite, Willigan e Ulin descobriram que fibras naturais multifilamentadas, como categute e seda, que possuem força tensora relativamente baixa, causam as reações inflamatórias mais intensas, enquanto materiais sintéticos monofilamentados com alta força tensora, como o náilon e o polipropileno, geram menor reação.

Absorção de fluidos e capilaridade

São características da sutura que têm relação com o risco de complicações infecciosas. Absorção de fluidos diz respeito à quantidade de fluido que um material absorve quando imerge, e a capilaridade, que mede a extensão com a qual o fluido é transmitido ao longo do fio. No geral, suturas trançadas têm maior ação capilar que suturas de monofilamentos e, por essa razão, têm um potencial ainda maior para complicações infecciosas.

Materiais de sutura absorvíveis

Um material de sutura absorvível perde parte de sua força dentro de 60 dias após ter sido colocado abaixo da superfície da pele. O termo *sutura absorvível* não significa completa absorção; categute pode permanecer no tecido por anos. As suturas absorvíveis mais usadas são substâncias sintéticas: ácido poliglicólico, ácido poliglático, polidioxanona e poligliconato. A sutura absorvível ideal tem alta força tensora, baixa reação do tecido, boa segurança no nó e demora no tempo de absorção. As vantagens e desvantagens de cada tipo de sutura absorvível estão descritas na Tabela 11.1 enquanto as características de cada tipo estão na Tabela 11.2.

Gut

Gut é derivado de intestino de ovinos. Após ter sido usado por séculos, categute foi gradativamente sendo deixado de lado por sua pobre força tensora, pouca segurança no nó e alta reação no tecido.

Dexon: ácido poliglicólico

Introduzido em 1970, o ácido poliglicólico, um polímero de ácido glicólico, foi a primeira sutura sintética absorvível. Tem excelente força tensora e de nó, e também absorção lenta e reação no tecido muito diminuída com relação a categute.

Em estudos com animais, a absorção desta sutura demonstrou ser de 40% após 7 dias.

Após 15 dias, perde mais de 80% de sua força original. Após 28 dias, esse material retém apenas 5% de sua força tensora original, e é completamente dissolvido entre 90 e 120 dias.

Como um monofilamento, o Dexon é firme e difícil para trabalhar. No entanto, é disponível em formato trançado para manuseio. Dexon também pode ser encontrado com uma cobertura sintética (Dexon Plus) para facilitar o aperto de nó e a passagem pelo tecido.

FIOS E MATERIAIS PARA SUTURA ■

Tabela 11.1

SUTURAS ABSORVÍVEIS E SEUS ASPECTOS

Produto	Aspectos	Vantagens	Desvantagens
Gut*	Produto natural absorvível pela proteólise	Barato, mantém força tensora por 4-5 dias	Fraca força tensora, pouca segurança no nó, alta reação no tecido, rapidamente absorvido
Gut* (crômico) (cromado)	Produto natural absorvível pela proteólise	Menos reação no tecido que categute não tratada e força tensora prolongada	Reação moderada do tecido e pouca segurança no nó
Ácido poliglicólico (Dexon)	Produto sintético, monofilamentado, absorvido pela hidrólise	Absorção lenta, maior força de nó e tensora. Diminuição da reação no tecido	Não flexível e de difícil manuseio
Ácido poliglático (Vicryl) sintético	Produto sintético, encapado com lubrificante, absorvido pela hidrólise	Fácil manuseio, força tensora similar ao ácido poliglicólico. Diminuição da reação no tecido	Não flexível e de difícil manuseio
Polidioxanona (PDS) de hidrólise	Produto sintético monofilamentado, com lento processo	Alta duração de força tensora (74% em 2 semanas). Mínima reação e corpos estranhos	Um pouco inflexível e de difícil manuseio
Poligliconato (Maxon)	Produto sintético, monofilamentado, com lento processo de hidrólise	Alta duração de força tensora (81% em 2 semanas). Flexível, fácil manuseio	Caro, produto novo e com experiência limitada

*Derivado de ovinos.

Tabela 11.2

CARACTERÍSTICAS DE MATERIAIS DE SUTURA ABSORVÍVEIS

Material	Força Tensora, Dias	Reação do Tecido	Configuração	Facilidade de Manuseio*	Segurança no Nó*	Cor**
Gut (rápida absorção)	2***	2	Mono	1	1	N
Gut (simples)	4***	4	Mono	1	1	N
Gut (crômico)	7***	4	Mono	1	2	N
Dexon	14	2	Trançado	3	4	V, B
Vicryl	14	2	Trançado	3	4	V, R
PDS	28	2	Mono	2	3	C, R
Maxon	21-28	2	Mono	3	3	C, V

*1 = menor; 4 = maior.
**C, claro; V, verde; N, natural; R, roxo; B, branco.
***Variável.

Vicryl: ácido poliglático

Foi a segunda sutura sintética introduzida no mercado (em 1974). É produzido com uma cobertura composta de Poliglatin 370 e estearato de cálcio. Esta cobertura lubrificante dá ao Vicryl excelente manuseio e qualidade de nó.

Vicryl é uma sutura trançada e está disponível em cor violeta e incolor. Quando usado em cirurgia de pele, o tipo colorido, algumas vezes, pode ser visto abaixo da superfície da pele. Vicryl retém apenas 8% de sua força original após 28 dias. Entretanto, sua completa absorção ocorre entre 60 e 90 dias (Figura 11.1).

PDS: polidioxanona

É um poliéster com força tensora mais prolongada do que o Dexon e o Vicryl.

PDS retém 74% de sua força original em 2 semanas, 58% em 4 semanas e 41% em 6 semanas. PDS é hidrolisado muito mais lentamente do que as outras suturas sintéticas absorvíveis (absorção completa não ocorre até 190 dias depois. Este material tem mínima reação a corpos estranhos). PDS é monofilamentado, mais firme que os sintéticos trançados e tem manuseio mais difícil, além do custo mais elevado que o Dexon e o Vicryl.

Maxon: poligliconato

É a mais nova sutura sintética absorvível do mercado. É um monofilamento que foi desenhado para combinar a excelente propriedade de retenção da força tensora do PDS com uma característica de manuseio mais desenvolvida. Assim como PDS, Maxon oferece suporte à ferida por um período de tempo mais extenso, com uma média de retenção de força de 81% em 14 dias, 58% em 28 dias e 30% em 42 dias. A absorção completa ocorre entre 180 e 210 dias com mínima reação no tecido. E ainda Maxon é muito mais flexível e de mais fácil manuseio que o PDS, com 60% menos rigidez.

Como escolher suturas absorvíveis

Comparando com o Dexon e o Vicryl, o Maxon tem uma qualidade de nó muito superior em todos os sentidos. Maxon custa aproximadamente 7% mais do que Dexon e Vicryl. Sua força superior e qualidades de manuseio o tornam uma sutura absorvível bastante proveitosa. O tipo de sutura a ser selecionada depende do custo e da preferência pessoal do profissional. As suturas absorvíveis de uso mais comum são Vicryl e Dexon 2. Por estas suturas serem trançadas e encapadas, elas passam pelo tecido mais facilmente. Estas duas marcas de suturas absorvíveis são as que dissolvem mais rápido

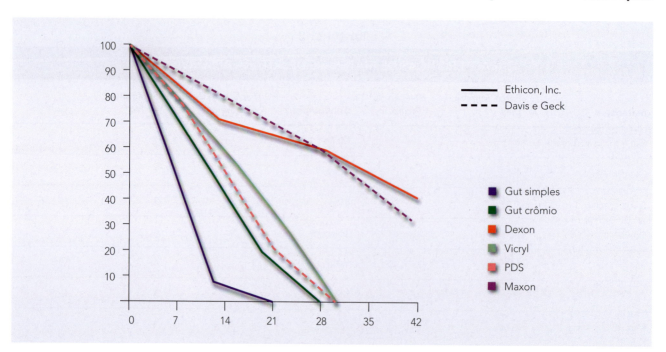

Figura 11.1 – *Representa a média da força tensora das suturas absorvíveis* in vivo. *(Fonte: Moy RL, Waldman B, Hein DW. A review of sutures and suturing techniques. J Derm Surg Oncol. 1992; 18(9):785-795.)*

FIOS E MATERIAIS PARA SUTURA ■

Tabela 11.3

SUTURAS ABSORVÍVEIS: FORÇA TENSORA EM RELAÇÃO AO TEMPO				
	Força Tensora			
	2 Semanas	4 Semanas	6 Semanas	Absorção Total (dias)
Dexon	55%	5%	< 5%	90-120
Vicryl	55%	8%	< 8%	60-90
PDS	74%	53%	41%	180
Maxon	81%	54%	30%	180-210

(60 a 120 dias). A quantidade de tempo que elas retêm a força tensora geralmente está adequada à maioria das cirurgias da pele.

Existem tipos de suturas mais novos que retêm sua força tensora no tecido por um maior período de tempo. Estas suturas (Maxon, PDS) geralmente não são trançadas, mas monofilamentadas, tornando mais fácil o aperto do primeiro nó (Tabela 11.3).

Existem alguns estudos que mostram que essas suturas produzem um resultado cosmético melhor, mesmo que fiquem retidas por mais tempo. Pelo fato de estas serem mais caras, não é necessário que sejam usadas, na maioria dos casos. No entanto, essas suturas são bem-vindas em casos em que há necessidade de fechar feridas sob excessiva tensão.

Adicionalmente, essas suturas absorvíveis monofilamentadas não sofrem reação por um período mais longo e podem ser usadas tanto para lesões profundas quanto superficiais, minimizando o número necessário de material de sutura usado em determinados dos casos (Tabela 11.4).

Tabela 11.4

RECOMENDAÇÃO DE TAMANHO DE SUTURAS ABSORVÍVEIS	
Local da Ferida	Tamanho da Sutura
Sob tensão	3-0 para 4-0
Pequeno e não sob tensão	5-0
Rosto	5-0

Materiais de sutura não absorvíveis

As suturas não absorvíveis mais usadas são seda, náilon polipropileno, poliéster trançado e polibutéster. As características dos materiais de sutura não absorvíveis e seus principais aspectos podem ser vistos nas Tabelas 11.5 e 11.6.

Seda

Seda é um filamento de proteínas que ocorre naturalmente. A seda é transformada em uma sutura trançada e tem, talvez, as melhores características de manuseio de qualquer material de sutura. No entanto, possui a mais baixa força tensora de todos os materiais testados e gera considerável reação no tecido, perdendo apenas para o categute.

A seda tem também um alto grau de capilaridade por ser trançada, e não deve ser usada em feridas onde há um grande potencial de infecção.

Náilon

Como um monofilamento, o náilon é a sutura não absorvível mais usada em cirurgia de pele. Tem alta força tensora, mínima reação no tecido, excelentes propriedades elásticas e baixo custo. O único ponto negativo do náilon é seu alto grau de memória. Um grande número de nós (três ou quatro) é recomendável para segurar a sutura no lugar.

O náilon tem um lento grau de hidrólise; estudos com coelhos mostraram que o náilon encoberto retém 89% de sua força tensora em 1 ano e 72% em 2 anos. Neste ponto, a degradação aparentemente se estabiliza. Moloney descobriu que suturas de náilon retêm aproximadamente dois terços de sua força original após 11 anos.

129

■ FIOS E MATERIAIS PARA SUTURA

Tabela 11.5

SUTURAS NÃO ABSORVÍVEIS E SEUS ASPECTOS

Produto	Aspectos	Vantagens	Desvantagens
Seda	Produto natural, proteína, trançado	Sutura de melhor manuseio, mínima reação da pele	Menor força tensora, alta capilaridade (aumenta risco de infecção), alta reação do tecido
Náilon (Ethilon, Dermalon)	Produto natural, proteína, trançado	Excelente elasticidade, alta força tensora, barato, mínima reação no tecido	Alto grau de memória (inflexível, difícil manuseio), requer muitos nós
Polipropileno (Prolene, Surgilene)	Produto sintético	Baixa aderência ao tecido, se alonga para acomodar o edema da ferida	Pouca segurança no nó, requer muitos nós, continua solto quando o edema da ferida regride, é caro
Poliéster trançado (Ethibond, Ethifiex, Mersilene, Dacron)	Produto sintético, trançado, monofilamentado	Fácil manuseio, segurança no nó	Versão desencapada. Causa fricção, é caro
Polibutéster (Novafil)	Produto sintético, monofilamentado	Excelente elasticidade acomoda aumento e diminuição do edema da ferida, inflexível	Moderadamente caro

Tabela 11.6

CARACTERÍSTICAS DE MATERIAIS DE SUTURA NÃO ABSORVÍVEIS

Material	Reação do Tecido*	Configuração	Facilidade de Manuseio*	Segurança no Nó*	Cor**
Seda	4	Trançado	4	4	B, A
Náilon (mono)	1	Mono	2	2	A, C, V, P
Náilon (trançado)	2	Trançado	3	4	A, B
Polipropileno	1	Mono	1	1	A, C
Polibutéster	1	Mono	2	3	A
Poliéster (desencapado)	1	Trançado	3	3	V, B
Poliéster (encapado)	2	Trançado	4	2	A, C, B

*1 = menor; 4 = maior
**C, claro; V, verde; N, natural; R, roxo; B, branco.

Polipropileno

É uma sutura extremamente inerte com a força tensora e reação do tecido comparada com a do náilon. É um material escorregadio, com baixa aderência ao tecido, facilmente removido das feridas.

Polipropileno é notável por sua plasticidade. No entanto, ele se alonga para acomodar o inchaço da ferida, ficando solto quando o edema retrocede. Outra desvantagem é que seu custo é maior do que a sutura do náilon.

Como escolher suturas não absorvíveis

Existe um forte elemento de preferência pessoal envolvido na escolha de suturas.

No que diz respeito ao tamanho, a menor sutura que propiciará o fechamento da ferida deve ser usada para minimizar o excesso de material dentro dela e reduzir o risco de queloide e necrose do tecido.

Escolhendo o tipo de agulhas para uso com as suturas

Pelo fato de haver muitos tipos de agulhas associados às suturas, pode ser difícil decidir qual agulha deve ser usada para os diferentes tipos de suturas disponíveis (Tabela 11.7).

O melhor conselho é usar agulhas menores para trabalhos faciais e em locais de pele mais fina, e agulhas maiores para o tronco e extremidades.

Existe uma diferença mínima entre agulha de corte reverso (borda afiada na curva do lado de fora da agulha) e uma agulha de corte convencional (borda afiada na curva do lado de dentro da agulha), mas esse esquema de classificação não deve ser aplicado na escolha do tipo de agulha.

As agulhas de precisão cosmética são as mais afiadas e recomendadas para trabalhos cosméticos delicados. A diferença em resultados clínicos deve ser pequena se as suturas e agulhas são aproximadamente do mesmo tamanho.

Materiais especiais

Grampos

Grampos são estruturas metálicas formadas de aço inoxidável de alta qualidade e disponíveis em tamanhos que variam de regular a largo conforme a utilização. São compostos de uma travessa que se coloca na superfície da pele, perpendicular à ferida, e os pés, que são colocados verticalmente na pele. Os grampos são relativamente fáceis de serem colocados e podem reduzir o tempo de fechamento da ferida em cerca de 70 a 80%, dependendo do local. A principal indicação do uso dos grampos está no fechamento de feridas sob forte tensão, como as localizadas em tronco, couro cabeludo, extremidades e também podem ser utilizadas para fixar enxertos de pele. Não devem ser utilizadas em tecidos delicados, sobre proeminências ósseas ou áreas de grande mobilidade.

Tabela 11.7

RECOMENDAÇÃO DE TAMANHO DE SUTURAS NÃO ABSORVÍVEIS

Local da Ferida	Tamanho da Sutura
Sob tensão	4-0
Extremidades	4-0 para 5-0
Rosto	5-0 para 6-0
Tronco	4-0

Vários estudos foram realizados comparando a utilização dos grampos confrontando a utilização dos grampos com as suturas com os fios de náilon em tronco, cabeça e pescoço, que mostraram resultados cosméticos variáveis. As vantagens da utilização dos grampos incluem menor risco de isquemia das bordas teciduais e de infecção, uma melhor eversão das bordas da ferida e mínima reatividade tecidual. As desvantagens incluem a necessidade de um assistente para everter e reaproximar as bordas cirúrgicas durante a colocação dos grampos, um maior risco de marcas inestéticas na pele, aproximação das bordas menos precisas, e o custo mais elevado com relação aos materiais de suturas convencionais.

Na cirurgia dermatológica, os grampeadores usados são descartáveis e são carregados de 5 até 35 grampos, dependendo do fabricante. São leves e de formatos que facilitam o manuseio. A largura e a altura dos grampos também variam com o fabricante. Os grampos mais utilizados são de 4 a 6 mm de largura e 3,5 a 4 mm de altura. Para a pele mais espessa são utilizados grampos de 6,5 a 7,5 mm de largura e 4 a 5 mm de altura.

Para a colocação dos grampos, o grampeador é preso delicadamente sobre a superfície da pele, perpendicular à ferida, apertando-se o grampeador e fazendo o grampo penetrar na pele formando um retângulo incompleto. A profundidade da penetração depende da pressão exercida sobre a pele. Para desacoplar o grampeador, relaxa-se a pressão. Se o grampeador apresentar um dispositivo do tipo ejetor-mola, este será desprendido verticalmente da pele de modo automático. Caso contrário, o grampeador deve ser movido na direção anteroposterior.

A correta correlação dos grampos é fundamental para evitar estrangulamento dos tecidos e isquemia das bordas cirúrgicas, o que pode resultar em deiscência e cicatrizes inestéticas. Os grampos devem ser introduzidos em ângulos de 45 ou 60°. Ocorrendo o edema natural da borda, o grampo colocado em ângulo agudo faz uma rotação para a posição vertical, deixando um espaço entre a travessa do grampo e a pele, que servirá para acomodar o inchaço. Se o grampo for colocado em ângulo de 90°, não poderá realizar tal movimento e é provável que provoque um estrangulamento do tecido nesta fase de edema. Os grampeadores mais utilizados na cirurgia dermatológica incluem Appose (Sherwood-Davis & Geck), Proximate (Ethicon) e Precise (3M). Os grampos são removidos de forma indolor, utilizando-se um jogo de extrator específico para esse fim.

Tecidos adesivos

Cianoacrilatos têm sido utilizados nos EUA, Canadá e Europa há cerca de 20 anos. O octilcianoacrilato (Dermabond, Ethicon) polimerizado é disponibilizado em cápsulas de 0,5 mL para uso individual. Pode ser útil em lacerações simples em crianças, e em pacientes que não cooperam para as suturas tradicionais. Não deve ser utilizado em áreas de alta mobilidade e onde houver alta fricção. Estes tecidos adesivos são fáceis de serem aplicados e secam rapidamente, sendo, portanto, uma outra opção em situações especiais.

Conclusão

As qualidades da sutura ideal são:

- Força.
- Fácil manuseio.
- Formar nós seguros.
- Causar mínima inflamação no tecido.
- Não promover infecção.

- Capacidade de alongar para acomodar o edema da ferida.
- Propriedade de voltar ao seu comprimento original com a contração da ferida.
- Baixo custo.

Como já colocado anteriormente, nenhum material possui todas as características acima. Desta forma, acreditamos ser muito importante que o cirurgião dermatológico se familiarize com os tipos de sutura disponíveis, a fim de obter o melhor em termo de resultado.

BIBLIOGRAFIA CONSULTADA

1. Bennett RG. Selection of wound closure materials. J am Acad Dermatol. 1988; 18: 619-37.
2. Bernard L, Doyle J, Frieflander S, Eichenfield L, Gibbs N, Cunnninghan B. A Prospective Comparison of OctylCyanocrylate Tissue Adhesive (Dermabond) and Suture for the Closure of Excisional Wounds in Chidren and Adolescents. Arch Dermatol. 2001; v. 137.
3. Craig PH et al. A biologic comparison of poliglactin 910 an polyglycolic acid synthetic absorbable sutures. Surg Gynecol Obstet. 1975; 141:489-94.
4. Goldenberg I. Catgut, silk, and silver: the story of surgical sutures. Surgery. 1959; 46:908-12.
5. Herrmann JB. Tensile strength and knot security of surgical suture materials. Am Surg. 1971; 37:209-17.
6. Kuo F, Lee D, Rogers G. Prospective, Randomized, Blinded Study of a New Wound Closure Film Versus Cutaneous Suture for Surgical Wound Closure. Dermatol Surg. 2006; 32:676-81.
7. Moloney GE. The effect of human tissue on the tensile strength of implanted nylon sutures. Br J Surg. 1961; 48:528.
8. Moy RL, Kaufman AJ. Clinical comparison of poliglactic acid (Vicril) and polytrimethylene carbonate (Maxon) suture material. J Derm Surg Oncol. 1991; 17:667-9.
9. Moy RL, Waldman B, Hein DW. A review of sutures and suturing techniques. J Derm Surg Oncol. 1992; 18(9):785-95.
10. Postlehwaite RW, Willigan DA, Ulin AW. Human tissue reaction to sutures. Ann Surg. 1975; 181:144-50.
11. Singer A, Nable M, Cameau P, Singer D, McClain S. Evaluation of a new liquid occlusive dressing for excisional wounds. Wound Rep Reg. 2003; 11:181-7.
12. Usantine RP, Moy RL. Skin Surgery – A Pratical Guide. Mosby. 1998; 77-87.

Capítulo 12

Técnicas e Materiais Hemostáticos

Jesus Rodriguez Santamaria

CIRURGIA DERMATOLÓGICA BÁSICA

Introdução

Como já dizia o famoso cirurgião William Halsted, a confiança em controlar a hemorragia dá ao cirurgião a calma, que é essencial para pensar tranquilamente e manter a situação sob controle na mesa cirúrgica.

Além de criar ansiedade em ambos, paciente e cirurgião, o sangramento pode resultar em cicatrização retardada, necrose da pele, deiscência da ferida cirúrgica e infecção.

Na medida em que dermatologistas executam cirurgias mais complexas e extensas, podem deparar-se com a possibilidade de um sangramento mais intenso e a formação de hematomas. Devido a isso, são necessários conhecimentos básicos sobre os mecanismos, fatores predisponentes e prevenção do sangramento, bem como sobre as técnicas e materiais hemostáticos utilizados na cirurgia dermatológica.

Mecanismos da hemostasia

A resposta inicial à secção do vaso é a vasoconstrição. Isto diminui a área do vaso lesado, que é preenchido com agregado de plaquetas reduzindo a perda de sangue. Esta vasoconstrição também reduz o fluxo sanguíneo e prolonga a exposição do sangue ao colágeno subendotelial e aos fatores de coagulação, o que resulta em aumento da adesão e formação de um tampão de plaquetas no local da agressão. As plaquetas aderem ao colágeno do tecido conjuntivo subendotelial exposto pelo trauma. O fator de von Willebrand aumenta a aderência pela formação de uma reação entre o colágeno exposto e os receptores de plaquetas. A ligação do colágeno ao receptor de plaquetas inicia a ativação de lipases da membrana de plaquetas (fosfolipase C e A2), iniciando a cascata da coagulação. O colágeno endotelial exposto também inicia as vias intrínseca e extrínseca da coagulação.

Muitos anestésicos locais, com exceção da cocaína, produzem vasodilatação como resultado do relaxamento da musculatura lisa da parede do vaso. É essencial ao cirurgião lembrar esta ação quando utiliza anestesia local sem adrenalina. A adrenalina é frequentemente adicionada à solução anestésica local, levando a uma potente vasoconstrição e a um campo cirúrgico mais seco. O cirurgião deve ter em conta que esta ação é limitada e o sangramento pode ocorrer quando o vaso retorna a seu diâmetro normal, após o efeito da adrenalina. Este sangramento pode ocorrer durante o estágio final de um procedimento prolongado ou no pós-operatório imediato.

Fatores predisponentes

A hemorragia é mais frequente devido à hemostasia intraoperatória inadequada ou induzida por drogas.

Muitos fármacos interferem nas funções hemostáticas. A lista de medicamentos que alteram a função das plaquetas é extensa, sendo os mais comuns aspirina, anti-inflamatórios não hormonais, dipiridamol, antibióticos (betalactâmicos), carbenicilina, etanol, ácidos graxos ômega-3, cumarínicos, heparina.

Também são fatores predisponentes os distúrbios da coagulação congênitos e adquiridos e a hipertensão.

O álcool é um potente vasodilatador. A ingestão de álcool durante o período pós-operatório pode resultar em sangramento por vasodilatação.

Prevenção

A avaliação do paciente antes da cirurgia, levando em conta o risco de sangramento excessivo, deve iniciar-se pela anamnese detalhada.

Deve-se questionar: se já foi submetido a procedimentos cirúrgicos prévios ou trauma; se tem algum defeito da coagulação herdado ou adquirido; se faz uso de medicamentos de prescrição ou de uso corrente; se teve sangramento excessivo durante cirurgia ou no pós-operatório; se teve sangramento excessivo após extração de dente; se tem sangramento após traumas mínimos. E ainda: se desenvolve equimoses extensas sem trauma conhecido; se é hipertenso; se ingere álcool. Se o paciente responder não a todas essas questões e tem história de coagulação normal após cirurgia, não há necessidade de exames pré-operatórios. Caso tenha um defeito da coagulação conhecido, deve ser avaliado por especialista. Caso a história revele uma possibilidade de sangramento fácil sem existência de uma droga ou história médica, a avaliação pré-operatória deve ser realizada.

Deve-se solicitar hemograma e contagem de plaquetas. O tempo de sangramento orienta sobre a função das plaquetas. O tempo de protrombina e o tempo parcial de tromboplastina podem dar uma avaliação das vias intrínseca, extrínseca e comum da coagulação.

Medicamentos que interferem na coagulação devem ser descontinuados entre 7 e 14 dias antes da cirurgia e até 5 a 7 dias após.

Deve-se evitar a ingestão de álcool no pós-operatório.

A anatomia vascular da área a ser operada deve ser submetida à revisão prévia.

Deve-se aferir a pressão antes de iniciar a cirurgia. Níveis tensionais acima de 150/100 mmHg aumentam em 2,6 vezes o risco de sangramento.

Antes de fechar a ferida cirúrgica, deve ser feita uma revisão meticulosa, cauterizando ou ligando os vasos que estão sangrando.

O espaço morto deve ser fechado adequadamente.

Curativo oclusivo deve ser retirado somente após 24 a 48 horas, evitando movimentos bruscos.

Instrumentos e agentes hemostáticos tópicos

Pinças hemostáticas

Devem ser de tamanho adequado para o calibre dos vasos a serem clampeados. Pinças de Halsted (mosquito), Hartman (mosquito) e Kelly, retas e curvas, são as mais utilizadas em cirurgia dermatológica.

Na cirurgia dermatológica, pinças hemostáticas são necessárias para clampear pequenos vasos sanguíneos, que não podem ser eletrocoagulados.

Aparelhos de eletrocoagulação e cauterização térmica

Equipamentos hemostáticos funcionam basicamente por eletrocoagulação ou cauterização.

Na cauterização, o eletrodo quente é aplicado diretamente no tecido, causando destruição térmica, localizada e mínima. É pouco utilizada em cirurgia dermatológica.

A eletrocoagulação é a técnica de hemostasia mais empregada em cirurgia dermatológica ambulatorial. Podem ser utilizados equipamentos de alta voltagem, baixa amperagem e ondas fortemente amortecidas ou de baixa voltagem, alta amperagem e ondas moderadamente amortecidas. Deve-se atentar para pacientes que usam marca-passo não blindado, pois este pode ser desativado.

Esses aparelhos são úteis para destruição tecidual mais profunda e hemostasia cirúrgica.

A hemostasia cirúrgica pode ser obtida com eletrodo mono ou bipolar, podendo ser monoterminal (não há necessidade de eletrodo dispersivo – placa em outra região do corpo) ou biterminal (necessidade de eletrodo dispersivo). Em cirurgia dermatológica utiliza-se, com mais frequência, somente um eletrodo ativo (aplicação monopolar e monoterminal), não havendo, portanto, necessidade de eletrodo dispersivo. É importante expor o tecido o mínimo de tempo com a menor intensidade possível, considerando que a energia pode ser transmitida alguns milímetros através da parede do vaso. Isto minimiza o sangramento tardio proveniente dos vasos agredidos. Eletrocoagulação monopolar pode ser usada tocando o eletrodo diretamente no vaso ou na pinça hemostática. Para obter-se uma hemostasia adequada, é necessário que o campo operatório esteja seco.

Torniquetes

Dreno de Penrose (dedo de luva): corta-se a ponta de um dedo de luva esterilizada e enrola-se no sentido proximal. Caso haja necessidade de maior hemostasia, deve-se utilizar pinça hemostática, dando uma volta na borracha. São empregados, principalmente, em cirurgia da unha para promover hemostasia do campo operatório.

Soluções hemostáticas

Cloreto de alumínio a 35% em álcool isopropílico ou a 20% em etanol, solução de Monsel (subsulfato férrico), cloreto de ferro, bastões de nitrato de prata, adrenalina.

Solução de Monsel (subsulfato férrico) e cloreto de alumínio são agentes hemostáticos comumente utilizados em pequenos procedimentos cirúrgicos, como barbirese e biópsia com *punch*. Deve-se aplicar com cotonete, pressionando durante 2 a 3 minutos. Agem rapidamente. Durante anos, a solução de Monsel foi o agente hemostático mais popular. Entretanto, relatos de tatuagem têm sido descritos. O cloreto de alumínio tem sido utilizado com mais frequência. Podem retardar a cicatrização.

Curativos hemostáticos

São curativos oclusivos sob pressão com bandagens ou faixas, utilizados com frequência para promover hemostasia. O curativo deve ser removido após 24 a 48 horas, evitando-se manobras bruscas para que não haja sangramento.

Em situações de sangramento maior e difuso, podem ser empregados hemostáticos tópicos, bioab-

sorvíveis, como esponjas de gelatina, esponjas de colágeno, celulose oxidada, colágeno microfibrilar e trombina. Medeiam a agregação, a deposição e a ativação das plaquetas, promovendo a formação do coágulo. Devem ser removidos antes do fechamento da ferida cirúrgica, devido ao risco maior de infecção local.

Técnicas

A hemostasia é obtida por meio da eletrocoagulação ou ligadura dos vasos. A eletrocoagulação pode ser feita com ponteira mono ou bipolar. O campo operatório deve estar seco para permitir uma eletrocoagulação adequada. A hemostasia dos capilares dérmicos é usualmente obtida com a sutura, que vai fechar a ferida operatória. O sangramento capilar residual é controlado com pressão de 5 a 10 minutos. Vasos de calibre maior devem ser ligados por meio de sutura com fio absorvível ou inabsorvível.

O sangramento interfere no campo operatório. Minimizando as causas potenciais de sangramento e utilizando adrenalina, o cirurgião pode diminuir os efeitos da perda sanguínea. A hemostasia do campo cirúrgico pode ser obtida comprimindo a periferia do local da cirurgia, com o auxiliar tracionando a ferida cirúrgica. Vasos pequenos individuais devem ser isolados e eletrocoagulados ou cauterizados o mais precisamente possível, evitando destruição excessiva de tecido e consequente aumento da inflamação e das condições para infecção. Vasos um pouco maiores devem ser pinçados com pinça hemostática apropriada e, então, eletrocoagulados. Esta ação tende a limitar a extensão da destruição. Sangramento capilar residual é controlado com pressão de 5 a 10 minutos.

O campo cirúrgico deve estar o mais seco possível antes do fechamento.

Caso o sangramento tenha sido difícil de controlar durante a parte inicial do procedimento, o cirurgião deve considerar a modificação da extensão da cirurgia. Limitando a destruição ou escolhendo um fechamento linear, ao contrário de um retalho ou um enxerto, diminui-se o potencial de espaço morto, onde o sangue se pode acumular no pós-operatório. Uma sutura apertada tampona os pequenos vasos, providenciando a hemostasia. Se o sangramento foi difícil de controlar durante o retalho, a colocação de um dreno pode prevenir a formação

CIRURGIA DERMATOLÓGICA BÁSICA

TÉCNICAS E MATERIAIS HEMOSTÁTICOS

de hematoma. O dreno é usualmente removido 24 a 48 h após o procedimento, quando o sangramento torna-se mínimo. Curativo sob pressão pode ser aplicado firmemente sob a forma de bandagens ou faixas.

O paciente deve ser orientado para não traumatizar o local da ferida e fazer repouso. Nas feridas periorais não deve falar, e a dieta deve ser líquida e pastosa.

BIBLIOGRAFIA CONSULTADA

1. Grande DJ, Neuburg M. Instrumentation for the dermatologic surgeon. J Dermatol Surg Oncol. 1989; 15(3):288-97.
2. Larson PO. Topical haemostatic agents for dermatology surgery. J Dermatol Surg Oncol. 1988; 14:623-32.
3. Lask GP, Moy RL. Principles and techniques of cutaneous surgery. New York: McGraw-Hill, 1996.
4. Parker RK, Dinehart SM. Hints for hemostasis. Dermatol Clin. 1994; 12(3):601-6.
5. Roenigk RK, Roenigk HH. Dermatologic surgery. 2 ed. New York: Marcel Dekker, 1996.
6. Sampaio SAP, Rivitti EA. Dermatologia. 2 ed. São Paulo: Artes Médicas, 2000.
7. Sawchuk WS, Friedman KJ, Manning T, Pinnell SR. Delayed healing in full-thickness wounds treated with aluminium chloride solution. J Am Acad Dermatol. 1986; 15:982-89.

Capítulo 13

CIRURGIA DERMATOLÓGICA BÁSICA

Sutura Perilesional de Ival para Evitar Sangramento

Ival Peres Rosa

O sangramento durante uma cirurgia da pele pode inibir o médico. Pode até induzi-lo a desistir desta atividade. Principalmente por causa do estresse decorrente de quando inadvertidamente secciona uma grande artéria e está fazendo o procedimento sozinho. Só quem passou por isso, pode saber do que estamos falando. Mesmo quando está cercado de auxiliares e possui material de hemostasia em abundância. O sangramento sempre retarda a cirurgia. Também preocupa o paciente se a anestesia for local. A medicina atual indica em uma porcentagem elevada anticoagulantes para uma série de doenças. Alguns são tão importantes que nem podem ser suspensos. A expectativa de sangramento abundante faz com que muitos encaminhem seus pacientes para outros especialistas. A nossa proposta para estes casos ou qualquer caso, mesmo que a lesão seja pequena, é a sutura de fios perilesionais que denominamos também de cerquinha de fios. Sempre que suspeitarmos de grande sangramento faremos uma sutura prévia em volta da margem de segurança. Nós utilizamos fios de náilon 00 com agulha de 3 cm. Nós não poderemos colocar a mão dentro do porta-agulha porque a agulha entrará superficialmente e a hemostasia não será adequada. A agulha tem que entrar em 90°, penetrando profundamente. No couro cabeludo, por exemplo, encostará na gálea e sairá na pele sob forma de pontos simples. O auxiliar com um Kelly segurará o nó para que não afrouxe. Pontos contínuos não funcionam. Porque não conseguem comprimir os vasos adequadamente. Pontos simples são dados em volta da margem de segurança um ao lado do outro a uma certa distância desta, por exemplo, entre 0,5 e 1 cm. O interessante é que mesmo sendo pontos simples apertados um ao lado do outro ainda sangra um pouco. O que é positivo. Porque mesmo deixando como deixamos, 7 dias ou mais, não dá necrose de bordas. O enxerto se for nossa opção pega melhor. Porque sangra muito pouco por baixo. Outro aspecto importante da técnica é dar os pontos depois de um bloqueio anestésico ou de forma superficial, intradérmica por exemplo, para não elevar a região onde daremos os pontos simples. Porque se infiltramos muito volume antes, não conseguiremos pegar a agulha. Depois de realizados estes pontos, aí sim infiltramos anestésico diluído no local, se necessário. Se um retalho for o nosso propósito, depois de removida a lesão, vamos cortando um ponto por vez no local necessário para movimentar o retalho. Se sangrar, faremos a hemostasia tradicional. A remoção destes pontos poderá ser imediata no caso de retalhos e tardia no caso de enxertos. Poderemos removê-los no dia da retirada do curativo de Brown. Não observamos nenhum sofrimento de borda mesmo na retirada tardia dos pontos (Figura 13.1A-E).

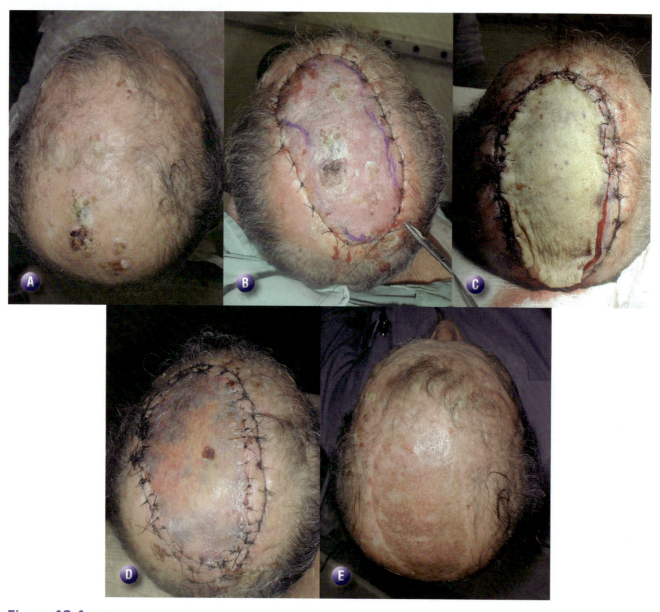

Figura 13.1 – **(A)** Paciente transplantado renal apresentado carcinoma espinocelular e várias ceratoses actínicas. **(B)** Feita a sutura perilesional de pontos simples. **(C)** Enxerto colocado no leito. **(D)** Aspecto do enxerto depois de 7 dias e com a sutura perilesional presente. **(E)** Aspecto do enxerto 3 meses depois.

Capítulo 14

CIRURGIA DERMATOLÓGICA BÁSICA

Principais Técnicas de Suturas em Cirurgia Dermatológica

Francisco Macedo Paschoal

Nelson Ferrari

Marcos Eiji Hayashida

Introdução

O objetivo de toda sutura é restabelecer a continuidade da pele. Suas principais funções são manter a ferida cirúrgica fechada e colaborar no processo de cicatrização, durante suas fases mais vulneráveis. Em regra, ela sofre a interferência do tipo de material usado, da técnica de sutura empregada e da tensão, que as suturas produzem na ferida e tecidos adjacentes. Pode-se definir como sutura ideal a forte, fácil de realizar, causadora de mínima reação inflamatória e infecção. Apesar de não existir uma sutura que reúna todas essas características, a seleção adequada da técnica é essencial para a obtenção de um bom resultado cosmético e, ainda, para evitar cicatrizes inestéticas e inadequado processo de cicatrização.

Na origem de uma boa sutura existem, antes de tudo, fatores relacionados com o ato operatório. Entre eles, a realização de um corte perpendicular sem irregularidade em suas bordas, a eliminação de todo tecido passível de necrose (lóbulos de gordura soltos), a feitura de uma fina, porém rigorosa, hemostasia, e a manipulação de forma a não traumatizar as bordas da ferida cirúrgica.

Há diversas técnicas de sutura, como pontos simples, contínuos, em "U" invertido, Donatti, intradérmico etc. A escolha da técnica dependerá da experiência do profissional, e também da localização e origem da ferida. Assim, não será adequado realizar uma sutura contínua em um ferimento potencialmente contaminado que, caso ocorra a supuração, determinará o comprometimento de toda a sutura, ao contrário de uma sutura de pontos simples. Os instrumentos cirúrgicos básicos envolvidos na sutura são: agulha, porta-agulhas, fio cirúrgico, pinça anatômica e dente-de-rato, e tesoura de sutura (ponta fina).

O tema fio cirúrgico compreende um próprio capítulo na cirurgia. O diâmetro do fio é disposto em números seguidos de zero, por exemplo, 3-0, 4-0, 5-0 etc. Quanto maior a numeração, mais fino é o fio. Podem ser absorvíveis (categute), não absorvíveis (seda, prolene, náilon), mono (náilon, prolene) e multifilamentosos (seda). Também podem ser orgânicos (categute, seda) e sintéticos (prolene, ethilon, náilon). Habitualmente, fios absorvíveis são usados em tecidos internos (músculo, tecido subcutâneo), enquanto os não absorvíveis, na pele. Fios monofilamentosos são mais maleáveis e apresentam menor risco de contaminação. Porém, são menos resistentes que os multifilamentosos. Eles são menos maleáveis e apresentam maior risco de contaminação. A seda é facilmente manipulável, porém determina reação tecidual com frequência. A sutura com fio sintético não absorvível confere ótimo resultado cirúrgico e fácil manipulação, e o prolene parece ser superior ao ethilon. Em geral, na sutura da pele é indicado prolene 4-0. Na face, e em crianças, é aconselhável uso do prolene 6-0. O categute é um fio orgânico monofilamentoso que mantém sua resistência íntegra por até 10 dias. Enquanto o categute cromado mantém a resistência por 28 dias. O categute pode conferir intensa reação tecidual. O Vicryl e o Dexon representam fios absorvíveis sintéticos multifilamentosos. Apresentam resistência maior que o categute e menor reação tecidual.

As fitas adesivas cirúrgicas e estéreis (*steristrips*) podem ser usadas isoladas ou associadas à sutura no fechamento da ferida. Após a retirada dos pontos, a fita adesiva pode ser mantida, e contribui, em muito, na redução de tensão da sutura. Essa técnica é denominada por alguns como curativo cruzado, pois as fitas adesivas são dispostas obliquamente sobre o eixo maior da ferida, similar ao sinal de trânsito de cruzamento de linha férrea.

Em razão do risco médico-paciente, em relação à transmissão de doenças infecciosas (hepatite B e C, HIV etc.), o manejo do instrumento cirúrgico deve seguir a técnica do não toque. Isto é, manipular os instrumentos cortantes e perfurantes (agulha, trocanter, lâmina de bisturi) com o auxílio de pinças. Por exemplo, deve-se colocar a agulha no porta-agulhas e a lâmina no cabo de bisturi, com o auxílio de pinças.

Dividindo-se a agulha em três terços, ela deve ser apreendida pelo porta-agulhas entre o segundo e o terceiro terços. Tal conduta facilitará sua penetração no tecido. A agulha deve ser introduzida em um ângulo perpendicular ao tecido, e a força deve ser dirigida seguindo a curvatura da agulha. Pode ser usada a pinça anatômica para estabilizar a borda da ferida e auxiliar a introdução da agulha. A agulha deve ser introduzida separadamente para cada borda da ferida. Depois, a agulha é tracionada pelo porta-agulhas, a fim de permitir que o segmento livre do fio fique a 2 cm da pele. Na técnica da sutura de pontos simples, o primeiro ponto deve ser realizado no meio da ferida. Os pontos subsequentes seguirão a regra do ponto médio, fazendo a sutura entre dois pontos. O nó não deve ser muito apertado, pois, se for, apresenta risco de causar a necrose da ferida. Na pele, deve-se cortar o fio cirúrgico em 0,3 a 0,5 cm, após o nó. Na sutura não cutânea ou profunda, deve-se cortar o fio em 0,1 a 0,2 cm após o nó.

Deve-se objetivar uma boa eversão das bordas da ferida, evitar as marcas produzidas pela sutura em si, manter uma tensão e um estiramento uniforme, por toda a extensão da ferida e promover uma aproximação precisa das bordas. A tendência natural é ocorrer uma invaginação das bordas da ferida após a sutura. Portanto, é fundamental produzir uma eversão de suas bordas durante a sutura. Isso resultará em uma cicatriz plana. Porém, uma cicatriz plana imediatamente após a sutura resultará em uma cicatriz entalhada, após a contração da pele durante o processo de cicatrização. As marcas permanentes produzidas pela sutura em si (tipo "trilho de trem") podem acontecer quando a sutura é muito apertada ou, então, permanece por um período muito longo. Isso se deve à pressão na pele durante o tempo em que a sutura permanece, e que pode ser exacerbada pelo edema, tensão na cicatriz, infecção e orifícios muito largos no tecido. O princípio da eversão, tempo de permanência da sutura, risco potencial de marcas permanentes e habilidade de aproximação das bordas da ferida são todos pontos importantes a serem considerados na escolha da técnica de sutura.

Existe uma variedade de métodos e técnicas de sutura. Mais do que uma técnica pode ser apropriada para a reparação de qualquer tipo de ferida cirúrgica. A escolha da técnica é, geralmente, influenciada pela configuração da ferida e por suas propriedades biomecânicas.

Em regra, uma ferida cirúrgica deve ser reparada em dois planos, um profundo (dérmico) e outro superficial (dermoepidérmico). Para a reparação do plano profundo, quanto maior for a altura da derme costurada, melhor. Trata-se do plano de reparação mais importante, pois fornece solidez à cicatriz, reduz o espaço morto, diminui a tensão na superfície e produz a eversão das bordas da ferida. A sutura do plano superficial poderá ser dermoepidérmica ou puramente dérmica. Sua importância é apenas no acabamento, para assegurar uma aproximação borda a borda, estrita.

Podem-se dividir as suturas em três principais grupos, descritos a seguir.

Suturas para alívio da tensão da ferida operatória

Sua finalidade é realizar a aproximação dos planos profundos (fáscia, músculo e subcutâneo) com o objetivo de aliviar a tensão dos pontos de aproximação da ferida cirúrgica. Também, têm a finalidade de reduzir do espaço morto e contribuir na eversão das bordas da ferida.

Suturas para aproximação das bordas da ferida operatória

As suturas para aproximação das bordas da ferida operatória são empregadas com o objetivo de reaproximar as camadas da pele, mantendo as bordas da ferida próximas. Promovem o fechamento de espaço morto, proporcionam resistência à tração e sua distribuição uniforme nas bordas da ferida levam à eversão da epiderme, condições-chave para uma boa cicatrização. Podem ser realizadas como preparo da ferida, antes da execução de suturas superficiais, que farão a finalização do fechamento da ferida operatória.

Algumas suturas desse grupo são também indicadas para utilização em pele atrófica, situação na qual a pele friável é facilmente rasgada pelos fios de sutura.

A Tabela 14.1 apresenta as principais técnicas de sutura para aproximação das bordas da ferida operatória, suas características, vantagens, desvantagens e indicações.

Tabela 14.1

SUTURAS PARA APROXIMAÇÃO DAS BORDAS DA FERIDA OPERATÓRIA

Técnica	Característica	Indicações	Vantagens	Desvantagens
Ponto intradérmico interrompido ou ponto intradérmico separado (Figura 14.1)	• A agulha é introduzida inicialmente na derme profunda, em direção à derme superficial, sem atingir a epiderme • O nó é sepultado na profundidade da ferida	• Principalmente para aproximação das bordas de feridas sob tensão	• Diminui a tensão nas bordas da ferida. • Reduz espaço morto • Produz eversão das bordas	• A derme deve ter espessura suficiente para que o nó seja ancorado e sepultado, sendo de difícil execução em pálpebras e regiões palmoplantares
Ponto em roldana (*Pulley*) (Figura 14.2)	• Modificação do ponto Donatti • Executa-se a sutura como um Donatti, mas antes de atar o nó, a agulha é passada entre a pele e o fio de sutura da borda oposta e, então, é feito o nó • O laço formado entre as bordas funciona como uma polia, distribuindo a tensão	• Para aproximação das bordas de feridas sob tensão • Útil em couro cabeludo e pernas	• Facilita a expansão das bordas no fechamento da ferida • Maior força para aproximação as bordas	• A tensão nas bordas pode causar isquemia tecidual, deiscência e necrose • Maior risco de marcas de sutura em "trilho de trem" na pele.
Ponto em "U" dispersante de tensão (*Tension-dispersed horizontal mattress*)	• Modificação do ponto em "U" • Executa-se a sutura como um ponto em "U", mas antes de atar o nó, a agulha é passada entre a pele e o fio de sutura da borda oposta e, então, é feito o nó • O laço formado entre as bordas funciona como uma polia, distribuindo a tensão	• Para aproximação das bordas de feridas sob tensão ou de grandes defeitos • Pode ser utilizada apenas durante o ato operatório, quando é utilizada para aproximar as bordas da ferida facilitando a execução da sutura intradérmica e retirada em seguida, ou pode ser mantida na pele	• Facilita a expansão das bordas no fechamento da ferida • Maior força para aproximação as bordas • Auxiliar na execução da sutura intradérmica	• A tensão nas bordas pode causar isquemia tecidual, deiscência e necrose • Maior risco de marcas de sutura em "trilho de trem" na pele
Ponto em "U" entrelaçado (*Lattice*)	• São feitos dois pontos simples em cada lado da ferida, paralelos, que servirão como âncora. Em seguida, outro ponto simples é feito ao redor dos pontos âncora	• Pele atrófica e friável, em que outros tipos de sutura tendem a rasgá-la, mesmo sob mínima tensão • Feridas sob grande tensão	• Dispersa as forças de tensão por toda a espessura da pele, tanto nos eixos paralelo como perpendicular à borda da ferida	• Relativa dificuldade na execução • Demorada

(Continua)

Tabela 14.1

SUTURAS PARA APROXIMAÇÃO DAS BORDAS DA FERIDA OPERATÓRIA

Técnica	Característica	Indicações	Vantagens	Desvantagens
Ponto em "U" apoiado sobre fita adesiva (*Tapebuttress*)	• Variante do ponto em "U" (ou de Wolf) captonado • São coladas tiras de adesivo (p. ex., *steristrip*) paralelas às bordas da ferida e, sobre elas, são confeccionados pontos em "U"	• Pele atrófica e friável, em que outros tipos de sutura tendem a rasgá-la, mesmo sob mínima tensão	• As tiras de adesivo promovem suporte e reforçam a pele, ajudando na distribuição da tensão da sutura	• Cuidados com o curativo para que a fita não se solte da pele
Ponto de canto ou ângulo	• Penetra-se a agulha pela epiderme de uma das bordas do ângulo da ferida. Em seguida, a derme da ponta do retalho é atravessada horizontalmente e, então, a agulha sai pela borda oposta do ângulo da borda da ferida, próxima ao ponto de entrada	• Ponto usado para unir um retalho de pele a duas bordas divergentes (p. ex., retalhos de Limberg, retalhos V-Y e M-plastia)	• Não comprime os vasos subdérmicos, diminuindo o riso de isquemia e necrose da ponta do retalho	• Grande risco de produzir degraus nas bordas da sutura
Ponto de canto sepultado	• Variante do ponto de canto • A agulha penetra na derme de uma das bordas do ângulo da ferida e atravessa horizontalmente a derme da ponta do retalho, saindo na derme da borda oposta do ângulo, ficando o nó sepultado na profundidade	• Ponto usado para unir um retalho de pele a duas bordas divergentes (p. ex., retalhos de Limberg, retalhos V-Y e M-plastia)	• Não comprime os vasos subdérmicos, diminuindo o riso de isquemia e necrose da ponta do retalho • Melhor nivelamento das bordas com a ponta do retalho • Dispensa sutura superficial, o que evita marcas na superfície da pele	• Exige maior destreza do cirurgião quando comparado com o ponto de canto clássico
Sutura em bolsa (Figura 14.3)	• Tipo de sutura contínua posicionada paralelamente às bordas do defeito cirúrgico • Pode ser feita como sutura intradérmica contínua ou como sutura simples contínua • Usada em defeitos circulares	• Para fechamento total ou parcial do defeito, quando pode ser associado um enxerto ou deixar a cicatrização da porção central por segunda intenção • No fechamento de biópsia excisional de melanoma • Quando há contraindicações a reconstruções mais complexas • Grandes feridas em tórax ou dorso • Locais com pouca elasticidade da pele, como regiões distais de perna e pés • Locais de pele fina, como pescoço e região retroauricular	• Técnica de fácil e rápida execução. • Distribuição uniforme da tensão nas bordas da ferida	• Tendência à invaginação das bordas • Aparência pouco cosmética nas primeiras semanas de pós-operatório • Maior tempo até a retirada dos pontos (em geral de 2 a 4 semanas)

Principais Técnicas de Suturas em Cirurgia Dermatológica

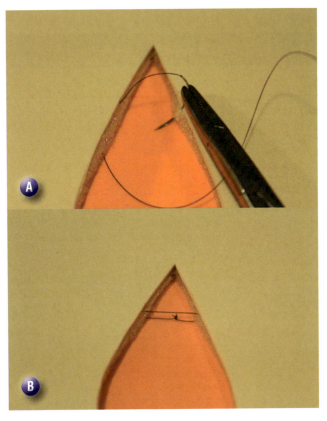

Figura 14.1 – *Ponto intradérmico interrompido. A agulha é introduzida inicialmente na derme profunda, em direção à derme superficial, sem atingir a epiderme* **(A)**. *O nó é sepultado na profundidade da ferida* **(B)**.

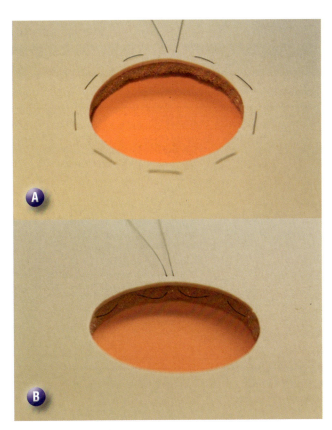

Figura 14.3 – *Sutura em bolsa. Tipo de sutura contínua posicionada paralelamente às bordas do defeito cirúrgico usada em defeitos circulares. Pode ser feita como sutura simples contínua* **(A)** *ou como sutura intradérmica contínua* **(B)**.

Suturas para finalização do fechamento da ferida operatória (suturas superficiais para aposição das bordas)

A sutura dos planos superficiais destina-se a aproximar as bordas da ferida cirúrgica e colocá-las no mesmo nível, sem produzir tensão excessiva na superfície. Sua realização é feita após aproximar e everter as bordas da ferida cirúrgica, de forma satisfatória, com as suturas dos planos profundos. Dentre as várias formas de sutura do plano superficial, pode-se dividi-las em pontos separados e contínuos.

A Tabela 14.2 apresenta as principais técnicas de sutura dos planos superficiais realizadas com pontos separados, suas características, vantagens, desvantagens e indicações.

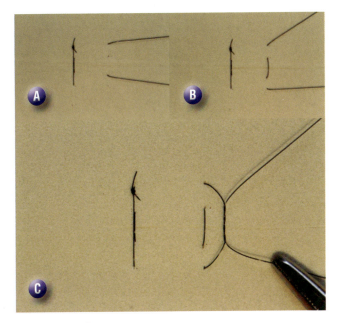

Figura 14.2 – *Ponto em roldana. Executa-se a sutura como um Donatti, mas antes de atar o nó* **(A)**, *a agulha é passada entre a pele e o fio de sutura da borda oposta* **(B)** *e, então, é feito o nó* **(C)**. *O laço formado entre as bordas funciona como uma polia, distribuindo a tensão.*

Principais Técnicas de Suturas em Cirurgia Dermatológica

Tabela 14.2

SUTURAS PARA FECHAMENTO DA FERIDA OPERATÓRIA

Técnica	Característica	Indicações	Vantagens	Desvantagens
Sutura por pontos simples separados (Figura 14.4)	• Une as bordas da ferida com o nó na superfície • Geralmente atinge uma parte da derme ou, em casos como o couro cabeludo, toda a espessura cutânea	• Aplicável a praticamente todas as feridas cirúrgicas • Complemento da sutura dos planos profundos	• Fácil realização • Possibilita correção de desníveis das bordas da ferida	• Tensão excessiva pode produzir marcas na superfície ou até mesmo necrose localizada
Sutura por ponto contínuo simples	• Sequência de pontos simples. O fio de sutura atravessa a ferida sobre a epiderme na direção transversal ou oblíqua • A agulha sempre penetra pela mesma borda da ferida e sai pela outra	• Usada em feridas cirúrgicas sob pouca tensão • Quando se deseja rapidez no fechamento	• É de fácil e rápida execução • Boa aposição das bordas da ferida com distribuição homogênea da tensão nas bordas da ferida	• Falha do fio de sutura ou do nó implica em separação de toda a extensão das bordas da ferida. Em suturas longas, recomenda-se segmentá-la por nós a cada espaço de sutura
Ponto contínuo ancorado ou ponto contínuo festonado	• Variante da sutura contínua simples • A cada passagem da agulha pelas bordas da ferida, o fio de sutura é passado pela alça anteriormente formada	• Usado em feridas cirúrgicas sob pouca ou moderada tensão • Quando se deseja rapidez no fechamento	• Confere maior estabilidade a sutura comparada a anterior e maior efeito hemostático. Distribuição homogênea da tensão nas bordas da ferida	• Maior risco de isquemia nas bordas • Maior risco de marcas de sutura
Sutura por ponto de Blair-Donatti ou colchoeiro em pé (Figura 14.5)	• Atravessa duas vezes cada borda da ferida • Inicia longe de uma das bordas para sair igualmente distante na borda oposta, retorna-se no sentido oposto na mesma linha, próximo da borda para sair também próximo da outra borda (longe-longe-perto-perto)	• Aplicável em situações onde é desejável maior eversão das bordas da ferida ou quando o plano dérmico é escasso	• Diminui espaço morto • Pode ser utilizada como sutura de tensão, everte as bordas e diminui a tensão	• Aproximação menos delicada das bordas • Maior risco de marcas de sutura
Sutura por ponto de Blair-Donatti meio sepultado	• Variante do ponto de Blair-Donatti • Como no ponto Donatti clássico, começa-se longe de uma das bordas, porém, a agulha atravessa apenas a derme na borda oposta (verticalmente, sem atingir a epiderme) • Então, retorna-se penetrando a agulha próximo da borda de início	• Aplicável em situações onde é desejável uma maior eversão das bordas da ferida, evitando-se marcas da sutura em uma das margens	• Diminui espaço morto • Pode ser utilizada como sutura de tensão • Evita marcas da sutura (marcas em "trilho de trem") em uma das bordas	• Maior dificuldade na realização
Sutura por ponto em "U" ou ponto de Wolff ou ainda colchoeiro deitado	• Inicia-se o ponto por uma das bordas com a agulha saindo a mesma distância na borda oposta • A agulha é então inserida em um ponto paralelo a sua saída, voltando a borda de início, simetricamente	• Utilizada em feridas sob tensão e quando se deseja efeito hemostático • Útil em locais com pele espessa, como mãos e pés	• Efeito hemostático • Promove eversão das bordas • Pode ser usada como sutura de tensão • Reduz espaço morto	• Tensão excessiva pode produzir necrose • Maior risco de marcas de sutura

(Continua)

Principais Técnicas de Suturas em Cirurgia Dermatológica ■

Tabela 14.2

SUTURAS PARA FECHAMENTO DA FERIDA OPERATÓRIA

Técnica	Característica	Indicações	Vantagens	Desvantagens
Ponto em "U" meio sepultado	• Variante do ponto em "U" • Inicia-se o ponto por uma das bordas, atingindo parcialmente a derme • Na borda oposta, passa-se a agulha horizontalmente na derme, finalizando a sutura pelo caminho inverso na borda de início	• Ponto utilizado quando se quer evitar marcas da sutura em uma das bordas da ferida cirúrgica, deixadas pelo ponto em "U"	• Evita marcas da sutura (marcas em "trilho de trem") em uma das bordas	• Tensão excessiva pode produzir necrose
Ponto em "U" contínuo ou sutura em barra grega ou sutura de colchoeiro	• A sutura inicia-se como um ponto simples • Em seguida são realizados pontos em "U" sucessivos e alternados em cada borda da ferida	• Pode ser utilizada em substituição do ponto contínuo simples quando se deseja eversão das bordas	• É de fácil e rápida execução e promove eversão das bordas. Efeito hemostático aumentado e distribuição homogênea da tensão nas bordas	• Tensão excessiva pode produzir necrose
Sutura por ponto de aproximação ou roldana	• Inicia-se na borda da ferida para em seguida passar distante da margem da borda oposta. Na mesma linha faz-se o inverso, introduzindo a agulha distante a borda no lado de início, encerrando perto na borda oposta (perto-longe-longe-perto)	• Aproximação temporária ou definitiva das bordas da ferida cirúrgica em situações onde a sutura é submetida à forte tensão • Ponto de força com ação semelhante à roldana, usado principalmente na região plantar e palmar	• Ponto muito útil quando é necessária uma tração potente para aproximação das bordas da ferida, permitindo a colocação de pontos mais delicados vizinhos sob menor tensão	• Marca muito a pele, deve ser removido ao final da cirurgia
Sutura subcuticular contínua ou sutura intradérmica longitudinal contínua (Figura 14.6)	• A agulha é introduzida em uma das extremidades da ferida, da epiderme em direção à derme, mas sem atravessá-la em toda sua espessura • Em seguida, atravessa apenas a derme, horizontalmente, de uma borda da ferida a outra, descrevendo um "zigue-zague"	• Indicada em feridas lineares com mínima ou nenhuma tensão, quando se prioriza o resultado estético	• Boa cooptação das bordas da ferida • Não deixa marcas da sutura na pele • Bom resultado cosmético	• Dificuldade na execução • Não é indicada em suturas com tensão
Sutura intradérmica simples contínua	• Inicia-se a sutura amarando o primeiro ponto dentro da derme • Em seguida, sucessivos pontos intradérmicos são realizados em sequência, atando o nó ao final	• Suturas com tensão moderada em que se deseja evitar marcas de sutura na pele • Pode ser realizada com fio absorvível	• Boa cooptação das bordas da ferida • Não deixa marcas da sutura na pele • Bom resultado cosmético. Suporta mais tensão que a sutura subcuticular contínua	• Dificuldade na execução
Bioadesivo cutâneo (2-octilcianoacrilato)	• As bordas da ferida são bem aproximadas e aplica-se o adesivo em fina película manualmente ou com caneta contendo o adesivo	• Empregado em feridas lineares e sem tensão	• Fácil e rápida aplicação • Dispensa retirada de pontos • Ausência de marcas de sutura na pele	• Custo maior • Risco de reações alérgicas • Não pode haver sangramento para adesão

CIRURGIA DERMATOLÓGICA BÁSICA

■ Principais Técnicas de Suturas em Cirurgia Dermatológica

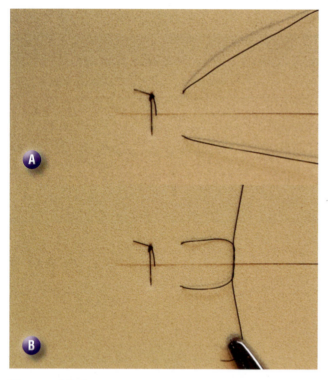

Figura 14.4 – *Sutura por ponto simples separado. Une as bordas da ferida com o nó na superfície* **(A-B)**. *Geralmente, atinge uma parte da derme ou em casos como o couro cabeludo, toda a espessura cutânea.*

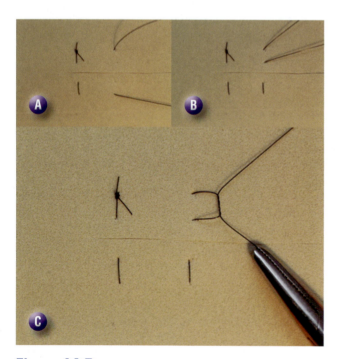

Figura 14.5 – *Sutura por ponto de Blair-Donatti. Inicia longe de uma das bordas para sair igualmente distante na borda oposta* **(A)**, *retorna-se no sentido oposto na mesma linha, próximo da borda para sair também próximo da outra borda. Atravessa duas vezes cada borda da ferida (longe-longe-perto-perto)* **(B-C)**.

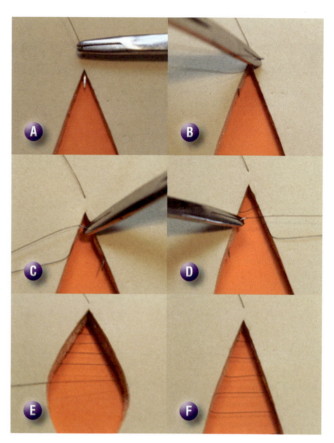

Figura 14.6 – *Sutura subcuticular contínua ou sutura intradérmica longitudinal contínua. A agulha é introduzida em uma das extremidades da ferida, da epiderme em direção à derme, mas sem atravessá-la em toda sua espessura* **(A)**. *Em seguida, atravessa apenas a derme, horizontalmente, de uma borda da ferida a outra* **(B-D)**, *descrevendo um "zigue-zague"* **(E-F)**.

Remoção dos pontos de sutura

O momento adequado da remoção da sutura é fundamental para o *status* final da ferida. Se muito precoce, pode haver deiscência. Se muito tardia, pode determinar marcas cutâneas, infecção secundária e reação de corpo estranho. A remoção dos pontos cirúrgicos segue a regra da localização da ferida. Porém, antes da retirada, deve-se observar se realmente houve adequado colabamento das bordas e tensão. Em média, na face, retira-se em cinco dias, e no pescoço em sete dias. No tronco, genitália, extremidades e couro cabeludo, em 10 dias. Em alguns casos, antes da retirada de todos os pontos, podem-se retirar pontos intercalados. Para suturas contínuas e intradérmicas, habitualmente o ponto é removido entre 7 a 10 dias, mas pode permanecer por até 14 dias. Uma remoção precoce de alguns pontos pode ser necessária, se houver intenso edema e consequente isquemia da ferida.

Para retirar o ponto, usa-se uma pinça anatômica e uma tesoura romba ou mesmo uma lâmina de bisturi nº 11. A crosta hemática sobre a ferida deve ser removida com água oxigenada, a fim de permitir uma adequada visualização do fio. O ponto é apreendido pelo nó e tracionado gentilmente em uma direção paralela ao plano cutâneo. O fio exposto é, então, secionado pela tesoura ou lâmina de bisturi. Na sutura contínua, o último ponto é secionado e a outra ponta da sutura é tracionada com a mesma técnica descrita anteriormente. Entretanto, durante a tração, a ferida deve ser estabilizada com leve pressão dos dedos sobre o eixo da incisão.

BIBLIOGRAFIA CONSULTADA

1. Bechara FG, Al-Muhammadi R, Sand M, et al.A modified corner stitch for fixation of flap tips. Dermatol Surg. 2007 Oct;33(10):1277-79.
2. Cohen PR, Martinelli PT, Schulze KE, Nelson BR. The purse-string suture revisited: a useful technique for the closure of cutaneous surgical wounds. Int J Dermatol. 2007 Apr;46(4):341-47.
3. Knoell KA. Structure and quantitative efficacy of the basic lattice stitch.Dermatol Surg. 2011 Dec;37(12):1754-60.
4. Mackay-Wiggan J, Ratner D, Sambandan D. Suturing Techniques. Emedicine.medscape.com/article/1824895-overview#a01.
5. Yang DJ, Venkatarajan S, Orengo I. Closure pearls for defects under tension. Dermatol Surg. 2010 Oct;36(10): 1598-600.

Capítulo 15

CIRURGIA DERMATOLÓGICA BÁSICA

Curativos e Coberturas em Cirurgia Dermatológica[1]

José Roberto Pereira Pegas
Mauro Yoshiaki Enokihara

Introdução

A pele é a principal barreira de proteção do organismo, e tem como funções primordiais impedir a perda excessiva de líquidos, proteger contra a ação de agentes químicos, físicos e biológicos, manutenção da temperatura corpórea, sintetizar vitamina D, atuar como órgão dos sentidos e participar dos mecanismos de termorregulação.

As infecções bacterianas da pele podem ser classificadas em tipos primário e secundário, sendo esta classificação, clinicamente, útil. Podem decorrer da proliferação bacteriana na pele (supurativas) ou de manifestação de hipersensibilidade a antígenos bacterianos (não supurativas). As infecções primárias têm curso e morfologia típicos, estimulados por microrganismo único que se desenvolve na "pele normal", sendo os estafilococos coagulase-positivos, e os estreptococos beta-hemolíticos, os agentes mais comuns. As infecções secundárias originam-se na pele, previamente, doente como condição superposta, podendo resultar num curso agudo ou crônico, nem sempre distintivo. Os estafilococos e os estreptococos beta-hemolíticos são os principais agentes, porém é frequente o encontro de germes Gram-negativos (*Proteus* sp., *Pseudomonas* sp. etc.) particularmente, nas infecções crônicas, com as úlceras.

São considerados mecanismos de defesa às infecções:

1. A imunidade celular e humoral.
2. A compactação das células epidérmicas (efeito de barreira).
3. O pH da pele (5,5).
4. Os ácidos graxos insaturados (antibacterianos).
5. A pele seca (limitação do crescimento).
6. O *efeito supressor de cepas bacterianas sobre outras (interferência bacteriana), como a inibição do crescimento dos S. aureus na presença de S. epidermidis.*

Na intensidade de uma infecção cutânea importam alguns fatores tais como, a patogenicidade do agente, a porta de entrada e a resposta do hospedeiro à infecção.

A patogenicidade de um agente infeccioso é diretamente proporcional à presença de seus elementos antifagocitários e, também, de suas toxinas. As toxinas, por sua vez, são de dois tipos: endotoxinas e exotoxinas. As exotoxinas são liberadas para o exterior, através da parede bacteriana, enquanto as endotoxinas são parte integrante de sua parede. Elas são capazes de produzir no hospedeiro, além dos fenômenos inflamatórios locais, febre, mal estar, cefaleia, adinamia, *rash* cutâneo, artralgias, até o choque. A instalação da

---

[1]Karine Valentim Kade (Médica residente do Serviço de Dermatologia do Complexo Hospitalar Padre Bento, Guarulhos, colaborou na revisão deste capítulo).

bactéria na pele sã determina inflamação e supuração locais, podendo evoluir para a disseminação hematogênica com bacteremia e septicemia. Por outro lado, quando a infecção que atinge a pele tem origem em outro órgão, a disseminação se faz pela via hematogênica, podendo determinar inflamação das paredes vasculares, oclusão com trombose e necrose tecidual.

Desde os primórdios, o tratamento de feridas tem como objetivo a proteção das lesões, contra a ação de agentes físicos, químicos, mecânicos ou biológicos. Após a descoberta dos agentes infecciosos, principalmente as bactérias, e o conhecimento de suas repercussões sobre os tecidos, a preocupação com a contaminação exógena fez com que fossem instituídas técnicas de curativo, em que o princípio básico era a manutenção da lesão limpa e seca, e o tratamento realizado com soluções antissépticas.

Muitos são os estudos que contestam o princípio da manutenção de curativo seco de lesões abertas (cicatrização por segunda e terceira intenções), demonstrando que a presença de um meio úmido entre o leito da ferida e a cobertura primária favoreceria, sobremaneira, os mecanismos envolvidos na cicatrização.

Winter, em 1962, demonstrou que no meio úmido, as enzimas como as colagenases e proteinases capacitam as células, para que migrem pela ferida para as áreas úmidas onde há fibrina. Como a epitelização significa migração celular, o meio úmido favoreceria as condições fisiológicas para a cicatrização. Ao contrário, nas feridas secas e recobertas por crostas, as células epiteliais necessitam penetrar mais profundamente para encontrar um plano de umidade que permita sua proliferação. Nessas condições, uma ferida seca implica em maior atividade metabólica e maior tempo para seu fechamento. A crosta é vista como um fator negativo nesse processo: é prejudicial à visualização da evolução do processo cicatricial e estimula a infecção bacteriana.

A escolha de um curativo para uma determinada ferida dependerá: 1) grau de contaminação; 2) etiologia; 3) fatores locais e sistêmicos, relacionados com o processo de cicatrização; e 4) presença e tipo de exsudato.

Deve-se ressaltar que uma mesma ferida poderá exigir diferentes modalidades terapêuticas durante seu curso, consequência de diversos parâmetros,

tais como volume do exsudato, presença de infecção e, até mesmo, sua etiologia. O tratamento da ferida é um processo dinâmico que depende de avaliações sistematizadas, prescrições distintas de frequência e tipo de curativo ou cobertura necessária, e que podem ser variáveis de acordo com o momento evolutivo do processo cicatricial. Deve-se considerar todos os fatores individuais do paciente e os recursos materiais humanos de que se dispõe. O produto escolhido deve ser avaliado, em relação às indicações, às contraindicações, aos custos e à eficácia (Tabela 15.1).

Antissepsia com polivinilpirrolidona-iodo (PVPI) tópico

O iodóforo é um complexo de iodo fracamente ligado a uma molécula carreadora (polivinilpirrolidona), que serve tanto para aumentar a solubilidade do iodo como para ser reservatório de liberação do mesmo, conferindo-lhe poder residual. Seu efeito residual é estimado entre 6 e 8 horas.

- **Composição:** polivinilpirrolidona-iodo a 10% diluído em água.
- **Mecanismo de ação:** penetra na parede celular alterando a síntese de ácido nucleico, pela oxidação.
- **Indicações:**
  1. Antissepsia de pele e mucosas;
  2. Inserção de cateteres (vasculares, diálise);
  3. Introdutores e fixadores externos com a finalidade de prevenir a colonização;
  4. Não é indicado para o tratamento de lesões abertas, mas deve ser utilizado na prevenção da colonização dos locais de inserção de cateteres vasculares e fixadores externos.
- **Contraindicações:** feridas abertas de qualquer etiologia.
- **Observações:**
  1. Pode ser neutralizado, rapidamente, na presença da matéria orgânica, pus ou necrose;
  2. Pode causar irritação cutânea ou reação alérgica;
  3. Em lesões abertas pode alterar o processo de cicatrização, danificando e reduzindo a força tênsil do tecido.

CURATIVOS E COBERTURAS EM CIRURGIA DERMATOLÓGICA ■

Tabela 15.1

RESUMO			
Tipo	*Mecanismo*	*Indicações*	*Orientações*
Hidrocelular	Absorção do exsudato e manutenção de meio úmido	Lesões por segunda intenção, lesões em fase de granulação com níveis de exsudato moderado ou elevado (úlceras de MMII e decúbito)	Fixar com curativo de retenção ou bandagem. Troca de 3/3 dias
Hidrogel	Autólise após re-hidratação do tecido necrosado (desbridamento natural)	Lesões abertas, superficiais ou profundas: úlceras venosas e de decúbito	Fixar com curativo de retenção ou bandagem. Troca de 3/3 dias
Alginato	Absorção do exsudato e formação de ambiente úmido entre ferida e curativo	Lesões muito exsudativas e hemorrágicas (úlceras de pressão, venosas, áreas doadoras de enxerto)	Fixar com curativo de retenção ou bandagem. Troca de 3/3 dias, no mínimo
Carvão (carvão ativado em tecido impregnado pela prata)	Adsorção dos microrganismos que infectam a ferida	Feridas crônicas, infectadas e altamente exsudativas (úlceras de pressão, venosas, traumáticas e deiscências cirúrgicas)	Não cortar o tecido. Fixar com curativo de retenção ou bandagem. Troca de 3 a 7 dias
Hidrocoloide (carboximetilcelulose)	Criação de meio úmido, por meio da retenção de exsudato	Feridas com pouco volume de exsudato e não infectadas (úlceras de pressão, venosas, abrasões e áreas doadoras de enxerto)	Deixar borda de segurança de 1,5 cm. Troca de 5 a 7 dias
Filmes (poliuretano e adesivo acrílico)	Criação de meio úmido, por meio da retenção de exsudato	Abrasões, úlceras (pressão e venosas) e como curativo secundário. Feridas com muito pouco volume de exsudato e como barreira mecânica	Deixar borda de segurança de 2 cm. Troca de 5 a 7 dias
Bota de Unna (óxido de zinco a 10%)	Aumento da resistência celular às infecções e criação de meio úmido, por meio da retenção de exsudato	Úlceras crônicas de perna não infectadas	Elevar o membro por 20 min, antes da aplicação. Troca de 5 a 7 dias

Fonte: Bajay, 2003.

Antissepsia com clorexidina alcoólica

Atua tanto em bactérias Gram-positivas como Gram-negativas, principalmente sobre Gram-positivas. Possui efeito residual de aproximadamente 6 a 8 horas. Não é indicada para o tratamento de lesões abertas, mas deve ser utilizada na prevenção da colonização dos locais de inserção de cateteres vasculares e fixadores externos.

◆ **Composição:** digluconato de clorexidina em veículo alcoólico.

◆ **Mecanismo de ação:** destruição da membrana citoplasmática bacteriana.

◆ **Indicações:**
1. Antissepsia de pele e mucosas;
2. Inserção de cateteres (vasculares, diálise);
3. Introdutores e fixadores externos com a finalidade de prevenir a colonização.

◆ **Contraindicações:** feridas abertas de qualquer etiologia.

◆ **Observações:**
1. A atividade germicida da clorexidina se mantém, mesmo na presença de materiais orgânicos;
2. Em lesões abertas pode alterar o processo de cicatrização, danificando e reduzindo a força tênsil do tecido.

151

Curativo úmido com solução fisiológica (SF) a 0,9%

A solução fisiológica pode ser utilizada tanto para limpeza como para tratamento de feridas.

O tratamento é feito com a utilização de gazes de contato, embebidas com solução fisiológica. Esse tratamento favorece o processo de autólise (degradação natural do tecido desvitalizado pela ação de enzimas, tais como as hidrolases ácidas) e estimula a formação do tecido de granulação.

- **Composição:** cloreto de sódio a 0,9%.
- **Mecanismo de ação:**
    1. Limpa e umedece a ferida;
    2. Favorece a formação de tecido de granulação;
    3. Amolece os tecidos desvitalizados;
    4. Favorece o desbridamento autolítico.
- **Indicação:** manutenção da ferida úmida.
- **Tipos de feridas:** feridas com cicatrização por 2ª ou 3ª intenção.
- **Modo de usar:** lavar o leito da ferida com jatos de SF a 0,9%. Remover exsudatos limpando a ferida com gazes embebidas em solução fisiológica com movimentos leves e lentos, para não prejudicar o processo cicatricial. Remover tecidos desvitalizados com auxílio de gaze, pinça ou bisturi. Colocar gazes de contato, úmidas o suficiente para manter o leito da ferida úmido até a próxima troca. Ocluir com cobertura secundária estéril (gaze, chumaço ou compressas secas). Fixar.
- **Periodicidade de troca:** de acordo com a saturação do curativo secundário ou no máximo a cada 24 horas.
- **Observações:** a solução fisiológica pode ser substituída pela solução de Ringer simples (composição eletrolítica isotônica).

Bota de Unna

A bota de Unna tem sua indicação única nas úlceras venosas com algum grau de edema linfático, e deve ser indicada por profissional habilitado, pois, em razão da sua ação compressiva, pode comprometer seriamente portadores de úlceras arteriais, mistas ou diabéticas.

- **Composição:** gaze elástica contendo óxido de zinco, glicerina, gelatina em pó e água. O comercializado é acrescido de glicerina, acácia,

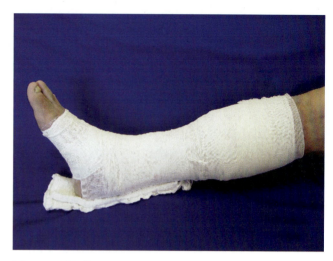

Figura 15.1 – *Bota de Unna.*

óleo de castor e petrolato branco para evitar o endurecimento.

- **Mecanismo de ação:** em razão da sua ação compressiva exerce facilitação do retorno venoso contribuindo para diminuição do edema e estímulo aos mecanismos celulares e vasculares de cicatrização.
- **Tipos de feridas:** úlceras venosas e edema linfático.
- **Contraindicação:** úlceras arteriais e úlceras arteriovenosas, e presença de processo infeccioso ou parasitário.
- **Modo de usar:** posição de Trendelemburg por toda noite, na véspera.
    - *Bota de Unna manipulada:* aquecer em banho Maria; proceder à limpeza e desinfecção da ferida; enfaixar a perna com atadura de gaze (12 cm) no sentido do pé para o joelho; com o auxílio de um pincel, aplicar o produto por todo o membro em sentido ascendente; enfaixar com atadura de gaze; após 5 minutos enfaixar com atadura de crepe; aguardar 20 a 30 minutos para secagem da pasta.
    - *Bota de Unna pronta para uso:* proceder ao preparo como feito anteriormente; aplicar em sentido ascendente até a altura do joelho. Colocar uma bandagem elástica para compressão.
- **Periodicidade de troca:** semanal.
- **Observações:** deve-se evitar a aplicação caso sejam observados sinais de infecção (Figura 15.1).

Hidrocoloides

São compostos de gelatina, pectina e/ou carboximetilcelulose (CMC), em uma base adesiva de poli-isobutileno. Impermeável à água, oxigênio e bactérias são eficazes em absorver mínimas quantidades de exsudato. São indicados no tratamento de feridas limpas e prevenção de úlceras de pressão. A camada externa desses curativos serve como barreira térmica a gases, líquidos, bactérias. A camada interna tem a propriedade de absorção de exsudato (gel), manutenção de ambiente úmido, estimulação da angiogênese e desbridamento autolítico. As propriedades oclusivas são úteis na autólise de mínimas quantidades de tecido necrótico. Alivia a dor, pela proteção das terminações nervosas e não aderência ao leito da ferida e é autoaderente, dispensando a utilização de curativos secundários. São altamente maleáveis e aderem bem à pele circundante. Não são recomendados para feridas infectadas com anaeróbios por serem impermeáveis ao oxigênio (Figura 15.2).

- **Composição:**
  - *Camada externa*: espuma de poliuretano;
  - *Camada interna*: gelatina, pectina e carboximetilcelulose sódica.
- **Mecanismo de ação:** estimula a angiogênese e o desbridamento autolítico, acelera o processo de granulação tecidual.
- **Indicação:** prevenção e tratamento de feridas abertas não infectadas, com leve a moderada exsudato. Prevenção ou tratamento de úlceras de pressão não infectadas.

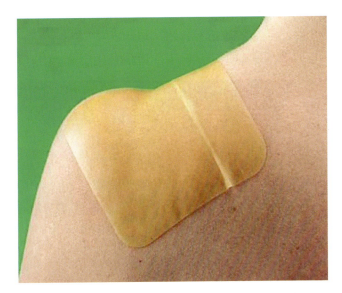

Figura 15.2 – *Hidrocoloides.*

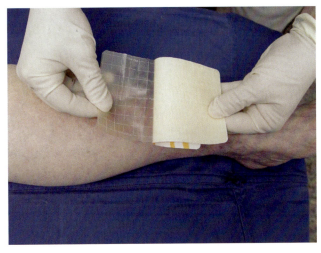

Figura 15.3 – *Modo de aplicação do curativo hidrocoloide.*

- **Contraindicação:** feridas infectadas, feridas com tecidos desvitalizados e queimaduras de 3º grau.
- **Modo de usar:** lavar o leito da ferida com jatos de SF a 0,9%. Secar a pele ao redor da ferida. Escolher o hidrocoloide (com diâmetro que ultrapasse a borda da ferida em pelo menos 3 cm). Aplicar o hidrocoloide, segurando-o pelas bordas. Pressionar firmemente as bordas do hidrocoloide e massagear a placa para perfeita aderência. Se necessário reforçar as bordas com esparadrapo Micropore®. Datar (Figura 15.3).
- **Periodicidade de troca:** extravasamento da mistura gel e exsudato ou descolamento ou no máximo a cada sete dias.
- **Observações:** a produção de líquido de cor castanha e mau cheiro impressionam nas primeiras trocas. Isso é consequência do desbridamento de tecidos desvitalizados.

Curativos absorventes de exsudato (alginato de cálcio)

Uma variedade de produtos como pós, pastas e gaze com soro hipertônico estão nessa categoria. Os curativos de alginato se incluem nessa categoria. Os alginatos são sais do polímero natural de ácido algínico derivado das algas marinhas. As embalagens são individuais e estéreis, e são, especialmente, indicados para feridas profundas (cavitárias) altamente exsudativas, em razão do seu elevado poder de absorção e eficiente estímulo à granulação

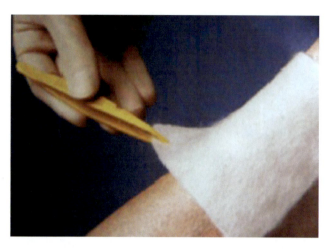

Figura 15.4 – *Curativo absorvente de exsudato. Recobrir com curativo secundário.*

tecidual. Permeáveis ao oxigênio auxiliam no controle da proliferação bacteriana, promovem limpeza e reduzem o forte odor que exala dessas lesões. Deve ser lembrado que esses curativos não devem ser utilizados em feridas com pouco ou nenhum exsudato, e que necessitam de curativo secundário para sua fixação.

- **Composição:** fibras derivadas de algas marinhas compostas pelos ácidos gluturônico e manurônico, com íons cálcio e sódio incorporados em suas fibras.
- **Mecanismo de ação:** ocorre uma interação iônica entre os íons sódio, presentes no exsudato e no sangue, com o cálcio presente nas fibras de alginato. Essa interação auxiliará no desbridamento, potencializará a absorção do exsudato, gerará a formação de um gel que manterá o meio úmido e induzirá a hemostasia.
- **Indicação:** úlceras profundas, cavitárias, hemorrágicas, altamente exsudativas com ou sem infecção.
- **Contraindicação:** úlceras superficiais com pouco ou nenhum exsudato.
- **Modo de usar:** lavar o leito da úlcera com SF a 0,9%, remover exsudato e tecido desvitalizado, amoldar a fita ou a placa do curativo no interior da úlcera evitando que ultrapasse as bordas com risco de haver prejuízo à epitelização e cobrir com curativo secundário estéril (Figura 15.4).
- Intervalo de troca:
  1. Cobertura secundária: sempre que estiver saturada.
  2. Curativo de alginato:
     - Úlceras infectadas: uma vez ao dia;
     - Feridas limpas com sangramento: a cada 2 ou 3 dias ou quando saturado;
     - Feridas limpas altamente exsudativas: se a cobertura secundária estiver saturada.

Quando deve-se trocá-lo por outro tipo de curativo? Quando houver diminuição do volume do exsudato e a frequência das trocas estiverem sendo feitas a cada 3 ou 4 dias.

Hidrogéis semipermeáveis

Esses curativos contêm cerca de 96% de água ou glicerina. São polímeros tridimensionais fabricados a partir de gelatina ou polissacarídeos, transparentes, maleáveis, retentores de umidade e permeáveis ao oxigênio. São encontrados na forma de gel ou de folhas. São compostos transparentes e incolores, in-

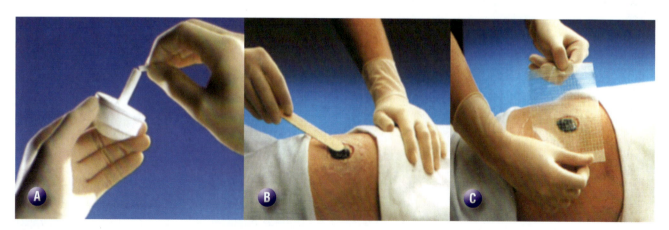

Figura 15.5 – **(A-C)** *Técnica de aplicação do hidrogel semipermeável.*

dicados, principalmente, para a remoção de escaras e tecidos necróticos, por meio de desbridamento autolítico, por causa do grande teor de água existente.

- **Composição:** água: (77,7%), carboximetilcelulose (2,3%) e propilenoglicol (20%).
- **Mecanismo de ação:** amolecimento e remoção do tecido desvitalizado (desbridamento autolítico). Mantém o meio úmido.
- **Indicação:** desbridamento de feridas contendo crostas e tecidos desvitalizados.
- **Contraindicação:** incisões cirúrgicas fechadas e na pele íntegra.
- **Modo de usar:** lavar o leito da ferida com SF a 0,9%. Espalhar o gel sobre a superfície da ferida e cobrir a ferida com cobertura secundária estéril (Figura 15.5).
- **Periodicidade de troca:** feridas infectadas – no máximo a cada 24 horas; necrose – no máximo a cada 72 horas.
- **Observações:** a cobertura secundária é obrigatória.

Cobertura não aderente estéril

É uma cobertura não aderente, indicada como curativo primário de lesões planas com a função de manter a ferida úmida e proteger de traumas por aderência (Figura 15.6).

- **Composição:** tela de acetato de celulose, impregnada com emulsão de petrolato, solúvel em água não aderente e transparente.
- **Mecanismo de ação:** proporciona a não aderência da ferida e permite o livre fluxo de exsudatos.
- **Indicação:** queimaduras, abrasões, áreas doadoras e receptoras de enxerto, lacerações e lesões que exijam a não aderência do curativo à lesão.
- **Contraindicação:** feridas com cicatrização por primeira intenção e infectadas.
- **Modo de usar:** lavar o leito da ferida com SF a 0,9%. Remover exsudatos e tecidos desvitalizados, se necessário. Cobrir o leito da ferida com o curativo não aderente (primário).
- **Periodicidade de troca:** aderência à lesão ou saturação do curativo secundário.
- **Observações:** pode ocorrer dermatite irritativa de contato pela ação de derivados do petróleo e, raramente, reações granulomatosas.

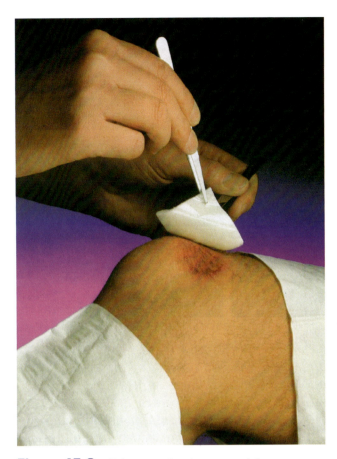

Figura 15.6 – Cobertura não aderente estéril.

Membranas ou filmes semipermeáveis

São feitos de membrana de poliuretano transparente com adesivos à prova de água. São altamente elásticos, aderem facilmente aos contornos, por serem transparentes propiciam ótima visualização da ferida e são de baixo custo. São semipermeáveis à umidade, vapor e oxigênio, porém impedem a invasão bacteriana. São utilizados como cobertura primária ou secundária de lesões planas, pouco exsudativas (Figura 15.7).

- **Composição:** filme de poliuretano, transparente, elástico, semipermeável, aderente a superfícies secas.
- **Mecanismo de ação:** retenção de umidade e difusão gasosa e evaporação de água (permeabilidade seletiva).
- **Indicação:** proteção de pele íntegra e escoriações. Prevenção de úlceras de pressão. Cobertura de incisões cirúrgicas limpas com pouco ou nenhum exsudato. Cobertura de queimaduras de

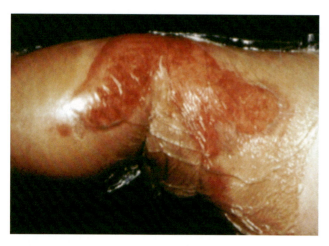

Figura 15.7 – *Membrana ou filme semipermeável.*

1º e 2º graus. Cobertura de áreas doadoras de enxerto. Fixação de cateteres vasculares.

- **Contraindicação:** feridas com muito exsudato e infectadas.
- **Modo de usar:** limpar a pele, ferida ou inserção do cateter com gaze e SF a 0,9%. Secar com gaze. Escolher o filme transparente do tamanho adequado à ferida, com diâmetro que ultrapasse a borda em, pelo menos 2 cm. Aplicar o filme transparente sobre a ferida. Fixar as bordas com fita adesiva.
- **Periodicidade de troca:** perda da transparência, com descolamento da pele e sinais de infecção.
- **Observações:** pode ser utilizado como curativo secundário.

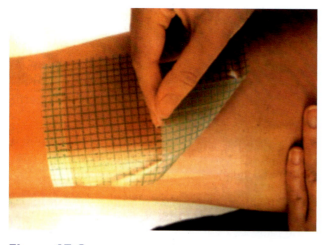

Figura 15.8 – *Membrana semipermeável – aplicação.*

Ácido graxo essencial (AGE)

A utilização de triglicérides de cadeia média (TCM) para o tratamento de lesões abertas foi instituída por Declair (1994). Os produtos atualmente comercializados possuem, além de ácidos graxos essenciais (ácido linoleico, ácido caprílico e ácido cáprico), vitaminas A e E, e lecitina de soja.

- **Funções de cada elemento:**
  - *Vitamina A*: favorece a integridade da pele e sua cicatrização.
  - *Vitamina E*: função antioxidante e proteção da membrana celular do ataque de radicais livres.
  - *Ácido linoleico*: importante no transporte de gorduras, manutenção da função e integridade das membranas celulares, e age como imunógeno local.
  - *Lecitina de soja*: protege, hidrata e auxilia na restauração da pele.
  - *Ácidos graxos essenciais*: precursores de substâncias farmacologicamente ativas envolvidas no processo de divisão celular e diferenciação epidérmica (tromboxanos, prostaciclinas e prostaglandinas) e possuem capacidade de modificar reações inflamatórias e imunológicas, alterando funções leucocitárias e acelerando o processo de granulação tecidual.
- **Mecanismo de ação:** promove quimiotaxia de leucócitos e angiogênese, mantém o meio úmido e acelera o processo de granulação. A aplicação tópica em pele íntegra tem grande absorção, forma uma película protetora na pele, previne escoriações, por causa da sua alta capacidade de hidratação e proporciona nutrição celular local.
- **Indicação:** prevenção de úlceras de pressão e tratamento de feridas abertas.
- **Modo de usar:** lavar o leito da ferida com jatos de SF a 0,9%, remover exsudato e tecido desvitalizado, se necessário espalhar AGE no leito da ferida ou embeber gazes estéreis de contato o suficiente para manter o leito da ferida úmida até a próxima troca (Figura 15.8).
- **Periodicidade de troca:** saturação da cobertura ou no máximo a cada 24 horas.
- **Observações:** pode ser associado ao alginato de cálcio, carvão ativado ou diversos tipos de coberturas.

Sulfadiazina de prata

Pela sua ação bactericida e bacteriostática residual, em razão dos sais de prata, tem sido usada com sucesso na prevenção de infecção de lesões de queimadura e sua prevenção.

- ◆ **Composição:** sulfadiazina de prata a 1% hidrofílica.
- ◆ **Mecanismo de ação:** a liberação de prata iônica é a responsável pela ação bactericida e bacteriostática agindo diretamente na membrana citoplasmática bacteriana, sendo a ação bactericida imediata e a bacteriostática lenta e efetiva.
- ◆ **Indicação:** prevenção de colonização bacteriana e tratamento das queimaduras.
- ◆ **Modo de usar:** lavar a ferida com SF a 0,9%, remover o tecido desvitalizado, aplicar camada com cerca de 5 mm de espessura e cobrir com cobertura secundária estéril.
- ◆ **Periodicidade de troca:** duas vezes ao dia ou quando houver saturação do curativo secundário.
- ◆ **Observações:** evitar deixar creme residual.

Carvão ativado

São curativos confeccionados por dupla camada: uma interna, composta por prata; e outra externa, de carvão. São indicados, especialmente, nas feridas infectadas e com mau cheiro. Os microrganismos são adsorvidos pelo carvão e destruídos pela prata (ação bactericida). As partículas de carvão atuam na filtração das substâncias do exsudato responsáveis pelo odor. É um curativo estéril composto de carvão e prata, indicado principalmente para lesões infectadas e com odor fétido, por causa do alto poder de filtração de odores do carvão (Figura 15.9).

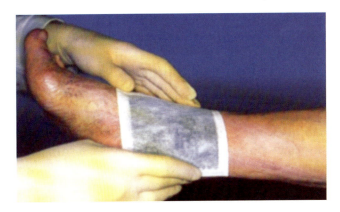

Figura 15.9 – Curativo com carvão ativado.

- ◆ **Composição:** curativo com camada externa de tecido não aderente e interior composto por dupla camada contendo carvão ativado e prata a 0,15%.
- ◆ **Mecanismo de ação:** carvão ativado: adsorção dos microrganismos e filtração do odor; prata: ação bactericida.
- ◆ **Indicação:** feridas infectadas e exsudativas.
- ◆ **Contraindicação:** feridas limpas sem infecção.
- ◆ **Modo de usar:** lavar o leito da ferida com jatos de SF a 0,9%. Remover exsudato e tecido desvitalizado se necessário. Adequar o tamanho do curativo ao da ferida e cobri-lo com curativo secundário. A troca deve ser feita, no início, a cada 1 ou 2 dias.
- ◆ **Cuidados:** não cortar esse tipo de curativo. Isso ocasionará a perda de seu conteúdo. Substituí-lo, assim que a ferida estiver granulando, e os sinais de infecção tenham desaparecido.

Papaína

A planta *Carica papaya* possui um grupo de enzimas proteolíticas, retiradas do látex do mamão papaia, capazes de hidrolizar as ligações peptídicas das proteínas. São elas: papaína, quimiopapaína A e B e papaína peptidase. Tanto a enzima papaína como a quimiopapaína A e B têm boa ação proteolítica. A papaína peptidase tem menor atividade que a papaína na hidrólise proteica (Figura 15.10).

- ◆ **Mecanismo de ação:** hidrólise proteica resultando em desbridamento químico. É bactericida e bacteriostática. Estimula a força tênsil das cicatrizes. Acelera a processo cicatricial.
- ◆ **Indicação:** tratamento de feridas abertas, limpas ou infectadas. Desbridamento de tecidos desvitalizados.
- ◆ **Cuidados:** contato com metais, em razão do poder de oxidação. Como a enzima é muito instável, usar a solução logo após o seu preparo.
- ◆ **Modo de usar:** lavar abundantemente o leito da ferida com jatos de solução de papaína. Na presença de tecido necrosado, cobrir a área com fina camada de papaína em pó. Na presença de necrose espessa, riscar a crosta com bisturi para facilitar a absorção do produto. Remover o exsudato e tecido desvitalizado se necessário. Colocar gaze de contato embebida com solução de papaína, ocluir com cobertura secundária e fixar.

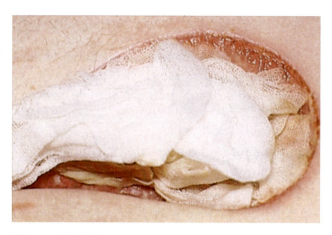

Figura 15.10 – *Curativo com papaína.*

- **Periodicidade de troca:** 1 a 2 vezes ao dia ou quando houver saturação do curativo secundário.
- **Observações:** diluir a papaína em pó em água bidestilada. Se optar pela fruta, utilizar a polpa do mamão verde. Requer cobertura secundária.
- **Concentração da papaína:**
  - Presença de necrose: 10%;
  - Presença de exsudato purulento – 4 a 6%;
  - Tecido de granulação – 2%.
- **Diluições da papaína em pó:**
  - 1 g   100 mL   1%
  - 1 g   50 mL   2%
  - 2 g   50 mL   4%
  - 3 g   50 mL   6%
  - 4 g   50 mL   8%
  - 5 g   50 mL   10%

No Brasil as pomadas enzimáticas mais utilizadas são a colagenase e a fibrinolisina. Esses produtos têm a finalidade única de promover a dissolução de restos proteicos, existentes nas feridas, como crostas e exsudatos com tendência ao dissecamento e, assim, auxiliando no desbridamento. A promoção da granulação e da epitelização ficam prejudicadas, pois muitos dos fatores de crescimento são destruídos com a ação desses agentes. Na prática, o que observa-se é uma demora interminável para a granulação e epitelização. Podem causar hiperemia local. A utilização de antibióticos tópicos, como o cloranfenicol, pode ser indutor de resistência bacteriana.

Fibrinolosina

- **Composição:** fibrolisina, desoxirribonuclease e cloranfenicol a 1%.
- **Mecanismo de ação:** a fibrolisina atua sobre a fibrina promovendo destruição de tecidos necróticos e dissolução de exsudatos, enquanto a desoxirribonuclease atua sobre o ácido desoxirribonucleico.
- **Indicação:** desbridamento enzimático leve a moderado de feridas.
- **Tipo de ferida:** com tecido desvitalizado.
- **Contraindicação:** cicatrização por primeira intenção. Pacientes sensíveis a produtos de origem bovina.
- **Modo de usar:** lavar a ferida com SF a 0,9%. Aplicar 2 a 3 mm da pomada sobre a superfície. Colocar gaze de contato embebida em SF. Cobrir com gaze seca; fixar com fita adesiva.
- **Periodicidade de troca:** 1 a 2 vezes ao dia.

Colagenase

- **Composição:** Colagenase clostridiopeptidase A.
- **Mecanismo de ação:** degrada seletivamente o colágeno nativo da ferida.
- **Indicação:** desbridamento enzimático leve a moderado de feridas.
- **Tipo de ferida:** presença de tecido desvitalizado.
- **Contraindicação:** cicatrização por primeira intenção e pacientes sensíveis ao produto.
- **Modo de usar:** lavar a ferida com SF a 0,9%; aplicar 2 a 3 mm da pomada sobre a superfície; colocar gaze de contato embebida em SF; cobrir com gaze seca e fixar com fita adesiva.
- **Periodicidade de troca:** 1 a 2 vezes ao dia.

Espumas semipermeáveis (FOAMS) ou curativos adesivos de hidropolímero

Esses curativos são compostos por poliuretano não adesivos e hidrofílicos. São hidrofílicos pelo lado que entra em contato com a ferida e hidrofóbicos do lado oposto. São permeáveis tanto ao oxigênio como ao vapor úmido. Curativos altamente absorventes para feridas com baixa a moderada exsudação, proporcionando um ambiente úmido facilitador do processo de granulação. Esse curativo é mais aderente, em razão da presença de uma camada de hidropolímero com capacidade de expansão e manutenção da adesão do curativo à lesão. São comercializados na forma de "folhas" para serem aplicados em superfície e de *chips* de espuma de poliuretano, encapsulados em uma camada de película polimérica perfurada transparente. A aplicação de vaselina nas bordas do curativo aumenta a resistência do curativo à água (Figura 15.11).

- **Composição:** espuma composta de camadas sobrepostas de não tecido e hidropolímero, e revestida por poliuretano.
- **Mecanismo de ação:** retêm umidade e estimulam o desbridamento autolítico. Expandem-se à medida que absorvem o exsudato.
- **Tipos de feridas:** feridas limpas com baixa a moderada exsudação, e em processo de granulação.
- **Contraindicações:** feridas infectadas e com tecido desvitalizado ou necrose. Queimaduras de 3º grau. Lesões com vasculite ativa.
- **Modo de usar:** lavar a lesão com jatos de SF a 0,9%; secar a área circundante; posicionar o curativo sobre o centro da ferida, deixando a pele circundante seca.
- **Periodicidade de troca:** variável, em média de 3 a 5 dias. Trocá-lo na presença exsudato nas bordas da almofada de espuma ou no máximo a cada cinco dias.

Curativos impregnados com soluções antissépticas

Os dois principais curativos não aderentes desse grupo são representados pela emulsão de povinilpirrolidona-iodo e clorexidina. Essas soluções antissépticas podem ser tóxicas para as células envolvidas no processo de cicatrização, principalmente fibroblastos, leucócitos e monócitos, quando em altas concentrações. A ação bactericida fica comprometida na presença de sangue e exsudatos. Soluções antissépticas são citotóxicas para diversas células envolvidas no processo cicatricial (leucócitos, fibroblastos, monócitos etc.) (Figura 15.12).

Curativo impregnado com acetato de clorexidina

- **Composição:** gaze impregnada com parafina e acetato de clorexidina a 0,5%.
- **Mecanismo de ação:** bactericida tópico não aderente.
- **Indicação:** curativo primário de feridas infectadas. Inserção de cateteres de hemodiálise sem manipulação, por mais de cinco dias, em adultos.
- **Tipo de ferida:** lesões superficiais contaminadas ou infectadas.
- **Contraindicação:** feridas limpas (abertas ou fechadas) e estomas.

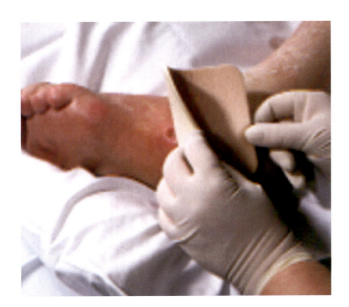

Figura 15.11 – *Espuma semipermeável.*

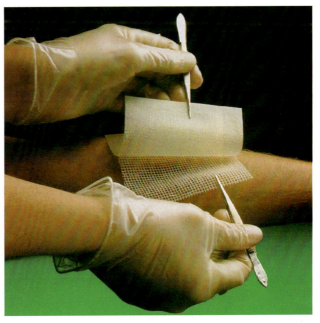

Figura 15.12 – *Curativo com antisséptico.*

- **Modo de usar:** lavar a lesão com SF a 0,9%; posicionar o curativo sobre a ferida deixando a borda para fixação e cobrir com curativo secundário.
- **Periodicidade de troca:** uma vez ao dia.

Curativo iodado não aderente

- **Composição:** raiom-viscose impregnada com emulsão de polivinilpirrolidona-iodo a 10%.
- **Mecanismo de ação:** bactericida.
- **Indicação:** feridas infectadas e inserção de cateteres de hemodiálise.
- **Contraindicação:** feridas limpas (abertas ou fechadas) e estomas.
- **Modo de usar:** lavar a lesão com SF a 0,9%, posicionar o curativo sobre a ferida deixando borda para fixação, cobrir com curativo secundário.
- **Periodicidade de troca:** 1 a 2 vezes ao dia. A mudança da cor alaranjada para o branco é indicativa de troca.

Colágeno com alginato

É um curativo composto de colágeno e alginato que fornece apoio estrutural para o crescimento celular favorecendo a condição ideal de meio úmido. É altamente absorvente para feridas com moderada a intensa exsudação, mantém um microambiente fisiologicamente úmido na superfície da ferida que é condutivo à formação de tecido de granulação, epitelização e faz com que a cicatrização ocorra mais rapidamente (Figura 15.13).

- **Composição:** 10% de alginato e 90% de colágeno.
- **Mecanismo de ação:** O alginato com seu alto poder de absorção e gerador de gel mantém o meio úmido e controla o exsudato. O colágeno favorecerá o crescimento interno dos tecidos e dos vasos sanguíneos.
- **Indicação:** úlceras com exsudato de moderado a intenso.
- **Tipos de feridas:** úlceras venosas, arteriais, mistas e diabéticas. Queimaduras de 2º grau. Abrasões e feridas traumáticas cicatrizadas por segunda intenção. Incisões cirúrgicas com deiscência. Áreas doadoras de enxerto. Úlceras de pressão.

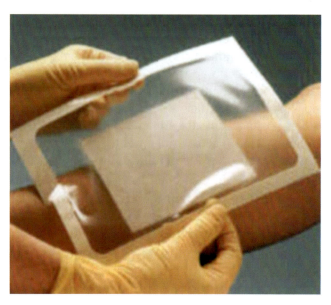

Figura 15.13 – Curativo de colágeno com alginato.

- **Contraindicação:** não devem ser utilizadas em feridas com pouca ou nenhuma exsudação.
- **Modo de usar:** lavar a ferida com SF a 0,9%, removendo o exsudato e o tecido desvitalizado, se necessário. Cortar o curativo no tamanho total da ferida e umedecê-lo com SF antes de aplicá-lo.
- **Periodicidade de troca:** quando houver saturação em média a cada 2 e 4 dias, dependendo da quantidade de exsudato.

Hidrogel com alginato

São compostos ricos em água (cerca de 96%) e fabricados a partir de gelatina ou polissacarídeos, transparentes, altamente maleáveis, retentores de umidade e permeáveis ao oxigênio. Por causa do grande conteúdo de água são excelentes em promover o desbridamento autolítico de feridas tipo escaras e, aquelas de conteúdo crostoso. O hidrogel com alginato é um gel transparente, hidroativo e amorfo, cria um ambiente de hidratação na recuperação de feridas, que ajuda a autólise, enquanto o componente de alginato aumenta a sua consistência, facilitando a sua aplicação.

- **Mecanismo de ação:** o gel proporciona o desbridamento autolítico de feridas necróticas ou desvitalizadas, estimulando a formação do tecido de granulação e epitelização. O alginato aumenta a absorção e sua melhor consistência eleva o tempo de permanência do hidrogel na ferida.

- **Indicação:** áreas necróticas secas (escaras); tecidos desvitalizados e feridas em fase de granulação e/ou epitelização.
- **Contraindicação:** não utilizar em pele íntegra.
- **Modo de usar:** lavar o leito da ferida com SF a 0,9%, aplicar o gel sobre a ferida ou introduzir na cavidade e aplicar cobertura secundária estéril.
- **Periodicidade de troca:**
  - *Crostas necróticas*: máximo de 3 dias.
  - *Tecidos desvitalizados amolecidos*: 1 a 3 dias, dependendo do nível de exsudato.
- **Observações:** necessita de cobertura secundária, de acordo com o nível de exsudato.

Terapia com larvas (Maggot terapia)

Desde a década de 1930, cirurgiões militares passaram a observar que soldados gravemente feridos no campo de batalha, cujos ferimentos sofriam contaminação por larvas de moscas, tinham menores riscos de disseminação de infecção de partes moles e a sobrevida deles era muito maior. Foi Sir William Baer, o primeiro a publicar os resultados de caso de osteomielite crônica tratado com larvas de mosca (*blow fly*).

As larvas exercem sua ação, por enzimas antimicrobianas e proteolíticas lançadas, diretamente, dentro do leito da ferida levando à liberação de raspados microscópicos e, consequentemente, à remoção de tecidos desvitalizados. Em resumo, as principais ações são o desbridamento, a desinfecção, o estímulo do crescimento tecidual e a inibição/destruição do biofilme. Outros estudos mostram estímulo sobre a migração de fibroblastos dérmicos humanos, remodelação da matriz e modificação da estrutura fibroblástica, por meio de secreções de larvas de *Lucilia sericata*.

Atualmente, este tipo de terapia já é desenvolvido em mais de 20 países em todo mundo. Muitos destes países já desenvolvem tecnologia própria para a produção das larvas em escala industrial, sendo as mais utilizadas as do gênero *Phaenicia* (*Lucilia*) *sericata*. A partir de 2004, o Food and Drug Administration (FDA) permitiu a produção e a comercialização da "marca" Medical Maggots, para utilização no desbridamento de feridas necróticas e úlceras de partes moles, como as de pressão, venosas, do diabético, traumáticas e pós-cirúrgicas.

São produzidas em insetários e armazenadas em frascos estéreis, contendo cerca de 1.000 ovos de *P. sericata*, onde cerca de 250 deles eclodirão em 12 horas. Os frascos, ainda contêm gazes estéreis embebidas em levedura de soja e levedura de cerveja. A quantidade de larvas utilizada em cada curativo é de cerca de 5 a 8 larvas/cm² de superfície de ferida, devendo ser colocadas sobre gaze umedecida em solução salina. Os curativos devem ser realizados de forma a impedir a saída das larvas pelas bordas da ferida. Existe a rara possibilidade de ocorrer reações de hipersensibilidade às larvas dessa espécie, à levedura de cerveja e a proteínas da soja. A possibilidade de ocorrer dor existe e acontece entre 24 e 48 horas e, se deve ao crescimento larval. Nesses casos, pode-se recorrer ao uso de analgésicos e, até mesmo, à retirada do curativo. A ocorrência de febre ou mesmo alteração do estado mental pode significar alergia ou mesmo infecção. A possibilidade de fuga das larvas pode gerar polpa e moscas em duas semanas. A aplicação do produto está contraindicada nos casos de infecção moderada a grave da ferida, infecções de ossos e tendões, comprometimento circulatório grave, cavidades estéreis como olhos, trato gastrointestinal e respiratório. Pequenos sangramentos são observados, em razão da possibilidade de as larvas danificarem as paredes de pequenos vasos. Portanto, deve-se tomar cuidado com as coagulopatias naturais ou farmacológicas.

Substitutos dérmicos e bioengenharia cutânea

Materiais de matriz extracelular (MEC)

São os primeiros tipos de curativos que ajudam a mudar o ambiente da ferida e, essencialmente, podem ser considerados ativos dentro da ferida. Esses materiais fazem mais do que apenas manter um ambiente úmido, ideal para a cura da ferida, por absorver excesso de fluido ou ceder umidade. Eles podem mudar ativamente o ambiente da ferida por auxiliar na regeneração dérmica, absorvendo produtos químicos bacterianos e destruindo enzimas da ferida (metaloproteinases da matriz – MMP). Essas enzimas proteolíticas desempenham um papel importante na migração celular através da MEC, e auxiliam na remodelação da ferida na fase de cura do processo inflamatório. Nas "úlceras crônicas não curadas", essas enzimas permanecem em altos níveis de contagem, e parecem ser responsáveis pelo aumento descontrolado da degradação da matriz já existente, como também da nova e de seus componentes. Portanto, o balanço final tende para o lado da degradação e não da construção do leito da ferida. As causas para esse aumento se devem a múltiplos fatores incluindo a "biocarga" da ferida, a presença de tecido não viável e o trauma repetido.

Curativos desenhados para auxiliar na redução dos altos níveis de contagem de MMP (metaloproteinases) são compostos de uma mistura de colágeno e celulose, regenerada, oxidada ou fibras de alginato. São capazes de ligar-se a várias MMP, inativando-as. Também são capazes de proteger fatores de crescimento locais da degradação das MMP e, portanto, mais fatores de crescimento estarão disponíveis. Por exemplo: Promogran Wound Matrix®; Prisma®; Fibracoll Plus Collagen® (Johnson e Johnson; EUA)

Para auxiliar na regeneração dérmica, materiais compostos por colágeno e ácido hialurônico, provenientes de várias fontes, são usados nas feridas e disponíveis em várias formas. Esse colágeno exógeno parece ter a função de ser quimiotático para fibroblastos e macrófagos, além de prover uma estrutura tridimensional que auxilia no crescimento interno dos tecidos. Por exemplo: Permacol®; Medifill®; SkinTemp®; Matriderm®; Oasis Wound Matrix®.

Oasis®; E-Z Derm®; Permacol® (xenoenxertos de porco)

São subprodutos acelulares de mucosa intestinal de porco (matriz de colágeno porcino) que se caracterizam pelo baixo custo-efetividade e pela novidade no tratamento de úlceras venosas e diabéticas, disponíveis desde a década de 1960. A submucosa intestinal contém "colágeno tridimensional", rico em fatores de crescimento, citocinas e moléculas de adesão, que parecem criar as condições para a cura de feridas. Essa matriz acelular origina-se de um produto purificado derivado desse colágeno capaz de reter importantes componentes como glicosaminoglicanas e glicoproteínas. As células provenientes dos tecidos adjacentes migram para o produto, permitindo o crescimento capilar que, por sua vez, aumenta o fornecimento de nutrientes levando à reconstrução do tecido danificado, com tecido do próprio hospedeiro. Em última análise, as ações desses produtos estão ligadas ao reparo ou à reposição de matriz extracelular debilitada, resultado dos mecanismos geradores da úlcera.

Esses produtos, que na essência são considerados um enxerto, são tratados eficazmente com antibióticos e irradiação para assegurar sua esterilidade. São aplicados sobre feridas limpas e desbridadas, sob sutura ou como curativo. Devem ser avaliados quanto à ocorrência de necrose e infecção em cerca de sete dias. Devem ser reaplicados a cada sete dias e deixados no local quando na presença de granulação por 2 a 3 semanas. Como curativos temporários são capazes de aliviar a dor, proteger estruturas vitais e permitir fechamento parcial e granulação antes do reparo final. Facilitam a reepitelização em sítios cirúrgicos de baixa cicatrização como os sítios de irradiação e áreas com pobre vascularização. Requerem cerca de 15 minutos para sua aplicação e sutura, requerem um minuto para o degelo e são mais baratos quando comparados com os curativos sintéticos da bioengenharia. São estocados sob congelamento e tem uma vida útil de 2 anos. Inúmeros estudos do tipo *Trials* têm mostrado aumento nas taxas e diminuição no tempo de cura.

Matriderm® (xenoenxerto bovino)

É um implante dérmico feito de colágeno bovino nativo, revestido por elastina. A matriz resulta em uma melhor reconstrução da derme do que as matrizes puras de colágeno, e permite o crescimento interno dos fibroblastos do hospedeiro e outras células, para regeneração dérmica com propriedades muito próximas às da pele injuriada. Em estudos feitos em queimados, o Matriderm® mostrou melhores resultados quando associado ao enxerto autólogo, em termos de elasticidade e vascularização quando comparado com a aplicação única de enxerto. Também é menor a contração da ferida, além da formação de fibronectina ser comparável à da pele normal. Interessante é o fato de que é possível a colocação de finos enxertos de pele sobre o Matriderm® ao mesmo tempo, o que minimiza a necessidade de nova cirurgia. Isso facilita a recuperação do paciente e aumenta, no geral, o processo de recuperação.

Substitutos de pele acelulares

Substitutos sintéticos bilaminados

Integra® (colágeno bovino cross-linked)

Foi desenvolvido em 1981 e aprovado pelo FDA em 2002. É um "equivalente dérmico temporário" composto por matriz porosa de fibras de colágeno bovino *cross-linked e condroitin*-sulfato industrializado, contendo porosidade controlada e taxa de degradação definida. O substituto é composto por camada de polímero de polisiloxane, que funciona como regulador da perda de umidade e impede infecção. As células migram para dentro da matriz, enquanto o colágeno bovino é absorvido e reposto pelos elementos dérmicos do paciente. A reconstrução do estrato ocorre em 2 a 3 semanas, quando o silicone é removido, permitindo cicatrização a partir da borda livre da ferida. O fechamento total ocorre em, aproximadamente, 30 dias. As indicações incluem: feridas de espessura total e parcial do tipo de pressão, diabéticas, crônicas venosas e cirúrgicas. Esse dispositivo é indicado para uma única aplicação. A colocação é feita em superfície limpa e desbridada. Apresenta como desvantagens a necessidade de "treinamento *online*" para obter-se o certificado de treinamento para poder efetuar a compra do produto. Como vantagens citam-se a disponibilidade imediata, capacidade de cobrir grandes superfícies e tempo de validade de 2 anos, à temperatura ambiente. Com sucesso é capaz de preencher feridas profundas, inibir a formação de cicatrizes e impedir sua contração.

O futuro dos materiais compostos por MEC estará focado no fornecimento de agentes antibacterianos, fatores de crescimento e DNA, para poder aumentar a cura das feridas. A colonização delas por bactérias ocorre rapidamente e pode formar filme bacteriano capaz de permitir a cronificação. A incorporação da prata, do iodo e de outros agentes antibacterianos nesses materiais pode prevenir ou retardar a colonização da ferida e a formação do biofilme bacteriano. A doxiciclina, antibiótico inibidor de MMP, tem sido incorporada a microesferas de chitosan e empregada em várias coberturas. Com os recentes avanços na bioquímica de polímeros, têm sido construídas "estruturas nanofibrosas e microencapsuladas" capazes de liberar DNA ou fatores de crescimento a uma taxa controlada e por um longo período, sem a degradação por MMP, assim otimizando os resultados.

Biobrane® (colágeno porcino tipo I)

É um substituto cutâneo biossintético composto por uma trama de náilon ligada covalentemente com peptídeos de colágeno porcino tipo I e uma fina camada de silicone que auxilia no controle da perda de água e reepitelização. Quando é aplicado a úlceras de espessura parcial ou total, recentemente, excisadas adere-se ao leito e serve como barreira cutânea temporária. Com o tempo, fibroblastos e capilares vão crescendo sob o substituto bilaminado e regeneram o tecido dérmico. A fina camada de silicone funciona como uma epiderme e seus poros permitem passagem de fluido. Em feridas, completamente, superficiais como sítios doadores de fina espessura, a membrana adere-se à ferida sendo, gradualmente, substituída por epitélio do hospedeiro a partir de anexos e bordas da ferida. Em feridas de espessura total, o material estimula a granulação e prepara o leito para o enxerto autólogo, embora a membrana de silicone e o náilon necessitem ser retirados para o procedimento. Desde sua criação em 1979, é considerado "substituto-padrão" temporário para os casos de feridas de queimaduras e as recentemente excisadas.

Awbat® (colágeno porcino)

Similar ao Biobrane® é constituído por membrana de silicone fina e porosa ligada a malha de náilon, cobertas com mistura de peptídeos de colágeno porcino. A diferença é que esses peptídeos não estão covalentemente ligados, o que permite interagir mais rapidamente com a fibrina na ferida e ter maior aderência na fase inicial de cicatrização. A melhor distribuição dos poros na ferida permite melhor fluxo dos fluidos e impedimento da formação de seromas. O AWBAT Plus®, sua última edição, utiliza a mesma membrana bilaminada, exceto que contém seis peptídeos xenogênicos.

Substitutos acelulares alogênicos

Por décadas, os enxertos de cadáver humano têm sido o padrão-ouro para coberturas temporárias após excisões de feridas de queimaduras, sendo o modelo pelo qual a maioria dos substitutos de pele de bioengenharia são comparados. Seu uso tem sido tentado na maioria dos outros tipos de feridas do tipo úlcera crônica. Aloenxertos dérmicos estão disponíveis sob várias fontes e consistem em pele cadavérica humana, que é criopreservada, liofilizada e glicerolizada para remover materiais antigênicos, infecciosos e celulares. A estrutura restante serve como plataforma para crescimento interno de fibroblastos e tecido vascular, auxiliando na regeneração do tecido dérmico. Por outro lado, a barreira cutânea do aloenxerto de cadáver não é perfeita. Sua vida útil é limitada e o risco de contaminação, e a transmissibilidade de doenças é possível. Essas desvantagens têm instigado a procura de outros produtos de aloenxerto dérmicos acelulares. São exemplos: Alloderm®; Graftjacket®; Neoform®; DermaMatrix® e GammaGraft®.

Alloderm® (pele cadavérica humana)

É dispositivo composto por uma matriz dérmica acelular derivada de pele cadavérica humana. Durante sua elaboração tem-se o cuidado de remover os agentes transmissíveis e células capazes de provocar rejeição. A matriz promove revascularização e serve como suporte para a regeneração dérmica. Quando refrigerados tem a duração de 2 anos. Aprovado pelo FDA para o tratamento de queimaduras em 1992. Similar ao Integra®, é o dispositivo ideal para feridas extensas.

Substitutos de pele vivos/tecido de bioengenharia celular alogênico

Substitutos epidérmicos (epiderme alogênica de ceratinócitos neonatais)

Stratagraft®

É um substituto de pele humana viva. Consiste num componente dérmico coberto por camadas de epiderme estratificada alogênica, biologicamente funcional, gerada de ceratinócitos neonatais. É livre de patógenos, possui força tênsil e função de barreira comparável à da pele humana intacta, incluindo expressão de peptídeos do hospedeiro que, por sua vez, ajuda a prevenir infecções. Esse material é comparável a aloenxertos de cadáver para controle temporário de defeitos cutâneos.

Substitutos dérmicos

Dermagraft® (fibroblastos humanos criopreservados)

É substituto dérmico derivado de fibroblastos humanos criopreservados. Foi aprovado pelo FDA em 2001 para úlceras diabéticas de pés e pernas, de espessura total, sem exposição de estruturas subjacentes, com mais de seis semanas de duração. Os fibroblastos são cultivados numa plataforma de Polyglactin 910 bioabsorvível. Como os fibroblastos proliferam sobre a plataforma, secretam vários fatores de crescimento, citocinas e proteínas da MEC, e são capazes de criar um "substituto dérmico humano" tridimensional, contendo células ativas metabolicamente. Estimula o crescimento interno de tecido fibrovascular e a epitelização. O profissional recebe o produto congelado em uma bolsa adequada e, após o descongelamento e lavagem, ele está pronto para uso. As propriedades terapêuticas são dependentes da viabilidade celular, após criopreservação, que gira em torno de 60%. O produto congelado oferece uma vantagem, porém necessita ser mantido a uma temperatura de –75 °C. É descongelado em solução salina e depois aplicado ao leito da ferida limpa. Possui tempo de validade de seis meses. Não foi aprovado para úlceras venosas. Tem sido considerado de muito valor na cura de feridas cirúrgicas para cicatrização por segunda intenção. Está disponível em uma forma criopreservada, que permite uma maior duração do produto. Tem um custo um pouco maior que o Apligraf® e oito vezes maior que o Oasis®. Embora, até o momento não seja aprovado para úlceras não diabéticas, em estudos realizados com 18 pacientes portadores de úlceras venosas das pernas, não houve diferenças significativas na porcentagem de pacientes curados, porém mostrou redução na área da úlcera.

Trancyte® (fibroblastos humanos)

É substituto cutâneo humano temporário, derivado de fibroblastos humanos cultivados em uma malha de náilon e membrana de silicone. Os fibroblastos proliferam dentro da malha de náilon e são capazes de secretar fatores de crescimento, além de moléculas da MEC. A membrana de silicone protege a ferida, e a criopreservação permite que os vários fatores fiquem intactos.

ICX-SKN® (fibroblastos humanos)

É substituto dérmico de camada única, composto por estrutura de colágeno povoada por fibroblastos vivos.

Aloenxertos de pele compostos

Apligraf® (células de prepúcio neonatal e matriz de colágeno bovino)

Foi o primeiro análogo de tecido composto comercialmente disponível e aprovado pelo FDA em

1998 para o tratamento de úlceras venosas, com cerca de 30 dias de duração, e que não respondiam aos tratamentos convencionais. São criados utilizando-se células de prepúcio neonatal com capacidade de produzirem citocinas e fatores de crescimento. São mergulhadas em um componente dérmico composto por fibroblastos de prepúcio neonatal e matriz de colágeno bovino tipo I. Esse disco de cerca de 0,75 cm de diâmetro tem 10 dias de validade. Deve ser armazenado a uma temperatura de 20 a 22 °C, e trocado semanalmente. Atua como cobertura temporária de feridas permitindo estimulação da neovascularização, produção de matriz extracelular e fatores de crescimento. A ferida deve estar estéril, desbridada e livre de edema.

Sabe-se que as úlceras crônicas são deficientes em fatores de crescimento e receptores, porém mesmo presentes são deficientes, em razão da ação de macromoléculas ligadoras que impedem sua função de cura. Para maior segurança são realizadas pesquisas para agentes infecciosos tanto no sangue materno pré e pós-parto como nas células colhidas. Provou ser melhor que a terapia compressiva em um estudo de cerca de 1 ano de duração para úlceras venosas crônicas. As úlceras de pressão e diabéticas podem ser curadas com uma única aplicação, quando associadas à antibioticoterapia e regimes de menor carga de pressão. A taxa de osteomielite e amputação é muito baixa, com o uso desse tipo de curativo biológico. Tem sido usado em feridas cirúrgicas agudas e pode resultar em cicatrizes mais distensíveis e menos vascularizadas, quando usados para feridas por segunda intenção. Como desvantagens citam-se a curta duração de seu efeito terapêutico, a delicadeza de seu manuseio e seu alto custo.

Orcel® (células de prepúcio neonatal, colágeno bovino e fibroblastos neonatais)

Consiste numa camada de ceratinócitos neonatais cultivados e uma esponja de colágeno bovino, contendo fibroblastos neonatais cultivados. A primeira matriz biológica celular foi inicialmente desenvolvida em 1971, para o tratamento de epidermólise bolhosa distrófica que afetava o filho do inventor, Sr. Mark Eisenberg. Também é indicado para sítios doadores de enxertos. É produzido em um formato criopreservado em contraste ao produto fresco Apligraf®.

Substitutos de pele autóloga em cultivo

Por muitos anos o padrão-ouro no fechamento permanente de feridas tem sido o uso de "enxertos cutâneos autólogos". Infelizmente, em muitos pacientes com queimaduras extensas a disponibilidade de sítios doadores é limitada, e pode gerar úlceras secundárias que podem levar a mais cicatrizes e complicações. Em 1975, Rheinwald e Green descreveram uma nova forma de cultivo de ceratinócitos humanos, que permitiu uma expansão mil vezes maior de amostras da pele original, possivelmente, criando um suprimento infinito da epiderme humana. Essa técnica foi primeiramente utilizada em 1980 em um adulto com queimadura. No ano seguinte, foi utilizada em dois pacientes pediátricos com queimaduras, respectivamente, 97 e 98% de área acometida, os quais sem esses substitutos seriam considerados casos fatais. Desde então, numerosos pacientes têm sido tratados com autoenxertos epidérmicos, em cultivo não só para queimaduras como também, para outras condições. Esses enxertos provêm cobertura cutânea permanente em feridas sem outras fontes intrínsecas de ceratinócitos e podem estimular a cura de feridas e a reepitelização, a partir das bordas.

Cultivos seriados de ceratinócitos epidérmicos, como descritos por Rheinwald e Green, levam à perda de células que expressam marcadores HLA-DR. A partir disso, pensou-se que os ceratinócitos alogênicos cultivados pudessem ser usados, assim, evitando-se biópsias e atraso na disponibilidade de enxerto. Aloenxertos cultivados foram usados para tratar várias úlceras ou feridas sem sinais de rejeição e com evidências da permanência de longa duração nelas. Também, a aparência cosmética e funcional das áreas tratadas com autoenxertos epiteliais em cultivo é tão boa quanto, se não melhor que, as áreas tratadas com enxertos cutâneos de fina espessura.

Epicel® (Epicel Cultured Epidermal Autograft)

Foi o primeiro produto autólogo derivado da epiderme, produzido pela bioengenharia e indicado para o tratamento de úlceras profundas (deep dermal) ou queimaduras de espessura total ou de terceiro grau, que ocupem mais que 30% da superfície corporal. Pode ser utilizado sozinho ou em associação a autoenxertos de fina espessura. Contudo, autoenxertos epiteliais cultivados apresentam alguns desafios: são muito frágeis e suscetíveis a dano e desvio, além de degradação por infecção. A pega pode variar de 20 a 100% dependendo do leito da ferida e técnica clínica. Outro desafio com esses enxertos é o tempo para crescimento das camadas epidérmicas. Tipicamente o processo de cultivo leva, em média, três semanas, o que impõe desafios com os cuidados clínicos com os pacientes e problemas de cobertura com a pele temporária. Embora esses enxertos induzam a formação de uma derme de aparência normal, esse processo leva muitos anos. Portanto, o Epicel® é correntemente usado em conjunção com um substituto dérmico.

CellSpray® (suspensão de autoenxertos epiteliais cultivados)

É uma suspensão de autoenxertos epiteliais cultivados, aplicados sobre um leito de úlcera limpa utilizando um *spray* aplicador. É necessária apenas uma biópsia de fina espessura do doador para iniciar o processo e, em cerca de cinco dias, tem-se ceratinócitos pré-confluentes em suspensão. Essas mesmas células proliferam e migram sobre o leito da ferida, provêm uma cobertura celular epidérmica, promovem a cura e otimizam a qualidade da cicatriz. Pelo fato de as feridas por queimaduras terem um alto risco de desenvolverem cicatrizes, tem-se como "princípio básico" o encurtamento do tempo de cura. Sabe-se que feridas que cicatrizam em menos de 10 dias têm poucas chances de formarem cicatrizes hipertróficas. Esse produto tem sido usado em mais de 1.500 pacientes em todo mundo, e tem se mostrado muito útil nos casos de dano de espessura parcial, como também, em conjunção com técnicas de reconstrução para defeitos dérmicos profundos e de feridas de espessura total. O processo aerossol de aplicação é muito simples, especialmente, nas áreas de contorno complexo que são, tipicamente, difíceis de enxertar. Também, pelo fato de os ceratinócitos reterem as propriedades do sítio doador, a reposição dessas mesmas células em suspensão do sítio doador ajuda a otimizar a cura.

ReCell®

Desenvolvido pela Avita Medical, é tecnologia que distribui, processa e coleta células autólogas, e as prepara com cerca de 30 minutos. Pode ser utilizada imediatamente em uma variedade de úlceras e feridas, e não requer um pessoal de laboratório ultraespecializado.

EpiDex® (Modex,Therapeutics, Lausanne, Switzerland)

É outro exemplo de enxerto de ceratinócitos autólogos. É um equivalente epidérmico de cultivo de células originadas de *stem cells* da bainha radicular externa do folículo piloso. Após uma pequena quantidade de cabelos serem extraídas, as células da bainha radicular externa crescem em um processo de cocultura, desenhado para resultar na formação de uma epiderme totalmente diferenciada, montada em discos de silicone para facilitar o manuseio. Esses discos são depois aplicados sobre a superfície da úlcera. As células epidérmicas, rapidamente em divisão, se expandem para cobrir a lesão. O processo de cultivo dura várias semanas, mas tem a vantagem de não necessitar de biópsia. Esse método tem sido usado com grande sucesso em vários tipos de feridas, porém são necessários mais estudos randomizados. O EpiDex® ainda não está disponível no mercado.

Laserskin® (Fidia Advanced Biopolymers, Abano Terme, Italy)

É um autoenxerto de ceratinócitos em cultivo junto ao ácido hialurônico, esterilizado e microperfurado. Tem sido utilizado isoladamente ou em combinação com fibroblastos autólogos em uma matriz de ácido hialurônico (Hyalograft 3D®) fazendo dele o primeiro substituto autólogo de espessura total. Laserskin® tem sido usado numa gama variada de feridas com sucesso, contudo, esses estudos são todos retrospectivos e não controlados portanto mais estudos são necessários. Laserskin® e Hyalograft® ainda não estão à venda nos EUA.

O futuro das pesquisas

Os avanços no campo da bioengenharia de coberturas para úlceras, geralmente, parece estar voltado para: 1) aperfeiçoamento dos substitutos de pele para espessura total; 2) técnicas de cultivo modificadas; 3) liberação de fatores de crescimento, DNA e microRNA (miRNA); 4) aperfeiçoamento de substitutos de pele total autóloga.

Desde a primeira publicação de Rheinwald e Green, a maioria das técnicas de cultivo celular envolvia o uso de compostos porcinos e bovinos, e células alo e xenogências. Embora mínimo, possuíam algum risco de transmissão de doenças, reações alérgicas e rejeição de enxerto. Recentemente, culturas "xenobiótico-*free*" de ceratinócitos humanos têm sido relatadas, incluindo o uso de plasma autólogo como "estrutura" para a produção de uma pele autóloga, completamente feita pela bioengenharia.

Outro foco importante das pesquisas baseia-se no desenvolvimento de técnicas para a liberação de materiais ativos farmacologicamente nas células dentro da ferida, possivelmente modificando o ambiente dela. A produção de todos os tecidos substitutos da bioengenharia envolve células, matriz extracelular (ECM) e citoquinas em um "biorreator". ECM é necessário para determinadas células realizarem suas funções e ativarem ou alterarem a atividade de citoquinas, que por sua vez, modificam a ECM. A função fibroblástica e a expressão gênica diferem dependendo do sítio corporal, origem e localização na derme, assim como as condições de cultivo.

A descoberta de miRNA e sua capacidade de regular funções biológicas específicas tem surgido como uma promessa bastante interessante no campo da pesquisa. Parece que os miRNA desempenham papel interessante na angiogênese e outros aspectos da biologia celular, e devem ser usados na cura de feridas para melhorar a base da ferida e aumentar a pega do enxerto.

A terapia gênica é, também, uma área interessante de grande potencial. Células alogênicas podem ser geneticamente modificadas, cultivadas e criopreservadas, e depois usadas, quando necessário. Persistem na ferida por algum tempo, porém, eventualmente são trocadas por células do hospedeiro, assim, minimizando os riscos em longo prazo.

Substitutos dérmicos mais finos proporcionam melhores resultados em termos de cura e formação de cicatrizes hipertróficas. Contudo, sua maior desvantagem é o tempo maior para a completa revascularização e a perda potencial do enxerto. O fornecimento de um substituto dérmico que já possua uma rede capilar aumentaria a chance de pega e melhora dos resultados.

A pele humana reconstruída e endotelizada tem sido produzida, por meio de um substrato poroso e o cocultivo de fibroblastos e células endoteliais. Essa estrutura cria uma rede 3D de estruturas capilares dentro do tecido reconstruído. Quando *esse* material é transplantado na ferida, as estruturas capilares-*like*, pré-formadas conectam-se com a vasculatura do hospedeiro em poucos dias. Tal material feito, utilizando células autólogas, completaria com êxito a reposição permanente da derme na ferida e poderia aumentar os resultados por ser funcionalmente melhor e cosmeticamente agradável.

Muitos grupos de pesquisa têm desenvolvido pele autóloga de espessura total cultivada por bioengenharia, embora esses materiais ainda estejam em fase inicial de desenvolvimento. Substitutos de pele cultivada, desenvolvida pela Universidade de Cincinnati, são feitos, por meio da cultura de ceratinócitos autólogos e fibroblastos em uma matriz de colágeno e glicosaminoglicanas. Os resultados em queimados foram comparáveis com os casos de enxerto de espessura parcial. Estão em andamento estudos randomizados entre substitutos de pele em cultivo e enxertos de pele mais finos. Um estudo similar foi desenvolvido na VU Medical Center, Amsterdam, Netherlands, utilizando-se biópsias de *punch* 3 e cultivo separado de epiderme, e derme, permitindo a migração fibroblástica no equivalente dérmico. Os resultados em úlceras crônicas são promissores.

Sonhando um pouco com o futuro, talvez se possa, um dia, ter um substituto de pele que beire a perfeição: ser autólogo e fabricado pela bioengenharia, ser endotelizado, possuir melanócitos, folículos pilosos, glândulas sudoríparas e sebáceas, tal qual as "*stem cell* adultas", durável e, cosmeticamente indistinguível da pele normal (Tabela 15.2).

CURATIVOS E COBERTURAS EM CIRURGIA DERMATOLÓGICA

Tabela 15.2

SUBSTITUTOS DE PELE POR ENGENHARIA

Tecido de Origem	Produto	Estrutura
Xenoenxertos	Permacol®	Derme porcina
	EZ derm®	Derme porcina + colágeno *cross-linked* com aldeído
	Matriderm®	Colágeno bovino coberto com elastina
	Oasis®	Submucosa intestinal porcina
Sintético	Biobrane®	Silicone + malha de náilon bilaminada com colágeno porcino
	Integra®	Silicone + colágeno/matriz GAG bilaminada
	Awbat®	Silicone poroso + malha de náilon bilaminada com colágeno porcino
	Hyalomatrix®	Silicone + estrutura bilaminada de ácido hialurônico esterilizado
ALOGÊNICOS		
Acelular	Cadaveric®	Derme alogênica fresca e processada
	AlloDerm®	Derme alogênica processada
	Graftjacket®	Derme alogênica descelularizada e congelada a seco
	GammaGraft®	Derme alogênica irradiada com raios gama
Epiderme	StrataGraft®	Derme + ceratinócitos alogênicos estratificados
Derme	Dermagraft®	Malha de poliglactina bioabsorvível + fibroblastos neonatais
	TransCyte®	Silicone bilaminado + náilon e colágeno com fibroblastos neonatais
	ICX-SKN®	ECM alogênico + fibroblastos e fibroblastos
Composto	Apligraf®	Ceratinócitos neonatais em matriz de colágeno com fibroblastos neonatais
	OrCel®	Ceratinócitos neonatais + esponja de colágeno bovino com fibroblastos neonatais
AUTÓLOGO		
Epiderme	Epicel®	Ceratinócitos autólogos em cultivo
	Laserskin®	Malha de ácido hialurônico com ceratinócitos autólogos
	EpiDex®	Discos de silicone com *stem cells* autólogas
	Cell Spray®	Suspensão de ceratinócitos autólogos em cultivo
Derme	Hyalograft 3D®	Malha de ácido hialurônico com fibroblastos autólogos
Composto	Substitutos de pele em cultivo	Ceratinócitos autólogos em cultivo e fibroblastos crescendo em matriz GAG/colágeno

Fonte: Shores JT, 2007.

BIBLIOGRAFIA CONSULTADA

1. Alterthum F, Timenetsky J. Anti-sépticos e desinfetantes. In: Zanini AC, Oga S. Farmacologia aplicada. 4 ed. São Paulo, Brasil: Editora Atheneu. 1989; 583590.
2. Bajay HM, Jorge SA, Dantas SRPE. Curativos e coberturas para o tratamento de feridas. In: Jorge SA, Dantas SRPE. Abordagem multiprofissional do tratamento de feridas. São Paulo, Brasil: Editora Atheneu. 2003; 81-99.
3. Brigido SA, Boc SF, Lopex RC. Effective management of major lower extremity wounds using an acellular regenerative tissue matrix: a pilot study. Orthopedics. 2004; S27:145-9.
4. Coolen NA, Ulrich MMW, Middelkoop E. Future perspectives of tissue-engineered skin: xenobiotic-free culture systems. In: Sen CK (ed.). Advances in wound care, 9. Vol. 1. Columbus (OH): Liebert. 2010; 432-37.
5. Cullen B, Watt PW, Lundqvist C et al. The role of oxidized regenerated cellulose/collagen in chronic wound repair and its potencial mechanism of action. Int J Biochem Cell Biol. 2002; 34:1544-56.
6. Cuzzell J, Krasner D. Curativos. In: Gogia PP. Feridas: tratamento e Cicatrização. Rio de Janeiro, Brasil: Editora Revinter. 2003; 103-14.
7. Doughty DB. Principles of wound healing and wound management. In: Bryant RA. Acute and chronic wounds: nursing management. St. Louis, MO:CV Mosby.1992; 31-68.
8. Eaglstein WH, Alvarez OM, Auletta M et al. Acute excisional wounds treated with a tissue-engineered skin (Apligraft). Dermatol Surg. 1999; 25:195-201.
9. Eaglstein WH, Mertz PM, Falanga V. Occlusive dressings. Am Fam Phys. 1987; 35:211-216.
10. Fleischmann W, Grassberger M, Shermann M. Maggot Therapy – A handbook of Maggot – assisted wound healing. Thieme (Stuttgart, New York), 2004.
11. Genzyme Corporation. Web site. Disponível em: http://www.genzyme.com/. Acessado em set 02, 2013.
12. Hafner J, Kuhne A, Trueb RM. Successful grafting with EpiDex in pyoderma gangrenosum. Dermatology. 2006; 212:258-9.
13. Harper C. Permacol: clinical experience with a new biomaterial. Hosp Med. 2001; 62:90-5.
14. Hasegawa T, Suga Y, Mizoguchi M et al. Clinical trial of allogeneic cultured dermal substitute for the treatment of intractable skin ulcers in three patients with recessive dystrophic epidermolysis bullosa. J Am Acad Dermatol. 2004;50: 803-4.
15. Heimbach D, Luteman A, Burke JF et al. Artificial dermis for major burns: a multi-center randomized clinical trial. Ann Surg. 1988; S208:313-20.
16. Hultén L. Dressings for surgical wounds. Am J Surg. 1994; 167(1):445-55.
17. Hutchinson FF. Prevalence of wound infection under occlusive dressings: a collective survey of reported research. Wounds. 1989; 2:123:133.
18. Katz S, McGinley K, Leyden LL. Semi-permeable occlusive dressings: effects on growth of pathogenic bacteria and reepithelialization of superficial wounds. Arch Dermatol. 1986; 122:58-62.
19. Krasner D. Resolving the dressing dilemma: selecting wound dressings by category. Ostomy Wound Manage. 1990; 35:62-70.
20. Kumar RJ, Kimble RM, Boots R et al. Treatment of partial-thickness burns: a prospective, randomized trial using TransCyte. ANZ J Surg. 2004; 74:622-6.
21. Lam PK, Chan ES, To EW et al. Development and evaluation of a new composite Laserskin graft. J Trauma. 1999; 47:918-22.
22. Li WW, Talcott KE, Zhai AW et al. The role of therapeutic angiogenesis in tissue repair and regeneration. Adv Skin Wound Care. 2005; 18:491.
23. Liames SG, Del Rio M, Larcher F et al. Human plasma as a dermal scaffold for the generation of a completely autologous bioengineered skin. Transplantation. 2004; 77:350-5.
24. Lobmann R, Pittasch D, Muhlen I et al. Autologous human keratinocytes cultured on membranes composed of benzyl ester of hyaluronic acid for grafting in nonhealing diabetic foot lesions: a pilot study. J Diabetes Complications. 2003; 17:199-204.
25. Mansbridge J, Liu K, Patch R et al. Three dimensional fibroblast culture implant for the treatment of diabetic foot ulcers: metabolic activity and therapeutic range. Tissue Eng. 1998; 4:403-14.
26. Mertz PM, Eaglstein WH. The effect of semi-occlusive dressings on the microbial population in superficial wounds. Arch Surg. 1984; 119:287-89.
27. Mostow EN, Haraway GD, Dalsing M et al. Effectiveness of an extracellular matrix graft. (Oasis Wound Matrix) in the treatment of chronic leg ulcers: a randomized clinical trial. J Vasc Surg. 2005; 41:837-43.
28. Muhart M, McFalls S, Kirsner RS et al. Behavior of tissue-engineered skin: a comparison of a living skin equivalent, autograft and occlusive dressing in human donor sites. Arch Dermatol. 1999; 135:913-8.
29. Munhoz O, Freitas P, Jemma A, Neves RRC. Curativo hidroativo no tratamento de úlceras de perna. Cir Vasc Ang. 1993; 9(1):12-15.
30. Munster AM, Smith-Meek M, Shalom A. Acellular allograft dermal matrix: immediate or delayed epidermal coverage? Burns. 2001; 27:150-3.
31. Ponder RB, Krasner D. Gauzes and related dressings. Ostomy Wound Manage. 1993; 39:48-60.
32. Renner R, Harth W, Simon JC. Transplantation of chronic wounds with epidermal sheets derived from autologous hair follicles-the Leipzig experience. Int Wound. 2009; 6:226-32.
33. Rheinwald JG, Green H. Serial cultivation of strains of epidermal keratinocytes: the formation of keratinizing colonies from single cells. Cell. 1975; 6:331-43.
34. Schurr MJ, Foster KN, Centanni JM et al. Phase I/II clinical evaluation of Stratagraft: a consistent, pathogen-free human skin substitute. J Trauma. 2009; 66:866-74.
35. Sen CK. Tiny new genes called microRNAs regulate blood vessel formation. In: Sen CK, editor. Advances in wound care, 7. vol. 1. Columbus (OH): Liebert; 2010; 353-8.
36. Shores JT, Gabriel A, Gupta S. Skin substitutes and alternatives: a review. Adv Skin Wound Care. 2007; 20:493-508.
37. Sibbald RG, Zuker R, Coutts P et al. Using a dermal skin substitute in the treatment of chronic wounds secondary to

recessive dystrophic epidermolysis bullosa: a case series. Ostomy Wound Manage. 2005; 51:22-46.

38. Still J, Glat P, Silverstein P et al. The uses of a collagen sponge/living cell composite material to treat donor sites in burn patients. Burns. 2003; 29:837-41.

39. Tausche AK, Skaria M, Bohlen L et al. An autologous epidermal equivalent tissue-engineered from follicular outer root sheath keratinocytes is as effective as split -thickness skin autograft in recalcitrant vascular leg ulcers. Wound Repair Regen. 2003; 11:248-52.

40. Van Winterswijk PJ, Nout E. Tissue engineering and wound healing: an overview of the past, present and future. Wounds. 2007; 19:277-84.

41. Wainwrigth DJ. Use of an acellular allograft dermal matrix (Alloderm) in the management of full-thickness burns. Burns. 1995; 21:243-48.

42. Waymack P, Duff RG, Sabolinski M. The effect of a tissue engineered bilayered living skin analog, over meshed split-thickness autografts on the healing of excised burn wounds. Burns. 2000; 26:609-19.

43. Wood FM. Clinical potencial of a autologous epithelial suspension. Wounds. 2003; 15:16-22.

44. Woodroof EA. The search for an ideal temporary skin substitute: AWBAT. Eplasty. 2009; 9:95-104.

45. Young MJ. The use of alginates in the management of exsudating, infected wounds: case studies. Dermatol Nurs. 1993; 5(5):359-63.

Capítulo 16

CIRURGIA DERMATOLÓGICA BÁSICA

Esterilização, Desinfecção e Antissepsia

Aparecida Machado de Moraes
Paulo Eduardo Neves Ferreira Velho

Introdução

A observação dos riscos de contaminação de feridas cirúrgicas é remota, e os primeiros postulados são de Lister, em 1869, e de Semmelweis, em 1890, relatando métodos de prevenção.

Com a descoberta da penicilina por Fleming, em 1928, e logo sua introdução, por Florey, em 1941, observou-se a diminuição dos cuidados preventivos. As infecções cirúrgicas aumentaram, a despeito do antibiótico então disponível. Reforçou-se a noção de que rigor nos cuidados profiláticos era o fator mais importante frente ao risco de uma infecção.

Hoje, esses cuidados são determinantes tanto para o paciente quanto para o médico e o pessoal de trabalho em um consultório. Ainda, o conhecimento dos métodos de esterilização, desinfecção e antissepsia facilita que este trabalho seja seguramente executado no próprio local, com menores custos, e favorecendo maior disponibilidade do material, desde que os procedimentos dermatológicos executados sejam mais numerosos e complexos.

Conceitualmente, define-se esterilização como destruição de todas as formas de vida microbianas por meio de agentes físicos ou químicos. Desinfecção e antissepsia são termos semelhantes, referindo-se à diminuição de formas microbianas, inibição ou destruição de patógenos, sobretudo por agentes químicos, de superfícies inertes ou tecidos vivos, respectivamente.

Admite-se que todo material considerado crítico, ou seja, aquele que entrará na intimidade dos tecidos, como lâminas de corte e agulhas, deverá estar estéril. O material semicrítico e não crítico, que não entrará em contato com a intimidade dos tecidos, poderá estar livre somente de germes patogênicos ou desinfectado, como instrumentos de exames, fitas adesivas de curativos, gorros e máscaras.

Cuidados auxiliares à esterilização

Todo instrumental que for submetido a qualquer processo de esterilização deverá ser cuidadosamente limpo, embalado e, após, estocado adequadamente.

Limpeza prévia

A lavagem cuidadosa do material é importante para a remoção dos resíduos de sangue ou saliva, resíduos proteicos ou gordurosos que abrigam agentes microbianos, protegendo-os dos agentes esterilizantes. Assim, os instrumentos, após utilizados, devem ser imersos em água e escovados. A água de imersão poderá ter detergentes, sem especificações, recomendando-se os de pH neutro para se evitarem manchas nos metais. As imersões não devem ser muito prolongadas, o que danifica as linhas de corte das lâminas e tesouras. As escovagens devem ser cuidadosas, removendo-se os resíduos, sobretudo

ESTERILIZAÇÃO, DESINFECÇÃO E ANTISSEPSIA

das superfícies irregulares e articulações dos instrumentos, locais onde mais se acumulam.

Os limpadores ultrassônicos hoje disponíveis são vantajosos para a limpeza do material. Promovem rápida remoção de resíduos, mesmo os mais aderentes, e não provocam riscos para quem manipula os objetos cortantes. Estes equipamentos apresentam normas de utilização específicas, recomendadas em seus manuais de uso, sugerindo-se, em geral, aplicação de um ou dois ciclos de 10 minutos cada.

Após as lavagens, os instrumentos devem ser enxaguados para a remoção do químico detergente e secados, pois gotículas de água poderão deixar manchas nos metais.

Embalagem

O material limpo e seco deverá ser embalado, de modo que permita a penetração do agente esterilizante, mas tenha resistência para que, ao ser estocado, não tenha penetração de germes.

A escolha dos invólucros é consoante ao método de esterilização e à demanda de instrumentos pelo número e estilo de procedimentos executados pelo profissional.

Para esterilização com calor úmido sob pressão, os invólucros deverão ser permeáveis, como papéis, tecidos e embalagens tipo plásticas, porosas e específicas. Para o calor seco, recomendam-se papéis de resistência, como *kraft*, manilha, crepe ou alumínio.

As embalagens poderão ser preparadas em conjuntos conforme os instrumentos utilizados para cada procedimento ou individualmente, de modo que a utilização de cada um não contamine os demais. Há, entretanto, quem prefira o preparo em caixas ou bandejas metálicas contendo vários instrumentos, que são retirados por pinças estéreis, sendo todos reciclados no final do dia de trabalho.

A inspeção dos instrumentos deve ser feita frequentemente, procurando-se fissuras metálicas, perda de corte e mobilidade para reparos e polimentos, quando possíveis.

O uso de lubrificantes metálicos tem seu benefício controverso na conservação dos instrumentos. São inadequados os óleos e graxas, pois deixam resíduos espessos e são alterados quando da esterilização. Há, comercialmente, loções lubrificantes de silicone, reconhecidas para a manutenção, sobretudo para as articulações dos instrumentos, mas que deverão ser enxaguadas antes de serem secas e embaladas.

Na embalagem, deverá constar a data e seu conteúdo para facilitar o controle da esterilização, bem como a indicação de como encontrar facilmente o instrumento.

O período em que os materiais se mantêm adequados ao uso varia de acordo com a resistência do invólucro e o método utilizado na esterilização. São especificações dos manuais de esterilização e do invólucro recomendado.

Em geral, para embalagens em papéis e filmes plásticos descritos acima, submetidos às autoclaves ou às estufas elétricas, recomenda-se reesterilizar os materiais até, no máximo, 14 dias, mesmo que não tenham sido utilizados.

Controle de esterilização

A qualidade do método realizado poderá ser averiguada por meio de fitas adesivas, colocadas nos itens esterilizados, que fazem conversão de cor quando se completa um ciclo eficiente. Desta forma, existem vários produtos comerciais destinados a este controle, como marcadores à base de mercúrio, que registram quando se atingem ciclos adequados de temperatura e tempo de contato com o agente esterilizante. Citam-se também fitas impregnadas com bactérias que, após o ciclo de esterilização, deverão ser semeadas e, se houver crescimento na cultura, indica-se insuficiência do método.

É importante saber que há empresas especializadas e hospitais que podem oferecer serviços nesta área de controle de qualidade dos cuidados de esterilização efetuados nos consultórios médicos.

Armazenamento

Todo material embalado e esterilizado deverá ser armazenado em um ambiente limpo, onde haja pouca manipulação e pouca circulação de ar, seco e de temperatura ambiente estável. Estas são condições necessárias à preservação dos invólucros. Deve-se ainda manter segura a esterilização do material até que seja utilizado.

Sugere-se evitar que o local esteja próximo de estufas elétricas ou autoclaves, fontes geradoras de calor.

Métodos de esterilização

Consideram-se métodos físicos as altas temperaturas e o vapor saturado sob pressão (autoclaves), calor seco (estufas elétricas) e raios gama. Quanto aos métodos químicos, citam-se o glutaraldeído, o formaldeído e o óxido de etileno.

Serão aqui apresentados os métodos viabilizados para uso em consultório médico. Assim, as técnicas de esterilização pelos raios gama e pelo óxido de etileno são executadas por indústrias do ramo e hospitais, devendo ser procuradas quando houver indicação para os cuidados de algum material em especial.

Métodos físicos

Vapor saturado sob pressão

As autoclaves são, hoje, a primeira escolha como equipamento para esterilização nos consultórios. Consideradas seguras e eficientes, permitem rápidos ciclos de esterilização, promovem boa penetração do calor e uma ampla variedade de instrumentos e tecidos pode ser submetida a este método.

A relação entre o tempo gasto em cada ciclo, a temperatura, a pressão e a capacidade de material é uma especificação de cada aparelho. Em média, considera-se um ciclo eficaz o de 15 a 20 minutos, 121 °C sob 15 libras de pressão ao nível do mar.

O material deverá ser empacotado em invólucros adequados, como papel, filmes plásticos específicos e tecidos. As embalagens metálicas e os vidros são inadequados.

As desvantagens do método incluem corrosão nas superfícies de corte, principalmente de aço carbonado, possibilidade de umidade nos pacotes no final dos ciclos e destruição de materiais sensíveis ao calor.

A manutenção da autoclave deverá obedecer a alguns cuidados, como leitura cuidadosa do manual, uso somente de água destilada para gerar o vapor e drenagem do reservatório de água, limpeza da câmara interna com produtos neutros e não abrasivos, verificação do funcionamento das válvulas e saídas de vapor e lubrificação das dobradiças semanalmente.

Vapor químico insaturado

Este sistema conjuga as ações do calor, da pressão e dos químicos. Em vez de água destilada somente, o vapor produzido será de soluções quími-

cas, como álcool, acetona, formaldeído e água. As autoclaves químicas são preferíveis para alguns médicos por fazerem ciclos mais curtos de esterilização, conservando um pouco mais os materiais de aço e as superfícies de corte. Elas têm especificações de uso conforme o equipamento, em geral, sendo recomendados ciclos de 20 a 40 minutos, a 131 °C, sob 20 libras de pressão.

Os pacotes deverão ser frouxos e não ter compostos que poderão reagir com os químicos do vapor. São recomendáveis caixas metálicas perfuradas e papéis porosos. Não devem ser usadas embalagens metálicas sólidas ou vidros lacrados.

Para este método, exigem-se soluções químicas especiais, comercialmente disponíveis para este fim.

É necessário que, após completado o ciclo, o ambiente seja ventilado, pois os resíduos químicos poluem e podem causar irritações na pele e mucosas.

Calor seco

As estufas elétricas são os equipamentos que esterilizam por calor seco. Como as proteínas desidratadas e secas são mais resistentes à desnaturação, o tempo, sob o calor seco e a temperatura, deverá ser maior.

Os ciclos eficientes de esterilização são recomendados nos manuais destes equipamentos. Entretanto, em média, recomendam-se ciclos de 120 minutos por 160 °C. Sabe-se que pequenas elevações na temperatura poderão reduzir bastante o tempo de exposição, o que se observa na Tabela 16.1.

Tabela 16.1

RELAÇÃO ENTRE A TEMPERATURA E O TEMPO DE EXPOSIÇÃO AO CALOR SECO PARA ESTERILIZAÇÃO	
Temperatura	Tempo
170 °C	1 hora
160 °C	2 horas
150 °C	2 horas e 30 min
140 °C	3 horas
121 °C	6 horas

■ ESTERILIZAÇÃO, DESINFECÇÃO E ANTISSEPSIA

Muitas são as vantagens do calor seco, como baixo custo operacional e maior conservação dos instrumentos cortantes. Além disso, ele não cria resíduos ou corrosão.

As embalagens podem ser materiais resistentes ao calor seco, como papéis, caixas metálicas e papel alumínio. Produtos plásticos não devem ser expostos a este método. Os tecidos podem descolorir, requerendo invólucros duplos para maior proteção.

Hoje também têm sido comercializados equipamentos de esterilização chamados de rápida transferência de calor. São câmaras menores, de calor seco, que atingem altas temperaturas em pouco tempo para a esterilização de poucos instrumentos. A temperatura exigida é de 190 °C, por 12 minutos, para instrumentos embalados, e 6 minutos para os não embalados.

Como as autoclaves evoluíram muito nos últimos anos, criando-se câmaras pequenas otimizadas para os consultórios, provavelmente o mesmo se dará para se aprimorarem os recursos de esterilização pelo calor seco.

Raios gama

Trata-se de forma complexa de esterilização, utilizada somente em alguns hospitais ou em empresas de serviços da área.

Métodos químicos

Como alguns materiais não podem ser submetidos ao calor, como plástico, náilon, borrachas, lentes e fibras ópticas, as soluções químicas são alternativas para a esterilização. Muito usados na prática dermatológica são os tubetes anestésicos, ou com soluções para infiltrações intralesionais, que podem ser esterilizados desta forma.

As soluções químicas que devem ser preparadas ou ativadas para estarem prontas para a imersão dos instrumentos, após este preparo, têm vida média determinada.

O tempo de imersão necessário para a eficácia do método depende do agente utilizado, da padronização especificada pelo produtor e da durabilidade do produto após ativado. O químico mais utilizado é o ácido percético.

Glutaraldeído

O ácido peracético é utilizado a 2 a 5%, o famaldeido não é mais recomendado e nem deve ser utilizado.

Os preparados comerciais requerem que as soluções sejam ativadas antes do uso. São eficientes contra bactérias, inclusive as esporuladas, incluindo *M. tuberculosis*, fungos e vírus. Exigem tempo mínimo de exposição de 10 horas, item que deverá estar especificado no produto comercial.

Oferecem a possibilidade de imersão de materiais, à temperatura ambiente, os quais seriam danificados se expostos ao calor. Assim, os plásticos, borrachas, vidros, lentes e fibras ópticas poderiam ser submetidos a este processo.

Não são mais utilizados na esterilização de materiais de risco como os metálicos (pinça, cabo de bisturi, tesouras).

Os materiais imersos nestes produtos deverão ser, posteriormente, lavados com água estéril, pois os resíduos químicos deixados nos instrumentos poderão ser tóxicos aos tecidos. Além disso, o responsável pela manipulação destes produtos deverá proteger as mãos com luvas e evitar contato nas mucosas oculares e por inalação pelas reações que podem haver.

Formaldeído

O formaldeído em pastilha não deve ser mais utilizado na esterilização de materiais cirúrgicos.

Óxido de etileno

Não é prática de esterilização nos consultórios, entretanto, muitas empresas do ramo utilizam este método. Deve ser de conhecimento do dermatologista, pois alguns equipamentos podem ser submetidos a este processo para serem mais conservados. Podem ser encaminhados a este método os cabos e fios dos bisturis elétricos, tubetes anestésicos, sondas de criocirurgia e lentes, como as dos dermatoscópios.

Limpeza e desinfetantes do ambiente

Os consultórios médicos, sobretudo os dermatológicos, exigem limpeza rigorosa. Muitos pacientes que os frequentam são portadores de dermatoses proliferativas e descamativas, gerando resíduos córneos nos ambientes. Além disso, com o crescimento da atuação do dermatologista nos procedimentos, o médico e o ambiente se expõem muito aos resíduos da pele e anexos, sangue e saliva, fontes importantes de contaminação.

Desta forma, as superfícies do mobiliário e dos equipamentos devem ser limpas cuidadosamente, bem como os pisos e outras superfícies ambientais.

A limpeza destas superfícies pode ser feita com água e sabão, e as áreas de maior contato com os resíduos mencionados devem ser complementadas com desinfetantes. Os desinfetantes para uso ambiental podem ser chamados de saneantes.

Os desinfetantes ambientais mais comuns incluem os compostos quaternários de amônio e os fenóis.

Pode-se também utilizar o hipoclorito de sódio, com a vantagem de não manchar as superfícies ambientais, principalmente as de cores claras.

As maçanetas e superfícies metálicas muito manuseadas nas salas de procedimentos poderão ser revestidas com filmes plásticos finos que deverão ser trocados diariamente.

Não se recomenda a nebulização de desinfectantes no ar, porque não se admite que este seja fonte de contaminação nas cirurgias.

Antissépticos

Os antissépticos considerados adequados são iodo, compostos com cloro, álcool e hexaclorofeno.

São inadequados: os mercuriais orgânicos, acetona, clorofórmio, éter e peróxido de hidrogênio. Estes últimos podem ter ação desengordurante e facilitar a remoção de resíduos da superfície da pele, entretanto, são somente bacteriostáticos e respondem somente a testes *in vitro*. Quando em fórmulas aquosas, são colonizados facilmente por *Pseudomonas*. Os mercuriais são altamente sensibilizantes.

Iodo

É um dos mais antigos antissépticos. Teve o seu emprego beneficiado quando preparado em concentrações menores, em torno de 1 a 2%. Ao ser dissolvido no polímero polivinilpirrolidona (PVP-I), prolongou-se sua ação por efeito residual com a liberação lenta do iodo e, ao ser possível o preparo de formulações aquosas, tornou-se menos irritante à pele.

Hoje, é considerado antisséptico de escolha. Aplicações sucessivas de PVP-I permitem reduções da flora bacteriana em até 96%.

Cloro

O composto com cloro-hexidina é um antisséptico fornecido em formulações aquosas e detergentes a 4% e alcoólicas a 0,5%. É muito usado como antisséptico para limpeza das mãos e dos campos operatórios.

Hexaclorofeno

Efetivo em concentrações a 3%, disponível em soluções e detergentes. Tem ação residual, entretanto necessita de várias aplicações para que se obtenha um efeito cumulativo na pele.

Álcoois

São muito utilizados na prática dos consultórios, oferecidos sob forma de etílico ou isopropílico, especialmente o álcool a 70%. Têm ação germicida imediata, entretanto, sem efeito residual. Por isso, se forem necessárias aplicações sucessivas sobre a pele, podem ser irritantes. Deve-se tomar muito cuidado com a utilização dos álcoois em procedimentos com equipamentos elétricos, pois são inflamáveis e poderão causar acidentes graves.

Preparo pré-operatório da pele

Sabe-se que o preparo pré-operatório da pele diminui sensivelmente os riscos de contaminação da ferida cirúrgica. Recomenda-se lavagem cuidadosa da área, se possível banho corporal, até 5 horas antes do procedimento. A remoção dos detritos cutâneos, como crostas, escamas e secreções, e após, o uso das soluções antissépticas, referidas anteriormente, são recomendáveis.

A lavagem das áreas pilosas deverá ser mais rigorosa, com detergentes e uso de antissépticos.

A tricotomia não deve ser feita, ou somente quando os pelos dificultam muito o procedimento cirúrgico. Se for necessária a remoção deles, esta deverá ser feita com tesoura, evitando-se pequenos ferimentos provocados por lâminas cortantes, o que é fonte de proliferação bacteriana.

Sugere-se também que as tintas marcadoras dos procedimentos, como o azul de metileno, devam estar devidamente estéreis.

Lavagem das mãos

No consultório dermatológico, exigem-se do médico cuidados frequentes com a lavagem e a antissepsia das mãos, pois, a despeito dos procedimentos cirúrgicos, é habitual a contaminação durante as consultas e os exames. A frequência de pacientes com dermatoses descamativas, exsudativas e purulentas expõe mais o contato do médico aos agentes.

Frente a um procedimento cirúrgico, a lavagem das mãos deverá ser mais rigorosa, com detergentes ou sabões, limpeza subungueal e, após, secagem e uso de antisséptico antes de se calçarem as luvas.

Admite-se o uso de luvas não estéreis ao se realizarem procedimentos onde não haverá corte ou exposição de tecidos vivos, por exemplo, epilação ou infiltração.

Material descartável

A oferta de material descartável tem aumentado, podendo hoje se dispor de luvas, gorros, máscaras, lençóis, campos, aventais, agulhas, seringas, tesouras, lâminas cortantes e curetas descartáveis. Havendo possibilidade de sustentar-se o custo destes materiais, eles devem ser preferidos.

Destino do lixo do consultório

As secretarias de saúde e os órgãos de vigilância sanitária dispõem de unidades para orientação e retirada do lixo das clínicas. Há, entretanto, destaque especial aos cuidados com os materiais cortantes desprezados, como as lâminas de bisturi, agulhas e frascos de vidros de medicamentos. Estes devem ser recolhidos em caixas resistentes, plásticas ou de papelão, e deixados para serem levados como lixo especial pelos órgãos de saúde pública.

Os ferimentos causados nos profissionais de coleta de lixo acarretam riscos graves à saúde deles.

Cuidados com os vírus das hepatites e da imunodeficiência

Há, entre os profissionais de saúde, alerta especial com relação à possibilidade de contaminação com os agentes das hepatites e AIDS. Todavia, não há recomendações especiais para proteção contra estes agentes, além dos já referidos nos cuidados gerais.

Recomenda-se também, para os profissionais de saúde, imunização contra hepatite B, e há normas estabelecidas para a realização de exames sorológicos do médico e do paciente, bem como tratamentos profiláticos, sobretudo para HIV, após ferimentos acidentais no trabalho.

BIBLIOGRAFIA CONSULTADA

1. Cottone JA, Terezhalmy GT, Molinari JA. Practical infection control in dentistry. 2 ed. Philadelphia: Williams & Wilkins, 1996.
2. Manual de controle de infecção hospitalar. Ministério da Saúde. 1 ed. Brasília: Centro de Documentação do Ministério da Saúde, 1985.
3. Roenigk RK, RoenigkJr HH. Dermatologic surgery. Principles and practice. 2 ed. New York: Marcel Decker, 1996.
4. Sebben JE. Sterilization and care of surgical instruments and supplies. Journal of the American Academy of Dermatology, 1984.

Capítulo 17

CIRURGIA DERMATOLÓGICA BÁSICA

Noções de Anatomia – Anatomia da Face

Celso Luís Madeira
Elisa Raquel Martins Costa Marques

Introdução

Com a crescente atuação do dermatologista na área cirúrgica e o desenvolvimento de diversas tecnologias para o rejuvenescimento facial, cada vez mais o conhecimento da anatomia se torna fundamental para uma ação correta e segura.

O objetivo deste capítulo é proporcionar informações sobre a anatomia da face, mostrando a estreita relação entre a superfície cutânea e as estruturas internas, que devem ser preservadas durante os procedimentos cosméticos e cirúrgicos.

Marcadores ósseos

Os marcadores ósseos são importantes pontos de referência para a identificação de estruturas, tanto para a anestesia quanto para o reconhecimento de áreas de risco, permitindo ao cirurgião a realização de procedimentos com grande segurança.

Na face temos os forames supraorbital, infraorbital e mentoniano, que são marcadores de grande importância para a realização dos bloqueios anestésicos dos respectivos nervos supraorbital, infraorbital e mentoniano, que emergem por eles. Estes forames encontram-se sobre uma linha vertical imaginária denominada linha médio-pupilar, que se localiza a 2,5 cm da linha média da face.

O forame supraorbital está localizado sobre o osso frontal, na margem superior da órbita, lateral-

mente ao nariz. O infraorbital encontra-se sobre o osso maxilar, que forma a porção média da face, 1 cm abaixo do arco infraorbital. Na mandíbula encontramos o forame mentoniano, localizado no corpo da mesma, na linha médio-pupilar abaixo do primeiro dente pré-molar.

O osso frontal, que forma a porção anterior do couro cabeludo e da fronte, apresenta outro marcador denominado eminência frontal, uma protuberância que pode ser palpada acima do arco ciliar.

Temos ainda como marcador ósseo da face o osso zigomático que se divide em porção malar e arco zigomático, o qual é formado também pela porção do osso temporal. Este arco serve como ponto de inserção de alguns músculos da expressão facial e do músculo masseter, um dos responsáveis pela mastigação. Nas Figuras 17.1 e 17.2 podemos observar os ossos do crânio. Na Figura 17.3 estão descritos os principais forames da face e a linha médio-pupilar.

Músculos

Para melhor entendimento podemos dividir os músculos da face em dois grandes grupos: os músculos da mímica facial (Figura 17.4) e os relacionados com a mastigação (Figura 17.5).

Os músculos da mastigação são o masseter, o temporal, o pterigóideo medial e o lateral. Estes

■ Noções de Anatomia — Anatomia da Face

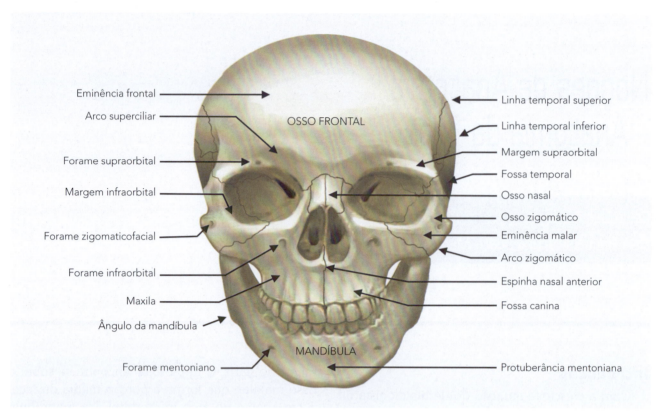

Figura 17.1 – *Vista frontal dos ossos do crânio.*

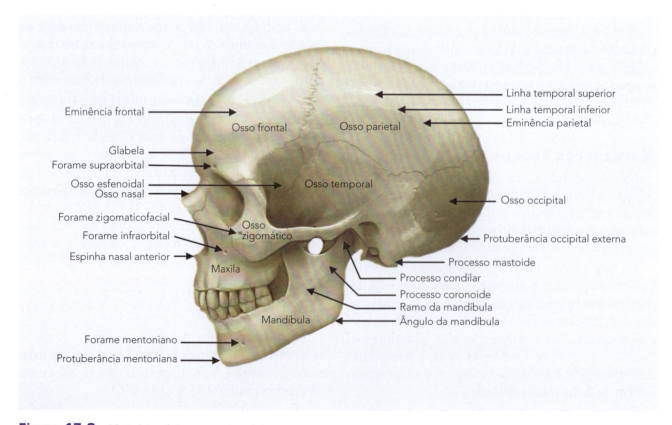

Figura 17.2 – *Vista lateral dos ossos do crânio.*

Noções de Anatomia — Anatomia da Face

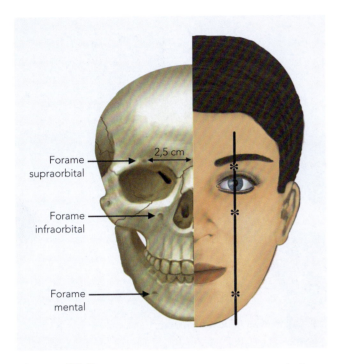

Figura 17.3 – *Localização dos principais forames da face e da linha médio-pupilar.*

músculos apresentam fáscia própria e são inervados pelas fibras motoras do ramo mandibular do nervo trigêmeo.

Já os músculos da mímica facial são responsáveis pelas expressões faciais e suas funções estão descritas na Tabela 17.1. Estes músculos fazem parte de um conjunto que denominamos de sistema músculo-aponeurótico superficial (SMAS) e formam uma trama fina e superficial interligada, com uma inserção ou influência sobre a pele. Durante a contração, os músculos seguem vetores de força que geralmente correm de sua inserção (porção do músculo que se move durante a contração) para sua origem (porção fixa do músculo), determinando linhas hipercinéticas perpendiculares à direção de contração, resultando em rugas inestéticas horizontais, verticais e oblíquas.

O nervo facial (VII par craniano) inerva todos estes músculos, com exceção do elevador da pálpebra superior (inervado pelo nervo oculomotor).

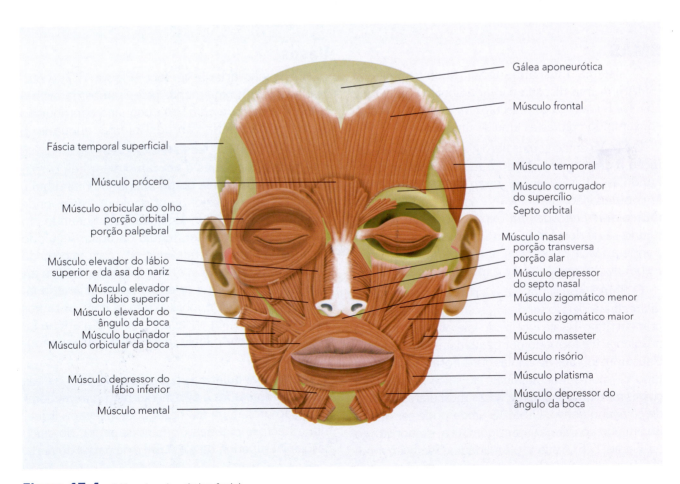

Figura 17.4 – *Músculos da mímica facial.*

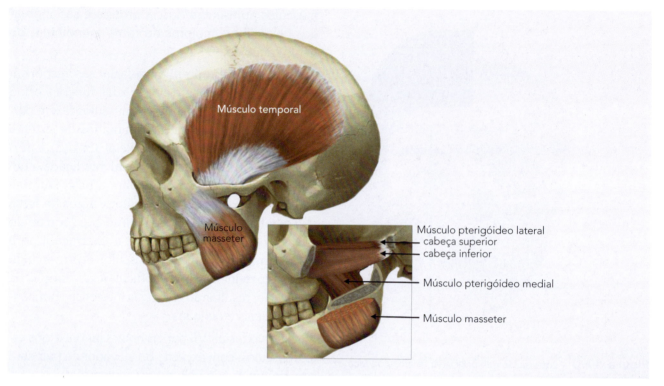

Figura 17.5 – *Músculos da mastigação.*

SMAS

O sistema músculo-aponeurótico superficial (SMAS) é uma discreta camada fibromuscular que envolve e interliga os músculos da expressão facial, constituindo com estes uma só unidade.

O SMAS emite septos fibrosos para cima, em direção à derme, permitindo a mímica facial e originando as linhas de tensão. É um sistema que permite coordenação, modulação e ampliação de ações musculares delicadas da expressão facial, constituindo-se de dois folhetos: o superficial, que corresponde a fáscia superficial, e o profundo, que corresponde aos músculos da expressão facial.

O SMAS apresenta características morfológicas diferentes podendo ser dividido em tipo 1 e tipo 2. O primeiro (tipo 1) está localizado lateralmente ao sulco nasolabial e é formado por pequenos septos que enclausuram lóbulos de células gordurosas. O segundo (tipo 2), situa-se medialmente ao sulco nasolabial e consiste de uma malha de fibras musculares e fibras de colágeno denso. O SMAS ainda pode ser dividido em porção infra e suprazigomática, demonstrado na Figura 17.6. A sua profundidade é variável, auxiliando a encontrar planos de descolamento seguros, evitando assim lesar estruturas importantes.

Vasos

A irrigação arterial da face (Figura 17.7) é realizada predominantemente pelos ramos da artéria carótida externa e com uma pequena contribuição de ramos da artéria carótida interna, enquanto a drenagem venosa é feita pela veia jugular.

A artéria facial que é um ramo da artéria carótida externa passa pela borda inferior da mandíbula, imediatamente anterior ao músculo masseter, onde podemos palpá-la com facilidade, continuando em diagonal em direção ao ângulo da boca, seguindo a lateral do nariz e terminando no canto interno do olho. Seus ramos são: a artéria labial superior, a artéria labial inferior e a artéria angular. A artéria labial superior irriga o lábio superior, com os ramos terminais para a ala nasal e o septo. Já a artéria labial inferior supre o lábio inferior e a parte superior da bochecha.

A artéria angular supre o dorso, a lateral e a ala nasal. Compressões e obstruções por preenchedores na região próxima à ala nasal podem levar à isquemia e necrose cutânea do lábio superior, do sulco nasolabial superior, da ala nasal e de partes do nariz.

No canto interno do olho temos uma importante anastomose entre os sistemas carotídeo interno e

Noções de Anatomia — Anatomia da Face ■

Tabela 17.1

MÚSCULOS DA MÍMICA FACIAL E SUAS FUNÇÕES

Músculo	Função	Origem	Inserção	Direção
Frontal	Elevação dos supercílios Elevação da pálpebra	Gálea aponeurótica, abaixo da sutura coronal	Pele da fronte em conjunto com fibras do prócero (fibras médias), corrugador e orbicular dos olhos (fibras laterais)	Vertical
Corrugador	Aproxima as sobrancelhas medialmente	Junção dos ossos frontal e nasal	Pele da porção medial dos supercílios	Horizontal e, em alguns casos, oblíquo
Prócero	Aproxima e deprime as sobrancelhas	Osso nasal	Subcutâneo e músculo frontal entre os supercílios	Vertical
Depressor dos supercílios	Deprime as sobrancelhas	Arco orbital superior medial	Derme na porção média dos supercílios	Vertical
Orbicular dos olhos Porções: orbital, palpebral e lacrimal	Parte orbital e palpebral: fechamento da rima ocular. Parte palpebral: reflexo de piscar os olhos. Parte orbital: aproxima e deprime a glabela. Parte lacrimal: direciona a drenagem do fluido lacrimal	Parte orbital: osso frontal (porção nasal), maxila (processo frontal), margem medial da órbita, saco lacrimal e ligamento palpebral medial. Parte palpebral: ligamento palpebral medial e saco lacrimal. Parte profunda da parte palpebral: crista lacrimal posterior	Parte orbital: ligamento palpebral lateral, semelhante a um esfíncter. Parte palpebral: ligamento palpebral lateral. Parte lacrimal: canalículo lacrimal, margem palpebral, glândula lacrimal	Vertical (porção orbital interna) e oblíqua (porção orbital medial)
Elevador da pálpebra superior	Elevação da pálpebra superior. Auxilia no piscar	No canal óptico, na superfície inferior da asa menor do osso esfenoide	Pele da pálpebra superior	Vertical
Nasal	Dilatação das narinas e participa da depressão da glabela	Meio da maxila	Parte alar: asa do nariz, margem das narinas. Parte transversa: cartilagem nasal lateral, aponeurose dorsal do nariz	Transversal
Depressor do septo	Deprime a columela e estreita as narinas	Fossa incisiva da maxila	Septo e parte dorsal da asa do nariz	Vertical
Zigomático maior e menor	Elevação do canto da boca	Zigomático maior: porção central do osso zigomático. Zigomático menor: porção medial do osso zigomático	Pele do lábio superior e ângulo da boca	Oblíqua
Elevador do lábio superior e asa do nariz	Elevação do lábio superior e dilatação das narinas	Processo frontal da maxila. Emerge do músculo orbicular dos olhos	Lábio superior. Circunferência posterolateral das narinas	Vertical

(Continua)

Tabela 17.1

MÚSCULOS DA MÍMICA FACIAL E SUAS FUNÇÕES

Músculo	Função	Origem	Inserção	Direção
Elevador do lábio superior	Elevação do lábio superior	Margem infraorbital e parte adjacente do processo zigomático da maxila. Emerge do orbicular dos olhos	Lábio superior	Vertical
Elevador do ângulo da boca	Eleva o ângulo da boca e acentua a prega nasolabial	Maxila (fossa alveolar do canino	Ângulo da boca, lábio superior	Vertical
Bucinador	Comprime as bochechas contra os dentes. É usado em atos como o de sugar. Auxilia na mastigação e em neonatos ajuda na amamentação	Processo alveolar do osso maxilar e mandíbula, articulação temporomandibular	Fibras do músculo orbicular da boca	Oblíqua
Risório	Auxilia o músculo elevador do ângulo da boca lateralmente e assim produzindo covinhas nas bochechas	Fáscia parotídea	Lábio superior e ângulo da boca	Transversal
Orbicular da boca	Fechamento e enrugamento dos lábios	Pele periorbital, lateral à linha média da mandíbula, borda alveolar da maxila	Lábios e outros músculos no ângulo da boca	Oblíqua
Depressor do lábio inferior	Depressão do lábio inferior	Linha oblíqua da mandíbula	Pele do lábio inferior	Vertical
Depressor do ângulo da boca	Deprime os cantos da boca para baixo	Linha oblíqua da mandíbula, abaixo do forame mentoniano	Ângulo da boca, lábios superior e inferior, pele do mento	Vertical
Mentoniano	Protusão do lábio inferior	Mandíbula, na altura do alvéolo do segundo incisivo inferior	Pele do mento	Vertical
Platisma	Eleva a pele do tronco superior, formando rugas transversais no pescoço. Deprime a pele da região mandibular	Derme profunda da região subclavicular e acromial	Camada profunda da derme da região mentoniana, borda inferior do corpo da mandíbula, comissura labial e linha oblíqua externa da mandíbula	Vertical

Fonte: Celso Luis Madeira e Elisa Raquel Martins Costa Marques.

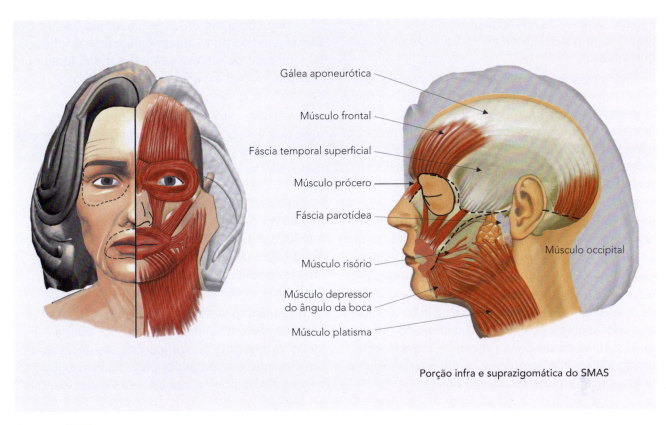

Figura 17.6 – Sistema músculo-aponeurótico superficial.

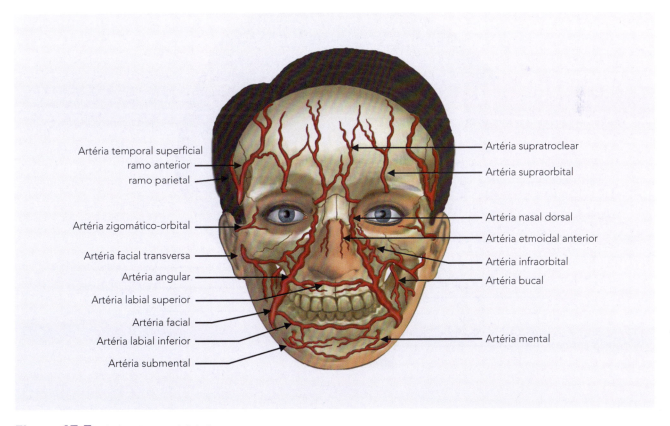

Figura 17.7 – Irrigação arterial da face.

externo, através da artéria angular e a artéria dorsal do nariz, ramo da artéria oftálmica (sistema carotídeo interno).

Outra responsável pela nutrição da face é a artéria temporal superficial, ramo da artéria carótida externa, que irriga as porções laterais da face, da fronte e do couro cabeludo. É facilmente palpada quando emerge da glândula parótida e penetra o tecido subcutâneo anterior ao *tragus*. Continua em direção cefálica e divide-se em ramo parietal e frontal.

Estes ramos nutrem a fronte, as sobrancelhas, a porção lateral superior das pálpebras e parte lateral do couro cabeludo.

Já a artéria maxilar interna provém da artéria carótida externa e divide-se em três importantes ramos, que se subdividem em ramos menores, sendo os de maior importância: a artéria alveolar anterior, que após emergir pelo forame mentoniano passa a ser denominada de artéria mental e irriga a região mentoniana e anastomosa-se com a artéria facial; a artéria bucal; e a artéria infraorbital.

O segundo ramo dá origem a artéria bucal e por último temos o ramo que origina a artéria infraorbital, que emerge pelo forame infraorbital junto com o respectivo nervo, anastomosando-se com ramos da artéria angular.

Da artéria carótida interna deriva a artéria oftálmica que vai ser responsável pela irrigação das pálpebras e partes do nariz e do couro cabeludo. Seus ramos são: artéria supraorbital, artéria infratroclear, artéria supratroclear e artéria nasal dorsal (Sobotta, Hollinshead). A artéria supratroclear supre a parte medial da órbita, a base nasal e a porção central inferior da fronte. Obstruções ou compressões desta artéria durante procedimentos de preenchimento na área da glabela podem levar a complicações como isquemia e decorrente necrose.

A drenagem venosa da face (Figura 17.8) ocorre paralelamente ao suprimento arterial, com as veias tendo as mesmas denominações das artérias, desembocando em sua maior parte na veia jugular interna e em menor volume na veia jugular externa.

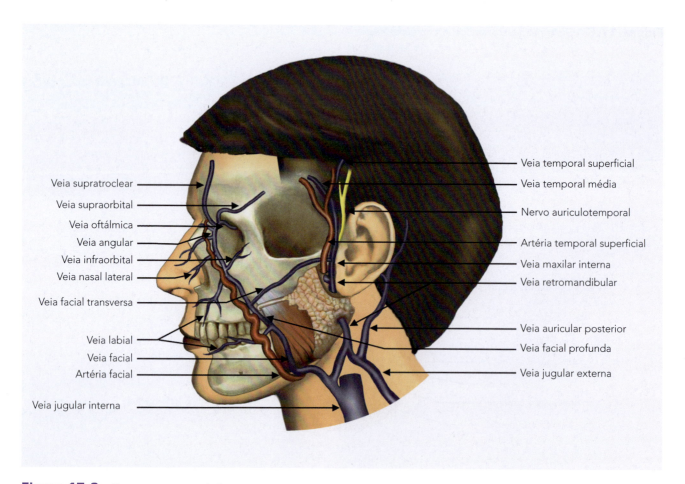

Figura 17.8 – *Drenagem venosa da face.*

Drenagem linfática

O sistema linfático é formado pelos vasos linfáticos e o tecido linfoide e se divide em capilares, vasos coletores e troncos que entram na circulação venosa na área da junção da veia jugular interna e da veia subclávia.

Os capilares possuem válvulas, já os vasos coletores apresentam um grande número delas, que se localizam a cada 2-3 mm, assegurando o fluxo da linfa em direção ao coração, frequentemente acompanhando as veias.

Os capilares linfáticos estão presentes em grande quantidade na derme papilar e nas membranas mucosas e ao redor de orifícios. O bloqueio da drenagem linfática pode acarretar com o tempo um linfedema persistente.

O conhecimento da anatomia da drenagem do sistema linfático é facilmente mensurado pelo exame clínico, que permite a avaliação do comprometimento de processos tanto infecciosos quanto neoplásicos.

A drenagem linfática da face (Figura 17.9) vai acontecer dos linfonodos superiores para os inferiores e dos superficiais para os profundos.

Na pele, os capilares localizam-se na derme papilar, drenam em sentido vertical e se conectam aos vasos linfáticos na gordura subcutânea e na fáscia superficial. Não são descritos nos músculos, mas estão presentes nas fáscias musculares.

Na prática diária do cirurgião dermatológico, os mais importantes são os linfonodos occipital, retroauricular, parotídeo, fascial, submandibular, submental e cervical lateral.

Linfonodos occipitais

Dividem-se em superficiais e profundos, sendo que os superficiais estão localizados na nuca na área occipital lateral entre a fáscia cervical superficial e o músculo esplênico. Estão próximos da artéria occipital superficial e do nervo occipital maior, recebem vasos aferentes da nuca e da região occipital, drenando para os linfonodos occipitais profundos ou para a cadeia acessória espinal.

Os linfonodos occipitais profundos recebem vários linfáticos aferentes dos músculos do pescoço e do linfonodo occipital superficial drenando para o linfonodo espinal acessório.

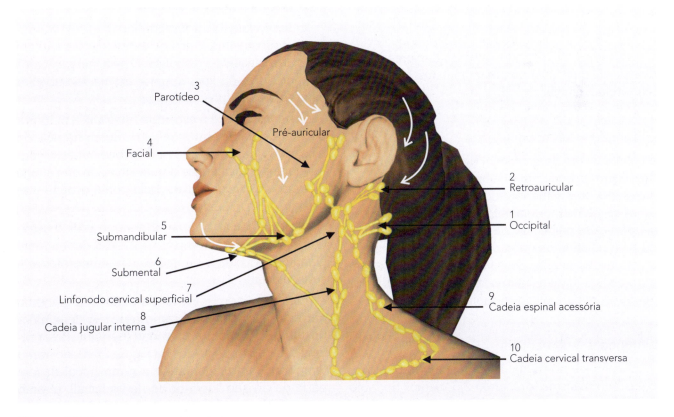

Figura 17.9 – Drenagem linfática da face.

Linfonodo retroauricular

Localiza-se na região mastóidea, abaixo do músculo auricular posterior, fixado pelas fibras anteriores de inserção do músculo esternocleidomastóideo. Drena as áreas parietal posterior e mastóidea do couro cabeludo e a região posterior da orelha. Sua drenagem segue para os linfonodos parotídeos infra-auriculares e para os linfonodos próximos da junção da cadeia espinal acessória e da cadeia jugular interna.

Linfonodos parotídeos

Localizados próximos da glândula parótida, dividindo-se em extraglandulares e intraglandulares. São os principais grupos de linfonodos, drenando a face superior, a lateral das pálpebras, a região frontal, a face lateral e frontal do couro cabeludo, o canal auditivo externo, a parte anterior do couro cabeludo, a orelha, a face lateral da região malar e o nariz, recebendo drenagem dos linfonodos retroauriculares.

Os linfonodos parotídeos drenam para a cadeia jugular interna e a cadeia cervical transversa.

Linfonodos faciais

Geralmente encontram-se na camada subcutânea acima dos músculos da expressão facial. Drenam para os linfonodos submandibulares e dividem-se em quatro grupos: mandibulares, bucinador, infraorbital e malar.

Linfonodos submandibulares

Maior grupo de drenagem desta área, fazendo a drenagem das glândulas submandibulares, dos lábios superiores e inferiores, da região malar medial, do nariz, da membrana mucosa da fossa nasal, das gengivas, das pálpebras, da fossa palatina posterior, do pilar palatino anterior, do palato mole e dos 2/3 anteriores da língua. Seus vasos eferentes drenam para cadeia jugular interna, porém podem drenar diretamente para a cadeia espinal acessória.

Linfonodos submentais

Localiza-se no triângulo submental do pescoço, abaixo do platisma, drenando 2/3 médios do lábio superior e da porção média da região malar, gengivas, parte anterior do assoalho da boca e 1/3 anterior da língua. Seus vasos eferentes podem drenar para os linfonodos da cadeia jugular interna ipsolaterais e contralaterais.

Linfonodos cervicais laterais

Dividem-se em cadeias superficial e profunda, sendo que a cadeia cervical superficial está sob a veia jugular externa, estando imediatamente acima ou fazendo parte dos linfonodos parotídeos e infra-auriculares, podendo ser palpados sob o músculo esternocleidomastóideo.

A cadeia cervical profunda é dividida em três cadeias principais: espinal acessória, cervical transversa e jugular interna, sendo que na junção da cadeia cervical transversa com a cadeia jugular interna os linfáticos entram na circulação venosa através da junção jugulossubclávia.

Na prática diária, algumas regiões de linfonodos devem ser pesquisadas quando da presença de neoplasias com possibilidade de metástases seguindo a Tabela 17.2.

Nervos

Inervação motora da face

O nervo facial (VII par craniano) é o nervo motor de todos os músculos da expressão facial e em sua parte sensitiva é responsável pela inervação dos 2/3 anteriores da língua, parte do meato auricular externo, palato mole e faringe.

O nervo facial é a estrutura anatômica mais importante para os cirurgiões que atuam na pele da face, pois quando lesado pode provocar alterações funcionais e cosméticas significativas, já que atinge os músculos responsáveis pela comunicação não verbal.

O nervo facial emerge do forame estilomastóideo e após emitir o ramo auriculoposterior entra na glândula parótida e bifurca-se em temporofacial e cervicofacial.

Estas duas divisões, ainda dentro da glândula parótida, formam cinco ramos que são denominados de acordo com a área que inervam. Estes ramos que podem ser vistos na Figura 17.10 são: ramo temporal, ramo zigomático e ramo bucal (fazem parte da divisão superior do nervo facial), e ramo marginal da mandíbula e ramo cervical (pertencem a divisão inferior).

Tabela 17.2
LINFONODOS A SEREM PESQUISADOS DE ACORDO COM A LOCALIZAÇÃO DA NEOPLASIA

Localização da Neoplasia	Linfonodos a Serem Pesquisados
Couro cabeludo	Occipital, retroauriculares e parotídeos
Parte lateral e medial das pálpebras	Parotídeo e facial
Nariz	Faciais
Região masseteriana e malar	Parotídeos
Região infraorbital e bucal	Faciais
Lábios	Submentonianos e submandibulares
Terço médio do lábio inferior	Linfonodos ipsolaterais e contralaterais
Restante dos lábios superior e inferior	Linfonodos ipsolaterais
Região anterolateral das orelhas	Parotídeos
Região médio-posterior das orelhas	Retroauriculares

Fonte: Celso Luis Madeira e Elisa Raquel Martins Costa Marques.

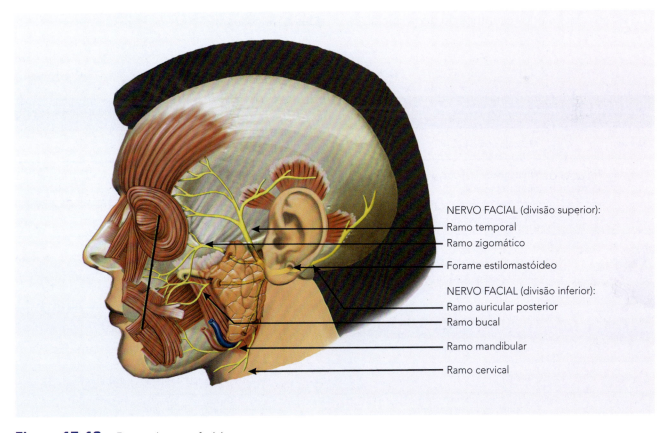

Figura 17.10 – *Ramos do nervo facial.*

O nervo facial ao emergir do forame estilomastóideo pode ser encontrado próximo da linha imaginária que conecta a borda superior do *tragus* ao ângulo da mandíbula. Neste local é protegido pelo processo mastóideo, que não se encontra totalmente formado até os 5 anos de idade, podendo nesta faixa etária estar vulnerável a traumas inadvertidos em procedimentos cirúrgicos realizados nesta localização.

Na glândula parótida, ao dividir-se em seus ramos, o nervo encontra-se recoberto apenas por uma camada de tecido glandular, fáscia parotídea e gordura subcutânea.

Após deixar a glândula, os ramos do nervo facial são recobertos pelo sistema músculo-aponeurótico superficial (SMAS), passando entre o SMAS e a fáscia profunda (massetérica ou temporal profunda) e penetram nos músculos em sua face profunda. Nesta posição abaixo do SMAS e sob os músculos da expressão facial, o nervo se encontra protegido na maioria dos procedimentos cirúrgicos, mesmo quando se superficializa no nível da região temporal ou do ângulo da mandíbula. Os planos ideais de dissecção e descolamento estão logo abaixo do plexo subdérmico na gordura subcutânea. Na Tabela 17.3 estão relacionados os ramos do nervo facial, os músculos por eles inervados e as alterações funcionais e cosméticas decorrentes de seus danos.

Inervação sensitiva

A maior parte da inervação sensitiva da face e da parte anterior do couro cabeludo é feita pelo V nervo craniano, o nervo trigêmeo. Já a parte posterior do couro cabeludo é inervada pelos nervos cervicais superiores C2 e C3 (Figura 17.11). Há ainda uma pequena contribuição dos nervos facial, glossofaríngeo e vago, inervando uma pequena parte da orelha.

Os nervos sensitivos (Figura 17.12) são independentes dos nervos motores e correm em um plano profundo, abaixo do SMAS ou abaixo dos músculos da mímica facial, sendo que os danos em nervos sensitivos apresentam menor repercussão que os danos em nervos motores.

Dependendo do grau do dano e da distância da lesão do gânglio sensitivo, a disestesia ou anestesia resultante pode ser reversível.

O nervo trigêmeo apresenta fibras que inervam a face e parte anterior do couro cabeludo; fibras motoras que inervam os músculos da mastigação e fibras secretoras para as glândulas lacrimais, parótidas e mucosas.

Tabela 17.3

INERVAÇÃO MOTORA DA FACE		
Nervos	*Músculos Inervados*	*Danos*
Temporal	Frontal, orbicular dos olhos, corrugador, temporoparietal	Diminuição ou perda da função do músculo frontal, ptose palpebral e dificuldade de elevar os supercílios
Zigomático	Orbicular dos olhos, prócero, nasal	Dificuldade para fechamento dos olhos
Bucal	Depressor do septo, nasal, elevador do lábio superior e da asa do nariz, elevador do lábio superior, zigomáticos maior e menor, bucinador, orbicular da boca, elevador do ângulo da boca	Diminuição da força dos músculos da boca, provocando acúmulo de alimentos, devido à perda de função do músculo bucinador
Marginal da mandíbula	Risório, orbicular da boca, depressor do ângulo da boca, depressor do lábio inferior, mentoniano, plastima, porção superior	Provoca déficit funcional e cosmético
Cervical	Platisma	Pouca importância cosmética e estrutural
Auricular posterior	Occipital, auricular posterior	Pouca importância cosmética e estrutural

Fonte: Celso Luis Madeira e Elisa Raquel Martins Costa Marques.

Noções de Anatomia – Anatomia da Face

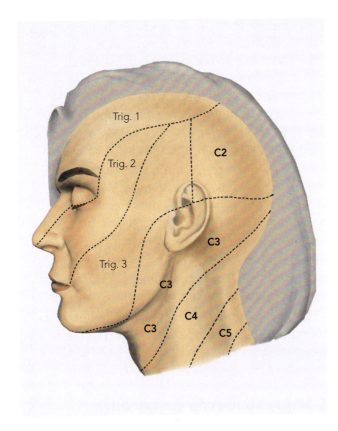

Figura 17.11 – *Demarcação da inervação sensitiva na face.*

As fibras sensitivas do nervo trigêmeo dividem-se em três divisões:
- Nervo oftálmico.
- Nervo maxilar.
- Nervo mandibular.

Nervo oftálmico

É o menor dos três ramos e apresenta somente função sensitiva e também se divide em três ramos principais: nervo nasociliar, nervo frontal e nervo lacrimal.

O nervo nasociliar forma dois nervos cutâneos: o nervo infratroclear e o ramo externo do etmoidal anterior. O nervo infratroclear é responsável pela inervação sensitiva da raiz do nariz e o ramo externo do etmoidal anterior inerva dorso, ponta e columela dorsal.

O nervo frontal ainda divide-se nos nervos supratroclear e supraorbital. O nervo supratroclear localiza-se na órbita a aproximadamente 1 cm lateral da linha média da face, inervando as pálpebras superiores, parte anterior medial da fronte e o couro cabeludo.

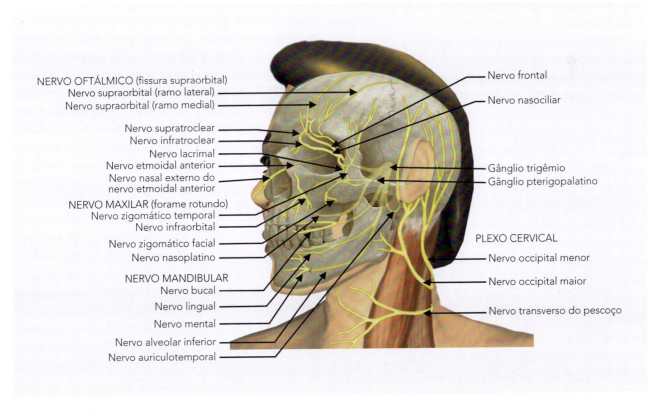

Figura 17.12 – *Inervação sensitiva da face.*

Localizado a 2,5 cm da linha média da face na órbita, o nervo supraorbital emerge pelo forame supraorbital em companhia da artéria e da veia supraorbital, inervando a região frontal, o couro cabeludo e as pálpebras superiores.

O nervo lacrimal emerge da parte lateral do arco orbital e inerva a pele das pálpebras superiores.

Além destes ramos cutâneos o nervo oftálmico apresenta fibras que dão sensibilidade à córnea, à conjuntiva ocular e à mucosa nasal.

Nervo maxilar

Emergindo do forame rotundo temos o nervo maxilar que se divide em nervos cutâneos:

- Nervo infraorbital, que emerge pelo forame infraorbital, à 2,5 cm lateralmente da linha média da face, aproximadamente a 1 cm abaixo do arco infraorbital.
- Nervo zigomático utiliza um pequeno forame no osso zigomático para inervar a pele da eminência malar.
- Nervo zigomático temporal emerge do forame localizado no processo frontal do osso zigomático na margem lateral da órbita e inerva a região temporal e uma porção do couro cabeludo.

Os ramos alveolar superior e palatinos, também ramos do nervo maxilar, são profundos e inervam os dentes superiores, a mucosa oral, o palato e a mucosa nasal.

Nervo mandibular

Apresenta fibras sensitivas que inervam a pele da face e as fibras motoras que inervam os músculos da mastigação e também apresenta três ramos cutâneos.

- Nervo auriculotemporal – seu trajeto é profundo na fossa infratemporal e torna-se superficial, juntando-se à artéria temporal superficial após emergir da glândula parótida para cruzar o arco zigomático em sentido cefálico. Inerva a região temporal e temporoparietal do couro cabeludo, enviando fibras sensitivas para a articulação temporomandibular, o canal auditivo externo e a membrana timpânica e apresenta ainda fibras secretoras para a glândula parótida.

- Nervo bucal – corre profundamente para a glândula parótida e cursa para a face superior do músculo bucinador, onde se divide em várias fibras que inervam a região malar sobre o músculo bucinador, penetrando o músculo e inervando a mucosa oral desta área. Devido ao grande número de pequenos ramos que chegam à pele, o seu bloqueio é inviável.

- Nervo mentoniano – é a terminação cutânea do nervo alveolar superior que chega à pele pelo forame mentoniano. Inerva o lábio inferior, a mucosa e a gengiva do lábio inferior e a pele da região mentoniana.

O nervo alveolar inferior passa através do canal da mandíbula e inerva os dentes inferiores antes de emergir como nervo mentoniano.

O nervo lingual passa profundamente e faz a inervação sensitiva dos 2/3 anteriores da língua, das gengivas e do assoalho da boca.

Compartimentos de gordura

A gordura da face é dividida em múltiplas unidades anatômicas independentes, denominadas compartimentos de gordura, separadas por finos septos fibrosos formados por projeções do sistema músculo-aponeurótico superficial (SMAS). Estes compartimentos podem ser superficiais ou profundos (Figuras 17.13 e 17.14) e a diminuição de volume ou mau posicionamento destes pode contribuir para a mudança do contorno da face durante o envelhecimento. O conhecimento destes compartimentos nos permite uma abordagem melhor e mais eficaz no tratamento cirúrgico e cosmético do paciente.

Compartimento de gordura da região frontal e temporal

A gordura frontal é composta por três compartimentos superficiais denominados frontal central, temporal médio e temporolateral.

O compartimento frontal central localiza-se no centro da fronte. Faz limite inferiormente com o dorso nasal e tem como limites laterais os compartimentos de gordura temporais médios bilateralmente, separado destes por um septo denominado septo temporal central.

O compartimento temporal médio situa-se ao lado do compartimento central bilateralmente, tendo

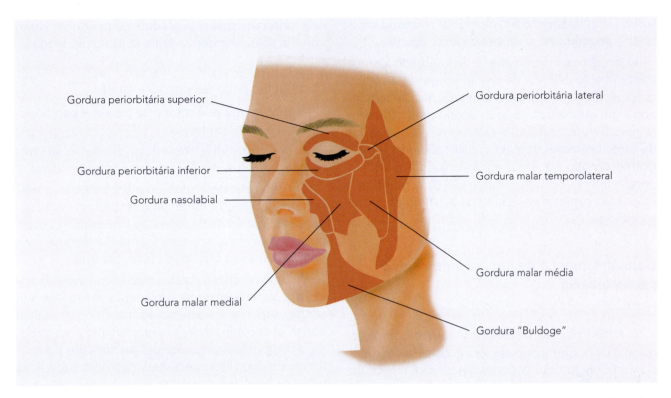

Figura 17.13 – *Compartimentos de gorduras – camada superficial. (Adaptada de Braz A, Sakuma T. Compartimentos de gordura in Preenchedores: Guia Prático de Técnicas e Produtos. Maria Helena L. Sandoval, Eloisa L. Ayres. 1 ed. São Paulo: ACF Farmacêutica, 2013.)*

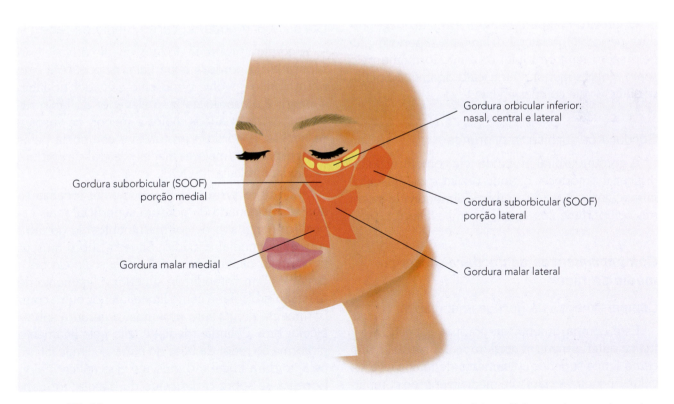

Figura 17.14 – *Compartimentos de gorduras – camada profunda. (Adaptada de Braz A, Sakuma T. Compartimentos de gordura in Preenchedores: Guia Prático de Técnicas e Produtos. Maria Helena L. Sandoval, Eloisa L. Ayres. 1 ed. São Paulo: ACF Farmacêutica, 2013.)*

Noções de Anatomia – Anatomia da Face

como limite inferior o ligamento de retenção orbicular e lateralmente o septo temporal superior.

O terceiro compartimento é denominado temporolateral e se estende da região temporal à região cervical. É delimitado superiormente pela linha temporal (proeminência do osso frontal), anteriormente pelo rebordo orbitário externo e septo anterior da face, lateralmente pelo couro cabeludo e inferiormente pelo ângulo e linha da mandíbula. Sua porção inferior repousa sobre a glândula parótida e na porção superior encontramos a artéria temporal superficial.

Compartimento de gordura da região periorbitária

Gordura periorbitária superficial

A região periorbitária apresenta três compartimentos de gorduras superficiais: gordura periorbitária superior, gordura periorbitária inferior e gordura periorbitária lateral. Os dois primeiros situam-se sob a pele das pálpebras superior e inferior respectivamente e são delimitados pelo rebordo de retenção orbicular. A gordura periorbitária inferior é fina e situa-se logo abaixo do tarso na pálpebra inferior.

O terceiro compartimento é formado pela gordura periorbitária lateral delimitada superiormente pelo septo temporal inferior e inferiormente pelo septo malar superior. O musculo zigomático maior se adere a este compartimento.

Gordura periorbitária profunda

A gordura orbital profunda tem como função lubrificar e amortecer o globo ocular e os músculos intraoculares. A gordura orbital inferior divide-se em três compartimentos: nasal, central e lateral.

Compartimentos de gordura do terço médio da face

Compartimento de gordura nasolabial

Este compartimento de gordura superficial situa-se anteriormente à gordura malar medial e tem como limite superior o ligamento de retenção orbicular. Encontra-se também medialmente ao compartimento de gordura profunda ocular suborbicular (SOOF). A borda inferior do músculo zigomático maior é aderente a este compartimento. Rohrich e

cols. observou que esta gordura sofre poucas variações de volume independente do sexo ou da idade.

Compartimento de gordura malar

A gordura malar é composta por uma porção superficial e outra profunda.

A gordura malar superficial divide-se em três compartimentos: medial, médio e temporolateral.

O compartimento malar medial localiza-se lateralmente ao suco nasolabial e tem como limite superior o ligamento de retenção orbicular e o compartimento orbicular lateral e como limite inferior a gordura do terço inferior da face (*jowl fat*).

O compartimento malar médio encontra-se anterior e superficialmente à glândula parotídea. Sua porção superior é aderente ao músculo zigomático maior. O encontro deste compartimento com os demais compartimentos aderidos ao músculo zigomático maior (gordura nasolabial e gordura superficial orbitária lateral) forma uma zona densa e aderente onde é descrito o ligamento zigomático.

O compartimento temporolateral já foi descrito anteriormente na parte da gordura frontal.

Gordura profunda do terço médio da face

A gordura profunda do terço médio da face está separada da gordura superficial pelo SMAS, que nesta região envolve o músculo elevador do lábio superior e a asa do nariz, o elevador do lábio superior, os zigomáticos maior e menor, os vasos e os nervos. A gordura profunda é composta pelos compartimentos malares medial e lateral e a gordura ocular suborbicular (SOOF).

A gordura profunda malar medial localiza-se abaixo da camada de gordura superficial mais especificamente sob os compartimentos de gordura superficial medial e médio. Situa-se sob o músculo orbicular ocular e ao redor do músculo elevador do lábio. Tem como limite superior o ligamento de retenção orbicular e como limite inferior outro compartimento de gordura profunda, a gordura suborbicular oral. O limite medial é feito pelo ligamento piriforme ao redor da base do nariz e o limite lateral pela gordura bucal e o músculo zigomático maior. Localiza-se sobre o periósteo da maxila, formando com este um espaço chamado de "espaço de Ristow". Este compartimento de gordura é irrigado principalmente pela artéria infraorbitária, além de ramos da artéria angular. Pode ser dividido em dois componentes: uma parte lateral, que envolve o músculo elevador do ângulo da boca e é adjacente a gordura bucal, e uma parte medial próxima à membrana piriforme.

Rohrich e cols. utilizando injeções de solução salina na região correspondente a este compartimento, observaram a restauração do aspecto jovem da região malar, com diminuição do sulco nasolabial, demonstrando a importância deste compartimento no envelhecimento da face.

A gordura profunda malar lateral situa-se sobre a fáscia do músculo masseter. A gordura ocular suborbicular (SOOF) situa-se profundamente, abaixo dos compartimentos de gordura superficial nasolabial e malar medial e inferiormente à borda infraorbital. O SOOF se divide em porções medial e lateral.

Compartimentos de gordura do terço inferior da face

Jowl fat

Localizado acima da borda inferior do corpo da mandíbula, este compartimento de gordura superficial forma uma unidade distinta da gordura nasolabial. Clinicamente apresenta-se como o "buldogue". Tem como limites o músculo depressor do lábio (medialmente) e o músculo platisma e a borda inferior do corpo da mandíbula (inferiormente). Este compartimento adere ao músculo depressor do ângulo da boca.

Gordura labiomandibular

Este compartimento de gordura superficial localiza-se entre a gordura mentoniana superficial e a *jowl fat.*

Gordura dos lábios

Os lábios têm compartimentos de gordura superficial e profunda. O músculo orbicular da boca insere-se na transição entre a parte úmida e seca dos lábios separando as gorduras em superficiais e profundas.

A gordura superficial (compartimento superficial) situa-se acima do músculo orbicular da boca e abaixo da semimucosa labial (parte seca) A gordura profunda denominada suborbicular oral localiza-se

abaixo do músculo orbicular da boca e acima da mucosa labial (parte úmida). Esta gordura apresenta diversos compartimentos.

Gordura mentoniana

É formada por dois compartimentos distintos.

O primeiro é formado pela gordura superficial mentoniana que se situa sobre o músculo mentoniano, próximo ao sulco mentolabial com o qual faz limite superior. Tem como limite lateral a gordura labiomandibular.

O segundo é formado pela gordura mentoniana profunda que se localiza abaixo do músculo mentoniano. O aumento de volume deste compartimento através de técnicas de preenchimento produz diminuição da área de concavidade da região mentoniana observada durante o envelhecimento.

Unidades cosméticas

A face pode ser dividida em diferentes regiões onde a pele em cada uma delas apresenta textura, cor e espessuras semelhantes. São delimitadas pelos sulcos da face e denominadas de unidades cosméticas.

Tem importância prática para os cirurgiões, pois as cicatrizes apresentam melhor aspecto estético quando colocadas sobre as linhas de junção.

Deve-se fazer o reparo com a unidade cosmética ou com o tecido de subunidades adjacentes e tentar deixar a cicatriz da área doadora na linha de junção.

Quando as incisões cruzam as linhas de contorno ou junção, as cicatrizes tornam-se aparentes e por vezes desfigurantes.

As unidades cosméticas podem ser divididas em grupos relacionados por sua localização, assim temos a unidade frontal, as pálpebras, o nariz, a boca e o mento.

Na unidade frontal temos as subunidades: frontal, glabela, temporal e sobrancelhas (Figura 17.15). As pálpebras apresentam várias subunidades que vão corresponder aos componentes do músculo orbicular dos olhos. Divide-se em: porções palpebral e orbital, sendo que a porção palpebral subdivide-se em subunidades pré-tarsal e pré-septal (Figura 17.16).

O nariz é composto de diversas subunidades e constitui a unidade cosmética de maior dificuldade

■ Noções de Anatomia – Anatomia da Face

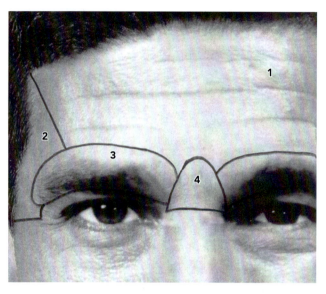

Figura 17.15 – *Subunidades cosméticas da fronte. 1. frontal; 2. temporal; 3. sobrancelha; 4. glabela.*

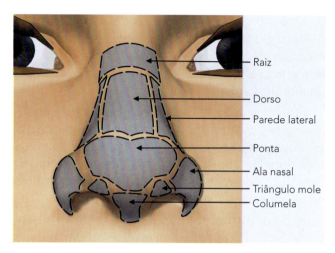

Figura 17.17 – *Subunidades cosméticas do nariz.*

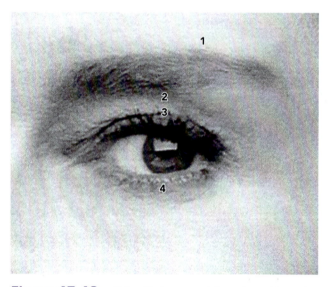

Figura 17.16 – *Subunidades cosméticas da região ocular. 1. orbital; 2. pré-septal; 3. Pré-tarsal; 4. sulco infraorbital.*

de reconstrução. Suas subunidades são: raiz, dorso, parede lateral, ponta, asa nasal, columela e triângulo mole (Figura 17.17).

A boca apresenta subunidades cutâneas e membrana mucosa e divide-se em: filtro, porção cutânea do lábio superior, vermelhão e porção cutânea do lábio inferior (Figura 17.18).

Constituído por uma única unidade temos o mento, que se apresenta com uma massa globular delimitada pelo sulco nasogeniano com pouca mobilidade.

Linhas de tensão da pele

As linhas de tensão da pele vão se apresentar como rugas e dobras que vamos observar na face sendo estas resultantes de fatores intrínsecos e extrínsecos (Figura 17.19).

A pele possui propriedades como tensão, elasticidade e extensibilidade que são resultantes da ação das fibras elásticas e fibras colágenas presentes na derme. Os fatores intrínsecos são determinados por estas fibras.

Com a idade, o colágeno reduz seu volume e alonga-se, as fibras elásticas se deterioram progressivamente, perdendo sua capacidade de retornar ao seu comprimento original, consequentemente a pele começa a cair com a força de seu próprio peso.

Os fatores extrínsecos são decorrentes da ação dos músculos da expressão facial que são ligados à pele e provocam uma tensão contrária mesmo quando em repouso. Com o envelhecimento, essa tração leva a um estiramento do colágeno em direção à ação dos músculos. O tecido elástico já deteriorado não consegue recuperar a forma da pele e as alterações passam a ser aparentes e a pele redundante aparecerá com uma grande quantidade de rugas e dobras.

As linhas de tensão são perpendiculares à somatória da direção da ação dos músculos, porém podem apresentar variações individuais. O aumento do alongamento das fibras colágenas, e a diminuição progressiva da eficiência do tecido elástico e a ação da tensão produzida pelos músculos da

Noções de Anatomia – Anatomia da Face

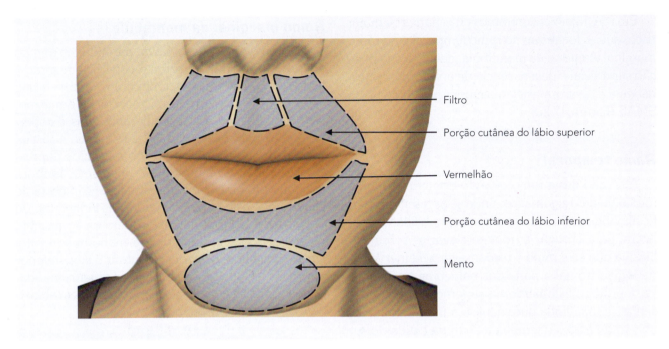

Figura 17.18 – *Subunidades cosméticas da boca e do mento.*

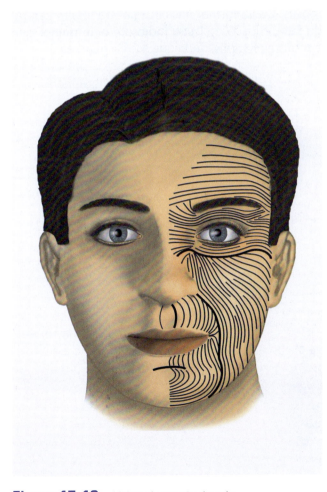

Figura 17.19 – *Linhas de tensão da pele.*

expressão facial conspiram para a formação das linhas de tensão. A idade e o dano solar contribuem para exacerbá-los.

Comprimindo a pele entre os dedos demonstramos finas rugas paralelas na direção das linhas de tensão. Comprimindo obliquamente ou cortando as linhas de tensão, podemos visualizar uma linha que se assemelha à letra S.

Para melhores resultados estéticos, as cicatrizes devem ter seu maior eixo paralelo às linhas de tensão da pele, pois quando cruzamos estas linhas podemos ter como resultado final cicatrizes inestéticas.

Áreas de risco

A estrutura mais importante na anatomia da face é o nervo facial, responsável pela inervação motora de todos os músculos da expressão facial.

O dano de alguns de seus ramos tem consequências devastadoras, resultando em paralisias musculares e assimetrias faciais.

Após emergir do forame estilomastóideo, o nervo facial penetra na glândula parótida onde ainda se encontra protegido. Ainda dentro da glândula forma cinco ramos que são: ramo temporal, ramo zigomático, ramo bucal, ramo marginal da mandíbula e ramo cervical.

Em seu trajeto encontramos duas partes de maior risco, que se localizam no ramo temporal e no ramo marginal temporal da mandíbula, devido a sua posição superficial e pela ausência de anastomoses nestes ramos, embora estejam sempre protegidos pelo SMAS (Figura 17.20).

Ramo temporal

A secção deste ramo quando este cruza o terço médio do arco zigomático, onde se apresenta superficialmente, pode resultar em uma imobilidade ipsolateral para enrugar a fronte e elevar as sobrancelhas, já que este ramo é responsável pela inervação da região frontal e parte das pálpebras superiores. Para projetar este nervo na superfície cutânea desenha-se uma linha que se inicia a meio centímetro abaixo do *tragus* e termina a 2 cm da cauda do supercílio (Figura 17.21).

Uma outra forma de identificar sua área de risco é desenhar uma linha que conecta o *tragus* à mais alta prega da fronte e outra linha do lóbulo da orelha à cauda do supercílio. Podemos encontrá-lo entre essas duas linhas (Figura 17.22).

Ramo marginal da mandíbula

No ponto em que este sai da parótida, no ângulo inferior da mandíbula, sobre a superfície anteroexterna do músculo masseter, próximo à artéria facial, deve-se ficar atento para não seccionar o mesmo. Neste local, encontra-se vulnerável, pois é coberto apenas pela pele, gordura subcutânea e fáscia. Em seu trajeto para inervar os músculos depressores do lábio é recoberto pelo platisma. Embora este músculo funcione como proteção, é importante lembrar que este apresenta variações individuais de espessura e ocasionalmente poderá estar ausente. A secção do ramo marginal da mandíbula resulta em incapacidade de verter e contrair o lábio inferior para baixo. Com a cabeça rodada e hiperextendida, pode-se localizá-lo a aproximadamente 2 cm abaixo da margem inferior da mandíbula.

Ramos bucais e zigomáticos

Após emergir da parótida, mantém uma situação mais profunda e tem um grande número de anastomoses. Desta forma, nas cirurgias da região central da face, o risco de lesão motora é bem menor que em outras regiões.

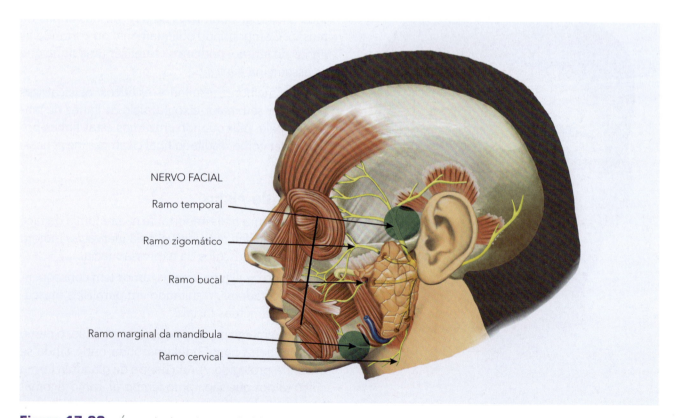

Figura 17.20 – *Áreas de risco do nervo facial.*

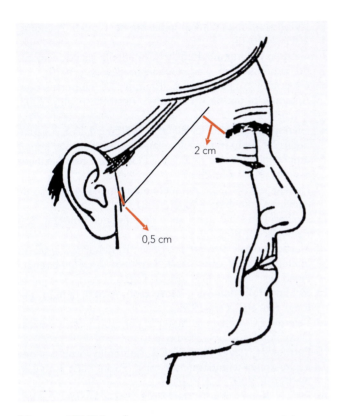

Figura 17.21 – *Áreas de risco do ramo temporal do nervo facial.*

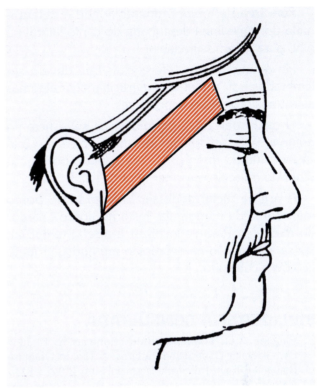

Figura 17.22 – *Áreas de risco do ramo temporal do nervo facial.*

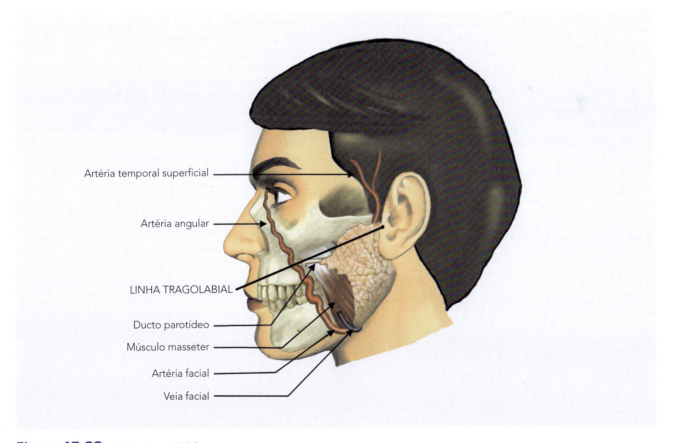

Figura 17.23 – *Linha tragolabial.*

Sua área de maior vulnerabilidade é determinada por uma linha desenhada do canto lateral do olho para a comissura labial.

Há alguns pontos referenciais que devem ser lembrados pois projetam superficialmente algumas estruturas profundas importantes.

O ducto parotídeo projeta-se na superfície no ponto em que um alinha que une o *tragus* ao lábio superior (linha tragolabial) intercepta o bordo anterior do músculo masseter (Figura 17.23).

A artéria facial pode ser localizada no ponto mais baixo da mandíbula, justo no bordo anterior do masseter. Para se localizar a artéria temporal, faz-se a palpação na depressão pré-auricular junto ao couro cabeludo.

BIBLIOGRAFIA CONSULTADA

1. Almeida ART, Marques ERMC, Banegas R, Kadunc BV. Glabellar Contraction Patterns: A Tool to Optimize Botulinum Toxin Treatment. Dermatol Surg. 2012; 1-10.
2. Antonio CR, Antonio JR, Garcia AC, Correia AA. Preenchimento da região glabelar – dissecando as razões da alta incidência de complicações e cegueira. Surg Cosmet Dermatol. 2012; 4(2):111-3.
3. Braz A, Sakuma T. Compartimentos de gordura. In: Sandoval MHL, Ayres EL. Preenchedores: Guia Prático de Técnicas e Produtos. 1 ed. São Paulo: ACF Farmacêutica, 2013.
4. Cohen JL, Brown MR. Anatomic considerations for soft tissue augmentation of the face. J Drugs Dermat. 2009; 8(1):13-6.
5. Davie JC, Fattah A, Ravichandiran M, Agur AM. Clinically relevant landmarks of the frontotemporal branch of the facial nerve: A three-dimensional study. Clinical Anatomy. 2012; 25:858-65.
6. Diamond M, Wartmann CT, Tubbs RS, Shoja MM, Cohen-Gadol AA, Loukas M. Peripheral facial nerve communications and their clinical implications. Clinical Anatomy. 2011; 24:10-18.
7. Gardner E, Gray JG, Rahilly R. Anatomia: estudo regional do corpo humano, 4 ed. Guanabara Koogan, 1978.
8. Ghassemi A, Prescher A, Riediger D, HubertusAxer. Anatomy of the SMAS revisited. AesthPlast Surg. 2003; 27:258-64.
9. Gierloff M, Stöhring C, Buder T, Wiltfang J. The subcutaneous fat compartments in relation to aesthetically important facial folds and rhytides. J Plastic Reconstr Aesthetic Surgery. 2012; 65:1292-7.
10. Heidegger GW. Atlas de anatomia humana, 4 ed. Rio de Janeiro: Guanabara Koogan, 1981.
11. Hollinshead WH. Livro texto de anatomia humana. São Paulo: Roca, 1980.
12. Macdonald MR, Spiegel JH, Raven R, Kabaker S et al. An anatomical approach to glabellarrhytids. Arch Otolaryngol Head Neck Surg. 1998; 124:1315-20.
13. McMinn RMH, Hutching RT. A colour Atlas of human anatomy, Smeets-weert, 1978.
14. Palermo EC. Anatomia da região periorbital. Surg Cosmet Dermatol. 2013; 5(3):245-56.
15. Petrus GM, Lewis D, Maas CS. Anatomic considerations for treatment with botulinum toxin. Facial Plast Surg Clin North Am. 2007; 15(1):1-9.
16. Pilse U, Anderhuber F. The chin and adjacent fat compartments. Dermatol Surg. 2010; 36:214-8.
17. Rohrich RJ, Pessa JE,Ristow B. The Youthful Cheek and the Deep Medial Fat Compartment. Plast Reconstr Surg. 2008; 121:2107-12.
18. Rohrich RJ, Pessa JE. The Fat Compartments of the Face: Anatomyand Clinical Implications for Cosmetic Surgery Plastic and Reconstructive Surgery.2007; 119(7):2219-27.
19. Salasche SJ. Bernstein G. Surgical anatomy of the skin, 1 ed. Norwalk: Appleton & Lauge, 1988.
20. Sobotta J, Becher H. Atlas de anatomia humana, 18 ed. Rio de Janeiro: Guanabara Koogan, 1984.
21. Spalteholz W. Atlas de anatomia humana. Belo Horizonte: Labor, 1972.
22. Tamura B. Topografia facial das áreas de injeção de preenchedores e seus riscos. Surg Cosmet Dermatol. 2013; 5(3):234-8.

Capítulo 18. Anestesia em
Cirurgia Dermatológica

Capítulo 18.1

Anestésicos mais Usados em Cirurgia Dermatológica – Farmacologia e Classificação segundo a Potência e o Modo de Ação

Mônica Manela Azulay

Olga Maria Rodrigues Ribeiro Leite

Tiago Silveira Lima

CIRURGIA DERMATOLÓGICA BÁSICA

Introdução

Anestésicos locais são substâncias que levam à perda da sensibilidade em uma área circunscrita do corpo pela inibição dos impulsos sensoriais ou por depressão da excitabilidade das terminações nervosas, sendo a ação destes reversível com completa recuperação da função nervosa e sem alteração da consciência.

Os anestésicos locais são empregados para prevenir o paciente da experiência dolorosa e viabilizar procedimentos cirúrgicos, promovendo transitória perda na sensibilidade com riscos e efeitos adversos minimizados.

O aprendizado dos princípios básicos da anestesia local, inclusive no que se refere à farmacologia das substâncias utilizadas, é de suma importância para a formação do cirurgião dermatológico, uma vez que a cirurgia inicia-se pela anestesia.

História

A história dos anestésicos começa no período Inca, quando a planta *Erythroxylum coca* era usada pela monarquia durante rituais religiosos pelos seus efeitos. Ao longo do tempo, o hábito de mascar folhas da "coca" se manteve na região do Peru, e em 1860, Niemann isolou o princípio ativo da planta, a cocaína. Em 1884, o cirurgião oftalmológico Karl Koller demonstrou que a anestesia geral poderia ser evitada com a aplicação da cocaína na conjuntiva. No século XX, foram criadas a procaína e a tetracaína, responsáveis por vários dos efeitos colaterais conhecidos dos anestésicos, principalmente reações alérgicas. Já em 1943, Loefgren sintetizou a primeira amida anestésica, a lidocaína, revolucionando a história da anestesia tópica, por sua eficácia, versatilidade e menor índice de reações adversas.

Mecanismo de ação

A sensação dolorosa ocorre por meio da propagação neural do estímulo elétrico pela fibra nervosa. Tal propagação é possível graças a diferentes concentrações elétricas entre o fluido extracelular com altos níveis de sódio e o fluido intracelular com altas concentrações de potássio. Dessa forma, em estado de repouso, a membrana externa da fibra nervosa é carregada positivamente, enquanto a membrana interna negativamente, ficando o potencial transmembrana negativo e em torno de –60 a –70 mV. Esse potencial é mantido predominantemente pela ação da bomba de sódio e potássio, que transporta sódio para o meio extracelular e potássio para o intracelular contra um gradiente de concentração e, portanto, com gasto de energia.

Quando ocorre estímulo doloroso, há uma instabilidade nos gradientes iônicos por meio da membrana, promovida pelo aumento da permeabilidade da membrana ao sódio. A entrada desses íons na célula nervosa pelos canais de sódio voltagem-dependentes, que são estruturas glicoproteicas localizadas na membrana celular e funcionam como poros aquosos, promove uma despolarização momentânea graças a uma inversão no potencial transmembrana, podendo este chegar a +40 mV, desencadeando, assim, o potencial de ação.

Os anestésicos locais agem interferindo na atividade elétrica das fibras nervosas, inibindo a despolarização mediante interferência no influxo de íons sódio. As substâncias anestésicas em contato com os tecidos promovem estabilização da membrana da fibra nervosa, aumentam o limiar de excitação elétrica e lentificam a propagação do impulso, reduzindo ou mesmo bloqueando o aumento do potencial de ação. Entretanto, o mecanismo pelo qual atuam as substâncias anestésicas ainda é controverso, existindo diversas teorias que tentam explicar como os anestésicos locais agem por meio da membrana neuronal e de alguma forma alteram a atividade dos canais de sódio.

Atualmente, o mecanismo de ação mais aceito consiste na ligação direta dos anestésicos locais sob a forma ionizada a receptores específicos dos canais de sódio da membrana axonal. A interação fármaco-receptor inativa o mecanismo que regula a entrada de íons sódios na célula nervosa, reduzindo a despolarização e impedindo a propagação do estímulo.

Contudo, o fato de que nem todos os anestésicos locais se apresentam na forma ionizada de atuação, como a benzocaína, por exemplo, sugere que haja outros mecanismos de ação, tais como a expansão da membrana e a distorção dos canais de sódio quando da presença de anestésico, inibindo o influxo de íons sódio para o interior celular.

A anestesia local promove a interrupção primeiramente de funções autonômicas, depois das sensitivo-motoras, pela inibição das sensibilidades térmica, dolorosa e tátil seguidas das sensibilidades à pressão e à vibração e, por último, das funções proprioceptivas e motoras, ocorrendo a recuperação das funções na ordem inversa. Essa sequência é dependente do tipo de anestésico utilizado e do diâmetro e da mielinização das fibras condutoras, de forma que as mais finas e menos mielinizadas são as mais suscetíveis.

As fibras que compõem os nervos são de diversos tamanhos, mas as principais na condução da dor são pequenas fibras C não mielinizadas e longas A mielinizadas, que podem ser bloqueadas por pequenas e similares concentrações de anestésicos locais. Já as fibras que conduzem outras sensações como tato e pressão podem ser bloqueadas mais tardiamente. Portanto, durante o procedimento com a anestesia local o paciente poderá sentir o toque, a pressão, e deverá ser avisado para não ficar apreensivo.

Estrutura química

As substâncias utilizadas em anestesia local possuem estrutura química básica semelhante, com três porções: o anel aromático (lipofílico), uma cadeia intermediária e o grupo amina terminal (hidrofílico) (Figura 18.1.1).

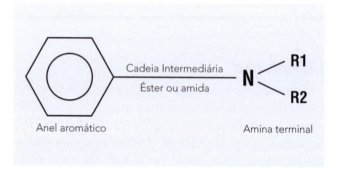

Figura 18.1.1 – *Estrutura química geral dos anestésicos. (Fonte: Grekin RC, Auletta MJ. Local anesthesia in dermatologic surgery. J Am Acad Dermatol. 1988; 19(4):599-614.)*

A porção hidrofílica (ionizável) evita a precipitação do anestésico, facilitando sua dissolução desde o ponto de aplicação até o ponto de ação da substância, além de interagir com o receptor celular. A porção lipofílica permite a passagem da molécula pela membrana lipídica da célula nervosa, que é o local de ação dos anestésicos. A cadeia intermediária determina, além da classificação do anestésico (grupo éster ou amida), a alergenicidade, a potência e o metabolismo associados a cada um desses grupos.

Classificação

Podemos classificar os anestésicos em dois grupos distintos, diferenciados por meio de sua cadeia intermediária, os ésteres e as amidas. Eles têm comportamento bastante diferente quanto à farmacocinética e potencial alergênico.

Ésteres

Os ésteres são metabolizados pela enzima colinesterase presente no plasma, e sua excreção é feita pelos rins. O ácido para-aminobenzoico (PABA) é um dos metabólitos desses anestésicos, e responsável por grande parte das reações alérgicas nos pacientes. Pacientes com deficiência da colinesterase podem sofrer os efeitos do acúmulo sérico da substância. Por todos esses motivos, são reservados principalmente para anestesia tópica, não injetável. Os anestésicos do grupo éster podem ainda apresentar reação alérgica cruzada com a benzocaína, a parafenilediamina e as sulfonamidas, por seu metabólito ser o PABA. Entretanto, uma história prévia de reação às substâncias do grupo éster não contraindica o uso das substâncias do grupo amida, podendo ser usadas com segurança, uma vez que não há reação cruzada entre os dois grupos.

São eles: tetracaína, procaína, cloroprocaína, benzocaína, cocaína, dibucaína, proparacaína.

Amidas

As amidas são os anestésicos mais modernos, metabolizados pelas vias do citocromo P4503A4, no fígado. Os pacientes mais suscetíveis a efeitos colaterais desses medicamentos são os que apresentam doença hepática (com redução de sua função metabólica), ou fazem uso de medicamentos que inibem a ação do citocromo P4503A4 (por aumentar a concentração da substância no organismo), ou aqueles com fluxo sanguíneo reduzido para o fígado, como os portadores de insuficiência cardíaca ou usuários de anti-hipertensivos.

Dentre as amidas destacamos: dibucaína, prilocaína, bupivacaína, ropivacaína, etidocaína, mepivacaína, lidocaína.

Anestesia infiltrativa

Principais substâncias utilizadas (Tabelas 18.1.1 e 18.1.2)

Procaína

Possui início de ação moderada e duração da ação rápida, apresenta duração com vasoconstritor de 30-90 minutos e sem vasoconstritor de 15-30 minutos. Pode ser usado clinicamente para infiltração na concentração de 0,5 e 1-2% para raquianestesia.

Cloroprocaína

Possui início de ação moderada e curta duração (30-60 minutos). Por sua baixa toxicidade sistêmica, é muito usada em obstetrícia e em cirurgias ambulatoriais rápidas como infiltração, com concentração de 0,5%, ou bloqueio de nervos periféricos com concentração de 2%.

Lidocaína

É o anestésico local mais utilizado na atualidade por sua versatilidade, potência e segurança. Foi o primeiro agente anestésico do grupo amida a ser sintetizado, sendo até hoje um anestésico padrão que serve de comparação para os demais. Possui metabolismo hepático, com início de ação rápida (2-3 minutos) e duração de ação longa, atingindo com vasoconstritor de 1-6 horas e sem vasoconstritor de 30 minutos até 2 horas. Seu uso clínico pode ser tópico, por infiltração, bloqueio de nervos periféricos, raquianestesia e bloqueio epidural. As concentrações mais utilizadas são 0,5, 1 e 2% e a dose máxima recomendada é de 7,0 mg/kg de peso com vasoconstritor (não devendo exceder 500 mg ou 13 tubetes anestésicos) e de 4,5 mg/kg de peso sem vasoconstritor (300 mg ou 8 tubetes).

Mepivacaína

Possui início de ação rápida (1,5 a 2 minutos) e duração longa (com vasoconstritor 1-6 horas e sem vasoconstritor 30 minutos-2 horas). Apresenta padrão anestésico similar à lidocaína e pode ser usado em infiltração, bloqueios periféricos, anestesia epidural e raquianestesia, porém é ineficaz como anestésico tópico. As concentrações mais usadas são 1% e 2%. As doses máximas recomendadas são semelhantes às da lidocaína com e sem vasoconstritor. Contudo, consegue produzir menos vasodilatação, podendo ser utilizada sem vasoconstritor em procedimentos curtos.

Prilocaína

Apresenta ação similar à da lidocaína, mas provoca menos vasodilatação e, portanto, pode ser usada sem associação com vasoconstritor, o que é muito interessante nas situações em que o vasoconstritor está contraindicado. Seu início de ação é rápido, apresenta duração longa e, geralmente, é usado

■ Anestésicos mais Usados em Cirurgia Dermatológica – Farmacologia e Classificação segundo a Potência e o Modo de Ação

Tabela 18.1.1

CARACTERÍSTICAS CLÍNICAS DOS ANESTÉSICOS LOCAIS

Anestésicos Locais		Concentrações Disponíveis (%)	Vasoconstritor	Início de Ação	Duração de Ação	
					Com Vaso	Sem Vaso
Éster	• Procaína	0,5; 1; 2	Epinefrina 1:50.000 1:100.000	Moderado 6-10 min	Curta 30-90 min	Curta 15-30 min
	• Cloroprocaína	0,5; 2	Epinefrina 1:200.000	Moderado 6-12 min	Curta 45-60 min	Curta 30-45 min
	• Tetracaína	0,1; 0,25	Fenilefrina	Lento	Longa 4-8 h	Longa 2-4 h
Amida	• Lidocaína	0,5; 1; 2	Epinefrina 1:50.000 1:200.000 Fenilefrina 1:2.500	Rápido 2-3 min	Longa 1-6 h	Moderada 30 min-2 h
	• Mepivacaína	1; 2; 3	Epinefrina 1:100.000 Levonordefrina 1:200.000	Rápido 1,5-2 min	Longa 1-6 h	Moderada 30 min-2 h
	• Prilocaína	0,5; 1; 2; 3	Epinefrina 1:200.000 Felipressina 0,03 UI/mL	Rápido 2-4 min	Longa 1-6 h	Moderada 30 min-2 h
	• Bupivacaína	0,25; 0,5; 0,75	Epinefrina 1:200.000	Lento 15 min	Longa 4-8 h	Longa 2-4 h
	• Etidocaína	0,5; 1; 1,5	Epinefrina 1:200.000	Rápido 2-3 min	Longa 2-6 h	Longa 3 h
	• Ropivacaína	0,2; 0,75; 1	–	Moderado 1-15 min	–	Longa 2-6 h

na concentração de 3% e possui a felipressina como vasoconstritor. Essa substância é descrita como a menos tóxica dos anestésicos locais, porém, em altas doses, pode surgir meta-hemoglobinemia. Seu uso clínico pode ser feito em infiltrações, bloqueios periféricos, anestesia e epidural.

Etidocaína

Possui início de ação rápido (2-3 minutos) e duração de ação longa (2-6 horas). Está disponível nas concentrações 0,5, 1 e 1,5%, e a dose máxima recomendada é de 8,0 mg/kg (300 mg).

Ropivacaína

É um dos mais novos anestésicos locais do grupo amida, pertencente ao mesmo grupo da mepivacaína e da bupivacaína. Apresenta longa duração de ação anestésica com reduzida cardiotoxicidade em relação a equivalentes doses de bupivacaína. Por possuir início de ação mais rápido que a bupivacaína e duração do efeito anestésico mais longo que a lidocaína (2-6 horas), vem sendo considerada um anestésico local potencialmente útil em cirurgias dermatológicas, além de promover vasoconstrição isoladamente, o que é importante em

Tabela 18.1.2

ANESTÉSICOS LOCAIS E RESPECTIVAS DOSES MÁXIMAS RECOMENDADAS EM ADULTOS

Anestésicos Locais		Dose Máxima Recomendada (adultos)	
		Com Vaso	Sem Vaso
Éster	• Procaína	1.000 mg 15 mg/kg	500 mg 7 mg/kg
	• Cloroprocaína	1.000 mg 15 mg/kg	800 mg 8,8 mg/kg
	• Tetracaína	–	175 mg 2,5-3 mg/kg
Amida	• Lidocaína	500 mg 7 mg/kg	300 mg 4,5 mg/kg
	• Mepivacaína	500 mg 7 mg/kg	300 mg 4,5 mg/kg
	• Prilocaína	400 mg 8 mg/kg	400 mg 8 mg/kg
	• Bupivacaína	200 mg 2,5-3 mg/kg	200 mg 2,5-3 mg/kg
	• Etidocaína	400 mg 8 mg/kg	300 mg 4 mg/kg
	• Ropivacaína	–	200 mg 3 mg/kg

pacientes de risco. Está disponível nas concentrações de 0,2, 0,75 e 1%. A dose máxima recomendada é de 3 mg/kg (200 mg).

Bupivacaína

Possui início de ação lento e duração muito lenta (com vasoconstritor 4-7 horas, podendo chegar a 10 horas, e sem vasoconstritor 2-4 horas). Pode ser usada para bloqueios periféricos, infiltração, raquianestesia e anestesia epidural. As concentrações mais habituais são: 0,25, 0,5 e 0,75%. É um anestésico muito útil em cirurgias mais longas e quando se deseja prolongar a analgesia no pós-operatório. A desvantagem do início de ação lento pode ser superada pela associação com quantidades iguais de lidocaína a 2%.

Tetracaína

Apresenta início de ação lento e duração da ação longa. Quando associada a vasoconstritor, apresenta duração longa de 3-6 h e sem vasoconstritor, de 2-3 h. Está presente nas concentrações de 0,1 e 0,25%. Seu principal uso é na raquianestesia e raramente é usada para infiltração ou bloqueios periféricos.

Anestesia tópica

A aplicação manual do anestésico sobre a superfície de pele e mucosas, em veículo gel ou creme, já é prática usual e importante no dia a dia do dermatologista. Sua utilidade é indiscutível nos procedimentos de cosmiatria como *laser*, aplicação de toxina botulínica e preenchedores cutâneos, *peelings*, microagulhamento, subcisão etc. Em cirurgia dermatológica, destacamos seu uso em eletrocirurgia, *shaving* de pequenas lesões, extração de molusco contagioso, entre outros. Pode também ser muito útil antes da aplicação de anestésicos injetáveis, reduzindo a dor local, principalmente nos pacientes com fobia de agulha.

Antes da aplicação, a área da pele deve ser bem lavada a fim de retirar qualquer resíduo (maquiagens, cosméticos, filtros solares) que possa atrapalhar a absorção do medicamento. É importante lembrar que essa lavagem não deve ser feita com produtos que contenham peróxido de benzoíla, que reduz a absorção da substância. O anestésico idealmente será espalhado sobre a pele com espátula ou abaixador de língua. São necessários uma camada grossa do produto e um tempo de permanência adequado (entre 30-60 minutos a depender das substâncias) para eficácia ideal. Para potencializar a ação anestésica, pode-se lançar mão da massagem e/ou oclusão do produto. Este deve ser removido com gaze seca e, em seguida, a pele deve ser limpa com gaze úmida.

Vale ressaltar que como os anestésicos injetáveis, eles também podem causar os mesmos graves efeitos adversos se houver grande absorção sistêmica, com destaque para os efeitos neurológicos. Por isso, devemos respeitar o limite de área e tempo de cada preparação disponível no mercado, principalmente nas crianças. Em 2007, o Food and Drug Administration (FDA) colocou o assunto em alerta, quando anunciou a morte de duas mulheres após oclusão de anestésico tópico nas pernas antes de epilação a *laser*. Em 2006, o mesmo órgão descontinuou a comercialização de cinco marcas de anestésicos tópicos por motivo de segurança. É muito comum a manipulação farmacológica de fórmulas diversas com concentrações variáveis desses produtos, prática que pode ser perigosa.

No Brasil, os produtos mais utilizados por dermatologistas são o EMLA® (lidocaína 2,5% + prilocaína 2,5% em creme), o Dermomax® (lidocaína 4% em creme) e, mais recentemente, o Pliaglis® (lidocaína 7% + tetracaína 7%).

Principais substâncias utilizadas

Lidocaína

A pomada de lidocaína a 5% (Xilocaína®) é conhecido e versátil anestésico de mucosas e pele não íntegra. Pode ser indicada nas situações inflamatórias dolorosas da mucosa oral, como a aftose e a mucosite, e antes de pequenos procedimentos e aplicação de anestesia injetável da cavidade oral. Todos os anestésicos tópicos de pele íntegra também possuem lidocaína.

Prilocaína

Encontrada em anestesia tópica de pele íntegra associada à lidocaína.

Proparacaína

Usada em colírios oftalmológicos na concentração 0,5%, na dermatologia é útil na retirada de corpos estranhos dos olhos, nas pequenas cirurgias envolvendo a pálpebra e até na cirurgia micrográfica de Mohs. A dose é de 1-2 gotas em cada olho, tem efeito em 30 segundos, persistindo mais de 15 minutos. Pode ser reaplicada a cada 5-10 minutos se necessário, por no máximo sete vezes. É necessário, após o procedimento, cobrir a pálpebra fechada com curativo, já que a anestesia inibe o reflexo de "piscar".

Dibucaína

Também chamada de cinchocaína, apresenta potentes ação e toxicidade, por isso seu uso é mais limitado nas formulações tópicas, na concentração de 0,5-1% (Nupercainal®), para anestesia e alívio de prurido anorretal (hemorroidas, fissuras, inflama-

ção), de queimaduras e de picadas de inseto, além de pequeno procedimentos da mucosa anal.

Tetracaína

Excelente anestésico tópico, hoje em dia é praticamente seu único uso. São disponíveis no mercado preparações oftalmológicas e cutâneas com essa substância. Os cuidados devem ser os mesmos já descritos anteriormente.

Uso de vasoconstritor

Considerações e vantagens

Os anestésicos locais produzem vasodilatação pelo relaxamento do músculo liso, aumentando a absorção sistêmica do produto e diminuindo a quantidade da substância ativa no local da injeção. Portanto, quando substâncias vasoconstritoras, como a epinefrina, são adicionadas a uma solução anestésica, a absorção do anestésico para a circulação se faz mais lentamente, a quantidade de anestésico requerida é menor e o risco de toxicidade sistêmica é consequentemente diminuído. Além disso, o uso de vasoconstritor aumenta a potência da anestesia, prolonga a duração do efeito da substância e reduz o sangramento no local.

As substâncias vasoconstritoras utilizadas em associação com anestésicos locais classificam-se em dois grupos farmacológicos: aminas simpaticomiméticas (epinefrina, norepinefrina, fenilefrina e levonordefrina) e análogos da vasopressina (felipressina).

Contraindicações

O uso de vasoconstritores está contraindicado nos dedos e na região peniana, embora muitos artigos tenham sido publicados atualmente descrevendo o sucesso de cirurgias realizadas com bloqueios digitais utilizando-se anestésicos contendo epinefrina, desde que utilizados em concentrações aceitáveis e seguras.

Substâncias vasoconstritoras devem ser evitadas ou usadas com cautela nos pacientes com feocromocitoma, hipertireoidismo, hipertensão grave, glaucoma agudo e doença cardiovascular grave. Nos pacientes diabéticos não compensados e que recebem insulina, o risco do uso de vasoconstritores também é aumentado pelo efeito hiperglicemiante da epinefrina. O uso de vasoconstritores no primeiro trimestre da gestação pode afetar a organogênese e, em altas doses, causar espasmo da artéria uterina, ocasionando a diminuição da perfusão placentária. No final da gravidez, pode retardar o trabalho de parto. É improvável, todavia, que pequenas quantidades utilizadas em cirurgias dermatológicas sejam danosas às pacientes.

Contudo, qualquer indicação de não utilização de vasoconstritores deve ser previamente avaliada quanto às melhores propriedades anestésicas e ao menor risco de toxicidade advindos do seu emprego. Quando a contraindicação do uso de vasoconstritores adrenérgicos estiver estabelecida, pode-se optar pela felipressina (vasoconstritor análogo à vasopressina, hormônio liberado pela hipófise). A felipressina produz vasoconstrição apenas local, sendo eficaz na redução do fluxo sanguíneo, no prolongamento do efeito e na redução dos níveis plasmáticos do anestésico, embora sua eficácia constritora seja inferior à das aminas simpaticomiméticas.

Como alternativa adicional nos casos de restrição aos vasoconstritores, anestésicos locais de longa duração de ação e que não apresentam efeito vasodilatador significativo, tais como a mepivacaína e a ropivacaína, podem ser utilizados.

Efeitos adversos sistêmicos

Relacionados com os anestésicos

Toxicidade

A toxicidade ocorre pela dosagem excessiva da substância na corrente sanguínea. A quantidade necessária da substância para produzir uma *overdose* pode estar relacionada com o tipo de substância, a predisposição do indivíduo, a rápida absorção, a injeção intravascular acidental e biotransformação e eliminação lentas. Os sintomas são decorrentes da ação da substância em nível inicialmente de sistema nervoso central e, em seguida, cardiovascular e respiratório, e são diretamente proporcionais à dosagem da substância no sangue.

O quadro clínico de toxicidade pode ser leve e o paciente irá apresentar euforia e fala rápida, formigamento dos lábios, gosto metálico na boca e tremores. Esse quadro pode ir se intensificando ou já se apresentar moderado, em que o paciente apresenta fala mais lenta, desorientação e convulsão. Podem ocorrer casos mais graves, com colapso vascular

e apneia. Os casos de toxicidade, em sua maioria, são transitórios e leves e não é necessário nenhum tratamento, porém o reconhecimento precoce é essencial e algumas medidas devem ser tomadas de acordo com as manifestações clínicas. Nos casos leves, apenas colocar o paciente na posição de Trendelemburg; já nos moderados, são necessários oxigenoterapia e benzodiazepínicos endovenosos (EV). Nos quadros com diminuição da pressão arterial é importante uma expansão com soro fisiológico endovenoso e também pode-se usar efedrina (50 mg, por via intramuscular [IM], ou 10-20 mg EV). Havendo convulsões, além dos benzodiazepínicos endovenosos (Valium® 10-20 mg), podem-se usar barbitúricos (Gardenal®) ou fenitoína (Hidantal®). Nos casos mais graves, nos quais ocorrem apneia e colapso circulatório, medidas intensivas devem ser instituídas como: intubação e assistência ventilatória, oxigenoterapia, uso de vasopressores, administração de fluidos endovenosos e até as manobras de ressuscitação cardiopulmonar.

A toxicidade pode ser prevenida com algumas medidas, como pré-operatório adequado, evitar injeção endovenosa, observação do paciente durante a injeção do anestésico, injeção que deve ser feita lentamente. Nos casos de injeção mais profunda, como os bloqueios, a aspiração antes da injeção previne as injeções intravasculares acidentais. Sempre que possível, deve-se optar pelo bloqueio nervoso, uma vez que se diminui a quantidade de anestésico a ser usada. Adicionalmente, menores volumes de anestésico, em concentrações mais baixas, devem ser utilizados, assim como substâncias apropriadas para cada ato, porém compatíveis com uma anestesia eficiente. Quando for necessário um maior volume anestésico, deve-se registrar a quantidade que está sendo utilizada e usar parceladamente. Uma boa monitorização pode ser feita com o uso de um oxímetro de pulso durante o ato cirúrgico.

Embora atualmente existam anestésicos locais de longa duração mais seguros quanto à cardiotoxicidade, tais como a ropivacaína e a levobupivacaína (bupivacaína apenas com isômeros levógiros), o debate sobre a toxicidade dos anestésicos locais ainda permanece, uma vez que continuam a ser relatados casos de colapso cardiovascular e convulsões após bloqueios periféricos com essas substâncias. A escolha de um anestésico ideal é de suma importância, porém o mecanismo de bloqueio da condução nervosa em técnicas regionais (bloqueio reversível dos canais de sódio) é o mesmo que desencadeia cardiotoxicidade e convulsões, portanto importância adicional deve ser dada a técnicas anestésicas mais seguras e eficazes.

Meta-hemoglobinemia

Principalmente a prilocaína, mas também benzocaína, lidocaína e ainda tetracaína e cocaína são capazes de converter a hemoglobina em meta-hemoglobina. Esta, por sua vez, apresenta menor capacidade de transportar oxigênio e remover dióxido de carbono dos tecidos periféricos, o que pode gerar quadros gravíssimos. Os sinais e sintomas percebidos, em ordem crescente com relação aos níveis de meta-hemoglobinemia são: cianose, cefaleia, tontura, intolerância ao exercício, síncope, taquicardia, fadiga, confusão mental, taquipneia, taquicardia, convulsões, coma, sinais de acidose e morte.

Esse quadro é muito mais comum nas crianças, particularmente nos menores de 6 meses dada a proporção de sua área corporal.

Alergia

Reações alérgicas aos anestésicos locais são extremamente raras, representando menos de 1% das adversidades. Correspondem a reações anafiláticas (tipo I, mediadas por IgE) e de hipersensibilidade (tipo IV, relacionadas com a imunidade celular).

Alergia aos anestésicos do grupo éster é muito mais frequente que a aos anestésicos do grupo amida, uma vez que reações anafiláticas são causadas principalmente pelo PABA, que se forma da metabolização do radical éster. Raramente os pacientes apresentam alergia aos anestésicos do grupo das amidas. Todavia, pode haver reação cruzada entre o radical éster com metilparabeno, usado como preservativo no veículo de vários anestésicos amida. Muitos pacientes que acreditam ser alérgicos aos anestésicos locais, na verdade sofreram em algum momento uma reação vasovagal ou uma resposta adversa pela injeção intravascular de lidocaína ou epinefrina. Não obstante, a suspeita de alergia obviamente deve ser sempre descartada.

Apenas 20% das reações alérgicas são do tipo I, sendo 80% consequentes às reações do tipo IV. As primeiras resultam em: urticária, angioedema, dispneia, tosse, cólicas abdominais, diarreia, náuseas, vômito, hipotensão e colapso cardiovascular. E as do tipo IV em dermatite de contato.

O tratamento da reação de hipersensibilidade imediata consiste na injeção subcutânea de 0,5 mL (0,1-0,3 mL em crianças) de epinefrina 1:1.000, que pode ser repetida em intervalos de 5 a 15 minutos enquanto durarem os sintomas. Ventilação com máscara de oxigênio deve ser mantida. A hipotensão é tratada com hidratação e vasopressores (metoxamina, fenilefrina) endovenosos e broncoespasmo persistente com 250-500 mg de aminofilina endovenosos. Os anti-histamínicos e corticosteroides não são antianafiláticos, porém são úteis na prevenção e na recorrência dos sintomas, evitando o uso de epinefrina adicional. Os anti-histamínicos devem ser mantidos por vários dias.

Idiossincrasia

Alguns pacientes desenvolvem reações adversas a quantidades normais de anestésicos apropriadamente administrados. O quadro assemelha-se a uma reação tóxica aos anestésicos. Parece que alguns indivíduos apresentam um limiar baixo aos efeitos tóxicos dos anestésicos, e o mais interessante é que quase sempre esses indivíduos não reagem quando da administração desses anestésicos associados à epinefrina. Entretanto, quando o anestésico puro é aplicado, mesmo em pequenas doses, ocorre toxicidade. Basicamente nesses casos devem-se manter boa ventilação, suporte respiratório e circulatório adequados.

Reações vagais

A reação sistêmica mais comum com a administração de anestésicos locais é a "fobia de agulha" com uma resposta vasovagal em pacientes ansiosos e com temor de agulha. Os sintomas geralmente são palidez, pele fria e úmida, taquipneia, diaforese, náuseas, bradicardia, hipotensão e até síncope; esse quadro pode ser revertido apenas com a posição de Trendelemburg e nos casos mais graves podem-se usar oxigenoterapia e inalação de aromáticos.

O diagnóstico diferencial de uma reação vasovagal deve ser feito com o de toxicidade, reação anafilática e *overdose* de vasoconstritores. Esta última não oferece muita dificuldade, uma vez que na reação vagal observa-se hipotensão ao invés de hipertensão com o uso excessivo de vasoconstritores.

Já na reação anafilática serão observadas complicações respiratórias e, quanto à toxicidade, é fácil de ser descartada, uma vez que os episódios vasovagais ocorrem logo ao se iniciar a administração do anestésico, enquanto na toxicidade é necessária antes a absorção da substância, e na reação vasovagal não há sinais premonitórios de excitabilidade do sistema nervoso central. Os episódios vasovagais podem ser evitados adotando-se posição supina no pré e no pós-operatório imediato, bem como sedação.

Relacionados com o vasoconstritor

Idealmente, a dose máxima de concentração na mistura de epinefrina/lidocaína é de 1:100.000, sendo encontradas concentrações mais baixas no mercado. Diluições menores aumentam o risco de isquemia. A substância tem efeito vasoconstritor até na diluição de 1:1.000.000, como na solução tumescente de Klein.

O efeito colateral menos grave da substância é aumentar a dor local, já que, pela instabilidade da epinefrina, são acrescentados conservantes e o pH é reduzido, o que gera acidose local e dor. Uma dica para minimizar a sensação dolorosa do paciente seria a mistura do vasoconstritor ao anestésico no momento da cirurgia, poupando a solução dos conservantes, ou rediluindo a solução comercializada com lidocaína pura e/ou bicarbonato de sódio a 8,4%, aumentando o pH.

A reação adversa mais comum da epinefrina é a taquicardia transitória, acompanhada por estado de excitação do paciente. Em casos mais graves, principalmente com injeções intravasculares ou em quantidades excessivas, podem surgir palpitações, sudorese, palidez, dor torácica, tremores, nervosismo, cefaleia e aumento na pressão arterial. A dose total de epinefrina não deve exceder cerca de 100 mL da solução na concentração de 1:100.000, quantidade exorbitante para cirurgias dermatológicas.

Em associação com anestésicos locais, o efeito vasoconstritor das aminas simpaticomiméticas ocorre por meio da estimulação de receptores α-adrenérgicos localizados nas paredes das artérias menores.

A epinefrina também é uma substância endógena produzida pelas suprarrenais quando o sistema nervoso central é ativado, atuando em receptores α-adrenérgicos (vasoconstrição periférica), β_2-adrenérgicos (broncodilatação e vasodilatação nos músculos esqueléticos) e β_1-adrenérgicos (aumento da frequência cardíaca) dos órgãos inervados pelo sistema nervoso autônomo simpático. Portanto, todos os seus efeitos adversos podem ser, da mesma maneira, precipitados pela epinefrina endógena excessiva, resultante de fatores psicológicos relacionados com a injeção ou a própria cirurgia. A ocorrência de efeitos graves com o uso de epinefrina é incomum, mesmo em pacientes de risco, desde que as doses máximas sejam respeitadas.

A norepinefrina, também liberada endogenamente, atua como neurotransmissor de fibras nervosas adrenérgicas. Primariamente determina a estimulação α-adrenérgica, assim como a fenilefrina e a levonordefrina. Quando associada a anestésicos locais, produz mais arritmias cardíacas e maior aumento da pressão arterial em relação à epinefrina, além de induzir vasoconstrição mais acentuada, tornando maior o risco de ocorrer lesão tecidual.

A levonordefrina produz ação cardíaca menos acentuada que a epinefrina, entretanto, por estar presente em maiores concentrações nas soluções comerciais, seus efeitos cardíacos podem ser considerados similares. Ainda em relação à epinefrina, apresenta maior aumento na pressão arterial.

Deve-se considerar o fato de que várias das manifestações adversas induzidas por vasoconstritores podem também ser produzidas com uma dose excessiva de anestésico ou uma reação anafilática. A diferença é que tanto na toxicidade anestésica quanto na anafilaxia a pressão sanguínea cai abruptamente, enquanto o excesso de vasoconstritores a eleva.

Interações medicamentosas
Substâncias anestésicas

Pacientes usuários de medicamentos que inibem a ação do citocromo P450 apresentam risco de manifestarem os efeitos colaterais do acúmulo sérico de anestésicos do grupo amida (os mais utilizados), por redução no seu metabolismo. Seu manejo merece atenção especial (Tabela 18.1.3).

Como os anestésicos são vasodilatadores, nos pacientes em uso de anticoagulantes orais ou fármacos com ação anticoagulante, pode haver intensificação do sangramento durante a cirurgia, porém já existe um consenso para suspensão das substâncias anticoagulantes 15 dias antes do procedimento cirúrgico.

Tabela 18.1.3

MEDICAMENTOS DE USO COMUM QUE INIBEM O CITOCROMO P450

Ciprofloxacina	Cetoconazol	Eritromicina
Ofloxacino	Itraconazol	Claritromicina
Amiodarona	Fluconazol	Tetraciclina
Fluoxetina	Voriconazol	Metronidazol
Isoniazida	Miconazol	Citalopram
Paroxetina	Ritonavir	Fluoxetina
Nifedipina	Nelfinavir	Paroxetina
Nicardipina	Amprenavir	Sertralina
Diltiazem	Indinavir	Carbamazepina
Verapamil	Ciclosporina	Ácido valproico
Cimetidina	Midazolam	Triazolam
Dexametasona	Metilpredinisolona	

Fonte: Cayot A, Laroche D, Disson-Dautriche A, Arbault A, Maillefert JF, Ornetti P. Cytochrome P450 interactions and clinical implication in rheumatology. Clin Rheumatol. 2014; 33(9):1231-8.
Klein JA (ed.). Tumescent technique: tumescent anesthesia and microcannular liposuction. St Louis: Mosby, 2000.

Vasoconstritores

Quando os anestésicos são associados a vasoconstritores, deve-se ter cautela com as seguintes substâncias: antidepressivos tricíclicos, inibidores da MAO, fenotiazinas, bloqueadores β-adrenérgicos, anfetaminas e digitálicos.

- **Antidepressivos tricíclicos (amitriptilina, nortriptilina, imipramina, desipramina, clomipramina, doxepina, maprotilina):** podem desencadear hipertensão marcada e arritmias cardíacas. Devem ser utilizadas doses inferiores a 0,05 mg de epinefrina em injeção lenta. Tal contraindicação não se aplica aos antidepressivos atípicos (mianserina, bupropiona e fluoxetina).

- **Inibidores da monoamina oxidase (MAO) (tranilcipromina, moclobemida):** podem desencadear crise hipertensiva. Entretanto, essa interação aplica-se apenas à fenilefrina, metabo-

lizada pela MAO, uma vez que vasoconstritores exógenos, como epinefrina, norepinefrina e levonordefrina, são degradados por outras vias metabólicas.

- **Fenotiazinas (clorpromazina, levomepromazina, flufenazina):** uma injeção intravascular acidental de epinefrina pode agravar o efeito hipotensivo do medicamento, que se liga aos receptores α-adrenérgicos, restando para a epinefrina apenas os β-adrenérgicos (vasodilatadores da musculatura esquelética). Adicionalmente, arritmias cardíacas graves têm sido relatadas pela interação desses medicamentos com anestésicos locais contendo vasoconstritores adrenérgicos.

- **Bloqueadores β-adrenérgicos não seletivos (propanolol, nadolol, timolol, pindolol, alprenolol, labetalol, ocprenolol, sotalol):** por atuarem indiscriminadamente nos receptores β_1 cardíacos e β_2 periféricos, essas substâncias impedem a dilatação arteriolar por agentes simpaticomiméticos, prevalecendo os efeitos vasoconstritores α-adrenérgicos. Portanto, a interação medicamentosa entre vasoconstritores adrenérgicos e bloqueadores β-adrenérgicos não seletivos pode acarretar hipertensão arterial grave, bradicardia reflexa, parada cardíaca e acidente vascular cerebral. Devem ser excluídos dessa interação os bloqueadores β-adrenérgicos seletivos β_1 (atenolol e metoprolol).

- **Cocaína:** é de grande importância a identificação de pacientes consumidores de cocaína, uma vez que essa substância é um anestésico local de potente ação simpaticomimética, com o uso da qual, dependendo da dose administrada, podem ser verificadas hipertensão e taquicardia graves, além de complicações mais graves tais como arritmias, isquemia miocárdica, infarto e morte. Dependendo da via de administração, a cocaína pode estar presente no sangue de 2 até 6 horas após o uso e a utilização de anestésicos locais em associação a vasoconstritores. Nessas condições, pode ocasionar complicações cardiovasculares graves. O ideal é que o procedimento cirúrgico seja adiado por pelo menos 24 horas após o uso da substância.

Gravidez e lactação

A lidocaína, nas doses convencionais, é considerada segura para a gestante e o feto, apesar de cruzar a barreira placentária. É categoria B. A epinefrina pode estar associada ao anestésico desde que haja extremo cuidado para não haver injeção intravascular, pois essa substância pode causar vasoconstrição da artéria umbilical. A lidocaína também é excretada no leite materno, mas também é considerada segura na lactante uma vez que o bebê metabolizaria a substância sem maiores complicações.

Já a bupivacaína e a mepivacaína são contraindicadas na gestação (categoria C), pois podem gerar bradicardia fetal.

Quanto à anestesia tópica, é recomendado o uso de produtos que contenham apenas lidocaína. A prilocaína tópica pode causar meta-hemoglobinemia fetal.

Anestesia em dermatopediatria

Muitas vezes é possível realizar pequenos procedimentos e cirurgias em crianças a nível ambulatorial, sem necessidade de anestesia geral ou sedação em centro cirúrgico, a depender da idade do paciente, do entendimento e da cooperação da criança e dos responsáveis. Os anestésicos tópicos podem ser utilizados respeitando-se os limites de área tratada e o tempo de aplicação de cada anestésico, como EMLA® e Dermomax®, conforme orientação de bula segundo idade e peso do paciente. A anestesia injetável também é utilizada, com pequenos volumes (dose máxima de lidocaína: 4,5 mg/kg sem vasoconstritor e 2 mg/kg com vasoconstritor). Por vezes, é interessante rediluir a solução pronta (p. ex., lidocaína a 2%, para lidocaína 0,5-1%). É útil também a associação das duas modalidades de anestesia.

Como mencionado, merece destaque nesses tipos de paciente a meta-hemoglobinemia como efeito colateral dos anestésicos, em particular nos lactentes.

Conclusão

Em cirurgia dermatológica, a escolha do anestésico é muito importante. Antes do procedimento devem ser decididas a substância, a via de administração e a quantidade de produto, baseando-se em alguns critérios como tempo e tipo de procedimento, região anatômica que será submetida à anestesia, custos das medicações e as variáveis inerentes ao

paciente como comorbidades, idade, medicamentos em uso, alergias, "tolerância a agulhas" e perfil psicológico. De modo geral, a lidocaína supre com êxito todas as necessidades do cirurgião dermatológico, tanto na anestesia infiltrativa quanto na tópica (sendo encontrada em quase todas as preparações). Há substâncias mais modernas, que acrescentam algumas outras vantagens, como a vasoconstrição, porém vêm também acrescidas de maior ônus. Profissionais experientes podem lançar mão da mistura de duas ou mais substâncias, somando suas vantagens; no entanto, esse método acompanha maior risco no manejo. Podem também associar anestesia tópica e infiltrativa, minimizando o incômodo da injeção.

Como métodos substitutivos às substâncias anestésicas (nos pacientes com contraindicação) ou adjuvantes para maior eficácia, o dermatologista tem a possibilidade de utilizar métodos físicos (gelo, aparelhos resfriadores), anti-inflamatórios não hormonais (como cetorolaco de trometamina), analgésicos comuns e opioides, gabapentina ou pregabalina, dexametasona, além de sedativos, como cetamina e α_2-agonistas (clonidina e dexmedetomidina). Em sua maioria, são também capazes de prevenir a dor no pós-operatório.

As substâncias e os métodos anestésicos úteis na cirurgia dermatológica são seguros e relativamente de simples aplicação, desde que sejam respeitadas as peculiaridades de cada substância e cada paciente. O conhecimento na área é imprescindível para o dermatologista.

O dermatologista deve estar familiarizado com as modalidades e os tipos de anestésicos tópicos que, usados da maneira correta, oferecem excelente perfil de segurança e eficácia.

Os anestésicos do grupo éster são metabolizados por uma enzima do sangue e são os maiores responsáveis pelas reações alérgicas pelo PABA, seu metabólico.

No grupo amida encontramos as substâncias mais utilizadas, como a lidocaína, com menores efeitos colaterais; porém, por serem metabolizadas pelo fígado, apresentam maior chance de gerar reações adversas em hepatopatas e usuários de medicamentos que inibem o citocromo P450.

A anestesia tópica é muito útil, mas também exige controle rigoroso do tempo e da área máxima de aplicação do anestésico.

A anestesia infiltrativa impõe o conhecimento de doses máximas, início de ação e tempo de duração do anestésico.

Comumente a epinefrina é associada ao anestésico, gerando menor toxicidade deste, aumentando a potência da anestesia, prolongando a duração do efeito da substância e reduzindo o sangramento no local; deve-se tomar cuidado com risco de necrose de tecidos, injeção intravascular, comorbidades e uso de medicações passíveis de interação pelo paciente.

BIBLIOGRAFIA CONSULTADA

1. Azulay MM, Leite OMRR. Anestesia em consultório. Farmacologia dos anestésicos e interações medicamentosas. In: Gadelha AR, Costa IMC. Cirurgia dermatológica em consultório. São Paulo: Atheneu, 2009.
2. Cayot A, Laroche D, Disson-Dautriche A, Arbault A, Maillefert JF, Ornetti P. Cytochrome P450 interactions and clinical implication in rheumatology. Clin Rheumatol. 2014; 33(9):1231-8.
3. Goldberg D, Maloney M. Dermatologic surgery and cosmetic procedures during pregnancy and the post-partum period. Dermatol Ther. 2013; 26(4):321-30.
4. Grekin RC, Auletta MJ. Local anesthesia in dermatologic surgery. J Am Acad Dermatol. 1988; 19(4):599-614.
5. Huang W, Vidimos A. Topical anesthetics in dermatology. J Am Acad Dermatol. 2000; 43(2 Pt 1):286-98.
6. Jakobsson JG. Pain management in ambulatory surgery – a review. Pharmaceuticals (Basel). 2014; 7(8):850-65.
7. Klein JA (Ed.). Tumescent technique: tumescent anesthesia and microcannular liposuction. St Louis: Mosby, 2000.
8. Sobanko JF, Miller CJ, Alster TS. Topical anesthetics for dermatologic procedures: a review. Dermatol Surg. 2012; 38(5):709-21.
9. Trapp L, Will J. Acquired methemoglobinemia revisited. Dent Clin North Am. 2010; 54(4):665-75.

Capítulo 18.2

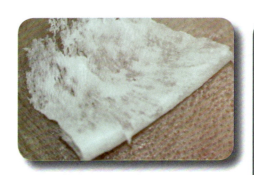

Anestesia Tópica

Alcidarta dos Reis Gadelha

Pontos de destaque

- Atualmente, a anestesia tópica, isolada ou associada a outros métodos, é muito útil na realização de vários procedimentos em cirurgia dermatológica, em pacientes com fobia de agulha ou para amenizar a dor de uma injeção posterior como a da anestesia infiltrativa.
- Em algumas situações a anestesia tópica pode ser utilizada, isoladamente, com eficácia, antes da execução de procedimentos como a aplicação de toxina botulínica, a realização de preenchimentos, curetagem ou *shaving*. Em outros casos, a anestesia tópica pode ser complementada e potencializada pela associação com a anestesia infiltrativa, com o uso de analgésicos sistêmicos e, até mesmo, com a conversa tranquilizadora com o paciente.
- A redução e mesmo a eliminação da dor podem ser alcançadas por métodos físicos como a vibração ou o resfriamento da pele ou químicos como a aplicação de anestésicos locais.
- O uso mais efetivo e seguro dos anestésicos locais é facilitado pelo melhor conhecimento sobre os mecanismos de absorção e ação das substâncias, bem como de seus efeitos colaterais.
- Assim, a hidratação, o calor, a oclusão, a redução da camada córnea, a iontoforese, a eletroporação e a associação de métodos ou de substâncias anestésicas em maiores concentrações podem aumentar a rapidez de ação, a eficácia e a durabilidade da anestesia, entretanto podem, também, elevar o risco de aparecimento de reações sistêmicas pela absorção transdérmica.
- É importante que o médico esteja preparado para tentar evitar ou tratar possíveis, embora improváveis, efeitos colaterais sistêmicos do uso tópico de anestésicos como a urticária, a meta-hemoglobinemia e a anafilaxia e os mais comuns, os efeitos locais, como o eritema, a palidez, o edema, a dermatite de contato e as parestesias.
- O uso racional dos anestésicos tópicos permitirá ao profissional selecionar o método anestésico mais apropriado ao procedimento, evitando, por exemplo, o uso de mistura eutética de prilocaína e lidocaína a 2,5% ou de lidocaína a 4% antes do tratamento de telangiectasias ou de mancha em vinho do Porto, pois o branqueamento ocasionado por esses anestésicos diminuirá a absorção da energia do *laser* pelos vasos e, consequentemente, a sua eficácia. Por outro lado, quando usar elevadas concentrações de anestésicos como a lidocaína a 6-20% e a tetracaína 6-10%, evitar a oclusão e limitar a aplicação a áreas menores da pele como os *hot spots* ou áreas mais sensíveis.

■ ANESTESIA TÓPICA

- Atualmente os anestésicos tópicos comercializados e mais utilizados em cirurgia dermatológica são: a mistura eutética de prilocaína a 2,5% e lidocaína a 2,5% (EMLA® creme), a lidocaína a 4% (Dermomax® creme), a mistura eutética de lidocaína + tetracaína a 7% cada (Pliaglis®) e a proximetacaína a 0,5% (Anestalcon®).

- A mistura eutética de tetracaína + lidocaína a 7% (Pliaglis®, Galderma), recentemente lançada no Brasil (2014), é um creme que, em contato com a pele, resseca rapidamente, formando uma película pronta e facilmente destacável após a obtenção da anestesia desejada, o que normalmente ocorre em 30-60 minutos. Além da facilidade de aplicação e remoção e do rápido início de ação, essa mistura apresenta a vantagem de proporcionar anestesia de moderada a elevada qualidade, propiciando a execução de procedimentos mais agressivos como o microagulhamento e o *laser* de CO_2. Ademais e, principalmente, tem perfil de segurança muito elevado pela baixa absorção transcutânea. Todavia, nunca é exagerado lembrar que as altas concentrações anestésicas (7%) e um anestésico éster (tetracaína) presentes na composição do Pliaglis®, podem, embora excepcionalmente, ocasionar reações tóxicas sistêmicas ou anafilaxia.

- Mais recente ainda é a comercialização no Brasil do Toperma®, da Grunhenthal, um anestésico tópico em forma de emplastro de 10×14 cm, contendo 700 mg de lidocaína ou seja a 5%. Embora indicado, primordialmente, para tratamento de neurite pós-herpética é possível que venha a ser, também, empregado em anestesia tópica para a realização de procedimentos dermatológicos.

Conceito

A anestesia tópica consiste na aplicação, sobre a pele, de substâncias, de agentes mecânicos ou físicos para eliminar ou diminuir a dor. Em dermatologia é muito empregada antes da introdução da agulha da injeção de anestésico local, da aplicação de toxina botulínica e de preenchedores ou na infiltração de medicamentos, como corticoides, bleomicina, 5-fluoracil ou N-metil-glucamina. A anestesia tópica é também utilizada para amenizar a dor de procedimentos como curetagem de molusco contagioso, *shavings*, eletrocoagulação superficial, dermoabrasão, escleroterapia e de tratamentos com *lasers*. A anestesia tópica é importante, principalmente em crianças, pacientes ansiosos ou sensíveis, que são frequentes na prática diária, já que, segundo Lener, 14 a 20% das pessoas têm fobia de agulha.

Os métodos de anestesia tópica podem ser agrupados em:

- **Químicos:** com substâncias anestésicas, como a lidocaína, prilocaína ou tetracaína.

- **Métodos mecânicos:** massagem como habitualmente utilizam os dentistas antes da introdução da agulha. Há, ainda, pequenos vibradores, utilizados para "confundir" os impulsos dolorosos. Como os *coolers*, os vibradores apresentam baixa eficácia e condições de limpeza limitadas. O VAD (de *vibration anesthesia device*), um pequeno dispositivo vibratório (Figura 18.2.1), promove diminuição mais significativa da dor pelo mecanismo de bloqueio de Wall e Melzack ou seja, a sensação da vibração diminui a percepção pelo cérebro da dor em pequenos procedimentos como a injeção de toxina botulínica ou de ativos intralesionais.

- **Físicos:**
  - *Resfriamento da pele com aplicação de gelo*, geralmente, em bolsas de plástico congeladas. Bechelli e Corrêa, em 1983, destacaram a utilidade do uso de gelo como anestésico em procedimentos ambulatoriais: antes da introdução de agulhas, em drenagem de abscessos, retirada de corpo estranho, eletrocoagulação, excisão de pequenos tumores de pele, preenchimento, dermoabrasão, *peelings* e extração de comedões. A técnica recomendada pelos autores brasileiros consiste em usar um ou mais cubos de gelo, provenientes de geladeira comum, contidos em plástico ou dentro da própria forma individual de plástico, para evitar que a água escorra, fazendo suave compressão no local a ser tratado por 5 a 10 minutos. Como o efeito anestésico é efêmero, recomenda-se repetir o processo logo que a ação comece a desaparecer. Destacam os autores a simplicidade e o baixo custo do método.

- *Resfriamento da pele com gel de ultrassom gelado.* Apresenta efeito muito discreto.
- *Resfriamento da pele com ponteiras.* Vários *lasers* e equipamentos afins proporcionam um resfriamento das ponteiras, como as de safira, baixando a temperatura da pele a 1 a 4 °C. A ponteira resfriada é colocada em contato com a área de pele a ser tratada, como a região malar, em casos de telangiectasias, antes do disparo do *laser*, durante e logo a seguir, diminuindo um pouco a dor do procedimento.
- *Resfriamento da pele com rolos ou skin cooler.* Rolo deixado no congelador antes da aplicação na área em que será realizado o procedimento. É muito pouco efetivo, de limpeza e esterilização com álcool, no mínimo, duvidosas.
- *Resfriamento com dispositivo de ponteira gelada como o Coolsense.* Abrir e colocar álcool a 70%; deixar o Coolsense no frigobar ou *freezer* da geladeira, com a tampa para baixo por, no mínimo, 40 minutos (pode ser mantido no *freezer* além do limite mínimo). O termômetro muda de cor quando chega à temperatura ideal (entre 0 e −4 °C). Manter esse intervalo de temperatura no Coolsense é muito importante para evitar lesão à pele e obter resultados mais satisfatórios. Após remover a tampa com movimento circular, aplica-se a ponta gelada na pele por 5 segundos para reduzir a dor de alguns procedimentos como a injeção de toxina botulínica. O efeito antálgico é discreto mas útil.
- *Resfriamento da pele com spray de gases* como o Pain Ease, que contém uma mistura de pentafluoretano e tetrafluoretano, gases não inflamáveis e que não agridem a camada de ozônio. Segurando o recipiente em posição vertical, pressiona-se o botão de acionamento, direcionando o *spray* diretamente sobre a área desejada. Pulveriza-se a mistura, continuamente, por 3 a 4 segundos a uma distância de 8 a 18 cm até que pele fique esbranquiçada, realizando-se rapidamente o procedimento. A diminuição brusca da temperatura da pele pela evaporação dos gases reduz, momentaneamente, a velocidade de condução dos impulsos dolorosos, o que permite a realização de pequenos procedimentos como a curetagem e a criocirurgia de ceratoses ou diminui a dor da infiltração de anestésicos ou de outros produtos.

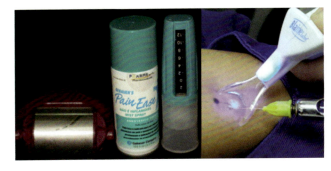

Figura 18.2.1 – *Dispositivos comumente usados em dermatologia para induzir a uma discreta anestesia: da esquerda para direita: Cooler; mistura de pentafluoretano e o tetrafluoretano (Pain Ease), o Coolsense com álcool a 70 e o minivibrador. Poderia ser incluído nesse grupo o ar gelado. (Fonte: Alcidarta dos Reis Gadelha.)*

- *Diminuição da temperatura da pele com ar resfriado.* Com aparelho, como o Cryo 6, Freedo ou Syberian, estes dois últimos nacionais, o ar ambiente é captado, resfriado a −30 °C e aplicado em jatos na área a ser trabalhada, antes, durante e logo após o procedimento, diminuindo consideravelmente a dor, como nos casos de depilação a *laser*, tratamento com o *laser* fracionado e remoção de tatuagem.
- *Métodos combinados,* como a aplicação de anestésicos tópicos e resfriamento do local com ar gelado, muito útil na realização de procedimentos com o *laser* fracionado.

Métodos físico-químicos utilizados para aumentar a permeabilidade da pele a fármacos, incluindo os anestésicos tópicos

Incorporação da substância ativa em microemulsão lipossomal

Os fosfolipídios são muito utilizados na formulação dessas emulsões porque são biocompatíveis, já que são componentes naturais da membrana celular, são biodegradáveis e possuem mínimo efeito tóxico ou imunogênico.

Iontoforese

Consiste na aplicação de uma corrente elétrica, habitualmente menor que 1 mA, a uma solução contendo o agente ativo. Trata-se de um método não

ANESTESIA TÓPICA

invasivo que pode ser utilizado na introdução em áreas localizadas da pele de substâncias hidrossolúveis, de baixo peso molecular, carregadas positiva ou negativamente. A aplicação de uma solução de lidocaína a 4% utilizada com a iontoforese tem mostrado uma ação mais rápida do que a mistura eutética de prilocaína e lidocaína (cerca de 10 minutos), podendo ser útil na realização de procedimentos como eletrocoagulação de lesões superficiais, tratamento de angioma plano com *dye laser*, *shaving* e dermoabrasão, segundo Kassan. Como desvantagens, citam-se a duração curta do efeito anestésico, a dificuldade de colocação dos eletrodos nos dedos e na face e a possibilidade de aparecimento de efeitos colaterais, como parestesias (queimação, frio, ardor) e queimaduras, como destaca Russo.

Fonoforese

Nesse método, ondas sonoras ultrassônicas são utilizadas para facilitar a transposição da pele por substâncias anestésicas, como, por exemplo, a lidocaína a 2% em meio aquoso. Segundo Lener, são necessárias pesquisas para uma avaliação mais abalizada sobre a eficácia desse método, já que os trabalhos a respeito são escassos e contraditórios.

Eletroporação

Nesse método, ondas eletromagnéticas pulsadas, moduladas e atérmicas são empregadas para aumentar em até 400 vezes a permeabilidade da pele à passagem de substâncias independentemente de sua polaridade. O método seria indolor, rápido, eficaz, mesmo sem ionização das moléculas e sem risco de queimadura. Todavia, ainda não conhecemos trabalhos científicos reconhecendo a eficácia e a segurança de maneira irrefutável desse método, especialmente na introdução de anestésicos tópicos, ainda que o seu princípio pareça lógico.

Anestésicos tópicos – mecanismos de ação dos anestésicos local e tópico

A composição química dos anestésicos tópicos e locais e da membrana celular do axônio (axolema) e o modo de preparo, de conservação e de introdução dessas substâncias na pele são extremamente importantes na compreensão do mecanismo de ação, da duração e da intensidade do efeito anestésico.

A sede de ação do anestésico é a membrana celular do axônio, que tem uma estrutura lipoproteica contendo uma zona fosfolipídica, que, por sua vez, possui um polo externo hidrofílico e um interno lipofílico. É rodeada e intercalada por proteínas complexas.

No estado de repouso, a concentração intracelular (na célula nervosa) de potássio é muito maior do que a extracelular, enquanto, ao contrário, a concentração intracelular de sódio é inferior a da extracelular. No axolema, uma membrana de dupla camada fosfolipídica, um gradiente iônico é mantido pela bomba de sódio/potássio com a participação da ATPase, que utiliza como fonte de energia o trifosfato de adenosina (ATP). A ATPase aumenta em 10 vezes a concentração intracelular de potássio e sódio, porém, como o axolema é seletivamente permeável ao potássio, mais íons potássio saem da célula do que íons sódio entram e, assim, é gerado um potencial de membrana em repouso em torno de –70 mV, conforme destacam Skidmore e cols.

Todavia, diante de um estímulo, é criado um impulso nervoso ou potencial de ação que provoca a saída de potássio e a entrada de sódio, fluxo interrompido por mecanismo regulatório com a elevação do potencial de ação. A membrana nervosa começa a repolarizar-se com o auxílio de energia proveniente da bomba de sódio (transporte ativo) obtida da fosforilação oxidativa. Enquanto dura o processo de reporalização e de desporalização, a membrana do axônio permanece inativa a estímulos adicionais. O impulso nervoso gerado por esse mecanismo é, então, conduzido, em saltos, de um nódulo de Ranvier a outro, como enfatiza Sanchez-Conejo.

A ação do anestésico local ou tópico consiste, então, em bloquear a abertura do canal de sódio, impedindo o sódio de entrar na célula nervosa, evitando a despolarização e, portanto, a criação do impulso nervoso (potencial de ação) por ligação da porção catiônica (hidrossolúvel) com receptores no canal de sódio.

Segundo Sanchez-Conejo e Hruza, a ação dos anestésicos locais depende de fatores como os listados a seguir.

Lipossolubilidade

É importante lembrar que 90% da composição da membrana celular nervosa são lipídios, por isso um anestésico local lipofílico entra mais rapidamente na membrana. Portanto, quanto mais lipossolúvel é o anestésico, maior é a sua potência e mais rápido é o início de sua ação.

Ligação do anestésico a proteínas

Dez por cento da composição da membrana celular do axônio são proteínas. Assim, a duração do efeito anestésico é proporcional à sua capacidade de ligação com as proteínas na membrana celular e, de modo geral, ao tamanho de sua porção intermediária. A bupivacaína, por exemplo, tendo uma elevada capacidade de ligação a proteínas, é mais eficiente na ligação ao canal de íon sódio e, por conseguinte, possui longa duração anestésica (6 horas sem epinefrina).

Difusibilidade nos tecidos não nervosos e pKa

Os anestésicos locais são bases fracas que, para se tornarem hidrossolúveis e injetáveis, requerem a adição de sais de hidrocloreto.

Em solução aquosa, o sal mantém o equilíbrio entre a forma não ionizada, lipossolúvel, que possibilita a difusão do anestésico por meio da mielina, e é responsável pela potência anestésica e a molécula ionizada, hidrossolúvel, que permite a injeção do anestésico no tecido e, no neurônio, a interrupção da condução nervosa.

Os anestésicos do tipo amida e éster contêm um grupo amina terminal, uma base fraca que aceita hidrogênio convertendo o anestésico em sua forma catiônica ativa. O pH do ambiente e o pKa dos anestésicos regulam a proporção entre a forma catiônica e a base inalterada, segundo a equação de Henderson-Hasselbalch.

$$pKa = pH - \log \frac{(NHR_3) \text{ base}}{(NHR_3^+) \text{ cátion}}$$

Geralmente, o pKa dos anestésicos locais é maior do que o pH fisiológico, e muitos anestésicos locais com pH 7,4% têm cerca de 80% ou mais de suas bases em forma ionizada ou catiônica. Como a liposolubilidade é mais elevada se o anestésico está sob a forma de base não carregada, anestésicos com baixo pKa e soluções anestésicas com pH ajustado a um nível menos ácido têm maior capacidade de difusão e, consequentemente, início de ação mais rápido. Anestésicos, como a lidocaína e a mepivacina, que possuem baixo pKa, têm mais rápido início de ação.

A alcalinização da solução anestésica, pela adição de bicarbonato de sódio, por exemplo, pode aumentar ainda mais a rapidez de ação do anestésico. Por outro lado, elevando-se muito o pH, o anestésico pode precipitar, prejudicando a sua ação. Já a dificuldade de anestesiar áreas infectadas e inflamadas é explicada pela baixa acentuada do pH no tecido em decorrência da produção de ácido lático, o que reduz a proporção de anestésico em sua forma catiônica, essencial para o bloqueio do canal de sódio.

As funções dos componentes dos anestésicos podem ser resumidas assim:

- *Fração lipossolúvel (não ionizada):* rapidez de ação e potência. Junto com o maior tamanho da porção intermediária, é também responsável pela duração do efeito anestésico.
- *Fração hidrossolúvel (ionizada):* interrupção do estímulo nervoso no canal de sódio.

Ação vasodilatadora

É uma característica intrínseca à maioria dos anestésicos. De modo geral, os anestésicos tópicos, exceto a cocaína, são vasodilatadores, o que determina absorção mais rápida. Por isso, há necessidade de associar a eles a epinefrina para, provocando vasoconstrição, retardar a absorção do anestésico, aumentar a sua duração, diminuir o risco de efeito tóxico e evitar sangramento.

Tipo de fibra nervosa e de noniceptor

A tendência agora é diferenciar dor de nonicepção. A dor seria, segundo os fisiologistas, uma experiência emocional desagradável que geralmente acompanha a nonicepção. Esta, por sua vez, refere-se aos sinais que chegam ao sistema nervoso central resultantes da ativação de receptores especializados, os noniceptores, que fornecem informações sobre a lesão tecidual ocasionada por *estímulos nocivos.*

Agora, há também, uma modificação na classificação antiga das fibras nervosas e uma interpretação diferente no transporte dos estímulos dolorosos.

Assim, existiriam as fibras nervosas:

- *Tipo C:* amielínicas e mais lentas condutoras.
- *Tipo A:* Aδ, Aβ e Aα, mielínicas e mais rápidas condutoras.

◼ ANESTESIA TÓPICA

Acredita-se, agora, que somente as fibras de menores diâmetros e mais lentas, como as dos tipos C e Aδ sejam noniceptores, isto é, capazes de transmitir os estímulos que serão percebidos como dor, embora também possam carrear estímulos inócuos como os da sensação de calor, frio ou mecânico.

Graças à diferença de velocidade, os estímulos captados pelas fibras Aδ chegam primeiro à medula do que os transmitidos pelas fibras C, mais delgadas e, por isso, mais lentas. Isso sugere que a dor, bifásica, teria duas sensações sucessivas e, possivelmente, diferentes. Embora essa dualidade nem sempre seja perceptível pelo ser humano, a dor ocasionada pela fibra tipo Aδ seria mais acentuada e em picada, e mais curta, enquanto a da fibra C seria mais amena, tipo ardor, de maior duração e menos suportável.

Noniceptores são, na verdade, neurônios com sinapses químicas nas quais o estímulo nocivo é "traduzido" em liberação de transmissores. Eles podem ser classificados em quatro grandes grupos:

◖ *Mecânicos:* respondem à pressão intensa.

◖ *Térmicos:* respondem à temperaturas extremas: muito quentes (> 45 °C) ou muito frias (< 5 °C), possuem fibras fibras Aδ-β. Em conjunto são denominados de mecanotérmicos. Os térmicos podem ser unimodais, ativados por um estímulo térmico exclusivo; e os polimodais, que detectam estímulos nocivos químicos, mecânicos e térmicos, o que torna a percepção e a transmissão dos impulsos imbricadas e complexas.

◖ *Polimodais:* respondem aos estímulos nocivos mecânicos, térmicos ou químicos; possuem pequenas fibras C amielinizadas. Convém destacar que as pequenas fibras Aδ-β mielinizadas carregam informação de nocicepção responsável pela sensação de dor acentuada em picada e as pequenas fibras C amielinizadas carregam informação responsável pela sensação fraca em queimação.

◖ *Silenciosos:* são ativados por estímulos químicos, mediadores inflamatórios, e respondem a estímulos mecânicos e térmicos somente depois de serem ativados. Esses noniceptores também possuem pequenas fibras C amielinizadas que conduzem impulsos em velocidade inferior a 3 m/s.

Portanto, a ação dos anestésicos como os locais, consiste em uma série complexa de reações, como o bloqueio da bomba de sódio, que impede a ativação dos noniceptores e, consequentemente, a condução do estímulo, traduzido por mediadores químicos, ao sistema nervoso central, impedindo, assim, a nonicepção e o aparecimento da sensação desagradável, traduzida por dor.

Todavia, há autores como Sobanko, Miller e Alster que ainda se guiam pela classificação das fibras nervosas em:

◖ Tipo A ou fibras nervosas somáticas e mielinizadas.

◖ Tipo B ou fibras autônomas, pré-ganglionares e mielinizadas.

◖ Tipo C ou fibras não mielinizadas.

Nessa classificação os anestésicos tópicos impediriam, primeiro, a condução nervosa nas fibras autônomas mielinizadas ou tipo B, que seriam as responsáveis pelo tônus do músculo liso vascular; em seguida, bloqueariam as fibras tipo C, não mielinizadas e, por fim, as fibras nervosas mielinizadas tipo A que regulariam a dor e a temperatura.

Absorção dos anestésicos tópicos

Para Lener e cols., o anestésico tópico ideal, inexistente até o momento, deveria ter as seguintes características:

◖ Impedir totalmente o aparecimento da dor (100% de eficácia).

◖ Agir em curto período de tempo.

◖ Ser efetivo em pele intacta.

◖ Ter mínima ou nenhuma absorção sistêmica e, por isso, não provocar efeitos tóxicos.

◖ Não provocar desconforto ou dor inicial quando colocado na pele.

As substâncias aplicadas na pele íntegra devem ultrapassar a principal barreira da epiderme, que é a camada córnea, formada, principalmente, por lipídios e água. A transposição da epiderme, de 0,2-1 mm de espessura, ocorre por via intracelular, extracelular ou, menos, por via anexial.

O estrato córneo é praticamente impermeável às moléculas ionizadas e, quanto mais espessa é a camada córnea, como na região palmoplantar, maior é a dificuldade de penetração do anestésico, portanto menor a sua ação. Por outro lado, o efeito do anestésico tópico é muito rápido (5 minutos) quando colocado nas mucosas (que não possuem camada córnea) e, obviamente, a absorção sistêmica constitui um risco também maior. A instilação, por exemplo, de uma a duas gotas de solução oftálmica de tetracaína a 1% ou de proximetacaína a 0,5% no olho provoca anestesia em 30 segundos, e a ação se prolonga por, pelo menos, 15 minutos.

Como o pH da mucosa oral é mais baixo do que o da pele, há necessidade de concentrações maiores dos anestésicos do que as utilizadas na pele para se obter o mesmo efeito, o que aumenta o potencial tóxico. Por outro lado, a benzocaína a 20%, muito usada por odontólogos, apresenta bom efeito anestésico na mucosa oral, já que possui um pKa de 3,5 e pH baixo. Por outro lado, nos tecidos infectados, a produção de ácido lático diminui acentuadamente o pH do tecido e, obviamente, reduz, também, o efeito do anestésico.

A adição da epinefrina ao anestésico, com objetivo de provocar vasoconstrição, retardando a velocidade de absorção, diminui os picos plasmáticos e, portanto, os riscos de intoxicação, além de aumentar a duração do efeito do anestésico. Entretanto, isso diminui o pH da solução anestésica, aumentando a dor na injeção e reduzindo a duração de seu período de armazenamento.

A absorção do anestésico tópico é incrementada com a remoção da camada córnea como nas peles dermoabrasadas ou submetidas a *peelings* prévios ou com soluções de continuidade, como em áreas escoriadas.

Fato interessante e de aplicação prática é que o anestésico tópico tem a maior ação entre 15 e 30 minutos após a sua remoção, indicando que a camada córnea funciona como um reservatório, armazenando e liberando, gradualmente, a substância anestésica.

A remoção de gordura com acetona ou álcool e a hidratação da pele antes da aplicação do anestésico facilitam a sua difusão. A maior absorção também pode ocorrer incorporando o anestésico em veículos que contenham maior concentração de bases neutras, ou seja, quando o pKa está próximo ao pH do produto e ao pH da pele vizinha.

A eficácia e a durabilidade dos anestésicos dependem muito da composição química das substâncias utilizadas. Assim, anestésicos do grupo éster, como a procaína, são hidrolizados na pele e no sangue, por ação de enzimas colinesterases inespecíficas, degradando-os a ácido para-aminobenzoico (PABA), diminuindo o efeito e a duração da anestesia, bem como incrementando o risco de reações alérgicas.

Substâncias com maior lipofilia, como as moléculas contendo anéis ou longas cadeias de carbono, mais facilmente transpõem a epiderme e alcançam as terminações nervosas da derme. Anestésicos com maior afinidade de ligação a proteínas, sendo mais estáveis, têm maior tempo de ação. Maior duração do efeito pode ocorrer incorporando na formulação do anestésico substâncias como a epinefrina que, provocando vasoconstrição, retardam a absorção e diminuem também o risco de efeitos tóxicos sistêmicos.

Os lipossomas, além de facilitarem a transposição da epiderme, evitam a degradação do anestésico, aumentando a duração do seu efeito.

A oclusão, elevando a hidratação, a concentração e a solubilidade da substância, acelera o início da ação e prolonga a duração do efeito anestésico. O efeito da oclusão do anestésico aparentemente benéfico, pode também ocasionar complicações e até mesmo a morte quando a substância é passada em elevadas concentrações e em áreas extensas.

As formas de absorção do anestésico podem, então, ser classificadas em:

- *Somente cutânea:* a penetração da substância limita-se à pele.
- *Transcutânea:* a substância é impregnada na pele e alcança a corrente sanguínea.

Composição química e ação dos anestésicos tópicos

Os anestésicos locais ou tópicos pertencem a dois grandes grupos:

- **Grupo éster:** representado, principalmente, pela procaína, cloroprocaína, tetracaína e benzocaína, além da cocaína. Este grupo contém um final benzênico ou aromático, que é hidrofóbico e lipossolúvel, e um final amino, que é hidrofílico. Ligando os dois, há uma porção intermediária tipo éster.

De modo geral, esses anestésicos são rapidamente metabolizados no plasma por enzimas pseudocolinesterases e eliminados pelo rim. Um dos seus subprodutos é o PABA, responsável pelo potencial alergênico dessas substâncias.

■ Anestesia Tópica

◆ **Grupo amida:** as substâncias deste grupo, como lidocaína, prilocaína, mepivacaína, bupivacaína, levobupivacaína e a rupivacaína, possuem também, como os ésters, dois finais: um aromático e outro amina, diferindo deles pela porção intermediária, do tipo amida. Esses anestésicos (amida) são metabolizados no fígado por enzimas citocromiais, como as do grupo P450, e não dão origem ao PABA em sua degradação, o que, portanto, diminui significativamente o potencial alergênico dessas substâncias

Anestésicos mais utilizados em dermatologia

Nas Tabelas 18.2.1 a 18.2.3 estão listados os anestésicos tópicos do grupo éster ou amida e associados mais comumente empregados em cirurgia dermatológica.

Tabela 18.2.1

ANESTÉSICOS TÓPICOS DO GRUPO ÉSTER MAIS EMPREGADOS EM PROCEDIMENTOS DERMATOLÓGICOS, PRINCIPAIS CONCENTRAÇÕES, APRESENTAÇÕES E INDICAÇÕES

Substâncias	Concentrações	Indicações
Benzocaína	20%, creme (Benzotop®)	Anestesia de mucosas, como a oral e a genital Endoscopia, intubação, broncoscopia, colutórios
Tetracaína	0,5 a 1,0%, colírio 4% (manipulação)	Anestesia ocular Procedimentos dermatológicos
Ametocaína ou cloridrato de tetracaína	4%, gel (Ametop®)	Anestesia de procedimentos dermatológicos Antes de injeções Anestesia ocular
Proximetacaína	0,5%, colírio (Anestalcon®)	Anestesia ocular

Fonte: Gadelha, 2016.

Tabela 18.2.2

ANESTÉSICOS TÓPICOS DO GRUPO AMIDA MAIS EMPREGADOS EM CIRURGIA DERMATOLÓGICA, PRINCIPAIS CONCENTRAÇÕES, APRESENTAÇÕES E INDICAÇÕES

Substâncias	Concentrações	Indicações
Lidocaína	2 e 3% geleia; 5% (pomada) e 10% *spray* (Xylocaína®)	Anestesia de mucosas, como a oral, a nasal e a genital e da membrana timpânica
	5% emplastro (Toperma®)	Empregado em neurite pós-herpética, mas com potencial uso em procedimentos dermatológicos
	4% creme (Dermomax®).	Anestesia cutânea antes de pequenos procedimentos dermatológicos
	6, 10 e 20% creme, gel ou pomada manipulada	Procedimento dermatológico como o CO_2 fracionado Procedimentos dermatológicos
Lidocaína + prilocaína	2,5 e 2,5% (EMLA®) em creme e disco	Anestesia cutânea para pequenos procedimentos dermatológicos, como curetagem, *shaving* Aplicação de toxina botulínica

Fonte: Gadelha, 2016.

Tabela 18.2.3

ANESTÉSICOS TÓPICOS COMBINADOS (GRUPOS ÉSTER + AMIDA) MAIS UTILIZADOS EM PROCEDIMENTOS DERMATOLÓGICOS, PRINCIPAIS CONCENTRAÇÕES, APRESENTAÇÕES E INDICAÇÕES

Substâncias	Concentrações	Indicações
Lidocaína + tetracaína	7% de cada (Pliaglis®)	Procedimentos dermatológicos como *laser* fracionado, depilação, toxina botulínica e preenchimento
	Formulações perigosas a 6-10% em forma oclusiva	Antes de depilação a *laser*. Perigoso o uso em áreas extensas e com oclusão
Lidocaína e ametocaína	Creme (Ane Stop®)	Antes de procedimentos dermatológicos e injeções. Não indicada a concentração. Muito difundido entre tatuadores das substâncias na bula

Fonte: Gadelha, 2016.

Substâncias anestésicas mais empregadas (Figura 18.2.2)

- **Capsaicina (Hercap-Ativus®):** substância encontrada na pimenta-malagueta, comercializada em creme a 0,5%; pode ser útil na redução da dor da neurite pós-herpética, mas não há conhecimento do seu uso em procedimentos dermatológicos, embora já venha sendo empregada para aliviar a dor que se segue a procedimentos odontológicos, como extração dentária.

- **Fenol saturado (88%):** é útil antes de dermoabrasão localizada, pois, além de enrijecer a pele, facilitando a realização do procedimento com menos sangramento, proporciona efeito anestésico razoável por destruição das terminações nervosas. Segundo Ruiz-Maldonado, não há risco de intoxicação renal ou cardíaca porque somente um volume de 0,5 mL é aplicado e, segundos após, o fenol é retirado pela dermoabrasão junto com a pele coagulada, evitando a penetração mais profunda e dor mais intensa no pós-operatório, como ocorre no *peeling* com a fórmula de Baker.

- **Mistura eutética de prilocaína a 2,5% e lidocaína a 2,5% (EMLA®, da Astra-Zeneca):** ou seja, um creme contendo 25 mg/g de cada anestésico (EMLA®), liberado nos EUA desde 1993. No Brasil, há caixas com cinco bisnagas de 5 g cada, mais 10 bandagens oclusivas, ou caixa com uma bisnaga de 5 g com duas bandagens. Havia, ainda (no momento indisponível), o

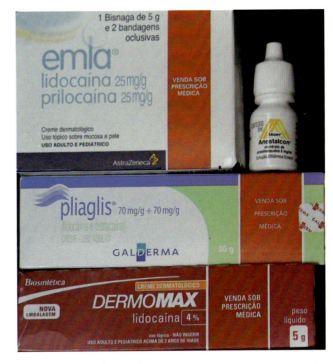

Figura 18.2.2 – *Anestésicos muito usados em dermatologia. De cima para baixo: prilocaína + lidocaína a 2,5% (EMLA®); proximetacaína 0,5% (Anestalcon®); lidocaína a 7% e tetracaína a 7% (Pliaglis®), e lidocaína 4% (Dermomax®). (Fonte: Alcidarta dos Reis Gadelha.)*

EMLA® disco – caixa com dois discos oclusivos contendo lidocaína e prilocaína a 2,5% cada, à semelhança do creme.

- O termo eutético significa que o ponto de liquefação da mistura é menor do que o da prilocaína ou o da lidocaína isolada.

ANESTESIA TÓPICA

- O método consiste em aplicar sob oclusão no local a ser trabalhado, 60 a 120 minutos antes do procedimento. Com 2 horas, a profundidade da anestesia chega a 4,5 mm, enquanto com 60 minutos, somente 2,9 mm, segundo Amim. Em mucosas, a anestesia é mais rápida (5 a 30 minutos). Na pele, a anestesia, habitualmente discreta, tem seu efeito máximo entre 15 e 30 minutos após a remoção da mistura, como enfatiza Friedman. Por isso, recomenda-se aguardar 15 a 20 minutos após a retirada do anestésico antes de iniciar o procedimento.

- Os resultados anestésicos são obviamente inferiores em locais onde a camada córnea é muito espessa, como nas regiões palmoplantares.

- Moraes e cols, já em 1990, relatavam a experiência brasileira em cirurgia dermatológica com o emprego da mistura eutética de lidocaína e prilocaína a 2,5% cada, concluindo que a mistura era efetiva para alívio da dor em procedimentos como curetagem, seguida ou não de eletrocoagulação, *shaving* (barbirese), eletrocoagulação e drenagem de lesões císticas.

As desvantagens da prilocaína + lidocaína a 2,5% seriam:

- Necessidade de oclusão.

- Nem sempre proporciona anestesia satisfatória, principalmente em procedimentos mais agressivos como a aplicação de *laser* CO_2 fracionado ou a remoção de tatuagem com os *lasers* Q-Switched.

- Dificulta, pela vasoconstrição e, consequentemente, o branqueamento local que ocasiona, o tratamento de algumas lesões vasculares como as telangiectasias ou a mancha em vinho do Porto, diminuindo a absorção da energia de *lasers* como o Nd:YAG de longo pulso ou do *laser* de corante pulsado.

- Risco de causar meta-hemoglobinemia pela ação, sobretudo, da prilocaína, na oxidação do ferro nas hemácias, dificultando o transporte de oxigênio pela hemoglobina e causando cianose e dispneia. Deve-se ter maior atenção ainda com a possibilidade dessa complicação sistêmica quando o paciente estiver em uso de medicamentos que também podem causar a meta-hemoglobinemia como o comum paracetamol, as sulfas, os nitratos e os nitritos e também o fenobarbital. O risco de meta-hemoglobinemia aumenta também com a aplicação em mucosas em crianças, como em casos de postectomia, pois a ausência de camada córnea espessa facilita a absorção transdérmica.

Modo de aplicar o EMLA®:

1. Aplicar a quantidade de creme recomendada sobre a área da pele a ser anestesiada.

2. Afixar a bandagem oclusiva pressionando toda a área ao redor do creme (não pressionar a bandagem sobre o creme).

3. Manter uma camada de, no mínimo, 2 mm de espessura e evitar que o creme se espalhe além da área-alvo.

4. Retirar após, em média, 30-60 minutos a bandagem oclusiva e, em seguida, o creme.

5. Aguardar 15-20 minutos antes de iniciar o procedimento.

Indicações, modo de aplicar e quantidade de EMLA® recomendados em adultos e crianças: ver Tabela 18.2.4.

Contraindicações do uso do EMLA®:

- Em mucosa genital de crianças.

- Em feridas abertas que não sejam de úlcera de perna.

- Em membrana timpânica rompida.

EMLA® creme deve ser utilizado com cuidado nas seguintes situações:

- Pacientes com deficiência em glicose-6-fosfato desidrogenase ou meta-hemoglobinemia congênita ou idiopática são mais suscetíveis à meta-hemoglobinemia induzida por medicamentos.

- Em pacientes com dermatite atópica:
  - Quando o EMLA® creme é usado perto dos olhos e ouvidos.
  - Quando o EMLA® creme é usado antes de vacinas vivas (p. ex., BCG/vacina para tuberculose), devendo o paciente retornar ao profissional especializado para que os resultados da vacinação sejam monitorados.
  - Não deve ser utilizado em mulheres grávidas sem orientaçao médica ou odontológica.

Anestesia Tópica

Tabela 18.2.4

INDICAÇÕES, MODO DE APLICAR E QUANTIDADE DE EMLA® RECOMENDADOS EM ADULTOS E CRIANÇAS

	Procedimentos	Aplicação
Adultos Pele	Pequenos procedimentos como inserção de agulha, tratamento de pequenas lesões localizadas	Aplicar camada espessa, aproximadamente, 1,5 g/10 cm², sob oclusão, 2 g/mínimo de 1 hora e máximo de 5 horas Em pele genital: 1-2 g, por 15-60 min, sob oclusão
Mucosa genital	Antes de injeção anestésica, como em condiloma acuminado	Camada espessa: 5-10 g, por 5-10 min, sem oclusão
Úlcera de perna	Limpeza e desbridamento	Camada espessa: 1-2/10 cm², até 10 g, sob oclusão, 30-60 min
Crianças 0-2 meses 3-11 meses 1-5 anos 6-11 anos	Pequenos procedimentos como curetagem de molusco ou antes de inserção de agulha	até 1,0 g e 10 cm² até 2,0 g e 20 cm² até 10,0 g e 100 cm²; mínimo: 1 h; máximo: 5 h até 20,0 g e 200 cm²; mínimo: 1 h; máximo: 5 h

Obs.: *Não é recomendável usar em mucosas de genitália em crianças e em pele de crianças prematuras com menos de 37 semanas ou com menos de 1 ano em uso de potenciais indutores de meta-hemoglobinemia como as sulfas.*

◄ Até que uma documentação clínica mais ampla esteja disponível sobre a segurança, o EMLA® creme não deve ser utilizado em:

- Crianças em fase de amamentação que nasceram de parto prematuro, com idade gestacional inferior a 37 semanas.

- Crianças entre 0 e 12 meses de idade que estejam sendo tratadas ao mesmo tempo com outros medicamentos que afetem os níveis de meta-hemoglobina no sangue (indutoras de meta-hemoglobinemia).

◆ **Lidocaína a 4% (Dermomax®, Ferndale® – no Brasil: Biossintética):** bisnagas com 5 ou 30 g de creme com 40 mg de lidocaína por grama (4%). O modo de aplicação recomendado é com massagens na pele, sem oclusão, 15 a 30 minutos antes do procedimento. Parece ter efeito similar ou um pouco superior ao da mistura eutética de prilocaína e lidocaína a 2,5%, com a vantagem de não necessitar do uso de apósito oclusivo. Não é recomendado o seu uso em crianças com idade inferior a 1 ano, em gestantes e, como a lidocaína é eliminada pelo leite, também não deve ser usada em mulheres amamentando. Em crianças com menos de 10 kg de peso, a superfície de aplicação não deve ser superior a 100 cm² e naquelas com peso entre 10 e 20 kg não deve ultrapassar 200 cm². Se tiver de usar mais de uma vez, respeitar o intervalo de 8 horas.

◆ **Lidocaína a 5%:** no ELA-MAX®, do laboratório Ferndale, ainda não disponível no Brasil, o anestésico, lipossomado, não requer aplicação sob oclusão e começa a agir em 30 minutos na pele, e em somente 15 minutos na mucosa do lábio.

◆ **Solução de lidocaína a 0,8% recém-preparada:** consiste na mistura de lidocaína, com ou sem epinefrina, a 2% (20 mL), 3 mL de bicarbonato de sódio e 47 mL de soro fisiológico. Não tem penetração na pele íntegra, mas pode ser empregada após dermoabrasão e *resurfacing*, como destaca Amim.

◆ **Lidocaína geleia a 2%:** mais empregada em mucosas para introdução de sonda, realização de procedimentos, como citoscopia ou vaporização de condiloma acuminado. Nas mucosas tem ação rápida e prolongada. A dose máxima recomendada é de 6 mg/kg, em crianças, e em adultos, até 800 mg, e não devem ser feitas mais do que quatro doses no período de 24 horas.

■ ANESTESIA TÓPICA

◆ **Ametocaína gel a 4% (Ametop gel® – Smith & Nephew)**, ainda, em 2014, não comercializada oficialmente no Brasil. Parece ter ação parecida com a do creme de prilocaína e lidocaína quando aplicada em oclusão 30 a 45 minutos antes do procedimento. Areválo e cols., comparando a ação da mistura eutética de prilocaína e lidocaína a 2,5% e a da ametocaína gel a 4% (Ametop®) com uma microemulsão de ametocaína a 4% na pele de ratos, concluiu que todos os anestésicos tinham ação similar, porém a microemulsão de ametocaína produzia efeitos mais rápidos. Esse experimento, segundo o autor, demonstrou que o veículo em microemulsão poderia incrementar a penetração da ametocaína, induzindo a um alívio mais rápido da dor.

  ◖ Convém ressaltar que o Ane Stop®, do laboratório Global Skin, sediado na Itália, vem sendo usado no Brasil por dermatologistas e por tatuadores, mas não contém em sua bula a concentração da ametocaína nem a da lidocaína, anestésicos incorporados à sua fórmula. Ademais, o Infarmed, em circular nº 22, de 25 de fevereiro de 2005, deliberou pela não comercialização do Ane Stop® até o cumprimento das exigências legais.

  ◖ É importante, ainda, destacar que a ametocaína, também denominada cloridrato de tetracaína, cloridrato de pantocaína, decicaína e butetamol, é um potente anestésico do grupo éster e derivado do PABA; por isso, teoricamente, possuiria maior capacidade imunoalérgica do que os anestésicos do grupo amida, como a lidocaína, podendo desencadear reações cutâneas locais e mesmo sistêmicas.

  ◖ Obs.: embora alguns médicos usem cremes de lidocaína a 20% antes de procedimentos como a aplicação de *laser* fracionado, é prudente não utilizar essa concentração, já que, tratando-se áreas extensas como pescoço, colo e face, simultaneamente, é possível a absorção transcutânea e um risco desnecessário de intoxicação sistêmica.

◆ **Cloridrato de proximetacaína a 0,5% (Anestalcon®, da Alcon):** muito utilizado por dermatologistas antes de colocar as lentes protetoras para os olhos em casos de aplicação de *laser* ou luz intensa pulsada (LIP) nas áreas das pálpebras ou próximo a elas. Instila-se, normalmente, uma gota em cada olho antes de introduzir a len-

te. Raramente pode provocar reações colaterais como dermatite de contato ou visão desfocada, mas é comum a visão ficar embaçada por alguns minutos. Todavia, têm sido relatadas reações adversas como dilatação pupilar ou efeitos cicloplégicos com o uso de cloridrato de proximetacaína. Pressupõe-se que o produto seja seguro para uso em pacientes sensíveis a outros anestésicos locais, porém uma sensibilidade local ou sistêmica pode ocorrer ocasionalmente. A instilação da proximetacaína no olho na concentração e na dose recomendadas pode ou não causar irritação inicial, ardência, queimação, vermelhidão conjuntival, lacrimejamento ou aumento do piscar, não obstante alguma irritação local e ardência possam ocorrer várias horas após a instilação. Raramente, uma reação corneana, aparentemente hiperalérgica do tipo imediata, pode ocorrer, a qual inclui ceratite epitelial aguda intensa e difusa, aspecto cinzento e de vidro moído; desprendimento de grandes áreas de tecido epitelial necrótico, filamentos corneanos e, algumas vezes, irite com descemetite. Amolecimento e erosão do epitélio corneano, congestão conjuntival e hemorragia têm sido relatados.

◆ **Lidocaína + tetracaína a 7% cada:** a grande novidade, em 2014, no Brasil foi a comercialização do Pliaglis®, pela Galderma, desenvolvido como o nome de S-Caine® (ZARS Pharma, Inc-Salt Lake City) e que havia sido descontinuado em 2008 por dificuldade em manter uma consistente viscosidade. O Pliaglis® agora tem a apresentação em creme e vem em tubos de 15 e 30 g.

◆ **Pliaglis®:** é uma mistura eutética 1:1 de lidocaína a 7% e tetracaína a 7% em creme, mas que, em contato com o ar, seca rapidamente, formando uma película, tipo máscara flexível. Apresenta as seguintes vantagens sobre outros anestésicos tópicos:

  ◖ É fácil de aplicar e, mais ainda, de remover do que os cremes habituais, soltando como se fosse uma película, portanto, reduzindo muito o resíduo anestésico e, consequentemente, o risco de absorção transdérmica.

  ◖ Age rapidamente. Após 30 minutos propicia anestesia geralmente de elevada a moderada qualidade já testada em vários procedimentos comuns como a aplicação de *lasers* fracionados, remoção de tatuagem, tratamento de lesões vasculares como a mancha em vinho do Porto com *dye laser*, depilação, criocirurgia e realização de preenchimentos.

- Pode anestesiar, eficazmente, áreas de superfícies grandes (menor que 400 cm^2) e irregulares.
- Não necessita de oclusão como a mistura eutética de prilocaína e lidocaína a 2,5%.
- Adapta-se melhor à topografia da pele.
- Provoca quase sempre vasodilatação e, mais raramente, branqueamento da pele, consequentemente, não interferindo na absorção da energia de *lasers* como o Nd:YAG ou *dye laser* pelos vasos.
- Eritema e edema, quando ocorrem, habitualmente são de pequena intensidade.
- Apresenta ação prolongada, reduzindo, por isso, a dor pós-procedimento.
- O mais importante: apresenta excelente perfil de segurança. Pela baixa exposição sistêmica da mistura, há menor risco de eventos sistêmicos adversos.
- Ademais, por não ser vendido em farmácia e sim diretamente aos profissionais, torna-se um produto diferenciado.

Como aplicar o Pliaglis® (Figura 18.2.3)

- Armazenar em geladeira (não no congelador). Após aberto o tubo, pode ser mantido à temperatura ambiente por cerca de 3 meses.

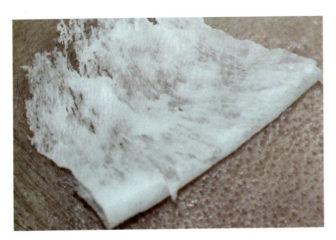

Figura 18.2.3 – *Pliaglis®. Aplicado na pele, o creme ressecca rapidamente, formando uma película de fácil remoção, o que diminui o resíduo anestésico e, consequentemente, o risco de maior absorção transdérmica após procedimentos como o microagulhamento ou com laser fracionado. (Fonte: Alcidarta dos Reis Gadelha.)*

- Aplicar o creme com uma espátula ou abaixador de língua na área desejada, por duas vezes, formando uma camada de aproximadamente 1 mm de espessura, o equivalente a, aproximadamente, 1,3 g do creme/cm^2.
- Deixar 30 min em média e, para procedimentos mais agressivos como o *laser* de CO$_2$, até 60 min
- Retirar, como se fora uma máscara, antes do procedimento. Limpar e remover os restos da máscara, caso existentes, delicadamente, com gaze umedecida com soro.

Efeitos colaterais mais comuns do Pliaglis® e cuidados:

- Reações cutâneas locais discretas e transitórias como eritema, edema ou branqueamento, sendo mais raros o prurido, o ardor, a dor, as parestesias e a dermatite de contato. Convém lembrar que na composição do Pliaglis® há metilparabeno e propilparabeno, possíveis sensibilizantes. Caso ocorram durante a aplicação e de intensidade que incomode o paciente, retira-se a máscara, limpa-se e fazem-se compressas com soro antes de começar o procedimento.
- Reações sistêmicas como urticária são incomuns.
- Não foram descritas reações graves ou morte até o momento, mesmo em pacientes idosos. Isto se deve ao fato de que a concentração plasmática mais elevada, após a aplicação da mistura, por 30 a 120 minutos, em áreas entre 50 e 400 cm^2 foi 217 ng/mL, isto é, menos do que 1/20 da concentração mais baixa considerada tóxica, segundo Alster, citando trabalhos ainda não publicados. Mesmo assim, não é recomendável utilizar a mistura em superfície maior que 400 cm^2 e deve-se ter em mente a possibilidade, mesmo remota, de reação anafilática sobretudo pela tetracaína, um anestésico tipo éster, a despeito da pequena absorção transdérmica.
- Evitar passar perto dos olhos para não provocar dano ocular e em mucosas.
- Não utilizar em gestantes, mas em lactentes nenhum efeito é esperado.
- Cuidado ao usar em portadores de insuficiências renal, cardíaca ou hepática mais graves.

■ ANESTESIA TÓPICA

Tabela 18.2.5

ÁREA DE SUPERFÍCIE × QUANTIDADE DE MISTURA EUTÉTICA DE LIDOCAÍNA A 7% E TETRACAÍNA A 7% (PLIAGLIS®)	
Área de Superfície do Local de Tratamento (cm)	Quantidade Aproximada a Ser Utilizada da Mistura Anestésica (g)
8 × 10	11
10 × 10	13
10 × 20	26
20 × 20	52

Fonte: Galderma.

Obs.: O uso de Pliaglis® é desaconselhado em pacientes abaixo de 18 anos.

◖ É prudente não utilizar em pacientes com história de meta-hemoglobinemia ou em uso de medicamentos potencialmente causadores dessa alteração como sulfonamidas, naftaleno, nitratos e nitritos, nitrofurantoína, nitroglicerina, nitroprussianato, primaquina e quinidida.

◖ É aconselhável restringir a área de aplicação ou mesmo não usar em pacientes que apresentem maior risco de efeitos tóxicos sistêmicos como os medicados com antiarrítmicos (quinidina, disapiramida, tocainamida, mexiletina e amiodarona), bem como os usuários de drogas ilícitas como a cocaína. Na Tabela 18.2.5 se destacam as quantidades recomendadas da mistura eutética de lidocaína e tetracaína a 7% por área de superfície cutânea.

◆ **Lidocaína a 5% em emplastro (Toperma®, Grunenthal):** de lançamento mais recente no Brasil, o Toperma®, da Grunenthal, é um anestésico tópico em forma de emplastro de 10 × 14 cm, contendo 700 mg de lidocaína a 5%, além de vários outros ingredientes como metilparabeno e propilparabeno, potenciais alérgenos. A indicação do Toperma® é a neurite pós-herpética, entretanto poderá vir a ser usado também em anestesia para outros fins como procedimentos dermatológicos.

Modo de usar o Toperma: colagem do emplastro.

◖ *Passo 1:* abrir o envelope e remover um ou mais emplastros.

    ■ Cortar o envelope ao longo da linha pontilhada.

■ Caso utilizar uma tesoura, deve-se ser cuidadoso no corte para não danificar os emplastros.

■ Retirar da embalagem um ou mais emplastros, dependendo do tamanho da região afetada da pele.

◖ *Passo 2:* fechar o envelope.

    ■ Fechar fortemente o envelope após a utilização.

    ■ Como os emplastros contêm água, se o envelope não for fechado corretamente, podem secar.

◖ *Passo 3:* cortar o emplastro, se necessário.

    ■ Caso necessário, o emplastro pode ser cortado para que seja adaptado ao tamanho adequado da região afetada da pele antes de remover a película protetora.

◖ *Passo 4:* remoção da película protetora.

    ■ Remover a película transparente do emplastro.

    ■ Tentar não tocar a parte colante do emplastro.

◖ *Passo 5:* aplicar o emplastro e pressionar firmemente contra a pele.

    ■ Aplicar até três emplastros na área afetada da pele.

    ■ Pressionar o emplastro contra a pele.

    ■ Pressionar por, pelo menos 10 segundos, para assegurar-se de que o emplastro fique apropriadamente colado.

    ■ Garantir que o emplastro esteja completamente colado à pele, inclusive nos cantos.

    ■ Deixar o emplastro na pele, apenas, durante 12 horas.

É importante que o Toperma® esteja em contato com a pele somente durante 12 horas. Por exemplo, se o paciente tiver mais dores à noite, recomenda-se aplicar o emplastro às 19 h, fazendo a sua remoção às 7 h. Se o paciente tiver mais dores durante o dia do que à noite, recomenda-se aplicar o emplastro de Toperma® às 7 h e fazer a sua remoção às 19 h.

É possível que o emplastro seja útil em procedimentos dermatológicos, já que o seu perfil de segurança é muito elevado, inclusive utilizando-se, simultaneamente, até três emplastros. O tempo de aplicação e retirada é bem inferior a 12 horas, como é preconizado no uso da neurite pós-herpética.

Reações adversas dos anestésicos tópicos

Palidez ou eritema no local

Geralmente há vasoconstrição inicial, com palidez, e após 30-60 minutos, vasodilatação, ocasionando o eritema.

Dermatite de contato alérgica ou por irritante primário

Há dermatite de contato alérgica ou por irritante primário ao anestésico ou a ingredientes do veículo e caracteriza-se por prurido, eritema e vesículas, e regride com a suspensão do emprego do produto e o uso de corticoesteroides tópicos.

Meta-hemoglobinemia

Surge pela excessiva conversão da hemoglobina à meta-hemoglobina, que é incapaz de unir-se ao oxigênio e, portanto, de transportá-lo.

A meta-hemoglobina é uma hemoglobina anômala na qual a molécula de ferro do grupo heme está sob a forma de óxido férrico (Fe^{+++}), diferentemente da hemoglobina normal e funcional, que tem o ferro em estado ferroso (Fe^{++}), de mais fácil metabolização. A meta-hemoglobina é normalmente produzida no eritrócito pela oxidação da hemoglobina, mas seu nível permanece usualmente baixo graças à sua redução constante à hemoglobina por ação da enzima nicotinamida adenina dinucleotídeo citocromo B5-redutase. Portanto, a meta-hemoglobinemia ocorre quando a capacidade de redução da meta-hemoglobina é superada pela velocidade de oxidação da hemoglobina. Várias substâncias, como o ácido nítrico, as sulfonamidas e o anestésico benzocaína e, principalmente, a prilocaína, podem desencadear essa condição.

A absorção percutânea da prilocaína ocorre quase sempre em crianças e provoca cianose e dispneia. As taxas de meta-hemoglobina chegam, às vezes, a 28%, mas comumente não alcançam níveis superiores a 50%, o que provoca hipoxemia grave e depressão do sistema nervoso, ou a níveis superiores a 70%, que são incompatíveis com a vida. Macarrón, Palomino e Fernández relataram o caso de uma criança de 11 anos de idade, do sexo feminino, que chegou ao serviço de urgência com cianose algumas horas após a aplicação de 25 g (o correspondente a cinco bisnagas de 5 g) do anestésico EMLA® em toda a superfície de ambas as extremidades inferiores, com apósito plástico oclusivo, antes de depilação a *laser*. A paciente estava consciente e o nível de saturação de oxigênio era de 86%, refratária à oxigenação, e com pressão arterial de oxigênio normal.

O tratamento consistiu em lavagem com água e sabão da área na qual foi aplicado o creme anestésico e aplicação de azul de metileno na dose de 1,5 mg/kg de peso, dissolvido em soro glicosado a 5% e infundido (por via endovenosa [EV]) durante 10 minutos, desaparecendo a cianose em 1 hora.

Evidentemente, neste caso, foi utilizada uma dose superior à máxima recomendada (20 g ou quatro tubos de 5 g) e foi ultrapassada a superfície máxima segura que seria de 200 cm², ou uma superfície de aproximadamente 14×14 cm para pacientes entre 7 e 12 anos de idade com mais de 20 kg de peso.

Para prevenir essa complicação, Amin e Goldberg recomendam os limites de quantidade e área de aplicação do anestésico por idade e peso da criança.

Casos de meta-hemoglobinemia também têm sido relatados com uso tópico de benzocaína, sobretudo em *spray*, mas também em geleia, em crianças e adultos em procedimentos como endoscopia, intubação endotraqueal, laringoscopia e mesmo no uso de preparações para a cavidade bucal. Alguns casos fatais podem ser desencadeados, às vezes, por uma única aplicação de produto contendo 12 a 20% de benzocaína.

Reação tóxica ao anestésico

Excepcional e poderia ocorrer com o uso de formulações com altas concentrações de anestésicos ou com a aplicação (principalmente repetida) de grandes volumes ou em várias em áreas extensas, o uso mucosas ou em áreas com solução de continuidade da pele e, habitualmente, em crianças.

As manifestações iniciais são: zumbidos, gosto metálico e parestesias como dormência na boca e nos lábios, fasciculações e agitação. Em casos mais graves, ocorreriam convulsões, arritmia e bradicardia, paradas respiratória e cardíaca, coma e morte. Oxigenação e anticonvulsivantes, como o diazepam 10 mg EV, seriam as primeiras medidas e poderiam interromper o processo.

Dois casos de morte foram relatados nos EUA em 2004 pelo uso de formulações tópicas de anestési-

Anestesia Tópica

cos. Uma estudante do Arizona, de 25 anos, aplicou um composto de 6% de lidocaína e 6% de tetracaína, sob oclusão, em seus membros inferiores, antes de uma sessão de depilação a *laser*. Após ter crises convulsivas, a jovem permaneceu em coma desde 2002, sobrevivendo por dois anos ligada a um respirador e vindo a falecer em novembro de 2004. O outro caso fatal tratava-se de uma estudante de 22 anos, da Carolina do Norte, que, após utilizar um gel manipulado contendo 10% de lidocaína e 10% de tetracaína, também sob oclusão, em seus membros inferiores, antes de um procedimento de depilação a *laser*. A paciente foi encontrada em seu carro apresentando convulsões, posteriormente entrou em coma e faleceu em dezembro de 2004. Uma autópsia revelou níveis elevados de lidocaína no sangue como causa de sua morte.

Com esse triste aprendizado, devem-se destacar:

◀ Não utilizar concentrações elevadas de anestésicos tópicos não disponíveis na indústria farmacêutica.

◀ Evitar o uso de dois anestésicos, em uma mesma formulação, em elevadas concentrações como a lidocaína a 6-10% e a tetracaína a 6-10%. Se o fizer, aplicar em áreas pequenas e limpar bem antes de realizar o procedimento, principalmente aqueles que podem facilitar a absorção do anestésico como o uso dos *lasers* fracionados e o microagulhamento. Parece que o Pliaglis® com tetracaína e lidocaína a 7%, até então, tem mostrado alto nível de segurança, mesmo tendo em sua composição elevadas concentrações de dois anestésicos – um deles, a tetracaína, um éster que aumentaria teoricamente o risco de analfilaxia.

◀ Não aplicar anestésicos tópicos sob oclusão em áreas extensas, sobretudo em concentrações mais elevadas.

Reação anafilática

Excepcional com os anestésicos do grupo amida, como a lidocaína. Convém lembrar que, agora, com o uso frequente de anestésicos do grupo éster de modo isolado como o Anestalcon® ou associado à lidocaína, como a tetracaína (Pliaglis®), a anafilaxia, embora excepcionalmente, pode vir a ocorrer.

As manifestações clínicas são: urticária, edema de Quincke e broncoespasmo, podendo levar à morte. Oxigenação, broncodilatadores, como o bromidrato de fenoterol (Berotec®) – em duas doses iniciais de 0,2 mg cada; epinefrina 0,2 mg, EV, ou 1 mg por via subcutânea; anti-histamínico como difenidramina (Difenidrin®) ou prometazina (Fenergan®) – 50 mg, EV, e corticoides como o succinato sódico de metilprednisona (Solu-medrol®) – em doses de 125 a 500 mg, EV, devem ser os primeiros cuidados.

É importante reforçar os pontos destacados por Sobanko, Miller e Alster, adaptados e ampliados pelo autor, para o uso mais adequado e seguro dos anestésicos locais em geral:

◀ Aplicar o anestésico tópico somente em pele íntegra, evitando-se o uso em pele inflamada, desnudada, erosada ou eczematizada.

◀ Evitar contato do anestésico com os olhos para prevenir lesão ocular.

◀ Evitar o uso ou diminuir a quantidade de anestésico tópico tipo amida em pacientes com insuficiência hepática e anestésicos como a prilocaína e benzocaína em pacientes, sobretudo crianças recém-nascidas, com maior risco de desenvolver meta-hemoglobinemia como aqueles em uso constante de sulfa, paracetamol, nitritos e nitratos.

◀ Estar muito atento sobre a quantidade do anestésico utilizada, a extensão da área e a espessura da camada córnea da pele onde será aplicado e a duração da aplicação.

◀ Em áreas tratadas mais extensas, limitar o uso do produto em zonas selecionadas (*hot spots*), mais sensíveis e abster-se de utilizar o anestésico em áreas menos sensíveis ou utilizá-lo em concentrações menores.

◀ Complementar a ação da anestesia tópica com ansiolítico, bloqueio nervoso ou anestesia infiltrativa.

◀ Facilitar a execução do tratamento com medidas não medicamentosas, como o resfriamento da pele ou a vibração ou com a prescrição de analgésicos.

◀ Resfriar a pele antes, durante e logo após o procedimento para aumentar o conforto do paciente e diminuir ou eliminar a necessidade do uso de anestésicos tópicos.

◀ Empregar estratégias para distrair o paciente como "papoterapia", exercícios respiratórios e uso de bolas para amassar.

- Estar preparado para tratar raras mas possíveis reações graves como a meta-hemoglobinemia, reação anafilática e fenômenos tóxicos sistêmicos pelo uso de anestésicos tópicos. Ter balão de oxigênio, azul de metileno injetável (para meta-hemoglobinemia), epinefrina, corticoides e anti-histamínicos injetáveis, broncodilatadores e equipamentos para rápido acesso venoso.

BIBLIOGRAFIA CONSULTADA

1. Alster TS. Lidocaína/tetracaína: um novo anestésico tópico para procedimentos dermatológicos em pacientes adultos. Dermatol Surg 2007; 33 (9):1073-81.
2. Amin SP, Goldberg DJ. Topical anesthetics for cosmetic and laser dermatology. J Drugs Dermatol. 2005; 4(4):455-61.
3. Arévalo MJ et al. Rapid skin anesthesia using a new topical amethocaine formulation: a preclinical study. Anesth Analg. 2004; 98:1407-32.
4. Bechelli Corrêa CA, Corrêa Filho A. O uso de gelo como anestésico em tratamentos ambulatoriais. An Bras Dermatol. 1985; 60 (1):15-6.
5. Fein A. As células que sentem dor. Disponível em: www.dol.inf.br/html/LivroNociceptores/Nociceptores. Acessado em: 12/10/2015.
6. Friedman PM et al. Comparative study of the efficacy of four topical anesthetics. Dermatol Surg. 1999; 25 (12):950-4.
7. Hruza GJ. Anesthesia. In: Dermatology. Bolognia JL, Lorizzo JL, Rapini RP (eds.). London: Mosby. Vol I. 2003; 2233-42.
8. Kassan DG, Lynch AM, Stiller MJ. Physical enhancement of dermatologic drug delivery: iontophoresis and phonophoresis. J Am Acad Dermatol. 1996; 34:657-66.
9. Lener EV et al. Topical anesthetic agents in dermatologic surgery. Dermatol Surg. 1997; 23(8):673-87.
10. Macarrón CPC, Palomino AP, Fernández LM. Problable metahemoglobinemia following EMLA administration. An Pediatr (Barc). 2005; 63:179-80.
11. Moraes AM, Pimentel ERA, Sampaio AP. Anestesia tópica em cirurgia dermatológica. An Bras Dematol. 1990; 65(2):65-6.
12. Ruiz-Maldonado R. Saturated phenol as a local anesthetic for manual dermabrasion. Dermatol Surg. 1997; 23(3): 187-9.
13. Russo J Jr et al. Lidocaine anesthesia: comparison of iontophoresis, injection and swabbing. Am J Hosp Pharm. 1980; 30:843-7.
14. Sanchez-Conejo J. Anestesia en cirurgía dermatológica. Anestesia local. Madrid: Aula Medica. 1995; 23-33.
15. Skidmore RA, Patterson JD, Tomsick RS. Local anesthetics. Dermatol Surg. 1996; 22(6):511-22.
16. Sobanko JF, Miller CJ, Alster TS. Topical anesthetics for dermatologic procedures: a review. Dermatol Surg. 2012; 1-13, DOI: 10.1111/j.1524-4725.2011.02271.x. 14.09.2014.
17. Ukens C. Coed death tied to compounded drug. Drug Topics. Disponível em: www.drugtopics.com/drugtopics/articleDetail.Jsp?id=149234. Acesso em: 7 de março de 2005.

Capítulo 18.3

Anestesia Infiltrativa

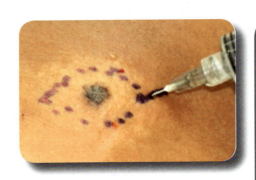

Alcidarta dos Reis Gadelha
Thomazia Lima de Miranda Leão
Sidharta Quércia Gadelha

 Pontos de destaque

- Às vezes indispensável, a anestesia infiltrativa é parte essencial da cirurgia dermatológica. Por isso, a utilização mais consciente e racional dos tipos de anestésicos e vasoconstritores frequentemente utilizados é fundamental à segurança do procedimento, evitando reações indesejáveis como hipertensão, hemorragia e fenômenos tóxicos ou alérgicos.
- Atualmente, a lidocaína e a mepivacaína, de mesma potência e nível de segurança, a nosso ver, são os dois anestésicos recomendados em procedimentos dermatológicos extra-hospitalares.
- A mepivacaína tem algumas vantagens sobre a lidocaína, como o início de ação um pouco mais rápido, duração mais longa e menor efeito vasodilatador.
- A adrenalina é o vasoconstritor mais comumente associado a anestésicos locais e empregado nas diluições de 1:100.000, 1:200.000 e, menos comumente, 1:50.000. Todavia, substâncias como a levonordefrina e a norepinefrina, respectivamente, 15 e 25% menos potentes que a adrenalina, já de uso habitual na odontologia, podem ser, eventualmente, empregadas em cirurgia dermatológica, sobretudo em pacientes hipertensos.
- Na realização de procedimentos dermatológicos emprega-se, frequentemente, uma solução contendo, além do anestésico (comumente a lidocaína), o bicarbonato de sódio, para aumentar o pH e diminuir a dor da infiltração, bem como potencializar o efeito bactericida do anestésico. Ademais, adiciona-se, também, um vasoconstritor à solução, para que, colabando os vasos, diminua o sangramento, retarde a absorção sistêmica do anestésico e amplie a duração de seu efeito. Assim, não só aumenta a segurança da cirurgia, bem como o conforto do paciente no per e pós-operatório. O soro fisiológico, de ação anestésica discreta, além de diluente, pelo volume acrescentado, é crucial para promover a intumescência do local da cirurgia; ao comprimir os vasos, auxilia o vasoconstritor a evitar o sangramento. Além do mais, a intumescência dos tecidos abaixo e ao redor da lesão contribui, de maneira importante, para a preservação de estruturas nobres subjacentes, como nervos, tendões e vasos de maior calibre.

■ ANESTESIA INFILTRATIVA

- A regra dos múltiplos de 4, concebida por um dos autores, na elaboração da solução anestésica infiltrativa e intumescente, é muito segura e útil, pois permite calcular e modificar, fácil e racionalmente, a concentração de cada componente da fórmula, de acordo com a região anatômica a ser trabalhada, o tipo e a duração do procedimento, bem como as condições do paciente.

- Mesmo utilizando de maneira correta a anestesia infiltrativa, o cirurgião dermatológico deve estar preparado para se deparar com raras, mas possíveis, reações adversas, como a vasovagal, a hipertensão e a anafilaxia. Treinar a equipe e ter medicamentos à disposição, como adrenalina, captopril, corticoide e anti-histamínicos injetáveis, azul de metileno e, obviamente, o oxigênio, são essenciais para resolver uma situação de emergência.

Introdução

Um breve histórico sobre a evolução da anestesia local é resumido na Tabela 18.3.1.

Tabela 18.3.1

PRINCIPAIS EVENTOS HISTÓRICOS RELATIVOS À EVOLUÇÃO DA ANESTESIA LOCAL COM DATA, AUTOR E CONTRIBUIÇÃO DOS HISTÓRICOS IMPORTANTES PARA A ANESTESIA INFILTRATIVA		
Ano	Autor	Realização
1860	Niemann	Isola a cocaína da folha de coca
1884	Freud e Koller	Utilizam a cocaína como anestésico local
1905	Einhorn	Sintetiza a procaína
1943	Lofgren e Lindiquist	Sintetizam a lidocaína
1955	Murphy, Allen e Mangiaracine	Já destacam a ação microbicida da lidocaína e de outros anestésicos locais
1987	Klein	Publica a técnica de anestesia intumescente com solução de lidocaína a 0,05 a 0,1%, epinefrina a 1/1.000.000 em soro fisiológico para anestesia em lipoaspiração a DMAX de 35 mg/kg de peso (dose máxima segura de lidocaína na solução intumescente)
1989	Stewart, Cole e Klein	Comprovam que o tamponamento das soluções anestésicas, tipo Klein, com bicarbonato de sódio reduz a dor da infiltração
1993	Thompson, Welky e Massa	Constatam que a ação bactericida da lidocaína é potencializada pelo bicarbonato de sódio
1996	Ostad, Kageyama e Moy	Propõem que a DMAX na solução intumescente para lipoaspiração seja de 55 mg/kg e estabelecem uma correlação linear entre a quantidade de lidocaína injetada e o pico sérico do anestésico, ou seja, a cada 1.000 mg injetados, haveria um aumento do pico sérico de 1 μg/mL
2002	Gadelha e Miranda Leão	Criam a regra dos múltiplos de 4 (regra dos 4), que permite calcular fácil e rapidamente as concentrações dos ingredientes da solução anestésica usada em infiltração e os picos séricos da lidocaína, e evitar os efeitos tóxicos em casos de lipoaspiração
2008	Klein	Admite que a DMAX em solução intumescente, sem aspiração, pode ser de 45 mg/kg, pois, com esta dose, a chance de ultrapassar 6 mg/L seria somente de 1:2.500

Fonte: Gadelha e Costa, 2002 e 2009.

Escolha do tipo de anestésico, concentração e vasoconstritor

A infiltração de anestésicos é rotineiramente utilizada em procedimentos cirúrgicos ambulatoriais e, obviamente, uma boa anestesia é fundamental ao sucesso da cirurgia. A quantidade e a concentração do anestésico devem ser suficientes para evitar a dor no ato operatório, pois, uma vez desencadeada, a quantidade de anestésico necessária para controlá-la será maior e, consequentemente, menor será a tranquilidade do paciente e a do cirurgião.

Segundo Reuter, a escolha da forma de anestesia depende do tipo de procedimento, de sua duração, da região anatômica, da idade e do estado do paciente e do tipo de unidade onde vai ser realizado.

Para procedimentos extra-hospitalares não se deve fazer a sedação, e, sobretudo, a anestesia geral, pelos riscos inerentes a esses atos e pela necessidade de pessoal capacitado e de recursos especiais de suporte à vida.

Não se recomenda o uso da procaína, anestésico do grupo éster, pois é metabolizada, no plasma, pela colinesterase a ácido para-aminobenzoico (PABA), substância que tem maior potencial alergênico. É mais seguro o emprego de anestésicos do grupo amida, que são metabolizados no fígado e não originam o PABA como subproduto.

Em procedimentos realizados em unidades fora do hospital desaconselha-se a utilização de alguns anestésicos do grupo amida, como a bupivacaína, de maior duração, mas que apresentam, pelo menos, potencial cardiotóxico cinco vezes maior que a lidocaína. Ademais, esse anestésico pode causar alterações cardíacas de início insidioso, sem as manifestações prévias de toxicidade do sistema nervoso central, como, habitualmente, ocorre com a lidocaína, e uma vez desencadeada, a cardiotoxicidade pela bupivacaína costuma ser irreversível.

Outro anestésico do tipo amida que se deve evitar é a prilocaína, pela possibilidade de ocasionar meta-hemoglobinemia, especialmente em crianças e pacientes em uso de sulfas e quando se empregam quantidades maiores, como em casos de lipoaspiração. Entretanto, vale destacar que a prilocaína, utilizada em pequenas doses e em adultos, é muito segura, pois é mais rapidamente eliminada do organismo do que a lidocaína, por metabolismo não só no fígado, como também, no pulmão e no rim.

A mepivacaína, também do grupo amida, já bastante utilizada por odontólogos, de potência e toxicidade similares às da lidocaína, mas com duração anestésica de até 6 horas, pode ser usada em crianças (a partir de 3 anos – recomendável) e em pacientes para os quais haja contraindicações ou riscos maiores de empregar a adrenalina, devido ao seu mínimo efeito vasodilatador. A mepivacaína também propicia maior duração anestésica que a lidocaína e tem, ainda, a vantagem de um início de ação um pouco mais rápido, de apenas 1,5 a 2 minutos, contra 2 a 3 minutos da lidocaína. A mepivacaína é excretada pelos rins, sendo cerca de 1 a 16% da dose em sua forma inalterada.

Associada à adrenalina a 1:100.000, a mepivacaína não provocou alteração da pressão sistólica em 50 pacientes submetidos à anestesia odontológica, embora tenha elevado em 1,5 mmHg a diastólica. Aproveitando o seu menor efeito vasodilatador, em pacientes hipertensos, é mais racional empregar a mepivacaína associada à norepinefrina (25% menos potente que a adrenalina) ou à levonordefrina (15% menos potente que a adrenalina).

Pura, a mepivacaína é utilizada a 3% (Mepisv® – DFL) e a 2% com o vasoconstritor epinefrina (Mepiadre® – DFL) ou norepinefrina (Mepinor® – DFL) a 1:100.000 ou com levonordefrina a 1:20.000 (Mepi-Levo® – DFL). Parece um promissor anestésico local para uso em cirurgias dermatológicas, como as de unha, ou em pacientes hipertensos.

A articaína é outro anestésico do grupo amida que vem sendo muito utilizado em odontologia, mas que pode, entretanto, provocar parestesias e meta-hemoglobinemia, e não é indicado em crianças abaixo de 4 anos. Outra desvantagem é que, apesar de ser do tipo amida, tem em sua estrutura um grupo éster e algumas apresentações podem conter o metilparabeno, aumentando o seu potencial alergênico. Por essas razões, não se aconselha o uso da articaína em cirurgia dermatológica.

A lidocaína, até o momento, é o mais seguro anestésico local, podendo, inclusive ser empregado em grávidas, ainda que cruze a barreira placentária, pois pertence ao grupo B, isto é, em animais não foi constatado efeito teratogênico dessa substância, embora se deva, por prudência, sempre que possível, evitá-la, assim como outras drogas, no primeiro trimestre da gravidez. Quando indispensável, em grávidas, a anestesia local deve ser feita, de preferência, com lidocaína a 2% com adrenalina a 1:200.000, limitando-se ao uso de dois tubetes. Deve-se, também, evitar a felipressina, um análogo da octapressina, como vasoconstritor.

Deve-se diminuir a dose em crianças habitualmente à metade da dose do adulto, e ter cuidado ao administrá-la a crianças ictéricas quando se emprega a lidocaína com metilparabeno. Os parabenos, usados como preservativos, ocupam o lugar da bilirrubina na ligação com a albumina e, consequentemente, elevam a bilirrubinemia. As doses em crianças são calculadas com mais precisão em cirurgia dermatológica e em odontologia utilizando-se a regra de Young ou a de Clark ou, ainda, fazendo-se um cálculo simplificado como mostrado na Tabela 18.3.2.

Geralmente, em pequenos procedimentos dermatológicos e odontológicos, utilizam-se as concentrações de 1 a 2% de lidocaína com adrenalina a 1:100.000 a 1:200.000. Em odontologia, e menos em cirurgia dermatológica, em pequenas áreas, com o intuito de evitar significativamente o sangramento, emprega-se adrenalina a 1:50.000. Também se usa a lidocaína a 2% em associação com o hemitartarato de norepinefrina a 0,004%, equivalente a 0,002% de norepinefrina (Lidostesim® a 2% – Dentsply).

É conveniente, no entanto, destacar que o fabricante, para compensar o menor efeito do vasoconstritor da norepinefrina, aumenta a sua concentração, como no produto Lidostesim®, com lidocaína a 2% e norepinefrina a 1:25.000 (Dentsply), o que eleva, também, os riscos. Entretanto, em outros produtos, como o Mepinor® (mepivacaína a 2% – DFL), a diluição continua maior, a 1:100.000, portanto, muito mais segura para hipertensos. Todavia, é importante destacar que na composição deste produto entra o metilparabeno, um possível alérgeno e, ademais, que frascos multidoses e alguns tubetes odontológicos de lidocaína podem conter metabissulfito e/ou metilparabeno.

A intumescência do local a ser operado, à semelhança do que ocorre na lipoaspiração com a solução de Klein, pode reduzir ainda mais o sangramento em áreas muito vascularizadas, como o couro cabeludo e face, tornando muito mais confortável o procedimento. Além do mais, com uma solução intumescente reduz-se a dor da infiltração do anestésico e potencializa-se o efeito microbicida da lidocaína com a adição do bicarbonato de sódio.

A Tabela 18.3.3 apresenta um resumo dos principais anestésicos utilizados em dermatologia e odontologia, comparando as concentrações mais utilizadas, os graus de potência e de toxicidade, bem como a duração do efeito e as doses máximas recomendadas.

Dentre os anestésicos locais mais empregados em odontologia e disponibilizados isoladamente ou associados a vasoconstritores, em tubetes ou em frascos multiuso, destacam-se a lidocaína, a mepivacaína e a prilocaína (Figuras 18.3.1 e 18.3.2).

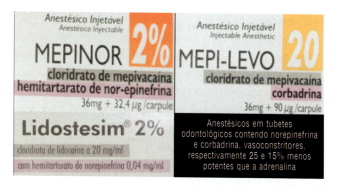

Figura 18.3.1 – *Anestésicos muito usados em odontologia contendo mepivacaína e norepinefrina ou corbadrina (levonordefrina) e lidocaína e norepinefrina, e que podem ser bastante úteis em cirurgia dermatológica. (Fonte: Alcidarta dos Reis Gadelha.)*

Tabela 18.3.2
REGRAS DE YOUNG E DE CLARK E MÉTODO SIMPLIFICADO PARA CALCULAR DOSES ANESTÉSICAS EM CRIANÇAS

Regra de Young	Regra de Clark	Cálculo Simplificado
Dose da criança: (idade da criança / peso da criança + 12) × dose do adulto	Dose da criança: (idade da criança / 70) × dose do adulto	Dose da criança: 1 tubete para cada 9,09 kg por sessão

Fonte: Carvalho e cols., 2016 – modificada pelos autores.

Tabela 18.3.3

PRINCIPAIS ANESTÉSICOS LOCAIS UTILIZADOS EM CIRURGIA DERMATOLÓGICA, POTÊNCIA, DURAÇÃO, DOSE MÁXIMA EM ADULTOS E CRIANÇAS

Anestésico Concentrações mais Comuns	Toxicidade	Potência	Duração do Efeito	Dose Máxima para Adultos	Dose para Crianças
Procaína 2 a 4%	1	1	45 a 50 minutos	1.000 mg	–
Prilocaína 3 ou 4% com adrenalina 1/200.000	1	2	40 a 50 minutos	400 ou 6 mg/kg	0
Lidocaína 1 a 2% sem adrenalina	2	4	1 hora	300 mg ou 3,5 a 4,5 mg/kg	150 mg 2,5 mg/kg Regra de Young ou Clark
Lidocaína 1 a 2% com adrenalina a 1/100.000 ou 1/200.000	2	4	Até 3 horas	500 ou 7 mg/kg	3,5 a 4,5 mg/kg
Mepivacaína a 3% sem adrenalina Mepivacaína a 2% com adrenalina 1/100.000 a 1/200.000	1,5 a 2	4	1 a 6 horas	4,5 a 6,6 mg/kg até 400 mg	4,5 a 6,6 mg/kg, no máximo 5 tubetes
Bupivacaína a 0,5% com adrenalina 1/200.000	10	16	3 a 30 horas	175 mg	0
Articaína a 4% com adrenalina 1/200.000	1 a 2	1,9	3 a 5 horas	500 ou 7 mg/kg	?

Fonte: Gadelha e Costa, 2009.

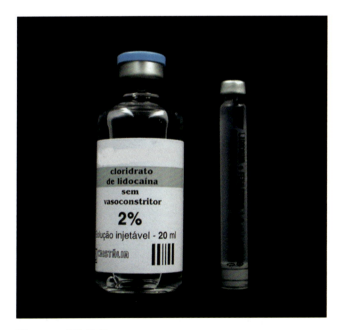

Figura 18.3.2 – *Frasco multidose de lidocaína sem vasoconstritor contendo metabissulfito e metilparabeno; tubete de lidocaína associada à adrenalina e com metabissulfito, substâncias que podem provocar reações alérgicas. (Fonte: Alcidarta dos Reis Gadelha.)*

Soluções anestésicas frequentemente utilizadas em cirurgias dermatológicas extra-hospitalares

Fórmula 1	
Lidocaína a 2%	10 mL
Adrenalina a 1:1.000	0,4 mL
Bicarbonato de sódio a 8,4%	4 mL
Soro fisiológico qsp	40 mL

Pode-se diminuir a concentração do anestésico e/ou da adrenalina conforme o local da cirurgia e as condições de saúde do paciente. A concentração da adrenalina ou do anestésico é calculada pela fórmula:

Concentração da substância: (concentração da substância × volume da substância) / volume total da solução

■ ANESTESIA INFILTRATIVA

Na solução mostrada anteriormente, a concentração da lidocaína será de 0,5% (2 × 10/40) e a da adrenalina, 1:1.000 × 0,4/40 ou 1:100.000. Deve-se destacar que, nas anestesias locais em odontologia, as concentrações da lidocaína habitualmente utilizadas são 1, 2 e 3%, e que nos tubetes odontológicos as diluições corriqueiras da adrenalina são de 1:100.000, 1:1:200.000 e, menos frequentemente, 1:50.000.

A crítica que os autores fazem ao emprego rotineiro dessa solução e que os levaram a modificá-la são três:

1. Na opinião dos autores, a quantidade de lidocaína (10 mL) é desnecessária para uma anestesia adequada na quase totalidade dos procedimentos dermatológicos;
2. Como o volume total da solução é de 50,4 mL, torna-se difícil calcular as quantidades exatas de cada componente e modificá-las de maneira rápida e precisa, conforme a situação e necessidade;
3. E o mais importante, a quantidade de adrenalina nessa solução, se utilizados todos os 40 mL, ultrapassa as doses seguras recomendadas, senão vejamos:

É imperioso respeitar a dose total de adrenalina em pacientes normais que é de 0,2 mg (200 µg)/sessão e, em hipertensos ou cardiopatas, 0,04 mg (40 µg)/sessão. Nessa solução, se utilizados todos os 40 mL, a quantidade de adrenalina supera as doses recomendadas, pois a diluição comercializada, que é de 1:1.000, contém 1 mg (1.000 µg)/mL de adrenalina; portanto, em 0,4 mL há 0,4 mg ou 400 µg, ou seja, o dobro da dose máxima para normotensos (0,2 mg ou 200 µg/sessão) e 10 vezes mais do que a dose máxima recomendada para hipertensos ou cardiopatas (0,04 mg ou 400 µg). No entanto, devemos lembrar que, quanto mais diluídos o anestésico e o vasoconstritor, maior quantidade dos dois poderá ser empregada com segurança.

Saliente-se que, no caso, a concentração do bicarbonato de sódio é de 4 × 8,4/40, ou seja, 0,84%, e que se utiliza, geralmente, 1 mL de bicarbonato para cada 10 mL da solução anestésica, exceto na técnica intumescente para lipoaspiração, que é de 10 mL para cada 1.000 mL de solução, ou seja, 1:100.

Regra dos 4 ou dos múltiplos de 4

Gadelha e Miranda Leão recomendam utilizar a fórmula ou regra dos múltiplos dos 4, ou simplesmente regra dos 4, fácil de memorizar e bastante segura e eficaz para a realização de procedimentos dermatológicos. Adequando a concentração dos ingredientes ao tipo e local anatômico da cirurgia e às condições do paciente, obtém-se anestesia e hemostasia excelentes.

A solução é preparada colocando-se com uma seringa descartável os ingredientes no interior de um Becker milimetrado e autoclavável (Figura 18.3.3) e, no final, completa-se o volume desejado com soro fisiológico para uso endovenoso (Figuras 18.3.4 a 18.3.5).

Fórmula 2 – Regra dos múltiplos dos 4 ou regra dos 4 em anestesia infiltrativa

Lidocaína a 2%	4 mL
Adrenalina	4 gotas (cerca de 0,2 mL)
Bicarbonato de sódio	4 mL
Soro fisiológico qsp	40 mL

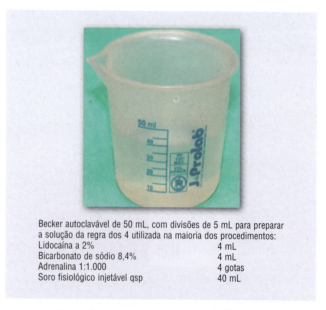

Becker autoclavável de 50 mL, com divisões de 5 mL para preparar a solução da regra dos 4 utilizada na maioria dos procedimentos:
Lidocaína a 2% — 4 mL
Bicarbonato de sódio 8,4% — 4 mL
Adrenalina 1:1.000 — 4 gotas
Soro fisiológico injetável qsp — 40 mL

Figura 18.3.3 – *Com uma seringa descartável são colocados os ingredientes da fórmula no Becker e, no final, o soro até completar 40 mL. Essa solução é suficiente para realizar a grande maioria dos procedimentos dermatológicos, como exérese de cisto, nevo ou carcinomas. (Fonte: Alcidarta dos Reis Gadelha.)*

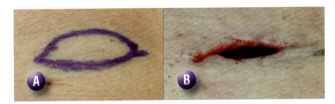

Figura 18.3.4 – **(A)** *Cisto infectado na região lombar – intumescência com a solução segundo a regra dos 4, da figura anterior.* **(B)** *Note embranquecimento e mínimo sangramento após a retirada da lesão, sem ligadura ou coagulação de vasos.* (Fonte: Alcidarta dos Reis Gadelha.)

Nesse caso, a concentração da lidocaína será de 0,2% ou 4 × 2/40, e a da adrenalina será de 1:200.000. Mesmo usando todos os precisos 40 mL, correspondentes a 0,2 mg ou 200 µg, respeita o limite máximo de adrenalina por sessão em pessoas normais, 0,2 mg.

Em pacientes hipertensos controlados geralmente a infiltração dessa solução não altera a pressão arterial, porém, deve-se respeitar a dose máxima de 0,04 mg/sessão, o que corresponderia a apenas 8 mL da solução. Em pacientes com pressão irregular ou que tenha aumentado antes do procedimento, por prudência, poder-se-ia optar pela seguinte combinação:

Fórmula 3 – Regra dos múltiplos dos 4 ou regra dos 4 em anestesia infiltrativa

Mepivacaína (menos vasodilatadora e até mesmo com discreta ação vasoconstritora, portanto, ocasionaria menos sangramento)	4 mL
Bicarbonato de sódio	4 mL
Soro fisiológico qsp	40 mL

Ou, ainda, seria possível optar pela seguinte preparação, como a anterior, a que denominamos regra dos múltiplos de 4 para pacientes hipertensos:

Fórmula 4

Mepivacaína a 3%	3,6 mL (2 tubetes)
Mepivacaína a 2% com norepinefrina a 1:100.000 (Mepinor)	0,4 mL
Bicarbonato de sódio	4 mL
Soro fisiológico qsp	40 mL

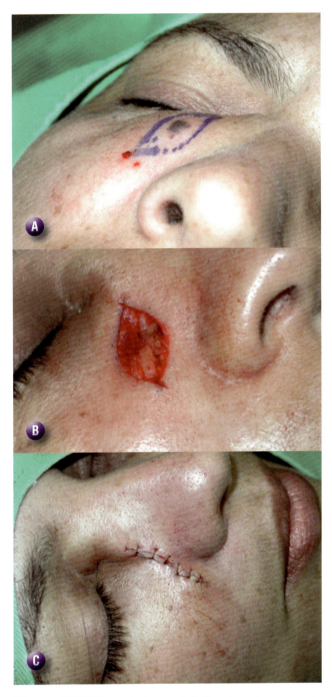

Figura 18.3.5 – **(A)** *Anestesia infiltrativa e intumescente com a regra dos 4 em área que costuma sangrar com facilidade. É necessário esperar por, pelo menos, 15 minutos para promover a vasoconstrição e a consequente e adequada hemostasia.* **(B)** *Após a retirada da lesão. Note ausência de sangramento, demonstrando a eficácia da regra dos 4.* **(C)** *Mesmo paciente da figura anterior após a sutura.* (Fonte: Alcidarta dos Reis Gadelha.)

■ ANESTESIA INFILTRATIVA

Assim, na fórmula 4 teríamos apenas 40 μg de norepinefrina, um vasoconstritor 25% menos potente que a adrenalina e 108 mg (3,6 mL a 3%) + 8 mg (0,4 mL a 2%) = 116 mg de mepivacaína nos 4 mL de anestésico. Em termos de toxicidade, a dose máxima recomendada para uma pessoa de 50 kg seria de seis tubetes a 2% ou 252 mg de mepivacaína. Em relação ao vasoconstritor, deve-se lembrar que em quatro gotas (0,2 mL) de epinefrina a 1:1.000 há 0,2 mg ou 200 μg, enquanto na fórmula há, apenas, 40 μg de um vasoconstritor 25% menos potente que a adrenalina, a noradrenalina. Justifica-se o emprego de uma baixa concentração do vasoconstritor porque a mepivacaína é menos vasodilatadora (e até mesmo vasoconstritora) do que a lidocaína, embora tenha a mesma potência.

Moro e cols., estudando 100 pacientes nos quais foi realizada a flebectomia ambulatorial, demonstraram que a infiltração no subcutâneo de solução de mepivacaína a 2% com adrenalina era menos dolorosa quando diluída em bicarbonato de sódio a 1,4% do que quando diluída em soro fisiológico. A fórmula proposta pelos autores no trabalho publicado em 2014 não deixa de ser uma regra dos 4:

Fórmula 5	
Mepivacaína a 2% com epinefrina 5 μg/mL	4 mL (20 mg/mL) ou 80 mg
Bicarbonato de sódio a 1,4%	16 mL

Se observarmos, a concentração de epinefrina em 4 mL é de 20 μg, ou seja, um múltiplo de 4. É importante destacar que não havia precipitação da solução pelo uso de bicarbonato como diluente em volume de 16 mL.

A outra fórmula, também, seguindo a regra dos 4, utilizada por Moro e cols., para comparação era:

Fórmula 6	
Mepivacaína a 2% com epinefrina 5 μg/mL	4 mL
Cloreto de sódio a 0,9% (soro fisiológico)	16 mL

Como já mencionado, deve-se evitar os anestésicos do grupo éster pelo maior potencial imunoalérgico, capaz de induzir reações graves como a anafilaxia. Entretanto, é bom lembrar, ainda, que nos frascos de anestésicos multidoses há, comumente, dois conservantes e potenciais alergênicos: o metilparabeno e o metabissulfito de sódio. Este último também é adicionado aos anestésicos com vasoconstritor nos tubetes odontológicos e, em certas preparações comerciais da mepivacaína, como o Mepivalem®, há metilparabeno. Em pacientes com histórico de alergia seria mais cauteloso utilizar preparações sem metilparabeno, como o Mepisv® (mepivacaína – DFL).

Vasoconstritores mais utilizados

Os vasoconstritores associados a anestésicos são frequentemente utilizados em odontologia e em cirurgia dermatológica pelas seguintes razões:

- Compensam a ação vasodilatadora habitual dos anestésicos locais.
- Reduzem a perfusão sanguínea no local injetado pela vasoconstrição, diminuindo a absorção percutânea e, obviamente, os picos séricos e a toxidade dos anestésicos.
- Aumentam a duração do efeito, mantendo por mais tempo uma quantidade maior de anestésico nos nervos e nos tecidos circunvizinhos.
- Reduzem o sangramento.

O vasoconstritor mais empregado em cirurgia dermatológica é a adrenalina, comercializada em ampolas, de 1 mL, a 1:1.000, ou seja: 1.000 mg/1.000 mL ou 1 mg/mL ou, ainda, 1.000 μg/mL ou a 0,1%. A concentração habitual utilizada em lipoaspiração na solução de Klein é de 1:1.000.000 (1:1 milhão).

Uma forma de conseguir a diluição desejada da adrenalina é acrescentar 9 mL de solvente (água estéril) a 1 mL (1 ampola) a 1:1.000, obtendo-se 10 mL a uma concentração de 1:10.000 ou 0,1 mg/mL. Acrescentando-se novamente 9 mL do solvente a 1 mL da solução a 1:10.000, obtém-se uma diluição a 1:100.000 ou 0,01 mg/mL, 0,9 mL de água estéril em 0,1 mL dessa diluição, originando uma solução a 1:1.000.000 e assim por diante.

É importante lembrar que a adrenalina, sendo uma substância simpaticomimética, pode ocasionar vários efeitos, como aumento da pressão arterial, da frequência e do débito cardíaco, e provocar arritmias ou crises de angina, broncodilatação e aumento da glicemia. Por isso, deve ser evitada ou utilizada com precaução e em doses ou concentrações menores em cardiopatas, hipertensos ou portadores de hipertireoidismo ou de feocromocitoma. Também é importante investigar os medicamentos que o paciente está utilizando, pois substâncias como a maprotilina, a metildopa e a ritodrina, bem como o propranolol podem potencializar o efeito da adrenalina.

Felizmente, segundo alguns autores, poderiam ser utilizadas, com segurança, doses de até 200 μg em pacientes saudáveis ou até 22 tubetes (198 μg) com concentrações de 1:200.000 ou 11 a 1:100.000, em uma sessão odontológica e até 40 μg ou até quatro tubetes a 1:200.000 ou até dois tubetes a 1:100.000, em um paciente com doença cardiovascular significativa ou ASA III ou IV. Deve-se lembrar que cada tubete de 1,8 mL a 1:200.000 contém 9 μg e a 1:100.000, 18 μg de adrenalina.

Portanto, em cirurgia dermatológica o uso de adrenalina a 1:100.000 em áreas mais restritas e a 1:200.000 em outras mais extensas é bastante seguro. A Academia Americana de Dermatologia recomenda, em casos de lipoaspiração, não empregar dose superior a 50 μg/kg de peso de adrenalina em uma única sessão.

Deve-se, ainda, destacar que a associação da lidocaína com a adrenalina, reduzindo o pH da mistura, eleva a dor da infiltração, por isso é importante neutralizá-la com bicarbonato de sódio a 8,4%, na proporção de 1 mL para cada 10 mL da solução anestésica. Ainda em relação ao emprego da adrenalina, deve-se evitá-lo em extremidades de pacientes com problemas vasculares como diabetes.

Outro dado relevante é que a adição da adrenalina ao anestésico, como nos tubetes odontológicos, reduz o seu tempo de conservação, de 36 meses (sem vasoconstritor) para 18 meses. A deterioração ocasionada pela oxidação é acelerada pelo calor e pela presença de íons metálicos pesados. Para evitar a oxidação do vasoconstritor, adiciona-se o bissulfito de sódio, que reage com o oxigênio e se transforma em bissulfato, baixando ainda mais o pH. Por isso, quanto mais tempo de armazenamento tem o tubete com vasoconstritor, maior é a sensação de queimação provocada pela infiltração do anestésico.

Ademais, é importante destacar que o anestésico puro, após a infiltração, tem início de ação mais rápido do que quando associado à adrenalina.

É interessante frisar que a levonordefrina ou corbadrina, amina simpaticomimética que age, principalmente, sobre os receptores α (75%) e menos sobre os β (25%), é muito usada em odontologia como vasoconstritor associada a anestésico local, como a mepivacaína (Mepi-Levo® – DFL). É mais estável, porém, em concentrações iguais, é 15% menos potente que a epinefrina na ação vasoconstritora e no aumento da pressão sanguínea, por isso é utilizada em concentrações menores, de 1:20.000, enquanto a epinefrina, normalmente, é empregada a 1:100.000 e a 1:200.000 ou mesmo a 1:50.000.

Teoricamente, para ser equivalente em ação à epinefrina a 1:100.000, a corbadrina, sendo 15% menos efetiva, deveria ser diluída a 1:15.000, porém, consta na bula que, na diluição usual de 1:20.000, a levonordefrina tem a mesma atividade clínica dos anestésicos com epinefrina a 50.000 e a 100.000. Por outro lado, outro vasoconstritor usado em odontologia, a noradrenalina, tem 25% da potência da adrenalina e é comercializada em diluições de 1:100.000 (Mepinor® – DFL: mepivacaína + norepinefrina) e, mais racionalmente, em concentrações menores como a de 1:50.000. Entretanto, diminuindo a concentração aumentam-se não só a potência hemostática, como também os riscos dos efeitos sistêmicos dos vasoconstritores, como a hipertensão. Ademais, mesmo sendo 25% menos potente que a adrenalina, a noradrenalina, agindo mais intensamente sobre os α-receptores, provoca vasoconstrição nos músculos, aumentando a resistência periférica e, por isso, elevando, às vezes drasticamente, a pressão arterial.

Uma lógica aplicação do uso de anestésico em pacientes hipertensos, seria utilizar a mepivacaína pura, de menor ação vasodilatadora e até mesmo constritora, ou a adrenalina em diluições maiores como a de 1:200.000, sempre em quantidades inferiores aos limites, por sessão, de 200 μg (0,2 mg) para normotensos e de 40 μg (0,04 mg) para hipertensos ou cardiopatas. Ainda, considerando a intensidade de ação, seria mais seguro utilizar os anestésicos associados a vasoconstritores como a norepinefrina ou a corbadrina, respectivamente 25 e 15% menos potentes, desde que em diluições iguais às da adrenalina. Outra alternativa anestésica mais segura, em casos de pacientes hipertensos, seria o uso do vasoconstritor felipressina a 0,03 UI/mL associado à prilocaína a 3% (Prilonest® 3% – DFL), por não produzir efeitos no sistema cardiovascular, e sim sobre

■ ANESTESIA INFILTRATIVA

a parede venosa. Por isso, o efeito hemostático seria mínimo, mas a felipressina aumentaria a duração do efeito anestésico.

Vale destacar que uma condição estressante, como a iminência de um procedimento cirúrgico, pode elevar a liberação de catecolaminas pelas suprarrenais. Em condições normais, a quantidade de adrenalina liberada por minuto é de 7 µg e a de noradrenalina é de 1,5 µg, porém, em situações de estresse a quantidade de adrenalina pode subir para 280 µg (40 vezes) e a de noradrenalina para 56 µg (37,3 vezes). Por isso, é muito importante acalmar o paciente hipertenso e inquieto receitando-lhe um ansiolítico na véspera e no dia do procedimento, diminuindo o tempo de espera na sala, deitando-o confortavelmente na maca e dizendo a ele palavras confortantes e tranquilizadoras. É de ajuda manter uma música ambiente suave e implementar medidas para reduzir a dor, que também eleva a pressão, como aplicar vibrador antes da introdução da agulha, fazer um pequeno botão com agulha delicada antes de introduzir a solução com uma agulha mais calibrosa e injetar lentamente o anestésico a fim de evitar múltiplas punturas. Também não se deve esquecer de perguntar ao paciente se já tomou o "remédio para pressão" e se está sendo medicado com betabloqueadores como o propranolol, que potencializa perigosamente o efeito do vasoconstritor e, obviamente, aferir a pressão antes, durante e após o procedimento.

Se houver uma alergia já comprovada ou uma forte suspeita de que o paciente seja alérgico a anestésico local, pode-se optar pelas seguintes alternativas diante da necessidade de se fazer um procedimento dermatológico de pequeno porte:

Fórmula 7 – Anestesia com anti-histamínico: difenidramina a 1%	
Cloridrato de difenidramina 5% (Difenidrin® – Cristália)	1 mL
Soro fisiológico	4 mL

A difenidramina é comercializada pela Cristália em ampolas de 1 mL contendo 50 mg/mL, ou seja, a 5%, para uso intramuscular ou endovenoso, em casos de graves reações alérgicas, como o choque anafilático. Deve-se diluí-la a 1% e evitar injetá-la em dedos, pois nesses locais e em concentrações

maiores pode ocasionar necrose. O efeito anestésico é satisfatório, porém, sua curta duração (20 a 42 minutos) requer novas infiltrações da substância após esse período de tempo. Outra desvantagem da difenidramina é que arde mais à infiltração local do que os anestésicos comuns.

Fórmula 8 – Solução anestésica com álcool benzílico	
Álcool benzílico	0,5%
Soro fisiológico injetável	40 mL

O álcool benzílico, um alcaloide do ópio, daí o seu efeito anestésico, diluído a 0,9% em soro fisiológico, parece produzir um efeito equivalente ao da lidocaína a 0,5% a 1%, pelo menos no primeiro minuto, ocasionando menos desconforto à infiltração do que a difenidramina. Devido ao seu curtíssimo tempo de ação, só pode ser empregado em pequenos e rápidos procedimentos, como um *shaving* ou uma biópsia.

Materiais necessários

◆ Seringas descartáveis de 5 a 20 mL, com rosca.

◆ Seringa odontológica com ou sem dispositivo de aspiração ou de refluxo. Os dermatologistas frequentemente utilizam a seringa odontológica mais simples (que não permite a aspiração), embora exista aquela que pode exercer esta função, aumentando a segurança da infiltração, evitando a injeção intravascular, principal causa de efeito tóxico do anestésico. A seringa odontológica do tipo *carpule* com refluxo possibilita verificar se a agulha foi introduzida em um vaso antes da injeção do anestésico. Tem a vantagem de, mesmo usando os tubetes convencionais, evitar a injeção intravascular do anestésico com um dispositivo de refluxo que consiste na substituição do arpão por um pino de pressão. Coloca-se a agulha, como de habitual, enroscando a extremidade do corpo da seringa; traciona-se o êmbolo completamente para trás e insere-se o tubete, dobrando o corpo cilíndrico, de maneira que a agulha perfure centralmente a membrana de borracha. A seguir, pressiona-se levemente o êmbolo, eliminando algumas gotas de anestésico, para assegurar que a agulha não esteja entupida ou dobrada e que não haja vazamento.

Após introduzir a agulha na pele, sem deslocar o êmbolo, *exerce-se uma suave compressão*, suficiente para pressionar o disco de borracha do tubete contra o pino de pressão. Se a ponta da agulha estiver no interior de um vaso, observa-se um filete de sangue devido à aspiração para dentro do tubete. Imediatamente retira-se a agulha, que é introduzida, novamente, em outro ponto, recomeçando-se o processo.

- Há, ainda, os aparelhos de injeção a jato, como o Dermojet, porém, por serem mais dispendiosos e de maior dificuldade de esterilização, são menos usados em dermatologia. Têm a vantagem de provocar menos dor à infiltração e seriam interessantes quando se realizam múltiplas punturas, como em áreas mais extensas de alopecia *areata* ou em injeções em crianças.

- Agulhas descartáveis para seringas comuns ou para seringas odontológicas. Em regiões muito vascularizadas ou de risco, como a temporal, empregam-se, comumente, para infiltrar, cânulas rombas utilizadas para preenchimento ou pequenas cânulas de lipoaspiração.

- Tubetes de 1,8 mL com lidocaína a 2% sem vasoconstritor, ou com adrenalina a 1:100.000 a 1:200.000, ou de mepivacaína a 3% sem vasoconstritor, ou a 2% com adrenalina 1:200.000 a 1:100.000. Recomenda-se o uso de tubetes de lidocaína ou de mepivacaína a 2% com adrenalina a 1:200.000 ou a 1:100.000, menos frequentemente, e em áreas menores, como em casos de biópsia incisional.

- Lidocaína a 2% sem adrenalina – frasco de 20 mL (400 mg).

- Adrenalina a 1:1.000 ou 1 mg/mL ou 1.000 μg/mL, ou, ainda, a 0,001%.

- Bicarbonato de sódio a 8,4% – ampolas com 10 e 20 mL.

- Soro fisiológico estéril a 0,9% (cloreto de sódio) – frasco de 250 e 500 mL (mais usados).

- Becker milimetrado e autoclavável é muito útil na preparação da solução da regra dos 4.

- Álcool a 70% ou clorexidina.

- Gaze estéril.

- Corante tipo azul de metileno estéril ou lápis dermográfico para demarcar a forma da incisão, segundo as linhas de força, antes de introduzir a anestesia que distorce o local.

Técnica de anestesia infiltrativa

- Fazer a antissepsia com álcool a 70% ou clorexidina.

- Demarcar a forma da incisão.

- Fazer um botão anestésico com lidocaína a 2% com adrenalina 1:200.000 (geralmente) na derme superior ou parte superior da derme reticular em cada extremidade da demarcação, usando seringa odontológica, tubete e agulha tipo G curta. Pode-se, para diminuir a dor, usar previamente um creme anestésico tipo Dermomax® ou Pliaglis®, por 15 a 40 minutos e pinçar várias vezes, como se estivesse "beliscando" a pele para "enganar" as terminações nervosas da dor, ou ainda, utilizada um pequeno vibrador.

- Injetar a anestesia circunscrevendo a lesão, pela marcação prévia, com lidocaína a 2% com adrenalina a 1:200.000, através dos botões, evitando múltiplas perfurações, de forma lenta, para reduzir a dor da infiltração, conversando sempre com o paciente, tentando relaxá-lo.

- Fazer a infiltração da solução, a partir de um dos botões sob a lesão, até provocar a intumescência desejada.

- Aguardar 15 minutos para consolidar os *efeitos anestésico e vasoconstritor*.

Quando se emprega a regra dos 4, para compensar a baixa concentração da lidocaína *e* assegurar uma boa anestesia, usando-se uma seringa do tipo *carpule*, faz-se um botão a partir do qual se injeta, superficialmente, ao redor da lesão de um quarto a, no máximo, metade do volume do tubete com lidocaína a 2%, o equivalente a 0,45 a 0,9 mL. Em seguida, introduz-se na hipoderme uma agulha acoplada a uma seringa de rosca descartável, aspira-se para evitar injeção intravascular, *e* se injeta a solução para fazer a intumescência, e espera-se por 15 minutos antes de iniciar o procedimento. Nos pacientes mais sensíveis pode-se fazer um pequeno botão, injetar a solução no subcutâneo e, após alguns minutos, fazer a injeção superficial contornando a lesão, para assegurar a anestesia superficial.

Observações:
1. Nunca deixe o paciente sozinho após a anestesia, pois se ocorrerem reações indesejáveis, imediatamente, devem ser tomadas as medidas adequadas;
2. Evite que o paciente (ou seu acompanhante) fique olhando a cirurgia. Muitos "corajosos" têm reação vasovagal nessas ocasiões.

ANESTESIA INFILTRATIVA

É, também, importante destacar que, logo após a infiltração, o paciente poderá confundir a sensação de dor com a de pressão, mais tardiamente bloqueada. Deve-se sempre esclarecer o paciente sobre isso e esperar por mais alguns minutos, conforme o tempo de indução do anestésico empregado, antes de iniciar o procedimento.

Deve-se lembrar ainda que, em locais mais vascularizados, como nas mucosas, na face ou no couro cabeludo, a absorção do anestésico pode ser mais rápida, como também ocorre em tecidos infectados. Neste último caso, devido à acidificação do tecido pela inflamação, também fica reduzida a eficácia do anestésico. Para contornar esse problema pode-se aumentar a concentração do anestésico e do bicarbonato e, se possível, a do vasoconstritor, seguindo os múltiplos de 4.

Em regiões palmoplantares as infiltrações são muito dolorosas, e a absorção mais rápida. Nesses locais deve-se fazer um garroteamento do membro, aumentando a duração anestésica, e começar a anestesia pelo subcutâneo.

Reações adversas

Como já salientado, as reações a anestésicas locais são raras e podem ser:

◆ **Reações alérgicas, como choque anafilático:** extremamente raras quando se usam anestésicos do grupo amida. Urticária, angiodema, dispneia e mesmo colapso podem ocorrer. Tratamento já demonstrado no capítulo sobre segurança da cirurgia dermatológica. Oxigenação, posição de Trendelemburg, adrenalina 0,2 mg IM; anti-histamínico, como a difenidramina 50 mg EV, corticoide, como a metilprednisolona 1 mg/kg EV e nebulização com salbutamol, 5 mg/4 mL de soro fisiológico, em casos de broncospasmo.

Raramente, os pacientes relatam "alergia" a anestésico. Em geral, quem tem alergia a anestésicos do grupo éster (menos rara), como a procaína, não reage àqueles do grupo amida, como a lidocaína. Todavia, em casos fortemente suspeitos de alergia a ambos os grupos, pode-se empregar, em pequenos procedimentos dermatológicos, a infiltração com soro fisiológico e/ou anti-histamínico injetável, como a difenidramina. Pode-se, ainda, como alternativa, utilizar a anestesia tópica com gelo ou ar resfriado, como o disponibilizado em aparelhos importados (Cryo 6)

ou nacionalizados, como Siberian ou Freddo, isoladamente ou associado à infiltração de difenidramina a 0,5-1% com adrenalina a 1:100.000. Relatos em odontologia atestam que o grau de anestesia é similar ao da lidocaína, porém, com o inconveniente de provocar maior ardor à infiltração.

◆ **Reação vasovagal:** é de, longe, a reação mais comumente observada. Caracteriza-se por sudorese, palidez, cefaleia, lipotimia e, em casos mais avançados, perda da consciência. Em geral, o paciente recupera-se rapidamente com a posição de Trendelemburg, a oxigenação e palavras de conforto e segurança.

◆ **Intoxicação anestésica:** é rara e pode ocorrer por injeção intravascular do anestésico, por isso deve-se ter cuidado ao aspirar, especialmente quando se faz bloqueio, ou usar seringa de refluxo, já que há vasos passando perto do nervo.

Outra possível, mas também rara, causa de intoxicação é ultrapassar a dose máxima do anestésico, principalmente em casos de lipoaspiração. O ideal é sempre utilizar doses bem mais baixas do que a DMAX preconizada pela Academia Americana de Dermatologia, que é de 55 mg/kg de peso, e ser mais cauteloso como Klein, que estabelece a DMAX de apenas 45 mg/kg quando a anestesia intumescente não é seguida de aspiração. Há, ainda, raros casos fatais relatados de intoxicação anestésica pelo uso tópico em áreas extensas, como coxas e pernas, sob oclusão, de formulações manipuladas contendo altas doses de lidocaína e tetracaína (6 a 10%).

Caso ocorra essa complicação, os sinais e sintomas mais precoces são gosto metálico na boca, parestesias na língua e zumbidos. Neste caso, acessa-se uma veia, controlam-se os sinais vitais e iniciam-se as condutas terapêuticas elencadas mais adiante. Entretanto, é difícil evoluir para sintomatologia mais grave que revela depressão do sistema nervoso central, como diplopia, fasciculações ou convulsões, pois seria necessário que o pico sérico do anestésico ultrapassasse 6 μg/mL, o que é quase impossível com a utilização das doses corriqueiras em infiltração, a não ser em casos excepcionais de injeção acidental endovenosa do anestésico.

1. Colocação do paciente em posição lateral;
2. Oxigenação;

3. Manter as vias aéreas livres e aspiração, se necessária;

4. Em caso de convulsão: Rivotril® em gotas por via sublingual – 0,01 a 0,05 mg/kg;

5. Atropina 0,5 mg (1 mL de 0,5 mg) EV, repetindo-se, se necessário;

6. Adrenalina se houver colapso: 0,2 mg EV ou 1 mg SC;

7. Transferir para hospital.

- **Meta-hemoglobinemia:** cianose é o sinal mais importante. Ocorre, principalmente, pela prilocaína e raramente pela benzocaína ou lidocaína. Casos de meta-hemoglobinemia têm sido ocasionados pela aplicação tópica de prilocaína em áreas extensas. O melhor tratamento consiste na injeção EV de solução de azul de metileno a 1%; 1 a 2 mg/kg de peso, por 5 minutos.

- **Crises hipertensivas** são também raras, e quando ocorrem são discretas e ocasionadas, principalmente pelo estresse da cirurgia e menos pela adrenalina contida nas soluções anestésicas. O tratamento é feito com captopril em comprimidos de 25 mg, por via oral, controlando-se frequentemente a pressão até a sua normalização, o que geralmente acontece após 15 a 20 minutos.

  Rara também é a chamada reação à adrenalina, caracterizada por taquicardia, sudorese, ansiedade e palpitações. Deve-se aferir a pressão arterial e utilizar captopril oral se estiver elevada.

- **Hipoglicemia:** excepcional, mesmo em diabéticos, pois em cirurgia dermatológica normalmente não se exige jejum prolongado, mas pode ocorrer em pacientes não diabéticos por diminuição da glicemia no período pós-prandial e pode ser intensificada pela adrenalina. Em geral, os primeiros sintomas são diaforese, irritabilidade e taquicardia. A ingestão de um suco natural com açúcar ou um doce geralmente resolve o problema.

BIBLIOGRAFIA CONSULTADA

1. Carvalho RWF et al. Anestésicos locais: Como escolher e prevenir complicações. sistêmicas. Disponível na internet em: http://apps.elsevier.es/watermark/ctl_servlet?_f=10&pident_articulo=90137596&pident_usuario=0&pcontactid=&pident_revista=330&ty=76&accion=L&origen=elsevierpt%20&web=www.elsevier.pt&lan=pt&fichero=330v51n02a90137596pdf001.pdf – Acessado em 16.11.2015.
2. Coleman WF et al. Guidelines for liposuction. J Am Acad Dermatol. 2001; 45(3):438-47.
3. Dantas MVM, Gabrielli MAC, Hochuli VE. Efeito da mepivacaína 2% com adrenalina 1:100.000 sobre a pressão sanguínea. Rev Odont UNESP. 2008; 37(3):223-7.
4. Gadelha AR, Costa IMC. Cirurgia dermatológica em consultório. 2 ed. São Paulo: Atheneu. 2009; 1114p.
5. Gadelha AR, Costa IMC. Cirurgia dermatológica em consultório. São Paulo: Atheneu. 2002; 676p.
6. Gadelha AR, Miranda Leão TL. Rule of four: a simple and safe formula for tumescent anesthesia in dermatologic surgical procedures. Surgical & Cosmetic Deramtology. 2009; 1(2):99-102.
7. Klein JA. Explorando o tecido subcutâneo. Conferência no XX Congresso Brasileiro de Cirurgia Dermatológica. Campos do Jordão-SP, 04/04/2008.
8. Malamed SF. Manual de Anestesia Local. 4 ed. Rio de Janeiro: Elsevier. 2005; 398p.
9. Moro L, Serino FM, Ricci S et al. Dilution of a mepivacaine-adrenaline solution in isotonic sodium bicarbonate for reducing subcutaneous infiltration pain in ambulatory phlebectomy procedures: A randomized, double blind, controlled trial. J Am Acad Deramatol 2014; 71(5):960-3.
10. Reuter G. Teccnniques anesthésiques utilisées em dermatologie chirurgicale. Enciclopedie Medico-chirurgicale-Dermatologie. 98-940-A-10, p.1-10.
11. Skidmore RA, Patterson JD, Tomsick RS. Local Anesthetics. Dermatol Surg 1996; 22(6):511-22.

Capítulo 18.4

Bloqueios Anestésicos Úteis em Cirurgia Dermatológica

Aldo Toschi

Introdução

Apesar de muito utilizados em pequenos procedimentos praticados pelo dermatologista, os bloqueios de troncos nervosos nem sempre são associados corretamente em cirurgias de maior porte. Para a anestesia da face, de couro cabeludo, pavilhão auricular, membros, axilas, ombros e tórax, podemos lançar mão de recursos que, somados à sedação endovenosa, proporcionam um ato cirúrgico confortável para o paciente e para o cirurgião, além da redução do volume de anestésico usado. Outra vantagem a favor dos bloqueios é a possibilidade de analgesia pós-operatória prolongada (4 a 6 horas), quando se usam drogas anestésicas de eliminação mais tardia, como a bupivacaína e a adrenalina, que retardam a sua absorção.

Alguns bloqueios citados são pouco utilizados e nosso conselho é o de sempre: trabalhando em equipe, pedir auxílio ao anestesiologista, a fim de evitar erros de punção e suas sequelas.

Classificamos aqui os bloqueios pela região anatômica e procuramos correlacioná-los à sua aplicação nas cirurgias dermatológicas mais frequentes. A Figura 18.4.1 apresenta a anatomia do crânio.

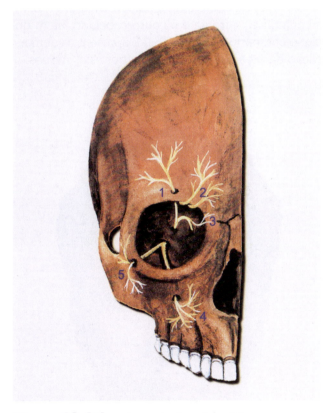

Figura 18.4.1 – Anatomia do crânio. (1) nervo supraorbitário; (2) nervo supratroclear; (3) nervo nasociliar; (4) nervo infraorbitário e (5) nervo zigomático.

Anestesia do crânio

Bloqueio dos nervos supraorbitário e supratroclear

Considerações anatômicas

Tratam-se de nervos sensitivos, ramos do nervo frontal que, na altura do ápice da cavidade orbitária, dividem-se em um pequeno ramo: o supratroclear, que corre medialmente ao nervo supraorbitário. Sai da órbita pelo quadrante superomedial, entre a tróclea e o músculo oblíquo superior.

Área de analgesia

Como se pode notar pelo esquema, a área inervada pelo supratroclear compreende a porção medial da pálpebra superior, incluindo a conjuntiva tarsal e a glabela.

A região inervada pelo supraorbitário é mais extensa, atuando sobre toda a pálpebra superior, com a conjuntiva, a fronte e o couro cabeludo, além do plano coronário. A Figura 18.4.2 apresenta a demarcação da área cutânea inervada por estes nervos.

Indicações

Muito amplamente utilizado para sutura de ferimentos, retirada de tumores e blefaroplastia. Útil no transplante capilar quando o bloqueio do nervo supraorbitário é feito com bupivacaína, que confere duração analgésica de 6 horas, o que reduz a quantidade de lidocaína na solução intumescente. Da mesma forma, proporciona um pós-operatório mais confortável numa ablação facial por *laser* ou substâncias químicas, como fenol e ácido tricloroacético.

Complicações

São muito raras, mas podem incluir infecção ou lesões cutâneas, ambas por má técnica.

Técnica

Nervo supratroclear

Usa-se para o bloqueio 1 a 1,5 mL de solução anestésica com vasoconstritor, com uma agulha fina (25 × 6 ou 13 × 4,5), sob o ângulo superomedial da borda orbitária, até a porção superior da tróclea do músculo oblíquo superior.

Nervo supraorbitário

A referência é o forame supraorbitário, palpado na borda superior da órbita, a 2,5 cm da linha média. A quantidade de 1 a 2 mL injetados por meio de agulha fina (13 × 4,5) ou gengival 30 G é suficiente para a analgesia.

Estes nervos podem ser alcançados, também, por meio de uma infiltração anestésica mais volumosa (5 mL), por via subcutânea, na região anatômica da emergência dos nervos. Após a infiltração, uma leve compressão e o massageamento da área ajudam na difusão da solução anestésica.

Bloqueio do nervo infraorbitário

Considerações anatômicas

Antes de sua saída pelo forame infraorbitário, ocorre a emissão do nervo alveolar superior anterior, que vai formar o plexo alveolar superior, responsável pela sensibilidade dos dentes frontais incisivos e caninos. Quando se necessita desse bloqueio, deve-se penetrar por até 1 cm o forame infraorbitário, que deve ser abordado com um ângulo de 45° para cima

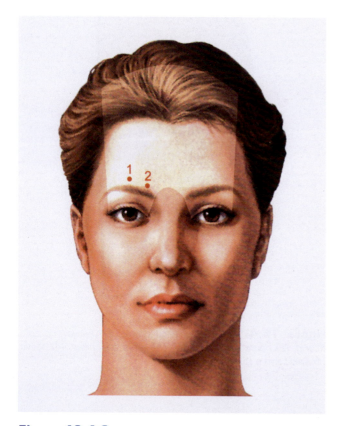

Figura 18.4.2 – *Demarcação da área cutânea inervada pelos nervos (1) supraorbitário e (2) supratroclear.*

e para trás, e 25° lateralmente ao plano mediano, de maneira a não se transpor o canal orbitário. O forame infraorbitário está a 1,5 cm abaixo da margem inferior da órbita, na parte superior da fossa canina. Encontra-se a 2,5 cm da linha média da face, alinhando-se, assim, com a chanfradura supraorbitária e o forame mentoniano.

É o ramo terminal do nervo maxilar, quando sai pelo forame infraorbitário, dividindo-se em três ramos:

- *Ramo palpebral inferior* para a conjuntiva e a pele da pálpebra inferior, e que se imbrica a ramos do nervo facial e zigomaticofacial, próximo ao ângulo lateral do olho.
- *Ramo nasal lateral,* que vai inervar a vertente nasal lateral, a porção móvel do septo nasal (juntamente ao ramo nasal externo do nervo etmoidal anterior).
- *Ramo para o lábio superior,* que somado a ramos do nervo facial forma o plexo infraorbitário. É responsável, então, pela sensibilidade da pele do lábio superior, parte anterior da pele da face, mucosa bucal e glândulas labiais.

A Figura 18.4.3 apresenta o ponto de projeção cutânea do nervo infraorbitário e a respectiva área de pele inervada por ele. A Figura 18.4.4 apresenta os pontos para punção cutânea e bloqueio dos nervos zigomático e infraorbitário.

Técnicas

Extraoral

A agulha é introduzida em um ponto da face, localizado a 1 cm lateralmente à porção média da asa nasal. Assim que a agulha passa pelo forame infraorbitário, deve ser direcionada para cima, para trás e lateralmente ao plano axial definido pelo dedo-guia. Quando a agulha encontra a maxila, abaixo do forame, a mão é abaixada e a agulha é introduzida através do forame, pelo canal infraorbitário, por uma distância não superior a 1 cm, quando deve ser feita a aspiração e consequente injeção do anestésico. Quando a localização não for fácil, devem-se injetar pequenas doses de solução anestésica nas proximidades do forame, tornando a cateterização do forame um ato não doloroso.

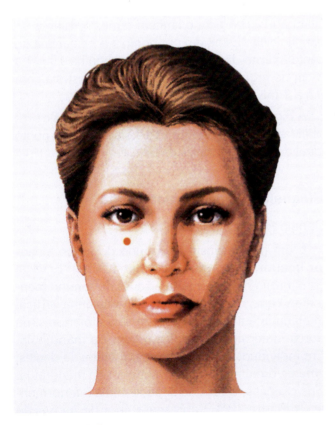

Figura 18.4.3 – *Ponto de projeção cutânea do nervo infraorbitário e a respectiva área de pele inervada por esse nervo.*

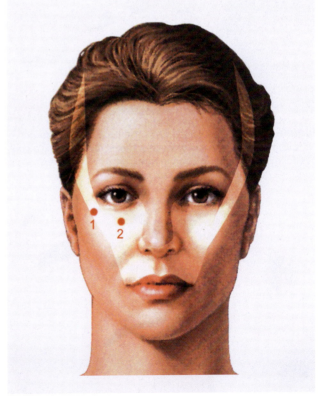

Figura 18.4.4 – *Pontos para punção cutânea e bloqueio dos nervos (1) zigomático e (2) infraorbitário, assim como representação gráfica de sua área de inervação.*

Nos casos em que não se deseja analgesia da maxila e dos dentes anteriores, o ato anestésico deve ficar limitado à região periférica, à emergência do nervo.

Oral

O forame é localizado, como já foi descrito, pelo dedo indicador. O lábio superior é levantado pelo polegar da mesma mão.

Uma agulha (13 × 4,5 ou 30 G) é introduzida pela mucosa em direção ao dedo indicador já posicionado.

A Figura 18.4.5 apresenta técnica extraoral para bloqueio do nervo infraorbitário. A Figura 18.4.6 apresenta técnica intraoral para bloqueio do nervo infraorbitário.

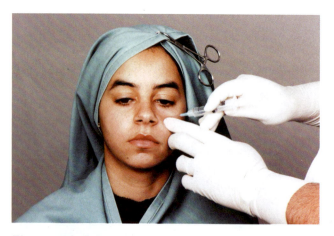

Figura 18.4.5 – *Técnica extraoral para bloqueio do nervo infraorbitário. A figura não observa o ângulo correto para a punção (que deve ser de 90º com a pele), para melhor demarcar o ponto de correspondência na pele.*

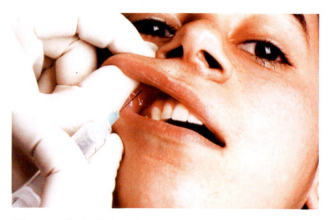

Figura 18.4.6 – *Técnica intraoral para bloqueio do nervo infraorbitário.*

Bloqueio do nervo nasociliar

Este bloqueio é de interesse para a cirurgia dermatológica em cirurgia de tumores, fotoablação a *laser* de CO_2 no rinofima ou ablação total (quando se bloqueia toda a face) e cirurgias de septo (com associação do bloqueio do maxilar), além de ser usado para analgesia da nevralgia do trigêmeo.

Ramo do nervo ocular, de tamanho intermediário entre o frontal e o lacrimal que, após passar pela fenda orbitária superior, cruza o nervo óptico em direção à parede medial da órbita. Divide-se, então, nos ramos etmoidal posterior, etmoidal anterior, infratroclear e ciliares longos. O nervo nasocilar, totalmente sensitivo, inerva a cavidade nasal anterior, porção frontal do septo nasal, parte do dorso do nariz, do olho e dos seios nasais.

O ramo etmoidal posterior inerva os seios esfenoidal e etmoidal posteriores. O nervo etmoidal anterior inerva a pele do dorso da asa, ápice e vestíbulo do nariz. O nervo infratroclear inerva parte da pele da pálpebra superior (canto interno do olho) e a porção lateral do nariz, acima do ângulo medial do olho, a conjuntiva, o saco e as glândulas lacrimais.

Os nervos ciliares longos dão inervação ao corpo ciliar, à íris e córnea, e emitem ramos sensitivos ao gânglio ciliar. Estão em um ponto a 4 mm acima do canto interno da órbita. Com uma agulha 13 × 4 a 2 cm de profundidade, consegue-se anestesia com 0,5 a 1 mL de solução com vasoconstritor.

A Figura 18.4.7 apresenta limites da área de sensibilidade na pele. A Figura 18.4.8 apresenta o ponto ideal de punção através da pele.

Bloqueio do nervo mentoniano

Considerações anatômicas

É um nervo sensitivo oriundo do nervo alveolar inferior (ramo do nervo mandibular). Emerge com a artéria mentoniana através do forame mentoniano que, no adulto, situa-se numa linha vertical imaginada entre os dois pré-molares inferiores, na porção intermediária das margens da mandíbula. Em indivíduos idosos e/ou desprovidos de dentes, emerge próximo à margem superior da mandíbula. Nas crianças, o forame situa-se mais inferiormente. A Figura 18.4.9 apresenta área de inervação sensitiva do nervo mentoniano e a localização dos forames mentonianos.

BLOQUEIOS ANESTÉSICOS ÚTEIS EM CIRURGIA DERMATOLÓGICA

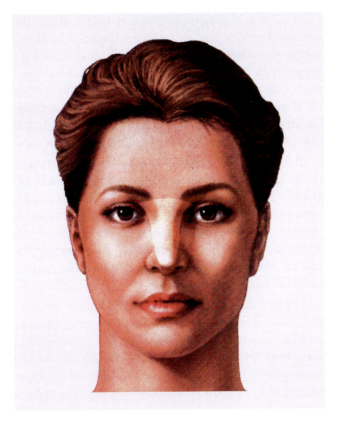

Figura 18.4.7 – *Nervo nasociliar. Limites da área de sensibilidade na pele.*

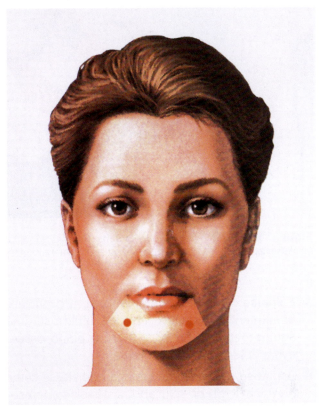

Figura 18.4.9 – *Área de inervação sensitiva do nervo mentoniano e localização dos forames mentonianos.*

Área de analgesia: inclui o vermelhão labial e todo o mento até os limites laterais dos cantos externos da boca. Inferiormente, o limite de analgesia é a linha inferior da mandíbula.

Técnicas

Intraoral

Esta via de acesso é considerada potencialmente contaminada e, por isso, devemos utilizá-la para procedimentos que envolvam o tratamento das doenças da mucosa. Caso seja usada para analgesia da pele, a boa prática consiste em trocar a agulha antes de novas infiltrações pela pele e proceder à antissepsia e assepsia antes do início da cirurgia.

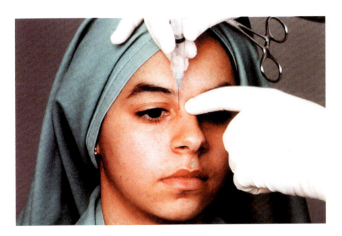

Figura 18.4.8 – *Nervo nasociliar. Ponto ideal de punção através da pele.*

Indicações

Cistos mucosos, tumores labiais, da região mentoniana, ablação perioral por *laser* de CO_2 ou de *erbium*, abrasão química setorial da face, aplicação de colágeno, ácido hialurônico, politetrafluoroetileno (Gore-Tex®) e outros materiais para preenchimento cutâneo.

- O cirurgião deve fazer antissepsia e calçar luvas não estéreis, bem como assepsia da região perioral.
- Pré-anestesia tópica da mucosa a ser infiltrada, utilizando-se dois pequenos pedaços de algodão embebidos em solução anestésica (à base de lidocaína) sobre os pontos de emergência dos nervos mentonianos por 2 minutos.

247

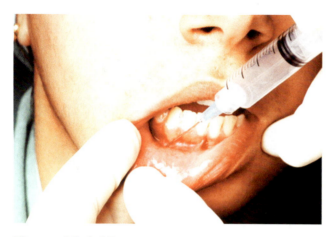

Figura 18.4.10 – *Técnica intraoral de bloqueio do nervo mentoniano.*

- Palpa-se o forame mentoniano, com o paciente mantendo os dentes cerrados. Infiltra-se uma agulha gengival ou 13 × 3 até o plano ósseo, evitando-se adentrar o forame.
- Aspira-se o êmbolo da seringa e injeta-se cerca de 0,5 a 1 mL de solução anestésica com vasoconstritor em cada área de emergência do nervo mentoniano. A Figura 18.4.10 apresenta a técnica intraoral de bloqueio do nervo mentoniano.

Extraoral

- Pré-anestesia tópica, com creme à base de prilocaína por 30 a 60 minutos, pode ser usada em indivíduos muito sensíveis à dor e/ou psicologicamente muito instáveis.
- O cirurgião deve se preparar fazendo a antissepsia, calçando luvas estéreis e procedendo à assepsia de toda a área perioral, mentoniana e cervical.
- Colocação de campos cirúrgicos estéreis.
- Com o paciente mantendo a boca em repouso, traçamos uma linha imaginária através da comissura labial perpendicular à margem inferior da mandíbula. O forame mentoniano estará posicionado entre as margens superior e inferior da mandíbula ou seguindo os desvios possíveis, já mencionados, em crianças ou idosos. Pode-se, em alguns pacientes mais magros, sentir o pulso da artéria mentoniana.
- Introdução de agulha fina, aspiração do êmbolo da seringa e injeção de 0,5 a 1 mL de solução anestésica com vasoconstritor.

A seringa tipo *carpule* comum, muito usada por dermatologistas, não permite a aspiração, antes de injetar o anestésico. Por isso, ao utilizar essa seringa, a agulha deve ser introduzida até o plano ósseo, porém, sem penetrar nos forames naturais, no sentido de evitar complicações como injeção intra-arterial, hemorragias, hematomas e lesões nervosas diretas que podem causar danos permanentes aos nervos.

Foi descrita adaptação que permite a aspiração do êmbolo do tubete usado na seringa *carpule*. No Brasil, o Dr. Octavio de Moraes descreveu a colagem de um parafuso na parte livre do êmbolo da seringa, que permite a aspiração do tubete, o que torna os bloqueios mais delicados pelo menor calibre da agulha e mais seguros, pois não se corre o risco de injeção intra-arterial.

Em ambas as técnicas, uma massagem, associada a uma leve compressão das áreas anestesiadas, auxilia a difusão do anestésico. A Figura 18.4.11 apresenta técnica extraoral para o bloqueio do nervo mentoniano. A Figura 18.4.12 apresenta dispositivo para aspiração do êmbolo de tubete dental.

Bloqueio da orelha

Anatomia

A sensibilidade da face posterior da orelha é feita pelos nervos auricular maior e occipital menor (ramos do plexo cervical), e pelo ramo auricular do nervo vago (X par craniano). A sensibilidade da face

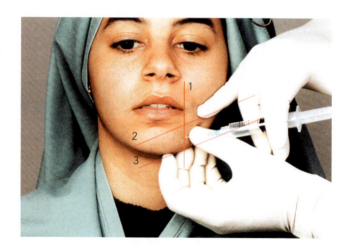

Figura 18.4.11 – *Técnica extraoral para o bloqueio do nervo mentoniano. Notar que o ponto ideal para a punção é a interseção de uma linha perpendicular à borda da mandíbula, que passa pelo canto externo da boca (1), com um ponto médio entre as bordas superior (2) e inferior (3) da mandíbula.*

BLOQUEIOS ANESTÉSICOS ÚTEIS EM CIRURGIA DERMATOLÓGICA

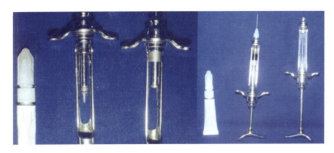

Figura 18.4.12 – *Dispositivo para aspiração do êmbolo de tubete dental. (Cortesia Dr. Octavio de Moraes Jr.)*

anterior é feita pelos nervos auricular maior, auriculotemporal (ramo do mandibular), e ramo auricular do vago (X par).

A parede anterior do conduto externo e da face externa do tímpano é feita pelo ramo timpânico do nervo auriculotemporal. A parede posterior do conduto é feita pelo ramo auricular do nervo vago (X par craniano). A Figura 18.4.13 apresenta a inervação da face posterior da orelha e do conduto auditivo externo.

Indicações

Para a maioria das cirurgias dermatológicas como, por exemplo, retirada de tumores cutâneos benignos e malignos, reconstrução dos lóbulos inferiores (lacerados pelo uso de brincos), redução estética dos lóbulos auriculares, crioterapia e cauterizações químicas para tumores ou ceratoses actínicas, só há necessidade de anestesia da pele da orelha anteriormente e/ou posteriormente. Para tanto, utiliza-se agulha 25 × 6 ou 30 G sobre os pontos descritos nas figuras que seguem.

Técnica externa

Dá-se através da infiltração subcutânea "em leque" da região posterior da orelha, desde o polo inferior da orelha até a inserção músculo esternocleidomastóideo no processo mastoide. Desta forma, cerca de 2 mL de solução anestésica chegam aos nervos auricular maior e occipital menor, além de atingir-se o ramo auriculotemporal.

Para anestesia da porção anterior do conduto auditivo, pode ser realizada punção externa à frente do *tragus* auricular. A Figura 18.4.14 apresenta inervação da face anterior da orelha e da parede anterior do tímpano.

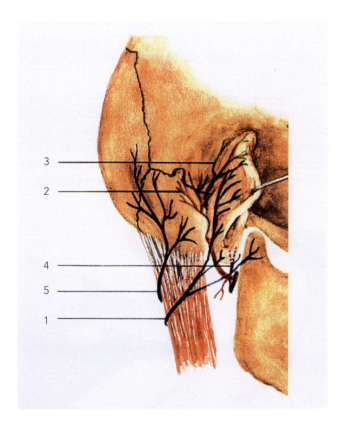

Figura 18.4.13 – *Inervação da face posterior da orelha e do conduto auditivo externo. (1) Nervo auricular maior; (2) nervo auricular posterior; (3) ramo auricular do nervo vago; (4) nervo timpânico do glossofaríngeo; (5) nervo occipital menor.*

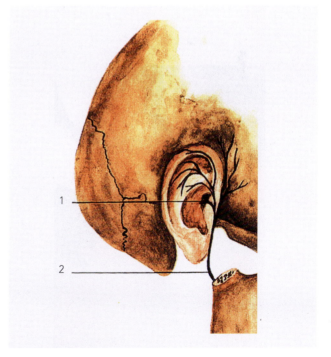

Figura 18.4.14 – *Inervação da face anterior da orelha e da parede anterior do tímpano. (1) Nervo auriculotemporal; (2) ramo timpânico do nervo auriculotemporal.*

Técnica endaural

Quando se deseja a anestesia das paredes anterior e/ou posterior do conduto auditivo e inclusive da membrana timpânica, pode-se usar esse acesso, conseguido através de aplicação com agulha 13 × 4 ou 25 × 6 de 0,5 mL de solução anestésica na junção ósseo-cartilaginosa, conforme mostrado nas figuras. Esse tipo de bloqueio é mais utilizado pelos otorrinolaringologistas, mas pode ser útil quando se deve adentrar o conduto na ressecção de tumores extensos do pavilhão auricular ou na cirurgia micrográfica de Mohs. As Figuras 18.4.15 e 18.4.16 apresentam a técnica externa com infiltração subcutânea para acesso aos nervos occipital menor, auricular maior e auriculotemporal. A Figura 18.4.17 apresenta a técnica externa: bloqueio da parede anterior do conduto e da parede anterior do tímpano. As Figuras 18.4.18 e 18.4.19 apresentam a técnica endaural: bloqueio das paredes anterior e posterior do conduto auditivo e da membrana timpânica.

Anestesia do pescoço e do ombro

Bloqueio do plexo cervical

Trata-se de bloqueio não muito comumente utilizado pelos cirurgiões dermatologistas e plásticos, porém de grande utilidade nas cirurgias de tumores do pescoço e da parte posterior do couro cabeludo. Em cirurgia dermatológica, está indicado para lipoaspiração do pescoço, assim como para *miniliftings*, caso se deseje descolar e tracionar a pele do pescoço. É usado também para sedação em soluços, tratamento de torcicolo, algias auriculares posteriores e patologias oriundas da faringe.

Formado pelos ramos ventrais dos primeiros nervos cervicais superiores, seus ramos inervam os músculos do pescoço, diafragma e a pele da região posterior da cabeça, do pescoço e da porção superior do tórax.

O bloqueio isolado dos nervos auricular magno e pequeno occipital é útil nas cirurgias que envolvem a orelha e nos transplantes capilares. O uso de bupivacaína, neste último bloqueio, dá analgesia prolongada (até 6 horas) para a área doadora dos enxertos. A Figura 18.4.20 apresenta anatomia do

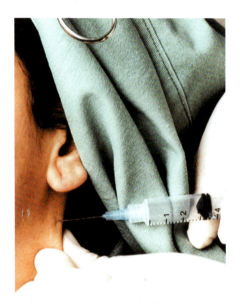
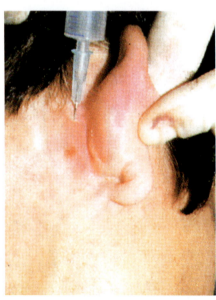

Figuras 18.4.15 e 18.4.16 – *Técnica externa com infiltração subcutânea para acesso aos nervos occipital menor, auricular maior e auriculotemporal.*

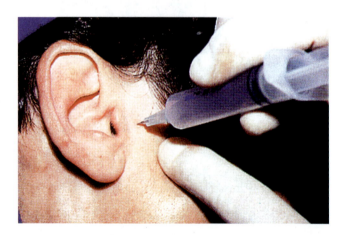

Figura 18.4.17 – *Técnica externa: bloqueio da parede anterior do conduto e da parede anterior do tímpano.*

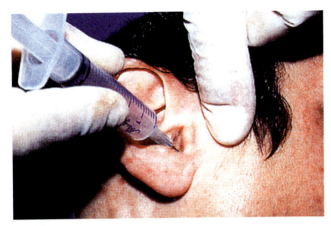

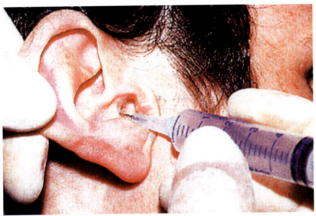

Figuras 18.4.18 e 18.4.19 – *Técnica endaural. Bloqueio das paredes anterior e posterior do conduto auditivo e da membrana timpânica.*

plexo cervical. A Figura 18.4.21 apresenta área de inervação do plexo cervical.

Contraindicações

Infecções do pescoço, tumorações cervicais no local da punção, obstrução traqueal e recusa do paciente.

Técnica

- É feita marcação da pele na borda superior da cartilagem tireóidea, que indica a altura do processo transverso da quarta vértebra cervical.
- O paciente deve estar deitado em decúbito dorsal com a cabeça voltada para o lado oposto ao do bloqueio e para cima. Deve estar evidente a borda exterior do ramo clavicular do esternocleidomastoide.
- A interseção desse ponto com a linha já demarcada nos indica o local em que se palpa a extre-

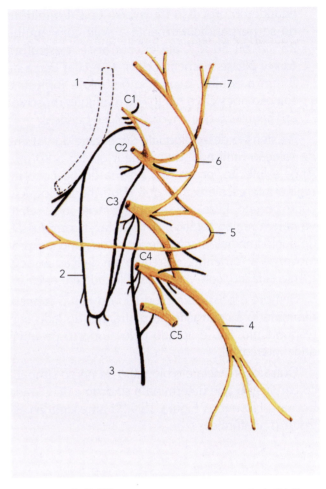

Figura 18.4.20 – *Anatomia do plexo cervical. (1) Nervo hipoglosso; (2) alça cervical; (3) nervo frênico; (4) nervo supraclavicular; (5) nervo transverso do pescoço; (6) nervo auricular magno; (7) nervo occipital menor.*

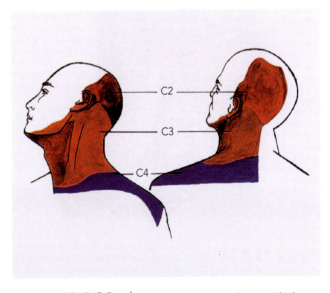

Figura 18.4.21 – *Área de inervação do plexo cervical.*

midade do processo transverso de C4, infiltrando-se perpendicularmente à pele com agulha 25 × 7 ou 30 × 7, até encontrar-se a estrutura óssea. Nesse momento, deve-se recuar cerca de 2 mm a agulha, aspirar o êmbolo e infiltrar a solução anestésica dentro do manguito músculo-aponeurótico que envolve o plexo cervical.

A extensão desse bloqueio dependerá do volume de solução infiltrada, que pode ir de 1,5 a 20 mL. Após a injeção, ocorre um edema do pescoço na região interescalênica, o que confirma o bloqueio como correto. Para que se consiga efeito mais seletivo para a região cefálica, deve-se fazer compressão do ponto imediatamente inferior ao da punção e promover-se a "ordenha" da região em direção ao segmento cefálico, com a cabeça colocada em declive.

Sempre é possível o bloqueio do nervo frênico, diminuindo a contração do diafragma do lado correspondente. Isto é notado pelo aumento da atividade intercostal.

Outra ocorrência é o bloqueio do nervo simpático cervical, o que determina a síndrome de Claude Bernard-Horner. A Figura 18.4.22 apresenta as estruturas anatômicas.

Complicações

A punção da artéria vertebral, dos espaços peridural ou subaracnóideo pode ser evitada pelo uso de agulha curta. O hematoma pode ocorrer raramente. A Figura 18.4.23 apresenta o plexo braquial.

Bloqueio do plexo braquial

Todos os nervos que formam o plexo braquial, desde as suas origens até o terço proximal do braço, encontram-se contidos dentro de um tubo músculo-aponeurótico formado pelos músculos escalenos anterior e médio com a fáscia interescalênica. Na altura da junção e sobre a primeira costela, este tubo recebe a artéria subclávia, que se posiciona atrás do músculo escaleno anterior. Na frente do mesmo músculo, posiciona-se a veia subclávia. O *espaço perivascular interescalênico* é um tubo que se encontra entre os escalenos médio e anterior até o cruzamento com a primeira costela. Aqui estão os plexos cervical e o braquial. Sobre a primeira costela encontra-se a artéria subclávia. O *espaço perivascular subclávio* é a porção do espaço tubular que está entre a primeira costela e a clavícula. Ele contém

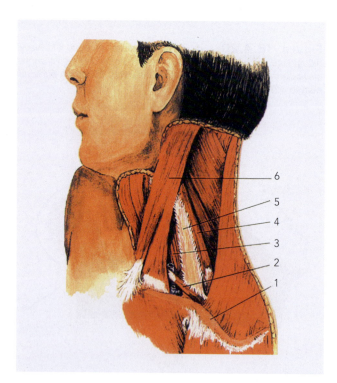

Figura 18.4.22 – *Estruturas anatômicas: (1) clavícula; (2) músculo omo-hióideo; (3) músculo escaleno anterior; (4) músculo escaleno médio; (5) aponeurose interescalênica (espaço interescalênico); (6) músculo esternocleidomastóideo.*

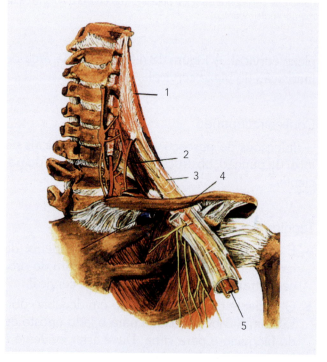

Figura 18.4.23 – *Plexo braquial: (1) músculo escaleno médio; (2) músculo escaleno anterior; (3) envoltório músculo-aponeurótico do plexo braquial; (4) clavícula; (5) veia subclávia; (6) artéria subclávia.*

os vasos subclávios e o plexo braquial. Da clavícula até o terço proximal do braço, o espaço tubular vasculonervoso é chamado *espaço perivascular axilar*.

A anestesia conferida por este bloqueio é, tradicionalmente, útil para procedimentos ortopédicos (redução de luxações do ombro e alívio de dores do membro superior). Na cirurgia dermatológica, pode ser usado em: retirada de grandes tumores por cirurgia ou crioterapia, enxertos ou retalhos, lipoaspiração da região posterior dos braços. Eventualmente, pode ser usado para a remoção confortável de tatuagens extensas dos membros superiores.

Existem três técnicas para realizar este bloqueio, descritas a seguir.

Via perineural interescalênica

Paciente em decúbito dorsal com a cabeça voltada para o lado oposto, a fim de visualizar e palpar os escalenos. Deve-se imaginar uma linha entre a borda superior da cartilagem cricoide em direção ao tubérculo carotídeo de C6.

Solicita-se ao paciente que eleve a cabeça para salientar a borda posterior do esternocleidomastóideo. Palpa-se esse músculo na direção da linha imaginária, já citada. Também se palpa lateralmente a fenda interescalênica. Evitando-se a jugular externa, faz-se um botão anestésico e introduz-se uma agulha 30 × 7 de bisel curto e rombo perpendicularmente a todos os planos, de modo lento, a fim de se poder ouvir um "clique" de perfuração da fáscia interescalênica. Não há necessidade de provocar parestesias para checar o plano correto. Com a injeção de 20 a 30 mL de solução anestésica, para um adulto, consegue-se bom efeito anestésico.

A Figura 18.4.24 apresenta a área inervada e a área dos nervos intercostobraquial e braquial cutâneo interno. A Figura 18.4.25 apresenta as três diferentes vias de acesso para o plexo braquial.

Via perivascular subclávia

O paciente deve ficar em decúbito dorsal com a cabeça voltada para o lado oposto ao do bloqueio. Pede-se que o paciente relaxe o ombro, como se quisesse tocar o joelho ipsolateral com a mão. Assim, identificam-se melhor os escalenos. Pede-se que o paciente levante e sustente a cabeça no ar, a fim de serem identificados os ramos clavicular e esternal do esternocleidomastoide.

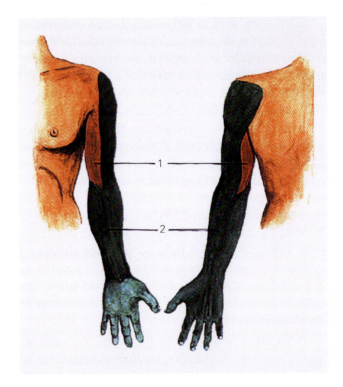

Figura 18.4.24 – *Em verde (2), área inervada pelo plexo braquial. Em marrom, (1) área dos nervos intercostobraquial (T2) e braquial cutâneo interno (C8 e T1).*

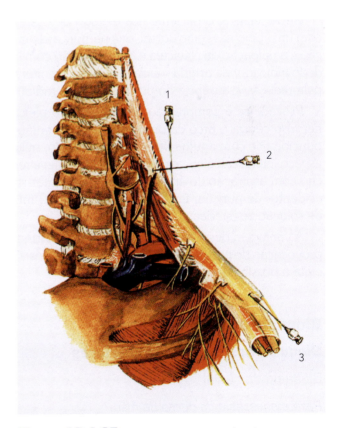

Figura 18.4.25 – *As três diferentes vias de acesso para o plexo braquial: (1) via subclávia; (2) interescalênica; (3) axilar.*

Com o indicador, palpa-se a borda externa do feixe clavicular do esternocleidomastoide. Desliza-se o dedo indicador lateralmente, de maneira a encontrar o músculo escaleno anterior e, assim, a ponta do indicador fica praticamente abaixo do esternocleidomastóideo. Seguindo mais lateralmente, entramos na fenda interescalênica, tentando palpar a artéria subclávia. Mantendo essa referência, deve-se introduzir uma agulha 40 × 12 ou 30 × 7 de bisel curto, acima do dedo indicador, em direção caudal, até que o paciente refira uma sensação parestésica na parte inferior do ombro, o que confirmará que o espaço perivascular foi atingido. A seringa deve estar apoiada sobre a pele do pescoço durante a infiltração, que deve ser rápida no início (cerca de 2 a 3 mL), o que servirá para mostrar uma "parestesia por compressão", que confirmará a correta localização do bloqueio.

A seguir, injeta-se cerca de 10 mL de solução, lentamente, a fim de não produzir desconforto ao paciente. E, então, outros 10 mL podem ser injetados mais rapidamente.

Via perivascular subclávica modificada

Nesta técnica, o paciente fica deitado de costas com um apoio na região dorsal, que permite a elevação e a palpação da clavícula e a compressão com o dedo indicador da artéria subclávia (que se monitora pela redução e ausência do pulso da artéria radial).

Procede-se à compressão da artéria e do plexo nervoso contra o arco da primeira costela e, então, punciona-se com agulha 30 × 7 de bisel curto, pelo espaço interescalênico, até tocar a costela. O leve recuo com aspiração do êmbolo é feito para evitar-se acidentes de punção, injetando-se cerca de 20 mL de solução anestésica.

A vantagem dessa via é a de não ser necessária a provocação de parestesias. Além disso, o arco costal evita a possibilidade de pneumotórax.

Bloqueios dos membros

Bloqueio nos membros superiores

Bloqueio do radial

Para a anestesia do dorso da mão

- No nível do cotovelo, os ramos sensitivos já estão dissociados. Um deles passa profundamente a 1,5 cm da borda lateral do tendão do bíceps. A agulha é introduzida perpendicularmente à pele, em direção ao côndilo lateral do úmero. Havendo sensação parestésica, injetam-se de 5 a 10 mL de anestésico.

- No nível do carpo, este nervo é superficial e pode ser palpado, ao cruzar a borda externa, os músculos abdutor longo e o extensor curto do polegar. Ele divide-se em quatro, às vezes cinco ramos dorsais para os dedos. Ele pode ser alcançado no nível da tabaqueira anatômica com cerca de 5 mL de solução anestésica aplicada em leque no subcutâneo da área citada.

- Quando se deseja a anestesia de toda a porção dorsal do antebraço, deve-se mudar o acesso para a infiltração do nervo cutâneo posterior do antebraço (ramo do radial) em infiltração subcutânea, na face posterior do cotovelo, partindo do côndilo lateral até o olécrano.

A Figura 18.4.26 apresenta a distribuição do nervo radial e seus ramos digitais na mão, a Figura 18.4.27, o ponto de infiltração do nervo radial na altura da tabaqueira anatômica e a Figura 18.4.28, o bloqueio do nervo cutâneo posterior do antebraço.

Bloqueio do nervo mediano

Para cirurgias ou procedimentos na face palmar das mãos e na região tenar. Pode ser útil, modernamente, para a aplicação de toxina botulínica para hiperidrose.

Consegue-se acessá-lo, medialmente à artéria umeral, na prega do cotovelo. Através de uma sensação parestésica, identifica-se o nervo e faz-se o bloqueio com 5 a 10 mL de solução anestésica.

Outro acesso é pelo túnel do carpo, entre os tendões do palmar longo e do flexor dos dedos.

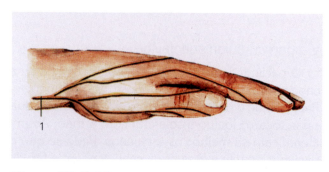

Figura 18.4.26 – *Distribuição do nervo radial e seus ramos digitais na mão.*

BLOQUEIOS ANESTÉSICOS ÚTEIS EM CIRURGIA DERMATOLÓGICA

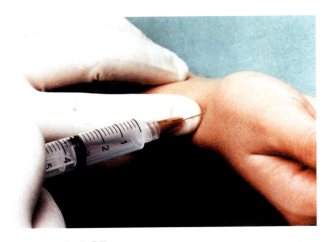

Figura 18.4.27 – *Ponto de infiltração do nervo radial na altura da tabaqueira anatômica.*

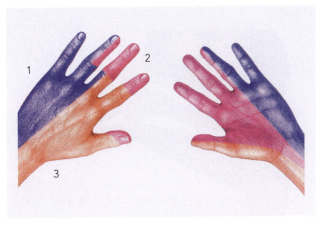

Figura 18.4.29 – *Área de sensibilidade dos nervos: (1) ulnar; (2) mediano e (3) radial nas regiões dorsal e ventral da mão.*

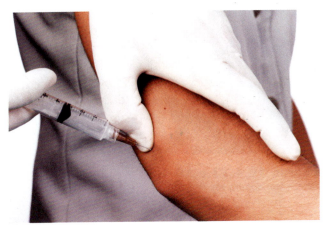

Figura 18.4.28 – *Bloqueio do nervo cutâneo posterior do antebraço.*

Bloqueio do nervo ulnar

Considerações anatômicas

Este nervo é facilmente palpado na sua passagem pela goteira olecraniana. A injeção de 3 a 5 mL próximo a esse nervo traz bloqueio sensitivo da borda ulnar e do quarto e quinto dedos da mão. No nível do punho, o nervo ulnar encontra-se entre a artéria ulnar e o tendão do flexor ulnar do carpo.

A Figura 18.4.29 apresenta a área de sensibilidade dos nervos, a Figura 18.4.30, o bloqueio dos nervos mediano e ulnar, a Figura 18.4.31, o bloqueio do nervo ulnar na fossa olecraniana e a Figura 18.4.32, a manobra para identificação dos tendões do músculo pequeno palmar e do flexor ulnar do carpo.

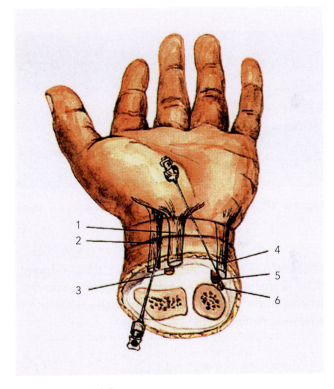

Figura 18.4.30 – *Bloqueio dos nervos mediano e ulnar. Estruturas anatômicas: (1) tendão do músculo palmar longo; (2) tendão do flexor radial do carpo; (3) nervo mediano; (4) tendão do músculo flexor ulnar do carpo; (5) artéria ulnar; (6) nervo ulnar.*

Técnica

Pede-se que o paciente una as extremidades do dedo mínimo e do polegar e oponha resistência contra a flexão do punho. Introduz-se a agulha entre a artéria ulnar e o tendão flexor ulnar do carpo. Provoca-se parestesia injetando-se 4 mL de solução

255

■ Bloqueios Anestésicos Úteis em Cirurgia Dermatológica

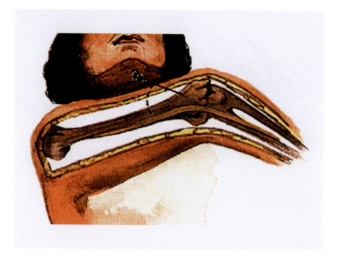

Figura 18.4.31 – *Bloqueio do nervo ulnar na fossa olecraniana.*

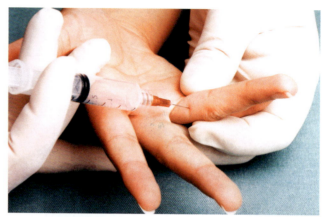

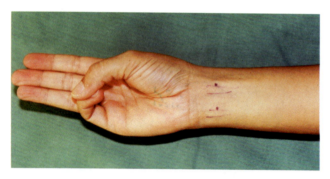

Figura 18.4.32 – *Manobra para identificação dos tendões do músculo pequeno palmar e do flexor ulnar do carpo.*

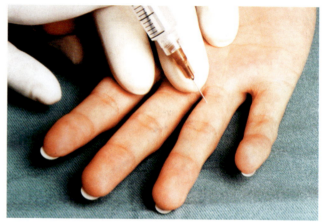

Figuras 18.4.33 e 18.4.34 – *Mostram os pontos de abordagem dos nervos digitais.*

anestésica. Para bloquear o ramo cutâneo dorsal, deve-se injetar cerca de 5 mL no subcutâneo do dorso do punho desde o início da porção ulnar até o tendão do músculo flexor do carpo.

Bloqueio dos nervos digitais

Quando só é necessária a anestesia de um ou dois dedos ou uma falange (e essas são as situações mais frequentes), o dermatologista deve lançar mão do bloqueio isolado dos dedos das mãos.

Os ramos digitais palmares são oriundos dos nervos radial, mediano e ulnar, seguindo ventralmente até as falanges distais, onde se dividem em ramos que vão em direção às matrizes ungueais.

A abordagem deve ser feita com agulha de insulina ou 30 G na face ventral ou na face lateral de cada dedo da mão, de acordo com a necessidade da anestesia.

As Figuras 18.4.33 e 18.4.34 apresentam os pontos de abordagem dos nervos digitais.

Bloqueios dos membros inferiores

Os plexos lombar e sacral inervam os membros inferiores. O lombar é formador dos nervos ílio-hipogástrico, ílioinguinal e genitofemoral. Há ramificações para o psoas, ilíaco e quadrado lombar. As raízes restantes de L2, L3 e L4 formam os nervos cutâneo lateral da coxa, femoral, obturatório e seu ramo acessório, que são responsáveis pela inervação da face anterior da coxa e da perna.

O plexo sacral é formado predominantemente por raízes de L5, S1, S2, S3 e algumas fibras de L4 e S4. Inerva os músculos da região glútea, a face posterior da coxa e posterolateral da perna e do pé. Ele forma o maior nervo do corpo, o ciático, que tem, na sua origem, cerca de 1 cm de largura. Sai da pelve pelo forame magno e penetra na região glútea.

Os bloqueios dos nervos ciático, femoral, obturatório e do nervo cutâneo lateral da coxa são raramente usados em cirurgia dermatológica e podem ser úteis, quando associados, em cirurgias da região inguinal e da coxa. Nesses casos, deve-se considerar a possibilidade dos bloqueios raquidiano ou peridural, em função da maior facilidade técnica, rapidez, eficácia e menores riscos de complicações. Os anestesiologistas são unânimes em preferir essa conduta e são eles que devem proceder ao ato anestésico que, juntamente à sedação endovenosa, trazem absoluto conforto para o paciente e o cirurgião.

Bloqueio do nervo fibular comum

Anatomia

Esse nervo é facilmente palpado na face lateral da perna, abaixo da cabeça da fíbula, onde se divide em ramo superficial e profundo. É responsável pela inervação do joelho, da face lateral da perna e do pé. É ele que flete o pé e os artelhos.

Indicações e contraindicações

Utiliza-se esse bloqueio para procedimentos cirúrgicos na face dorsal do pé e da perna, como, por exemplo, na exérese de tumores benignos e malignos, criocirurgia, cauterizações extensas e aplicações de *laser* para remoção de tatuagens.

Não se deve puncionar a região caso haja sinais de infecção. A Figura 18.4.35 apresenta a anestesia do nervo fibular comum.

Técnica

É relativamente simples, consistindo em introduzir uma agulha 30 × 7 perpendicularmente à pele, 1 cm abaixo da cabeça da fíbula, até o periósteo desse osso, evitando o contato direto com o nervo. A injeção de cerca de 5 mL de solução, sem vasoconstritor, costuma ser suficiente.

Complicações

O maior risco desse bloqueio é a lesão nervosa direta sobre o nervo.

Bloqueio dos nervos tibial e sural

Anatomia

O nervo tibial é formado por terminações de L4, L5, S1, S2 e S3. Desce posteriormente na panturrilha junto à artéria tibial na perna. O nervo sural origina-se no terço médio da perna e corre entre o maléolo lateral e o tendão-de-Aquiles. Inerva a musculatura responsável pela flexão da perna e do pé. No tornozelo, corre por trás do maléolo medial, situa-se profundamente entre o tendão-de-Aquiles e o maléolo medial, divide-se em ramos plantares medial e lateral e, portanto, é responsável pela inervação da região plantar. O nervo sural inerva a face lateral do pé.

Técnica

É feita com agulha 30 × 7 introduzida perpendicularmente à pele, entre o maléolo medial e o tendão-de-Aquiles, até o periósteo da face posterior da tíbia. Provocam-se parestesias nas regiões plantar e medial. Nesse momento, aspira-se o êmbolo e injeta-se cerca de 7 a 10 mL de solução anestésica, sem vasoconstritor.

Da mesma forma, no maléolo lateral, procede-se à anestesia do nervo sural, que pode ser usada isolada ou associadamente ao bloqueio do tibial.

Indicações

O nervo tibial é usado para todas as circunstâncias em que se deseje anestesia das faces medial e plantar e ainda para a cirurgia de calos plantares, tumores, unhas encravadas e para a aplicação de toxina botulínica no tratamento da hiperidrose plantar.

Ele pode ser associado ao bloqueio do fibular comum e do sural em procedimentos maiores. A Figura 18.4.36 apresenta a infiltração do nervo tibial e a Figura 18.4.37, a infiltração do nervo sural.

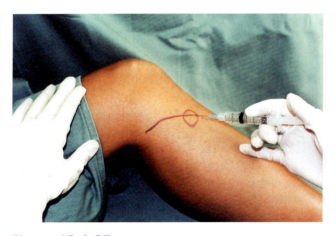

Figura 18.4.35 – *Anestesia do nervo fibular comum.*

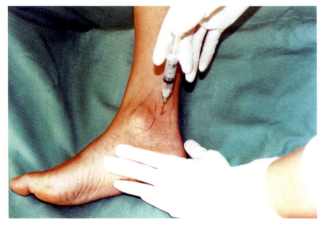

Figura 18.4.36 – *Infiltração do nervo tibial (maléolo medial).*

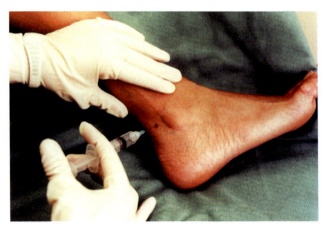

Figura 18.4.37 – *Infiltração do nervo sural (maléolo lateral).*

Contraindicações

Infecções e coagulopatias podem causar dor, edema e compressão, com sofrimento das estruturas neurais que, nesse ponto, encontram-se envolvidas pelo retináculo ligamentar que abrange o tornozelo.

Bloqueio dos nervos digitais

Anatomia

O nervo plantar medial vai formar o nervo digital próprio do hálux. Atravessa a aponeurose plantar posterior à articulação tarsometatársica, envia um ramo profundo para o flexor curto do hálux e distribui-se à pele da borda medial do hálux. Forma também os três nervos digitais plantares comuns, que passam por entre as divisões da aponeurose plantar e cada um se divide em dois nervos digitais próprios. O primeiro digital comum inerva a porção interna do hálux e a adjacente do II pododáctilo, o segundo digital comum emite um ramo para as faces adjacentes do II e do III pododáctilos e o terceiro digital plantar comum emite um ramo para cada face adjacente do III e IV pododáctilos.

O quarto e o quinto pododáctilos são inervados pelos ramos digitais oriundos do nervo plantar lateral. Na altura das falanges distais, são emitidos ramos para o dorso dos dedos, que se distribuem em volta das unhas.

Técnica

Palpando-se a face ventral de cada dedo, estaremos longe do contato traumático direto com filetes nervosos e estruturas vasculares. Nessa região, punciona-se rapidamente com agulha 13 × 4 ou 30 G (*carpule*) até sentir-se o contato com a estrutura óssea. Aspira-se o êmbolo da seringa e injeta-se cerca de 1 a 2 mL de solução anestésica sem vasoconstritor nesse espaço. Isso proporcionará anestesia por tempo suficiente para uma pequena cirurgia. Podemos também bloquear, seletivamente, uma só face do dedo por meio de punção na face lateral correspondente. Às vezes, há necessidade de complementação com a punção na face ventral do dedo para a completa anestesia da falange distal em nível periungueal.

Pelo fato de ser região de circulação terminal e com sangramento abundante, nas cirurgias dos dedos podemos utilizar o recurso do torniquete (feito em borracha macia ou com dedo de luva), que restringe o sangramento e aumenta a duração do bloqueio anestésico, por diminuir a reabsorção do anestésico.

Indicações

Cirurgia de unhas encravadas, calosidades, retiradas de granulomas e tumores cutâneos dos artelhos.

BIBLIOGRAFIA CONSULTADA

1. Atlas de técnicas de bloqueios regionais. Rev Bras Anestesiol. 20 nov. 1995; 45:(supl.).
2. Gardner E, Gray D Jr, Rahilly R. Anatomia. 4 ed. Rio de Janeiro: Guanabara Koogan. 1988; p. 815.
3. Sobota SJ. Atlas de anatomia humana. 19 ed. Vol. 1, Rio de Janeiro: Guanabara Koogan. 1990; p. 399.

Capítulo 19

CIRURGIA DERMATOLÓGICA BÁSICA

Antibioticoprofilaxia em Cirurgia Dermatológica. Quando e como Usar?

Mariana Carvalho Costa

Inesila Schettini

Izelda Maria Carvalho Costa

Introdução

Na prática diária, os cirurgiões dermatológicos frequentemente se deparam com decisões quanto ao uso de antibioticoprofilaxia para prevenção não apenas de infecção de ferida operatória como também de infecção de material protético e endocardite infecciosa. Os objetivos da antibioticoprofilaxia são: reduzir a morbidade e a mortalidade associadas à infecção, limitar o surgimento de patógenos resistentes e conter custos. Enquanto em algumas situações seu uso tem indicação precisa, em outras circunstâncias a indicação é um tanto duvidosa. Devido ao aumento da resistência bacteriana e ao risco inerente da sua administração, a decisão sobre o uso profilático de antibióticos deve se basear no risco individual do paciente e do procedimento cirúrgico. Neste capítulo, serão abordadas as indicações e as controvérsias do tema na prevenção de infecção de ferida operatória e endocardite infecciosa.

Antibioticoprofilaxia na prevenção da infecção de ferida operatória

Embora não aconteça com frequência, a infecção de ferida subsequente à cirurgia cutânea pode causar morbidade significante e provocar efeitos devastadores. Ela se desenvolve quando quantidades suficientes de bactérias patogênicas contaminando a ferida superam as defesas locais do tecido e provocam a resposta do hospedeiro.

Alguns fatores contribuem para o desenvolvimento de infecção de ferida operatória. Dentre eles, os principais são: tipo de ferida operatória, localização da ferida no corpo, tipo de cirurgia (tempo de duração, tipo de procedimento etc.) e suscetibilidade do próprio paciente (comorbidades e situações especiais). Uma combinação entre os mesmos pode aumentar ainda mais o risco e tornar a antibioticoprofilaxia uma medida benéfica. Contudo, o uso profilático de antibióticos é reservado para os casos associados à frequência elevada de infecção ou para aqueles em que a infecção trará consequências potencialmente graves.

Classificação das feridas operatórias e risco de infecção

As feridas operatórias são classificadas em quatro categorias segundo o Center for Disease Control and Prevention (CDC):

- *Classe I – feridas limpas:* são aquelas em pele não contaminada, não traumáticas, sem processo inflamatório e realizadas sob técnica cirúrgica estéril. A taxa de infecção é menor que 5%, em alguns centros chegando a menos de 1%. Citamse, como exemplos, as excisões de cistos não inflamados e de tumores malignos ou benignos. A taxa de infecção em cirurgia micrográfica de Mohs gira em torno de 2 a 3%.
- *Classe II – feridas potencialmente contaminadas:* são as feridas em áreas contaminadas como ca-

vidade oral, trato respiratório, axilas ou períneo ou aquelas onde existem pequenas infrações na técnica asséptica. A taxa de infecção é de aproximadamente 10%. A maioria dos procedimentos dermatológicos encontra-se nessa categoria.

- *Classe III – feridas contaminadas:* feridas traumáticas com menos de 4 a 6 horas ou com inflamação aguda, não purulenta, ou aquelas com grandes infrações na técnica estéril. O risco de infecção é de 20 a 30%. São exemplos: cistos e tumores intactos e inflamados.

- *Classe IV – feridas infectadas:* são aquelas com tecido desvitalizado, corpos estranhos ou feridas traumáticas com mais de 6 horas de evolução. A taxa de infecção é de 30 a 40%. Citam-se, como exemplos, cistos rotos, hidradenite, tumores com material purulento ou necrótico.

Nas feridas operatórias limpas, os antibióticos não alteram a taxa de infecção, pois o risco já é muito baixo; portanto, não são indicados caso esse seja o único fator de risco. Nas feridas contaminadas e infectadas, o uso do antibiótico é terapêutico e não profilático. A maior dúvida recai sobre seu uso nas feridas potencialmente contaminadas. O CDC preconiza que a antibioticoprofilaxia seja reservada para procedimentos associados a um nível moderado de contaminação. Recomenda-se, então, naqueles procedimentos cirúrgicos envolvendo áreas contaminadas, como as mucosas oral e nasal, áreas gastrointestinal e geniturinária, além de axilas. Um estudo mostrou maior incidência de infecção da ferida operatória pós-procedimentos cirúrgicos dermatológicos localizados abaixo dos joelhos e na boca, nas orelhas e na virilha.

Fatores de risco relacionados com o meio

Alguns fatores ambientais estão associados ao desenvolvimento de infecção de ferida operatória:

- *Duração da hospitalização no pré-operatório:* a duração da hospitalização é diretamente proporcional à infecção no pós-operatório.

- *Banho pré-operatório:* o banho deve ser realizado na noite anterior com sabonete asséptico, o que leva à redução da taxa de infecção no pós-operatório.

- *Tricotomia:* a tricotomia leva ao aumento da taxa de infecção em cirurgias limpas por provocar lesões superficiais na pele que rapidamente

são colonizadas por microrganismos. Deve ser indicada nos casos em que os pelos prejudicam a visualização do campo operatório ou dificultam a realização de curativos, não devendo ser feita mais de 2 horas antes do início do procedimento.

- *Duração da cirurgia:* este fator está diretamente relacionado à incidência de infecção. A cada hora de cirurgia, a taxa de infecção duplica.

- *Presença de infecção em outro sítio:* infecções urinárias, de trato respiratório ou mesmo em outros sítios da pele, elevam a incidência de infecção no pós-operatório.

- *Outros fatores:* fatores como técnica cirúrgica, assepsia e antissepsia têm influência no desenvolvimento de infecção pós-operatória.

Fatores de risco relacionados com o paciente

São os principais fatores de risco para o desenvolvimento de infecção, não havendo até o momento, porém, recomendações específicas para antibioticoprofilaxia em pacientes considerados de risco. Dos fatores de risco que afetam a frequência de sepse no pós-operatório, os três principais são a contagem de linfócitos no pré-operatório, a contaminação da ferida e a albumina sérica.

Os seguintes fatores influenciam a incidência de infecção no pós-operatório:

- *Desnutrição:* deficiência calórica e/ou proteica está relacionada a prejuízo na imunidade celular e na resposta de anticorpos, linfopenia e deficiência na quimiotaxia de granulócitos. Pacientes desnutridos apresentam taxa de infecção de 16% em cirurgias limpas. O uso de antibiótico profilático mostrou-se eficaz em alguns estudos.

- *Anergia:* pacientes anérgicos apresentam taxas de infecção significativamente mais elevadas. Uso de antibióticos mostrou resultados controversos.

- *Idade:* os idosos apresentam maior predisposição que adultos e crianças para o desenvolvimento de infecção de ferida operatória.

- *Insuficiência renal crônica:* observa-se redução na resposta celular, no número de linfócitos circulantes e nos níveis de IgA, além de atrofia do timo. Esses fatores aumentam a incidência de infecção.

- *Obesidade:* observa-se maior taxa de infecção, chegando a 6,9% em feridas limpas nos pacientes portadores de obesidade mórbida.

- *Diabetes* mellitus: está associado a diversas alterações no sistema imunológico, como defeitos na mobilização de leucócitos. Pressupõe-se que pacientes portadores de diabetes *mellitus* estejam mais propensos ao desenvolvimento de infecção; no entanto, não foi demonstrada incidência estatisticamente superior de infecções no pós-operatório. Alguns autores acreditam que a frequência de infecção é aumentada em qualquer circunstância, e outros crêem que, quando a doença está controlada, as taxas de infecção se assemelham às de pacientes sem doença. Sabe-se que as infecções neste grupo são mais graves e de mais difícil tratamento. Infecções por *Staphylococcus aureus* são mais comuns. Infecções fúngicas podem ser exacerbadas pelo uso prévio de antibióticos e pela obesidade.

- *Corticosteroides:* essas drogas deprimem todas as funções dos leucócitos, aumentando a taxa de infecção, além de inibir todas as fases da cicatrização.

- *Imunodepressão:* pacientes portadores de imunodepressão apresentam controle inadequado da bacteremia. É consenso que deva ser realizada antibioticoprofilaxia em pacientes que apresentem menos de 1.000 granulócitos/mm^3, mesmo quando a cirurgia é limpa. Alguns autores preconizam que o limite deva ser estendido para pacientes com menos de 2.000 granulócitos/mm^3.

- *AIDS:* quase nada se sabe sobre risco de infecção pós-operatória em portadores de AIDS e não há recomendações específicas. Há poucos estudos sobre antibioticoprofilaxia neste grupo de pacientes e nenhum deles demonstrou aumento na taxa de infecção de ferida. Questiona-se se a disfunção imunológica causada pelo HIV-1 seria distinta da deficiência de granulócitos e anticorpos existentes em pacientes com risco aumentado para infecção de ferida. Uma das poucas recomendações de antibiótico profilático é na eletrocoagulação de lesões de condiloma acuminado.

A maior parte dos procedimentos dermatológicos é de rápida duração e associada a baixo risco de infecção. A antibioticoprofilaxia deve ser realizada naqueles pacientes de risco com grandes chances de morbidade elevada no pós-operatório por conta da infecção de ferida. Cirurgias dermatológicas mais complexas como retalhos em áreas nobres, retalhos de grande extensão, enxertos, procedimentos em áreas de circulação sanguínea comprometida apresentam indicação relativa de antibioticoprofilaxia, bem como procedimentos que possam causar grandes hematomas. Em pacientes portadores de doenças que possam aumentar o risco de infecção, o cirurgião dermatológico pode e deve recorrer a outro especialista, a depender do caso (oncologista, infectologista, nefrologista), buscando protocolos para antibioticoprofilaxia nos mesmos.

Escolha do antibiótico

A seleção do antibiótico adequado para a prevenção de infecção de ferida operatória depende da identificação do agente causal provável e sua eficácia contra esses patógenos. A flora cutânea consiste em população residente estável e população variável transitória, modificando-se de acordo com o sítio corporal:

- *Staphylococcus epidermidis:* constituem mais de 50% dos estafilococos residentes e colonizam a porção superior do corpo. São patogênicos para endocardite de prótese valvar e enxertos vasculares, mas raramente causam infecção de ferida.

- *Streptococcus viridans:* comumente encontrados na cavidade oral.

- *Peptococcus:* presentes na fronte e na região antecubital.

- *Micrococcus* sp.: presentes em áreas intertriginosas e cavidade nasal.

- *Corynebacterium:* encontrados em áreas intertriginosas.

- *Brevibacterium:* presentes entre os pododáctilos.

- *Propionibacterium* sp.: encontrados em couro cabeludo, fronte e dorso.

- *Acinetobacter* sp.: mais comumente encontrados em homens que mulheres, principalmente no verão.

- *Pityrosporum* sp.: presentes no dorso e tórax.

- *Staphylococcus aureus:* não fazem parte da flora residente. Estão presentes na área perineal em mais de 20% das pessoas e cavidade nasal em 20 a 40% dos adultos normais.

‹ *Enterococos e Escherichia coli:* encontrados ao redor dos tratos gastrointestinal e geniturinário. Os enterococos são patógenos de difícil tratamento e, felizmente, não são comuns para infecção de ferida.

As cefalosporinas são o grupo de antibióticos mais largamente usados para profilaxia em cirurgias. Possuem amplo espectro, boa penetração tecidual e são relativamente seguras. As cefalosporinas de primeira geração são ativas contra a maioria dos cocos Gram-positivos, *E. coli*, *Klebsiella* spp. e *Proteus mirabilis*. São inativas contra enterococos, *S. aureus* meticilino-resistentes (MRSA), outras espécies de *Proteus*, *Pseudomonas* e *S. epidermidis*. Estão disponíveis sob forma oral ou parenteral, e são mais baratas que cefalosporinas de segunda e terceira gerações. De forma geral, como a maioria dos procedimentos é realizada no próprio consultório ou na sala de pequenos procedimentos, a cefalexina oral (dose de 2 g, 1 h antes do procedimento) é a droga de eleição.

Em caso de alergia à penicilina, há reação cruzada com cefalosporinas em 5 a 10% dos casos, devendo essa classe de antibióticos ser evitada. A eritromicina pode ser uma opção, inibindo *S. aureus* em 65 a 75% dos casos. A azitromicina não se mostrou melhor que a eritromicina na inibição aos *S. aureus*. O medicamento preferido, entretanto, é a clindamicina, que é ativa contra 90% dos estafilococos. A vancomicina é ativa contra 100% desses microrganismos; porém, trata-se de medicação disponível apenas sob forma parenteral e deve ser reservada para pacientes submetidos à colocação de próteses valvares há menos de 60 dias (*S. epidermidis* é o principal agente), portadores de MRSA e enterococos.

Tempo de administração de antibióticos

O sucesso da prevenção é assegurado quando o antibiótico escolhido tem alvo definido e está disponível no momento crítico, no sítio desejado e nas concentrações corretas. É consenso que a administração de antibióticos seja realizada de 30 minutos a 1 hora antes do início do procedimento. Se administrado mais de 3 horas após, é ineficaz, pois durante esse período desenvolve-se um coágulo na ferida que protege a bactéria do antibiótico. A aplicação antes do procedimento permite que seja incorporado ao coágulo.

A duração da profilaxia é menos clara. Idealmente, o antibiótico deve atingir o pico de concentração tecidual antes da incisão. Em caso de cirurgias longas (como na cirurgia micrográfica de Mohs), indica-se que seja administrada outra dose a cada 6 horas no transoperatório.

A administração no pós-operatório é considerada desnecessária na grande maioria das vezes. Alguns autores acreditam que possa ser adicionada apenas uma dose no pós-operatório, 6 horas após a primeira, e outros, que deva ser realizada profilaxia com duração de 24 horas após a primeira dose. A maioria, entretanto, concorda que antibioticoprofilaxia além de 24 horas não deva ser realizada, por aumentar o risco de desenvolvimento de cepas resistentes e também o potencial de toxicidade da droga. A depender do caso – suspeita de infecção ou de alto risco – deve ser mantido até o fechamento da ferida.

Antibióticos tópicos

O papel dos antibióticos tópicos como monoterapia na prevenção de infecção de ferida não está bem estabelecido na medicina baseada em evidências. Alguns estudos mostram que eles diminuem o número de bactérias em feridas abertas e podem reduzir a incidência de infecção. Não se sabe, entretanto, se este é um fenômeno clinicamente significante. Acredita-se ainda que o uso de antibióticos tópicos em feridas fechadas não traria nenhum benefício. Um estudo recente mostrou não haver diferença estatisticamente significante entre o uso pós-procedimento de antibiótico tópico (bacitracina) e vaselina pomada na prevenção de infecção da ferida operatória. Além do mais, o uso de antibióticos tópicos pode suprimir a flora cutânea normal, levando ao crescimento de fungos; promover o surgimento de organismos resistentes (*S. aureus* resistentes a neomicina e mupirocina) e causar dermatite de contato. Em vista do exposto, os antibióticos tópicos estão contraindicados na profilaxia de infecções em cirurgias dermatológicas.

Antibioticoprofilaxia na prevenção da endocardite infecciosa

O surgimento de endocardite é resultado de vários eventos independentes, como a quantidade do inóculo, a virulência do microrganismo e alterações da superfície endocárdica, sendo as valvas cardíacas as regiões mais acometidas. Essas alterações de superfície predispõem à deposição de plaquetas e fibrina com formação de trombo asséptico, que pode ser colonizado quando há presença de microrganismos na corrente sanguínea. Bactérias como enterococos, *S. viridans*, estafilococos coagulase-positivo e negativo e *Pseudomonas aeruginosa*, aparentemente têm mais facilidade de aderir a plaquetas e/ou fibrina, estando esses microrganismos entre as principais causas da doença.

Aproximadamente 90% dos casos de endocardite em valva nativa são ocasionados por *S. viridans* (60%), *S. aureus* (20%) e enterococos (5-10%). Fungos e Gram-negativos são responsáveis por pequena porcentagem. A microbiologia é distinta em usuários de drogas intravenosas: os *S. aureus* respondem por 60% ou mais de todos os casos, e 80 a 90% dos casos nos quais a valva tricúspide é envolvida. Atenção especial deve ser dada à endocardite de prótese valvar: é classificada como recente quando o início ocorre até 60 dias da troca da valva, e tardia quando ocorre mais de 60 dias após a cirurgia. Há diferença na etiologia, sendo *S. epidermidis* a bactéria mais encontrada na endocardite recente e estreptococos na tardia.

Para o desenvolvimento de endocardite, é necessária a ocorrência prévia de bacteremia. A extensão da mesma parece estar relacionada ao montante do trauma, à intensidade da inflamação presente e à concentração de microrganismos na região. Procedimentos cirúrgicos e dentários envolvendo mucosa ou tecidos contaminados frequentemente levam à bacteremia transitória, raramente persistindo por mais de 15 minutos. A incidência atual de endocardite após bacteremia é duvidosa. Bacteremias aleatórias podem ocorrer após atividades corriqueiras como escovação dental, mastigação e defecação. Apenas 15% dos casos de endocardite têm sido associadas a procedimentos médicos, cirúrgicos ou dentários; dessa forma, pacientes com doenças cardíacas estão continuamente sob risco de desenvolver endocardite.

A eficácia da antibioticoprofilaxia para endocardite é questionada. Em apenas 2/3 dos casos, a endocardite é causada por estreptococos ou outros microrganismos contra os quais a profilaxia recomendada é efetiva. A incidência de microrganismos como *S. aureus*, bacilos Gram-negativos e fungos está aumentando e eles não seriam afetados pelo regime preconizado atualmente pela American Heart Association (AHA), direcionado primariamente a

S. viridans e enterococos. Outra razão para a ineficácia é o desconhecimento pelo médico de lesões cardíacas predisponentes no seu paciente, o que ocorre em mais da metade dos casos. Além disso, bacteremias transitórias, como já visto, ocorrem todos os dias.

Quanto à relação custo-benefício do uso de antibióticos profiláticos, é necessário lembrar que a incidência de endocardite na população geral não se modificou após o advento da antibioticoprofilaxia, sugerindo que, ainda hoje, não se sabe quais os pacientes estão realmente sob risco, a real incidência de endocardite após vários tipos de bacteremia, quais procedimentos devem ser cobertos, e quais os regimes mais efetivos.

Apesar de toda controvérsia, a AHA estabeleceu orientações para profilaxia da endocardite para determinadas condições cardíacas (por exemplo, endocardite prévia, doença cardíaca congênita, válvulas protéticas etc.) e procedimentos cirúrgicos. Estes pacientes devem recebem antibióticos orais de acordo com o sítio anatômico do procedimento: a) penicilina ou cefalosporinas para áreas não contaminadas; b) vancomicina ou clindamicina para áreas de pele infectada; e c) amoxicilina para áreas da mucosa oral.

Antibioticoprofilaxia em outros procedimentos dermatológicos, cosmiatria e laser

Apesar de pontos de vista diversos e da ausência de dados da medicina baseada em evidência, há ainda um número não desprezível de cirurgiões dermatológicos que trabalham com *laser* ablativo e sentem a necessidade da introdução de antibioticoprofilaxia com agentes de amplo espectro contra patógenos Gram-positivos e Gram-negativos, sendo as cefalosporinas a opção mais empregada. Contudo, autores respeitados defendem que a antibioticoprofilaxia possa causar seleção de germes patogênicos e aumentar ainda mais o risco de infecção. Acredita-se, portanto, que o ideal seria não lançar mão da antibioticoprofilaxia. Somente caso seja necessário (infecção vigente), deveria-se fazer uso de antibióticos (antibioticoterapia). Esta recomendação também vale para esfoliações químicas médias e profundas. Não se deve esquecer do uso de profilaxia antiviral nestes procedimentos, que deve ser continuada até reepitelização completa da área tratada.

Outros procedimentos dermatológicos, cosméticos ou não, como eletrocoagulação, microdermoabrasão, *peelings* superficiais, terapia fotodinâmica, *lasers* não ablativos, luz intensa pulsada, microagulhamento, toxina botulínica e preenchimentos cutâneos não necessitam de antibioticoprofilaxia, embora técnicas de assepsia da pele pré-procedimento devam sempre ser seguidas.

Considerações finais

A maior parte dos procedimentos dermatológicos dispensa o uso de antibioticoprofilaxia. Alguns procedimentos abrasivos como *peelings* médios/profundos e *lasers* não exigem antibioticoprofilaxia, mas recomenda-se acompanhamento de perto no pós-procedimento e antibioticoterapia nos primeiros sinais de infecção. Nesses procedimentos, é regra o uso da profilaxia antiviral até reepitelização completa da área tratada.

Na cirurgia dermatológica clássica, a indicação de antibioticoprofilaxia deve levar em conta múltiplos fatores como o tipo da ferida operatória, sua localização, o tipo do procedimento a ser realizado, o riscos do meio e os riscos individuais de cada paciente, além do risco da formação de hematomas e endocardite bacteriana.

BIBLIOGRAFIA CONSULTADA

1. Bae-Harboe YS, Liang CA. Perioperative antibiotic use of dermatologic surgeons in 2012. Dermatol Surg. 2013; 39(11):1592-601.
2. DiPiro JT. Short-term prophylaxis in clean-contamined surgery. J Chemother. 1999; 11(6):551-5.
3. Esposito S. Is single-dose antibiotic prophylaxis sufficient for any surgical procedure? J Chemother. 1999; 11(6):556-64.
4. Futoryan T, Grande D. Postoperative wound infection rates in dermatologic surgery. Dermatol Surg. 1995; 21(6): 509-14.
5. George PM. Dermatologists and antibiotic prophylaxis: a survey. J Am Acad Dermatol. 1995; 33:418-21.
6. Gyssens IC. Preventing prostoperative infections: current treatment recommendations. Drugs. 1999; 57(2):175-85.
7. Haas AF, Grekin RC. Antibiotic prophylaxis in dermatologic surgery. J Am Acad Dermatol. 1995; 32:155-76.
8. Hall G, Heimdahl A, Nord CE. Bacteremia after oral surgery and antibiotic prophylaxis for endocarditis. Clin Infect Dis. 1999; 29(1):1-8.
9. Halpern AC, Leyden JJ, Dzubow LM, McGinley KJ. The incidence of bacteremia in skin surgery of the head and neck. J Am Acad Dermatol. 1988; 19(1 Pt 1):112-6.
10. Hirschmann JV. Antimicrobial prophylaxis in dermatology. Semin Cutan Med Surg. 2000; 19(1):2-9.
11. Hyde JA, Darouiche RO, Costerton JW. Strategies for prophylaxis against prosthetic valve endocarditis: a review article. J Heart Valve Dis. 1998; 7(3):316-26.
12. Mini E, Nobili S, Periti P. Methicillin-resistant staphylococci in clean surgery. Is there a role for prophylaxis? Drugs. 1997; 54(Suppl 6):39-52.
13. Nestor MS. Prophylaxis for and treatment of uncomplicated skin and skin structure infections in laser and cosmetic surgery. Journal of drugs in dermatology. 2005; 4(6 Suppl):S20-S25.
14. Nichols RL. Postoperative infections in the age of drug-resistant gram-positive bacteria. Am J Med. 1998; 104(5A): 11S-16S.
15. Novelli A. Antimicrobial prophylaxis in surgery: the role of pharmacokinetics. J Chemother. 1999; 11(6):565-72.
16. Pimentel E, Alvez ACF, Alonso G. Avaliação clínica pré-operatória e indicação de antibióticos. In: Sociedade Brasileira de Dermatologia/Editores: Palermo E et al. Tratado de Cirurgia Dermatológica, Cosmiatria e Laser. Rio de Janeiro: Elsivier, 2012; 67-72.
17. Platt R. Antibiotic prophylaxis in clean surgery: does it work? Should it be used if it does? New Horiz. 1998; 6(Suppl 2):S53-7.
18. Rabb DC, JrLesher JL. Antibiotic prophylaxis in cutaneous surgery. Dermatol Surg. 1995; 21:550-4.
19. Rosengren H, Dixon A. Antibacterial prophylaxis in dermatologic surgery: anevidence-based review. Am J Clin Dermatol. 2010; 11(1):35-44.
20. Saco M, Howe N, Nathoo R, Cherpelis B. Topical antibiotic prophylaxis for prevention of surgical wound infections from dermatologic procedures: a systematic review and meta-analysis. J Dermatolog Treat. 2014 Apr 8. [Epub ahead of print]
21. Schulze T, Napp M, Maier S. [Antibiotic prophylaxis in dermatologic and soft tissue surgery]. Hautarzt. 2014; 65(1): 32-8.
22. Shurman DL, Benedetto AV. Antimicrobials in dermatologic surgery: facts and controversies. Clin Dermatol. 2010; 28(5):505-10.
23. van Rijen MM, Kluytmans JA. New approaches to prevention of staphylococcal infection in surgery. Curr Opin Infect Dis. 2008; 21(4):380-4.
24. Walia S, Alster TS. Cutaneous CO2 laser resurfacing infection rate with and without prophylactic antibiotics. Dermatol Surg. 1999; 25(11):857-61.
25. Wright TI, Baddour LM, Berbari EF, Roenigk RK, Phillips PK, Jacobs MA et al. Antibiotic prophylaxis in dermatologic surgery: advisory statement 2008. J Am Acad Dermatol. 2008; 59(3):464-73.

Capítulo 20. **Cuidados Especiais em Cirurgia Dermatológica**

Capítulo 20.1

Cirurgia Dermatológica em Crianças

Izelda Maria Carvalho Costa
Kleyton de Carvalho Mesquita
Ana Carolina de Souza Machado Igreja

Pontos de destaque

- A realização de cirurgias dermatológicas em crianças apresenta múltiplos desafios e requer conhecimento do desenvolvimento infantil.
- A dor e a ansiedade nos procedimentos pediátricos são frequentemente negligenciadas; cuidados para minimizá-las devem ser observados no pré, no trans e no pós-operatório.
- A sedação pediátrica continua evoluindo como prática de múltiplas especialidades e pode ser realizada em ambiente ambulatorial desde que o médico seja qualificado para manejar suas complicações e disponha de equipamentos apropriados de monitoração e de suporte cardiorrespiratório.

Considerações gerais

Procedimentos cirúrgicos e técnicas diagnósticas têm aumentado em número e complexidade nos últimos anos, inclusive na população pediátrica. Em ambas as situações, a outrora necessária internação hospitalar vem sendo paulatinamente substituída pelo regime ambulatorial. Os avanços da técnica anestésica, associados ao bom estado de saúde da maioria dos pacientes pediátricos dermatológicos, contribuíram para o aumento crescente dos procedimentos cirúrgicos dermatológicos em ambulatório. Praticidade, menor custo, menor incidência de infecção e redução do estresse da separação da família são alguns dos principais motivos que justificam a preferência pelos consultórios como sede dos procedimentos cirúrgicos.

Intervenções cirúrgicas realizadas em lactentes e crianças despertam desafios peculiares não vistos em adultos. Cirurgias costumam gerar sentimentos confusos e dicotômicos, que podem levar a criança a caracterizar o médico como sinônimo de experiências desagradáveis e dolorosas. É papel do profissional de saúde manejar a ansiedade da criança e dos pais, assim como lançar mão de todos os artifícios – medicamentosos ou não – para proporcionar um procedimento menos doloroso e traumatizante à criança e à sua família.

O estágio do desenvolvimento da criança dita como sua doença de pele deve ser manejada. Cada caso deve ser avaliado individualmente, levando-se em conta o risco-benefício do procedimento e os traumas que ele pode trazer. As necessidades das crianças devem ser adequadamente avaliadas para assegurar

◼ CIRURGIA DERMATOLÓGICA EM CRIANÇAS

resultados cirúrgicos satisfatórios. Deve-se ter um entendimento básico do desenvolvimento infantil e ser capaz de escolher métodos apropriados de anestesia.

A ansiedade pré-operatória deve ser foco de atenção, uma vez que está associada a pior recuperação pós-operatória e distúrbios do comportamento. A seleção da anestesia é um fator-chave no manejo de crianças. Procedimentos dermatológicos podem requerer o uso de anestésicos tópicos e locais, sedativos e anestesia geral. Intervenções não farmacológicas devem sempre ser consideradas como adjuvantes. A analgesia pós-operatória, frequentemente subtratada, deve ser assegurada, visto que pequenas cirurgias podem resultar em dor significativa.

Cuidados pré-operatórios

O primeiro passo para reduzir a ansiedade é uma boa relação médico-paciente. A criança deve reconhecer no profissional um amigo em quem pode confiar. É preciso conversar e, se possível, fazê-la sorrir e brincar. A boa relação com a família é baseada em confiança e segurança. Será necessária uma explicação detalhada da doença, das possibilidades diagnósticas e terapêuticas.

Podem auxiliar na redução da ansiedade do paciente e seus responsáveis: uma sala de espera calma e convidativa, área de recreação, materiais de leitura, visitas pré-operatórias à clínica e à sala de cirurgia. A literatura tem ressaltado a importância do brincar inserido na realização de procedimentos invasivos pediátricos. O 'brinquedo terapêutico' refere-se a uma técnica em que se utiliza um brinquedo estruturado, que possibilita à criança o alívio do medo e da ansiedade. Permitir que a criança brinque com alguns instrumentais médicos, como seringas, pode ser útil para reduzir o medo por objetos desconhecidos. Para os pais, é interessante fornecer informações sobre a anestesia, o procedimento cirúrgico e os cuidados pós-operatórios, inclusive com informações por escrito. Quando necessária sedação, um Termo de Consentimento Informado deve ser obtido do responsável antes do procedimento.

Cuidados transoperatórios
Abordagem não farmacológica

Na dermatologia, muitas vezes é necessário realizar procedimentos potencialmente dolorosos em pacientes pediátricos. Biópsias, crioterapia, barbireses,

lasers, excisões e suturas são alguns dos procedimentos mais frequentemente realizados. Minimizar o trauma dos procedimentos dolorosos requer uma compreensão dos estágios de desenvolvimento pediátrico.

- ◆ **Bebês com menos de 6 meses:** raramente demonstram desconforto se os pais não estão ao seu lado. Embora a presença destes seja benéfica, *eles não devem se sentir culpados se optarem por sair do consultório durante o procedimento. A chupeta embebida em uma solução de sucrose (24 a 50%) pode ser utilizada para diminuir a dor de procedimentos no período neonatal (até 6 meses de idade) por liberar endorfinas endógenas. Outras modalidades eficazes para diminuir a dor nessa faixa etária incluem panos e chupetas, oferecer uma distração ou a mão dos pais para segurar e acalmar o bebê.

- ◆ **Crianças maiores de 1 ano e pré-escolares:** os médicos podem usar o apego da criança aos pais como um aliado. Peça aos pais para se sentarem na maca com a criança. As crianças são curiosas e confiantes nessa idade, portanto é importante não mentir sobre a dor. Honestidade é a melhor política; é útil descrever para a criança o que ela vai sentir durante o procedimento, explicando qual o seu papel e incutindo cooperação. Substitua a palavra 'injeção' por 'picada' ou 'beliscão'. Uma conversa constante é benéfica. Distração nessa faixa etária é um método extremamente eficaz para a redução da dor. Recursos digitais, como aparelhos de DVD e *tablets*, podem auxiliar. Um tecido pode ser dobrado e posicionado por sobre a cabeça da criança, formando uma "tenda", que abrange também o pai ou a mãe, que fica posicionado ao lado da criança, permitindo a interação entre ambos e impedindo a visão do campo operatório durante o procedimento.

- ◆ **Crianças em idade escolar e adolescentes:** também se beneficiam das técnicas de distração. *Videogames* de bolso, música ou um televisor são adequados para esses pacientes. Explicações claras sobre o que o paciente vai sentir são essenciais. Envolver o paciente ajuda a reduzir os temores. Permitir que ele escolha o local da biópsia, por exemplo, pode ser útil para obter cooperação. As crianças nessa faixa etária podem cooperar sem restrições. É importante lembrar que na adolescência existem preocupações inerentes sobre a imagem corporal, sendo essencial proporcionar vestimentas adequadas, cortinas e privacidade.

A imobilização pode ser um mal necessário em diversas faixas etárias. Em geral, a criança pequena não fica imóvel, mesmo quando sedada. A melhor técnica é utilizar lençóis enrolados ao redor do corpo para conter os membros, sem machucá-la. Além disso, costuma ser necessário um auxiliar, que deverá segurar a criança pressionando levemente seu corpo contra a maca. Os pais não devem ser utilizados para conter a criança durante o procedimento. O uso de técnicas de imobilização deve manter atenção especial para evitar obstrução respiratória ou restrição torácica. Deixe sempre a boca e o nariz do paciente descobertos. É necessário manter uma extremidade exposta para facilitar a avaliação de cianose e perfusão.

É melhor ter todos os materiais cirúrgicos preparados para o procedimento e mantê-los cobertos e escondidos até serem necessários. Evite passar bisturi ou outros objetos cortantes pelo campo visual do paciente. Antes de iniciar o ato cirúrgico, a criança deve ser informada de que deve ajudar no processo e ser constantemente incentivada a se esforçar durante o procedimento.

Analgesia vibratória e resfriamento

O resfriamento local é barato e extensivamente utilizado. Pode ser realizado por meio de pacotes de gelo ou gel congelado. Além disso, *sprays* de líquidos voláteis, tais como etilclorido ou fluorometano, são eficazes, proporcionando alívio da dor durante 1 a 2 minutos.

A analgesia vibratória pode ser utilizada colocando-se um massageador próximo ao local da infiltração anestésica. As fibras Aα e Aβ transmitem informação do contato e da vibração da pele e, quando estimuladas, inibem parcialmente a via da dor, transmitidas pelas fibras Aδ e C. Para obtermos tais efeitos, temos utilizado no Hospital Universitário de Brasília um aparelho comercial – utilizado em massoterapia – de baixo custo, seguro e simples (Figura 20.1.1). Com essas técnicas, pode-se reduzir a sensação de queimação da anestesia local ou preparar a criança para uma rápida curetagem de lesões de molusco contagioso

Anestésicos tópicos

Os anestésicos tópicos mais utilizados são o EMLA® e o Dermomax®. O EMLA® é uma mistura

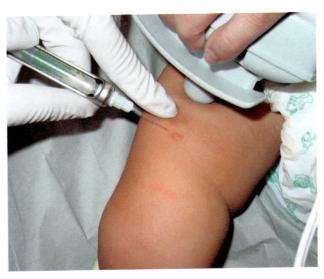

Figura 20.1.1 – Analgesia vibratória: uso de massageador para reduzir a dor da anestesia local. (Fonte: arquivo pessoal.)

eutética de prilocaína a 2,5% e lidocaína a 2,5%. O creme deve ser aplicado sob oclusão, 1 hora antes do procedimento. A prilocaína pode desencadear dermatite de contato alérgica. Púrpura e petéquia podem se desenvolver, sobretudo em lactentes prematuros e em pacientes com dermatite atópica, por efeito tóxico ao endotélio capilar. Há resolução completa após alguns dias.

A meta-hemoglobinemia é uma complicação potencial bem documentada de cremes contendo prilocaína. Estes devem ser usados com cautela em menores de 3 anos em razão da maturação incompleta do sistema NADH-meta-hemoglobina-redutase. Limitar o tempo da aplicação e a quantidade de EMLA® (Tabela 20.1.1) podem reduzir o risco de meta-hemoglobinemia, cujo tratamento dá-se com azul de metileno.

A lidocaína tópica encapsulada em veículo lipossomal é comercializada no Brasil a 4% em creme como Dermomax®. Pode ser utilizado com e sem oclusão, e deve ser aplicado 30 minutos antes. Sua eficácia é comparável ao EMLA® e pela ausência de prilocaína não há risco de meta-heglobinemia. Em crianças com menos de 10 kg não deve cobrir uma área maior que 100 cm². Em crianças de 10 a 20 kg, não deve cobrir uma área maior que 200 cm².

Anestésicos locais

O uso de anestésicos locais é necessário para muitos procedimentos dermatológicos, sendo a li-

CIRURGIA DERMATOLÓGICA EM CRIANÇAS

Tabela 20.1.1

EMLA®: QUANTIDADE E ÁREA MÁXIMA DE APLICAÇÃO

Idade e Peso	Dose Máxima	Área Máxima
1-23 meses ou < 5 kg	1 g	10 cm^2
4-12 meses ou > 5 kg	2 g	20 cm^2
1-6 anos ou > 10 kg	10 g	100 cm^2
7-12 anos ou > 20 kg	20 g	200 cm^2

*Crianças com provas de funções hepáticas e renais normais.
Fonte: Metz, 2013 e Eichenfield & Cunningham, 1999.

docaína o mais utilizado. A concentração habitual de lidocaína usada em pacientes pediátricos é solução a 1% (10 mg/mL). A adição de epinefrina reduz a taxa de absorção e difusão, prolonga sua duração de ação, e reduz o risco de toxicidade sistêmica. A dose pediátrica máxima de lidocaína 1% sem epinefrina é 5 mg/kg ou 0,5 mL/kg, ao passo que com epinefrina é 7 mg/kg ou 0,7 mL/kg. Os anestésicos locais são cardiodepressores e deve ser dada atenção especial às doses para crianças menores

A injeção de lidocaína tem potencial de ser muito dolorosa. Analgesia vibratória, resfriamento e anestésicos tópicos podem ser usados para diminuir a dor da injeção. Outras formas de diminuir a dor são: usar uma agulha calibre 30, perfurar a pele rapidamente em ângulo de 90° com um pinçamento da pele, injetar o medicamento lentamente, aquecer a solução anestésica para a temperatura corporal e adicionar bicarbonato (proporção de 1:10).

Princípios da sedação

A população de pacientes pediátricos requer sedação ou anestesia geral para procedimentos dermatológicos de uma maneira e com frequência não vistos na população adulta. O aumento da disponibilidade de sedativos de ação curta, juntamente com melhores programas de treinamento e monitoração não invasiva, permitiu a realização de sedação e analgesia de modo eficaz e seguro fora do centro cirúrgico por um grupo diversificado de especialidades médicas, que paulatinamente passaram a dominar o uso de drogas outrora reservadas a anes-

tesiologistas. Danos graves resultantes da sedação são raros em crianças, mas reações adversas leves acontecem com frequência.

Os principais objetivos da sedação ambulatorial são: preservar a segurança e o bem-estar do paciente, minimizar o desconforto físico e a dor; controlar a ansiedade, reduzir o trauma psicológico e produzir amnésia, controlar o comportamento e os movimentos e retornar o paciente a um estado que dispense a monitoração médica.

Recomenda-se sedar em ambulatório apenas pacientes classificados como sadios ou com doença sistêmica leve e controlada (ASA I ou II). Na história pregressa do paciente, deverão ser investigadas anormalidades físicas ou neurológicas capazes de aumentar o potencial de obstrução respiratória. O exame físico deve focar as vias aéreas, os sistemas respiratório e cardiovascular. É fundamental interrogar sobre o uso de medicamentos que possam ser importantes agentes de interação medicamentosa.

O padrão de segurança para o jejum alimentar deve seguir os mesmos critérios usados para anestesia geral eletiva. Líquidos (água, sucos e chás) devem ser suspensos 2 horas antes da sedação; leite materno 4 horas antes; fórmulas infantis, outros leites e refeições leves 6 horas antes.

A sedação é classificada em leve, moderada e profunda:

◀ *Sedação leve ("ansiólise")*: a função cognitiva e a coordenação podem estar prejudicadas, mas as funções ventilatória e cardiovascular não são afetadas. O paciente responde normalmente a comandos verbais.

- *Sedação moderada ("sedação consciente"):* o paciente responde ao estímulo verbal isolado ou acompanhado de estímulo tátil. Não são necessárias intervenções para manter a via aérea permeável, a ventilação espontânea é suficiente e a função cardiovascular geralmente é mantida adequada.

- *Sedação profunda:* o paciente dificilmente é despertado por comandos verbais, mas responde a estímulos dolorosos. A ventilação espontânea pode estar comprometida e ser insuficiente. Pode ocorrer a necessidade de assistência para a manutenção da via aérea permeável. A função cardiovascular geralmente é mantida.

Na sedação leve, o monitoramento deve ser feito com oxímetro de pulso e monitor de frequência cardíaca. Na sedação moderada ou profunda, oxímetro de pulso, capnógrafo ou vigilância visual contínua da respiração, frequência cardíaca e pressão arterial. Na sedação profunda, recomenda-se manter acesso venoso. As crianças menores de 6 anos podem requerer um nível de sedação mais profundo para o controle de seu comportamento. Esse grupo etário está mais suscetível a depressão respiratória e, portanto, o monitoramento desses pacientes dever ser criterioso. Sempre que possível, preferir a sedação leve.

As respostas ao uso de sedativos são individuais e não é raro que a sedação se torne mais profunda que o nível programado. Portanto, é necessário que o médico assistente seja treinado para manusear um nível de sedação mais profundo que aquele com o qual planejou trabalhar. Recomenda-se que pelo menos dois profissionais estejam presentes: um médico responsável pela sedação e outro pelo procedimento. Pelo menos um deles deve ser treinado em manejo de vias aéreas e ressuscitação cardiopulmonar em crianças. Ademais, deve haver disponibilidade de serviço hospitalar de referência com pronto-socorro para dar continuidade a um atendimento de urgência iniciado no consultório.

O efeito colateral mais temido em uma sedação é a depressão respiratória. Em casos de emergência, equipamentos de reanimação devem estar imediatamente acessíveis. Recomendam-se:

- *Sucção:* sondas de tamanhos variados.
- *Oxigênio:* fonte segura com fluxômetro.
- *Vias respiratórias:* laringoscópio, com as lâminas de diversos tamanhos, máscaras, tubos endotraqueais e ambus.

- *Drogas:* aquelas necessárias para a reanimação e os antagonistas dos sedativos.
- *Monitores:* oxímetro de pulso, monitor cardíaco, estetoscópio, esfigmomanômetro e capnógrafo.
- *Desfibrilador.*

Seleção do sedativo

A escolha do sedativo depende de uma série de fatores, destacando-se as comorbidades do paciente, a duração total do procedimento e a experiência do médico com as propriedades farmacológicas do agente sedativo e seus efeitos adversos. Os benzodiazepínicos, o hidrato de cloral e a quetamina são drogas tradicionalmente utilizadas na população pediátrica. Outras drogas utilizadas são o propofol, etomidato, óxido nitroso e dexmedetomidina.

Entre os benzodiazepínicos, o midazolam é a droga de melhor aplicação para a sedação infantil para procedimentos de curta duração. Tem meia-vida curta, rápido início de ação (10 a 20 minutos quando por via oral e 2 a 3 minutos quando intravenosa), boa biodisponibilidade oral, recuperação rápida (duração variável de 45 a 60 minutos) e disponibilidade de reversão com agente antagonista (flumazenil). Pode ser administrado por via venosa, oral, retal, intramuscular ou intranasal. Apresenta pequena incidência de reações adversas, facilidade de administração e baixo custo. Complicações são incomuns e geralmente leves quando utilizado nas doses preconizadas sem a associação de outros fármacos.

De acordo com a resolução número 2.056/2013 do Conselho Federal de Medicina, consultórios e estabelecimentos médicos nos quais procedimentos invasivos com risco de anafilaxias, insuficiência respiratória e cardiovascular, incluindo-se aqueles realizados com anestesia local sem sedação ou procedimentos com sedação leve e moderada, são classificados como grupo 3. Para tal grupo, além dos equipamentos básicos de atendimento, aqueles necessários para manejo de reações anafiláticas e socorro imediato deverão estar disponíveis.

O médico que pratica sedação ambulatorial deve ter amplo conhecimento acerca das propriedades farmacológicas do agente sedativo que utiliza e estar preparado para o manejo de possíveis complicações, assuntos que vão muito além do escopo deste capítulo. Faz-se mister salientar que os autores não recomendam a prática da sedação ambulatorial sem o apropriado treinamento em suporte de vida pediátrica, a disponibilidade de equipamentos de monitoração e o devido aparato de emergência.

Fechamento da ferida

A retirada dos pontos da criança pode ser um momento doloroso e traumatizante no pós-operatório. Uma cirurgia que foi bem conduzida pode ser arruinada, com relação aos efeitos psicológicos do paciente, no momento da retirada dos pontos. Sempre que possível, devemos utilizar fios absorvíveis ou cianoacrilatos, que não necessitam de retirada posterior, poupando a criança do estresse da retirada dos pontos. Os cianoacrilatos (Indermil®, Dermabond®) são monômeros líquidos que polimerizam quando aplicados à pele, formando uma forte cola. São vantagens dos cianoacrilatos: redução do tempo cirúrgico, bom resultado cosmético e ação antimicrobiana. Porém, têm menor resistência à tensão e à umidade e seu custo é limitante para o uso rotineiro.

Cuidados pós-operatórios

No momento da alta, o paciente deve estar sempre acompanhado por um dos pais ou responsável. É desejável que haja dois acompanhantes para que, no caminho para casa, um deles possa assistir à criança enquanto o outro dirige.

Muitos médicos assumem que "cirurgias pequenas" irão resultar em pouca ou nenhuma dor, o que nem sempre procede. É interessante prescrever um analgésico ou anti-inflamatório não esteroidal a ser administrado em casa em horários regulares ou sob demanda. O acetaminofeno na dose de 15 mg/kg a cada 4 horas, na dose total de 90 mg/kg/24 h, é considerado o limite superior de segurança em crianças. Devem ser transmitidas aos pais instruções para contactar o médico assistente ou retornar caso se sintam de alguma forma preocupados com o bem-estar da criança.

As crianças devem ser elogiadas mesmo quando não tiverem colaborado com o procedimento. Recompensar o bom comportamento com um presente tangível facilita a memória seletiva: a criança tem maior foco na recompensa que no procedimento doloroso.

BIBLIOGRAFIA CONSULTADA

1. Academy of Pediatrics; American Academy of Pediatric Dentistry, Coté CJ, Wilson S; Work Group on Sedation. Guidelines for monitoring and management of pediatric patients during and after sedation for diagnostic and therapeutic procedures: an update. Paediatr Anaesth. 2008; 18(1):9-10.
2. American Academy of Pediatrics; American Academy of Pediatric Dentistry, Coté CJ, Wilson S; Work Group on Sedation. Guidelines for monitoring and management of pediatric patients during and after sedation for diagnostic and therapeutic procedures: an update. Pediatrics. 2006; 118(6):2587-602.
3. Chen BK, Eichenfield LF. Pediatric anesthesia in dermatologic surgery: when hand-holding is not enough. Dermatol Surg. 2001; 27(12):1010-8.
4. Cravero JP, Hsu DC. Preparation for pediatric procedural sedation outside of the operating room. In: UpToDate, Wiley JF, editor. UpToDate, 2014 [acesso 05 mai 2014]. Disponível em: http://www.uptodate.com.
5. Cravero JP. Risk and safety of pediatric sedation/anesthesia for procedures outside the operating room. Curr Opin Anaesthesiol. 2009; 22(4):509-13.
6. Ebner CA. Cold therapy and its effects on procedural pain in children. Issues Compr Pediatr Nurs. 1996; 19(3):197-208.
7. Eichenfield LF, Cunningham BB. Decreasing the pain of dermatologic procedures in children. Current Problems in Dermatology. 1999; 11(1):3-34.
8. Ferrari R, Alencar GB, Viana DV. Análise das produções literárias sobre o uso do brinquedo terapêutico nos procedimentos clínicos infantis. Gestão e Saúde. 2012; 3(2):660-73.
9. Havidich JE, Cravero JP. The current status of procedural sedation for pediatric patients in out-of-operating room locations. Curr Opin Anaesthesiol. 2012; 25(4):453-60.
10. Hsu DC, Cravero JP. Procedural sedation in children outside of the operating room. In: UpToDate, Wiley JF, editor. UpToDate, 2014 [acesso 05 mai 2014]. Disponível em: http://www.uptodate.com.
11. Kain ZN, Mayes LC, Caldwell-Andrews AA, Karas DE, McClain BC. Preoperative anxiety, postoperative pain, and behavioral recovery in young children undergoing surgery. Pediatrics. 2006; 118(2):651-8.
12. Krauss B, Green SM. Procedural sedation and analgesia in children. Lancet. 2006; 367(9512):766-80.
13. Mallin K, Lazarus MC. Treating children is different. Dermatol Clin. 2005; 23(2):171-80.
14. Metz BJ. Procedural Pediatric Dermatology. Dermatol Clin. 2013; 31(2):337-46.
15. Midazolam: Pediatric drug information. In: UpToDate, Lexicomp. UpToDate, 2014 [acesso 05 mai 2014]. Disponível em: http://www.uptodate.com.
16. Oliveira CL, Santos CHM; Bezerra FMM, Bezerra MM, Rodrigues LL. Utilização de adesivos de cianoacrilatos em suturas de pele. Rev Bras Cir Plast. 2010; 25(3):573-6.
17. Otley CC, Nguyen TH, Phillips PK. Anxyolysis with oral midazolam in pediatric patients undergoing dermatologic surgical procedures. J Am Acad Dermatol. 2001; 45(1):105-8.
18. Pacheco GS, Ferayorni A. Pediatric procedural sedation and analgesia. Emerg Med Clin North Am. 2013; 31(3):831-52.
19. Wagner AM. Pain control in the pediatric patient. Dermatol Clin. 1998; 16(3):609-17.
20. Yoo SS, Liggett J, Cohen BA. Use of parent-child tents in pediatric laser surgery. Dermatol Surg. 2003; 29(4):399-401.

Capítulo 20.2

Cirurgia Dermatológica em Idosos

Cristina Paula Salaro
Izelda Maria Carvalho Costa

Em 2013, a população idosa no Brasil correspondeu a 14,9 milhões, o que equivale a 7,4% das pessoas, segundo dados do IBGE (Instituto Brasileiro de Geografia e Estatística). A estimativa é que, em 2060, essa faixa populacional se quadruplique, passando a 58,4 milhões ou 26,7% do total. Em um conceito arbitrário, entende-se por "faixa etária idosa" a população acima dos 65 anos de idade. O crescimento populacional dos idosos leva o profissional da área de saúde a se deparar com situações que envolvem grande número de questões peculiares a esta faixa etária, tais como a utilização de anticoagulantes, capacidade de recuperação pós-operatória limitada ou demorada, interação medicamentosa, dentre outras variáveis.

A cirurgia dermatológica tem como alvo grande número de idosos, uma vez que a taxa de incidência de câncer de pele, patologia de abordagem eminentemente cirúrgica, por exemplo, é expressivamente mais alta nesta população.

Faz-se necessária a atualização de conhecimentos da prática clínico-cirúrgica, o crescimento de meios técnicos de suporte perioperatório, além de mudanças de critérios nos cuidados médicos pessoais para os pacientes dessa faixa etária, tendo em vista a ocorrência eventual de superestimação da capacidade do paciente cirúrgico idoso em reagir ao estresse do trauma cirúrgico.

As características fisiológicas alteradas com a idade, em termos de hora de sono, atividade física, ci-

clo hormonal, metabolismo, função cerebral, função cardíaca, capacidade pulmonar, fadiga, depressão, delírio pós-operatório, reação metabólica etc., são alguns dos aspectos que devem ser considerados com relação ao paciente idoso que se submeterá à cirurgia dermatológica, mesmo que de pequeno porte.

O primeiro passo ao se considerar uma cirurgia dermatológica no idoso é avaliar o risco/benefício de se realizar a cirurgia. Como exemplo, ceratoacantoma é um tumor cuja conduta expectante pode ser considerada inapropriada a um paciente ativo de 50 anos, mas plausível a um indivíduo de 80 anos. Reparos complexos, mesmo que exequíveis, podem ser substituídos por procedimentos simples e rápidos. Fechamento por segunda intenção pode ser preferível à reconstrução que requeira longo período de tempo para ser executada, desde que os cuidados pós-operatórios sejam observados.

Abordagem do paciente idoso e suas peculiaridades

Ao adentrar o consultório médico, pode-se perceber o grau de "independência pessoal" que o paciente mantém, com relação aos cuidados com higiene pessoal, alimentação e atividades corriqueiras. Se o paciente depende de outras pessoas para cuidar de suas necessidades diárias básicas, isto deve ser ponderado ao se planejar os cuidados pós-operatórios com a ferida cirúrgica. Neste período, a visita domiciliar de uma enfermeira pode ser aventada.

Uma história clínica detalhada é particularmente importante nesta faixa etária. Deve-se indagar sobre a utilização de qualquer medicamento, incluindo ervas ou medicamentos ditos "naturais", no caso, o acompanhante desempenha geralmente papel crucial, pois o paciente pode, não intencionalmente, omitir ou confundir-se sobre os mesmos. Estes pacientes apresentam 2,5 vezes mais chance de desenvolver interação medicamentosa que pacientes mais jovens. A meia-vida de diazepam, por exemplo, aumenta de 20 horas em um adulto sadio para 90 horas em um idoso sadio de 80 anos. Idosos são mais suscetíveis a efeitos anticolinérgicos e sedativos de drogas comuns, assim sendo, drogas devem ser prescritas apenas quando necessárias e em doses mais baixas que o convencional, aumentando-se gradativamente.

No histórico de patologias associadas, cardiopatia é a condição que oferece maior risco de morbidade peri e intraoperatória. Estes pacientes são geralmente tratados com múltiplos medicamentos, incluindo anticoagulantes. Estas drogas não devem ser descontinuadas sem orientação formal do cardiologista que acompanha o paciente. Foi sugerido que a interação de propranolol e epinefrina poderia induzir hipertermia e bradicardia reflexa, porém estudos não confirmam este achado. Evidências sugerem, por outro lado, que a utilização perioperatória de propranolol pode reduzir a ocorrência de infarto e isquemia. Marca-passos e desfibriladores implantados podem sofrer interferência elétrica do eletrocautério. De forma geral, cirurgias dermatológicas podem utilizar tal instrumento desde que o paciente não esteja instável e altamente dependente do marca-passo. Outra recomendação é que a placa seja posicionada longe do tórax e que a função *cut* (cortar) não seja utilizada.

Os pacientes devem estar compensados, do ponto de vista cardiológico, para poderem ser submetidos à cirurgia dermatológica, que são classificadas como cirurgias de baixo risco cardiológico. Com relação à pressão arterial, o limite aceitável encontra-se em 180 mmHg para a sistólica e 110 mmHg para a diastólica.

A função renal diminui com a idade, o que pode ser verificado por diminuição da taxa de filtração glomerular e *clearance* da creatinina, refletindo uma diminuição na capacidade de excretar drogas, com aumento da meia-vida de eliminação e maior duração de ação de medicamentos com metabolismo renal e maior propensão à retenção de sódio. A maioria dos sedativos e anestésicos, como a lidocaína, têm eliminação hepática e sofrem impacto em sua metabolização quando do decréscimo do funcionamento deste órgão.

Outros efeitos relevantes da queda da função de órgãos e sistemas no idoso se refletem de várias formas:

- A inabilidade na manutenção na temperatura corporal deixa-os propensos à hipotermia intraoperatória.
- O declínio do sistema imune faz com que apresentem risco elevado de infecções.
- Carências nutricionais, mais especificamente de vitamina A, C e K revelam-se como fatores de retardo à cicatrização da ferida operatória.
- Hipertensão arterial é muito comum em idosos, sendo fator de risco à ocorrência de sangramentos e formação de hematomas durante e após o ato cirúrgico. Também pode ser fator limitador ao suprimento sanguíneo em enxertos e retalhos, resultando em resultados funcionais e cosméticos não satisfatórios.
- Diabetes pode levar à hipoglicemia e produzir sinais como: confusão, fala lenta, cefaleia, visão turva, fadiga, desorientação, convulsões e síncope.
- Hipotireoidismo pode estar mal controlado mesmo quando sob reposição medicamentosa; sinais de hipofunção do órgão são: fadiga, pele ressecada, anemia, constipação, intolerância ao frio, hipo e hipertensão. Deve-se esperar o estado eutireoidiano para a realização da cirurgia.
- A presença de próteses internas, tais como próteses articulares ou *stents* cardíacos podem requerer antibioticoprofilaxia pré-operatória. Nestes casos é importante também colher orientações com o médico especialista que acompanha o paciente.
- Tabagistas devem ser orientados a cessar o hábito por pelo menos 7 dias antes e depois da cirurgia e estar cientes de que o processo cicatricial será prejudicado em decorrência dos danos secundários desta prática.

O ato cirúrgico

No dia da cirurgia, deve-se lembrar o paciente de tomar sua dose diária de anti-hipertensivo pela manhã; acompanhantes ou familiares devem ser esclarecidos com relação a detalhes do ato cirúrgico e cuidados pós-operatórios.

A abordagem do paciente idoso deve ser calma e clara. Deve-se evitar a palavra "câncer", pelo estigma que pode acarretar e gerar preocupação que não contribuirá para o bem-estar de ambos, profissionais e paciente. Este deve ser lentamente conduzido e posicionado na maca, assim como deve ser oferecido travesseiro ou suportes anatômicos para minimizar seu desconforto postural.

Durante a cirurgia, a equipe deve permanecer alerta a sinais de comorbidades. Diaforese, estado mental confuso e fadiga extrema não devem ser negligenciadas. Sinais vitais devem ser monitorados continuamente. Um aparelho de eletrocardiograma, desfibrilador e suporte com oxigênio devem estar disponíveis.

Após a cirurgia, orientações por escrito devem ser oferecidas, complementando explanação oral. Uma ligação telefônica de cortesia no período subsequente gera confiança e minimiza a possibilidade da ocorrência de problemas. Os pacientes devem evitar imobilização no leito, pelo risco de tromboembolismo. O curativo, mantido por 48 horas após o procedimento, deve ser simples, de fácil manuseio quando da troca. Manejo da dor é essencial, porém as limitações metabólicas do idoso devem ser lembradas. Dipirona é uma opção, de 6 em 6 horas no primeiro e segundo dias seguintes. Antiinflamatórios não hormonais, tais como diclofenaco, ibuprofeno, cetoprofeno, podem ser administrados quando inflamação significativa for esperada (como, p. ex., em cirurgia do pavilhão auricular).

Consulta de retorno deve ser agendada, uma vez que estes pacientes têm dificuldade em alcançar o médico por conta própria. Em casos de carcinomas, a possibilidade de recorrências ou recidivas devem ser informadas.

Conclusão

O envelhecimento acarreta uma deterioração progressiva das funções orgânicas. Um bom manejo cirúrgico dermatológico envolve um conhecimento adequado das diferenças fisiológicas, anatômicas e nas respostas aos agentes farmacológicos característicos dos pacientes idosos.

BIBLIOGRAFIA CONSULTADA

1. Bovill JG. Preoperative assessment and perioperative consideration of the geriatric patient. Middle East. J Anesthesiol. 1994; 12:329-48.
2. Foster C, Aston S. Propanolol-epinephrine interaction: a potential disaster. Plast Reconstr Surg. 1983; 72:74-8.
3. Harbrecht P, Garrison R, Fry D. Surgery in elderly patients. South Med J. 1981; 74:594-8.
4. Hurwitz N. Predisposing factors in the adverse reactions to drugs. Br Med J. 1969; 1:536-9.
5. Kalache A, Veras RP, Ramos LR. Envelhecimento da população mundial: um desafio novo. São Paulo: Rev Saúde Publ. 1987; 21:200-10.
6. Lakatta EG, Levy D. Arterial and cardiac aging, shareholders in cardiovascular disease enterprises, part II: the aging heart in health: links to heart disease. Circulation. 2003; 107:346-54.
7. Leshin B, Whitaker D, Swanson N. An approach to patient assessment and preparation in cutaneous oncology. J Am Acad Dermatol. 1988; 19:1081-8.
8. Miller M. Fluid and electrolyte homeostasis in the elderly: physiological changes of ageing and clinical consequences Baillieres Clin Endocrinol Metab. 1997; 11:367-87.
9. Murad A, Normanand RA, Goldberg LH. Dermatologic Surgery in Geriatric Patients: Psychosocial. Considerations and Perioperative Decision-Making. Dermatol Surg. 2002; 28:1043-50.
10. Poldermans D, Boersma E, Bax JJ. The effect of bisoprololon perioperative mortality and myocardial infarction in high-risk patients undergoing vascular surgery. Dutch Echocardiographic Cardiac Risk Evaluation Applying Stress Echocardiography Study Group. N Engl J Med. 1999; 341:1789-94.
11. Santos JR JCM. O Paciente Cirúrgico Idoso. Rev bras Coloproct. 2003; 23(4):305-16.

Capítulo 20.3

Cirurgia Dermatológica na Gravidez

Cristina Paula Salaro
Izelda Maria Carvalho Costa

CIRURGIA DERMATOLÓGICA BÁSICA

A necessidade da realização de cirurgia dermatológica em paciente gestante requer a observação de cuidados pormenorizados por parte da equipe médica, uma vez que não apenas uma pessoa será submetida ao procedimento, mas duas, ao se considerar o feto como delicado organismo a ser abordado.

Avaliação pré-operatória

Uma consistente avaliação pré-operatória é fundamental à realização de qualquer cirurgia. Quando em grávidas, esta abordagem se torna imperativa, tendo em vista as alterações fisiológicas que ocorrem durante este período.

O primeiro passo é a definição da natureza do problema em questão. A abordagem deve ser sempre individualizada. A grande maioria das cirurgias em dermatologia tem abordagem eletiva e pode-se avaliar a necessidade, ou não, da realização do procedimento durante a gestação. Como regra geral, adotada por muitos especialistas, o segundo trimestre é o período que oferece menor risco à mãe e ao feto, mas, sempre que possível, o pós-parto seria ideal à realização de intervenção cirúrgica eletiva.

Situações delicadas podem requerer intervenção precoce, ainda no primeiro trimestre, como no caso do diagnóstico à biópsia excisional de melanoma maligno. Já ao diagnóstico de carcinoma basocelular superficial, desde que não na face, a cirurgia pode ser postergada ao período pós-gravídico.

O questionamento acerca de doenças concomitantes, tais como cardiopatias, pneumopatias, hepatopatias é importante. Coronariopatias, insuficiência cardíaca, asma, cirrose hepática, dentre outras afecções, requerem avaliação por médico especialista.

História pessoal ou familiar de trombose deve ser aventada, uma vez que a produção de fatores de coagulação se eleva na gravidez. Na presença de outros fatores de risco, tais como idade acima de 40 anos, obesidade, varizes em membros inferiores, tromboprofilaxia pode ser necessária quando da realização de procedimentos mais complexos.

Medicamentos e gravidez

Faz-se necessário o levantamento de medicações em uso pela paciente. Várias drogas apresentam efeito teratogênico comprovado na gravidez, entre elas: inibidores da enzima de conversão de angiotensina (alterações renais), metotrexato (malformações dos membros e do SNC), carbamazepina (defeitos do tubo neural), ciclofosfamida (malformações do SNC), danazol (masculinização do feto feminino), dietilbestrol (carcinoma de vagina), drogas hipoglicemiantes, anti-inflamatórios não hormonais (constrição do ducto arterioso), fenitoína (alterações do SNC), barbitúricos, benzodiazepínicos, propiltiouracil e metimazol (hipotireoidismo fetal, ácido valproico (defeitos do tubo neural), varfarina (defeitos de

CIRURGIA DERMATOLÓGICA NA GRAVIDEZ

esqueleto e do SNC), talidomida (defeitos em órgãos internos e encurtamento dos membros).

Atenção aos retinoides sistêmicos que parecem atuar durante toda a gravidez, aumentando o risco de hidrocefalia, microftalmia, entre outros defeitos congênitos.

Dos agentes antivirais, recomenda-se dar preferência a valaciclovir e fanciclovir (grupo B). Finalmente, entre os anti-histamínicos a preferência deve ser pela desclorfeniramina (grupo B), com relação à hidroxizina (grupo C).

Antibioticoprofilaxia se faz necessária quando na abordagem de feridas contaminadas ou inflamadas e na cirurgia micrográfica de Mohs, uma vez que o tempo cirúrgico é prolongado. A maioria dos procedimentos dermatológicos é estéril, ao obedecer regras de assepsia, e não requer antibióticos no pré e pós-operatório.

Quando necessário, a escolha de medicações categoria B na gravidez devem ser preferidas. Penicilina, o grupo de antibiótico mais prescrito na gravidez, e cefalosporina, classe B pelo FDA (Food and Drug Administration, órgão regulamentador americano, Tabela 20.3.1), são opções seguras. Com relação à farmacocinética das penicilinas em ges-

tantes, estudos mostram que a concentração destes fármacos diminui sensivelmente no sangue materno em função do aumento do fluxo sanguíneo renal e do aumento da taxa de filtração glomerular. Assim, a dose deve ser ajustada para que se obtenham concentrações no plasma materno semelhantes às encontradas em não gestantes. Considerando-se o aumento do volume de distribuição, decorrente do aumento do volume sanguíneo e, principalmente, do crescimento do *clearance* renal, a concentração plasmática materna de ampicilina pode estar diminuída em até 50% na gestante quando comparada com a não gestante.

Eritromicina e azitromicina são alternativas aos pacientes com história de hipersensibilidade às penicilinas, também classificadas na categoria B. O uso do estolato de eritromicina deve ser evitado em gestantes, em função de hepatotoxicidade e colestase. Acometem de 2 a 10% dos pacientes tratados, com elevações de 2 a 10 vezes os padrões normais de AST (aspartato-aminotransferase) e ALT (alanina aminotransferase) e em até três vezes os níveis normais de fosfatase alcalina. Não existem relatos na literatura acerca de efeitos teratogênicos com o uso de eritromicina, exceto por alguns relatos na literatura, os quais afirmam que mães expostas à

Tabela 20.3.1

CLASSIFICAÇÃO PELO FDA PARA O RISCO DE USO DE DROGAS NA GRAVIDEZ

Categoria A	Estudos controlados conduzidos em mulheres não demonstraram risco para o feto no primeiro trimestre de gestação (também não há risco durante os trimestres subsequentes) e a possibilidade de dano ao feto parece remota *Exemplo:* ácido fólico
Categoria B	Estudos de reprodução animal não demonstraram riscos de malformações fetais. Não existem estudos controlados em gestantes ou em animais que demonstraram algum efeito adverso e não foram confirmados em estudos controlados conduzidos em humanos *Exemplos:* penicilinas, cefalosporinas, azitromicina, lidocaína, permetrina, nistatina, mupirocina, terbinafina, acetaminofeno, imiquimode, etanercepte, infliximabe
Categoria C	Estudos conduzidos em animais têm demonstrado efeitos adversos nos fetos, como malformações ou embriotoxicidade ou não há estudos controlados em humanos *Exemplos:* sulfas, bacitracina, clindamicina, ciprofloxacina, minoxidil, corticosteroides, fluconazol, tretinoína, podofilina, bupivacaína, mepivacaína, hidroxizina, tacrolimo
Categoria D	Existe forte evidência de risco fetal, porém os benefícios do uso na gestante podem superar o risco para o feto *Exemplos:* tetraclicinas, iodeto de potássio, flutamida
Categoria X	Forte evidência de risco fetal. Estudos em animais e humanos têm demonstrado anormalidades fetais. O risco do uso desses fármacos durante a gestação supera qualquer possível benefício *Exemplos:* acitretina, isotretinoína, finasterida, metrotexato, talidomida

Fonte: Meadows M. Pregnancy and the drug dilemma. FDA Consumer [serial online], 2001. http://www.fda.gov.dac/feature/2001/301-preg.htlm

eritromicina têm maior risco de gerar filhos com estenose pilórica. Com relação à azitromicina, os dados referentes à sua segurança na gestação ainda são poucos e não mostraram qualquer potencial de teratogenicidade.

Clindamicina é um macrolídeo classificado como classe C pelo FDA e pode gerar alterações nas enzimas hepáticas. Sulfonamidas podem levar a hiperbilirrubinemia com *kernicterus*, especialmente no terceiro trimestre. Fluoroquinolonas (categoria C pelo FDA), tetraciclinas e aminoglicosídeos, ambos categoria D pelo FDA, têm contraindicação relativa. As floroquinolonas podem ocasionar defeitos em cartilagens, tetraciclinas levam a alterações nos dentes e ossos e aminoglicosídeos podem gerar nefrotoxicidade em neonatos.

Raramente necessária, a sedação pré-operatória pode ser feita com o uso de benzodiazepínicos, de maneira cuidadosa, já que não há evidências de que uma única dose seja prejudicial para o feto. Entretanto, o uso frequente desta classe medicamentosa deve ser evitado.

Com relação à avaliação laboratorial pré-operatória, a glicemia de jejum pode estar baixa pelo aumento da taxa metabólica basal na mulher grávida e leucocitose periférica é comum, mas apenas corrobora a suspeita de infecção (do trato urinário, por exemplo), quando na presença de sinais e sintomas evidentes.

Execução da cirurgia

O jejum é, em geral, contraindicado previamente à realização de pequenos procedimentos cirúrgicos em grávidas, uma vez que este grupo tem tendência a episódios de hipoglicemia. A realização de refeição leve anteriormente à execução da intervenção pode prevenir tal situação.

O posicionamento da paciente em decúbito lateral pode evitar a síndrome de compressão aortocava (diaforese, taquicardia, náusea, hipotensão) observada quando do decúbito ventral.

Com relação à assepsia, soluções à base de álcool e clorexidina podem ser utilizadas. Iodopovidine e hexaclorofeno devem ser evitados, pois o primeiro pode levar a hipotireoidismo fetal e o segundo à toxicidade do sistema nervoso central no feto.

A monitoração da pressão arterial se faz necessária durante todo e qualquer procedimento cirúrgico na paciente grávida, pois hipotensão pode comprometer rapidamente o fluxo uterino.

Com relação à anestesia, a maioria dos procedimentos dermatológicos pode ser realizada com anestesia local. A adição do vasoconstritor epinefrina (categoria C pelo FDA) deve ser feita com precauções, pela possibilidade de redução do fluxo sanguíneo uterino.

A lidocaína, frequentemente empregada em formulações tópicas, é um medicamento categoria B, considerada segura na gravidez, desde que utilizada com parcimônia. Sua utilização em áreas extensas é contraindicada pelo risco de absorção e potenciais efeitos colaterais, dentre eles a bradicardia. Reações de natureza alérgica (nos casos mais graves, choque anafilático) associadas a anestésicos locais do tipo aminoamida são raras (< 0,1%). As reações são predominantemente de sensibilidade de contato.

Formulações tópicas de lidocaína e prilocaína, esta de categoria B, na gravidez podem levar a hipoperfusão local transitória, eritema, edema, dermatite de contato alérgica, petéquia e púrpura. Atenção ao risco de meteglobinemia fetal, pois suas células são mais suscetíveis ao estresse oxidativo decorrente dos níveis baixos de meta-hemoglobina redutase eritrocitária.

Lidocaína e, provavelmente, a prilocaína são excretadas no leite materno, assim, cautela é necessária quando da indicação de procedimentos cirúrgicos no período de aleitamento materno.

A benzocaína é medicamento categoria C para grávidas, utilizado em superfícies mucosas, derivado do ácido para-aminobenzoico (PABA). Pode acusar sensibilização de contato e meta-hemoglobina em crianças.

A bupivacaína e a mepivacaína, categoria C pelo FDA, têm contraindicação relativas na gravidez pelo risco de bradicardia fetal.

Com relação à execução da incisão cutânea na parede abdominal do abdome gravídico, uma incisão circular, com apropriada dissecção, torna mais fácil a observação do vetor de menor tensão. A sutura na parede abdominal requer nós de segurança e um adiamento na retirada dos pontos.

Coagulação e ablação com cautério ou *laser* são consideradas seguras em pacientes grávidas. Estudos demonstram baixa incidêencia de complicação e bons resultados do *laser* de CO_2 no tra-

Considerações pós-cirúrgicas

Acetaminofeno é o analgésico mais indicado para uso na gestação. Dipirona deve ser evitada no primeiro e no terceiro trimestre da gravidez, com risco de aplasia de medula e fechamento prematuro do ducto arterial. Ibuprofeno, naproxeno e indometacina, anti-inflamatórios não hormonais, relacionam-se com oligoâmnio e persistência da circulação fetal quando utilizados no último trimestre, apesar de serem classificados pelo FDA como grupo B.

Lentificação na cicatrização, hiperpigmentação pós-inflamatória, cicatrizes hipertróficas e queloides são mais frequentes em grávidas e no período de aleitamento. Sangramentos no ato cirúrgico e no pós-operatório são mais frequentes em grávidas, dada a hemodiluição no organismo materno. A gravidez ocasiona um estado de imunossupressão relativa, o que aumenta as taxas de infecção de ferida operatória. Quando da sua ocorrência, antibioticoterapia deve ser adequadamente prescrita.

Procedimentos cosmiátricos na gestação

Há duas preocupções cosméticas prementes em grávidas: melasma e estrias. Para tratamento de ambas as situações, *peelings* e *lasers* podem ser indicados. A gravidez representa contraindicação relativa à realização e *peelings* químicos; o ácido salicílico e o ácido retinoico são considerados medicamentos categoria C pelo FDA, ou seja "o risco não pode ser afastado". Dá-se preferência a *peelings* suaves e superficiais, de ácido glicólico ou a realização de microdermoabrasão com cristais de alumínio.

De maneira geral, não se justifica o uso de *lasers* durante a gravidez, uma vez que grávidas têm tendência a hipercromia pós-inflamatória e apresentam cicatrização mais lenta; ainda assim, não existem estudos científicos até o momento sobre a utilização de *lasers* em grávidas.

Com relação a realização de preenchimento durante a gravidez, não se têm relato de complicações de casos em que gestantes receberam aplicação de ácido hialurônico.

Para todos os procedimentos cosméticos em grávidas, o que fica como certo é a utilização do bom senso. Deve-se pesar a relação custo-benefício e na maioria das vezes estes procedimentos devem ser adiados até o período pós-parto.

Nevos, melanoma e gravidez

Nevos melanocíticos podem sofrer aumento pigmentar e aumento em diâmetro na gravidez. Este dado é importante quando da realização do estudo segmentar prospectivo de nevos.

Com o aumento da taxa de incidência de melanoma na população geral e com o aumento da idade média de mulheres gestantes, há a preocupação acerca do aumento da incidência de melanomas em grávidas. Ainda é objeto de estudo se as altas taxas hormonais no período gravídico poderiam estar associadas ao aumento na incidência ou piora prognóstica em casos de melanoma na paciente grávida.

Estudos sugerem que o curso clínico, prognóstico, taxas de recorrência são equiparáveis em mulheres grávidas e não grávidas. A espessura tumoral e a presença ou a ausência de ulceração são os dois fatores mais importantes na determinação prognóstica.

Biópsias de linfonodo sentinela podem ser realizadas como de costume na gravidez. Doses de até 5 mGy de radiação com isótopo de tecnécio radioativo parecem não acarretar aumento no risco de malformação fetal. Quantidades mínimas de radiação podem ser excretadas no leite materno.

Embora pouco comum, o melanoma é o tipo de câncer mais frequente a derivar metástases placentárias. São poucos os relatos na literatura acerca do prognóstico materno e fetal nestes casos.

Conclusão

O conhecimento das alterações anatômicas e fisiológicas da gravidez é essencial para a realização segura de cirurgias à paciente e ao feto, com o objetivo primordial de preservar a continuidade da gravidez e a segurança materno-fetal.

Pela avaliação criteriosa do momento a se realizar a cirurgia, procedimentos eletivos podem ser executados no segundo trimestre ou no período pós-parto. A escolha adequada de medicações a serem utilizadas aumenta a segurança materna e fetal.

BIBLIOGRAFIA CONSULTADA

1. Aktürk AS, Bilen N, Bayrämgurler D et al. Dermoscopy is a suitable method for the observation of the pregnancy-related changes in melanocytic nevi. J Eur Acad Dermatol Venereol. 2007; 21(8):1086-90.
2. Altman JF, Lowe L, Redman B et al. Placental metastasis of maternal melanoma. J Am Acad Dermatol. 2003; 49: 1150-4.
3. Bulário Eletrônico da ANVISA – Agência Nacional de Vigilância Sanitária –http://bulario.bvs.br/index.php.
4. Coutinho GSL, Filho IV, Barros LC et al. Prescrição de produtos dermocosméticos durante a gravidez. Revista Ciência e Saúde. 2012; 5(1):16-25.
6. Driscoll MS, Grant-Kels JM. Nevi and melanoma in pregnancy. Dermatol.Clin. 2006; 24(2):199-204.
6. Giugliani R. Medicamentos na gestação e malformações congênitas. Rev HCPA & UFRS. 1985; 5(1):109-12.
7. Goldberg D, Maloney M. Dermatologic surgery and cosmetic procedures during pregnancy and the post-partum period. Dermatol Ther. 2013; 26 (4):321-30.
8. Gomley DE. Cutaneous surgery and the pregnant patient. J Am Acad Dermatol. 1990; 23(2 Pt 1):269-79.
9. Gontijo G, Gualberto VG, Madureira NAB. Cirurgia dermatológica e procedimentos cosmiátricos na gestação – revisão sistemática. Surgical and Cosmetic Dermatology. [online] 2010 Vol. 2 n. 1.
10. Huang W, Vidimos A. Topical anesthetics in dermatology. J Am Acad Dermatol. 2000; 43:286-98.
11. Jurecka W, Gebhart W. Drug prescribing during pregnancy. Semin Dermatol.1989; 8:30-9.
12. Koren G, Pastuszak A, Ito S. Drugs in pregnancy. N Eng J Med. 1998; 338:1128-37.
13. Kuczkowski KM. Nonobstetric surgery during pregnancy: What are the risks of anesthesia? Obstet Gynecol surv. 2003; 59:52-6.
14. Lawrence C. Drug management in skin surgery. Drugs. 1996; 52:805-17.
15. Leachman SA, Jackson R, Eliason MJ et al Dermatol Nurs. Management of melanoma during pregnancy. 2007; 19(2):145-52, 161.
16. Lee KC, Korgaukan K, Dufres R G Jr et al. Safety os cosmetic dermatologic procedures during pregnancy. Dermatol Surg. 2013; 39(11):1573-86.
17. Machado ARL, Rech JR. Drogas na gestação. Rev HCPA & UFRS 1986; 6(2):81-90.
18. Martin AG, Leal-Khouri S. Phisiologic skin changes associated with pregnancy. Int J Dermatol. 1992; 31:375-8.
19. Martin C, Varner MW. Physiologic changes in pregnancy: surgical implications. Clin Obstet Gynecol. 1994; 37: 241-55.
20. McCormack WM, George H, Donner A et al. Hepatotoxicity of erythromycin estolate during pregnancy. Antimicrob Agents Chemother. 1977; 12:630-5.
21. Naughton NN Cohen SE. Nonobstetric surgery during pregnancy, obstetric anesthesia principles and practice. 3 ed. chapter 16. Chesnut: Elsevier Mosby David H. 2004; 255-269.
22. Niebyl JR. Antibiotics and other anti-infective agents in pregnancy and lactation. Am J Perinatol. 2003; 20:405-14.
23. Pennoyer JW, Grin CM, Driscoll MS et al. Changes in size of melanocytic nevi during pregnancy. J Am Acad Dermatol. 1997; 36:378-82.
24. Reed BR. Dermatologic drugs, pregnancy and lactation. Arch Dermatol.1997; 133:894-8.
25. Richards KA, Stasko T. Dermatologic surgery and the pregnant patient. Dermatol Surg. 2002; 28:248-56.
26. Susan M, Maloney M. Pregnancy and Dermatologic Surgery. Dermatologic Clinics. 2006; 24:205-14.
27. Wong RC. Physiologic skin changes in pregnancy. J Am Acad Dermatol. 1984; 10:929-40.

Capítulo 20.4

Cirurgia Dermatológica em Pacientes em Uso de Anticoagulantes, Hipertensos ou Diabéticos

Izelda Maria Carvalho Costa
Marcela Sena T. Mendes

Pontos de destaque

- Sempre que possível, pacientes hipertensos e diabéticos devem ter bom controle pressórico e glicêmico antes das cirurgias dermatológicas, tendo em vista um melhor desempenho e recuperação pós-operatórias.
- É recomendada a aferição da pressão arterial em pacientes hipertensos e a dos níveis glicêmicos em pacientes diabéticos antes da cirurgia. A monitoração destes parâmetros durante a cirurgia, no entanto, não é recomendada.
- Os pacientes devem ser orientados a manterem suas medicações anti-hipertensivas e hipoglicemiantes no dia da cirurgia (se o jejum não for necessário, no caso de antidiabéticos).
- Pacientes hipertensos que se apresentem com níveis pressóricos aumentados no dia da cirurgia, porém inferiores a 180 × 110 mmHg e assintomáticos, não devem ter a cirurgia adiada.
- Pacientes com níveis pressóricos superiores a 180 × 110 mmHg devem ter suas avaliações individualizadas. Considerando-se que a maior parte das cirurgias dermatológicas é eletiva, a suspensão da cirurgia até o controle ambulatorial dos níveis pressóricos confere maior segurança para o paciente.
- A dor no período pós-operatório pode ser uma das causas de hipertensão e deve ser tratada.
- Pacientes diabéticos apresentam maior risco de infecção de sítio cirúrgico; recomenda-se desta forma profilaxia com antibióticos no período perioperatório.
- Não há definição com relação aos níveis glicêmicos ótimos para o período perioperatório. A OMS, em seu "Checklist para Uma Cirurgia Segura", preconizou níveis glicêmicos entre 108 e 180 mg/dL, com intervalo considerado aceitável entre 72 e 216 mg/dL.
- Os pacientes que apresentarem hiperglicemia antes da cirurgia podem ter seus níveis glicêmicos corrigidos com o uso de insulinas rápidas ou ultrarrápidas via subcutânea.
- AAS em doses anti-inflamatórias, AINE e medicações fitoterápicas devem ser suspensos uma semana antes da cirurgia, embora não configurem aumento estatisticamente significativo de sangramento.

- Pacientes em uso de varfarina devem ser submetidos à dosagem do INR antes da cirurgia. Pacientes com INR inferior a 3 podem ser submetidos à cirurgia cutânea.
- Pacientes em uso de anticoagulantes e antiagregantes plaquetários devem ter suas medicações mantidas, pesando-se taxas de complicações semelhantes às normais no período perioperatório de cirurgia dermatológica e o risco de eventos tromboembólicos consequentes à suspensão destas medicações antes da cirurgia.
- Pacientes em uso de anticoagulantes devem ter cuidados redobrados durante a revisão da hemostasia. Curativos compressivos devem ser aplicados após a cirurgia e retirados somente após 48 h.

O sucesso terapêutico da cirurgia dermatológica vai além da indicação, técnica e acompanhamento pós-operatório. Além destes fatores, faz-se também necessária uma boa avaliação pré-operatória das comorbidades, condição clínica e medicações em uso pelo paciente. Dentro deste grupo, podemos citar comorbidades prevalentes e que podem afetar o bom desempenho cirúrgico como hipertensão arterial e diabetes, assim como o uso concomitante de medicações anticoagulantes.

Avaliação do paciente hipertenso

A hipertensão é uma doença prevalente em todo o mundo, com um bilhão de pessoas afetadas. Apesar do seguimento dos pacientes hipertensos não fazer parte da rotina do médico dermatologista, estes pacientes são frequentemente submetidos a procedimentos cirúrgicos.

Estudos têm demonstrado que pacientes hipertensos, com bom controle de seus níveis pressóricos, apresentam melhor desempenho e recuperação no período intra e pós-operatório.

Devido aos danos em curto e em longo prazos promovidos por esta doença, a hipertensão arterial preexistente é a principal razão para a suspensão de cirurgias, o que acarreta prejuízo e retardo no tratamento dos pacientes. Por anos, a hipertensão tem sido identificada como um fator de risco para hemorragias no período pós-operatório. Além disso, pacientes hipertensos têm maior risco de apresentarem labilidade dos níveis pressóricos (hiper ou hipotensão) no intraoperatório, o que pode levar à isquemia miocárdica, arritmias e acidente vascular cerebral.

Vários fatores podem contribuir para o aumento dos níveis pressóricos no período perioperatório como ansiedade, estresse, hipertensão do jaleco branco e hipertensão arterial subtratada.

Diante do exposto, todos os pacientes hipertensos devem ter seus níveis pressóricos aferidos antes da cirurgia. A monitoração dos níveis pressóricos no período intraoperatório das cirurgias dermatológicas, no entanto, não está recomendada, de acordo com o estudo de Larson e Taylor.

A hipertensão pré-operatória tem sido associada a maior risco de morte e complicações pós-operatórias em cirurgias de forma geral. Desta forma, torna-se importante discriminar níveis seguros de pressão arterial para o período perioperatório. De acordo com o estudo de Howel e cols., níveis pressóricos abaixo de 180×110 mmHg não foram associados a complicações no período perioperatório. Achados semelhantes foram descritos por Alcalay e cols., que obtiveram resultados similares em pacientes hipertensos e normotensos, o que levou à recomendação de que a hipertensão não deveria ser um motivo para o adiamento da cirurgia cutânea, achados esses corroborados por estudos posteriores.

Outros estudos apontaram níveis pressóricos abaixo de 200×110 mmHg como seguros para cirurgia dermatológica. Entretanto, valores inferiores a estes, associados a lesões já existentes de órgãos-alvo, aumentam a probabilidade de desfecho cardiovascular desfavorável. Níveis pressóricos acima destes valores, por sua vez, foram associados a lesões de órgãos-alvo, como infarto agudo do miocárdio, complicações neurológicas e falência renal.

Pacientes que apresentem pressão diastólica superior ou igual a 110 mmHg com estabilidade clínica e sem comprometimento de órgãos-alvo estão em urgência hipertensiva. Isto significa maior risco futuro de complicações cardiovasculares. A pressão arterial, nesses casos, deverá ser tratada com medicamentos por via oral buscando-se redução da pressão arterial em até 24 horas. Embora a administração sublingual de nifedipina de ação rápida seja amplamente utilizada para esse fim, foram descritos efeitos adversos graves com essa conduta. A dificuldade de controlar o ritmo e o grau de redução da pressão arterial, sobretudo quando intensa, pode ocasionar acidentes vasculares encefálicos e coronarianos. O risco de importante estimulação simpática secundária e a existência de alternativas eficazes e mais bem toleradas torna o uso de nifedipina de curta duração (cápsulas) não recomendável nessa situação.

Alguns autores utilizam o *cut-off* de 200×110 mmHg para monitoração da pressão arterial a cada 10 minutos. Se os níveis pressóricos não forem reduzidos, a cirurgia deve ser suspensa, com posterior controle ambulatorial da pressão arterial. Este procedimento confere maior segurança para o paciente, sem maiores prejuízos, já que a maior parte dos procedimentos dermatológicos é eletiva.

Com relação ao uso de anti-hipertensivos, os pacientes devem ser orientados a manterem suas medicações de rotina no dia da cirurgia. Medicações como clonidina e betabloqueadores não devem ser suspensos sob risco de hipertensão de rebote. A utilização de inibidores da enzima conversora da angiotensina (IECA) ou antagonistas do receptor da angiotensina (ARA) pode causar hipotensão intraoperatória, por teoricamente serem capazes de inibir a ativação do sistema renina-angiotensina durante a cirurgia. No entanto, não há evidência suficiente que suporte a suspensão destas medicações no período perioperatório.

O tratamento de níveis pressóricos elevados antes da cirurgia pode ser feito com uso de betabloqueadores orais ou endovenosos, que além de diminuírem os níveis pressóricos, também reduzem a isquemia miocárdica intraoperatória. Pacientes com contraindicações ao uso de betabloqueadores podem ser medicados com antagonistas dos canais de cálcio como a nicardipina.

A hipertensão pré-operatória é o principal fator de risco para o desenvolvimento de hipertensão no período pós-operatório. Pacientes hipertensos tendem a apresentar picos pressóricos maiores em resposta aos mais variados estímulos, como a dor. Desta forma, o tratamento da hipertensão no período pós-operatório também deve observar o controle de fatores como dor, excitação/ansiedade, hipercapnia (hipercarbia), hipóxia e distensão vesical. O uso de anestésicos locais contendo epinefrina em quantidades habituais utilizadas em cirurgia dermatoló-

gica não ocasiona aumento dos níveis pressóricos, conforme evidenciado pelo estudo de Dzubow.

A hipertensão no período pós-operatório foi associada a um maior risco de sangramento no sítio cirúrgico, eventos cerebrovasculares, acidente vascular cerebral, isquemia miocárdica, arritmias, insuficiência cardíaca, edema agudo de pulmão e ruptura de anastomoses vasculares. Desta forma, a vigilância dos níveis pressóricos no período pós-operatório também se faz necessária.

Avaliação do paciente diabético

O diabetes *mellitus* é uma doença prevalente e uma importante morbidade a ser considerada antes de qualquer cirurgia. Trata-se de doença que leva ao comprometimento de vários órgãos e sistemas, cicatrização deficiente de feridas, microangiopatia e imunodeficiência.

Em estudos experimentais, demonstrou-se que a hiperglicemia não controlada predispõe a trombose de vasos sanguíneos. Em estudos com retalhos livres em cirurgias de cabeça e pescoço, pacientes diabéticos apresentaram risco aumentado em cinco vezes de trombose de vasos e complicações pós-operatórias.

De modo geral, pacientes diabéticos têm maior morbidade e mortalidade perioperatórias. Além disso, estes pacientes são em sua maioria idosos e apresentam outras comorbidades, além de maior risco cardiovascular. Desta forma, estes pacientes devem ter uma avaliação pré-operatória mínima, mesmo antes de procedimentos realizados com anestesia local. Recomendam-se eletrocardiograma de repouso, função renal, glicemia de jejum e hemoglobina glicada, se esta não tiver sido realizada nas últimas 6 semanas.

Os pacientes diabéticos devem ser submetidos à aferição da glicemia capilar antes e após a cirurgia. A hiperglicemia pré-operatória, independente do diagnóstico de diabetes, aumenta a morbidade e a mortalidade perioperatória. A cirurgia em si é responsável pela liberação de hormônios contrarregulatórios como epinefrina, cortisol, glucagon e hormônio do crescimento que levam à hiperglicemia e à cetose em alguns casos. Tendo em vista a duração inferior a 2 horas na maior parte dos procedimentos dermatológicos, não estão recomendadas aferições no período intraoperatório.

O manejo dos níveis glicêmicos no pré-operatório deve enfocar a redução do risco de hipoglicemia e a manutenção de níveis glicêmicos aceitáveis. O nível de glicemia perioperatória ideal, no entanto, ainda é incerto. A OMS, em seu "Checklist para Uma Cirurgia Segura", preconizou níveis glicêmicos entre 108 e 180 mg/dL, com intervalo considerado aceitável entre 72 e 216 mg/dL. No entanto, uma metanálise de Cochrane a partir de 12 ensaios randomizados demonstrou que a manutenção de glicemia próxima do normal no período perioperatório não foi associada a reduções nas taxas de infecção, eventos cardiovasculares ou mortalidade, mas foi associada a maior risco de hipoglicemia.

Alguns estudos demonstraram associação entre hiperglicemia pré ou perioperatória e risco de infecção no pós-operatório, assim como maior morbidade e mortalidade cardiovasculares pós-operatórias. Níveis de glicemia pré-operatórios acima de 200 mg/dL foram associados à infecção de ferida operatória em um estudo de caso controle (OR 10,2, 95% CI 2,4-43). O estudo de Saleh e cols. não conseguiu demonstrar maior risco de infecções em pacientes diabéticos. No entanto, tanto pacientes diabéticos como pacientes em uso de anticoagulantes foram submetidos à antibioticoterapia profilática neste estudo, o que pode ter alterado o seu resultado final.

O estudo de Dixon e cols. indicou a profilaxia com antibióticos para pacientes diabéticos, pacientes submetidos a enxertos e cirurgias em lábios, orelhas, virilha ou pernas.

Antidiabéticos orais e injetáveis não insulinínicos devem ser suspensos na manhã da cirurgia apenas se o jejum for necessário. Pacientes com insuficiência cardíaca e renal devem ser orientados a não fazer uso de metformina no período perioperatório (24-48 h antes da cirurgia), sob risco de acidose lática. A maioria dos pacientes em uso de antidiabéticos orais/injetáveis e com bom controle glicêmico não necessitará de correção glicêmica com insulina antes da cirurgia. Os pacientes que apresentarem hiperglicemia podem ter seus níveis glicêmicos corrigidos com o uso de insulinas rápidas ou ultrarrápidas via subcutânea.

Pacientes em uso de insulina devem manter as suas medicações no dia da cirurgia. Na maior parte das cirurgias dermatológicas, onde são utilizadas anestesias locais e regionais e o jejum não é necessário, também não se faz necessária a modificação do esquema de tratamento. Pacientes que apresen-

tem níveis glicêmicos acima dos desejáveis podem receber insulina suplementar (rápida ou ultrarrápida) para correção do nível glicêmico.

Avaliação e manejo do paciente em uso de anticoagulantes

O uso de anticoagulantes na profilaxia de eventos tromboembólicos tem aumentado nos últimos anos. Além disso, novos anticoagulantes têm sido adicionados ao arsenal terapêutico, promovendo maior comodidade posológica e maior segurança para os pacientes.

O manejo do paciente em uso destas medicações antes de cirurgias dermatológicas é um tema controverso. Inicialmente, a suspensão destas medicações antes das cirurgias era um procedimento comum, tendo em vista assegurar a hemostasia durante e após o procedimento cirúrgico. Tal procedimento, no entanto, não era embasado em evidências científicas. West e cols. demonstraram que os cirurgiões dermatológicos não seriam capazes de prever durante o procedimento cirúrgico quem estaria em uso de medicações anticoagulantes.

Com o passar dos anos, relatos de eventos tromboembólicos que se seguiram à suspensão destas medicações em pacientes de risco, alertaram à comunidade médica sobre o desbalanço risco-benefício deste procedimento, motivando ensaios clínicos. Kirkorian e cols. verificaram em 2008, uma queda de 80% para 44% no número de cirurgiões de Mohs que suspendiam o uso de varfarina antes da cirurgia, o que mostra uma mudança no paradigma do uso de anticoagulantes na cirurgia dermatológica.

Desde então, vários estudos têm demonstrado a segurança relativa da manutenção destas medicações no período perioperatório de cirurgias dermatológicas, sem maiores prejuízos à hemostasia intraoperatória, danos cosméticos ou complicações pós-cirúrgicas, quando comparados à morte ou sequelas neurológicas permanentes secundárias à suspensão destas medicações.

Ácido acetilsalicílico

Nenhum dos estudos realizados conseguiu demonstrar aumento estatisticamente significativo das taxas de sangramento, formação de hematomas, perda de enxerto/retalho após manutenção perioperatória do uso isolado de ácido acetilsalicílico (AAS). O AAS é uma medicação antiagregante plaquetária não reversível, ou seja, sua ação só será revertida após a renovação do *pool* plaquetário, o que ocorre em cerca de 7 a 10 dias.

O AAS é frequentemente utilizado na profilaxia de eventos tromboembólicos, mas também pode ser utilizado como anti-inflamatório. Desta forma, pacientes em uso de AAS com este intuito (anti-inflamatório) e que não apresentem risco aumentado para eventos cardiovasculares, podem ter sua medicação suspensa de 7 a 10 dias antes do procedimento cirúrgico.

Na metanálise de Lewis e Dufresni, pacientes em uso de AAS não apresentaram risco de sangramento significativamente aumentado durante a cirurgia. Desta forma, pacientes em uso profilático de AAS devem ter suas medicações mantidas durante a cirurgia cutânea, já que os riscos oriundos da suspensão superam os benefícios de sua suspensão.

Clopidogrel

O clopidogrel, uma tienopiredina com ação antiplaquetária, pode ser utilizado isoladamente ou em associação a outras medicações anticoagulantes. Frequentemente é utilizado na profilaxia secundária de eventos cardiovasculares ou em pacientes alérgicos ao AAS. Também atua de forma irreversível nas plaquetas, com reversão de sua ação apenas após a renovação do *pool* plaquetário, em 7 a 10 dias. Sua ação não é revertida após a transfusão de concentrado de plaquetas.

Poucos estudos em cirurgia dermatológica foram realizados com esta medicação. No estudo de Kramer e cols., o uso isolado de clopidogrel ou em associação a aspirina não foi associado a aumento de complicações intra/pós-operatórias. No entanto, no estudo de Cook-Norris e cols., o uso de clopidogrel aumentou em 28 vezes o risco de complicações após a cirurgia de Mohs com relação aos controles normais. O uso associado a aspirina, aumentou em oito vezes o risco de complicações com relação ao uso isolado de AAS. Não obstante, nenhuma destas complicações foi grave e, por isso, não é recomendada a suspensão desta medicação antes de procedimentos cirúrgicos em dermatologia, sob risco de eventos tromboembólicos com desfechos graves. Além disso, o American College of Cardiology recomenda a manutenção do clopidogrel em pacientes que sofreram infarto do miocárdio durante procedimentos menores, como cirurgia dermatológica.

Varfarina

A varfarina é um derivado cumarínico que, ao contrário das duas medicações precedentes, não atua sobre a ação plaquetária, mas promove inibição da síntese de fatores de coagulação dependentes da vitamina K, a saber, fatores II, VII, IX e X. A meia-vida destes fatores dura em média de 1 a 3 dias. Esta medicação pode ser revertida com o uso de vitamina K oral ou intramuscular ou com uso de plasma fresco. Sua ação deve ser monitorada por meio da dosagem do tempo de protrombina (TAP/INR), que deve ser realizada antes da cirurgia. Embora não exista um valor aceito para o período pré-operatório, preconizam-se valores entre 2 e 3. Esta medicação é sempre utilizada na profilaxia secundária de eventos tromboembólicos, sendo desta forma medicamente necessária.

Vários estudos com esta medicação em pacientes submetidos a cirurgias dermatológicas revelaram aumento do risco de sangramento. Na metanálise realizada por Lewis e Dufresne, o risco de sangramento foi seis vezes maior com relação aos controles. No entanto, não se recomenda a suspensão desta medicação antes das cirurgias, a que se pese o risco de eventos tromboembólicos. Este julgamento, no entanto, deve ser individualizado. Fatores compensadores induzidos pelo uso crônico de anticoagulantes, como níveis reduzidos de proteínas C e S e um aumento na atividade de outros fatores de coagulação, podem levar a um estado transitório de hipercoagulabilidade quando estas medicações são interrompidas. Desta forma, a interrupção de medicações anticoagulantes pode resultar em mais de 2 semanas de risco aumentado para eventos trombóticos.

Kovich e Otley calcularam uma taxa de incidência de um evento trombótico em 6.129 casos após suspensão de varfarina. Eles constataram que 24% dos médicos que responderam à pesquisa haviam presenciado um evento trombótico em suas carreiras. Os autores concluíram, desta forma, que metade de todos os cirurgiões dermatológicos poderia presenciar algum evento trombótico secundário à suspensão destas medicações durante as suas carreiras.

Bridging therapy

Alguns autores recomendam a suspensão da varfarina no período pré-operatório e a sua substituição por heparina não fracionada, o que foi denominado de terapia-ponte ou *bridging therapy*. O estudo de Lam e cols. não evidenciou diferença na taxa de complicações pós-operatórias entre o grupo que permaneceu em uso de varfarina durante a cirurgia e o grupo que utilizou heparina. Na verdade, o grupo que utilizou heparina necessitou de mais dias de internação hospitalar e mais exames de sangue. Desta forma, não há benefícios do uso desta prática em cirurgia dermatológica.

Inibidores diretos da trombina

Recentemente, os inibidores diretos da trombina como o dabigatran foram introduzidos no mercado como nova proposta para anticoagulação e profilaxia de eventos tromboembólicos. O dabigatran tem início de ação em 2 horas, meia-vida de 12 horas, e perde totalmente seu efeito em 24 horas. Seu efeito adverso mais comum é a dispepsia. Na vigência de sangramentos, não há reversores disponíveis que não a hemodiálise. Seus níveis terapêuticos podem ser monitorados a partir da dosagem do tempo de tromboplastina (TTPa), mas isto não se faz necessário. De uso recente, há poucos estudos entre estas medicações e seu uso durante cirurgia dermatológica. Há um relato recente de hemorragia subaracnoide durante procedimento de dermoabrasão, em paciente em uso de dabigatran.

O laboratório produtor de dabigatran recomenda que a medicação seja suspensa antes de cirurgias (em geral), mas também adverte sobre o risco de eventos tromboembólicos naqueles que o fazem.

Como o risco de hemorragias fatais é pequeno durante cirurgias dermatológicas, cirurgiões dermatológicos podem continuar estar mediação durante o período operatório, mantendo a vigilância sobre possíveis complicações hemorrágicas, principalmente em pacientes mais velhos (> 75 anos). Pacientes com *clearance* de creatinina maior que 50 mL/min podem ter a medicação suspensa de 1 a 2 dias antes do procedimento cirúrgico; para aqueles com *clearance* de creatinina menor que 50 mL/min, sugere-se suspensão de 3 a 5 dias antes da cirurgia.

Inibidores diretos do fator Xa

Os inibidores do fator Xa também são medicações de introdução relativamente recente no mercado. Dentre elas, o rivaroxaban é uma medicação oral de administração diária. Os seguintes eventos adversos foram descritos: sangramentos, hipersensibilidade, aumento de enzimas hepáticas, agranulocitose e síndrome de Stevens-Johnson, sendo estas últimas mais raras. Também não há estudos com relação ao uso desta medicação e cirurgia dermatológica. Desta forma, resta recomendar a manutenção da medicação sempre que possível, tendo em vista a prevenção de eventos trombóticos secundários à suspensão desta medicação. No entanto, há de se aguardar novos estudos sobre o tema.

Anti-inflamatórios e produtos fitoterápicos

Medicações fitoterápicas e suplementos também foram associados a casos de sangramento espontâneo ou pós-operatório. Dentre as medicações implicadas foram descritas *Ginkgo biloba*, alho, *ginseng*, gengibre e vitamina E. Estas medicações são capazes de alterar a função plaquetária. Mesmo sem aumento estatisticamente significativo na taxa de sangramentos no período operatório e, considerando-se que esses suplementos são utilizados primariamente para prevenção e não para tratamento, recomenda-se a suspensão dos mesmos 1 semana antes da cirurgia. A mesma consideração pode ser feita com relação aos anti-inflamatórios não esteroidais, já que não são medicações utilizadas primariamente na prevenção de eventos trombóticos, apesar de também não terem sido implicadas no aumento das taxas de sangramento perioperatório.

BIBLIOGRAFIA CONSULTADA

1. Alcalay J, Alkalay R, Grossman E. Blood pressure levels decrease during Mohs micrographic surgery. J Drugs Dermatol. 2005; 4(4):469-70.
2. Alcalay J, Alkalay R. Controversies in perioperative management of blood thinners in dermatologic surgery: continue or discontinue? Dermatol Surg. 2004; 30(8):1091-4; discussion 1094.
3. Anderson HL, Bell S, Joseph AK. Hypertension in the preoperative evaluation: report of four cases and review of the literature. Dermatol Surg. 2007; 33(2):245-8.
4. Bordeaux JS, Martires KJ, Goldberg D et al. Prospective evaluation of dermatologic surgery complications including

patients on multiple antiplatelet and anticoagulant medications. J Am Acad Dermatol. 2011; 65(3):576-83.

5. Bota JP, LeBlanc KG Jr, Sheehan DJ. Dabigatran etexilate: clinical implications in dermatologic surgery. Dermatol Surg. 2012; 38(4):675-6.

6. Buchleitner AM, Martínez-Alonso M, Hernández M et al. Perioperative glycaemic control for diabetic patients undergoing surgery. Cochrane Database Syst Rev. 2012; 9:CD007315.

7. Bunick CG, Aasi SZ. Hemorrhagic complications in dermatologic surgery. Dermatol Ther. 2011; 24(6):537-50.

8. Callahan S, Goldsberry A, Kim G et al. The management of antithrombotic medication in skin surgery. Dermatol Surg. 2012; 38(9):1417-26.

9. Cook-Norris RH, Michaels JD, Weaver AL et al. Complications of cutaneous surgery in patients taking clopidogrel-containing anticoagulation. J Am Acad Dermatol. 2011; 65(3):584-91.

10. Coriat P, Richer C, Douraki T et al. Influence of chronic angiotensin-converting enzyme inhibition on anesthetic induction. Anesthesiology. 1994; 81(2):299.

11. Dix P, Howell S. Survey of cancellation rate of hypertensive patients undergoing anaesthesia and elective surgery. Br J Anaesth. 2001; 86(6):789.

12. Dixon AJ, Dixon MP, Dixon JB. Prospective study of skin surgery in patients with and without known diabetes. Dermatol Surg. 2009; 35(7):1035-40.

13. Fakhouri TM, Harmon CB. Hemorrhagic complications of direct thrombin inhibitors-subarachnoid hemorrhage during dermabrasion for scar revision. Dermatol Surg. 2013; 39(9):1410-2.

14. Gal TJ, Cooperman LH. Hypertension in the immediate postoperative period. Br J Anaesth. 1975; 47(1):70.

15. Goldman L, Caldera DL, Nussbaum SR et al. Multifactorial index of cardiac risk in noncardiac surgical procedures. N Engl J Med. 1977; 297(16):845.

16. Howell SJ, Sear JW, Foëx P. Hypertension, hypertensive heart disease and perioperative cardiac risk. Br J Anaesth. 2004; 92(4):570-83.

17. Kirkorian AY, Moore BL, Siskind J et al. Perioperative management of anticoagulant therapy during cutaneous surgery: 2005 survey of Mohs surgeons. Dermatol Surg. 2007; 33(10):1189-97.

18. Kovich O, Otley CC. Perioperative management of anticoagulants and platelet inhibitors for cutaneous surgery: a survey of current practice. Dermatol Surg. 2002; 28(6):513-7.

19. Kovich O, Otley CC. Thrombotic complications related to discontinuation of warfarin and aspirin therapy perioperatively for cutaneous operation. J Am Acad Dermatol. 2003; 48(2):233-7.

20. Lam J, Lim J, Clark J et al. Warfarin and cutaneous surgery: a preliminary prospective study. Br J Plast Surg. 2001; 54(4):372-3.

21. Lewis KG, Dufresne RG Jr. A meta-analysis of complications attributed to anticoagulation among patients following cutaneous surgery. Dermatol Surg. 2008; 34(2):160-4; discussion 164-5. Epub 2007 Dec 17.

22. Lien SF, Bisognano JD. Perioperative hypertension: defining at-risk patients and their management. CurrHypertens Rep. 2012; 14(5):432-41.

23. O'Neill JL, Taheri A, Solomon JA Et al Postoperative hemorrhage risk after outpatient dermatologic surgery procedures. Dermatol Surg. 2014; 40(1):74-6.

24. Saleh K, Sonesson A, Persson B et al. A descriptive study of bacterial load of full-thickness surgical wounds in dermatologic surgery. Dermatol Surg. 2011; 37(7):1014-22.

25. Schroeder SM. Perioperative management of the patient with diabetes mellitus: update and overview. Clin Podiatr Med Surg. 2014; 31(1):1-10.

26. Sebranek JJ, Lugli AK, Coursin DB. Glycaemic control in the perioperative period. Br J Anaesth. 2013; 111(Supl 1): i18-34.

27. Sociedade Brasileira de Cardiologia/Sociedade Brasileira de Hipertensão/Sociedade Brasileira de Nefrologia. VI Diretrizes Brasileiras de Hipertensão. Arq Bras Cardiol. 2010; 95(1 supl.1):1-51.

28. Stone JG, Foëx P, Sear JW et al. Myocardial ischemia in untreated hypertensive patients: effect of a single small oral dose of a beta-adrenergic blocking agent. Anesthesiology. 1988; 68(4):495.

29. Trick WE, Scheckler WE, Tokars JI et al. Modifiable risk factors associated with deep sternal site infection after coronary artery bypass grafting. J Thorac Cardiovasc Surg. 2000; 119(1):108.

30. Valentini V, Cassoni A, Marianetti TM et al. Diabetes as main risk factor in head and neck reconstructive surgery with free flaps. J Craniofac Surg. 2008; 19(4):1080-4.

31. Wolfsthal SD. Is blood pressure control necessary before surgery? Med Clin North Am. 1993; 77(2):349.

32. World Health Organization. World Health Organization Guidelines for Safe Surgery. Geneva:World Health Organization, 2009.

Capítulo 20.5

Cirurgia Dermatológica em Transplantados

Jane Tomimori
Ival Peres Rosa

Com o aumento do número de transplantes de órgãos sólidos, principalmente o transplante renal, houve um aumento de indivíduos em uso de imunossupressores. O surgimento de novas drogas bastante eficientes aumentou a sobrevida dos receptores de transplante de órgãos sólidos (RTOS). Desta forma, observamos o aumento de manifestações cutâneas ligadas a imunodepressão, como processos infecciosos e neoplásicos.

A seguir abordaremos as doenças cuja abordagem cirúrgica é indicada, citando particularidades destes pacientes imunossuprimidos. Assim como as lesões pré-neoplásicas.

Lesões pré-neoplásicas e neoplasias da pele nos RTOS

As neoplasias nos indivíduos imunossuprimidos adquirem uma grande importância, tanto em decorrência do aumento da sua frequência, como a sua agressividade e o seu poder disseminativo.

As neoplasias da pele mais comuns entre o RTOS são o carcinoma espinocelular (CEC) e o carcinoma basocelular (CBC), entretanto não podemos deixar de citar o melanoma e o carcinoma de células de Merkel. Estes dois últimos, bastante agressivos comprometendo a sobrevida dos RTOS. Outro tumor de linhagem mesenquimatosa que pode acometer estes pacientes é o sarcoma de Kaposi (SK), que muitas vezes se apresenta de forma disseminada e está associado ao herpesvírus tipo 8.

Ceratose actínica

Assim como nos indivíduos imunocompetentes, os RTOS desenvolvem na sua maioria das vezes lesões pré-neoplásicas precedendo o câncer de pele não melanoma (CPNM). As ceratoses actínicas distribuem-se nas áreas fotoexpostas. A sua apresentação pode ser a lesão eritmatoceratósica, como a lesão hipertrófica e o corno cutâneo. A enduração da base da lesão pode ser um indicativo de transformação maligna.

Lembramos o papel oncogênico de HPV (*human papillomavirus* – papilomavírus humano), que pode interferir na resposta celular relacionada com os danos da radiação ultravioleta (UV) no DNA celular. Os RTOS são suscetíveis a diferentes tipos de HPV, porém salientamos a tendência à infecção pelo HPV do grupo betapapilomavírus. Este grupo está ligado a epidermodisplasia verruciforme, doença que cursa com sucessivos tumores cutâneos. Este evento pode ser exacerbado no contexto da imunossupressão com a persistência da infecção e o uso de agentes imunossupressores que diretamente potencializam os efeitos da radiação UV.

Não é incomum encontrarmos a concomitância de lesões sugestivas de verrugas virais (planas e vulgares), ceratoses actínicas e CEC. A essa associação

■ Cirurgia Dermatológica em Transplantados

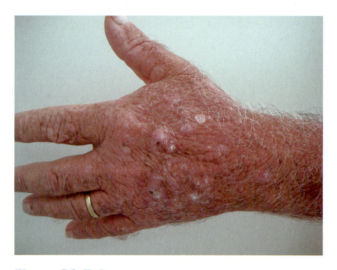

Figura 20.5.1 – *Mão do transplantado. Observam-se ceratoses actínicas e verrugas virais.*

de lesões denominamos de "mão do transplantado" (Figura 20.5.1). Portanto, quando identificamos lesões enduradas, o estudo histopatológico da lesão está altamente indicado.

Carcinoma espinocelular

O CEC é o CPNM mais frequente entre os RTOS, sendo que a relação CEC:CBC é de 2:1 a 3:1, ao contrário do observado entre os indivíduos imunocompetentes. O CEC nos RTOS é caracterizado pela multiplicidade de lesões, pela agressividade, pelo caráter recorrente e poder metastatizante. As lesões caracterizam-se por pápulas, nódulos ou tumorações, com superfície ceratósica e irregular (Figura 20.5.2A) ou vegetantes (Figura 20.5.2B). Lesões

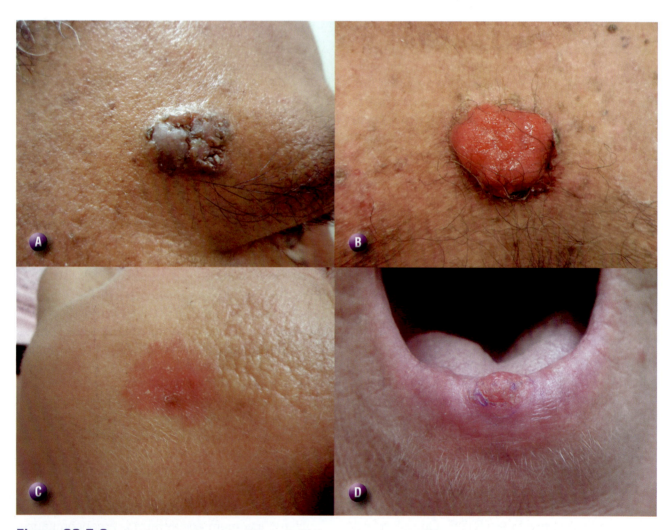

Figura 20.5.2 – *Carcinoma espinocelular:* **(A)** *em indivíduo com fototipo alto;* **(B)** *pouco diferenciado, apresentando-se como lesão ulcerovegetante;* **(C)** *doença de Bowen ou carcinoma espinocelular in situ, caracterizada pela lesão em placa eritematodescamativa;* **(D)** *no lábio inferior com queilite actínica.*

pré-neoplásicas como a ceratose actínica também são bastante comuns nestes pacientes, assim como tumores *in situ*, como a doença de Bowen (Figura 20.5.2C). A queilite actínica é comum, evoluindo para CEC de lábios (Figura 20.5.2D). Esta última apresentação tem a sua frequência bastante aumentada nos RTOS. Os principais fatores de risco relacionados com o aparecimento do CEC são: exposição solar prolongada e em diversos episódios, tanto ocupacional quanto recreacional; falta de fotoproteção adequada, fototipo baixo, antecedentes pessoais e familiares de câncer da pele, tempo submetido à imunossupressão e agentes imunossupressores. A análise histopatológica do CEC é muito importante, pois o grau de diferenciação celular determina o prognóstico. Quanto menor a diferenciação do CEC mais rápida é a progressão do tumor com o desenvolvimento de metástases. Lesões ulcerovegetantes de crescimento rápido podem sugerir menor grau de diferenciação. O tratamento é a ressecção cirúrgica, entretanto outros métodos pouco invasivos também podem ser indicados em tumores com boa diferenciação celular.

Carcinoma basocelular

O CBC também apresenta a sua incidência aumentada, entretanto ela é relativamente menor que o CEC, como comentamos acima. Nos RTOS, muitas vezes observamos CBC em pacientes com fototipo alto, que frequentemente apresentam a forma pigmentada do tumor. O CBC pode se apresentar como pápula ou nódulo da cor da pele, eritematosa ou pigmentada. Ele pode apresentar-se com lesões atípicas, simulando inclusive o CEC (Figura 20.5.3). A sua localização pode se dar tanto em áreas expostas quanto em áreas cobertas. O seu crescimento é mais lento que os demais tumores, sendo raras as metástases. Este tumor tem portanto um melhor prognóstico, comparado com o CEC. Apesar da sua alta incidência na população geral, a sua frequência é superada pelo CEC nos RTOS. É um câncer também ligado à exposição solar.

Melanoma

Os fatores de risco para o desenvolvimento de melanoma são: história de exposições solares com formação de bolhas, antecedentes familiares e pessoais de melanoma, fototipo baixo e uso de imunos-

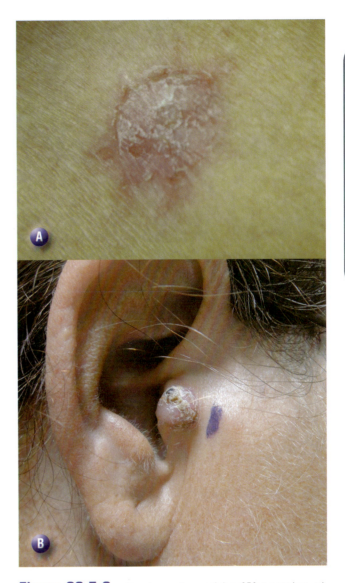

Figura 20.5.3 – *Carcinoma basocelular:* **(A)** *no ombro, simulando doença de Bowen;* **(B)** *na orelha, simulando forma vulgar da verruga viral.*

supressores. Pacientes com grande número de nevos melanocíticos, principalmente os atípicos, devem ser submetidos a controle periódico, complementado pelo exame dermatoscópico. Em geral, o melanoma é uma lesão pigmentada de crescimento rápido (Figura 20.5.4), podendo comprometer linfonodos precocemente nos RTOS. O tratamento consiste na cirurgia com margens, que depende do grau de invasão (espessura do tumor), acompanhado do estudo do linfonodo sentinela. Um aspecto importante com relação ao melanoma, ele é um dos tumores mais implantados nos RTOS. Portanto, um exame pormenorizado do doador do órgão, seja ele falecido ou vivo, é imprescindível.

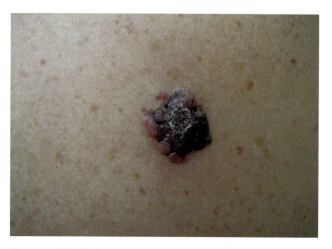
Figura 20.5.4 – *Melanoma.*

Carcinoma de células de Merkel

O carcinoma de células de Merkel, também conhecido como carcinoma cutâneo neuroendócrino, é um tumor raro e de grande agressividade. Relaciona-se com mutação da proteína p53, assim como o CEC. Ocorre em geral em pessoas idosas, entretanto entre os RTOS o aparecimento pode ser mais precoce, ao redor dos 50 anos. Ele se desenvolve 7 a 8 anos pós-transplante. Em geral, localiza-se em áreas expostas, como a cabeça e o pescoço. O quadro dermatológico é bastante semelhante ao CEC, entretanto o comprometimento linfonodal é precoce, em cerca de 60% dos casos e a mortalidade alta em torno de 50%. Além do rápido crescimento do tumor, a ulceração também pode ser um sinal indicativo desta neoplasia. O tratamento é cirúrgico através da ressecção com margem de segurança (2,5 a 3 cm). A pesquisa do linfonodo sentinela e a radioterapia adjuvante são recomendadas. Muitas vezes a redução da imunossupressão se torna necessária em decorrência do rápido desenvolvimento e da disseminação do carcinoma de células de Merkel.

Ao exame físico do RTOS devemos estar atentos a lesões em áreas fotoexpostas, pois 75% das neoplasias ocorrem nestas áreas. As lesões pré-neoplásicas como verrugas virais, ceratoses actínicas e o carcinoma *in situ* (doença de Bowen) devem ser valorizadas e tratadas, evitando-se o desenvolvimento de neoplasias.

Incidência e prevalência de neoplasias

O risco do desenvolvimento de neoplasia nos RTOS é cerca de quatro vezes maior que no indivíduo imunocompetente. O câncer da pele é a neoplasia mais frequente entre os RTOS, dentre eles os CPNM representam 95%, especialmente o CEC e o CBC. Nesta população, o risco para o CEC é cerca de 250 vezes maior que na população geral. Entretanto, tumores mais raros como o melanoma, carcinoma de células de Merkel e o SK também apresentam a sua incidência aumentada nesta população. Nos RTOS a incidência do melanoma é três a quatro vezes maior. Como o carcinoma de células de Merkel é bastante raro, não há dados precisos quanto a sua incidência.

Um estudo epidemiológico dos CPNM realizado entre os receptores de transplante renal (RTR) atendidos no ambulatório de dermatoses dos receptores de órgãos sólidos do Departamento de Dermatologia da UNIFESP/Hospital São Paulo/Hospital do Rim demonstrou que a maioria dos pacientes era do sexo masculino, com predomínio entre os maiores de 40 anos. O aparecimento do primeiro CPNM foi de aproximadamente 9 anos após o transplante. Um dado interessante é a ocorrência de CPNM em indivíduos com fototipo alto (25%), ou seja, o CPNM não é exclusivo de indivíduos com pele clara, como ocorre na população imunocompetente. Dentre os imunossupressores, 55 RTR utilizaram um agente citotóxico (azatioprina, OKT3, micofenolato sódico e micofenolatomofetil); 51 RTR, inibidores da calcineurina (tacrolimo e ciclosporina) e 2 RTR, inibidores da mTOR (*mammalian target of rapamycin*) (sirolimo). No período de observação, a maioria dos RTR teve entre um e oito tumores dentro dos 5 anos, mas alguns chegaram a desenvolver até 25 tumores que ocorreram nesta área, daí a importância da orientação destes pacientes quanto ao uso do bloqueador solar. Neste trabalho, houve uma alta incidência de CPNM tanto em pacientes que tinham sido tratados com inibidores da calcineurina quanto com imunossupressores citotóxicos, entretanto o número reduzido de pacientes em uso de sirolimo, não nos permitiu demonstrar a sua eficácia na prevenção de CPNM (Tabela 20.5.1). Esses dados são bastante semelhantes aos observados em outros países como Portugal, Hungria e Grécia.

Um estudo interessante foi conduzido na Suécia, concluindo que RTR que desenvolvem CEC apresentam risco três vezes maior para o aparecimento de malignidade interna. O que também é observado em pacientes imunocompetentes, em torno de 1,2 a 2 vezes maior. Portanto, predisposição genética, res-

Tabela 20.5.1

PERFIL DO RECEPTOR DE TRANSPLANTE DE ÓRGÃO SÓLIDO QUE DESENVOLVE CÂNCER CUTÂNEO

Fatores de Risco para o Desenvolvimento de Câncer Cutâneo

Sexo masculino

Idade avançada

Fototipo da pele baixo

Antecedente de exposição solar prolongada (recreacional/ocupacional)

Falta de fotoproteção adequada

Lesões em áreas fotoexpostas

Transplante há mais de 5 anos

Antecedente ou presença de infecção por HPV (papilomavírus humano)

Fonte: Ferreira FR. Fatores de risco associados ao câncer de pele não melanoma em receptores de transplante renal: estudo caso-controle no ambulatório de Dermatologia da Universidade Federal de São Paulo no período de agosto de 2004 a agosto de 2009. [Tese de doutorado]. 2014; 62p.

posta imune, esquema de imunossupressão e estilo de vida (fumo, exposição solar) podem influenciar a incidência de malignidades internas.

Incidência de neoplasias e imunossupressão

O uso do esquema imunossupressor com inibidores da calcineurina, agentes citotóxicos (inibidores da síntese do DNA) e corticosteroides levam ao aumento das neoplasias.

Os inibidores da calcineurina, como a ciclosporina A e o tacrolimo, apresentam efeitos diretos no crescimento tumoral e no desenvolvimento de metástases; embora representem ótimos agentes imunossupressores. Experimentos *in vitro* demonstram que a ciclosporina A promove a angiogênese através de mecanismo ligado ao fator de transformação de crescimento β (TGF-β – *transforming growth factor beta*).

Entre os inibidores da síntese do DNA, citamos a azatioprina, o micofenolato mofetil e micofenolato sódico. O micofenolato mofetil possui uma interessante atividade antioxidante. Quando associado aos inibidores da mTOR leva à redução dos tumores,

como foi demonstrado em camundongos *hairless* SKH1 submetidos à irradiação com luz UV.

Agentes terapêuticos imunossupressores específicos, como a azatioprina e a ciclosporina A, podem potencializar a ação da radiação UV relacionada com os danos celulares, aumentando o risco de câncer nas áreas expostas. Estudos com pacientes em uso de azatioprina demonstraram que o DNA contém 6-tioguanina, que leva à fotossensibilidade cutânea anormal com aceleração da fotocarcinogênese. A infecção por HPV também tem sido implicada na carcinogênese do câncer da pele no RTR.

Propedêutica do RTOS

Exame físico

Em particular, os RTR nos chamam a atenção pelos seguintes motivos: cor característica da pele, presença de fístula arteriovenosa em um dos membros superiores do período em que faziam hemodiálise e face cushingoide. Os pacientes cuja função renal está prejudicada por rejeição do órgão transplantado também podem desenvolver alteração da cor da pele, apresentando um cinza pálido ou marrom amarelado. Se a pele for tipo I ou II a coloração urêmica pode esconder uma possível anemia, resultando em aspecto bronzeado. Atribui-se a cor a pigmentos urocrômicos, a hemossiderose e ao aumento da produção de melanina. É importante prestar atenção nos sinais clínicos porque os pacientes podem nos procurar para procedimentos cirúrgicos e não nos relatar sobre o seu problema de base. Muitas vezes não sabendo nos informar sobre o seu estado urêmico.

Os RTOS são mais suscetíveis ao desenvolvimento de CEC de crescimento rápido, baixa diferenciação celular e grandes dimensões. Os CEC superficiais ou *in situ* (doença de Bowen) e muitas ceratoses actínicas planas e hipertróficas também são comuns. Somam-se a isso micoses subcutâneas, principalmente causadas por fungos oportunistas, como a feo-hifomicose.

Nas áreas expostas ao sol, em alguns casos, os carcinomas e ceratoses coalescem ficando difícil demarcar as margens de segurança, quando da exérese dessas lesões.

Devemos lembrar também, que nem todos os casos de carcinomas entre RTOS apresentam as características clínicas descritas anteriormente.

Exames subsidiários

Os pacientes renais crônicos podem apresentar anemia por incapacidade dos rins produzirem eritropoietina em níveis adequados. Os RTOS também podem apresentar anemia. Existe também risco de hemorragia nesses pacientes, que muitas vezes recebem antiagregantes plaquetários. Por este motivo, exames pré-operatórios como, por exemplo, hemograma completo, coagulograma, glicemia em jejum, ureia, creatinina e urina tipo I são extremamente importantes. Não deveremos deixar de pedir quando se tratar de lesões maiores, que indicarão cirurgias maiores. O médico que controla o órgão transplantado deve ser informado de todo o procedimento realizado nestes pacientes.

Abordagem terapêutica dos RTOS

Medidas preventivas

De acordo com as evidências da literatura que apontam para um maior risco para o desenvolvimento do CPNM em decorrência de exposições prévias (ocupacional ou recreacional) e atuais a radiações UV é altamente recomendado o uso de bloqueadores solares.

O tratamento de lesões pré-neoplásicas também é recomendado, tanto para as infecções pelo HPV, quanto para o aparecimento de ceratoses actínicas.

Cauterização química

Pode ser realizada com cáusticos como ácido tricloroacético 70-80% e ácido nítrico concentrado em aplicações semanais ambulatoriais. No domicílio, o paciente pode utilizar cáusticos como compostos contendo ácido salicílico e ácido lático em colódio elástico.

Crioterapia

O nitrogênio líquido pode ser utilizado em *spray* ou em aplicações com cotonete, como o realizado em indivíduos imunocompetentes.

Terapia fotodinâmica

Pode ser utilizada nestes pacientes. A sua resposta é semelhante à observada em indivíduos imunocompetentes, porém a recidiva é mais frequente.

Existe uma resposta melhor quando aplicada no segmento cefálico, comparando-se aos membros superiores ou inferiores.

Aplicação de 5-fluoracil a 5% em creme

Pode ser utilizado uma vez ao dia, continuamente na área afetada (campo de cancerização) até irritação local. Quando o paciente observar intensa irritação local, recomenda-se suspender a droga e avaliar. Salientamos que a área a ser tratada de cada vez não deve ultrapassar 25 cm^2.

Aplicação de imiquimode a 5% em creme

Pode ser utilizado na frequência de três vezes por semana, com reavaliações mensais. Por se tratar de um medicamento imunomodulador, recomenda-se não se tratar áreas extensas.

Ácido retinoico 0,025 a 0,1% creme

Utiliza-se diariamente à noite. Este medicamenta tem ação preventiva e não curativa como as acima citadas, estando, portanto, indicada após o tratamento das ceratoses actínicas.

Ácido retinoico sistêmico

Pode ser utilizado como medicamento preventivo. A acitretina é o medicamento mais indicado, porém muitas vezes os efeitos colaterais contraindicam o seu uso, sendo nestes casos indicada a isotretinoína, porém com menor eficácia.

Shaving das lesões suspeitas

Recomendamos a realização de *exérese* por meio de *shaving* de lesões que apresentem eritema e enduração da base, pois a mesma pode ter sofrido transformação maligna para CEC. Portanto, todas as lesões enduradas devem ser submetidas ao exame histopatológico.

Abordagem cirúrgica

Embora existam diferenças na incidência dos tumores e na sua velocidade de crescimento, na realidade não existe diferença na técnica cirúrgica a ser empregada entre os RTOS. As micoses profundas desses pacientes que deveriam e são tratadas clinicamente, algumas vezes necessitam de auxílio cirúrgico, por causa da resistência medicamentosa. Estamos nos referindo mais aos casos de micoses subcutâneas de implantação, como, por exemplo, a feo-hifomicose. Estas micoses muitas vezes formam uma cápsula fibrosa espessa que impede a chegada da medicação e por isso mesmo necessitam de retirada cirúrgica.

A seguir descrevemos algumas particularidades nestes pacientes.

Couro cabeludo

Se os pacientes forem calvos, podem apresentar no couro cabeludo uma grande quantidade de lesões pré-cancerosas. Estas muitas vezes são coalescentes e entre elas surgem carcinomas, geralmente espinocelulares. Estes são de crescimento rápido e por este motivo devem ser operados o mais breve possível. No couro cabeludo, o que nos chama mais a atenção é a extensão das lesões. Outras topografias nas quais as lesões carcinomatosas desenvolvem com rapidez e de forma múltipla são os membros superiores e o dorso do nariz (Figura 20.5.5).

Ceratoses actínicas múltiplas

Nos casos de ceratoses actínicas coalescentes e com presença concomitante de CEC, preferimos tratá-los em bloco. Removendo todo o tecido alterado, reconstituindo com enxertos retirados de áreas cobertas, principalmente face interna do braço (Figura 20.5.6). Em alguns casos de ceratoses actínicas múltiplas, devido a extensão das lesões poderemos retirar de forma parcial a área comprometida

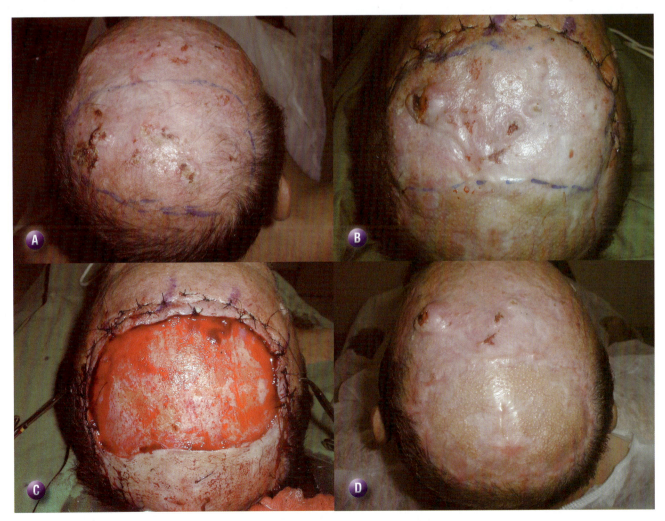

Figura 20.5.5 – *Múltiplos carcinomas e ceratoses actínicas no couro cabeludo:* **(A)** *aspecto pré-operatório com marcação;* **(B)** *marcação após a técnica da "cerquinha";* **(C)** *aspecto no intraoperatório, com remoção de todo o tecido comprometido;* **(D)** *aspecto pós-operatório, após colocação de enxerto livre da pele.*

■ Cirurgia Dermatológica em Transplantados

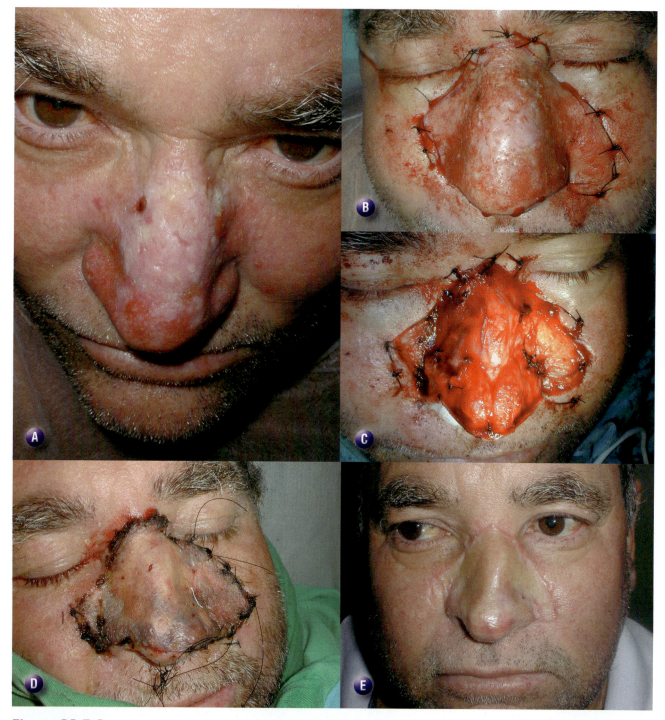

Figura 20.5.6 – Lesões pré-neoplásicas e tumores coalescentes: **(A)** aspecto pré-operatório; **(B)** técnica da "cerquinha"; **(C)** aspecto intraoperatório com retirada de todo o tecido comprometido; **(D)** pós-operatório do enxerto livre de pele após 6 dias; **(E)** pós-operatório do enxerto livre de pele após 6 meses.

e repetir o procedimento periodicamente até a sua remoção completa. Já o carcinoma, deverá sempre ser retirado totalmente. A retirada parcial está indicada somente onde estão localizadas as lesões précancerosas.

As ceratoses principalmente de couro cabeludo apresentam recidivas com frequência. Observamos que só teremos a certeza de que o tratamento foi definitivo quando a lesão apresentar uma sequela hipocrômica.

CIRURGIA DERMATOLÓGICA EM TRANSPLANTADOS

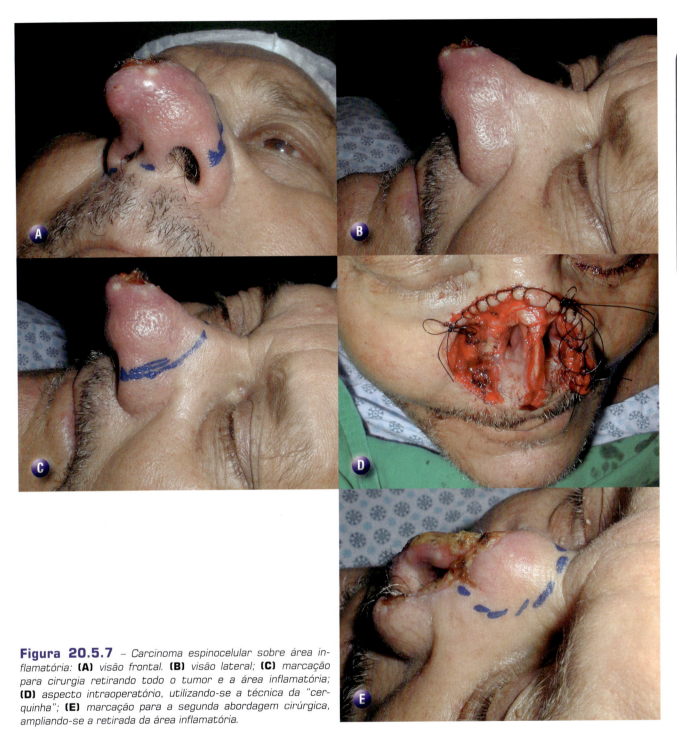

Figura 20.5.7 – Carcinoma espinocelular sobre área inflamatória: **(A)** visão frontal. **(B)** visão lateral; **(C)** marcação para cirurgia retirando todo o tumor e a área inflamatória; **(D)** aspecto intraoperatório, utilizando-se a técnica da "cerquinha"; **(E)** marcação para a segunda abordagem cirúrgica, ampliando-se a retirada da área inflamatória.

Margens cirúrgicas

Os CEC destes pacientes apresentam maior probabilidade de metastatização por conta da imunossupressão e da pouca diferenciação celular. Por este motivo a margem cirúrgica deve ser maior comparada com a margem realizada no indivíduo imunocompetente. Além disso, deveremos observar se existe eritema envolvendo a lesão. Na nossa experiência, quando existe eritema envolvendo a lesão, pode ser sinal de mau prognóstico. Existe a possibilidade de micrometástases. Mesmo no pós-operatório imediato, se existir eritema na margem indicamos reoperar a lesão, removendo-se o tecido inflamatório (Figura 20.5.7).

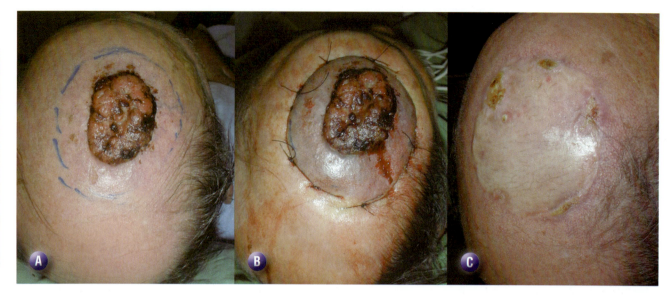

Figura 20.5.8 – Carcinoma espinocelular no couro cabeludo: **(A)** aspecto pré-operatório e marcação; **(B)** hemostasia antes da exérese do tumor; **(C)** pós-operatório 2 meses após a cirurgia com enxerto livre.

É muito frequente, depois da retirada de um tumor, surgirem novos tumores em outras regiões. Portanto estes pacientes devem se submeter à vigilância constante da região operada.

Hemostasia

Os RTOS sempre tomam diversos medicamentos, muitas vezes incluindo-se anticoagulantes. Se o paciente estiver tomando antiagregante plaquetário, como o ácido acetilsalicílico 100 mg ao dia, não há necessidade de pedirmos para suspender a medicação. No caso do uso de anticoagulantes, consultamos o médico que prescreveu a medicação e solicitamos orientação. A conduta mais comum é a troca por outro de ação rápida. Isto se não for possível suspender a ação anticoagulante.

Na nossa experiência, seguindo-se a orientação do médico que acompanha o paciente, não teremos nenhuma complicação decorrente do procedimento cirúrgico, por exemplo, hematomas ou sangramentos no pós-operatório. Nem mesmo uma infecção por causa da imunodepressão.

Nos tumores extensos de áreas potencialmente sangrantes, utilizamos uma linha de sutura com agulha 3 cm náilon 2 zeros, com uma distância de 1 a 3 cm por fora da margem de segurança. Esta conduta tem sido preconizada nas lesões extensas e pelo fato de os RTOS terem maior chance de sangramento que os outros pacientes. Quando da localização em territórios muito vascularizados, os pontos devem ser simples um ao lado do outro. No couro cabeludo, a agulha deve penetrar profundamente e os nós dos fios de sutura bem apertados. O ponto contínuo não faz uma boa hemostasia (Figura 20.5.8).

Outro aspecto interessante é que estes pontos podem ser deixados por 7 dias ou mais sem prejudicar o resultado da cirurgia. Por mais próximos e apertados que sejam os pontos, sempre ocorre um pouco de sangramento; o que é positivo, pois isto assegura que não ocorrerá necrose de bordas.

Técnicas cirúrgicas empregadas

As técnicas cirúrgicas são as tradicionais, sutura direta, enxertos e retalhos. Não vemos nenhuma diferença de evolução dos pós-operatórios. As complicações são decorrentes do comprometimento do tumor, envolvendo estruturas anatômicas nobres.

Fístulas arteriovenosas

Outra situação peculiar são as fístulas arteriovenosas que estão localizadas nos membros superiores e não é raro um tumor surgir em cima ou nas proximidades. A fístula sempre deve ser recoberta por pele normal, ou seja, qualquer procedimento sobre a fístula deve ser suturado. A fístula não pode ficar exposta, porque ulcera. A colocação de enxerto livre por cima dela também é um procedimento arriscado, também pelo risco de ulceração. Portanto, sempre fechar com pele normal por cima da fístula.

Tratamento cirúrgico da feo-hifomicose

As micoses de implantação, como a feo-hifomicose (infecção por fungo melanizado ou demáceo), surgem em diversos locais anatômicos. Esta micose pode ser profunda, quando estão próxima dos músculos ou superficiais dentro do subcutâneo. A feo-hifomicose pode ser uma lesão sólida ou um pseudocisto com conteúdo líquido (secreção amarelo-acastanhada). Estas lesões com conteúdo líquido simulam muitas vezes um cisto epidérmico, pois não apresentam nenhum sinal inflamatório. Para se diferenciar do cisto epidérmico, devemos observar se a lesão não possui aquele pequeno orifício característico dos cistos. Esta infecção fúngica se localiza preferencialmente nos membros, tanto superiores quanto inferiores.

Quando suspeitamos de uma lesão de origem infecciosa devemos proceder da seguinte forma, durante a realização de uma biópsia. O material obtido da exérese cirúrgica deve ser dividido em três partes: uma para histopatologia (incluindo-se o material em solução de formol), outra para cultura visando micobactérias (incluindo-se o material em soro fisiológico e frasco estéril) e o terceiro fragmento para estudo micológico (incluindo-se também em soro fisiológico e frasco estéril).

Nós já tivemos uma complicação em paciente com lesão de feo-hifomicose extensa que contornava o dedo comprometido. A cirurgia levou a retração do tendão flexor do quinto quirodáctilo, mas neste caso o nosso maior receio era o comprometimento vascular (Figura 20.5.9A-E). Nos casos de micoses subcutâneas, quando o fungo forma uma cápsula fibrosa que o envolve fica mais fácil sua remoção completa, mas existem casos difusos. Durante a cirurgia, a coloração escura do pseudocisto é facilmente identificável.

Ao notarmos pequenas formações escuras, estas poderão ser removidas por curetagem, preservando estruturas anatômicas (Figura 20.5.9C). A infecção fúngica muitas vezes é profunda e localizada ao lado de vasos e nervos importantes. Achamos que o fato de removermos a fibrose e curetarmos onde a presença do pigmento indicar facilita o acesso da medicação sistêmica complementar ao tratamento cirúrgico. Na nossa visão, a maioria dos casos de feo-hifomicose e de cromoblastomicose pode ser resolvida com cirurgia. Apenas nos casos com lesões múltiplas, o medicamento antifúngico deve ser receitado antes mesmo da cirurgia, na tentativa de se

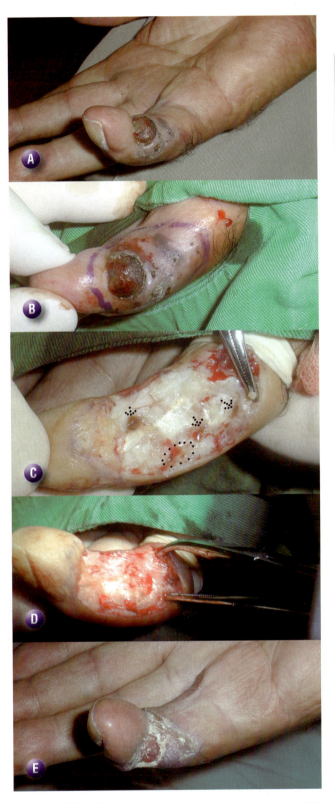

Figura 20.5.9 – Feo-hifomicose no quinto quirodáctilo: **(A)** aspecto pré-operatório, apresentando retração em flexão do quirodáctilo; **(B)** marcação pré-operatória; **(C)** intraoperatório, com presença de áreas acastanhadas indicando a presença do fungo melanizado; **(D)** intraoperatório após curetagem das áreas acastanhadas; **(E)** pós-operatório mantendo retração em flexão do quirodáctilo.

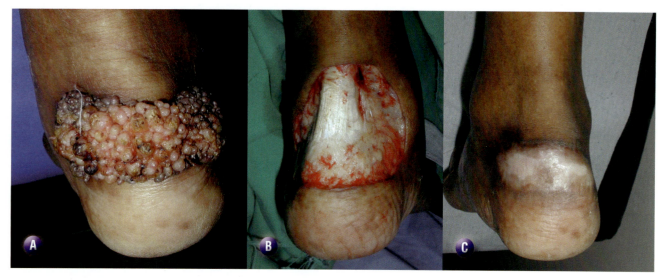

Figura 20.5.10 – *Cromoblastomicose no calcâneo:* **(A)** *aspecto clínico pré-operatório;* **(B)** *intraoperatório com remoção de todo o tecido acometido;* **(C)** *pós-operatório com cicatrização por segunda intenção.*

diminuir o número e o tamanho das lesões antes do procedimento. Na imensa maioria dos casos poderemos fazer o procedimento com anestesia local. A demora na indicação cirúrgica poderá demandar a realização da cirurgia em centro cirúrgico na presença do médico anestesista. Isso promove uma intervenção mais rápida e segura, principalmente por se tratar de pacientes com maior risco de complicação.

Quanto à reconstituição, sempre preferimos a cicatrização por segunda intenção (Figura 20.5.10). Por vários motivos: primeiro, nos dá liberdade de remover o tecido sem preocupação com o fechamento. Segundo, deixando aberto iremos modificar o microclima local que antes era de calor e umidade para mais seco e com temperatura mais baixa, dificultando a proliferação dos fungos.

Resumindo: marcar rápido o procedimento cirúrgico, evitando exéreses maiores. Dar sempre uma margem maior de segurança nestes pacientes, enxerto quando de lesões grandes. Porque se recidivar teremos a oportunidade de visualizar mais rápido.

BIBLIOGRAFIA CONSULTADA

1. Borges-Costa J, Vasconcelos JP, Travassos AR et al. Cancro cutâneo em doentes com transplante renal: incidência e associações com fatores clínicos e sociodemográficos. Acta Med Port. 2013; 26(2):123-6.
2. Campistol JM. Minimizing the risk of posttransplant malignancy. Transplant Proc. 2008; 40(Supl10):S40-3.
3. deGruijl FR, Koehl GE, Voskamp P et al. Early and late effects of the immunosuppressants rapamycin and mycophenolate mofetil on UV carcinogenesis. Int J Cancer. 2010; 127(4):796-804.
4. Fekecs T, Kádár Z, Battyáni Z et al. Incidence of nonmelanoma skin cancer after human organ transplantation: single-center experience in Hungary. Transplant Proc. 2010; 42:2333-5.
5. Ferreira FR, Nascimento LFC, Ogawa MM et al. Perfil epidemiológico do câncer de pele não melanoma em receptores de transplante renal: a experiência de um centro de referência. An Bras Dermatol. 2014 (in press).
6. Ferreira FR. Fatores de risco associados ao câncer de pele não melanoma em receptores de transplante renal: estudo caso-controle no ambulatório de Dermatologia da Universidade Federal de São Paulo no período de agosto de 2004 a agosto de 2009. [Tese de doutorado]. 2014; 62 p.
7. Hayashida MZ, Fernandes VMC, Fernandes DM et al. Epidemiology and clinical evolution of non-melanoma skin cancer in renal transplant recipients, a single center experience in São Paulo city, Brazil. Int J Dermatol. 2014 (in press).
8. Marzagão FM, Yamashiro AS, Ogawa MM et al. Clinical and histopathological characterization and typing of the human papillomavirus in common warts of kidney transplant recipients. An Bras Dermatol. 2010; 85:743-6.
9. Wisgerhof HC, Wolterbeek R, de Fijter JW et al. Kidney transplant recipients with cutaneous squamous cell carcinoma have an increased risk of internal malignancy. J Invest Dermatol. 2012; 132:2176-83.
10. Zavos G, Karidis NP, Tsourouflis G et al. Nonmelanoma skin cancer after renal transplantation: a single-center experience in 1,736 transplantations. Int J Dermatol. 2011; 50:1496-1500.
11. Zwald FO, Brown M. Skin cancer in solid organ transplant recipients: advances in therapy and management: part I. Epidemiology of skin cancer in solid organ transplant recipients. J Am Acad Dermatol. 2011; 65(2):253-61.

Capítulo 20.6

Cirurgia Dermatológica em Pele Étnica

Katleen da Cruz Conceição
André Ricardo Adriano

Pontos de destaque

- Negros são aqueles que raramente ou nunca queimam pelo sol e bronzeiam facilmente.
- Apresentam diferenças significativas na composição da pele com relação aos brancos, diferenças essas que explicam porque os negros são mais predispostos a alterações pigmentares duradouras e até mesmo permanentes após inflamação.
- Há doenças cutâneas que acometem particularmente os indivíduos de raça negra.

Introdução

A palavra étnica é por vezes utilizada erroneamente como sinônimo de pele negra. Contudo, etnia é definida como a forma que o indivíduo vê a si mesmo e como é visto pelos outros como parte de um grupo, com afinidades linguísticas, culturais e ancestrais. Nesse capítulo iremos abordar especificamente aspectos de cirurgia na pele negra.

Existem poucas publicações que abordam os cuidados que devemos ter com a pele negra, pois a maioria dos estudos dermatológicos tem como referência a pele clara. Essa falta de conhecimento sobre o assunto gera, por vezes, temor aos dermatologistas em realizar procedimentos mais invasivos nesses pacientes, principalmente a respeito da indução de cicatrizes ou alterações pigmentares significantes.

De acordo com o dicionário Aurélio, a definição de negro é: aquele de cor muito escura; preto. Já pela classificação de fototipos de Fitzpatrick, os negros se enquadrariam nos tipos IV, V e VI, que raramente ou nunca queimam pelo sol e bronzeiam facilmente. Já outros autores definem que a pele negra é aquela que não "branqueia" quando uma pressão é aplicada sobre uma proeminência óssea, independente da raça ou etnia do paciente.

No Brasil, o IBGE (Instituto Brasileiro de Geografia e Estatística) considera os pardos como negros também. Porém, devido o alto grau de miscigenação no Brasil, prevalece para fins estatísticos o critério de autodeclaração.

Diferenças de pele negra e branca

Estrato córneo

Não existe variação significativa na espessura do estrato córneo. Ainda que os negros apresentem maior número de camadas, essas são mais compactas e coesivas.

■ Cirurgia Dermatológica em Pele Étnica

Composição lipídica

Os negros tem níveis menores de ceramidas e maior perda transepidérmica de água.

Melanócitos/melanossomos

Não há diferenças no número de melanócitos e sim no de melanossomos (organelas que contêm melanina). Essas são maiores, não agregadas e são degradadas mais lentamente em comparação com os melanossomos nos brancos. A distribuição também difere: nos negros estão presentes em toda a epiderme, com maior concentração na camada basal. Já nos brancos eles estão confinados à camada basal (em número pequeno) e ausentes nas camadas superiores.

Estudos demonstraram que há maior melanogênese nos negros e esse conteúdo de melanina confere naturalmente fator de proteção solar (FPS) 13,4 à pele negra. Isso faz diminuir os efeitos deletérios da radiação ultravioleta (fotoenvelhecimento) e minimiza também a propensão aos tumores cutâneos (pesquisas comprovaram aumento maior do gene p53 após exposição UV nos negros em comparação com os brancos).

Derme

Não há diferença significativa na espessura da derme entre os grupos étnicos, mas na composição celular sim.

Os negros apresentam a derme mais compacta, com feixes de fibras de colágenos menores e maior presença de macrófagos e mastócitos, além dos fibroblastos serem maiores, em maior número e hiper-reativos, o que poderia explicar a maior predisposição a queloides e prurido na pele negra.

Absorção percutânea

Os estudos são contraditórios, mas a maioria demonstra não haver alteração na absorção entre as diferentes etnias.

Glândulas anexas

As variações das glândulas apresentam estudos divergentes.

Alguns relatam que não existem diferenças no número de glândulas écrinas. Mas a maioria dos estudos concorda que as glândulas apócrinas apresentam-se em maior número e tamanho e também produzem grande quantidade de secreção, com odor característico.

As glândulas sebáceas não apresentam diferenças no número, mas são maiores e produzem maior quantidade de sebo.

Folículo piloso

Em comparação com os brancos, os negros têm menor densidade de cabelos e menor número total de folículos terminais. Apresentam folículos curvados, em forma de espiral, com menos conteúdo de água e resistência tênsil, assim quebram facilmente. Também são mais difíceis de pentear porque formam nós e fissuras longitudinais.

Tratamentos cirúrgicos na pele negra

É consenso que devemos ter maior cautela frente aos tratamentos realizados nos pacientes com pele negra, pois qualquer tipo de trauma significativo pode levar a alterações pigmentares duradouras e até mesmo permanentes.

Os autores irão descrever opções de tratamentos cirúrgicos em dermatoses que acometem frequentemente a pele negra como o tratamento de dermatose papulosa *nigra*, queloides, foliculite queloideana, hidrosadenite e siringoma (embora este seja mais comum na pele clara).

Dermatose papulosa nigra (DPN)

Definição

São pápulas epidérmicas pedunculadas ou sésseis, hiperpigmentadas e benignas que geralmente se encontram na face e no pescoço (Figura 20.6.1).

Surgem em torno da segunda ou terceira década de vida, com pico na sexta. Inicialmente tem 1 a 2 mm e vão crescendo em tamanho, localização e número. Acomete mais as mulheres e 50% têm história familiar.

As DPN são assintomáticas, porém por vezes podem apresentar prurido ou estarem irritadas pelo barbear, banho ou até mesmo pelo uso de óculos.

Diagnóstico diferencial

Ceratose seborreica, nevo pigmentado, verruga vulgar e mais raramente melanoma.

Indicações de terapia

Apenas quando houver queixas cosméticas ou na suspeita de malignidade.

Opções terapêuticas

Primeiramente anestesia. Os autores optam por anestesia infiltrativa com vasoconstritor nas lesões muito grandes e/ou naquelas que coalescem e anestesia tópica nas menores, deixando de 15 a 20 minutos sob oclusão antes da realização do procedimento.

Eletrocoagulação de cada lesão com baixa energia, até as deixar acinzentadas. Os autores não recomendam retirar a crosta logo após o procedimento, pois aumenta o risco de discromia. Geralmente as lesões caem em 4 a 10 dias podendo deixar alguma alteração na pigmentação que tende a resolver em média dentro de 6 meses.

Pode-se realizar também *shaving* das lesões, porém com maior risco de despigmentação se realizado muito profundo.

Embora relatado na literatura, os autores não fazem e desaconselham o uso de crioterapia e ácido tricloroacético no tratamento de DPN na pele negra devido ao alto risco de despigmentação e cicatrizes inestéticas que podem gerar.

Instruções aos pacientes após o tratamento

Deve-se prescrever o uso de um sabonete antisséptico para lavar as lesões duas vezes ao dia e aplicar sobre as mesmas uma pomada de sulfadiazina de prata, sempre alertando para o paciente não retirar as crostas.

Reforçar a fotoproteção física e química. Além de incentivar o uso de maquiagem camufladora (funcionando até como protetor físico). Nos casos de hiperpigmentação residual pode-se utilizar, por tempo curto, corticoide tópico e posteriormente fazer uma fórmula com agentes clareadores.

Queloide

Definição

Nódulos firmes, normocrômicos a eritematosos causados por traumas à pele (Figura 20.6.2). Esses nódulos ultrapassam as bordas da lesão original. Podem apresentar prurido associado e são responsáveis por grande dano estético. Há uma interação entre fibroblastos e citocinas facilitando a produção de colágeno e inibindo a degradação de componentes da matriz extracelular.

São até 18 vezes mais frequentes na pele negra. Acontecem geralmente na segunda e terceira década de vida, acometendo igualmente homens e mulheres.

Localizam-se mais comumente nos lóbulos das orelhas, ombros e tronco (esta uma grande área de risco, e deve sempre se alertar o paciente quando for o caso de procedimento eletivo, com finalidades estéticas).

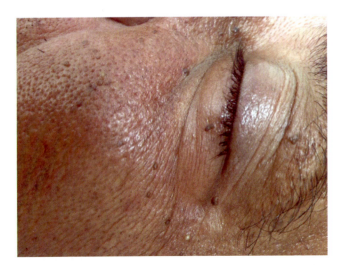

Figura 20.6.1 – *DPN na região periocular. (Fonte: Tiago Silveira Lima.)*

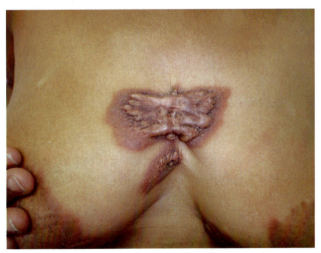

Figura 20.6.2 – *Queloide na região intermamária. (Fonte: André Ricardo Adriano.)*

Diagnóstico diferencial

Lobomicose, forma esclerótica de xantoma e de esclerodermia.

Opções terapêuticas

O primeiro preceito no tratamento do queloide é a prevenção. Devemos desaconselhar cirurgia estética não essencial nos pacientes com história prévia de formação de queloide, além do uso de *piercings*, brincos e realização de tatuagens. Após procedimentos cirúrgicos, pode-se tentar a prevenção dos queloides diminuindo a tensão da sutura com pontos internos, evitar incisão em áreas sobre proeminências ósseas e, se possível, realizar incisão no sentido das linhas de força da pele. Em casos de história pessoal a queloides, pode-se realizar infiltração de corticoide já no pós-operatório. Atualmente há estudos do uso da toxina botulínica também, tanto no pré-operatório, quanto no pós-operatório imediato. Além de utilizar compressão externa por 4 a 6 meses após queimaduras e/ou procedimentos cirúrgicos.

Nos queloides já instalados, a melhora substancial é com a infiltração de corticoide sem diluição. Os autores optam pela triancinolona 40 mg/mL em intervalo mensal. Utilizar seringa com rosca para prevenir que a agulha saia da seringa durante a aplicação. Pode-se realizar crioterapia prévia (10 a 15 segundos) a infiltração associada, mas com risco de alterações na pigmentação (geralmente quando mais que 25 segundos).

Alguns estudos demonstram que o uso do corticoide apresenta melhores resultados quando empregado nos queloides mais recentes, pois apenas os fibroblastos jovens podem ser induzidos pelos esteroides a produzirem colagenase. Porém os autores observam boa resposta a essa terapêutica nas lesões mais antigas também.

Há opção ainda do uso de bleomicina injetável e imiquimode 5% tópico, além do uso de *laser* ablativo fracionado com *drug delivery* de corticoide.

Quando optar por excisar, os autores fazem primeiro alguns ciclos com intervalo mensal de corticoide injetável para deixar a lesão com consistência mais "amolecida". No dia do procedimento, faz-se a anestesia infiltrativa previamente e sugerimos não retirar toda a lesão, apenas a parte central, realizando uma dissecção cuidadosa da epiderme e da derme superficial com relação à massa de tecido fibroso; por vezes fazemos uma infiltração com corticoide na base da lesão e então sutura simples com fio mononáilon 5 ou 6 e pouca tensão. Os pontos devem ser retirados em 14 dias e após 1 semana da retirada, realizar nova infiltração de corticoide. Pode-se realizar terapia combinante com radioterapia também. Mesmo com todos esses cuidados, a taxa de recidiva é bastante alta.

Instruções aos pacientes após o tratamento

Os autores têm boa experiência no uso de curativos compressivos após 1 semana da cirurgia de excisão do queloide, com permanência de no mínimo 12 horas diárias. Pois a compressão reduz o tamanho e a espessura do queloide, além de reduzir os mastócitos intralesionais diminuindo a produção de histamina e assim reduzir o prurido.

Alguns artigos sugerem o uso de tretinoína associada a corticoide para diminuir o prurido da lesão.

Foliculite queloideana

Definição

Também chamada de acne queloideana da nuca, é caracterizada por pápulas e placas na região occipital e posterior do pescoço principalmente em homens negros que têm o hábito de raspar os cabelos.

Geralmente inicia na puberdade como uma foliculite aguda que se torna crônica. Com a evolução da doença, as pápulas ficam com aspecto de queloide e vão formando placas de distribuição em faixa horizontal – lesão característica da doença. Pode haver presença de pústulas nas mesmas áreas nos quadros iniciais e evolui com alopecia cicatricial. Comumente o paciente apresenta sintomas locais como prurido e dor. Acomete 20 homens para uma mulher. E é um grande problema estético para os pacientes.

A causa é desconhecida. Geralmente há história na família e a presença do ulotríquio (pelo em forma de "U" invertido próprio dos negros) e trauma local como coçadura e gola de camisa acabam predispondo a formação da foliculite.

Diagnóstico diferencial

A clínica é bem particular, na maioria dos casos não havendo dúvidas no diagnóstico. Mas pode-se diferenciar de outras placas de queloide, alopecia cicatricial, foliculite e perifoliculite, sarcoidose.

Opções terapêuticas

A prevenção é muito importante. Evitar raspar o cabelo e o uso de chapéus e/ou roupas com golas altas que podem ficar causando trauma crônico na região.

Quanto mais precoce o tratamento, melhores resultados.

Nos casos de foliculite aguda, inicia-se com tratamento tópico de corticoide e mupirocina. Há relatos do uso de imiquimode e de *laser* Nd:YAG, além da crioterapia (que os autores desaconselham). Em casos mais extensos, faz-se necessário o uso de antibiótico sistêmico como tetraciclinas e cefalosporinas. Outra opção é a infiltração de corticoide com ou sem associação de antibiótico (os autores utilizam a combinação de triancinolona com gentamicina) com intervalo mensal nas lesões mais agudas.

Com relação aos tratamentos cirúrgicos, deve-se realizar anestesia infiltrativa primeiramente e nos casos em que estão presentes apenas pápulas, realizar a excisão com *punch* profundo (até subcutâneo), pois a retirada superficial induz recorrência. Já nos casos de lesões maiores, o procedimento é bastante semelhante ao tratamento do queloide. Deve-se deixar uma borda da lesão e realizar sutura simples, orientando o paciente a evitar o máximo possível a extensão da cabeça nas primeiras semanas. Alguns optam por deixar fechar por segunda opção, o que não é o caso dos autores, pois demora até 12 semanas para a completa cicatrização e a chance de infecção local é alta.

Instruções aos pacientes após o tratamento

No pós-operatório imediato, orientar uso de sabonete antisséptico e curativos diários com álcool 70 e/ou mupirocina tópica. Após a completa cicatrização, pode-se deixar prescrito o uso de retinoide tópico para a prevenção do quadro.

Hidrosadenite

Definição

Doença inflamatória crônica que afeta a glândula sudorípara apócrina, também chamada de acne inversa.

Caracteriza-se por nódulos subcutâneos dolorosos que fistulizam e formam bridas na área das axilas, mamas e períneo. As lesões liberam exsudato amarelado, com odor característico e por vezes pode haver formação de queloides associados. A extensão é variada, podendo acometer grandes áreas (Figura 20.6.3).

O quadro é mais prevalente nas mulheres, cerca de quatro para cada homem e, principalmente, dos 15 aos 30 anos. A hidrosadenite é mais comum nos negros, que pode ser explicado pelo maior número de glândulas apócrinas nessa população.

É uma das doenças que causa maior prejuízo na vida social do paciente, tanto pelas características das lesões, quanto pelo odor e dor.

Na pesquisa da patogenia, autores concluíram que o evento inicial é a formação do tampão de ceratina com posterior ruptura dos folículos pilosos, que expõe no tecido conjuntivo ceratina, bactérias e pelo estimulando a formação de abscesso. Essa reação inflamatória causa obstrução secundária da glândula apócrina, gerando dilatação da mesma e estase. Tornando o meio favorável à proliferação bacteriana resultando em mais inflamação, destruição tecidual e dor. O que ainda não foi elucidado é qual o estímulo inicial para a formação do tampão de ceratina no folículo piloso. Obesidade, o uso de roupas apertadas e a fricção constante são fatores que podem favorecer a hidrosadenite.

O diagnóstico é clínico.

Diagnóstico diferencial

No quadro inicial diferenciar de furúnculos, cistos epidérmicos inflamados entre outras doenças.

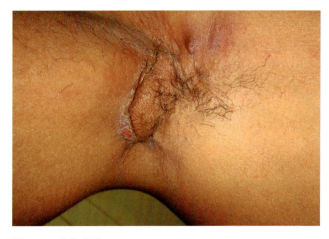

Figura 20.6.3 – *Hidrosadenite: formação de bridas cicatriciais. (Fonte: André Ricardo Adriano.)*

Já quando há formação de nódulos fistulosos, diferenciar de linfogranuloma venéreo, actinomicose, tuberculose e doença de Crohn.

Opções terapêuticas

O tratamento escolhido deve ser de acordo com a extensão da lesão. Há relatos de diversas opções, desde antibióticos orais até o uso de biológicos. Iremos focar na cirurgia, que na avaliação dos autores e de outros estudiosos do assunto, é a única opção que pode gerar cura na área tratada e maior satisfação aos pacientes.

Após a marcação de todos os nódulos e fístulas, deve-se realizar sedação associada à anestesia infiltrativa localmente. Então realizar excisão ampla, até o tecido subcutâneo, para garantir a retirada das glândulas apócrinas e sutura simples, apenas externa. Associamos o uso de antibiótico oral, já iniciado pelo menos 3 semanas antes da cirurgia e deixamos o mesmo até completar 2 meses de uso (amoxicilina + clavulanato ou cefalosporina ou clindamicina).

Por vezes usamos também isotretinoína oral, com resposta variada e/ou prednisona por tempo curto nos casos em que há extensa inflamação, pois há exacerbação frequente do quadro, na retirada dos medicamentos.

Quando as lesões são menores pode-se realizar a infiltração com corticoide com ou sem antibiótico nos nódulos, com intervalo mensal.

Importante lembrar que a hidrosadenite é dolorosa, então é de fundamental importância orientarmos quanto a analgesia e os cuidados que podem diminuir a piora do quadro, como uso de desodorantes em aerossol, uso de roupas mais largas, epilação definitiva com *laser* e perda de peso, além de suporte psicológico ao paciente.

Instruções aos pacientes após o tratamento

Orientar quanto à cronicidade do quadro, manter um tratamento preventivo e considerar o acompanhamento conjunto com psicólogos.

Após a cirurgia, realizar troca de curativos duas vezes ao dia, podendo aplicar mupirocina tópica. A retirada dos pontos faz-se em 14 a 21 dias.

Siringoma

Definição

É uma neoplasia benigna da glândula sudorípara écrina.

Caracteriza-se por pequenas pápulas róseo-amareladas, que podem confluir e localizam-se geralmente nas pálpebras inferiores.

Acomete mais mulheres jovens, da raça branca. Porém, talvez por serem referência em pele negra, os autores atendem muitos pacientes com esse quadro.

Diagnóstico diferencial

Xantelasma e mílio.

Opções terapêuticas

Os autores têm boa experiência com o uso de *laser* de CO_2 fracionado realizado com anestesia tópica. Mas devem-se utilizar energia, densidade e duração de pulso mais baixas que as utilizadas nos pacientes brancos, além do uso de *spot* maior.

Outra opção é a eletrocauterização com ponteira fina e ainda há quem opte pelo uso das tesouras de Castroviejo, mas deve-se atentar para não aprofundar muito, pois o resultado pode ficar inestético.

Instruções aos pacientes após o tratamento

Orientar higienização das lesões com sabonete antisséptico e uso de pomada de sulfadiazina de prata duas vezes ao dia, além de enfatizar ao paciente não retirar as crostas.

Também é fundamental a fotoproteção (física e química).

Conclusões

Nós dermatologistas devemos estar capacitados e atualizados a atender todos os pacientes, e nos casos em que não tivermos segurança e/ou experiência, saber explicar ao paciente o seu diagnóstico, quais as opções terapêuticas e encaminhá-lo a um colega que o faça.

Nos procedimentos que forem estéticos é de fundamental importância a realização de fotografia prévia e assinatura do termo de consentimento livre e esclarecido. Apontar toda alteração preexistente ao paciente, para que o mesmo não a interprete no futuro como sendo causada pelo procedimento.

É muito importante, também, reforçar ao paciente negro sobre os cuidados pós-operatórios, como a fotoproteção química e física para diminuir os riscos de hiperpigmentação pós-inflamatória. E quando essas ocorrerem, podemos utilizar por curto período corticoide tópico e associar produtos clareadores.

BIBLIOGRAFIA CONSULTADA

1. Alchorne MMA, Abreu MAMM. Dermatologia na pele negra. An Bras Dermatol. 2008; 83(1):7-20.
2. Alexis AF, Barbosa VH. Skin of color. A practical guide to dermatologic diagnosis and treatment. Springer, 2013.
3. Azulay RD, Azulay DV, Azulay-Abulafia L. Dermatologia. 6 ed. Rio de Janeiro: Guanabara Koogan, 2013.
4. Bagatin E, Yoshiaki EM, Souza PK. Siringomas periorbitários – excisão com tesoura de Castroviejo: experiência em 38 pacientes e revisão da literatura. An Bras Dermatol. 2006; 81(4):341-6.
5. Grimes PE, Hunt SG. Considerations for cosmetic surgery in the black population. Clin Plast Surg. 1993; 20(1): 27-34.
6. Kelly AP, Taylor SC. Dermatology for skin of color. McGraw-Hill Companies, 2009.
7. Kelly AP. Aesthetic considerations in patients of color. Dermatol Clin. 1997; 15(4):687-93.
8. Tadokoro T, Kobayashi N, Zmudzka BZ et al. UV induced DNA damage and melanin content in human skin differing in racial/ethnic origin. J Fed Am Soc Exp Biol. 2003; 17:1177-9.
9. Ud-Din S, Bayat A. Strategic management of keloid disease in ethnic skin: a structured approach supported by the emerging literature. British Journal of Dermatology. 2013; 169(3):71-81.
10. Visscher MO, Bailey JK, Hom DB. Scar Treatment Variations by Skin Type. MDd Facial Plast Surg Clin N Am. 2014; 22:453-462.
11. Wesley NO, Maibach HI. Racial (Ethnic) Differences in Skin Properties. Am J Clin Dermatol. 2003; 4(12):843-860.

Capítulo 21

Complicações em Cirurgia Dermatológica

Carlos Roberto Antonio

Paulo Roberto Barbosa

Ariene Paixão

Introdução

Existe uma frase consagrada em cirurgia dermatológica: "só não tem complicações em cirurgia quem nunca fez cirurgia". A cirurgia dermatológica nas últimas décadas desenvolveu-se de modo tão acelerado, que não foi possível avaliar os riscos de procedimentos novos que surgem a cada minuto.

Com o avanço cirúrgico em uma área antes apenas clínica, muitos profissionais não receberam base, formação e preparo adequados para suportar a demanda da população que, atualmente, procura o dermatologista na tentativa de solucionar pequenos defeitos faciais, tumores, cicatrizes e, principalmente, tratamentos rejuvenescedores. Hoje, a especialidade de dermatologia tornou-se clínica, estética, cirúrgica e cosmética, necessitando, cada vez mais, não apenas do conhecimento das técnicas, mas também do conhecimento dos riscos e complicações que possam surgir.

Conceito

Hoje, a cirurgia dermatológica engloba todos os procedimentos cirúrgicos, não cirúrgicos e cosméticos realizados pelo dermatologista.

Desta forma, são consideradas complicações em cirurgia dermatológica quaisquer *alterações* intraoperatórias, durante o procedimento ou após esse, não esperadas ou não desejadas, que promovam aumento da dificuldade intraoperatória, do tempo cirúrgico, que dificultem a cicatrização ou alterem o resultado desejado no pós-operatório, ou ainda, estético no pós-procedimento. Porém, é importante diferenciá-las das reações adversas, que são pequenas alterações intra ou pós-operatórias, com resolução espontânea ou rapidamente resolvida.

As complicações, na maioria das vezes, estão inter-relacionadas, como mostra a Figura 21.1.

Para que possíveis complicações sejam evitadas, o profissional não deve se esquecer de alguns passos importantes:

- Relação médico-paciente.
- Análise cuidadosa do perfil psicológico do paciente (expectativa).
- Conhecimento clínico do problema.
- Conhecimento profundo da técnica cirúrgica ou do procedimento a que irá proceder.
- Esclarecimento ao paciente do procedimento e possíveis riscos.
- Fotografia prévia em procedimentos estéticos ou tumorais grandes.
- Termo de consentimento.

Sangramento

O sangramento é a complicação mais comum em cirurgia dermatológica, não apenas por se tra-

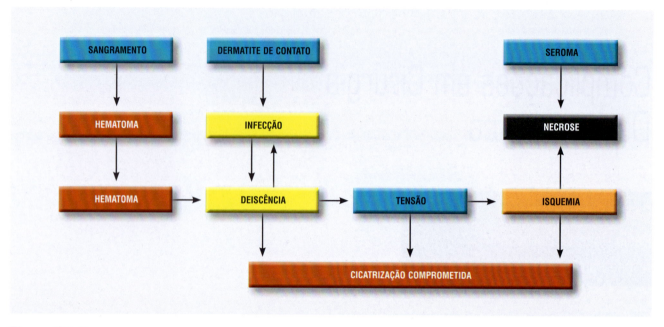

Figura 21.1 – *Complicações em cirurgia dermatológica. (Fonte: Salasche SJ. Acute surgical complications: Cause, prevention, and treatment. J Am Acad Dermatol 1986;15:1163-85.)*

tar de um acontecimento comum, em praticamente todas as intervenções, como também por depender de fatores pessoais (doenças prévias), uso de medicamentos e outros fatores. Porém, para um simples sangramento tornar-se complicação, alguns fatores que serão abordados neste capítulo estão envolvidos.

O dermatologista deve ter sempre em mente que uma boa anamnese, conhecimento anatômico e um adequado pré-operatório previnem esta complicação. O sangramento intra e pós-operatório é administrado e prevenido com bom conhecimento cirúrgico e com correta hemostasia.

Hemostasia normal

Para entendermos as complicações do sangramento, devemos primeiro compreender a hemostasia normal e o que leva a esta desestruturação. A hemostasia é ativada frequentemente em resposta à lesão vascular e promove três mecanismos básicos:

- Hemostasia primária:
  - Vasoconstrição.
  - Aderência e agregação plaquetária.
- Hemostasia secundária:
  - Formação e estabilização da fibrina.

Vasoconstrição

No momento em que o vaso é traumatizado, ocorre um mecanismo de vasoconstrição reflexa, que visa à diminuição do fluxo sanguíneo local.

Aderência e agregação plaquetária

O trauma vascular possibilita a exposição do endotélio vascular lesado, ocorrendo aderência das plaquetas neste tecido conectivo subendotelial, ativando, então, a cascata da coagulação. Os receptores plaquetários (facilitados pelo fator de von Willebrand) ligam-se a fibras colágenas expostas, ocorrendo a estimulação da secreção plaquetária de conteúdos granulares intracelulares (ADP, PGG2 e tromboxano A2), que vão mediar e potencializar mais a agregação, e também ativam fosfolipase C e tromboxano A2.

As plaquetas secretam serotonina e tromboxano A2, que potencializam a vasoconstrição e expõem sítios de superfície, que ligam e aceleram a ativação da protrombina.

Formação e estabilização da fibrina

Alem de agregar as plaquetas, a trombina converte o fibrinogênio em fibrina, que se incorpora ao tampão plaquetário. A formação de pontes entre os filamentos de fibrina faz com que surja um coágulo estável. Dessa maneira, forma-se um endotélio vascular reestruturado, que então fabrica a PGI2, promovendo um *feedback* que inibe a ativação de plaquetas e é vasodilatador. Além disso, os endotélios vasculares contêm grande quantidade de sulfato de heparina em sua superfície, que se liga à antitrombina III, e que vai inibir rapidamente os fatores de coagulação ativados. Outras proteínas (proteína C, trombomodulina, fatores de coagulação Va e VIIa, ativador de plasminogênio tecidual) são ativadas, bloqueando a coagulação já normalizada.

Quando há uma alteração nesta cascata, ocorre alteração da hemostasia com consequente sangramento, que pode variar de discreto (poucas horas) até grave, superior a 48 horas. Vários fatores podem interferir na hemostasia normal, em diversos pontos da "cascata". São, na maioria das vezes, farmacológicos, mecânicos, trombocitopênicos, disfunção plaquetária e defeitos genéticos ou adquiridos na cascata da coagulação.

Medicamentos

Os medicamentos são a principal causa de sangramento sendo, portanto, adequado orientar os pacientes para que evitem aqueles (veja a seguir) que agravem ou propiciem esta complicação. A causa mais comum de disfunção plaquetária é o uso de ácido acetilsalicílico (AAS), já que este inativa a fosfolipase, a qual inibe a agregação plaquetária.

Devemos lembrar que a maioria dos pacientes *não considera* o ácido acetilsalicílico como um medicamento, omitindo na maioria das vezes esta informação. Desta forma, devemos questionar nominalmente diversos medicamentos (nomes comerciais) comuns de cada localidade para cefaleia, dor e febre, mesmo após o paciente negar o uso de medicamentos.

Outro fator muito importante é o uso de álcool no pós-operatório. O álcool é um potente vasodilatador, e o seu uso pode fazer com que recomece o sangramento, não só devido à vasodilatação, mas também pela possibilidade de desfazer o coágulo, sendo pois, aconselhável evitar o uso de álcool por vários dias após a cirurgia. Alguns pacientes, principalmente homens, fazem uso de álcool previamente no intuito de promover uma pseudossedação.

Todos os cirurgiões sabem que, quando extremamente necessário, podem realizar uma cirurgia quando o paciente está em uso destes medicamentos, porém, isto aumenta o tempo cirúrgico, dificulta a hemostasia e a visualização do ato cirúrgico, compromete a cicatrização e complica o pós-operatório, levando o paciente a um quadro de ansiedade, já que o mesmo imagina que algum grave problema esteja ocorrendo. Desta forma, quando possível, aconselhamos adiar a cirurgia, caso o paciente esteja usando medicamentos ou substâncias que alterem a hemostasia.

Drogas capazes de alterar a hemostasia

- Fármacos que alteram a função plaquetária:
  - Agentes primariamente antiplaquetários:
    - AAS;
    - dextrana;
    - ticlopidina;
    - dipiridamol.
  - Fármacos aos quais a inibição da função plaquetária está associada a um prolongamento do tempo de sangramento:
    - AINEs;
    - antibióticos β-lactâmicos;
    - ácido e-aminocaproico (> 24 g/dia);
    - heparina;
    - ativadores do plasminogênio (estreptoquinase, uroquinase, ativador tecidual do plasminogênio).
- Fármacos que afetam fatores de coagulação:
  - Indução de anticorpos que inibem a função:
    - anticoagulante lúpico;
    - fenotiazinas;
    - procainamida;
    - anticorpos contra o Fator VIII;
    - penicilina;
    - anticorpos contra o Fator V;
    - aminoglicosídios;
    - anticorpos contra o Fator XIII;
    - isoniazida.
  - Inibidores da síntese de fatores de coagulação dependentes de vitamina K (Fatores II, VII, IX, X, proteínas C e S):
    - compostos cumarínicos;
    - moxalactam.
  - inibidor de síntese de fibrinogênio:
    - α-asparaginase.

■ COMPLICAÇÕES EM CIRURGIA DERMATOLÓGICA

◆ Fármacos descritos como causadores de trombocitopenia:

  ◖ Mecanismo imunológico proposto:

    ■ quinina/quinidina;   ■ ranitidina;
    ■ composto de sulfa;   ■ cimetidina;
    ■ ampicilina;   ■ danazol;
    ■ penicilina;   ■ procainamida;
    ■ diuréticos tiazídicos;   ■ carbamazepina;
    ■ furosemida;   ■ acetaminofeno;
    ■ clortalidona;   ■ fenilbutazona;
    ■ fenitoína;   ■ p-aminossalicilato;
    ■ α-metildopa;   ■ rifampicina;
    ■ heparina;   ■ acetazolamida;
    ■ derivados digitálicos;   ■ anazolina;
    ■ AAS;   ■ arsenicais.
    ■ ácido valproico;

  ◖ Mecanismos não imunes (síndrome hemolítico-urêmica):

    ■ mitomicina C;
    ■ cisplatina;
    ■ ciclosporina.

  ◖ Mecanismo indefinido:

    ■ compostos à base de ouro;
    ■ indometacina.

Hemostasia inadequada intraoperatória

Normalmente, sangramento abundante intraoperatório *acontece* devido a alguns dos seguintes fatores:

◖ Anamnese e orientação prévia mal feita.

◖ Falta de conhecimento cirúrgico apropriado para lidar com sangramentos.

◖ Ausência de material cirúrgico apropriado para "estancar" o sangramento.

◖ Falta de aparelhos adequados para promover a hemostasia.

◖ Iluminação inadequada para visualização do campo cirúrgico.

◖ Assistentes mal treinados para auxiliar na visualização e hemostasia do local exato.

Prevenção de sangramento

◖ História minuciosa quanto ao uso de medicamentos que afetam a coagulação.

◖ Orientar os pacientes apresentando uma lista dos medicamentos que devem evitar.

◖ Suspender estes medicamentos por no *mínimo (se possível)*, 7 dias antes e 7 dias após a cirurgia.

◖ Exames laboratoriais: apenas se houver história pregressa de distúrbios da coagulação, familiares ou pessoais, *e*/ou cirurgia grande e demorada.

Como reconhecer um possível distúrbio hemorrágico

Anamnese

Que perguntas fazer?

◖ Faz uso de medicamentos anticoagulantes? Faz uso de AAS? Que medicamento utiliza frequentemente? E esporadicamente?

Se apresentar história prévia de sangramento, perguntar:

◖ Qual é a evolução do sangramento? Desde o nascimento?

◖ Qual é a frequência e a duração dos episódios? Em que situações ocorreram? Ocorreram em extrações dentárias ou procedimentos odontológicos?

◖ A hemorragia é espontânea? Ocorre apenas após traumas? Sangramento menstrual abundante? Após o parto, o sangramento foi anormal?

◖ Em que local ocorre a hemorragia? Pele, mucosas, articulações, trato geniturinário, gastrointestinal?

◖ Apresenta história familiar?

Infecção

Infecção em cirurgia dermatológica não é frequente e dificilmente ocorre quando o dermatologista age de maneira cuidadosa, com assepsia correta, orientação e cuidados. No caso de procedimentos invasivos ou extensos, o dermatologista pode utilizar antibióticos apropriados evitando-se infecção. Ocorre em torno de 1-2% dos procedimentos.

A gravidade das infecções pós-cirúrgicas varia desde um leve eritema até a formação de abscessos e muito raramente bacteremia. Quando ocorrem, promovem demora na cicatrização, deiscência e consequente cicatriz inestética.

Normalmente, no início de uma infecção cirúrgica, é difícil diferenciar um processo infeccioso de uma resposta inflamatória ao trauma cirúrgico, irritação à sutura ou dermatite de contato já que, habitualmente, as infecções apresentam-se após o 4º PO. De início, manifestam-se clinicamente como eritema discreto, para após evoluírem para dor, calor, inchaço, edema e pustulização.

Para identificarmos clinicamente uma infecção logo no início, algumas dicas são importantes: queixa de dor com intensificação e persistência após o 1º PO (já que dor não é frequente após o primeiro dia pós-cirúrgico) e cicatrização demorada. Sinais e sintomas sistêmicos como linfadenopatia, febre, calafrios e alterações no nível de células brancas ocorrem posteriormente.

Na maioria das infecções em cirurgia dermatológica, o *Staphylococcus aureus* está presente, porém, outros tipos de bactérias podem estar envolvidos como *Streptococcus*, Gram-negativos, pseudomonas etc.

Os locais mais propícios para infecções são: localizações colonizadas por *Staphylococcus,* como narinas e região perianal; regiões mal vascularizadas; regiões de exposição de cartilagem (orelhas) e outras, como axilas.

Na maioria das vezes, por praticidade, utilizamos antibióticos que atinjam estafilococos e eventualmente estreptococos, porém, o correto seria a identificação do agente através de antibiograma e cultura do material, na presença de secreção.

No caso de suspeita de infecção, sempre devemos fazer drenagem completa de qualquer secreção presente, eliminando este meio de cultura e, quando necessário, fazer a remoção da sutura, pois esta (que na maioria dos casos já está alargada e contaminada) pode dificultar a limpeza.

Curativos com gaze, compressas e "absorventes" se fazem necessários quando as feridas são profundas porque absorvem a secreção purulenta, diminuindo o meio de cultura.

Doenças, hábitos e fatores de risco para infecção e cicatrização

- Diabetes.
- Tabagismo e alcoolismo.
- Hepatopatias e nefropatias.
- Desnutrição.
- Idosos.
- Transplantados.
- Obesidade.
- Desordens da coagulação.
- Imunodeficiências.
- Uso de imunossupressores.

Necrose

A morte tecidual resulta da diminuição do oxigênio ao nível circulatório, levando à isquemia seguida de necrose, e ocorre em cirurgia dermatológica, principalmente por falha da técnica cirúrgica e erro na programação prévia da cirurgia.

A principal causa de necrose é a excessiva tensão nos bordos distais da sutura cirúrgica, provocada, na maioria das vezes, por falha na programação e técnica intraoperatória. Os retalhos e enxertos são a principal fonte de necrose pós-cirúrgica. Nos retalhos, ocorrem por erro na anamnese ou falha na programação cirúrgica prévia, promovendo aproximação forçada das bordas para fechamento da ferida cirúrgica, levando a tensão, isquemia e necrose (Figura 21.2).

Outros fatores que promovem tensão excessiva são: hematoma, infecção ou sutura em locais de forte tração, como dorso e membros.

A infecção gera tensão devido ao aumento de líquido, promovendo edema com consequente tensão das bordas, isquemia e necrose.

A manipulação inadequada do tecido por instrumental cirúrgico ou técnica inadequada promove esmagamento das bordas, com isquemia tecidual local e posterior necrose. Quando isto acontece, o mais apropriado é cortar a área mal manipulada "reavivando" o tecido para posterior sutura.

Tabagismo aumenta o risco de necrose, principalmente nos casos em que se realizam retalhos, enxertos ou cirurgias cosméticas. Isto se deve à vasoconstrição causada pela nicotina e à hipóxia causada pelo monóxido de carbono. É importante orientar os pacientes a suspender o uso de cigarros 5 dias antes e 1 semana após procedimentos grandes, como retalhos e enxertos.

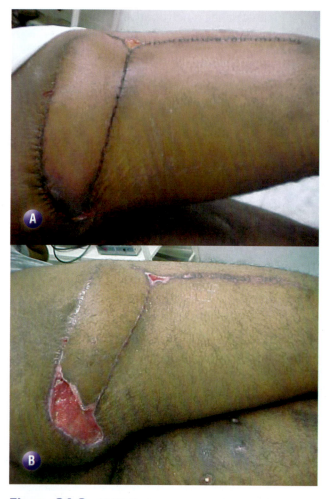

Figura 21.2 – **(A-B)** *Paciente portador de hidrosadenite supurativa submetido a retalho de transposição. Repare na porção distal do retalho a presença de isquemia que, posteriormente, evoluiu para necrose e perda de sua porção distal.*

Possíveis causas de necrose em cirurgia dermatológica

- Tensão.
- Suturas amarradas firmemente, simples ou intradérmica.
- Manipulação compressiva das bordas distais com instrumentais cirúrgicos.
- Retalhos com comprimento-base acima de 3:1.
- Suprimento sanguíneo inadequado.
- Hematoma.
- Seroma.
- Infecção.
- Cirurgias sobre cicatrizes.

Deiscência

Deiscência é a separação (alargamento) das bordas da sutura e, na maioria dos casos, deve-se a erro cirúrgico, sendo facilmente prevenida através de uma boa técnica cirúrgica. Como exemplo clássico citamos as suturas altamente tensionadas após retalhos mal calculados.

A deiscência pode ocorrer a partir de infecção, sangramento ou retirada precoce dos pontos; infecção e sangramento podem causar deiscência devido à formação de coleção líquida, promovendo aumento do volume, aumento da tensão, seguido do rompimento da sutura, necessitando fazer a retirada precoce desta. Normalmente, os dermatologistas são procurados para resolver este tipo de complicação, principalmente em abdominoplastias realizadas por outras especialidades.

Nas situações em que ocorre hematoma ou infecção detectáveis, é aconselhável fazer, inicialmente, drenagem total do hematoma e limpeza da infecção, isto não sendo possível, devemos fazer a retirada precoce dos pontos, para limpeza da cicatriz, ocasionando, na maioria das vezes, deiscência cicatricial.

Na presença de hematoma ou infecção, mesmo optando pela retirada dos pontos na data correta, a chance de formação de deiscência ainda é muito grande.

Quando ocorre deiscência, podemos optar pela cura por segunda intenção ou então fazemos a correção através da limpeza da ferida cirúrgica e "reavivação" das bordas com sutura a seguir. Devemos sempre lembrar que, na presença de infecção, nunca devemos optar por nova correção cirúrgica.

Complicações em procedimentos dermatológico-cosméticos

Ocorrem quando fatores importantes são esquecidos na tríade citada abaixo:

- A – quanto ao paciente.
- B – quanto ao produto ou tecnologia.
- C – quanto ao profissional.

A – Quanto ao paciente

A maioria das complicações cosméticas dermatológicas pode ser, na maior parte das vezes, facilmente prevenida se for realizado um pequeno questionário:

- Você tem alergia a algum anestésico ou substância?

  Principalmente nos casos em que houver a necessidade da realização de anestesia tópica, uso de antissépticos como iodo ou antibióticos tópicos. Atualmente, há vários relatos de reações alérgicas a lidocaína 4% tópica levando, inclusive, a edema de glote.

- Você apresenta marca-passo?

  Quando formos utilizar aparelhos elétricos, principalmente eletrocautérios não protegidos e radiofrequência.

- Você faz uso de algum anticoagulante?

  Importante esclarecer ao paciente quais são os nomes comerciais destes medicamentos. Suspender 10 dias antes e 10 após.

- Você tem alguma doença preexistente (distúrbios da coagulação, doença vascular periférica, endocardite, herpes recorrente, diabetes, resistência baixa)?

  No caso de preenchimentos labiais ou *lasers* ablativos, pacientes que apresentam herpes recorrente devem ser submetidos a profilaxia antiviral prévia. O ideal é iniciar 2 dias antes e manter por no mínimo 5 dias após.

- Você faz uso de propanolol?

  Você tem boa cicatrização – queloide, cicatrizes pós-trauma ou cirúrgicas, hipocrômicas ou hipercrômicas?

  Pacientes com história ou suspeita de queloide não devem ser submetidos a qualquer procedimento traumático, ablativo dérmico ou abrasivo. Pacientes negros ou bronzeados não devem ser submetidos a *lasers* ou luz intensa pulsada com comprimentos de onda e velocidade específicas para o tratamento de peles claras (fototipos baixos).

- Você teve exposição solar no último mês?

  No passado praticamente todos os *lasers* promoviam complicações em peles negras ou bronzeadas. Atualmente, pacientes bronzeados estão proibidos em uma parcela dos tratamentos utilizando *lasers*. Para o uso de luz intensa pulsada é proibida exposição solar 1 mês antes.

- Você já realizou algum preenchimento prévio?
- Qual substância foi aplicada?

  Atualmente, muitas substâncias de má e boa qualidade estão sendo injetadas por diversos profissionais dermatologistas, médicos de outras especialidades e de outras profissões não habilitadas. Desta forma, quando o paciente não sabe o material utilizado, aconselhamos não realizar o procedimento. Quando o paciente conhece a substância, aconselhamos a realização obrigatória de um termo de compromisso assinado pelo próprio paciente, especificando a substância previamente utilizada, pois, se ocorrer uma complicação devido à mistura de duas substâncias, o paciente leigo irá procurar ajuda ou direitos legais sobre o último aplicador. Assim, aconselhamos não misturar produtos preenchedores desconhecidos, pois aumenta o risco de complicações.

- Você já usou isotretinoína? Parou há quanto tempo?

  A isotretinoína altera a cicatrização. Portanto deve ser aguardado 1 ano para procedimentos cirúrgicos e ablativos profundos, 6 meses para procedimentos abrasivos médios e superficiais, como *peelings* médios ou microdermoabrasão e 2 meses para luz intensa pulsada. Preenchimentos e toxina botulínica podem ser utilizados conjuntamente ou imediatamente após.

- Você tem diabetes?

  Perigoso em procedimentos cirúrgicos de extremidades e pernas por dificultar a cicatrização. *Exemplo:* cirurgia da unha encravada ou retirada cirúrgica de tumores em membros inferiores.

- Alcoolismo e tabagismo?

  Alteram a cicatrização e o tempo de recuperação.

B – Quanto ao produto ou tecnologia

O dermatologista apenas deve utilizar produtos ou aparelhos cientificamente aprovados pelo FDA e que, para fins legais, tenham a liberação e aprovação do Ministério da Saúde de cada país. Importante realizar constantemente pesquisas científicas em revistas confiáveis e questionar a fidelidade dos artigos científicos publicados, já que, atualmente, em alguns casos, pode haver interesses comerciais ocultos envolvidos.

C – Quanto ao profissional

O dermatologista ou outro especialista reconhecido pela AMB deve estar devidamente preparado e apto a realizar todos procedimentos que a dermatologia moderna oferece. Para isto, obrigatoriamente, necessita passar por residência em serviço reconhecido pelo MEC e credenciado pela Sociedade Brasileira de Dermatologia, com especialização e treinamento em cirurgia dermatológica. Além disto, deve realizar constantemente cursos preparatórios de aperfeiçoamento em novas técnicas e tecnologias com profissionais com reconhecida experiência.

Hiperpigmentação

A hiperpigmentação pode ocorrer após procedimentos cirúrgicos, porém é mais preocupante após intervenções cosméticas, pois afeta as unidades cosméticas manipuladas, promovendo descontentamento do paciente.

Pacientes de pele IV-VI apresentam maior risco de pigmentação, porém, qualquer tipo de pele pode apresentar alterações pigmentares após procedimentos descamativos e abrasivos, já que depende dos cuidados do paciente pós-procedimento, do produto ou método usado e da maneira como foi aplicado.

Normalmente, ocorre mais após *peelings* químicos. É a complicação mais frequente dos *peelings* químicos, sendo classificada em persistente ou não persistente (pois algumas hiperpigmentações involuem sem alterar a cor normal da pele). Ocorre transitoriamente em 67% dos *peelings* de fenol, sendo assim passageira na maioria dos casos. Nos casos de *peelings* após ácido tricloroacético 10-35% pode ocorrer hiperpigmentação persistente.

Alguns fatores aumentam a chance de hiperpigmentação, como o uso de anticoncepcionais orais, gravidez, exposição solar e uso de drogas fotossensíveis. As áreas mais sensíveis à hiperpigmentação são a linha mandibular e a região perioral.

Hipopigmentação

A hipopigmentação é uma complicação que pode ocorrer tanto no pós-cirúrgico como após tratamentos estéticos, como *peelings e laser*. Quanto maior o comprometimento reticular dérmico, maior a chance de provocar hipocromia. Pacientes de pele branca apresentam maior tendência à hipocromia pós-cirúrgica.

Trata-se de uma das complicações mais frequentes após *laser resurfacing*, *laser* de diodo, fenol Baker-Gordon e dermoabrasão (30-50%). Também comum

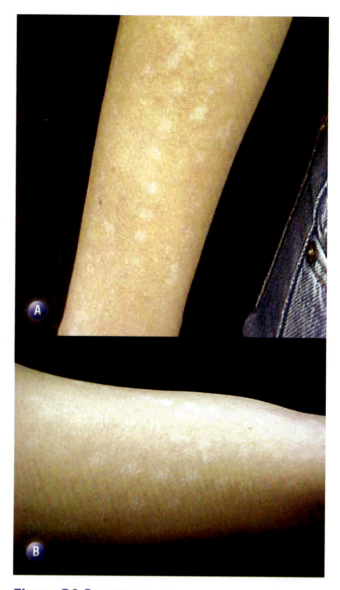

Figura 21.3 – **(A-B)** *Hipocromia após laser de diodo. Esta paciente omitiu que estava bronzeada, antes da sessão de laser. Foi tratada após com sucesso com pimecrolimo, obtendo repigmentação após 6 meses. Atualmente resolvemos esse tipo de problema com Excimer Laser.*

nos procedimentos cirúrgicos em que se utiliza eletrocauterização e radiofrequência e ocorre com menor frequência após *peelings* químicos (Figura 21.3).

Mílio

Estes pequenos cistos epidermoides são uma das mais frequentes alterações após dermoabrasão (Figura 21.4) e *laser*, e aparecem normalmente após 3-4 semanas pós-procedimento. A formação de mílio ocorre principalmente após comprometimento dérmico e deve-se à oclusão das glândulas sebáceas

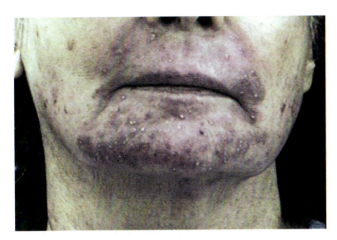
Figura 21.4 – *Mílio após dermoabrasão.*

pelo próprio processo de regeneração cutânea ou ao uso de produtos oleosos no pós-procedimento.

Queloide

O queloide é uma complicação importante em cirurgia dermatológica, pois quando ocorre, promove deformidades estéticas que comprometem a aparência e a qualidade de vida do paciente. Assim, queloide é pergunta obrigatória na anamnese e em todos os termos de esclarecimento e responsabilidade.

O cirurgião dermatológico deve sempre perguntar sobre a tendência pessoal do paciente em desenvolver esta complicação, bem como sua origem de pele e descendência, já que ocorre mais em negros que em qualquer outra raça e com frequência elevada em orientais.

Um fato muito importante *é evitar* métodos abrasivos (demoabrasão, *laser*) antes de 12 meses após o uso de isotretinoína oral, pois há relatos de formação de queloides.

As diferenças entre o queloide e a cicatriz hipertrófica é que o queloide adquire proporções maiores que a cicatriz hipertrófica, estendendo-se além dos limites da injúria cirúrgica ou traumática por procedimentos, e as fibras colágenas apresentam-se mais desorganizadas no queloide.

As áreas mais sensíveis à formação de queloides são a região esternal, ombros, dorso, lóbulo de orelha (Figura 21.5) e linha mandibular.

Cicatrização hipertrófica

Esta complicação pode ocorrer após cirurgia dermatológica, porém não avança além dos limites da incisão e também pode diminuir lentamente durante os 6 primeiros meses, diferente do queloide, que não apresenta melhora. A diferenciação entre cicatriz hipertrófica e queloide foi descrita anteriormente.

Ocorre com mais frequência devido à localização do procedimento (conforme citado), sutura tensionada ou alargada, má programação prévia à cirurgia, maus cuidados pós-cirúrgicos, má classificação da pele antes de procedimentos utilizando luz e inexperiência ou conhecimento de aparelhos de *laser* ou LIP em fototipos elevados.

Raramente ocorre em procedimentos como *peelings* superficiais ou luz intensa pulsada. Ocorre na proporção de 1-2% em *peelings* médio-profundos.

Causas que favorecem a cicatriz hipertrófica são: uso de isotretinoína prévia (sendo aconselhável aguardar 8-12 meses após o término do tratamento, para procedimentos com dano dérmico), preparo intenso prévio da pele (pois este preparo retira a capa córnea protetora e torna o procedimento mais agressivo), escolha mal indicada do paciente (p. ex., pacientes jovens apresentam maior risco de cicatrização hipertrófica quando submetidos a *peelings* médio-profundos), ou quando se associam duas substâncias de potência médio-profunda (Figura 21.6).

Cicatrização atrófica

Uma cicatrização deprimida pode surgir após *peelings* médio-profundos, dermoabrasão, *laser* e procedimentos cirúrgicos por comprometimento da camada dermorreticular podendo continuar atrófica ou evoluir, em alguns casos, naturalmente de atrófica para hipertrófica posteriormente, em uma tentativa desorganizada do organismo em reparar aquela depressão (Figura 21.7).

Herpes

Métodos abrasivos aumentam a chance de ativação do herpes simples, principalmente nos casos em que se utiliza *laser* e dermoabrasão, na área perioral ou *full face*. Pode ocorrer também após *peelings* químicos, preenchimentos ou radiofrequência.

No passado, a maioria dos dermatologistas não realizava procedimentos estéticos em pacientes com história de herpes recidivante, ou com história de ativação por queda na imunidade. Porém, com o surgimento dos antivirais orais ficou fácil fazer a prevenção, de modo que dificilmente ocorrerá herpes

■ COMPLICAÇÕES EM CIRURGIA DERMATOLÓGICA

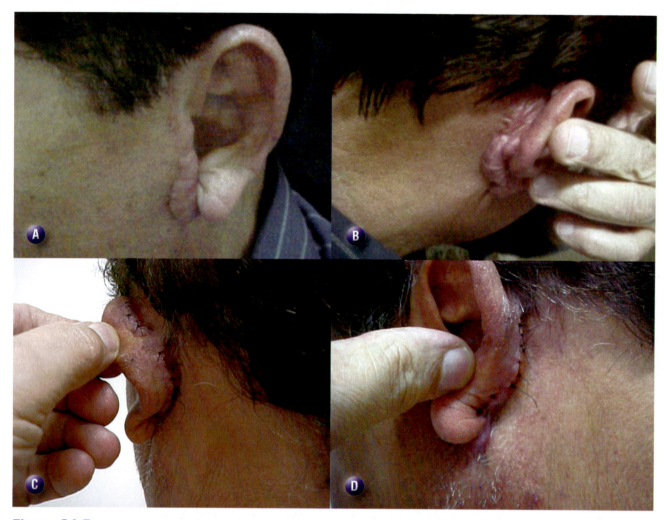

Figura 21.5 – **(A-D)** Este paciente evoluiu com queloide intenso após minilifting. A sutura tensionada e a própria tendência podem ser as causas. Solucionamos este problema através de enucleação da porção central da lesão e infiltrações sequenciais inicialmente de corticoide e, posteriormente, de bleomicina com intervalo de 1 mês.

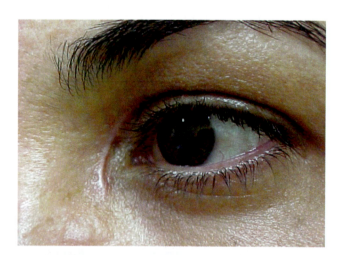

Figura 21.6 – Esta paciente foi submetida e exérese de xantelasma. A sutura no canto interno superior do olho é passível de cicatrização hipertrófica. Foi tratada com infiltração de triancinolona e involuiu com boa cicatrização.

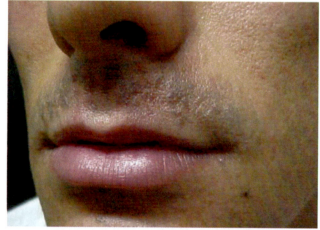

Figura 21.7 – Cicatriz atrófica após laser de diodo. Neste caso, o motivo foi a grande quantidade de cromóforos, que leva a uma maior absorção de energia e consequente queimadura da pele.

se for feito tratamento preventivo (na dose de 200 mg de aciclovir ou 125 mg de penciclovir, 12/12 h, 2 dias antes até 7 dias após).

Importante salientar que o herpes se manifesta de maneira diferente em métodos abrasivos, na maioria das vezes como erosões e não vesículas, já que a abrasão retirou a camada epidérmica onde seria formada a vesícula. A queixa do paciente de dor (principal sinal diagnóstico de herpes pós-procedimento) ardência ou prurido no pós-operatório (normalmente no primeiro dia PO), sugere esta complicação.

Cegueira

A cegueira trata-se de uma das mais temidas complicações possíveis de ocorrer, sendo obviamente não desejada nem esperada por qualquer profissional. A cegueira pós-procedimento dermatológico frequentemente decorre de erro médico, desconhecimento científico desta possibilidade ou por acidente.

Infelizmente, tivemos a oportunidade de conhecer uma paciente com cegueira pós-*laser* de CO_2 (decorrente da não colocação de protetores intraoculares adequados e obrigatórios). Também sabemos de casos de cegueira pós-preenchimento na glabela, não publicados (Figura 21.8).

Em 1998, após termos um caso de reação granulomatosa não infecciosa pós-preenchimento com ácido hialurônico na glabela, resolvemos pesquisar exaustivamente os motivos que tornam a região glabelar como a mais sensível a complicações com preenchimentos (Figura 21.9).

Desta forma, encontramos na literatura científica que esta região é onde a incidência de complicações ocorre com maior frequência (Figura 21.10).

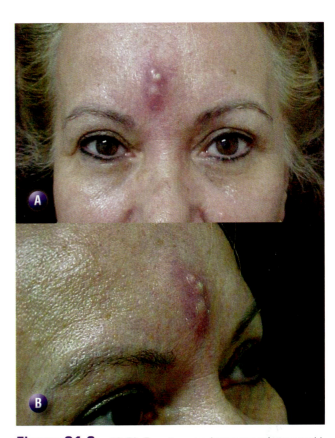

Figura 21.9 – **(A-B)** *Reação granulomatosa pós-preenchimento com ácido hialurônico na glabela. Esta paciente havia sido submetida a toxina botulínica 2 semanas antes pelo autor em 1998, quando ainda realizava preenchimento na glabela.*

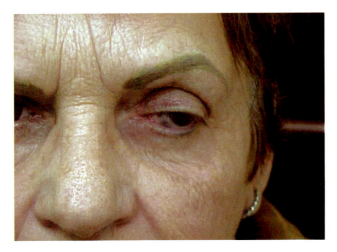

Figura 21.8 – *Esta paciente foi submetida a laser de CO_2 sem proteção intraocular. O olho sem tarja trata-se do olho danificado. Notem em seu olho esquerdo a colocação de prótese para disfarçar a ausência do globo.*

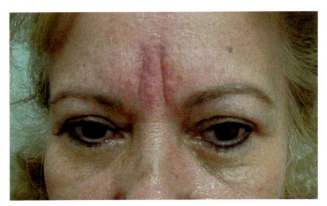

Figura 21.10 – *Mesma paciente da figura anterior. Resolução do problema após 3 meses. Foram realizados cultura e antibiograma, ambos negativos. Realizamos nesta paciente drenagem diária do conteúdo, até que todo o material injetado foi eliminado.*

As complicações ou reações adversas nesta área variam desde um eritema transitório até reações granulomatosas, oclusão arterial e cegueira. Apesar de alguns casos de cegueira total ou parcial, irreversíveis, terem sido relatados na literatura mundial após injeções de várias combinações de drogas na cabeça e no pescoço, há raros estudos que abordam o possível mecanismo pelo qual esta região é frequentemente comprometida por reações adversas e complicações oftalmológicas. Após exames e exaustivas pesquisas, apresentamos as prováveis causas e os mecanismos etiopatológicos que levam à perda da visão após um preenchimento e as apresentamos em 2003 no Congresso Brasileiro de Cirurgia Dermatológica, onde este trabalho foi premiado.

A glabela é, de longe, a área mais comum de necrose; 56% de todos os eventos de necrose relatados com o colágeno ocorreram na glabela. Esta forte predisposição sugere uma origem anatômica ou mecânica. Nós pesquisamos e encontramos que a glabela é suprida por poucos e menores vasos como nenhum outro tecido da linha medial. Desta forma, a circulação colateral da glabela também seria menos competente que a de outras áreas.

Há vários relatos na literatura de complicações com preenchimentos, sendo a grande maioria na região glabelar. Dois casos que evoluíram com complicações resultaram da injeção de uma combinação de acetato de metilprednisolona e epinefrina (anestésico local) em um caso, e no outro acetato de metilprednisolona e penicillina.

Os casos relatados na literatura sugerem que a injeção na região da cabeça e do pescoço conduz a um risco de oclusão vascular e amaurose, assim como outras mudanças no sistema nervoso. Injeção intravascular parece ser o mecanismo óbvio, entretanto há problemas em explicar a bilateralidade quando uma única injeção unilateral é realizada. Vascularização aberrante, *shunt* arteriovenoso, passagem pulmonar das drogas e fluxo arterial retrógrado foram considerados. Vasoespasmo parece ter um papel importante na fisiopatologia; e nos casos de injeção de corticosteroide, a microembolização parece ser relatada em uma série de eventos.

A vascularização na região glabelar é pobre e predominantemente terminal, como citado a seguir:

- Artéria supraorbitária, artéria etmoidal anterior, artéria supratroclear e artéria dorsal do nariz (ramos da artéria oftálmica).

- Ramo nasal lateral e artéria angular (ramos da artéria facial).

- Ramo frontal da artéria temporal superficial.

Desta maneira, qualquer material poderia promover obstrução destas pequenas artérias, Além disso, a ruga que se forma na região glabelar é primariamente dinâmica, sendo assim quando se introduz um preenchedor nesta região, este é deslocado pelo movimento dinâmico.

Também quando associamos a toxina botulínica concomitante com o preenchimento, geramos uma paralisação da musculatura, com estiramento secundário da pele que fica sobre o preenchimento, e desta forma ocorre uma compressão deste material preenchedor sobre a pobre circulação da região, com possibilidade de isquemia dos pequenos vasos e oclusão arterial terminal.

A literatura científica relata dois casos de perda parcial da visão após aplicação de colágeno na região glabelar (provavelmente por obstrução da artéria retinal) e também dois casos pelo uso de corticoide injetável, conforme relatos descritos a seguir.

Relatos de casos de trabalhos científicos

Caso 1

Após injeção de depocorticosteroide, penicilina e lidocaína em região da fossa tonsilar direita e esquerda.

Paciente saudável sem história de doença familiar ocular. O exame clínico dos olhos foi normal. O fundo de olho foi caracterizado por uma lesão circular, irregular e esbranquiçada, compatível com infarto retinal. Foi possível identificar segmentos definidos de materiais embólicos, alguns dos quais chegavam a medir 1 mm. O diagnóstico de oclusão por múltiplos êmbolos da retina e conjuntiva dos olhos foi feito. O exame ocular, 9 meses após, evidenciou diminuição da acuidade visual.

Caso 2

Uma mulher branca de 47 anos desenvolveu cegueira repentina bilateral 1 minuto após a injeção de 3 cc (2 cc lidocaína 1% com 1:100.000 de epinefrina e 1 cc de suspensão de metilprednisolona) dentro da região da fissura ptérigo-palatina direita com a finalidade de bloquear o nervo trigêmeo, devido à queixa de dor nasal em região maxilar direita. O lado direito da face estava mais eritematoso que o lado esquerdo. A paciente apresentou uma rápida desorientação perguntando onde ela estava e queixando-se de dor severa na linha média da região frontal. Ela também se queixou de náusea e vômitos três vezes durante 20 minutos. As pupilas tornaram-se fixas em posição mediana, sem dilatação ou constrição, mas não responsivas à luz. O exame do fundo de olho revelou comprometimento da vascularização da retina com depósitos visíveis esbranquiçados intravasculares, mais numerosos à direita do que à esquerda. O diagnóstico de oclusão por múltiplos êmbolos foi realizado.

Provável mecanismo que leva à cegueira

O mecanismo que leva à cegueira nunca foi comprovado.

Materiais e métodos

Realizado estudo com *duplex scan* no Serviço de Radiologia do Hospital de Base de São José do Rio Preto, com o objetivo de avaliar a porcentagem de pacientes com obstrução grave da artéria carótida interna, que apresentavam reversão do fluxo carotídeo, para demonstrar os mecanismos e trajetos que levam a uma maior incidência de complicações ao nível da região glabelar. O estudo foi realizado na região cervical, em um total de 122 pacientes (N = 122), de ambos os sexos, com idade variando entre 43 e 79 anos, no período de maio a outubro de 2003, e nas regiões glabelar, orbitária e periorbitária no período de novembro a dezembro de 2003.

Resultados

- Foi observada obstrução grave (maior que 70%) da artéria carótida interna em 14 pacientes analisados (11,4%).

- Entre novembro e dezembro de 2003, os 14 pacientes foram novamente convocados para realização do *color doppler* da região glabelar, orbitária e periorbitária, no entanto, apenas sete pacientes compareceram.

- Foi documentada reversão do fluxo carotídeo em três dos sete pacientes analisados (43%).

- O trabalho traz uma nova abordagem pela qual a cegueira seria consequência de uma circulação colateral secundária a um processo patológico

prévio (devido a lesões obstrutivas hemodinamicamente significativas da artéria carótida interna, que estimulariam a formação de eixos secundários de circulação colateral, com o objetivo de manter o suporte sanguíneo cerebral). A obstrução posterior desta colateral pelo preenchimento levaria à cegueira. A participação deste eixo secundário evidencia-se através da visualização do fluxo retrógrado pela técnica *duplex scan* nas artérias oftálmicas.

- Até hoje nenhum trabalho havia conseguido explicar o mecanismo que leva um preenchimento a promover cegueira.

- Nossos resultados evidenciaram que a reversão do fluxo carotídeo (sistema carotídeo externo para o interno) em pacientes com obstrução hemodinamicamente significativa da artéria carótida interna é um evento comum, possível de ser documentado, podendo acarretar sérias consequências, sendo a mais temível a cegueira.

- Foi muito importante ter elucidado este mecanismo para evitar que este tipo de procedimento seja realizado na glabela.

- A cegueira é uma complicação gravíssima. Muitos são os dermatologistas que ainda realizam este procedimento nas regiões glabelar e periorbitária. Extremamente procurado nos dias de hoje, muitos são os profissionais que realizam este método e muitos são os especialistas que desconhecem os efeitos graves e indesejáveis que pode acarretar. Este trabalho traz uma nova abordagem do perigo da introdução de qualquer material nesta área. O mecanismo que leva à cegueira nunca antes havia sido elucidado.

Complicações em procedimentos dermatológicos atuais

Laser

A esmagadora maioria das complicações após procedimentos utilizando *laser* ocorre devido a má anamnese, orientação, cuidados básicos de biossegurança e classificação do tipo de pele. Desta maneira, torna-se fundamental, dentro da consulta dermatológica, orientar cuidadosamente o paciente sobre a importância da fotoproteção e da necessidade de se evitar qualquer exposição solar que cause um mínimo de bronzeamento pelo menos 1 mês antes e 15 dias após o procedimento a *laser*.

Laser de CO$_2$

Os *lasers* de CO$_2$ operam na porção invisível do espectro eletromagnético: em 10.600 nm. Como o cromóforo-alvo é a água, sua penetração é inicialmente superficial, vaporizando todas as estruturas superficiais. Desta forma, a falta de experiência, o uso de densidades e energias mal calculadas ou o excesso de "passadas" podem provocar cicatrizes atróficas. A hipocromia pós-*laser* de CO$_2$ também é muito comum, sendo esta a complicação mais frequente.

Outras complicações também possíveis e relatadas são herpes, mílio, hiperpigmentação, cicatriz hipertrófica, sinéquia e cegueira (Figura 21.11).

Laser Erbium:YAG

Apresenta como complicações mais frequentes hipopigmentação, hiperpigmentação e mílio. Porém, como trabalha com comprimento de onda de 2.940 nm, menor que o *laser* de CO$_2$, apresenta menos complicações que o *laser* de 10.600 nm.

Laser de diodo

O *laser* de diodo é consagrado mundialmente como uma das mais efetivas técnicas de epilação duradoura. As principais complicações ocorrem por falta de proteção solar prévia ou por má observação e classificação do tipo de pele a ser tratado. A complicação mais frequente é a hipocromia. Frequentemente ocorre em pacientes bronzeados ou com fototipo alto. A hipocromia, na maioria dos casos, é transitória e pode ser melhorada com imunomoduladores (pimecrolimo ou tacrolimo) e/ou *laser excimer* (melhor opção).

Cicatrizes atróficas podem acontecer, principalmente quando se utilizam energias altas, ou se existe uma grande concentração de pelos (cromóforo-alvo em excesso), sendo, neste caso, necessário utilizar energias abaixo do basal inicial. Em tais situações, as cicatrizes normalmente se tornam definitivas se não tratadas. A terapêutica destas cicatrizes é semelhante às técnicas utilizadas para correção das cicatrizes de acne, sendo preferidos os minienxertos retroauriculares no caso de serem distróficas.

Luz intensa pulsada

A maioria das complicações utilizando luz intensa pulsada ocorre quando são esquecidos itens de prevenção semelhantes aos citados com *laser*. As mais comuns são hipopigmentações, hiperpigmentações e cicatrizes. Hiperpigmentação é mais frequente em pacientes que já apresentam melasma ou tendência a ele. Nestes pacientes aconselhamos não realizar a LIP, pois agrava o melasma.

A hipopigmentação ocorre quando o paciente apresenta a pele bronzeada ou em fototipos altos mal selecionados para o procedimento, ou quando importantes fatores são desconhecidos ou esquecidos pelo profissional como resfriamento (quanto mais alta a temperatura do resfriamento, menor proteção à pele), fluências muito altas, ou fluências elevadas em áreas com grande concentração de cromóforos (Figura 21.12).

Preenchimentos

Os preenchimentos constituem hoje o segundo procedimento mais utilizado em todo o mundo para retardar o envelhecimento, perdendo apenas para a toxina botulínica. As complicações com preenchimentos atuais diferem das complicações dos preenchedores mais utilizados no passado.

No passado, as principais complicações com preenchedores estavam relacionadas à natureza e evolução do material, como parafinomas (parafina), migração (silicone), reações granulomatosas (acrilamidas) e reações alérgicas de hipersensibilidade (colágeno bovino).

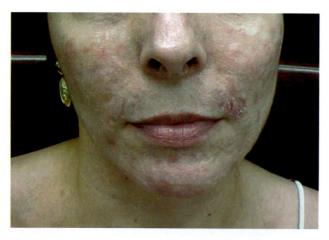

Figura 21.11 – *Paciente submetida a laser de CO$_2$. Neste caso, provavelmente energias suficientemente altas lesaram a derme reticular profunda, promovendo cicatrizes distróficas. Nesta paciente, realizamos múltiplas técnicas de correção, obtendo um grau de melhora aceitável em torno de 50%.*

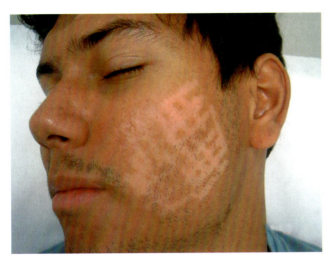

Figura 21.12 – *Hipocromia após luz intensa pulsada. Observem que a pele deste paciente se apresentava bronzeada. (Foto cedida pelo Dr. Moisés Albuquerque.)*

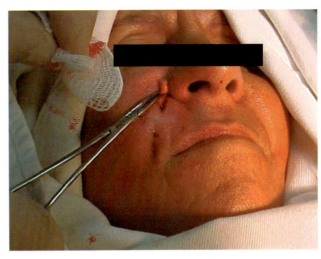

Figura 21.14 – *Extrusão de fio de politetrafluoroetileno (PTFE) em sulco nasolabial. Este tipo de fio foi abandonado devido a frequentes casos de extrusão.*

Atualmente, os preenchedores evoluíram em sua pureza, qualidade, características e fiscalização quanto à sua procedência, diminuindo a quantidade de complicações. No entanto, apesar de ocorrerem menos, quando acontecem são mais graves e, na maioria das vezes, intratáveis. Desta forma, as principais complicações com os preenchedores atuais são reações granulomatosas não infecciosas e infecciosas, extrusão (politetrafluoroetileno), necrose (PMMA) e cegueira (colágeno, PMMA e ácido hialurônico). Muitas destas complicações, infelizmente, não são publicadas, porém são relatadas e por sermos estudiosos no manejo destas complicações, constantemente recebemos pacientes necessitando de ajuda (Figuras 21.13 a 21.17).

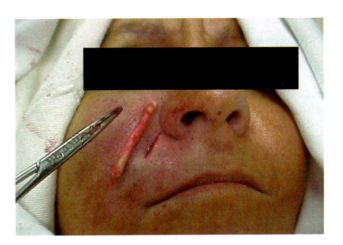

Figura 21.15 – *Realizamos uma sutura simples, com resolução do problema e ótimo resultado estético final.*

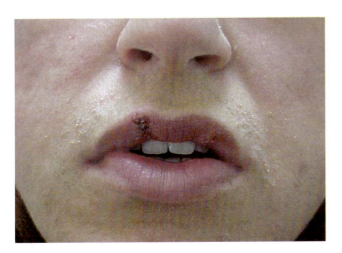

Figura 21.13 – *Rejeição de silicone líquido em paciente que realizou autoaplicação.*

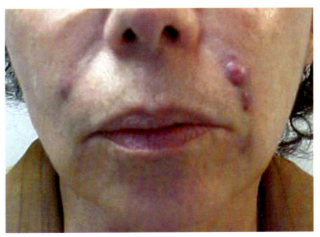

Figura 21.16 – *Reação granulomatosa após ácido hialurônico injetável.*

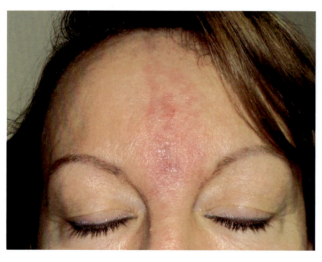

Figura 21.17 – *Isquemia importante após aplicação de preenchimento na glabela.*

Preenchimentos – complicações e manejo

As complicações podem ser divididas em imediatas, precoces ou tardias conforme o tempo de evolução. As complicações imediatas são mais perigosas que as precoces. As precoces, mais perigosas que as tardias, mas qualquer fase pode ter danos intensos, inclusive levando ao óbito.

Complicações imediatas (0-2 dias)

Incluem aplicações em plano incorreto, hematomas, lesões vasculares e cegueira.

Cegueira, glabela e áreas de risco para preenchedores

A glabela origina-se do latim *glabella* (sem pelo), e corresponde à região localizada entre as sobrancelhas e a eminência mediana, na parte vertical do osso frontal. Durante séculos esta área foi esquecida, sem importância médica. A ruga ali localizada apresentava apenas valor estético e sinalizava o avançar da idade, preocupação, dificuldade visual e excesso de atenção. Ganhou importância a partir do culto à beleza e principalmente após o surgimento do colágeno e da toxina botulínica para fins estéticos.

A ruga glabelar é formada pela tração dos músculos corrugador, prócero e orbicular do olho, e participa na expressão da censura e preocupação. Apresenta-se naturalmente quando o músculo traciona as sobrancelhas medialmente e para baixo à luz do sol brilhante e auxilia na dificuldade visual.

Vários casos de cegueira total ou parcial, irreversíveis, têm sido relatados na literatura após injeções de diversas combinações de drogas na cabeça e no pescoço. As áreas de risco para a aplicação de preenchedores são a glabela, porção laterossuperior do nariz, porção lateral superior do supercílio, e porção lateral da parte superior do sulco nasolabial.

Todos os preenchedores podem apresentar riscos de complicações precoces e/ou tardias. A glabela é, de longe, a região mais comum de necrose após a realização de um preenchimento. De todos os eventos de necrose relatados com o colágeno, 56% ocorreram na glabela. Também são relatados quatro casos de perda parcial da visão após aplicação de preenchimento na região glabelar, um caso relacionado com polimetilmetacrilato e três casos com implante de gordura autóloga.

Esta forte predisposição sugere uma origem anatômica ou mecânica. A glabela é suprida por poucos e pequenos vasos como nenhum outro tecido da linha medial. Desta forma, a circulação colateral da glabela também seria menos competente que a de outras áreas. A vascularização na região glabelar é pobre e predominantemente terminal. Desta maneira, qualquer material poderia promover obstrução destas pequenas artérias. Reações granulomatosas infecciosas e não infecciosas também são mais incidentes nesta região.

Não havia nenhum trabalho que tentasse explicar o mecanismo que leva um preenchimento a promover cegueira. Vascularização aberrante, *shunt* arteriovenoso, passagem pulmonar das drogas, vasoespasmo, microembolização e fluxo arterial retrógrado foram considerados como hipóteses.

Realizamos trabalho para tentar compreender, através de estudo de imagem (*duplex scan*, também chamado *Doppler*), o mecanismo da inversão de fluxo e o trajeto que o preenchedor percorre até atingir a artéria central da retina, levando a cegueira.

O estudo foi realizado com varredura *duplex scan* no serviço de Radiologia do Hospital de Base de São José do Rio Preto, São Paulo, com o objetivo de avaliar a porcentagem de pacientes com obstrução grave da artéria carótida interna (maior que 70%) que apresentavam reversão do fluxo carotídeo, para demonstrar os mecanismos e trajetos que levam a uma maior incidência de complicações na região glabelar. O estudo foi realizado em duas fases. Na primeira fase, foi realizado *duplex scan* na região cervical, em um total de 122 pacientes

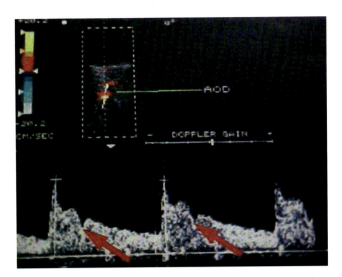

Figura 21.18 – Demonstração do fluxo sanguíneo da artéria oftálmica através do color Doppler. Curva de velocidade demonstrando incisura dicrótica característica da artéria oftálmica. (Fonte: Antonio CR, Antonio JR, Garcia AC, Correia AA. Glabellar region filling: examining the reasons for the high incidence of complications and blindness. Surg Cosmet Dermatol. 2012; 4(2):111-3.)

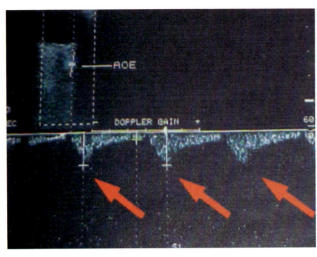

Figura 21.19 – Demonstração da curva de velocidade da artéria oftálmica com deflexão negativa. Obstrução significativa. Na seta, curva da velocidade com incisura dicrótica (aspecto em "V" na fase de desaceleração) que é um sinal característico da curva registrada na artéria oftálmica. (Fonte: Antonio CR, Antonio JR, Garcia AC, Correia AA. Glabellar region filling: examining the reasons for the high incidence of complications and blindness. Surg Cosmet Dermatol. 2012; 4(2):111-3.)

(N = 122), de ambos os sexos, com idades variando entre 43 a 79 anos, com a finalidade de detectar obstrução grave da artéria carótida interna. Na segunda fase, foram convocados os pacientes (14) que apresentaram lesão grave na artéria carótida interna para realização de *color Doppler* nas regiões glabelar, orbitária e periorbitária, com a finalidade de documentar reversão do fluxo carotídeo.

Foi observada obstrução grave (maior que 70%) da artéria carótida interna em 14 pacientes analisados (11,4%). Destes 14 pacientes com obstrução grave da artéria carótida interna, sete foram novamente analisados através do *color Doppler* em uma segunda fase, onde foi documentada reversão do fluxo carotídeo em três destes pacientes (43%).

Estes resultados sugerem que a cegueira resultante de preenchimentos realizados na glabela seria consequência de uma circulação colateral secundária a um processo patológico prévio. A obstrução posterior desta colateral pelo preenchimento durante a reversão do fluxo carotídeo conduziria este material até a artéria central da retina, levando à cegueira. A participação deste eixo secundário evidencia-se através da visualização do fluxo retrógrado pela técnica *duplex scan* nas artérias oftálmicas (Figuras 21.18 e 21.19).

Nossos resultados evidenciaram que a reversão do fluxo carotídeo em pacientes com obstrução hemodinamicamente significativa da artéria carótida interna é um evento comum, possível de ser documentado, podendo acarretar sérias consequências, sendo a mais temível a cegueira.

Aplicações em plano incorreto

Efeito Tyndall e hipercorreção

Existe um lema de segurança em preenchedores: "menos é mais". Esta regra sempre deve ser valorizada, para evitarmos a hipercorreção. A hipercorreção acontece quando uma quantidade acima do desejado é colocada em uma área. Já o efeito Tyndall ocorre quando o preenchedor, à base de acido hialurônico, é posicionado muito superficialmente, ocasionando uma coloração azul-acinzentada na pele.

O efeito Tyndall ocorre pelo fato de diferentes comprimentos de ondas de luz se dispersarem ou não, dependendo do tamanho das substâncias que elas encontram em seu trajeto. Embora popularmente chamado efeito Tyndall, ele é mais conhecido pelos físicos como dispersão de Rayleigh. Rayleigh demonstrou que a quantidade de luz que é dispersada é inversamente proporcional à quarta potência do comprimento de onda das partículas suficientemente pequenas (Figura 21.20).

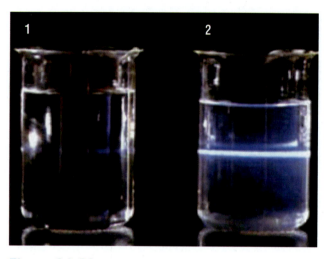

Figura 21.20 – *Dispersão de Rayleigh.*

Princípio similar explica o porquê das veias se apresentarem com coloração azulada na pele, apesar da cor vermelha do sangue transportado.

O manejo do efeito Tyndall e da hipercorreção é feito com a utilização de hialuronidase em diluição de 3 mL da solução adicionado a 3 mL de xilocaína com vasoconstritor. Deve ser marcada a área a ser tratada e injetado 0,01 mL por ponto, com distância de 1 mm entre os pontos. Segue-se uma massagem e em 1 a 2 minutos desaparece a hipercorreção. Há diversos relatos de hipersensibilidade a hialuronidase e edema de glote, devendo este manejo ser realizado sempre em local adequado para uma possível emergência.

Visibilidade do implante

Ocorre com hidroxiapatita de cálcio ou polimetilmetacrilato, principalmente. Massagem firme é geralmente suficiente para achatar a dispersão excessiva, superficial ou não estética, desde que realizada imediatamente ou nas primeiras horas após o procedimento.

Tratamento pode exigir intervenção cirúrgica ou perfuração simples com ponta de agulha e drenagem do conteúdo (Figura 21.21).

Comprometimento vascular e necrose

A ocorrência de necrose é uma complicação rara, mas clinicamente muito importante, causada pela interrupção do suprimento vascular em determinada área pela compressão, injúria e/ou obstrução dos vasos.

Quadro clínico:

- Embolização ou oclusão arterial de material geralmente causam na pele um imediato branqueamento, que pode aparecer em uma distribuição geográfica, e a dor pode ser de severa a mínima.
- Oclusão venosa pode ocorrer se quantidades excessivas de material são colocadas em uma pequena área, levando a congestão venosa excessiva. Associa-se com dor persistente e severa, edema, com o desenvolvimento de uma coloração violácea na área afetada.

Pode ocorrer em qualquer localização, porém a *glabela* é a área mais classicamente afetada, gerando necrose após a injeção. Esta complicação pode acontecer com o uso de qualquer tipo de preenchedor.

Qualquer técnica nesta área pode conduzir a necrose e inclusive cegueira.

O tratamento da oclusão arterial deve ser rápido e agressivo:

- Oclusão arterial torna-se evidente de imediato. A injeção deve ser interrompida e deve ser tentada aspiração, que pode aliviar o branqueamento (porém é muito difícil).
- A área deve ser massageada (vigorosamente no caso de derivados de ácido hialurônico), e para aumentar a vasodilatação, aplicar secadores de cabelo com ar quente e compressas de água quente.
- Vasodilatadores (nitroglicerina) podem ser utilizados para causar vasodilatação adicional.
- Injeção de hialuronidase pode oferecer algum benefício.

Tratamento da obstrução e oclusão venosa:

- Nitroglicerina e compressas quentes.
- Hialuronidase pode ser injetada no local.
- Oxigênio hiperbárico pode ser utilizado no caso de comprometimento vascular grave com necrose iminente.
- Erosões da pele devem ser tratadas com antibióticos.

Nitroglicerina

O que é nitroglicerina? Nitroglicerina, também conhecida como trinitroglicerina ou trinitrato de glicerina, é um composto químico explosivo obtido a partir da reação de nitração da glicerina. A fórmula

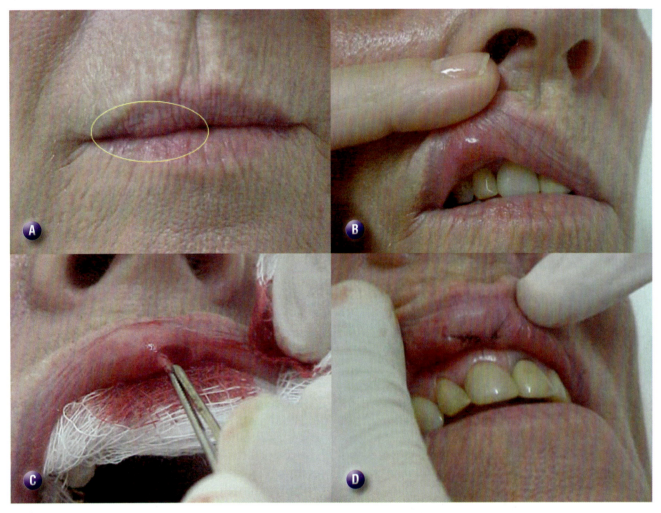

Figura 21.21 – **(A-D)** *Esta paciente teve aplicação de PMMA há 10 anos. Após este tempo o acúmulo de material passou a incomodá-la, provavelmente pelo envelhecimento, flacidez e alteração da estrutura labial com a idade. Foi submetida a remoção cirúrgica do produto.*

química da nitroglicerina é $C_3H_5N_3O_9$ (três átomos de carbono, cinco de hidrogênio, nove de oxigênio e três de nitrogênio).

Na medicina é utilizada como vasodilatador, no tratamento de doenças cardíacas, para o tratamento de enfermidades isquêmicas coronárias, infarto agudo de miocárdio e na insufiência cardíaca congestiva.

É administrado pelas vias transdérmica, sublingual ou intravenosa. Pertence ao grupo dos fármacos antianginosos. Quase todos os medicamentos atualmente usados para dilatar as coronárias são derivados da nitroglicerina.

O mecanismo do efeito da nitroglicerina nos doentes cardíacos foi descoberto por cientistas americanos (Robert Furchgott, Louis Ignarro e Ferid Murad, pelo qual receberam o Prêmio Nobel), que apresentaram estar relacionado aos mecanismos energéticos das células, nas mitocôndrias, e numa enzima que libera óxido nítrico (NO). Quando a nitroglicerina se transforma em NO, provoca um relaxamento muscular e, consequentemente, alarga as artérias. Recentemente, com o aumento do uso de preenchedores, elevou-se a frequência das complicações por obstruções vasculares, sendo a pasta de nitroglicerina um potente vasodilatador, permitindo que o vaso se dilate e o preenchimento deslize, minimizando ou resolvendo imediatamente a complicação.

Complicações precoces (3-14 dias)

Incluem os nódulos, granulomas e o angioedema.

Nódulos e granulomas

Pacientes em uso de anticoagulantes, com sinusite crônica, problemas dentários e infecções possuem uma maior tendência a desenvolver uma infecção após injeção de um preenchedor. Esses pacientes também podem estar propensos à formação de um biofilme ao redor ou no implante, causada por trauma em torno do local da injeção. Muitas complicações que eram anteriormente assumidas como granulomas de corpo estranho ou reações alérgicas são provavelmente devidas à formação de biofilmes.

Biofilme

Biofilme é uma agregação complexa de microrganismos marcada pela excreção de uma matriz adesiva extracelular e com função de proteção. Isto permite o desenvolvimento de uma comunidade de microrganismos caracterizada pela flutuação livre de células bacterianas e com grande diversidade genética. Esta formação permite interações complexas dentro da comunidade do biofilme, podendo levar ao desenvolvimento crescente de resistência aos antibióticos no interior dos mesmos. Este agregado de células resistentes a antibióticos forma comunicações químicas complexas com canais de água para distribuir nutrientes e promover cooperação bacteriana.

O tipo de "ecologia" que imaginávamos em relação aos procariotos, ou seja, células individuais crescendo de maneira planctônica (livres, em suspensão), raramente é encontrado na natureza. Sabe-se atualmente que, quando em seus hábitats naturais, via de regra as bactérias são encontradas em comunidades de diferentes graus de complexidade, associadas a superfícies diversas, geralmente compondo um biofilme, isto é, um ecossistema estruturado altamente dinâmico, que atua de maneira coordenada.

O biofilme é uma infecção de baixo grau, latente, com baixa resposta ao hospedeiro, alta resistência aos antibióticos e baixa possibilidade de uma cultura positiva. Detecção de biofilme em biópsias requer o uso de corantes fluorescentes de DNA ou outras reações químicas. Manipulação, trauma ou injeção de substância próximo a locais de próteses ou preenchimentos prévios podem ativar biofilmes. Isso resulta num quadro de infecção local com abscesso ou celulite; ou uma infecção sistêmica com sepse, resposta granulomatosa, como um granuloma de corpo estranho ou um nódulo. Os biofilmes podem explicar muitas das complicações de preenchimento, incluindo granulomas, nódulos, inflamação, abscessos e reações tardias. Os implantes mais suscetíveis a produzir um biofilme e complicações são os de longa duração ou de cargas permanentes.

Nódulos

Nódulos podem ocorrer imediatamente após 2 semanas, 1 ano ou após muitos anos. Eles podem ser não inflamatórios e não dolorosos ou inflamatórios e dolorosos. Nodularidade que persiste além dos primeiros dias após o tratamento deve ser abordada. Nódulos persistentes são classificados de acordo com a dor associada, sensibilidade ou vermelhidão, presença ou ausência de reação inflamatória. Nódulos não inflamatórios são provenientes de acúmulo de material de preenchimento. Observação e massagem suave são suficientes para o tratamento dessas imperfeições temporárias. Quando persistentes e derivados de ácido hialurônico (AH), os nódulos podem ser tratados com hialuronidase.

Nódulos inflamatórios preocupantes são vermelhos e dolorosos, devendo ser tratados como infecções. Se houver qualquer flutuação ou iminente chance de erosão na pele, incisão e drenagem com cultura deve ser realizada. O tecido é o meio preferido para cultura e, embora espécies de estafilococos e estreptococos predominem, as amostras devem ser semeadas em largo espectro e cultivadas sob condições aeróbias e anaeróbias, com observação por 10 a 21 dias.

Algoritmo de tratamento dos nódulos

- Nódulo não doloroso: desaparecimento provável se ele for AH. Acompanhamento por 1 a 2 semanas. Se o paciente for ansioso, pode-se recomendar massagem e tranquilizantes.
- Nódulos imediatamente dolorosos, nódulos de início tardio ou nódulos eritematosos e dolorosos provavelmente ocorrem por infecção ou a partir da ativação de um biofilme.
- Antibioticoterapia por 2 a 6 semanas. Iniciar com claritromicina 500 mg, 12/12 horas ou minociclina 100 mg, 12/12 horas. A duração do tratamento também dependerá do grau de infecção, da duração da infecção e do tipo de preenchedor. As infecções mais graves podem necessitar de antibióticos por via intravenosa seguidos por

um curso de antibióticos orais. Importante tratar qualquer nódulo inflamatório como infeccioso.

- Se o preenchedor é um AH, as injeções de hialuronidase dissolvem a substância. Caso contrário, incisão e drenagem podem ser recomendadas para expelir o máximo possível da substância. Outra maneira para drenagem do nódulo é injetar um anestésico local, como a lidocaína com epinefrina, no interior do nódulo, e com uma seringa vazia e agulha de 16 G extrair a substância com pressão negativa sobre o êmbolo. Nem sempre é possível, porém este material, se coletado, deve ser enviado para cultura, utilizando técnicas especiais para identificar a presença de biofilmes.

- Se o preenchedor é mais duradouro e após cultura e antibiograma persiste a inflamação, então corticosteroides devem ser tentados.

- A excisão deve ser considerada se os antibióticos e esteroides não funcionarem.

- Infiltração de corticoide deve ser usada somente se o paciente já está tomando um antibiótico, porque os esteroides podem piorar o quadro com ativação de biofilmes.

- No caso de Artecoll ou Artefill (PMMA), triancinolona, 40 mg/mL, pode ser injetada para tratar os grumos. O paciente deve ser alertado que a atrofia de gordura pode ocorrer como resultado e talvez precise ser tratada e, posteriormente, volumerizada com injeções subsequentes de AH.

- Os preenchedores mais suscetíveis a complicações decorrentes de biofilmes são PMMA ou combinações de AH-PMMA. Hidroxiapatita de cálcio e géis homogêneos como o silicone são menos propensos a produzir biofilmes.

Toxina botulínica

As complicações com a toxina botulínica não são frequentes. Acontecem quando ocorre erro na diluição, quantidade injetada ou difusão para outros músculos ou glândulas que não se constituíam em alvo das aplicações.

A complicação mais comum é a ptose palpebral. Esta ocorre quando a toxina, por má aplicação, má orientação pós-procedimento ou por difusão por fatores ainda desconhecidos, atinge a porção palpebral do músculo orbicular do olho, promovendo uma paralisia temporária deste músculo. Porém há dúvidas ainda se seria apenas este mecanismo o causador da ptose.

Outras complicações que podem ocorrer são: ptose palpebral inferior, diplopia, epífora, ptose superciliar, diminuição da força de fechamento dos olhos, olho seco, dificuldade nos movimentos periorais e disfagia. Todas estas complicações citadas são transitórias, porém trazem grande descontentamento, ansiedade e desconforto aos pacientes.

Resistência à toxina botulínica ainda não é frequente, porém sua incidência vem aumentando, sobretudo na neurologia com a toxina botulínica tipo B ou com grandes quantidades de unidades injetadas, principalmente quando o intervalo de tempo entre as aplicações é curto. Em 17 anos de uso de toxina botulínica em centenas de pacientes, tivemos apenas um paciente com resistência a toxina botulínica tipo A usando várias marcas. Uma situação atual comprovada é a resistência secundária devida ao desenvolvimento de anticorpos IgG bloqueadores, em pacientes neurológicos, especialmente com distonias, ocorrendo em 3-5% dos pacientes em alguns estudos.

Conclusão

Atualmente, têm surgido complicações novas e inesperadas devidas, principalmente, aos novos procedimentos que aparecem a todo momento, como é o caso atual dos *lasers* mais recentes, tais como o infravermelho profundo (neuralgias e queimaduras), *lasers* fracionados e Q-Switched (agravamento em alguns casos do melasma ou formação de cicatrizes), radiofrequência não ablativa potente (queimaduras e cicatrizes) e ultrassom focado de alta intensidade (paralisias por lesão do marginal da mandíbula). Assim, torna-se difícil relatar todas as possibilidades de complicações.

Complicações mais raras estão detalhadas nos capítulos correspondentes.

Complicações mais simples não foram priorizadas, pois são facilmente resolvidas e não deixam sequelas. Também existem complicações sistêmicas (principalmente após fenol Baker-Gordon), como arritmias e edema de glote, que são muito raras, porém graves.

As complicações em cirurgia dermatológica não são frequentes quando a cirurgia ou o procedimento é realizado por um dermatologista preparado em um ambiente adequado para as diversas opções cirúrgicas atualmente disponíveis. O bom cirurgião sabe que a grande maioria das complicações pode ser prevenida através de *cuidadosa anamnese*, cuidados básicos de assepsia, preparo adequado do campo cirúrgico, programação ideal da cirurgia, presença de bons materiais para cada procedimento específico e orientação ao paciente de como proceder corretamente no pós-operatório. Dessa maneira, foram demonstradas as causas das complicações e não como tratá-las, pois, *mais importante que saber contorná-las, é saber evitá-las.*

BIBLIOGRAFIA CONSULTADA

1. Antonio CR, Antonio JR, Garcia AC et al. Glabellar region filling: examining the reasons for the high incidence of complications and blindness. Surg Cosmet Dermatol. 2012; 4(2):111-3.
2. Bachmann F, Erdmann R, Hartmann V et al. The spectrum of adverse reactions after treatment with injectable fillers in the glabellar region: results from the Injectable Filler Safety Study. Dermatol Surg. 2009 Oct; 35(Suppl. 2):1629-34.
3. Buzalaf F, Helal Jr J, Nagashima Y et al. Oclusão da artéria e veia central da retina após cirurgia de lipoenxertia/ Central retinal artery and vein occlusion after lipoenxerty surgery. Rev Bras Oftalmol. 2002; 61(3):212-5.
4. Fitzpatrick TB, Freedberg IM, Eisen AZ et al. Dermatology in General Medicine, New York: McGraw-Hill Companies. 1999; 2923-54.
5. Goldminz D, Bennett RG. Cigarette smoking and flap and full-thickness graft necrosis. Arch Dermatol. 1991; 127:1012-15.
6. Goschel H, Wohlfarth K, Frevert J et al. Botulinum A toxin therapy: neutralizing and nonneutralizing antibodies – therapeutic consequences. Exp Neurol. 1997; 147(96):102.
7. Grunebaum LD, Allemann IB, Dayan S et al. The risk of alar necrosis associated with dermal filler injection. Dermatol Surg. 2009 Oct; 35(Suppl. 2):1635-40.
8. Hunt TK. Wound complications. In: Management of Surgical Complications. 3 ed. edited by CP Artz, JD Hardy. Philadelphia: Saunders. 1975; 21-32.
9. Lamperle G, Hazan G, Lemperle M. PMMA microspheres (Artecoll) for skin and soft tissue augmentation. Part II: clinical investigations. Plast Reconstr Surg. 1995; 96(3):627-34.
10. Lask GP, Moy RL. Principles and Techniques of Cutaneous Surgery. New York: McGraw-Hill Companies. 1996; 125-36.
11. Leffell DJ, Brown MD. Manual of Skin Surgery. New York: A John Wiley & Sons. 1997; 181-204.
12. Matarasso SL, Glogau RG. Chemical face peel. J Dermatologic Surgery Oncol. 1991; 17:623-4.
13. McGraw R et al. Sudden blindness secondary to injection of common drugs in the head and neck, pt 1: Clinical experiences. Otolaryngology. 1978; 86:147.
14. Narins RS, Coleman WP, Glogau RG. Recommendations and treatment options for nodules and other filler complications. Dermatol Surg. 2009 Oct; 35(Suppl. 2):1667-71.
15. Niamtu J. Filler injection with micro-cannula instead of needles. Dermatol Surg. 2009 Dec; 35(12):2005-8.
16. Nolan J et al. The acute effects of cigarette smoke exposure on experimental skin flaps. Plast Reconstr Surg. 1985; 75:544-9.
17. Olbricht SM et al. Complications of cutaneous laser surgery: A survey. Arch Dermatol. 1987; 123:345-9.
18. Rubenstein R et al. Atypical keloids after dermabrasion of patients taking isotretionoin. J Am Acad Dermatol. 1986; 15:280-5.
19. Salasche SJ. Acute surgical complications: Cause, prevention, and treatment. J Am Acad Dermatol. 1986; 15:1163-85.
20. Schelke LW, Van Den Elzen HJ, Erkamp PP et al. Use of ultrasound to provide overall information on facial fillers and surrounding tissue. Dermatol Surg. 2010 Nov; 36(Suppl. 3):1843-51.
21. Sclafani AP, Fagien S. Treatment of injectable soft tissue filler complications. Dermatol Surg. 2009 Oct; 35 (Suppl. 2):1672-80.
22. Sillesen H. The haemodynamic value of external carotid artery collateral blood supply in carotid artery disease. Eur J Vasc Surg. 1988 Oct; 2(5):309-13.
23. Tan TY, Schmurke U, Lien LM et al. Extracranial internal carotid artery occlusion: the role of common carotid artery volume flow. J Neuroimaging. 2002 Apr; 12(2):144-7.
24. Wheeland RG. Cutaneous Surgery. Philadelphia: W.B. Saunders Company. 1994; 921-934.
25. Whitaker DC et al. Wound infection rate in dermatologic surgery. J Dermatol Surg Oncol. 1988; 14:5.
26. Yngaarden JB, Smith LH Jr., Bennett JC Cecil. Tratado de Medicina Interna. Rio de Janeiro: Editora Guanabara, 1993.
27. Zbornikova V, Lassvi KC, Johansson I. Duplex scanning and periorbital pulsed Doppler in the diagnosis of external carotid artery disease: analysis of causes of error. Clin Physiol. 1985 Jun; 5(3):271-9.

PARTE 2

Cirurgia Dermatológica Intermediária

Capítulo 22. Biópsias

Capítulo 22.1

Biópsias: de Pele a Mucosas

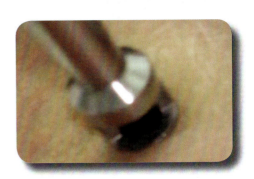

Alcidarta dos Reis Gadelha

Pontos de destaque

- Algumas indicações óbvias de um exame histopatológico são os casos não diagnosticados clinicamente ou em que as lesões possam suscitar dúvidas ou sugerir mais de um diagnóstico. É válido também para a classificação mais apurada de formas clínicas como na hanseníase, segurança para indicação de uma cirurgia mais ampla ou radical, como no melanoma, caracterização dos subtipos histopatológicos e aferição da profundidade, importantes para a conduta terapêutica, e/ou avaliação das margens pós ou peroperatórias dos cânceres cutâneos. Vale destacar a indicação com finalidades legais como a de corroborar a necessidade de uma aposentadoria ou baixa militar.
- A exatidão de um exame histopatológico de biópsia de pele depende não somente da capacidade do patologista mas, também, da qualidade dos cortes histológicos que examina e esses, por sua vez, da fixação e do processamento adequados. Ademais, a acuidade do exame, está, sobretudo, sujeita à inclusão na amostra de elementos importantes que sejam representativos do caso em estudo.
- Para que um exame histopatológico seja o mais elucidativo possível são fundamentais a escolha adequada do local, do tipo e da área da lesão, da técnica de execução da biópsia e dos cuidados no manuseio e na fixação da amostra.
- As biópsias de pele devem ser feitas, de preferência, por dermatologistas ou por profissionais que tenham uma boa noção sobre o quadro dermatológico que estão investigando, para fazer a correlação clínico-patológica, selecionar a(s) lesão(ões) e as técnicas mais apropriadas ao caso.
- A lesão deve ser a mais representativa possível, sem indícios de infecção ou escoriação e, de preferência, sem tratamento (especialmente tópico) prévio por alguns dias. Em doenças vesicobolhosas, por exemplo, a lesão deve ser recente, com menos de 48 horas, enquanto, em casos suspeitos de lúpus eritematoso, para que seja mais esclarecedora, ela deve ter entre 2 e 3 meses de evolução.
- Sempre que possível, incluir todas as camadas da pele: epiderme, derme e hipoderme, pois às vezes é fundamental para o diagnóstico o aspecto da arquitetura microscópica envolvendo a epiderme e toda a derme, como na pitiríase liquenoide e varioliforme aguda ou a visualização de estruturas mais profundamente situadas, como os filetes nervosos ou vasos mais calibrosos importantes no diagnóstico da hanseníase e das vasculites, respectivamente. Em casos especiais, como na fasciite eosinofílica é, também, indispensável incluir fáscia e músculo na amostra.

- A técnica também é muito importante para se obter uma biópsia adequada – em lesões profundas, como nos casos das paniculites, a biópsia deve ser feita, de preferência, com incisões paralelas e não em fuso, para não as superficializar, com, no mínimo, 2 milímetros de largura e, pelo menos, 1 centímetro de comprimento e incluir boa parte da hipoderme. Já biópsias significativas de lesões pedunculadas podem ser obtidas apenas com um simples e superficial *shaving*.

- É fundamental não traumatizar o fragmento, pinçando-o e seccionando-o, delicadamente, pela hipoderme.

- A fixação da amostra é fundamental para a obtenção de cortes de qualidade e, consequentemente, para uma análise histopatológica mais precisa. O formol tamponado a 10%, em volume de 10 a 20 vezes maior que a peça a ser fixada, ainda continua sendo o fixador de eleição. Lembrar que em casos com suspeita de gota ou para a realização de pesquisa de lipídios ou imunofluorescência o material não deve ser fixado em formol.

- Sempre é bom reforçar que no pedido de biópsia e/ou de exame histopatológico devem constar informações importantes para a escolha das colorações especiais e para a avaliação histopatológica mais adequada. Idade, local da biópsia, possíveis diagnósticos, tratamentos prévios e um resumo clínico do quadro estudado podem ser muito relevantes na interpretação histopatológica.

- Dependendo do esmero na realização da biópsia de pele, o resultado do exame histopatológico poderá ser mais ou menos preciso e esclarecedor, por isso, costumo dizer: *"Cada profissional tem o laudo histopatológico que merece."*

Introdução

Considerando a importância do exame histopatológico para o dermatologista, este capítulo destacará não somente as técnicas cirúrgicas empregadas na realização de uma biópsia, mas também orientará o encarregado de realizá-la na obtenção de um fragmento o mais representativo possível da afecção, para que o exame seja preciso e elucidativo. Para atingir esse objetivo, devem-se selecionar adequadamente:

- A região do corpo a ser biopsiada.
- O tipo de lesão e a área da lesão: centro e/ou borda.
- A técnica de colheita: *shaving*, com *punch* ou bisturi, incisional ou excisional etc.
- O uso de mecanismos para identificar uma lesão mais representativa.
- A fixação do fragmento.
- A importância das informações no pedido da biópsia como resumo clínico, a idade e a área corporal biopsiada.

Diante do grande número de doenças da ou na pele, por vezes, manifestadas por lesões elementares iguais ou similares, são muito importantes a interpretação do exame histopatológico e, sobretudo, a correlação clínico-patológica. Como a pele é facilmente acessível, a biópsia deve ser realizada com esmero para se obter o maior número de informações necessárias à elucidação diagnóstica. De preferência deve ser feita pelo dermatologista ou por profissional que tenha noções básicas sobre as afecções dermatológicas que estão sendo investigadas. No pedido é muito relevante colocar dados como hipóteses diagnósticas, resumo clínico com tempo de evolução e descrição sumária das lesões e região do corpo biopsiadas.

As indicações mais comuns para a solicitação de um exame histopatológico de pele:

- Esclarecimento diagnóstico – quando não se tem um diagnóstico clínico estabelecido.
- Quando o quadro dermatológico suscita dúvidas ou sugere mais de um diagnóstico.
- Para classificação mais apurada, como nos casos de hanseníase ou de linfomas.
- Identificação dos subtipos histopatológicos como nos casos de carcinoma basocelular, muito útil na escolha da conduta terapêutica mais aconselhável.
- Aferição da profundidade como nos casos de melanoma (índice de Breslow) e carcinoma espinocelular, muito importante para a avaliação do prognóstico.

Escolha da região do corpo a ser biopsiada

Quando há mais de uma lesão em locais diferentes, deve ser evitada a face, por motivos estéticos, e regiões de maior incidência de queloides, como a pré-esternal, braços e áreas sobre articulações e, também, as pernas, pela maior dificuldade de cicatrização.

Em casos suspeitos de *lues* secundária, é interessante escolher uma pápula de região onde não é usual a presença de plasmócitos. Essas células, por exemplo, são frequentes no couro cabeludo, nas mucosas e nos membros inferiores; portanto, nesses locais, uma reação plasmocitária, importante no diagnóstico da lues, não pode ser valorizada. Em casos de provavel psoríase evitar o joelho, o cotovelo e o couro cabeludo, porque, nos dois primeiros locais, o quadro histopatológico pode ser confundido com eczema crônico (dermatite perivascular superficial com hiperplasia epidérmica), enquanto no segundo, pode ser indistinguível da dermatite seborreica.

A existência de várias lesões representativas permite escolher aquelas situadas acima dos joelhos, para afastar possíveis dificuldades diagnósticas ocasionadas por alterações concomitantes de estase venosa.

Em alguns casos de hanseníase não há lesões clinicamente visíveis, porém o exame histopatológico de amostra obtida de área hipoestésica, sem outra aparente alteração cutânea, pode, às vezes, identificar pequenos granulomas tuberculoides ou quadros de hanseníase virchowiana incipiente.

Também a biópsia de pele aparentemente normal pode ter valor diagnóstico em várias doenças, como psoríase, líquen plano, diabetes, micose fungoide, doença de Hailey-Hailey, lúpus eritematoso, vasculite, dermatite herpetiforme, protoporfiria eritropoética e lipoidoproteinose. Exames histopatológicos de amostra cutânea obtida de mão aparentemente normal, por exemplo, podem evidenciar microangiopatias em casos de diabetes ainda sem sintomatologia clínica.

Biópsias de unha devem ser, obviamente, evitadas; entretanto, em certos casos, como no líquen plano ungueal, elas são indispensáveis. A confirmação diagnóstica pelo exame histopatológico e a instituição precoce de corticoterapia sistêmica e local podem evitar sérias e irreversíveis alterações ungueais.

Para a realização de imunofluorescência direta em caso suspeito de uma bulose como o penfigoide bolhoso a biópsia deve ser retirada de preferência do tronco evitando-se o membro inferior pela maior possibilidade de resultados falso-negativos.

Escolha do tipo e da área da lesão a ser biopsiada

A lesão deve ser representativa e, aparentemente, sem escoriação, ou regeneração, de preferência sem tratamento prévio ou sinais de infecção. Devem ser evitadas, obviamente, lesões secundárias como crosta, cicatriz e zona de hiper ou hipocromia residual, pois o exame histopatológico de fragmentos desses locais, excepcionalmente, será esclarecedor.

Nas dermatoses vesicobolhosas é importante selecionar uma lesão com menos de 48 horas. Alguns autores, como Elston e cols., defendem até mesmo uma lesão com menos de 12 horas de evolução porque, após esse prazo, os processos regenerativos epidérmicos podem alterar a localização primitiva da bolha, transformando, por exemplo, uma bolha subepidérmica em, ilusoriamente, intraepidérmica. Por outro lado, é impossível avaliar a integridade do teto de uma bolha antiga. No eritema polimorfo bolhoso, por exemplo, há uma importante separação dermoepidérmica com degeneração ou necrose da epiderme que recobre a bolha.

É recomendável a retirada completa da vesícula ou bolha. Quando a eflorescência for de grande porte pode ser integralmente retirada com um *shaving* profundo ou fazer uma biópsia incisional em sua margem. A inclusão de pele aparentemente normal possibilita a observação da zona de aderência do teto da bolha e, naturalmente, facilita a interpretação histológica. Quando não é observada uma vesícula ou bolha íntegra e recente, pode-se induzir o aparecimento de uma lesão mais apropriada executando o sinal de Nikolisky, isto é, pressionando e deslizando o dedo sobre a pele e provocando a clivagem epidermodérmica, como em casos de pênfigo. Se o material for encaminhado também para imunofluorescência direta, não fazer a biópsia em áreas expostas e nem em lesões bolhosas ou áreas íntegras distantes das lesões e sim de área íntegra perilesional (até 1 cm), de preferência no tronco, para evitar a ocorrência de resultados falso-negativos.

Em casos de lúpus, a imunofluorescência direta de biópsia de área exposta ao sol pode dar um resultado falso-positivo, com a presença de uma pseudobanda lúpica que pode ser induzida pelos raios ultravioletas.

Uma pápula recente de casos de pitiríase liquenoide e varioliforme pode revelar um quadro histopatológico idêntico ao do eritema polimorfo; porém, uma papulovesícula pode apresentar aspectos sugestivos da doença de Mucha-Habermann, como infiltrado liquenoide e em "V", neutrófilos em escamocrosta e necrose epidérmica em cunha. Também a biópsia de uma pápula recente de dermatite herpetiforme pode mostrar quadro semelhante ao do lúpus eritematoso sistêmico bolhoso, entretanto, em uma papulovesícula podem ser evidenciados acúmulos de neutrófilos nas papilas dérmicas extremamente sugestivos de doença de Durhing-Brocq.

Muito interessante é destacar que, em casos de pênfigos, os cabelos anágenos destacados do paciente podem mostrar uma fluorescência adequada (em IFD) e corroborar o diagnóstico clínico.

Uma lesão urticariforme de vasculite leucocitoclástica, às vezes, revela, histopatologicamente, apenas um infiltrado neutrofílico perivascular e intersticial sem leucocitoclasia, podendo sugerir uma urticária comum; contudo, fragmentos de núcleos de neutrófilos podem ser facilmente evidenciáveis em biópsias de lesão papulopurpúrica ou vesícula recente, porém, com mais de 72 horas. No entanto, em casos de vasculites, para estudo de imunofluorescência direta, a biópsia de uma lesão recente, com menos de 24 horas, fornece melhores resultados, ainda que a vasculite por imunoglobulina A mantenha o resultado positivo em lesão já estabelecida e na provocada por IGG essa positividade continue evidente em lesão de até 7 dias.

Em possível caso de arterite temporal o *Doppler* facilita a localização da artéria e a retirada de um segmento de, pelo menos, 2 centímetros de comprimento, para um mais esclarecedor exame histopatológico em microscopia comum.

Ao contrário do que normalmente ocorre com as buloses, no lúpus eritematoso discoide e na dermatomiosite as alterações histológicas diagnósticas são mais evidentes nas lesões de várias semanas de duração, sendo ideal uma lesão de 2 a 3 meses de evolução. Se possível, obter uma amostra de lesão ativa com mais de 6 meses de duração. Deve ser lembrado que uma faixa lúpica, depósito granuloso de imunoglobulina e complemento na junção epidermodérmica, pode ser observada em pele aparentemente normal de áreas cobertas de paciente com lúpus eritematoso sistêmico. Todavia, faixa lúpica falso-positiva pode ser visualizada em biópsia de zona exposta ao sol.

A presença de elementos em diversos estágios evolutivos, como na parapsoríase em gotas, torna necessária a retirada de uma lesão bem constituída, nem muito recente nem muito antiga, ou de duas ou mais lesões em diferentes fases.

Em biópsia de lesões circular, circinada ou serpiginosa, é conveniente englobar pele normal, borda e parte central. Nesses casos, secções com bisturi são mais indicadas, pois facilitam a obtenção das três áreas e orientam a direção da clivagem.

A borda é o local de eleição nas biópsias de lesão suspeita de hanseníase tuberculoide; em casos de hanseníase virchowiana, de modo geral, qualquer área infiltrada oferece um quadro histológico característico.

Na hanseníase dimorfa, existe uma clássica afirmativa de que, pelo menos, duas biópsias devem ser retiradas: uma, de lesão bem delimitada, tipo tuberculoide, e a outra, de área infiltrada com limites imprecisos, tipo virchowiano. A soma dos dois laudos, granuloma tuberculoide (da lesão tipo T) e de hanseníase virchowiana (da lesão tipo V) em um mesmo doente, confirmaria o diagnóstico da forma dimorfa. Para alguns autores, como Neves, o encontro das duas estruturas no mesmo corte histológico de uma biópsia seria relativamente raro; para outros, como Ridley e Jopling, não haveria diferenças histológicas significativas entre amostras retiradas de um mesmo paciente, embora de diferentes lesões.

A inclusão de pele normal nas amostras, às vezes, é indispensável; em certas ocasiões, duas biópsias são necessárias: uma da lesão, e outra de pele sã em área simétrica. Na interpretação de certas afecções, como a atrofodermia de Pasini e Pierini, as anetodermias e o vitiligo, esta conduta é de fundamental importância.

Quando a biópsia abrange pele normal, é útil traçar uma linha perpendicular à margem da lesão, utilizando tinta de caneta, violeta de genciana ou lápis dermográfico. Esta linha, orientando a secção da peça, evitará a inclusão exclusiva de pele normal ou apenas de pele alterada, o que pode, também, ser impedido, marcando com tinta nanquim a parte inferior da amostra na área correspondente à lesão, antes da fixação e da clivagem do material.

A pintura com tinta nanquim é muito útil, ainda, quando se fazem duas biópsias para comparação: a da pele sã e a da pele da lesão, como em casos de esclerodermia incipiente, em que as alterações das faixas colágenas são discretas e difíceis de afirmar examinando somente os cortes da área afetada. O diagnóstico fica menos problemático, quando, comparando as duas amostras, constatam-se, na esclerodermia, a maior espessura das faixas colágenas e de toda a derme, a menor quantidade de adipócitos ao redor de glomérulos sudoríparos e a rarefação de fibras elásticas. Para fazer isso, pinta-se (com tinta nanquim ou com tinta utilizada em cirurgia micrográfica) a parte inferior do fragmento da lesão, antes de as duas amostras serem colocadas no mesmo vidro de formol, clivadas, processadas e incluídas em um só bloco, lado a lado, para que os cortes possam ser identificados e seguramente comparados microscopicamente. Anteriormente, de modo mais trabalhoso, as duas amostras eram postas em dois distintos vidros com formol, incluídas separadamente, sendo os cortes dos dois blocos colocados na mesma lâmina, tendo-se o cuidado de marcar o lado correspondente à amostra da pele da lesão e o da pele sadia.

Em casos de lesões localizadas no couro cabeludo como as alopecias, segundo Elston e cols., são importantes os seguintes cuidados:

◆ Em caso de alopecia cicatricial, como no LECD, para análise à microscopia óptica em cortes corados pela hematoxilina-eosina (HE) ou para a realização de imunofluorescência direta devem ser colhidos fragmentos com *punch* de 4 mm ou maior, se disponível, de uma lesão ativa com mais de 6 meses de evolução. Às vezes, como na parapsoríase liquenoide, para se obter um diagnóstico mais preciso é necessário realizar mais de uma biópsia. Deve-se inclinar o *punch* de acordo com o sentido de emergência do pelo, para não seccionar parte do folículo, e prejudicar a análise adequada e dificultar ou impedir o correto diagnóstico. Também, ocasionalmente, são necessárias duas biópsias: uma de couro cabeludo

normal e a outra da lesão, para comparar, sobretudo, a densidade dos folículos a qual diverge em grupos étnicos distintos.

◆ Em alopecias não cicatriciais como o eflúvio telogênico, é recomendável fazer uma biópsia com *punch* de 4 mm ou maior em área de alopecia bem estabelecida. Por outro lado, em casos suspeitos de alopecia sifilítica é mais elucidativa uma amostra de lesão recente.

◆ Ainda é importante, segundo Elston e cols., a análise de cortes transversais em casos de alopecia como a telogênica, enquanto cortes seriados verticais podem propiciar informações mais relevantes para o diagnóstico diferencial de várias formas de alopecias, inclusive as cicatriciais.

◆ A combinação de cortes verticais e transversais e a realização de imunofluorescência direta, quando indicada, como em casos suspeitos de LECD, torna o exame histopatológico muito mais preciso e esclarecedor.

◆ Quando se realizarem cortes transversais é imprescindível utilizar uma lâmina de bisturi nova, tipo 11, para seccionar o fragmento obtido com *punch* de 4 mm ou maior, segundo a técnica de Tyler ou a de HoVert.

◆ Na técnica de Tyler, o fragmento é seccionado verticalmente ao meio e, em seguida, uma das metades é seccionada ao meio, porém, transversalmente. Esses dois fragmentos serão incluídos "face a face" e no mesmo bloco da metade vertical. Assim serão obtidos cortes verticais e horizontais na mesma lâmina. Na técnica de HoVert o fragmento é seccionado transversalmente em três fragmentos, sendo o mais superficial, cerca de 1 mm da espessura, seccionado, verticalmente, ao meio. Com a inclusão adequada obtêm-se cortes transversais dos dois fragmentos inferiores e verticais dos dois superiores, permitindo a observação nesses últimos do infundíbulo folicular, muito importante no diagnóstico de certas afecções como o líquen plano pilar.

Condutas úteis para facilitar a escolha de amostra mais representativa ou de área mais adequada

◆ Exame da pele com iluminação tangencial com LED, como a emitida por lanterninha portátil, tipo caneta, como destacam Han e cols. Aplicando a luz à pele em ângulo adequado podem ser evidenciadas alterações sutis como eritema, hipocromia, atrofia e alopecia que auxiliam a identificar o local correto da biópsia prévia, nem sempre marcado ou fotografado em paciente encaminhado para cirurgia micrográfica. Alarmante é a conclusão do trabalho de Ke M e cols.: revelando que, em 12% dos pacientes referenciados para cirurgia micrográfica, o local da biópsia anterior foi identificado erroneamente pelos dermatologistas, o que poderia induzir a escolha, também, incorreta, do local da cirurgia, com consequências desastrosas tanto do ponto de vista oncológico quanto legal. Além dessa indicação proposta pelos autores, a iluminação tangencial com LED também pode ser empregada para visualizar melhor áreas mal delimitadas e/ou suspeitas de neoplasias como carcinoma basocelular recidivado ou esclerodermiforme e, assim, escolher o local mais apropriado para a biópsia.

- Fazer antissepsia com álcool iodado antes da biópsia de uma lesão suspeita de carcinoma basocelular. A afinidade das células basaloides pelo iodo aprimora a visualização e a demarcação da neoplasia, como destaca Rosa.

- Examinar com a luz de Wood lesão ulcerovegetante com suspeita de degeneração em carcinoma espinocelular, como nos casos de úlcera de perna ou escalpe. Devido à provável presença de copro e protoporfirinas nas células do CEC, nota-se uma fluorescência vermelho-brasa ou flamejante nas áreas de degeneração carcinomatosa, orientando, assim a escolha do local a ser biopsiado (Figura 22.1.1).

- Tratar antes de fazer a biópsia casos suspeitos de gnatostomíase com albendazol ou ivermectina oral, como recomendam Laga e cols., pode, algumas vezes, desencadear o aparecimento de lesões papulosas ou furunculoides. Nessas lesões, é mais fácil identificar as larvas ao exame direto ou histopatológico do que nas lesões eritematosas, lineares, profundas e migratórias da gnatostomíase ou paniculite migratória.

- Fazer dermatoscopia da lesão, principalmente quando pigmentada – após o uso cotidiano do dermatoscópio pelo dermatologista aprimorou-se o diagnóstico clínico, sobretudo de lesões pigmentadas, possibilitando a escolha da técnica mais simples e mais apropriada a cada caso. Na Figura 22.1.2 a suspeita clínica do colega que encaminhou o paciente para a biópsia era de melanoma nodular, no entanto, a dermatoscopia, revelando os lagos vasculares, permitiu o diagnóstico de angioma trombosado e a realização de uma biópsia excisional com pequena margem de segurança.

Na Figura 22.1.3 uma lesão pigmentada, maior que 1 cm, com ulceração poderia levantar a suspeita clínica de melanoma mas, novamente, a dermatoscopia confirmou o diagnóstico de ceratose seborreica, optando-se por uma biópsia por curetagem, muito mais simples e mais rápida do que uma desnecessária excisão.

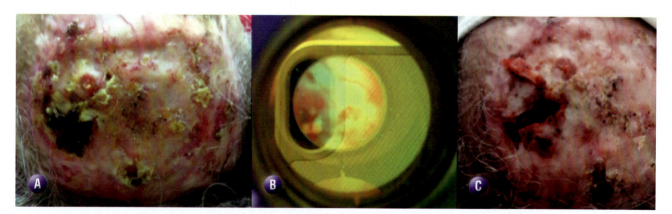

Figura 22.1.1 – (A-C) *Lesão ulcerovegetante, escolha do local com luz de Wood revelando áreas vermelho-flamejantes; biópsia profunda com incisões paralelas. Exame histopatológico mostrou carcinoma espinocelular incipiente.* (Fonte: Alcidarta dos Reis Gadelha.)

BIÓPSIAS: DE PELE A MUCOSAS

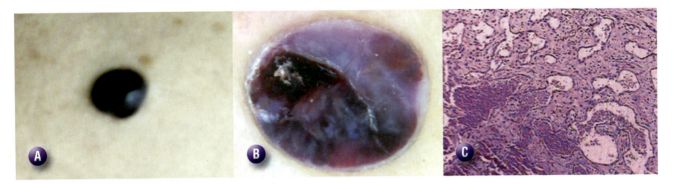

Figura 22.1.2 – **(A-C)** Paciente com lesão globosa e hiperpigmentada na face anterior da coxa esquerda com suspeita do médico que a enviou para biópsia e exame histopatológico de melanoma nodular. Dermatoscopia revelando lagos vasculares possibilitou o diagnóstico de hemangioma trombosado, evitando uma exérese mais ampla e desnecessária. (Fonte: Alcidarta dos Reis Gadelha.)

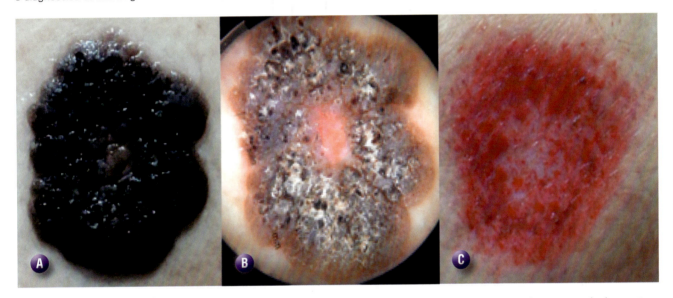

Figura 22.1.3 – **(A-C)** Lesão pigmentada e ulcerada lembrando, grosseiramente, melanoma, mas a dermatoscopia demonstrou quadro típico de ceratose seborreica e, ao invés de se fazer uma exérese, optou-se por uma simples curetagem. (Fonte: Alcidarta dos Reis Gadelha.)

Técnicas de biópsias e cuidados na coleta da amostra

Segundo o instrumento utilizado, uma biópsia de pele pode ser feita com:

- Cureta – curetagem.
- *Punch*.
- Pequena tesoura.
- Ponteira de radiofrequência, tipo agulha ou alça.
- Lâmina de bisturi ou de barbear ou *dermablade*. *Shaving* ou barbirese.
- Cola de cianocrilato – biópsia cutânea superficial (SSB).
- Agulha para aspiração (PAAF).

Com relação à retirada de parte ou de toda a lesão, a biópsia pode ser classificada em:

- Excisional: quando toda lesão é retirada.
- Incisional: se somente parte dela é removida.

Dependendo do momento em relação ao procedimento cirúrgico propriamente dito, o exame histopatológico pode ser realizado em uma:

- Biópsia pré-operatória: técnica da "cerquinha", biópsia orientada.
- Peroperatória: biópsia de congelação em cirurgia de Mohs.
- Pós-operatória: biópsia excisional.

A escolha do material ou da técnica de realização da biópsia vai depender da suspeita clínica e da localização da lesão a ser examinada.

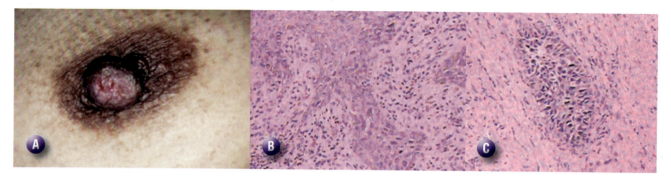

Figura 22.1.4 – **(A-C)** Suspeita clínica de doença de Paget. Histopatologia de fragmento obtido com um punch 4 no centro do mamilo, incluindo a área erosada, demonstrando células de Paget na epiderme e carcinoma intraductal subjacente. (Fonte: Alcidarta dos Reis Gadelha.)

Assim, na doença de Paget mamária, é fundamental uma biópsia profunda, com *punch* de 4 a 5 mm, sobre o mamilo; esta conduta facilita a descoberta de carcinoma intraductal, quase sempre associado às manifestações cutâneas (Figura 22.1.4).

Biópsias com lâmina de bisturi

Em casos suspeitos de ceratoacantoma, é de suma importância fazer uma biópsia elíptica ou com incisões paralelas, profundas, estendendo-se ao subcutâneo, passando pelo centro da lesão e incluindo pele normal de ambos os lados. Esta técnica favorece a involução do ceratoacantoma com resultado estético satisfatório e simplifica a distinção histopatológica, usualmente difícil, entre esse tumor e o carcinoma epidermoide (Figura 22.1.5).

O ceratoacantoma, para uns, é um tumor benigno, para outros, um carcinoma espinocelular (CEC) bem diferenciado, quase sempre não destrutivo, passível de involução espontânea, normalmente dispensando excisões amplas, como, às vezes, exige o CEC. O ceratoacantoma e o CEC podem ter aspectos clínicos e histológicos muito parecidos, sendo a arquitetura lesional e detalhes morfológicos importantíssimos no diagnóstico histopatológico diferencial, como a projeção de lábios laterais, a coloração vítrea, a ausência, pelo menos em parte, da camada basal, os abscessos intraepiteliais e a menor irregularidade celular no ceratoacantoma. Essa avaliação mais criteriosa pode ser feita com uma biópsia excisional em fuso ou circular ou, ainda, realizada com um *shaving* profundo. É possível também, conforme Maia recomenda, retirar a lesão, clivando-a com um instrumento rombo e encaminhá-la para o exame histopatológico. Confirmando-se o diagnóstico de ceratoacantoma está terminado o procedimento, vindo, entretanto o laudo de carcinoma espinocelular, as margens devem ser ampliadas.

Em lesões suspeitas de melanoma, antigamente era defendida, por certos autores, uma biópsia excisional com exame histopatológico peroperatório (biópsia de congelação), temendo possível disseminação das células neoplásicas. Entretanto, a tendência atual é admitir que uma biópsia incisional não

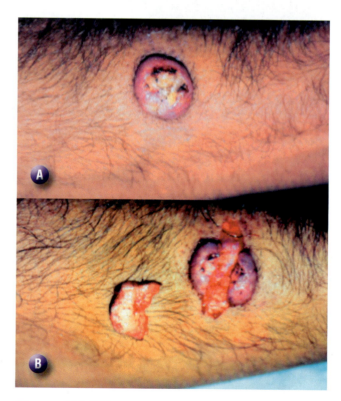

Figura 22.1.5 – **(A-B)** Biópsia recomendável em casos suspeitos de ceratoacantoma. Incisões paralelas incluindo toda extensão da lesão e pele normal de ambos os lados. (Fonte: Alcidarta dos Reis Gadelha.)

altera o prognóstico do tumor, desde que o resultado seja fornecido o mais rapidamente possível. Em certos casos, em decorrência do tamanho ou da localização do tumor, uma excisão com margem de segurança pode ser de difícil execução ou trazer consequências desastrosas. Nessas circunstâncias, deve ser feita uma biópsia parcial de possível melanoma, já que o exame histopatológico é de grande valor não só diagnóstico, mas, também, para avaliação do prognóstico, que se baseia, principalmente, na espessura do tumor ou no índice de Breslow. A área da lesão a ser biopsiada deve ser a mais suspeita clinicamente como a zona mais elevada ou a mais pigmentada ou, ainda, orientada pela dermatoscopia. Todavia, sempre que possível, em casos suspeitos de melanoma ou de lesões névicas que possam ser confundidas histopatologicamente com melanoma, como o nevo de Spitz e o nevo displástico, a biópsia deve ser excisional, com uma pequena margem de 2 mm (Figura 22.1.6).

Uma biópsia ampla, abrangendo a periferia e o centro da lesão, é essencial para a diferenciação histológica entre tumores fibrosos, como, por exemplo, dermatofibroma e dermatofibrossarcoma protuberante. O primeiro pode ter os limites imprecisos e invadir o subcutâneo, sugerindo malignidade, e o segundo, por outro lado, pode ter, em parte ou em toda a extensão, um alto grau de diferenciação, aparentando uma falsa imagem de benignidade. A presença de macrófagos contendo lipídios ao redor de vasos, fora da massa tumoral, no dermatofibroma, facilitaria a distinção. A invasão mais intensa da hipoderme e "em aspecto de favo de mel" reforça o diagnóstico de dermatofibrossarcoma.

Em todos os casos, seja feita com *punch* ou bisturi, a biópsia deve compreender tecido adiposo, pois a derme inferior e o subcutâneo são sedes frequentes de importantes alterações, muitas vezes características de certas entidades. O aspecto da lesão em forma de "V", compreendendo a epiderme e a derme é relevante no diagnóstico da parapsoríase varioliforme aguda. Ademais, os filetes nervosos são mais espessos e mais visíveis na junção dermo-hipodérmica e/ou no interior da hipoderme. Na hanseníase, são fundamentais a análise das alterações neuríticas e a pesquisa de bacilos no interior ou na proximidade de filetes nervosos e do adenômero sudoríparo. Se as biópsias fossem mais profundas, provavelmente maior número de casos de hanseníase indeterminada seria diagnosticado histologicamente e, mais vezes, esclarecida a etiologia de infiltrados granulomatosos (Figura 22.1.7).

Em nossa experiência, biópsias profundas com *punch* maior do que 4,5 mm, realizadas na periferia da lesão, têm propiciado, frequentemente, um diagnóstico histológico definitivo, inclusive permitindo a identificação de granuloma tuberculoide incipiente ou pequenos grupos de células de Virchow.

Nas paniculites, as principais alterações, às vezes, estão situadas na profundidade da hipoderme. Além disso, é bastante difícil classificar esses processos analisando, apenas, uma pequena amostra de pele e subcutâneo. Nesses casos, um fragmento adequado pode ser obtido com um *punch* de 8 mm ou mais, introduzido até as proximidades da aponeurose. Acontece, porém, que as lesões do tipo eritema nodoso são mais frequentes na região tibial anterior, onde, normalmente, a ferida não cicatriza tão bem quanto em outras áreas do corpo; além do mais, a rigidez do tecido tende a criar uma grande tensão na linha de sutura. Uma biópsia estreita e

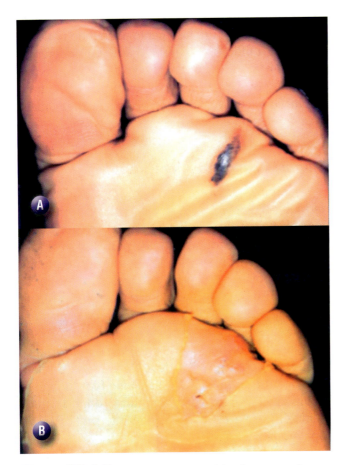

Figura 22.1.6 – **(A-B)** Biópsia excisional em caso de nevo plantar. Sempre que possível, fazer a retirada completa da lesão com 2 mm de margem para uma avaliação histopatológica mais completa e precisa. (Fonte: Alcidarta dos Reis Gadelha.)

profunda, de 1 cm de comprimento por 0,2 a 0,3 cm de largura, conseguida com incisões paralelas, é recomendada, pois evita a tensão excessiva e fornece amostras adequadas à análise dos processos inflamatórios subcutâneos (Figura 22.1.8).

Nos casos suspeitos de fasciite nodular pseudossarcomatosa, em que as lesões são quase sempre

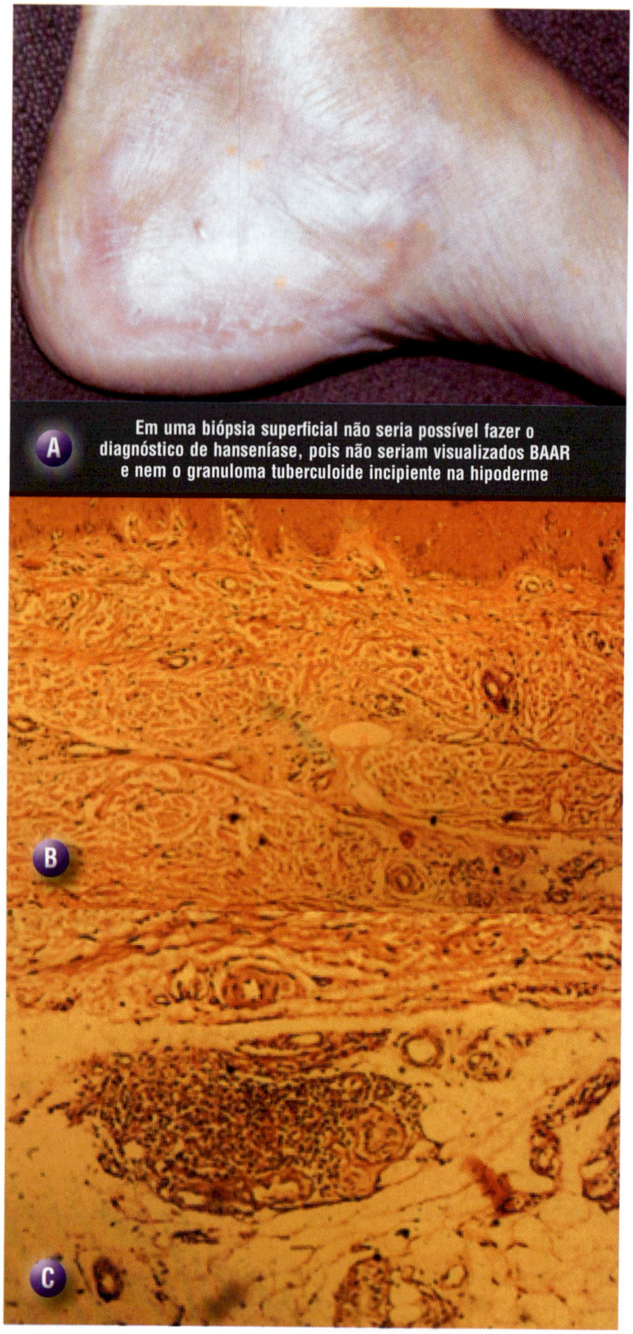

Figura 22.1.7 – **(A-C)** *Importância da biópsia profunda em caso de hanseníase. Escasso infiltrado inespecífico na derme e granuloma tuberculoide incipiente na parte superior da hipoderme. (Fonte: Alcidarta dos Reis Gadelha.)*

únicas e de pequeno porte, é também aconselhada uma biópsia excisional, para que possam ser analisados vários fragmentos ou uma ampla amostra, necessários a um diagnóstico preciso. Esse quadro pode ter aspecto histopatológico sugestivo de malignidade, mas a evolução costuma ser benigna e a excisão, curativa.

Uma biópsia parcial ou total pode ser feita, também, com *punch*, uma pequena tesoura ou até mesmo com uma simples lâmina de barbear (Figura 22.1.9).

Biópsia por curetagem

A cureta é um instrumento de terapêutica, e não propriamente de biópsia; entretanto, o material de curetagem pode ser encaminhado a exame histopatológico. As amostras colhidas com esse método podem permitir o diagnóstico de certos tumores benignos e malignos; todavia, não oferecem condições de avaliar se a lesão foi adequadamente removida. Quando a curetagem é feita, como em casos suspeitos de carcinoma basocelular, um fragmento adequado pode ser obtido utilizando uma cureta afiada, de preferência ovalada, e fazendo um movimento de báscula, na retirada da primeira amostra, evitando, assim, a fragmentação excessiva do tecido. Não se deve, jamais, fazer curetagem em casos de lesões névicas.

Biópsias tangenciais ou shaving

As lâminas de bisturi, ou mesmo de barbear e o *dermablade* são úteis na execução de biópsias tangenciais à superfície cutânea, indicadas, por exemplo, nos nevos pedunculados e pólipos fibroepiteliais. Esta técnica permite, sem prejuízo do exame histopatológico, a obtenção de excelentes resultados estéticos. Em casos de nevos, é aconselhável fazer o *shaving* profundo, isto é, em forma de pires, tentando retirar grande parte, senão toda a lesão. As biópsias com bisturi elétrico, eletrocirurgia (radiofrequência) ou *laser* CO_2 devem ser restritas às lesões pedunculadas, sendo o *shaving* realizado com movimento rápido, para diminuir o dano térmico tecidual, por vezes, prejudicial à interpretação histopatológica (Figura 22.1.10).

Quando o *shaving* é realizado com lâmina de barbear ou *dermablade* é denominado barbirese, embora alguns utilizem as duas denominações – *shaving* e barbirese, como sinônimos.

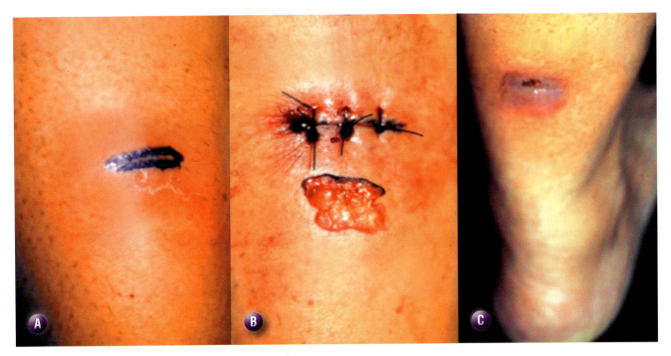

Figura 22.1.8 – Biópsia recomendada em lesões profundas como neste caso de eritema indurado de Bazin com incisões paralelas: **(A)** fragmento estreito, amplo (1 cm) e profundo; **(B)** sutura fácil; **(C)** após a cicatrização. (Fonte: Alcidarta dos Reis Gadelha.)

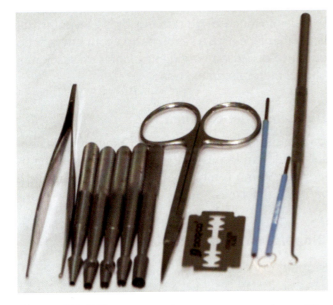

Figura 22.1.9 – Materiais frequentemente usados em biópsias cutâneas: pinça de Adson com dentes delicados, punchs de diferentes diâmetros, tesoura de Iris, lâmina de barbear, ponta em agulha e em alça de radiofrequência e gancho. (Fonte: Alcidarta dos Reis Gadelha.)

Biópsias com punchs

As biópsias com *punch* são muito utilizadas e fornecem, na maioria das vezes, excelentes amostras. A técnica consiste em simples movimento de rotação, pressionando e introduzindo o instrumento até a profundidade desejada.

A borda cortante do *punch* é circular e, normalmente, fabricada em diâmetros que variam de 1 mm a 1 cm. Como as curetas, já são disponíveis também em materiais descartáveis.

Em certos locais, como a face, uma cicatriz inestética pode ser extremamente desagradável, principalmente em pessoas jovens. Nessas circunstâncias, é conveniente usar um *punch* bem pequeno, de apenas 2 mm de diâmetro, na execução da biópsia. *Punchs* de 3 mm ou mais podem ser empregados para a retirada completa de determinadas lesões (biópsia curativa), como pequenos nevos.

A desvantagem do *punch* é que, ocasionando uma ferida circular, por vezes, após a sutura, formam-se "orelhas", prejudicando o resultado estético da cicatriz. Ademais, também não é recomendável usar *punch* em biópsias mais profundas como nas paniculites e muito menos quando se devem incluir fáscia e músculo subjacentes. A outra desvantagem é a perda da afiação ou a distorção (por trauma) da borda cortante do *punch* não descartável e a dificuldade de conseguir material ou pessoas capacitadas a amolar adequadamente esses instrumentos. A solução seria utilizar *punchs* descartáveis, mais cômodos, porém, também mais dispendiosos.

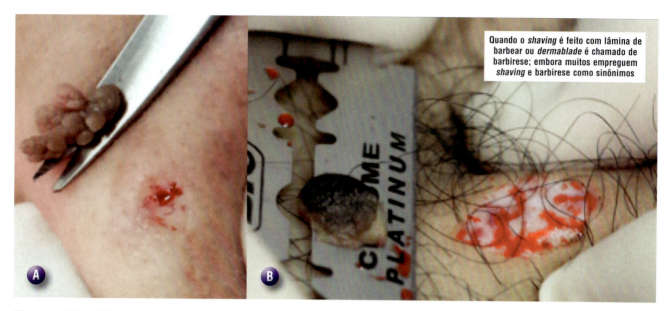

Figura 22.1.10 – **(A-B)** Biópsia por shaving com tesoura e, ao lado, com a lâmina de barbear a barbirese (shaving com lâmina de barbear ou dermablade). (Fonte: Alcidarta dos Reis Gadelha.)

Manobra de Whyte e Perry

Essa manobra, descrita por Whyte e Perry, consiste em estirar bem a pele no sentido contrário às linhas de força antes de introduzir o *punch*. Com isso evitam-se as "orelhas", transformando a forma circular da ferida deixada pelo *punch* em oval ou alongada, o que facilita a sutura e melhora a qualidade da cicatriz. Essa manobra, no entanto, só fornece resultados satisfatórios, quando é realizada em áreas onde a pele é mais distensível, como, por exemplo, no flanco (Figura 22.1.11).

Outra manobra interessante e que facilita a biópsia de pálpebra, língua ou lábio consiste em prender a área a ser trabalhada com pinça-coração ou pinça de calázio, ou tracionando-se o local com fio previamente passado próximo à lesão. A pinça de calázio, além de expor melhor o local, ainda contribui para reduzir o sangramento. Outra maneira de facilitar a biópsia em mucosas ou semimucosas é levantar, delicadamente, a área a ser biopsiada com um gancho ou pinça de Adson com dentes, antes de seccionar, parcial ou totalmente a lesão.

Biópsias com tesoura

É muito útil na realização do *shaving*, indicado, sobretudo em lesões elevadas, pedunculadas ou filiformes, como o molusco pêndulo, acrocórdons e verrugas filiformes.

Biópsias pré-operatórias

Biópsia convencional

Muitas vezes é realizada uma biópsia pré-operatóriacom *punch* ou bisturi, para confirmar o diagnóstico, identificar os subtipos histológicos ou aferir a profundidade do tumor. Entretanto as duas técnicas seguintes merecem um enfoque especial.

Técnica da "cerquinha" del Val

Como destaca Rosa, nem sempre e nem em todos os lugares se dispõe de cirurgia de Mohs para controle de margens em casos de lesões de limites mal definidos como nos carcinomas basocelulares

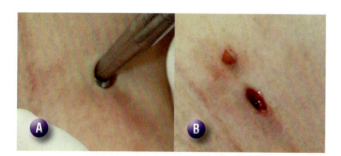

Figura 22.1.11 – **(A-B)** Manobra de Whyte-Perry: estirar bem a pele no sentido contrário das linhas de Langer antes de introduzir o punch, transformando a esperada ferida circular em oval, facilitando a sutura e melhorando o aspecto final da cicatriz. (Fonte: Alcidarta dos Reis Gadelha.)

recidivantes ou esclerodermiformes, nessas circunstâncias está indicada a técnica de biópsia pré-operatória em "cerquinha".

É prudente, entretanto, destacar que essa técnica avalia somente as margens laterais que, como destaca Rosa, são as que costumam estar mais frequentemente comprometidas após a exérese convencional de lesões de bordas imprecisas.

Técnica da "cerquinha" preconizada por Rosa

◆ Tenta-se delimitar a lesão da melhor forma possível, fazendo a antissepsia com álcool iodado, que melhora a visualização da neoplasia pela afinidade das células basaloides pelo iodo e pelo exame minucioso com uma lupa ou, melhor, com um dermatoscópio.

◆ Marca-se a margem de segurança que se supõe conveniente.

◆ Marcam-se com violeta de genciana e numeram-se ao redor da lesão os fragmentos que serão seccionados, no sentido horário (1, 2, 3 etc.), a cada 1,5 cm.

◆ Coloca-se um papel de fio sutura entre duas lâminas de bisturi número 15 (não colocadas em cabo de bisturi), de tal modo que fiquem separadas entre 2-3 mm e, em seguida, envolvem-se as lâminas com esparadrapo ou Micropore®.

◆ Riscam-se duas incisões superficiais com as lâminas separadas por papel, em forma de "cerquinha", ao redor da lesão, uma na margem demarcada e outra entre 2 e 3 mm por fora da primeira.

◆ Realizam-se, em seguida, duas incisões profundas com lâmina agora montada em cabo, obtendo-se uma tira seccionando-se profundamente a pele com uma tesoura de Iris ou lâmina de barbear.

◆ Fazem-se pontos separados com náilon em cada extremidade dos fragmentos demarcados, os quais somente serão retirados no momento da cirurgia, após a análise do resultado histopatológico. Outros pontos podem ser colocados se necessários, mas as extremidades dos fios serão cortadas mais curtas para não serem confundidas com as dos fios marcadores dos fragmentos de cerca de 1,5 cm de comprimento.

◆ Para facilitar a inclusão e os cortes em parafina, após estirar bem o fragmento, secciona-se a tira a cada 1,5 cm, de preferência em sentido horário.

◆ Colocam-se os fragmentos em vidros separados com formol e, sequencialmente, numerados.

◆ Após a aplicação de um curativo compressivo, o paciente volta à sua residência, aguardando o resultado da histopatologia para saber se as margens estão livres ou comprometidas nos fragmentos analisados.

◆ Após a emissão do laudo, o paciente retorna para a cirurgia. Retira-se o tumor conforme a informação do exame histopatológico, ampliando-se a margem, no fragmento comprometido.

Vantagens do método de "cerquinha"

◆ Não depende de técnico, material e micrótomo especializados e, por isso, é muito menos oneroso.

◆ A análise do comprometimento das margens nos fragmentos é realizada por patologista sem o estresse e a pressão do exame peroperatório.

◆ Os cortes feitos em parafina permitem um exame muito mais preciso e seguro, já que sendo realizados com micrótomo convencional, podem ter, apenas, 5 μ de espessura. Já os cortes feitos com micrótomo de congelação, na cirurgia micrográfica, tem menor qualidade pois são mais espessos, cerca de 20 μ e obtidos de material fresco, portanto, não fixado e processado habitualmente. Ademais, a análise das margens, que deve ser feita pelo próprio cirurgião com boa experiência dos cortes de congelação ou por patologista, durante a cirurgia constitui limitação importante.

Desvantagens do método de "cerquinha"

◆ Deve ser realizado em dois tempos, a intervalos que dependem da emissão do resultado histopatológico e da disponibilidade de vaga para a cirurgia, que, no serviço público, às vezes, demora 30 dias ou mais.

◆ Avalia somente a margem lateral e não a profunda.

Biópsias orientadas de Kopke

◆ Consistem, segundo Kopke na retirada de fragmentos de tecido, geralmente fusiformes, posicionados no tumor de maneira a permitir a visualização histopatológica de modo panorâmico e topográfico.

- Estão indicadas principalmente em tumores mal delimitados como os carcinomas basocelulares recidivados ou na presença de lesão recente e suspeita próxima à cicatriz de tratamento prévio.
- A escolha dos locais e do número de fusos a serem retirados deve ser orientada por exame cuidadoso da área com o dermatoscópio.
- Kopke defende a realização de um ou mais de um fuso bem estreito e longo de até 2 cm de comprimento, no centro ou na periferia do tumor, mas incluindo a área suspeita, a pele aparentemente livre e a zona cicatricial.
- Cada fragmento deve ser enviado em formol (em vidros separados), marcando-se uma das extremidades com um fio.
- Cada fuso, com as extremidades marcadas com tinta nanquim, após processamento histológico habitual, deverá ser incluído em parafina e seccionado por inteiro, para que toda a extensão do fragmento seja avaliada (pele aparentemente normal, suspeita e de aspecto cicatricial).

Destaca o autor que esse método pode contribuir para:

- Delimitar melhor o tumor.
- Identificar mais acuradamente os subtipos histológicos da neoplasia.
- Diminuir o número de estádios na cirurgia micrográfica.
- Distinguir recidiva de nova neoplasia.
- Escolher um procedimento mais simples, eficaz e menos oneroso que a cirurgia micrográfica.
- Evitar a necessidade de um segundo estádio, retirando, eventualmente, toda a lesão com o fuso.

Como se depreende, esse método tem os princípios similares aos da "cerquinha" de Rosa, entretanto, com a limitação de examinar somente parte da periferia da área suspeita, mas tendo a vantagem sobre a "cerquinha" de avaliar, também, áreas aparentemente normais, suspeitas ou clinicamente cicatriciais e, por vezes, retirar toda lesão com o fuso, eliminando a necessidade de um segundo procedimento.

Cuidados importantes durante a retirada da amostra

- Não traumatizar o fragmento, por isso, os instrumentos empregados na realização da biópsia devem ser bem afiados e as pinças, delicadas e atraumáticas.

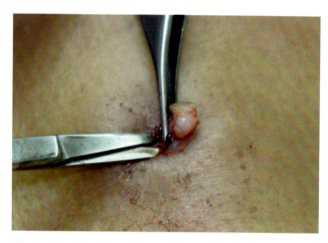

Figura 22.1.12 – *Pinçar e seccionar delicadamente, sem comprimir o fragmento, pela hipoderme. (Fonte: Alcidarta dos Reis Gadelha.)*

- Pinçar, delicadamente, o fragmento, sem comprimi-lo, de preferência pela hipoderme, para evitar o aparecimento de alterações traumáticas em diversos níveis da pele, como pseudocistos ou fístulas, distorção dos tecidos ou desprendimento da epiderme (Figura 22.1.12).
- Destacar a amostra pela secção da hipoderme com pequena tesoura ou lâmina de bisturi. Seccionar o tecido através da derme dificulta a retirada do fragmento e a sutura da ferida, retarda a reparação e piora o aspecto da cicatriz.

Biópsias por aspiração

Embora não sejam de uso corriqueiro, as biópsias por aspiração usando agulhas especiais podem ser úteis na coleta de material para exame citológico ou histopatológico em lesões nodulares profundas como em casos suspeitos de metástases, lesões linfangitico-gomosas sugestivas de leishmaniose ou esporotricose ou abscesso neural da hanseníase e em biópsias de linfonodos. Na prática, entretanto, nesses casos, ainda é mais empregada a biópsia incisional.

Biópsia cutânea superficial com cola de cianocrilato (SCAB)

Indicações

- Demonstração de parasitas como o *Sarcoptes scabiei* (principal).
- Identificação de hifas, pseudo-hifas ou artrósporos em casos de micoses cutâneas superficiais.

- Estruturas filamentosas e cocoides dos agentes etiológicos da ceratólise plantar.
- Bacilos (*Corynebacterium minutissimum*) do eritrasma, em coloração pelo Gram.

Técnica recomendada

- Selecionar uma lesão não escoriada, o que pode ser facilitado pelo uso do dermatoscópio.
- Raspar os pelos da área, se existentes.
- Fazer a antissepsia e desengordurar o local com álcool a 70%.
- Pingar uma gota de cianocrilato em lâmina histológica.
- Pressionar o lado da lâmina com a cola sobre a área escolhida, por 15-30 segundos.
- Destacar a lâmina.
- Aplicar hidróxido de potássio a 10% sobre a lâmina, para, dissolvendo os corneócitos, facilitar a visualização do parasita.
- Corar pelo PAS pingando gotas de ácido periódico sobre o material aderido à lâmina; deixar por 15-30 min e, em seguida, escorrer e colocar o reativo de Schiff deixando-o por 20-30 min e contrastando por alguns minutos com o verde-claro ou hematoxilina. A coloração pelo Gram é feita pingando na lâmina a solução e deixando por 2 min, diferenciando por partes iguais de acetona e álcool por 4 segundos e contrastando com vermelho-neutro por 2 min.
- Montar e examinar ao microscópico.
- O *Sarcoptes* é visualizado, mesmo ao pequeno aumento, como pontos escuros e suas partes como boca e patas identificadas em aumentos de 100 a 400×.
- Elementos fúngicos como as hifas e células leveduriformes da *Malassezia furfur* podem ser fácil e destacadamente visualizados com o PAS (Figura 22.1.13).

Preenchimento do pedido da biópsia e/ou exame histopatológico

É muito importante citar todas as possibilidades diagnósticas para que o patologista, pensando nelas como clínico, escolha as colorações mais adequadas ao caso. Normalmente não se faz PAS nos cortes de uma biópsia com suspeita clínica de eczema, porém, se for levantada a hipótese de dermatofitose, aquela coloração é mandatória. Na Figura 22.1.12 observa-se que a biópsia superficial incluiu somente a camada córnea espessada compatível com uma das hipóteses que era de calosidade, entretanto, como havia no pedido de exame histopatológico descrição de lesões ceratósicas na região plantar, fizeram-se cortes corados também pelo PAS. Desta maneira foi possível visualizar, com facilidade, algumas hifas e artrósporos na camada córnea, única camada incluída no fragmento da biópsia, permitindo o diagnóstico de *Tinea pedis*. A informação clínica foi extremamente importante para o diagnóstico de *Tinea pedis* hiperceratósica, embora a biópsia tenha sido superficial (Figura 22.1.14).

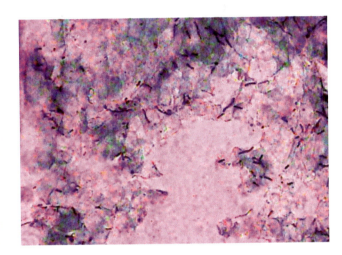

Figura 22.1.13 – *Biópsia de camada córnea com cianocrilato. Fragmento corado pelo PAS/verde-claro: várias hifas curtas e largas, retas ou encurvadas de* Malassezia furfur. *(Fonte: Alcidarta dos Reis Gadelha.)*

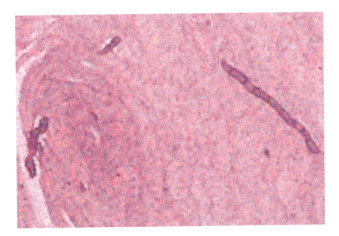

Figura 22.1.14 – *Exame histopatológico de fragmento incluindo somente a camada córnea. A descrição clínica de lesão hiperceratósica plantar induziu à realização de cortes corados pelo PAS, visualizando-se, com facilidade, hifas e artrósporos na camada córnea e possibilitando o diagnóstico de* Tinea pedis *não aventado clinicamente. (Fonte: Alcidarta dos Reis Gadelha.)*

Antissepsia

Após a escolha da lesão, do local e dos instrumentos que serão utilizados, deve-se limpar, cuidadosamente, a área escolhida e adjacências, para:

- Promover a antissepsia.
- Retirar resíduos diversos como cosméticos ou medicamentos tópicos.
- Visualizar e/ou demarcar melhor a lesão.

A antissepsia é feita com álcool etílico a 70%, clorexidina, éter, álcool iodado ou povidine. Como já citado, Rosa aconselha a fazer a antissepsia em casos suspeitos de carcinoma basocelular com o álcool iodado que melhora a visualização e a demarcação do tumor, já que as células basalioides tem maior afinidade pelo iodo.

Anestesia e hemostasia

A anestesia local mais usada consiste na infiltração de lidocaína na concentração de 0,5 a 2%, com ou sem adrenalina. Esta diminui o sangramento e aumenta a duração do efeito anestésico, facilitando a realização da biópsia, mas, devido à sua ação vasoconstritora, não deve ser empregada na anestesia dos dedos, pois apresenta risco de necrose distal, especialmente em pacientes portadores de doenças vasculares ou diabetes. De modo geral, a vasoconstrição não interfere nos achados histopatológicos.

O anestésico deve ser introduzido na hipoderme, circunscrevendo a lesão, na tentativa de evitar falsas imagens de edema e vacuolização celular. Em biópsia de dedos (pele ou unha), o anestésico, de preferência sem adrenalina, deve ser injetado nas faces laterais, no sentido de bloquear o nervo digital. A mepivacaína é um excelente anestésico para biópsias nesses locais, já que, tendo uma ação mais prolongada do que a lidocaína, amplia o tempo sem dor no pós-operatório.

A hemostasia após a realização de uma biópsia pode ser obtida por:

- Pressão digital.
- Tamponamento simples com gaze ou algodão.

- Tamponamento com material hemostático (Gelfoam®).
- Aplicação de solução de Monsel, cloreto de alumínio a 30-45% em álcool isopropílico a 50-70%.
- Vaporização com eletroncautério ou *laser* de CO_2.
- Pinçamento de vaso mais calibroso e eletrocoagulação ou ligadura com fio.
- A sutura, a pressão digital e o tamponamento constituem as medidas mais frequentemente utilizadas para a hemostasia após a execução de uma biópsia. Embora, normalmente, não seja utilizada em ferida menor que 4 mm de diâmetro, a sutura do orifício deixado pelo *punch* ou por outro instrumento com mononáilon 4 ou 5 zeros, ou com fio reabsorvível (em biópsias de mucosa) promove hemostasia e facilita a cicatrização. É válido relembrar que a manobra de White e Perry é muito útil não só para facilitar a sutura como para obter uma cicatriz menos perceptível.

Cuidados com o fragmento após a realização da biópsia

- Colocar, imediatamente, fragmentos estreitos e longos sobre um pedaço de papel, com a derme voltada para baixo, a fim de impedir retrações no período de fixação. O encurvamento dificultará a clivagem e a perfeita inclusão da peça. Fragmento de músculo deve ser preso com uma tachinha ou alfinete pelas extremidades em pedaço de papel.
- Imergir tão logo retirado o fragmento no frasco com o fixador adequado.
- Verificar se o nome do paciente está escrito legível e corretamente na etiqueta ou no esparadrapo afixado no frasco.
- Em casos de imunofluorescência, de preferência, levar rapidamente o fragmento envolto em gaze umedecida em soro para o laboratório especializado.
- Preencher adequadamente o pedido do exame histopatológico colocando nome e idade do paciente, hipóteses clínicas, tempo de evolução e tratamentos prévios e um resumo do quadro clínico, além do tipo de lesão e da área corporal que foi biopsiada. Essas informações podem ser preciosas na avaliação histopatológica.

Ridley defende o emprego do fixador FMA para as biópsias de possíveis casos de hanseníase. Após 1,5 a 2,5 horas nesse fixador, o material, sem ser lavado, é transferido para álcool a 70%. Esse método evitaria a retração excessiva do colágeno e preservaria melhor os detalhes citológicos que a fixação habitual pelo formol salino ou neutro a 10%.

O líquido de Bouin não deve ser empregado em amostras de pele. Este fixador não impede o aparecimento de cristais, não permite uma conservação longa das amostras e, além do mais, prejudica algumas colorações, como as usadas para mucopolissacarídeos.

No momento, o formol tamponado é o melhor fixador para estudos de rotina, porque impede a formação de pigmento formalínico, conserva por longo tempo o material e não interfere na maioria das colorações. Entretanto, quando há suspeita de lesão gotosa, não se deve utilizar o formol, e sim o álcool, na fixação do material. O formol dissolve os cristais de uratos e, consequentemente, dificulta a interpretação histológica.

O uso de formol com pH abaixo de 6 propicia o aparecimento de hematina do formol ácido. Esse pigmento, por sua semelhança com a melanina e a hemossiderina, prejudica a análise dermatopatológica em certas condições, como em casos de melanoma e angiodermite e, ademais, dificulta a visualização de parasitas como os corpúsculos de Donovan e as leishmânias. Apesar disso, em nosso meio, comumente as peças são enviadas ao laboratório nesse fixador. Quando não se dispõem de fosfatos, aconselha-se preparar o formol a 10% com água (uma parte de formalina comercial e nove partes de água da torneira ou destilada) e acrescentar alguns pedaços de giz (carbonato de cálcio), o que eleva o pH da solução, tornando-a menos ácida.

Em regiões muito frias ou em época de inverno, pode-se acrescentar álcool etílico a 95%, na proporção de 10%, ao formol a 10%. Isso impede o congelamento da amostra.

Após a biópsia, o fragmento deve ser imediatamente imerso no líquido fixador para evitar a desidratação, distorção ou fenômenos de autólise.

Outros elementos importantes são o tempo de exposição ao fixador e a relação entre o volume da amostra e o do fixador. O volume do fixador deve ser, pelo menos, 10 a 20 vezes maior que o volume da peça a ser fixada. O tempo de exposição é proporcional ao tamanho da amostra, sendo recomendada 1 ou 2 horas para cada milímetro de espessura do fragmento; para uma apropriada fixação de pequenas biópsias cutâneas, um período de 24 horas é suficiente. Temos conseguido uma fixação adequada seccionando as amostras e deixando os fragmentos (colocados em cápsulas de aparelho histotécnico) no interior de um frasco contendo, 1.000 a 2.000 mL da solução fixadora por um período mínimo de 8 horas.

As biópsias de unha podem ser colocadas em formol a 10% contendo ácido tricloroacético a 5%. Essa solução, além de fixar, amolece a lâmina ungueal, facilitando um processamento histológico rotineiro do fragmento. Fragmento de unha também pode ser colocado em formol e no laboratório transferido para solução de ácido nítrico a 5%, onde permanece por 3 a 4 dias para amolecer. Outro recurso útil para amolecer um fragmento de unha é imergi-lo em solução de hidróxido de sódio a 10%, por 30-90 minutos, antes de o colocar em formol.

Para a realização de imunofluorescência direta pela técnica convencional, a peça não pode ser fixada. Logo após a sua retirada, o fragmento pode ser envolvido em papel impermeável, como o aluminizado, ou envolvido em gaze umedecida com soro e enviado em isopor com gelo ao laboratório, onde será, imediatamente, congelado em neve carbônica ou nitrogênio líquido. O fragmento pode ser conservado por 2 a 10 dias, em meio de Michel ou Zeus mas, de preferência, deve ser enviado ao laboratório em até 48 horas.

Para estudo de microscopia eletrônica, uma pequena amostra cutânea é habitualmente fixada em glutaraldeído a 2-5% em tampão cacodilato 0,1 M, ajustado ao pH 7,2-7,4. Duas a 4 horas após, o tecido é lavado no mesmo tampão, deixado nele durante toda a noite e, então, refixado em tetróxido de ósmio a 1% em tampão cacodilato por 30 a 90 minutos.

Dados sobre os principais fixadores e suas indicações constam na Tabela 22.1.1.

Em casos de conservação em glutaraldeído, são recomendas as seguintes medidas:

- Manter o glutaraldeído na geladeira até o momento de uso.
- Pouco tempo antes de usar, retirar o frasco de glutaraldeído da geladeira e esquentá-lo com as mãos.

Tabela 22.1.1

PRINCIPAIS FIXADORES USADOS EM DERMATOPATOLOGIA

Formol salino a 10%

• Formaldeído a 37-40% (comercial)	100 mL
• Água de torneira	900 mL

Formol neutro a 10%

• Formaldeído a 37-40%	100 mL
• Fosfato de sódio monobásico	4 g
• Fosfato de sódio dibásico	6,5 g
• Água destilada	900 mL

Formol cálcico

• Formaldeído a 37-40%	100 mL
• Solução aquosa a 10% de cloreto de cálcio	100 mL
• Água destilada	80 mL

Formol com álcool

• Formol a 37-40%	10 mL
• Álcool etílico a 95%	10 mL
• Água	90 ml

FMA fixador

• Formaldeído a 37-40%	100 mL
• Cloreto de mercúrio	20 g
• Ácido acético glacial	30 mL
• Água destilada qsp	1.000 mL

O cloreto de mercúrio deve ser dissolvido na água com a ajuda do calor. Devem-se acrescentar as outras substâncias e guardá-lo algum tempo para que ocorra a ionização

Meio de Michel para imunofluorescência

• Citrato de potássio tamponado 1 mol/L, pH 7,0	25 mL
• Solução de sulfato de magnésio 0,1 mol/L	50 mL
• Solução de N-etil-maleimida 0,1 mol/L	50 mL
• Água destilada	875 mL
• Sulfato de amônio	550 g

Meio para transporte do fragmento para realização de microscopia eletrônica
Frasco 1

• Glutaraldeído	2%
• Tampão fosfato	0,15 M

Frasco 2

• Glutaraldeído	2%
• Tampão fosfato	0,15 M
• Ácido tânico	0,1%

Fonte: Gadelha, 2009.

◖ Colocar um pequeno fragmento (1 mm) em cada frasco, anotando a hora em que isso foi realizado.

◖ Antes de 2 horas o material deve ser entregue ao laboratório especializado

Resumo dos cuidados que se devem ter na fixação das amostras cutâneas

◆ É importantíssimo que o profissional que fez a biópsia coloque, imediatamente, o fragmento em frasco contendo o fixador e com etiqueta ou esparadrapo no qual devem ser escritos, de maneira legível, pelo menos o nome do paciente e a data. O frasco é, então, fechado e coberto com esparadrapo para que não escorra o fixador e prejudique a conservação da amostra.

◆ O fixador usual é o formol a 10%, tamponado, cujo volume deve ser de 10-20 vezes o volume da peça a ser fixada. O tempo necessário à fixação correta depende da espessura do fragmento, considerando-se, geralmente, adequada a duração de 1-2 horas para cada mm de espessura da amostra. Na prática, o material é cuidadosamente clivado com lâmina de barbear ou de bisturi e colocado em cassetes de plástico e esses, por sua vez, em 1.000 a 2.000 mL de formol tamponado onde permanecem por no mínimo 6 horas, antes serem postos na cuba do histotécnico para processamento habitual. O tamponamento impede a formação de cristais de formol, de coloração acastanhada, que podem prejudicar a visualização de estruturas importantes, como as amastigotas da leishmânia.

◆ Em casos suspeitos de gota o formol, que dissolve, em parte, os cristais de uratos, deve ser substituído por álcool etílico absoluto. O material no qual se deve fazer pesquisa de lipídios não deve ser fixado e sim levado a fresco para cortes de congelação e coloração como o Sudam.

◆ Quando o material é colhido com cianocrilato, a fixação também é feita com imersão da lâmina em álcool etílico por alguns minutos.

◆ Fragmentos cutâneos que vão ser encaminhados para imunofluorescência direta, se forem transportados por um curto período (poucas horas) devem ser colocados em soro fisiológico ou envolvidos em gaze embebida com soro e o frasco ou a gaze dentro de um isopor com gelo.

◆ Quando a imunofluorescência for ser realizada em local mais distante (outro estado ou outra cidade) o material deve ser fixado em meio de Michel no qual pode ser adequadamente preservado por 5 a 10 dias.

◆ Quando amostra for encaminhada para microscopia eletrônica, o fixador deve ser o glutaraldeido a 2%.

Complicações e problemas após a realização de biópsias cutâneas

Seguem-se alguns exemplos de intercorrências indesejadas e as soluções mais comuns.

Clínicos

- Sangramento quando o paciente se movimenta: interrogar se o paciente está tomando medicamentos que podem facilitar o sangramento, fazer hemostasia adequada e curativo compressivo.
- Lipotimia no paciente ou acompanhante: evitar que o acompanhante fique na sala (a não ser de menores), esclarecer como vai ser realizada a biópsia e pedir ao paciente ou acompanhante que não olhe para o local durante o procedimento e antes de fazer o curativo. Colocar a pessoa em Trendelemburg, aplicar máscara de oxigênio e dizer palavras que demonstrem apoio e segurança.
- Infecção: orientar o paciente ou o acompanhante sobre o modo como deve ser feito o curativo e prescrever um antisséptico e uma pomada de antibiótico.
- Cicatriz inestética: fazer a manobra de Whyte e Perry quando usar *punch*; se possível evitar fazer a biópsia em locais comuns de queloides, como a região pré-esternal, ou mais visíveis, como a face. Quando for necessário fazer biópsia nessas áreas usar *punchs* menores que 3 mm ou orientar a incisão, tentando colocá-la em sulcos ou rugas e fazer incisão em forma de "S" ou ondulada.
- Recidiva da lesão como o nevo recorrente que pode ser confundido com melanoma, após *shaving*. Fazer *shaving* mais profundo em casos de nevos e alertar ao paciente sobre a possibilidade de o nevo voltar a se desenvolver.

Para o exame histopatológico

- A escolha de uma lesão não representativa.
- A retirada de fragmentos superficiais.
- A falta de inclusão de pele normal, em casos onde é imprescindível uma análise comparativa.
- O aparecimento, por compressão mecânica excessiva do tecido, de alterações traumáticas esclerodermiformes, de pseudocistos, pseudofístulas e de separação entre a epiderme e a derme.
- O destacamento de porções superficiais da epiderme ou mesmo da epiderme inteira.

- A presença de material estranho na amostra, como, por exemplo, grânulos de amido, frequentes em cosméticos e medicamentos tópicos.
- O desprendimento de porções mais profundas da derme ou da hipoderme, motivado pelo seccionamento precoce do tecido recém-obtido e, portanto, ainda não fixado.
- O encurvamento excessivo do tecido, com prejuízo da clivagem e inclusão da peça.
- A intensa vacuolização celular e o alongamento nuclear de células tumorais e epidérmicas em fragmentos obtidos com bisturi elétrico.
- A confusão entre tumores benignos e malignos, como ceratoacantoma e carcinoma espinocelular, nevo e melanoma ou dermatofibroma e dermatofibrossarcoma, pela técnica inadequada da biópsia ou por falta de informações clínicas relevantes.
- Autólise parcial ou total do fragmento cutâneo.
- Fixação imprópria ou incompleta do tecido, com prejuízo das outras etapas histológicas, métodos ou colorações especiais e, consequentemente, da análise dermatopatológica.
- Deslocamento do conteúdo citoplasmático ou nuclear, em consequência da penetração irregular do fixador.
- Aparecimento de clivagem entre a epiderme e a derme, resultante da retração irregular dos vários componentes do espécime durante o período de fixação.
- Aparecimento, pelo uso de formol com pH inferior a 6, de hematina do formol ácido.
- O congelamento do fragmento em regiões muito frias, pela não adição de álcool a 95% ao formol.

BIBLIOGRAFIA CONSULTADA

1. Abuláfia J. La biopsia cutanea.In: Cirugia dermatologica practica. El Salvador: UCA Editores. 1977; 25-29.
2. Ackerman AB et al. Histologic diagnosis of inflammatory skin diseases. 2 ed. Baltimore: Williams & Wilkins. 1977; 944p.
3. Elder D et al. Lever's Histopathology of the skin. 8 ed. Philadelphia: Lippincott-Raven. 1997; 1073p.
4. Elston DM et al. Skin biopsy. Biopsy issues in specific diseases. J Am Acad Dermatol. 2016; 74(1):1-26.
5. Han SY et al. Tangential lighting aids in the identifiction of biopsy sites. Dermatol Surg. 2011; 37(2):292-3.
6. Ke M et al. Where is it? The utility of biopsy-site photography. Dermatol Surg. 2010; 36:198-202.

7. Kopke LFF. Biópsias orientadas em oncologia cutânea. Surg Cosm Dermatol. 2014; 6(1):77-81.
8. Labiocel. Manual de técnicas em histologia e biologia celular do laboratório de biologia celular. Faculdade de Medicina da Universidade de São Paulo. 2002; 21p.
9. Laga AC et al. Cutaneous gnasthostomiasis: Report of 6 cases with emphasis on histopathological demonstration of the larva. J Am Dermatol Acad. 2013; 68(2): 301-5.
10. Maia M, Ferrari N, Russo C. Tratamento do ceratoacantoma solitário. In: Cirurgia Dermatológica em consultório. Gadelha AR; Costa MCC. 2 ed. São Paulo: Atheneu. 2009; 431-3.
11. Mehregan AH et al. Artifacs in dermal histopathology. Arch Dermatol. 1966; 94:218-25.
12. Neynaber S et al. Use of Superficial Cyanoacrylate Biopsy (SCAB) as an Alternative for Mite Identification in Scabies. Arch Dermatol. 2008; 144(1):114-5.
13. Pereira Jr A, Menezes AC. Posicionamento dos grupos borderline e indeterminado junto à classificação polar da hanseníase. Trabalho apresentado no I Congresso de Hansenologia dos Países Endêmicos. Rio de Janeiro, 1980.
14. Pinkus H, Mehregan AH. A guide to dermatohistopatholigy. 2 ed. New York: Applenton Century-Crofts, 1976.
15. Pinkus H. Skin biopsy: a field ofinteraction between clinical and pathologist. Cutis. 1977; 20(5):609-14.
16. Popkin GL et al. A tecnique of biopsy recommended for keratoacantomas. Arch Dermatol 1966; 94:191-3.
17. Ridley DS. Skin biopsy in leprosy.Switzerland: Ciba-Geigy Limited, 1977.
18. Rivitti AE. Manual de dermatologia clínica de Sampaio e Rivitti. São Paulo: Artes Médicas. 2014; 736p.
19. Robinson JK. Eosinophilicfasciits: A problem in differential diagnosis. J Dermatol Surg Oncol. 1979; 1(2):23-6.
20. Rosa IP. Posso falar? O caso é o seguinte. São Paulo: Lemar. 2013; 346p.
21. Scott Jr MJ, Scott MJ. Ungueal lichen planus. Arch Dermatol. 1979; 115:1197-9.
22. Soderstron RM, Krull EA. Erythema nodosum – a review. Cutis. 1978; 21(6):806-1.
23. Whyte HJ, Perry HO. A simple method to minimize scarring following large punch biopsies. Arch Dermatol. 1960; 81:520-2.
24. Wilkelmann RK. Perspectives of Dermatopathology. Arch Dermatol. 1976; 112:1674-8.

Capítulo 22.2

Biópsias Especiais: de Unha, Linfonodos e de Músculo

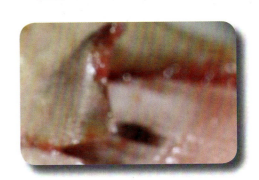

Alcidarta dos Reis Gadelha
Izelda Maria Carvalho Costa

Pontos de destaque

- Biópsias de unha, mucosa ou semimucosa, de músculo e linfonodo e biópsia aspirativa, embora menos frequentemente realizadas em dermatologia, em certas situações são indispensáveis ao diagnóstico e/ou terapêutica. São indicações de biópsias nessas localizações casos de melanoníquia, lesões restritas à mucosa/semimucosa como ocorre, eventualmente, em pênfigos e doença de Bowen; dermatomiosite e em lesões nodulares profundas suspeitas de metástases ou de doenças bacterianas ou micóticas, como escrofuloderma e paracoccidioidomicose.
- Biópsias especiais requerem métodos específicos para melhor exposição da área a ser biopsiada, anestesia, coleta do material e hemostasia apropriadas.
- São elementos relevantes que devem ser considerados na realização de biópsias ungueais a rigidez da unha, o tipo do anestésico e a técnica anestésica, a hemostasia e o controle da dor no pós-operatório.
- *Punch*, bisturi com lâmina 15, bisturi de catarata, as pinças de transplante folicular, Adson com dentes delicados e de calázio, gancho, cola de cianocrilato, agulha fina e longa, esponja hemostática, garrote e fios absorvíveis ou não são materiais muito úteis e mesmo imprescindíveis na realização de biópsias de unha, mucosas, músculo ou linfonodo e em biópsia aspirativa.
- O uso de lidocaína com epinefrina (em elevadas diluições) em pequeno volume no bloqueio digital, atualmente, é considerado um método seguro que, além de propiciar uma excelente anestesia, reduz a necessidade de complementação com novas infiltrações, promove hemostasia, às vezes dispensando o uso do garrote e prolonga o efeito anestésico e, consequentemente, o alívio da dor pós-operatória.
- São relevantes no possível desencadeamento de uma necrose digital a não retirada ou o uso de pressão excessiva do garrote (acima de 500 mmHg), o emprego de maiores concentrações de epinefrina (abaixo de 1:50.000), volume excessivo de anestésico e a técnica em anel, queimaduras desencadeadas pela imersão do dedo anestesiado em água quente e, obviamente, a concomitância de infecção ou de enfermidades vasculares ou neurológicas periféricas como esclerodermia, tromboangeíte obliterante, diabetes ou a hanseníase.

■ Biópsias Especiais: de Unha, Linfonodos e de Músculo

- As técnicas mais comumente empregadas em biópsias incisionais ou excisionais da unidade ungueal são: *clippings*, com bisturi em fuso ou incisões paralelas, *punch* único, com duplo *punch* e o *shaving*. A biópsia muscular ou linfonodal é feita com incisão utilizando o bisturi, de mucosa/semimucosa com *punch*, bisturi ou mesmo com uma tesoura tipo Iris e a biópsia aspirativa (PAAF) com agulha hipodérmica $20 \times 5,5$ mm.

- Merece atenção especial a biópsia que inclui matriz ungueal pelo risco de originar uma deformidade ungueal permanente. A técnica de *shaving*, segundo Haneke ou modificada, como a de Rosa, pode minimizar o dano à matriz e, ao mesmo tempo, retirar toda a lesão e obter um fragmento adequado e indispensável ao exame histopatológico

- Cuidados adicionais devem ser tomados em pacientes que tenham enfermidades coexistentes, como as vasculares e neurológicas periféricas, ou estejam em uso de medicamentos, como os anticoagulantes, que podem facilitar o aparecimento de complicações como infecção, sangramento e necrose.

- A dor pós-operatória, sobretudo em biópsias ungueais, deve ser minimizada, retardada ou controlada fazendo o bloqueio digital com lidocaína com epinefrina ou com anestésicos de duração mais prolongada como a mepivacaína, bupivacaína ou ropivacaína, ou ainda, com a prescrição, se não contraindicados, de potentes analgésicos, como trometamol ou codeína + paracetamol.

Introdução

Serão descritas nesse capítulo biópsias de unha, mucosa e semimucosa e de linfonodo, menos frequentes na prática dermatológica, porém, em determinadas situações, além de muito importantes e indispensáveis, requerem técnicas ou cuidados especiais.

Biópsia ungueal

Na realização de biópsias ungueais, para obter amostras apropriadas e evitar complicações, devem ser, esmeradamente, considerados.

- A possibilidade de permanente deformidade na unha decorrente de biópsia incluindo a matriz.

- A coexistência de enfermidades, como o diabetes, esclerodermia, neuropatias e enfermidades vasculares periféricas.

- O uso de medicamentos anticoagulantes.

- A rigidez da unha que, se não diminuída, pode impedir a realização de cortes e colorações adequadas.

- O tipo de anestésico e a técnica anestésica empregados. O uso de epinefrina em bloqueios digitais ocasionando gangrena. Mito ou realidade?

- As técnicas de biópsia mais apropriadas a cada situação.

- A hemostasia.

- Os cuidados e curativos pós-operatórios.

- A dor pós-operatória.

Biópsias ungueais devem ser, obviamente, evitadas, não só pelo incômodo no pós-operatório como a dor e, às vezes, sangramento, mas, também, pela possibilidade de ocasionarem deformidades irreversíveis quando a matriz é incluída na amostra. Todavia, em certos casos, a biópsia ungueal é imprescindível.

Algumas indicações importantes e comuns de biópsia incisional ou excisional da unha:

- Psoríase ungueal.

- Líquen plano ungueal.

- Melanoníquia longitudinal.

- Onicomicose com quadro clínico sugestivo mas com exame micológico negativo.

- Suspeitas de tumores benignos comuns no aparelho ungueal como tumor glômico, onicomatricoma e fibroceratoma.

- Diagnóstico diferencial entre lesões verruciformes, ceratósicas, infiltradas ou ulceradas, como as de verruga subungueal, doença de Bowen ou carcinoma espinocelular.

- Lesões sugestivas de melanoma.

Deformidades permanentes

Deformidades podem ocorrer quando a matriz é incluída na biópsia incisional ou excisional como em casos de melanoníquia e tumores benignos, como o glômico, ou malignos como o melanoma ou o carcinoma espinocelular. É muito importante informar o paciente e seu acompanhante, por escrito, sobre essa possibilidade e tentar evitar, ao máximo, atingir a matriz, optando-se, por técnicas mais superficiais, quando exequíveis, como o *shaving*, que pode ser, eventualmente, empregado em caso de melanoníquia.

Coexistência de afecções e uso de anticoagulantes

O diabetes, as enfermidade vasculares e/ou neurológicas periféricas como tromboangeíte obliterante e hanseníase, a esclerodermia e imunodepressão são algumas situações por vezes diagnosticadas no paciente que vai ser submetido a uma biópsia ungueal. Nesses casos, devem ser tomadas medidas adicionais para evitar que as afecções coexistentes possam contribuir para o aparecimento de complicações, por vezes, sérias, como infecção e sangramento.

- Julgar, criteriosamente, a relação risco × benefício do procedimento.
- Escolher a técnica menos traumática porém, efetiva, para o caso.
- Verificar se o paciente está tomando regularmente a medicação e solicitar a glicemia em pacientes diabéticos.
- Prescrever antibióticos profilaticamente.
- Evitar, nesses casos, o uso de anestésico com vasoconstrictor, anestesia em anel e o emprego de um grande volume de anestésico.
- Proibir a imersão dos pés em água quente nas primeiras horas pós-cirurgia para evitar possível queimadura facilitadora de uma trombose e, por isso, necrose.
- Usar torniquete sem excessiva pressão.
- Avaliar o grau de imunossupressão.
- Fazer uma supervisão mais frequente.
- Evitar o uso de anticoagulantes por 1 semana, com a devida supervisão do clínico que acompanha o paciente.

Rigidez da unha

A dureza da unha pode dificultar a coleta da amostra e mesmo a realização de cortes e de colo-

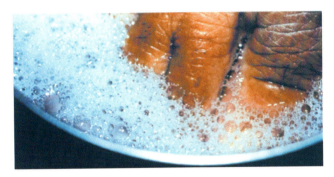

Figura 22.2.1 – Imersão em água com sabão antisséptico por alguns minutos para amolecer as unhas e facilitar a realização de uma biópsia ungueal. (Fonte: Izelda Maria Carvalho Costa.)

rações de boa qualidade, indispensáveis ao acurado exame histopatológico, por isso, para amolecer um pouco o fragmento ungueal são recomendados:

- Imergir as extremidades digitais em água e sabão antisséptico (como triclosan) por 15-30 minutos antes de se fazer a biópsia (Figura 22.2.1).
- Colocar o fragmento que inclua lâmina ungueal e/ou leito (logo após a retirada), em solução de hidróxido de sódio a 10% por 30-90 minutos, dependendo da espessura, antes de transferi-lo para o formol e seguir o processamento habitual, ou fixá-lo em formol a 10% contendo ácido tricloroacético a 5%, solução aquosa de hidróxido de potássio a 20% ou, ainda, solução aquosa a 10% de Tween 40. Essas medidas, amolecendo a lâmina, possibilitam o corte do material em micrótomo, sem maiores dificuldades, e a execução de importantes métodos de coloração como a hematoxilina-eosina e o PAS. É importante considerar que o tempo de exposição a essas substâncias é proporcional à espessura da unha e ao tipo de solução amolecedora. Assim, unhas de pouca espessura podem ser deixadas somente 15 minutos em NaOH a 10%; por outro lado, quando se usa o Tween 40 o tempo deve ser de 24 horas.

O tipo de anestésico e a técnica anestésica empregados

Uso de epinefrina em bloqueios digitais e causa de gangrena. Mito ou realidade?

O uso de anestésico com vasoconstrictor em bloqueios digitais é classicamente contraindicado pela possibilidade, teórica, de provocar isquemia e, consequentemente, necrose. No entanto, trabalhos como o de Wilhelmi e Cols., publicado em 2010, contestam essa posição e defendem o emprego de lidocaína com epinefrina em bloqueios digitais pelas seguintes razões:

Inexistência na literatura de evidências incontestáveis de que a epinefrina, isoladamente, seja capaz de causar gangrena.

Ausência de complicações no grupo com vasoconstrictor, no estudo envolvendo 61 bloqueios digitais, 31 com lidocaína e epinefrina e 29 apenas com lidocaína.

Maior eficiência da anestesia com lidocaína + epinefrina, diminuindo a necessidade de complementação anestésica. Em apenas um paciente foi necessária uma injeção adicional contra cinco no grupo de lidocaína isolada.

Ação anestésica mais duradoura no grupo com vasoconstritor, o que, além de prevenir injeções adicionais e diminuir o volume total injetado, também prolonga o alívio da dor no pós-operatório.

Menor sangramento nos pacientes anestesiados com lidocaína + epinefrina. Em nove dos 31 (29%) pacientes houve a necessidade de controle do sangramento com o uso de torniquete digital, contra 20 dos 29 (68,9%) anestesiados com lidocaína isolada.

No entanto, algumas medidas devem ser tomadas para prevenir complicações sérias, quando for feito bloqueio digital com a lidocaína associada à epinefrina: evitar pressão exagerada (acima de 500 mmHg), se for necessária a aplicação do torniquete para conter eventual sangramento, não usar concentrações elevadas do vasoconstritor (abaixo de 1:100.000), ou grande volume do anestésico (acima de 3 mL) ou a técnica de bloqueio em anel, usar uma agulha fina para injetar o anestésico e aspirar antes de introduzi-lo, além de proibir a imersão do pé operado em água quente no pós-operatório, para que não ocorra queimadura. Ademais, é prudente não usar mesmo o anestésico com vasoconstritor quando o paciente tiver afecções que, sabidamente, comprometam a vascularização e/ou inervação digital, como diabetes, esclerodermia, hanseníase, neuropatias ou doenças vasculares periféricas.

A lidocaína a 1-2% tamponada, em volume de 2 a 3 mL por bloqueio é frequentemente utilizada porém, a bupivacaína, a ropivacaína (que tem o início de ação rápida como a lidocaína e a duração de até 9 horas) ou, ainda, a mepivacaína são muito úteis, não só na anestesia em si nos procedimentos digitais mas, também, no controle da dor pós-operatória.

Técnicas de anestesia de dedos em procedimentos, como as biópsias ungueais

Embora sejam, frequentemente, realizados o bloqueio digital clássico, nas bordas laterais da base do dedo e a técnica em anel, circunscrevendo o dedo, é muito simples e eficaz o bloqueio digital distal, técnica preferida por Jellinek para anestesia em procedimentos ungueais.

Bloqueio digital distal

- Fazer a antissepsia cuidadosa com álcool etílico a 70% ou iodado ou clorexidina dos dedos e de toda a mão.

- Para realizar obloqueio utilizar 2 a 3 mL de lidocaína a 1 a 2%, tamponada ou bupivacaína, ropivacaína ou mepivacaína.

- Massagear o local e aplicar um criógeno, como o Pain Ease no ponto de introdução da agulha e injetar, lentamente, o anestésico para diminuir a dor, utilizando-se uma seringa de rosca, mais segura pois é possível aspirar antes de introduzir o anestésico. Na prática, também se emprega o *carpule* com agulha 30 G.

- Após fazer o botão anestésico em um ponto localizado a cerca de 3 mm proximal à junção do sulco lateral com o proximal, sem remover a agulha, injetar o anestésico no sentido do sulco ungueal lateral, ocasionado um branqueamento.

- Repetir esse processo na face medial do dedo.

- Em seguida, introduzindo a agulha em um ponto localizado na área previamente infiltrada, injetar o anestésico em toda a extensão da dobra ungueal proximal.

- Por fim, inserindo a agulha na parte distal do dedo (próximo ao sulco distal) e introduzindo lentamente a lidocaína, anestesiar todo o hiponíquio.

Anestesia local

Pode ser utilizada em biópsias de leito ou do hiponíquio. O anestésico é infiitrado na junção do sulco lateral com o distal no sentido da polpa digi-

BIÓPSIAS ESPECIAIS: DE UNHA, LINFONODOS E DE MÚSCULO ■

tal. Em casos de dúvida entre verruga subungueal e uma possível neoplasia pode-se também injetar o anestésico abaixo e ao redor da lesão. O bloqueio é mais cômodo e eficiente pois, além de menos doloroso, prolonga o alívio da dor após o procedimento.

Sem anestesia

Biópsia ungueal pode ser realizada sem anestesia quando são retirados, apenas, um fragmento de lâmina e material hiperceratótico subungueais, sem atingir o leito.

Hemostasia em biópsias ungueais

Em primeiro lugar, verificar, antes da cirurgia, se o paciente tem alguma coagulopatia ou está em uso de medicamentos anticoagulantes, tomar as medidas necessárias, como a suspensão temporária da medicação e o controle adequado das alterações hematológicas, sempre orientado pelo especialista.

É interessante aferir a pressão arterial e controlá-la, caso esteja elevada, já que pode aumentar ainda mais pelo estresse do procedimento e intensificar possível sangramento.

Após a antissepsia adequada, aplicar o torniquete que pode ser feito colocando-se uma luva estéril na mão ou no pé onde vai ser realizada a biópsia, seccionando a extremidade distal do dedo da luva correspondente ao dedo do procedimento e enrolando o restante do dedo de luva no sentido da base do dedo do paciente. Assim, além de se criar um campo estéril com a luva, promove-se, com a constrição da base do dedo, a hemostasia facilitadora do ato cirúrgico. Um dreno de Penrose, uma borracha ou faixa larga elástica com peça plástica (garrote de criança) para coleta de sangue pode, também, ser usada como torniquete que deve ser colocado após constatar que a anestesia adequada foi obtida. As vantagens do garrote de criança para uso como torniquete em cirurgia ungueal são: fácil aplicação e regulagem da pressão, não oneroso, esterilizável impossível de esquecer de retirar pelo tamanho e cor e não necessita de materiais adicionais para manter a pressão como pinça ou lacres.

Um dos mitos, além da proibição do uso de epinefrina em bloqueio digital, é que, para prevenir possível isquemia, o torniquete deve ser retirado antes de 15 minutos ou se o procedimento demorar mais que esse tempo, afrouxar o garrote e, após al-

guns segundos, recolocá-lo. Contudo já é consenso que a asfixia digital em humanos provocada pelo uso de torniquete é bem tolerada por várias horas, sendo muito mais importantes na gênese de possível necrose isquêmica a pressão do torniquete que pode provocar lesões nervosas ou vasculares, a concentração da epinefrina, o volume do anestésico, a queimadura induzida por imersão do dedo anestesiado em água muito quente e a coexistência de infecção ou enfermidades vasculares ou neurológicas no paciente.

O bloqueio digital pode ser feito, seguramente, com lidocaína a 1-2% e epinefrina em elevadas diluições (1:100.000 a 1:200.000) para prevenir sangramento, tornando, por vezes, desnecessário o uso do torniquete, diminuindo a quantidade do anestésico mas, aumentando a sua duração.

Quando não usar a epinefrina, injetar um volume de anestésico (lidocaína) de até 3 mL provoca um branqueamento e uma discreta intumescência que ajuda a evitar sangramento. Entretanto, deve-se ter muito cuidado para não injetar um volume grande no dedo da cirurgia (acima de 3 mL) ou utilizar epinefrina com lidocaína, principalmente em pacientes que tenham comorbidades como o diabetes e doenças vasculares periféricas.

O médico, quando usar torniquete, deve retirá-lo, pessoalmente, logo após a conclusão do procedimento. Há casos de necrose digital por esquecimento do torniquete no dedo operado.

Técnicas mais utilizadas em biópsias ungueais – quando e como?

A biópsia ungueal deve incluir, se possível, sulco proximal, matriz, cutícula, lúnula, leito ungueal, sulco distal, hiponíquio e parte da pele da polpa digital.

A melanoníquia pode significar uma lesão benigna, como nevo juncional, ou um melanoma, por isso constitui uma das principais indicações de biópsia incisional ou excisional da unha. Nesse caso, recomenda-se retirar, parcial ou totalmente, a lâmina ungueal e fazer a exérese da lesão, que pode incluir ou não a matriz ungueal. Quando a lesão for extensa pode-se, antes de cirurgia mais ampla, fazer uma biópsia parcial com lâmina de bisturi ou mesmo com *punch*. O *shaving* pode ser uma técnica útil e conservadora, já que, preservando, ao máximo, a integridade da matriz, tenta evitar o aparecimento de deformidades irreversíveis na unha.

CIRURGIA DERMATOLÓGICA INTERMEDIÁRIA

357

Magalhães, Succi e Sousa resumem, assim, as estruturas ungueais que devem ser incluídas de acordo com o diagnóstico clínico.

- Matriz — Melanoníquia estriada.
- Matriz — Tumores na matriz.
- Matriz — Distrofia ungueal que atinja toda a extensão da lâmina ungueal.
- Leito — Massa ou tumor no leito ungueal.
- Leito — Casos de dúvida ou não confirmados de psoríase ungueal.
- Leito — Casos de dúvida ou não confirmados de onicomicose.
- Leito — Onicólise não explicada.
- Leito — Hiperceratose subungueal.
- Leito — Lesões vegetantes inexplicadas.
- Leito — Pigmentação subungueal de etiologia não esclarecida.
- Sulco ungueal — Paroníquia crônica.
- Sulco ungueal — Tumores ou massas do sulco ungueal causando distrofia.

Técnicas mais frequentes em biópsias ungueais

- *Clippings*.
- Incisão: em fuso ou incisões paralelas, com retirada parcial ou total, da lesão com bisturi.
- Biópsias com *punch* único ou duplo.
- *Shaving*.

Clippings

- Consiste em retirar um fragmento de unha e, por vezes, do material hiperceratótico subungueal com tesoura, alicate de unha ou broca de dentista acoplada a motor de rotação.
- Indicação: obtenção de amostra para exame histopatológico e/ou micológico, sendo útil no diagnóstico diferencial entre psoríase ungueal e onicomicose.
- Pode ser empregado, também, para retirar a parte atingida da unha, em casos de onicomicose distal-lateral, facilitando a aplicação e a penetração do medicamento ou *laser* e encurtando o tempo de tratamento, além de encaminhar o fragmento para o exame micológico.
- É possível fazer o *clipping* sem anestesia ou com bloqueio digital distal.
- Imergir o dedo em água com sabonete antisséptico por 10-20 minutos.
- Retirar o fragmento com o cuidado de não atingir o leito ungueal e provocar dor, quando não empregar anestesia.
- Imergir o material em solução amolecedora como NaOH a 10% por 15-90 minutos, antes de o lavar e transferi-lo para o formol, quando deverá ser enviado para exame histopatológico.
- Colocar o material em vidro estéril ou entre lâminas histológicas quando for encaminhado para exame micológico. Nesse caso, se possível, o material deve ser, de preferência, colhido no próprio laboratório de micologia (Figura 22.2.2).

Biópsias de unha com bisturi

- Longitunidal em fuso estreito ou retângulo de todos os elementos ungueais:
  - Imergir a extremidade digital em água e sabão antisséptico.
  - Fazer a anestesia troncular convencional ou o bloqueio digital distal.
  - Aplicar, quando necessário, o torniquete na base do dedo onde será feito o procedimento.
  - Fazer duas incisões longitudinais mediais com bisturi em forma elítica ou retangular, de preferência, com menos de 3 mm de largura, conforme recomenda Zaias.

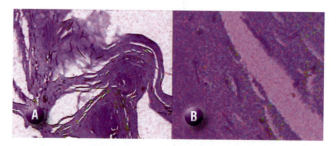

Figura 22.2.2 – **(A-B)** Biópsia de unha por clipping – retirada de fragmento de unha com alicate, amolecimento em NaOH a 10% por 30 min antes de fixar em formol e ser processado normalmente. PAS – várias hifas septadas sugestivas de dermatófito. (Fonte: Alcidarta dos Reis Gadelha.)

BIÓPSIAS ESPECIAIS: DE UNHA, LINFONODOS E DE MÚSCULO

- Quando a biópsia for realizada somente no leito ou na borda lateral, a incisão deve ser longitudinal, mas, quando for somente na matriz, a incisão deve ser horizontal. Lembrando que a matriz mais proximal forma a parte superior da lâmina e a matriz mais distal forma a parte inferior da lâmina ungueal; ao fazer a incisão horizontal, procura-se poupar a matriz proximal e evitar ou minimizar o defeito ungueal.
- Dissecar com uma pequena tesoura sobre o periósteo, iniciando pela polpa digital, e retirar o fragmento.
- Evitar a sutura para não alterar a forma da unha e provocar o seu encravamento.
- Remover, pessoalmente, o torniquete.
- Fazer o curativo cobrindo a ferida com fragmento de luva estéril, antes de colocar a gaze.

◆ Biópsia excisional longitudinal e lateral – é a técnica recomendada em casos de:
- Melanoníquia, eritroníquia ou neoplasias atingindo a parte lateral da unidade ungueal (até 30%).
- Eventual esclarecimento diagnóstico de dermatoses inflamatórias.

◆ Técnica da biópsia excisional longitudinal e lateral:
- Amolecer a unha imergindo o dedo em água com sabão antisséptico por 15-30 minutos.
- Fazer o bloqueio digital convencional ou digital distal.
- Aplicar um torniquete, quando necessário.
- Demarcar um fuso na parte lateral do dedo comprometido, incluindo a lesão, os sulcos lateral, proximal e distal e os fragmentos da unha e do leito ungueal.
- Fazer a incisão em fuso, com bisturi até o periósteo (Figura 22.2.3).
- Seccionar o fragmento a partir da porção distal levantando-o com um gancho.
- Fazer uma sutura em pontos separados ou contínua incluindo a lâmina ungueal.
- Remover, pessoalmente, o torniquete e conferir se a hemostasia está adequada, caso contrário, passar novos pontos em bloco até que o sangramento seja contido.
- Efetuar a limpeza e o curativo.
- Marcar a parte superior, distal e proximal da amostra com tinta nanquim para orientar o adequado processamento histopatológico.
- Fixar o material em formol tamponado a 10%.

Biópsia ungueal com *punch*

Com punch *único*

Sulco proximal, matriz, lâmina e leito ungueais podem ser retirados por meio de uma biópsia com *punch* de 2 a 3 mm de diâmetro. É importante avisar o paciente de que a inclusão da matriz na biópsia ocasionará uma *deformidade permanente da unha*.

Biópsia do leito ungueal com *punch* como na Figura 22.2.4 pode ser conseguida com avulsão parcial da unha, expondo a área suspeita onde será introduzido o *punch* até o periósteo, se possível, englobando toda lesão.

Como destaca Rosa, a retirada de disco da lâmina ungueal com *punch*, além de ser útil na realização de uma biópsia ungueal, pode ser, ainda, empregada para a drenagem de hematoma subungueal e retirada de corpo estranho.

Biópsias que abrangem células cornificadas do leito ungueal são de fácil obtenção, principalmente

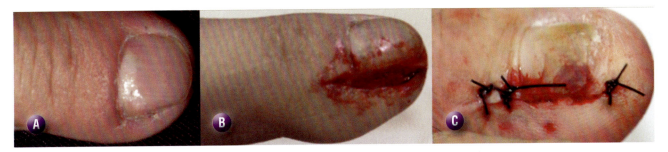

Figura 22.2.3 – **(A-C)** *Biópsia ungueal excisional longitudinal lateral de lesão hiperceratósica recidivante após criocirurgia, similar à matricectomia; marcação e logo após a retirada do fuso. Notar torniquete feito com borracha usada como garrote em coleta de sangue.* (Fonte: Alcidarta dos Reis Gadelha.)

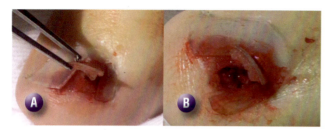

Figura 22.2.4 – **(A-B)** *Biópsia do leito ungueal com punch após a remoção de fragmento de unha para expor melhor a área hiperpigmentada suspeita. (Fonte: Alcidarta dos Reis Gadelha.)*

quando há onicólise ou exposição do leito ungueal por destruição da lâmina. Além disso, são extremamente úteis para a diferenciação entre psoríase e onicomicose. O encontro de microabscessos no cume de montículos paraceratósicos e a pesquisa de fungos negativa pressupõem o diagnóstico de psoríase. Às vezes, com exames micológicos persistentemente negativos, é possível identificar filamentos micelianos nas células cornificadas do leito ungueal e na porção inferior da lâmina usando PAS, prata-metanamina ou, mesmo, a hematoxolina-eosina, estabelecendo o diagnóstico preciso de onicomicose.

Biópsia com punch da matriz ungueal

Ocasionalmente é necessário fazer uma biópsia de matriz ungueal para esclarecimento da etiologia de doenças inflamatórias ou de melanoníquia menor que 3 mm de espessura.

Nesses casos as etapas recomendadas são:

- Após a antissepsia, a realização do bloqueio ungueal, geralmente distal, e aplicação do torniquete, retirar com *shaving* um pequeno fragmento de cutícula e dobra ungueal proximal, caso se constate a presença de pigmento nessas estruturas. Esse fragmento deve ser fixado e enviado, separadamente, para exame histopatológico.
- Fazer, então, uma incisão oblíqua, com bisturi, na dobra ungueal proximal, com pequena margem de segurança em cada lado da área afetada.
- Descolar o fragmento, com delicadeza, usando um elevador de unha.
- Rebater o fragmento de pele com um gancho, expondo a matriz e a lâmina ungueal proximal.
- Fazer a biópsia da matriz com pequeno e afiado *punch*, tendo muito cuidado para não comprimir o fragmento e induzir ao aparecimento de artefatos na matriz ungueal.
- Promover a hemostasia introduzindo um fragmento de Gelfoam® na ferida.
- Recolocar o fragmento de pele rebatido na posição anatômica, onde é mantido com pontos separados com náilon 4-5 zeros ou, simplesmente, com Micropore®.
- Assegurar-se que o torniquete foi removido.
- Aplicar um curativo moderadamente compressivo.
- Estirar o fragmento em papel e marcar sua parte superior com tinta nanquim para orientar a clivagem, a inclusão e a realização apropriadas dos cortes histopatológicos.
- Fixar as amostras em formol a 10% tamponado.

Biópsia de unha com duplo punch

A biópsia do leito ungueal pode ser facilmente obtida usando-se a técnica de duplo *punch* (Figuras 22.2.5-22.2.7):

- Imergir a extremidade distal do dedo em água e sabão por 15-30 minutos, para amolecer a unha e facilitar a retirada do fragmento.
- Fazer a antissepsia e a anestesia troncular convencional ou o bloqueio digital distal com lidocaína a 1-2%, mepivacaína, bupivacaína ou ropivacaína.
- Aplicar um torniquete, se necessário.

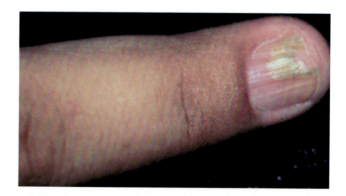

Figura 22.2.5 – *Biópsia de unha com punch duplo em caso suspeito de psoríase ungueal. (Fonte: Alcidarta dos Reis Gadelha.)*

BIÓPSIAS ESPECIAIS: DE UNHA, LINFONODOS E DE MÚSCULO

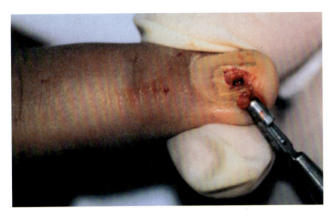

Figura 22.2.6 – *Retirada com um* punch *maior de fragmento da lâmina ungueal. (Fonte: Alcidarta dos Reis Gadelha.)*

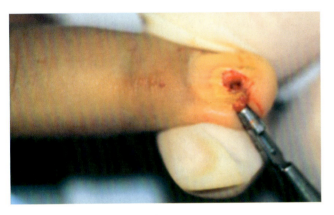

Figura 22.2.7 – *Retirada de fragmento do leito ungueal com* punch *menor. (Fonte: Alcidarta dos Reis Gadelha.)*

- Com um *punch* maior (5-6 mm), remover, primeiro, um fragmento discoide da lâmina ungueal.
- Inserir um segundo *punch*, menor, (3-4 mm) no leito exposto e menos resistente, até o periósteo.
- Retirar o fragmento seccionando-o, delicadamente, pela base, com uma tesoura tipo Iris curva, evitando-se o uso de pinça para não danificar a amostra.
- Fazer hemostasia. Uma boa hemostasia geralmente é obtida com a introdução de fragmento de Gelfoam® na ferida e com um curativo moderadamente compressivo.
- Conferir, pessoalmente, se o garrote foi removido.
- Fazer o curativo: limpar bem o local com álcool a 70%, aplicar uma camada espessa de creme ou pomada com antibiótico.

- Enviar os fragmentos em formol a 10% para análise histopatológica, relembrando que o mais espesso, maior e discoide (incluindo a lâmina ungueal), deverá ser amolecido antes do processamento histológico. Isso é obtido imergindo a amostra em solução de NaOH a 10%, por 30-90 minutos, antes de lavá-lo e colocá-lo no formol ou, ainda, fixando-a em formol a 10% com ácido tricloroacético a 5%.

Shaving comum e *shaving* com a técnica de Haneke

O *shaving* comum profundo, como em outras áreas do corpo, pode ser útil em biópsia curativa de lesões filiformes ou pedunculadas como o fibroceratoma, por vezes, localizado ao redor da unha. Nesse caso, após antissepsia e anestesia infiltrativa, faz-se um *shaving* em forma de pires (saucerização) com tesoura de Iris e vaporiza-se, delicadamente, a base para assegurar a destruição completa da lesão e a hemostasia (Figura 22.2.8).

Já o *shaving*, segundo Haneke, é indicado em casos de melanoníquia longitudinal e tem como objetivos:

- Obter um fragmento suficiente e adequado para esclarecer a etiologia benigna ou maligna da melanoníquia.
- Retirar superficial mas, totalmente, a lesão.
- Evitar ou minimizar o dano à matriz incluída na biópsia e, consequentemente, reduzir a intensidade de uma distrofia ungueal ou, até mesmo, preveni-la.

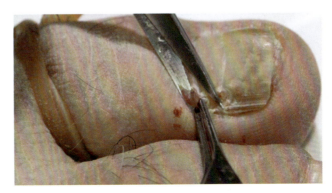

Figura 22.2.8 – Shaving *comum de fibroceratoma na base da dobra ungueal, comprovado histopatologicamente, seguido de discreta vaporização da base com laser de CO_2 contínuo a 5 W. (Fonte: Alcidarta dos Reis Gadelha.)*

Shaving *da matriz ungueal – técnica de Haneke* *para* shaving *da matriz ungueal*

♦ Fazer a antissepsia, anestesiar o dedo e aplicar um torniquete, quando necessário.

♦ Fazer duas incisões oblíquas com lâmina de bisturi número 15 na dobra ungueal proximal – uma em cada lado da lesão e rebater o fragmento de pele com gancho.

♦ Fazer uma avulsão parcial da lâmina para expor a matriz.

♦ Com o bisturi fazer incisões com 1-2 mm de margem (ao lado da melanoníquia) e orientando a lâmina quase paralelamente à superfície, com um movimento delicado de deslizamento, sem usar pinça, remover um delgado fragmento da matriz (com menos de 1 mm de espessura).

♦ Reposicionar a pele rebatida, mantendo-a no local com Micropore® ou com pontos separados.

♦ Conferir pessoalmente que o garrote foi retirado.

♦ Fazer o curativo.

♦ Colocar o fragmento sobre papel marcando a sua parte superior com tinta nanquim, para, respectivamente, evitar o enrolamento e orientar o processamento correto da amostra.

Shaving *da matriz ungueal – técnica de Haneke* *modificada por Ival Rosa*

Rosa propõe três interessantes modificações que facilitam a realização da técnica de Haneke.

♦ Examinar a lesão com microscópio estereoscópico, após fazer duas incisões com bisturi, rebater a dobra ungueal proximal e seccionar a lâmina ungueal com tesoura reta delicada. Isso permite visualizar mais nitidamente e demarcar melhor a melanoníquia e, consequentemente, fazer as incisões laterais com margens mais seguras.

♦ Utilizar bisturi de catarata e não lâmina 15, para fazer o *shaving*, pinçando, cuidadosa e levemente, um dos lados do fragmento com a pinça de transplante folicular. O uso do bisturi de catarata, mais preciso, e de uma pinça superdelicada para elevar uma das bordas, torna menos difícil a retirada de um fragmento tão delgado. Evita, assim, aprofundar o dano à matriz mas assegura a exérese completa da lesão e a obtenção de uma apropriada amostra para o imprescindível exame histopatológico.

♦ Recolocar, também, o fragmento de unha seccionado, além de reposicionar a dobra ungueal proximal rebatida, servindo como curativo e protetor biológico e mantendo a forma da unha.

Hemostasia em biópsias ungueais

Após o término da sutura (quando necessária) e a retirada do torniquete, inspeciona-se o local para verificar se há algum sangramento importante. Se houver, pode-se tentar estancá-lo com:

◄ Compressão lateral da artéria digital.

◄ Aplicação de solução hemostática como a de Monsel.

◄ Eletrocoagulação ou vaporização do local com *laser* de CO_2, quando exequível.

◄ Introdução de pequeno fragmento de esponja hemostática (Gelfoam®) no local da ferida.

◄ Passagem de novos pontos em bloco no local do sangramento.

◄ Tudo isso pode ser complementado com um curativo moderada mais não excessivamente compressivo, deixado por até 5 dias.

Cuidados e curativos em biópsias ungueais

♦ Utilizar álcool a 70%, álcool iodado, povidine ou clorexidina para a limpeza do local

♦ Aplicar creme ou pomada com antibiótico.

♦ Em pacientes de risco, como os diabéticos ou imunodeprimidos ou portadores de comorbidades, empregar, profilaticamente, antibióticos sistêmicos como a cefalexina, amoxicilina, ciprofloxacina ou ceftriaxona, se não contraindicados.

♦ Após aplicar uma camada espessa de antibiótico, cobrir a área operada com um dedo ou fragmento de luva estéril, para impedir que a gaze utilizada no curativo fique aderida à ferida cirúrgica.

♦ Envolver o dedo com gaze estéril e prendê-la com Micropore® ou esparadrapo.

♦ Se não houver sangramento considerável, deixar o curativo até 5 dias mas, se necessário, trocá-lo diariamente.

♦ Se foi feita sutura retirar os pontos com 14-21 dias.

♦ Sempre examinar o local e o dedo do procedimento em 24-48 horas para detectar possível sangramento e/ou infecção.

Controle da dor após a realização de biópsias ungueais

- Quando fragmento retirado for menor do que 3 mm de largura, o desconforto do paciente e a cicatriz geralmente são discretos.
- Elevar o membro e evitar deambular muito podem ajudar a diminuir o sangramento e a dor.
- A dor é um dos maiores incômodos no pós-operatório de quaisquer procedimentos ungueais, inclusive biópsias. A dor pode ser retardada e amenizada injetando mais anestésico no dedo da biópsia no final do procedimento, principalmente a mepivacaína ou ropivacaína, de maior duração que a lidocaína e prescrevendo analgésicos mais potentes como o paracetamol + codeína ou trometamol.

Biópsia de mucosa

Na prática, biópsias incisionais ou excisionais de mucosa ou semimucosa são mais frequentemente realizadas em casos suspeitos de:

- Dermatoses benignas com lesões somente nas mucosas: Buloses como pênfigo vulgar, reações adversas a drogas como eritema pigmentar fixo; eritema polimorfo; lesões sugestivas de lúpus eritematoso; úlceras de difícil diagnóstico clínico, como as de histoplastomose e tuberculose.
- Tumores benignos: para confirmação diagnóstica como cisto mucoso, fibroma mucoso, siringomas e hidradenoma papilífero genitais.
- Lesões pré-malignas: líquen plano, líquen escleroso e atrófico, nevos juncionais, papulose bowenoide, condiloma gigante, leucoplasia e queilite actínica.
- Casos suspeitos de lesões malignas como a eritroplasia de Queyrat, doença de Bowen, doença de Paget extramamária, melanoma e sarcoma de Kaposi.
- Biópsias de acompanhamento em casos de líquen escleroso e atrófico com áreas ulcerosas ou verruciformes, indicando possível transformação maligna.
- Biópsias de lesões que suscitem dúvidas entre residuais ou recidivas como em casos de eritroplasia de Queyrat ou doença de Bowen, tratados previamente com cirurgia, criocirurgia, eletroncirurgia ou vaporização com laser de CO_2.

Nas condições supracitadas, uma biópsia de mucosa é indispensável. As maiores dificuldades encontradas para conseguir um fragmento representativo são:

- Exposição adequada do local da biópsia.
- Sangramento.
- Sutura.

Tais inconvenientes podem ser sanados utilizando-se uma pinça de coração ou de calázio para prender o tecido ao redor do local da biópsia, expondo-o melhor e promovendo a hemostasia. A língua, por exemplo, pode ser tracionada por meio de um fio passado em local próximo à ponta, previamente anestesiado. O uso de anestésico com vasoconstritor pode ser útil em biópsia de boca, mas é proibido em biópsia de pênis; nessa área, para diminuir o sangramento, pode ser colocado um garrote, o qual é solto após a sutura da ferida com fio reabsorvível (Figura 22.2.9).

Uma biópsia de mucosa ou semimucosa como em lesão suspeita de papulose bowenoide pode ser colhida com pequena tesoura, tipo Íris, tracionando, delicadamente, o tecido com gancho ou com fio transpassado por baixo da lesão (Figura 22.2.10).

Nesses casos, o procedimento é feito do seguinte modo:

- Quando realizada no pênis, evita-se o sangramento colocando um torniquete ao redor da base do pênis e, na língua ou no lábio, comprimindo-se o local com pinça de calázio.
- Aplicar um anestésico tópico como o creme de benzocaína a 20%, por 3-5 minutos, usada, com frequência, por odontólogos, somen-

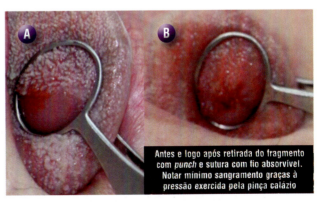

Figura 22.2.9 – **(A-B)** *Biópsia de língua-área despapilada. A pinça de calázio facilita muito a biópsia, expondo melhor a área e reduzindo o sangramento. (Fonte: Alcidarta dos Reis Gadelha.)*

■ Biópsias Especiais: de Unha, Linfonodos e de Músculo

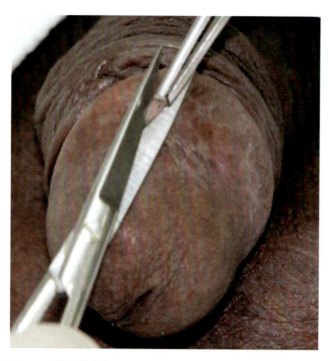

Figura 22.2.10 – *Biópsia de glande com tração delicada da área a ser biopsiada com pinça de Adson com dentes e secção da base obtendo-se um fragmento suficiente e adequado para análise histopatológica. (Fonte: Alcidarta dos Reis Gadelha.)*

te no local a ser biopsiado para não correr o risco de uma absorção maior do anestésico e aparecimento de reações tóxicas.

◀ Completar a anestesia com infiltração com *carpule* ou seringa com agulha delicada abaixo e ao redor da lesão com lidocaína ou mepivacaína. No pênis, se for feito bloqueio, nunca usar vasoconstritor.

◀ Elevar delicadamente a área a ser removida com pinça de Adson com dentes delicados ou com gancho ou, ainda, com fio absorvível.

◀ Seccionar com tesoura de Iris delicada, reta ou curva.

◀ Fazer a hemostasia, se necessária, com eletrocoagulação ou simplesmente com a sutura em bloco com fio absorvível 4 ou 5 zeros.

◀ Curativo com pomada ou creme de antibiótico e algodão e gaze estéreis.

O fragmento pode ser retirado, também, com pequeno e afiado *punch* ou, ainda, em lesões globosas ou pedunculadas, com *shaving* profundo excisional, usando uma tesoura de Iris (saucerização), seguida de delicada vaporização da base com radiofrequência ou *laser* de CO_2, como na Figura 22.2.11.

Biópsia de músculo

Por vezes, o dermatologista ou o cirurgião dermatológico é solicitado a realizar uma biópsia muscular cujo exame histopatológico pode ser de crucial importância no diagnóstico de certas enfermidades, como dermatomiosite, fasciite eosinofílica e piomiosite tropical.

Em casos de dermatomiosite, o local da biópsia pode ser orientado por eletromiografia ou ressonância magnética e, pela clínica, escolhendo-se o músculo que apresente sinais de enfraquecimento ou com alterações dermatológicas suprajacentes. Um local interessante, e que muitas vezes permite

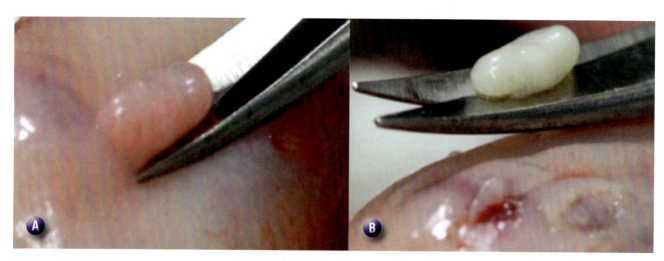

Figura 22.2.11 – **(A-B)** *Biópsia por shaving profundo em caso suspeito de fibroma ou cisto mucoso no lábio inferior, seguido de vaporização suave da base com laser de CO_2 contínuo a 5 W. (Fonte: Alcidarta dos Reis Gadelha.)*

a obtenção de amostra elucidativa, é o músculo deltoide. A técnica a ser empregada é similar àquela descrita para biópsias em casos de fasciite eosinofílica.

Para firmar o diagnóstico de fasciite eosinofílica, é necessário analisar secções que incluam pele, subcutâneo, fáscia e músculo. Diante de suspeita de fasciite de Shulman (eosinofílica), uma biópsia fusiforme adequada pode ser obtida por meio de incisões de 2 a 4 cm de comprimento, paralelas ao músculo subjacente. As orientações para a realização de uma biópsia apropriada em casos suspeitos de fasciite eosinofílica ou de outras lesões que atinjam o músculo como a dermatomiosite ou a piomiosite tropical são as seguintes:

- Fazer a biópsia na área de pele atingida.
- Preferir o membro superior ao inferior, já que a cicatrização é mais rápida no membro superior.
- Evitar áreas em que os nervos, vasos e tendões se distribuem superficialmente. Se disponível, a parte inferior do bíceps é o melhor local para biópsia.
- Fazer incisão paralela às faixas musculares. A incisão transversal provoca retração muscular, dificultando a sutura.
- Fechar a ferida, por planos, englobando ou não algumas fibras musculares, com a sutura do subcutâneo e, finalmente, da pele. No braço, a sutura é facilitada pela maior elasticidade da pele nessa região.
- Em casos suspeitos de piomiosite tropical parte do material deve ser, também, encaminhado imediatamente ao laboratório, em soro fisiológico, para a realização de cultura e antibiograma.
- Prender as extremidades da amostra com tachinha ou alfinete em papel antes de colocá-lo no formol, para não retrair e/ou enrolar, dificultando ou prejudicando a clivagem e as etapas posteriores no processamento histológico (Figura 22.2.12).

Biópsia de linfonodo e aspirativa

Quando o linfonodo está visivelmente aumentado de tamanho, pode-se fazer uma biópsia incisional em fuso ou com incisões paralelas. Contudo, quando o linfonodo for pequeno, faz-se uma incisão cutânea de pelo menos 1 cm, utilizando-se ganchos ou afastadores; procura-se identificar o linfonodo, ligam-se e, a seguir, seccionam-se os ductos linfáticos de ambos os lados, e, por fim, retira-se o linfonodo por inteiro.

Biópsias linfonodais podem ser, também, realizadas por aspiração com agulha fina (PAAF), para coleta de material para análise citopatológica e/ou histopatológica, como em nódulos de presumíveis metástases.

Dendivitis, Pfuetzenreiter e Castro, comparando os resultados da PAAF com os do exame histopatológico de 168 linfonodos cervicais excisados, concluíram:

- A PAAF positiva é altamente preditiva do resultado final do diagnóstico histopatológico (98,3%).
- O resultado negativo da PAAF, no entanto, deve ser interpretado com cautela, com valor preditivo de apenas 88,2%, apresenta falhas no diagnóstico de linfomas e da tuberculose.

A técnica da PAAF recomendada pelos autores é a seguinte:

- Utilizar uma seringa de 10 mL e agulha de 20 × 5,5 mm.
- Empregar a ultrassonografia, 10 MHz, no modo B, para guiar a introdução da agulha e aspiração do material.

Biópsias aspirativas podem, ainda, ser empregadas na coleta de material para cultura bacteriológica, como em casos suspeitos de escrofuloderma ou exame micológico, como em possíveis lesões de micoses profundas como a paracoccidioidomicose.

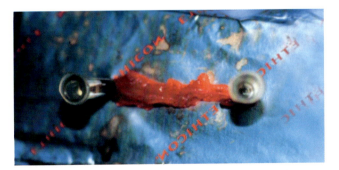

Figura 22.2.12 – Fragmento de músculo ou muito estreito e alongado deve ser fixado pelas extremidades com tachinhas em papel para não se retrair ou encurvar dificultando a clivagem e inclusão. (Fonte: Alcidarta dos Reis Gadelha.)

BIBLIOGRAFIA CONSULTADA

1. Allen FM. The tourniquet and local asphyxia. Am J Surg. 1938; 41:192.

2. Dendidivitis RA, Pfuetzenreiter EG, Castro MAF. Biópsia aspirativa por agulha fina de adenopatia cervical guiada por ultrassonografia. Disponível na internet: htttp://www.arquivosdeorl.org.br/conteúdo/acervo_port.asp?id=652. 28.06.2014.

3. Di Chiachio N. Um novo torniquete para cirurgia do aparelho ungueal. Surg Cosmet Dermatol. 2010; 2(2):135-6.

4. Jellinek NJ. Nail matrix biopsy of longitudinal melanonychia: diagnostic algorithimic including the matrix shaving biopsy. J Am Acad.Dermatol. 2007; 56:803-10.

5. Jellinek Nj. Nail surgery practical tips and treatment options.Dermatologic Therapy. 2007; 20:68-74.

6. Magalhães GM, Succi ICB, Sousa AJ. Base for histopathological study of nail lesions. An Bras Dermatol. 2003; 78(1):1-111. Disponível na internet em http://www.scielo.br.php?pid=S0365-05962003000100005&script=sci_arttext&tling=en. 04.07.2003.

7. Nazarian RM et al. An improved method of surgical pathology for onychomycosis. J Am Acad Dermatol. 2012; 655-60.

8. Ochoa J, Fowler TJ, Gilliau RW. Anatomical changes in peripheral nerves compressed by pneumatic tourniquet. J Anat.1972; 113:433.

9. Robinson JK. Eosinophilic fasciits: a problem ind differential diagnosis. J Dermatol Surg Oncol. 1979; 1(2):23-6.

10. Rosa IP. Posso falar? O caso é o seguinte. São Paulo: Lemar. 2013, 346p.

11. Scher RK, Ackerman AB. Histologic differential diagnosis of onychomicosis and psoriasis of the nail unit from cornified cells of the nail bed alone. Am J Dermatopathol. 1980; 2(3): 255-7.

12. Scher RK, Ackerman AB.The value of nail biopsy for demonstrating fungi not demonstrable by microbiologic techniques. Am J Dermatopathol. 1980; 2(1):55-6.

13. Scott Jr MJ, Scott MJ. Ungueal lichen planus. Arch Dermatol. 1979; 115:1197-9.

14. Wanat KA, Rubim AI, Scher RK. Nail unit surgery. In: Dermatologic surgery. Step by Step. Nouri K. Wiley Blackwell. 2013; 456-50.

15. Wilhelmin BJ et al. Do not use epinephrine in digital bloks: Myth or Truth? Plast Rec Surg. 2001; 107(2):393-7.

16. Zaias N. The longitudinal nail biopsy. J Invest Derm. 1967; 49:406-9.

Capítulo 23

Técnicas Básicas de Excisões Cirúrgicas

Olga Maria Rodrigues Ribeiro Leite
Otávio Sergio Lopes

Biomecânica da pele

Antes de adentramos no tema das incisões, é essencial que discorramos sobre esse tema, matéria fundamental de toda abordagem cirúrgica. O dermatologista vem de modo magistral executando atos cirúrgicos, e dando uma contribuição enorme na qualidade das cirurgias ambulatoriais, sobretudo no que diz respeito à segurança e aos resultados, oncológicos e estéticos.

O conhecimento das propriedades biomecânicas da pele está para o cirurgião como o conhecimento das lesões elementares está para a dermatologia clínica, pois alicerçado nos fundamentos da biomecânica o cirurgião executa sua cirurgia com a certeza de que não haverá sofrimento vascular nas bordas cirúrgicas.

A biomecânica nos faz entender as propriedades físicas da pele, de distensão, alívio da tensão e deslizamento. O gráfico da Figura 23.1 revela um grande alongamento inicial com carga pequena.

A rápida elevação da curva de extensão indica que apenas um pequeno aumento do alongamento poderá ser obtido quando aumentamos rapidamente a carga, e a parte vertical mostra que a pele não se distenderá mais a partir de um ponto determinado, não importa quanto a carga seja aumentada. Na realidade clínica do processo, há um equilíbrio entre o alongamento e a vascularização. Quando a pele é alongada além dos seus limites críticos, devemos esperar um comprometimento da circulação, com branqueamento e eventual necrose. A isquemia percebida clinicamente nem sempre termina em necrose, haja vista que as exigências nutricionais da pele são muito baixas, correspondendo a 2% do fluxo sanguíneo. Esse é o motivo pelo qual muitas reparações cirúrgicas são salvas.

Se uma carga constante ou uma força de distensão for aplicada sobre qualquer material, o mesmo apresentará certo grau de relaxamento e distensão.

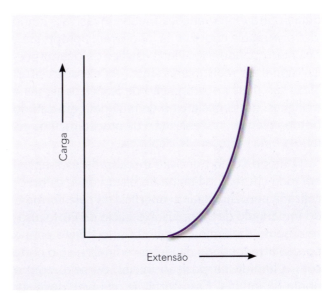

Figura 23.1 – *Grande alongamento inicial com carga pequena. (Fonte: Otávio Sérgio Lopes.)*

Com o tempo, a carga necessária para manter a pele em sua posição de relaxamento diminui. O deslizamento ocorre quando uma tensão é aplicada subitamente sobre a pele e mantida de modo constante. A distensão da pele aumenta com o passar do tempo. O alívio da tensão e o deslizamento são chamados de propriedades viscoelásticas da pele. A extensão desses fenômenos depende da intensidade da carga aplicada e de outros fatores, como a extrusão de líquido do arcabouço cutâneo. O alongamento e a retração são subsequentes de suas fibras de colágeno.

Na prática, esses fenômenos são evocados quando tentamos unir as bordas da ferida cirúrgica. Por exemplo, quando criamos uma ferida cirúrgica, e vamos fechá-la, logo vem em nossa mente uma indagação: a sutura primária é exequível? Só será possível sua realização se as bordas aproximadas não estiverem sob forte tensão; do contrário, o sofrimento vascular imposto às bordas provocará necrose. É óbvio que uma relação antagônica entre a tensão imposta a um segmento de pele e sua vascularização, sendo imperativo que o cirurgião faça um julgamento apropriado do quanto o segmento de pele poderá ser distendido sem comprometer seu suprimento sanguíneo. Nenhum cálculo ou teoria poderá substituir a experiência do cirurgião nesse julgamento, ou será um dom?!

Incisão

Os procedimentos que recorrem ao ato de incisar a pele estão bem indicados nas circunstâncias nas quais outras intervenções menos invasivas, como eletrocirurgia e criocirurgia, não forem apropriadas, ou então quando o resultado estético da cicatriz pós-excisional for mais interessante.. As excisões cirúrgicas são úteis na extirpação de lesões benignas e malignas, no fornecimento de material para estudo histopatológico, na realização de procedimentos estéticos e na correção de cicatrizes.

O modo como a incisão é realizada é essencial em toda cirurgia; a lâmina do bisturi deve estar localizada perpendicular à superfície da pele, formando um ângulo de 90 graus. No início do corte, usa-se a ponta da lâmina, continua-se o trajeto com a porção arredondada da lâmina e finaliza-se o corte com a lâmina na posição inicial, ou seja, com a ponta da lâmina. Esse corte, se possível, deve ser feito até a profundidade desejada, sendo mantida o mesmo plano durante todo o trajeto, com um mo-

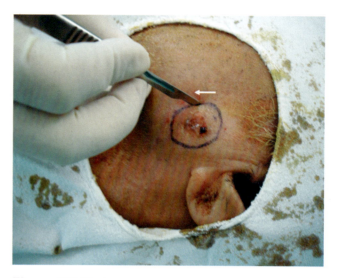

Figura 23.2 – Posição da lâmina durante a incisão mostrando um ângulo em torno de 45° em relação a direção do corte, porém em relação a marcação o ângulo é de 90°. (Fonte: Otávio Sérgio Lopes.)

vimento firme sobre a pele, que deve ser bem tracionada para baixo e em direção oposta ao corte. A tração pode ser feita pelo operador em pequenas incisões e pelo auxiliar nas maiores. Durante todo o trajeto da incisão, deve-se evitar entalhes, sobrecortes ou ultrapassar os limites das linhas demarcadas (Figura 23.2).

Essas regras são importantes porque ocasionam um alinhamento perfeito das bordas da lesão. Porém, há uma situação em que a lâmina pode trabalhar inclinada, formando um ângulo de 45 graus com a superfície cutânea. Isso ocorre na incisão de áreas com folículos pilosos, como nas sobrancelhas, pois com a angulação da lâmina evita-se a transecção dos folículos pilosos, favorecendo um melhor resultado cosmético. No entanto, com a realização da incisão vertical são obtidas melhores cicatrizes, já que a incisão inclinada promove o cavalgamento das bordas da ferida durante a sutura.

A incisão da pele deve ser precedida por assepsia adequada, marcação dos traços a serem incisados, anestesia local, colocação de campos cirúrgicos e preparação adequada da equipe cirúrgica, do material cirúrgico e do paciente.

Tipos de excisão

- Fusiforme (ou elíptica).
- Linear.
- Tangencial.

- Excisão simples com tesoura.
- Circular.
- Triangular.
- Seriada.

Excisão fusiforme (elíptica)

É uma excisão fundamental, podendo ser utilizada de modo abrangente na cirurgia dermatológica. É de fácil execução, fornece tecido suficiente tanto em extensão quanto em profundidade para estudo histológico, pode ser realizada com rapidez e o resultado cosmético final é satisfatório.

A geometria do fuso padrão deverá apresentar um diagrama com a relação comprimento/largura de 3:1, formando um ângulo de 30 graus nas extremidades (Figura 23.3), já que é comprovado que esse é um ângulo que oferece condições de fechamento da pele sem formação de orelhas ou redundância de pele. No planejamento da excisão fusiforme, deve-se levar em consideração o local anatômico onde irá se colocar o fuso, pois em lugares com pele frouxa e elástica, como na região malar, essa proporção de 3:1 comprimento/largura poderá diminuir. Em contrapartida, locais com pouca elasticidade e superfície convexa, como nos membros, essa mesma proporção pode aumentar para 4:1, 5:1, e na prática diária é comum o fechamento ser concluído em outros graus, 50, 74 e 28. Também não é raro termos de corrigir as orelhas que se estabelecem após excisão em fuso, cujos ângulos não foram devidamente empregados.

Sempre que possível, o maior eixo do fuso deverá ser alinhado com as linhas de tensão da pele relaxada, camuflando, assim, a cicatriz. Além do sítio anatômico, deve-se considerar o tipo de lesão que irá ser excisada para se determinar a marcação das margens laterais do fuso e também da margem profunda, e, nos casos de algumas neoplasias malignas com potencial de metástase linfática, como no CEC e melanoma, o fuso deve ser direcionado pela drenagem linfática e não pelas linhas de força da pele. Outro fator determinante é a espessura do local da cirurgia, pois sabemos que a pele apresenta espessuras e tecido subcutâneos subjacentes diferentes. A demarcação na pele do fuso pode ser realizada com corantes ou canetas apropriadas e deve ser efetuada antes da infiltração de anestésicos no local, pois o edema pode acarretar mudanças na topografia cutânea, alterar linhas e rugas da pele.

Com a lâmina de bisturi nº 15, a preferida dos cirurgiões dermatológicos, na posição vertical e seguindo todas as instruções relatadas no item anterior, a incisão é realizada em todo o contorno demarcado do fuso, se possível, até a profundidade desejada, que quase sempre é na altura do subcutâneo superficial (Figura 23.2). Contudo, se não for possível em um único corte, um novo movimento deve ser efetuado sobre a incisão já iniciada com o cuidado de não fazer entalhes ou cruzar os ápices do fuso. Após a incisão do fuso, este deve ser removido com a própria lâmina de bisturi ou com a tesoura de dissecção. Durante a remoção da pele a ser excisada, deve-se utilizar ganchos ou pinças com dente para segurar a pele (Figura 23.4).

Ao se executar a dissecção do fuso, deve-se manter um plano uniforme de tal maneira que após a exérese do tecido o encontro do fundo da ferida e suas bordas forme um ângulo de 90 graus. Há uma tendência, sobretudo com o uso da lâmina, de aprofundar o corte no centro do fuso, causando acúmulo de gordura nas extremidades, o que, por sua vez, levaria a um desnível e à formação de falsas orelhas.

Após a remoção do tecido, realiza-se a hemostasia adequada, e avaliam-se as bordas da ferida para verificar se há tensão no fechamento das mesmas. Nesse momento, é muito útil movimentar a pele com o auxílio de ganchos, tracionando as bordas no sentido da sutura e, se não for constatada tensão, faz-se

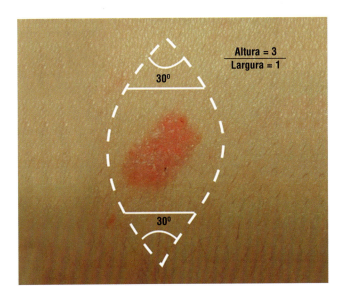

Figura 23.3 – *Diagrama da excisão fusiforme padrão 3:1, formando ângulo de 30° nas extremidades. (Fonte: Otávio Sérgio Lopes.)*

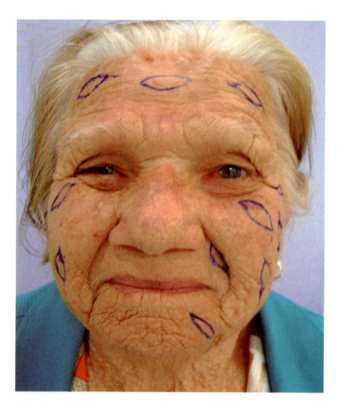

Figura 23.4 – As excisões fusiformes devem ser posicionadas de acordo com as linhas de força. (Fonte: Otávio Sérgio Lopes.)

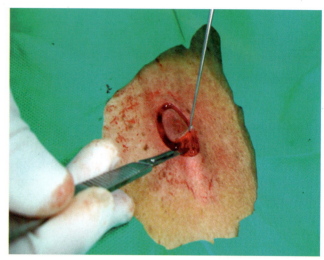

Figura 23.5 – Remoção do fragmento de pele do fuso usando a própria lâmina de bisturi. Poderia também ser usada tesoura delicada. (Fonte: Otávio Sérgio Lopes.)

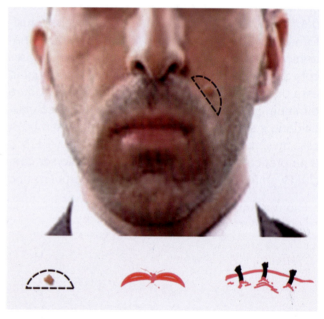

Figura 23.6 – Esquema de excisão curvilínea onde um dos lados do fuso apresenta uma ligeira curvatura que é corrigida na sutura através da regra das metades. A face é o local mais indicado para este tipo de excisão. (Fonte: Otávio Sérgio Lopes.)

a sutura direta; caso contrário, parte-se para o descolamento e posterior sutura (Figura 23.5).

Variações da excisão fusiforme

Apesar de a excisão fusiforme ser utilizada para a remoção de um grande número de lesões cutâneas, em alguns casos e localizações, sua geometria inicial pode ser modificada para melhor atender às necessidades dessas circunstâncias. As principais modificações serão descritas a seguir.

- **Excisão curvilínea:** essa alteração é utilizada quando ao se curvar a linha de fechamento consegue-se colocar a incisão dentro de uma ruga ou sulco, ou então paralela a estes. A face é o local onde mais se utiliza esse tipo de excisão. O planejamento da excisão é feita com um diagrama, no qual o fuso apresenta lados com tamanhos desiguais, e um dos lados apresenta uma ligeira curvatura após o fechamento e essa curvatura deverá ser acomodada às linhas de tensão da pele relaxada (Figura 23.6).

A sutura desse tipo de excisão deve ter como base a regra das metades; a primeira sutura é colocada na metade do fuso, entre os dois ápices; e as próximas suturas serão feitas entre as metades da primeira sutura e os pontos finais. E assim sucessivamente, a ferida é suturada e vão sendo corrigidos os tamanhos desiguais (Figura 23.7).

- **M-plastia:** essa variação consiste no encurtamento da excisão fusiforme tradicional, que ocorre com a criação de dois ângulos de 30 graus

TÉCNICAS BÁSICAS DE EXCISÕES CIRÚRGICAS

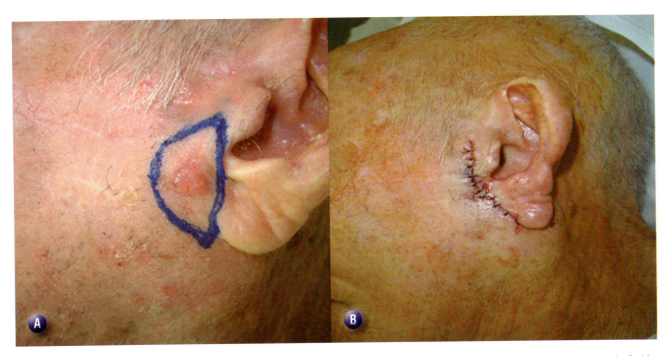

Figura 23.7 – **(A)** Tumoração na região pré-auricular marcada para técnica da excisão curvilínea. **(B)** Fechamento da ferida. (Fonte: Otávio Sérgio Lopes.)

em uma das extremidades do fuso, resultando no formato de um M (Figura 23.8). Na demarcação da M-plastia, é interessante que se desenhe primeiro o fuso básico inteiro, o que facilitará o desenho do M.

Com essa manobra, consegue-se diminuir a extensão da excisão em um quarto do comprimento normal, o que se torna muito interessante em certas localizações, como nas regiões periorificiais, onde a extremidade encurtada posicionada próximo ao orifício permite a exérese da lesão sem danos às estrutura nobres. Outro local muito útil é o couro cabeludo, já que com a redução da excisão ocorreria menor perda de folículos pilosos. A M-plastia também pode ser utilizada na remoção de orelhas e redução da área de um retalho.

Nos locais onde for possível, pode-se efetuar o diagrama do M nas duas extremidades do fuso, formando uma M-plastia dupla ou bilateral, que é demarcada e excisada do mesmo modo que a M-plastia simples, só que nas duas extremidades do fuso (Figura 23.9). A M-plastia dupla proporciona uma redução até da metade da pele em relação à excisão tradicional.

A sutura da M-plastia é feita nos mesmos padrões que a excisão fusiforme simples, apenas com

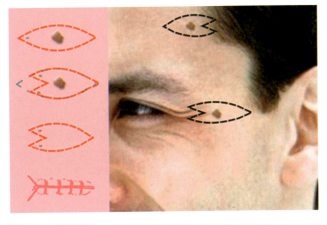

Figura 23.8 – Esquema da M-plastia unilateral. O diagrama deve ser traçado a partir de um fuso completo, pois facilita o encontro dos ângulos de 30º. Na sutura do M é utilizado o ponto triplo de canto. Este tipo de incisão pode ser útil na face, próximo a orifícios e estruturas que devem ser poupadas. (Fonte: Otávio Sérgio Lopes.)

a exceção do ponto triplo nos ápices da lesão (Figuras 23.7 e 23.8). Vale ressaltar que as linhas quebradas do M no final das extremidades podem resultar em cicatrizes que não se acomodam dentro ou paralelas às rugas, o que em alguns casos pode ser desagradável.

- **Excisão em S curvo:** é uma alteração que pode ser usada quando se trabalha em super-

371

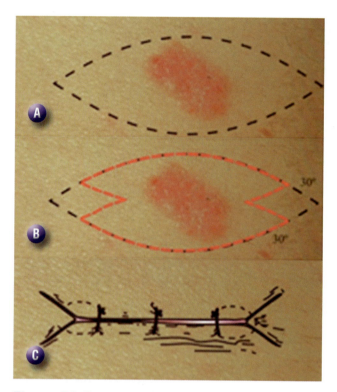

Figura 23.9 – **(A-C)** Esquema da M-plastia dupla, onde as duas extremidades do fuso são encurtadas. (Fonte: Otávio Sérgio Lopes.)

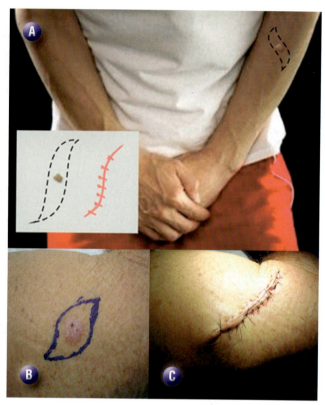

Figura 23.10 – **(A)** Esquema de excisão em S curvo. Onde ocorre a quebra da linha reta do fuso tradicional. Esta incisão é muito útil em lesões de membros. **(B-C)** Variante do fuso em S. (Fonte: Otávio Sérgio Lopes.)

fícies convexas, como nos membros superiores e inferiores. O diagrama desse tipo de excisão consiste na produção de duas curvas que se fecham sem a formação de orelhas ou redundância de pele (Figura 23.10). O princípio básico é a quebra da linha reta do fuso tradicional, obtendo-se com a linha curva uma melhor acomodação, em certas ocasiões, com resultado cicatricial final melhor.

Excisão linear

Em algumas situações, a simples incisão linear da pele é de grande valia, como na realização da drenagem de abscesso e na abordagem dos nódulos subcutâneos, como lipomas e cistos, sendo possível nesses últimos quando não há ponto de conexão do mesmo na pele. Por exemplo, no cisto pilar.

A incisão deve ser realizada ao longo das linhas de tensão e na maioria das vezes, como se trata de incisões pequenas, o uso da lâmina 11 é bastante adequado.

Quando a técnica é bem indicada e executada, o resultado estético é muito satisfatório.

Excisão tangencial

Essa técnica preconiza o corte da pele em um plano horizontal, paralelo à sua superfície, com profundidade variável de acordo com o tipo de lesão que se deseja abordar. Caso seja realizada num plano superficial, fornece material para estudo anatomopatológico e cicatriza com resultado estético favorável. Esse é um método muito utilizado em lesões exofíticas superficiais, como nas ceratoses seborreicas, ceratoses actínicas e fibromas moles, mas pode ser usado para retirada de pele para enxertos superficiais e *nevus* melanocíticos.

A técnica pode ser realizada com a lâmina de bisturi convencional (nº 15, 11, 10) ou com a metade da lâmina flexível de barbear, utilizada entre o polegar e indicador do cirurgião formando um arco. A lâmina deve ser posicionada no limite entre a pele normal e a lesão, sendo deslizada por baixo da mesma, se possível em um único golpe com o objetivo de não formar entalhes. Em casos em que há fragmentos residuais, eles podem ser removidos com o auxílio de pinças ou serem eletrodissecados.

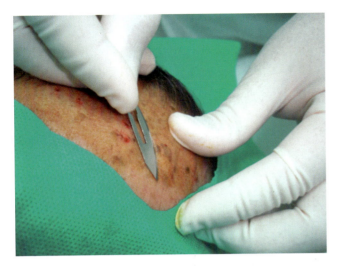

Figura 23.11 – *Excisão tangencial. A lâmina deve estar em ângulo reto com a lesão a ser removida. (Fonte: Otávio Sérgio Lopes.)*

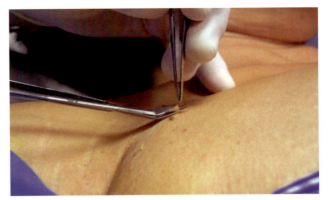

Figura 23.12 – *Exérese tangencial em fibroma mole. (Fonte: Otávio Sérgio Lopes.)*

Após a retirada da lesão, realiza-se hemostasia com solução de cloridóxido de alumínio (35-40%) ou leve eletrocoagulação, ou uma simples compressão local. A cicatrização ocorre por segunda intenção, porém nos casos de excisão mais profunda, pode-se realizar sutura simples. Enfim, trata-se de uma técnica de fácil execução com amplo uso no dia a dia dos cirurgiões dermatológicos, com baixo custo e boa efetividade. Quando bem indicada e executada, proporciona uma resolução cosmética satisfatória (Figura 23.11).

Excisão simples com tesoura

Esse é um procedimento muito simples e rápido. Na maioria das vezes, é possível realizá-lo com anestesia tópica e é muito efetivo em lesões pedunculadas, como os acrocórdons, verrugas filiformes, fibromas pedunculados, mas também pode ser utilizado em lesões sésseis, como nos siringomas e dermatose papulosa.

Na execução dessa técnica, utiliza-se uma tesoura delicada, cujas lâminas são deslizadas por baixo da lesão, cortando a sua base e às vezes o uso de uma pinça com dente para elevá-la auxilia a exibição da base da lesão. Quando necessária, a hemostasia pode ser realizada com cloridóxido de alumínio ou apenas compressão local, e na maioria dos casos dispensa-se o uso de curativos. Essa técnica é de baixo custo, tem boa efetividade nos casos indicados e ainda é possível fornecer material para estudo histológico, se assim for necessário (Figura 23.12).

Excisão circular

Consiste na exérese de uma lesão, demarcando-se uma circunferência ao redor da mesma, com as margens apropriadas ao tipo de patologia que está sendo retirada. Lembrar que o ângulo da lâmina com a pele é o mesmo das outras incisões fusiformes. No momento do corte, o auxiliar deve tracionar a pele no sentido centrífugo à lesão excisada.

Partindo-se do princípio que dentro de todo fuso existe uma circunferência no centro, a excisão circular faz a exérese da lesão, para no passo seguinte planejar a continuidade da cirurgia.

No seguimento da cirurgia, pode-se realizar um fechamento direto ou planejar uma das variantes da excisão fusiforme ou uma reconstrução mais complexa como retalho, ou enxerto ou a não realização de nenhum tipo de sutura e deixar que a cicatrização se faça por segunda intenção.

Às vezes, após a excisão circular simples, a ferida cirúrgica se acomoda de tal modo nas linhas de relaxamento, que indicam qual o melhor sentido para o fechamento, porém na maioria das vezes é necessário a correção de orelhas. Também pode-se utilizar de ganchos nos ápices da lesão para se encontrar o melhor direcionamento da lesão e realização da sutura. A escolha de exérese circular é interessante quando é importante a economia do tecido adjacente ou se há dúvidas quanto a sutura direta ou outro tipo de reconstrução. É surpreendente as ocasiões em que se planeja uma reconstrução mais complexa e após excisão circular simples da lesão opta-se por sutura direta simples, sobretudo nos locais onde a pele é frouxa e em pessoas de idade avançada.

■ Técnicas Básicas de Excisões Cirúrgicas

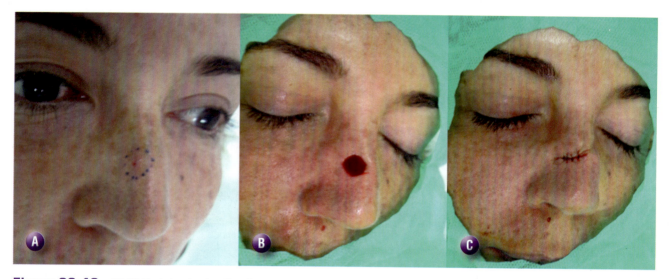

Figura 23.13 – **(A-C)** *Excisão circular. Depois da remoção a ferida cirúrgica se alinha em forma de fuso graças aos princípios da biomecânica. A orelha discreta que resta no polo medial deve ser reparada. (Fonte: Otávio Sérgio Lopes.)*

A técnica de excisão circular pode ser realizada em qualquer parte do corpo, sendo um método eficiente e muitas vezes é de execição mais fácil que os fusos (Figura 23.13).

A cicatrização por segunda intenção é muito interessante em determinadas localizações da face, sobretudo nas de superfície côncava, como nariz, região temporal, região auricular e pré-auricular e canto interno do olho. Também pode ser satisfatória em algumas superfícies convexas, como nos membros inferiores. Quando bem indicada pode resultar em cicatrizes de coloração e textura similares ao local sem contorno marcado e de menor tamanho em relação ao fuso ou outros tipos de reconstrução. Enfim, a cicatrização por segunda intenção é uma importante opção no arsenal terapêutico da cirurgia cutânea.

Excisão triangular

As lesões cutâneas, sobretudo os tumores, podem ter crescimento irregular e extenso, e em determinadas localizações anatômicas a excisão circular não é uma boa indicação. Assim, pode-se tentar a excisão triangular ou outras formas geométricas que melhor se acomodem ao desenho da peça a ser excisada.

Na excisão triangular, são traçadas três linhas retas a partir dos pontos que são marcados ao redor da lesão, sempre levando-se em consideração as margens de segurança de cada patologia. Após a união das linhas, forma-se um triângulo equilátero, cujo vértice e a base devem ser posicionados da melhor maneira, levando-se em conta a economia de tecido e funcionalidade anatômica local. Após a retirada da lesão, o fechamento pode ser uma sutura direta com início na porção central de um dos lados do triângulo. Em geral, o formato final é de um Y.

O patologista deve ser alertado da forma triangular para estabelecer os cortes na macroscopia, como também analisar melhor as margens de segurança.

Esse traçado para excisão da pele é uma alternativa interessante para as técnicas já descritas na exérese de lesões irregulares, pois proporciona margens adequadas, economia de pele adjacente e colocação do traçado na posição mais favorável de tensão e funcionalidade.

Excisão seriada

Consiste na realização de excisões fusiformes simples para remoção de lesões benignas que por causa do seu tamanho não poderiam ser retiradas em um único ato cirúrgico. Os exemplos mais clássicos para a exérese seriada são os *nevus* congênitos e as tatuagens.

O planejamento cirúrgico é o mesmo descrito para a excisão fusiforme; desenha-se o fuso na parte central da lesão com programação para sutura direta, porém na maioria das vezes é necessário descolamento das bordas. O novo estágio da cirurgia deve ser programado com um tempo em que possa haver uma expansão da pele adjacente à excisão, o que acontece em torno de 6 a 12 meses. No novo ato cirúrgico, a cicatriz antiga é removida. A retirada de lesões grandes em estágios seriados consiste numa forma singela de resolver um problema complexo.

Descolamento – dissecção das bordas

A função principal do descolamento é diminuir a tensão nas bordas da ferida cirúrgica durante a realização das suturas. Quando se disseca as conexões entre a pele e o subcutâneo, aumenta-se a mobilidade da borda da ferida, proporcionando suturas menos apertadas, menor sofrimento tecidual, menor risco de complicações e melhor resultado cosmético cicatricial.

O descolamento pode ser realizado com a lâmina de bisturi ou com tesoura de dissecção, sendo esta última a preferida devido ao menor dano que possa causar em estruturas, como nervos e vasos maiores. A tesoura deve ser inserida fechada e no plano apropriado afastar as suas pontas gentilmente de lado a lado, rompendo as faixas fibrosas dos tecidos. Esse movimento é repetido consecutivamente até obter-se o descolamento desejado. No ato do descolamento, a borda da ferida deve ser delicadamente tracionada com um gancho para uma melhor exposição do plano de dissecção (Figura 23.14).

O local do plano de dissecção irá depender do sítio anatômico onde está localizada a lesão, já que a pele apresenta espessura e firmeza de tecidos diferentes nas variadas regiões. Em geral, o que se preconiza é um descolamento no nível de tecido subcutâneo superficial para a face e o pescoço. No tronco, membros superiores e inferiores, quando as excisões forem pequenas, o descolamento também deve ser no nível de tecido subcutâneo superficial, porém, nas excisões maiores, o melhor plano de dissecção é sobre a fascia dos músculos. No couro cabeludo, o descolamento deve ser realizado na altura da gálea aponeurótica, e nos locais da inserção dos músculos temporal e occipital deve-se permanecer sobre a fáscia do músculo.

Não há uma medida exata de quanto se deve dissecar. A melhor maneira de quantificar o descolamento é a observação de tensão nas bordas da ferida. Caso não exista um mínimo de tensão, deve-se continuar com hemostasia e sutura da lesão. Se ainda há tensão, deve-se continuar o descolamento até o ponto de tensão desejado ou revisão do planejamento cirúrgico.

O descolamento pode trazer complicações para o ato cirúrgico, como maior risco de sangramento com formação de hematomas e equimoses, danos neurais e aumento do tempo de cirurgia. Porém, além do aumento da mobilidade das bordas cirúrgicas, ele ajuda a modelagem da pele ao redor da ferida, preenchendo o vazio deixado pela retirada de tecido, dando um contorno mais agradável a superfície. Após a cicatrização, no local onde ocorreu a dissecção forma-se uma placa fibrosa que provoca uma certa contração da pele e ajuda o alinhamento da cicatriz. A remodelação dessa fibrose leva em torno de um ano.

Correção das orelhas

Chamadas também orelhas de cachorro, formam-se pelo excesso de pele nas extremidades da ferida cirúrgica no momento do seu fechamento. Essa é uma intercorrência cirúrgica muito comum, e o cirurgião precisa estar familiarizado com os métodos pelos quais se esse defeito é corrigido.

Seja qual for o método utilizado para corrigir a "orelha de cachorro", todos consistem na remoção do triângulo excedente de pele.

Há algumas técnicas de correção, e sua utilização vai pela experiência do cirurgião. Falaremos de cinco métodos, que contemplam a correção de todos os defeitos dessa natureza.

A técnica mais utilizada (Figura 23.15) se presta muito bem para corrigir quase todas as formas de

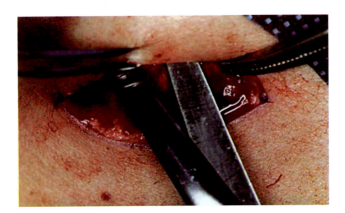

Figura 23.14 – *Esquema mostrando técnica de descolamento utilizando tesoura romba, mecanismo facilitador da aproximação das bordas. A hemostasia deve ser feita de forma a não complicar a cirurgia com hematoma.*

"orelhas de cachorro". Com a ajuda de um gancho, levanta-se a extremidade da ferida, formando um triângulo. Em seguida, realiza-se uma incisão alinhada com a linha de sutura, liberando a primeira peça do triângulo, para depois puxar esse triângulo sobre o corte final, seccionando a base.

A segunda técnica (Figura 23.16) deve se usada quando o excesso de pele é na posição lateral ao corte cirúrgico. Utilizamos um gancho e tracionamos o excesso de pele para cima, de modo que a base do triângulo fique posicionada perpendicular à linha de sutura, quando então incisamos a base e depois, com a ajuda de um gancho, puxamos o remanescente de pele sobre a linha do último corte, removendo o excedente.

O terceiro método consiste em fazer um novo fuso envolvendo todo o excesso de pele (Figura 23.17A).

Já o quarto método é uma variante do anterior, onde se faz uma M-plastia no local do excesso de pele. Tem os mesmos princípios da M-plastia clássica (Figura 23.17B).

O quinto método também pode ser considerado uma variante do terceiro método, já que também executamos um fuso, só que nesse caso o fuso é perpendicular à linha incisional (Figura 23.17C).

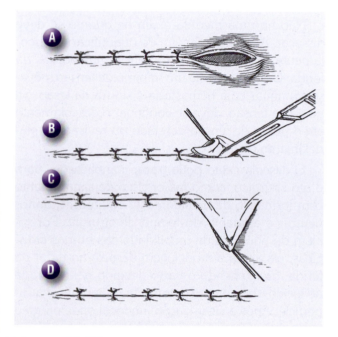

Figura 23.15 – **(A-D)** *Técnica de correção de orelha mais utilizada. (Fonte: Otávio Sérgio Lopes.)*

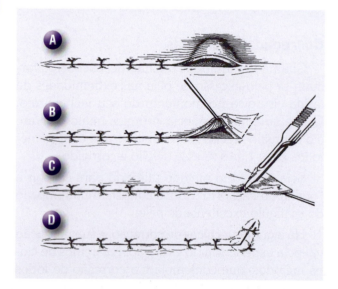

Figura 23.16 – **(A-D)** *Segunda técnica. Esta deve ser usada quando o excesso de pele é na posição lateral ao corte cirúrgico. (Fonte: Otávio Sérgio Lopes.)*

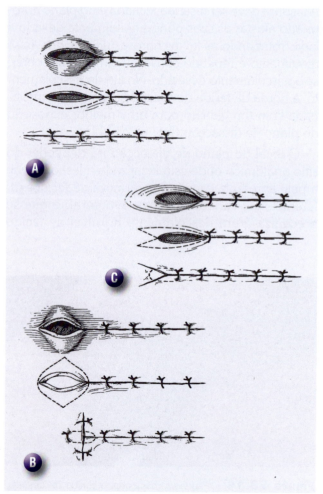

Figura 23.17 – **(A)** *Terceira técnica.* **(B)** *Quarta técnica.* **(C)** *Quinta técnica. (Fonte: Otávio Sérgio Lopes.)*

Técnicas Básicas de Excisões Cirúrgicas

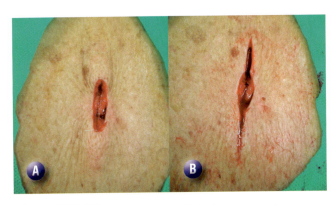

Figura 23.18 – **(A-B)** *Defeito cirúrgico mostrando o excesso de pele nas duas extremidades da ferida. Correção das orelhas: faz-se a continuação dos fusos nas extremidades. (Fonte: Otávio Sérgio Lopes.)*

A Figura 23.18 apresenta defeito cirúrgico mostrando o excesso de pele nas duas extremidades da ferida.

BIBLIOGRAFIA CONSULTADA

1. Abramson AK, Krasny MJ, Goldman GD, Tangential shave removal of basal cell carcinoma. Dermatol Surgery. 2013; 39:387-92.
2. Albom MJ. Cirurgia com Bisturi e Tesoura. In: Epstein E, Epstein E Jr. Técnicas em cirurgia da pele. Roca, 1988.
3. Amaral Filho EA, Wojcik ASL, Brenner FAM, Santamaria JR, Werner B. Excisão triangular cutânea com fechamento primário. Surg Cosmet Dermatol. 2011; 3(1):31-5.
4. Bastazini I, Contin LA, Alves CJM, Santos CM. Cicatrização por segunda intenção de asa nasal: revisando antigos conceitos. Surgical & Cosmetical Dermatology. 2009; 1(4): 196-7.
5. Bruce AM, Spencer JM. Surgical myths in dermatology. Dermatol Surg. 2010; 36:512-7.
6. Cognetta AB.Jr., Wolfe CM, Green H, Hatfield HK. Triangular window technique: A novel approach for the surgical treatment of chondrodermatitis nodularis helicis. Dermatol Surg. 2012; 38:1859-62.
7. Cronin TA, Cronin Junior TA, Loewinger RJ. Unusual wound closures after skin cancer surgery. In: American Academy of Dermatology 59th Annual Meeting. Handout material – current therapy. 2001; 483-98.
8. Denadai R, Saad-Hossne R, Todelo AP, Kirylko L, Martinhão LR. Modelos de bancada de baixa fidelidade para treinamento de habilidades cirúrgicas básicas durante a graduação médica. Rev Col Bras Cir. 2014; 41(2):137-46.
9. Hussain SH, Limthongkul B, Humphreys TR. The biomechanical properties of the skin. Derma Dermatol Surg. 2013; 39:193-203.
10. Jackson IT. Retalhos locais na reconstrução de cabeça e pescoço. Di-Livros Editora, 2002.
11. Klapper M. The 30-degree angle revisited. J Am Acad Dermatol. 2005; 53:831-2.
12. Luz FB, Chagas LA. M-plastia pós-ajustada. Surg Cosmet Dermatol. 2012; 4(1):80-2.
13. Petros J, Romper R, Robins P. Dermatologic Textbook and Atlas Surgery. Springer, 2016.
14. Popkin GL, Robbins P. Manual de Cirurgia Dermatológica Básica. Tomo I e III. São Paulo: Editora de Publicações Científicas, 2016.
15. Prado R. Treatment of severe rhinophyma using scalpel excision and wire loop tip electrosurgery. Dermatol Surgery. 2013; 39(5):807-10.
16. Richert et al. Tangential excision of pigmented nail matrix lesions responsible for longitudinal melanonychia : Evalution of the technique on a series of 30 patients. J Am Acad Dermatol. 2013; 69(1):96-104.
17. Robinson J. Robinson, Arndt, Le Boit, Wintrous. Atlas of Cutaneos Surgery, WB Saunders Company, 1996.
18. Salasche SJ, Bernstein G, Senkorik M. Surgical Anatomy of the Skin. Norwalk, Connecticut, Appleton & Lange, 1988.
19. Shalom et al. A surgical technique for excision of epidermal cysts. Dermatol Surgery 2012; 38(11):1856-8.
20. Swanson NA. Atlas of Cutaneos Surgery. Boston: Little Brown & Co, 1987.
21. Zaiac MN, Bloom R, Morrison BW, Tosti A. The figure 8: A new hair biopsy technique. J Am Acad Dermatol. 2014; 71:201.
22. Zalla MJ. Basic cutaneos surgery. Cutis. 1994; 53(4): 172-86.
23. Zitelli JA. Tips for a better ellipse. J Am Acad Dermatol. 1990; 22:101-3.

Capítulo 24

Procedimentos Frequentes em Consultório. Injeções Intralesionais

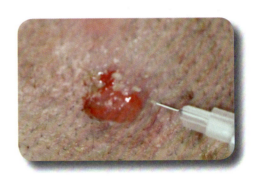

Alcidarta dos Reis Gadelha

Pontos de destaque

- A injeção intralesional (IL), em sua forma clássica ou com microagulhamento manual ou com dispositivos como os *rollers*, o MMP ou o Dermica Pen, é um método muito útil e eficaz no tratamento de várias afecções dermatológicas, como queloide, verruga, alopecia, liquen plano, melasma e fotoenvelhecimento.
- A utilização por médicos competentes de produtos comercializados, como o NCTF-Filorga, a bleomicina, o metotrexato, o 5-fluoracil ou manipulados, como as "mesclas" para alopecia, por farmácias idôneas têm restaurado a credibilidade da intradermoterapia, ratificado e aprimorado seus resultados e ampliado suas indicações.
- O melhor conhecimento dos mecanismos de ação dos produtos ativos injetados, bem como o emprego de diluições e de técnicas adequadas, tem tornado a intradermoterapia ainda mais precisa e eficaz.
- A valorização do uso das injeções intralesionais também tem ocorrido pelo ressurgimento mais aprimorado de tratamentos, como o do fotoenvelhecimento cutâneo com antigos ou novos produtos, como NCTF, ou o surgimento de novas indicações, como o ácido tranexâmico, no melasma, e o sulfato de tetradecil sódico, no pseudocisto auricular.
- Novos dispositivos, como os *rollers* manuais (*dermarrolers*) ou motorizados com ponteiras agulhadas descartáveis (Dermica Pen, MMP) e o surgimento de técnicas promissoras, como a eletroquimioporação, certamente tem tornado a intradermoterapia mais atraente e mais utilizada, não só em dermatologia, como também em outras especialidades, como a ortopedia.
- Vale, ainda, destacar a imunomodulação por intradermoterapia com a vacina MMR ou o interferon como um promissor tratamento de verrugas múltiplas ou de cânceres cutâneos.
- A infiltração intralesional pode potencializar o efeito terapêutico de outros métodos como o *shaving*, a criocirurgia, a eletroncirurgia ou a laserterapia, como no caso dos queloides, do tratamento de CBC superficial ou nodular, da doença de Bowen, do fotoenvelhecimento e do melasma.

■ PROCEDIMENTOS FREQUENTES EM CONSULTÓRIO. INJEÇÕES INTRALESIONAIS

■ Atualmente, são muito utilizadas as técnicas de infiltração intralesional clássica com agulha e seringa descartável ou com *carpule*, a retroinjeção, a multipuntura, a *nappage* e a transdermoterapia com microagulhamento com *rollers* ou dispositivos motorizados, como o Dermica Pen ou o MMP

■ Apesar de ser um método habitualmente seguro, é prudente conhecer suas contraindicações absolutas ou relativas, como gravidez e amamentação, imunossupressão e alterações hematológicas, hepáticas ou renais graves. Ademais, fazer sempre cuidadosa antissepsia, utilizar produtos confiáveis e as diluições e as técnicas apropriadas a cada caso, para evitar complicações locais, como infecções bacterianas ou por micobactérias atípicas, atrofia e acromia, hipercromia e agravamento das lesões.

■ É importante estar preparado para possíveis, mas improváveis, reações sistêmicas alérgicas, como urticária, vasculite ou choque anafilático, desencadeadas pelos produtos ativos ou por outros ingredientes do medicamento, como a carboximetilcelulose, presente nos corticoides injetáveis, ou decorrentes da absorção e efeito sistêmico dos medicamentos, como na síndrome de Cushing (corticoides), e em alterações hematológicas, renais ou pulmonares (bleomicina, metotrexato e 5-fluoracil).

Conceito de infiltração ou injeção intralesional (IL)

Conforme o nome já indica, consiste na infiltração de substâncias ativas no interior da lesão, podendo ser na derme ou, com menos frequência, na hipoderme.

Vantagens

Como destaca Laurenza, a injeção intralesional, introduzindo a substância ou mistura de produtos ativos diretamente no local onde deve atuar, possui as seguintes vantagens:

◆ Utiliza quantidades menores de fármaco(s) que as necessárias em uso tópico ou sistêmico para obter resultados clínicos.

◆ Reduz o número total de aplicações e aumenta o intervalo entre elas.

◆ É mais precisa porque permite dosar, com mais exatidão, a quantidade de medicamento necessária ao efeito terapêutico.

◆ A colocação direta no local de ação do(s) princípio(s) ativo(s) proporciona uma resposta terapêutica mais rápida.

◆ Acrescentaríamos uma quinta vantagem, que é a de poder associar, em misturas, produtos que potencializam o efeito desejado.

Desvantagens

A IL pode, por vezes, ocasionar:

◆ Infecções.

◆ Dor durante e menos após a aplicação, sobretudo quando se utiliza a bleomicina ou o 5-fluoracil, a qual pode ser minorada pelo uso prévio de anestésico tópico ou local ou, ainda, pela associação do produto a um anestésico local, como na Fórmula 8.

◆ Atrofia que pode ocorrer, sobretudo, quando as lesões não são elevadas, como a alopecia *areata*, quando se utilizam doses ou concentrações maiores em intervalos menores de corticoide mais atrofiante, como a triancinolona ou se injeta mais superficialmente (na derme superior).

◆ Discromia, em geral, a hipo ou acromia, mais comum em pessoas de pele mais morena ou mais escura e com o uso de corticoides ou hipercromias, quando se emprega a bleomicina, nesse caso estriada, a chamada hipercromia flagelada.

◆ Hematoma ou sangramento: obviamente mais frequente em pessoas com distúrbios da coagulação ou em uso de substâncias, como ácido acetilsalicílico, a vitamina E, anti-inflamatórios não esteroides e *Ginkgo biloba* ou por atingir um vaso mais calibroso.

◆ Necrose: quando a injeção do produto, como a triancinolona, é feita muito superficialmente ou no interior de um vaso.

◆ Injeção intravascular: a complicação mais perigosa, sobretudo quando se associa na mistura o anestésico local, que pode provocar efeitos tóxicos sistêmicos.

◆ Reações anafilácticas ou anafilactoides: raramente tem sido relatada reação anafiláctica em casos de injeção intralesional de corticoide. Parece que, muitas das vezes, as reações não são desencadeadas propriamente pelo corticoide, mas, sim, pela carboximetilcelulose, um dispersante utilizado na preparação de corticoides e de meio de contraste. Portanto, deve-se ter cuidado e estar preparado para reações anafiláticas em pacientes com história de alergia ao carboximetilcelulose e a contrastes. Nesses casos o *prick testing* cutâneo pode ser positivo à substância diluída a 1/1.000, como destacam Laing, Fallis e Murphy. Também é importante ressaltar que reações idiossincrásicas semelhantes à anafilaxia têm sido reportadas em 1% dos casos de linfomas tratados com sulfato de bleomicina. O paciente apresenta hipotensão, calafrios, febre, confusão mental e respiração ruidosa.

- Efeitos sistêmicos, como Cushing, quando se empregam doses elevadas de triancinolona superiores a 40 mg/mL por sessão ou acima de 100 mg/mês de triancinolona ou doses equivalentes de outros corticoides, em intervalos pequenos, suficientes para inibir o eixo hipotálamo-suprarrenal. Pancitopenia pode, raramente, ocorrer em pacientes com insuficiência renal e que recebem injeção intralesional com antiblásticos, como a bleomicina e, excepcionalmente, por injeção intralesional única de metotrexato.

- A dificuldade, ou mesmo a impossibilidade, de efetuar o procedimento em pacientes com fobia de agulha.

Principais indicações

- Queloides.
- Alopecia *areata*.
- Acne cística.
- Psoríase – placas espessas, localizadas e rebeldes ao tratamento e psoríase ungueal.
- Líquen plano hipertrófico e líquen plano ungueal.
- Neurodermite, outros eczemas crônicos e prurigo nodular de Hyde.
- Verrugas recalcitrantes, plantares, palmares e periungueais.
- Lúpus eritematoso crônico discoide.
- Granuloma anular.
- Hidrosadenite.

- Escabiose nodular e reação persistente à picada de inseto.
- Reação tipo corpo estranho, como preenchedores.
- Leishmaniose tegumentar americana – lesão única em número pequeno, lesões verrucosas e lesões resistentes, em geral causadas por espécie com baixo potencial para provocar lesões orais, como a *Leishmania braziliensis guyanensis*.
- Melasma.
- Leucodermia *puntata* solar.
- Ceratose actínica.
- Doença de Bowen e carcinoma espinocelular superficial.
- Ceratoacantoma.
- Carcinoma basocelular sólido e superficial.

Indicações menos usuais

- Granuloma facial.
- Sarcoma de Kaposi.
- Angioma.
- Pseudocisto auricular.

Fórmulas mais empregadas

Fórmulas 1 e 2: triancinolona com 4 mg/mL

Acetonido de triancinolona 40 mg/mL (Kenalog)	0,1 mL (4 mg)
Lidocaína a 2%	0,9 mL
Hexacetonido de triancinolona 20 mg/mL (Triancil)	0,2 mL (4 mg)
Lidocaína a 2%	0,8 mL

No Brasil, a triancinolona é comercializada com o nome Triancil, pelo laboratório Apsen, em frasco-ampola de 1 mL e de 5 mL, contendo 20 mg/mL de hexacetonido de triancinolona. No exterior, o Kenalog, do laboratório Squibb, embora indicado na bula para uso somente intra-articular e intramuscular, como o Triancil, e não aconselhado para uso intradérmico, é um dos produtos contendo triancinolona mais empregados em injeções intralesionais. É comercializado em frasco-ampola de 1, 5 e 10 mL contendo 40 mg de acetonido de triancinolona/mL.

O Theracort 20, comercializado pelo laboratório brasileiro Theraskin, foi retirado do mercado.

■ Procedimentos Frequentes em Consultório. Injeções Intralesionais

A triancinolona pode também ser obtida em farmácias de manipulação, sendo mais econômica, porém nem sempre de melhor qualidade.

Indicações:

♦ Queloides e cicatrizes hipertróficas. A concentração de 20 mg/mL ou superior é atrofiante e recomendada para tratamento de lesões hipertróficas, como queloides, cicatrizes hipertróficas e fibromatose. Nesses casos, injeta-se a mistura no seio da lesão, intradermicamente, e repetem-se as aplicações a cada 15 a 21 dias, por seis ou mais sessões.

♦ Concentrações mais baixas de triancinolona ou de outros corticoides menos atrofiantes são recomendáveis na psoríase, líquen plano, eczema crônico, neurodermite, granuloma anular, escabiose nodular, reação persistente à picada de inseto, reação tipo corpo estranho, no prurigo nodular de Hyde, lúpus eritematoso crônico discoide e em outras dermatoses inflamatórias.

Fórmula 3: dipropionato de betametasona e fosfato dissódico de betametasona (Diprospan, da Mantecorp ou Betatrinta, da Eurofarma), com o equivalente a 0,7 mg de betamesona/mL

♦ Diprospan ou Betatrinta	0,3 mL (2,1 mg)
♦ Lidocaína a 2% qsp	3,0 mL

O Diprospan é comercializado em frasco-ampola de 1 mL contendo 6,43 mg de dipropionato de betametasona, equivalente a 5 mg de betametasona e 2,63 mg de fosfato dissódico de betametasona, correspondente a 2 mg de betametasona. Vale destacar que a composição contém, ainda, metil e propilparabeno e carboximetilcelulose. O Betatrinta é comercializado em ampola de 1 mL contendo a mesma concentração de dexametasona que a do Diprospan e, também, a carboximetilcelulose, possível desencadeante de reação anafiláctica. Esses produtos têm a vantagem de vir com seringa e agulha descartáveis. Além disso, na bula contém a indicação para uso intradérmico, como também intramuscular e intra-articular. O Diprospan, como vem em frasco-ampola, pode ser guardado para outras infiltrações, enquanto o Betatrinta, em ampola, não.

Essa diluição pode ser empregada quando se deseja evitar um efeito atrofiante, como em casos de alopecia *areata*, por exemplo.

Fórmula 4: fosfato dissódico de dexametasona e acetato de dexametasona (Duo-decadron, Aché), com o equivalente a 1,0 mg de dexametasona/mL

♦ Duo-decadron	0,3 mL (1,0 mg)
♦ Lidocaína a 2% qsp	3,0 mL

O Duo-decadron tem, agora, 1 mL de suspensão por frasco-ampola contendo 2,632 mg/mL de fosfato dissódico de dexametasona, correspondentes a 2 mg de dexametasona e 9,224 mg de acetato de dexametasona/mL, equivalentes a 8 mg de dexametasona e, como o Diprospan e o Decadronal, vem com *kit* para aplicação (seringa e agulha descartáveis). O Duo-decadron tem a vantagem de ser comercializado em frasco-ampola, o que permite armazenar o corticoide para aplicações em outros dias. Deve-se destacar que *esse produto contém mais dexametasona por mL* (10 mg, sendo 8 mg na forma prolongada) do que o Diprospan ou o Betatrinta (7 mg), aumentando o seu efeito, mas podendo também potencializar as reações colaterais, como a atrofia. Já o Decadronal (Aché) vem em frasco de 2 mL de solução contendo 9,2 mg/mL de acetato de dexametasona (equivalente a 8 mg de dexametasona. O Decadronal tem as vantagens de vir em maior volume (2 mL), em frasco, podendo ser utilizado em outras infiltrações, e de ter apenas o acetato de dexametasona, em dose maior (equivalente a 8 mg de dexametasona), que tem efeito prolongado e mais desejado nas infiltrações intralesionais.

Fórmula 5: triancinolona com 1 mg/mL e lincomicina 75 mg/mL

♦ Acetonida de triancinolona 40 mg/mL (Kenalog)	0,1 mL (4 mg)
ou hexacetonido de triancinolona (Triancil)	0,2 mL (4 mg)
♦ Cloridrato de lincomicina 300 mg/mL	1,0 mL
♦ Lidocaína qsp	4,0 mL

A preparação deve ser feita na hora da injeção. Nesse caso, na diluição final a triancinolona terá a concentração de 1 mg/mL, sendo menos atrofiante, e a lincomicina de 75 mg/mL, tendo maior efeito antibacteriano.

Indicação: acne cística, hidrosadenite, foliculite, como a queloideana da nuca, e reações semelhantes a abscessos provocadas por preenchedores. Injeta-se uma quantidade suficiente para encher a cavi-

PROCEDIMENTOS FREQUENTES EM CONSULTÓRIO. INJEÇÕES INTRALESIONAIS ■

dade cística ou a lesão, uma vez por semana, no total de duas a três sessões. Nesse caso, também, para evitar maior atrofia, a triancinolona pode ser utilizada em concentração menor, como 20 mg/mL (Triancil), ou substituída com eficácia pela dexametasona e betametasona.

O antibiótico, cloridrato de lincomicina, é comercializado em ampola de 1 mL com 300 mg e de 2 mL com 600 mg, com o nome Frademicina (Pfizer). A lincomicina pode ser substituída pela gentamicina, da Mantecorp, que é comercializada como Garamicina injetável 60 mg (equivalentes a 40 mg de sulfato de gentamicina/mL), ampola de 1,5 mL; 80 mg (40mg/mL), ampola de 2 mL; 120 mg (80 mg/mL), ampola de 1,5 mL;160 mg (80 mg), ampola de 2 mL (80 mg/mL) e de 280 mg (160 mg de sulfato de gentamicina/mL), ampola de 2 mL. Vale ressaltar a existência dos seguintes excipientes: metilparabeno, propilparabeno, metabissulfito de sódio, edetato dissódico, água para injeção, alguns, como os parabenos, posssíveis alergenos.

Fórmula 6: triancinolona 1 mg/mL e sulfato de gentamicina 20 mg/mL

- Acetonido de triancinolona   0,05 mL (2 mg) 40 mg/mL (Kenalog) ou 0,1 mL (2 mg) de hexacetonido de triancinolona 20 mg/mL (Triancil)
- Sulfato de gentamicina (garamicina) 40 mg/mL   1,0 mL (40 mg)
- Lidocaína a 2% qsp   2,0 mL

Na foliculite queloideana da nuca, pode-se subir a concentração da triancinolona para 4 mg/mL para aumentar o efeito atrofiante. Nesse caso, a fórmula ficaria assim:

Fórmula 7: triancinolona 4 mg/mL e sulfato de gentamicina 20 mg/mL

- Acetonido de triancinolona 40 mg/mL (Kenalog)   0,2 mL (8 mg) ou 0,4 mL (8 mg) de hexacetonido de triancinolona 20 mg/mL (Triancil)
- Gentamicina 40 mg/mL (Garamicina 60 ou 80) 1,0 mL (40 mg)
- Lidocaína a 2% qsp   2,0 mL

A preparação, como a fórmula anterior com lincomicina, deve ser feita pouco antes da infiltração e não pode ser armazenada para outras aplicações.

Fórmula 8: bleomicina com 1 UI/mL

- Sulfato de bleomicina pó liófilo (Bonar) 8,57 mg ou 15 UI de bleomicina-base
- Lidocaína a 2% sem adrenalina   7 mL
- Soro fisiológico qsp   15 mL

Pode-se diluir no próprio frasco da lidocaína e guardar, na geladeira, por três meses. Faz-se uma injeção a cada 15-30 dias, num total de três a quatro injeções. A associação com lidocaína diminui a dor da aplicação e potencializa o efeito da bleomicina, mas também aumenta o risco de reações adversas.

Indicações:

- Verrugas recalcitrantes, sub ou periungueais, plantares ou palmares.
- Carcinomas basocelular e espinocelular.

No Brasil, o Bonar, da Biosintética-Aché vem em apresentação de frasco-ampola com pó liofilizado contendo 8,57 mg de sulfato de bleomicina, correspondentes a 15 U de bleomicina base e ampola de diluente (água para injetável) com 5 mL, portanto, após diluição, sem acrescentar soro ou lidocaína, contém 3 UI/mL.

Fórmula 9: 5-fluoracil 22,5 mg/mL com triancinolona 4 mg/mL

- 5-fluoracil 25 mg/mL   0,9 mL (22,5 mg)
- Triancinolona 40 mg/mL   0,1 mL (4 mg)

Prepara-se pouco antes da injeção. Faz-se uma infiltração a cada 15 a 21 dias, num total de seis a sete sessões.

Indicações: queloide e cicatriz hipertrófica.

Fórmula 10: 5-fluoracil ou fluoruracila 12,5 mg/mL

- 5-fluoracil 25 mg/mL   1 mL
- Lidocaína a 2% sem adrenalina   1 mL

Prepara-se pouco antes da injeção, que é repetida a cada sete dias, no total de sete semanas, em média.

Indicações: queloide, cicatriz hipertrófica e fibromatose, como a fibromatose digital infantil. Também pode ser usada não diluída em casos de ceratoacantoma e carcinoma espinocelular, com ou sem prévia anestesia.

CIRURGIA DERMATOLÓGICA INTERMEDIÁRIA

O 5-fluoracil é comercializado pela ICN, com o nome Fluorouracil, em frasco-ampola de 10 mL com 250 mg (25 mg/mL).

Fórmula 11: metotrexato 12,5 mg/mL

- Metotrexato 25 mg/mL (Biometrox, Aché) 1 mL
- Soro fisiológico 1 mL

Dilui-se na hora da aplicação.

Indicação principal: ceratoacantoma.

Fórmula 12: metotrexato 25 mg/mL

- Metotrexato 25 mg/mL 1 mL

Não é necessário diluir, pois o Biometrox, da Aché, vem em frasco-ampola de 20 mL contendo 500 mg, portanto, com 25 mg/mL.

Injetam-se 0,3 a 2 mL por lesão, em um a cinco pontos na base da neoplasia, por sessão, com um total de uma a três sessões, a intervalos de duas a três semanas. Regressão pode ocorrer em até 92% com duas sessões, em média.

Fórmula 13: N-metil-glucamina ou meglumina

- Antimoniato de meglumina 5 a 10 mL (1.500 a 3.000 mg)

Não é necessário diluir, pois o produto (Glucantime-Sanofis-Aventis) é disponível em ampola de 5 mL contendo 1.500 mg de N-metil-glucamina.

Indicação: leishmaniose tegumentar americana, com lesão única ou em pequeno número, causada, principalmente, por leishmânias, com baixo potencial de ocasionar lesões mucosas, rebeldes ao tratamento, como lesões verrucosas e recidivantes, ou em casos em que está contraindicado o tratamento sistêmico.

Técnica: injeção sub e perilesional de 5 a 10 mL por sessão, a intervalos, inicialmente, de dois a sete dias, depois mais prolongados como 15 dias, em três a dez sessões, em média. Em lesão única ou pequena, não é necessária anestesia prévia nas lesões maiores e em mais de uma lesão pode-se empregar a lidocaína a 2% peri e sublesional antes da injeção da N-metil-glucamina.

Fórmula 14: hialuronidase com 400 UI/mL

- Hialuronidase pó liofilizado com 2.000 UTR/mL
- Diluente 5 mL

Fórmula 15: hialuronidase com 37,5 UI/mL – fórmula de Brody

- Hialuronidase 150 UI/mL (Amphadase ou Hydase) 0,5 mL (75 UI)
- Lidocaína a 1% com epinefrina 1,5 mL

Nesse caso, a concentração final de hialozima fica 37,5 UI/mL.

Indicações:

- Reações a preenchedores contendo ácido hialurônico, como nódulos com reação granulomatosa à histopatologia.
- Injeção inadvertida de volume excessivo de ácido hialurônico formando abaulamentos ou nódulos ou causando assimetrias.
- Discromia ou tyndallização – aparecimento de coloração azulada, devido a efeito Tyndall, ocasionado por injeção muito superficial em área de pele delgada.
- Pápulas, por vezes em forma de rosário, por injeção muito superficial e em pele delgada, como a das pálpebras.

A hialozima era comercializada no Brasil pela Apsen em frasco com pó liofilizado contendo 2.000 UTR e 20.000 UTR de hialuronidase e ampolas de diluente com 5 mL, portanto, com 400 UTR/mL ou 4.000 UTR/mL. Agora, como a substância não está mais disponível, é necessário adquiri-la em farmácia de manipulação de injetáveis ou importá-la.

Nos EUA, alguns medicamentos aprovados pelo FDA contendo hialuronidase são:

- **Amphadase**, da Amphastar Pharmaceuticals: 150 UI/mL, frasco de 2 mL de hialuronidase de origem testicular bovina.
- **Vitrase**, da Ista Pharmaceuticals Inc., distribuída pela Allergan, em frasco contendo pó liofilizado e desidratado com 6.200 UI de hialozima de origem ovina, para uso em uma única vez após diluição em soro fisiológico. O frasco, guardado em geladeira, deve ser retirado, antes da diluição ser preparada e mantida à temperatura ambiente, antes de ser utilizada em até seis horas, sendo o restante descartado. A diluição é feita com soro 6,2 mL de soro fisiológico (1.000 UI/mL) e, em seguida, 0,075 mL da solução é novamente diluída em 0,925 mL de soro, ficando a concentração final de 75 UI/mL.

Procedimentos Frequentes em Consultório. Injeções Intralesionais ■

◆ **Hydase**, da PrimaPharm Inc., contendo 150 USP/mL de hialuronidase em frasco de 2 mL. É utilizado como agente dispersor e facilitador de absorção de drogas.

Modo de aplicação: injeções intradérmicas de quantidades suficientes para preencher toda a área afetada, a intervalos de 7 a 30 dias.

Fórmula 16: soro fisiológico (cloreto de sódio a 0,9%)

Injeta-se puro no interior dos nódulos uma vez por semana.

Indicação: reação ao ácido polilático.

Fórmula 17: tetradecil sulfato de sódio 1% (TSS) – fórmula de Lee e cols.

◆ Sulfato de tetradecil sódico a 3%   1 mL
◆ Soro fisiológico   2 mL

Indicações:

◆ Pseudocisto auricular.
◆ Cisto mixoide.
◆ Ronco.
◆ Esclerosante.

Indicação principal: pseudocisto auricular.

Modo de aplicação: após anestesia local com lidocaína, injeção de pequenos volumes no interior da lesão, após aspiração.

Aplicação:

◆ Anestesia local prévia com lidocaína a 2%.
◆ Injeção intralesional, após aspiração, de 0,24 mL de solução a 1% de TSS.

Fórmula 18: ácido tranexâmico (AT) 4 mg/mL

◆ Ácido tranexâmico 50 mg/mL   0,2 mL (10 mg) (Transamin)
◆ Soro fisiológico qsp   2,5 mL

Fórmula 19: ácido tranexâmico 5 mg/mL

◆ Ácido tranexâmico 50 mg/mL   0,2 mL (10 mg)
◆ Soro fisiológico qsp   2,0 mL

Indicação: melasma.

O ácido tranexâmico é comercializado pelo laboratório Nikkho com o nome Transamin em ampola de 1 mL para uso endovenoso contendo 50 mg e em comprimidos de 250 mg.

Indicação: melasma.

Aplicação: intradérmica semanal, a cada 1,0 cm^2, formando uma pápula, até atingir toda a área afetada.

Técnica empregada nas injeções intralesionais

De modo geral, todas as injeções intralesionais são aplicadas de maneira similar, começando com:

Antissepsia

Cuidadosa, com hexomedine ou álcool a 70%, para evitar infecções, às vezes até por micobactérias presentes na própria pele.

Técnica: introdução do(s) princípio(s) ativo(s)

Utilizando seringas descartáveis com rosca e agulhas delicadas 30 ou 27 G, fazem-se aplicações bem no seio da lesão de quantidades suficientes para preenchê-la totalmente, a intervalos de 0,5 a 1 cm.

Deve-se aspirar antes de injetar a(s) substância(s) para evitar a introdução no interior de vasos. Entretanto, temos utilizado, com frequência, e sem complicações importantes, tubetes de anestésicos odontológicos, esvaziados no momento da aplicação, para os quais se transferem o produto ou a mistura de ativos, com uma seringa descartável de 3 mL com rosca e com agulha 22 G 1/4, já disponível em algumas apresentações comerciais, como o Diprospan e Duo-decadron. Mais prudente ainda é utilizar uma seringa *carpule* com autorrefluxo que permite visualizar raios de sangue, antes de injetar o produto, caso a agulha, inadvertidamente, atinja um vaso. As seringas de 1 mL, tipo insulina, também podem ser empregadas para introduzir a substância ou mistura nos tubetes, aumentando a precisão, mas, dificultando, às vezes, a aspiração e a injeção, quando o líquido é mais espesso.

Com a utilização da seringa tipo *carpule* com agulha 30 G curta, é mais fácil a introdução das substâncias, principalmente quando mais espessas,

CIRURGIA DERMATOLÓGICA INTERMEDIÁRIA

■ Procedimentos Frequentes em Consultório. Injeções Intralesionais

e menor é o traumatismo gerado pela agulha odontológica, justificando o emprego dessa técnica. Hoje, utilizamos seringa tipo *carpule* autoaspirante que, antes mesmo de injetar o produto, permite visualizar raios de sangue, caso a agulha seja inadvertidamente introduzida no interior de um vaso. Nesse caso, a agulha é retirada e introduzida em uma outra área.

Nas aplicações em áreas extensas, como face, pescoço ou couro cabeludo, como em casos de rejuvenescimento ou alopecia, utilizam-se técnicas que serão descritas a seguir e, por vezes, combinadas.

◆ **Retroinjeção:** introduz-se a agulha, como em casos de rugas, e injeta-se o material, como o próprio nome diz em retroinjeção ou em multipunturas a intervalos regulares.

◆ *Nappage:* pequenas quantidades de material são introduzidas através de rápidas e superficiais picadas.

◆ **Injeções mais profundas** como em casos de alopecia androcronogenética, podem ser feitas com agulha 30 G acoplada a seringa descartável ou a *carpule*.

◆ *Dermarrollers:* introdução do material aplicado na pele por meio de microagulhamento com dispositivos aplicados em forma de rolo ou de carimbo. Tem a desvantagem de todo o instrumento ser descartável, portanto, mais oneroso, e por ocasionar perfurações inclinadas e de profundidades muito variáveis em função da pressão exercida e do tamanho da agulha.

◆ **Microagulhamento com agulha individual** (tatuagem), como no tratamento de verruga com 5-fluoracil ou bleomicina aplicada sobre a lesão. Em geral, utiliza-se uma agulha 27 ou 30 G para fazer as perfurações.

◆ **Microagulhamento motorizado:** aparelhos, como o Dermica Pen, tem em sua extremidade adaptador, para refil descartável contendo agulhas, com velocidade e profundidade reguláveis. No caso do Dermica Pen médico, as 11 agulhas atingem a profundidade de até 2,5 mm, enquanto no Micro Pen, as 12 agulhas podem alcançar até 2,75 mm. Após anestesia tópica, as substâncias ativas são aplicadas na área a ser tratada, como face, couro cabeludo, pescoço ou mãos, e, em seguida, o *dermarroller* ou a ponteira com agulhas do dispositivo motorizado tipo caneta, é tocada suavemente na pele com o aparelho ligado e com a velocidade e a profundidade selecionadas.

O Dermica Pen, ou o Micro Pen, tem vantagens expressivas sobre os *rollers,* como as seguintes:

◆ Só a ponteira e não o dispositivo inteiro é descartável, diminuindo os custos; embora já existam, agora, *rollers* em que se troca apenas a peça contendo as agulhas.

◆ A velocidade e as profundidades das perfurações podem ser ajustadas conforme a espessura da área a ser trabalhada. Em zonas mais espessas, a profundidade empregada pode ser de 2-2,75 mm, enquanto em áreas mais delicadas, como pálpebras, de 0,25-0,5 mm. Nesse caso, usando os *rollers*, haveria necessidade de mais de um *roller* ou de uma peça com agulhas – um(a) com agulhas maiores (1,5-2,5 mm, por exemplo) e outro(a) com agulhas menores (0,25-0,5 mm) para áreas mais delicadas.

Cálculo da concentração da mistura

É muito importante fazer uma diluição precisa, sabendo-se com exatidão qual é a concentração da substância empregada por mililitro para que os resultados obtidos sejam corretamente avaliados e, em consequência, aumentar-se ou diminuir-se a dose do medicamento, aumentando a eficácia e reduzindo a possibilidade de complicações frequentes, como a atrofia. Para se obter isso, emprega-se a seguinte fórmula:

> Concentração final da substância injetada = concentração da substância × volume da substância/volume total da mistura

Preparando-se, por exemplo, uma mistura de 1 mL de triancinolona com 40 mg, ou seja, a 4%, com 7 mL de lidocaína a 2%, tem-se uma concentração da triancinolona final de: $1 \times 4/8 = 0{,}5\%$ ou seja, de 5 mg/mL. A concentração final da lidocaína será: $3 \times 2/8 = 0{,}75\%$. Portanto, como cada tubete pode conter 1,8 mL, tem-se 5 mg × 1,8 mL = 9 mg de triancinolona em cada tubete. Com esses cálculos simples, sabe-se exatamente qual é a concentração do produto e qual será a dose total do produto que se vai injetar. A eficácia do tratamento depende muito da concentração dos ativos utilizada, além da técnica empregada, podendo-se aumentar ou diminuir a concentração dos produtos, conforme o tipo de lesão (espessura, tamanho e consistência) e a resposta terapêutica obtida após a primeira injeção.

Intervalos e número de sessões: 3, 7, 15 a 21 dias, 4 a 10 injeções

O 5-fluoracil no tratamento do ceratoacantoma ou de outras neoplasias costuma ser injetado a cada sete dias. Utilizando a bleomicina no tratamento de verrugas, deve-se fazer uma injeção a cada 15-30 dias, no total de três a quatro aplicações. Usando a triancinolona associada ao 5-fluoracil, no queloide, faz-se uma aplicação intralesional a cada 15 dias. Intervalos mais curtos, de dois, três ou sete dias, são indicados na aplicação intralesional de N-metil-glucamina, no tratamento da leishmaniose. Já o interferon, em injeções perilesionais no tratamento de neoplasias, como o CBC ou CEC, costuma ser mais eficaz quando pequenos volumes são introduzidos a intervalos mais longos (30 dias).

Tratamento dos queloides e cicatrizes hipertróficas

Rocha defende o uso intralesional de um único corticoide – o acetonido de triancinolona, pelo fato de ser apresentado em partículas que não formam cristais, diminuindo a possibilidade de fenômenos tromboembólicos, pela fácil e homogênea ressuspensão, pela ação longa de quatro a seis semanas, pelo fato de ter menor ação supressora sobre o eixo hipotálamo-suprarrenal e ser pouco doloroso quando injetado. Contudo, acreditamos que para o tratamento de queloide a triancinolona seja o corticoide de eleição, mas, em outras dermatoses, como o LECD, a psoríase e outras afecções inflamatórias, a triancinolona pode ser substituída pela dexametasona ou betametasona, sem que o tratamento perca a eficácia e a segurança, como nas Fórmulas 3 e 4 (Figura 24.1).

Prepara-se a solução de triancinolona pouco antes do procedimento e faz-se uma injeção a cada 15 a 21 dias, num total de seis ou mais aplicações. As quantidades de triancinolona injetadas não devem ser superiores a 40 mg/sessão e a 100 mg/mês. Doses atrofiantes, isto é, acima de 20 mg/mL, são habitualmente necessárias para o tratamento eficaz do queloide ou da cicatriz hipertrófica. Lembrar que o Kenalog tem 40 mg/mL de acetonido de triancinolona/mL e o Triancil, 20 mg de hexacetonido de triancinolona/mL. Nesse caso, a Fórmula 1 seria modificada para:

- Acetonido de triancinolona 40 mg/mL (Kenalog)   0,5 mL (20 mg)
- Lidocaína a 2%   0,5 mL

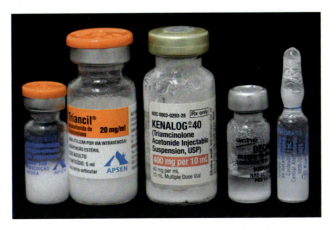

Figura 24.1 – *Corticoides muito empregados em injeções intralesionais: Triancil de 1 mL e de 5 mL (hexacetonido de triancinolona), Kenalog com 10 mL de acetonido de triancinolona, Decadronal e Betatrinta, com diproprionato e fosfato de dexametasona. Os quatro primeiros têm a vantagem de o corticoide vir em frasco-ampola e poder ser reutilizado em outras sessões.*

Assim, a fórmula, com 20 mg/mL de triancinolona, de efeito mais atrofiante, poderia ser usada em queloides mais espessos ou mais rebeldes, sempre respeitando a dose máxima por sessão de 40 mg e a total, por mês, de 100 mg. Já, utilizando o hexacetonido de triancinolona 20 mg/mL (Triancil), para manter essa concentração, faz-se primeiro a anestesia sub e perilesional com lidocaína a 1-2% e, em seguida, a injeção do corticoide puro.

No queloide, o corticoide consiste na medicação de escolha, podendo ser associado ou não a outras substâncias, como o 5-fluoracil, sendo a injeção um método isolado ou realizado conjuntamente com outros procedimentos, como o *shaving*, a criocirurgia, vaporização com *laser* de CO_2, a aplicação de *dye laser* e a exérese da lesão pelo interior dos bordos.

Como age o corticoide nos queloides? Nos queloides, em virtude de uma predisposição genética, há uma síntese exagerada, sobretudo nos bordos, do colágeno I e III e, em menor proporção, da decorina proteoglicano e da dermatoporina, no centro da lesão. Os fibroblastos do queloide também são hipersensíveis ao fator de crescimento transcricional-β que, por sua vez, promove a retração da ferida, estimula a síntese de colágeno e a do fator de crescimento do endotélio vascular (VEGF).

O corticoide, sobretudo, a triancinolona, diminui a síntese, inibindo a TGF-β1, e aumenta a degradação do colágeno, reduzindo os níveis de α2-macroglobulina e α1-antitripsina, promovendo a apoptose do fibroblasto. É possível que o melhor resultado obtido nos queloides mais recentes do que nos antigos, decorra do fato de que os fibroblastos mais jovens produzem mais colagenase em resposta ao estímulo do corticoide dos que os fibroblastos mais velhos. Por outro lado, a TGF-β3 e a Mannose-6-fosfato, antagonizando a ação da TGF-β1, reduziriam a deposição do colágeno e a fibrose excessiva e a inflamação e, por isso, poderiam vir a ser utilizadas no tratamento dos queloides. Também os antagonistas de cálcio, como o verapamil, reduzem a produção de matriz extracelular e a proliferação de fibroblastos, induzindo a síntese de procolagenase fibroblástica e inibindo a de interleucina-6 e VEGF.

As recorrências variam entre 10 e 50% dos casos, por isso a infiltração deve ser acoplada a outras medidas, como a compressão e à aplicação de silicone e a supervisão deve ser longa (mais de um ano) (Figura 24.2A-D).

Kontochristopoulos e cols. relataram que, aplicando intralesionalmente, 0,2 a 0,4 mL, por sessão, de uma solução com 50 mg/mL de 5-fluoracil, em injeções semanais, num total, em média, de sete injeções, em 20 pacientes, obtiveram, regressão total em um caso, redução de mais de 75% em oito pacientes e melhora superior a 50% em outros oito. Houve resposta mesmo em queloides maiores que 6 cm, e em apenas um caso não houve resultado favorável às injeções intralesionais de 5-fluoracil.

Houve recorrência em nove das lesões em um ano e teve relação com o tempo de duração do queloide. Como reações adversas os autores descreveram a dor, necessitando a associação com lidocaína a 2%, hiperpigmentação transitória e ulcerações superficiais que cicatrizaram sem dificuldade.

O 5-fluoracil, um análogo da pirimidina, possui atividade antimetabólica, suprime a divisão e bloqueia o crescimento celular, evidenciados pela redução do K1-67 à imuno-histoquímica, um marcador da proliferação celular, em todas as dez lesões biopsiadas antes e após seis sessões de tratamento. Redução ou involução da esclerose também foi observada em algumas lesões biopsiadas após o tratamento.

A Fórmula 9, associando triancinolona (0,1 mL) e 5-fluoracil (0,9 mL), é muito usada em injeções intralesionais nos queloides e cicatrizes hipertróficas.

Como já citado, o Fluoracil, da ICN, está disponível no comércio, em apresentações, no momento, de frasco-ampola com 10 mL contendo 250 mg (25 mg/mL) de 5-fluoracil. Essa mistura, que visa potencializar o efeito atrofiante, é também aplicada do mesmo modo que a triancinolona pura, injetando-se no interior da lesão até o branqueamento, a cada 14-21 dias.

Destaque-se, ainda, que os melhores resultados são obtidos no tratamento de cicatrizes hipertróficas do que em queloides.

Por outro lado, quando se deseja maior efeito anestésico e um pouco de ação anti-inflamatória, como no tratamento da neurite pós-herpética, diminui-se a concentração da triancinolona para 4 mg/mL ou menos, ou usa-se dose equivalente de outro corticoide e aumenta-se a quantidade de lidocaína, como, por exemplo:

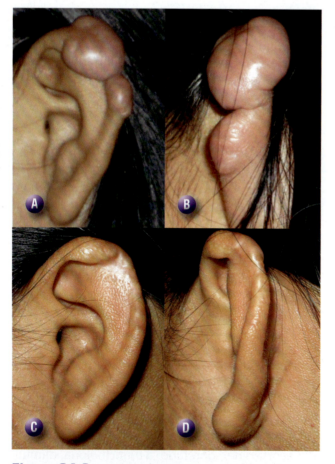

Figura 24.2 – **(A-B)** *Queloide deformante da orelha – antes do tratamento.* **(C-D)** *Queloide da orelha após shaving, vaporização com laser de CO_2 contínuo a 5 W e sete injeções mensais de triancinolona 4-8 mg/mL. (Fonte: Alcidarta dos Reis Gadelha.)*

- Triancinolona hexacetonido   0,4 mL (8 mg)
  (Triancil)
- Lidocaína a 2% qsp   4,0 mL

A injeção de 0,1 a 0,2 mL a cada 1 a 2 cm, ao longo do trajeto da raiz afetada, pode induzir a um certo alívio, ainda que não duradouro. Como a concentração do corticoide é baixa (2 mg/mL), as injeções podem ser repetidas, com segurança, a cada quatro a sete dias.

Tratamento da acne cística, hidrosadenite e foliculite queloideana da nuca

Nesses casos, injeta-se o corticoide, como a triancinolona, associado a antibiótico como a lincomicina ou a gentamicina (Fórmula 6 ou 7), no interior da lesão, causando um branqueamento. O resultado costuma ser satisfatório com apenas uma sessão, que pode ser repetida, se necessária, após 7-15 dias. Lembrar que na foliculite queloideana da nuca, como se deseja um maior efeito atrofiante, deve-se aumentar a concentração da triancinolona para 4 mg/mL ou mais (Figuras 24.3 e 24.4).

Tratamento da alopecia *areata*, psoríase, neurodermite, LECD e do vitiligo localizados com corticoide

O modo de aplicação consiste em injetar uma pequena quantidade, 0,1-0,2 mL, da solução (Fórmula 3 ou 4) na derme, o suficiente para formar uma pápula, a cada 1 cm², atingindo toda lesão. Se a lesão for pequena, basta um ponto de aplicação. Em geral, uma a três sessões com intervalos de 15 dias são suficientes para a obtenção de bons resultados que, na alopecia *areata*, são detectados pelo surgimento de pelos pequenos e delgados, por vezes esbranquiçados; no vitiligo, por pequenas ilhas de repigmentação, muitas vezes, perifoliculares, nos locais das injeções, e nas outras dermatoses, por involução das lesões. É importante na alopecia *areata*, como em outras dermatoses em que não se deseja efeito atrofiante, utilizar pequenas quantidades da triancinolona com menores concentrações ou a dexametasona (Figuras 24.5 a 24.7).

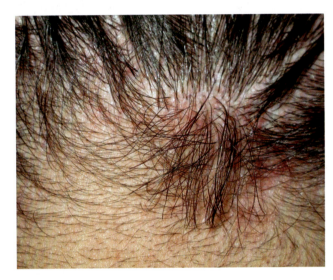

Figura 24.4 – Foliculite queloideana da nuca após uma única infiltração intralesional com dexametasona e gentamicina. Nítida redução das lesões não obtida somente com antibioticoterapia sistêmica e tópica. (Fonte: Alcidarta dos Reis Gadelha.)

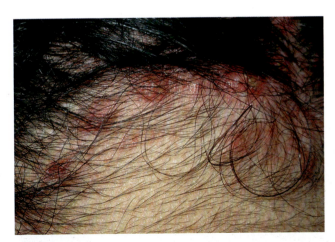

Figura 24.3 – Foliculite queloideana da nuca – antes de infiltração com dexametasona + gentamicina, associada a antibioticoterapia sistêmica e tópica. (Fonte: Alcidarta dos Reis Gadelha.)

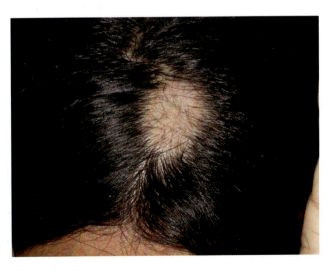

Figura 24.5 – Alopecia areata antes do tratamento. (Fonte: Alcidarta dos Reis Gadelha.)

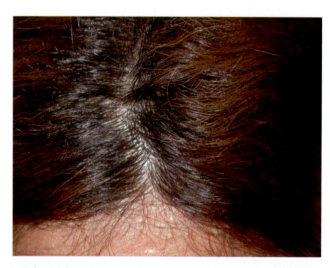

Figura 24.6 – *Alopecia areata após duas infiltrações de dexametasona. Reponta completa dos cabelos. (Fonte: Alcidarta dos Reis Gadelha.)*

Além disso, em doenças inflamatórias e/ou autoimunes, como a psoríase, líquen plano e alopecia *areata* é possível utilizar, além do corticoide, substâncias que atuem no mecanismo etiopatogênico ou em seu efeito, como a bleomicina, o 5-fluoracil e o metotrexato.

Tratamento da psoríase ungueal

Na psoríase ungueal, injeta-se intradermicamente uma pequena quantidade (0,1 a 0,2 mL) de corticoide (Fórmula 1, 2, 3 ou 4) na área correspondente à matriz (borda proximal da unha). Nesses casos, várias sessões (seis ou mais) são necessárias para se obter o resultado clínico (Figuras 24.8 e 24.9).

Tratamento das verrugas com bleomicina

O sulfato de bleomicina, mistura de antibióticos glicopeptídeos citotóxicos isolados de uma cepa de *Streptomyces verticilius*, inibe a síntese do DNA e, menos, do RNA. No organismo, se difunde por vários tecidos, mas não ultrapassa a barreira encefálica e é eliminada em 60 a 70% pelo rim.

As principais indicações da bleomicina têm sido o tratamento de carcinoma espinocelular da cabeça e pescoço, linfoma não Hodgkin e carcinoma testicular. Ela pode ser administrada por via endovenosa, intramuscular, intrapleural e subcutânea, na dosagem de 0,25 a 0,5 U/kg, uma a duas vezes por semana.

No tratamento intralesional das verrugas recalcitrantes a bleomicina tem sido empregada em solução contendo 0,25 a 1 UI/mL. Com o intuito de evitar complicações mais sérias, locais ou sistêmicas, mas sem perder a eficácia, a tendência é utilizar concentrações menores de 0,25 ou 0,5 UI/mL, a intervalos menores, como 15 dias.

A técnica consiste em injetar até 0,2 UI de bleomicina sob a lesão, geralmente associada à lidocaína, para diminuir a dor que costuma ser intensa quando introduzida pura. Habitualmente, não se aplica mais que 1 UI por sessão quinzenal ou mensal, mas a dose pode chegar a 2 UI/sessão em lesões múltiplas, e a dose total não deve ser superior a 4 UI. Algumas vezes as lesões regridem com uma a duas sessões e se isso não ocorre após quatro sessões é prudente considerar falha de tratamento e tentar outras alternativas. É válido destacar que a bleomi-

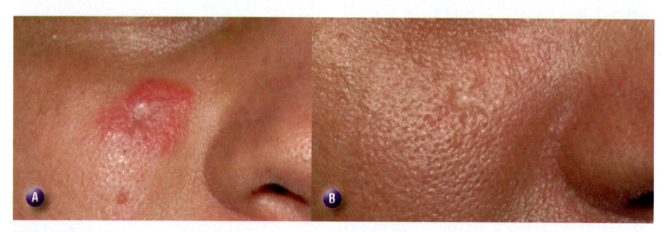

Figura 24.7 – *Lúpus eritematoso crônico discoide.* **(A)** *Antes e* **(B)** *após duas injeções intralesionais de dexametasona com intervalos de 21 dias. (Fonte: Alcidarta dos Reis Gadelha.)*

cina não age diretamente sobre o vírus do papiloma humano (HPV) e sim, produzindo uma intensa necrose tissular que estimula a resposta imunitária do hospedeiro, interferindo:

- No DNA, detendo o ciclo celular.
- Na indução do TNF.
- Na expressão e regulagem de antígenos HLA classe II e numerosas moléculas de adesão.

Uma outra técnica utilizada é, após anestesia tópica prévia, a colocação da solução com 1 UI/mL) de bleomicina sobre a verruga e a realização de múltiplas punturas na superfície da lesão com uma agulha fina. Índice de cura elevado, como 92%, tem sido obtido por Munn e cols., no tratamento de verruga palmar, plantar e periungueal.

Além da dor, outras reações colaterais têm sido reportadas. como necrose, fenômeno de Raynaud, linfangite e hipercromia flagelada. Esta última, observada raramente após injeções intralesionais, caracteriza-se por máculas hipercrômicas semelhantes às provocadas por chicotadas. No Brasil, a Biossintética-Aché comercializa o Bonar em frasco contendo 8,57 mg de sulfato de bleomicina, em pó liófilo, equivalentes a 15 U e ampola de diluente com 5 mL de água para injetável.

A Fórmula 8, contendo 1 UI/mL de bleomicina, preparada pouco antes da injeção, é uma das mais utilizadas no tratamento intralesional de verrugas ou de neoplasias. É prudente em lesões múltiplas diluir 1 mL em mais 1mL de soro (de preferência) ou lidocaína (aumenta a absorção), ficando a concentração final 0,5 UI/mL ou; até mesmo; diluir 1 mL com 1 UI em mais 3 mL de soro ou lidocaína, caindo a concentração da bleomicina para 0,25 UI/mL. Entretanto, quando a lesão for única, pode-se subir a quantidade de bleomicina para 3 UI/mL, injetando-se, com segurança, pequena quantidade e obtendo-se, muitas vezes, excelentes resultados (Figuras 24.10 e 2411).

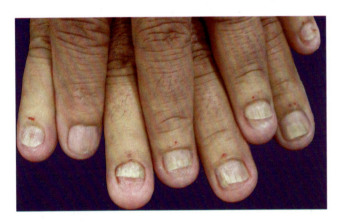

Figura 24.8 – Psoríase ungueal logo após infiltração sobre a matriz. (Fonte: Alcidarta dos Reis Gadelha.)

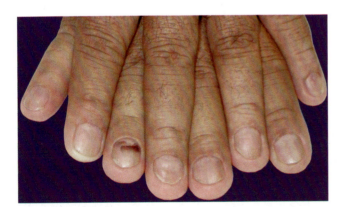

Figura 24.9 – Psoríase ungueal após seis injeções intralesionais mensais de triancinolona ou dexametasona. Discreto hematoma, mas com nítida e acentuada melhora. (Fonte: Alcidarta dos Reis Gadelha.)

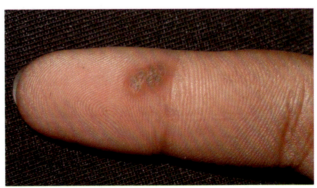

Figura 24.10 – Verruga vulgar antes do tratamento. (Fonte: Alcidarta dos Reis Gadelha.)

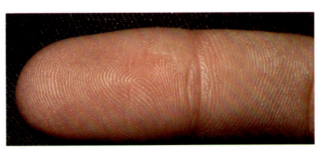

Figura 24.11 – Após uma única injeção intralesional de 0,2 mL de bleomicina a 3 UI/mL. Involução com excelente resultado estético. (Fonte: Alcidarta dos Reis Gadelha.)

Tratamento das verrugas plantares com injeções intralesionais de vacina MMR (parotidite, sarampo e rubéola)

Um tratamento promissor das verrugas plantares é a imunoterapia intralesional com vacina MMR (parotidite, sarampo e rubéola). Camil, Eigharib e Nofal (2010) publicaram um trabalho sobre o emprego de injeções intralesionais com MMR em verrugas plantares, recalcitrantes ou não, em 40 pacientes, dos quais 60,9% já haviam recebido tratamento prévio com ceratolíticos, eletro ou criocirurgia. Vinte e três pacientes completaram o tratamento que consistiu em injeções intralesionais de 0,5 mL de MMR (Trimovax-Merieux-Aventis), a cada três semanas, até a regressão das lesões e, no máximo, até três sessões. Em 20 pacientes (87%), houve regressão total das lesões após uma a três injeções, parcial (4,3%) em um, e não houve resposta em dois (8,7%), e a recorrência ocorreu em apenas um paciente. Ao que parece, a injeção da vacina induziria à liberação de citocinas, como o interferon-γ e a interleucina 2, que, ativando os linfócitos T citotóxicos e as células *natural killer*, erradicariam o HPV das células epiteliais infectadas. O mais interessante desse trabalho foi a observação da regressão de verrugas distantes das regiões plantares, não infiltradas, em cinco de seis pacientes (83,3%), indicando que a imunomodulação com vacina MMR intralesional pode ser um tratamento efetivo e menos traumático em casos de verrugas múltiplas.

A reação mais comum foi a dor durante a infiltração. Em apenas um paciente houve sintomas semelhantes aos do resfriado. Não foram observados edema, eritema e cicatriz.

Tratamento do ceratoacantoma com metotrexato (MTX)

O metotrexato é um antiblástico que age na fase S do ciclo de divisão celular, inibindo a síntese de DNA, RNA, do timidinato e de proteínas, ao se ligar com a di-hidrofosfato redutase, evitando a redução do di-hidrofolato a tetra-hidrofolato ativo.

A principal atuação do MTX é sobre as células que proliferam com rapidez, como as epiteliais. Por isso, ele é indicado no tratamento de formas graves de psoríase e de neoplasias malignas. Possui uma ligeira ação imunossupressora e, em doses normais, é bem absorvido pelo trato gastrointestinal, sendo metabolizado pelo fígado e intracelularmente a poliglutamatos. O MTX passa pouco pela barreira hematoencefálica, atinge concentração máxima no sangue em uma a cinco horas, após a administração oral e, em 30 a 50 minutos após a injeção intramuscular. Quarenta a 90% da substância é eliminada por via renal de maneira inalterada.

O MTX tem sido indicado no tratamento de vários quadros malignos, como carcinoma de mama e do pulmão, linfomas e sarcomas. Em dermatologia, por via sistêmica, tem sido empregado na psoríase, na esclerodemia, na dermatomiosite e em outras doenças autoimunes.

Têm-se relatadas várias reações com o uso sistêmico do Metotrexato, como a hepatoxicidade, por isso deve-se evitar o uso concomitante de álcool, salicilatos e anti-inflamatórios. Outros paraefeitos são a trombocitopenia, leucopenia, diminuição da síntese hepática de fatores anticoagulantes levando, às vezes, à hemorragia, aumento do nível sérico do ácido úrico e aumento da suscetibilidade a infecções, além de náuseas, vômitos, gastralgia, estomatite, gengivite e faringite.

Deve-se evitar o MTX em pacientes gestantes ou amamentando e em portadores de doenças hepáticas ou renais graves.

Em injeção intralesional, a substância é utilizada em pequenas doses, são excepcionais as referências conhecidas sobre efeitos sistêmicos, como um caso de pancitopenia relatado após uma única injeção de metotrexato no tratamento do ceratoacantoma.

O metrotexato é comercializado em comprimidos de 2,5 mg e na forma injetável, que é a empregada nas infiltrações intralesionais em frasco-ampola para uso intramuscular, contendo 25 mg/mL como Biometrox (Biosintética-Aché), de 2 mL com 50 mg e de 20 mL com 500 mg.

Técnica de injeção intralesional

- Solicitar exames de rotina, como hemograma, provas de função hepática e renais, sobretudo em idosos ou naqueles com imunossupressão.

- Analisar, com cuidado, se a injeção intra e perilesional é a melhor opção terapêutica para o caso.

- Fazer a antissepsia cuidadosa com álcool a 70 ou clorexidina.

- Embora o procedimento seja, habitualmente, bem tolerado, pode ser previamente empregada anestesia tópica ou infiltração peri e sub-lesional de lidocaína a 2% em pacientes mais ansiosos ou sensíveis.

- Injetar entre 0,3 e 2 mL de solução contendo 12,5 a 25 mg/mL (Fórmulas 11 e 12) utilizando uma seringa descartável com rosca e agulha 30G. A concentração maior (25 mg/mL) em geral é empregada em tumores maiores que 1,0 cm. Nos pequenos tumores, basta uma injeção, por sessão, na base do centro da lesão e, em neoplasias maiores, são, às vezes, necessárias quatro injeções nos quadrantes e mais uma na base da zona central da lesão, até que ela se torne uniformemente esbranquiçada, conforme destaca Annest e cols. Esse autor, avaliando 38 casos de ceratoacantoma tratados com injeções intralesionais de MTX, observou 92% de cura com um dose média de 36 mg, com uma a quatro injeções a intervalo médio de 18 dias. Com a necrose e redução de volume habituais do tumor, concentrações e volumes menores podem ser utilizados nas injeções subsequentes.
- Curativo com vaselina ou pomada de antibiótico.
- Crosta e área necrótica ocorrem normalmente entre sete e dez dias.

É muito importante tratar a lesão como carcinoma espinocelular, fazendo-se a cirurgia convencional ou a de Mohs, quando a neoplasia suspeita de ceratoacantoma não regride ou mesmo aumenta após duas a quatro sessões.

Resultados excelentes também podem ser obtidos com injeções intra e perilesionais de 5-fluoracil, no tratamento do ceratocantoma. Com doses entre 0,2 e 0,6 mL de solução aquosa de 5-fluoracil 25 a 50 mg/mL (fórmula 10), com 3 injeções semanais, em média, há involução histológica em 96% dos casos.

Do mesmo modo, a injeção intralesional de bleomicina tem feito regredir ceratoacantoma com quatro injeções semanais, em média, de 0,2-0,4 mL de solução a 0,5%, diluída em soro e lidocaína.

Tratamento de outras neoplasias cutâneas com 5-fluoracil, bleomicina e interferon

5-fluoracil

Vinte e três pacientes com carcinoma espinocelular, comprovados por exame histopatológico, com menos de seis meses de evolução, localizados na cabeça, nuca, braços ou mãos, de tamanhos variando de 0,24 a 7,5 cm, foram tratados com injeção intratumoral de gel com 30 mg/mL de 5-fluoracil (5-FU) e 0,1 mg/mL de epinefrina. Os pacientes receberam injeções semanais de 1 mL ou menos do gel, no total de quatro a seis injeções. Somente um paciente não respondeu ao tratamento e em todos os demais houve regressão com bons ou excelentes resultados estéticos.

Morse e cols. trataram um CEC no sulco nasogeniano direito com oito injeções intralesionais de 5-FU, com intervalos de uma semana. A dose empregada foi de 0,8 a 2,4 mL por sessão e houve regressão da lesão clínica e histológica e o paciente estava livre da neoplasia em cinco meses de *follow-up*.

Com o *follow-up* de dois anos o 5-FU foi efetivo no tratamento de três ceratoacantomas e dois de três carcinomas basocelulares, com cinco a seis injeções realizadas uma a duas vezes por semana. Entretanto, temos observado regressão total de CBC após uma única injeção sub, intra e perilesional de 5-FU a 50 mg/mL (Figuras 24.12 e 24.13).

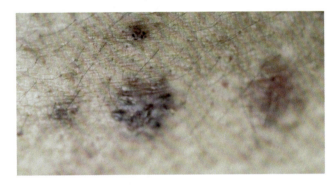

Figura 24.12 – Quatro lesões de carcinoma basocelular no braço de paciente com xeroderma pigmentoso – antes do tratamento. (Fonte: Alcidarta dos Reis Gadelha.)

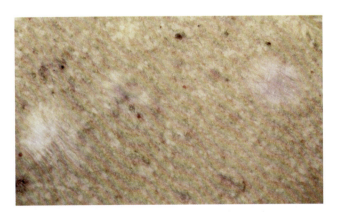

Figura 24.13 – Após um mês de uma única injeção intra, sub e perilesional de 5-fluoracil a 50 mg/mL. Regressão total das lesões, com discreta hipocromia. (Fonte: Alcidarta dos Reis Gadelha.)

Bleomicina

A bleomicina também pode ser utilizada em injeções intralesionais semanais para tratamento do carcinoma espinocelular, com o mesmo esquema empregado para o ceratoacantoma.

A bleomicina, como já citado, bloqueia o ciclo celular em G2, clivando a cadeia simples ou dupla de DNA e degradando o RNAs celular. A bleomicina forma um complexo com ions com metais como o ferro (Fe II) que é oxidado a Fe III, provocando a redução do oxigênio a radicais livres que, por sua vez, causam rutura, e posteriormente, a morte da célula.

A citoxicidade da bleomicina é potencializada pela associação com anestésicos locais que aumentam a captação celular da substância, bem como pela eletroquimioterapia que consiste na associação de estímulos elétricos (eletroporação), que alteram a membrana celular, com o agente quimioterápico. As agulhas dos eletrodos são colocadas de maneira circular para liberar pulsos de corrente elétrica, curtos e alta intensidade diretamente no tumor-alvo.

Em 54 tumores de BCC em 20 pacientes, a eletroquimioterapia com bleomicina obteve 94% de completa resposta e parcial em 6%.

Interferon

O interferon pode induzir à completa regressão de tumores, como CBC, SCC e até mesmo melanomas em injeções perilesionais, e não intralesionais, estimulando a ação dos linfócitos T da pele normal adjacente à neoplasia.

A imunomodulação com interferon tem as suas principais indicações no tratamento do(s):

- Carcinomas basocelulares nodular e superficial, sobretudo os localizados no tronco, onde fornece bons resultados estéticos e respostas em 100% dos casos.
- Carcinomas espinocelulares em pacientes que refutaram a cirurgia.
- Carcinomas espinocelulares superficiais ou em *in situ* que não responderam a outros tratamentos prévios.
- Melanoma *in situ* em situações em que é impossível realizar a cirurgia.

Técnica:

- O interferon (Intron-A) com 18 milhões de UI é diluído em 3,6 mL de soro fisiológico, resultando na concentração de 5.000.000 UI/mL ou 500.000 UI/0, 1 mL. O frasco é imediata e constantemente refrigerado, a não ser no momento da injeção. O interferon reconstituído e refrigerado mantém sua eficácia por até seis meses.
- A injeção de pequenos volumes como 0,1 mL a intervalos largos como o de um mês dá resultados melhores que a de volumes maiores (1,0 mL) a intervalos mais curtos como sete dias.
- A injeção deve ser intradérmica e na área perilesional, de preferência próxima à parte superior do tumor. Nunca injetar na lesão ou no subcutâneo.
- A quantidade injetada depende do tamanho da lesão mas a dose comum inicial é de $1,5 \times 10^6$ UI (0,3 mL) para tumores até 1,0 cm, aumentando-se $0,5 \times 10^6$ para cada 1 cm^2 adicional. Nas injeções subsequentes, dependendo da intensidade das reações e da resposta, pode-se baixar para 0,1 mL ou $0,5 \times 10^6$ UI. Também é prudente baixar a concentração inicial para $0,25 \times 10^6$ UI nos CBC muito grandes.

Evolução do tratamento e respostas esperadas:

- Cura ocorre em até 99% dos casos com regressão do tumor em geral a partir da 9ª injeção mensal.
- Reação tipo gripal que pode ser amenizada com a administração de acetominofen antes e após três horas. Geralmente ocorre na noite e no dia seguinte da 1ª injeção.
- Eritema, edema e induração da lesão, podendo ocorrer discreto halo eritematoso, foliculite e/ou adenopatia-satélite dolorosa. É chamada de reação tipo A e indica boa resposta ao tratamento ou 100% de cura.
- Reação tipo B: eritema e induração discretas.
- Reação tipo C: eritema discreto ou inexistente. Menor resposta ao tratamento, mas ainda com índices elevados de cura (99%).
- Regressão da lesão por vezes com hipocromia ou acromia ou com formação de mílios.

- O carcinoma espinocelular geralmente responde durante um período de três a quatro semanas de tratamento.
- O melanoma regride em período similar ao do SCC, com regressão da pigmentação e da lesão.

Tratamento da leishmaniose tegumentar americana (LTA) com N-metil-glucamina intralesional

Indicações: lesão única ou em pequeno número, formas verrucosas, rebeldes ao tratamento convencional, recidivantes ou em pacientes com afecções que contraindiquem a medicação sistêmica, como cardiopatas ou gestantes, mesmo acima do terceiro mês. Indicar, preferencialmente, em casos provocados por espécies de leishmânias com baixo tropismo pelas mucosas como a *Leishmania brasiliensis guyanensis.*

Normalmente, emprega-se a N-metil-glucamina no tratamento da LTA em injeções intramusculares diárias de 150 a 300 mg em séries de 20 a 30 dias. Como reações colaterais frequentes, observam-se dores articulares e musculares e alterações cardíacas.

A apresentação do Glucantime, da Aventis-Sanofi, é em ampola de 5 mL, contendo 1.500 mg de antimoniato de meglumina ou N-metil-glucamina, portanto, 300 mg/mL.

Gadelha e cols. obtiveram 93,7% de cura tratando 60 casos com 103 lesões de leishmaniose tegumentar americana causada pela *Leishmania guyanenesis,* em Manaus-AM, Brasil, empregando a seguinte técnica:

- Antissepsia cuidadosa com álcool iodado.
- Anestesia com lidocaína a 2% ao redor e abaixo da lesão, empregando tubetes odontológicos e seringa tipo carpule, dispensável quando a lesão era pequena e única.
- Transferência da N-metil-glucamina (Glucantime) das ampolas para os tubetes vazios.
- Injeção peri e sublesional de 0,3 a 10 mL, por lesão, não ultrapassando quatro ampolas ou 20 mL por sessão.
- Repetição da injeção a cada sete dias e, com a resposta clínica, a cada 15 dias, num total de três a dez sessões.
- Curativos com compressas mornas e aplicação de cremes ou pomadas de antibióticos, como a neomicina ou bacitracina (Figura 24.14).

Gadelha e cols. observam como reações colaterais locais das injeções intralesionais dor, eritema, edema e hemorragias. Efeitos sistêmicos, como urticária, foram excepcionais.

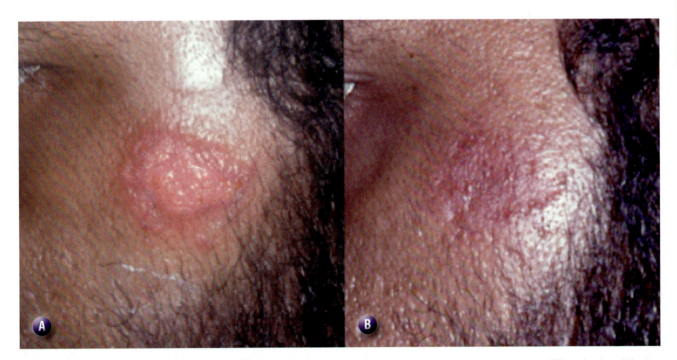

Figura 25.14 – **(A)** *Leishmaniose tegumentar americana resistente a N-metil-glucamina intramuscular e* **(B)** *após cinco injeções intralesionais de N-metil-glucamina, com regressão total da lesão. (Fonte: Alcidarta dos Reis Gadelha.)*

Tratamento das reações a preenchedores

Em alguns casos, há necessidade de remoção cirúrgica dos nódulos consistentes, como os provocados por metacrilato ou drenagem nos casos associados à infecção. Pode-se tentar infiltração intralesional antes de qualquer medida mais invasiva. Nos casos de reações semelhantes a abscessos, injeta-se a mesma mistura empregada no tratamento da acne cística, ou seja, lincomicina com corticosteroides tipo triancinolona ou dexametasona. Nas lesões mais consistentes e tardias, usa-se o corticoide isolado ou associado ao 5-fluoracil, como na fórmula empregada no tratamento dos queloides.

Nas reações ocasionadas por preenchedores contendo o ácido hialurônico, está indicado o uso de hialuronidase, em concentrações baixas, mas eficazes, como as de 37,5 UI/mL a 75 UI/mL, como destacou Brody). Foram injetadas quantidades suficientes para compreender toda a lesão, em intervalos de 7, 15 a 30 dias.

A hialuronidase, uma enzima proteica solúvel de origem bovina ou ovina, age no local da injeção:

- Por hidrólise do ácido hialurônico, rompendo a ligação entre o C1 da metade glicosamina e C4 do ácido glicurônico aumentando, com isso, por algum tempo, a permeabilidade tecidual, diminuindo a viscosidade do cemento intercelular e promovendo a difusão do material injetado. O uso de concentrações menores como as de 20 UI/mL permite uma restauração mais rápida da função de barreira cutânea diminuída pela hialuronidase.

Brody tratou com sucesso três casos de reação adversa a preenchedor com ácido hialurônico. Em um paciente conseguiu regressão de um nódulo eritematoso, com histologia granulomatosa, no mento, injetando intradermicamente, apenas 0,2 mL (15 UI) da solução com 37,5 UI/mL. No segundo caso houve regressão de pápulas nas pálpebras inferiores com duas injeções: uma de 1,0 mL (75 UI) e, depois de sete dias, a segunda, de apenas 0,1 mL (7,5 UI). No terceiro paciente, conseguiu corrigir a assimetria facial decorrente de preenchimento no sulco nasogeniano, introduzindo somente 0,5 mL (75 UI) na área mais elevada. Isso demonstra que é possível tratar reações ao ácido hialurônico, mesmo utilizando pequenos volumes de solução (0,1-1,0 mL) e com baixa concentração de hialuronidase (37,5 UI/mLl), como na Fórmula 15 em uma ou duas injeções intradérmicas, com melhora visível logo após 24 horas e resultados persistentes.

Todavia, em pacientes ingerindo grandes quantidades de corticoides, anti-inflamatórios, estrógenos ou salicilatos pode haver necessidade de maiores concentrações de hialozima/mL para se obter o efeito dispersor. É importante lembrar que, embora os fabricantes tenham reduzido consideravelmente a quantidade de proteínas nos preenchedores com ácido hialurônico, ainda assim se observam reações adversas, em menos de 1%, quer por alergia ou resposta imunológica aos contaminantes proteicos das preparações ou pela técnica inadequada como injeções em locais e/ou de volumes não indicados, ocasionando discromia, intumescência ou nódulo e assimetria facial.

Complicações possíveis da injeção de hialuronidase

Como a hialuronidase é uma proteína estranha, habitualmente extraída de bovinos ou ovinos, podem ocorrer reações simples no local da injeção, como eritema e edema, mas também raramente, reações adversas sistêmicas, como urticária e até reação anafilática. Não deve ser aplicada em locais com sinais de infecção, pois pode facilitar a sua disseminação.

Nas reações induzidas pelo ácido polilático, pode-se tentar dissolver os nódulos com injeção intralesional semanal de soro fisiológico.

Tratamento do pseudocisto auricular pelo método de Lee e cols.

Em dermatologia, a indicação mais importante da injeção intralesional com tetradecil sulfato de sódio é o tratamento do pseudocisto auricular que ocorre com mais frequência em adultos, podendo ser desencadeado por traumatismos, como em lutadores. Sob o aspecto clínico, caracteriza-se por intumescência auricular de aspecto cístico e, histopatologicamente, por cavidade cística intracartilaginosa, degeneração hialina da cartilagem, reação inflamatória, tecido de granulação e fibrose. A formação do pseudocisto auricular poderia ser explicada por anormalidade no desenvolvimento do arco branquial associada à displasia embriológica congênita ou, ainda, à excessiva produção de glicosaminoglicanos desencadeada por traumatismos, levando ao aumento da atividade da lactato deidrogenase e enzimas lisossômicas.

O tratamento do pseudocisto auricular é difícil e de resultados inconstantes. A exérese da parede anterior, a incisão e esvaziamento com curetagem da cartilagem seguida de aplicação de ácido tricloroacético e compressão ou a injeção intralesional de corticoide pode levar à involução, nem sempre constante, da lesão.

Em 2013, Lee e cols. utilizaram, em um caso de pseudocisto auricular, a injeção intralesional de 0,24 mL de tetradecil sulfato de sódio a 1% (Fórmula 17) em única sessão, tendo a lesão desaparecido no *follow-up* de quatro semanas. O autor destaca que o esclerosante age provocando a obstrução dos vasos, reação inflamatória e fibrose e, consequentemente, provoca a involução da lesão. Complicações, como dor, inflamação e mesmo necrose, seriam difíceis de ocorrer em virtude da baixa concentração (1%) e pequena quantidade do esclerosante utilizada na injeção.

A mesma técnica pode ser utilizada no tratamento do cisto mixoide.

Tratamento do melasma com injeções intralesionais de ácido tranexâmico

Injeta-se a diluição contendo 4 mg ou 5 mg/mL de ácido tranexâmico em soro fisiológico (Fórmula 18 ou 19), preparada antes da sessão, intradermicamente, formando pequena pápula, a cada 1 cm^2 de distância até compreender toda área hipercrômica, uma vez por semana.

O ácido tranexâmico, um derivado sintético do aminoácido lisina, é um agente hemostático que também tem sido usado no tratamento do melasma, em injeções intradérmicas, topicamente ou por via oral, isoladamente, ou associado a sessões de *laser* Nd:YAG Q-Switched. O ácido tranexâmico reduziria a síntese de melanina nos melanócitos, dificultando a interação entre essa célula e o ceratinócito, pela inibição do sistema plasminogênio-plasmina. É possível, também, que o ácido tranexâmico iniba a melanogênese interferindo na reação catalítica da tirosinase. O ácido tranexâmico, inibindo o ativador do plasminogênio, bloqueia a conversão do plasminogênio, presente nas células basais epidérmicas, em plasmina. Essa substância, por sua vez, ativando a secreção de precursores da fosfolipase A2, aumenta a produção de ácido araquidônico, precursor de

fatores melanogênicos, como os leucotrienos e as prostaglandinas, e induz à liberação do fator de crescimento fibroblástico (bFGF), também um potente fator de crescimento dos melanócitos.

É válido destacar o trabalho de Steiner e cols., comparando o uso do ácido tranexâmico tópico (AT) a 3%, duas vezes dia, em oito pacientes, com injeções intradérmicas semanais de 0,05 mL com 4 mg/mL, a cada cm^2, em dez pacientes. Após 12 semanas, a autora concluiu que o MASI (*melasma area and severity index*) baixou, em média, de 12,7 para 9,9 no grupo do AT tópico, e de 12,2 para 7,8, no intradérmico, mas não houve diferença estatística significativa entre os dois grupos. Clinicamente, houve melhora em 12,5%, piora em 50%, e sem alteração em 37,5%, no grupo tópico e melhora em 66,7%, piora em 11,1%% e sem alteração em 22,2%, no grupo de injeção intradérmica. Embora os índices de melhora de 12,5% e 66,7% tenham sido animadores, as elevadas taxas de piora, sobretudo no grupo de AT tópico, 50%, devem ser consideradas ao se utilizar o tratamento do melasma com o ácido tranexâmico.

A injeção de ácido tranexâmico deve ser evitada ou suspensa em:

- Mulheres gestantes ou em amamentação.
- Em pacientes com distúrbios da coagulação.
- Em casos de piora após as primeiras injeções intradérmicas.

Mesoterapia (técnicas, indicações e produtos controversos ou polêmicos)

De aplicação amplamente difundida entre os praticantes, a chamada mesoterapia não tem conseguido uma concensual e oficial aceitação de sociedades, como a Sociedade Brasileira de Dermatologia. Isso, talvez, devido aos excessos cometidos, pelo uso indiscriminado, até mesmo por leigos, com o surgimento de complicações graves, como infecções cutâneas por micobactérias atípicas e necroses ou pela inexistência de trabalhos científicos rigorosos demonstrando a eficácia das misturas (melanges ou mesclas).

Em 1952, o médico francês Michel Pistor criou a mesoterapia. No início, consistia na aplicação intradérmica de procaína no tratamento de lesões traumáticas, doenças reumatológicas ou vasculares. Posteriormente, outras substâncias também começaram a ser utilizadas, como os anti-inflamatórios e produtos vasoativos, ampliando-se o universo de indicações. Credita-se, ainda, a Pistor, a partir de 1969, e à médica espanhola, Ana Barri, a partir de 1970, a utilização da mesoterapia no tratamento de afecções estéticas, como celulite e gordura localizada.

É importante destacar que a injeção de substâncias na gordura a rigor não faz parte da mesoterapia, porém, muitas vezes, a injeção intradérmica e a subcutânea de produtos são incorporadas nessa modalidade controversa de tratamento.

Uma das substâncias muito empregadas *off label* é a fosfatidilcolina, introduzida no tratamento da gordura localizada por Maggiori, em 1988. A fosfatidilcolina é um derivado da lecitina e também tem na sua composição o desoxicolato (solvente), as vitaminas A e B e a água.

Comercializada pelo Laboratório Aventis, como Lipostabil N, a fosfatidilcolina endovenosa tinha como indicação principal e original a prevenção de embolia gordurosa em politraumatizados.

Os mecanismos de ação da fostatidilcolina não estão ainda totalmente elucidados, mas é possível que iniba os alfa-receptores, substâncias antilipolíticas e estimule os beta-receptores, lipolíticos; facilite a remoção da gordura, bem como, ao provocar hipertermia no local, promova uma liquefação dos adipócitos. É incontestável o efeito detergente de uma mistura contendo a fosfatidilcolina e o deoxicolato, substância emulsificante. A injeção subcutânea dessa mistura provoca a lise dos adipócitos, induz a uma reação inflamatória e à fibrose e, em consequência, a uma redução da gordura e a retração da pele no local injetado. Todavia, o uso abusivo, mesmo em locais impróprios, como farmácias e por pessoal leigo, levou a ANVISA a proibir o emprego da fosfatidilcolina, a partir de 2003.

Agora, o ácido desoxicólico volta a ser utilizado, sendo aprovado pelo FDA-EUA, sob o nome Kybella (Kythera Biopharmaceuticals, Inc.), para redução da gordura submentoniana (papada). Vem em frasco de 2 mL contendo 10 mg/mL de ácido desoxicólico, devendo ser utilizado apenas em uma sessão, O produto não é recomendado em:

- Paciente com menos de 18 anos.
- Com cirurgia ou procedimento cosmético prévio ou programado na face ou no pescoço.
- Com linfadenopatia cervical.
- Grávida ou amamentando.
- Coagulopatia ou em uso de anticoagulantes.
- Infecção no local ou próximo à área a ser tratada.
- Sorriso assimétrico.

- Distúrbio da deglutição.
- Fraqueza muscular.

Técnica:

- Fazer antissepsia com álcool a 70%.
- Marcar um reticulado com intervalo de 1 cm na área afetada.
- Injetar, no subcutâneo, 0,2 mL (2 mg), no centro do retículo, pinçando a pele.
- Podem ser introduzidos até 50 mL (10 mg) por sessão e realizar até seis sessões a intervalo mínimo de um mês.

Reações colaterais comuns:

- Dor, eritema, edema e, às vezes, equimose ou hematoma.
- Entorpecimento no local.
- Enrijecimento.

Reações menos comuns:

- Disfagia.
- Assimetria do sorriso.
- Fraqueza muscular na face ou no pescoço.
- Cefaleia ou dor orofaríngea.
- Náuseas ou vômitos.
- Hipertensão.
- Anafilaxia: urticária, edema de Quincke e dispneia.

Para evitar complicações, são recomendadas os seguintes cuidados:

- Não aplicar o ácido desoxicólico em pacientes com as contraindicações supracitadas.
- Não injetar sobre ou em músculo ou linfonodo ou na tireoide.
- Não injetar acima de uma linha demarcada a 1-1,5 cm abaixo do ângulo da mandíbula até o mento, para não atingir o ramo mandibular.
- Não injetar muito superficialmente para não provocar ulceração ou muito profundamente, para não atingir estruturas como o músculo platisma.
- Limitar a infiltração à hipoderme e na área demarcada, em pontos a intervalo de 1-1,5 cm de distância.
- Não ultrapassar a dose de 0,2 mL (2 mg), por ponto e nem a dose total por sessão de 50 mL (10 mg), respeitar o intervalo mínimo de um mês entre as sessões e não fazer mais de seis sessões no total.

De modo geral os resultados surgem após a segunda ou a terceira sessão, ocasionando uma redução da gordura e melhora da curvatura submentoniana e até mesmo induzindo a uma retração da pele suprajacente.

Além da fosfatidildilcolina, diversas substâncias, isoladas ou em misturas (mesclas ou melanges), como o X-ADN, a vitamina C, o trissilinol e o buflomedil, são introduzidas na derme com seringas ou pistolas, para tratamento de alterações, como estrias, flacidez e fotoenvelhecimento. Como a eficácia e a segurança dessas aplicações ainda necessitam estudos científicos mais consistentes, os protocolos utilizados em mesoterapia não serão descritos neste capítulo.

Outra substância muito utilizada extraoficialmente é a hialuronidase, em injeções subcutâneas, para tratamento da gordura localizada. No Brasil, era comercializada, pela Apsen, com o nome hialozima, em frasco contendo pó liofilizado com 2.000 UTR e 20.000 UTR e ampolas de diluente com 5 mL, portanto, com 400 UTR/mL ou 4.000 UTR/mL.

A hialuronidase é uma enzima extraída de testículos bovinos ou ovinos, portanto é uma substância estranha que pode desencadear quadros alérgicos graves como choque anafilático e vasculites.

A hialuronidase tem sido utilizada por via endovenosa como tratamento auxiliar do infarto do miocárdio, injetada no local da sutura em cirurgia coronariana, acelera a cicatrização e, em cancerologia, associada a antineoplásicos, reduz a dosagem efetiva e aumenta a ação dos antiblásticos. Em processos edematosos de vários órgãos, a hialuronidase, por via sistêmica, tem mostrado bons resultados.

Em Dermatologia, a hialuronidase tem sido usada, topicamente, em associação com antibióticos, para acelerar a cicatrização de feridas, removendo os *debris* celulares e facilitando a difusão de outros produtos ativos. Alguns colegas utilizam a hialuronidase em formulações anestésicas em algumas cirurgias, como o implante de cabelo, para facilitar a difusão do anestésico e Illouz a incorporava em uma mistura de soro e adrenalina que era injetada no local de lipoaspiração, pensando em reduzir o sangramento e facilitar a remoção da gordura. É importante lembrar que a hialuronidase pode, também, aumentar a probabilidade de disseminação de um foco infeccioso.

No tratamento de gordura localizada a hialuronidase tem sido empregada em injeções puras da solução contendo 20.000 UTR/5 mL/sessão, no subcutâneo. A ação da hialuronidase seria como substância ácida, ao ligar-se com a gordura, uma base, a produção de um sal e água que seriam eliminados pela urina e pelo suor. O ácido, assim, ligando-se à gordura e a fragmentando, teria ação lipotrófica, que poderia ser ampliada pela adição de substâncias ergogênicas e termogênicas, como a efedrina, a cafeína e o inositol.

Não recomendamos a utilização de hialuronidase nem tópica nem em injeções subcutâneas pelo risco, já destacado, de poder provocar graves reações alérgicas já que se trata de uma proteína bovina ou ovina. A única indicação consistente em Dermatologia nos parece o tratamento das reações ao ácido hialurônico contido nos preenchedores. Nesses casos, pequenas doses de 0,2 a 1,0 mL de concentrações baixas como 37,5 a 75 mg/mL são injetadas no interior da lesão, a cada 7-14 dias, com excelentes resultados.

Ressurgimento da confiabilidade da mesoterapia

A mesoterapia havia perdido a credibilidade entre muitos dermatologistas por ter sido realizada indiscriminadamente, sem a técnica e antissepsia adequadas, inclusive por leigos, utilizando produtos nem sempre aprovados pela ANVISA ou manipulados, mas de procedência e qualidade duvidosas. O surgimento de infecções por vezes graves, como a por micobactérias atípicas, e de paraefeitos importantes como necrose ou vasculite começaram a surgir com maior frequência, desqualificando o método.

Todavia, a mesoterapia ou intradermoterapia, com a sua variante, a transdermoterapia ressurge agora com resultados consistentes, demonstráveis cientificamente por profissionais competentes, empregando produtos de boa qualidade, comercializados, como o NCTF, da Filorga, aprovado pela ANVISA, e misturas manipuladas por farmácias confiáveis. Além disso, o uso de aparelhos para aumentar e facilitar a infusão de princípios ativos aplicados na pele, como os *rollers*, e de dispositivos motorizados com agulhas descartáveis, como o Dermica Pen e o MMP, certamente facilitará e ampliará as indicações e aprimorará os resultados da mesoterapia.

O NCTF é comercializado pela Filorga em *kit* contendo:

- Frascos descartáveis de 3 mL para única utilização.

- Agulhas para transferência de 18 G.
- Agulhas para tratamento de 30 e 32 G.
- Seringas de 3 mL.

O produto vem em duas apresentações:

- NCTF135 com 0,025 mg/mL, ácido hialurônico livre e 55 ativos – indicado para tratamento de rugas superficiais, hidratação e prevenção do envelhecimento cutâneo.
- NCTF135 com 5 mg/mL, ácido hialurônico livre e 55 ativos – indicado para o tratamento do envelhecimento cutâneo e manutenção da hidratação, redensificando a pele, amenizando rugas e aumentando o brilho e a firmeza da pele.

Protocolo de cinco sessões:

- Três injeções a cada 15 dias.
- Mais duas injeções a cada 30 dias. Após, pode-se fazer a manutenção com uma sessão a cada três meses.

Técnicas de aplicação:

- Multipunturas: utilizam-se as agulhas de 30 G/13 mm ou 32 G/4 mm, fazendo-se ao longo das rugas, microinjeções intradérmicas de 0,01 mL, de maneira superficial, formando pequenas pápulas e a intervalos regulares de poucos milímetros de distância.
- *Nappage:* com agulhas de 30 G/13 mm ou 32 G/4 mm, são feitas microinjeções superficiais, em movimentos rápidos, intradérmicas, formando pequenas pápulas, com intervalo de 1 cm, na face, pescoço e nas mãos.

Composição do produto NCTF:

- 13 vitaminas: A, atuando sobre a densidade *e* elasticidade da pele, regularizando os processos de ceratinização e cicatrização; do grupo B, agindo sobre o metabolismo dos ácidos graxos; C, atuando na síntese do colágeno na inibição da produção de melanina *e e* dos radicais livres e a E, antioxidante inibindo o peróxido de hidrogênio.
- 23 aminoácidos: atuam na síntese de proteínas e, consequentemente, na produção de colágeno (prolina + hidroxiprolina + lisina) e elastina (ácido aspártico + treonina + serina).
- Seis coenzimas: têm ação catalítica, reduzem a energia necessária para as reações e aumentam a velocidade de construção dos tecidos.

- Cinco ácidos nucleicos-DNA *e* RNA.
- Seis minerais: participantes de reações enzimáticas e aumentam, como o magnésio, o metabolismo.
- Dois agentes redutores: interrompem reações de oxidação de radicais livres da derme *e* células da epiderme.

De modo geral, o NCTF tem as seguintes *e* importantes ações:

- Estimula o crescimento celular, aumentando a incorporação da timidina e a proliferação de fibroblastos.
- Ativa a redensificação da derme, estimulando a incorporação da prolina nas proteínas do compartimento extracelular e a sínteses de proteínas ricas em prolina, como o colágeno tipo I.
- Protege as células pela atividade antirradical livre, limitando a produção de peróxidos de hidrogênio e lipídicos, contribuindo para a proteção celular contra o estresse oxidativo.
- Regenera a viscoelasticidade tecidual, aumentando a concentração intracelular de RNA inibidor da elastase.

É importante destacar que estudos científicos, como os de Oliveira e cols., de 2013, demonstram a eficácia do NCTF intradérmico no rejuvenescimento cutâneo, com o aumento da espessura e da densidade dérmica, comprovado pela ultrassonografia.

Eletroporação ou eletroquimioporação

Nesse caso, os estímulos elétricos, alterando a membrana, potencializam a penetração e ação do agente químico associado como a bleomicina.

Essa técnica, embora já muito divulgada, assim como a mesoterapia, ainda não possui o reconhecimento científico e o respaldo de sociedades consolidadas como a Sociedade Brasileira de Dermatologia. Trata-se de utilizar ondas eletromagnéticas pulsadas, atérmicas e semelhantes às da onda de rádio, para induzir, transitoriamente, ao aparecimento de poros nas membranas celulares, por alteração do potencial elétrico de membrana, aumentando, assim, em até 400 vezes a absorção de produtos ativos. Teria, também, as vantagens de ser um método indolor, sem risco de queimaduras, de permitir a introdução de produtos não iônicos e de moléculas de maior porte que não penetrariam nas células sem esse artifício. Como desvantagens da eletroporação, apontam-se: a necessidade de um aparelho que emita as ondas eletromagnéticas e de que as substâncias sejam lipossomadas, encarecendo o método. Várias substâncias poderiam ser introduzidas com eficácia, como a ureia, o DMAE, a vitamina C e a biotina, entre outras, para indicações semelhantes às da mesoterapia, como o tratamento de estrias, fotoenvelhecimento, flacidez, olheiras e de gordura localizada. Como a mesoterapia, a eletroporação, por se tratar de um método ainda não consolidado, embora com embasamento teórico lógico e plausível, os esquemas terapêuticos utilizados também não serão detalhados neste capítulo.

Complicações mais comuns das infiltrações intralesionais ou mesoterapia

- Atrofia e hipo ou acromia: mais frequentes (Figura 24.15).
- Micobacteriose atípica (Figura 24.16): decorre da introdução de micobactérias atípicas, como o *Mycobacterium fortuitum*, presentes na própria pele, em água ou em soluções contaminadas. Do ponto de vista clínico, em geral se caracteriza por nódulo semelhante a abscesso ou úlcera de bordas subminadas e que não respondem à antibioticoterapia convencional. Normalmente, o diagnóstico é firmado sem dificuldade pelo exame histopatológico de biópsia profunda feita no nódulo ou no limite entre a úlcera e a pele aparentemente sã. Pode-se observar reação granulomatosa, necrose caseoide, quase sempre na junção dermo-hipodérmica, e, ao Wade, BAAR, habitualmente maiores e mais largos que

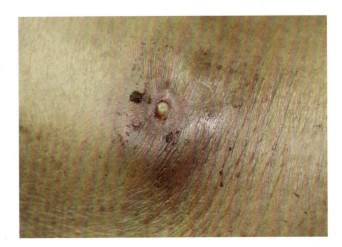

Figura 24.16 – Micobacteriose atípica no joelho, após infiltração intra-articular por outro profissional. Não há informação do tipo e da diluição do corticoide. Suspeita clínica pelo dermatologista Dr. Lúcio Ihara, após passar por diversos especialistas e fazer vários exames. Lesão ulcerosa de bordas subminadas, com necrose caseoide e raros BAAR grandes e largos à histopatologia. (Fonte: Alcidarta dos Reis Gadelha.)

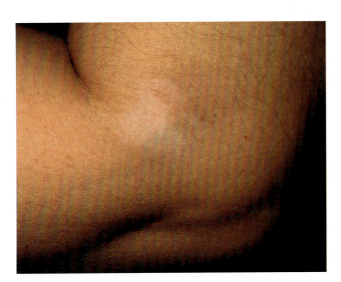

Figura 24.15 – Atrofia e hipocromia após injeção intra-articular de triancinolona (Triancil) para tratamento de bursite por ortopedista. Não há informação da diluição. (Fonte: Alcidarta dos Reis Gadelha.)

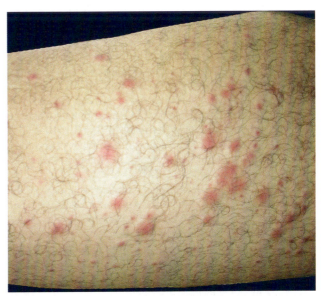

Figura 24.17 – Vasculite na coxa desencadeada pela injeção no abdome de hialuronidase por leigo para tratamento de gordura localizada. (Fonte: Alcidarta dos Reis Gadelha.)

o *Mycobacterium tuberculosis*, em pequeno número, mas às vezes em grandes quantidades, isolados e, alguns casos, em aglomerados semelhantes a globias.

- ◆ Reações sistêmicas: urticária e até mesmo mais graves, como vasculite (Figura 24.17) e pancitopenia, têm sido raramente relatadas.

BIBLIOGRAFIA CONSULTADA

1. Abess A, Keel DM, Graham BS. Flagellate hyperpigmentation following intralesional bleomycin treatment of verruca plantaris. Arch Dermatol. 2003; 139:337-9.
2. Annest N et al. Intralesional methotrexate treatment for keratoacanthoma tumors. A retrospective study and review of the literature. J Am Acad Dermatol. 2007; 56(6): 989-93.
3. Arpey CJ, Annest NM, Tucker SB et al. Intralesional and perilesional treatment of skin cancers. In: Skin cancer management. A practical approach. MacFarlane D (ed.). 2010; 299p. Disponível na internet http://www.springer.com/978-0-387-88494-3. Acessado em 14/9/14.
4. Belehradek M, Domenge C, Luboinsky B et al. Electrochemotherapy, a new antitumor treatment. Cancer. 1993; 72: 3694-3700.
5. Berstein SV, Roenigk RK. Keloids. In: Dermatologic surgery. Principles and practice. New York: Marcel Dekker Inc. 1996; 603-21.
6. Brody HJ. Use of hyaluronidase in the treatment of granulomatous hyaluronic acid Reactions of unwanted hyaluronic acid misplacement. Dermatol Surg. 2005; 31:893-7.
7. Cohen PR, Schulze KE, Nelson BR. Pancytopenia after a single intradermal infiltration of methotrexate. J Drugs Dermatol. 2005; 4(5):648-51.
8. Durani P, Occleston N, O'kane S, Ferguson MW. Avotermin: a novel antiscarring agent. Int J Low Extrem Wounds. 2008; 7(3):160-8.
9. Gadelha AR et al. Tratamento da Leishmaniose tegumentar americana com injeções intralesionais de N-metilglucamina. An Bras Dermatol. 1990; 65(4):201-3.
10. Gamil H, Elgharib A, Nofal A, Abd-Elaziz. Intralesional immunotherapy of plantar warts: Report of a new antigen combination. J Am Acad Dermatol. 2010; 63(1):40-3.
11. Goethe DK, Odom RB. Successful treatment of keratoacanthoma with intralesional treatment of fluorouracil. J Am Acad Dermatol. 1980; 2:212-6.
12. Granja MMC. Desoxicolato – um novo lipolítico? In: Procedimentos estéticos minimamente invasivos. São Paulo: Livraria Ed. Santos. 2006; 557-65.
13. Jennifer A, Ledon BS, Jessica Savas BS et al. Intralesional treatment for keloids and hypertrophic scars: a review. Dermatol Surg. 2013; 39:1745-57.
14. Kontochristopoulos G et al. Intralesional 5-fluorouracil in the treatment of keloids: an open clinical and histopathologic study. J Am Dermatol. 2005; 52(3):474-9.
15. Kraus S, Miller BH, Swinehart JM et al. Intratumoral chemotherapy with fluorouracil/epinephrine injectable gel: a

nonsurgical treatment of cutaneous squamous cell carcinoma. J Am Acad Dermatol. 1998; 38:438-42.
16. Laing E, Fallis B, Murphy GM. Anaphylactic reaction to intralesional corticosteroid injection. Contact Dermatitis. 2007; 57(2):132-3.
17. Laurenza G. La Mésotherapie en Dermatologie Esthétique. Bartoletti CA; Legrand JJ. 1987; 14(55B):97-100.
18. Lee RC, Pung JA. Calcium antagonists retard extracellar matrix production in connective tissue equivalente. J Surg Res. 1990; 49(15):463-6.
19. Lee YJ et al. Successful treatment of a pseudocyst of the auricle using intralesional sodium tetradecyl sulfate injection. Dermatol Surg. 2013; 39(12):938-40.
20. Maeda K, Tomita Y. Mechanism of the inhibitory effect of tranexamic acid in melanogenesis in cultured human melanocytes in the presence of keratinocyte-conditioned medium. J Heath Sci. 2007; 53:389-96.
21. Morse LG, Kendrick C, Hooper D et al. Treatment of squamous cell carcinoma with intralesional 5-fluorouracil. Dermatol Surg. 2003; 29:1150-3.
22. Munn SE et al. A new method of intralesional bleomycin therapy in the treatment of recalcitrant warts. Br J Dermatol. 1996; 135(6):969-71.
23. Neri SRNG et al. Uso de hialuronidase em complicações causadas por ácido hialurônico para volumização da face: relato de caso. Surg Cosmet Dermatol. 2013; 5(4): 364-6.
24. Odom RB, Goette DK. Treatment of keratoacanthomas with intralesional fluorouracil. Arch Dermatol. 1978; 114: 1779-983.
25. Oliveira ME et al. Análise da melhora dos sinais clínicos do envelhecimento cutâneo com o uso de intradermoterapia: análise clínica, fotográfica e ultrassonográfica. Surg Cosmet Dermatol. 2013; 5(4):315-22.
26. Ramadass T, Ayyaswamy G. Pseudocyst of auricle-etiopathogenesis, treatment update and literature review. Indian J Otolaryngol Head Neck Surg. 2006; 58:156-9.
27. Rittes P. Envelhecimento do pescoço – tratamento com Lipostabil endovenoso. In: Procedimentos Estéticos Minimamente Invasivos. São Paulo: Livraria Ed. Santos. 2006; 485-8.
28. Rocha SA. Procedimentos frequentes em consultório – Infiltração intralesional. In: Cirurgia dermatológica em consultório. São Paulo: Atheneu. 2002; 187-9.
29. Rotunda AM et al. Detergents effects of sodium deoxycholate are a major feature of an injectable phosphatidylcholine formulation used for localized fat dissolution. Dermatol Surg. 2004; 30(7):1001-8.
30. Sayama S, Tagami H. Treatment of keratoacanthoma with intralesional bleomycin. Br J Dermatol. 1983; 109:449-52.
31. Steiner D et al. Estudo de avaliação da eficácia do ácido tranexâmico tópico e injetável no tratamento do melasma. Surg Cosmet Dermatol. 2009;1(4):174-7.
32. Syed F, Ahmadi E, Igbal SA et al. Fibroblasts from the growing margins of keloid scars produce higher levels of collagen I and III compared with intralesional and extralesional sites: clinical implications for lesional site-directed therapy. Bt J Dermatol. 2011; 164(1):83-96.
33. Tucker SB. Interferon-alpha treatment of basal cell and squamous cell skin tumors. Cancer Bull. 1993; 45:270-4.

Capítulo 25. **Toxina Botulínica em Dermatologia**

Toxina Botulínica em Dermatologia – Classificação Atual das Toxinas Botulínicas

Capítulo 25.1

Ada Regina Trindade de Almeida

Gabriel Angelo de Araujo

Introdução

A toxina botulínica é produzida pelo *Clostridium botulinum*, uma bactéria Gram-positiva anaeróbia, e subdivide-se em sete sorotipos, porém somente os subtipos A (BoNT-A) e B (BoNT-B) são comercializados. A estrutura da toxina botulínica é composta por uma porção central (propriamente ativa e neurotóxica) envolta por proteínas não neurotóxicas (hemaglutininas e não hemaglutininas). Estas servem para estabilizar e proteger a porção central da degradação.

O núcleo da toxina botulínica, também conhecido como *core*, é composto por uma proteína neurotóxica de 150 kDa, a qual possui duas cadeias (leve e pesada) ligadas por uma ponte dissulfídica.

O receptor de ação da toxina botulínica encontra-se na membrana pré-sináptica de neurônios colinérgicos de nervos motores. A cadeia pesada do *core* liga-se a este receptor e é responsável pela internalização da molécula.

Posteriormente, a cadeia leve da toxina botulínica liga-se à proteína SNAP 25 (componente da família SNARE – *synaptobrevin*, SNAP 25 e *syntaxin*), clivando-a e impedindo a exocitose da acetilcolina nos terminais nervosos motores.

Classificação atual das toxinas botulínicas

Há várias toxinas botulínicas disponíveis no mercado que diferem pela maneira como são fabricadas, tamanho e peso do complexo, presença ou não de proteínas associadas, formulações, entre outras características.

Por isso, o Food and Drugs Administration (FDA) classificou e definiu nomes específicos para os diferentes produtos com toxina botulínica no mercado americano. No Brasil, como se dispõe apenas do tipo BoNT-A, temos:

1. OnabotulinumtoxinA – Botox® (Allergan, Inc., Irvine, Califórnia);
2. AbobotulinumtoxinA – Dysport® (Ipsen Ltd., Berkshire, UK);
3. BoNT-A – Prosigne® (Lanzhou, China);
4. IncobotulinumtoxinA – Xeomin®, (Merz Pharma, Frankfurt);
5. BoNT-A – Botulift® (Medy-Tox Inc., Coreia do Sul).

A diferença de cada produto encontra-se resumida na Tabela 25.1.1.

■ Toxina Botulínica em Dermatologia — Classificação Atual das Toxinas Botulínicas

Tabela 25.1.1

CARACTERÍSTICAS DAS TOXINAS BOTULÍNICAS DISPONÍVEIS

	OnabotulinumtoxinA	*AbobotulinumtoxinA*	*BoNT-A*	*BoNT-A*	*IncobotulinumtoxinA*
Laboratório	Allergan Inc.	Ipsen Inc./Medicis Inc.	Lanzhou	Medy-Tox Inc., Coreia do Sul	Merz Pharmaceuticals
Nomes comerciais	Botox®, Botox cosmetic®, Vistabel®, Vistabex®	Dysport®, Reloxin®, Azzalure®	Prosigne®, Lantox®, Redux®	Neuronox®, Meditoxin®, Botulift®	Xeomin®, Bocouture®
Tipo	Tipo A – Cepa Hall	Tipo A – Cepa Hall (NCTC 2916)	A	A	Tipo A – Cepa Hall
Substância ativa	Complexo de toxina botulínica tipo A (900 kDa)	Complexo de toxina botulínica tipo A (400-500 kDa)	Toxina botulínica tipo A (900 kDa)	Toxina botulínica tipo A (940 kDa)	Toxina botulínica tipo A, sem complexo proteico (150 kDa)
Modelo de ação	SNAP 25*/SV2	SNAP 25*/SV2	SNAP 25*	SNAP 25*	SNAP 25*
Unidades/frasco	50, 100 ou 200 U	300 ou 500 U	100 ou 50 U	100 U	100 ou 50 U
Forma farmacêutica	Pó congelado a vácuo estéril	Pó liófilo injetável	Pó liófilo injetável	Pó liófilo injetável	Pó liófilo injetável
Excipientes	500 µg HSA 0,9 mg NaCl	125 µg HSA 2,5 mg lactose	5 mg gelatina 25 mg dextrana 25 mg sacarose	500 µg HAS** 0,9 mg NaCl	1.000 µg HAS** 4,7 mg sacarose
Transporte/ armazenamento	2-8 °C	2-8 °C	2-8 °C	2-8 °C	Até 25 °C antes da diluição e 2-8 °C após

*SNAP 25 (proteína associada a sinaptossoma com peso molecular de 25 kDa).
**HSA = albumina humana.
Fonte: Trindade de Almeida AR, Secco LC, Carruthers A. Handling botulinum toxins: an updated literature review. Dermatol Surg. 2011; 37:1-13.

Correspondência

Vários estudos sugerem que AboA é associada a uma maior difusão e migração em comparação com OnaA, embora outros mostrem áreas comparáveis de difusão entre as duas formulações. Parte dessa dificuldade pode estar na falta de diretrizes de dosagem claras, com razões de doses sugeridas variando de 1:2 a 1:4 (OnaA:AboA). Coeficientes de 1:2,5 mostraram maior efeito anidrótico, enquanto razões de doses mais elevadas de 1:3 apresentaram maior tempo de duração, bem como um início de ação mais rápido. Não há consenso claro sobre um fator de conversão entre estes produtos, mas as diretrizes atuais recomendam uma proporção de 1:2,5 UI ou 1:3 UI.

Em contraste, os estudos clínicos demonstraram que IncoA – a primeira formulação de BoNT sem proteínas complexantes – é tão seguro e eficaz quanto OnaA para o tratamento de rugas glabelares, com uma dose semelhante, início rápido de ação e uma longa duração de até 5 meses ou mais. Os investigadores especularam inicialmente que proteínas complexantes limitariam a difusão da neurotoxina ativa dentro do músculo-alvo, mas estudos em seres humanos e animais sugerem outro comportamento. Kerscher e cols. não encontraram nenhuma diferença no tamanho da área anidrótica após a injeção com IncoA ou OnaA, embora AboA apresentasse uma área anidrótica significativa maior que ambas as toxinas anteriores.

Comparações entre OnaA e formulações mais recentes de BoNT-A são escassas. Em um estudo duplo-cego randomizado, 20 voluntários que receberam injeções subcutâneas e intradérmicas na fronte apresentaram maior área de anidrose com Prosigne, comparados com OnaA.

Em resumo, a maior parte da informação publicada em relação às utilizações cosméticas de BoNT se refere à utilização de OnaA, seguidos nos últimos anos por Aboa e IncoA. Os dados são escassos em relação a outras formulações de BoNT-A. No entanto, uma taxa de conversão de 1:1 UI pode ser considerada para todos os frascos de 100 UI de produto (IncoA, Prosigne) e 1:2,5 UI para AboA.

Cuidados na diluição e conservação

O consenso internacional para uso da toxina botulínica em 2010 recomenda a diluição em solução salina sem conservantes. Informação esta que é reproduzida pela maioria dos fabricantes, cujas bulas recomendam as seguintes diluições: a bula da OnabotulinumtoxinA recomenda diluição de 100 U em 0,5 a 10 mL de solução salina (20-1 U/0,1 mL). Para AbobotulinumtoxinA, 500 U podem ser diluídas em 1,66; 2,5 ou 3,3 mL. A diluição de BoNT-A Prosigne é recomendada para 1 a 8 mL, semelhante à recomendação encontrada na bula da IncobotulinumtoxinA.

Há vários artigos e discussões sobre o impacto das diferentes diluições da toxina botulínica no seu efeito, duração e difusão. Porém, a conclusão é que diluições maiores podem ser benéficas para grupos musculares maiores (p. ex., membros inferiores). No entanto, para grupos musculares menores, maiores diluições não acrescentam benefício no efeito ou duração, além de aumentar risco de difusão para outros grupos musculares e efeitos colaterais indesejáveis.

Quanto às substâncias diluentes, há vários trabalhos que analisam o impacto de outros produtos além da solução salina no efeito, na duração e dor na aplicação da toxina botulínica. A adição de conservantes como o ácido benzílico à solução salina diminuiu a queixa de dor, embora não tenha modificado o resultado cosmético.

O uso de hialuronidase foi avaliado em curto prazo na hiperidrose axilar mostrando maior difusão, porém com eficácia semelhante. A adição de anestésicos (lidocaína e bupivacaína) com ou sem vasoconstritores (epinefrina) parece diminuir a dor durante a aplicação e apresenta maior efeito neurotóxico, porém foi avaliada somente em curto prazo. Esse benefício justifica-se pelo efeito sinérgico do anestésico, causando miotoxicidade. Vale observar que o uso de lidocaína pode provocar reações anafiláticas graves.

Após diluição/reconstituição, os fabricantes orientam a utilização da toxina botulínica entre 4 e 24 horas, com armazenamento entre 2 e 8 °C (25 °C para IncobotulinumtoxinA), sem agitação do frasco devido ao provável risco de desnaturação da toxina. No entanto, a OnabotulinumtoxinA foi estudada sob agitação, sem diferença no efeito em curto e longo prazos.

O mesmo ocorre com o prazo para administração da toxina botulínica após sua reconstituição, sendo observada manutenção da eficácia 6 semanas após a diluição para OnaA e 2 semanas para AboA. Essa manutenção do efeito prolonga-se ainda mais quando se armazena o produto sob congelação, após reconstituí-lo. Por exemplo, OnaA reconstituída conservou seu efeito 6 meses após congelamento e AboA após 2 semanas de diluição e armazenamento sob congelação.

Esta conservação do produto após reconstituição para reutilizações posteriores também demonstra segurança sob o ponto de vista de esterilidade. Nenhum crescimento microbiano ou contaminação foram evidenciados em frascos de OnabotulinumtoxinA reconstituídos, armazenados e reutilizados no período de 7 semanas (mantidos sob refrigeração). Resultado semelhante foi visto com frascos de AboA mantidos em temperatura ambiente por 4 horas ou sob refrigeração por 15 dias, após reconstituição.

Potencialização do efeito da toxina

Além das tentativas de potencialização do efeito da toxina botulínica já citadas anteriormente, através do acréscimo na diluição de anestésicos, vasoconstritores ou hialuronidase, recentemente se aventou a possibilidade da suplementação de zinco como um potencializador do efeito da toxina botulínica, visto que essa toxina pertence à classe das metaloproteinases zinco-dependentes.

Os níveis de zinco são dependentes de múltiplos fatores, desde a ingestão dietética de zinco, bem como a presença de fitatos nos alimentos. Os fitatos são componentes de fósforo que impedem a absorção de zinco. As fitases, uma família de enzimas que degradam os fitatos, são responsáveis por aumentar a absorção de zinco.

Em 2012, um estudo-piloto comparou o uso de citrato de zinco associado a fitase, gluconato de zinco isolado e placebo, sugerindo uma melhora no efeito e na duração da toxina botulínica quando administrado zinco associado a fitase no tratamento de rugas faciais, blefaroespasmo benigno e espasmo hemifacial.

No entanto, recentemente, uma revisão sistemática concluiu que erros de seleção, vieses de amostra e conflitos de interesse não recomendam a suplementação de zinco e fitase para potencializar o efeito da toxina.

Ainda com objetivo de potencializar o efeito da toxina botulínica, reduzindo doses sem alterar a sua eficácia terapêutica, foi suplementada uma solução de albumina humana a 0,1% em frascos de AbobotulinumtoxinA, resultando na concentração de 25 UI/mL para tratamento de distonia cervical, blefaroespasmo e hemiespasmo facial. Concluiu-se que esta combinação em longo prazo é segura, efetiva e pode levar à redução nos custos, embora não haja descrição ou referência de sua utilização com finalidades cosméticas.

Indicações e contraindicações

As indicações de uso da toxina botulínica são vastas, tanto com finalidades cosméticas como terapêuticas. Em termos cosméticos, a principal utilização são as rugas dinâmicas da face. No terço superior da face, indica-se para tratamento de linhas glabelares verticais, combinada ou não ao tratamento das linhas horizontais da fronte, rugas orbiculares laterais ("pés de galinha") estáticas ou dinâmicas e elevação do supercílio.

Nos 2/3 inferiores da face, indica-se o uso cosmético para correção da ptose da ponta nasal, rugas radiais dos lábios ("código de barras"), sorriso gengival, queda das comissuras labiais, mento com aspecto de "casca de laranja" ou "bruxa", hipertrofia do masseter e platisma.

As principais indicações terapêuticas na dermatologia são: hiperidrose focal primária (axilar, palmar, plantar e craniofacial), hiperidrose focal secundária (síndrome de Frey), doenças relacionadas à hiperidrose (ceratoderma aquagênico, doença de Hailey-Hailey, psoríase invertida, paquidermia congênita e disidrose), líquen simples crônico ou neurodermite circunscrita, neuralgia pós-herpética e fenômeno de Raynauld.

Contraindica-se o uso de toxina botulínica na presença de infecções cutâneas no sítio de aplicação, hipersensibilidade aos componentes da fórmula (p. ex., albumina), neuropatia motora periférica, desordens neuromusculares (miastenia grave), administração conjunta com aminoglicosídeos, gravidez e lactação.

BIBLIOGRAFIA CONSULTADA

1. Almeida ART, Hexsel D. Hiperidrose e Toxina Botulínica. São Paulo: Know-how Editorial & Allergan, 2003.
2. Almeida ART, Kadunc BV, Di Chiacchio N et al. Foam during reconstitution does not affect the potency of botulinum toxin type A. Dermatol Surg. 2003; 29:530-1.
3. Almeida ART, Secco LC, Carruthers A. Handling botulinum toxins: an updated literature review. Dermatol Surg. 2011; 37:1-13.
4. Asher B, Talarico S, Casuto D et al. International consensus recommendations on the aesthetic usage of botulinum toxin type A (Speywood Unit) – part I: upper facial wrinkles. J Eur Acad Dermatol Venereol. 2010 Nov; 24: 1285-95.
5. Carruthers A, Carruthers J. Botulinum toxin products overview. Skin Therapy Lett. 2008; 13:1-4.
6. Cohen JL. Scientific skepticism and new discoveries: An analysis of a report of zinc/phytase supplementation and the efficacy of botulinum toxins in treating cosmetic facial rhytides, hemifacial spasm and benign essential blepharospasm. J Cosmet Laser Ther. 2014 Oct; 16(5): 258-62.
7. Gassner HG, Sherris DA. Addition of an anaesthetic agent to enhance the predictability of the effects of botulinum toxin type A injections: a randomized controlled study. Mayo Clin Proc. 2000; 75:701-4.
8. Goodman G. Diffusion and short-term efficacy of botulinum toxin A after addition of hyaluronidase and its possible application for the treatment of axillary hyperhidrosis. Dermatol Surg. 2003; 29:533-8.
9. Hexsel D, Almeida ART. Cosmetic use of botulinum toxin. São Paulo: Allergan, 2002.
10. Hexsel D, Brum C, Prado DZ et al. Field effect of two commercial preparations of botulinum toxin type A: A prospective, double-blind, randomized clinical trial. J Am Acad Dermatol. 2012; 67(2):226-232.
11. Hsu J, Dover J, Arndt K. Effect of volume and concentration on the diffusion of botulinum exotoxin A. Arch Dermatol. 2004; 140:1351-4.
12. Hui JI, Wendy WL. Efficacy of fresh versus refrigerated botulinum toxin in the treatment of lateral periorbital rhytids. Ophtalm Plastic and Reconstruct Surg. 2007; 23: 433-8.
13. Jian HY, Chen S, Zhou J et al. Diffusion of two botulinum toxins type A on the forehead: double-blinded, randomized, controlled study. Dermatol Surg. 2014; 40:184-92.
14. Kadunc B, Palermo E, Addor F et al. Tratado de Cirurgia Dermatológica, Cosmiatria e Laser da Sociedade Brasileira de Dermatologia. Rio de Janeiro: Elsevier; 2012.

15. Kerscher M, Roll S, Becker A et al. Comparison of the spread of three botulinum toxin type A preparations. Arch Dermatol Res. 2012; 304:155-61.
16. Koshi JC, Sharabi SE, Feldman EM et al. Effect of dietary zinc and phytase supplementation on botulinum. J Drugs Dermatol. 2012; 11(4):507-12.
17. Menon J, Murray A. Microbial growth in vials of botulinum toxin following use in clinic. Eye. 2007; 21:995-7.
18. Mohammadi B, Kollewe K, Wegener M et al. Experience with long-term treatment with albumin-supplemented botulinum toxin type A. J Neural Transm. 2009; 116:437-41.
19. Moore P, Naumann M. General and clinical aspect of treatment with botulinum toxin. In: Moore P, Naumann M (eds.). Handbook of botulinum toxin treatment. 2 ed. Massachussets: Blackwell Science. 2003; 3:41.
20. Setler P. The biochemistry of botulinum toxin type B. Neurology. 2000; 55:S22-S28.

Capítulo 25.2

Toxina Botulínica: Rugas Dinâmicas da Face e Pescoço

Ana Paula Gomes Meski

Introdução

O conhecimento da anatomia da face é imprescindível para a obtenção de bons resultados no tratamento com toxina botulínica. Os músculos da expressão facial são divididos em dois grupos, os elevadores e os depressores. Os músculos elevadores são em menor número, e o principal deles é o frontal, os outros são os elevadores do lábio superior, zigomáticos maior e menor e nasal. Os depressores frequentemente são alvo de tratamento com toxina botulínica, como os corrugadores, prócero, orbiculares dos olhos, depressores do septo nasal, depressor do ângulo da boca, e o principal músculo depressor da expressão facial é o platisma. O músculo depressor do lábio inferior é tratado em casos de assimetrias faciais.

Tratamento do terço superior da face

Rugas da glabela

A ação dos músculos desta região forma linhas hipercinéticas perpendiculares à direção de contração, formando rugas horizontais e verticais (Figura 25.2.1).

A contração dos músculos corrugadores do supercílio origina as rugas verticais da glabela entre as sobrancelhas. Essas linhas são tratadas com aplicação intramuscular, em 1 a 2 pontos de 4 a 12 U/ músculo, dependendo da sua força. Esses músculos são responsáveis pela aproximação e rebaixamento das sobrancelhas.

A ação do músculo prócero é deprimir a porção medial do supercílio. Sua contração origina as rugas horizontais na região glabelar. A aplicação de toxina botulínica neste músculo é superficial, pois ele está localizado logo abaixo da pele. A injeção intramuscular de 2 a 10 U é feita em um ponto localizado 1 cm abaixo de uma linha imaginária que une as duas sobrancelhas.

A contração dos músculos corrugadores do supercílio origina as rugas verticais da glabela entre as sobrancelhas. Estas linhas são tratadas com aplicação intramuscular, em 1 a 2 pontos de 4 a 12 U/ músculo, dependendo da sua força. Estes músculos são responsáveis pela aproximação e rebaixamento das sobrancelhas (Figura 25.2.2).

A ação do músculo prócero é deprimir a porção medial do supercílio. Sua contração origina as rugas horizontais na região glabelar. A aplicação de toxina botulínica neste músculo é superficial, pois ele está localizado logo abaixo da pele. A injeção intramuscular de 2 a 10 U é feita em um ponto localizado 1 cm abaixo de uma linha imaginária que une as duas sobrancelhas (Figura 25.2.3).

A principal complicação que pode ocorrer nesta região é a ptose da pálpebra superior, que surge pela difusão da toxina para o músculo elevador da pálpebra superior. A recomendação é o uso de baixos

■ Toxina Botulínica: Rugas Dinâmicas da Face e Pescoço

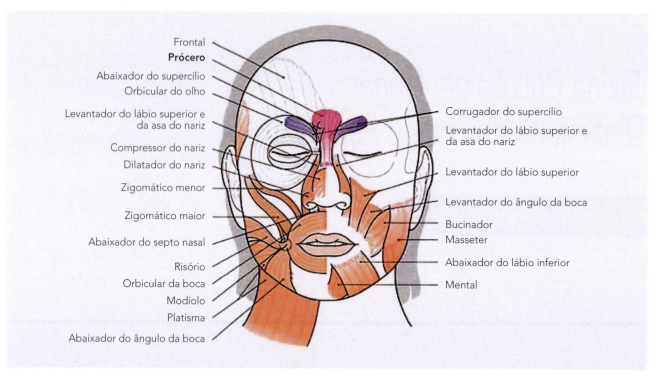

Figura 25.2.1 – *Anatomia e toxina botulínica. Rugas hipercinéticas da glabela devidas ao procero e corrugadores. (Fonte: Botulinum Toxin in Clinical Dermatology edited by Anthony V Benedetto DO FACP Clinical Assistant Professor of Dermatology University of Pennsylvania School of Medicine Philadelphia PA, USA and Dermatologic SurgiCenter 1200 Locust Street Philadelphia PA, USA London and New York.)*

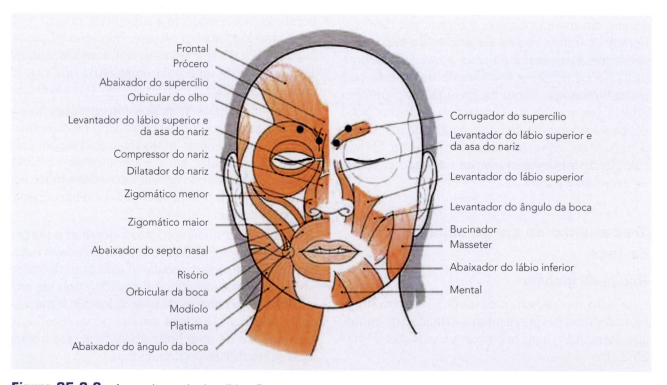

Figura 25.2.2 – *Anatomia e toxina botulínica. Os corrugadores são responsáveis pelas rugas verticais da glabela. (Fonte: Botulinum Toxin in Clinical Dermatology edited by Anthony V Benedetto DO FACP Clinical Assistant Professor of Dermatology University of Pennsylvania School of Medicine Philadelphia PA, USA and Dermatologic SurgiCenter 1200 Locust Street Philadelphia PA, USA London and New York.)*

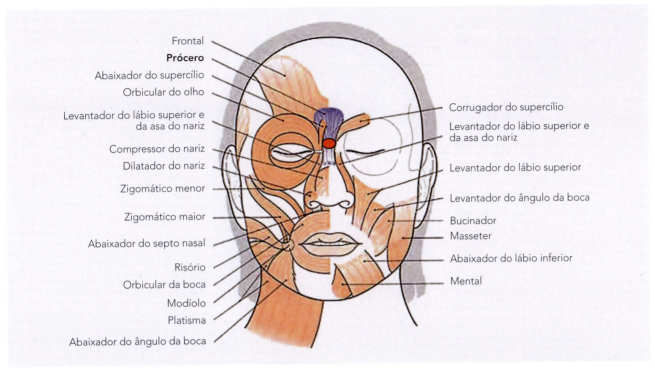

Figura 25.2.3 – *Anatomia e toxina botulínica. A contração do procero, músculo superficial, origina as rugas horizontais da glabela. Não usar doses ou volumes elevados pelo risco de ptose pela ação sobre o elevador da pálpebra superior. (Fonte: Botulinum Toxin in Clinical Dermatology edited by Anthony V Benedetto DO FACP Clinical Assistant Professor of Dermatology University of Pennsylvania School of Medicine Philadelphia PA, USA and Dermatologic SurgiCenter 1200 Locust Street Philadelphia PA, USA London and New York.)*

volumes de diluição do frasco, e a aplicação sempre deve ser feita 1 cm acima da borda óssea da órbita, com maior cuidado na aplicação de pacientes que podem ter lesão do septo orbital por traumas ou cirurgias, e em indivíduos acima de 65 anos, que podem sofrer a reabsorção desta estrutura.

Rugas da região frontal

A contração do músculo frontal origina as rugas horizontais da fronte e é responsável pela elevação das sobrancelhas. O músculo frontal é o principal elevador da expressão facial e seus antagonistas são os músculos depressores localizados na glabela, por isso sempre são tratados associados, pois o tratamento isolado do músculo frontal levaria à queda das sobrancelhas. Além disso, o tratamento deve ser conservador para que não ocorra a paralisação total do músculo. Para evitar ausência de expressão e ptose das sobrancelhas, utilizam-se doses pequenas para um efeito apenas de relaxamento. Caso o paciente apresente ptose de sobrancelhas, por flacidez da região frontal ou por flacidez da pele da pálpebra superior, não deve ser feito o tratamento do músculo frontal; muitas vezes, nestes casos, os pacientes se beneficiam do tratamento da região glabelar.

A aplicação é feita em pontos marcados entre as linhas horizontais, usando-se de 0,5 a 2 U por ponto, distantes cerca de 1 a 2 cm, pelo menos 2 cm acima do rebordo ósseo da órbita superior, para que as fibras mais inferiores do músculo não percam sua contração e mantenham a capacidade de elevar as sobrancelhas e não ocasione ptose da pálpebra superior. Em mulheres, para se promover o arqueamento lateral das sobrancelhas, não se aplica a toxina na porção lateral da frontal, entretanto nos homens o músculo deve ser tratado em toda a sua extensão lateral para evitar este efeito (Figura 25.2.4).

Muitas vezes, mudanças do posicionamento e do formato das sobrancelhas podem ser obtidas com o tratamento isolado da região glabelar. A difusão da toxina aplicada nesta área para a região central do músculo frontal leva à inativação parcial de suas fibras mediais e inferiores, assim as fibras laterais que não receberam a toxina têm aumento do tônus de repouso.

■ Toxina Botulínica: Rugas Dinâmicas da Face e Pescoço

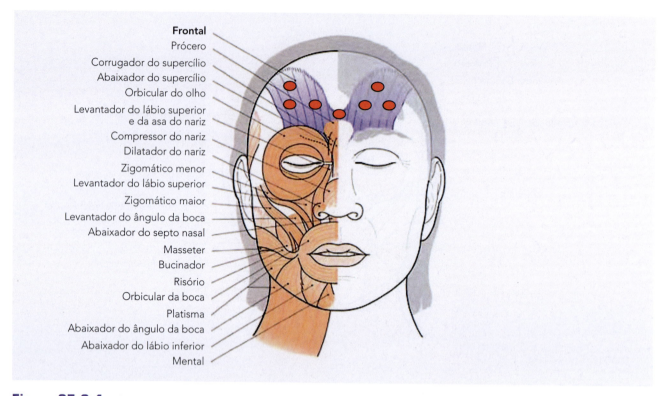

Figura 25.2.4 – Anatomia e toxina botulínica. Pontos de aplicação no músculo frontal. No paciente masculino aplicar, também, lateralmente, para evitar o olhar diabólico, pela elevação da cauda do supercílio. (Fonte: Botulinum Toxin in Clinical Dermatology edited by Anthony V Benedetto DO FACP Clinical Assistant Professor of Dermatology University of Pennsylvania School of Medicine Philadelphia PA, USA and Dermatologic SurgiCenter 1200 Locust Street Philadelphia PA, USA London and New York.)

Região periocular ("pés de galinha")

A contração do músculo orbicular dos olhos forma as rugas na região lateral dos olhos chamadas "pés de galinha", que são tratadas com 4 a 16 U em média, em cada lado, distribuídas em 2 a 5 pontos. As aplicações são realizadas a partir de um ponto superior na cauda da sobrancelha e outros pontos são marcados na região de formação das rugas dinâmicas, a cada 1 cm de distância (Figura 25.2.5).

Nos pacientes do sexo masculino evita-se a paralisação total deste músculo para não originar um olhar muito feminino. A aplicação deve ser 1 cm lateral à borda óssea para evitar difusão para os músculos retos laterais e ocasionar diplopia ou estrabismo. Muitas vezes esta complicação pode ser evitada fazendo-se a aplicação intradérmica para não ocorrer a formação de hematomas, que são muito frequentes nesta região (Figuras 25.2.6 e 25.2.7).

Outra complicação seria a ocorrência da síndrome do olho seco, que pode ocorrer pela ação anticolinérgica da toxina botulínica na glândula lacrimal.

Terço médio da face

Região infraocular

A hipertrofia da porção pré-tarsal do músculo orbicular dos olhos durante o sorriso reduz a abertura ocular e origina aspecto de inchaço da região e de acúmulo de gordura. A aplicação é intradérmica com 1 U de toxina, na linha média pupilar, 3 mm abaixo da margem ciliar, para atenuar rugas, relaxar a musculatura e aumentar a abertura ocular. Pode ocorrer exposição da esclera e olho arredondado (em vidro de relógio), por isso não deve ser feita em pacientes com flacidez da pele da pálpebra inferior ou cirurgias locais prévias. Alguns pacientes apresentam assimetria da abertura ocular por hipertrofia do músculo orbicular, nestes casos aplica-se também na porção inferolateral do músculo, no meio da distância entre a linha média pupilar inferior e o canto lateral externo do olho. A dose para cada ponto é de 0,5 a 1 U de toxina (Figura 25.2.8).

Toxina Botulínica: Rugas Dinâmicas da Face e Pescoço

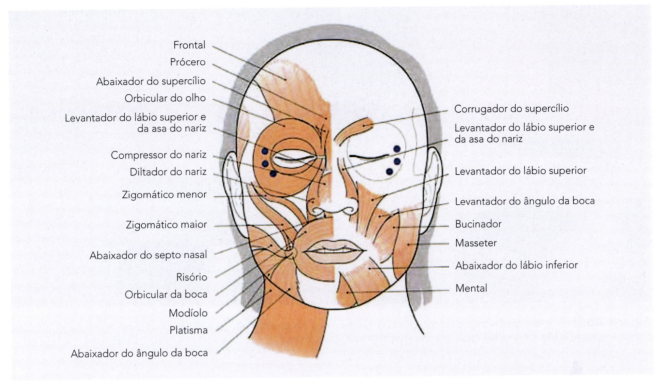

Figura 25.2.5 – Rugas em "pés de galinha" são amenizadas pela aplicação de toxina na parte lateral do músculo orbicular dos olhos. (Fonte: Botulinum Toxin in Clinical Dermatology edited by Anthony V Benedetto DO FACP Clinical Assistant Professor of Dermatology University of Pennsylvania School of Medicine Philadelphia PA, USA and Dermatologic SurgiCenter 1200 Locust Street Philadelphia PA, USA London and New York.)

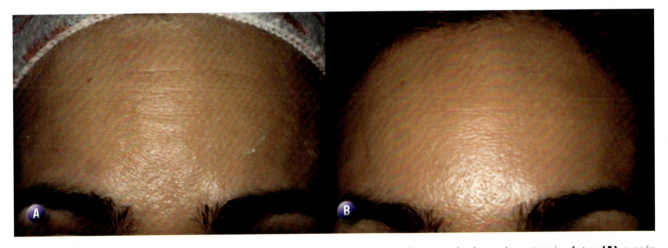

Figura 25.2.6 – Toxina botulínica nos músculos frontal, prócero e corrugador – resultados muito naturais. Antes **(A)** e após **(B)**. (Fonte: Alcidarta dos Reis Gadelha.)

Rugas nasais

As rugas oblíquas na lateral e dorso do nariz, conhecidas como *bunny lines*, ocorrem pela contração da porção transversa do músculo nasal. Muitas vezes, após o tratamento dos músculos da glabela, ficam mais evidentes dependendo do padrão de contração do terço médio da face. As doses utilizadas variam de 1 até 4 U de toxina de cada lado do nariz. A aplicação não deve ser realizada muito próximo ao sulco nasogeniano pelo risco de atingir o músculo elevador do lábio superior e a asa nasal e ocasionar ptose da parte central do lábio superior (Figura 25.2.9).

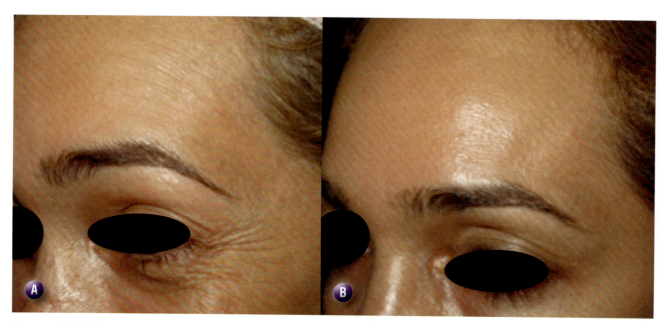

Figura 25.2.7 – Resultados interessantes obtidos também nas rugas em "pés de galinha". Abotoxina botulínica no músculo frontal e orbitário: **(A)** antes e **(B)** após. (Fonte: Alcidarta dos Reis Gadelha.)

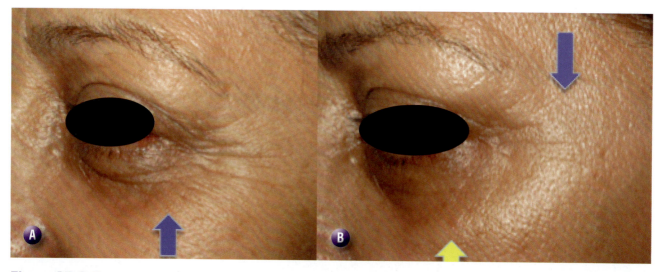

Figura 25.2.8 – Microdoses de toxina injetadas nas pálpebras inferiores melhoram o resultado estético sem provocar complicações como diplopia. **(A)** Antes da aplicação de toxina botulínica. **(B)** Após doses convencionais de abobotoxina botulínica nas rugas, em "pés de galinha" e microdoses na pálpebra inferior. (Fonte: Alcidarta dos Reis Gadelha.)

Elevação da ponta do nariz

Alguns indivíduos, quando sorriem, apresentam queda da ponta do nariz e formação de uma linha horizontal no lábio superior. Nestes casos o músculo depressor do septo nasal se continua com a porção central do músculo orbicular do lábio superior.

A aplicação na columela de 2 a 4 U em dois pontos direcionados ao septo nasal faz com que o músculo nasal, que é o opositor do músculo depressor do septo nasal, faça a elevação da ponta do nariz. Não se deve tratar os dois músculos (nasal e depressor do septo) na mesma sessão, pois o músculo nasal não pode receber a toxina para conseguir elevar a ponta nasal (Figura 25.2.10).

Sorriso gengival

A exposição acima de 2 mm da gengiva durante um sorriso completo forma o sorriso gengival. A ex-

Toxina Botulínica: Rugas Dinâmicas da Face e Pescoço

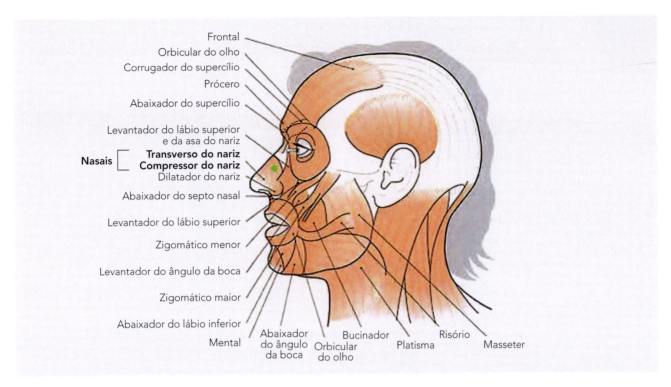

Figura 25.2.9 – *As rugas oblíquas do dorso e da parte lateral do nariz são devidas ao músculo nasal. Cuidado para não atingir o elevador do lábio superior, injetando a toxina próximo ao sulco nasogeniano, e causar ptose da parte central do lábio superior. (Fonte: Botulinum Toxin in Clinical Dermatology edited by Anthony V Benedetto DO FACP Clinical Assistant Professor of Dermatology University of Pennsylvania School of Medicine Philadelphia PA, USA and Dermatologic SurgiCenter 1200 Locust Street Philadelphia PA, USA London and New York.)*

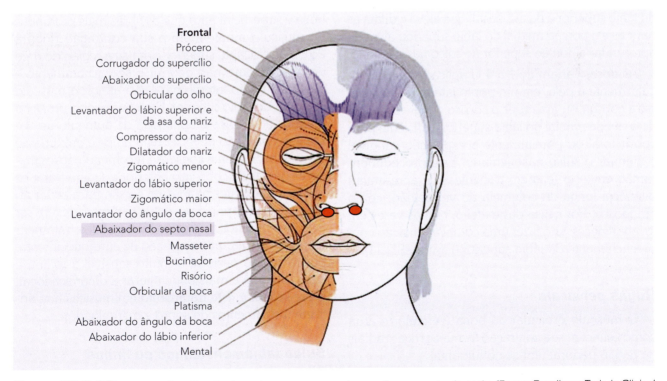

Figura 25.2.10 – *Pontos de aplicação da toxina no septo nasal para elevar a ponta do nariz. (Fonte: Botulinum Toxin in Clinical Dermatology edited by Anthony V Benedetto DO FACP Clinical Assistant Professor of Dermatology University of Pennsylvania School of Medicine Philadelphia PA, USA and Dermatologic SurgiCenter 1200 Locust Street Philadelphia PA, USA London and New York.)*

CIRURGIA DERMATOLÓGICA INTERMEDIÁRIA

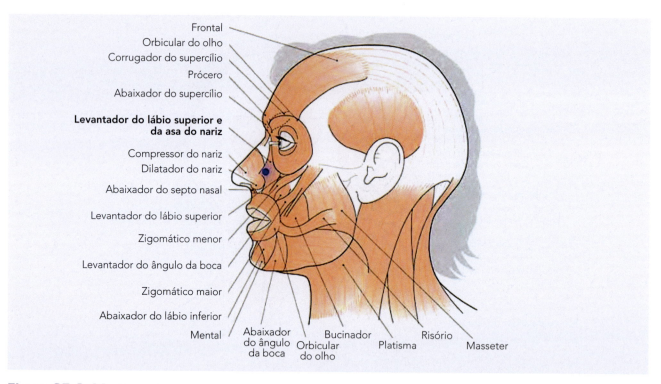

Figura 25.2.11 – *Pontos laterais ao nariz para reduzir a ação do elevador do lábio superior e da asa nasal e, consequentemente, o sorriso gengival. (Fonte: Botulinum Toxin in Clinical Dermatology edited by Anthony V Benedetto DO FACP Clinical Assistant Professor of Dermatology University of Pennsylvania School of Medicine Philadelphia PA, USA and Dermatologic SurgiCenter 1200 Locust Street Philadelphia PA, USA London and New York.)*

plicação seria a hiperatividade do músculo elevador do lábio superior e da asa nasal, que eleva e dilata as narinas e a porção medial do lábio superior, além de aprofundar a porção superior do sulco nasogeniano.

As doses variam de 1 a 4 U aplicadas perpendicularmente à pele, em um ponto lateral à asa nasal para corrigir ou amenizar o sorriso gengival, levando à queda parcial do lábio superior, suficiente para cobrir total ou parcialmente a exposição gengival e atenuar o sulco nasogeniano. Este procedimento não deve ser feito em pacientes que apresentem distância longa da columela ao vermelhão, como em idosos. Por causa deste efeito, muitas vezes em jovens é necessário fazer uma complementação com preenchimento do lábio superior (Figura 25.2.11).

Rugas periorais

O músculo orbicular da boca é circular e atua como esfíncter, sua contração forma as rugas radiais na região perioral (linhas do fumante).

A amenização dessas rugas pode ser obtida com doses baixas de toxina, com 0,5 a 2 U por quadrante labial, aplicadas em 1 a 4 pontos, de forma simétrica, para não ocorrer alteração da movimentação da boca e superficial para que as fibras mais profundas do músculo mantenham a sua contração (Figura 25.2.12). No lábio superior evita-se a região do arco do cúpido, para não ocorrer o seu achatamento e a porção muito lateral, para não atingir o músculo elevador do lábio superior. Para que ocorra projeção anterior dos lábios e aparência de aumento de volume, a aplicação deve ser feita na pele próxima ao vermelhão. Recente consenso recomenda doses menores que as de consenso anterior e sugere tratar os quatro quadrantes na mesma sessão para evitar alterações na propriocepção. Os pacientes devem ser avisados que nos primeiros 15 dias após tratamento, pode ocorrer uma sensação de enfraquecimento, pois a região perioral é muito sensível à toxina e cada unidade a mais pode alterar a dinâmica local. Deve-se evitar este tratamento em músicos que utilizem instrumentos de sopro e mergulhadores.

Sulco labiomentoniano ou linhas de marionete

A ação do músculo depressor do ângulo da boca promove a queda dos cantos da boca e a

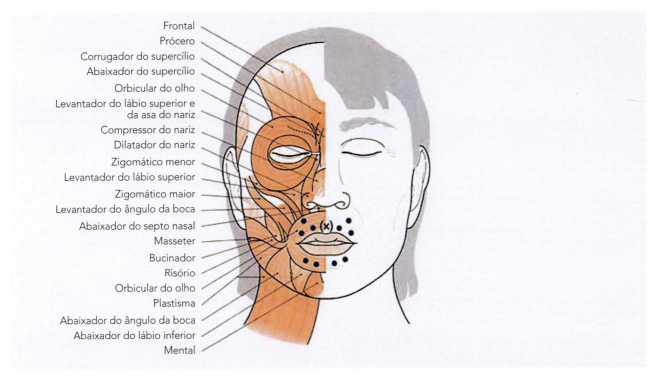

Figura 25.2.12 – Simetria, superficialidade e doses baixas devem nortear a aplicação no músculo orbicular da boca no tratamento das rugas peribucais. (Fonte: Botulinum Toxin in Clinical Dermatology edited by Anthony V Benedetto DO FACP Clinical Assistant Professor of Dermatology University of Pennsylvania School of Medicine Philadelphia PA, USA and Dermatologic SurgiCenter 1200 Locust Street Philadelphia PA, USA London and New York.)

formação do sulco labiomentoniano, conferindo aspecto de tristeza.

O relaxamento deste músculo pode ser feito com injeções bilaterais de 1 a 4 U de toxina, em pontos localizados lateralmente ao final de uma linha imaginária reta que se continua com o sulco nasogeniano e termina na mandíbula. A aplicação precisa ser bem inferior e lateral, para evitar que a toxina atinja os músculos depressor do lábio inferior e/ou orbicular da boca e cause assimetria do sorriso ou incompetência da boca. O relaxamento do depressor do ângulo da boca libera seu antagonista elevador, provocando inversão superior do canto da boca (Figura 25.2.13).

Ruga mentoniana e aspecto "casca de laranja"

O músculo mentoniano apresenta dois feixes oblíquos que vão do mento ao músculo orbicular da boca, causa em alguns indivíduos um sulco semilunar (ruga mentoniana) e/ou depressões múltiplas (aspecto de "casca de laranja") no queixo.

A técnica de tratamento consiste em injeção de 2 a 4 U de toxina em cada feixe do músculo (dois pontos na base do mento) ou em dose única total e central, sempre na borda inferior do mento (Figura 25.2.14). A aplicação deve feita ser longe do orbicular da boca para evitar o enfraquecimento secundário deste músculo, por difusão indesejada.

Rugas do pescoço

O platisma é o principal músculo que atua como depressor da expressão facial é fino, superficial e se comunica com os músculos do terço inferior da face.

Na região cervical podem ser tratadas com toxina botulínica as linhas horizontais, que se formam na região de inserção do sistema músculo-aponeurótico superficial no pescoço e as bandas laterais decorrentes da separação e hipertrofia de fibras musculares que ocorrem por excesso de contração do músculo platisma. O paciente ideal é aquele com flacidez de pele discreta a moderada e sem acúmulo de gordura.

As bandas verticais do platisma podem ser anteriores ou laterais. A técnica de aplicação consiste em, com o paciente forçando os cantos da boca para

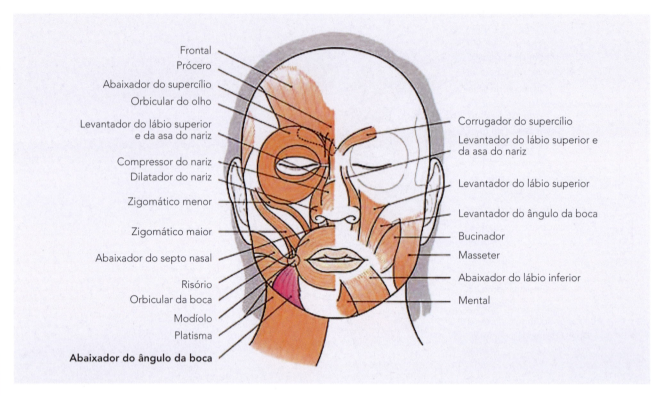

Figura 25.2.13 – Pontos para relaxar o depressor do ângulo da boca. (Fonte: Botulinum Toxin in Clinical Dermatology edited by Anthony V Benedetto DO FACP Clinical Assistant Professor of Dermatology University of Pennsylvania School of Medicine Philadelphia PA, USA and Dermatologic SurgiCenter 1200 Locust Street Philadelphia PA, USA London and New York.)

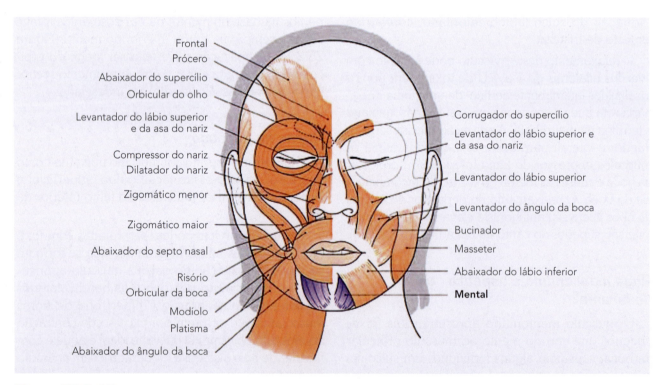

Figura 25.2.14 – Rugas em "casca de laranja" podem ser minimizadas pela injeção de toxina no músculo mentoniano. (Fonte: Botulinum Toxin in Clinical Dermatology edited by Anthony V Benedetto DO FACP Clinical Assistant Professor of Dermatology University of Pennsylvania School of Medicine Philadelphia PA, USA and Dermatologic SurgiCenter 1200 Locust Street Philadelphia PA, USA London and New York.)

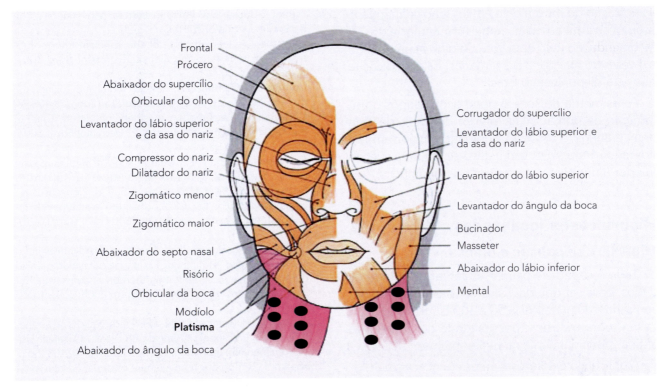

Figura 25.2.15 – *Pontos de aplicação nas bandas platismais. (Fonte: Botulinum Toxin in Clinical Dermatology edited by Anthony V Benedetto DO FACP Clinical Assistant Professor of Dermatology University of Pennsylvania School of Medicine Philadelphia PA, USA and Dermatologic SurgiCenter 1200 Locust Street Philadelphia PA, USA London and New York.)*

baixo, pinçar o feixe vertical entre os dedos indicador e polegar de uma mão e, com a outra, injetar 2 a 4 U de toxina a cada 2 cm, dentro do músculo, em 2 a 4 pontos (Figura 25.2.15). A dose total varia de 10 U a 40 U de toxina botulínica. A resposta se inicia a partir do segundo ou terceiro dia e se mantêm por períodos de 5 a 11 meses. Ocorre melhora do contorno inferior da face e das pregas verticais dinâmicas durante a mímica facial. Algumas vezes os tratamentos das bandas verticais amenizam as linhas horizontais, mas elas podem ser tratadas por injeção intradérmica de 0,5 a 2 U de toxina, a cada 1,5 a 2 cm, ao longo das linhas.

O músculo platisma se insere no terço inferior da face, sendo o responsável pela perda do contorno mandibular, e pode ser amenizado e prevenido com a utilização da técnica do "Nefertiti Lift". A aplicação é realizada na banda lateral com 2 a 3 injeções intramusculares, com 2 a 3 U cada. A metade inferior do feixe não recebe aplicação. Em seguida, aplicações intradérmicas, em 2 a 3 pontos, com 2 U cada, são feitas em uma linha horizontal, logo abaixo e ao longo do contorno mandibular. A dose total é de 15 a 20 U de toxina por lado.

Complicações

Atualmente, com o maior conhecimento das técnicas de aplicação de toxina botulínica, pode-se falar que as complicações são raras. Foram descritas reações idiossincrásicas leves, como náuseas, fadiga, sintomas de gripe, cefaleia e *rash* cutâneo. Os efeitos adversos, em geral, são relacionados à injeção de toxina botulínica, como formação de equimoses, eritema local, dor e edema discretos. As principais complicações ocorrem quando a toxina atinge músculos adjacentes que não alvos do tratamento, como a ptose palpebral e/ou de sobrancelhas, diplopia e assimetria do sorriso. Outras ocorrências referidas são edema e aparência de inchaço nas pálpebras inferiores, por redução da drenagem linfática local, após a redução da atividade do músculo orbicular dos olhos.

A difusão da toxina através do septo orbital para o músculo elevador da pálpebra, após tratamento da glabela ou da porção superior do músculo orbicular dos olhos, pode acarretar ptose da pálpebra superior, que em geral tem duração de 2 a 4 semanas com regressão espontânea. O colírio alfa-adrenérgico (Apraclonidine® a 0,5%), que provoca a contração do músculo de Müller (não colinérgico), promove retração ciliar e abertura ocular extra. A recomendação é de uma gota no olho acometido, 3 a 4 vezes ao dia, por 2 a 4 semanas. Esta medicação não está disponível no Brasil.

A assimetria do sorriso pode ocorrer após o tratamento da porção mais inferior dos "pés de galinha" e atingir o músculo zigomático maior em um dos lados. Para ser evitada, deve-se limitar a injeção inferior à margem superior do arco zigomático.

Hiperidroses localizadas

Hiperidrose palmar e plantar

Toda a superfície palmar e plantar, incluindo os dedos, deve ser tratada. Deve-se usar soluções concentradas, de preferência 50 a 100 U/mL de solução salina, para reduzir a possibilidade de difusão da toxina, principalmente na região palmar.

A aplicação é dolorosa; antes era necessário bloqueio anestésico do punho (nervos mediano, ulnar e radial), hoje pode ser feita com gelo local ou aparelhos resfriadores (*coolers*), que lançam jatos de ar gelado imediatamente antes da injeção. A dose recomendada é de 100 a 150 U por palma ou planta, divididos em 40 a 50 pontos de 1,5 a 2 U. As falanges proximais e médias recebem 1 a 2 pontos e as polpas digitais, três a quatro. A aplicação é intradérmica para garantir que a profundidade da injeção seja constante. Pacientes com a mão direita dominante podem ter apenas esta mão tratada, reduzindo o custo final da terapia. A resposta se inicia em 2 a 4 dias e pode durar 3 a 15 meses.

O principal *efeito* colateral é a fraqueza muscular transitória (2 a 5 semanas), por difusão da toxina à musculatura da mão. A área de maior risco é a região tênar, que pode até ser poupada em pacientes de pele palmar muito fina.

BIBLIOGRAFIA CONSULTADA

1. Almeida ART, Boraso RZ. Hiperidrose palmar. In: Almeida & Hexsel Eds. Hiperidrose e toxina botulínica. São Paulo: 2003; 26:167-74.
2. Almeida ART, Kadunc BV, Oliveira EMM. Improving botulinum toxin therapy for palmar hyperhidrosis: wrist block and technical considerations. Derm Surg 2001; 27:34-5.
3. Atamoros FP. Botulinum toxin in the lower one third of the face. Clin Dermatol 2003; 21:505-12.
4. Bentsianov B, Blitzer A. Facial Anatomy. Clin Dermatol 2004; 22:3-13.

5. Brandt F, Bocker A. Botulinum toxin for rejuvenation of the neck. Clin Dermatol 2001; 21:513-20.
6. Carruthers A, Carruthers J. Eyebrow height after botulinum toxin type A to the glabella.Dermatol Surg 2007; 33:S26-S31.
7. Carruthers J, Carruthers A. Aesthetic botulinum toxin in the mid and lower face and neck. Dermatol Surg 2003 ;29:468-76.
8. Carruthers J, Carruthers A. Aesthetic botulinum Toxin in the Mid and Lower Face and Neck. Dermatol Surg. 2003; 29:468-76.
9. Carruthers J, Carruthers A. Complications of botulinum toxin type A. Facial Plast Surg Clin North Am. 2007; 15(1):51-4.
10. Carruthers J, Fagien S, Matarasso S et al. Consensus recommendations on the use of Botulinum toxin type A in facial aesthetic. Plast Reconstr Surg. 2004; 114 (suppl.6):1S--22S.
11. Carruthers JA, Glogau RG, Blitzer A et al. Advances in facial Rejuvenation: Botulinum Toxin type A, Hyalutonic acid dermal fillers and combination therapies. Consensus Recommendations. Plast. Reconstr. Surg. 2008; 121(suppl.): 5S-22S.
12. Coscarelli JM. Gingival Smile: a new technique as an aesthetic solution. In: Hexsel D, Almeida ART (eds.). Cosmetic Use of Botulinum Toxin. Porto Alegre: AGE 2002; 40:198-200.
13. Fagien S. Temporary management of upper lid ptosis, lid malposition, and eyelid fissure asymmetry with botulinum toxin A. Plast Reconstr Surg. 2004; 114(7):1892-902.
14. Flynn TC, Carruthers JA, Carruthers A. Botulinum A toxin treatment of the lower eyelid improves infraorbital rhytides and widen the eyes. Dermatol Surg. 2001; 27:703-8.
15. Glaser DA, Hebert AA, Pariser DM, Solish N. Palmar and plantar hyperhidrosis: best practice recommendations and special considerations. Cutis. 2007; 79(5 suppl):18-28.
16. Glogau R. Hyperhidrosis and botulinum toxin A: Patient selection and techniques. Clin Dermatol. 2004; 22(1):45-52.
17. Goldman M. Festoon formation after infraorbital botulinum A toxin: a case report. Dermatol Surg. 2003; 29(5): 560-1.
18. Kadunc BV, Trindade de Almeida AR, Vanti AA, Di Chiacchio N. Botulinum toxin A Adjunctive use in manual chemabrasion: controlled long-term study for treatment of upper perioral vertical wrinkles. Dermatol Surg. 2007; 33:1066-72.
19. Klein AW. Complications. adverse reactions and insights with the use of botulinum toxin. Dermatol Surg. 2003; 29(5):549-56.
20. Klein AW. Contraindications and complications with the use of botulinum toxin. Clin Dermatol. 2004; 22:66-75.
21. Levy P. The Nefertiti lift: a new technique for specific recontouring the jaw line. J Cosm Laser Ther 2007; 9:249-52.
22. Salashe S, Bernstein G, Senkarik M. Regional anatomy: lip. In: Salashe S, Bernstein G, Senkarik M (eds.). Surgical Anatomy of the Skin. Norwalk, Connecticut: Appleton & Lange. 1998; 18:223-40.
23. Semchyshyn N, Sengelmann RD. Botulinum toxin A treatment for perioral rhytides. Dermatol Surg. 2003; 29(5): 490-5.
24. Sommer B. How to avoid complications when treating hyperdinamics folds and wrinkles. Clin Dermatol. 2003; 21:521-3.
25. Tamura B, Odo M, Chang B, Cucé L, Flynn T. Treatment of nasal wrinkles with botulinum toxin. Dermatol Surg. 2005; 31:271-5.

Capítulo 25.3

Tratamento da Hiperidrose Axilar com Toxina Botulínica

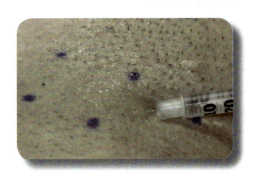

Alcidarta dos Reis Gadelha

Pontos de destaque

- A hiperidrose focal é muito frequente (cerca de 3%), e a axilar atinge, sobretudo, adolescentes e adultos jovens, por vezes interferindo seriamente com as atividades diárias, provocando constrangimento e, até mesmo, graves distúrbios psicológicos.
- Entre os tratamentos utilizados, destacam-se antiperspirantes, anticolinérgicos tópicos e/ou sistêmicos, iontoforese, exérese de tecido adiposo com ou sem a pele suprajacente, curetagem e aspiração da axila, aplicação de *laser* ou de micro-ondas e simpactectomia ou neuropexia.
- A aplicação de toxina botulínica, mesmo em doses baixas, como as de 50 UI da onabotulínica A (Botox®) e de 83,33 UI da abobotulínica A (Dysport®), por axila, oferece resultados consistentes e reprodutíveis, com duração média de 7 meses e, às vezes, de 1 ano ou mais.
- A técnica é simples e rápida: consiste em delimitar a área afetada e a da maior intensidade, por vezes empregando o teste de Minor (iodo × amido). Após a limpeza local com álcool a 70%, são marcados pontos situados a 1 a 2 cm de distância e é aplicada a toxina botulínica intradermicamente, formando pequenas pápulas, no meio dos espaços demarcados pelos pontos. É importante, a nosso ver, aumentar um pouco a quantidade de toxina injetada na área de maior intensidade da sudorese. A quantidade total de toxina é de 83,33 UI de abobotulínica A (Dysport®) ou de 50 UI de onabotulínica A (Botox), por axila. O uso de quantidades maiores, outrora defendido, parece não incrementar os resultados do tratamento.
- Raramente são observados efeitos indesejáveis como áreas de persistente sudorese (neste caso reaplica-se a toxina nessas áreas após 15 a 21 dias), equimose, hematoma, prurido nas axilas, fraqueza muscular (quando a toxina é injetada profundamente) e cefaleia.
- A dor da injeção pode ser minimizada com o emprego de vibração ou de resfriamento do local, pouco antes da introdução da agulha. Fator limitante do método é a fobia de agulha, que pode dificultar ou impedir o tratamento.

Introdução

Sudorese

- A sudorese é importante na regulação da temperatura corporal, eliminando o calor.

- O centro de regulação do calor localiza-se no hipotálamo, especialmente nos núcleos pré-óptico e anterior.

- A norepinefrina é o principal neurotransmissor do sistema nervoso simpático, entretanto, o suor é liberado, sobretudo, pela ação da acetilcolina. Participam, em menor escala, também, outros mediadores encontrados nos nervos periglandulares, como a galanina, e peptídeos como o intestinal vasoativo, o natriurético atrial e o gene calcitonina. A eficácia da toxina botulínica no tratamento da hiperidrose deve-se, portanto, ao bloqueio das fibras simpáticas, que inervam as glândulas sudoríparas inibindo a liberação da acetilcolina e, consequentemente, a secreção do suor.

- As glândulas sudoríparas, responsáveis pela produção do suor, são distribuídas amplamente na pele, mas são encontradas em maior número nas regiões plantares, palmares, frontal e axilares.

- Os glomérulos sudoríparos écrinos se alojam na parte inferior da derme ou na junção dermo-hipodérmica; os ductos percorrem a derme e desembocam diretamente na epiderme (acrossiríngio).

- As glândulas sudoríparas écrinas secretam água e retêm o cloreto de sódio de maneira contínua, porém são estimuladas pelo estresse, exercício e calor.

- Em condições normais, a produção do suor é de 0,5 a 1 mL/segundo e, nas axilas, pela aferição gravimétrica, há liberação de 72 mg de suor por 5 minutos no homem e 46 mg/5 min na mulher.

Hiperidrose

Define-se hiperidrose como a secreção exagerada de suor, acima das necessidades para controle da temperatura e da homeostase. Embora não haja consenso sobre os limites da hiperidrose, acredita-se que deva ser considerada hiperidrose quando a produção de suor, usando o teste gravimétrico, for igual ou superior a 30 vezes o volume normal ou, no mínimo, 100 mg/5 min para o homem e 50 mg/5min para a mulher. Em um estudo de 60 pacientes, a produção média de suor na hiperidrose axilar foi de 346 mg/5 min no homem e de 186 mg/5 min na mulher.

A hiperidrose pode ser generalizada ou focal, primária ou secundária, uni ou bilateral e simétrica ou não.

A hiperidrose focal, como a axilar, palmar ou plantar, normalmente, é primária ou idiopática.

Critérios para diagnosticar hiperidrose focal

- Sudorese focal visivelmente excessiva com pelo menos 6 meses de duração.

- Sem causa secundária aparente.

- Apresentar pelo menos duas das seguintes características:

    - Bilateral e relativamente simétrica.
    - Idade de início inferior a 25 anos.
    - História familiar de hiperidrose focal primária positiva.
    - Sudorese que cessa durante o sono.
    - Pelo menos um episódio por semana.
    - Impedimento das atividades diárias.

Hiperidrose axilar

- Embora de etiopatogenia ainda não totalmente esclarecida, a hiperidrose é determinada e/ou agravada por fatores genéticos, emocionais, endócrinos e neurológicos e pelo exercício e/ou calor, e é devida à hiperexcitabilidade das fibras colinérgicas, que inervam as glândulas sudoríparas écrinas, por sua vez, anatomicamente normais.

- A hiperidrose pode ser contínua e ter a mesma intensidade o dia todo, porém, pode haver momentos mais intensos desencadeados pelo estresse, calor ambiental, exercício e o uso de estimulantes como a cafeína. Normalmente a hiperidrose cessa durante o sono.

- A hiperidrose é, habitualmente, bilateral, com algumas exceções, como em pacientes previamente submetidos à cirurgia simpática.

- Ainda que alguns autores considerem a incidência igual em ambos os sexos, parece haver uma ligeira predileção pelo sexo feminino, embora a intensidade da sudorese, em condições normais, seja mais intensa no sexo masculino.

- Geralmente surge no adolescente ou adulto jovem.

Avaliação clínica da hiperidrose axilar

◆ Anamnese: com base no relato do paciente, deve-se classificar conforme a intensidade e a tolerabilidade em:

- Grau I: nunca evidente e nunca interfere na atividade diária.
- Grau II: tolerável, mas algumas vezes interfere na atividade diária.
- Grau III: de difícil tolerância e frequentemente interfere na atividade diária.
- Grau IV: intolerável e sempre interfere na atividade normal. São os pacientes com graus ou escores 3 e 4, bastante incomodados com a sudorese e, por vezes, com distúrbios psicológicos relevantes, que procuram o tratamento médico.

◆ Exame e medição da mancha causada pela sudorese:

- Normal ou abaixo de 5 cm.
- Discreta: entre 5 e 10 cm.
- Moderada: entre 10 e 20 cm.
- Intensa: acima de 20 cm.

◆ **Identificação da intensidade de gotejamento** de suor e da extensão.

◆ **Gravimetria:** pouco utilizada na prática, consiste em aferir a quantidade de suor aplicando um papel de filtro previamente pesado sobre a área de hiperidrose, geralmente por 5 minutos, para evitar a evaporação e, em seguida, repesando o papel.

◆ **Teste de Minor:** consiste em aplicar solução de iodo nas axilas e, em seguida, polvilhar o local com amido. O aparecimento em poucos segundos ou minutos de coloração azul-violácea delimita melhor a extensão e as áreas de maior intensidade da sudorese e serve para planejar o tratamento clínico ou cirúrgico. Em pessoas alérgicas ao iodo podem ser empregadas outras substâncias, como o corante vermelho Ponceau mais o amido.

◆ **Na prática** basta pedir que, pouco antes do exame clínico ou da aplicação da toxina botulínica, o paciente faça um *pequeno exercício* como subir alguns lances de escada.

Tratamento da hiperidrose axilar

Geralmente quando o paciente procura tratamento já utilizou medicamentos tópicos, como os sais de alumínio, e/ou sistêmicos, como os anticolinérgicos, sobrando as opções:

- Iontoforese: inicialmente diária e também de resultados inconstantes e parciais.
- Exérese da gordura, incluindo as glândulas sudoríparas com ou sem a pele suprajacente; procedimento mais agressivo, deixa cicatriz.
- Curetagem e aspiração das axilas.
- Cirurgia: simpatectomia, hoje mais a neuropexia, método mais invasivo e, por vezes, com reações colaterais importantes como a parestesia e a sudorese compensatória.
- Destruição das glândulas por *laser*, como o de Nd:YAG, invasivo e mais oneroso.
- Micro-ondas: método oneroso que vai ser descrito em outro capítulo.
- Toxina botulínica: em nossa experiência é um excelente tratamento, rápido e simples e com resultados, por vezes, persistentes até um ano após a aplicação, mesmo utilizando-se doses baixas como as de 50 UI de toxina onabotulínica A (Botox®) ou 83,33 UI de abobotulínica A (Dysport®) por axila. Trabalhos como o de Naumann corroboram nossa opinião. Em um grupo de 320 pacientes o autor, empregando 50 UI de toxina onabotulínica A (Botox®)/axila, observou resposta favorável na quarta semana em 94% contra 36% no grupo placebo. A duração média do efeito foi de 7 meses.

Todos os métodos anteriormente citados têm defensores e resultados interessantes quando selecionados e realizados adequadamente. A nosso ver, embora indicada principalmente para formas moderadas (até grau III), mesmo em formas intensas (grau IV) de hiperidrose axilar, o emprego de toxina botulínica oferece resultados excelentes e tem, ademais, as vantagens, se realizado corretamente, de ser um tratamento:

- Pouco invasivo.
- Rápido.
- De baixo custo, considerando a duração que chega até um ano.
- De resultados consistentes e reprodutíveis.
- De pouca morbidade.

As desvantagens da aplicação da toxina botulínica no tratamento da hiperidrose axilar são:

- Dor, que pode ser amenizada com métodos como a vibração e o resfriamento.

- Necessidade de múltiplas punturas.
- É difícil ou impossível de realizar em pacientes com fobia de agulha.
- Resultados às vezes parciais, necessitando de reaplicação, após alguns dias, da toxina nas áreas com sudorese persistente.
- Pode, ocasionalmente, provocar equimose ou hematoma, prurido axilar, fraqueza muscular, sudorese compensatória, especialmente na face e cefaleia.

Técnica empregada

- Avaliar a extensão e as áreas de maior intensidade da sudorese solicitando que, pouco antes da hora do procedimento, o paciente faça algum exercício físico como subir alguns degraus de escada.
- Fotografar a região axilar coberta com roupa e, em seguida, as axilas descobertas.
- Se necessário, fazer o teste de Minor (Figura 25.3.1).
- Fazer a antissepsia com álcool a 70%.
- Marcar vários pontos a intervalos de 1 a 2 cm de distância na área axilar afetada.
- Preparar a toxina botulínica para injetar: agora já está comprovado que quantidades superiores a 50 UI por axila de toxina onabotulínica (Botox) ou de doses equivalentes de outras toxinas botulínicas, como eram recomendadas antigamente, não incrementam os resultados.
- Também constatamos que, para obtermos bons resultados, não é necessário, como se preconizava, diluir a toxina em grandes volumes como 5 mL, por isso, empregamos a quantidade desejada: 100 UI de toxina onabotulínica (Botox®) ou 166,66 UI de abobotulínica (Dysport®) em apenas 2 mL e utilizamos uma seringa de 1 mL (50 UI/83,33 UI) em cada axila.
- Lembrando que os glomérulos sudoríparos écrinos se localizam na derme inferior e na junção dermo-hipodérmica, é importante injetar a toxina na derme, e não no subcutâneo, formando pequenas pápulas no meio dos pontos marcados com a caneta (Figura 25.2.2).
- Sempre injetamos maior quantidade na área onde foi observada uma sudorese mais intensa.
- Limpamos delicadamente o local com álcool a 70%.
- Os resultados, constatáveis em poucos dias, são habitualmente excelentes e duradouros, sendo a hiperidrose controlada, às vezes, por até um ano, embora a média de duração seja em torno de sete meses (Figuras 25.3.3 e 25.3.4).

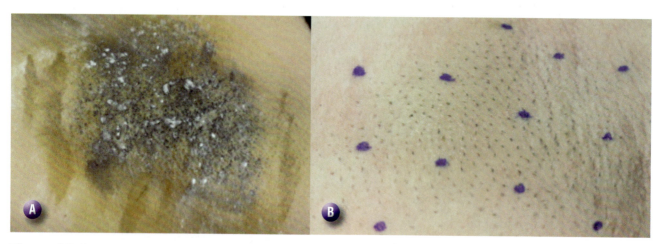

Figura 25.3.1 – **(A-B)** *Teste de Minor identificando a área de hiperidrose e a de maior intensidade. Marcação de pontos entre 1 e 2 cm de distância. (Fonte: Alcidarta dos Reis Gadelha.)*

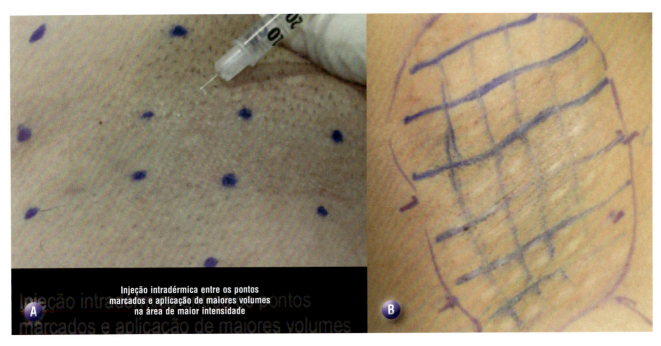

Figura 25.3.2 – **(A-B)** Marcação de pontos entre 1 e 2 cm de distância na área de sudorese visível e injeção na derme, formando pequenas pápulas. (Fonte: Alcidarta dos Reis Gadelha.)

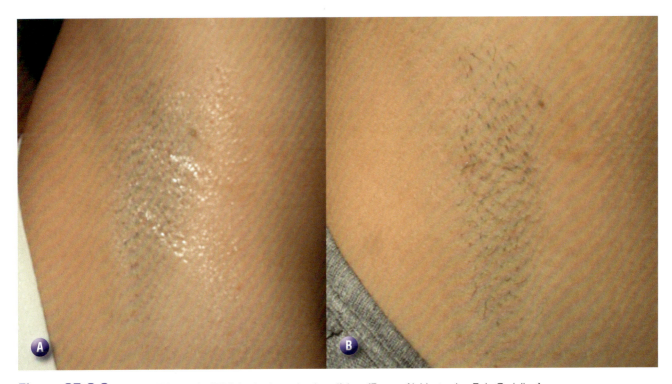

Figura 25.3.3 – Antes **(A)** e após **(B)** injeção de toxina botulínica. (Fonte: Alcidarta dos Reis Gadelha.)

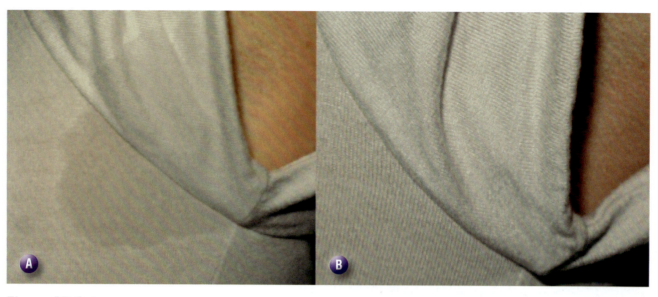

Figura 25.3.4 – **(A-B)** *Nítido controle da hiperidrose axilar com toxina botulínica. Resultado se manteve até 1 ano após injeção de Dysport®. (Fonte: Alcidarta dos Reis Gadelha.)*

BIBLIOGRAFIA CONSULTADA

1. Antonio CR, Gerbi F Hiperidrose. Disponível na internet em https://www.ipele.com.br/livro/116/1/hiperidrose. Acessado em: 15/01/2015.
2. Azulay RD, Azulay DR, Abulafia LA. Azulay Dermatologia. 6 ed. Rio de Janeiro: Guanabara Koogan. 2013; 1133p.
3. Benedetto AV. Botulinum toxins in clinical aesthetic practical. 2 ed. Londres/Denver. Informa Healthcare. 2011; 282p.
4. Glaser DA, Kowaski J, Eadie N et al. Hyperhidrosis disease severity scale (HDSS): Validitiy and reliability results from three studies. Presented at the anual meeting of the meeting of the American Academy of Dermatology, Washington, DC, 2004.
5. Hornberger J, Grimes K, Naumann M et al. Recognition, diagnosis, and treatment of primary focal hyperhidrosis. J Am Acad Dermatol. 2004; 51(224):274-86.
6. Hund M, Kinkedin I, Neumann M, Hamm H. Definition of axillary hyperhidrois by gravimetric assessment. Arch Dermatol. 2002; 138:539-41.
7. Naumann M, Hamm H, Lowe NJ. Effect of botulinum toxin type A on quality of life measures in patients wilth excessive axillary sweating: a randomized controlled trial. B J Dermatol. 2002; 147:1218-26.

Capítulo 26. **Preenchimentos**

Preenchimentos – Classificação, Indicações, Limitações e Riscos da Utilização dos Preenchedores

Capítulo 26.1

Barbara Pontes Cerqueira Uzel

Jayme de Oliveira Filho

Introdução

Alguns procedimentos dermatológicos possibilitam resultados extremamente satisfatórios, com pouquíssimo tempo de recuperação do paciente e baixos índices de complicações. Tais procedimentos emergem entre os mais solicitados pelos pacientes e mais indicados pelos dermatologistas. Sem dúvida, os preenchimentos cutâneos se enquadram nessa categoria.

O avanço nos estudos das bases fisiológicas do envelhecimento e o melhor conhecimento das características intrísecas de cada preenchedor viabilizaram uma abordagem anatômica mais adequada de cada paciente, levando a resultados cada vez mais satisfatórios e naturais.

O objetivo deste capítulo é detalhar de maneira prática a classificação e as principais indicações dos preenchedores mais utilizados no nosso meio, além de abordar as limitações, os riscos e as complicações associados a esses materiais.

Histórico

Os primeiros relatos do uso de preenchedores foram feitos por Franz Neuber em 1893, que utilizou gordura autóloga para correção de cicatrizes extensas geradas por ferimentos de guerra. Logo depois, em 1899, Robert Gersuny pensou na parafina como um material para a mesma finalidade e esse produ-

to passou a ser utilizado durante anos na face e em algumas regiões do corpo, até que sérias complicações fossem associadas ao seu emprego.

O silicone foi outro produto que se popularizou, sendo amplamente utilizado para preenchimentos faciais e volumização corporal. Introduzido para esse propósito em 1965 por Thomas Rues, teve seu uso proibido para preenchimentos cutâneos em 1976 pelo Food and Drug Administration (FDA) em decorrência das complicações descritas. Infelizmente, eventualmente ainda há pacientes que o utilizam, sobretudo pela possibilidade de fácil obtenção de fontes não médicas (silicone industrial) e, não raro, evoluem com complicações tardias.

Dentre os preenchedores permanentes, destaca-se o polimetilmetacrilato (PMMA) como um dos mais amplamente utilizados há mais de 30 anos.

Ao final da década de 1970 e início dos anos 1980, a partir da publicação dos estudos de Terry Knapp, foi aprovado o uso do colágeno bovino como preenchedor, tornando-se um marco como um dos produtos padrão-ouro para essa finalidade por mais de duas décadas pela segurança e pela consistência dos resultados, apesar da curta duração.

Provavelmente o maior destaque a partir do final da década de 1990 tenha sido o desenvolvimeto do ácido hialurônico (AH) por Michael Olenius, já que esse material tem sem mostrado, até hoje, o preenchedor que mais se aproxima do ideal.

CIRURGIA DERMATOLÓGICA INTERMEDIÁRIA

Substâncias como o ácido L-polilático (PLLA), aprovado para uso em 1999 na Europa, e a hidroxiapatita de cálcio (CaHa), em 2004 nos EUA, vieram agregar-se a esse grande arsenal terapêutico. Inicialmente aprovados para tratamento da lipodistrofia associada ao HIV, hoje também são liberados para preenchimento facial e bioestimulação de colágeno em pacientes imunocompetentes.

Atualmente, os implantes alogênicos de colágeno (origem humana) têm sido utilizado com resultados clínicos variáveis, e pesquisas têm sido conduzidas para avaliar a eficácia das células-tronco e dos fatores de crescimento como preenchedores faciais.

Com frequência, novos materias, como o dextranômero e o polietilenoglicol (PEG), são disponibilizados no mercado, mas a busca pelo produto ideal que associe baixo custo, excelentes resultados clínicos, boa durabilidade e ausência de efeitos adversos continua.

Classificação

A maneira mais tradicional e consensual de classificar os preenchedores é por seu tempo de degradação. Utilizando-se esse critério, podemos classificá-los em temporários (absorvíveis) ou permanentes (não absorvíveis).

Dentre os materias atualmente ultilizados, a gordura autóloga foge à classificação partindo-se desse parâmetro, uma vez que é impossível prever o tempo de absorção desse material após implantado.

Podemos pensar em formas alternativas de classificação dos preenchedores como, por exemplo, segundo a origem da matéria-prima e o mecanismo de ação (Tabela 26.1.1).

Produtos cuja manufatura é realizada a partir de matéria-prima de origem animal apresentam maior risco de causar reações de sensibilidade, ao passo que materiais produzidos sinteticamente com estrutura química biocompatível tendem a produzir menos reações imunológicas.

Por suas características físico-químicas e biológicas o material pode agir causando volumização imediata ou provocar reação tecidual que resultará em neocolagênese e será a base para a resposta clínica a médio prazo.

Alguns materiais têm ainda duplo mecanismo de ação promovendo preenchimento imediato e estimulando a formação de colágeno. Nesses casos, a volumização ocorre consequente ao veículo carreador no qual o material é transportado, como se observa com a CaHa e o PMMA.

Quanto à resposta clínica, vale ressaltar que um mesmo material pode ter diferentes respostas clínicas em função de variações nas características reológicas (como viscosidade e elasticidade) de suas apresentações comerciais e até mesmo da quantidade de produto injetada. Um exemplo é o AH, que pode agir como regenerador da hidratação dérmica ou como volumizador, dependendo do seu processo de manufatura.

Indicações

Ainda que não exista o preenchedor ideal, a variedade de materiais disponíveis permite adequar cada produto a uma determinada indicação, possibilitando a obtenção dos melhores resultados.

Entretanto, é preciso que haja uma metodologia precisa que vai desde a indicação correta até a escolha do preenchedor adequado, passando por todo o preparo pré-procedimento e orientações após a intervenção.

Para obtenção dos melhores resultados, é preciso ter a compreensão exata de qual paciente se beneficiará de que produto e em quais regiões anatômicas, além de estarmos aptos para executar a melhor técnica de injeção possível para cada região. Enfim, é preciso saber em quem, quando, o que, onde e como, nessa ordem.

Avaliação do paciente

A partir de estudos com dissecção de cadáveres e estudos para avaliação da reabsorsão osséa mediante exames de imagem foi possível compreender melhor as bases anatômicas do envelhecimento facial. Observou-se, então, que a perda de volume, clinicamente manifestada por sulcos e depressões, era resultado da reabsorção óssea e do deslocamento de compartimentos de gordura, a base de sustentação da pele.

O conhecimento mais profundo da anatomia facial, com a compreensão do papel desses compartimentos de gordura e do sistema músculo-aponeurótico superficial (SMAS), proporcionou uma mudança de paradigma na abordagem dos pacientes (Figura 26.1.1).

Tabela 26.1.1

CLASSIFICAÇÃO DOS PREENCHEDORES

Quanto à Duração

Absorvíveis

Curta duração (6 a 12 meses)	Colágeno Ácido hialurônico
Longa duração (12 a 24 meses)	Ácido L-polilático Hidroxiapatita de cálcio Dextranômero Polietilenoglicol

Não absorvíveis

Polimetilmetacrilato Gel de poliacrilamida Silicone	Parafina Poli-hidroxidoetilmetacrilato Polivinilpirrolidona

Quanto à Natureza da Matéria-prima

Origem biológica

Animal	Colágeno bovino Colágeno suíno Ácido hialurônico de crista de galo
Humana	Gordura autóloga Colágeno autólogo

Origem sintética

Com componente biológico	Ácido hialurônico Artecoll® (polimetilmetacrilato + colágeno suíno) Dextranômero + ácido hialurônico
Sem componente biológico	Hidroxiapatita de cálcio Ácido L-polilático Polimetilmetacrilato Polietilenoglicol

Quanto ao Mecanismo de Ação

Preenchedores imediatos	Colágeno Gordura autóloga Ácido hialurônico
Preenchedores imediatos com bioestimulação	Colágeno autólogo Hidroxiapatita de cálcio Polimetilmetacrilato
Bioestimuladores	Ácido L-polilático
Regeneradores da hidradatação com ou sem bioestimulação	Ácido hialurônico de baixa densidade com ou sem *cross-linking*

Fonte: Barbara Uzel, 2016.

■ Preenchimentos – Classificação, Indicações, Limitações e Riscos da Utilização dos Preenchedores

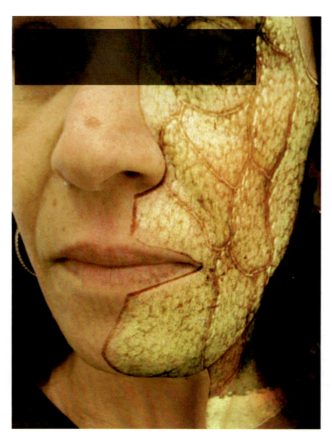

Figura 26.1.1 – *Compartimentos de gordura da face. (Ilustração: Sávio Marques.)*

A avaliação tridimensional da face, localizando os pontos de perda de volume e os deslocamento dos coxins de gordura superficiais e profundos, é fundamental para a escolha dos produtos e a determinação do seu plano de aplicação: profundo, superficial ou ambos (Figura 26.1.2).

Para melhor indicar o procedimento, é imprescindível analisar a face do paciente nas posições frontal, lateral e oblíquas, compartilhando seus achados com ele, com a ajuda de um espelho ou de fotografias (Figura 26.1.3).

Classificar o grau de fotoenvelhecimento do paciente, utilizando a escala de Glogau e considerar as características étnicas e relacionadas com o gênero também faz parte da avliação. A identificação de assimetrias e avaliação da arcada dentária é essencial para definir a abordagem terapêutica e algumas vezes ajuda limitar as expectativas de resultado do paciente.

Além de contribuir para a definição do procedimento exato, o conhecimento da anatomia é fundamental para evitar uma abordagem ousada muito próxima a áreas de risco da face, sítios de vascularização e inervação nobres, o que pode gerar complicações desastrosas.

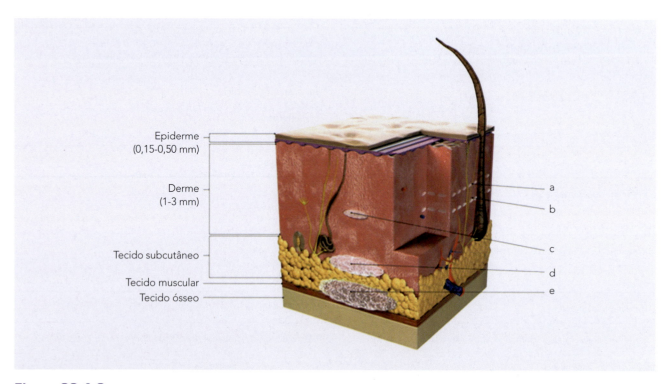

Figura 26.1.2 – *Planos de aplicação dos preenchedores: a) derme superficial, b) derme média, c) derme profunda, d) subderme, e) supraperiostal. (Fonte: cortesia Galderma.)*

PREENCHIMENTOS – CLASSIFICAÇÃO, INDICAÇÕES, LIMITAÇÕES E RISCOS DA UTILIZAÇÃO DOS PREENCHEDORES ■

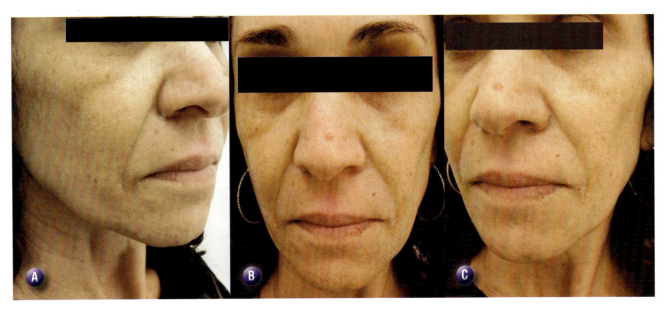

Figura 26.1.3 – *Paciente fotografada em posições frontal* **(A)** *e oblíquas esquerda* **(B)** *e direita* **(C)**. *(Fonte: Barbara Uzel.)*

Escolha do preenchedor

Características reológicas – viscosidade, elasticidade, densidade, maleabilidade

O conhecimento das propriedades físico-químicas e do comportamento biológico dos diversos materiais é imperativo para a indicação adequada do melhor produto para cada área a ser tratada.

O comportamento biológico do produto é mensurado pela sua interação com o tecido em que foi implantado e pelas reações fisiológicas e/ou patológicas observadas a partir dessa interação. Todos os preenchedores irão causar uma reação inflamatória inicial no sítio de implante, em maior ou menor grau e é possível identificar cada preenchedor pelo exame histopatológico por suas características específicas.

Podemos indicar materiais com características físico-químicas distintas de acordo a demanda do paciente e da região tratada: mais densos para volumização, mais resistentes à deformidade para tratamento de áreas de maior movimentação, mais fluidos para tratamento de rugas finas e assim por diante.

Recentemente, estudos têm sido publicados avaliando as propriedades reológicas de alguns materiais como AH e CaHa.

De modo simplificado, a firmeza de um produto, ou seja, sua capacidade de resistir à deformação quando sofre pressão externa é determinada pela elasticidade (*modulus elastico* – G'), quanto maior o G' maior a resistência do produto. Na prática, isso se diz respeito a produtos com maior capacidade de volumização de elevação (efeito *lift*).

Outra característica importante é a fluidez do material, medida pela sua viscosidade (complexo viscoso) e, na prática, percebida pela força que precisamos imprimir ao êmbolo da seringa para extrusão do produto durante sua aplicação (quando utilizamos agulha de gauge adequado). De modo geral, quanto menor a viscosidade, maior a espalhabilidade do material.

As características reológicas de um produto são o reflexo de seu processo de produção e das suas especificidades físico-químicas, como tamanho e quantidade de partículas, número e tipo de *cross-link*, entre outros.

Embora o conhecimento das propriedades reológicas seja de grande auxílio na escolha do produto, convém lembrar que a correlação entre as propriedades *in vitro* e os resultados clínicos não é absoluta, já que o efeito cosmético obtido também é consequência de fatores relacionados com a escolha do paciente, com o produto e com a técnica de injeção.

Quantidade de produto

Uma dúvida frequente é a quantidade de produto que precisaremos utilizar.

Obviamente essa quantidade irá depender da região anatômica, do grau de envelhecimento, do

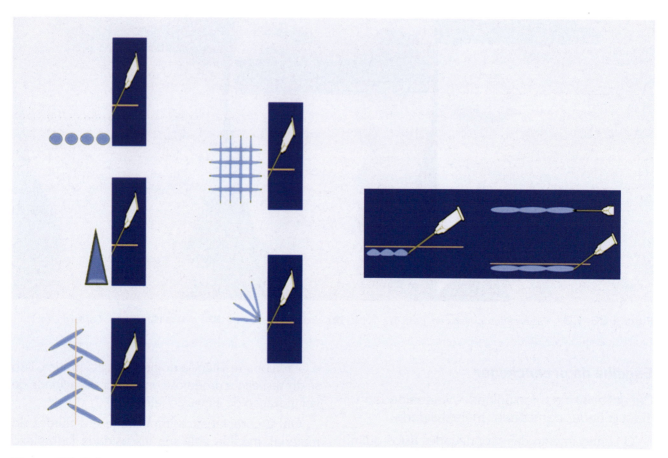

Figura 26.1.4 – *Técnicas de aplicação de cima para baixo: em* microbolus, *técnica da "torre", em "samambaia", técnica cruzada, em "leque" e, ao lado, injeção linear curta e longa. (Fonte: cortesia Galderma.)*

preenchedor que foi escolhido e da técnica empregada. A execução correta do procedimento, ou seja, o domínio da técnica, influenciará no gasto do produto e no resultado obtido (Figura 26.1.4).

Em geral, se a indicação do procedimento foi correta e a escolha do produto adequada, provavelmente serão gastas, em média, duas ampolas de preenchedor, muitas vezes de diferentes densidades, em regiões anatômicas distintas.

Entretanto, há vários estudos demonstrando a segurança na aplicação de grandes volumes de preenchedores como AH, CaHa e PLLA para remodelamento ou revolumização facial.

O volume ideal é aquele suficiente para que o paciente perceba a correção do defeito que o incomodava sem gerar resultados artificiais. Hipercorreções devem ser evitadas.

Na nossa avaliação, é sempre melhor indicar menores volumes e complementar o tratamento em sessões subsequentes do que fazer grandes volumes em uma única sessão.

Planejar uma reestruturação da área a ser tratada em um programa de rejuvenescimento a médio prazo é uma estratégia que viabiliza alcançar resultados naturais, considerando também os aspectos orçamentários, o que possibilita a inclusão de tratamentos combinados.

Dicas importantes

- A indicação do produto deve levar em conta a avaliação tridimensional da face e as características reológicas do produto.
- Avaliar o paciente nas posições frontal, lateral e oblíqua é fundamental para definir zonas de sombra e perda de volume.
- Levar em consideração a avaliação odontológica e lembrar-se das diferenças étnicas e de gênero.
- A avaliação conjunta com o paciente ajuda a orientá-lo quanto à melhor abordagem terapêutica e eleva os índices de satisfação.
- A técnica de aplicação pode influenciar na quantidade de produto que iremos utilizar.
- Evitar tratar pacientes com fotoenvelhecimento e flacidez acentuados.

Principais indicações

As principais indicações dos preenchedores cutâneos são (Figura 26.1.5):

- Tratamento de sulcos e rugas superficiais, médias e profundas.
- Reposição de volume e redefinição do contorno da face.
- Tratamento de cicatrizes atróficas.
- Tratamento de cicatrizes de acne.
- Tratamento de distrofia ginoide (celulite).
- Possível correção de assimetrias e depressões causadas por patologias genéticas ou adquiridas.
- Tratamento da lipoatrofia associada ao HIV/AIDS.

A restruturação dérmica com hidratação profunda da derme e melhora da elastose é outro conceito terapêutico recente associado a alguns materiais.

A seguir serão detalhadas as principais indicações por região anatômica.

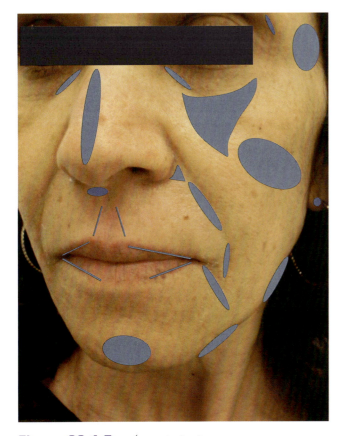

Figura 26.1.5 – *Áreas indicadas para tratamento com preenchedores cutâneos. (Fonte: Barbara Uzel.)*

Terço superior da face

- **Região frontal:** o tratamento das linhas frontais deve ser realizado com produtos de baixa viscosidade, mas que possam resistir à tensão exercida pela atividade do músculo frontal. A aplicação pode ser linear, no sentido das rugas e/ou perpendicular a elas. O AH de baixa viscoelasticidade reticulado tem sido o produto de escolha para essa região.

- **Glabela:** considerada uma região de grande risco para preenchimento cutâneo pelos relatos de efeitos adversos graves como necrose e amaurose. A utilização de produtos temporários, de baixa viscosidade, que possibilitem injeções mais superficiais pode minimizar tais riscos.

  Os ácidos hialurônicos monofásicos polidessificados com baixa viscoelasticidade e os *skinboosters* (AH reticulado de baixa densidade) são a melhor opção para essa indicação e é fundamental informar o paciente sobre os riscos.

- **Supercílio:** a elevação da cauda da sobrancelha (*browlift*) pode contribuir de modo significativo para o rejuvenescimento do terço superior da face. Tem sido descrito o uso de AH de média viscosidade e CaHa, com agulha ou microcânula para o tratamento dessa região. A tração do supercílio para cima e a aplicação no plano supraperiostal no rebordo orbital de pequenas quantidades do produto pode evitar que haja um maior peso sobre a pálpebra superior com efeito contrário ao desejado.

- **Região temporal:** a perda de volume na fossa temporal confere um aspecto cadavérico à face, e o tratamento dessa região geralmente restabelece a harmonia ao contorno facial.

  É uma técnica avançada por se tratar de área de risco anatômico na qual passam a artéria temporal e o ramo frontal do nervo facial.

  Existem dois planos seguros para executar o preenchimento dessa região: o plano supraperiostal ou subcutâneo profundo. Deve-se evitar o plano subcutâneo superficial, pois é onde se localiza o plexo nervoso.

  É interessante observar que em pacientes com indicação para tratamento concomitante da hipertrofia de masseter com toxina botulínica, o preenchimento da fossa temporal deve ser feito *a posteriori*, pois pode haver hipertrofia compensatória do músculo temporal após o tratamento com a toxina, dispensando ou minimizando a necessidade do preenchimento.

Os produtos mais indicados para essa região são o AH de média e alta viscosidade, a CaHa e o PLLA.

Deve-se considerar o uso de microcânulas para maior segurança, sobretudo para aqueles com pouca experiência em técnicas mais avançadas.

Terço médio da face

O terço médio da face é a região que concentra as mais perceptíveis alterações associadas ao envelhecimento facial e, consequentemente, na qual será possível observar o maior impacto do tratamento (Figura 26.1.6).

A perda de volume e o deslocamento dos coxins de gordura ocular suborbicular lateral e medial (*suborbicularis oculi fat* [SOOF]), dos coxins infraorbitais, dos coxins de gordura da bochecha e da gordura nasolabial (que compõem o coxim de gordura malar) estão associados ao tradicional aspecto de triângulo invertido ou a quadralização da face adquirida pelo envelhecimento.

◆ **Região malar:** o tratamento da região malar pode acarretar grande impacto no remodelamento facial uma vez que a restauração do volume dessa região poderá elevar todo o terço médio, com consequente melhora do sulco nasogeniano (Figura 26.1.7).

Quando houver indicação, essa deve ser a primeira região tratada.

Para promover a volumização dessa área e o efeito de elevação desejados, é necessário o uso de susbstância com alta viscosidade e alta resistência à deformidade. Entretanto, para um resultado natural, o produto também precisa ser maleável, sem promover um aspecto endurecido à região.

Ácido hialurônico de maior viscosidade, CaHa, dextranômero, microesferas de PEG e PLLA têm sido descritos para tratamento dessa área. O PMMA e a gordura autóloga também têm sido utilizados (Figura 26.1.8).

O plano de aplicação do produto pode ser subdérmico ou supraperiostal, com agulha ou microcânula, dependendo do produto utilizado e da habilidade do aplicador.

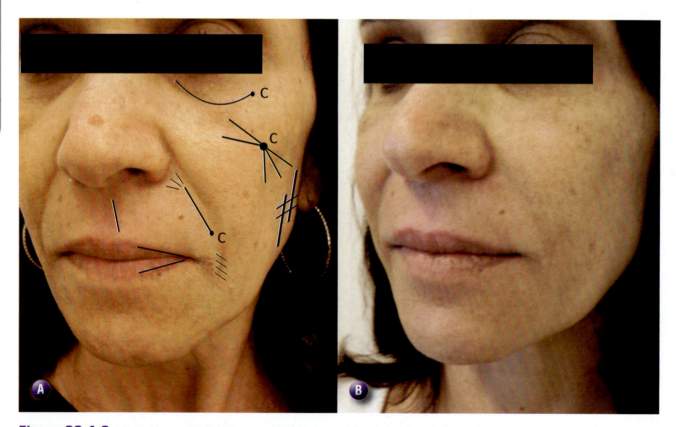

Figura 26.1.6 – *Tratamento global da face com AH de alta, média e baixa densidades, utilizando microcânula (C) e agulha. Imagens antes (A) e após o tratamento com total de 4 mL do produto (B). (Fonte: Barbara Uzel.)*

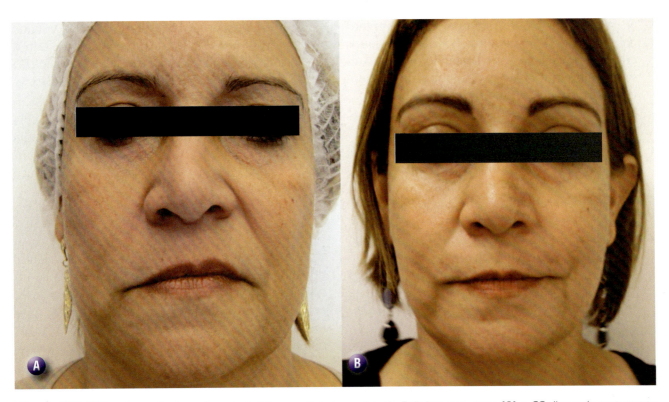

Figura 26.1.7 – *Correção de assimetria facial secundária à paralisia de Bell. Imagens antes* **(A)** *e 30 dias após tratamento* **(B)**. *Correção da região malar feita com 2 mL de AH de média densidade no lado afetado associado à toxina botulínica. (Fonte: Barbara Uzel.)*

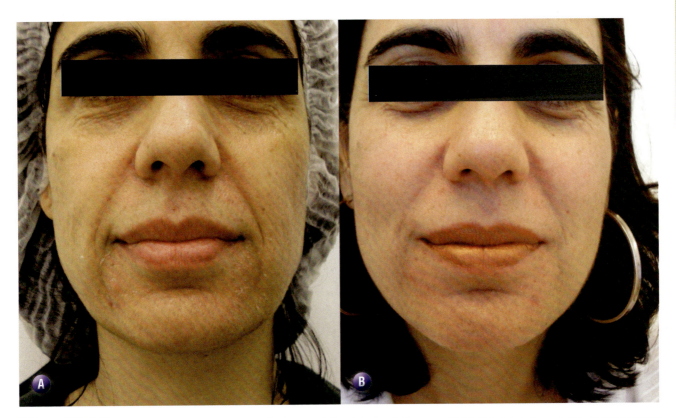

Figura 26.1.8 – *Tratamento da fossa temporal, terços médio e inferior da face com PLLA. Total de três ampolas. Imagens antes* **(A)** *e 6 meses após o tratamento* **(B)**. *(Fonte: Barbara Uzel.)*

- **Sulcos nasolacrimal e nasojugal:** o preenchimento dessa região deve obedecer a alguns critérios importantes, apresentando melhores resultados em pacientes jovens, que não apresentem flacidez nem bolsas palpebrais relevantes.

  Várias técnicas já foram descritas para o tratamento dessa região anatômica.

  Apesar do resultado extremamente satisfatório, apurar a técnica é fundamental para evitar efeitos adversos indesejáveis como elevações, alterações do contorno e da pigmentação local, além de complicações vasculares.

  A utilização de microcânulas e de produtos com características reológicas de baixa viscoelasticidade e alta maleabilidade pode ajudar a evitar complicações. O AH é considerado o material de escolha para essa região.

- **Sulco nasogeniano:** o sulco nasogeniano é a região que concentra maior índice de queixa entre os pacientes que buscam o preenchimento facial.

  A correção dessa região pode ser realizada isoladamente em pacientes muito jovens, que não apresentem alterações de volume significativas em outras áreas do terço médio da face, mas, em geral, o tratamento ideal do sulco nasogeniano é feito quando ocorre a correção malar, na concepção do tratamento tridimensional da face.

  O plano de tratamento é dérmico e produtos de viscosidade média em geral são os mais indicados.

- O tratamento da fossa piriforme pode fazer uma grande diferença no resultado final, mas deve-se ter atenção à vascularização dessa região, por onde passa a artéria angular. O uso de microcânula pode evitar riscos de acidentes vasculares nessa área.

- **Nariz:** pequenos defeitos na região do nariz podem ser corrigidos com utilização de produtos de viscosidade intermediária, no dorso e/ou na região da columela, além da ponta do nariz entre as duas cartilagens alares. Pequenos volumes de produto são suficientes para realizar uma correção satisfatória, com agulha ou microcânula.

  Evitar esse procedimento em pacientes previamente submetidos à rinoplastia é uma medida prudente pelo risco aumentado de complicações vasculares consequentes às modificações anatômicas após procedimentos cirúrgicos.

- **Lóbulo das orelhas:** a diminuição de volume de gordura no lóbulo das orelhas, associado à flacidez consequente à tração causada pelo uso de brincos, torna essa região uma área com excelente indicação para uso de preenchedores.

  Ácido hialurônico de média viscosidade e CaHa são os produtos de escolha para essa região, cuja técnica de aplicação em plano dérmico profundo, em leque ou cruzado, utilizando agulha é fácil e de rápida execução.

Terço inferior da face

No terço inferior da face, o tratamento do mento, do sulco pré-jugal e do contorno da mandíbula irá contribuir para o remodelamento do contorno facial ao compensar os deslocamentos dos compartimentos de gordura e a reabsorção óssea características dessa região anatômica.

A associação de produtos de alta viscoelasticidade na reestruturação do mento e contorno mandibular com materiais de viscosidade média nos sulcos pré e pós-jugal pode proporcionar melhores resultados.

Geralmente se utiliza a técnica de aplicação supraperiostal e subdérmica, com agulhas de 22 a 25 G ou microcânulas.

- **Lábios:** o preenchimento dos lábios requer uma técnica refinada e o conhecimento das proporções faciais. Para um efeito natural, o lábio superior deve manter metade a um terço da espessura do lábio inferior, evitando a formação do "bico de pato". O preenchimento em mulheres de mais idade deve respeitar as limitações relativas à idade.

  Como o músculo orbicular dos lábios confere movimentação intensa de caráter esfincteriano à região, deve-se optar por produtos que tenham boa resistência à deformidade, mas com menor grau de firmeza para que se obtenha um resultado natural.

  O AH é o produto de escolha para lábios e existem apresentações comerciais com propriedades reológicas específicas para essa região (Figura 26.1.9).

  As rugas periorais devem ser tratadas com produtos de baixa viscoelasticidade. Produtos que promovem hidratação profunda e reestruturação dérmica a médio prazo são preferíveis.

PREENCHIMENTOS – CLASSIFICAÇÃO, INDICAÇÕES, LIMITAÇÕES E RISCOS DA UTILIZAÇÃO DOS PREENCHEDORES

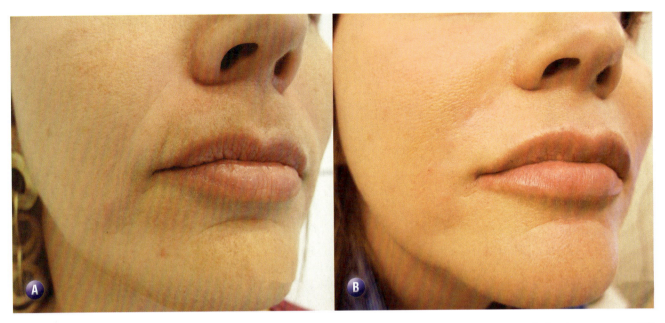

Figura 26.1.9 – *Preenchimento de lábios com AH de média densidade específico para essa região anatômica. Imagens antes* **(A)** *e 10 dias após o procedimento* **(B)**. *(Fonte: Barbara Uzel.)*

Preenchimento extrafacial

A possibilidade de tratamento dos sinais de envelhecimento cutâneo com preenchedores não se limita à face.

Pescoço, colo, mãos, braços, cotovelos, joelhos, região periumbilical, face interna das coxas e região glútea são áreas que têm recebido crescente atenção de médicos e pacientes.

Para regiões anatômicas de pele fina, com estreita camada de tecido subcutâneo indica-se, prefencialmente, o tratamento com produtos fluidos, de baixa viscosidade. Assim, o AH de baixa densidade, como *skinboosters* e o PLLA estão bem indicados, com protocolos de tratamento que conteplam cerca de três sessões, com intervalo de 4 a 6 semanas entre elas. Mais uma vez, o plano correto de aplicação (derme profunda e subderme) é fundamental para evitar complicações de longa duração como formação de pápulas (Figura 26.1.10).

O preenchimento das mãos deve ser avaliado de acordo com a escala de envelhecimento que analisa desde o fotoenvelhecimento até a perda volumétrica com visualização de vasos e tendões.

Além da restauração da hidratação com AH de baixa viscosidade, o tratamento das mãos pode ser feito com volumizadores como AH de viscosidade média ou alta, CaHa (que consideramos o produto de escolha para esse fim) e gordura autóloga (Figura 26.1.11). Macrolane® é um AH com tecnologia NASHA (QMed, Upsala, Suécia) que possui grandes partículas de AH, de alta viscosidade, indicado para reposição de grandes volumes corporais em regiões como mamas, glúteos e panturrilhas. O PMMA também já foi descrito para volumização de regiões extrafaciais, como região glútea, apesar do maior risco associado ao uso de grandes volumes de preechedores permanentes.

Dicas importantes

- Como o tratamento do terço médio da face traz maior impacto positivo para o paciente, deve-se começar tratando essa região.
- Para volumização, a escolha de preenchedores com maior viscoelasticidade pode promover resultados mais perceptíveis com menores quantidades de produto.
- Tratamento com materiais exclusivamente bioestimuladores somente apresentarão resultados a médio prazo, por isso convém certificar-se de que seu paciente está consciente dessa proposta terapêutica.
- Preferir a utilização do AH para preenchimento de áreas de risco como glabela, sulco nasolacrimal e lábios pela possibilidade de utilização da hialuronidase.
- Tratamentos combinados elevam o índice de satisfação.

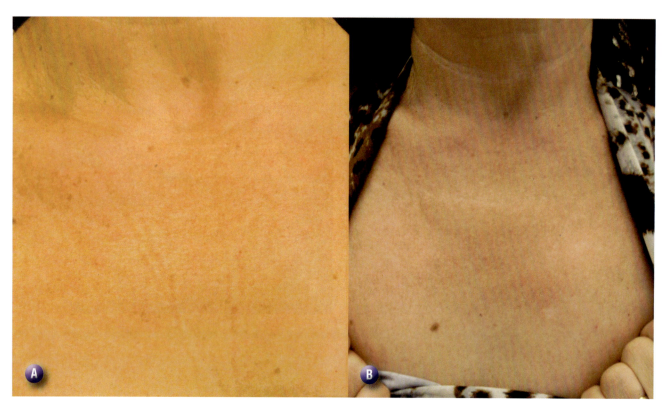

Figura 26.1.10 – *Tratamento do colo com três sessões de AH para hidratação profunda, reticulado (skinbooster). Imagens antes* **(A)** *e 120 dias após tratamento* **(B)**. *(Fonte: Barbara Uzel.)*

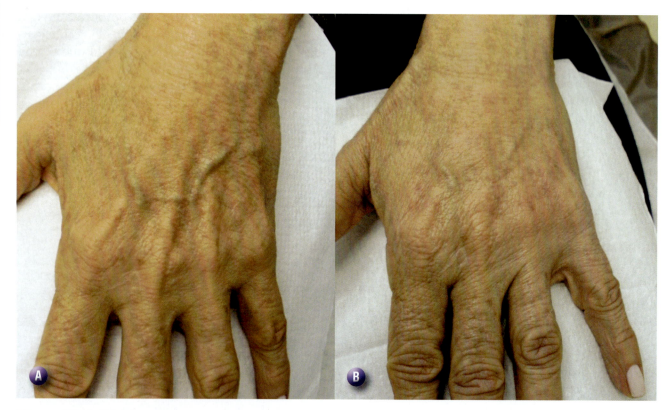

Figura 26.1.11 *Tratamento de mãos com CaHa. Imagens antes* **(A)** *e 30 dias após tratamento* **(B)** *com 0,9 mL em cada mão (1,3 mL diluído em 0,5 mL de lidocaína a 2%). (Fonte: Barbara Uzel.)*

Contraindicações e limitações

As principais contraindicações para o uso de preenchedores cutâneos são:

- Gravidez.
- Doenças autoimunes.
- Doenças do colágeno em atividade.
- Hipersensibilidade aos componentes do produto.
- Tratamentos prévios com preenchedores permanentes e implantes de fios de sustentação.
- Dismorfofobia.
- Doenças infecciosas e inflamatórias em atividade na região a ser tratada

Os pacientes devem ser interrogados quanto a tratamentos dentários recentes e história de infecções de repetição, principalmente da cavidade oral e do trato urinário.

Investigar hábitos de vida também é pertinente. Pacientes com história de etilismo, tabagismo, em dietas restritivas e praticantes de atividade física intensa podem ter menos estímulo à neocolagênese com resultados abaixo do desejável e menor durabilidade do produto injetado.

O questionamento a respeito de tratamentos estéticos realizados previamente é fundamental. Embora preenchedores reabsorvíveis sejam compatíveis entre si, a associação de diferentes materiais em pacientes que já tenham sido tratados com preenchedores não absorvíveis pode resultar em complicações indesejáveis.

Cirurgia facial prévia pode alterar significativamente a anatomia com aumento do risco de complicações vasculares.

A avaliação psicológica do paciente deve ser tão valorizada quanto a clínica. Analisar suas motivações, seu grau de entendimento a respeito do procedimento proposto e suas expectativas quanto aos resultados, poderá fazer a diferença entre um paciente satisfeito ou não.

Pacientes com história de instabilidade emocional por problemas familiares ou profissionais e quadro de depressão descompensada são fortes candidatos à insatisfação e podem gerar sérios problemas para o médico-assistente.

Pacientes que apresentam fotoenvelhecimento acentuado, sobretudo associado à flacidez, são maus candidatos ao procedimento e podem deman-dar tratamentos associados. Explicar ao paciente detalhadamente sobre os benefícios de tratamentos combinados pode ajudar a diminuir a expectativa dos resultados com o preenchimento.

É importante determinar se o paciente irá realmente se beneficiar com o procedimento proposto e tentar evitar os casos em que a correção cirúrgica é a melhor opção. Saber dizer não ao paciente é dever do médico.

Riscos e complicações

Os riscos e as complicações podem estar relacionadas com produto, paciente e/ou técnica utilizada.

Apesar de os preenchedores permanentes estarem mais relacionados com complicações e estas serem mais graves, há relatos de complicações associadas a todos os tipos de preenchedores.

As complicações podem ser classificadas em imediatas, precoces ou tardias, leves, moderadas ou graves e, ainda, temporárias ou permanentes (Tabela 26.1.2).

A técnica de aplicação pode influenciar no índice de complicações. Glogau e Kane observaram que a injeção em leque se associa a um maior risco de hematomas, enquanto o fluxo rápido de injeção e a aplicação de grandes volumes se relacionam com maiores índices de complicações vasculares graves.

A utilização de microcânulas em procedimentos realizados com produtos de maior densidade, principalmente quando implantados em planos mais profundos e em zonas de risco, pode elevar significativamente a margem segurança.

Complicações imediatas e precoces (até 14 dias)

As reações adversas imediatas podem ser leves e previsíveis como dor local, edema, prurido, queimação e equimoses são comuns a todos os preenchedores.

Reações de hipersensibilidade imediata são raras, sobretudo com utilização do AH (0,02 a 0,6%). Quando se utlizam produtos à base de colágeno bovino, o teste de sensibilidade prévio é mandatório.

É importante investigar sobre hipersensibilidade à lidocaína já que alguns produtos contêm essa mistura.

■ PREENCHIMENTOS – CLASSIFICAÇÃO, INDICAÇÕES, LIMITAÇÕES E RISCOS DA UTILIZAÇÃO DOS PREENCHEDORES

Tabela 26.1.2

EFEITOS ADVERSOS

Início Imediato ou Precoce (até 14 dias)	*Início Tardio (após 14 dias)*
Relacionadas com traumatismo local • Eritema • Edema • Dor • Hematoma • Prurido • Parestesia	Nódulos inflamatórios • Infecciosos • Não infecciosos
Infecções • Erupção acneiforme • Infecção bacteriana (no ponto de inoculação) • Herpes simples	Migração do produto
Reação de hipersensibilidade (imediata)	Reação de hipersensibilidade (tardia)
Nódulos por injeção superficial	Granulomas do tipo corpo estranho
Discromias temporárias • Hiperpigmentação • Eritema persistente • Branqueamento	Discromias permanentes • Hiperpigmentação • Hipopgmentação
Oclusão vascular • Arterial • Venosa	Edema persistente
Necrose tecidual	Cicatrizes permanentes
Amaurose	

Adaptada de Dermatologic Surgery, 2005.

Reativação de herpes simples tem sido descrita em associação aos preenchimentos cutâneos, sobretudo na região perioral.

Parestesias, em geral transitórias, podem estar relacionadas com compressão de nervos, sobretudo na volumização do terço médio quando há comprometimento do nervo infraorbitário.

Pápulas e nódulos não inflamatórios que aparecem precocemente quase sempre estão relacionados com aplicação muito superficial do produto (Figura 26.1.12). Já nódulos inflamatórios de aparecimento precoce com flutuação podem significar infecção bacteriana aguda secundária a falhas na assepsia ou contaminação do produto.

As complicações imediatas mais graves e temidas estão relacionadas com os acidentes vasculares por embolização ou compressão arterial e venosa.

Essas complicações estão mais associadas ao preenchimento da glabela e da asa nasal, mas também já foram descritas nos preenchimentos de região periorbitária, sulco nasogeniano e lábios.

Sintomas como dor intensa associada a branqueamento imediato da região podem sinalizar obstrução arterial. Já o edema associado à pigmentação violácea reticulada de início um pouco mais tardio pode indicar uma obstrução venosa.

A amaurose parcial ou total é uma complicação rara já descrita após preenchimento da região glabelar com gordura autóloga, PMMA e colágeno. Pode ocorrer imediatamente após aplicação ou em algumas horas após o procedimento e deve-se à embolização do produto graças a um possível fluxo retrógrado para a artéria retiniana, a partir de um dos ramos distais da artéria oftálmica e suas anastomoses.

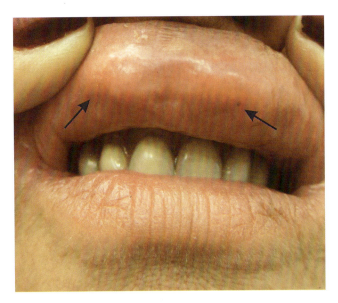

Figura 26.1.12 – *Paciente de 67 anos de idade com nódulos de aparecimento precoce no lábio superior secundários à aplicação superficial de AH. (Fonte: Barbara Uzel.)*

Complicações tardias (após 14 dias)

As principais complicações tardias dos preenchedores cutâneos são os nódulos.

Os nódulos podem ser inflamatórios ou não inflamatórios, visíveis ou apenas palpáveis. Embora seja habitual denominar granuloma toda lesão papulonodular que se forma em consequência do uso de um preenchedor, essa nomenclatura nem sempre está correta, pois a manifestação clínica de uma pápula ou nódulo nem sempre se correlaciona com o achado histopatológico de um granuloma.

A incidência de granulomas do tipo corpo estranho associado a preenchedores é de cerca de 0,01 a 1% e varia de acordo com a natureza do material.

O uso de materiais particulados como PMMA, CaHa e PLLA em áreas de grande mobilidade como lábios aumenta o risco de formação de nódulos não inflamatórios de aparecimento tardio.

Nódulos inflamatórios podem ter etiologia infecciosa, associada e não associadas ou não à presença de biofilme (que costuma apresentar-se com culturas negativas), lembrando os crescentes relatos de infecção por micobacterioses atípicas. A formação de granulomas propriamente ditos, em geral do tipo corpo estranho, é fruto de hipersensibilidade tardia ao produto e costuma aparecer meses a anos após o procedimento.

O diagnóstico correto é fundamental para o manejo adequado da situação, principalmente quando não se tem certeza da origem do produto implantado. Idealmente devem ser realizados exame histopatológico e culturas do material (Figura 26.1.13).

Exames de imagem como ultrassonografia de alta frequência e ressonância nuclear magnética também podem auxiliar na definição da lesão nodular e, eventualmente, até na identificação do material.

Reação de hipersensibilidade tardia com manifestações sistêmicas são raras mas também já foram relatadas. Há relatos de formação de granulomas em pacientes com quadro de hepatite por vírus C, tratados com interferon, que receberam preenchimento com AH.

A migração dos produtos já foi descrita com vários preenchedores. incluindo silicone, PMMA, CaHa e AH.

Discromias e cicatrizes inestéticas permanentes também podem ocorrer.

Manejo das complicações

Reações agudas leves

- Pode-se evitar a dor com o uso de anestésicos tópicos ou bloqueio regional, além da aplicação de gelo.
- Investigar e suspender o uso de medicações que possam aumentar o sangramento como anticoagulantes, anti-inflamatórios não esteroides e vitamina E reduzem o risco de equimoses e hematomas.
- Uso tópico de arnica em gel pode ser útil para o tratamento de equimoses e hematomas.
- Produtos que têm associação com lidocaína na sua composição estão relacionados com menor frequência de edema, prurido e queimação.
- Reações de hipersensibilidades imediata e tardia podem ser tratadas com corticoterapias oral e/ou intralesional.
- Aplicações muito superficiais de AH, com formação de efeito Tyndall, podem ser corrigidas com injeção de 10 a 50 U de hialuronidase no local.
- Em pacientes com história de herpes recidivante, pode-se indicar a profilaxia com antiviral (aciclovir), sobretudo quando se realizam preenchimentos labial e perioral.

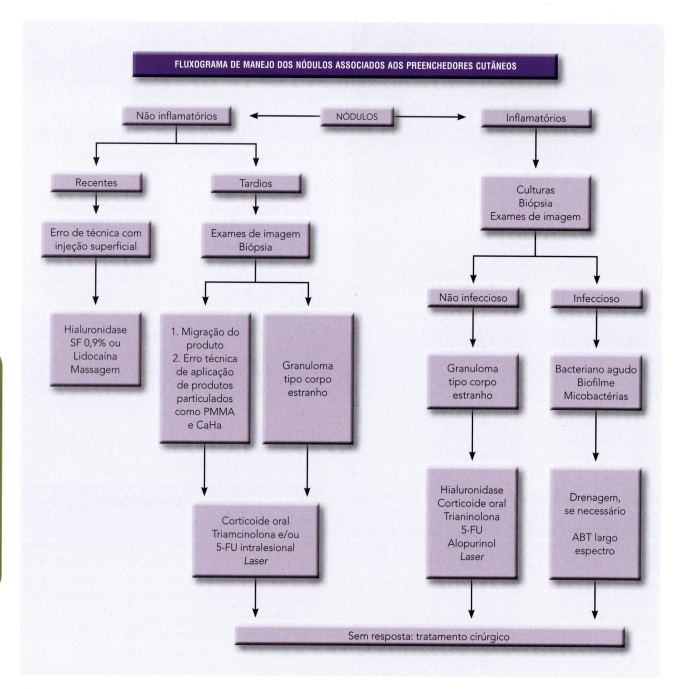

Figura 26.1.13 *Fluxograma de manejo de nódulos e granulomas. (Fonte: Barbara Uzel.)*

Complicações vasculares

- Diagnóstico precoce: convém estar atento aos sinais de oclusão vascular. Se possível, realizar exame de imagem, como angiografia por tomografia computadorizada ou *eco Doppler*, para definir se há embolização ou compressão.
- Interromper a aplicação do produto imediatamente, aplicar compressas mornas e massagear o local.
- Aplicar pasta de nitroglicerina a 2% (Nitropaste®) imediatamente na região afetada e manter a aplicação diariamente até observar restabelecimento do fluxo vascular.
- Usar hialuronidase, na dose de 10 a 50 U, independentemente do preenchedor utilizado, pois foi demonstrado que ela é capaz de reduzir o edema local e age como mediadora dos danos associados ao edema e à necrose por infarto

miocárdico. Raramente pode ocorrer reação à hialuronidase (<1%).

- ◆ Administrar metilprednisolona por via oral se houver edema persistente.
- ◆ Considerar uso de heparina de baixo peso molecular ou ácido acetilsalicílico.
- ◆ Em casos de diagnóstico tardio quando já existem sinais evidentes de necrose tecidual, realizar o manejo da ferida com curativos diários, antibioticoterapia tópica e oral, profilaxia para herpesvírus e oxigenoterapia hiperbárica.
- ◆ Tratamento da cicatriz residual, caso necessário, com *dye laser* e/ou *laser* fracionado.
- ◆ Técnica de aplicação suave, sempre aspirando antes de injetar, aplicando pequenos volumes do preenchedor, com fluxo lento de injeção pode ajudar na prevenção de complicações vasculares.

Granulomas

- ◆ Tentar determinar a etiologia das lesões nodulares mediante exame histopatológico e culturas.
- ◆ Lesões papulonodulares não inflamatórias de aparecimento precoce geralmente são causadas pela aplicação superficial ou por excesso do produto. Tendem a desaparecer (caso associadas a preenchedores temporários) e podem ser tratadas com massagem local, hialuronidase (caso tenha sido por AH), aplicação de solução salina ou corticoide (triancinolona) e/ou 5-fluoracil intralesional.
- ◆ Lesões com alto grau de probabilidade de etiologia infeciosa devem ser tratadas com antibióticos de amplo espectro por 4 a 6 semanas. Ciprofloxacina, claritromicina, minociclina e doxiciclina são alternativas.
- ◆ Culturas negativas não significam ausência de agentes patogênicos, já que biofilme se caracteriza por nódulos inflamatórios com culturas negativas.
- ◆ Se a maior suspeita for granuloma do tipo corpo estranho, deve-se associar hialuronidase, caso o preenchedor utilizado tenha sido o AH, e injeções intralesionais de corticoide e/ou 5-fluoracil a cada 3 semanas até resolução das lesões.
- ◆ Tem sido relatado uso de alopurinol e *laser* fracionado para tratamento de lesões granulomatosas associadas ao PMMA.
- ◆ Para nódulos resistentes ao tratamento preconiza-se a excisão cirúrgica.

Dicas importantes

- • Evitar tratar pacientes que já possuam preenchedores permanentes ou fios de sustentação.
- • Fazer avaliação do perfil psicológico do paciente.
- • A duração dos preenchedores temporários e a neocolagênese podem ser menores em tabagistas, atletas e pacientes em dietas restritivas.
- • Todos os tipos de preenchedores podem causar reações adversas imediatas ou tardias.
- • A utilização de microcânulas reduz o risco de complicações vasculares quando áreas de risco são tratadas.
- • Nódulos não são sinônimos de granulomas. Convém fazer investigação etiológica com biópsia e culturas antes de definir o tratamento.
- • Ter sempre hialuronidase disponível. Ela pode ser útil desde a correção de hipercorreções e efeito Tyndall até o manejo de obstrução vascular por qualquer tipo de preenchedor.

BIBLIOGRAFIA CONSULTADA

1. Coimbra DD. Preenchimento dos sulcos orbital inferior e naso-jugal com ácido hialurônico de baixa concentração: uma nova técnica de aplicação. Surg Cosmet Dermatol. 2010; 2(1):67-70.
2. Dayan SH, Arkins JP, Mathison CC. Management of impending necrosis associated with soft tissue filler. J Drugs Dermatol. 2011; 10(9):1007-12.
3. Funt D, Pavicic T. Dermal fillers in aesthetics: an overview of adverse events and treatment approaches. Clin Cosmet Investig Dermatol. 2013; 6:295-316.
4. Gierloff M et al. The subcutaneous fat compartments in relation to aesthetically important facial folds and rhytides. Plast Reconstr Surg. 2012; 65(10):1292-7.
5. Gilbert E, Andrea Hui A, Waldorf HA. The basic science of dermal fillers: past and present part I: background and mechanisms of action. J Drugs Dermatol. 2012; 11(9): 1059-68.
6. Gilbert E, Hui A, Meehan S, Waldorf HA. The basic science of dermal fillers: past and present part II: adverse effects. J Drugs Dermatol. 2012; 11(9):1069-79.
7. Glogau RG, Kane, MAC. Effect of injection techniques on the rate of local adverse events in patients implanted with nonanimal hyaluronic acid gel dermal fillers. Dermatol Surg. 2008; 34:S105-9.
8. Grippaudo FR, Mattei M. High-frequency sonography of temporary and Permanent dermal fillers. Skin Res Technol. 2010; 16:265-9.
9. Hirsch R, Carruthers J, Carruthers A. Infraorbital hollow treatment by dermal fillers. Dermatol Surg 2007; 33:1116-9.
10. Joshua A, Zeichner JA, Cohen JL. Use of blunt tipped cannulas for soft tissue fillers. J Drugs Dermatol. 2012; 11(1):70.
11. Kim YJ, Choi KS. Bilateral blindness after filler injection. Plast Reconstr Surg. 2013; 131(2):298e-9e.
12. Krueger N et al. The history of aesthetic medicine and surgery. J Drugs Dermatol. 2013; 12(7):737-42.
13. Kühne U, Imhof M. Treatment of the ageing hand with dermal fillers. J Cutan Aesthet Surg. 2012; 5(3):163-9.

14. Ledon JA et al. Inflammatory nodules following soft tissue filler use: a review of causative agents, pathology and treatment options. Am J Clin Dermatol. 2013; 14:401-11.

15. Lorenc ZP, Daro-Kaftan E. optimizing facial rejuvenation outcomes by combining poly-l-lactic acid, hyaluronic acid, calcium hydroxylapatite, and neurotoxins: two case studies. J Drugs Dermatol. 2014; 13(2):191-5.

16. Lowen J C, Maxwell A, Patnaik R. adverse reactions to dermal fillers: review. Dermatol Surg. 2005; 31:1616-25.

17. Luebberding S, Alexiades-Armenakas M. Safety of dermal fillers. J Drugs Dermatol. 2012; 11(9):1053-8.

18. McGuire LK, Hale EK, Godwin LS. Post-filler vascular occlusion: a cautionary tale and emphasis for early intervention. J Drugs Dermatol 2013; 12(10):1181-3.

19. Mercer SE, Kleinerma R, Goldenberg G, Emanuel PO. Histopathologic identification of dermal filler agents.J Drugs Dermatol. 2010; 9(9):1072-8.

20. Muhn C et al. The evolving role of hyaluronic acid fillers for facial volume restoration and contouring: a Canadian overview. Clin Cosmet Investig Dermatol. 2012; 5:147-58.

21. Paul Lorenc PZ. Techniques for the optimization of facial and nonfacial volumization with injectable poly-L-lactic acid. Aesth Plast Surg. 2012; 36:1222-9.

22. Requena L et al. Adverse reactions to injectable soft tissue fillers. J Am Acad Dermatol. 2011; 64(1):1-34.

23. Rodrigues-Barata AR, Camacho-Martínez FM. undesirable effects after treatment with dermal fillers. J Drugs Dermatol. 2013; 12(4):e59-e62.

24. Rzany B et al. Full-face rejuvenation using a range of hyaluronic acid fillers: efficacy, safety, and patient satisfaction over 6 months. Dermatol Surg. 2012; 38:1153-61.

25. Sandoval SE et al. Facial fat compartments: a guide to filler placement. Semin Plast Surg. 2009; 23(4):283-7.

26. Silva MTT, Curi AL. Blindness and total ophthalmoplegia after aesthetic polymethylmethacrylate injection. Arq Neuropsiquiatr. 2004; 62(3-B):873-4.

27. Sundaram H, Voigts B, Beer K, Meland M. Comparison of the rheological properties of viscosity and elasticity in two categories of soft tissue fillers: calcium hydroxylapatite and hyaluronic acid. Derrmatol Surg. 2010; 36: 1859-65.

28. Tamura BM Anatomia da face aplicada aos preenchedores e à toxina botulínica: Parte I. Surg Cosmet Dermatol. 2010; 2(3):195-202.

29. Vedamurthy M, Vedamurthy A, Nischal KC. Dermal fillers: do's and dont's. J Cutan Aesthet Surg. 2010; 3(1):11-5.

Capítulo 26.2

Preenchimento com Hidroxiapatita de Cálcio

Barbara Pontes Cerqueira Uzel

Introdução

Nas últimas décadas, o crescente interesse de médicos e pacientes pelos preenchimentos cutâneos tem fomentado o mercado e a indústria farmacêutica, contribuindo para o surgimento de uma gama de novos produtos.

A análise tridimensional da face com enfoque na restauração do volume estimulou a pesquisa de substâncias que proporcionassem maior capacidade de elevação e volumização, oferecendo maior durabilidade e possibilitando o tratamento da face e das regiões extrafaciais.

Nesse contexto, materiais que já eram empregados em outras áreas da medicina com segurança comprovada começaram a ser utilizados para fins cosméticos, oferecendo resultados bastante satisfatórios.

A hidroxiapatita de cálcio (CaHa) tem se destacado como um material seguro e versátil que proporciona resultados duradouros nos preenchimentos faciais e extrafaciais como mãos.

Neste capítulo serão discutidos os detalhes relacionados com o produto, suas indicações, técnicas de aplicação, limitações de uso e efeitos adversos.

Histórico

A CaHa é um composto mineral inorgânico formado por íons de cálcio e fosfato semelhante ao que é naturalmente encontrado na formação de ossos e dentes humanos. Seu uso data de mais de 20 anos em áreas como ortopedia e odontologia.

Em 2002 foi lançado na Europa com nome de Radiance®, com estudos publicados na área de otorrinolaringologia e urologia.

Os primeiros relatos para uso estético *off label* como preenchedor cutâneo foram publicados em 2004 por Tzikas e Flaharty, mas apenas em 2006, com nome de Radiesse® (Merz Aesthetics, Inc., EUA), teve seu uso aprovado pelo Food and Drug Administration (FDA) para essa finalidade.

Em 2009, o protocolo de diluição do produto com lidocaína a 2% foi aprovado pelo FDA e, no ano seguinte, o produto começou a ser comercializado no Brasil.

Alguns estudos comparativos randomizados, com bons índices de evidência científica, foram realizados desde então. Smith e cols. realizaram um estudo prospectivo randomizado comparando a CaHa ao colágeno humano (Cosmoplast®, Allergan) na correção do sulco nasogeniano e observaram que 79% dos pacientes que receberam Radiesse® apresentavam melhor resposta após 6 meses contra 27% dos que receberam Cosmoplast®, p < 0,001. Em 2007, Moers-Carpi e Tufet realizaram um estudo randomizado *split face*, em que 60 pacientes com idade superior a 18 anos (52 mulheres e 8 homens) receberam tratamento do sulco nasolabial com ácido hialurônico (AH) ou CaHa e observaram que hou-

Preenchimento com Hidroxiapatita de Cálcio

ve melhor resposta em 79% dos pacientes tratados com Radiesse® (Merz Aesthetic, EUA) contra 43% dos que receberam Restylane® (Galderma, Paris, França), com mesmo perfil de efeitos adversos, e utilizando menor volume de CaHa.

Em outro estudo multicêntrico controlado, o Radiesse® foi comparado com dois outros AH (Juvederm® e Juvederm® Ultra, Allergan, e Perlane®, Galderma) demostrando a mesma superioridade na correção do sulco nasolabial após acompanhamento de 12 meses de 205 pacientes. O volume de hidroxiapatita utilizado também foi significativamente menor e o perfil de segurança, semelhante.

Em 2008, Tzinkas publicou uma revisão de casos em que avaliou a eficácia e a segurança do uso do Radiesse® em 1.000 pacientes, homens e mulheres, entre 21 e 85 anos de idade ao longo de mais de 4 anos. Ele tratou várias regiões da face, utilizando principalmente a técnica de retroinjeção com agulha 27 G, observando alto índice de satisfação, resultados persistentes por até 12 meses na maioria dos pacientes e maiores complicações associadas à utilização nas regiões labial e perioral.

Estudos também confirmam que o Radiesse® apresenta excelente perfil de eficácia e segurança para o preenchimento de mãos.

Com uma base científica confiável confirmada a partir de estudos bem conduzidos e após 10 anos de experiência para uso estético com aplicação de mais de 4 milhões de seringas nesse período, a CaHa se firma como uma excelente alternativa como preenchedor cutâneo.

Estrutura química

O Radiesse® é composto por 30% de microesferas de CaHa – $Ca_{10}(PO_4)_6(OH)_2$ – de 25 a 45 μm suspensas em 70% de gel de carboximetilcelulose, além de água estéril e glicerina.

As microesferas de hidroxiapatita são formadas por íons de cálcio e fósforo ligadas por pontes de hidrogênio, semelhantes ao componente mineral de ossos e dentes humanos.

Mecanismo de ação

A CaHa tem duplo mecanismo de ação. O primeiro envolve a volumização imediata proporcionada pela alta viscosidade do composto formado pela combinação entre o gel de carboximetilcelulose e a CaHa. Ao longo de algumas semanas até 3 meses, o gel carreador é absorvido lentamente, à medida que as microesferas de hidroxiapatita irão atuar como uma estrutura compacta que leva à formação de um tecido fibroso com presença discreta de fibroblastos e macrófagos e estímulo à neocolagênese, mantendo resultados clínicos por um período estimado em até 18 meses.

Achados histopatológicos

Estudos histopatológicos inicialmente em animais e posteriormente em humanos demonstraram alguns achados interessantes.

Observou-se que a estrutura esférica e regular das microesferas de hidroxiapatita, quando implantadas na derme profunda, quase não promovem reação do tipo corpo estranho. As microesferas tendem a manter-se compactadas, e no espaço formado entre elas cria-se um discreto tecido fibroso, quase acelular. A indução à formação de colágeno ocorre a longo prazo. Não se observaram formação heterotópica de osso nem migração do produto, tanto em estudos com modelos animais quanto em humanos.

A aplicação do produto nos planos subdérmico e supraperiostal garante a segurança da técnica, já que não existe contato com osteoblastos para posterior estímulo à osteogênese.

A quase ausência de macrófagos na região do implante sugere que o mecanismo de degradação do produto seja mais por via enzimática do que por fagocitose. Provavelmente ocorre a quebra das microesferas em íons de cálcio e fósforo, com mecanismo de excreção natural pelo organismo.

Características reológicas

Em 2010, Sudaram e cols. realizaram um estudo comparando as características reológicas da CaHa com as do AH.

Foram comparadas a viscosidade e a elasticidade do Radiesse®, Perlane®, Restylane® e Restylane® SubQ (Galderma), Juvederm® Ultra, Juvederm® UltraPlus e Juvederm® Voluma (Allergan).

De modo simplificado, a viscosidade diz respeito à espalhabilidade do gel e a elasticidade está relacionada com sua firmeza e capacidade de resistir à deformidade quando submetido a forças externas.

Os autores observaram que a CaHa sem diluição apresentava maior viscoelasticidade que todas as apresentações de AH testadas, o que se traduz clinicamente em maior capacidade de elevação (*lifting*), com menor volume. Entretanto, tal característica torna o produto inadequado para regiões nas quais se deseja utilizar produtos de maior maleabilidade e fluidez, como lábios e região periorbitária.

Quando foram realizados testes com CaHa diluída em lidocaína, conforme protocolo aprovado pelo FDA, a viscosidade (n*) do Radiesse® caiu de 349.830 cPa para 143.100 cPa (a 0,7Hz) e a elasticidade (G') caiu de 1.407 Pa para 554 Pa. Esses valores, apesar de maiores, foram muito próximos aos encontrados nos ácidos hialurônicos considerados de média viscoelasticidade (como Restylane® e Perlane®).

Os autores concluem que a diluição com lidocaína torna o produto muito mais versátil, permitindo seu uso em regiões onde a menor viscoelasticidade é fundamental para obter melhores resultados, como no preenchimento das mãos.

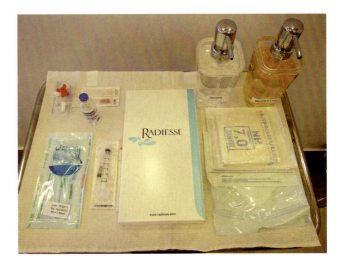

Figura 26.2.1 – *Material utilizado para diluição do produto e material descartável devem ser estéreis para evitar contaminação. (Fonte: Barbara Uzel.)*

Dicas importantes

- CaHa é um material temporário de longa duração, biocompatível que quase não induz reação do tipo corpo estranho.
- O efeito prolongado deve-se à neocolagênese induzida pelo material.
- O produto não diluído tem maior viscosidade que o AH e, após diluição em lidocaína, apresenta viscoelasticidade próxima à do AH de alta densidade.

Indicações e técnicas de aplicação

A CaHa está aprovada para correção do sulco nasogeniano moderado a grave, para tratamento de lipoatrofia associada a HIV/AIDS e para preenchimento das mãos. No entanto, tem sido utilizada de modo *off label* para restauração de volume e remodelamento de outras regiões da face e para preenchimento das mãos.

Atualmente, no Brasil, a hidroxiapatita é comercializada em ampolas de 0,8 mL e 1,5 mL prontas para uso, que podem ser mantidas em temperatura ambiente, com validade de 2 anos enquanto lacradas.

Não recomendamos a armazenagem e o uso de produto excedente após diluição e utilização.

A diluição da CaHa em lidocaína permite que o produto apresente menor viscosidade, melhorando sua espalhabilidade. Na literatura há relatos de diluições que vão desde 0,12 até 2 mL de lidocaína a 2%. Preferimos diluir a apresentação de 1,5 mL em 0,5 mL de lidocaína a 2% sem epinefrina para mãos e em 0,2 mL com ou sem epinefrina para a face.

Utilizando-se um conector tipo *luer-lock*, coloca-se uma seringa de 3 mL com 0,2 a 0,5 mL de lidocaína a 2% de um lado e a seringa de CaHa do outro, realizando-se cerca de 10 movimentos de vaivém até total homogeneização do produto.

Todo material descartável utilizado no procedimento deve ser estéril, principalmente quando se opta pela aplicação com microcânulas (Figura 26.2.1).

A assepsia e a antissepsia da pele devem ser realizadas com solução de clorexidina a 2% ou álcool a 70%. O uso de anestésico tópico 30 a 40 min antes costuma ser suficiente para a realização do procedimento. Em pacientes muito sensíveis pode-se realizar o bloqueio dos nervos infraorbitário e mentoniano.

Avaliação do paciente

A avaliação tridimensional da face, localizando os pontos de perda de volume e os deslocamentos dos coxins de gordura superficiais e profundos, é fundamental para determinação dos pontos de aplicação e da quantidade que será utilizada.

Além de contribuir para a definição da técnica mais adequada, o conhecimento da anatomia é essencial para evitar a abordagem próxima às áreas de risco da face, sítios de vascularização e inervação nobres, que podem evoluir com complicações graves.

A fotografia prévia é útil não apenas para comparação dos resultados após o tratamento, mas também para identificar áreas de sombra e assimetrias prévias, o que possibilita avaliação conjunta entre médico-assistente e paciente.

É interessante marcar as áreas de aplicação, delimitando as zonas de injeção linear e aquelas de aplicação supraperiostal (Figuras 26.2.2 e 26.2.3).

Pacientes com fotoenvelhecimento e flacidez muito acentuados são maus candidatos para preenchimento com CaHa, mas podem beneficiar-se com as associações de tratamentos com *lasers*, *peelings*, radiofrequência monopolar e mesmo outros preenchedores temporários.

A abordagem do paciente deve ser individualizada, levando-se em consideração as diferenças de gênero e proporções ideais das faces masculina e feminina. Convém lembrar que nas mulheres a volumização das regiões malares e zigomáticas pode ser mais generosa, ao contrário do ângulo da mandíbula que pode ser mais valorizado nos homens.

Algumas técnicas de marcação preestabelecidas podem ajudar a determinar as zonas de sombra e os pontos em que devemos evitar a aplicação. Um exemplo são as linhas de Hinderer: duas linhas traçadas, uma partindo do canto externo do olho até canto da boca e a outra linha do centro do trago até o canto nasal. O cruzamento entre essas duas linhas divide o terço médio do rosto em quatro segmentos fundamentais para nortear o preenchimento.

Indicações

Tratamento facial

Terço superior da face

- **Região temporal:** pode ser realizado com agulha de 25 a 27 G no plano supraperiostal ou, preferencialmente, com microcânula 25 G × 50 mm, 0,3 a 0,5 mL por lado com resultados muito satisfatórios.
- **Correção da cauda da sobrancelha:** com agulha de 25 a 27 G, também no plano supraperiostal, utilizando cerca de 0,1 a 0,2 mL do produto de cada lado.

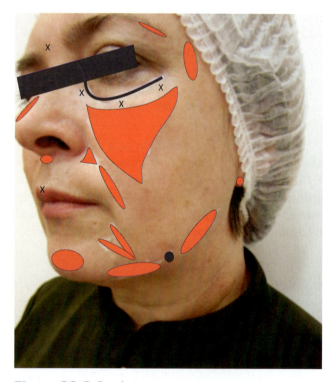

Figura 26.2.2 – *Áreas indicadas para aplicação da CaHa na face marcadas em vermelho. x: áreas contraindicadas CaHa; ponto preto: área de inserção de microcânula para aplicação do produto. (Fonte: Barbara Uzel.)*

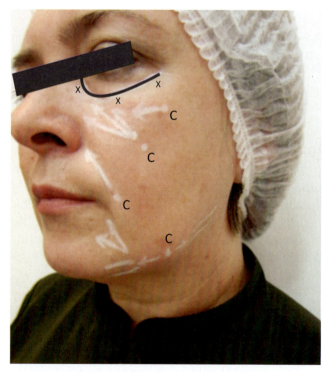

Figura 26.2.3 – *Marcação da face. C: pontos de introdução da microcânula; setas brancas: região para aplicação em retroinjeção linear; x: área na qual o produto não deve ser aplicado. (Fonte: Barbara Uzel.)*

Terço médio da face

- **Regiões malar e zigomática:** pode ser realizada técnica em *microbolus*, 0,3 cc por ponto nas áreas de maior perda volumétrica, com massagem vigorosa para homogeneização do produto, técnica de retroinjeção ou em leque, assim como a combinação entre as técnicas. A utilização de agulha ou microcânula fica a critério do aplicador, de acordo com sua habilidade e intimidade com a técnica. O volume total utilizado será proporcional à necessidade de cada paciente. Em um estudo de 1.000 pacientes, a média de volume total utilizado por Tzinkas foi de 1,9 mL (Figura 26.2.4).

- **Região nasal:** a correção minimamente invasiva de pequenos defeitos do dorso nasal e a elevação da ponta do nariz são procedimentos possíveis utilizando-se alguns preenchedores cutâneos. Em 2008, Siclovan e Jomah publicaram uma série de casos demonstrando excelentes resultados com a utilização de 0,3 a 0,6 mL de CaHa para correção de dorso nasal com agulha 27 G e técnica de retroinjeção supraperiostal, com resultados mantidos no acompanhamento de 12 meses. É muito importante ter cautela em paciente com história prévia de rinoplastia cirúrgica e lembrar que a utilização de microcânula confere maior segurança quanto aos riscos de complicações vasculares.

- **Lóbulo de orelha:** CaHa é uma excelente opção para a correção de lóbulo de orelha. Trata-se de técnica segura e rápida, podendo ser utilizado entre 0,3 e 0,5 mL de CaHa em cada lóbulo, com agulha 27 G, realizando-se retroinjeções cruzadas ou em leque.

Terço inferior da face

- **Sulco melolabial:** também denominado linhas de marionete, é uma região que apresenta ótimos resultados quando tratada com CaHa. Com pequenas quantidades do produto (0,2 a 0,3 mL para cada lado) é possível obter resultados surpreendentes e duradouros. O produto pode ser introduzido por retroinjeção linear ou *microbolus* contínuos. É possível realizar a elevação da comissura labial fazendo-se um *microbolus* no plano subcutâneo, onde se localiza o compartimento de gordura lateral do mento, desde que se respeite uma distância de 0,5 cm do lábio inferior, o que evita a injeção no músculo *orbicular oris* (Figura 26.2.5).

- **Mento:** a aplicação supraperiostal ou subdérmica de cerca de 0,5 cc de CaHa no mento promove volumização adequada dessa região. Podem ser utilizadas agulhas ou microcânulas.

- **Contorno mandibular:** nessa região preferimos a aplicação profunda com microcânulas, distribuindo pequenas quantidades do produto nas regiões de maior perda de definição e realizando massagem para modelar o produto seguindo o contorno ósseo.

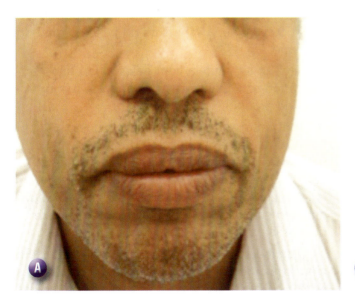 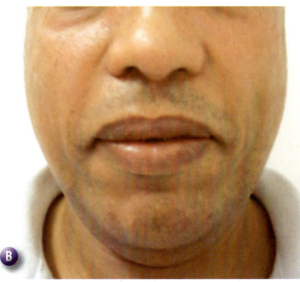

Figura 26.2.4 – *Tratamento do terço médio da face: 2,6 mL em região malar e sulco nasogeniano. Imagens antes* **(A)** *e 6 meses após o tratamento* **(B)**. *(Fonte: Barbara Uzel.)*

■ Preenchimento com Hidroxiapatita de Cálcio

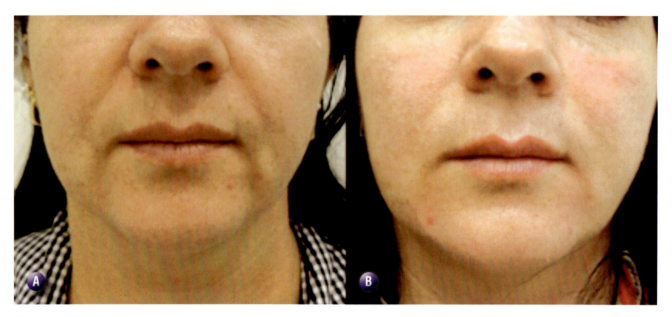

Figura 26.2.5 – *Tratamento dos terços médio e inferior da face: 1,3 mL de CaHa em sulco nasogeniano, região malar e sulco melolabial. Imagens antes* **(A)** *e 12 meses após o tratamento* **(B)**. *(Fonte: Barbara Uzel.)*

Dicas importantes

- Para aplicação facial recomenda-se diluição em 0,2 mL de lidocaína com ou sem epinefrina a 2%.
- O plano de aplicação deve ser: derme profunda, subderme ou supraperiostal.
- O tratamento do sulco melolabial, da região pré-jugal e do mento promove excelentes resultados.
- Deve-se respeitar uma distância de 0,5 cm da comissura labial na correção do sulco melolabial.

Tratamento extrafacial

Mãos

O envelhecimento das mãos, uma queixa cada vez mais frequente entre os pacientes, ocorre em consequência do dano actínico que leva ao aparecimento de alterações pigmentares como melanoses solares, ceratoses actínicas e seborreicas, além de púrpura e perda de gordura subcutânea, o que leva ao aspecto cadavérico, acentuando a visualização dos vasos e tendões.

O tratamento combinado das lesões relacionadas com o fotodano associado à restauração do volume pode promover melhora expressiva do envelhecimento das mãos com altos índices de satisfação.

Consideramos a hidroxiapatita o produto de escolha para restauração do volume das mãos, com vantagens como restauração imediata do volume; sua coloração leitosa ajuda a disfarçar ainda mais os vasos e os tendões do dorso das mãos, estimula a formação de colágeno, o que resulta na melhoria da qualidade da pele a médio prazo, além da rapidez e facilidade da técnica de aplicação associadas a baixo índice de complicações e resultados que podem durar de 9 a 12 meses. Desde 2007, há relatos do uso *off label* desse material para o tratamento das mãos.

Técnica de aplicação nas mãos

Em primeiro lugar, é necessário classificar o grau de envelhecimento das mãos, quantificando-se a perda de volume, a espessura da pele e o grau do fotodano.

Deve-se ter cautela com peles muito finas, aumentando-se a diluição e colocando-se menor volume do produto.

Convém ressaltar para o paciente que o produto promoverá apenas a reposição de volume e a estimulação de colágeno das mãos e que tratamentos complementares como *peelings*, luz pulsada, *lasers* etc. podem ser indicados para complementar o tratamento em casos de fotoenvelhecimento moderado a grave.

O conhecimento da anatomia das mãos também é outro fator importante. O dorso da mão possui três lâminas distintas de gordura subcutânea, separadas por três finas fáscias. Não há estruturas importantes atravessando a lâmina dorsal superficial, porém na lâmina média visualizam-se vasos perfurantes e nervos e na lâmina dorsal profunda, os tendões. A localização ideal para injeção do preenchedor é no plano areolar, entre a fáscia superficial e a gordura subcutânea (lâmina dorsal superficial).

A técnica de aplicação inicialmente proposta consistia na injeção de um *bolus* central de 0,5 a 1 mL do produto em cada mão, no plano subcutâneo com agulha 27 G, seguida de compressão vigorosa do local (que incluía orientar o paciente a sentar-se sobre as mãos por alguns minutos) para melhor distribuição do material injetado. Apesar de extremamente prática, essa técnica não trazia resultados muito naturais.

Em 2009, Marmur e cols. descreveram uma variação dessa técnica realizada em cinco pacientes em que, em vez de um único *bolus* central, eram realizados três a cinco pontos de aplicação subdérmica com agulha 25G, distribuindo 0,3 a 1,0 mL por ponto.

Os limites para a aplicação do material são delimitados medialmente pela prega cutânea formada pela articulação do punho e distalmente pelas articulações metacarpofalangeanas. Alguns aplicadores optam por marcar os vasos e os tendões para injetar entre os espaços por eles delimitados.

O pinçamento e a elevação da pele utilizando o polegar e indicador da mão livre do aplicador pode facilitar a injeção no plano adequado, evitando a aplicação superficial. Entretanto, pode ocorrer injeção em um plano mais profundo que o desejado, depositando o produto na lâmina dorsal profunda ou na fáscia profunda, com maior compressão de vasos e tendões e maior risco de edema prolongado (Figura 26.2.6).

A utilização de microcânula possibilita maiores chances de alcançar o plano ideal de aplicação do produto, conforme sugerido por Bidic em seu estudo sobre anatomia das mãos, um dos motivos pelo qual preferimos essa técnica. Outras vantagens do uso da cânula são a facilidade para distribuição do produto, evitando-se massagens tão vigorosas e a menor frequência de equimoses e hematomas. Com apenas um ou dois pontos de introdução, podem ser utilizadas cânulas de 22 a 25 G e 70 mm de comprimento, distribuindo-se até 1 mL do produto para cada lado (Figuras 26.2.7 a 26.2.9).

> **Dicas importantes**
> - Produto de escolha para preenchimento mãos.
> - Diluição para mãos em 0,5 mL de lidocaína sem adrenalina.
> - Uso de microcânula 25 G × 70 mm permite aplicação no plano correto e melhor distribuição do produto, diminuindo risco de equimoses e hematomas.
> - Pode haver edema persistente (> 2 meses).

Contraindicações

Apesar da descrição do uso da CaHa nos lábios, na goteira lacrimal e na glabela por alguns autores, consideramos tais áreas de extremo risco e não realizamos esses procedimentos. Aplicadores com ampla experiência defendem o uso na goteira lacrimal, já que a coloração esbranquiçada poderia contribuir para o clareamento da região.

O preenchimento com CaHa está contraindicado em gestantes e lactantes, portadores de doenças autoimunes e doenças inflamatórias em atividade no sítio de aplicação.

A associação entre CaHa e outros preenchedores permanentes não é recomendada.

Pacientes com indicação para volumização de mãos mas que apresentam pele muito fina podem não ser bons candidatos para esse produto já que a transparência da pele pode levar a uma coloração amarelada indesejável.

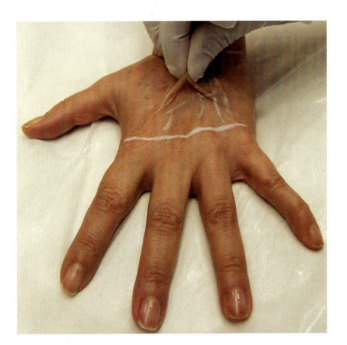

Figura 26.2.6 – *Técnica de aplicação por ponto, com delimitação dos vasos e dos tendões e pinçamento da pele para aplicação no plano subdérmico. (Fonte: Barbara Uzel.)*

■ Preenchimento com Hidroxiapatita de Cálcio

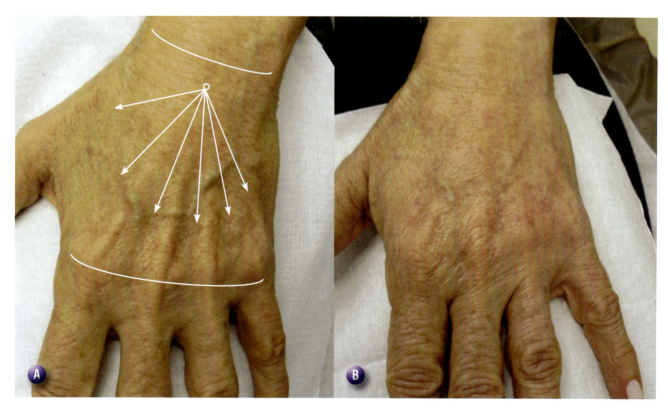

Figura 26.2.7 – **(A-B)** Técnica para aplicação nas mãos: linhas de demarcação dos limites de aplicação proximal e distal. Ponto de inserção da microcânula e setas indicando sentido de distribuição do produto em retroinjeção linear. (Fonte: Barbara Uzel.)

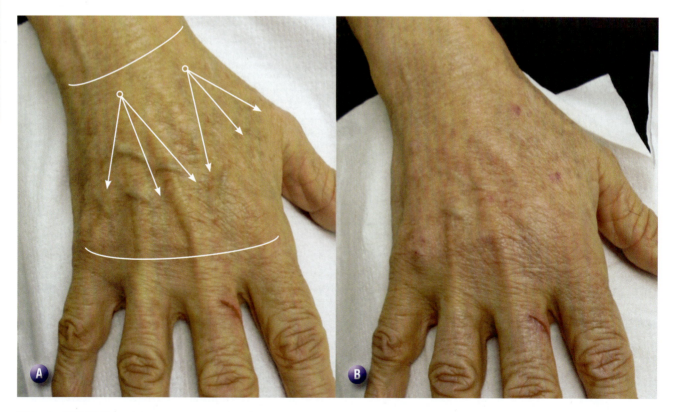

Figura 26.2.8 – **(A-B)** Técnica de aplicação com microcânula com dois pontos de inserção para retroinjeção linear. (Fonte: Barbara Uzel.)

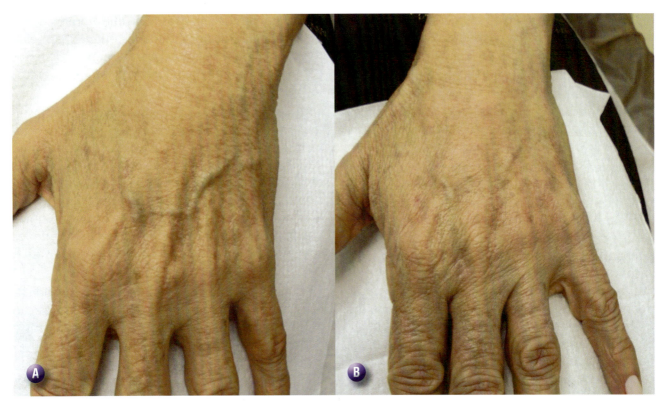

Figura 26.2.9 – Resultado do tratamento com CaHa nas mãos: imagens antes **(A)** e 30 dias após aplicação de 0,8 mL de CaHa de cada lado (após diluição em 0,5 mL de lidocaína a 2%) **(B)**. (Fonte: Barbara Uzel.)

Efeitos adversos e complicações

CaHa apresenta excelente perfil de segurança. Os efeitos adversos imediatos associados a CaHa são semelhantes ao demais preenchedores. Dor, edema, eritema, equimoses e hematomas são relatados frequentemente, mas tendem à resolução espontânea em, no máximo, 2 semanas.

A diluição do material em lidocaína diminui a viscosidade e a força de extrusão do produto, reduzindo a dor e o risco de edema e equimoses.

Estudos histopatológicos demonstram que CaHa gera mínima resposta inflamatória e fibrose, com raríssimos relatos de formação de granuloma do tipo corpo estranho com incidência estimada em 0,01%.

A sobrecorreção deve ser evitada, e formação de pápulas por excesso de produto ou superficialização da aplicação podem ocorrer. A injeção de solução salina associada a massagem vigorosa pode resolver o problema.

Em um estudo com 1.000 pacientes, Tzikas observou um excelente perfil de segurança, sem efeitos adversos graves associados ao produto. Nódulos não inflamatórios foram observados em pacientes tratados nas regiões labial e perioral (5,9%) e foram relacionados com o acúmulo do produto nessas áreas pela movimentação da musculatura oral. A incidência dessa complicação diminuiu à medida que o estudo avançava, sugerindo que o aprimoramento da técnica foi fundamental para melhorar o perfil de segurança.

A migração do produto para mucosa oral e região periorbitária com formação de nódulos também já foi descrita.

O manejo desses nódulos pode ser feito com injeções de soro fisiológico ou triancinolona associadas a massagem. Casos resistentes podem ser tratados com excisão cirúrgica.

Nódulos de aparecimento tardio geralmente associados a sinais inflamatórios, com ou sem dor, são suspeitos de granulomas e devem ser investigados e tratados como tal. A realização de exame histopatológico e o encaminhamento de material para culturas são fundamentais para o manejo adequado das lesões. A conduta terapêutica deve ser semelhante àquela empregada para tratamento de granulomas por outros preenchedores, com ênfase no uso de antibióticos macrolídeos que apresentam atividade anti-inflamatória, corticoide intralesional associado ou não ao 5-fluoracil e excisão da lesão, quando necessário.

Complicações secundárias à obstrução vascular como necrose de glabela e cegueira já foram associados ao uso de CaHa. O manejo deve ser similar ao realizado para oclusão vascular por outros preenchedores, incluindo aplicação de hialuronidase.

Nas mãos, edema persistente e/ou recorrente, que pode durar mais de dois meses, é a complicação mais incomoda. A diluição em menores volumes de lidocaína (0,5 mL) reduz o risco de edema prolongado. Formação de pequenas pápulas endurecidas também já foi relatada e pode ser tratada com aplicação de soro fisiológico ou triancinolona (10 mg/mL) associada à massagem. Dor à movimentação pode persistir por alguns dias após o tratamento das mãos e ser evitada com repouso pós-procedimento. Equimoses são comuns quando se utiliza agulha para aplicação do produto, mas técnica com microcânula é uma excelente alternativa para evitar esse desconforto.

Não há risco de osteogênese nos sítios de aplicação do produto. Embora a CaHa seja radiopaca e passível de ser identificada em exames radiológicos como tomografia computadorizada, ressonância nuclear magnética e, dependendo do volume injetado, radiografia, ela não compromete a interpretação desses exames por apresentar características radiológicas específicas e ser facilmente distinguível dos tecidos adjacentes. Entretanto, é importante comunicar ao paciente a respeito dessa característica do produto.

A insatisfação com os resultados pode ser considerada uma complicação de ordem subjetiva. Convém lembrar que a CaHa é um bioestimulador cujos resultados, embora prolongados, também são dependentes da resposta genético-metabólica de cada paciente. Complementos podem ser necessários dentro de 30 a 60 dias após a primeira aplicação, quando o gel carreador é reabsorvido e há uma tendência à redução do efeito volumizador imediato. Os pacientes devem estar cientes dessa possibilidade quando assinam o termo de consentimento.

Tratamentos combinados

Para obter resultados mais satisfatórios, muitos pacientes têm indicação para associação de múltiplos tratamentos estéticos, seja entre preenchedores com diferentes propriedades que tenham efeito complementar seja com tratamentos distintos como toxina botulínica, *lasers*, *peelings* ou outras tecnologias.

A possibilidade de que essas associações resultem em maiores benefícios ou, ao contrário, possam significar algum grau de prejuízo para um ou vários dos procedimentos executados é objeto de diversos estudos. Lorenc e Daro-Kaftan publicaram o caso em que realizaram a associação entre CaHa, ácido L-polilático, AH e toxina botulínica em dois pacientes, obtendo excelentes resultados sem aumentar o índice de efeitos adversos com a combinação dos tratamentos.

Em uma revisão da literatura, Kenneth avaliou as evidências científicas que dão suporte à associação entre o tratamento com preenchedores cutâneos e outras técnicas utilizadas nos tratamentos de rejuvenescimento. Observou que há estudos corroborando a associação entre CaHa e preenchedores temporários como AH, ácido L-polilático e colágeno. Há um estudo demonstrando que a associação com radiofrequência monopolar, luz intensa pulsada e *laser* não ablativo também é seguro e não afeta os resultados, podendo ser aplicados antes ou mesmo imediatamente depois. Vale ressaltar o número reduzido de pacientes desses estudos.

A associação de CaHa com toxina botulínica e *peelings* superficiais é segura e pode ser realizada no mesmo momento.

Quanto aos procedimentos mais ablativos como dermoabrasão, *peelings* médios e profundos, *lasers* fracionados ablativos e microagulhamento, optamos por realizar primeiro tais procedimento e, após 15 a 30 dias, o preenchimento com CaHa. A mesma conduta está indicada para ultrassom focado.

Dicas importantes

- Os efeitos adversos da CaHa são similares aos de outros preenchedores.
- Não há risco de osteogênese com aplicação nos planos subdérmico e supraperiostal.
- Deve-se evitar aplicação em lábios e região perioral, glabela e região infraorbitária pelo risco de formação de nódulos, migração e complicações vasculares.
- A associação de tratamentos entre CaHa e preenchedores temporários, toxina botulínica, *peelings* superficiais, radiofrequência monopolar e *laser* fracionado não ablativo tem se mostrado segura.

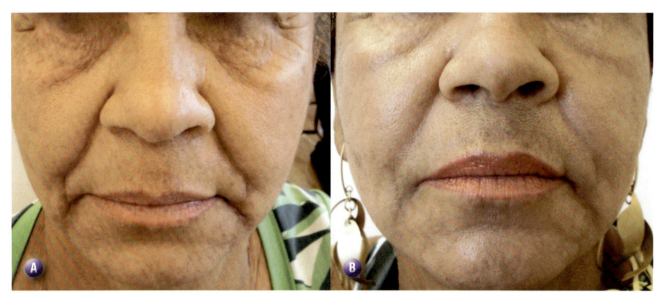

Figura 26.2.10 – Associação de tratamentos: 4,9 mL de CaHa, 60 U de toxina botulínica, duas sessões de laser de CO$_2$ fracionado. Imagens antes **(A)** e 90 dias após o tratamento **(B)**. (Fonte: Barbara Uzel.)

BIBLIOGRAFIA CONSULTADA

1. Berlin AL, Hussain M, Goldberg DJ. Calcium hydroxylapatite filler for facialrejuvenation: a histologic and immunohistochemical analysis. Dermatol Surg. 2008; 34(Suppl 1): S64-7.
2. Bidic SM, Hatef DA, Rohrich RJ. Dorsal hand anatomy relevant to volumetric rejuvenation. Plastic Reconstr Surg. 2010; 126:163-8.
3. Carruthers A, Liebeskind M, Carruthers J, Forster JB. Radiographic and computed tomographic studies of calcium hydroxylapatite for treatment of HIV – associated facial lipoatrophy and correction of nasolabial folds. Dermatol Surg. 2008; 34:S78-84.
4. Coleman KM, Voigts R, DeVore DP, Termin P, Coleman WP 3rd. Neocollagenesis after injection of calcium hydroxylapatite composition in a canine model. Dermatol Surg. 2008; 34(Suppl 1):S53-5.
5. Dayan SH, Arkins JP, Mathison CC. Management of impending necrosis associated with soft tissue filler injections. J Drugs Dermatol. 2011; 10(9):1007-12.
6. Edelson KL. Hand recontouring with calcium hydroxylapatite (Radiesse®). J Cosm Dermatol. 2009; 8:44-51.
7. Emer J, Sundaram H. Aesthetic applications of calcium hydroxylapatite volumizing filler: an evidence-based review and discussion of current concepts (Part 1of 2). J Drugs Dermatol. 2013; 12(12):1345-54.
8. Hevia O. A retrospective review of calcium hydroxylapatite for correction of volume loss in the infraorbital region. Dermatol Surg. 2009; 35:1487-94.
9. Kenneth KR. Combined treatment for skin rejuvenation and soft-tissue augmentation of the aging face. J Drugs Dermatol. 2011; 10(2):125-32.
10. Kim YJ, Choi KS. Bilateral blindness after filler injection. Plast Reconstr Surg. 2013; 131(2):298e-9e.
11. Lemperle G, Morhenn V, Charrier U. Human histology and persistence of various injectable filler substances for soft tissue augmentation. Aesthetic Plast Surg. 2003; 27:354-66.
12. Lorenc ZP, Daro-Kaftan E. Optimizing facial rejuvenation outcomes by combining poly-l-lactic acid, hyaluronic acid, calcium hydroxylapatite, and neurotoxins: two case studies. J Drugs Dermatol. 2014; 13(2):191-5.
13. Luebberding S, Alexiades-Armenakas M. Facial volume augmentation in 2014: overview of different filler options. J Drugs Dermatol. 2013; 12(12):1339-44.
14. Marmur ES, Al Quran H, Earp APS, Yoo JY. A five-patient satisfaction pilot study of calcium hydroxylapatite injection for treatment of aging hands. Dermatol Surg. 2009; 35:1978-84.
15. Moers-Carpi M, Vogt S, Santos BM, Planas J, Vallve SR, Howell DJ. A multicenter, randomized trial comparing calcium hydroxylapatite to two hyaluronic acids for treatment of nasolabial folds. Dermatol Surg. 2007; 33(Suppl 2): S144-51.
16. Pavicic T. Calcium hydroxylapatite filler: an overview of safety and tolerability. J Drugs Dermatol. 2013; 12(9): 996-1002.
17. Siclovan HR, Jomah JA. Injectable calcium hydroxylapatite for correction of nasal bridge deformities. Aesth Plast Surg. 2009; 33:544-8.
18. Smith S, Busso M, McClaren M, Bass LS. A randomized, bilateral, prospective comparison of calcium hydroxylapatite microspheres versus human-based collagen for the correction of nasolabial folds. Dermatol Surg. 2007; 33(Suppl 2):S112-21.

19. Sundaram H, Voigts B, Beer K, Meland M. Comparison of the rheological properties of viscosity and elasticity in two categories of soft tissue fillers: calcium hydroxylapatite and hyaluronic acid. Dermatol Surg. 2010; 36:1859-65.

20. Sung MS, Kim HG, Woo KI, Kim YD. Ocular ischemia and ischemic oculomotor nerve palsy after vascular emboliza-tion of injectable calcium hydroxylapatite filler. Ophthal Plast Reconstr Surg. 2010; 26(4):289-91.

21. Tzikas TL. A 52-month summary of results using cal-cium hydroxylapatite for facial soft tissue augmentation. Dermatol Surg. 2008; 34:S9-15.

Capítulo 27. Microagulhamento em Cirurgia Dermatológica

Microagulhamento em Cirurgia Dermatológica – Melhores Indicações e Técnicas

Capítulo 27.1

Ana Carolina de Souza Machado Igreja

Izelda Maria Carvalho Costa

Mariana Carvalho Costa

O microagulhamento é técnica dermatológica recente que induz a formação de matriz extracelular rica em colágeno e elastina a partir da produção de micropunturas na epiderme e derme. Também chamado de indução percutânea de colágeno (IPC), microagulhamento ou micropunturas, a técnica se utiliza de numerosas e microscópicas perfurações na pele para estimular a neossíntese do colágeno, sem no entanto gerar dano epidérmico considerável.

Em 1995, Desmond Fernandes utilizou-se de agulha 15 G introduzida em várias direções paralelamente à pele sob rítides do lábio superior para seu tratamento e observou melhora. Ciente da necessidade de atingir a derme reticular para induzir a produção adequada de colágeno e elastina, sem no entanto provocar sangramento dérmico excessivo e dano mínimo à epiderme, Desmond elaborou equipamento formado por cilindro rotacional central contendo agulhas de 1 ou 3 mm em espaços regulares. Desde então a técnica vem sendo amplamente estudada e empregada para diversas condições e patologias dermatológicas, com resultados promissores e efeitos adversos pouco frequentes.

Inicialmente descrita para o tratamento de cicatrizes atróficas e rítides, tem uso atual também indicado no tratamento de cicatrizes hipertróficas e queloides, ceratoses actínicas, discromias, estrias e no seu uso mais recente, como facilitadora da penetração de ativos (*drug delivery*) em alopecias e outras patologias.

Equipamento

Para realização das micropunturas utiliza-se dispositivo cilíndrico rolante com diversas microagulhas. O dispositivo clássico, Dermaroller®, apresenta 2 cm de diâmetro e 2 cm de largura, nos quais 192 microagulhas de aço inoxidável, de 0,25 mm de diâmetro e comprimentos variáveis, são dispostas em oito fileiras equidistantes.

A largura do dispositivo, o seu número de agulhas e sua distribuição em fileiras são variáveis com o modelo e o fabricante. Os modelos inicialmente criados por Desmond Fernandes possuíam agulhas de 1 ou 3 mm. Atualmente as agulhas utilizadas possuem 0,5-3 mm de comprimento e 0,25 mm de diâmetro, e são dispostas de forma alinhada ou cruzada.

Os *rollers* disponíveis no mercado possuem agulhas de titânio ou aço inoxidável cirúrgico (Figura 27.1.1), com modelos oferecidos por diferentes marcas, além do originalmente lançado Dermaroller (Dermaroller® MC, Alemanha; MTS-Roller®, China; DTS Beauty Roller®, Coreia; Medical Roll CIT®, África do Sul; DNS Roller®, Inglaterra; dentre outros). Atualmente também encontra-se disponível dispositivo eletrônico cuja penetração e saída das agulhas se faz em ângulo sempre perpendicular à superfície cutânea, sendo a profundidade da penetração regulada pelo operador no próprio aparelho.

CIRURGIA DERMATOLÓGICA INTERMEDIÁRIA

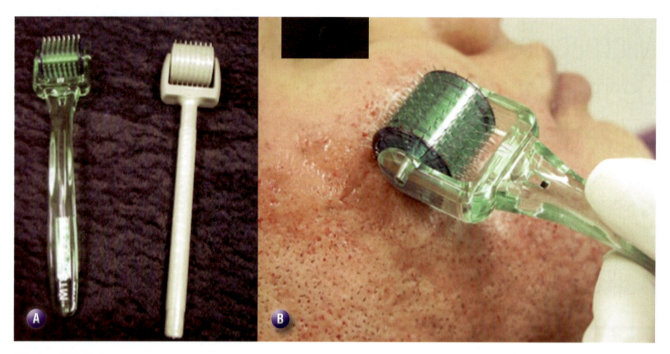

Figura 27.1.1 – *Modelos de dispositivos de microagulhamento* **(A)** *e realização do procedimento – notar o início da formação do orvalho sanguinolento* **(B)**. *(Fonte: Izelda Maria Carvalho Costa e Mariana Carvalho Costa.)*

Mecanismo de ação

Após o microagulhamento, a área tratada segue as fases clássicas da cicatrização, quais sejam: inflamação, proliferação e remodelamento. Tais fases iniciam-se em períodos variáveis e podem coexistir. Embora em processo cicatricial normal, a recuperação cutânea após as micropunturas se dá em menor intervalo de tempo, uma vez que não há dano real significativo à epiderme tratada.

A fase inflamatória inicia-se imediatamente após o procedimento e é marcada por eritema, que perdura por até 48 horas. Nesta fase, plaquetas ativadas liberam fatores quimiotáticos, atraindo neutrófilos, fibroblastos e novas plaquetas aos sítios lesados. Em indivíduos de fototipo baixo (I-III), a intensidade do eritema reduz-se significativamente em até 6 horas após o procedimento. Edema e transudação também ocorrem na fase inflamatória. O uso de emolientes reduz a intensidade e duração do eritema e edema resultantes.

Assim como a inflamatória, a fase proliferativa tem início imediatamente após o procedimento e pode atingir seu pico em até 2 meses. Nessa, neutrófilos serão substituídos por monócitos, fatores de crescimento estimulam adicionalmente a migração e proliferação de fibroblastos e produção de matriz extracelular, e há fagocitose de *debris* celulares. As micropunturas na lâmina lúcida estimulam a migração de ceratinócitos. Cerca de 24 a 48 horas após o microagulhamento, os ceratinócitos proliferam-se e liberam fatores de crescimento promotores da reposição de colágeno pelos fibroblastos. A neoformação de colágeno atinge seu pico em 10 a 12 semanas após o procedimento.

A fase de maturação, realizada principalmente por fibroblastos, caracteriza-se pela interação do colágeno tipo III recém-produzido com a matriz intercelular. A substituição do colágeno tipo III por colágeno tipo I é demorada e persiste por meses. O colágeno neoformado segue em remodelamento nos próximos meses, estando completo em 8 a 12 meses.

A penetração percutânea das microagulhas estimula a angiogênese, neoformação de colágeno e elastina, bem como a multiplicação de células pluripotentes. Ao quebrar as fibras danificadas de colágeno na derme superficial, as microagulhas estimulam a neoformação de fibras colágenas na derme subjacente à área tratada. A produção de elastina também é intensificada quando se atinge com o microagulhamento camadas mais profundas da derme, ocorrendo a partir dessas para camadas mais superficiais.

Os pequenos orifícios produzidos pela técnica têm diâmetro microscópico e são fechados em curto intervalo de tempo, mantendo íntegra a camada córnea da superfície tratada, sem formação de novas cicatrizes.

Desta forma, é a ação mecânica da técnica que induz a remodelação dérmica. Resultados definitivos são observados tardiamente, cerca de 3 a 6 meses após a sessão. Habitualmente várias sessões são necessárias, com espaçamento de 6 a 8 semanas.

Além do clássico desencadeamento do processo de cicatrização de feridas descrito, estudos recentes evidenciaram que ferimentos de até 0,6 mm de profundidade cicatrizam por estimulação eletromagnética celular, sem deixar aparente cicatriz. As microagulhas, preferencialmente de aço cirúrgico, têm esse efeito. A ativação eletromagnética ocorre no raio de 2 a 3 mm da micropuntura, sendo necessárias em média 200 punturas por cm^2 para desencadear a resposta almejada pelo microagulhamento. O campo eletromagnético criado pelas micropunturas repetidas estimula a produção de DNA nas células adjacentes e parece contribuir sobremaneira para a indução percutânea de colágeno.

Indicações

Classicamente, a indução percutânea de colágeno foi indicada para o manejo das cicatrizes atróficas de acne e pós-traumáticas; restauração da firmeza cutânea nos estágios iniciais do envelhecimento facial; rugas finas; estrias; melasma e para homogeneização da superfície cutânea (Figuras 27.1.2 a 27.1.4). Bons resultados têm sido reportados ainda no tratamento de queimaduras, estrias e alopecia androgenética. O microagulhamento também vem sendo utilizado com boa resposta nos eritemas persistentes após exposição repetida ao calor.

Atualmente, as micropunturas têm sido utilizadas para *drug delivery* de substâncias terapêuticas, otimizando o aporte e a deposição de ativos nas camadas mais profundas da pele através dos microcanais produzidos pelo microagulhamento.

Embora a presença de processos infecciosos e inflamatórios ativos seja contraindicação habitual ao procedimento, há relatos atuais de boa resposta em acne leve a moderada, possivelmente pela redução da hiperproliferação de ceratinócitos por ação de metaloproteinases.

Pacientes previamente tratados com terapia fotodinâmica precedida por curetagem das lesões sem resposta mostraram resolução completa de ceratoses actínicas e doença de Bowen quando a terapia fotodinâmica foi realizada sobre a área imediatamente tratada com microagulhamento.

O microagulhamento tem sido usado nas margens de feridas crônicas de difícil cicatrização, estimulando a fase inflamatória de cicatrização, pois restabelece os potenciais elétricos e elícita a eletrotaxia de células epidérmicas, com boas respostas. Por sua ação essencialmente mecânica, associada ao fato do dano mínimo à superfície epidérmica, pode ser utilizado em indivíduos de fototipo elevado com maior perfil de segurança, ao contrário dos demais métodos de *resurfacing* facial, que geram dano térmico e epidérmico intenso.

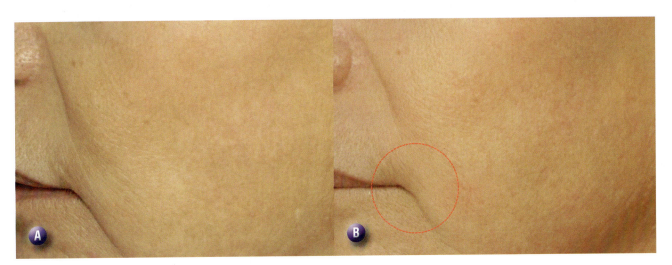

Figura 27.1.2 – *Paciente antes* **(A)** *e 30 dias após* **(B)** *uma sessão de microagulhamento com dispositivo manual de 2 mm para rejuvenescimento. (Fonte: Izelda Maria Carvalho Costa e Mariana Carvalho Costa.)*

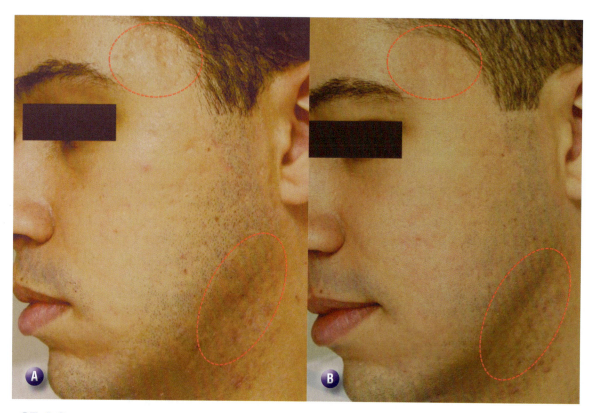

Figura 27.1.3 – *Paciente antes* **(A)** *e 30 dias após* **(B)** *uma sessão de microagulhamento com dispositivo manual de 2 mm para cicatrizes de acne. (Fonte: Izelda Maria Carvalho Costa e Mariana Carvalho Costa.)*

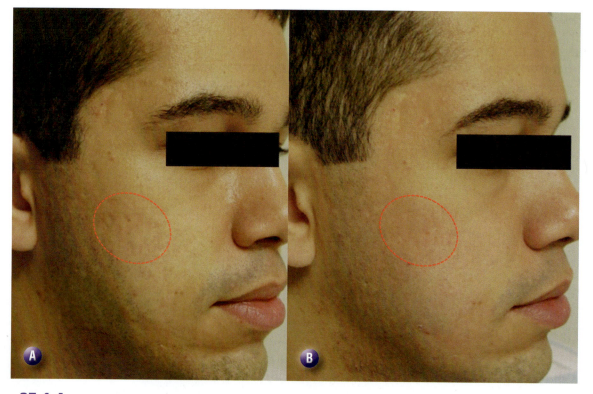

Figura 27.1.4 – *Paciente antes* **(A)** *e 30 dias após* **(B)** *uma sessão de microagulhamento para cicatrizes de acne. (Fonte: Izelda Maria Carvalho Costa e Mariana Carvalho Costa.)*

Embora a indução percutânea de colágeno apresente bom perfil de segurança, micropunturas devem ser evitadas nos pacientes em uso de anticoagulantes orais ou portadores de discrasias sanguíneas. A presença de infecções e lesões inflamatórias ativas nas áreas a serem abordadas também contraindica o procedimento.

Em neoplasias malignas não se deve aplicar micropunturas sob o risco de implantação de células anormais e disseminação pelas microagulhas. O mesmo ocorre com ceratoses actínicas no tratamento com microagulhas isoladamente. Por alterarem e/ou dificultarem a cicatrização normal, quimioterapia, corticoterapia em altas doses, radioterapia e diabetes *mellitus* não controlado também contraindicam o procedimento.

Na prática dos autores, a profilaxia de infecções virais com aciclovir deve ser feita nos pacientes sabidamente portadores de herpes simples. Também é rotina dos autores aguardar 3 meses após o término do tratamento com isotretinoína oral antes de sessões de microagulhamento, preferindo-se inicialmente agulhas de menor comprimento (1 mm).

O preparo da área a ser tratada com retinoides e/ou vitamina C potencializa a resposta à IPC e reduz o tempo de cicatrização, devendo ser iniciada no mínimo 3 semanas antes do procedimento. Pacientes que apresentem fotodano intenso devem idealmente ter a pele preparada com tais ativos por no mínimo 3 meses antes do procedimento.

Técnica cirúrgica

O uso de anestésicos tópicos na área a ser tratada é rotineiro e, na prática dos autores, habitualmente realizado com aplicação de lidocaína 4% em creme (Dermomax®), 30 a 40 minutos antes do microagulhamento, em camada espessa e sem prévia lavagem. O bloqueio troncular dos principais ramos de inervação da face também é frequentemente empregado nas técnicas habituais, devendo em áreas de maior sensibilidade (como regiões malares e dorso nasal) ser complementado por infiltração direta com lidocaína pura, com ou sem vasoconstritor, ou em solução com soro fisiológico. A dose máxima de emprego ambulatorial de lidocaína deve ser respeitada (4,5 mg/kg para lidocaína isoladamente e 7 mg/kg quando associada a vasoconstritor), sendo a diluição do anestésico em soro fisiológico estéril vantajosa, por permitir que maior área seja infiltrada, mantendo-se as doses de segurança. Uma vez permanecido o anestésico tópico em contato por período adequado, procede-se à assepsia de toda a superfície da face ou área a ser tratada com solução de clorexidina. O cirurgião deve ater-se à retirada do anestésico tópico a fim de evitar sua absorção pelos microcanais formados no procedimento.

O dispositivo com microagulhas deve ser aplicado paralelamente à superfície cutânea tratada (Figura 27.1.1), mantendo-se esta sob constante distensão a fim de se evitar trações e fissuras no rolar do equipamento. Os movimentos devem ser feitos em vaivém em várias direções, repetidamente interpostos, desenvolvendo conformação estrelada, mantendo-se pressão constante durante todo o procedimento até que se tenha tratado a superfície uniformemente, garantindo a maior densidade possível de micro-orifícios. Menor pressão deve ser aplicada em áreas com estruturas ósseas superficiais subjacentes, como a fronte e o dorso nasal, evitando-se assim que as microagulhas alcancem o periósteo. Sangramento pontilhado uniforme pode ser observado, a depender da profundidade do microagulhamento, quando a derme papilar é atingida (Figura 27.1.5).

É essencial que, durante todo o procedimento, a mão livre do operador mantenha distendida a área manipulada. Tal conduta a minimiza a percepção álgica, permite melhor abordagem da margem lateral

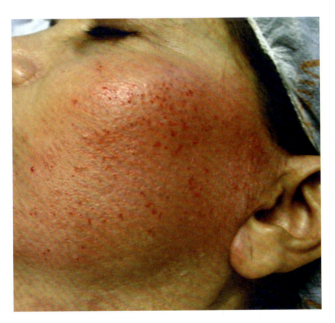

Figura 27.1.5 – *Detalhe do orvalho sanguinolento logo após o procedimento (fotoenvelhecimento). (Fonte: Izelda Maria Carvalho Costa e Mariana Carvalho Costa.)*

e do centro de cicatrizes atróficas, bem como reduz o risco de lacerações.

Utilizando-se o aparelho tradicional (192 microagulhas distribuídas em 15 fileiras similares), 250 micropunturas são esperadas por cm^2 ao final do procedimento adequadamente executado. A depender da pressão empregada *e* do comprimento das microagulhas, eritema, sangramento puntiforme *e* até equimoses devem ser observados ao final do microagulhamento. A profundidade alcançada na pele varia habitualmente de 1,2 a 3 mm, conforme a pressão *e* o equipamento empregados.

Com a utilização de aparelhos eletrônicos atualmente disponíveis, a profundidade *e* angulação das micropunturas são constantes, diferentemente dos dispositivos manuais tradicionais, nos quais as agulhas penetram a pele de forma angulada *e*, com o rolamento, deixam a superfície cutânea em ângulo oposto ao de sua introdução. Tais dispositivos reduzem a chance de lacerações *e* posteriores cicatrizes, oferecendo maior segurança aos operadores inexperientes.

Na região periorbital a passagem do equipamento *deve ser suave para que não sejam formadas equimoses, optando-se preferencialmente por dispositivos com menor número de fileiras de agulhas, que permitem aplicação mais precisa. Mesmo em áreas de pele mais resistente, a aplicação de pressão excessiva durante o procedimento pode gerar lacerações e cortes.*

Findado o procedimento, o cirurgião deve higienizar cuidadosamente toda a área tratada com solução salina a 0,9% para remoção das pequenas crostas hemáticas *e* do exsudato serossanguinolento que se formam ao longo do microagulhamento. A depender do propósito do microagulhamento, antimicrobianos tópicos (preferencialmente mupirocina *e* ácido fusídico) ou vaselina estéril devem ser imediatamente aplicados à pele do paciente. No domicílio, o paciente deverá manter uso de emolientes *e* fotoprotetor não alcoólico nos 7 dias subsequentes ao procedimento. O uso de antimicrobianos não é rotineiramente recomendado no domicílio, uma vez que os micro-orifícios produzidos pelo microagulhamento fecham-se espontaneamente em média 15 minutos após o término do procedimento. Da mesma forma, o uso de curativos oclusivos não se faz necessário.

Para fins de *drug delivery*, outros princípios ativos podem ser aplicados na área tratada logo após sua higienização ao final do microagulhamento. Estudo recente mostrou bons resultados com aplicação de tretinoína 0,05% em creme na área submetida às micropunturas, removida após 30 minutos, sem *efeitos adversos significativos. Também ácido hialurônico em* serum, *vitaminas A, C e E em creme podem ser utilizados.*

No tratamento de ceratoses actínicas *e* doença de Bowen com terapia fotodinâmica, o microagulhamento foi empregado com sucesso em substituição à curetagem, precedendo a aplicação do ácido aminolevulínico *e* posterior exposição ao comprimento de onda terapêutico.

O paciente deverá evitar água excessivamente quente durante o banho, bem como banhos em imersão nos 3 primeiros dias de pós-operatório. A submersão é contraindicada pelo risco de contaminação *e* infecção secundárias. Exposição solar direta *deve ser evitada nos 10 dias subsequentes ao tratamento.*

O tempo despendido no procedimento é variável, *sendo determinado majoritariamente pela tolerância álgica do paciente. O dispositivo utilizado deve ser descartado, sendo formalmente contraindicado por* guidelines *e órgãos de vigilância sanitária seu reaproveitamento, ainda que no mesmo paciente.*

Habitualmente várias sessões são *necessárias. A técnica pode ser repetida dentro de 40 a 60 dias. Ainda não foi estabelecido intervalo ideal entre sessões de microagulhamento. Os resultados obtidos perduram por anos.*

Complicações

Por manter íntegra a superfície epidérmica, causando apenas microperfurações que em poucos minutos são espontaneamente fechadas, a incidência de *efeitos adversos ao microagulhamento é muito reduzida quando comparada aos procedimentos dermatológicos de similares resultados. É também o mínimo dano à superfície epidérmica que torna a indução percutânea de colágeno uma boa alternativa para o tratamento de indivíduos de fototipos elevados, reduzindo o risco de discromias pós-operatórias.*

O eritema intenso inicial suaviza-se rapidamente *em até 48 horas, tornando-se discreto e facilmente encoberto por maquiagens no quarto ou quinto dia pós-operatório.*

Xerose cutânea pode ocorrer nos primeiros dias, decorrente da ruptura da barreira epidérmica, ainda que mínima. Uso de emolientes deve ser estimulado. Mílio pode ocorrer como resultado de aprisionamento de *debris* epidérmicos. Equimoses, lacerações e hiperpigmentações pós-inflamatórias também podem ocorrer. Infecções herpéticas podem ser desencadeadas em indivíduos com episódios prévios.

Na experiência dos autores, reações do tipo *eczema agudo* e *prurido* isolado nas áreas tratadas podem ocorrer nos primeiros dias após o procedimento (habitualmente nas primeiras 72 horas de sua realização). O manejo deve ser feito com corticosteroides tópicos de baixa ou média potência, associados ou não a antimicrobianos, aplicados nas áreas afetadas duas vezes ao dia por 5 a 7 dias. O uso de emolientes deve ser mantido, preferindo-se aqueles com propriedades reepitelizantes. Uma vez que o paciente tenha apresentado tal reação, os autores sugerem nas sessões subsequentes a utilização de dispositivos com agulhas de material diverso do previamente utilizado, sendo aqueles de aço cirúrgico mais bem tolerados. Dois casos de reações de hipersensibilidade sistêmica foram descritos na literatura médica, sendo manejados com corticosteroides sistêmicos.

Outros efeitos adversos foram raramente reportados: dermatite de contato alérgica por microagulhas contendo níquel; granulomas de corpo estranho secundários à quebra de microagulhas de material inadequado na derme; infecções bacterianas pelo uso de dispositivos não esterilizados (ou reutilizados).

Conclusão

A indução percutânea de colágeno, microagulhamento ou micropunturas, é técnica recente e segura para indução da neoformação de colágeno e elastina, bem como no carreamento transdérmico de ativos terapêuticos. No microagulhamento, ao contrário dos *lasers* ablativos, a epiderme permanece intacta, minimizando os efeitos adversos e possibilitando à equipe médica realizar o tratamento com segurança em fototipos elevados e áreas de difícil manejo na face, sem riscos de cicatrizes adicionais, podendo ser realizada isoladamente ou em associação com outras técnicas.

Devido ao seu perfil de segurança, a IPC é boa alternativa de tratamento para áreas em que o emprego de *peelings* médios e profundos e *lasers* ablativos têm emprego limitado.

A despeito da segurança da técnica, a qualificação da equipe cirúrgica e a orientação do paciente permanecem os pilares para o sucesso da terapêutica.

BIBLIOGRAFIA CONSULTADA

1. Aust MC, Fernandes D, Kolokythas P et al. Percutaneous collagen induction therapy: an alternative treatment for scars, wrinkles, and skin laxity. Plast Reconstr Surg. 2008; 121(4):1421-9.
2. Aust MC, Knocloch K, Reimers K et al. Percutaneous collagen induction therapy: An alternative treatment for burn scars. Burns. 2010; 36:836-43.
3. Aust MC, Reimers K, Gohritz A et al. Percutaneous collagen induction. Scarless skin rejuvenation: facto or fiction? Clin Exp Dermatol. 2010; 35:437-9.
4. Beltraminelli H, Dietrich N, Hunziker T. Fractional transepidermal delivery: a histological analysis. Dermatology. 2011; 223(4):321-4.
5. Conrado LA, Hounie AG, Diniz LB et al. Body dysmorphic disorder among dermatologic patients: Prevalence and clinical features. J Am Acad Dermatol. 2010; 63(2): 235-43.
6. Costa IMC, Costa MC. Microneedling for varicella scars in a dark-skinned teenager. Dermatologic Surgery. 2013; 333-4.
7. Davis EC, Callender VD. Aesthetic dermatology for aging ethnic skin. Dermatol Surg. 2011; 37(7):901-17.
8. Dhurat R, Sukesh MS, Avhad G et al. A randomized evaluator blinded study of effect of microneedling in androgenetic alopecia: a pilot study. Int J Trichol. 2013; 5(1):6-11.
9. Dunkin CS, Pleat JM, Gillespie PH et al. Scarring occurs at a critical depth of skin injury: precise measurement in a graduated dermal scratch in human volunteers. Plast Reconstr Surg. 2007; 119(6):1722-32.
10. Fabbrocini G, Fardella N, Monfrecola A et al. Acne scarring treatment using skin needling. Clin Exp Dermatol. 2009; 34(8):874-9.
11. Fabbrocini G, Padova MP, Vita V et al. Tratamento de rugas periorbitais por terapia de indução de colágeno. Surgical & Cosmetic Dermatology. 2009; 1(13):106-11.
12. Fernandes D, Signorini M. Combating photoaging with percutaneous collagen induction. Clin Dermatol. 2008; 26:192-6.
13. Fernandes D. Minimally invasive percutaneous colagen induction. Oral and Maxillofacial Surg Clin N Am. 2005; 17:51-3.
14. Fernandes S. Upper lip lie treatment. Delivered paper, ISAPS Conference, Taipei, 1996.
15. Garg S, Baveja S. Combination therapy in the management of atrophic acne scars. J Cutan Aesthet Surg. 2014; 7(1): 18-23.
16. Kim SE, Lee JH, Kwon HB et al. Greater collagen deposition with microneedle therapy system than with intense pulsed light. Dermatol Surg. 2011; 37(3):336-41.

17. Kolde G, Rowe E, Meffert H. Effective photodynamic therapy of actinic keratosis and Bowen's disease using microneedle perforation. BJD. 2013; 168:450-1.

18. Leheta T, Tawdy AE, Hay RA et al. Percutaneous collagen induction versus full-concentration trichloroacetic acid in the treatment of atrophic acne scars. Dermatol Surg. 2011; 37(2):207-16.

19. Levender MM, Davis SA, Kwatra SG et al. Use of topical antibiotics in clean dermatologic procedures. J Am Acad Dermatol. 2012; 66(3):445-51.e3.

20. Liebl H, Kloth LC. Skin cell proliferation stimulated by microneedles. J Amer Coll Clin Wound Specialists. 2013; 4(1):2-6.

21. Orentreich DS, Orentreich N. Subcutaneous insionless (subcision) surgey for the correction of depressed scars an wrinkles. Dermatol Surg. 2005; 21:6543-9.

22. Orentreich DS, Orentreich N. Subcutaneous insionless (subcision) surgey for the correction of depressed scars an wrinkles. Dermatol Surg. 2005; 21:6543-9.

23. Pratsou P, Gach J. Severe systemic reaction associated with skin microneedling therapy in 2 sisters: A previously unrecognized potential for complication? J Am Acad Dermatol. 2013; AB219.

24. Reddy KK, Grossman L, Rogers GS. Common complementary and alternative therapies with potential use in dermatologic surgery: Risks and benefits. J Am Acad Dermatol. 2013; 68(4):e127-e135.

25. Schwarz M, Laaff H. A prospective controlled assessment of microneedling with the dermaroller device. Plast Reconst Surg. 2011; 127(6):146e-8e.

26. Soltani-Arabshahi R, Wong JW, Duffy KL et al. Facial allergic granulomatous reaction and systemic hypersinsivity associated with microneedle therapy for skin rejuvenation. JAMA Dermatology. 2014; 150(1):68-72.

27. Tziotzios C, Profyris C, Sterling J. Cutaneous scarring: Pathophysiology, molecular mechanisms, and scar reduction therapeutics. Part II: Strategies to reduce scar formation after dermatologic procedures. J Am Acad Dermatol. 2012; 66(1):13-24.

Capítulo 27.2

Microagulhamento Monitorado ou Micropunção Elétrica

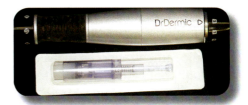

Alcidarta dos Reis Gadelha
Sidharta Quércia Gadelha

Pontos de destaque

- O microagulhamento monitorado ou a micropunção elétrica consiste em introduzir na pele um conjunto de agulhas descartáveis acopladas a uma ponteira de um dispositivo cujo motor permite movimentos precisos de vaivém.
- A profundidade e, em alguns aparelhos, também a velocidade podem ser ajustadas em função da espessura e do tipo da lesão, sem necessidade de substituir a ponteira ou o dispositivo inteiro, como nos *rollers*.
- O procedimento pode ser feito de maneira isolada ou ser utilizado para introduzir princípios ativos na pele (transdermoterapia ou microinfusão de medicamentos na pele).
- Os mecanismos de ação, como os *rollers* ou os *lasers* fracionados, promovem, com as perfurações, a neocolagênese e; consequentemente, o rejuvenescimento cutâneo e a redução das estrias e cicatrizes de acne.
- A transdermoterapia associada ao microagulhamento, além de potencializar o efeito das perfurações, pode, também, ser bastante útil no tratamento de afecções como os queloides, as verrugas, melasma, vitiligo e a alopecia.
- No Brasil já existem o MMP, comercializado pela Traderm e o MTS, pela Rejuvene e; no exterior, são muito empregados o Dermica Pen e o Micro Pen, esses, como o MTS, em forma de caneta, todos com ponteiras de agulhas descartáveis. O MTS, o Dermica e o Micro Pen têm, respectivamente, ponteiras com 9, 11 e 12 agulhas.

Introdução

O microagulhamento monitorado consiste em realizar perfurações na pele, com um conjunto de agulhas, 9, 11 a 13 em geral, em refil descartável, acoplado à ponteira de pequeno dispositivo com um motor, em muitos casos, semelhante a uma caneta. É um método simples, rápido e versátil, já que podem ser ajustadas a profundidade das agulhas e, por vezes, também, a velocidade do movimento de vaivém, conforme as características da pele e da lesão.

O objetivo principal do microagulhamento, semelhante ao do *laser* fracionado, é provocar, isoladamente ou associado à transdermoterapia, a neocolagênese, o crescimento dos cabelos ou o clareamento da pele, atenuando os sinais de envelhecimento, amenizando as rugas e a flacidez, melhorando o brilho e o viço da pele. Ademais, pode ser um auxiliar importante no tratamento das cicatrizes, como as de acne e o queloide, das estrias, do vitiligo, da alopecia, do melasma e de verrugas.

Comparação entre os dispositivos de microagulhamento

Os *rollers*, já bem conhecidos, são instrumentos portáteis e descartáveis, com agulhas de comprimentos diferentes, geralmente variando entre 0,25 a 3 mm, que são introduzidas na pele rolando a extremidade com as agulhas ou em movimento tipo carimbo. Como desvantagens, têm:

- Em muitos *rollers* todo o dispositivo é descartável, encarecendo o método, já que cada *roller* custa, em média, 60 a 100 dólares, embora agora já exista, também, *roller* em que se troca apenas a extremidade com agulhas.
- Os pertuitos causados pelas agulhas, quando em movimento de rolagem, são inclinados e não perpendiculares, aumentando a extensão e a irregularidade do dano tecidual.
- A profundidade alcançada pelas agulhas e o dano subsequente são muito operador-dependentes e não podem ser ajustados.

Vantagens dos dispositivos monitorados para microagulhamento

- Somente o refil com o conjunto de agulhas e não todo o dispositivo é descartável, reduzindo os custos. Cada refil custa, em média, 10 a 25 dólares, embora seja necessário comprar o corpo.
- A profundidade do alcance das agulhas, bem como a velocidade do movimento de vaivém, em muitos dispositivos, podem ser ajustados conforme a área da pele e o tipo de lesão a ser tratada. Por exemplo: quando se estiver trabalhando em áreas mais delicadas, como as pálpebras, regula-se a profundidade para 0,25 mm (Dermica Pen e Micro Pen). Por outro lado, em áreas como o couro cabeludo ou em estrias, aumenta-se a profundidade para até 2,5 mm (Dermica Pen) ou 2,75 mm (Micro Pen).
- As perfurações são verticais, mais uniformes e precisas.
- O procedimento é mais rápido e menos doloroso. Com alguns modelos de dispositivos são feitas até 825 perfurações por segundo (Figura 27.2.1).

Comparado com os *lasers* fracionados, o microagulhamento, como não provoca dano térmico, causa menos dor e tem menos risco de hiperpigmentação, é mais eficiente na transdermoterapia mas ocasiona menos retração. Na Tabela 27.2.1 estão simplificadas as principais diferenças sobre os mecanismos de ação do microagulhamento e do *laser* ablativo como o de CO_2.

Na Tabela 27.2.2 citam-se as principais diferenças entre os dois aparelhos de microagulhamento mais conhecidos e de comprovada qualidade.

Inspirada em aparelhos de tatuagem, a Traderm, do Brasil, comercializou o dispositivo MMP, com três ponteiras de formatos, tamanhos e número de agulhas diferentes: uma convencional e cilíndrica, outra alongada, para tratamento de couro cabeludo e estrias e outra bem menor para utilização em pequenas lesões como na leucodermia *puntata* ou em pequenos queloides.

O procedimento, denominado MMP, como o aparelho, ou microinfusão de medicamentos na pele, tem as seguintes vantagens sobre a injeção intralesional clássica, sobejamente corroboradas pelo uso efetivo em tatuagens:

- É menos técnico-dependente.
- Distribui mais regularmente o medicamento na derme.
- Possibilita à aplicação de microdoses do(s) ativo(s) em áreas extensas.

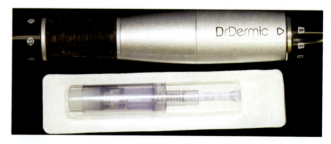

Figura 27.2.1 – *Dispositivo monitorado para injeções intralesionais (Dermica Pen), corpo com velocidade e profundidade ajustáveis e refil descartável com 11 agulhas. (Fonte: Alcidarta dos Reis Gadelha.)*

MICROAGULHAMENTO MONITORADO OU MICROPUNÇÃO ELÉTRICA ■

Tabela 27.2.1

DIFERENÇAS DE EFEITOS ENTRE DISPOSITIVOS MECÂNICOS E TÉRMICOS

Efeitos	Efeitos Mecânicos do Microagulhamento	Efeitos Térmicos de Lasers como o de CO_2
Ablação	Não ablativo	Ablativo
Dor	Muito menor	Maior
Preservação e espessura da epiderme	Preserva a epiderme e aumenta a sua espessura	Destruição inicial levando ao adelgaçamento da epiderme
Ação sobre a papila dérmica	Aumenta	Atrofia
Liberação de fatores de crescimento como: EGF, VEFG, PDGF e FGF-7	Sim	Coagulação dos fatores de crescimento e citocinas da base proteica
Formação de colágeno	Colágeno natural (TGF-83)	Colágeno cicatricial (TGF-81,82; HSP47)
Cicatrização	Natural	Cicatricial
Tempo de persistência dos canais	Efêmero: em 10 minutos se fecham, aumentando a segurança em relação à absorção transdérmica e à infecção	Leva muito mais tempo para fechar os canais, diminuindo a segurança em relação à absorção transdérmica como a de anestésicos tópicos e aumentando o risco de infecção

Fonte: Setterfield A (2013) e Arbache S (2013).

Tabela 27.2.2

CARACTERÍSTICAS DE DOIS DISPOSITIVOS PARA MICROAGULHAMENTO MONITORADO, QUANTO AO NÚMERO, O CALIBRE E A PROFUNDIDADE DAS AGULHAS, A VELOCIDADE, A COMPOSIÇÃO DO CORPO DO APARELHO E A FONTE DE ENERGIA

Nome	Micro Pen MedEdge, Inc EUA	Dermica pen Dermica Suíça
Corpo/forma/peso	Pequena caneta	Pequena caneta
Número de agulhas na ponteira descartável	12	11
Profundidade das agulhas	0,25 a 2,75 mm	0,25 a 2,5 mm
Calibre da agulha	32 G	33 G
Velocidade	142 Hz, fixa	Ajustável a cerca de 90 Hz, fazendo até 825 perfurações/segundo
Material do corpo	Aço inoxidável	Plástico
Fonte de energia	Bateria de lítio (sem fio)	Corrente elétrica (fio)

Fonte: MedEdge, Inc., EUA.

CIRURGIA DERMATOLÓGICA INTERMEDIÁRIA

Mecanismos de ação do microagulhamento monitorado

- Propicia uniformizar a quantidade e a profundidade do(s) princípio(s) ativo(s) infundido(s).
- Facilita a infiltração em lesões pequenas ou superficiais.

Mecanismos de ação do microagulhamento monitorado

- Fazendo perfurações na pele, provoca a neocolagênese e, consequentemente, o rejuvenescimento cutâneo, com atenuação de rugas, flacidez e cicatrizes.
- Serve, também, para realizar a transdermoterapia ou a microinfusão de medicamentos na pele, isto é, a introdução de princípios ativos, comercializados ou manipulados, muitas vezes combinados, como o NCTF, da Filorga, com aminoácidos, vitaminas e outras substâncias, ou isolados como ácido tranexâmico, a vitamina C e a bleomicina.

Técnicas

- **Microagulhamento isolado:** realizado somente com a introdução das agulhas.
- **Microagulhamento com transdermoterapia:** associado à microinfusão de medicamentos na pele.

Técnica do microagulhamento isolado

- Fazer anestesia tópica prévia com lidocaína a 4% (Dermomax) ou misturas mais potentes manipuladas ou comercializadas, como o Pliaglis®, da Galderma com lidocaína e tetracaína a 7%; por 20-40 minutos. Pode-se, ainda, aplicar solução de lidocaína a 10% na pele e, em seguida, fazer um microagulhamento mais superficial com 0,5 mm de profundidade para introduzir o anestésico, antes de realizar o procedimento propriamente dito.
- Fazer uma limpeza cuidadosa para remover o anestésico e a antissepsia com álcool a 70.
- Selecionar a profundidade e a velocidade mais adequadas ao tipo de lesão e à área onde se vai iniciar o procedimento.
- Marcar as áreas a serem trabalhadas com lápis dermográfico, dividindo-as em regiões menores, respeitando as unidades estéticas.

- Estirar ou segurar bem a pele com os dedos polegar e indicador da mão não dominante.
- Aplicar a ponteira com agulhas na pele, sem pressão, e em movimentos circulares ou lineares, em um sentido, com discreta ou nenhuma superposição, completando colunas horizontais até se estender a toda a área desejada. Em seguida, passar a ponteira em colunas verticais e, por fim, diagonais, fazendo assim, mais pontos de perfuração.
- No couro cabeludo, a auxiliar vai separando os cabelos em trilhas, enquanto o médico toca a ponteira com as agulhas na pele, com leve pressão, e a levanta, seguidamente, sem deslizá-la como em outros locais sem pelos.
- Terminada a área inicial, passa-se à seguinte, não esquecendo de ajustar a profundidade (Dermica Pen e Micro Pen), diminuindo-a em regiões mais delicadas e aumentando-a em áreas mais espessas ou mais resistentes, como as cicatrizes de acne. Essa é uma grande vantagem sobre o *roller,* pois cada um tem a profundidade fixa das agulhas e, assim, seria necessário usar mais de um dispositivo ou ponteira descartável no mesmo ato: pelo menos, com agulhas 0,25 mm para as áreas mais finas e também com agulhas mais longas, como as de 2,0 ou 2,5 mm, para áreas mais espessas. O MMP tem a vantagem de poder escolher uma das três ponteiras comercializadas, de acordo com a área ou o tamanho da lesão.
- Para realizar o procedimento nas pálpebras inferiores com mais segurança, solicita-se ao paciente que mantenha os olhos e a boca bem abertos. Já ao fazer o procedimento nas pálpebras superiores, pede-se que o paciente levante a pálpebra superior, mantendo o olho fechado. Para aumentar ainda mais a segurança, pode-se colocar um protetor ocular de aço, como no procedimento com o *laser* fracionado. Ademais, usa-se a menor profundidade possível como a de 0,25 mm e não se aplica a ponteira perto da borda e, sim, na parte mais superior da pálpebra superior e na parte mais inferior da pálpebra inferior.
- Compressas com soro fisiológico estéril e, em seguida, aplicação de creme ou pomada de antibiótico.

Na Tabela 27.2.3 especificam-se as profundidades × velocidades recomendas para o Dermica Pen.

MICROAGULHAMENTO MONITORADO OU MICROPUNÇÃO ELÉTRICA ■

Tabela 27.2.3

PROFUNDIDADES × VELOCIDADES RECOMENDADAS NO DERMICA PEN	
< 0,5 mm	1-2
0,5-0,75 mm	2-3
0,75-1,25 mm	3-4
1,25-1,5 mm	4-5
1,5-2,0 mm	6-7

Fonte: MedEdge, Inc., EUA.

Enquanto no dispositivo Dermica Pen a velocidade pode ser ajustada de acordo com a profundidade escolhida, normalmente, aumentando-a quando a profundidade é maior e vice-versa; no Micro Pen a velocidade é constante e maior, de 142 Hz, exigindo destreza mais apurada, porém, o desconforto do procedimento é menor.

É óbvio, também, que a profundidade deve ser ajustada de acordo com espessura da pele e o tipo de lesão a ser tratada, como se pode constatar na Tabela 27.2.4.

Vale ressaltar que o microagulhamento isolado pode ser empregado no tratamento de várias condições, como rejuvenescimento, estrias e melasma, já que a simples perfuração com múltiplas agulhas, como destaca Setterfield (2013), gera várias ações efetivas no fibroblasto, nos ceratinócitos e no melanócito.

Em relação ao melasma e a outras hipercromias, já são bem conhecidos os mecanismos da ação clareadora do microagulhamento simples e relacionados por Setterfield (2013).

◆ Liberação de substâncias cutâneas clareadoras.

◆ Regulagem da liberação pelos ceratinócitos de vários fatores como o MAPK, ACTH, MSH e PGE-2, partícipes importantes da melanogênese.

◆ Restauração da atividade normal dos ceratinócitos, incrementando o "diálogo" (sinalização) entre essas células e os melanócitos, constituintes da unidade melânica epidérmica (um melanócito para 32 ou mais ceratinócitos).

Tabela 27.2.4

PROFUNDIDADE RECOMENDADA DE ACORDO COM A REGIÃO E O TIPO DE PELE MAIS FINA OU MAIS ESPESSA		
Região	**Profundidade em Pele Fina**	**Pele Espessa**
Frontal	0,25-0,5 mm	0,5 mm
Glabelar	0,25-0,5 mm	0,5 mm
Nasal	0,25 mm	0,5 mm
Palpebral	0,25 mm	0,25 mm
Zigomática (sobre o osso)	0,5 mm	0,5-0,75 mm
Regiões malares (bochechas)	0,5-0,75 mm	0,75-1,0 mm
Lábios	0,25 mm	0,25 mm
Cicatrizes	1,0-1,25 mm	1,25-1,5 mm
Estrias	1,5-2,0 mm	1,5-2,5 mm

Fonte: MedEdge, Inc., EUA.

CIRURGIA DERMATOLÓGICA INTERMEDIÁRIA

- Alongamento dos dendritos encurtados pela ação dos RUV, diminuindo a concentração de melanossomas em ceratinócitos mais próximos do melanócito.
- Aumento da capacidade de fagocitose dos melanossomas pelos ceratinócitos devido à liberação do fator de crescimento dos ceratinócitos (KGF).
- Melhora da atividade do fibroblasto, aprimorando a sinalização entre essa célula e o melanócito.
- Normalização ou melhora da melanogênese, da diferenciação do melanócito e da proliferação e formação de dendritos via MAPK. Sabe-se que a mitógena-proteína-quinase ativada aumenta a produção de p53 e, consequentemente, a de melanina pelos melanócitos expostos aos raios ultravioleta.

Lima, em 2015, confirmando em nosso meio os resultados e os princípios de ação do microagulhamento no melasma, descritos por Sutterfield em 2013, relata bons resultados em 22 casos de melasma recalcitrante tratados com essa técnica.

Técnica com intradermoterapia ou microinfusão de medicamentos na pele

- Fazer a limpeza e antissepsia com álcool a 70 ou licor de Hoffmann, após a anestesia tópica ou com microagulhamento com 0,5 mm de profundidade, como na técnica simples.
- Para incrementar a penetração de ativos podem ser feitos *peelings* com ácido salicílico a 30% ou mandélico a 30-50% ou, ainda, uma microdermoabrasão (*peeling* de cristal) antes de passar o(s) produto(s) ativo(s), antienvelhecimento, clareadores ou hidrantes.
- Aplicar uniformemente o produto na área a ser tratada e, como no microagulhamento simples, movimentar, sem muita pressão, a ponteira em contato com a pele nos sentidos horizontal, vertical e diagonal.
- No couro cabeludo a assistente faz uma trilha separando os cabelos e vai aplicando a mistura na pele onde, logo em seguida, o médico toca, com leve pressão, e levanta sucessivamente a ponteira sem o deslizamentoque é feito na pele glabra (Figuras 27.2.2 e 27.2.3).

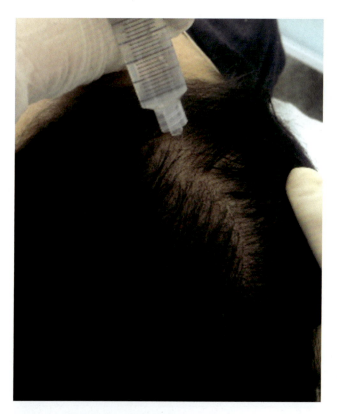
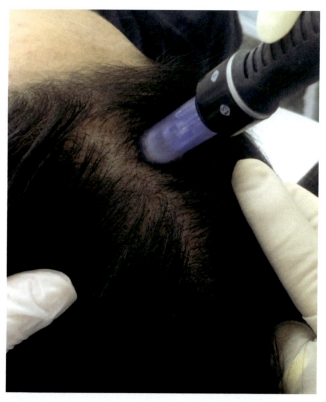

Figuras 27.2.2 e 27.2.3 – *Microagulhamento com dispositivo monitorado. A assistente pinga a mistura com uma seringa, em trilhas feitas separando os cabelos e, logo em seguida, o médico vai tocando no couro cabeludo e levantando seguidamente a ponteira. (Fonte: Alcidarta dos Reis Gadelha.)*

- Em casos de lesão localizada, como queloide ou verruga, é melhor usar o MMP com a ponteira pequena. Quando se emprega a bleomicina, as diluições são as convencionais: de 0,25 a 3,0 UI/mL e a triancinolona com 4 a 8 mg/mL. Não dispondo do MMP e não desejando fazer a injeção, pode-se introduzir o ativo, como a bleomicina, através de micropunturas repetidas com agulha no tratamento do queloide e de cicatriz hipertrófica, obtendo-se resultados similares ou superiores aos da injeção intralesional clássica.
- Fazer uma limpeza suave com gaze umedecida em soro, compressas geladas e, a seguir, aplicar creme ou pomada de antibiótico.
- Orientar o paciente para não utilizar produtos irritantes como ácido retinoico ou glicólico e perfumes e, após alguns dias, aplicar fotoprotetores suaves.
- Avisar o paciente que haverá eritema, edema e ardor mais intensos no 1º dia. Geralmente a recuperação total ocorre em até 7 dias.

Drug delivery ou microinfusão. Que produtos podem ser aplicados com o microagulhamento?

No Brasil, começam a surgir vários medicamentos para injeção transdérmica (*drug delivery*), já disponíveis na Europa e nos EUA e, muitas vezes, comercializados pelas próprias empresas que vendem o aparelho. Os principais objetivos desses produtos são:

- Estimular a produção do colágeno.
- Promover a regeneração celular.
- Fornecer relevantes nutrientes para a epiderme e a derme.
- Favorecer a circulação sanguínea.
- Induzir ao clareamento da pele.

Produtos injetáveis e comercializados como o NCTF, da Filorga, com ácido hialurônico e mais seus 55 componentes incluindo vitaminas, aminoácidos, coenzimas, ácidos nucleicos, minerais e agentes redutores, podem proporcionar todas as ações supracitadas. Embora as técnicas de aplicação do NCTF preconizadas sejam a micropuntura e a *nappage*, a transdermoterapia com microagulhamento pode ser empregada com as seguintes vantagens:

- Dar maior conforto para o paciente, sendo muito pouco doloroso, muitas vezes dispensando a anestesia tópica.
- Ser um procedimento rápido e com mínima morbidade, reduzindo a perda de tempo ou o afastamento prolongado do trabalho.

Entretanto, também tem as desvantagens de:

- Ser mais oneroso.
- Haver um certo desperdício do material, pois nem todo ele é introduzido na pele.
- Não é tão preciso em certos casos, já que não é possível introduzir, com esse método, de maneira mais efetiva, o material somente em rugas, como se consegue com a micropuntura e a retroinjeção.

Outro produto que pode ser aplicado via microagulhamento é o ácido hialurônico de baixa concentração, como é utilizado na técnica de *skinbooster*, sobretudo para hidratação profunda (Figura 27.2.4).

Ademais, substâncias injetáveis, como o ácido tranexâmico, normalmente diluído a 4 ou 5 mg/mL para injeções intralesionais no melasma, podem ser aplicadas mais confortável e rapidamente com esse método. É prudente, no entanto, diluir ainda mais o produto ativo, já que as injeções com Dermica Pen, Micro Pen, MTS ou MMP são feitas em intervalos de pele menores que 1,0 cm², como é recomendado com a intradermoterapia convencional, e utilizar pequenas profundidades como a de 0,25 mm.

Fórmulas manipuladas por farmácias idôneas e devidamente equipadas para produzir injetáveis já são muito empregadas mas ainda faltam estudos científicos incontestáveis que comprovem a eficácia

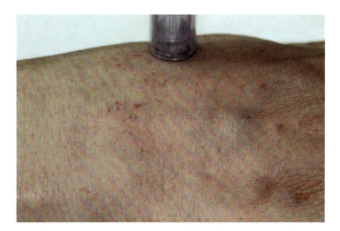

Figura 27.2.4 – *Microagulhamento no dorso da mão associado à transdermoterapia de ácido hialurônico, tipo skinbooster. (Fonte: Alcidarta dos Reis Gadelha.)*

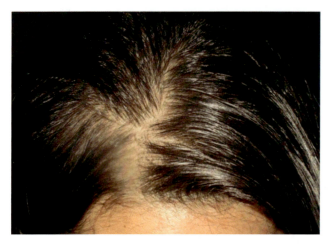

Figura 27.2.5 – *Alopecia tipo androgenética em jovem do sexo feminino – antes. (Fonte: Alcidarta dos Reis Gadelha.)*

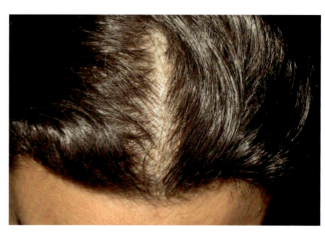

Figura 27.2.6 – *Após três sessões de microagulhamento com Dermica Pen e fórmula contendo minoxidil. Nítida melhora. (Fonte: Alcidarta dos Reis Gadelha.)*

e a segurança dessas "mesclas". No entanto, temos tido experiências bem animadoras no tratamento da alopecia com a seguinte mistura (Figuras 27.2.5 e 27.2.6).

Fórmula para transdermoterapia em alopecia difusa tipo androgenética com minoxidil e finasteride:

- Minoxidil 0,5%   2 mL
- Finasterida 0,05% 2 mL
- Biotina 0,5%   2,0 mL
- D-pantenol 2,0%   2,0 mL
- Lidocaína 1,0%   2,0 mL

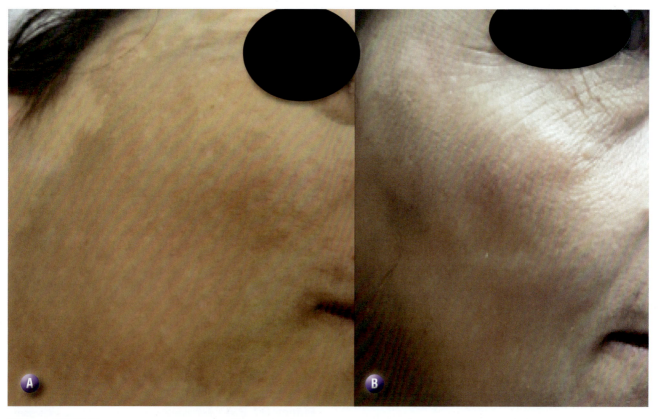

Figura 27.2.7 – *Melasma rebelde antes* **(A)** *e após 10 dias de microagulhamento com vitamina C a 5%* **(B)**. *Notar clareamento e rejuvenescimento da pele. (Fonte: Alcidarta dos Reis Gadelha.)*

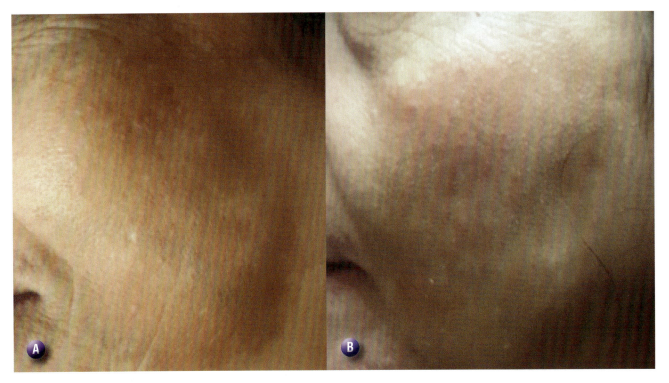

Figura 27.2.8 – **(A-B)** *Mesma paciente da figura anterior – hemiface esquerda. (Fonte: Alcidarta dos Reis Gadelha.)*

Outro produto importante cada vez mais utilizado em microagulhamento com *drug delivery* é a vitamina C, que possui efeitos clareador, antioxidante e rejuvenescedor, como observado nas Figuras 27.2.7 e 27.2.8.

É importante frisar que pequenas áreas ou lesões, como verrugas ou queloides, podem ser tratadas com microagulhamento, nesse caso usando o aparelho MMP com ponteira de pequeno número de agulhas ou simplesmente uma agulha para fazer as micropunturas e introduzir substâncias como a bleomicina, o 5-fluoracil ou a triancinolona. Em alguns trabalhos, os resultados obtidos com a introdução da bleomicina ou a triancinolona através de micropunturas com agulha têm sido equivalentes ou mesmo superiores aos conseguidos com injeção intralesional.

BIBLIOGRAFIA CONSULTADA

1. Arbache S; Godoy CE. Microinfusão de medicamentos na pele através de máquina de tatuagem.Surg Cosmet Dermatol. 2013; 5(1):70-4.
2. España A; Solano T; Quintanilla E. Bleomycin in the treatment of Keloids and Hypertrophic Scars. By Multiple Needles punctures. Dermatol Surg. 2001; 27(1)23-7.
3. Lima EA. Microagulhamento em melasma facial recalcitrante: uma série de 22 casos. An Bras Dermatol. 2015; 90(6):917-9.
4. Naeini FF; Najafian J; Ahmadpour K. Bleomycin Tattooing as a Promising Therapeutic Modality in Large Keloids and Hyperttrofphic Scars. Dermatol Surg. 2006; 32(8): 1023-30.
5. Serrano G. Nuevas técnicas de micro-puncion elétrica. Workshop promovido pela Sesderma In: RADLA. Rio de Janeiro; 17 nov. 2014.
6. Setterfield L. The Concise Guide to Dermal Needling. Canadá Acacia Dermacare Inc.; 2013. 145p.

Capítulo 28. Flebologia

Capítulo 28.1

Flebologia

Reinaldo Tovo Filho
Baptista Muraco Netto

Introdução

O estudo das doenças dermatológicas que apresentam relação com o sistema vascular é extremamente amplo. Muitas doenças e muitas alterações inestéticas dermatológicas acabam por apresentar-se como áreas comuns entre várias especialidades médicas.

Com o avanço da dermatologia cirúrgica tanto no Brasil quanto em todo o resto do mundo, a nossa especialidade passou a exercer também uma atividade cirúrgica que apresenta interface com a angiologia e a cirurgia vascular.

Em muitos países, observamos sociedades médicas, congressos e outros eventos científicos abordando apenas o tema Flebologia, com todas as suas subdivisões, de uma maneira multidisciplinar.

No Brasil, a partir da fundação da Sociedade Brasileira de Cirurgia Dermatológica, em 1988, a dermatologia estimulou a pesquisa nesta área. Em 1990, no 3º Congresso Brasileiro de Dermatologia, pudemos apresentar pela primeira vez num evento dermatológico o tema que discutimos neste capítulo.

Graças ao apoio e aos ensinamentos dos cirurgiões vasculares Reinaldo Tovo e Baptista Muraco Netto, uma nova área de atuação da dermatologia se fez presente. Com o incentivo dos professores Sebastião de Almeida Prado Sampaio, Luiz

Henrique Camargo Paschoal e Ival Peres Rosa, a nossa participação em eventos nacionais e internacionais fortaleceu ainda mais a nossa nova área de atuação. Por fim, a abertura da disciplina de Dermatologia da Faculdade de Medicina da Universidade Santo Amaro a este tema, na presença do professor doutor Luiz Carlos Cucé, favoreceu pesquisas como flebologia experimental e estimulou esta nova área da dermatologia, tornando a flebologia exercida por especialistas em dermatologia, uma realidade dentro do Brasil.

Pela primeira vez, um livro de Dermatologia, mais especificamente de Cirurgia Dermatológica, inova ao mostrar neste capítulo o tema flebologia.

A flebologia dentro da dermatologia compreende inúmeros temas como tumores cutâneos malignos de origem vascular, hemangiomas, telangiectasias, microvarizes, úlceras também de origem vascular nos membros inferiores, entre outros assuntos. Neste capítulo, abordaremos quatro temas:

- Anatomia do sistema venoso superficial, profundo e perfurante-comunicante.
- Escleroterapia das telangiectasias dos membros inferiores.
- Escleroterapia experimental.
- Tratamento cirúrgico das microvarizes dos membros inferiores.

■ FLEBOLOGIA

Anatomia do sistema venoso dos membros inferiores

Nos membros inferiores não existe qualquer paralelismo entre o sistema arterial e o sistema venoso. O sistema arterial é constituído por uma árvore única com base num tronco comum que se ramifica e se distribui por todos os tecidos do respectivo membro. No sistema venoso, consideram-se o sistema venoso profundo, o sistema venoso superficial e comunicando estes dois sistemas o sistema venoso perfurante-comunicante (Figura 28.1.1).

O *sistema venoso profundo* é, entre os setores venosos dos membros inferiores, o mais importante, aquele que recebe e carrega cerca de 70% do sangue dos membros inferiores até o abdome e daí chegando até o coração. Este sistema é formado pelas veias que drenam o sangue de todas as estruturas subaponeuróticas, isto é, os músculos, os ossos e os espaços conjuntivos que se situam junto aos troncos arteriais principais.

O *sistema venoso superficial* é constituído pelas veias que drenam o sangue da pele e do tecido celular subcutâneo, isto é, dos tecidos extra-aponeuróticos, e dispõem-se como uma rede cilíndrica ao longo do membro.

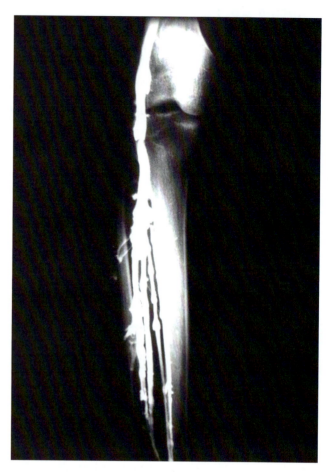

Figura 28.1.2 – Através de flebografia do membro inferior, o sistema venoso profundo ao nível da perna: veias mais valvuladas e menos calibrosas.

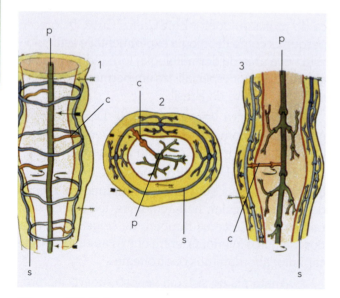

Figura 28.1.1 – Esquema do sistema venoso dos membros inferiores (1) (segundo Cid dos Santos), representando as redes superficiais (s) e profundas (p), separadas pela aponeurose superficial (a) e apenas em comunicação através das veias perfurantes-comunicantes (c). Nos cortes transversal (2) e sagital (3) evidenciam-se as válvulas que apenas permitem o afluxo do sangue no sentido central e da rede superficial para a rede profunda.

O outro elemento importante para o perfeito funcionamento da drenagem do sangue venoso é o *sistema perfurante-comunicante*, que comunica o sistema superficial ao sistema venoso profundo por meio de vasos, que perfuram a aponeurose musculoesquelética.

Ao contrário das artérias, as veias possuem no seu interior válvulas, formações constituídas por pregas da íntima, que encerram algumas fibras musculares lisas da túnica média. Estas válvulas têm forma bicúspide, raramente tricúspide com as faces côncavas dirigidas no sentido da corrente sanguínea caudocranial. O seu número é tanto maior quanto mais distal for a veia e menor o seu calibre. Assim, as veias da perna são mais valvuladas e menos calibrosas que as veias da coxa, formando no nível da perna um sistema mais propulsor, enquanto ao nível da coxa é formado um sistema mais condutor (Figuras 28.1.2 e 28.1.3).

FLEBOLOGIA

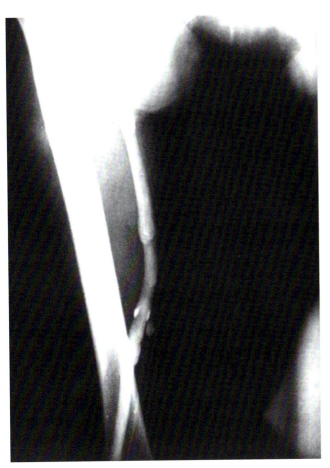

Figura 28.1.3 – *Através de flebografia do membro inferior, ao nível da coxa, sistema venoso menos valvulado e mais calibroso. (Fonte: Tovo R. Flebografia dos membros inferiores. Padrão normal dos troncos venosos profundos. Tese de Doutorado da Faculdade de Medicina da Universidade de São Paulo, 1972.)*

Fisiologia do sistema venoso do membro inferior

As válvulas que acabamos de mencionar exercem um papel fundamental no funcionamento normal da dinâmica da circulação venosa dos membros inferiores. A função valvular normal só permite o afluxo de sangue do sistema venoso superficial para o sistema venoso profundo, e destes no sentido do coração, impedindo qualquer refluxo no sentido oposto, quando existe um perfeito funcionamento das válvulas. Isto serve para todo o membro inferior, com exceção do pé. Neste local não é possível diferenciar circulação venosa superficial e profunda, existindo uma rede única, e o sistema venoso funcionando como uma esponja que drena o sangue para a perna através da movimentação dos pés.

O sistema venoso e o sistema arterial estão unidos pela rede capilar, constituindo um sistema de vasos comunicantes fechado, repleto de sangue arterial e venoso, seja na posição vertical, seja na posição ortostática.

Os músculos, quando se contraem, têm uma dupla ação sobre a circulação venosa. Expelem o sangue neles contido para os coletores venosos profundos, aumentando o volume de líquido e a pressão venosa a este nível. Isto faz com que as válvulas situadas abaixo deste nível se fechem e as acima se abram, permitindo o escoamento do fluxo sanguíneo ao coração.

Outro fato é que, durante a contração, o músculo aumenta seu diâmetro transversal, comprime os tecidos profundos e particularmente as veias, que são tubos de paredes flácidas e de baixa tensão. Assim, o sangue venoso seria espremido a cada contração e dirigido novamente no sentido do coração. Provoca-se no setor atingido uma tensão que originará o fechamento das válvulas situadas distalmente, abrindo as válvulas proximais.

Quando ocorre a descontração muscular, ocorre também a descompressão venosa, assumindo a veia um calibre normal, originando uma hipotensão momentânea neste setor venoso. Devido à baixa tensão, as válvulas situadas distalmente voltam a se abrir, permitindo o afluxo de sangue para o setor que havia sido comprimido. Devido à mesma hipotensão momentânea, as válvulas das veias perfurantes-comunicantes que haviam se fechado no momento da contração muscular impedindo qualquer refluxo para as veias superficiais, abrem-se, sendo o sangue das veias superficiais aspirado para as veias profundas. Este mecanismo muscular de contração e descontração recebe o nome de *coração periférico,* sendo muito importante no que se refere às pernas. Outro fator que não deve ser desprezado é a pulsatilidade das artérias paravenosas que, à semelhança do que acontece com os músculos, acaba contribuindo para a compressão das veias.

Em um indivíduo em posição vertical, as veias do pé ingurgitam-se e funcionam como uma esponja cheia de sangue. Durante a marcha, esta esponja esvazia-se periodicamente. Alguns autores dão a este fenômeno o nome de *coração plantar.*

Entre os fatores de aspiração, a pressão negativa intratorácica, produzida pelos movimentos respiratórios, e a baixa pressão endovenosa provocada pela diástole cardíaca, embora com importância muito menor, não devem ser desprezadas.

CIRURGIA DERMATOLÓGICA INTERMEDIÁRIA

Escleroterapia das telangiectasias dos membros inferiores

As varicosidades e telangiectasias dos membros inferiores têm sido relatadas em toda a história da humanidade. A palavra telangiectasia foi mencionada pela primeira vez em 1807 por Von Gral, que a descreveu como "veias superficiais da pele visíveis ao olho humano".

Individualmente, apresentam calibre que varia de 0,1 a 1 mm de diâmetro, representando a dilatação de vênula, arteríola ou capilar. As telangiectasias originárias das arteríolas ou do leito arterial tendem a apresentar-se avermelhadas, de pequeno calibre e não protrusas à superfície cutânea. As telangiectasias originárias de vênulas ou do leito venoso tendem a se apresentar azuladas, mais calibrosas e geralmente protrusas à superfície cutânea.

Em 1949, Redisch e Pelzer classificaram as telangiectasias quanto à sua aparência clínica em quatro padrões: simples ou sinuosas, estreladas ou aranhas vasculares, puntiformes ou papulares e arboriformes. Várias são as causas citadas para o aparecimento das telangiectasias dos membros inferiores, entre as mais importantes podemos citar:

- Genéticas e/ou congênitas, ex.: *cutis marmorata*.
- Secundárias a doenças, ex.: lúpus eritematoso.
- Associadas a doenças primárias, ex.: varizes.
- Hormonais, ex.: gravidez, corticoides tópicos.
- Físicas, ex.: radiodermite, trauma.

Uma das primeiras citações do tratamento de varicosidades aparece em Hipócrates 400 a.C., quando é descrito o uso de um fino instrumento de ferro causando trombose e oclusão de uma veia varicosa. Celsus, em 30 a.C., cita a retirada e cauterização de veia varicosa. Galeno, em 200 d.C., relata a retirada de veia varicosa por instrumento em forma de gancho.

O primeiro relato de esclerose em veia varicosa é de Monteggio e Leroy D'Etiolles em 1840, quando utilizaram uma solução de álcool absoluto.

Paré, no século XVI, promoveu lesão química em veias alteradas na periferia de lesões ulcerosas, com consequente cura.

Rynd, por volta de 1850, começou a empregar seringa hipodérmica para introdução de substâncias medicamentosas no corpo.

Pravaz, em 1851, emprega pela primeira vez a seringa hipodérmica para inserir substâncias trombóticas na luz dos vasos. A partir de então, vários outros, como Chassaingnac (1853) e Schiasse (1905), passaram a implementar a técnica que vem se desenvolvendo até a atualidade.

O tratamento das telangiectasias dos membros inferiores evoluiu, assim como evoluíram as substâncias esclerosantes.

Podemos citar algumas substâncias e seus autores:

- 1840 – álcool absoluto – Monteggio, Leroy D'Éoilles.
- 1851/1853 – cloreto férrico – Pravaz.
- 1857 – iodeto de sódio – Desgranges.
- 1880 – *chloral* – Negretti.
- 1904 – solução de fenol a 5% – Travel.
- 1905 – iodo-iodeto de potássio – Travel.
- 1910 – "sublime" – Scharf.
- 1917 – glicose hipertônica – Kausch.
- 1919 – bicarbonato de sódio – Sicard e Gaugier.
- 1919 – salicilato de sódio – Sicard e Gaugier.
- 1920 – bicloreto de mercúrio – Wolf.
- 1921 – solução de quinino – Genecrier.
- 1926 – solução salina hipertônica com procaína – Linser.
- 1927 – solução de açúcar de uva a 50% – Dorffel.
- 1928 – glicose 50% – McPheeters.
- 1929 – citrato de sódio – Kern e Angel.
- 1930 – morruato de sódio – Higgins e Kittel.
- 1933 – glicerina cromada (Scleremo) – Jausion.
- 1937 – oleato de etanolamina – Biegeleisen.
- 1943 – oleato de monoetanolamina – Bellis.
- 1946 – sotradecol – Reiner.
- 1949 – fenolato de mercúrio e amônia – Tournay e Wallois.
- 1966 – polidocanol – Henschel e Eichenberg.
- 1969 – solução salina hipertônica – dextrose – Sclerodex.

As substâncias descritas foram largamente utilizadas até a década de 1920, mas com alguma constância ocorriam reações alérgicas, necroses, dor e eventualmente morte. A partir da utilização da glicose por McPheeters, em 1928, novos agentes esclerosantes foram se tornando mais viáveis, menos agressivos e com melhor resultado terapêutico.

Quando falamos em esclerose, referimo-nos a uma substância, o agente esclerosante que, injetado no vaso, atuará na íntima do vaso causando trombose com consequente fibrose e desaparecimento do vaso. Os mecanismos de ação dos agentes esclerosantes são aqueles que produzem dano no endotélio com fibrose subsequente. Normalmente, a fibrose máxima de um segmento submetido à esclerose ocorre após 6 semanas com auxílio de compressão, ou seja, a melhora clínica não é observada imediatamente após algumas sessões de escleroterapia. As soluções esclerosantes são divididas em três categorias baseadas no mecanismo de ação em promover injúria endotelial: soluções detergentes, soluções osmóticas e soluções químicas. As soluções detergentes, como por exemplo o morruato de sódio, a monoetanolamina e o polidocanol, atuam causando dano na superfície lipídica da célula do endotélio. Este dano pode ser causado imediatamente após a injeção deste tipo de agente esclerosante.

As soluções osmóticas, como por exemplo as soluções salinas hipertônicas, glicose a 50% ou 75%, causam desidratação das células do endotélio do vaso, resultando então na sua destruição. Estas soluções agem mais quanto maior for a concentração da substância em questão, podendo levar de 30 minutos até 4 dias após a injeção, para causar a total destruição do endotélio vascular.

As soluções químicas agem diretamente no endotélio vascular causando fenômenos irritativos que determinam destruição do cimento intercelular, provocando endosclerose das células dos vasos. Os íons de poliodinato são exemplo deste tipo de solução. Estas soluções agem cerca de 5 minutos após sua injeção.

Antes de procedermos ao tratamento esclerosante, devemos submeter o paciente à anamnese, afastando causas que contraindiquem esta terapêutica, como por exemplo: gravidez, infecção local, discrasias sanguíneas, entre outros fatores. Um exame físico bem detalhado serve também para diferenciar as telangiectasias das microvarizes e varizes dos membros inferiores, orientando assim uma melhor forma de tratamento.

O material utilizado para a escleroterapia é bastante simples:

- Agulhas descartáveis calibre 30 G × 1/2.
- Seringas descartáveis de 3 ou 5 mL com êmbolo de borracha.
- Algodão e álcool para assepsia.
- Pequenas compressas de algodão para curativo compressivo.
- Fita crepe – Transpore® ou Micropore®.
- Glicose 50% e 75%.

Durante o procedimento escleroterápico, o médico deve permanecer sentado confortavelmente e ter boa iluminação local, para poder melhor assistir seu paciente.

As punções para injeção do agente esclerosante, glicose 50% ou 75%, são extremamente superficiais e paralelas à superfície cutânea, podendo inclusive demonstrar a agulha sob a pele (Figura 28.1.4).

Algumas técnicas como o *air block*, ou seja, a injeção de mínima quantidade de ar (0,1 a 0,5 mL) precedendo a injeção do agente esclerosante, podem ser úteis. Caso a punção esteja fora do vaso, estaremos injetando ar na superfície cutânea; caso a punção se apresente intravascular, estaremos deslocando a coluna sanguínea para frente e, portanto, fazendo com que o agente esclerosante entre em contato diretamente com a parede da telangiectasia.

Após a injeção do agente esclerosante, podemos notar a formação de um halo de isquemia, que não deve ultrapassar um diâmetro de aproximadamente 3 a 5 cm (Figura 28.1.5). Se, durante a injeção, notarmos a formação de pápula ou urtica local, devemos também finalizar nossa esclerose neste ponto. Após a injeção podemos notar um eritema reacional imediato, reação normal, que demonstra irritação do lume vascular com posterior efeito esclerosante (Figura 28.1.6).

Os pacientes submetidos a este tipo de procedimento são orientados a não realizar atividade física

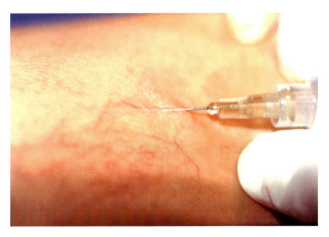

Figura 28.1.4 – *Punção ideal: superficial e paralela no nível da pele.*

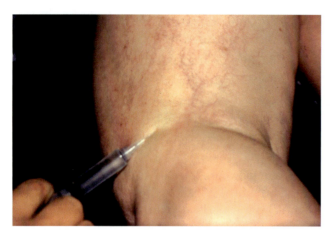

Figura 28.1.5 – *Durante a injeção de agente esclerosante é formado um halo de isquemia na região da punção.*

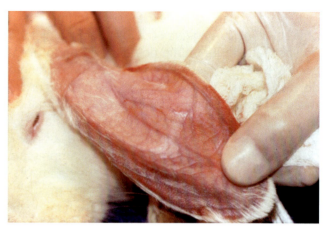

Figura 28.1.7 – *Vascularização bastante superficial da orelha dos coelhos, muito semelhante às telangiectasias às quais vamos submeter a escleroterapia.*

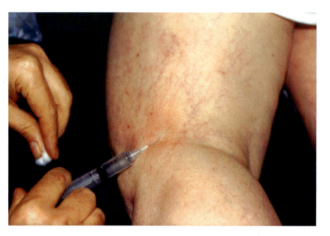

Figura 28.1.6 – *Eritema reacional que se forma ao final da injeção do agente esclerosante.*

neste dia. As sessões de escleroterapia normalmente são realizadas com intervalos de 7 a 10 dias.

As complicações mais frequentes variam de acordo com o agente esclerosante, e as mais comuns incluem: desconforto local, edema, fibrose nodular, hiperpigmentação e raramente necrose tecidual. A hiperpigmentação deve-se à hemossiderina e não à melanina, sendo, na maioria das vezes, transitória.

Escleroterapia experimental

Com o desenvolvimento da cirurgia experimental, a escleroterapia passou a ser desenvolvida em diversas modalidades, como por exemplo no auxílio ao treinamento desta técnica, no estudo da sua fisiopatologia e nos efeitos colaterais que podem ocorrer após a esclerose. Um dos animais que melhor se presta ao estudo desta técnica é o coelho, pois a vascularização superficial de suas orelhas é bastante semelhante às telangiectasias dos membros inferiores que iremos tratar (Figura 28.1.7).

Em um laboratório de cirurgia experimental, com material e pessoal treinado para manipular o animal com todo o cuidado, respondendo a todas as orientações das sociedades protetoras dos animais locais e protocolos necessários, selecionamos coelhos brancos de 4 a 6 kg. Estes coelhos podem ser anestesiados com cetamina 0,5 a 1 mL via intramuscular ou por uma solução que preparamos no momento da anestesia com a diluição de 1 g de Thionembutal a 2,5%, em 40 mL de soro fisiológico. Podemos injetar de 0,5 a 1 mL desta solução por via endovenosa lenta.

Logo após o coelho encontrar-se sedado, fazemos a tricotomia de suas orelhas, com um aparelho de barbear, e passamos então a proceder a toda a técnica da escleroterapia.

Podemos observar também na orelha dos coelhos o halo de isquemia que se forma no momento da injeção de agente esclerosante, a velocidade com que este percorre os vasos e a pressão necessária para injetar a substância no lume do vaso (Figura 28.1.8).

Após 7 a 15 dias podemos observar o efeito da esclerose nestes vasos (Figuras 28.1.9 e 28.1.10), assim como os possíveis efeitos colaterais oriundos de falha de técnica ou outros fatores a serem estudados (Figuras 28.1.11 e 28.1.12).

Os coelhos não devem ser sacrificados após o estudo, podendo voltar ao biotério local ou ser soltos em ambiente propício.

FLEBOLOGIA

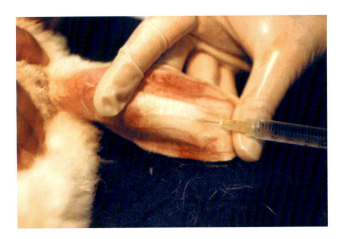

Figura 28.1.8 – *Halo de isquemia formado durante a injeção de agente esclerosante.*

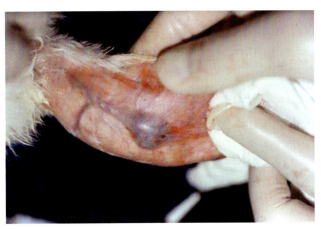

Figura 28.1.11 – *Hematoma logo após punção mal realizada.*

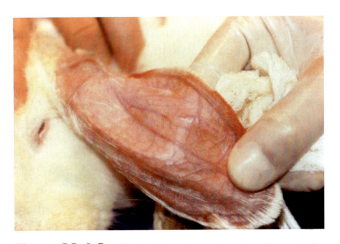

Figura 28.1.9 – *Orelha do coelho antes da escleroterapia.*

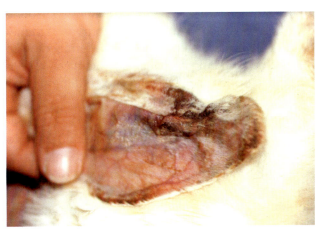

Figura 28.1.12 – *Efeito colateral indesejável: necrose de pele tardia, pós-escleroterapia.*

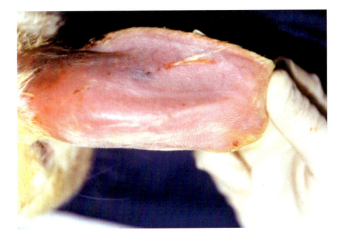

Figura 28.1.10 – *A mesma orelha após a escleroterapia, demostrando o desaparecimento da vascularização superficial que se observava anteriormente.*

Tratamento cirúrgico das microvarizes dos membros inferiores

As varizes dos membros inferiores foram caracterizadas como doenças 500 anos a.C. Desde essa época, despertaram grande interesse terapêutico, tendo sido tratadas com vários métodos empíricos e exóticos, apresentando resultados geralmente precários.

A era da moderna terapêutica cirúrgica das varizes se inicia com os trabalhos de Moro e Novaro, em 1910. Os princípios fisiopatológicos nesta época idealizavam a cirurgia radical, com retirada das veias safenas dilatadas e tortuosas, ressecção das colaterais varicosas e ligadura das veias perfurantes-comunicantes insuficientes.

Uma série de aperfeiçoamentos técnicos foi progressivamente introduzida até chegarmos aos dias de hoje, em que um grande número de doentes é operado com microincisões e excelentes resultados funcionais e estéticos.

Em 1930, Biegeleisen fabricou as primeiras agulhas hipodérmicas de calibre extremamente fino, conseguindo puncionar telangiectasias. Desenvolveu-se a partir dessa época técnica para tratar estes pequenos vasos. Desde então, apareceram inúmeras substâncias para o tratamento desses pequenos vasos e segundo alguns autores para o tratamento também de veias varicosas e microvarizes.

Apesar de atualmente ainda existirem alguns poucos simpatizantes da esclerose de grandes varizes, tal procedimento está praticamente abandonado. O excelente resultado obtido através do procedimento cirúrgico, adotado por angiologistas e cirurgiões vasculares, mostrou-se como tratamento de escolha nestes casos. A esclerose farmacológica reserva-se às telangiectasias. As polêmicas e controvérsias podem se relacionar ao tratamento das microvarizes.

As microvarizes representam um grupo de pequenos vasos dilatados e tortuosos localizados no tecido celular subcutâneo dos membros inferiores. Alguns autores procuram separar estas alterações venosas varicosas com base em critérios dimensionais. Assim, as microvarizes têm dimensões intermediárias entre as varizes e as telangiectasias, apresentando calibre entre 2 e 5 mm. Geralmente inestéticas, podem apresentar relevo na superfície da pele. Algumas vezes sintomáticas, na maioria das vezes produzem queixas como a sensação de dor ou queimação nos seus trajetos como a principal manifestação. Sempre evoluem de forma benigna e, quando muito superficiais, podem sangrar por meio de erosões dérmicas. Esses pequenos vasos do sistema venoso superficial aparecem isoladamente, em grupos ou disseminados pelos membros inferiores. Algumas vezes, relacionam-se a veias varicosas e outras telangiectasias. Existem doenças em que a patologia do sistema venoso superficial é extensa, encontrando-se, simultaneamente, varizes, microvarizes e telangiectasias.

Diferem, portanto, as microvarizes das varizes, que, quando descompensadas, evoluem com dor, peso e cansaço e, além disso, podem determinar alterações cutâneas representadas por pigmentação, dermatofibrose e ulceração. Quando as microvarizes

se associam às varizes, a sintomatologia e as complicações dependem destas, porém, quando junto com as telangiectasias, as queixas e manifestações são menos intensas e muito semelhantes.

Enquanto o tratamento das telangiectasias e das varizes se encontra perfeitamente estabelecido, a terapêutica das microvarizes pode se prestar a discussões. O tratamento que preconizamos para as microvarizes é cirúrgico. Diferentemente das telangiectasias, a quantidade de substância esclerosante usada em microvariz é maior que a utilizada em telangiectasia. Geralmente se necessita de mais de uma sessão de injeções para se ocluir a luz dos vasos em toda a sua extensão. Como se trata de veias grandes, existe um risco de que o medicamento empregado não se dilua no sangue e chegue às veias maiores concentrado, determinando flebite e obstrução desses vasos.

As telangiectasias, quando esclerosadas, têm sua luz preenchida por reação inflamatória, enquanto as microvarizes se enchem de coágulos. A irritação endotelial e o sangue coagulado ocasionam intensa dor e rubor nos trajetos venosos. Após alguns dias, esses segmentos se apresentam endurecidos e geralmente pigmentados. Em muitos casos, com o passar dos meses, ocorre recanalização das microvarizes com recidiva do processo acrescida de pigmentação residual sobre esses vasos.

Quando se comenta o tratamento esclerosante, não podemos deixar de considerar as reações alérgicas que, apesar de raras, podem ser importantes, pois os produtos utilizados são injetados diretamente nas veias. Devemos lembrar ainda da possibilidade de necrose cutânea, que aparece como complicação pouco frequente da escleroterapia e, no entanto, responsável pela formação de úlceras dolorosas, que apresentam evolução lenta e cicatrizam deixando sequelas cutâneas inestéticas.

As microvarizes podem ser tratadas através de procedimento cirúrgico simples com anestesia local e até em consultório, desde que haja condições materiais.

Além de instrumental necessário à anestesia, usamos especificamente bisturi com lâmina pontiaguda número 11, agulha descartável calibre 12, agulhas de crochê (n°s 6, 8, 10, 12 e 14) e pequenas pinças, tipo *Baby* Mosquito, ou pinças de Halsted. O material é completado por tesouras, pinças anatômicas e porta-agulhas, todos pequenos e delicados. Os fios, muito pouco utilizados, são representados pelos absorvíveis 4-0 e 5-0 tipo Polivicryl ou categute para ligadura dos vasos e pelos fios monofilamentares 6-0, para eventual sutura de pequenas incisões.

Imediatamente antes da cirurgia, o doente é colocado em pé e o trajeto das microvarizes é assinalado com tinta indelével. Planejam-se as incisões, que são marcadas na emergência de bifurcações ou colaterais ou ainda dividindo um segmento venoso muito longo (Figura 28.1.13). Para realização deste mapeamento, usamos canetas carregadas com tinta permanente ou preparamos, no momento do uso, duas soluções: 5 g de ácido pirogálico em 50 mL de acetona e outra de 20 g de percloreto de ferro em 50 mL de álcool.

É de fundamental importância a localização das microperfurantes insuficientes, que deverão, então, receber tratamento cirúrgico juntamente com as microvarizes. Após o planejamento da cirurgia e com o doente deitado sobre a mesa após assepsia, é feita a anestesia. O agente anestésico, sem substância vasoconstritora, é injetado apenas nos locais onde vamos fazer as microincisões (com lâmina de bisturi nº 11 ou agulha descartável calibre 12) (Figura 28.1.14). Pela pequena abertura cutânea é introduzida a agulha de crochê com o objetivo de "pescar" a microvariz (Figura 28.1.15).

Após ser "pescada", a varicosidade é exteriorizada até formar uma pequena alça. Os lados desta alça são pinçados pelas pinças de Halsted ou *Baby Mosquito* (Figura 28.1.16), a seguir o meio da alça é seccionado. Repete-se a mesma manobra anterior na incisão mais próxima. O segmento varicoso entre as duas incisões é extraído por tração (Figura 28.1.17). Os pontos extremos da microvaricosidade

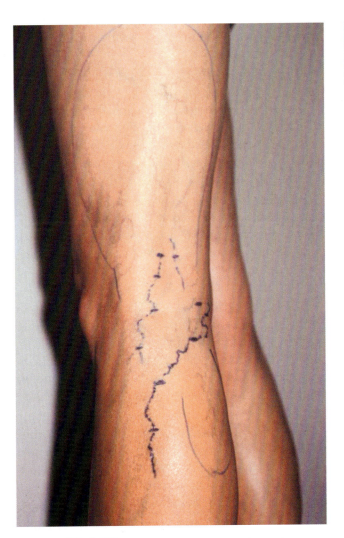

Figura 28.1.13 – *Trajeto venoso das microvarizes e os locais das incisões cirúrgicas marcados com tinta indelével.*

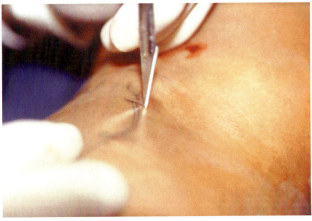

Figura 28.1.14 – *Incisão no nível da pele realizada com lâmina de bisturi nº 11.*

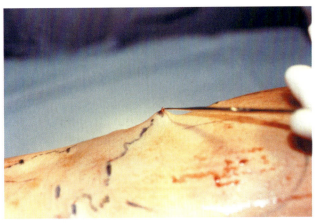

Figura 28.1.15 – *Agulha de crochê tentando "pescar" a microvariz.*

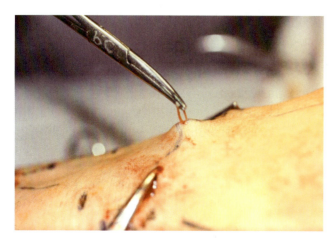

Figura 28.1.16 – *Alça formada pelo segmento microvaricoso, antes da sua secção.*

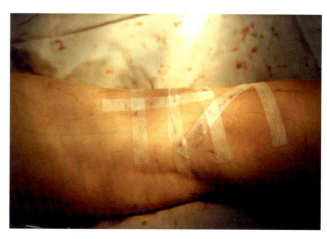

Figura 28.1.18 – *As fitas adesivas colocadas em cima de cada microperfuração.*

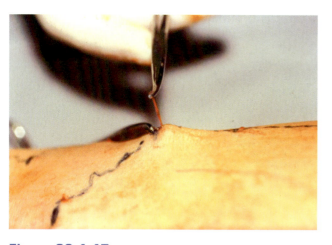

Figura 28.1.17 – *O segmento microvaricoso já pinçado e sendo extraído pela pinça de Halsted.*

são ligados ou simplesmente torcidos. Como dito anteriormente, as microperfurantes insuficientes devem ser ligadas sempre que presentes.

O fechamento das pequenas incisões da pele feitas para a introdução da agulha de crochê e retirada da microvaricosidade é realizado com fitas adesivas esterilizadas que se apresentam de diversos tamanhos, sendo escolhidas aquelas que melhor se adaptem ao tamanho da incisão e que permaneçam sobre a pele imobilizando a mesma (Figura 28.1.18). Tais fitas são mantidas por 3 a 4 semanas.

O doente volta a andar normalmente no dia seguinte da cirurgia, poupando-se de esforços maiores, como por exemplo a atividade esportiva, dança ou carregar peso por 30 dias.

Quando existe a associação de varizes e microvarizes, o tratamento é feito por cirurgia radical, em hospital e com anestesia geral ou peridural. Quando simultaneamente o doente apresenta telangiectasias e microvarizes, operamos as microvarizes e fazemos a escleroterapia das telangiectasias antes ou após a cirurgia.

O tratamento cirúrgico das microvarizes é simples, isento de maiores riscos e pode ser efetuado em ambiente ambulatorial com anestesia local, desde que se respeitem as normas de material necessário e obedeçam-se às legislações de saúde vigentes locais. É pouco dispendioso, quase indolor, dispensando repouso a partir do dia seguinte à cirurgia.

As equimoses que, às vezes, aparecem no período pós-operatório vão esmaecendo progressivamente e as pequenas incisões cirúrgicas tornam-se imperceptíveis após 2 a 3 meses. Os resultados estéticos são ótimos e, como os vasos são retirados, não ocorrem recidivas locais.

A impossibilidade da realização de escleroterapia nas telangiectasias da face, pela probabilidade de sequelas importantes, entre elas a perda da visão, fez com que outras tecnologias se desenvolvessem no tratamento das lesões vasculares do segmento cefálico. Entre elas, destacamos os *lasers* e a luz intensa pulsada (LIP).

Como já sabemos, a fototermólise seletiva consiste em atingir um cromóforo específico na pele com ausência de lesões cutâneas das estruturas adjacentes, desde que se respeitem os comprimentos de onda específicos, duração de pulso e fluência.

Em lesões vasculares o cromóforo específico é a oxiemoglobina, com picos de absorção entre 542 e 577 nm. Desta maneira, o vaso absorve a energia e torna-se coagulado. Para diminuir os danos térmicos, a duração do pulso deve ser igual ou inferior ao tempo de relaxamento térmico (tempo de resfriamento do alvo: proporcional ao quadrado do diâmetro do alvo). Como exemplo, em lesões vasculares tipo mancha vinho do Porto, normalmente apresentando vasos de calibre entre 50 e 100 µm, o tempo de relaxamento térmico varia entre 1 a 10 ms. Durações de pulso superiores ao tempo de relaxamento térmico podem levar ao dano de estruturas vizinhas, deixando sequelas como hiperpigmentação e cicatrizes atróficas ou hipertróficas.

O primeiro *laser* para tratamento de lesões vasculares foi o *laser* de argônio, de 488 e 514 nm, desenvolvido na década de 1970; no entanto, efeitos colaterais, como hiperpigmentação e cicatrizes, foram observados. Outros *lasers* de argônio com comprimento de onda entre 577 e 585 nm (*argon pumped tunable dye laser*) apresentaram maior seletividade pela oxiemoglobina, com pulsos de 20 ms, apresentando menos hiperpigmentação, mas causando lesões cicatriciais atróficas ou hipertróficas ainda importantes.

Na década de 1980, os *lasers* de vapor de cobre, com comprimento de onda de 510 e 578 nm, alcançaram êxito no tratamento de leões vasculares em telangiectasias da face, nevos rubi e granulomas piogênicos. No entanto, mais uma vez a absorção da energia também pela melanina causava hiperpigmentação pós-inflamatória. Outro *laser* também importante surgido no final da década de 1980 foi o *pulsed dye laser* (PDL), de 577 nm, com alta absorção pela oxiemoglobina, revelando-se bastante útil no tratamento de lesões vasculares. A partir de então, outros *lasers* com comprimento de onda entre 585 e 600 nm conseguiram atingir com maior profundidade a derme, mas com menos absorção pelo cromóforo. Durações de pulso foram sendo avaliadas com escolhas de pulso curto para comprimento de onda de 585 nm para tratamento de escolha de lesões vasculares em crianças com mancha vinho do Porto.

Atualmente, os PDL apresentam comprimentos de onda de 585 e 595 nm, com duração de pulso mais longa. O *laser* de 595 nm apresenta uma maior penetração quando comparado ao de 585 nm necessitando, no entanto, de uma maior fluência. A associação do resfriamento da pele a estes *lasers* produz uma maior proteção às estruturas adjacentes.

Outros *lasers,* como KTP (532 nm ou Nd:YAG de frequência dupla), apresentam sua frequência du-

plicada com um cristal de potássio titanil fosfato, o *laser* de alexandrita (755 nm), e o *laser* de Nd:YAG (1.064 nm – *yttrium aluminium garnet*) e a luz intensa pulsada (LIP) também atuam no tratamento das lesões vasculares, destacando-se entre eles o Nd:YAG e o KTP.

Os *lasers* que apresentam maior comprimento de onda penetram mais profundamente na pele, afetando vasos mais profundos. À medida que comprimentos de onda maiores penetram mais profundamente, a absorção da energia do *laser* pela oxiemoglobina diminui, sendo necessárias maiores fluências para compensar a redução na absorção.

O *laser* de alexandrita, de comprimento de onda de 755 nm, e o Nd:YAG, de 1.064 nm, emitem luz com comprimentos de onda mais longos, com maior penetração na derme e apresentam boa utilização em vasos de maior calibre. Os aparelhos que utilizam *pulsed dye laser* entre 585 e 595 nm apresentam boa indicação para eritemas e telangiectasias faciais, manchas vinho do Porto e hemangiomas.

A luz intensa pulsada, com comprimento de onda variando entre 550 e 1.200 nm, tem boa indicação em telangiectasias e hemangiomas mais superficiais, eritemas e poiquilodermia de Civatte.

O *laser* de alexandrita, de 755 nm, apresenta também uma boa indicação nos hemangiomas. O *laser* de 1.064 nm Nd:YAG apresenta boa indicação para telangiectasias faciais e veias reticulares. A melhor indicação do tratamento das lesões vasculares da face, como as telangiectasias e rosácea, deve ser avaliada entre o aparelho escolhido, seus parâmetros e a experiência profissional do cirurgião dermatológico.

Apesar dos sistemas de resfriamento da pele e da maior seletividade dos *lasers* nas lesões vasculares superficiais, ainda podemos observar a formação de cicatrizes atróficas ou hiperpigmentadas. A superposição deve ser evitada para minimizar estas alterações indesejáveis e o uso de medicamentos locais deve ser orientado conforme a necessidade do efeito colateral apresentado.

Como já dito anteriormente, as microvarizes e varizes dos membros inferiores, no nosso entendimento, ainda apresentam melhor resultado terapêutico através da cirurgia e microcirurgia, as flebectomias, onde existe grande pressão ortostática e, portanto sendo difícil o tratamento através de luz intensa pulsada ou laserterapia. As telangiectasias restantes após o procedimento cirúrgico podem ser

FLEBOLOGIA

tratadas com escleroterapia e laserterapia, como já citado para as lesões da face. Devemos, no entanto, proceder com mais cautela nas lesões localizadas nos maléolos, pelo risco de possíveis cicatrizes inestéticas. A escleroterapia ainda permanece como padrão-ouro para tratamento das telangiectasias e a microcirurgia, para o tratamento das microvarizes nos membros inferiores. No entanto, pacientes que apresentem contraindicações como antecedentes tromboembólicos, discrasias sanguíneas e hipersensibilidade ao agente esclerosante podem se beneficiar através do *laser* e da luz intensa pulsada.

As pesquisas neste campo vêm crescendo de forma importante, com tecnologias baseadas, por exemplo, em novos comprimentos de onda e melhor resfriamento da pele. Esperamos, num breve futuro, que técnicas menos invasivas possam ser incorporadas em nossa prática diária.

Cabe ao colega cirurgião dermatológico avaliar, da melhor maneira, as lesões vasculares de face, tronco e membros inferiores, indicando qual a melhor terapia ou a associação de técnicas que beneficiem os pacientes da nossa prática diária.

BIBLIOGRAFIA CONSULTADA

1. Bieggeleisen HI. Teleangiectasia associated with varicose veins. Treatment by a microinjection technic. J Amer Ass. 1934; 102:2092-4.
2. Correia Neto A. Clínica Cirúrgica Alipio Correa Neto. São Paulo: Sarvier; 1988.
3. D'Addato M. Gangren of a limb with complete thrombosis of the venous system. Torino: J.Cardiovas Surg. 1966; 7:434.
4. Duffy DM. Small vessel sclerotherapy: An overview. Advances in dermatology. In: Callen JP et al. (eds.). Chicago: Year Book Medical Publisher Inc. 1988; 3:221-42.
5. Fegan WG. Varicose veins: compression scleroterapy. London: Heinemann Medical; 1967.
6. Footer RR. Varicose Veins. A pratical manual. 3 ed. London: Wrigth & Sons Bristol, 1969.
7. Georgew M. Postsclerotherapy hyperpigmentations: a one year follow up. J Dermatol Surg Oncol. 1990; 16(7):608-10.
8. Goldman PM. Polidocanol (Aethoxisclerol) foe sclerotherapy of superficial venules and telean-gectasias. J Dermatol Surg Oncol. 1989; 15(2):204-9.
9. Goldman PM. Sclerotherapy for superficial venules and teleangiectasias of the lower extremities. Dermatologic Clinics. 1987; 5(2):369-79.
10. Goldman PM. Sclerotherapy. Treatment of varicose and telangectatic leg veins. St. Louis: Mosby-Year Book, 1991.
11. Groot W. Sclerotherapy of large veins. J Dermatol Surg Oncol. 1991; 17:589-95.
12. Imhoff E, Stemmer R. Classification and mechanism of action of sclerosing agents. Soc Fran Phlebol. 1969; 22:143.
13. Lufkin NH, McPheeters HO. Pathological studies on injected varicose veins. Surg Gynecol Obstet. 1932; 54:511.
14. Muraco Netto B, Tovo Filho R, Muraco FAE et al. Tratamento cirúrgico das microvarizes dos membros inferiores. An Bras Dermatol. 1993; 68(3):139-140.
15. Myake H, Kauffman P, Behmer OA et al. Mecanismo das necroses cutâneas provocadas por injeções no tratamento das microvarizes e telangiectasias. Rev Ass Med Brasil. 1976; 22(4):115-20.
16. Orbach EJ. Histopathological findings of telangectasias treated with sodium-tetradecylsulfateprocaina precipitate. Angiopatias. 1968; 8(3):103-18.
17. Puech-Leão LE, Bueno Neto J, Miyake H et al. Cirurgia radical das varizes com objetivos estéticos. Rev Paul Med. 1966; 68(5):273-9.
18. Puech-Leão LE, Bueno Neto J, Miyake H et al. Varizes dos membros inferiores. In: Raia AA, Zerbini EJ (eds). Clínica Cirúrgica Alipio Correa Neto. São Paulo: Sarvier, 1988.
19. Sandik NS. Sclerotherapy of varicose an telangectatic leg veins. J Dermatol Surg Oncol. 1991; 17:65-70.
20. Sandik NS. Treatment of varicose and telangectatic leg veins with hypertonic saline: acomparative study of heparin and saline. J Dermatol Surg Oncol. 1990; 16(1):24-8.
21. Schneider W. Contribution to the history of the sclerosing treatment of varices and to its anatomopathologic study. Soc Fran Phelebol. 1965; 18:117.
22. Teixeira DL, Marques JS, Coito A et al. A doença venosa dos membros inferiores. Porto, Portugal: Bloco Gráfico Porto, 1979.
23. Tovo Filho R. Curso: WKS-22 Phebology/Sclerotherapy XX Congress of the International Society for Dermatologic Surgery and First Congress of the Hellenic Society of Dermatologic Surgery, September 1999, Athens, Hellas.
24. Tovo R. Flebografia dos membros inferiores – Padrão normal dos troncos venosos profundos. Tese de Doutorado da Faculdade de Medicina da Universidade de São Paulo, 1972.
25. Weiss RA, Weiss MA. Incidence of side effects in the treatment of telangectasias by compression sclero-therap: hypertonic saline vs. polidocanol. J Dermatol Surg Oncol. 1990; 16(9):800-4.

Capítulo 28.2

Crioescleroterapia

Erasmo Torkarski

A esclerose clássica não apresenta rapidez de resultados e em alguns pacientes são necessárias várias sessões para se obter resultados insatisfatórios em muitos pacientes. Na expectativa de obter melhores resultados, Ripoll (1995) desenvolveu estudos com a glicerina cromada, esclerosante fraco em relação à glicose hipertônica, mas sem os efeitos colaterais da glicose hipertônica.

Após repassar as propriedades técnicas dos excipientes utilizados, como álcool etílico com ponto de congelação de −114 °C, propilenoglical de −60 °C, fez uma mescla:

- Glicerina cromada – 0,95 cc.
- Álcool etílico puro – 0,02 cc.
- Soro fisiológico – 0,03 cc.

Obteve assim uma mistura final mais fluida, que tolera temperatura de −45 °C, com menor grau de viscosidade, que permite sua injeção.

Como o autor intuía que deveria somar o efeito do agente esclerosante ao efeito físico do frio, para assim determinar uma lesão mais efetiva do endotélio vascular, pois ao injetar o produto há uma vasoconstrição, diminuindo assim a área e potencializando ainda mais seu efeito, o mesmo criou uma ferramenta de trabalho denominada por ele de criosseringa, que consiste em um cilindro com uma câmara que, conectada a um cilindro de CO_2 forma uma condensação do gás. Uma seringa com o agente esclerosante é então introduzida nesta criosseringa para evitar o aquecimento, e assim é injetada. Os resultados então obtidos apontavam as seguintes vantagens (Figura 28.2.1):

- Melhores resultados desde a primeira sessão.
- Elimina o uso de ataduras para o tratamento das telangiectasias e pequenas varicosidades.
- Na esclerose das afecções vasculares estéticas, há praticamente ausência total de pigmentações secundárias.
- As pigmentações só apareceram em alguns casos de varizes grossas, que porém desapareceram com o tempo, tendo que se recordar que essa pigmentação, além do esclerosante, depende também da qualidade histológica da veia, bem como do estado prévio da pele.

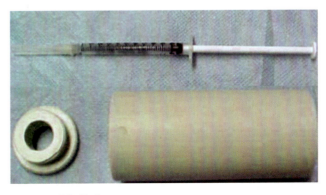

Figura 28.2.1 – *Seringa e cilindro para a crioesclerose.*

Ausência de necrose

Com mais de 16.000 pacientes em nossos arquivos, não temos nenhum caso de necrose, o que não ocorre com a glicose hipertônica, que se injetada fora do vaso, pode levar a esse efeito secundário que deixa sequela.

Realizamos um experimento comparativo, injetando em veias de ovelhas e coelhos, glicose a 50%, glicose a 50% com Ethamolin e glicerina cromada, e examinando esses animais após 30 dias observamos que a eficiência da glicerina cromada era nitidamente superior às outras duas combinações.

A técnica

Aconselhamos para vasos até 4 mm, e temos observado três tipos de resposta ao esclerosante: uma precoce, que é a esclerose depois de cerca de 1 semana, outra intermediária, que seria a resposta depois de 2 semanas, e uma mais tardia, que seria a resposta depois de 3 semanas, sendo sempre positiva. Por vezes, nas varizes maiores, forma-se um coágulo, que drenamos com uma agulha, com uma punção sobre a veia.

Após carregarmos a criosseringa com o CO_2, utilizando uma seringa de 1 mL, com agulha 30½ G, previamente mantida em um *freezer*, a glicerina é então injetada na variz. Recuamos ligeiramente o êmbolo, para que este pequeno espaço com ar desenhe o caminho que o produto atingirá. O tempo de injeção deverá ser o mais breve possível, em torno de 10 minutos, pois a temperatura tende a se igualar com a do ambiente, diminuindo assim a eficácia da técnica. Fazemos normalmente 3 mL por sessão. Os locais da punção são ocluídos com Micropore®, não usamos faixa, e os pacientes são orientados a retirar os adesivos após algumas horas, depois da formação de um coágulo.

Orientamos ainda os pacientes a não usar cremes hidratantes, pelo fato de alguns deles possuírem ureia em sua fórmula, o que pode irritar o local de punção.

Porém, é fato raro, tendo acontecido duas vezes nesta casuística, regredindo após alguns dias, sem marcas. O intervalo entre as sessões normalmente é de 1 semana, porém temos eventualmente encurtado esse período, sem modificações dos resultados neste grupo (Figura 28.2.2 e Tabelas 28.2.1 e 28.2.2).

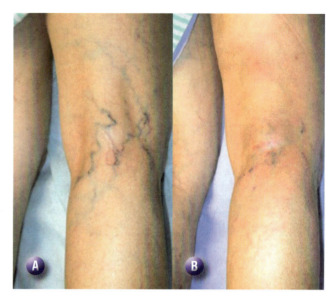

Figura 28.2.2 – *Crioesclerose – antes* **(A)** *e após* **(B)**.

Tabela 28.2.1

DIFERENÇAS ENTRE GLICERINA CROMADA E GLICOSE HIPERTÔNICA

	Glicerina Cromada	*Glicose Hipertônica*
Esclerose	Baixo efeito em T normal	Alto efeito em T normal
Congelação	–40 °C	?
Hipercromia	Rara	Frequente
Necrose	Nunca	Frequente
Custo	Baixo	Baixo

Tabela 28.2.2

DIFERENÇAS ENTRE GLICERINA CROMADA E GLICOSE HIPERTÔNICA

	Crioesclerose	*Esclerose*
Número de sessões	Mínimo	Muitas
Diâmetro dos vasos	Até 4 mm	Até 2 mm
Custo	Baixo	Baixo
Ataduras	Não	Sim

Conclusão

A crioesclerose com glicerina cromada é uma técnica segura, eficiente e de resultados excelentes, porque em −45 °C, quando injetada na parede do endotélio venoso, provoca uma queimadura física (dano térmico), já iniciando um processo de vaso-constrição e, em seguida, novamente o endotélio venoso é atingido pelo efeito esclerosante da glicerina cromada (dano químico).

Ainda evita intervenções cirúrgicas em pequenos vasos, diminui o número de sessões de esclerose com mais facilidade para o médico e para o paciente, visto que não ocorre necrose e não necessita do uso de bandagens. Não apresenta efeitos colaterais em comparação com os demais esclerosantes usados, e é mais eficiente com relação ao calibre dos vasos.

BIBLIOGRAFIA CONSULTADA

1. Breu FX, Guggenbichler S. European Consensus Meeting on Foam Sclerotherapy. April 4-6, 2003 Tegernsee, Germany, Dermatol Surg. 2004; 30:709-17.
2. Ferreira MV, Seidel AC, Fregadolli LV et al. Aferição da temperatura da glicose utilizada na crioescleroterapia J.Vasc Bras. 2005; 4:155-60.
3. Kaplan I, Peled I. The carbon dioxide laser in the treatment of superficial telangiectasias. Br J Plast Surg.1975; 28: 2014-5.
4. Miyake RK, Miyake H, Duarte FH et al. Microvarizes e telangiectasias. In: Pitta GBB, Castro AA, Burihan E (eds.). Angiologia e cirurgia vascular: guia ilustrado [livro on line]. Maceió: Uncisal/ ECMAL; 2003. Disponivel em: http://www.lava.med.br/livro.
5. Ripoll-Sanchez M. Presentación de una técnica: crioesclerosis liquida. Rev Soc Esp Med Estet. 1995; 39:19-24.

Capítulo 28.3

Endoesclerose

Erasmo Torkarski

O refluxo ao nível da junção safenofemoral é uma disfunção venosa em que o tratamento é unicamente cirúrgico. Com o advento do *Doppler*, conseguimos localizar perfeitamente o nível da alteração do segmento envolvido.

As dilatações varicosas podem ocorrer em diversos e variados tipos, ocasionando desde dores e peso nos membros inferiores, até ulceras de estase, e se não curado o refluxo a úlcera permanece por vários anos. Carlos Bonet e Navarro, em Nova York, publicaram em 1999 os primeiros casos da associação do *laser* endoluminal e *eco Doppler* no tratamento de varizes de grosso calibre.

Goldmann, em 2000, fez uma publicação relatando a associação de radiofrequência e *eco Doppler*. Esse mesmo autor, que é dermatologista em San Diego, tem mais de 15 livros publicados sobre varizes e escleroterapia.

Clínica

Cerca de 20% das mulheres, são acometidas por alguma disfunção venosa, sendo ela inestética, às vezes dolorosa, levando à sensação de peso nas pernas, cansaço e desânimo nas atividades diárias. Para nós, nesse capítulo, interessam as veias de grosso calibre, pois o *laser* endoluminal se adaptou e é preciso nessas varizes, com resultados excelentes.

Diagnóstico

O diagnóstico exige que a paciente seja submetida ao *eco Doppler* colorido, pois saberemos se alguma veia perfurante está presente, e a altura desta, bem como a altura da disfunção safenofemoral onde identificamos os pontos de refluxo.

Técnica cirúrgica

Nos tratamentos convencionais ainda hoje praticados, a extirpação da rede venosa superficial é necessária, e mesmo sendo feita corretamente, recidiva em cerca de 50% após 14 anos da cirurgia. Em 2001, chegou ao Brasil o ELVT (*endolaser venus treatment*), aparelho portátil que utiliza fibra óptica e, quando introduzido na veia, pulveriza o sangue, provocando um *efeito térmico* que faz a cauterização endoluminal e leva ao desaparecimento da veia.

Para submeter-se ao *laser* endoluminal, o paciente deve estar de pé para serem marcados o trajeto e os pontos de refluxo da veia a ser tratada, com o auxílio de um *eco Doppler*. Depois o paciente é colocado em decúbito dorsal, deixando o membro semifletido, com elevação de 30 graus, com a intenção de esvaziar a safena em questão. Antissepsia é feita em todo o membro, com a colocação de campos cirúrgicos estéreis.

CIRURGIA DERMATOLÓGICA INTERMEDIÁRIA

■ ENDOESCLEROSE

1. A anestesia é local. Depois na segunda fase será usada uma solução tumescente de Klein.
2. Incisão ao nível do joelho, mínima, 1 a 2 cm, sobre a safena, faz-se a ligadura da parte distal da safena e introduz-se um guia, e através destes a fibra óptica de *laser* de 980 a 1.470 nm, em torno de 600 µm de diâmetro. Com o auxílio do *eco Doppler* posiciona-se a fibra até próximo da junção safenofemoral. Mesmo a tumescência é feita com o auxílio do *eco Doppler*, pois é importante que seja fora da safena.
3. Iniciam-se os disparos do *laser* e vai-se retirando a fibra óptica, numa velocidade de 1 cm a cada 6 segundos, e dessa maneira vai-se cauterizando o vaso em questão. O calor provoca uma fibrose do vaso e o refluxo desaparece totalmente. No dia seguinte, pode se fazer nova pesquisa de *eco Doppler* e não se verifica o refluxo.
4. Imediatamente após a cauterização, faz-se a sutura com um ou dois pontos na incisão, envolvendo o membro inferior do paciente com faixas de crepom que serão retiradas no dia seguinte. Recomendamos 1 dia de repouso relativo em casa, visto que o paciente sai caminhando normalmente do ambulatório para casa. O uso de meias elásticas de suave compressão é recomendado por 1 semana (Figuras 28.3.1 e 28.3.2).

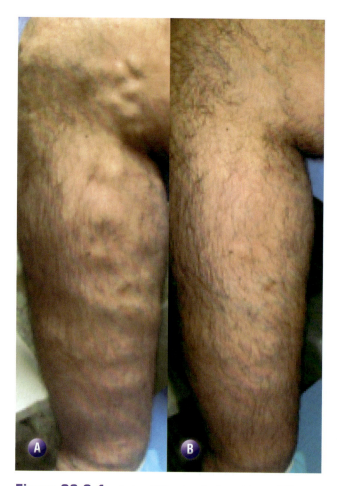

Figura 28.3.1 – *Antes* **(A)** *e depois do* endolaser **(B)**.

Indicação

O *endolaser* está indicado para varizes de grosso calibre, com insuficiência venosa dos membros inferiores, úlceras de pernas, problemas de coagulação, pacientes com idade avançada, diabéticos e com dores posturais.

Complicações

Pequenas bolhas ou crostas podem ocorrer, e devem ser tratadas como queimaduras. Discretas parestesias e cordão fibroso ao longo da veia, que desaparecem no máximo 2 meses, também podem ocorrer. Normalmente o paciente refere pouca dor, sendo em alguns casos dispensado o uso de analgésicos e anti-inflamatórios. Raramente prescrevemos antibióticos pós-cirurgia. Equimose variada pode surgir no segundo dia e desaparece em 2 semanas.

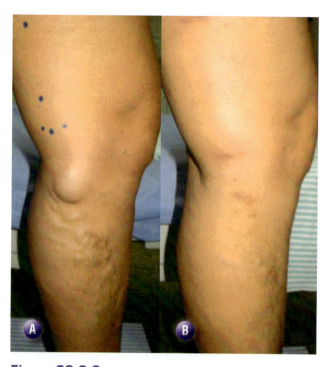

Figura 28.3.2 – *Antes* **(A)** *e depois do* endolaser **(B)**.

BIBLIOGRAFIA CONSULTADA

1. Goldman MP. Closure of the greater saphenous vein with endoluminal radiofrequency thermal heating of the vein wall in combination with ambulatory phlebectomy: preliminary 6-month follow-up. Dermatolol Surg. 2000; 26:452-6.
2. Navarro L, Min RJ, Bone C. Endovenous laser: a new minimally invasive method of treatmente for varicose veins – preliminary observations using an 810 nm diode laser. Dermatol Surg. 2001; 27:117-22.
3. Parente EJ, Rosenblatt M. Endovenous laser treatment to promote venous occlusion. Lasers Surg Med. 2003; 33: 115-8.
4. Proebstle TM, Lehr HA, Kargl A et al. Endovenous treatment of the greater saphenous vein with 940 nm diode laser: thrombotic occlusion after endoluminal thermal damage by laser-generated stream bubles. J Vasc Surg. 2002; 35:729-36.
5. Weiss RA, Weiss MA. Controlled radiofrequency endovenous occlusion using a unique radiofrequency catheter under duplex guidance to eliminate saphenous varicose vein reflux: 2-year follow-up. Dermatol Surg. 2002; 28:38-42.
6. Weiss RA. Endovenous techniques for elimination of saphenous reflux: a valuable treatment modality. Dermatolol Surg. 2001; 27:902-5.

Capítulo 29

Tratamento de Úlceras de Perna

João Roberto Antonio

Introdução

As úlceras da perna afetam a qualidade de vida de inúmeras pessoas, principalmente na fase adulta, quer pelos sintomas e complicações, limitando a mobilidade e o livre exercício profissional quer pelo aspecto, restringindo o convívio social.

A sua prevalência, causada por insuficiência vascular, diabetes ou ambas, foi avaliada em 1,02% na população em torno de 65 anos de idade. Nos EUA, 1,5 a 2 milhões da sua população apresentam úlcera de perna, enquanto na Europa, estima-se que 1,5% dos europeus deverão sofrer de úlcera de estase, em algum momento de sua vida. Em nossa população, sua prevalência é calculada em torno de 1,5%. As úlceras das pernas constituem uma das causas mais frequentes de faltas e afastamentos do trabalho em nosso meio, levando a graves implicações socioeconômicas tanto individuais como coletivas.

A maioria das úlceras está associada a distúrbios da circulação venosa, arterial ou ambas, sendo muitas de causas multifatoriais. Frequentemente, permanecem cronicamente abertas ou recorrentes por muitos anos e a recorrência acontece em 25 a 70% dos casos nos cinco anos após a cura.

Conceito

Úlceras ou *ulcerações* são lesões elementares caracterizadas por solução de continuidade da pele, que podem atingir a derme, hipoderme ou, mais profundamente, músculos e ossos.

As úlceras nas pernas ou ulcerações localizadas nas pernas podem ser produzidas por traumas tipo mecânicos, físicos, químicos ou factícios (provocadas deliberadamente pelo paciente); por infecções; tumores; neuropatias periféricas; doenças metabólicas; colagenoses; alterações sanguíneas e vasculares.

As úlceras de natureza vascular, por sua vez, podem ser de origem venosa e não venosa, ou seja, *venosas e arteriais*.

Conforme seu estado evolutivo, podem ser agudas, subagudas ou crônicas.

Ao exame clínico dos diversos tipos de ulcerações, é importante caracterizar-se a sua localização anatômica e número de lesões, avaliar-se a forma, profundidade, bordas, configuração, cor, secreção, sensibilidade local e região em que se encontra, como também os sintomas presentes.

As *úlceras das pernas* são aquelas que somente ocorrem nesse local pelas condições próprias dos membros inferiores. São extremamente frequentes e causadas pelo ortostatismo que gera aumento da pressão venosa e diminuição do fluxo arterial, associado a traumas e infecções. Esses fatores decorrentes do ortostatismo, além de ser uma característica da raça humana, é o tributo pago pelo homem por ser bípede.

Tratamento de Úlceras de Perna

A forma mais comum da úlcera das pernas é a úlcera pela estase venosa crônica ou simplesmente úlcera de estase (UE) ou úlcera hipostática ou, mais comumente chamada de úlcera varicosa. São causadas pela insuficiência venosa crônica (IVC) e representam cerca de 90% das úlceras das pernas.

As 10% restantes correspondem: 5% às doenças arteriais desencadeadas por hipertensão ou arteriosclerose; e 5% às outras causas variadas. Essas últimas envolvem uma série de patologias que levam às ulcerações das pernas ou pés. É o caso das úlceras infectoparasitárias, mais encontradas no meio rural, e produzidas por infecções crônicas como leishmaniose, paracoccidioidomicose, esporotricose, cromomicose e outras; das úlceras neurotróficas decorrentes das polineuropatias periféricas do diabetes, do etilismo, da hanseníase, do tabes, da siringomielia, e dos traumatismos dos nervos periféricos e outras neuropatias metabólicas ou degenerativas; e, finalmente, das neoplasias cutâneas que apresentam-se com ulcerações.

Úlceras das pernas de origem venosa

Úlcera de estase (UE)

Conceituação

Úlcera de estase ocorre em virtude de insuficiência venosa crônica (IVC) que, associada a fatores predisponentes e desencadeantes, desenvolve úlcera na perna, de comportamento crônico e recorrente.

Etiologia

Existe, nos membros inferiores, uma rede venosa superficial e uma profunda, parecendo independentes, mas que, na verdade, comunicam-se por vasos que recebem o nome de vasos comunicantes. Todos esses vasos possuem válvulas dispostas de tal maneira, que o sangue só pode passar do plexo superficial para o profundo, e não em sentido contrário. A função dessa rede venosa é retornar o sangue ao coração, após ele ter o cumprido suas funções metabólicas e térmicas no nível dos tecidos. A rede superficial é responsável pela drenagem de cerca de 20% do sangue dos tecidos superficiais e a rede profunda é a principal responsável pela drenagem do restante do sangue desses membros. As veias profundas acompanham as artérias em todo seu trajeto, existindo, ainda, as veias perfurantes, que conectam as redes profundas com as superficiais.

No sistema venoso existem, então, as válvulas, cuja função é orientar a direção do fluxo venoso no sentido do retorno ao coração. Algumas alterações, principalmente das veias superficiais, são facilmente diagnosticadas até pelo próprio paciente, de um modo geral. Já as alterações das veias profundas, nas fases iniciais de sua evolução, frequentemente não provocam sinais ou sintomas que revelem sua existência ou são discretos e pouco característicos. Esse fato nos obriga a um exame clínico detalhado e orientado para as doenças que possam atingir essas veias.

Ao nos referirmos à IVC, temos que considerar o entendimento da rede circulatória dos membros inferiores, da macro e microcirculação. A macrocirculação refere-se às veias profundas, superficiais e comunicantes das extremidades baixas e a microcirculação é constituída pela rede vascular encontrada na pele e no tecido celular subcutâneo (Tabela 29.1).

A IVC também tem sido descrita como primária e secundária. Primária é quando não existe uma causa subjacente óbvia de disfunção vascular identificada, como é o caso da maioria dos pacientes com aparente IVC superficial isolada, podendo ser originada de uma perda da elasticidade da parede venosa. Secundária é quando existe uma causa conhecida precedendo-a, sendo o exemplo mais comum a trombose venosa profunda (TVP), que pode levar a uma disfunção e/ou destruição das válvulas venosas.

O aumento da pressão venosa é um fator determinante para o desenvolvimento mais frequente das UE. Essas alterações são mais comuns nas mulheres que nos homens (2,3:1), em pacientes de mais de 40 anos de idade, principalmente exercendo profissões que exigem ortostatismo, consequente aumento da prevalência de varizes ou seu agravamento, levando, assim, a um maior risco de TVP e IVC.

Tabela 29.1

COMPONENTES DA CIRCULAÇÃO DOS MEMBROS INFERIORES

Macrocirculação → Veias profundas, superficiais e comunicantes

Microcirculação → Arteríolas e vênulas da pele e subcutâneo

Patogenia

As UE ocorrem por causas que interferem no retorno do sangue venoso, ocasionando as varizes primárias (Tabela 29.2) e a IVC (Tabela 29.3). Aproximadamente 80 a 90% dos casos de IVC ocorrem por sequela de TVP, resultando em hipertensão venosa, insuficiência valvular, lentidão do fluxo sanguíneo, hipercoagulabilidade sanguínea, alterações nas paredes venosas, depósito de fibrina ao redor dos capilares, ativação de linfócitos e de enzimas proteolíticas e isquemia da região afetada.

Dessas causas que interferem no retorno do sangue venoso, as mais comuns são as varizes, imobilizações prolongadas, anticoncepcionais orais, gravidez, grandes cirurgias, particularmente pélvicas ou abdominais, fraturas, queimaduras, insuficiência cardíaca congestiva, infecções, neoplasias e outras. Assim, cria-se um regime de hipertensão venosa crônica, que, transmitido ao leito arteriocapilar, interfere nas trocas metabólicas locais, gerando uma série de alterações teciduais da pele e tecido celular subcutâneo, instalando-se nesse território lesado, espontaneamente ou por traumatismo, a UE crônica.

Por outro lado, o ser humano caminha, permanece sentado ou em pé, de 12 a 16 horas por dia, o que o leva à posição ortostática grande parte desse período; provoca um aumento da tensão vascular, surgindo, como consequência, edema nos tecidos profundos com mal-estar local, traduzido pela sensação de peso, constrição e dores. Essa condição produz áreas de isquemia por impedimento ao adequado fluxo sanguíneo nos capilares, por compressão pelas veias dilatadas e submetidas à pressão elevada. Com o tempo, as veias comunicantes dilatam-se, em razão da hipertensão venosa. Portanto, as válvulas deixam de ter função, sobrecarregando a corrente sanguínea. Assim, as veias superficiais vão se dilatando e tornando inoperantes, suas respectivas válvulas, originando correntes retrógradas que determinarão estase superficial. A hipertensão venosa que lentamente se instala, propaga-se à microcirculação constituída pelas vênulas e capilares cutâneos perturbando também a circulação linfática, ocasionando a escleroatrofia dermoepidérmica e hipodérmica, denominada lipodermatoesclerose. Isso propicia o aparecimento de varizes, edema, extremidades quentes, eczema de estase, púrpura, depósito de hemossiderina, hiperpigmentação e infecção. As consequências são as alterações na pele sucessivamente mais extensas, tornando-a mais sensível, suportando mal, tudo aquilo que possa agredi-la, interna ou externamente. Desse modo, um traumatismo, mesmo que pequeno, possibilita o início e o estabelecimento de uma úlcera (Tabela 29.4).

Tabela 29.2

FATORES DE RISCO NO DESENVOLVIMENTO DAS VARIZES

- Hereditariedade: pela sua incidência em vários membros de uma mesma família
- Idade: surgimento progressivamente maior na fase adulta
- Sexo: as mulheres têm 2 a 3 vezes mais que os homens
- Gravidez: predispõe pelos fatores mecânicos por compressão da circulação de retorno e alterações hormonais
- Profissão: aquelas que obriguem as pessoas a ficarem de pé e com pouca mobilidade por muito tempo
- Outros fatores tipo obesidade, problemas ortopédicos como o "pé plano" e o sedentarismo
- Fator menos comum é a existência de fístulas arteriovenosas, fato a ser pesquisado pela produção de flebectasias com o consequente distúrbio na circulação do membro comprometido

Tabela 29.3

CAUSAS DA IVC E CONSEQUENTE FORMAÇÃO DE VARIZES

- Sequela de trombose venosa profunda
- Imobilizações prolongadas
- Anticoncepcionais orais
- Gravidez
- Grandes cirurgias (pélvicas ou abdominais)
- Fraturas
- Queimaduras
- Insuficiência cardíaca congestiva
- Infecções
- Neoplasias e outras

Tabela 29.4

CAUSAS EVOLUTIVAS DAS UE

IVC → varizes primárias → hipertensão venosa → insuficiência valvular → alterações nas paredes venosas → lentidão do fluxo sanguíneo à hipercoagulabilidade → depósito de fibrina ao redor dos capilares + ativação de linfócitos e de enzimas proteolíticas → isquemia da região afetada + trauma à úlcera

Tabela 29.5

ETIOPATOGENIA DAS RECORRÊNCIAS E CRONICIDADE DAS UE

IVC + ortostatismo + trombose venosa profunda → isquemia tecidual + traumas → UE + infecções ou eczematizações + cronicidade → lipodermatoesclerose com UE + edema local → elefantíase da perna + recorrências + complicações à cronificação da EU

A evolução e o tempo de permanência dessa úlcera ficarão na dependência dos fatores predisponentes e determinantes, das complicações infecciosas e, possivelmente, também das medicações inadequadas utilizadas pelo paciente que favorecem a perpetuação das UE (Tabela 29.5).

Propedêutica

Ao exame físico dos pacientes com queixa de UE, deve-se deter nas diversas características da úlcera conforme já exposto. Examinar os membros inferiores com o paciente em pé, pois as veias se enchem e, desse modo, pode-se fazer o diagnóstico mais detalhado das varizes. Sua pesquisa com o paciente deitado é falha, pois só as veias muito dilatadas aparecem nessa posição. Nas queixas relativas à tromboflebites superficiais, não há uma posição preferencial de exame.

À inspeção, nos casos de IVC, frequentemente ocorrem, nas regiões peri e inframaleolares, múltiplas veias subdérmicas dilatadas de cor roxo-azuladas e, nas situações de flebite, pode-se encontrar sobre trajetos venosos ou veias varicosas um cordão eritematoso e doloroso que os acompanha. Nas condições de complicação tipo eczema, observam-se placas com características referentes à fase em que elas se encontram, ou seja, aguda, subaguda ou crônica.

A palpação nos permite avaliar, nos casos de celulite ou erisipela, se há grande aumento da temperatura local, sendo essa uma característica de grande valor diagnóstico. A pressão digital pode permitir a caracterização do edema pelo aparecimento de depressão cútis (godê ou cacifo), como a verificação do pulso no membro atingido permite a avaliação do fluxo arterial.

Quadro clínico

A UE corresponde ao grau mais avançado de alteração cutânea na insuficiência venosa crônica. Sua localização ocupa o terço distal da perna pouco acima dos maléolos, principalmente internos, sobre a veia onde existe grande hipertensão e vasos dilatados ou em outros locais, como nas faces anterior e lateral da perna (Figura 29.1). Seu surgimento pode ser espontâneo, porém, frequentemente são desencadeadas por traumatismos sobre o tecido já comprometido. As UE são, geralmente únicas, mas especialmente nas úlceras de longa duração, podem surgir duas ou mais que, quando próximas, coalescem formando ulcerações extensas (Figura 29.2).

A úlcera é, geralmente, superficial e frequentemente localizada no centro de placa endurecida, eritematosa, descamativa ou hiperpigmentada, variando seu aspecto. Pode ser lenticular, numular e/ou

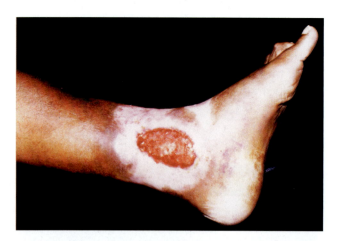

Figura 29.1 – *UE única, no terço distal da perna e maleolar. O fundo da úlcera apresenta-se irregular e com secreção serosa em pele com dermatoesclerose.*

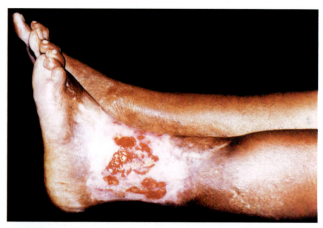

Figura 29.2 – *UE crônica, múltiplas, coalescentes, formando lesões extensas, em pele com dermatoesclerose e edema da perna afetada.*

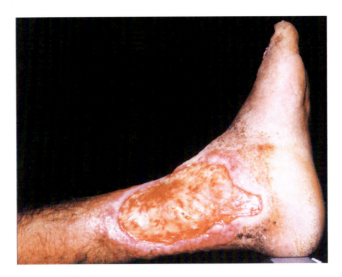

Figura 29.3 – *Extensa UE, crônica, fundo purulento, bordas calosas, bem delimitadas e irregulares.*

estender-se por grandes áreas. O fundo pode ser liso ou irregular com vegetações, úmido e coberto por exsudação serosa, sero-hemática, seropurulenta ou ilhotas de epitelização. Observar se há presença de tecido necrótico, fator determinante da necessidade de desbridamento. Quando a úlcera é de longa duração, as bordas são calosas e irregulares (Figura 29.3).

A sintomatologia costuma ser leve ou ausente. Ao contrário das úlceras arteriais, as venosas costumam evoluir sem dor. Ao final do dia, o paciente costuma queixar-se de sensação de peso nas pernas, ocorrendo aumento do edema maleolar.

A pele apresenta-se lisa, com atrofias, cianose ou hiperpigmentada, e endurecida por fibrose do tecido subcutâneo e com edema variável, configurando a lipodermatosclerose. Nessa circunstância, torna-se difícil o pregueamento interdigital e, às vezes, a retração da pele é tão intensa que a torna deprimida, formando degraus, conferindo à perna uma forma de "garrafa". A hiperpigmentação, que não desaparece à compressão, se deve à hemossiderina, produto de degradação das hemácias extravasadas por aumento de permeabilidade ou rupturas de vênulas e capilares. No início da formação dessas alterações, a área é de cor eritematopurpúrica. Nas áreas adjacentes, a pele pode apresentar-se seca e descamativa, com fissurações discretas e sinais de escarificações pelo eventual prurido, quando ocorre eczematização caracterizando a dermatite de estase. A dor é um sintoma variável e de origem venosa. Portanto, a característica importante para seu diagnóstico é que aumenta quando o paciente permanece em pé ou sentado, com os membros pendentes por longo tempo, e melhora com a elevação deles. O edema existente, geralmente não é doloroso, a menos que haja uma complicação tipo erisipela ou celulite. Nesse caso, existirão os sinais de inflamação como rubor e aumento de temperatura, acompanhados de dores intensas.

Diagnóstico

O raciocínio diagnóstico é feito com os seguintes achados e evolução: as UE costumam ser unilaterais e de formas e tamanhos variáveis, bordas irregulares e calosas, fundo sero-hemorrágico ou purulento. A localização mais comum é a face interna do terço inferior da perna. Sinais que antecedem e persistem a UE são o edema vespertino nos tornozelos e a dermatite ocre, agravados ou não por eczema, celulite e/ou erisipela que, por sua vez, produzem a fibrose tecidual adjacente, agravando o quadro.

Quando ocorrem surtos recorrentes de erisipela, aumenta a estase tanto sanguínea como linfática que, associada ao edema e fibrose local, predispõe a novos surtos de infecção. A repetição desses eventos leva ao aumento de volume do membro e a chamada elefantíase da perna (*Elephantiasis nostras*), com placas ligeiramente elevadas e delimitadas, eventualmente superfície verrucosa, da cor da pele ou eritematovinhosas, localizadas na porção inferior das pernas ou dos pés (Figura 29.4).

Os exames laboratoriais obedecem às necessidades ditadas pelo quadro clínico. Assim, pode-se solicitar cultura e antibiograma da secreção purulenta quando ocorre uma lentidão à resposta antibiótica; biópsia para afastar-se as várias patologias aponta-

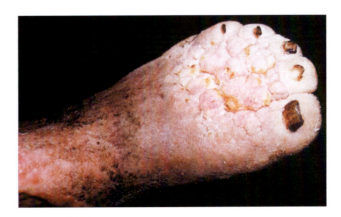

Figura 29.4 – *Extremidade do pé com placa elevada, superfície verrucosa em decorrência de surtos de erisipela de repetição, estase venosa e intensa fibrose cutânea local.*

das no diagnóstico diferencial abaixo; radiografia, hemograma, glicemia, provas de atividade reumática, provas de avaliação do funcionamento vascular como a flebografia ou o *duplex scan*, sendo que esse método dispensa a necessidade da injeção de contraste e outros.

O diagnóstico diferencial da úlcera deve ser feito com a leishmaniose, paracoccidioidomicose, esporotricose, neoplasias, sífilis terciária, tuberculose, úlcera anêmica, úlcera hipertensiva, úlcera isquêmica e outras; e o da dermatite de estase deve ser feito com a cromomicose, acroangiodermatite ou pseudossarcoma de Kaposi por sua semelhança com o sarcoma de Kaposi, sendo necessário recorrer-se ao exame histopatológico.

Tratamento

O tratamento geral oferece muitos recursos que permitem um cuidado adequado das UE. Entretanto, temos que conhecer e saber utilizá-los permitindo-se, assim, obter um curativo eficaz pelo uso das substâncias com valor terapêutico comprovado para a cicatrização da ferida a ser tratada, quer em ambulatório e domicílio do paciente quer em ambiente hospitalar. Baseiam-se em medidas tópicas, sistêmicas e preventivas, com procedimentos clínicos e cirúrgicos.

O tratamento das UE costuma se prolongar proporcionalmente à extensão e complicações nelas encontradas. Assim, quando existe associação com eczema de estase ou quadro inflamatório e/ou infeccioso, essas complicações devem ser primeiramente tratadas. Administrar antibiótico sistemicamente, se indicado. Deve-se salientar que o repouso no leito, com membros elevados, é fator básico para a melhora clínica.

A cirurgia das varizes, quando indicada, deve ser feita somente após cicatrização da úlcera e cura do eczema ou de infecção, porventura associados. É necessário considerar se a intervenção cirúrgica efetivamente melhorará as condições de estase. Assim, nos casos de longa evolução, com alterações cutâneas estabelecidas, liquenificações, atrofia e fibrose, o resultado da cirurgia, mesmo quando corretamente executada não influi apreciavelmente no quadro cutâneo que se mantém a despeito da eliminação da causa primária, e pode, inclusive, agravar-se. Assim, quando houver indicação de conduta cirúrgica, os resultados serão excelentes ou bons, nos casos recentes; regulares ou nulos nos casos antigos e crônicos, pela irreversibilidade das lesões dérmicas.

O primeiro cuidado deve ser a prevenção do edema ortostático. É necessário evitar a permanência por longo período em posição ereta, fazer repouso com membros elevados durante o dia e ao deitar-se, com eventual uso de meia elástica. Estas medidas deveriam, aliás, ser adotadas como rotina durante a gravidez e algumas semanas no *post-partum* e após tratamento cirúrgico e cicatrização da úlcera.

O tratamento tópico da lesão ulcerada será abordado no final desse capítulo, com as indicações dos curativos para as úlceras das pernas.

Úlcera de perna de origem não venosa

Úlceras arteriais (UA)

Recordando, a macrocirculação refere-se aos vasos profundos, superficiais e comunicantes das extremidades baixas, e a microcirculação é constituída pela rede vascular encontrada na pele e no tecido celular subcutâneo.

Conceito

As *UA*, também denominadas úlceras isquêmicas, acontecem sempre por isquemia cutânea desencadeada por um mecanismo de deficiência, obstrutiva ou não, da macro ou da microcirculação arterial dos membros inferiores, que dificulta ou impede o aporte sanguíneo e restringe o fornecimento satisfatório dos nutrientes. No comprometimento da macrocirculação arterial, situam-se as lesões arterioscleróticas ou arteríticas dos vasos tronculares, comprometendo as grandes artérias, são as *úlceras arterioscleróticas*. No acometimento da microcirculação arterial, os processos isquêmicos são microangiopatias e vasculites desencadeadas por processos patológicos da rede arteriolocapilar na área da pele da lesão ulcerada, são as chamadas *úlceras microangiopáticas* (Figura 29.5). Essas microangiopatias costumam ser secundárias a várias doenças sistêmicas, tipo hipertensão arterial diastólica ou *úlcera hipertensiva*; microangiopatia diabética ou *úlcera diabética*; por pressão contínua em área sobre proeminência óssea ou *úlcera decubital* e as vasculites localizadas no tecido dérmico; ou *vasculites cutâneas necrotizantes*, dependentes da deposição de complexos imunes na parede vascular sob o estímulo de antígenos de processos infecciosos imunoalérgicos ou autoagressivos (Tabela 29.6).

TRATAMENTO DE ÚLCERAS DE PERNA

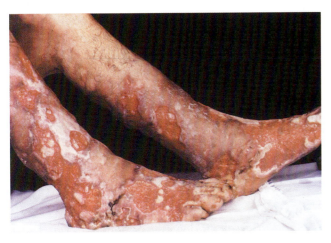

Figura 29.5 – *Ulcerações isquêmicas necróticas, múltiplas, coalescentes e extensas.*

Tabela 29.6

ÚLCERAS ISQUÊMICAS CONFORME SUAS CAUSAS

1. Úlceras arterioscleróticas

2. Úlceras microangiopáticas
   - Úlcera hipertensiva
   - Úlcera diabética
   - Úlcera decubital

3. Vasculites cutâneas necrotizantes imunológicas

Úlceras arterioscleróticas

Conceito

As úlceras arterioscleróticas localizam-se na perna ou no pé de pacientes idosos, diabéticos e/ou hipertensos, em grande número dos casos, pois constitui a causa mais frequente de isquemia acompanhada de úlcera observadas nos dois sexos, após os 50 anos de idade.

Etiologia

Decorre da isquemia cutânea dependente de lesões arteriais. A pele seca resultante apresenta atrofia, necrose e, por fim, a úlcera surgindo, geralmente, após traumas locais ou espontaneamente no tecido isquêmico.

Propedêutica

Encontram-se extremidades frias, secura, palidez e atrofia cutânea, escurecimento da pele, perda dos pelos, alterações ungueais, diminuição ou ausência das pulsações das artérias do pé, por causa da isquemia. Não há estase venosa. Existe um retardo no retorno da cor, após elevação do membro.

Quadro clínico

Caracteriza-se por úlceras localizadas na superfície externa do tornozelo, posterior, do terço inferior da perna ou extremidades digitais. A princípio, a pele torna-se vermelha e dolorosa, forma-se área necrótica evoluindo para úlcera de bordas talhadas a pique, e irregulares, pouco profundas, e fundo com discreto tecido de granulação. A dor costuma ser de grande intensidade.

Diagnóstico diferencial

No diagnóstico diferencial torna-se importante diferenciá-la da úlcera de estase venosa para não induzir o paciente ao repouso com elevação da perna, o que agrava a úlcera, e aumenta a dor.

Tratamento

O tratamento geral é feito com a correção da insuficiência cardíaca e da anemia quando presentes. O uso de vasodilatadores, preconizado por alguns autores, tem valor questionável. O repouso é útil quando bem orientado. Entretanto, a elevação dos membros e a aplicação da bota de Unna são, absolutamente, contraindicados. É importante o auxílio de um cirurgião vascular, pela possibilidade de, nos casos mais graves, ser necessária uma conduta cirúrgica tipo simpatectomia, enxertos arteriais ou outras.

O tratamento tópico obedece às medidas habituais do tratamento das úlceras crônicas e será abordado no final deste capítulo, com as indicações dos curativos para as úlceras das pernas.

Úlceras hipertensivas

Conceito e etiologia

São úlceras nas pernas que têm como etiologia a hipertensão arterial diastólica crônica e descompensada. São mais frequentes em mulheres entre os 40 e 60 anos de idade.

Propedêutica e patogenia

Quanto à patogenia, ela ocorre em pacientes hipertensos que apresentam na pele das pernas, lesões arteriolares semelhantes às observadas nos rins e outros órgãos e que produzirão aqui ulcerações consequentes à isquemia. O início é de uma mácula eritematoviolácea e purpúrica, onde pode surgir uma bolha sero-hemorrágica, que evolui para uma úlcera necrótica e dolorosa.

Quadro clínico

O quadro clínico é de úlcera de fundo raso e necrótico, geralmente bilateral e de localização preferencial na face externa do terço inferior da perna, próxima aos tornozelos. A dor é intensa e piora com o repouso ou elevação da perna afetada, o que obriga o paciente a colocá-la em posição pendente ou locomover-se para aliviá-la.

Diagnóstico diferencial

No diagnóstico diferencial torna-se importante diferenciá-la da úlcera de estase venosa pelas condutas terapêuticas, totalmente opostas a serem tomadas quanto às medidas de caráter circulatório, conforme a respectiva etiopatogenia. Deve diferenciá-la também das ulcerações por arteriosclerose, por diabetes e por vasculites.

Tratamento

O tratamento geral envolve o controle da hipertensão arterial e da dor, que é de intensidade variável, necessitando, às vezes, da utilização de analgésicos potentes e anti-inflamatórios não hormonais associados a vasodilatadores.

Eventualmente, existe a indicação cirúrgica da simpatectomia, necessitando-se dos préstimos de um cirurgião vascular.

O tratamento tópico obedece às medidas habituais do tratamento das úlceras crônicas e será abordado no final deste capítulo.

Lembrar que nas úlceras hipertensivas são absolutamente contraindicados os tratamentos compressivos tipo bota de Unna e o uso de meias elásticas, como também as medidas de repouso com os membros inferiores elevados.

Foram analisadas até aqui as UA provocadas por isquemia seguida de necrose cutânea, em situações em que o sistema arterial e arteriocapilar esteja comprometido com algum processo patológico. Entretanto, podem-se encontrar circunstâncias em que a rede arterial esteja em condições normais, mas com deficiência da irrigação em função de vários processos. É o caso das alterações nutricionais da pele provocadas pela coagulação intravascular primária ou por microembolizações periféricas, observados em infecções graves, afecções imunológicas, doenças hematológicas (policitemias, crioglobulinemias, anemias hemolíticas), cardiopatias, aneurismas arteriais e neoplasias.

Úlceras de decúbito

São lesões ulceradas que podem ser consideradas como pertencentes ao grupo das úlceras isquêmicas. São também chamadas escara de decúbito, úlcera decubital ou de pressão.

Resultam da necrose tecidual ocasionada pela pressão contínua que se exerce sobre determinada área, principalmente proeminências ósseas recobertas de escassa camada de gordura na espessura cutânea. Por essa razão, suas áreas preferenciais são a região lombossacra, tornozelos, calcanhares e outras, em doentes acamados, debilitados ou paraplégicos.

Os mecanismos etiopatogênicos envolvem comprometimentos tanto vasculares como neurotróficos.

O tratamento geral exige melhoria do estado geral do paciente, frequente mudança da posição do corpo no leito ou na cadeira, associado a curativos e procedimentos que aliviem a pressão da área comprometida sobre a úlcera e prevenção de infecção secundária, além das medicações sintomáticas.

O tratamento tópico obedece às medidas habituais do tratamento das úlceras crônicas abordado no final desse capítulo.

Úlcera anêmica

Conceito e etiologia

As doenças hematológicas tipo anemias podem originar alterações cutâneas, correspondendo a mais uma das causas das úlceras de pernas.

Anemia falciforme com as características hemácias em foice e eletiva da raça negra ou mestiços é, com frequência, encontrada em nosso meio. Trata-se de uma doença congênita, em que o eritrócito, pela sua forma alongada em crescente, acarreta microtrombos, hipoxia e necrose do tecido levando à chamada "úlcera anêmica". Pode ser agravada pelas infecções e outras causas que levem à isquemia local.

A anemia hemolítica tipo esferocítica, recebe esse nome, por ter hemácias esféricas e pequenas, pouco resistentes e facilmente hemolisáveis. É hereditária e autossômica dominante.

As anemias como a hemolítica não esferocítica, a anemia de Cooley ou talassemia e outras, associando-se ou não a vários sinais e sintomas, devem ser investigadas na suspeita clínica dessa patologia.

Quadro clínico

A úlcera anêmica é bastante dolorosa. Localiza-se no terço inferior da perna, uni ou bilateral, costuma ter fundo pálido e bem delimitada, porém sem características específicas.

Diagnóstico

A ausência de sinais de estase, particularmente em mulheres jovens da raça negra, com presença ou não de esplenomegalia, icterícia e os exames hematológicos específicos constituem elementos para o diagnóstico.

Tratamento

O tratamento geral visa à correção da anemia por transfusão sanguínea ou por outros recursos clínicos. Havendo indicação cirúrgica, a esplenectomia se torna necessária no caso da anemia esferocítica.

O tratamento tópico obedece às medidas habituais do tratamento das úlceras crônicas e será abordado no final desse capítulo, com as indicações dos curativos para as úlceras das pernas.

Úlcera neurotrófica

Conceito

São as úlceras ocasionadas por doenças neurológicas que, levando a comprometimento variável da troficidade cutânea, podem determinar úlceras de perna ou do pé. Essa última também denominada mal perfurante plantar.

Etiologia

A troficidade da pele depende, não só de uma perfeita condição circulatória, irrigação e drenagem, como também de uma perfeita integridade

neurológica. A neuropatia, por si só, acarreta alterações do tônus vascular, inibição da sudorese, anestesia da pele e diminuição da propriedade de regeneração cutânea.

Ocorre na hanseníase, tabes, siringomielia, injúrias ou afecções de nervos periféricos, como no etilismo crônico, e em outros quadros neurológicos, como ausência congênita de dor e síndrome de Thévénard. A diabetes causando neuropatia periférica é causa frequente de mal perfurante. A neurite decorrente dessas doenças provoca insensibilidade nos pés e, com isso, o doente continua andando, enquanto a ferida evolui, porque não se sente dor.

O mal perfurante é ulceração crônica em área anestésica, por trauma ou pressão. Aparece habitualmente na pele correspondente às articulações ou no calcanhar. Quando na planta do pé, recebe o nome de mal perfurante plantar.

Quadro clínico

Localiza-se em área de trauma ou pressão, como região calcânea ou metatarsiana. Inicialmente, há calosidade, surgindo, depois, fissura e ulceração. Por infecção secundária, há sinais inflamatórios e pode haver gangrena e comprometimento dos ossos com osteomielite e eliminação de sequestros. Essa complicação torna difícil o tratamento e a cura.

Diagnóstico

A úlcera apresenta-se com bordas hiperceratósicas e não dolorosa. Importante é elucidar a causa do mal perfurante, considerando, particularmente em nosso meio, a hanseníase e o diabetes.

Tratamento

O tratamento geral visa controlar a infecção secundária e diminuir a pressão na área afetada. A cirurgia pode ser necessária em casos de osteomielite e infecções profundas que comprometam e levem à necrose de tendões, músculos e aponeuroses. Simultaneamente, deve ser tratada a doença primitiva.

O tratamento tópico obedece às medidas habituais do tratamento das úlceras crônicas e será abordado no final desse capítulo, com as indicações dos curativos para as úlceras das pernas.

CIRURGIA DERMATOLÓGICA INTERMEDIÁRIA

Tratamento tópico das úlceras das pernas

O tratamento tópico da lesão ulcerada com as indicações dos curativos para as úlceras das pernas é feito, inicialmente, com a limpeza da superfície, cujos procedimentos dependerão da fase em que ela se encontre, ou seja, aguda ou crônica. Na fase aguda, com exsudação serosa ou mesmo purulenta e, normalmente com halo eritematoso vivo e infiltrado, o elemento básico é a compressa que pode ser com soluções levemente antissépticas, como permanganato de potássio de 1:20.000 a 1:40.000 em solução recém-preparada ou líquido de Burow diluído a 1:30, ou água de alibour 1/10 ou água boricada com trocas frequentes durante todo o dia, até que ocorra a limpeza total do material secretante. À noite, pode-se usar um creme de antibiótico como neomicina a 0,5%, gentamicina a 0,1%, mupirocina a 2% ou outros, como o fusidato de sódio, bacitracina, polimixina B, desde que sejam pouco sensibilizantes. Não continuar o uso do antibiótico tópico, como caráter preventivo, após a limpeza da infecção, por ser desnecessário, e evitar resistência ou sensibilização.

Terminando essa fase aguda ou infecciosa, passa-se para o uso de recursos que induzam a cicatrização da ferida.

A próxima etapa visa à cicatrização total da úlcera, que será feita com curativos apropriados. O mais eficiente é aquele oclusivo e que protege contra contaminações externas, não aderente à superfície da ferida levando a fácil remoção, que mantenha certa umidade local favorecendo a migração de células epiteliais em direção à ferida, e semipermeável por manter as propriedades da oclusão e permitir as trocas gasosas locais. Deve-se também absorver as secreções e, para tal, ter volume suficiente que preencha e molde a superfície lesada. Ser fixado de maneira firme e segura, porém não muito apertado para não interferir na circulação local e ter aparência estética aceitável pelo paciente.

A bota de Unna, que utiliza como elemento básico a pasta de Unna, foi introduzida por esse dermatologista alemão em 1896 e, desde essa época, constitui um método seguro e eficiente de tratamento das úlceras de estase venosa, pois já ultrapassou a barreira do tempo e se mantém até hoje. Esse método de tratamento consegue aliar a compressão da circulação venosa superficial comprometida, agindo como se fosse uma meia elástica, com as propriedades cicatrizantes da terapêutica tópica de acumular todo tecido de granulação cicatricial formado, enquanto permanece a úlcera sob oclusão.

Consiste no uso da pasta de Unna que pode ter as seguintes variantes, conforme a preferência.

É sólida e elástica em temperatura ambiente e se liquefaz quando aquecida em banho-maria. É aplicada com atadura de gaze impregnada com a pasta de Unna, aquecida e amolecida, envolvendo o membro comprometido iniciando-se pelo pé, até o terço superior da perna, à semelhança de uma meia elástica. A seguir, aguarda-se sua solidificação e protege-a com uma atadura de crepe, aplicada no mesmo sentido anterior, que pode ser trocada pelo paciente se sujar ou molhar, protegendo assim a bota de Unna. Antes da aplicação, pincela-se com solução de violeta de genciana aquosa 1 a 2% a úlcera e a pele a ser coberta, para evitar desenvolvimento moniliásico e auxiliar a formação do tecido de granulação da úlcera. A troca se faz a cada 1 a 2 semanas, cortando-se a bota com tesoura ortopédica, aplicando-se seguidamente, até que ocorra a cicatrização total. Existe também à venda, bota de Unna preparada com gaze impregnada e pronta para a aplicação.

É importante ser utilizada em úlcera livre de secreção, eczematização ou infecção, a fim de se evitar o aumento de colonização bacteriana. Também deve ser aplicada por profissional habilitado ou que tenha feito treinamento anterior, evitando-se uma compressão exagerada da perna ou que fique muito frouxa, gerando desconforto ao paciente e ineficácia terapêutica. Esse método não está indicado no tratamento das outras úlceras de perna, principalmente as de natureza arteriais tipo úlceras hipertensivas.

Atualmente, também estão sendo muito utilizados os curativos hidrocoloides, cujo princípio de uso é de ação protetora sobre a área afetada, permitindo a conservação na área lesada e dos fatores biológicos promotores de cicatrização. São feitos com partículas coloidais hidrofílicas tipo pectina, celulose e poli-isobutileno, em massa adesiva. São oclusivos, semipermeáveis e absorventes, permitindo a passagem das secreções da ferida e não são aderentes. Devem ser trocados, inicialmente, 2 a 3 vezes ao dia e depois a cada sete dias, até a cicatrização final. Comumente ocorre a formação de uma secreção amarelada com odor forte que deve ser retirada com soro fisiológico a cada troca do curativo. Não confundi-la com infecção, embora deva ser diferenciada.

Tabela 29.7

PASTA (OU COLA) DE UNNA			
Formulação	Normal	Dura	Mole
Óxido de zinco	30 g	20 g	30 g
Gelatina	40 g	60 g	30 g
Glicerina	70 g	60 g	50 g
Água	80 g	60 g	90 g

Existem outros curativos eficazes para as feridas com exsudato. É o caso dos alginatos, feitos com o ácido algínico produzido por algas. Ele interage com o exsudato da ferida formando um gel-alginato, com a propriedade de liberar o cálcio, elemento essencial na coagulação e hemostasia. É importante estarem sempre úmidos para evitar aderência à ferida. Nas trocas, deve-se remover, com soro fisiológico, o gel amarelado que se forma abaixo do curativo.

Um curativo simples é a aplicação de esponjas macias e absorventes sobre a úlcera sem exsudato ou infecção, fixadas com atadura de gaze ou de crepe.

Podem ser usados também curativos oclusivos com gaze e substâncias com propriedade cicatrizante, como o clostebol e/ou desbridante enzimática, como a fibrolisina, a desoxirribonuclease, a colagenase e a papaína, principalmente em lesões superficiais.

É obrigatório repouso na existência de úlcera de estase venosa, com a perna elevada e, dependendo da gravidade, deve ser completo ou parcial. Deve-se lembrar de que nas úlceras arteriais, tipo hipertensivas, arterioscleróticas e outras, são absolutamente contraindicados os tratamentos compressivos tipo bota de Unna e o uso de meias elásticas, como também as medidas de repouso com os membros inferiores elevados (Tabela 29.7).

Complicações das úlceras das pernas

Eczematização

É frequente a eczematização da pele ao redor da úlcera consequente à sensibilização a germes piogênicos ou ao uso de certos medicamentos (por exemplo, sulfas), como também, por causa da estase local no caso das úlceras flebopáticas.

Erisipela

Quando infectadas, podem ocorrer surtos de erisipela que, pela repetição, determinam, em alguns casos, elefantíase (*Elephantiasis nostras*).

Malignização

As úlceras de estase que permanecem abertas durante longo tempo por não cicatrização, cronificando sua evolução, podem malignizar-se. Essa constitui uma das mais graves complicações, pois, na maioria dos casos, crescem sobre elas o carcinoma espinocelular (Figura 29.6A). O prognóstico do paciente depende do risco de invasão e do potencial em produzir metástases. Recebem o nome de úlcera de Marjolin, o que pode ocorrer também em outras lesões crônicas de várias etiologias. É clássica a descrição, adjudicada a Marjolin, da malignização das úlceras em cicatrizes crônicas de queimaduras, estendendo-se essa mesma situação para as úlceras crônicas de estase, de decúbito ou provenientes de radiodermites e outras situações nas quais exista agressão contínua e prolongada sobre os tecidos lesados. O quadro clínico chama atenção quando começam a ocorrer modificações evolutivas de um quadro, até então estável, com crescimento desordenado, sangramento aos menores traumatismos ou até espontaneamente, associados a outros sinais ou sintomas, que sugerem um agravamento da lesão. Essa associação de uma ulceração crônica, cicatriz crônica ou ambas e o desenvolvimento de lesões malignas sobre elas é de pouca frequência. A conduta para o diagnóstico conclusivo é a biópsia da área suspeita seguida do exame anatomopatológico.

Miíase

As áreas ulceradas expostas podem, quando cuidadas inadequadamente, ser locais de infestações por ovos e/ou larvas de dípteros (moscas). Nos casos de úlceras crônicas, as moscas atraídas pela lesão, ali depositam os ovos que, em torno de três semanas, eclodem e as larvas passam a se alimentar dos tecidos determinando processos grandemente destrutivos, favorecendo o surgimento de mais complicações (Figura 29.6B).

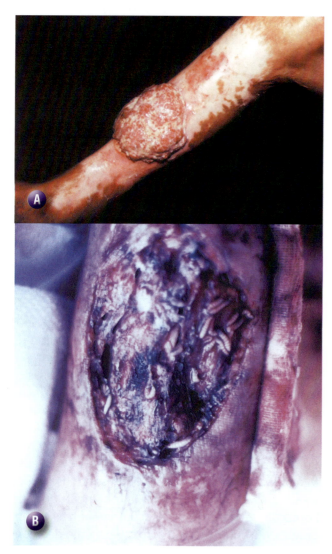

Figura 29.6 – **(A)** Complicações: malignização – úlcera crônica com evolução de vários anos. Crescimento vegetante rápido comprometendo todo fundo da lesão, bordas calosas e delimitadas. A biópsia do tecido tumoral revelou carcinoma espinocelular (úlcera de Marjolin). **(B)** Complicações: miíase em úlcera crônica da perna com presença de larvas esbranquiçadas, fusiformes, dotadas de grande voracidade, levando à destruição de tecidos moles e exposição óssea.

Úlcera de perna por fasciite necrosante (FN)

O motivo da inclusão da patologia neste capítulo decorre do eventual acometimento do membro inferior. A úlcera da perna por fasciite necrosante constitui um diagnóstico diferencial a erisipela no início do quadro clínico e com outras úlceras necrosantes durante a sua evolução.

A FN é uma necrose aguda, de caráter infeccioso, envolvendo a fáscia muscular, rara e grave. O

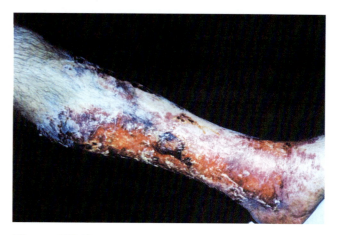

Figura 29.7 – Relato de caso de FN: paciente masculino, 39 anos, branco, evolução de seis dias com dor, edema, eritema e posterior formação de bolhas na perna esquerda e adenopatia inguinal, febre elevada e queda do estado geral. Antecedentes: n.d.n.

início é comumente agudo, a evolução é rápida e progressiva com febre alta e toxicidade evidente.

O quadro clínico se caracteriza por um eritema inicial seguido de edema e dor, que de 24 a 48 horas evolui para mácula central com coloração escurecida, azulada e purpúrica, podendo apresentar bolhas. Após 4 a 5 dias torna-se gangrenosa (Figura 29.7). Uma característica da pele comprometida é a anestesia que, quando presente, sugere um possível comprometimento mais profundo. A anestesia ocorre por oclusão dos pequenos vasos e destruição dos nervos superficiais no tecido subcutâneo. Crepitação pode estar presente, principalmente em pacientes diabéticos.

Etiologia

Pode ocorrer após uma intervenção cirúrgica, antecedente de um traumatismo perfurante em tecidos moles, cirurgias abdominais ou perirretal, úlcera de decúbito ou até espontaneamente. Muitas bactérias virulentas têm sido observadas em culturas de material coletado de lesões de FN: *Peptostreptococcus*, *Bacteroides*, associados a estreptococos não pertencentes ao grupo A, estafilococos hemolíticos, membros das *Enterobacteriaceas* como *Enterobacter*, *Proteus*, *Pseudomonas*, *Bacteroides* e outros. Tanto aeróbicos como anaeróbicos, podem estar presentes nas culturas.

Fasciite necrosante, por causa do estreptococo do grupo A, frequentemente ocorre nas extremida-

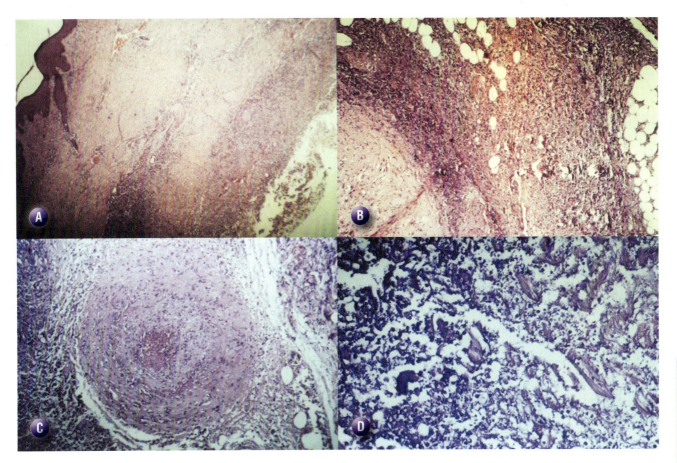

Figura 29.8 – **(A)** Histopatologia da lesão: visão panorâmica da pele, com infiltrado inflamatório difuso comprometendo mais intensamente a derme profunda e se estendendo pela derme média e superficial. **(B)** Histopatologia da lesão: detalhe do infiltrado inflamatório permeando a derme reticular e tecido adiposo subcutâneo. **(C)** Histopatologia da lesão: vaso trombosado com sua luz ocluída por fibrina. **(D)** Histopatologia da lesão: fibras colágenas fragmentadas e permeadas por infiltrado inflamatório difuso mono e polimorfonuclear. (Cortesia da Profa. Solange C. G. d'Ávila – FAMERP, S. J. R. Preto, SP.)

des baixas (membros inferiores), parede abdominal, períneo e feridas operatórias. Clinicamente, é indistinguível da gangrena estreptocócica.

O diagnóstico é clínico, associado pela histopatologia (Figura 29.8) e outros exames complementares, como ultrassonografia de partes moles, imagem de ressonância magnética, que auxiliam na avaliação da profundidade e extensão da necrose.

Tratamento

O manejo cirúrgico agressivo é a pedra fundamental da terapia dessa doença. Assim, o desbridamento cirúrgico precoce e amplo com remoção da fáscia e subcutâneo das áreas atingidas que, conforme o caso, devem permanecer abertas ou com drenagem contínua e curativos diários (Figura 29.9). Com a melhora do quadro, dependendo da extensão da lesão, torna-se necessária a enxertia (Figura 29.10). Associar antibióticos específicos indicados pelo antibiograma e medidas clínicas de suporte, bem como manter controle rigoroso da função renal, da ventilação e das condições hemodinâmicas do paciente. Utilizar analgésicos e sedativos, se necessários (Figura 29.11). Um suporte psicológico também é importante para a reintegração do paciente ao seu ambiente social e profissional (Figura 29.12). Fatores que pioram o prognóstico são: idade acima dos 50 anos, presença de diabetes, arteriosclerose, alcoolismo, abuso de drogas parenterais, atraso por mais de sete dias quanto ao diagnóstico e a intervenção cirúrgica, cuidados da infecção e da cicatrização. Existe uma possibilidade de mortalidade em torno de 20%, daí a necessidade dos cuidados intensivos tanto da lesão como do estado geral do paciente.

■ Tratamento de Úlceras de Perna

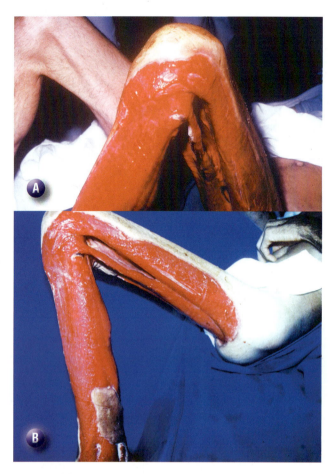

Figura 29.9 – **(A-B)** Evolução rápida para necrose de grande extensão acometendo a perna, joelho e coxa esquerda. Desbridamento em centro cirúrgico. Áreas cruentas depois de retirada do tecido necrótico. Manutenção do cateter de peridural contínuo para o controle da dor dos curativos.

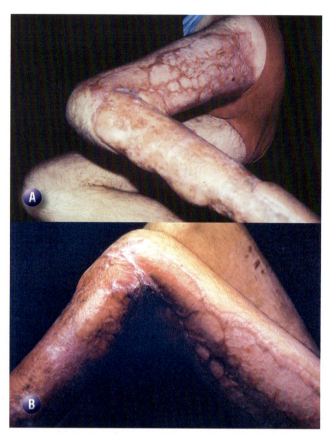

Figura 29.11 – **(A-B)** Recuperação total do paciente após curativos, antibioticoterapia, suporte nutricional, psicoterapia de apoio, fisioterapia motora e respiratória. Tempo total de internação: 2 meses e 12 dias.

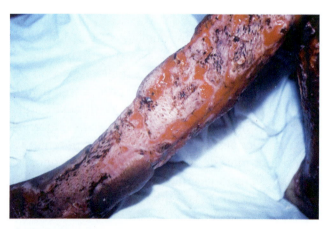

Figura 29.10 – Enxertia necessária pela extensão das lesões. Área doadora dos enxertos foi a região contralateral.

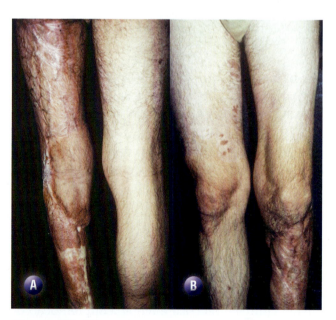

Figura 29.12 – **(A-B)** Aspectos da cicatrização três meses após a alta hospitalar. Paciente deambulando normalmente. Participaram da assistência a esse paciente, as equipes da dermatologia, vascular-periférica, cirurgia plástica, fisioterapia e clínica médica do Hospital de Base de S. J. do Rio Preto, SP.

BIBLIOGRAFIA CONSULTADA

1. Andersson E, Hansson C, Swanbeck G. Leg and foot ulcer prevalence and investigation of the peripheral arterial and venous circulation in a randomized elderly population. Acta Derm Venereol (Stockh). 1991; 73:57-61.
2. Askar O, Emara A. Varicose veins and occupation. J Egypt Med Ass. 1970; 53:341.
3. Baker SR, Stacey MC, Singh G, Hoskin SE, Thompson PJ. Aetiology of chronic leg ulcers. Eur J Vasc Surg. 1992; 6:245-51.
4. Bechelli LM, Curban GV. Compêndio de Dermatologia. 4 ed. São Paulo: Atheneu Editora 1975; p. 347.
5. Bertina RM, Brockmans AW, Van Der Linden IK, Mertens K. Protein C deficiency in a dutch family with thrombotic disease. Tromb Haemostas. 1982; 48:1.
6. Callam MJ, Harper DR, Dale JJ et al. Chronic ulcer of the leg: clinical history. Br Med J. 1987; 294(6584):1389-91.
7. Clarke GH, Smith SR, Vasdekis SN et al. Role of venous elasticity in the development of varicose veins. Br J Surg. 1989; 76:577.
8. Clarke GH, Vasdekis SN, Hobbs JT, Nicolaides NA. Venous wall function in the pathogenesis of varicose veins. Surgery. 1992; 111:402.
9. Clarke GH. Venous elasticity. Doctoral thesis. University of London, 1989.
10. Cunha P. Úlcera dos membros inferiores exigem diagnóstico diferencial rigoroso. Jornal da SBD. Ano IV, 1999 nov/dez; 2:24-5.
11. Dale JJ, Callam MJ, Ruckley CV et al. Chronic ulcers of the leg: a study of prevalence in a scottish community. Health Bull (Edinb). 1983; 41:310.
12. Dodd H, Cockett FB. The pathology and surgery of the veins of the lower limb. Edinburgh: Churchill Livingstone. 1976; p. 170.
13. Fonseca A, Souza EM. Angiodermatoses – Dermatologia Clínica. Rio de Janeiro: Ed. Guanabara Koogan. 1984; 36:409-31.
14. Friedman RJ et al. Cancer of the Skin. Philadelphia: WB Saunders Co, 1991.
15. Gardner E, Gray DJ, O'Rahilly R. Anatomia. Estudo regional do corpo humano. 4 ed. Rio de Janeiro: Guanabara Koogan. 1978; p. 98.
16. Gilliland EL, Wolfe JHN. Leg ulcers. Br Med J. 1991; 303:776.
17. Giuliano A et al. Bacteriology of necrotizing fasciitis. Am J Surg. 1977; 134:52.
18. Guerra EE et al. Gangrena de Fournier. JBM. 2000; 79: 65-8.
19. Kakkar VV, Howe CT, Nicolaides AN et al. Deep vein thrombosis of the leg. Is there a "high risk" group? Am J Surg. 1970; 120:527.
20. Kakkar VV. The diagnosis of deep vein thrombosis using I-fibrinogen test. Arch Surg. 1972; 104:152.
21. Kaplan RP. Cancer complicating chronic ulcerative and scarring mucocutaneous disorders. Adv Dermatol. 1987; 2:19.
22. Madar G, Widmer LK, Zemp E, Maggs M. Varicose veins and chronic venous insufficiency – a disorder or disease? A critical epidemiological review. Vasa. 1986; 15:126.
23. Maffei FHA, Magaldi C, Pinho SZ et al. Varicose veins and chronic venous insufficiency in Brazil: prevalence among 1755 inhabitants of a country town. Int J Epidemiol. 1986; 15:210.
24. Maffei FHA. Contribuição para o conhecimento da epidemiologia das varizes e da insuficiência venosa crônica dos membros inferiores. Tese de Livre-Docência, Faculdade de Medicina de Botucatu – UNESP. Botucatu, SP. 1982: p. 131.
25. Maffei FHA. Doenças vasculares periféricas. 2 ed. Rio de Janeiro: MEDSI Editora Médica e Científica. 1995; 771-83.
26. Mekki S, Schilling RSF, Walford J. Varicose veins in women cotton workers: an epidemiological study in England and Egypt. Br Med J. 1969; 2:591.
27. Nelzén O, Bergqvist D, Lindhagen A. Leg ulcer aetiology – a cross sectional study. J Vasc Surg. 1991; 14:557-64.
28. Nelzén O, Berqvist D, Lindhaghen A. Venous and nonvenous leg ulcers: clinical history and appea-rance in a population study. Br J Surg. 1994; 81:182-7.
29. Nicolaides AN, Gordon-Smith I. The prevention of deep vein thombosis. In: Hobbs JT (ed.). The treatment of venous disorders. Lancaster: MTP Press. 1977; p. 211.
30. O'Donnell TF. Clinical diagnosis and classification of chronic venous insufficiency. In: Rutherford RB (ed.). Vascular surgery. 3 ed. Philadelphia: WB Saunders. 1989; p. 1504.
31. Odom RB, James WD, Berger TG (eds.). Diseases of the skin, clinical dermatology – Andrews'. 9th ed. Philadelphia: WB Saunders. 2000; p. 320.
32. Recoules-Arché J. Importance du sédentarisme debout dans l'evolution et les complications des varices; étude statistique. Angiologie 1965; 17:71.
33. Sampaio SAP, Rivitti EA. Dermatologia. Porto Alegre: Editora Artes Médicas. 1998; 25:261-6.
34. Tsao H et al. Soft tissue infections: erysipelas, cellulitis and gangrenous cellulitis. In: Freedberg IM et al. (eds.). Fitzpatrick's dermatology in general medicine. Fifth edition. New York: McGraw-Hillp. 1999; 2218-9.
35. Ulla Wissing RN. MSc and Mitra Unosson RN, DMSC. The relationship between nutritional status and physical Activity, ulcer history and ulcer – related problems in patients with leg and foot ulcers. Scand J Caring Sci. 1999; 13:123-8.
36. Unna PG. Ueber Paraplaste, eine neue Form medika-mentoser Pflaster. Wien Med Wochenschr. 1896; 43:1854.
37. Walshe C. Living with a venous leg ulcer: a descriptive study of patients' experiences. J Adv Nurs. 1995; 22: 1092-100.

Capítulo 30

Noções Básicas de Física – Comparação entre os Principais Aparelhos e Evolução da Radiofrequência (Radiofrequência Pulsada e Fracionada)

Carlos D'Aparecida Machado Filho

Noções básicas de eletrocirurgia

A eletrocirurgia de alta frequência também chamada de eletrocirurgia de corte e vaporização ou radiofrequência, toma impulso e novos rumos, a partir de pesquisas e trabalhos publicados por Maness e colaboradores, em 1978, quando definiram a frequência ideal para vaporização e corte em 4 milhões de ciclos por segundo, com uma relação direta entre frequência da corrente e calor lateral, que determina a qualidade da cicatrização e corte, semelhante ao bisturi de lâmina fria. Trata-se de um processo de corte e/ou coagulação de tecido utilizando uma corrente alternada de alta frequência. Como introdução, é importante enfatizar que a eletrocirurgia de corte é um processo físico, completamente diferente de cauterização, que ocorre quando o calor é passivamente transferido de um objeto quente ao tecido.

Um aumento de temperatura ocorre, então, dentro do tecido, secundário à transferência de calor, de maneira gradual levando a uma evaporação da água intracelular até que se atinja um ponto no qual as proteínas começam a desnaturar e coagular. Isso resulta na morte das células por dissecamento e carbonização. Em contraste, o corte e a coagulação eletrocirúrgica são alcançados quando uma corrente de alta frequência passa através do tecido, levando a um aumento de temperatura mais rápido que na cauterização, o que resulta em ebulição intracelular por elevar a temperatura instantaneamente a 100 °C, determinando expansão e rompimento das membranas celulares (implosão celular), fenômeno conhecido como vaporização. Por serem tais processos tão similares, é importante que a cauterização termal e a eletrocirurgia de alta frequência não sejam confundidas.

Conceitualmente, o que se chama de eletrocirurgia ou cirurgia de radiofrequência refere-se a passagem de uma corrente de alta frequência em um tecido orgânico, com a finalidade de obter um efeito cirúrgico específico, como corte ou coagulação. Qualquer tipo de aparelho de eletrocirurgia é composto por uma unidade geradora de corrente e dois eletrodos: um ativo e outro dispersivo (mais conhecido como placa) (Figura 30.1).

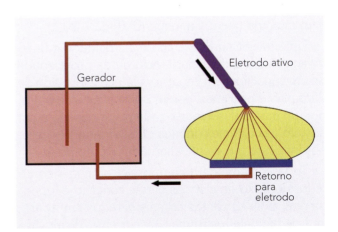

Figura 30.1 – *Circuito convencional. (Adaptado de Taheri A, Mansoori P, Sandoval LF et al., 2014.)*

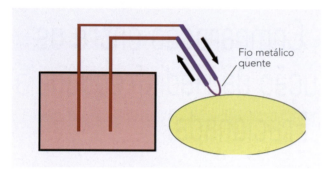

Figura 30.2 – Eletrocautério. (Adaptado de Taheri A, Mansoori P, Sandoval LF et al., 2014.)

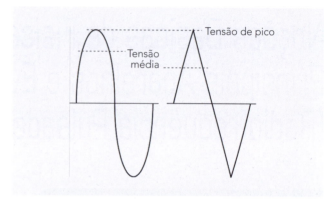

Figura 30.3 – Ciclos da corrente alternada. A altura da curva expressa o pico de voltagem da corrente, positiva acima do gráfico, e negativa abaixo. A voltagem média 110 ou 220 V, por exemplo, fica um pouco abaixo do pico. (Adaptado de Taheri A, Mansoori P, Sandoval LF et al., 2014.)

O fluxo de corrente gerada fluirá do aparelho para o corpo do paciente e retornará ao aparelho através do eletrodo de dispersão (ou placa). A resistência do tecido a passagem do fluxo de corrente gera calor e dano térmico, quando concentrado em um eletrodo de contato de pequenas dimensões, conferindo grande densidade de energia no ponto de entrada. Essa mesma energia sairá pelo eletrodo de dispersão (placa) de grande área que, diluirá o efeito termal na saída. Na eletrocirurgia, o eletrodo ativo permanece frio gerando calor dentro do tecido, enquanto no eletrocautério quem se aquece é o eletrodo, transferindo calor ao tecido, sem passagem de corrente (cauterização superficial) (Figura 30.2).

Noções básicas de eletricidade

Existem dois tipos de corrente elétrica: contínua e alternada. A corrente contínua acontece em um circuito simples, como uma pilha ligada a uma lâmpada, em que o fluxo terá apenas uma direção. Enquanto a corrente alternada gerada em uma usina hidroelétrica alterna seu fluxo em fases de voltagem máxima (pico) e mínima (0) (Figura 30.3).

Um conceito importante de eletricidade e fluxo de corrente é o de capacitância ou da propriedade de um capacitor. Um capacitor elétrico é formado de duas placas próximas, porém isoladas uma da outra, por um material isolante, e cada placa é ligada a um circuito de corrente contínua ou alternada. No caso, nos interessa a corrente alternada (Figura 30.4).

Toda corrente gera campo eletromagnético ao redor do fluxo de elétrons e esse conceito é fundamental, pois os efeitos termais gerados em aparelhos de radioeletrocirurgia com correntes de alta frequência são em razão das ondas eletromagnéticas, e não passagem de corrente elétrica (Figura 30.5).

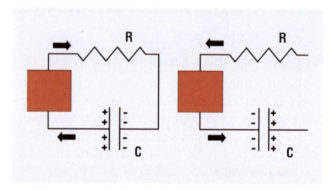

Figura 30.4 – Esquema de funcionamento de um capacitor, muito semelhante a uma pilha que armazena carga, e descarrega gerando fluxo de corrente induzido por campo magnético através do material isolante entre as placas. (Adaptado de Taheri A, Mansoori P, Sandoval LF et al., 2014.)

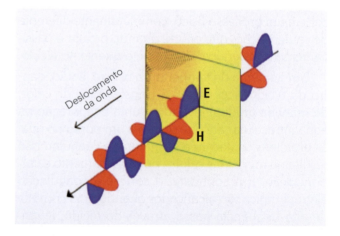

Figura 30.5 – Onda eletromagnética, em razão do deslocamento de elétrons, em correntes de alta frequência tipo 5 MHz. O que se propaga na ponta do eletrodo são ondas eletromagnéticas.

Noções Básicas de Física — Comparação entre os Principais Aparelhos e Evolução da Radiofrequência ■

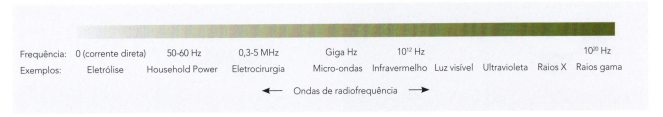

Figura 30.6 – *Espectro eletromagnético localizando as ondas de radiofrequência. (Adaptado de Taheri A, Mansoori P, Sandoval LF et al., 2014.)*

Em correntes alternadas de alta frequência a ciclagem é tão elevada que o que se propaga na ponta dos eletrodos são ondas eletromagnéticas e não elétrons, ondas essas que caem em espectro que vai de zero (corrente contínua sem ciclagem), passando pelas ondas de luz, até as ondas cósmicas de altíssima frequência (Figura 30.6).

O campo eletromagnético gerado pela corrente de alta frequência atravessa o isolamento do cabo do eletrodo ativo, podendo gerar corrente em materiais ao redor do paciente (tecido, ar, entre fios etc.), que agem como capacitores (correntes de escape) que podem roubar eficiência de ação ou queimar. Portanto, o cabo não deverá estar próximo ao eletrodo dispersivo (placa) ou encostando na pele do paciente ou muito próximo do fio do eletrodo da placa (Figura 30.7).

Outra consideração básica se faz necessária, a respeito da frequência de corrente, pois correntes de frequência baixa, de até 1 KHz (1.000 Hz) desencadeiam despolarização de membrana celular que, no nível dos músculos provocam contração involuntária e, no nível dos nervos sensação de choque (efeito farádico). Enquanto as frequências altas, acima de 300 KHz (300.000 Hz), não possuem efeito farádico.

Vamos imaginar agora um experimento em que ligamos uma corrente contínua a uma cuba eletrolítica (cuba metálica contendo cloreto de sódio, onde um polo ou fase está ligado a cuba e o outro a um terminal suspenso na solução). Ligamos, agora, esse fio na tomada da parede que fornece uma corrente elétrica de 110 V e 60 Hz (ciclos de 60 alternâncias de polaridade por segundo). Em razão da alternância de cargas entre a cuba e o eletrodo suspenso, os íons sódio (+) e cloro (-) ficaram "dançando" ao ritmo de 60 vezes por minuto (Figura 30.8).

A eletrocirurgia de uma maneira geral trabalha com corrente alternada, fazendo com que as partículas ionizadas positiva ou negativamente, intrace-

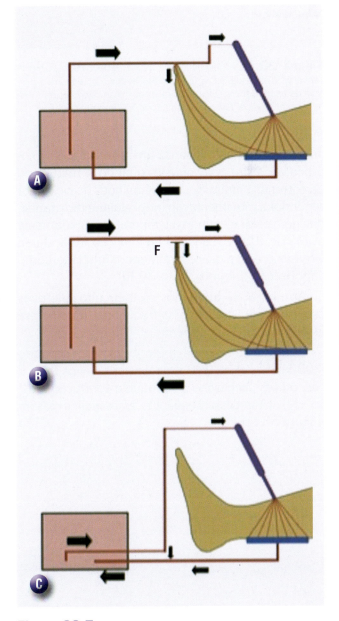

Figura 30.7 – *Correntes de escape por indução de corrente tipo capacitor.* **(A)** *Fio do eletrodo ativo, encostando no dedo do paciente.* **(B)** *Fio do eletrodo ativo, próximo ao dedo do paciente.* **(C)** *Fio do eletrodo ativo, próximo ao fio do eletrodo da placa dispersiva, desviando corrente. (Adaptado de Taheri A, Mansoori P, Sandoval LF et al., 2014.)*

■ Noções Básicas de Física — Comparação entre os Principais Aparelhos e Evolução da Radiofrequência

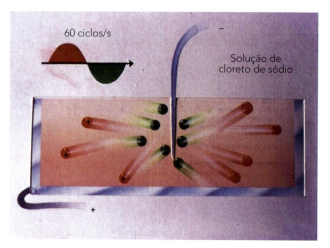

Figura 30.8 – Movimentação iônica determinada por corrente alternada de baixa frequência, levando ao aumento gradual da temperatura, processo que ocorre na coagulação. (Fonte: Loktal Medical Eletronics Indústria e Comércio Ltda.)

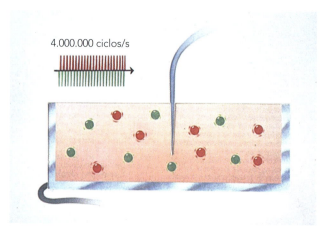

Figura 30.9 – Movimentação iônica determinada por corrente alternada de alta frequência, levando a imobilização vibratória das partículas que geram aumento abrupto da temperatura e ebulição (efeito micro-ondas). (Fonte: Loktal Medical Eletronics Indústria e Comércio Ltda.)

lulares, movimentem-se de um lado para outro, a procura de seu polo oposto, quando a frequência da corrente é muito elevada (4 milhões de ciclos por segundo) a movimentação intracelular é tão grande, que gera calor elevando a temperatura rapidamente acima de 100 °C, causando a ebulição intracelular, expansão e explosão, fenômeno conhecido como vaporização (Figuras 30.9 e 30.10).

Ao utilizar-se aparelhos com circuitos elétricos especiais que ampliem essa frequência, modifica-se as propriedades da corrente.

Constata-se que, até 300 mil ciclos por segundo (300 kilohertz) ou 300 KHz existem efeitos farádicos, ou seja, sensação de choque e contração muscular e, acima dessa frequência, esses efeitos cessam (Figura 30.11).

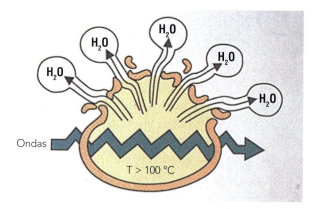

Figura 30.10 – Vaporização: as ondas ou campo eletromagnético de polaridade alternada de 4 milhões de ciclos por segundo, quando aplicadas em uma célula causam vibração das partículas intracelulares, elevando a temperatura acima de 100 °C levando a rompimento celular. (Fonte: Loktal Medical Eletronics Indústria e Comércio Ltda.)

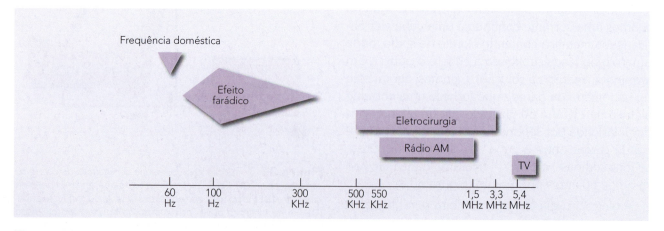

Figura 30.11 – A sensação de "choque" inicia-se na frequência de corrente da rua (60 Hz) e cessa com 300 KHz.

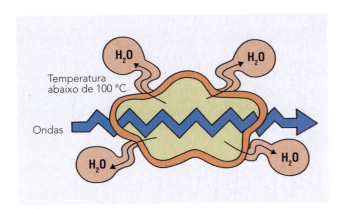

Figura 30.12 – *Ondas de eletrocirurgia com frequência menor causam desidratação celular e compactação citoplasmática levando à cauterização. (Fonte: Loktal Medical Eletronics Indústria e Comércio Ltda.)*

Porém, utilizando-se uma corrente de radiofrequência de baixa frequência, a elevação da temperatura intracelular se faz de maneira mais lenta, sem explosão ou vaporização, ocorrendo desidratação e compactação celular, deixando resíduo sólido carbonizado caracterizando a cauterização (Figura 30.12).

Outro conceito importante é o de densidade de corrente que é a energia aplicada por unidade de área (watt/$\prod R^2$); ao concentrar-se em áreas muito pequenas (p. ex., eletrodos de 0,3 mm) tem-se grandes densidades de corrente apropriadas para corte ou furo, e ao dispersar a densidade de corrente em grandes áreas, ameniza-se o efeito termal com o mesmo princípio dos *lasers* (Figura 30.13).

O efeito termal será dependente da intensidade de corrente (Amperes), da resistência do tecido a corrente (Ohms), do tempo de contato com a corrente (T).

$$\text{Calorias} = A^2 \text{ (área de contato)} \times R \text{ (Ohms)} \times T \text{ (segundos)}$$

Saber controlar o efeito termal é fundamental para se domar os aparelhos de radiofrequência, e não deixar sequelas cicatriciais. A saber: trabalhar com amperagem baixa (intensidade de corrente), molhar sempre a área a ser tratada para diminuir a resistência tecidual e em tempos curtos de contato (Figura 30.14).

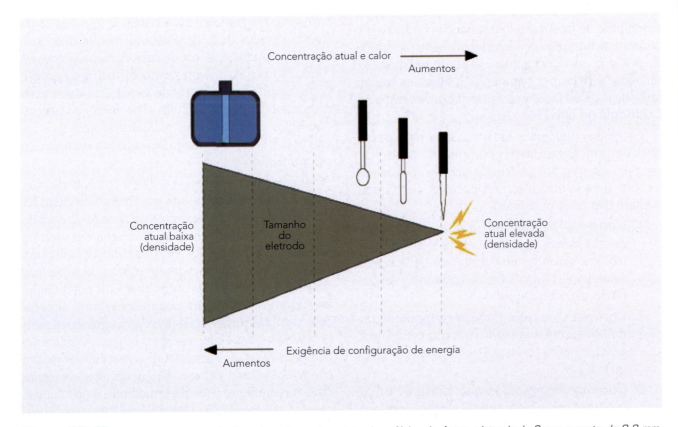

Figura 30.13 – *Da esquerda para direita: placa dispersiva, eletrodo esférico de 4 mm, eletrodo de 2 mm e ponta de 0,3 mm. (Adaptado de Taheri A, Mansoori P, Sandoval LF et al., 2014.)*

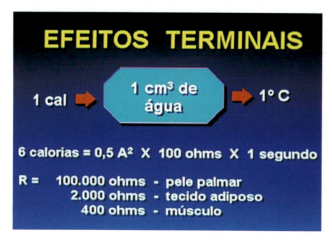

Figura 30.14 – Por definição 1 caloria é a quantidade de energia necessária para aquecer 10 °C, a quantidade de 1 cm³ de água, que é definida pela equação: caloria = I² × R × T. I: intensidade de corrente; R: resistência tecidual; T: tempo de contato ou de corrente. (Fonte: Loktal Medical Eletronics Indústria e Comércio Ltda.)

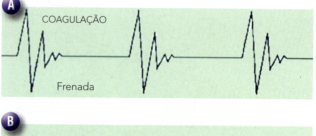
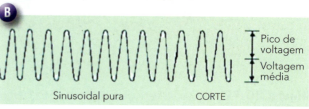
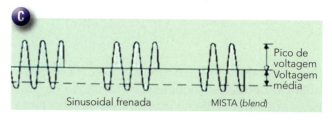

Figura 30.15 – Formas de ondas no osciloscópio. (Fonte: Loktal Medical Eletronics Indústria e Comércio Ltda.)

Radioeletrocirurgia

Os aparelhos de eletrocirurgia convencional trabalham com 500 mil ciclos por segundo (500 KHz) até 1,5 milhão de ciclos por segundo (faixa de rádio AM) 1,5 MHz (megahertz), ou seja, correntes dessa magnitude de frequência geram ondas de rádio, explicando porque causam interferência em receptores de áudio quando acionados. Quando se atingi 3,8 milhões de ciclos por segundo (3,8 MHz), se está na faixa de rádio FM, de onde vem o nome de radioeletrocirurgia do tipo FM.

Os efeitos biológicos determinados pela passagem de uma determinada corrente no tecido dependem além da frequência do tipo de corrente alternada gerada por diferentes circuitos eletrônicos, existem três tipos principais:

1. *Correntes freadas:* em que a voltagem da onda é freada abruptamente pelo circuito eletrônico, gerando um traçado no osciloscópio semelhante a um eletrocardiograma. São correntes de coagulação.

2. *Corrente sinusoidal:* traçado contínuo de ondulações com amplitude fixa, que produz corte semelhante ao bisturi de lâmina fria. Corte ou *cut*.

3. *Corrente sinusoidal freada:* corrente ondulada, interrompida regularmente, que produz corte com coagulação. Mista ou *blend* (Figura 30.15).

Os aparelhos antigos de eletrocirurgia trabalhavam com frequências mais baixas e tipos de onda freada simples (tipo A). Posteriormente, descobriram-se circuitos que produziam correntes sinusais (tipo B), que cortavam como bisturi frio, porém com sangramento. A grande evolução ocorre com a descoberta de um circuito eletrônico que adicionou freios a corrente sinusoidal, transformado-a em corrente de corte e coagulação (corte com pouco sangramento).

Algumas considerações sobre a corrente de coagulação: ela pode ser obtida por contato do eletrodo, diretamente na área sangrenta ou através de contato com uma pinça hemostática, que fecha um vaso ou através de fulguração (sem contato do eletrodo ou a distância). Quanto maior a área da superfície de contato, maior a profundidade da coagulação atingida. Portanto, para coagulações mais superficiais usar eletrodos mais finos e coagulações mais profundas, com eletrodos mais largos. A utilização de potências mais baixas tende a aprofundar mais a coagulação, uma vez que potências altas dissecam mais rapidamente o tecido impedindo o aprofundamento da coagulação. A forma de fulguração prove coagulações superficiais com potências baixas e pouco tempo de atuação (Figura 30.16).

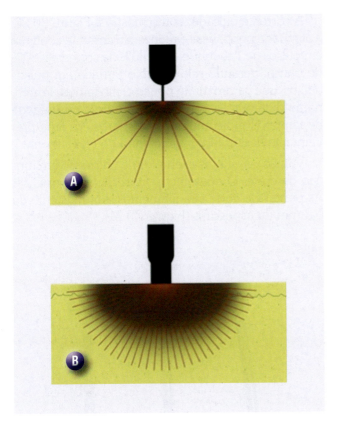

Figura 30.16 – Altas densidades em pontas pequenas de ondas de coagulação **(A)** aprofundam menos o efeito do que eletrodos mais largos **(B)**. (Fonte: Taheri A, Mansoori P, Sandoval LF et al., 2014.)

Portanto, na prática, após a curetagem de carcinoma basocelular, quando se deseja destruição profunda de derme reticular, é prudente utilizar-se um eletrodo maior que configurará maior profundidade. Porém, ao destruir uma ceratose seborreica é melhor uma argola de corte. A fulguração pode ser utilizada para coagulação superficial de áreas maiores. Ao aproximar-se o eletrodo a alguns milímetros da pele inicia-se a formação de faíscas aleatórias que cobrem uma área maior que a ponta.

Durante uma eletrocoagulação com ponta espessa, em um primeiro momento a onda de coagulação paralisa, limitada pela falta de água. Porém, se insistir após a dissecação inicia-se um processo de fulguração, revelado por estalidos teciduais que rompem o tecido dissecado e aprofundam a coagulação (Figura 30.17).

Com relação as correntes de corte com eletrodos de ponta fina (0,3 mm), a melhor potência é a que corta fácil sem fulgurar, se estiver fulgurando, a potência está muito alta (Figura 30.18).

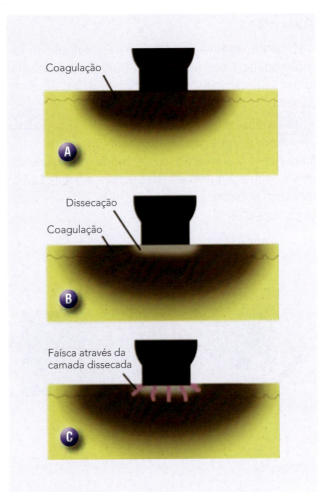

Figura 30.17 – Eletrodo de ponta espessa. **(A)** Campo de coagulação inicial. **(B)** Progressão do campo de coagulação limitada pelo tecido dissecado. **(C)** Fulguração quebrando o tecido carbonizado. (Fonte: Taheri A, Mansoori P, Sandoval LF et al., 2014.)

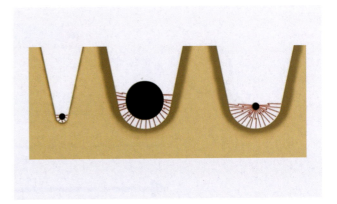

Figura 30.18 – Da esquerda para a direita: 1) Ponta fina com potência baixa e mínima coagulação das paredes; 2) Ponta grossa com potência alta e grande coagulação das paredes; 3) Ponta fina com alta potência com grande coagulação das paredes. (Fonte: Taheri A, Mansoori P, Sandoval LF et al., 2014.)

■ Noções Básicas de Física – Comparação entre os Principais Aparelhos e Evolução da Radiofrequência

Aparelhos

Existem alguns modelos de aparelhos de radiofrequência no mercado. O modelo com o qual tenho experiência é o Wavetronic 5000® (Loktal) (Figura 30.19).

Com esse tipo de aparelho se pode trabalhar com formas contínuas de corrente em modo corte (*cut*), modo coagulação (*coag*), modo misto de corte com coagulação (*blend*). Além disso, permite trabalhar com corrente em modo pulsado ou fracionado (Figura 30.20).

A corrente pulsada, como mostra a Figura 30.20, é atenuada por pausas e reduzem a corrente contínua em pulsos de 1 segundo, com 20% de corrente e 80% de pausa, gerando relaxamento térmico em pulsos baixos, que geram muito pouco efeito termal. Porém, na medida que se aumentam os pulsos na unidade de tempo (1 s) acumulam-se disparos em área previamente desidratada, aumentando o efeito termal.

Vamos ver alguns exemplos de utilização em função de corte. O aparelho deve ser usado em CUT. As pontas de corte são filamentos de tungstênio de 0,3 mm de espessura (Figura 30.21).

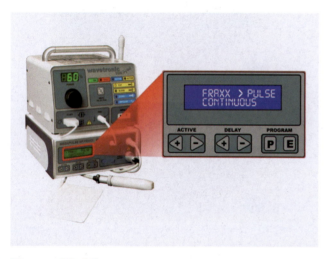

Figura 30.19 – *Wavetronic 5000® Loktal acoplado a sistema de fracionamento e pulso (parte inferior). (Fonte: Loktal Medical Eletronics Indústria e Comércio Ltda.)*

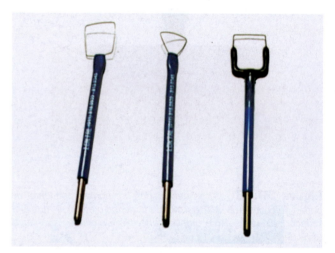

Figura 30.21 – *Eletrodos de corte em forma circular, além do tradicional em ponta livre. (Fonte: Loktal Medical Eletronics Indústria e Comércio Ltda.)*

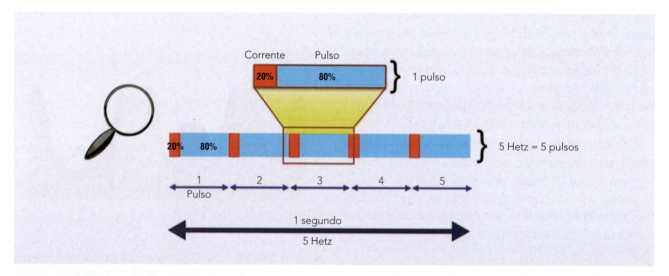

Figura 30.20 – *Gráfico que demonstra a constituição de um pulso de 5 Hertz. Isso significa que em 1 segundo ocorreram 5 disparos de 0,20 segundos, sendo 20% desses 0,20 segundos tendo passagem de corrente seguidos de 80% de pausa (0,04 segundos de corrente seguido de 0,16 segundos de pausa). Quanto maior o pulso maior o número de disparos por segundo. (Fonte: Loktal Medical Eletronics Indústria e Comércio Ltda.)*

Na função corte o movimento deverá ser contínuo, evitando paralisações com o pedal acionado. Deve-se sempre marcar a incisão com violeta de genciana ou verde metil brilhante (Figura 30.22).

A qualidade de corte é semelhante ao corte de lâmina fria, com a vantagem de contarmos com 20% de coagulação, tornando a incisão menos sangrante. O aspecto da cicatriz operatória é excelente (Figuras 30.23 e 30.24).

Pode-se cortar também, na função *blend*, onde se obtém 50% de corte e 50% de coagulação nos aparelhos digitais (nos analógicos seria em *blen low blend*) ou na função coagulação com 20% de ondas de corte e 80% de ondas de coagulação, porém a superfície de corte terá muito mais efeito termal, sendo interessante em áreas muito vascularizadas ou sangrantes, como mucosas ou couro cabeludo.

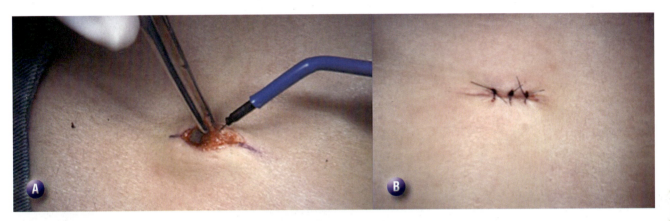

Figura 30.22 – **(A-B)** *Excisão de nevus.*

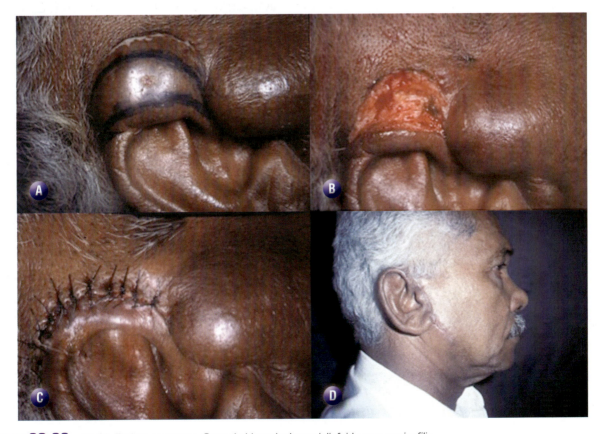

Figura 30.23 – **(A-D)** *Excisão e sutura. Caso de hiperplasia angiolinfoide com eosinofilia.*

■ Noções Básicas de Física – Comparação entre os Principais Aparelhos e Evolução da Radiofrequência

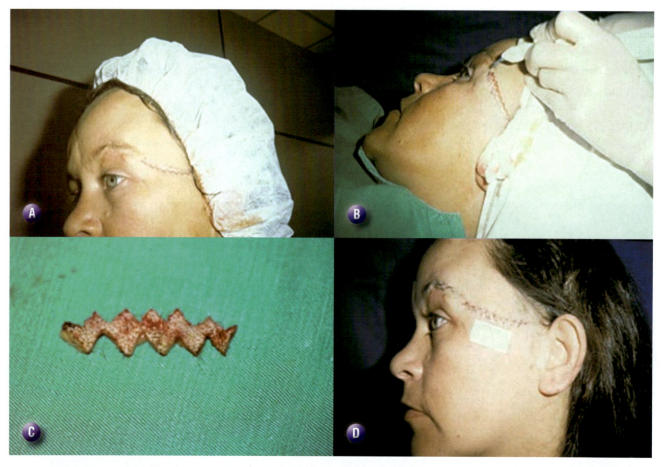

Figura 30.24 – **(A-D)** *Usando a radiofrequência para incisões irregulares como um pirógrafo. Caso de revisão cicatricial em W-plastia.*

Alguns casos de carcinoma basocelular se beneficiam da redução de massa tumoral com *shaving* de radiofrequência, maximizando resultados de crioterapia ou imunoterapia (Figuras 30.25 e 30.26).

Vaporização sem corte

Quando se usa pontas filamentares de 0,3 mm de espessura, a quantidade de energia liberada pela ponta é de tal magnitude que corta o tecido. Porém, ao aumentar-se a área de contato do eletrodo a

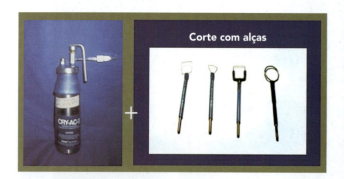

Figura 30.25 – *Associação útil utilizando argolas de corte para redução de massa tumoral em carcinomas basocelulares e posterior crioterapia.*

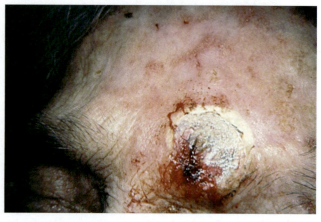

Figura 30.26 – *CBC reduzido com alça e congelado.*

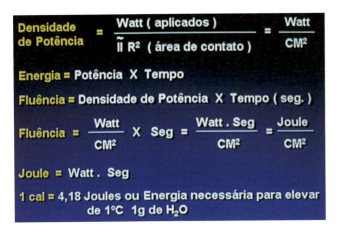

Figura 30.27 – Como se pode observar quanto mais se aumenta a área de contato do eletrodo (R2 em denominador na fórmula de densidade de potência) mais se diminui a fluência (densidade de potência × tempo de contato). E, portanto, diminui-se o efeito termal. (Fonte: Loktal Medical Eletronics Indústria e Comércio Ltda.)

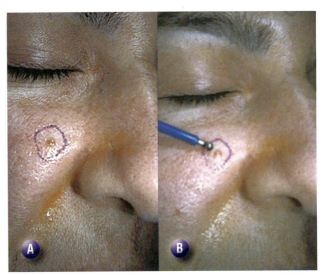

Figura 30.28 – **(A-B)** Vaporização com toque de ponta de 3 mm, potência 3, CUT.

energia liberada diminui exponencialmente, como se pode observar nas fórmulas abaixo de densidade de potência (Figura 30.27).

Portanto, os fatores que influenciam o efeito termal são: a intensidade de corrente, a resistência tecidual, o tempo de contato do eletrodo e, agora, adiciona-se o tamanho da ponta (área de contato do eletrodo) de tal maneira que, quanto maior o eletrodo, menor a energia dissipada na ponta e menor o efeito termal.

Assim, agora ficou fácil definir vaporização: como o efeito que se obtêm quando se utiliza os mesmos controles de corte, porém com pontas espessas ou toques pontuais, geralmente, esferas de 1, 2, 3 e 4 mm, promovendo destruição celular por vaporização sem corte. Pode-se também vaporizar sem corte com pontas de filamento de 0,3 mm tocando com o eletrodo a pele sem deslocamentos. Veremos alguns exemplos nas Figuras 30.28 e 30.29.

Deve-se recordar que, vaporizar não é o mesmo que cauterizar, pois o efeito cosmético da vaporização é muito superior ao da cauterização convencional.

Essas vaporizações utilizam grande intensidade de energia. Portanto, devem estar devidamente anestesiadas com lidocaína 2%, com adrenalina infiltrativa. A cada aplicação aplica-se uma gaze umedecida com soro fisiológico, o que permite visualizar a cor amarela do xantelasma (Figuras 30.30 e 30.31).

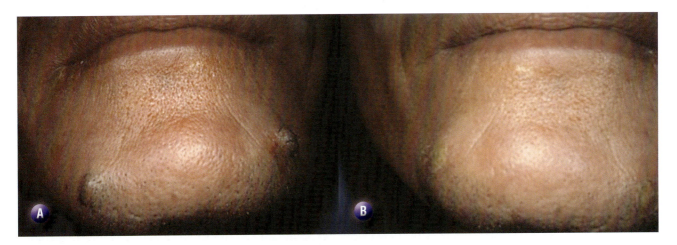

Figura 30.29 – **(A-B)** Nevus vaporizado com ponta de 2 mm, potência 2, CUT.

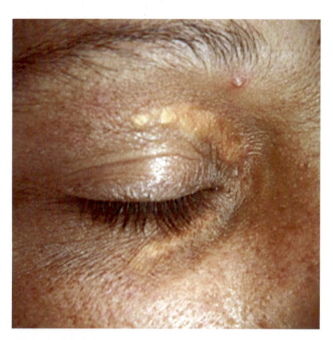

Figura 30.30 – *Xantelasma pré-cirurgia – ponta de 2 mm, potência 2, CUT.*

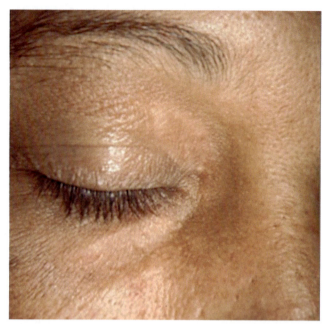

Figura 30.31 – *Xantelasma pós-cirurgia. Repigmentação ao longo de seis meses.*

Vaporizações mais profundas podem deixar hipocromia em pacientes melanodérmicos que lentamente se recuperam ao largo de 6 meses a 1 ano, como se vê na Figura 30.31.

Siringomas palpebrais são eficientemente vaporizados, utilizando-se a ponta de corte de 0,3 mm em CUT, e potência de 30%, sem pulso ou com pulso alto de 64, por exemplo. A área deverá estar bem anestesiada com infiltração direta de lidocaína 2% com adrenalina e as lesões marcadas com violeta de genciana (Figura 30.32).

A vaporização de contato com ponta espessa e potências altas possui efeito similar ao *laser* de CO_2, contínuo e associada ao efeito de corte das pontas finas em argola que desbastam, com facilidade, a massa tecidual. Constituem excelente alternativa terapêutica para patologias do tipo *nevus verrucoso* (Figura 30.33).

Lesões do tipo tricoepiteliomas ou angiofibromas são eficientemente trabalhadas com a vaporização de ponta espessa, com potências altas, tipo 30 a 40% em CUT. Lesões mais encorpadas podem ser previamente desbastadas com ponteira de corte em argola.

No rinofima se utiliza a função corte (CUT) para decorticar o volume excessivo. Posteriormente, na função coagulação (COAG) se faz a hemostasia com a argola de corte ou eletrodo de 3 mm. E, por fim, se realiza vaporização de contato com o eletrodo esférico de 4 mm (Figura 30.34).

Radioeletrocirurgia pulsada

O pulsador será conectado ao equipamento de eletrocirurgia de alta frequência (ECAF), intercalando a corrente entre o pedal e o aparelho. Ele interromperá a corrente em ciclos predeterminados (5 a 64 × por segundo). Quanto maior o pulso, maior a quantidade de interrupções de corrente atingirá o tecido, no mesmo espaço de tempo, e vice-versa. O importante é respeitar o tempo de relaxamento térmico (TRT) da pele. O TRT é o tempo necessário para que o tecido esfrie 50% da temperatura atingida, logo após a passagem de corrente. Isso fará que o efeito termal seja mais controlado, diminuindo a temperatura da célula e impedindo que o calor danifique tecidos adjacentes (propagação de calor lateral a ponta de toque).

O pulsador nos modelos atuais é embutido em uma unidade de pulso e fracionamento, como veremos mais adiante.

Antes de continuar, vamos pensar um pouco a respeito dessas fórmulas. Como vimos na Figura 30.27, a energia = potência × tempo, ou seja, é o potencial calculado a ser liberado em determinado tempo de toque (portanto, ainda não realizado).

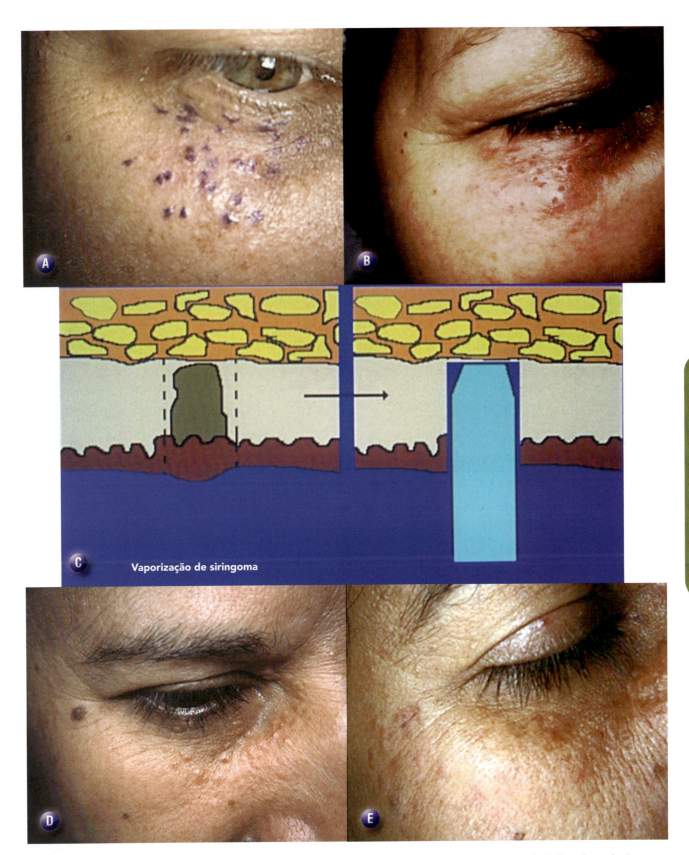

Figura 30.32 – **(A)** Vaporização de siringomas. A área deve ser totalmente anestesiada com lidocaína infiltrada, as lesões marcadas com tinta. Utiliza-se ponta de corte, potência 3, CUT. **(B)** Aspecto pós-operatório imediato. **(C)** A vaporização do siringoma é pontual, vertical até tocar o plano muscular (m. orbicular) em lesões maiores pode-se fazer movimentos circulares para abranger toda a lesão. **(D)** Siringoma pré-operatório. **(E)** Siringoma pós-operatório.

■ Noções Básicas de Física – Comparação entre os Principais Aparelhos e Evolução da Radiofrequência

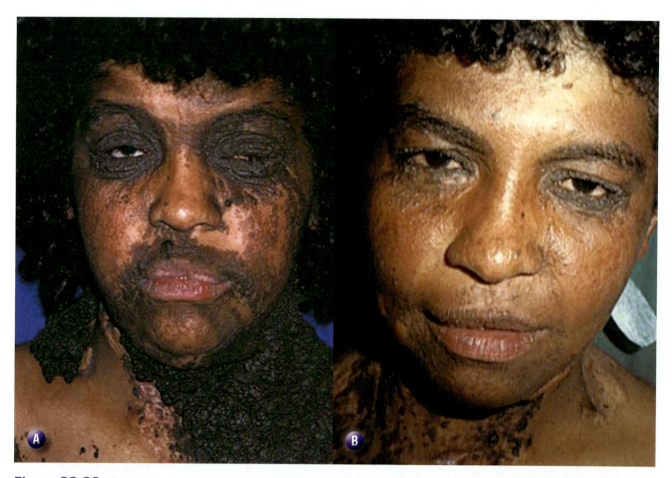

Figura 30.33 – **(A)** Nevus verrucoso – aspecto pré-vaporização, onde se usou filamento em alça nas áreas mais espessas para desbastamento e, posteriormente, ponta de 3 mm, potência 3, CUT, sob anestesia local. **(B)** Aspecto do nevus verrucoso após várias sessões de vaporização.

A densidade de potência leva em conta a potência aplicada em Watts, em função da área de contato, mas não leva em conta o tempo de toque do eletrodo. Portanto, não mede a energia efetivamente aplicada em um determinado toque. Finalmente, a fluência, sim, levará em conta a densidade de potência aplicada no tempo de toque do eletrodo. Portanto, a medida que revela a energia aplicada em nosso toque é a fluência que pode ser calculada na radiofrequência, como se faz no *laser*: sabendo-se a energia aplicada pela potência do aparelho (tabela de conversão das potências do aparelho em Watts), pode-se calcular a área de contato dos eletrodos esféricos, conhecendo seu diâmetro e, finalmente, adiciona-se o tempo de contato em frações de segundo dado pelo pulsador e tem-se a fluência.

Como se pode observar na Figura 30.35 o efeito termal se atenua fortemente, quando se trabalha com a corrente pulsada, com um pulso de 5, mantendo a potência em 30%, verifica-se que o dano tecidual se restringe a epiderme. Porém, ao aumentar-se o número de pulsos ou interrupções da corrente acumula-se efeito termal. Por causa do encurtamento do espaço de tempo sem corrente e consequente relaxamento térmico, tem-se menor ou maior desidratação tecidual, de maneira que, quanto maior o pulso, maior o dano térmico acumulado, até que no extremo sem o pulso ou com corrente plena tem-se a vaporização total e ausência de epiderme (Figura 30.36).

Como exemplos de uso do pulso a queilite actínica pode ser tratada com vaporização pulsada na potência de 30% e pulso de 30 (Figuras 30.37 e 30.38).

As teleangiectasias faciais ou de membros inferiores podem ser vaporizadas utilizando-se ponta fina de 0,3 mm, potência de 10% e pulso de 5. Não há necessidade de aprofundar a agulha. Um toque superficial é suficiente para atingir o vaso e se notará apagamento de um segmento (Figura 30.39).

Noções Básicas de Física – Comparação entre os Principais Aparelhos e Evolução da Radiofrequência

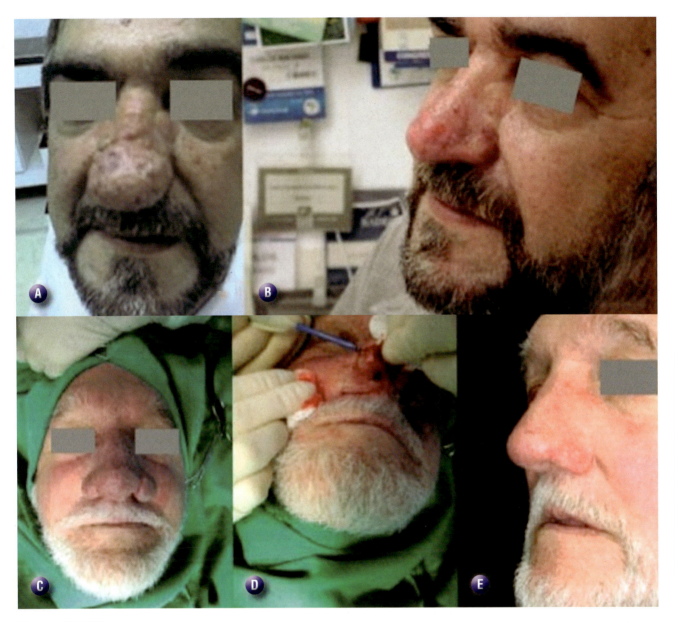

Figura 30.34 – **(A-E)** Rinofima.

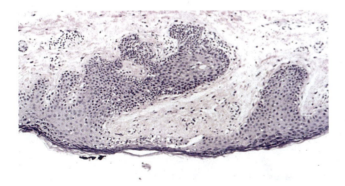

Figura 30.35 – Aspecto histológico de um disparo com pulso de 5 com preservação da camada basal e vesiculação intraepidérmica.

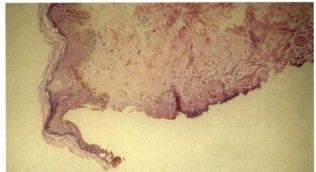

Figura 30.36 – Aspecto histológico de disparo sem pulso com evaporação total da epiderme e derme papilar com dano terminal de derme pareticular superior.

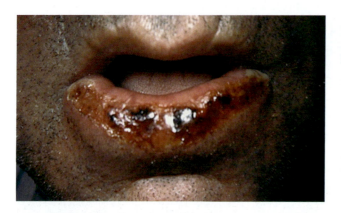

Figura 30.37 – *Queilite actínica – vaporizada com ponta de 3 mm, potência 30% e pulso de 30.*

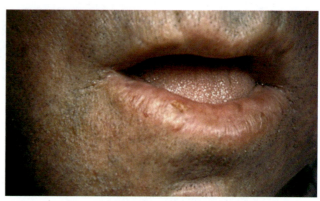

Figura 30.38 – *Queilite actínica pós-cirurgia.*

Ceratoses seborreicas podem ser vaporizadas com ponteiras espessas em toques sucessivos de uma ponteira espessa de 1 a 2 mm, com pulso mais alto, em razão da pouca hidratação da lesão (15 a 30 pulsos por segundo) e potência de 20%, sempre seguido de atrito com gaze molhada em soro fisiológico (Figura 30.40).

Melanoses de mão são facilmente vaporizadas utilizando a função pulsada com toques de eletrodo espesso de 2 a 3 mm, em pulso 5, seguido de atrito com gaze molhada em soro fisiológico (Figura 30.41).

Revisões cicatriciais do tipo enxertia por *punch* em cicatrizes crateriformes de acne podem ser reduzidas com vaporizações realizadas com eletrodo espesso de 2 a 3 mm, potência de 20% e pulso de 5 (Figuras 30.42, 30.43 e 30.44).

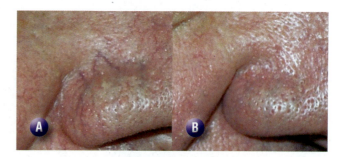

Figura 30.39 – **(A-B)** *Teleangiectasias perialares. Vaporizadas com toques com ponta de corte, potência de 10%, pulso 5.*

A dermatose papulosa *nigra*, outra entidade epidérmica frequente, pode ser vaporizada com auxílio de anestesia tópica e eletrodo espesso de 1 a 2 mm, potência de 10 a 20% e pulso de 5 (Figuras 30.45 e 30.46).

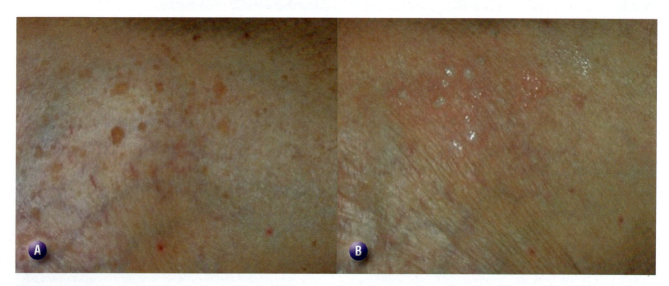

Figura 30.40 – **(A-B)** *Pós-cirúrgico imediato com vaporização em potência 20%, pulso 30 e ponta de 1 mm.*

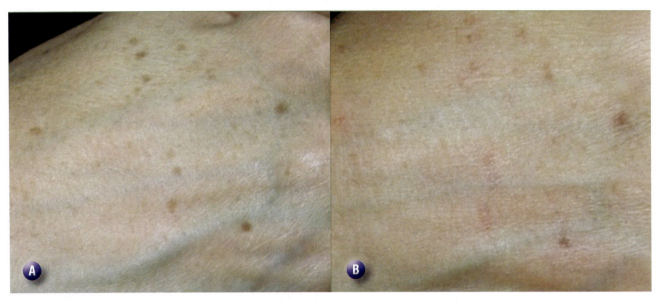

Figura 30.41 – **(A-B)** *Melanoses actínicas vaporizadas com potência 2, pulso 5, ponta 2 mm.*

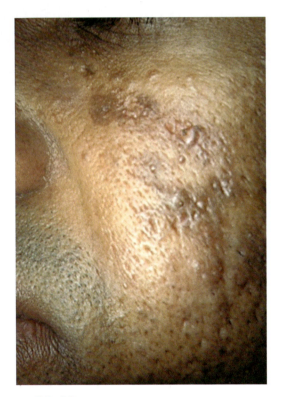

Figura 30.42 – *Enxerto com punch em cicatriz crateriforme de acne sobrelevado, pré-operatório de vaporização com ponta de 2 mm, potência de 20%, pulso de 5.*

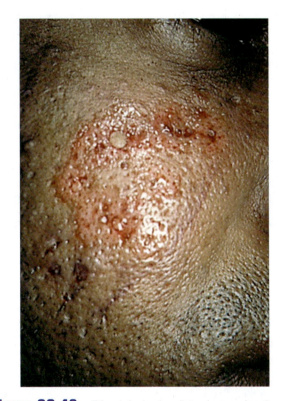

Figura 30.43 – *Pós-cirúrgico imediato de vaporização.*

As hiperplasias sebáceas podem ser vaporizadas superficialmente com toques de eletrodo espesso de 2 mm, potência de 20% e pulso 5, seguido de atrito com gaze úmida e ácido tricloroacético (ATA) 50% (Figuras 30.47 e 30.48).

O fotoenvelhecimento palpebral pode ser tratado com desepidermização, semelhante a uma dermoabrasão superficial produzida por vaporização com eletrodo espesso de 3 a 4 mm, potência de 30 a 40%, e pulsos de 30 a 64 ou sem pulso e toques

■ Noções Básicas de Física – Comparação entre os Principais Aparelhos e Evolução da Radiofrequência

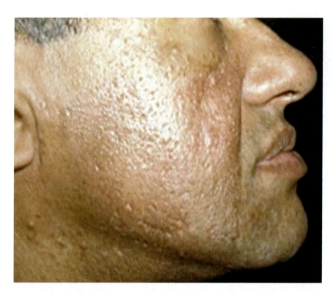

Figura 30.44 – *Pós-cirúrgico tardio de enxertos elevados vaporizados.*

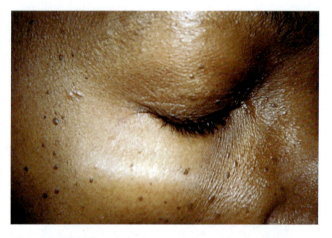

Figura 30.45 – *Dermatose papulosa nigra vaporizada sem anestesia com ponta de 2 mm, potência 20%, pulso de 5.*

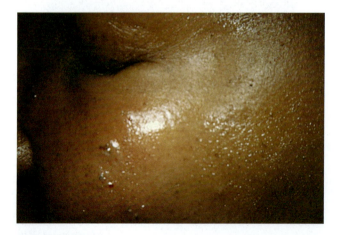

Figura 30.46 – *Dermatose papulosa nigra em pós-operatório imediato.*

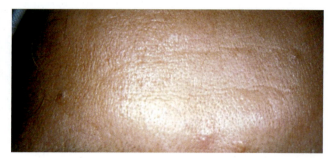

Figura 30.47 – *Hiperplasia sebácea (pré-cirurgia) vaporizada com ponta de 2 mm, pulso 4, potência 2.*

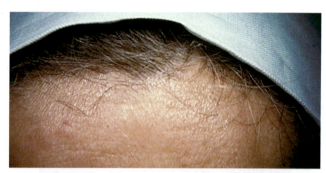

Figura 30.48 – *Hiperplasia sebácea (pós-cirurgia tardio).*

rápidos. Lembrar que potências baixas e toques lentos ou repetitivos aprofundam mais o efeito termal (Tabela 30.1). A área devidamente anestesiada e marcada com violeta de genciana e submetida a vários toques próximos, e no final abrasada com gaze molhada (Figuras 30.49 e 30.50).

Complicações

As complicações ocorrem por falta de controle sobre o efeito termal, sobrepasse de toques, uso de potências mais baixas e falta de cuidados pós-operatórios (obrigatório uso de membranas oclusivas por três dias) (Figura 30.51).

Tratamento combinado

Pode-se maximizar os resultados com radiofrequência associando-se métodos, ampliando a ação pontual da RF com ação de campo dos *peelings*, como nas melases actínicas de mãos, em que a ação da radiofrequência pulsada com potência de 20%, eletrodo de 2 mm e pulso de 5 é seguido de *peeling* de ATA gel a 35% (Figuras 30.52 e 30.53).

Noções Básicas de Física – Comparação entre os Principais Aparelhos e Evolução da Radiofrequência

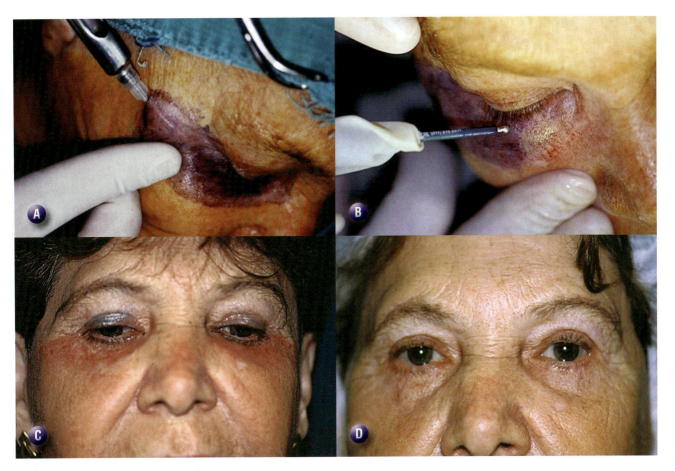

Figura 30.49 – **(A)** Rítides palpebrais – marcação com violeta de toda área a ser vaporizada e infiltração com lidocaína com adrenalina. Vaporização com ponta de 3 mm, potência 30%, pulso 30, toques leves e rápidos. **(B)** A marcação com violeta serve para "carimbar" o toque para que não ocorra sobrepasse, a área já tocada é friccionada gentilmente com gaze molhada, na foto nota-se aspecto da área desepidermizada. **(C)** Pós-cirúrgico imediato que será coberto com membrana semipermeável por três dias. **(D)** Pós-cirúrgico tardio.

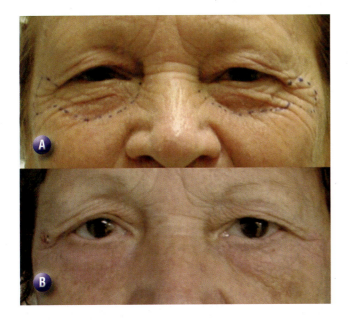

Figura 30.50 – **(A-B)** Vaporização de pálpebra.

Tabela 30.1
SUGESTÕES DE AJUSTES DE CONTROLE

	Potência	Pulso (Hz)	Ponta (mm)
Teleangiectasias	10	5	1/0,3
Melanoses actínicas	20	5	2
Siringomas	20	50	0,3
Xantelasma	25	30	2
Tatuagens	25	30	3
Hiperplasias sebáceas	20	4	2
Mílios	5	4	0,3
Ceratoses seborreicas	20	4	1 ou 2
Leucodermia *puntata* solar	20	4	2
Hemangioma rubi	20	4	2

529

■ Noções Básicas de Física – Comparação entre os Principais Aparelhos e Evolução da Radiofrequência

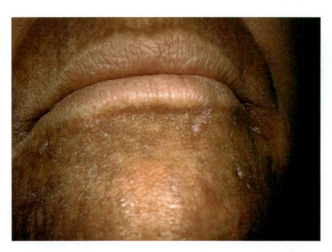

Figura 30.51 – *Hipercromia após vaporização de rítides peribucais. Ponta de 3 mm, CUT, sem pulso.*

Radiofrequência fracionada (RFF)

O fenômeno da vaporização utilizando a radiofrequência já é bem conhecido e utilizado há muito tempo em Dermatologia, Oftalmologia, Urologia e Ginecologia, porém sem o refinamento e controle obtidos pelos *lasers* de CO_2 fracionados.

A RF fracionada é uma tecnologia que controla o efeito termal da radiofrequência, por meio de um sistema eletrônico de fracionamento energético, com efeito semelhante ao *laser* de CO_2 fracionado, porém utilizando uma tecnologia de baixo custo (Figura 30.54).

Aparelho

O sistema de fracionamento chamado de FRAXX® Loktal é acoplado ao Wavetronic 5000® Loktal, que deverá trabalhar na seleção CUT e, inicialmente, selecionar potências entre 30 e 60%.

O FRAXX® Loktal fracionará a energia liberada nas 64 agulhas da caneta (Figura 30.55).

Porém, as 64 agulhas não serão energizadas simultaneamente, mas sim em uma sequência predefinida, disparando sequencialmente colunas de 8 agulhas, de tal maneira que, duas colunas subjacentes não disparem em sequência para evitar somação de efeito termal lateral (Figura 30.56).

O aparelho permite a seleção do tempo de corrente (*active*) e espaço de tempo entre as colunas (*delay*) (Figuras 30.57 e 30.58).

Com potência de 60%, tempo de "*active*" de 60 ms e tempo de "*delay*" de 60 ms, conseguem-

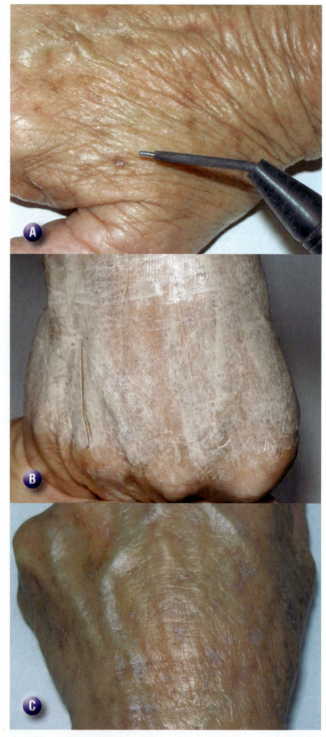

Figura 30.52 – **(A)** *Melanoses actínicas – radiofrequência pulsada com pulso de 5, potência 20%, ponta 2 mm.* **(B)** *Aplicação imediata após a RF de pasta de ATA 30% ou gel de ATA 35%.* **(C)** *Pós-cirúrgico tardio.*

se ablações muito semelhantes ao *laser* de CO_2 fracionado, com mínimo efeito termal lateral e efeito termal não ablativo concentrado na derme reticular

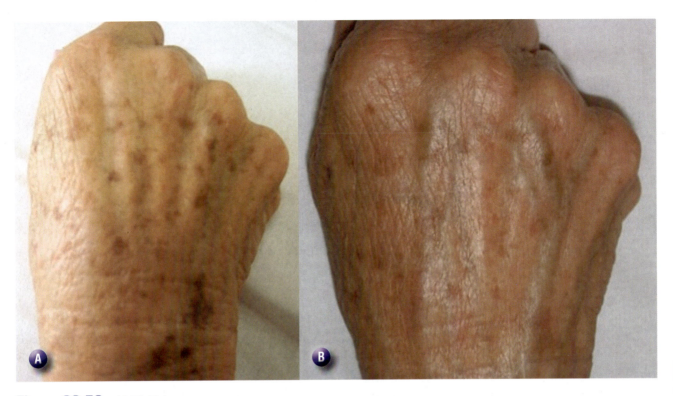

Figura 30.53 – **(A-B)** Melanoses.

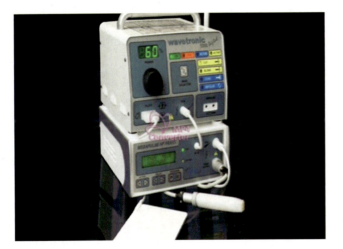

Figura 30.54 – *Wavetronic 5000® (Loktal) acoplado a sistema de fracionamento (FRAXX® Loktal).*

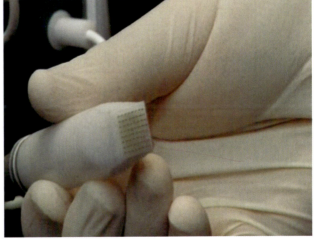

Figura 30.55 – *Caneta do sistema de fracionamento.*

superior, correspondendo ao "fundo" da ablação, como pode-se observar em controle histológico de pele palpebral (Figura 30.59).

Técnica de aplicação

Em termos de preparo da pele é aconselhável em fototipos altos o uso prévio de inibidores da pigmentação e filtros solares. Caso haja história de herpes simples facial o uso preventivo de fanciclovir 125 mg 12/12 horas, por 5 dias, é conveniente.

A primeira consideração importante é em relação a analgesia, por se tratar de método ablativo termal é doloroso e deve ser atenuado para conforto do paciente.

■ Noções Básicas de Física – Comparação entre os Principais Aparelhos e Evolução da Radiofrequência

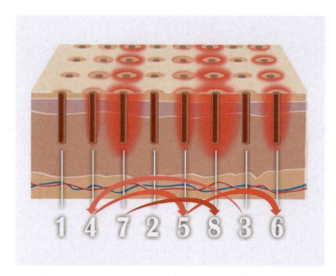

Figura 30.56 – Sistema de fracionamento.

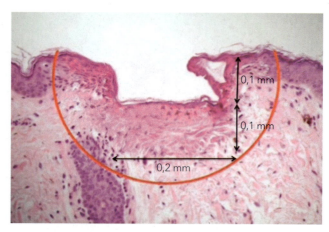

Figura 30.59 – Controle histológico mostrando 0,1 mm de ablação, 0,1 mm de efeito não ablativo e efeito termal lateral desprezível com 60% de potência, 60 ms de active, 60 ms de delay.

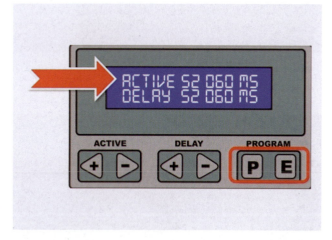

Figura 30.57 – Tempo de active (tempo de energização das agulhas.

O uso de analgésicos orais podem ser úteis como trometamol cetorolaco 10 mg sublingual 10 minutos antes das aplicações ou medidas locais como:

- Frio: Freddo ou placas geladas.
- Infiltração de lidocaína 2% com epinefrina.
- Infiltração de solução expansora: 30 mL de SF + 10 mL de lidocaína 2% + adrenalina 0,4 mL + 1 mL de bicarbonato de sódio 8,4% (opcional).
- Bloqueios nervosos (Figura 30.60).

Outro aspecto fundamental é manter úmida a área de aplicação com SF sem excesso. Isso criará um "plasma" de água vaporizada que limitará o aumento de temperatura e tornará a impressão mais uniforme, o que, geralmente se acompanha de ruído característico de "FZZZ" durante o disparo.

Para "juntar" os disparos ou evitar espaços de pele íntegra entre eles, deve-se "entrar" alguns milímetros com a borda lateral da caneta dentro da impressão anterior (Figura 30.61).

A profundidade do efeito termal dependerá, principalmente, do tempo de corrente (*active*), e a lateralidade do efeito termal mais do tempo de (*delay*).

Porém, o impacto maior no efeito termal clínico será ocasionado pela densidade de disparos (número de passadas).

Com mais de três passadas nota-se, em algumas áreas de pele mais fina, como pálpebras, o aparecimento de microulcerações.

O pós-operatório se acompanha de eritema e edema não muito acentuado, que dura cerca de três

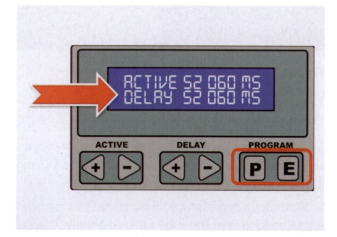

Figura 30.58 – Tempo de delay (espaço de tempo em milissegundos entre duas colunas de agulhas).

532

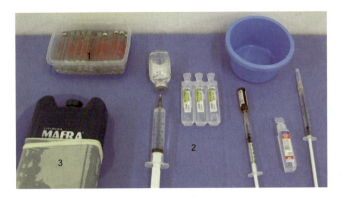

Figura 30.60 – *Opções de analgesia: da esquerda para a direita: 1) Tubetes de lidocaína 2% para bloqueios. 2) Solução expansora. 3) Placa de gel.*

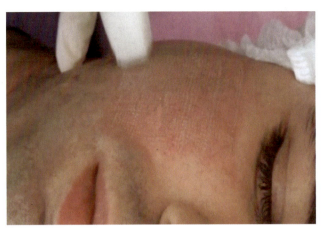

Figura 30.61 – *Aspecto imediato dos disparos.*

dias e, nessa fase, pode-se usar compressas frias de SF, água termal ou creme bepantol.

É relativamente frequente o hábito de autoescoriação ou manipulação pós-operatória, o que pode prolongar o tempo de recuperação e sequelas superficiais (orientar o paciente).

Em termos de complicações, as hipercromias pós-inflamatórias são relativamente frequentes em fototipos altos, porém de caráter transitório, e cedem com despigmentantes tópicos.

Alguns resultados clínicos do fracionamento como cicatrizes de acne (Figura 30.62).

As estrias, tanto as recentes como as tardias, podem se beneficiar de maneira semelhante ao *laser* de CO_2 fracionado (Figura 30.63), bem como as rítides faciais como na Figura 30.64.

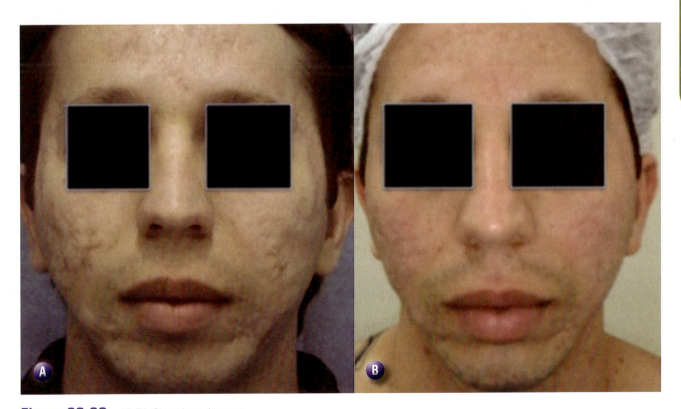

Figura 30.62 – **(A-B)** *Cicatrizes de acne.*

■ Noções Básicas de Física – Comparação entre os Principais Aparelhos e Evolução da Radiofrequência

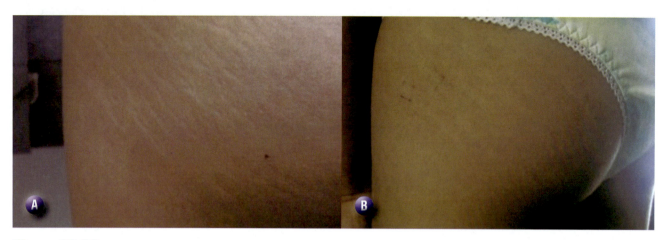

Figura 30.63 – **(A-B)** *Estrias.*

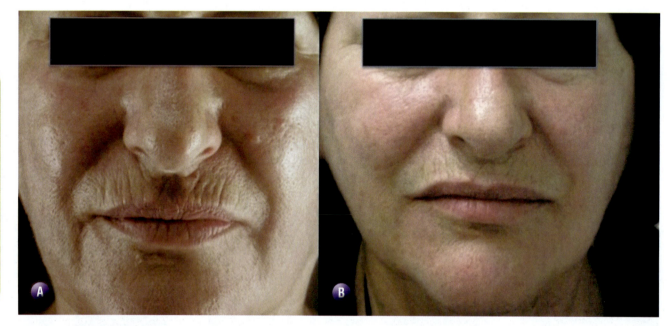

Figura 30.64 – **(A-B)** *Rítides labiais.*

BIBLIOGRAFIA CONSULTADA

1. Brill A. Electrosurgery: principles and practice to reduce risk and maximize efficacy. Obstet Gynecol Clin North Am. 2011; 38:687-702.
2. Bussiere RL. Principles of electrosurgery. Edmonds (WA): Tektran Inc, 1997.
3. Eggleston J, von Maltzahn WW. Electrosurgical devices. In: Bronzino JD (ed.). The biomedical engineering handbook. 2 ed. Boca Raton (FL): CRC Press, 2000.
4. Elliot JA. Electrosurgery. Its use in dermatology, with a rewiew of its development and technologic aspects. Arch Dermatol. 1966; 94:340-50.
5. Taheri A, Mansoori P, Sandoval LF et al. Electrosurgery. Journal of the American Academy of Dermatology. 2014; 70(4):591.e1/591e14.
6. The Association of Surgeons in Training Web site. Principles of electrosurgery. Disponível em: http://www.asit.org/assets/documents/Principals_in_electrosurgery.pdf. Acessado em: 12 jun 2014.
7. Tokar JL, Barth BA et al. Electrosurgical generators. Gastrointest Endosc. 2013; 78:197-208.

Capítulo 31. **Criocirurgia**

Capítulo 31.1

Criocirurgia. Princípios e Técnicas Criobiológicas

Alcidarta dos Reis Gadelha

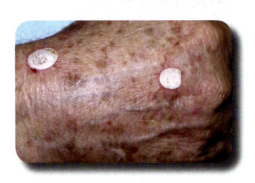

 Pontos de destaque

- O conhecimento mais adequado da fisiopatogenia e o controle mais preciso da criolesão, bem como o surgimento de modernos aparelhos e acessórios e novas técnicas revigoraram o uso da criocirurgia no tratamento de várias lesões cutâneas benignas, pré-malignas e malignas.
- Novidades como os aparelhos em forma de caneta com cartuchos descartáveis de óxido nitroso (CryoProbe, Miltex ou CryOmega) e a unidade criocirúrgica com acurados dispositivos de aferição e de programação da temperatura e de filmagem do procedimento (Cry-Ac TrackerCam) tornaram a criocirurgia mais atraente, precisa, eficaz e mais interessante.
- A ponteira em forma de pinça possibilita, agora, tratar lesões filiformes ou pediculadas com rapidez e segurança.
- A ponteira CrioShape, de duplo lúmen, tem possibilitado a obtenção de excelentes resultados no tratamento dos queloides, especialmente daqueles localizados na orelha, em uma única sessão de congelamento translesional.
- Os 7 C de vantagens estabelecidos por Grahan para a criocirurgia continuam a ser válidos e importantes:
  1. *Colágeno*: por ser bastante resistente ao frio, propicia a obtenção de bons resultados estéticos.
  2. *Cartilagem*: resistente, o que possibilita o tratamento de tumores malignos em zonas sobre cartilagem e até osso.
  3. *Custo*: baixo.
  4. *Cicatriz*: satisfatoriamente estética.
  5. *Comodidade*: podem ser tratadas várias lesões em poucos minutos, por vezes sem anestesia prévia, na maioria dos casos, em regime ambulatorial.
  6. *Cura*: índices de cura elevados, mesmo no tratamento de lesões malignas como o epitelioma basocelular.
  7. *Células T*: incremento pós-criocirurgia.

Introdução

De modo geral, denomina-se crioterapia a utilização de baixas temperaturas para fins analgésicos, anti-inflamatórios ou rubefacientes. A criocirurgia propriamente dita seria o emprego do efeito de temperaturas sub zero para a destruição de tecidos.

Para realizar a criocirurgia são necessários:

- Criógeno.
- Contêiner.
- Unidade criocirúrgica, ponteiras e acessórios.

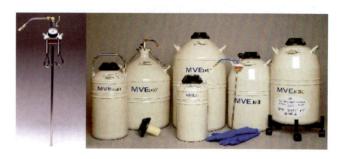

Figura 31.1.1 – *Transferidor especial de nitrogênio do contêiner para a unidade criocirúrgica, contêineres de vários tamanhos e capacidades, luva para o profissional que vai transferir o nitrogênio para a unidade e porta-contêiner de rodinhas para facilitar o deslocamento. (Fonte: Cry-Ac do Brasil.)*

Criógenos

Comparação da temperatura do gelo com a dos principais criógenos:

- Gelo   0 °C
- Gás carbônico   –79 °C
- Óxido nitroso   –89 °C
- Nitrogênio líquido *swab*   –20 °C
- Nitrogênio líquido *spray* ou contato –196 °C

Nitrogênio líquido

O criógeno mais usado no Brasil e no mundo ainda é o nitrogênio líquido. Por ter maior concentração no ar, é de baixo custo e não tóxico nem inflamável, com potencial de temperatura de –196 °C. No Brasil, o distribuidor mais conhecido é a White Martins que, em alguns Estados, não faz entrega no consultório. É necessário levar o contêiner até a empresa e, às vezes, somente no dia seguinte ir buscá-lo e transportá-lo em camioneta (por medida de segurança, não é permitido em carros ainda que com as janelas abertas). Convém lembrar que o nitrogênio usado em criocirurgia é o mesmo utilizado para fins de conservação de órgãos ou espermas humano e de animais para inseminação artificial.

Além do processo trabalhoso de enchimento e transporte do recipiente, outro inconveniente é que, mesmo sem uso, o nitrogênio evapora, e um contêiner de 20 L, por exemplo, esvazia, em média, em 2,5 a 3 meses.

O nitrogênio deve, ainda, ser retirado do recipiente (contêiner) e transferido para o aparelho criocirúrgico, onde, dependendo do número de aplicações e do tamanho da unidade, pode durar 4-6 horas.

Pode ser transferido manualmente para a unidade criocirúrgica, derramando-se o líquido ao inclinar o contêiner, retirando-se o criógeno com pequeno cilindro preso a uma longa haste e transferindo-o à unidade, ou, ainda, por meio de torneira adaptada ao reservatório ou ligada a um transferidor especial com um longo tubo colocado no interior do recipiente. Há, também, aparelhos em que o dispositivo de liberação do nitrogênio está acoplado diretamente ao contêiner. É prudente usar sempre luvas adequadas e ter cuidado para que o nitrogênio não caia dentro do sapato (pode ocasionar criolesão). Também é útil filtrar (usando um filtro de papel e um funil) antes de colocá-lo na unidade criocirúrgica, na tentativa de remover pequenos detritos e, assim, evitar a obstrução do canal pelo qual passa o criógeno. Colocar o recipiente em um suporte com rodinhas é prático para movimentá-lo para outro local (Figura 31.1.1).

Óxido nitroso

Na Europa (mas não no Brasil), o óxido nitroso, com potencial de temperatura de –89 °C, é também muito usado em criocirurgia. Atualmente estão disponíveis no mercado mundial (mas, até final de 2014, não no Brasil) o CryoProbe (ou CryoPen), o Miltex Cryosolution e o Premier CryOmega, pequenas unidades semelhantes a uma caneta em cujo interior se coloca um cartucho descartável de óxido nitroso contendo 8 a 23,5 g, dependendo do tipo da unidade, e que pode ser rapidamente substituído quando o gás termina, exceto a CryOmega, em que toda a peça é descartável. Como o óxido nitroso é liberado sob alta pressão (725 psi), podem ser alcançadas na lesão a temperatura de –85 °C ou menos e a profundidade de até 6 mm, dependendo do tempo e do tamanho da ponteira empregados.

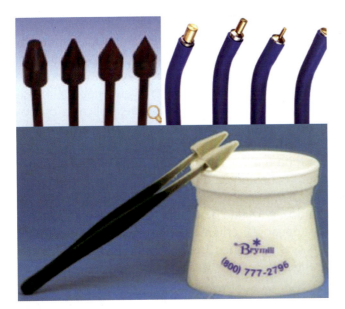

Figura 31.1.6 – *Ponteiras fechadas cônicas e de pequeno tamanho para lesões menores e ponteira em pinça (tweezers probe), da Brymill, para congelar com precisão e eficácia lesões pediculadas ou filiformes como acrocórdons e verrugas filiformes. (Fonte: Cry-Ac do Brasil.)*

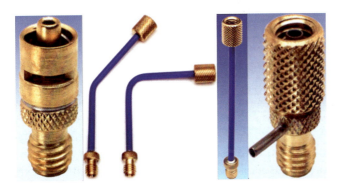

Figura 31.1.7 – *Acessórios interessantes para a unidade criocirúrgica: adaptador rosca para luer-lock (possibilita, por exemplo, o uso de agulhas como ponteiras), dois extensores angulados e um maleável (permitem distanciar a unidade do local tratado e evitar a inclinação do aparelho, muito úteis no tratamento de lesões orificiais e genitais) e o adaptador Back Vent (aumenta o fluxo do nitrogênio e impede o entupimento de pequenas ponteiras). (Fonte: Cry-Ac do Brasil.)*

foi projetada para tratar queloides e cicatrizes hipertróficas. Trata-se de uma longa ponteira de duplo lúmen com extremidade distal em agulha para transpassar a lesão e promover intenso e eficaz congelamento de dentro para fora. Com a criatividade brasileira, Luz e Bussade usam uma agulha descartável de 25 × 7 mm ou, em lesões maiores, de 30 × 8 mm acoplada a um tubo de silicone maleável e este à unidade cirúrgica de nitrogênio para substituir de maneira mais econômica a ponteira CryoShape, obtendo, também, resultados bastante satisfatórios no tratamento de queloides localizados na orelha.

Mecanismo de ação do criógeno – formação de gelo

O calor vai sendo retirado do tecido exposto a baixas temperaturas. O rápido congelamento provoca a formação de gelo no interior das células, lesionando a mitocôndria e o retículo endoplasmático, enquanto o congelamento lento induz a formação de cristais extracelulares, provocando a ruptura da membrana celular. Cristais maiores são mais deletérios que os menores e o descongelamento lento, provocando a recristalização do gelo, possui maior poder destrutivo que o descongelamento rápido.

Alterações osmóticas e metabólicas

A formação de gelo extracelular provoca diminuição da água extracelular e aumento da concentração de solutos, passagem de solutos para fora da célula, diminuindo o volume celular e levando à ruptura da membrana citoplasmática. Assim, os fenômenos imediatos compreendem cristalização intra e extracelular, ruptura da membrana celular, desidratação celular, concentração de eletrólitos, desnaturação das proteínas e alterações metabólicas.

Alterações vasculares

Seguindo-se a fase imediata, há aumento da permeabilidade celular, extravasamento de líquido, diminuição do fluxo sanguíneo nos capilares e formação de microtrombos. Clinicamente, há eritema, em alguns minutos, por causa da vasodilatação consequente à liberação de histamina, e edema, que surge logo após a aplicação, sendo mais intenso entre 12 e 34 horas e em áreas de pele delicada como pálpebras, podendo perdurar por 3 a 7 dias. Pode haver formação de bolhas, seguida de exsudação que dura em média 1 semana, surgindo após escamocrosta e; dependendo da intensidade da criolesão, em, aproximadamente, 1 a 4 semanas, o tecido de granulação é substituído por pele de aspecto normal ou cicatriz acrômica, às vezes mais elevada no centro (cicatriz em ponte).

Alterações imunológicas

Há evidências também de ação sobre o sistema imunológico como o aumento, pós-criocirurgia do número de linfócitos T. O tratamento de parte de uma grande verruga pode levar ao desaparecimento de toda a lesão, ou a destruição de uma verruga pode levar à involução de outras verrugas distantes. Também a destruição criocirúrgica de um tumor primário pode levar ao desaparecimento de metástases.

Evidentemente, a intensidade da criolesão vai depender da técnica empregada, contato ou *spray*, do tamanho e da forma da ponta, do tempo de exposição ao criógeno, do número de ciclos de congelamento e descongelamento, do local e do tipo de pele e lesão a ser tratada.

Fundamentalmente, o congelamento do tecido-alvo deve ser rápido, com margem suficiente para atingir toda a lesão, e o resfriamento, lento, podendo-se repetir o ciclo congelamento-descongelamento, se necessário.

Técnicas criocirúrgicas

Spray

O criógeno é liberado em jatos através de ponteiras de diâmetros variados, distantes da pele entre 1e 4 cm. O criógeno, sob a forma de *spray*, pode ser aplicado direta e livremente na lesão ou delimitando-se a área a ser congelada com cones ou cilindros truncados, o que, assim, aumenta a concentração do criógeno e protege os tecidos circundantes. Lesões pediculadas ou filiformes podem ser pinçadas delicadamente, aplicando-se o criógeno na pinça, próximo à base da lesão, evitando-se um congelamento mais extenso. Hoje em dia, com a ponteira em forma de pinça ficou mais fácil e mais preciso o congelamento dessas lesões, mas a técnica passa a ser de contato e não *spray*.

Na maioria dos casos utiliza-se o *spray* pelas facilidade, praticidade, eficácia e eficiência dessa técnica. Ponteiras delicadas e com maior fluxo de nitrogênio, como as cônicas A: 1,03 mm, B: 0,4 mm, C: 0,57 mm, D: 0,4 mm e, agora, a menor ainda Super plus E: 0,33 mm, todas da Brymill, liberam o nitrogênio com maior precisão, maior fluxo e sem entupimento, sendo muito úteis no tratamento de pequenas lesões como molusco contagioso, dermatose papulosa *nigra* e hiperplasias sebáceas.

Uma variante da técnica de *spray* é o *cryopeeling*, indicado, principalmente, em casos de fotoenvelhecimento com melanoses e ceratoses actínicas. Utiliza-se ponteira especial ou mesmo a do tipo A ou B do Cry-AC para aplicar o criógeno, habitualmente o nitrogênio líquido. Inicialmente, aplica-se o criógeno sobre as lesões mais espessas de ceratose actínica, em dois ou três ciclos de *spray*, e, em seguida, em toda a área a ser tratada, como dorso da mão, couro cabeludo ou a face. Deve-se ter cuidado para utilizar tempos curtos de congelamento, como 15 segundos, para não ocasionar discromias. O edema, a exsudação e o eritema podem incomodar durante 2 a 4 dias, mas após 1 a 2 semanas os resultados são gratificantes, como destaca Chiarello.

Com o CryoProbe vêm refis descartáveis de óxido nitroso (8-23,5 g) e aplicadores delicados para tratar lesões de pequenos diâmetros (1-3 mm) ou maiores que alcançam até 7 a 15 mm de diâmetro de congelamento. O número de aplicadores (com seus diâmetros diferentes) que vem junto com a unidade depende do modelo adquirido. Com o CryoProbe X, por exemplo, são disponibilizados quatro aplicadores: de 1-3 mm, 2-5 mm, 4-8 mm e 7-15 mm

O óxido nitroso é aplicado como *spray* delicado com extrema precisão, de maneira perpendicular à lesão, a uma distância de 0,5 a 4 mm da pele, por 15 a 90 segundos. Como o criógeno é liberado sob alta pressão de 725 psi, rapidamente a temperatura baixa a –85 °C. É indicado, sobretudo, para lesões benignas como ceratose seborreica, hiperplasia sebácea, angiomas rubis e verrugas, inclusive as plantares, bem como lesões pré-malignas como ceratose e queilite actínicas, mas também pode ser usado em pequenas e superficiais neoplasias malignas não melanoma.

Contato

Nesse tipo de técnica, uma ponteira congelada é aplicada sobre a lesão. É muito usada no tratamento de hemangiomas, pois, comprimindo-se os vasos com a ponta previamente congelada para não aderir à lesão, evita-se o aquecimento rápido e, portanto, o resfriamento inadequado. De modo geral, a ponteira deve ter, aproximadamente, o tamanho da lesão, o que torna necessária a aquisição de várias ponteiras, onerando o método. Nas lesões malignas, pode-se empregar a ponteira para obtenção de um congelamento bem sólido, à temperatura de, aproximadamente, –50 °C. No primeiro ciclo, aplica-se a ponteira não congelada sobre a lesão, a ponteira se adere ao tumor e é tracionada levemente; assim, o congelamento é realizado visando ampliar a margem lateral. No segundo ciclo, pressiona-se a ponteira previamente congelada sobre o tumor na tentativa de expandir a margem profunda.

Agora ficou mais simples e precisa a destruição de lesões pediculadas ou filiformes como acrocórdons e verrugas filiformes, utilizando-se a ponteira em pinça. Como citado anteriormente, prende-se a lesão até próximo à sua base com a pinça previamente congelada por imersão em nitrogênio líquido e espera-se que o congelamento se estenda a 1 a 2 mm na pele circundante.

Embora antiga, ainda é utilizada por alguns dermatologistas a técnica de criocirurgia com estilete cuja extremidade é envolvida por algodão como se fosse um grande cotonete. A ponta do estilete é imersa no criógeno, usualmente o nitrogênio líquido, e; a seguir, aplicada por alguns segundos na lesão em um a três ciclos. Essa técnica, além de ser superficial e imprecisa, apresenta o risco de contaminar o criógeno tocando o estilete na lesão e voltando a imergir a ponta no nitrogênio. Dispositivo vendido livremente em farmácias para o tratamento de verrugas, o Pointts vem com aplicador descartável (12 por embalagem), do tipo cotonete, que é pressionado na lesão congelando-a com uma mistura de éter dimetílico, propano e isobutano. O uso desse dispositivo é muito questionável, pois, além de ser impreciso e superficial, não deixa de constituir automedicação, com todos os riscos inerentes, sobretudo o de aplicação em lesões malignas eventualmente confundidas com verrugas.

Por tudo que foi exposto, ainda é o nitrogênio líquido o criógeno mais empregado em criocirurgia e as unidades criocirúrgicas, pequenas e facilmente manipuláveis, são os instrumentos de maior versatilidade, permitindo um congelamento superficial ou mais intenso, de acordo com o tipo de lesão a ser tratada.

Injeção sublesional

Uma agulha curva é transpassada por baixo da lesão, como verruga plantar, e o criógeno, liberado em jatos intermitentes, congela a agulha que, por sua vez, resfria o tecido de baixo para cima, aumentando a profundidade do congelamento. É uma combinação do *spray* com o contato para um congelamento

mais intenso na profundidade e não na superfície. Apresenta os inconvenientes de sempre necessitar de anestesia prévia, poder ocasionar sangramento ou disseminação de vírus ou de células tumorais.

Congelamento translesional

Essa técnica vem se destacando entre dermatologistas e cirurgiões plásticos, após o lançamento da ponteira CryoShape, desenvolvida pelo Etgar Group Ltda., para tratamento de queloides e cicatrizes hipertróficas.

Trata-se de uma ponteira de duplo lúmen com agulha longa para transpassar a lesão após, obviamente, anestesia local.

As vantagens da CrioShape, segundo os fabricantes, no tratamento de queloides e cicatrizes hipertróficas são:

- Congelamento feito diretamente no interior da lesão, propagando-se rápida e progressivamente a toda a extensão da cicatriz.
- Intenso congelamento profundo pela ponteira extremamente fria, destruindo fibroblastos, amolecendo e normalizando o colágeno, o que, de modo geral, poupa a superfície cutânea e, por isso, proporciona bom resultado estético.
- Redução significativa do volume da cicatriz após um único tratamento.
- Muitos casos requerem uma única sessão.
- Rápido alívio do prurido, da dor, do desconforto ou da sensibilidade.
- Mínimo ou nenhum efeito colateral como hipopigmentação.
- Logo após o procedimento, realizado em consultório, o paciente é liberado.
- Processo de reparação rápido, não necessitando de grandes cuidados pós-operatórios.
- Grandes e múltiplas cicatrizes podem ser tratadas em uma única sessão.
- Não se observa agravamento da lesão póstratamento, como ocorre frequentemente com outros métodos.
- Em mais de 97% dos casos não há recidiva.

Para proteger a pele circundante coloca-se um campo abaixo da ponteira e para evitar a dor e a recidiva faz-se anestesia com lidocaína a 1 a 2% associada à triancinolona na concentração de 10 mg/mL.

A desvantagem que limita o emprego mais frequente dessa técnica é o custo de cada ponteira em torno de 400 dólares. Por isso, como citado, uma agulha longa acoplada a um tubo de silicone pode ser usada para substituir a ponteira original e obter-se resultado satisfatório.

Controle da intensidade e da profundidade de congelamento

É importante lembrar que:

- A ceratina não é boa condutora de frio, assim deve-se removê-la quando em excesso, como nas verrugas plantares, para facilitar a penetração do criógeno.

- Desbastar uma lesão tumoral (*debulking*) diminui a intensidade necessária da criolesão, reduzindo o tempo de cicatrização e melhorando a qualidade da cicatriz.

- Melanócitos são muito sensíveis ao frio, por isso a hipo ou até acromia é frequente sobretudo em pessoas melanodérmicas. Mesmo assim, a criocirurgia não deve ser utilizada no tratamento de melanomas, a não ser no lentigo maligno quando outras alternativas não puderem ser empregadas.

- O fibroblasto é extremamente resistente ao frio, por isso um potente congelamento translesional (CryoShape) é indicado no tratamento dos queloides.

- A temperatura necessária à destruição efetiva de células malignas deve ser entre –40 e –60 °C.

- Congelamento rápido e descongelamento lento intensificam a criolesão.

- Repetição de ciclos de congelamento e de descongelamento incrementam a destruição pelo frio.

- O tamanho e a forma da ponteira, a localização e a estrutura celular da lesão influenciam no resultado da criocirurgia.

- O diagnóstico preciso é essencial antes de se cogitar a criocirurgia e a técnica a ser empregada.

Normalmente se utiliza apenas o controle clínico como tempo de descongelamento da lesão ou do halo de congelamento, que devem ser de, pelo menos, o dobro do tempo de congelamento. Por vezes, sobretudo em casos de lesões malignas, podem ser utilizados aparelhos especiais para avaliar a intensidade da criolesão. Os dispositivos mais conhecidos são os termopares/pirômetro. Duas agulhas são colocadas em lados opostos por baixo do tumor e; à medida que vai sendo feito o congelamento, pode-se aferir no pirômetro a temperatura alcançada na ponta das agulhas. Esse dispositivo vem acoplado a algumas unidades criocirúrgicas ou como pequenos aparelhos isolados. O outro dispositivo, muito conhecido na Europa, é o aparelho de Pivert – utilizando várias pontas introduzidas ao redor e abaixo do tumor, mede a impedância elétrica e, indiretamente, a temperatura alcançada em vários pontos ao redor e abaixo da lesão.

Conforme mencionado, a Brymill lançou a unidade criocirúrgica chamada Cry-AC TrackerCam que afere a temperatura na lesão por meio de um sensor infravermelho enquanto se aplica o nitrogênio, tornando o procedimento criocirúrgico extremamente preciso.

Parece promissora a associação de ultrassom à criocirurgia, o que viabilizaria a avaliação precisa da profundidade e do tamanho do tumor, a orientação do posicionamento dos termopares, e mesmo, o controle de margens criocirúrgicas. Sistemas compactos de imagem com ultrassom de alta resolução (22 MHz) já estão disponíveis no mercado, como destaca Pasqualli.

Na prática, julga-se a profundidade ou a extensão do congelamento, observando-se o tempo de descongelamento da lesão ou do halo de congelamento. Quando se emprega ponteira arredondada, de 0,5 a 2,5 cm de diâmetro, o halo de congelamento corresponde à profundidade de congelamento, enquanto, utilizando-se uma proveta pontiaguda, a profundidade do congelamento é maior que a largura e, ao se usar ponteira larga, obviamente, o halo é maior que a profundidade de congelamento. Em relação ao controle da profundidade, quando se utiliza a técnica de *spray*, para evitar que o congelamento seja superficial, divide-se a lesão se for grande e aplica-se o *spray* perpendicularmente no centro da área delimitada, em jatos intermitentes, deixando-se que a onda de congelamento se propague até a margem que se deseja. Repetindo-se o processo, pode-se atingir toda a lesão, embora, às vezes, extensa, como em casos de epitelioma basocelular superficial ou cromomicose. Em lesões maiores que 1,5cm, congelando-se somente a partir do centro da lesão, corre-se o risco de supercongelar o centro e subcongelar a periferia, por isso nesses casos, deve-se sempre dividir a lesão, conforme o tamanho, em duas ou mais áreas e aplicar o criógeno em cada uma delas até que centro e periferia da lesão tenham sido adequadas, uniforme e suficientemente congelados.

Além disso, para aumentar a profundidade, emprega-se o cilindro ou cone *spray* e repetem-se os ciclos. Por outro lado, quando se quer evitar um aprofundamento da criodestruição, aplica-se o *spray* na lesão paralelamente à superfície cutânea. Há casos relatados de exposição de tendão por criolesão ocasionada pelo tratamento intempestivo de verrugas digitais.

Sempre aplicar uma regra simples: se tiver de errar, erre para menos em casos de lesão benigna; mas, se tiver errar em casos de tumores malignos, erre para mais.

É importante destacar que as células são mais sensíveis ao frio que os elementos intersticiais, o que permite destruir tumores invadindo o osso ou a cartilagem ou situados abaixo dessas estruturas. Além disso, possibilita o congelamento de vasos de grande calibre sem romper suas paredes e explica a regeneração de nervos parcialmente lesionados pelo frio. Por outro lado, a acromia, por vezes observada pós-criocirurgia, é explicada pela grande sensibilidade do melanócito ao frio (–4 °C), por isso deve-se ser cuidadoso no tratamento de lesões superficiais como melanose solar, empregando-se o *spray* apenas por poucos segundos e somente em um único ciclo ou em tratamento de lesões em pacientes melanodérmicos. Por outro lado, o tratamento de queloide ou dermatofibroma, lesões fibro-histiocíticas, requer congelamento mais intenso. Lesões vasculares, como hemangiomas, também necessitam de congelamento mais sólido, às vezes por 2 minutos ou mais, comprimindo-se a lesão e, consequentemente, diminuindo o fluxo sanguíneo nos vasos para evitar descongelamento rápido.

Complicações

- ◆ **Edema:** ocorrência normal e não uma complicação, porém, em regiões próximas ao olho, um edema pronunciado pós-criocirurgia pode dificultar ou mesmo impedir a abertura das pálpebras. Nesses casos, a insistente orientação prévia do paciente e o uso sistêmico ou local de corticoides, por 2 a 4 dias podem amenizar o problema.

- ◆ **Infecção:** é muito rara pós-criocirurgia talvez por destruir a microbiota cutânea, preservar a membrana basal e pela rápida reepitelização. O aparecimento de um induto amarelado nem sempre indica infecção. O uso corriqueiro de pomadas ou cremes contendo antibiótico e cicatrizantes também previne ou contorna essa complicação.

- ◆ **Cicatrizes inestéticas:** tecido de granulação excessivo, do tipo granuloma telangiectásico ou cicatriz hipertrófica, é complicação rara que pode ser resolvida com a própria criocirurgia ou com injeções intralesionais de triancinolona. Eventualmente, ectrópio, fendas na orelha ou na asa do nariz podem surgir após congelamento sólido de tumores malignos e a correção cirúrgica específica se impõe.

- ◆ **Enfisema cutâneo:** é raro mas pode surgir após congelamento seguindo-se a uma biópsia. Pressão na área crepitante pode expulsar o gás e o uso de cone *spray* pode evitar essa disseminação lateral do criógeno.

- ◆ **Discromias:** a –4 °C o melanócito é destruído, porém, em congelamentos inferior a 30 segundos a hipo ou acromia é transitória. Em pessoas de pele morena não é rara, também, a hipercromia residual, que pode ser evitada ou tratada com o uso de fotoprotetores e substâncias despigmentantes como a hidroquinona.

- ◆ **Persistência da lesão:** é comum após congelamento de melanoses solares a persistência de um halo de lesão. Para evitar isso, é conveniente estender o congelamento a 1 a 2 mm além da mancha.

- ◆ **Aparecimento de novas lesões:** ocorre em alguns casos de criocirurgia de verrugas. Podem surgir no mesmo local ou em área próxima à antiga lesão. Procura-se evitar isso também se estendendo o congelamento a 2 a 3 mm além da verruga na tentativa de destruir os vírus existentes em pele aparentemente normal perilesional. O uso de creme de imiquimode a 5% após a cicatrização, três vezes por semana, pode ser válido na tentativa de evitar o reaparecimento das lesões, especialmente em casos de condiloma.

- ◆ **Lesão neural:** neuropatia digital após tratamento de verrugas localizadas nos dedos tem sido relatada, porém a recuperação da sensibilidade normalmente ocorre em 6 a 12 meses.

Dor: na maioria dos casos, a dor não é problema e não há necessidade de serem administrados analgésicos. Entretanto, em lesões situadas nos dedos, especialmente nas regiões periungueais, como em casos de verruga, a dor é intensa durante e após a criocirurgia, por isso são sempre indicados a anestesia prévia, de preferência troncular, e o uso de analgésicos potentes no pós-operatório. Em casos de hemangiomas pode-se empregar anestesia tópica prévia com lidocaína, prilocaína e analgésicos orais como o paracetamol. Deixar a criança sem alimentação prévia e, logo após o procedimento, deixá-la mamar ao seio ou lhe dar a mamadeira porque isso alivia a sua dor e a conforta. Cefaleia também é relativamente comum quando a criocirurgia é realizada na região frontal ou no couro cabeludo e, normalmente, é bem controlada com analgésicos simples como o paracetamol.

Úlceras: podem ocorrer principalmente em áreas digitais, levando inclusive à exposição de tendões, por isso deve-se evitar congelamento mais intenso nessas áreas, aplicando-se o jato de *spray* paralelamente e não perpendicularmente à superfície cutânea. Úlceras podem também ocorrer quando uma ponteira, não previamente congelada, adere-se ao tecido e um movimento brusco do paciente provoca o destacamento dessa área. Isso é mais propício a acontecer quando se tratam lesões genitais tais como condiloma acuminado. Congelar sempre a ponta previamente ou preferir o *spray* e o uso de cicatrizantes é necessário em alguns casos. Úlcera de demorada cicatrização pode surgir após a criocirurgia de epitelioma basocelular ou de dermatofibroma situados em perna. Cogitar outras formas de tratamento nesses casos, não exagerar na intensidade de congelamento e; diante do problema, empregar cicatrizantes e antibióticos tópicos. Deve-se, também, ter cuidado ao realizar criocirurgia em pele senil, como no tratamento de ceratoses ou melanoses solares nos antebraços, pois um tratamento mais intempestivo em pele atrófica pode ocasionar criodestruição mais intensa e profunda do que a desejada.

Alopecia: pode ocorrer pós-tratamento de lesões malignas situadas em couro cabeludo, área da barba, supercílio ou sobrancelha. Pode-se cogitar implante de cabelo ou realização de exérese simples ou em fusos sucessivos da área afetada.

Hemorragia: não é comum, mesmo após tratamento de lesões vasculares, como hemangioma; entretanto, pode ocorrer como bolha hemorrágica ou sangramento principalmente quando a criocirurgia é realizada após biópsia ou curetagem e; às vezes, tardiamente, após limpeza ou retirada de crostas durante curativo. Orientação prévia ao paciente ou a familiares, limitando movimentos e fazendo curativos adequados, podem evitar hemorragia após algumas horas ou alguns dias. A hemorragia durante ou logo após o ato cirúrgico pode ser controlada com o uso de solução de cloreto de alumínio a 40%, compressão, eletrocoagulação ou mesmo ligadura do vaso.

Contraindicações

Constituem contraindicações à criocirurgia sensibilidade ao frio como crioglobulinemia, criofibrinogenemia, urticária ao frio e fenômeno de Raynaud. Diabetes é uma contraindicação relativa. Tumores malignos mal-delimitados ou situados em áreas de risco como fendas embrionárias não devem ser tratados com criocirurgia. Lesões malignas localizadas nas pernas devem ser tratadas com cuidado ou escolhido um outro método, pois a cicatrização é demorada (3 a 4 meses pós-criocirurgia). Pessoas de pele morena ou escura, pela possibilidade de discromias inestéticas, devem ser tratadas com muita parcimônia ou com outros métodos. Tal atitude também deve ser tomada diante de casos de lesões malignas em jovens nos quais, talvez, o tratamento cirúrgico, como a cirurgia de Mohs, possa oferecer melhores resultados estéticos do que a criocirurgia.

Agamaglobulinemia e pioderma gangrenoso também são contraindicações da criocirurgia e distúrbios da coagulação, como deficiência plaquetária, podem limitar ou impedir a criocirurgia.

Limitações da criocirurgia e soluções mais atuais

Ainda que o CryoProbe e o Cry-Ac TrackerCam tenham tornado a criocirurgia mais simples e precisa, algumas limitações do método ainda eram apontadas.

- Dificuldade em tratar mais adequada e precisamente as lesões pediculadas ou filiformes.
- Como destruir mais intensa e satisfatoriamente tecidos habitualmente mais resistentes

Ademais, conforme o modelo de CryoProbe, vêm no conjunto ponteiras para aplicação de 1-3 mm ou até 15 mm (a maior). O problema limitante do uso dessas unidades é que, por serem consideradas material perigoso, não podem ser transportadas por avião e, portanto, remetidas por via aérea para outros locais distantes, como o Brasil.

Gás carbônico

O gás carbônico, outrora muito empregado e, atualmente, em desuso, era empregado na forma de bastão para destruição de lesões superficiais como melanose ou ceratose actínica e; misturado à acetona e ao enxofre, em *peeling* no tratamento da acne.

Fluorocarbonos

Fluorocarbonos líquidos, cuja temperatura alcança até –60 °C, estão disponíveis no comércio para aplicação em *spray* ou com cotonetes no tratamento de lesões superficiais como verrugas. Graças à limitação do poder destrutivo desses criógenos e à imprecisão do método, é preferível a utilização de nitrogênio líquido e unidades criocirúrgicas de boa qualidade. Entretanto, o DermaFreeze, tendo baixa relação custo/benefício, pode ser útil em dermatologia. A unidade criocirúrgica, portátil e descartável, de 350 mL (250 g) contém o gás tetrafluoretano, cuja temperatura de ebulição, à temperatura ambiente, é de –30 °C. Além disso, o gás é atóxico, inodoro, não inflamável, não poluente e não volátil e tem validade de até 3 anos.

Mistura de éter dimetílico, propano e isobutano

Utilizada no dispositivo comercializado livremente no Brasil com o nome de Pointts, vem com aplicador semelhante a um cotonete que é inserido em orifício de uma peça, que, por sua vez, é acoplada à unidade contendo a mistura. Um botão libera o criógeno para embeber o aplicador que, então, é pressionado na lesão. Segundo o fabricante e/ou distribuidor, a mistura, que não causa danos ao ambiente, é indicada no tratamento de verrugas. Além dos sérios riscos da automedicação, a mistura é altamente inflamável. Eventualmente o dermatologista poderia utilizá-la em tratamentos de lesões superficiais como lentigo solar e verruga.

Contêineres ou recipientes de criógenos

Os receptáculos são separados do criógeno, como nas unidades que empregam nitrogênio ou óxido nitroso, ou constituem unidades descartáveis que incluem o continente e o conteúdo, como o Dermafreeze.

O contêiner para nitrogênio, dispositivo de dupla parede, separadas por um vácuo, de aço inoxidável ou alumínio conserva o nitrogênio líquido por 1 mês ou mais, dependendo do tamanho e da qualidade. Cremos que o ideal, para quem tem um certo volume de procedimentos é o de 20 L, pois mantém o nitrogênio por 3 ou mais meses, podendo ser adquirido em lojas de materiais médicos ou veterinários, já que o nitrogênio é também utilizado para conservar esperma e, consequentemente, inseminação artificial.

Unidades criocirúrgicas, ponteiras e acessórios

Como o nitrogênio líquido é o criógeno mais difundido e utilizado, são necessários a unidade criocirúrgica e o criógeno separados. Encher, periodicamente, o contêiner na distribuidora e transferir o nitrogênio para a unidade criocirúrgica constituem algumas limitações da criocirurgia.

O nitrogênio é transferido do contêiner para a unidade criocirúrgica, similar a uma garrafa térmica e possui um adaptador em rosca ou encaixe tipo base de agulha (*luer-lock*), um sistema de liberação e uma válvula. O sistema possibilita pressão de trabalho de 6 a 15 psi, podendo o nitrogênio ser aplicado como *spray* ou contato. Pequenas e modernas unidades, com capacidade de 250 a 1.000 mL, disponíveis no mercado, são de fácil manuseio e transporte e conservam o criógeno por até 6 horas. São também disponíveis ponteiras para *spray* com orifícios de diâmetros diferentes, entre 1 e 0,375 mm e ponteiras para contato, de várias formas e tamanhos, além de dispositivos como extensores e adaptadores que facilitam o procedimento (Figura 31.1.2).

As unidades para nitrogênio líquido mais difundidas no Brasil são:

◆ **Cry-Ac:** da Brymill, com dois tamanhos: mini Cryogun, de 300 mL, e o maior, Cryogun, com capacidade para 500 mL, e pesos de 490 e 540 g, respectivamente. Atualmente, foi lançado o Cry-baby, de 150 mL.

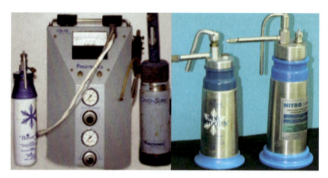

Figura 31.1.2 – Unidades Cry-Ac, CS76 com pirômetro, CryoSurg, Cryogun e Nitro (Brasil). Notar que algumas, como o Cry-Ac possuem entrada em rosca e as duas outras em luer-lock, por isso é conveniente ter adaptadores rosca-luer-lock. (Fonte: Cry-Ac do Brasil.)

- **Cry-Ac TrackerCam:** com filmadora, programador e sensor de temperatura.
- **CryoPro** (não confundir com a CryoProbe, de óxido nitroso): agora muito difundida por sua ponteira CryoShape usada para queloide.
- **Nitro:** brasileira, com boa pressão que, segundo o fabricante, chegaria a 15 psi, maior, portanto, que a do Cry-Ac, de cerca de 6 psi.

Cry-Ac

As unidadse Cry-Ac, mini Cryogun e Cryogun, são as mais difundidas e têm quatro ponteiras clássicas para *spray* com diferentes orifícios em ordem decrescente de diâmetro – A, B, C e D, agora em forma cônica, para aumentar a precisão. A Brymill disponibiliza várias ponteiras abertas e fechadas, adaptadores, extensores e ponteiras especiais como a para acne, a Supertip E, com alto fluxo e o adaptador Back Vent que intensifica o fluxo e evita o entupimento das pequenas ponteiras.

Cry-Ac TrackerCam

Uma nova unidade criocirúrgica que utiliza o nitrogênio líquido é o Cry-Ac TrackerCam (Figura 31.1.3), da Brymill Corporation, o qual possui um sistema avançado e sofisticado que inclui tecnologia com sensor da temperatura de infravermelho que permite aferir a temperatura na lesão antes e durante o congelamento, programar a temperatura que se deseja alcançar e, também, filmar o procedimento criocirúrgico. Assim, o equipamento torna a criocirurgia, outrora considerada imprecisa, mais acurada, indicando no visor a temperatura e o tempo de congelamento e possibilitando ao operador decidir, com exatidão, quando deve continuar ou parar o procedimento. Isso é possível graças ao fato de que cores codificadas brilham na lesão, informando quão rapidamente a temperatura está diminuindo e o momento em que é alcançada a temperatura programada e desejada. Por outro lado, os filmetos obtidos com a câmera acoplada ao aparelho não apenas permitem a autoavaliação (*feedback*), mas também constituem um rico e eficiente material didático para rápido treinamento de outros profissionais.

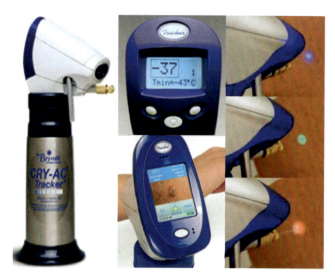

Figura 31.1.3 – Cry-Ac TrackerCam – com filmadora, visor da lesão e da temperatura e dispositivo infravermelho com código de cores que indica, na cor vermelha, a temperatura programada e desejada. (Fonte: Cry-Ac do Brasil.)

CryoPro

CryoPro é uma unidade de nitrogênio semelhante ao Cry-Ac que ficou muito conhecida pela sua ponteira, a CryoShape, de duplo lúmen, longa com agulha na extremidade distal para transfixar queloides e cicatrizes hiepertróficas, congelando-as intensa e eficazmente.

CryoProbe ou CryoPen

O CryoProbe ou CryoPen é um dispositivo inovador, muito interessante, prático e fácil de transportar. É um instrumento semelhante a uma caneta, em alumínio, com aplicadores adaptáveis para tratamento de pequenas lesões de 1 a 3 mm ou maiores, de até 15 mm de diâmetro. No interior da unidade podem é possível inserir "cartuchos" descartáveis contendo 8 a 23,5 g de óxido nitroso (conforme o modelo), que é liberado em *spray* sob pressão de 725 psi (alta pressão que aumenta a penetração) a uma temperatura de −85 a −89 °C a uma distância da lesão de 0,5 a 4 mm. A profundidade, dependendo da ponteira e do tempo de congelamento, chega a 1 mm em 5 segundos e pode alcançar até 6 mm. O tratamento com CryoProbe ou CryoPen é indicado principalmente para lesões benignas como angiofibroma, verrugas, inclusive a plantar, molusco contagioso, ceratose seborreica e granuloma telangiectásico e lesões pré-malignas como ceratose actínica. A precisão e a temperatura maior (−89 °C) que a do nitrogênio (−196 °C) possibilitam o tratamento com eficácia, pouco desconforto e mínimas reações adversas. Apresenta a grande vantagem de, acabando o criógeno, trocar facilmente o refil e continuar o procedimento.

Dermafreeze

Com o Dermafreeze, o gás fluoretado é aplicado através de um tubo extensor, semelhante a um canudo, no interior de cones disponíveis e reutilizáveis de 3, 4, 5, 7 e 12 mm, no menor diâmetro, escolhido de acordo com o tamanho da lesão. Após dois ou três jatos interrompidos serem disparados no interior do cone e sobre a lesão, espera-se que cesse o "borbulhamento" claramente visível do gás e, então, observa-se o congelamento (*frost*) da pele. Mais de um ciclo podem ser empregados (dois a três), dependendo da área e do tipo de lesão em tratamento. Como a temperatura alcançada na pele é maior que a do nitrogênio líquido, o DermaFreeze é bastante útil no tratamento de lesões benignas e pré-malignas, como verrugas e ceratose actínica, sem grandes riscos de causar hipo ou acromia (Figura 31.1.4).

As desvantagens do Dermafreeze são:

- Não poder ser usado como *spray* simples, o que retarda o tratamento de lesões múltiplas.
- Não tratar neoplasias malignas por não conseguir temperaturas e profundidades suficientes à destruição dessas lesões.
- Possibilidade de o criógeno escorrer e agredir a pele normal caso não se espere o tempo suficiente para que cesse o "borbulhamento", ou, se o cone não estiver bem acoplado à pele, o congelamento pode não se limitar unicamente à lesão.

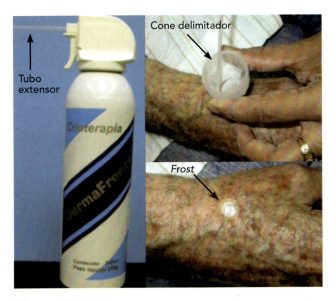

Figura 31.1.4 – *Dermafreeze – portátil e com fluorocarbonados como criógeno. (Fonte: Alcidarta dos Reis Gadelha.)*

Pointts

Vendido livremente no Brasil como medicamento para tratamento de verrugas, o Pointts é uma unidade criocirúrgica fabricada pela OraSure Technologies Inc. (EUA) e distribuída em nosso país pelo Genomma Laboratórios do Brasil Ltda., tendo inclusive registro na Agência Nacional de Vigilância Sanitária (ANVISA). O dispositivo vem em embalagem aerossol contendo uma mistura de éter dimetílico, propano e isobutano que, segundo os fabricantes, não provoca danos ao meio ambiente. Na embalagem vem, para ser encaixado no frasco, um suporte contendo um orifício no qual se insere o aplicador. Cada embalagem contém 12 aplicadores de esponja semelhantes a cotonetes.

Modo de aplicação do criógeno com esse dispositivo:

- Inserir o aplicador no orifício do suporte, por sua vez, adaptado ao frasco contendo o criógeno.
- Sem inclinar o frasco, pressionar o botão por 3 a 5 segundos para liberar o gás e saturar o aplicador.
- Soltar o botão quando gotículas caírem da ponta do aplicador, pois isso indica que ele está saturado.
- Mantendo o aplicador para baixo, aguardar 15 segundos.
- Colocar a área afetada em posição horizontal.

- Pressionar a extremidade do aplicador sobre o centro da lesão por 30-40 segundos.
- Usar um aplicador para tratamento de cada lesão (verruga).
- Aplicar uma vez por dia até 4 dias.

As vantagens deste aparelho incluem:

- Fácil aquisição: é vendido em farmácia e sem receita médica.
- Facilidade no transporte e no uso.
- Uso no tratamento de lesões benignas superficiais como melanoses e verrugas.

As sérias desvantagens do Pointts são:

- Altamente inflamável (risco de incêndio).
- Venda livre em farmácias. O Pointts pode vir a ser usado indiscriminadamente, inclusive em lesões malignas passíveis de serem confundidas com verrugas por um leigo, como o carcinoma basocelular e até mesmo o melanoma
- Como o método é artesanal e o criógeno tem pouca penetração, a eficácia deste aparelho e sua distribuição são extremamente questionáveis.

Ponteiras e acessórios práticos

Além de várias ponteiras clássicas para *spray* e contato, de tamanhos e formas diferentes disponíveis no mercado, destacam-se como novidades interessantes e úteis:

- Ponteiras de *spray* ou abertas: há vários tipos e de diâmetros diferentes mas até agulhas descartáveis podem ser usadas para aplicação em *spray*.
- Ponteira SuperSpray tamanho E, com Back Vent (SuperSpray E, Brymill) de 0,33 mm: mesmo com pequeno diâmetro, libera mais rapidamente uma corrente de *spray* forte e concentrada e com menos chance de entupimento por ter o sistema Back Vent.
- Cones abertos e cones fechados ou criocâmeras: para concentrar e aprofundar a criolesão como na verruga plantar e na cromomicose (Figura 31.1.5).
- Crioprovetas fechadas para congelamento potente como o desejado em casos de angiomas e cânceres de pele não melanoma.
- Ponteiras de contato com extremidade pequena (1 mm): para congelamento preciso de pequenas lesões como hiperplasia sebácea.
- Ponteira em forma de pinça (*squeezers probe*), da Brymill: muito útil para congelar lesões pedunculadas ou filiformes.
- Adaptador Back Vent (Back Vent Adaptor, Brymill): muito interessante, pois aumenta o fluxo de nitrogênio líquido, elimina a intermitência do jato e impede o entupimento. Por isso é indicado, principalmente, para uso em ponteiras abertas de orifício diminuto (Figura 31.1.6).
- Extensores rosca para rosca: muito úteis para o tratamento de lesões genitais ou orificiais. Na Brymill há extensores retos, em 45 graus e maleáveis, o que torna ainda mais prático e cômodo o procedimento. Há, ainda, ponteiras longas que servem para o mesmo fim.
- Adaptador rosca para *luer-lock* e *luer-lock* para rosca: permitem utilizar ponteiras *luer-lock* (de encaixar) como as agulhas em uma unidade com adaptador de ponteira em rosca ou vice-versa (Figura 31.1.7).
- CryoShape: talvez seja a ponteira que, recentemente, tenha feito mais sucesso em outros países como os EUA. Agora já comercializada no Brasil,

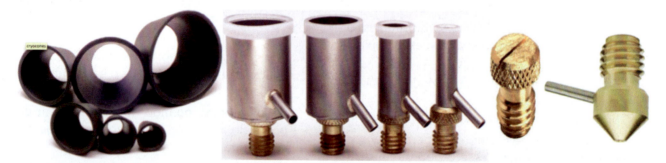

Figura 31.1.5 – *Ponteiras muito úteis: cones abertos, cones fechados ou câmeras, ponteira para acne e superponteira com orifício de 0,33 mm, da Brymill (SuperSpray E tip com adaptador Back Vent), bastante prático quando se usa ponteira com orifício de diminuto diâmetro. (Fonte: Cry-Ac do Brasil.)*

a baixas temperaturas como o colágeno em casos dos queloides.

- Criocongelar com exatidão, sem lesionar tecidos circunvizinhos, pequenas lesões como as do molusco contagioso e as da verruga plana, por exemplo.
- Poupar mais o melanócito, diminuir a dor e aumentar a penetração do criógeno sem perder a efetividade do procedimento.
- Aumentar a portabilidade e facilitar o armazenamento e o abastecimento do criógeno.

O primeiro problema foi solucionado com a ponteira em forma de pinça (squeeze), da Brymill. Após as extremidades serem imersas no nitrogênio (colocado em um recipiente de isopor), pinça-se a lesão até perto de sua base, devendo o congelamento se estender minimamente à pele circundante (1-2 mm). Várias lesões podem ser tratadas em poucos minutos, repetindo-se o processo: congelamento da pinça e, em seguida, da lesão com a extremidade congelada da ponteira. A segunda dificuldade foi afastada pela idealização da ponteira CryoShape. Uma ponteira de duplo lúmen com agulha longa é adaptada a uma unidade criocirúrgica de nitrogênio líquido. Como descrito, após anestesia local da lesão, no caso, um queloide ou uma cicatriz hipertrófica, a lesão é transpassada pela agulha e o congelamento se difunde intensa e progressivamente de dentro para fora, proporcionando resultados surpreendentes em uma única sessão.

Desse modo, estão resumidos na Tabela 31.1.1 os seguintes obstáculos tradicional e corriqueiramente apontados em relação à criocirurgia e suas soluções

Vantagens da criocirurgia

Com os avanços relatados neste capítulo como o desenvolvimento de mais precisos e sofisticados aparelhos, ponteiras e acessórios, as vantagens da criocirurgia propostas por Graham e expressas como 7 "Cs", são válidas até os dias atuais (Figura 31.1.8):

1. **Colágeno:** bastante resistente ao frio, propiciando a obtenção de bons resultados estéticos.

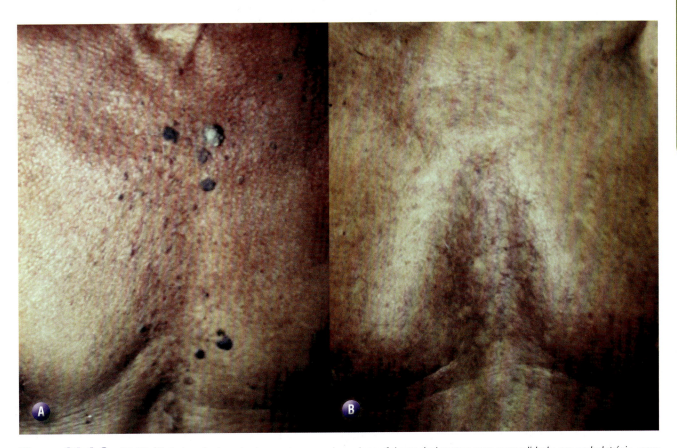

Figura 31.1.8 – (A-B) "Cs" da criocirurgia de ceratoses seborreicas: foi possível tratar com comodidade em ambulatório, sem anestesia, várias lesões em única sessão, com custo baixo e excelentes resultados (sem cicatriz). (Fonte: Alcidarta dos Reis Gadelha.)

Tabela 31.1.1

DIFICULDADES DA TÉCNICA DE CRIOCIRURGIA E SOLUÇÕES DESENVOLVIDAS

Dificuldades ou limitações	Soluções desenvolvidas
Tempo limitado de armazenamento do criógeno, pois o contêiner se esvazia progressivamente, independentemente do uso, geralmente em 2 a 3 meses para um contêiner de 20 L	• Dispositivo criocirúrgico com cartucho de reposição de óxido nitroso para uso no CryoProbe ou um aparelho descartável, como o Dermafreeze, para situações em que acabe o nitrogênio do contêiner, ou quando diminua significativamente a pressão desse criógeno
Portabilidade limitada	• CryoProbe é uma caneta que pode ser facilmente transportada com os seus cartuchos descartáveis de óxido nitroso com quantidades que variam de 8 a 23,5 g • Embalagem hermética para transporte da unidade
Imprecisão do congelamento dificultando o tratamento de pequenas lesões como as de molusco contagioso, dermatose papulosa *nigra* e verrugas planas	• Pequenas ponteiras de *spray* (1 mm ou menos como a SuperSpray E tip com Back Vent – 0,33 mm) • Ponteiras fechadas de 1 e 2 mm, principalmente de forma cônica • Agulhas descartáveis (como ponteiras): é necessário ter um adaptador rosca-*luer-lock* • Aplicadores de 1-3 mm de diâmetro que emitem, com maior pressão, *spray* delicado e concentrado de óxido nitroso, como os do CryoProbe
Dificuldade de liberar o criógeno quando se utilizam pequenas ponteiras de *spray* e entupimento frequente	• Adaptador Back Vent que facilita o fluxo do nitrogênio • Dispositivo com maior pressão como o CryoProbe (725 psi)
Falta de controle mais refinado e contínuo da temperatura	• Cry-Ac TrackerCam com dispositivo infravermelho de aferição constante e sistema de programação da temperatura adequada
Dificuldade de tratar lesões pediculadas ou filiformes	• Ponteira em forma de pinça da Brymill (*tweezers probe*)
Dificuldade de promover congelamento intenso necessário à destruição de tecidos resistentes como o colágeno em casos de queloides	• Ponteira CryoShape para congelamento translesional intenso e eficaz • Para transfixar a lesão, usar agulha descartável longa, como a 30 × 8 mm, acoplada a um tubo flexível de silicone e este à unidade criocirúrgica, especialmente útil em queloide de orelha em substituição ao CrioShape (Luz e Bussade)
Necessidade de congelamento menos intenso, como no tratamento de lesões benignas, para poupar o melanócito e provocar menos dor	• Criógenos com temperatura mais elevada que a do nitrogênio como o óxido nitroso (–85 a –89 °C) e os fluorocarbonados (–40 a –60 °C)
Dificuldade de penetração do criógeno em lesões como as verrugas plantares	• Maior pressão (725 psi) como no CryoProbe, atingindo até 6 mm de profundidade, dependendo do tamanho da ponteira e do tempo empregados • Ponteiras fechadas ou em cone para delimitar e concentrar melhor o congelamento e aprofundar a criodestruição • Desbastamento prévio

Fonte: Gadelha A, 2016.

2. **Cartilagem:** resistente, possibilitando o tratamento de tumores malignos em zonas sobre cartilagem e até osso.

3. **Custo:** baixo.

4. **Cicatriz:** satisfatoriamente estética.

5. **Comodidade:** podem ser tratadas várias lesões em poucos minutos, por vezes sem anestesia prévia, na maioria dos casos, em regime ambulatorial.

6. **Cura:** índices de cura elevados, mesmo no tratamento de lesões malignas como o epitelioma basocelular.

7. **Células T:** incremento pós-criocirurgia.

BIBLIOGRAFIA CONSULTADA

1. Chiarello SE. Cryopeeling (extensive cryosurgery) for treatment of actinic keratoses: an update and comparison. Dermatol Surg. 2000; 26(8):728-32.

2. Dawbner R, Colver G, Jackson A. Cutaneous cryosurgery. Principles and clinical practice. Connecticut: Brymill Corporation. 1992; 167p.

3. Gadelha AR. Criocirurgia. In: Dermatologia. 4 ed. Rio de Janeiro. Guanabara Koogan. 2006; 727-9.

4. Graham GF. Cryosurgery. In: Fitzpatrick's dermatology. In: General medicine. 5 ed. New York: McGraw-Hill. 1999; 2980-7.

5. Luz FB; Bussade LB. Tratamento de quelóides por criocirurgia intralesional, proposição de acessório de baixo custo. Surg Cosmet Dermatol. 2011; 3(4):358-60.

6. Pasquali P. Cryosurgery. In: Nouri K. Dermatoloic surgery. Step by Step.. Oxford: Wiley-Blackwell. 2013; 51-7.

7. Torre D, Lubritz R, Kuflik E. Pratique de la cryochirurgie cutanée. Paris: Arnette. 1990; 123p.

8. Turjansky E, Stolar E. Lesiones de piel y mucosas. Técnicas terapéuticas. Buenos Aires: EDAMA. 1995; 188p.

Capítulo 31.2

Criocirurgia de Lesões Benignas e Pré-malignas

Jorge José de Souza Filho

Introdução

A nitrocriocirurgia é um método de grande valor no manuseio de várias afecções benignas e pré-malignas.

Neste capítulo serão abordadas afecções que comprovadamente têm resultado com a nitrocriocirurgia. Estão aqui listadas afecções passíveis de tratamento por um operador de pouca experiência.

Angioceratoma

Usa-se ponteira fechada de diâmetro variável, dependendo de as lesões serem isoladas ou em bloco.

A aplicação é feita com compressão, por isso a ponteira fechada. Faz-se um único ciclo, não maior que 30 segundos de congelamento.

Pode ou não ser feita infiltração anestésica prévia, dependendo do tamanho da lesão, da localização e das características álgicas do paciente.

Cromomicose

A terapêutica eficiente é a nitrocriocirurgia.

A área a ser tratada é previamente anestesiada e a aplicação pode ser com vaporização direta com ou sem cones concentradores.

O tratamento, dependendo do tamanho da área da doença, pode ser feito em sessões de 45 em 45 dias. Há necessidade de uma destruição tecidual, por isso recomenda-se fazer dois ciclos, com um minuto de congelamento (Figuras 31.2.1 e 31.2.2).

Os curativos são feitos com limpeza com água oxigenada e aplicação de pomada de antibiótico; isso é necessário pelo fato de as lesões geralmente serem podais e em pacientes com más condições de higiene.

Dermatofibroma

Talvez a melhor maneira de tratá-lo seja a criocirurgia. Há duas formas:

- Infiltração anestésica e a seguir, usando-se ponteira fechada com diâmetro adequado para o tamanho da lesão, ela é "afundada", fazendo um único ciclo de congelamento que não deve exceder 30 segundos (Figura 31.2.3).

- Endocriocirurgia, que consiste em dobrar uma agulha na forma de um anzol, transfixar a lesão de tal maneira que a ponta emerja na superfície e através dela aplicar o nitrogênio com o aparelho acoplado. Nesta situação, também não se deve exceder 30 segundos.

Os resultados estéticos são excelentes.

CIRURGIA DERMATOLÓGICA INTERMEDIÁRIA

■ Criocirurgia de Lesões Benignas e Pré-malignas

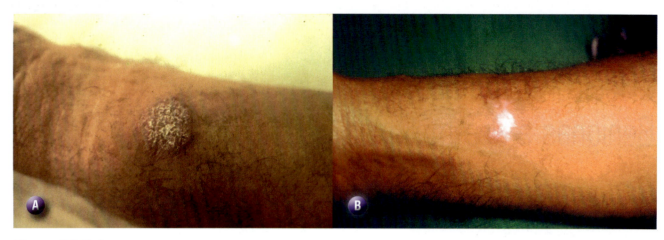

Figura 31.2.1 – *Cromomicose – caso 1.* **(A)** *Antes.* **(B)** *Depois.*

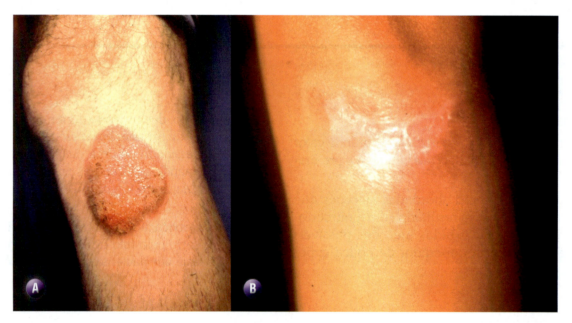

Figura 31.2.2 – *Cromomicose – caso 2.* **(A)** *Antes.* **(B)** *Depois.*

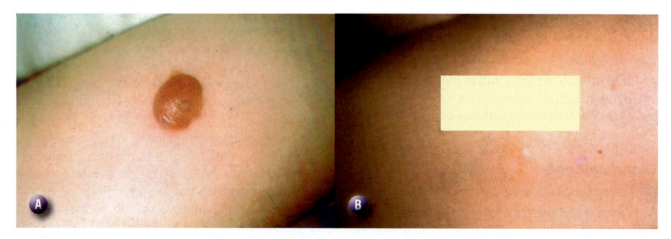

Figura 31.2.3 – *Dermatofibroma.* **(A)** *Antes.* **(B)** *Depois.*

Granuloma piogênico

Por falha de outros métodos ou indicação restrita, pode-se utilizar a criocirurgia.

Se a lesão estiver em cavidade oral, pode-se usar ponteira fechada ou agulha fina como vaporizador, conseguindo-se a delimitação do jato. Em algumas situações, o pinçamento do pedículo com uma pinça hemostática, seguido do congelamento, são suficientes.

A infiltração anestésica pode ou não ser utilizada.

Hemangiomas – linfangiomas

A criocirurgia presta enorme colaboração no tratamento dessas afecções.

Elas devem ser selecionadas e, nesse caso, exclui-se o hemangioma plano, resistente à criocirurgia.

Dependendo da localização da lesão, os pacientes devem ser submetidos previamente a uma avaliação com *color Doppler* ou tomografia, pois um hemangioma na superfície, por menor que seja, pode corresponder internamente a um grande volume. Todos os hemangiomas de face e cabeça devem passar por essa avaliação prévia, sob pena de lesão a vasos profundos.

Dependendo do tamanho, em crianças, faz-se sob anestesia geral ou sedação com cloral hidratado.

São utilizadas ponteiras fechadas com compressão e apenas um ciclo de congelamento que pode ser de 30 segundos a 1 minuto. O edema a seguir é brutal e os pais devem ser advertidos para essa ocorrência.

Aos 7 dias instala-se necrose e as lesões podem ser desbridadas para acelerar o processo de cicatrização. Os curativos devem ser trocados algumas vezes ao dia enquanto houver o processo de exsudação. A limpeza é feita com água oxigenada e finalizada com pomada de antibiótico no curativo.

Há ocasiões em que o hemangioma resulta em cicatriz atrófica e de cor branco-acinzentada, passível então de correção estética por cirurgia (Figuras 31.2.4 a 31.2.9).

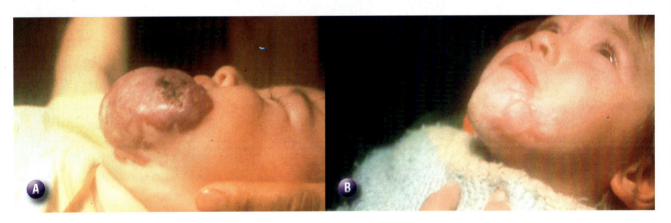

Figura 31.2.4 – *Hemangioma – caso 1.* **(A)** *Antes.* **(B)** *Depois.*

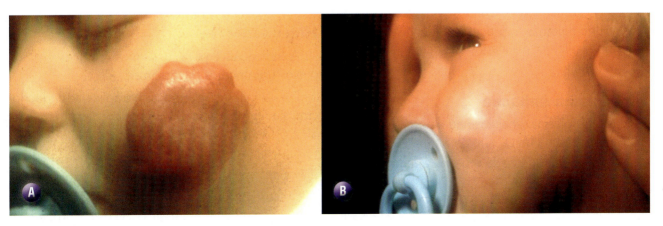

Figura 31.2.5 – *Hemangioma – caso 2.* **(A)** *Antes.* **(B)** *Depois.*

■ Criocirurgia de Lesões Benignas e Pré-malignas

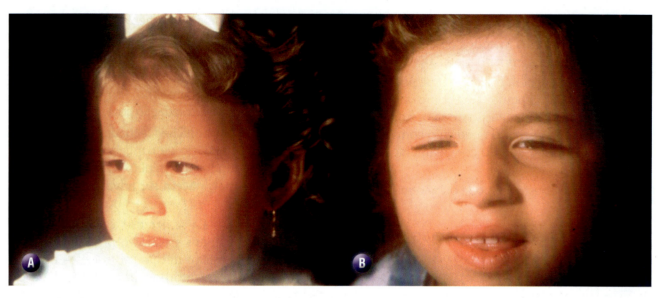

Figura 31.2.6 – Hemangioma – caso 3. **(A)** Antes. **(B)** Depois.

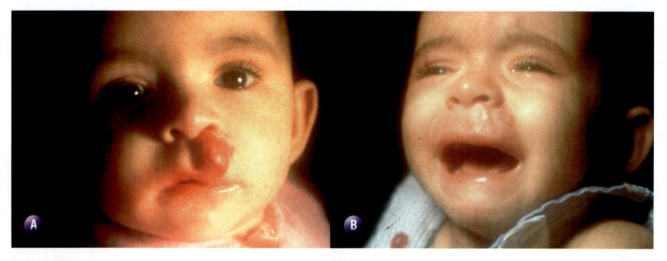

Figura 31.2.7 – Hemangioma – caso 4. **(A)** Antes. **(B)** Depois.

Nos linfangiomas, o processo é idêntico, com os mesmos excelentes resultados dos hemangiomas.

Hiperplasia sebácea

Nas hiperplasias sebáceas não é necessária infiltração anestésica prévia.

Usa-se ponteira fechada e o congelamento é rápido. Pode-se também fazer vaporização a ponto de branquear a lesão, imprimindo anestesia e permitindo que se faça curetagem concomitante da lesão, com resultados estéticos muito bons.

Hidrosadenite

A indicação é para as formas crônicas em que outros tratamentos fracassaram.

Faz-se infiltração anestésica e aplica-se endocriocirurgia nódulo por nódulo, com apenas um ciclo de 30 a 60 segundos.

Não se aplica a endocriocirurgia na fase abscedante pelo risco de disseminar a infecção.

Os curativos também são feitos com água oxigenada e pomada de antibiótico. A cura ocorre em 15 a 20 dias.

Criocirurgia de Lesões Benignas e Pré-malignas

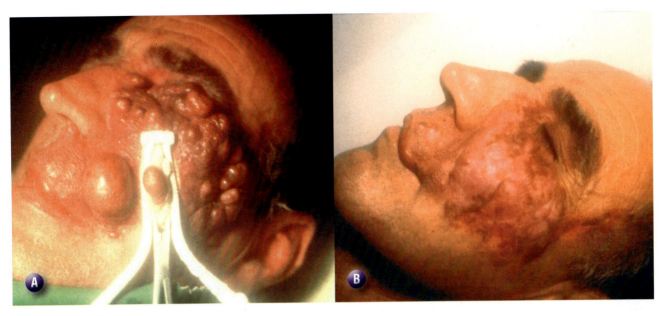

Figura 31.2.8 – *Hemangioma – caso 5.* **(A)** *Antes.* **(B)** *Depois.*

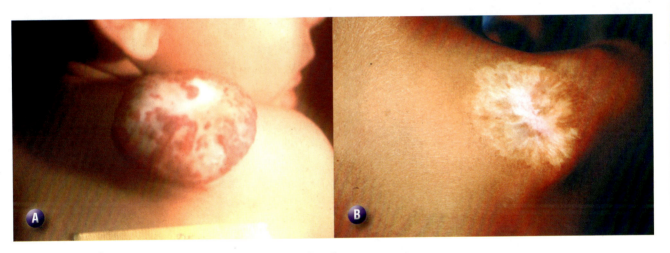

Figura 31.2.9 – *Hemangioma – caso 6.* **(A)** *Antes.* **(B)** *Depois.*

Lagos venosos

A nitrocriocirurgia é excelente indicação. Não há necessidade de infiltração anestésica.

Usa-se ponteira cônica fechada previamente congelada e aplica-se com compressão em um ciclo que não exceda 10 segundos.

Nos lábios o edema a seguir é grande. Não se faz curativo e orienta-se, no entanto, para que o paciente se sinta seguro.

Leucodermia *puntata*

Até recentemente afecção incurável, a nitrocriocirurgia veio para mudar o quadro, mas mesmo assim, por vários motivos, apenas 85% dos pacientes chegam à cura.

O paciente deve ser colocado deitado e, se a sala possuir iluminação com luz de Wood, a visualização das lesões é muito melhor.

Aplica-se o nitrogênio usando-se uma ponteira aberta de menor diâmetro possível. Não há um tempo a medir, pois é muito rápido; a lesão deve resultar em edema sem a formação de vesícula, o que pode gerar cicatriz.

A lesão deve ser branqueada pelo nitrogênio na tonalidade de açúcar. Deve-se fazer o maior número de lesões possível (Figura 31.2.10).

Quando as lesões começam a descamar, o que ocorre em aproximadamente 10 dias, o paciente deve submeter-se à exposição solar para ativar a pigmentação, sendo a melhor época o verão.

Há, no entanto, em alguns casos, o inverso: hiperpigmentação resultante de exposição solar demasiada, ou no caso de alguns pacientes, resposta anômala.

Ocorrendo a hiperpigmentação, poderá ser tratada com hidroquinona, na maioria dos casos com bons resultados.

Leucoplasia

A nitrocriocirurgia é a indicação de eleição.

Normalmente não há necessidade de infiltração anestésica, pois a aplicação é rápida.

Usa-se vaporização com ponteira aberta e o ciclo de congelamento é único e rápido, de 10 a 15 segundos.

As leucoplasias intracavitárias tratadas dessa maneira têm cura muito rápida; nos lábios a cura é mais lenta, necessitando de uma pomada antibiótica.

O edema pós-operatório nos lábios é muito grande e assusta os pacientes, apesar de advertidos.

Lentigo

No lentigo também não há necessidade de infiltração anestésica.

Usa-se ponteira aberta vaporizando a lesão em único ciclo de congelamento com um tempo em torno de 10 segundos.

A recidiva é frequente, porque na vaporização pode-se não congelar suficientemente as bordas da lesão.

Leishmaniose

Constitui uma nova indicação da criocirurgia e restringe-se às lesões localizadas.

Pode ser feita infiltração anestésica e a aplicação do nitrogênio faz-se com vaporização, de preferência usando cones de neoprene localizadores.

Um ciclo de congelamento em torno de 30 segundos é o suficiente; os curativos são os mesmos já citados.

Melanose senil (solar)

A melanose senil da face ou do dorso das mãos deve ser preferencialmente tratada no inverno e, mesmo assim, o uso diário de fotoprotetores até a cura total é uma necessidade.

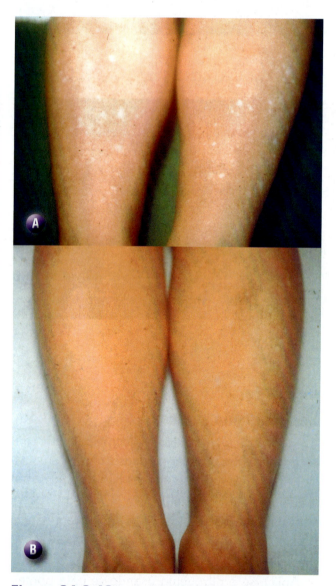

Figura 31.2.10 – Leucodermia puntata. **(A)** Antes. **(B)** Quarenta e cinco dias depois de efetuado em somente uma perna, para comparar os resultados.

A aplicação de nitrogênio é feita com vaporização em ciclo único e rápido para não resultar em cicatriz. Basta o branqueamento das lesões para um bom resultado, assim prefere-se nem que se tenha de aplicar em outra ocasião. Não há necessidade de curativos.

Molusco contagioso

Excelente indicação, principalmente em pacientes com AIDS onde a curetagem torna-se perigosa pelo contágio.

Usa-se ponteira fechada que pode ser protegida cobrindo-a com um dedo de luva de látex ou de plástico. Efetua-se apenas um ciclo que deixe a lesão congelada.

Em crianças, pode ser aplicada previamente uma pomada anestésica com oclusivo, que é retirada pelo médico na hora do procedimento.

Não se faz curativo após a criocirurgia, e as lesões inflamadas regridem no período de 1 semana.

Mucocele

A criocirurgia é uma boa opção. O congelamento é feito em um ciclo, com ponteira fechada comprimindo a lesão (Figura 31.2.11).

Há médicos que preferem drenar a mucocele e depois aplicar o nitrogênio, o que evita recidivas.

Não há necessidade de infiltração anestésica.

Nevo rubi

A aplicação do nitrogênio é feita sem anestesia prévia.

Usa-se ponteira fechada do diâmetro do nevo, em apenas um ciclo de congelamento, o suficiente para congelar a lesão.

Não há necessidade de curativos.

Poroceratose de Mibelli

A criocirurgia é o único recurso terapêutico com efeitos definitivos.

Há necessidade de infiltração anestésica prévia e hidratação das lesões hiperceratósicas com curativo oclusivo de gaze embebida em água. A hidratação das lesões hiperceratósicas favorecerá o congelamento.

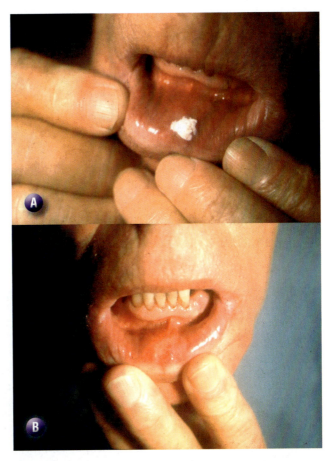

Figura 31.2.11 – *Mucocele.* **(A)** *Antes.* **(B)** *Depois.*

Usa-se um ciclo de congelamento de 30 segundos e os curativos são feitos com água oxigenada e pomada de antibiótico.

As lesões que respondem melhor são as mais exuberantes; as mínimas podem ser trocadas por cicatrizes inestéticas (Figuras 31.2.12 a 31.2.14).

Queilite actínica

Seguramente não há indicação cirúrgica melhor que a criocirurgia.

Dependendo da tolerância álgica do paciente, pode-se ou não fazer infiltração anestésica. Usa-se ponteira vaporizadora, com um único ciclo percorrendo toda a extensão da área lesionada, o que provoca um congelamento que, pela palpação, sente-se como uma lâmina rígida. A proteção dos dentes e da gengiva é feita com uma barreira mecânica colocada atrás do lábio (Figura 31.2.15).

O edema pós-operatório costuma ser grande, obrigando o paciente à alimentação líquida ou pastosa durante alguns dias.

■ Criocirurgia de Lesões Benignas e Pré-malignas

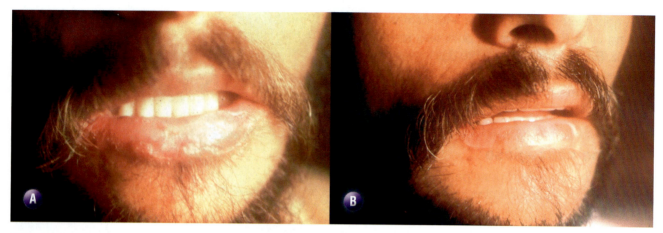

Figura 31.2.12 – *Poroceratose – caso 1.* **(A)** *Antes.* **(B)** *Depois.*

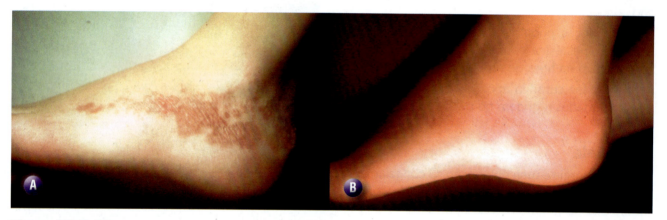

Figura 31.2.13 – *Poroceratose – caso 2.* **(A)** *Antes.* **(B)** *Depois.*

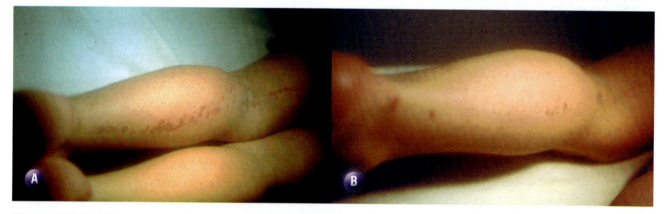

Figura 31.2.14 – *Poroceratose – caso 3.* **(A)** *Antes.* **(B)** *Depois.*

Queloide

Como tantos outros recursos, a criocirurgia também tem resultados relativos.

Há várias modalidades: somente a criocirurgia, combinada à barbirese (*shaving*) prévia da lesão ou com a infiltração de corticoide também como primeira fase.

A aplicação, dependendo do formato do queloide, é feita com ponteira fechada ou vaporização com cones. Podem-se efetuar dois ciclos como nos

Criocirurgia de Lesões Benignas e Pré-malignas

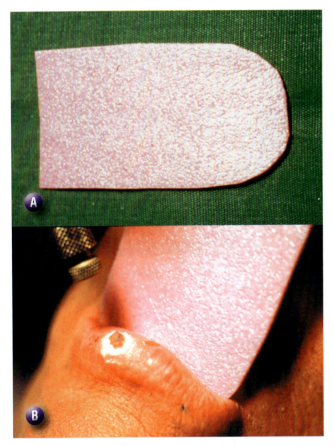

Figura 31.2.15 – *Queilite actínica.* **(A)** *Espátula para expor melhor a lesão.* **(B)** *Logo após congelamento.*

tumores malignos, e cada ciclo de congelamento deve ter o tempo de 30 a 60 segundos.

Um inconveniente é a hipocromia ou mesmo acromia definitiva, já que um grande número de pacientes com queloide tem pele melanodérmica.

Ceratoacantoma

Como muitas outras técnicas, a criocirurgia do ceratoacantoma é de excelente resultado.

Faz-se a infiltração anestésica e, dependendo do tamanho do tumor, pode-se fazer barbirese (*shaving*) antes da aplicação do nitrogênio.

Usam-se ponteira vaporizadora e cones concentradores. O ciclo de congelamento pode ser único e com a duração de 30 a 60 segundos.

Os curativos devem ser diários com pomada de antibiótico precedida de limpeza com água oxigenada.

Ceratose solar

É a grande indicação da criocirurgia, permitindo manter o paciente perfeitamente controlado, fazendo a prevenção dos carcinomas. Nenhum outro método tem tanta facilidade de aplicação com resultados tão bons.

Não é necessária a infiltração anestésica. A aplicação do nitrogênio é feita com ponteira aberta vaporizadora. Usa-se apenas um ciclo e a sua intensidade (tempo) depende da espessura da lesão e da experiência do aplicador.

Não há necessidade de curativos; os pacientes ficam admirados com os resultados após os dias de edema, principalmente quando na face.

Alguns profissionais chamam essas aplicações de *cryopeeling*, o que não passa, na verdade, de uma expressão de *marketing*.

Ceratose seborreica

Pode-se fazer a aplicação do nitrogênio com ponteira aberta vaporizadora.

O procedimento é combinado, ou seja, o médico usa o aparelho em uma mão e a cureta em outra. O congelamento é rápido o suficiente para anestesiar a lesão e curetá-la rapidamente.

Os resultados estéticos são excelentes.

Verrugas

Verruga vulgar

Aplica-se nitrogênio com ponteira aberta vaporizadora e com cones concentradores. Faz-se um ciclo de alguns segundos, o suficiente para congelar a lesão (Figuras 31.2.16 e 31.2.17).

Verruga filiforme

Mesmo procedimento da verruga vulgar, com ponteira vaporizadora do menor calibre possível.

Verruga periungueal

É o melhor método. Faz-se infiltração anestésica troncular e a aplicação é de alguns segundos.

Verruga plana

Usa-se ponteira aberta vaporizadora, fazendo aplicações rápidas o suficiente para branquear a lesão (Figura 31.2.18).

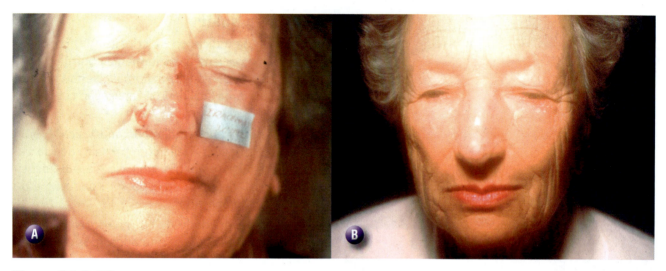

Figura 31.2.16 – *Ceratoses actínicas múltiplas.* **(A)** *Antes.* **(B)** *Depois.*

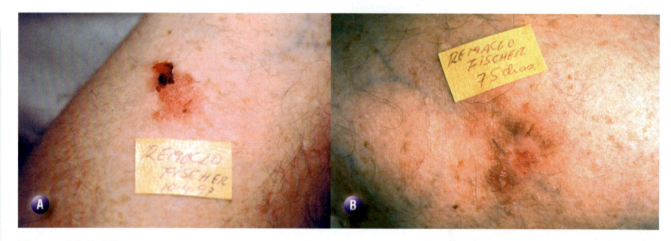

Figura 31.2.17 – *Verruga plana gigante – caso 4.* **(A)** *Antes.* **(B)** *Depois.*

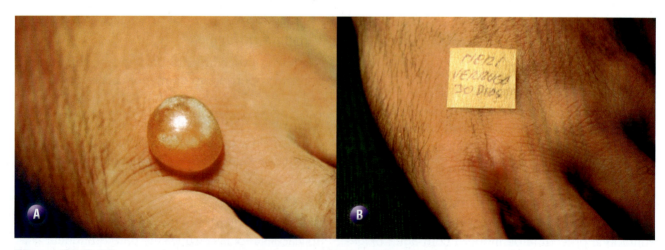

Figura 31.2.18 – *Verruga-bolha pós-criocirurgia – caso 2.* **(A)** *Antes.* **(B)** *Após a cura.*

Verruga plantar

Pode-se usar ponteira aberta vaporizadora com cone concentrador, ou ponteira fechada da dimensão da lesão. Há necessidade de infiltração anestésica; desbrida-se a parte hiperceratósica e aplica-se o nitrogênio em ciclo único de 20 a 30 segundos.

Condiloma acuminado

A criocirurgia oferece excelentes resultados. A dor da aplicação é perfeitamente tolerável e, no homem, pode ser evitada com pomada anestésica ocluindo-se com um preservativo 3 horas antes. A aplicação é feita com ponteira aberta vaporizadora do menor diâmetro possível. Dependendo do número de lesões, podem ser necessárias aplicações semanais.

BIBLIOGRAFIA CONSULTADA

1. Dawber R, Graham C, Jackson A. Cutaneous cryosurgery. London. Martin Dunitz Ltd. 1992; 167p.
2. Torre D, Lubritz R, Kuflik E. Pratique de la cryochirurgie cutanée. Paris: Arnette, 1990; 123p.

Capítulo 31.3

Criocirurgia em Lesões Malignas

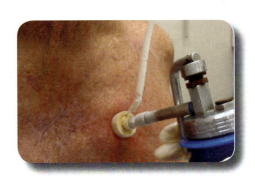

Cleide Eiko Ishida
Carmélia Matos Santiago Reis

Pontos de destaque

- O tratamento das lesões malignas requer o conhecimento do diagnóstico, do exame histopatológico e da localização anatômica para que se faça uma consideração abrangente de todas as opções de tratamento, de modo a obter o melhor resultado oncológico e cosmético.
- O objetivo do tratamento das lesões malignas é a crionecrose (–50 °C). O tempo de congelamento deve ser rápido e o de descongelamento, lento, com monitorização obrigatória do procedimento.
- Na técnica do contato sólido que consiste na aplicação de uma ponta sólida (sonda) previamente congelada, a lesão deve estar localizada em área plana. É considerada a primeira escolha no tratamento do câncer cutâneo, pois proporciona congelamento rápido que penetra o tecido. Essa técnica está indicada nos tumores malignos e nos vasculares e quando há necessidade de congelamento profundo.
- A técnica do *spray* está particularmente indicada para superfícies irregulares ou duras (osso e cartilagem), para superfícies amplas e para contornos irregulares.
- A aplicação da técnica do *spray* de modo intermitente possibilita congelamento com maior profundidade, evitando a propagação lateral excessiva, bem como assegura que a conversão do nitrogênio líquido NL para a fase gasosa não seja interrompida por congelamento e obstrução do orifício de saída do criógeno.
- A combinação de tratamento como curetagem, *shaving* ou redução cirúrgica proporciona maior eficácia dos resultados.
- Kuflik (2004) relata taxa de cura de 99%, em casos de carcinoma basocelular (CBC) nodular, tratados com duplo ciclo, em 30 anos de experiência. Zacarian relata taxa de cura de 97,3% no tratamento de 4.228 carcinomas.

Introdução

A criocirurgia tem se destacado no arsenal terapêutico do dermatologista por se tratar de um método simples, eficiente e de baixo custo tanto para o profissional como para o paciente, podendo ser um método de escolha ou alternativo de tratamento de tumores cutâneos malignos, principalmente do carcinoma basocelular (CBC) e do carcinoma espinocelular (CEC).

Dos agentes criogênicos disponíveis, o NL é o criógeno de maior concentração no ar. De baixo custo, não tóxico, não inflamável, com ponto de ebulição de –195,8 °C; é o mais versátil e pode ser utilizado tanto para congelamentos superficiais quanto para profundos, alcançando temperatura de –50 °C e promovendo destruição seletiva de tecidos com objetivos terapêuticos.

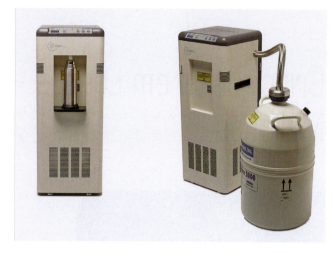

Figura 31.3.1 – *Equipamento de pequena dimensão, gerador de nitrogênio líquido (elan 2). (Fonte: Foto cedida pelo fabricante MMR Technologies.)*

Histórico

No início da década de 1960, embora usada para diferentes lesões cutâneas, a criocirurgia como modalidade terapêutica ainda não era reconhecida, pois a capacidade de congelamento dos agentes criogênicos aplicados topicamente eram limitadas. Em 1961, a criocirurgia recebeu um grande estímulo no seu desenvolvimento com a introdução do aparelho de criocirurgia refrigerado pelo NL por Cooper e Lee. Em 1965, Zacarian e Adham utilizaram sondas de cobre que eram imersas no NL antes da aplicação na pele, o que possibilitava uma destruição mais profunda que o estilete com algodão. Neste mesmo ano, Torre desenvolveu um aparelho que permitia o uso de pontas tipo *spray* e sonda. Posteriormente, Michael Bryne e Setrag Zacarian desenvolveram um aparelho manual para aplicar o NL. Os trabalhos pioneiros de Douglas Torre e Setrag Zacarian abriram caminho para o tratamento de lesões malignas e contribuíram na criação de novos equipamentos, impulsionando a criocirurgia na dermatologia.

Atualmente os equipamentos criocirúrgicos estão mais acessíveis no mundo todo, com modelos mais sofisticados que possuem dispositivos que medem a temperatura da pele e indicam quando uma temperatura de resfriamento predeterminada é alcançada na lesão mediante sensor de luz infravermelha. Já está à venda aparelho de pequena dimensão que produz o NL, que pode ser instalado em laboratórios ou em consultórios (Figura 31.3.1).

Com o decorrer dos anos, a criocirurgia se manteve entre os métodos de ablação com as suas vantagens e desvantagens, como em qualquer outro método de abordagem terapêutica. Os inúmeros trabalhos com taxas de curas prolongadas dão suporte científico à criocirurgia, e pesquisas básicas recentes e tratamentos combinados fundamentados em estudos imunológicos recolocam-na em estudo na área de imunocriocirurgia.

Considerações gerais

O tratamento adequado das lesões malignas requer o conhecimento do diagnóstico, do exame histopatológico e da localização anatômica para que se faça uma consideração abrangente de todas as opções de tratamento, de modo a obter o melhor resultado oncológico e cosmético para o paciente.

O diagnóstico clínico pode ser confirmado ainda pela dermatoscopia, citologia, ou outros meios, mas o diagnóstico final do tumor será sempre pela biópsia de pele. A biópsia pré-operatória é recomendada no tratamento de lesões malignas pela criocirurgia. Quando há pouca dúvida em relação ao diagnóstico, a biópsia e o tratamento podem ser efetuados na mesma consulta. A dermatoscopia, muito utilizada atualmente, auxilia no diagnóstico clínico, na detecção precoce, no planejamento cirúrgico e no acompanhamento dos pacientes com CBC, mas não substitui a biópsia de pele no tratamento de lesões malignas.

Princípios básicos da criocirurgia – criobiologia

Crioablação é a destruição de tecido pelo congelamento, método reconhecido no tratamento de diferentes tumores, como mama, próstata, rim, osso, fígado e pele. As alterações biológicas são devidas à formação de gelo, causadas pela redução da temperatura da pele exposta a baixas temperaturas, com consequente congelamento, que converte a água em gelo por um processo de cristalização por desidratação.

A base molecular da destruição celular pela criocirurgia ocorre por lesão direta, lesão vascular, apoptose e efeito imunológico.

Lesão direta

O efeito direto do congelamento tecidual é a cristalização da água com formação de cristais de gelo intracelular e/ou extracelular, e se inicia entre –10 a –15 °C.

No congelamento lento há formação de macrocristais extracelulares. Ocorrem aumento na concentração de solutos do interstício e passagem de água das células para o meio extracelular, com redução do tamanho das células e distorção pela compressão exercida pelos macrocristais. Não há formação de cristais intracelulares, mas a desidratação celular provoca a destruição celular.

No congelamento rápido não ocorre passagem de água do meio intracelular para o extracelular, com formação de microcristais intra e extracelulares que apresentam maior poder de destruição celular em relação ao congelamento lento. A formação de microcristais determina a desidratação intracelular, com aumento da concentração de solutos e mudança do pH. A ação mecânica dos cristais e as alterações causadas pela desidratação provocam desnaturação das lipoproteínas das membranas do núcleo e das mitocôndrias e alterações metabólicas devidas à inibição das enzimas citoplasmáticas.

No processo de descongelamento os cristais de gelo se reorganizam, sofrem recristalização, formando cristais maiores com consequente ruptura da parede celular. O descongelamento lento apresenta maior poder de destruição tecidual.

A maioria dos danos causados pela lesão direta é mecânica e ocorre durante o período de congelamento. A morte celular se dá por necrose, principalmente no centro da lesão.

Lesão vascular

O congelamento produz um efeito indireto, cuja resposta imediata é a vasoconstrição com interrupção do fluxo sanguíneo. O dano da célula endotelial ocorre a –15 °C e, quando o tecido descongela, a área congelada torna-se congesta por causa do aumento da permeabilidade nas paredes capilares, do edema, da agregação de plaquetas e da formação de microtrombos, que levam à estase vascular. No descongelamento ocorre o retorno do fluxo sanguíneo com vasodilatação compensatória, hiperperfusão tecidual, formação de radicais livres e peroxidação das membranas lipídicas. O dano do suprimento sanguíneo por falência progressiva da microcirculação ocorre 1 hora após o congelamento, na periferia da criolesão, durante o período de descongelamento, e leva à necrose tecidual circunscrita isquêmica.

Apoptose

As células apoptóticas são encontradas na periferia da área central necrótica, onde a temperatura não foi suficiente para a morte celular por necrose direta. A apoptose aumenta progressivamente 2 a 8 horas após o congelamento.

Efeito imunológico

Há evidência de ação sobre o sistema imunológico, como o aumento do número de linfócitos T, após a criocirurgia, bem como o desaparecimento de metástases a distância após a destruição de um tumor primário.

Fundamentos da lesão celular nos tecidos

A criocirurgia produz destruição seletiva de células ou tecidos, que dependem da temperatura mínima atingida durante a lesão criogênica, pois há variação individual dos tipos celulares na temperatura mínima para a sua destruição. Em uma ordem decrescente quanto aos tipos celulares mais sensíveis ao mais resistente ao dano induzido pelo frio, os melanócitos são as células mais sensíveis, seguidos por células basais, ceratinócitos, bactérias, tecido conjuntivo, bainha neural, endotélio vascular e vírus. O congelamento se inicia a –0,6 °C, sendo os melanócitos sensíveis a uma temperatura mínima de –4 a –7 °C; 100% dos vasos sanguíneos desenvolvem trombose a –15 a –20 °C; ceratinócitos

CRIOCIRURGIA EM LESÕES MALIGNAS

Tabela 31.3.1

FUNDAMENTOS DA LESÃO CELULAR NOS TECIDOS: CRIÓGENO, LESÃO CRIOGÊNICA E SENSIBILIDADE EM ORDEM DECRESCENTE DOS TIPOS CELULARES

Criógeno

- Nitrogênio líquido
- Ponto de ebulição: –195,8 °C

Lesão criogênica

- Lesão leve:
  –10 °C: inflamação
- Trombose de 100% dos vasos:
  –10 a –20 °C
- Cristais de gelo: –21,8 °C
- Lesão grave:
  –20 °C: necrose
  –50 a –60 °C: necrose total

Sensibilidade em Ordem Decrescente

- Melanócitos: –4 a –7 °C
- Células basais: –20 a –30 °C
- Ceratinócitos: –20 a –30 °C
- Bactérias
- Tecido conjuntivo: –30 a –35 °C
- Bainha do tecido neural
- Endotélio do vaso sanguíneo
- Vírus

e células malignas necessitam de uma temperatura mínima de –20 a –30 °C para a sua destruição; os fibroblastos morrem a –30 a –35 °C; e a –50 a –60 °C todas as células morrem, exceto os vírus, que são resistentes a –195,8 °C (Tabela 31.3.1).

Tecido conjuntivo, cartilagem e ossos são muito resistentes ao frio, e a preservação de estruturas de apoio como fibroblastos, fibras colágenas, vasos sanguíneos e ossos são importantes na cicatrização da ferida cirúrgica.

A intensidade da lesão criogênica depende da técnica empregada, do tamanho da ponta, do tempo de exposição ao criógeno, do número de ciclos de congelamento e descongelamento, do tipo de pele e da lesão a ser tratada.

Na lesão leve causada por exposição ao congelamento por segundos e com temperatura tecidual próxima a –10 °C, a resposta é de reação inflamatória, sendo comum a formação de uma vesícula na junção dermoepidérmica. Na lesão grave o congelamento é por um período mais longo, chegando a –20 a –30 °C e produz necrose. O congelamento completo da pele ocorre quando a temperatura tecidual alcança –50 °C, temperatura exigida no tratamento de tumores malignos, com necrose nitidamente circunscrita.

Equipamentos

Para a realização da criocirurgia são necessários um criógeno, um galão (contêiner), um transferidor de NL, um aparelho portátil de criocirurgia e acessórios.

Dos criógenos disponíveis, o NL possui o menor ponto de ebulição e eficácia comprovada no tratamento de lesões cutâneas malignas, sendo atualmente o mais utilizado tanto para congelamentos superficiais como para os profundos. Os demais criógenos apresentam capacidade de congelamento limitada, estando indicados nas lesões não neoplásicas de natureza superficial.

O NL é armazenado e transportado em galão ou contêiner, recipiente de aço inoxidável ou de alumínio, de dupla parede, separadas por um espaço com vácuo, e possui uma válvula para alívio de pressão, por onde uma pequena quantidade do criógeno evapora diariamente. Na prática, um galão de 25 L, dependendo da frequência de uso e da qualidade do recipiente, necessita ser reabastecido a cada 4 a 8 semanas. Há modelos diferentes de transferidores de NL. O mais simples é uma caneca de metal fixa em uma alça longa e reta; outro modelo é uma caneca móvel fixada a uma alça longa e reta, existindo também dispositivo do tipo torneira adaptada ao recipiente.

Nos últimos anos houve um grande progresso no desenvolvimento dos aparelhos portáteis, como a diminuição do seu diâmetro facilitando o seu manejo, e também novos modelos de acessórios como as pontas e adaptadores de pontas que melhoraram a precisão do procedimento.

Os aparelhos mais utilizados em nosso meio são o Nitrospray®, Criotécnica, Campinas-SP, Cry-Ac®, Brymill, EUA; e os novos modelos Cry-Ac®

Tracker® com monitor de temperatura acoplado que indica quando uma temperatura de resfriamento predeterminada for atingida na lesão; e Cry-Ac® TrackerCam®, que, além do monitor de temperatura, possui uma câmera que permite realizar o vídeo e o áudio do tratamento (Figura 31.3.2).

Entre os acessórios destacamos:

- **Pontas para *spray* abertas com orifícios de diferentes diâmetros:** A = 1,02 mm, B = 0,80 mm, C = 0,57 mm, D = 0,40 mm, E = 0,34 mm, F = 0,29 mm (Cry-Ac) (Figura 31.3.3) e 5 = 0,5 mm, 6 = 0,6 mm, 7 = 0,7 mm, 8 = 0,8 mm, 9 = 0,9mm, 10 = 1 mm (Nitrospray) (Figura 31.3.4).

As pontas com diâmetros A e B (Cry-Ac) e 8, 9 e 10 (Nitrospray) são usadas para lesões malignas de dimensões média e pequena.

- **Criocâmara ou cone fechado:** possuem diâmetros de 6, 10, 15, 18 e 31 mm. Essa ponteira apresenta somente uma abertura na extremidade que fica em contato com a pele, ficando o criógeno confinado lateralmente (Figura 31.3.5). Possibilita destruição mais precisa de tumores profundos, por confinar a aplicação do NL à área afetada e atingi-la em profundidade. O diâmetro do cone fechado deve ser o mais aproximado das dimensões da lesão.
- **Conjunto de cones abertos de acrílico, neoprene e metal de diferentes diâmetros:** são utilizados para confinar a aplicação de NL e aprofundar o seu efeito em uma área delimitada (Figura 31.3.6).

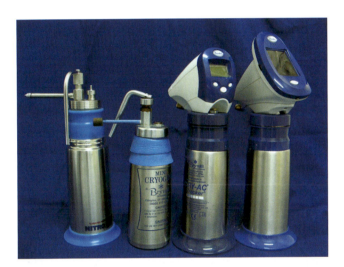

Figura 31.3.2 – *Aparelhos portáteis de criocirurgia de diferentes modelos.*

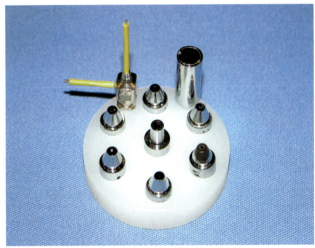

Figura 31.3.4 – *Pontas para spray Nitrospray.*

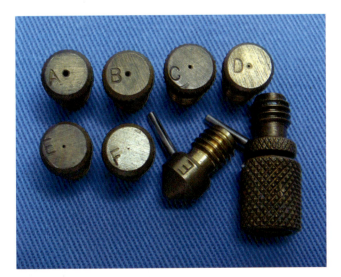

Figura 31.3.3 – *Pontas para spray com orifícios de diferentes diâmetros (Cry-Ac).*

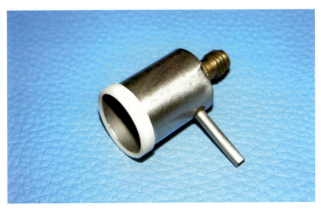

Figura 31.3.5 – *Criocâmara ou cone fechado.*

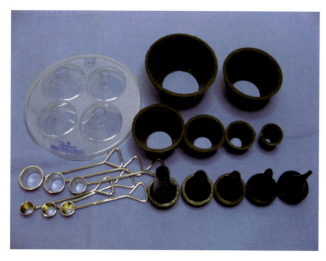

Figura 31.3.6 – *Cones abertos de diferentes diâmetros.*

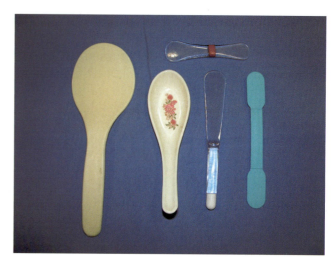

Figura 31.3.8 – *Protetor de Jaeger, abaixador de língua e colheres de plástico de tamanhos variados.*

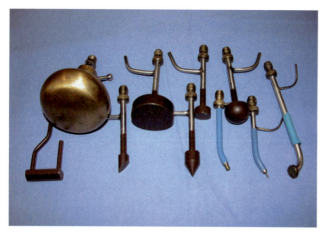

Figura 31.3.7 – *Pontas de contato (sondas) de tamanho e forma diferentes.*

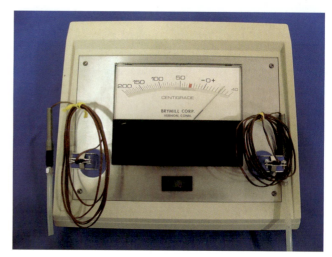

Figura 31.3.9 – *Pirômetro e agulha termogênica.*

- **Pontas de contato (sondas):** apresentam tamanhos e formas diferentes como pontas arredondadas, cônicas, planas, elípticas, retangulares e pontas delicadas de pequenas dimensões (Figura 31.3.7). São utilizadas para tratamento de tumores ulcerados ou curetados, côncavos ou sobrepostos a estruturas ósseas e lesões vasculares exofíticas.
- **Protetores:** devem ser usados como precaução no tratamento ao redor dos olhos, ouvidos e narinas. Não devem ser de metal. São utilizados protetor de Jaeger, abaixador de língua e colheres de plástico de tamanhos variados (Figura 31.3.8).
- **Monitor de temperatura tecidual:** pirômetro e agulha termogênica; utilizado no tratamento de lesões malignas para monitorizar o congelamento profundo (Figura 31.3.9) e Cry-Ac Tracker e Cry-Ac TrackerCam®, Brymill, que monitorizam a temperatura e possuem uma tela que apresenta a temperatura da lesão e os tempos dos procedimentos.

Técnica de aplicação da criocirurgia em lesões malignas

A criocirurgia envolve dois métodos de transferência de calor: em ebulição e por condução. Na transferência de calor em ebulição, o NL é aplicado diretamente sobre a lesão, como se observa nas técnicas do *spray* (atomização) e na técnica do *spray*

CRIOCIRURGIA EM LESÕES MALIGNAS

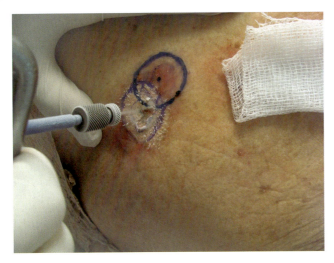

Figura 31.3.10 – *Técnica do spray – aplicação direta e livre do nitrogênio líquido sobre a lesão.*

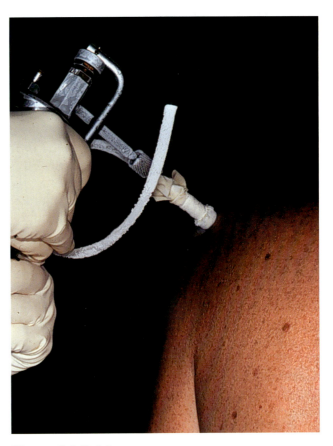

Figura 31.3.11 – *Técnica do contato sólido.*

(atomização) confinado. Na transferência de calor por condução, uma sonda de contato de metal é esfriada pelo NL e aplicada na lesão, não ocorrendo o contato direto do criógeno com a lesão. Nesse método, a transferência de calor é mais lenta porque a sonda de metal atua como uma resistência adicional. Entretanto, quando pressionamos com firmeza a sonda de contato contra a pele, aumentamos a superfície de contato e, consequentemente, há maior transferência de calor.

A técnica do *spray* consiste na aplicação direta e livre do NL sobre a lesão. O *spray* é emitido a uma distância de aproximadamente 1 cm e perpendicular à superfície da lesão (Figura 31.3.10). Essa técnica está particularmente indicada para superfícies irregulares ou duras (osso e cartilagem), para superfícies amplas e para contornos irregulares. A aplicação da técnica do *spray* de modo intermitente possibilita o congelamento com maior profundidade, evitando a propagação lateral excessiva, bem como assegura que a conversão do NL para a fase gasosa não seja interrompida pelo congelamento e por obstrução do orifício de saída do criógeno.

A técnica do *spray* (atomização) confinado evita a dispersão do NL, concentrando o seu jato sobre a lesão, com o objetivo de aprofundar a frente de congelamento sem causar danos laterais, estando indicadas para lesões arredondadas malignas. O acessório utilizado pode ser o cone aberto ou o fechado, cujo diâmetro deve ser o mais aproximado das dimensões da área a ser tratada, e o NL deve ser aplicado até o aparecimento do anel de congelamento ao redor da borda do cone.

A técnica do contato sólido consiste na aplicação de uma ponta sólida (sonda) previamente congelada sobre a lesão localizada em área plana (Figura 31.3.11). O NL circula congelando uma ponta sólida metálica acoplada ao aparelho de criocirurgia e não entra em contato direto com a pele. É considerada a primeira escolha no tratamento do câncer cutâneo, pois proporciona congelamento rápido que penetra o tecido. Utilizamos sondas de diâmetros e formas variadas, de acordo com as lesões, que são pressionadas sobre elas com o cuidado de não se mover do local, para provocar a isquemia do tecido e facilitar a penetração da frente de congelamento, obtendo-se, então, um congelamento profundo. Essa técnica está indicada para tumores malignos e tumores vasculares e quando há necessidade de congelamento profundo. Nas pálpebras podemos manter a sonda afastada dos olhos, utilizando a propriedade de crioadesão, obtida ao aplicar uma ponta fria em um tecido úmido.

Indicações e contraindicações gerais da criocirurgia

Indicações gerais

Esse método é particularmente útil em pacientes idosos com alto risco cirúrgico, alérgicos à anestesia, debilitados com mobilidade limitada, portadores de marca-passo cardíaco (Figura 31.3.12), de desfibrilador cardioversor implantável, do vírus HIV, de coagulopatia ou em uso de anticoagulante, de hipertensão arterial, de doença cardiopulmonar extensa e em pacientes com contraindicação de outros métodos ou com pavor de cirurgia.

A criocirurgia é particularmente indicada em lesões localizadas em áreas nas quais a cartilagem e o osso devem ser preservados, como nariz, pavilhão auricular e região esternal. Está também indicada na região peitoral e no dorso por deixar cicatriz hipertrófica mínima e não necessitar de enxertia, em lesões múltiplas, tumores com bordas definidas, tumores recorrentes pós-radioterapia, tumores infectados, dificuldades cirúrgicas, tumores inoperáveis e no tratamento por etapas nas lesões de grandes dimensões.

Contraindicações

As contraindicações podem ser absolutas, gerais e relativas.

Constituem contraindicações absolutas urticária ao frio, intolerância ao frio, criofibrinogenemia, crioglobulinemia, doença de Raynaud, doenças autoimunes, pioderma gangrenoso, agamaglobulinemia e diabetes descompensado.

São contraindicações gerais tumores sem margens bem definidas, lesões localizadas no ângulo da boca ou na borda do lábio, neoplasias localizadas em área de fusão dos tecidos embrionários, lesão na margem livre das pálpebras, CEC infiltrante ou ulcerado, melanoma cutâneo, tumores anexiais, tumor de célula de Merkel e a falta de habilidade do operador.

As contraindicações relativas são lesões sobre áreas de localização superficial dos nervos como a margem lateral dos dedos e fossa ulnar, regiões pré e pós-auricular e área lateral da língua, terço inferior da perna e parte inferior do ombro por causa da cicatrização prolongada e pacientes melanodérmicos.

Considerações pré-operatórias

Antes de optar pela criocirurgia como tratamento de escolha, devem-se considerar as contraindicações desse método; a localização da lesão, sua profundidade e se é única ou múltipla; o fototipo do paciente e sua origem racial para avaliarmos os resultados cosmético e funcional. Convém também esclarecer os pacientes sobre o desconforto que pode ocorrer em algumas localizações e que o processo de cicatrização é mais demorado porque ocorre por segunda intenção.

A anestesia local prévia com lidocaína com ou sem vasoconstritor é necessária. O anestésico com vasoconstritor tem a vantagem de provocar a vasoconstrição dos capilares, diminuindo a resistência ao avanço da frente de congelamento, assim reduzindo o tempo de congelamento e aumentando o grau de necrose.

Tratamento de lesões malignas

A criocirurgia está indicada principalmente no tratamento de CBC, CEC e sarcoma de Kaposi e como tratamento paliativo (Tabela 31.3.2). Os melanomas são raramente tratados pela criocirurgia,

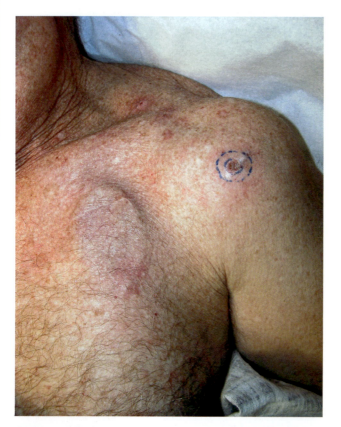

Figura 31.3.12 – *Carcinoma basocelular superficial em ombro – paciente portador de marca-passo cardíaco.*

Tabela 31.3.2
LESÕES MALIGNAS, TÉCNICA, TIPO DE PONTA, NÚMERO DE CICLOS DE CONGELAMENTO E DESCONGELAMENTO, TEMPO DE CONGELAMENTO E MARGEM

	Técnica	Tempo de Congelamento	Margem
Carcinoma basocelular superficial	Spray, spray confinado, 1 a 2 ciclos	60-120 s	5 mm
Carcinoma basocelular nodular	Spray, spray confinado, sonda, 2 ciclos	60-120 s	5 mm
Doença de Bowen	Spray, 2 ciclos	60-120 s	5 mm
Carcinoma espinocelular pequeno, bem diferenciado	Spray, spray confinado, sonda, 2 a 3 ciclos	60-120 s	5 mm
Sarcoma de Kaposi	Sonda, 1 a 2 ciclos	60-120 s	5 mm
Tratamento paliativo de metástase cutânea	Spray, spray confinado, sonda, 2 ciclos, fracionado em lesões grandes	> 60 s	> 5 mm

apesar de os melanócitos serem sensíveis ao frio e facilmente destruídos por temperaturas que levam ao congelamento. A criocirurgia tem sido considerada uma opção terapêutica efetiva para lentigo maligno, mas a taxa de recorrência está na faixa de 6,6 a 10%. Portanto, a excisão cirúrgica com margens exíguas de 2 a 3 mm e posterior ampliação da margem cirúrgica de acordo com o exame histopatológico é a melhor opção de tratamento do melanoma.

No tratamento de lesões malignas a biópsia prévia é fundamental. Como o objetivo é a crionecrose (–50 °C), o tempo de congelamento deve ser rápido e o tempo de descongelamento lento, com monitorização do procedimento obrigatório.

O desenvolvimento de uma curva isotérmica no local da criocirurgia explica a expansão da bola de gelo. No final da formação da bola de gelo, incluída em –50 °C da curva isotérmica, com a margem de 5 mm tratada, o congelamento em profundidade corresponde a 4 a 5 mm. O conceito da relação entre a profundidade de congelamento e a velocidade do congelamento lateral na superfície tecidual como um método de avaliação não instrumental da quantidade e da área de congelamento foi desenvolvido por Torre. No Brasil, Pimentel desenvolveu um esquema elucidativo do controle clínico das margens de congelamento, conhecido como método do tempo de descongelamento do halo (TDH) (Figura 31.3.13). Nesse método, marcamos o halo, que corresponde A = margem do tumor e B = margem de 0,5 cm

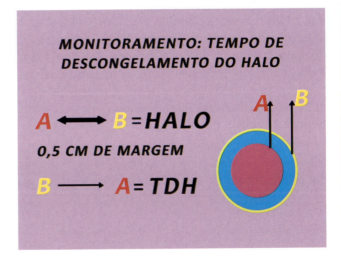

Figura 31.3.13 – Método de monitorização: tempo de descongelamento do halo.

do tumor. Realizamos dois ciclos de congelamento e descongelamento a partir do centro da lesão até o congelamento alcançar a marcação B da margem do tumor. Anotamos o tempo de descongelamento do halo (B para A) que deverá ser no mínimo de 60 segundos. Após o descongelamento total, observamos um intervalo de 4 a 5 minutos e realizamos o segundo ciclo de congelamento e descongelamento. Caso o tempo mínimo de descongelamento do halo não seja alcançado em um dos ciclos, realizamos então um novo ciclo de congelamento e descongelamento. Nas lesões de mucosa oral, realizamos três ciclos de congelamento e descongelamento, aumentando, dessa maneira, o percentual de células inviáveis e a eficácia do método.

Nas lesões malignas as monitorizações para o controle de profundidade do congelamento utilizadas podem ser método das agulhas termorreguladoras, método do TDH, impedanciometria e ultrassonografia, que tem se mostrado precisa na avaliação da profundidade, do tamanho do tumor e no controle de margens da criocirurgia. Novos estudos para monitorizar a criocirurgia utilizando exames de imagens incluem a tomografia computadorizada e a ressonância magnética, que ainda não apresentam grandes benefícios e o seu custo ainda é alto.

Outro parâmetro de monitorização utilizado é o tempo de descongelamento total da lesão que necessita ser de no mínimo o dobro do tempo de descongelamento.

Nas lesões extensas (maiores que 2 cm), emprega-se a criocirurgia segmentada, descrita por Zacarian em 1985. A lesão é dividida em partes iguais de 1 a 1,5 cm de diâmetro (Figura 31.3.14) e os ciclos de congelamento e descongelamento são realizados individualmente por segmento, com superposição das bordas entre as áreas a serem congeladas para evitar deixar áreas não tratadas entre os segmentos (Figura 31.3.15).

A criocirurgia fracionada, descrita por Gonçalves, está indicada para tratamento de lesões malignas de grandes dimensões e para prevenir cicatrizes re-

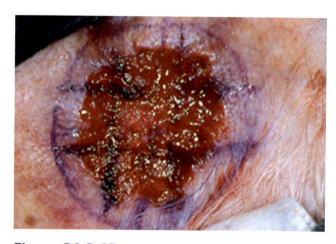

Figura 31.3.15 – *Carcinoma basocelular de grandes dimensões na face com curetagem prévia. Criocirurgia segmentada com superposição das bordas entre as áreas durante o congelamento.*

tráteis. É realizada em estágios, iniciando o congelamento no centro da lesão, cuja cicatriz causa a sua retração com redução do seu tamanho. A criocirurgia é repetida de modo centrífugo até a redução do tamanho do tumor possibilitar um procedimento-padrão de criocirurgia com tratamento até a margem de segurança do tumor. Gonçalves relata excelente resultado cosmético em CBC de até 10 mm em pálpebra e área periocular; em lesões maiores os resultados cosméticos foram irregulares, com cicatrizes visíveis em alguns casos, defeito no canto palpebral e lagoftalmo.

A aplicação do NL nas lesões malignas superficiais pode ser feita com a técnica do *spray* intermitente, com margem de 5 mm. O uso da técnica do *spray* confinado aprofunda a frente de congelamento e diminui o tempo de congelamento total. O uso das sondas é ideal para lesões malignas e tumores vasculares pela sua melhor condutividade. A técnica do contato sólido, indicada em superfície cutânea regular, proporciona uma área de necrose determinada e controlada pela pressão da sonda sobre a lesão, alcançando maior profundidade de congelamento.

A curetagem e o *shaving* podem ser utilizados previamente com o objetivo de coletar material para exame histológico, delimitar a borda da lesão, diminuir a massa a ser congelada e otimizar os resultados da criocirurgia nos tumores malignos. Quando a curetagem ou o *shaving* são realizados previamente, deve-se evitar o uso de *spray* pelo risco de insuflação do tecido celular subcutâneo com o NL. Nesses

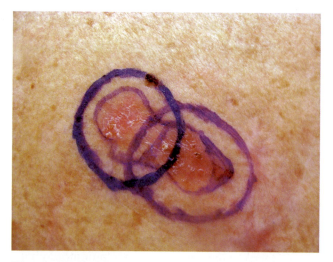

Figura 31.3.14 – *Carcinoma basocelular superficial em região posterior do tórax. Criocirurgia segmentada – a lesão é dividida em partes iguais de 1 a 1,5 cm de diâmetro tratadas individualmente por segmento.*

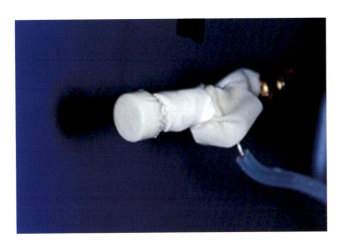

Figura 31.3.16 – Sonda de contato protegida por um dedo de luva.

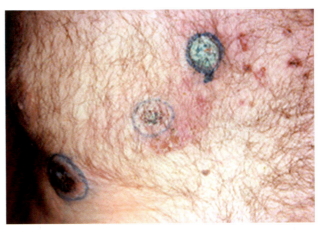

Figura 31.3.17 – Carcinomas basocelulares pigmentados múltiplos na região anterior do tórax. Paciente fez radioterapia anteriormente para tratamento de acne vulgar.

casos utilizamos a técnica do contato sólido, se a superfície cutânea for regular, ou a técnica do *spray* confinado. Podemos proteger a sonda de contato cobrindo com um dedo de luva (Figura 31.3.16).

O imiquimode é um potente modificador e estimulador da resposta da imunidade inata e adaptativa com propriedades antiviral e antitumoral que induz a morte celular por apoptose. A imunocriocirurgia é uma combinação promissora de duas modalidade para tratar CBC com alto risco de recorrência e CBC com resposta incompleta ao imiquimode. Bassukas e cols. relatam como promissora a combinação de criocirurgia durante o tratamento tópico com imiquimode no lentigo maligno, em paciente que não apresentava condições cirúrgicas para o tratamento convencional. Há evidências de efeito adicional na combinação de imiquimode e criocirurgia nos tumores com abordagem que leva a destruição do tumor, como também induz a imunidade antitumoral, protegendo contra recorrência ou metástases.

No CBC, a criocirurgia está indicada nas lesões menores que 2 cm, com limites bem definidos, sem recidivas e nos casos de múltiplas lesões como na síndrome do nevo basocelular, ou após exposição ao arsênico ou radioterapia (Figura 31.3.17). É efetiva nos tumores bem circunscritos, de pequenas dimensões, localizados no nariz e no pavilhão auricular graças à resistência da cartilagem à lesão do congelamento (Figura 31.3.18).

A criocirurgia é contraindicada nas lesões de CBC com margens indefinidas, na recidiva da lesão, nas localizações de áreas de recidivas frequentes (zona H) e em lesões de CBC esclerodermiforme.

Kuflik e Gage, em 1991, acompanharam durante 5 anos 684 casos de CBC nodular tratados com duplo ciclo e obtiveram índice de cura de 99%, e, em 2004, Kuflik relatou novamente uma taxa de cura de 99% em 30 anos de experiência. Zacarian relatou taxa de cura de 97,3% no tratamento de 4.228 carcinomas.

No CEC a criocirurgia pode ser uma opção de tratamento, na doença de Bowen (CEC *in situ*) e nas lesões com menos de 2 cm, com margens bem definidas e histologicamente bem diferenciado sem alcançar a derme profunda, localizados no tronco e nos membros. O método combinado, curetagem da lesão com duplo ciclo de congelamento e descongelamento, mostra resultado superior àqueles não submetidos à curetagem.

No sarcoma de Kaposi, a criocirurgia está indicada nas lesões maculares ou maculopapulosas; e, quando se manifestam em placas de grandes dimensões, essas placas se mostram refratárias ao tratamento. Recomendam-se dois ciclos de congelamento e descongelamento por sessão, repetidas com intervalos de 3 semanas, com um mínimo de três sessões por lesão. A técnica utilizada é a do *spray*, com tempos de congelamento na lesão macular de 10 a 20 segundos e de 30 a 60 segundos na lesão papulosa. Como um método isolado, a resposta é de 70%, podendo ser realizado tratamento combinado com vimblastina intralesional.

A criocirurgia como tratamento paliativo é uma alternativa para aliviar sintomas causados pelo tumor cutâneo primário (Figura 31.3.19), incluindo o melanoma, ou de metástase cutânea, tendo

■ Criocirurgia em Lesões Malignas

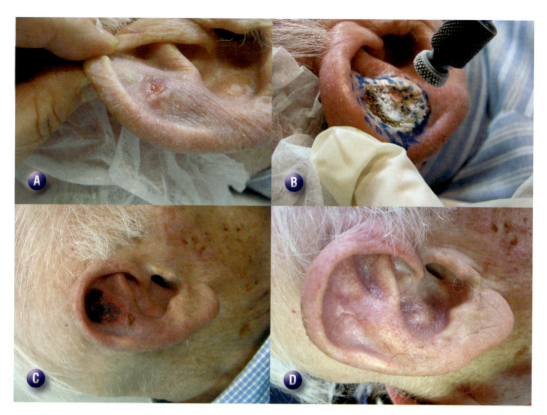

Figura 31.3.18 – *Carcinoma basocelular nodular no pavilhão auricular.* **(A)** *Pré-tratamento.* **(B)** *Aspecto da lesão após curetagem e dois ciclos de congelamento e descongelamento com superposição do halo.* **(C)** *Lesão em cicatrização após 10 dias do tratamento.* **(D)** *Aspecto da cicatriz após 3 meses do tratamento.*

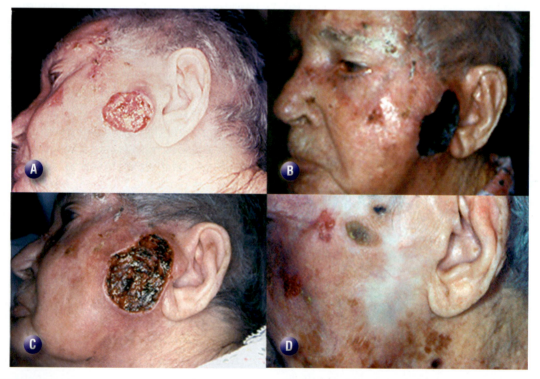

Figura 31.3.19 – *Tratamento paliativo de carcinoma espinocelular ulcerovegetante.* **(A)** *Lesão mandibular em paciente de 98 anos, pré-tratamento.* **(B)** *Lesão necrótica pós-curetagem e criocirurgia segmentada.* **(C)** *Aspecto da lesão após remoção da área de necrose.* **(D)** *Mancha residual acrômica após 3 anos do tratamento.*

como benefícios redução do tumor, alívio da dor e diminuição do mau odor da secreção; nos tumores cutâneos que não responderam ao tratamento convencional; em paciente com condições clínicas subjacentes que aumentam os riscos do tratamento convencional; quando o procedimento cirúrgico proposto é rejeitado pelo paciente; e para melhorar a qualidade de vida do paciente. A técnica de aplicação mais utilizada é a do *spray* pela tendência de os tumores serem de grandes dimensões, protuberantes e sangrarem com facilidade. A criocirurgia segmentada, com sessões em etapas quinzenais é uma alternativa para reduzir gradualmente o tumor. As tentativas para reduzir o tamanho da lesão por *shaving*, curetagem e redução cirúrgica (*debulking*) nem sempre são aconselháveis porque esses tumores apresentam grande rede de neovascularização. No lentigo maligno a criocirurgia requer a destruição de toda a lesão pigmentada, incluindo células atípicas, que poderão se estender para a pele clinicamente com aspecto normal. É recomendado um tratamento agressivo, com duplo ciclo de congelamento e descongelamento, técnica de *spray*, temperatura tecidual de –40 a –50 °C e margem de congelamento de 1 cm, de modo a destruir melanócitos anormais na epiderme, no folículo piloso e em anexos. Kuflik e Gage encontraram uma taxa de recorrência de 6,6% em 30 pacientes tratados pela técnica de *spray* com acompanhamento de 3 anos.

Cuidados pós-operatórios

Algumas reações são esperadas e consideradas normais após o congelamento: eritema e edema local de imediato; edema regional após algumas horas com duração de dias ou semana; vesícula, bolha e exsudação após 24 horas, com duração de 5 a 14 dias e formação de crosta e de escara.

As lesões malignas da face, como pálpebras e nariz, orelhas e pescoço geralmente cicatrizam entre 4 e 6 semanas; e os tumores malignos de grandes dimensões ou em localizações como membros inferiores, tronco e couro cabeludo necessitam de longo tempo para cicatrizar, às vezes superior a 14 semanas.

Nos cuidados pós-operatórios devemos orientar o paciente quanto às reações consideradas normais e ensinar as técnicas simples para hemostasia como a compressão por 10 a 15 minutos.

Com relação à dor, alguns pacientes podem necessitar de analgésicos nas primeiras 24 horas após o procedimento. No tratamento superficial a sensação de queimadura pode durar por 5 a 10 minutos. O congelamento profundo pode seguir-se de uma sensação de queimadura e de dor mais intensa com duração superior a 30 minutos. Após a fase de exsudação da lesão, a dor pode ser indicação de infecção.

O edema não é doloroso, com duração de 5 a 7 dias, sendo mais acentuado pela manhã graças ao efeito da gravidade. Pode estar relacionado com o tempo de congelamento profundo, e pacientes com fototipos com pele mais claras, idosos e lesões localizadas na fronte, nas regiões periorbital e mandibular e orelha tendem a ter mais edema. Kuflik relata que o edema pode ser minimizado com compressas úmidas sobre o local, corticoterapia tópica ou sistêmica, sendo preconizada injeção intramuscular de 1 mL de fosfato de betametasona, 30 minutos antes da criocirurgia, seguido de 20 mg ao dia de prednisona por via oral, por 3 dias. Pasquali relata que esse tipo de edema não responde aos corticosteroides.

No dia seguinte à criocirurgia pode ocorrer a formação de bolha, que pode ser transfixada na base com uma agulha estéril. Segue-se uma fase exsudativa na qual é necessária a higiene local frequente (Figura 31.3.20), duas a três vezes ao dia, com sabonete neutro e água corrente, seguida de limpeza com água oxigenada 10 volumes, e curativo fechado com gaze para absorver a secreção serossanguinolenta. Com o passar dos dias, o exsudato diminui, com formação de crostas (Figura 31.3.21), podendo surgir escaras que devem ser removidas (Figuras 31.3.22 e 31.3.23).

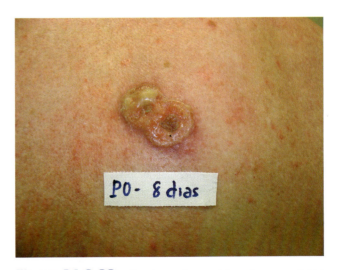

Figura 31.3.20 – *Carcinoma basocelular – fase exsudativa pós-criocirurgia de 8 dias.*

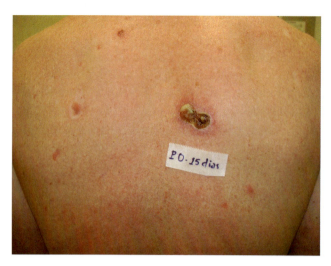

Figura 31.3.21 – *Carcinoma basocelular – formação de crostas pós-criocirurgia de 15 dias.*

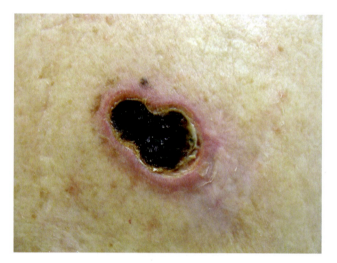

Figura 31.3.22 – *Carcinoma basocelular – formação de escara pós-criocirurgia de 21 dias.*

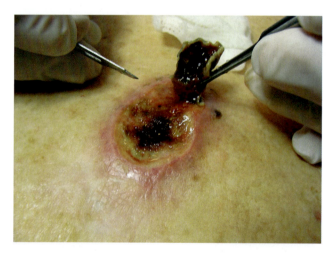

Figura 31.3.23 – *Aspecto da lesão após retirada da necrose.*

O uso de pomadas de antibióticos no curativo é recomendado em pernas, pavilhão auricular e dobras; e antibióticos por via sistêmica são recomendados em caso de infecção secundária.

Nos procedimentos realizados em lesões de pequena e média dimensões recomendamos acompanhamento quinzenal, e nos procedimentos mais extensos recomendamos o acompanhamento semanal.

BIBLIOGRAFIA CONSULTADA

1. Bassukas ID, Gamvroulia C, Zioga A et al. Cryosurgery during topical imiquimod: a successful combination modality for *lentigo maligna*. Int J Dermatol. 2008; 47:51921.
2. Baust JG, Gage AA. The molecular basis of cryosurgery. Br J Urol. 2005; 95:1187-91.
3. Dawber R, Colver G, Jackson A. Cutaneous cryosurgery. Principles and Clinical Practice. 1 ed. London: Martin Dunitz Ltd., 1992.
4. den Brok MH, Sutmuller RP, Nierkens S et al. Efficient loading of dendritic cells following cryo and radiofrequency ablation in combination with immune modulation induces anti-tumour immunity. Brit J Cancer. 2006; 95:896-905.
5. Gage AA, Baust JG. Cryosurgery for tumors. J Am Coll Surg. 2007; 205(2):342-56.
6. Gage AA, Baust JG. Review. Mechanisms of tissue injury in cryosurgey. Cryobiology. 1998; 37:171-86.
7. Gage AA, Baust JM, Baust JG. Experimental cryosurgery investigations in vivo. Cryobiology. 2009; 59:229-43.
8. Gage AA. History of cryosurgery. Semin Surg Oncol. 1998; 14:99-109.
9. Gaitanis G, Nomikos K, Vava E, Alexopoulos EC, Bassukas ID. Immunocryosurgery for basal cell carcinoma: results of a pilot, prospective, open-label study of cryosurgery during continued imiquimod application. J Eur Acad Dermatol Venereol. 2009; 23(12):1427-31.
10. Garcia-Zuazaga J, Olbricht SM. Cutaneous squamous cell carcinoma. Advances Dermatol. 2008; 24:33-57.
11. Gonçalves JCA. Fractional cryosurgery for skin cancer. Dermatol Surg. 2009; 35:1788-96.
12. Graham GF, Detlefs RL, Garret AB et al. Guidelines of care for cryosurgery. J Am Acad Dermatol. 1994; 31:648-53.
13. Graham GF. Cryosurgery. Curr Probl Dermatol 2003; 15:223-250
14. Ishida CE, Ramos-e-Silva M. Cryosurgery in oral lesions. Int J Dermatol. 1996; 37:283-5.
15. Ishida CE. Criocirurgia. In: Kadunc B, Palermo E, Addor F et al. (Eds.). Tratado de cirurgia dermatológica, cosmiatria e laser da Sociedade Brasileira de Dermatologia. 1 ed. Rio de Janeiro: Elsevier, 2013: 541-57.
16. Joosten JJA, Muijen GNP, Wobbes TH, Ruers TJM. In vivo destruction of tumor tissue by cryoablation can induce inhibition of secondary tumor growth: an experimental study. Cryobiology. 2001; 41:49-58.
17. Kopke LF. Dermatoscopy in the early detection, control and surgical planning of basal cell carcinomas. Surg Cosmet Dermatol. 2011; 3(2):103-8.

18. Kuflik EG, Gage AA, Lubritz RR, Graham GF. History of dermatologic cryosurgery. Dermatol Surg. 2000; 26:715-22.
19. Kuflik EG, Gage AA. Cryosurgical treatment for skin cancer. Igaku-Shoin Medical Publishers, Inc. Tokyo. 1990; 266p.
20. Kuflik EG, Gage AA. The five-year cure rate achieved by cryosurgery for skin câncer. J Am Acad Dermatol. 1991; 24:1002-4.
21. Kuflik EG. Cryosurgery for skin cancer: 30 year experience and cure rates. Dermatol Surg. 2004; 30:297-300.
22. Kuflik EG. Cryosurgery updated. J Am Acad Dermatol. 1994; 31(6):925-44.
23. Kuijpers DI, Thissen MR, Berretty PJ et al. Surgical excision versus curettage plus cryosurgery in the treatment of basal cell carcinoma. Derm Surg. 2007; 33:579-87.
24. Kutlubay Z, Ku M, Yardimci R, Engin B, Serdaro S. Evaluation of effectiveness of cryotherapy on the treatment of cutaneous Kaposi's sarcoma. Dermatol Surg. 2013; 39:1502-6.
25. Lindemalm-Lundstam B, Dalenbäck J. Prospective follow-up after curettage-cryosurgery for scalp and face skin cancers. Br J Dermatol. 2009; 161(3):568-76.
26. Messeguer F, Serra-Guilhen C, Echeverria B et al. A pilot study of clinical efficacy of imiquimod and cryotherapy for the treatment of basal cell carcinoma with incomplete response to imiquimod. J Eur Acad Dermatol Venereol. 2011; 25:1-3.
27. Meyers B, Donovan W. The effect of local anesthesia and epinephrine on the size of cryolesions in the experimental animal. Plast Reconstr Surg. 1981; 68:415.
28. Nordin P. Curettage – cryosurgery for non-melanoma skin cancer of the external ear: excellent 5-year results. Brit J Dermatol. 1999; 140:291-3.
29. Pasquali P. Cryosurgery. In: Rigel DS (Ed.). Cancer of the skin. 2 ed. Elsevier Saunders, 2011: 450-61.
30. Peikert JM. Prospective trial of curettage and cryosurgery in the management of non-facial, superficial, and minimally invasive basal and squamous cell carcinoma. Int J Dermatol. 2011; 50:1135-8.
31. Pimentel ERA. Criocirurgia de lesões malignas. In: Gadelha AR, Costa IMC (Eds.). Cirurgia dermatológica em consultório. 1 ed. São Paulo: Atheneu, 2002: 373-6.
32. Tabanlioglu Onan D, Sahin S, Gokoz O, Erkin G et al. Correlation between the dermatoscopic and histopathological features of pigmented basal cell carcinoma. J Eur Acad Dermatol Venereol. 2010; 24:1317-25.
33. Torre D, Lubritz R, Kuflik E. Practical cutaneous cryosurgery. Connecticut: Appleton & Lange, 1988.
34. Zacarian SA. Cryosurgery of cutaneous carcinomas. An 18-year study of 3,022 patients with 4,228 carcinomas. J Am Acad Dermatol. 1983; 9:947-56.

Capítulo 32. Peelings

Peelings – Classificação dos *Peelings* Químicos

Elisa Raphael dos Santos
Izelda Maria Carvalho Costa

Introdução

Peelings químicos consistem na aplicação de um ou mais agentes tópicos na pele que causam esfoliação de profundidade variável seguida de cicatrização por segunda intenção, o que leva ao rejuvenescimento da pele e remoções de camadas da pele. Agentes químicos são utilizados com esse objetivo por milhares de anos e mesmo no Egito antigo já eram utilizados banhos de leite, frutas ácidas e óleos com esse propósito. Em 1882, o dermatologista alemão Unna descreveu as propriedades dos *peelings* de ácido tricloroacético, fenol, resorcinol e ácido salicílico.

A regeneração da epiderme e da derme ocorre a partir da migração de células de regiões próximas não acometidas e de anexos da pele, o resultado desse processo depende da penetração do agente utilizado. As esfoliações muito superficiais limitam-se à remoção do estrato córneo, as superficiais atingem a epiderme, as médias alcançam a derme reticular superior e as profundas, a derme média. Portanto, a indicação do tipo de *peeling* depende também do objetivo do tratamento. Dermatoses que predominam em camadas superficiais podem ser tratadas com *peelings* que exercem sua ação em camadas mais superficiais da pele.

Existem diversos fatores que podem modificar a profundidade atingida por um *peeling* químico. Penetração mais profunda ocorre em peles secas e femininas em comparação com peles oleosas e masculinas. O princípio ativo utilizado, a limpeza da pele, associação de *peelings,* sua concentração, número de aplicações realizadas e quantidade de produto aplicado também são fatores determinantes da profundidade atingida pelo produto.

Classificação histológica dos peelings

A classificação dos diferentes tipos de *peelings* está relacionada com a profundidade da penetração (Tabela 32.1.1):

- *Peelings* superficiais: ablação da epiderme e derme papilar.
- *Peelings* médios: derme papilar a derme reticular superior.
- *Peelings* profundos: derme reticular média.

Os *peelings* superficiais podem ser subdivididos ainda em muito superficiais, que se limitam à remoção da camada córnea, e superficiais propriamente ditos.

Os *peelings* superficiais podem ser indicados em todos os fototipos, são bem tolerados e oferecem baixo risco. Causam leve descamação e não limitam as atividades do paciente, pois o tempo de recuperação é breve (Figura 32.1.1).

Os *peelings* médios possuem tempo de recuperação maior que nas esfoliações superficiais, de 7 a 14 dias. Têm importante papel no tratamento do fotoenvelhecimento leve e moderado (Figura 32.1.2).

Tabela 32.1.1
CLASSIFICAÇÃO DOS PEELINGS SEGUNDO O AGENTE QUÍMICO

Classificação	Agente Químico
Superficial	ATA 10-30%
	Ácido retinoico 5-12%
	Beta-hidroxiácidos (ácido salicílico 20-30%)
	Ácido glicólico 70%
	Solução de Jessner (resorcina 14 g, ácido salicílico 14 g, ácido lático 14 g e etanol 100 mL)
Médio	ATA 35-40%
	Solução de Jessner + ATA 35%
	Ácido glicólico 70% + ATA 35%
	Fenol 88%
Profundo	Fórmula de Baker-Gordon
	Fenol USP 88% 3 mL
	Água destilada 2 ml
	Sabão líquido 8 gotas
	Óleo de cróton 3 gotas

Fonte: Singh-Behl D, Tung RC. Chemical peels. In: Cosmetic Dermatology, Requisites in Dermatology. Rio de Janeiro: Elsevier. 2009; 81-101.

O *peeling* profundo de fenol na fórmula de Baker-Gordon possui excelente resultado para o tratamento do envelhecimento cutâneo avançado (Figura 32.1.3). O fenol é cardiotóxico, nefrotóxico e hepatotóxico, portanto esse *peeling*, quando em *full face*, deve ser realizado em ambiente hospitalar com monitoração cardíaca e respiratória, além de sedação por causar dor intensa.

Antes da realização de *peelings* químicos, o paciente deve ser esclarecido quanto a possíveis efeitos adversos, riscos, benefícios e limitações do método. As expectativas do paciente quanto ao resultado do tratamento devem ser discutidas e o Termo de Consentimento Informado assinado antes de qualquer procedimento. É relevante também o registro fotográfico para a comparação e para possibilitar melhor a avaliação de resultados.

Anamnese

Quanto a história prévia do paciente, é relevante questionar a respeito do uso de isotretinoína nos últimos 6 a 12 meses e da realização de cirurgias faciais invasivas nos últimos 6 meses. A isotretinoína causa atrofia nas unidades pilossebáceas, o que pode resultar em atraso na cicatrização. Pacientes

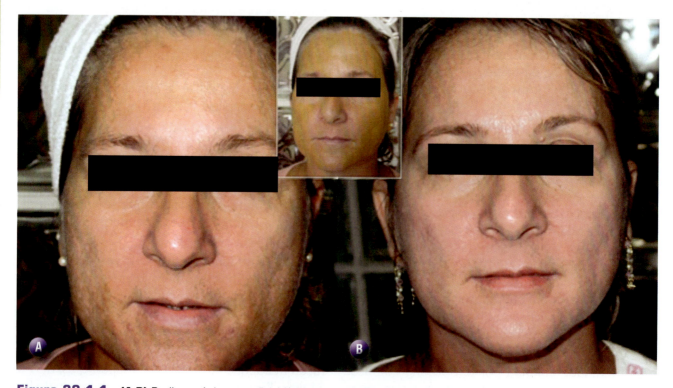

Figura 32.1.1 – **(A-B)** Peeling *químico superficial (ácido retinoico 5% três sessões). (Fonte: Arquivo pessoal Dra. Izelda Maria Carvalho Costa.)*

com passado de exposição à radiação na cabeça e no pescoço também podem ter diminuição do número de unidades pilossebáceas nas áreas tratadas.

Procedimentos faciais com descolamento de subcutâneo, como a ritidoplastia, podem comprometer temporariamente o suprimento sanguíneo, alterando também a cicatrização.

Redução do aporte sanguíneo à pele também ocorre em pacientes tabagista, ocasionando atraso na cicatrização e aumento do risco de infecção. O tabagismo ativo contribui de forma independente para o envelhecimento cutâneo prematuro e o resultado dos peelings químicos nesse grupo de pacientes pode ser inferior ao esperado.

História prévia de herpes simples é relevante pela possibilidade de reativação da doença após a realização do procedimento, podendo comprometer o resultado final, sendo recomendada a profilaxia no caso de peelings médios e profundos. Na presença de dermatoses como rosácea e dermatite atópica pode ocorrer exacerbação da doença e eritema prolongado. História de doenças imunossupressoras

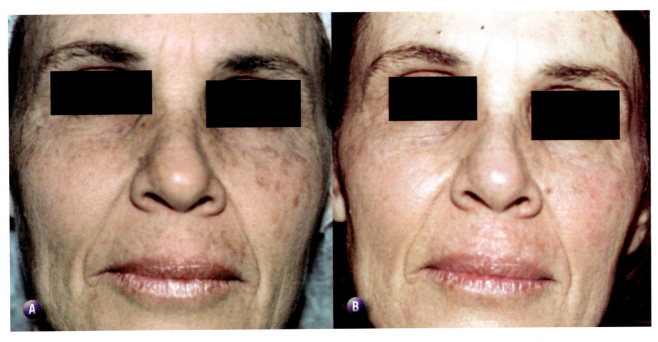

Figura 32.1.2 – **(A-B)** Peeling químico médio (solução de Jessner + ATA 35%). (Fonte: Arquivo pessoal Dra. Izelda Maria Carvalho Costa.)

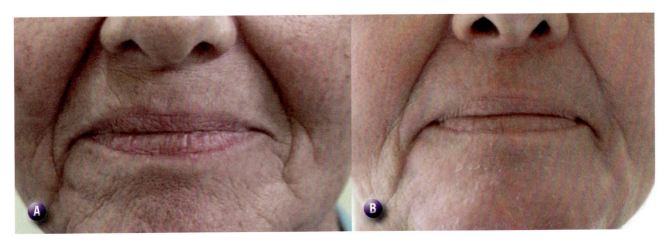

Figura 32.1.3 – **(A-B)** Peeling químico profundo (fórmula de Baker-Gordon), tratamento de rugas periorais. (Fonte: Arquivo pessoal Dra. Izelda Maria Carvalho Costa.)

■ *Peelings – Classificação dos Peelings Químicos*

Tabela 32.1.2

CONTRAINDICAÇÕES PARA *PEELINGS* MÉDIOS E PROFUNDOS

Contraindicações Absolutas	Contraindicações Relativas
Feridas abertas, escoriações	Cirurgia facial recente, nos últimos 6 meses
Infecções ativas como herpes simples e outras	História de defeitos na cicatrização
Uso de isotretinoína oral nos últimos 6 meses	História de hiperpigmentação
Gravidez	História de radiação em cabeça e pescoço
Expectativas não realistas	Fototipos IV-VI
Relação médico-paciente ruim	História de doenças cutâneas em atividade como dermatite seborreica atópica, dermatite de contato

Fonte: Tung RC, Rubin MG. Chemical Peels, Procedures in cosmetic dermatology. 2 ed. Rio de Janeiro: Elsevier, 2011.

e uso de medicamentos imunossupressores devem ser identificados devido ao maior risco de infecções (Tabela 32.1.2).

Por fim, o uso de algumas medicações como minociclina, contraceptivos orais e reposição hormonal, pode aumentar a sensibilidade ao sol e predispor a hiperpigmentação pós-inflamatória, sendo necessário orientar o paciente previamente.

Preparo do paciente

O preparo da pele antes da realização de *peelings* químicos melhora o resultado final do tratamento. O uso de protetor solar regularmente, de 2 a 3 meses antes do procedimento e evitar a exposição solar são fundamentais para o preparo adequado da pele.

É recomendado o uso de retinoides no preparo do paciente, 6 semanas antes e após o *peeling*, pois os retinoides promovem cicatrização mais rápida, afinamento do estrato córneo, o que aumenta a absorção do agente químico, aumento da angiogênese, da síntese de colágeno, da mucina na epiderme e na derme e reduz a melanina na epiderme e a elastose. Devem ser suspensos 48 horas antes da realização do procedimento e em caso de fototipos elevados devem ser suspensos de 2 a 4 semanas antes. Seu uso pode ser reiniciado assim que o eritema desaparecer e ocorrer completa reepitelização.

O uso de agentes clareadores como, por exemplo, a hidroquinona, também é recomendado frequentemente, pré e pós-tratamento, para minimizar o risco de hiperpigmentação pós-inflamatória. Alfahidroxiácidos também podem ser utilizados no prétratamento.

Ao selecionar o tipo de agente químico utilizado, é importante avaliar o fototipo de pele paciente, conforme a classificação de Fitzpatrick, pois pacientes com fototipo de III a VI possuem risco de hiperpigmentação pós-inflamatória elevado, devendo-se ter cautela na realização de *peelings*.

É relevante lembrar que para um bom resultado e satisfação do paciente após qualquer procedimento, é fundamental manter uma boa relação médicopaciente, esclarecer as dúvidas e informar de forma clara e objetiva as etapas do tratamento e os resultados esperados.

BIBLIOGRAFIA CONSULTADA

1. Costa IMC. Peelings químicos. In: Rotinas de Diagnóstico e Tratamento da Sociedade Brasileira de Dermatologia. 2 ed. Rio de Janeiro: Ed. GEN, 2012.
2. Kadunc BV, Kede MPV, Guedes LS et al. Peelings Químicos. In: Tratado de cirurgia dermatológica, cosmiatria e laser da Sociedade Brasileira de Dermatologia. Rio de Janeiro: Elsevier. 2012; 311-32.
3. Singh-Behl D, Tung RC. Chemical peels. In: Cosmetic Dermatology, Requisites in Dermatology. Rio de Janeiro: Elsevier. 2009; 81-101.
4. Tung Rm.C, Rubin MG. Chemical Peels, Procedures in cosmetic dermatology. 2 ed. Rio de Janeiro: Elsevier, 2011.
5. Yokomizo VMF, Benemond TMH, Chisaki C et al. Peelings químicos: revisão e aplicação prática. Surg Cosmet Dermatol. 2013; 5(1):5868.

Capítulo 32.2

Peelings Químicos Superficiais

Humberto Antônio Salomon Ponzio
Ana Lenise Favaretto
Elisa Raphael dos Santos
Izelda Maria Carvalho Costa

Introdução

As remoções controladas de camadas da pele, realizadas com fins terapêuticos por meio de cáusticos, são conhecidas como quimioesfoliações, esfoliações químicas ou simplesmente *peelings* químicos. O termo cirurgia de superfície é restrito às esfoliações médias e profundas. Esse procedimento é, inegavelmente, importante recurso terapêutico à disposição do dermatologista atual. É de baixo custo e seguro, desde que realizado por profissional treinado, e que sejam obedecidas as normas para a sua execução. Essas esfoliações podem ser realizadas em qualquer parte do tegumento, mas é na face que encontram as principais indicações.

Neste capítulo, dedicado às esfoliações superficiais, abordaremos os principais esfoliantes e técnicas de aplicação, indicações, complicações mais comuns e como preveni-las.

Indicações das esfoliações superficiais

Por exercerem sua ação ablativa nas camadas superiores da pele, as esfoliações superficiais encontram sua principal indicação em dermatoses cujo dano tecidual predomina nessas camadas, como as discromias epidérmicas, as ceratoses e o envelhecimento fotoinduzido. Dermatoses como a acne, que apresentam alterações da queratinização, podem se beneficiar dessa terapêutica, até mesmo em suas fases inflamatórias. A constatação de que certos al-fa-hidroxiácidos, quando utilizados em esfoliações superficiais, podem estimular a neocolagênese e o aumento do teor de glicosaminoglicanas na derme, ampliou a indicação desses ácidos no tratamento da pele fotoenvelhecida.

A indicação de esfoliações em melasma visa acelerar a remoção do componente epidérmico dessa discromia. Cabe ressaltar que, apesar da manifestação clínica ser a hiperpigmentação melânica, esta é resultante de uma disfunção da célula que a produz, o melanócito. Com características especiais, esse melanócito tipo-específico é hiper-reativo, não somente às radiações, mas também ao atrito e à irritação química. Assim, a esfoliação superficial deve promover a remoção do epitélio hiperpigmentado, com o mínimo de irritação aos melanócitos, e sem destruí-los, o que resultaria em acromia. A Tabela 32.2.1 ilustra as principais indicações das esfoliações superficiais.

Ao contrário das esfoliações mais profundas, as superficiais, especialmente as decapagens, podem ser indicadas para todos os fototipos. Obviamente, indivíduos de tez mais escura irão requerer maior conhecimento e prática do profissional.

Profundidade da esfoliação

Diversos são os fatores que condicionam a profundidade atingida por um esfoliante e, por consequência, o nível terapêutico do procedimento. Entre eles salientamos:

Tabela 32.2.1

PRINCIPAIS INDICAÇÕES

Dermatoses inflamatórias	• Acne • Rosácea
Discromias e dermato-helioses	• Fotoenvelhecimento • Melasma • Hiperpigmentação pós-inflamatória • Efélide • Lentigo e ceratose seborreica • Ceratose actínica
Dermatoviroses	• Verruga plana • Molusco contagioso

Fonte: Singh-Behl D, Tung RC. Chemical peels. In: Cosmetic Dermatology, Requisites in Dermatology. Rio de Janeiro: Elsevier. 2009; 81-101.

Tabela 32.2.2

LIMPEZA DA PELE

Acetona pura		
Licor de Hoffmann	• Éter sulfúrico	30%
	• Álcool anidro	70%
Álcool isopropílico		30%
Acetona		70%

Fonte: Tung RC, Rubin MG. Chemical Peels, Procedures in cosmetic dermatology. 2 ed. Rio de Janeiro: Elsevier, 2011.

Tipo de pele

A espessura da pele e a concentração de glândulas sebáceas são importantes barreiras para a penetração do esfoliante. Assim, para um mesmo produto aplicado na face, obtêm-se esfoliações mais profundas em peles secas e femininas que em peles oleosas e masculinas, ricas em unidades pilossebáceas. Pela mesma razão, resultados inesperados podem ser observados em esfoliações extrafaciais.

Preparo da pele

O esfoliante atingirá níveis mais profundos se a barreira cutânea for alterada. A limpeza da pele com substâncias detergentes e levemente ceratolíticas, como as citadas no quadro abaixo (Tabela 32.2.2), é fundamental para que se obtenha a distribuição uniforme do agente. Quanto mais efetiva for a limpeza da pele, maior será a penetração do esfoliante, para uma mesma concentração.

A aplicação preliminar de um esfoliante suave favorece a penetração do que for aplicado a seguir, por quebrar, previamente, a barreira cutânea. Essa forma de associação de esfoliantes propicia resultados mais efetivos e seguros.

Esfoliante escolhido

A profundidade atingida por determinado esfoliante está na dependência de sua capacidade intrínseca de penetração, de sua concentração e da forma como foi aplicado.

É fundamental que o profissional que se disponha a realizar esse procedimento tenha profundo domínio e conhecimento das preparações que irá utilizar. Deve resistir às inovações e aprimorar sua experiência com o uso de substâncias que já conhece e com as quais venha obtendo resultados satisfatórios. Diversos são os produtos comercializados para esse fim, sejam eles industrializados ou manipulados, todos objetivam conquistar a preferência dos usuários com promessas de maior eficiência, segurança e facilidade na aplicação (Tabela 32.2.3). A realidade é que esses requisitos dependem da intimidade que o profissional tem com o produto que vem utilizando. Em geral, quanto mais simples for a formulação de um produto, mais fácil será seu manuseio.

Para cada produto que se queira usar, o principal fator condicionante da profundidade a ser atingida é a concentração do princípio ativo na preparação, pois quanto maior a quantidade do ácido, maior o

Tabela 32.2.3

CARACTERÍSTICAS DO ESFOLIANTE IDEAL

1. Atóxico
2. Indolor
3. Estável
4. Fácil de ser aplicado
5. Ação uniforme
6. Neutralizável
7. Facilmente removível
8. Baixo custo

Fonte: Costa IMC. Peelings químicos. In: Rotinas de Diagnóstico e Tratamento da Sociedade Brasileira de Dermatologia. 2 ed. Rio de Janeiro: Ed. GEN, 2012.

efeito cáustico que dele podemos esperar. Outra forma de concentrarmos o ativo é aumentar o número de aplicações (passadas) em um mesmo local. Dessa forma, com um único produto, podemos realizar uma esfoliação superficial ou média, apenas aumentando o número de passadas do esfoliante.

Grande variação tem sido observada nas concentrações dos esfoliantes, para um mesmo valor rotulado, por erros primários de farmacotécnica. A forma mais correta de preparar um esfoliante é dissolvê-lo, peso a peso (p/p), em um diluente. Quando o diluente for a água (1 g = 1 mL), é correto falar-se em peso/volume (p/v). Assim, para obter uma solução alcoólica de ácido salicílico a 30%, devemos diluir 30 g de ácido salicílico em 70 g de álcool absoluto (e não em 70 mL de álcool).

Diversos são os produtos usados em esfoliações superficiais, cada um com sua indicação preferencial, como veremos adiante.

Preparo do paciente

Todas as esfoliações, mesmo as mais superficiais, devem ser encaradas como um procedimento médico e realizadas com critério e segurança.

Em todos os casos, a reparação tecidual é mais efetiva, e os resultados melhores quando o paciente está sob tratamento com regeneradores tissulares, do tipo retinoides ou alfa-hidroxiácidos, por mais de 2 semanas, na face, ou de 4 semanas, nas demais áreas, independentemente do motivo da indicação. Assim, devemos estabelecer regimes terapêuticos adequados a cada paciente, considerando a patologia de base e o tratamento escolhido, que abordaremos em cada caso. Como regra, as seguintes recomendações devem ser seguidas por todos os candidatos a esfoliações superficiais:

- Iniciar o protocolo estabelecido, notificando o profissional qualquer reação adversa observada.
- Não utilizar nenhum irritante (regeneradores tissulares, por exemplo), ou abrasivo, desde a véspera do procedimento.
- Comparecer à clínica no dia do procedimento, acompanhado por familiar, ou por alguém que por ele possa se responsabilizar, sem maquilagem, vestindo roupas leves e, tratando-se de esfoliações superficiais na face, de cabelos lavados e vestindo blusas ou camisas fechadas com botões.

- Dependendo do paciente, podemos prescrever sedativos ou analgésicos. Essa medida é desnecessária em esfoliações muito superficiais.

Técnica e indicações

A técnica de realização das esfoliações superficiais é variável, conforme o esfoliante escolhido e a sua concentração, a indicação do procedimento e o resultado que se deseja obter. Na Tabela 32.2.4 é possível observar os diversos exemplos de peelings químicos superficiais e muito superficiais e suas concentrações.

Ácido tricloroacético (TCA)

O TCA é utilizado em esfoliações cutâneas há mais de 40 anos, estando entre os esfoliantes mais conhecidos e seguros. Pode ser utilizado puro (em solução aquosa) ou em associação com outros produtos, tais como saponinas, salicilato de metila, ácido salicílico, corantes etc., com o objetivo de aumentar a penetração, uniformizar a aplicação ou torná-la mais fácil. Em esfoliações superficiais, preferimos aplicá-lo puro, em solução aquosa. Para as decapagens córneas, limitamos sua concentração a 15% e, na quimioesfoliação superficial, a 35%. Em ambos os casos, aplicamos uma passada, pois a superposição pode provocar esfoliações médias. Antes da aplicação do TCA é fundamental que a pele seja exaustivamente limpa e desengordurada, o que fazemos com a solução de álcool isopropílico em acetona. É importante que a aplicação seja uniforme e, na face, que sejam obedecidas as unidades anatômicas. A orla do couro cabeludo deve ser ultrapassada e na porção inferior da face devemos estender a aplicação a 1 cm abaixo das bordas mandibular e mentoniana. Cuidado especial deve ser dedicado às lágrimas, secando-as com frequência, evitando que escorram e arrastem consigo o ácido para o pescoço, o que poderia resultar em discromias lineares. Nas esfoliações superficiais da face, o branqueamento obtido minutos após a aplicação (frosting) é uniforme e a sensação ao toque é de leve resistência ao pinçamento. Nas decapagens, assim como nas esfoliações extrafaciais, o frosting é irregular e não se percebe resistência ao pinçamento. Para se preservar a sensação táctil preferimos aplicar a solução de TCA com torunda de algodão e, constantemente, devemos tocar e pinçar a pele. Para esse nível de esfoliação, a dor normalmente é suportável e de curta

■ PEELINGS QUÍMICOS SUPERFICIAIS

Tabela 32.2.4

PEELINGS QUÍMICOS MUITO SUPERFICIAIS E SUPERFICIAIS

Muito Superficiais (Decapagens Córneas)	Superficiais
Alfa-hidroxiácidos	
Ácido glicólico 50% a 70%	Ácido glicólico 70%
Ácido málico 50%	Solução de Jessner (3 ou mais passadas)
Ácido salicílico 30%	
Ácido retinoico 5%	Ácido tricloroacético até 35%
Resorcina 20% a 40%	
Solução de Jessner (1 a 2 passadas)	
Ácido tricloroacético até 15%	
Métodos Combinados	
AHA + 5-fluoracil a 5%	Ácido salicílico 30% + ác. Retinoico 5%
Ác. salicílico 30% + 5-fluoracil a 5%	Solução de Jessner + ác. Retinoico 5%

Fonte: Tung RC, Rubin MG. Chemical Peels, Procedures in cosmetic dermatology. 2 ed. Rio de Janeiro: Elsevier, 2011.

duração (5 minutos), sendo aliviada com vento frio (ventiladores) e/ou compressas frias. A aplicação de soro fisiológico gelado, ao contrário do que se pensava, acelera a formação do *frosting* e não diminui a ação terapêutica do TCA, desde que aplicado 2 a 3 minutos depois do ácido. O branqueamento torna-se uniforme em cerca de 5 minutos, esmaecendo após 30 minutos, dando lugar a leve eritema. Em 24 horas, já se observa o escurecimento da pele, como uma queimadura de segundo grau superficial. Essa pele assim "queimada" começa a desprender-se entre 5 a 7 dias. Ao contrário das esfoliações mais profundas, não são observadas crostas nos locais tratados. Nas decapagens, o escurecimento da pele é muito menor e irregular e a pele assume aspecto envelhecido, como pergaminho, desprendendo-se após 10 a 15 dias. A partir da diminuição do *frosting*, aplicamos vaselina branca ou, preferentemente, um produto untuoso como o descrito na Tabela 32.2.5. Esse procedimento deve ser seguido por 3 a 4 dias e é o responsável pelo alívio da sensação de repuxamento e de dor no pós-operatório. A higiene facial é recomendada a partir de 12 horas

Tabela 32.2.5

EXEMPLO DE FÓRMULA PÓS-*PEELING*

Alfabisabolol	1,0
D-pantenol	1,0
Alfatocoferol	2,0
Extrato de *aloe vera*	2,0
Alantoína	0,5
Unigel® qsp	100,0 g

Fonte: Costa IMC. Peelings químicos. In: Rotinas de Diagnóstico e Tratamento da Sociedade Brasileira de Dermatologia. 2 ed. Rio de Janeiro: Ed. Gen, 2012.

nas decapagens e de 48 horas nas esfoliações superficiais, sendo facultado o uso de soro fisiológico, *sprays* de águas termais, associados ou não a emulsões fluidas tipo Cetaphil®.

A aplicação de fotoprotetores é indicada a partir do desprendimento da epiderme lesada e, nas decapagens, no dia subsequente ao do procedimento.

As principais indicações das esfoliações superficiais pelo TCA são: melasma, fotoenvelhecimento, ceratoses actínicas e seborreicas e acne não inflamatória.

Solução de Jessner

A solução de Jessner, cuja fórmula está ilustrada na Tabela 32.2.6, é uma forma segura e prática de se realizarem esfoliações superficiais. É uma associação do resorcinol, que apresenta propriedades esfoliativas e clareadoras, com os ácidos salicílico e lático, que têm ação ceratolítica e ceratoplástica.

Quanto maior o número de passadas da solução, superpondo as áreas tratadas, maior a profundidade da esfoliação. Durante o procedimento, ao observarmos a coloração da pele, veremos que a profundidade atingida será maior onde o *frosting* for mais uniforme e consistente. A solução de Jessner produz ardência, normalmente tolerável, cedendo em 5 a 6 minutos. Alguns pacientes sentem alívio com a aplicação de vento que eles mesmos podem controlar, segurando pequenos ventiladores. Excepcionalmente necessitamos aplicar água fria ou soro fisiológico para neutralizar algum ponto mais sensível.

A vantagem da solução de Jessner é a facilidade de seu manuseio. Não devemos, entretanto, aplicá-la em grandes extensões pelo risco de absorção e toxicidade pelo resorcinol. Essas esfoliações podem ser realizadas a cada 15 ou 30 dias, em casos de melasma, fotoenvelhecimento e acne não inflamatória.

Tabela 32.2.6

SOLUÇÃO DE JESSNER	
Resorcinol	14,0
Ácido salicílico	14,0
Ácido lático	14,0
Etanol qsp	100,0 mL

Fonte: Costa IMC. Peelings químicos. In: Rotinas de Diagnóstico e Tratamento da Sociedade Brasileira de Dermatologia. 2 ed. Rio de Janeiro: Ed. Gen, 2012.

Ácido salicílico

A solução alcoólica de ácido salicílico a 15% ou a 30% produz esfoliações superficiais, com excelente resultado terapêutico em acne, inflamatória ou não, e em peles fotoenvelhecidas, com múltiplas ceratoses actínicas (Figura 32.2.1). À semelhança da solução de Jessner, a aplicação é simples e com pouco desconforto para o paciente. Após a limpeza da pele, aplica-se a solução com torunda. A superposição de passadas acentua o efeito, por aprofundar o procedimento, como acontece com os demais esfoliantes. À medida que a solução é aplicada, observa-se a evaporação do etanol e a consequente cristalização do ácido sobre a pele, simulando o *frosting*. A leve ardência que provoca regride em cerca de 5 minutos e é perfeitamente tolerada. O exame da pele à lâmpada de Wood mostra uma fluorescência rosada onde o ácido está presente, facilitando a identificação de áreas pouco tratadas. Concluída a aplicação, a pele permanece com a coloração esbranquiçada, até que o ácido seja removido, o que fazemos 30 a 120 minutos após, dependendo do efeito que queremos obter. Concluído o procedimento, a aplicação de propilenoglicol restaura a coloração da pele, persistindo apenas leve eritema, evitando que o paciente saia constrangido do consultório e que possa completar a remoção do ácido em casa, no prazo recomendado, com emulsão fluida e água. Não ocorrendo *frosting*, a pele apresentará descamação furfurácea que pode persistir por 2 a 10 dias, sem que isso seja um fator limitante às atividades do paciente. Esse procedimento pode ser repetido a intervalos semanais ou superiores.

Alfa-hidroxiácidos (AHA)

Os AHA, a partir dos trabalhos de Van Scott, têm sido amplamente utilizados para a correção de distúrbios da queratinização, fotoenvelhecimento, discromias, acne e estrias atróficas. São ácidos naturais, extraídos de frutas, como o glicólico e o málico, ou do leite, como o lático. Neste grupo inclui-se, também, o ácido pirúvico que é um cetoácido. Esses são os mais indicados para esfoliações superficiais, especialmente decapagens córneas, de forma seriada, a intervalos que variam de 2 em 2 semanas. Em baixas concentrações, os AHA causam diminuição da coesão entre os corneócitos e, em altas, causam epidermólise.

Cuidado especial deve ser dedicado à procedência e à qualidade da preparação a ser utilizada.

■ PEELINGS QUÍMICOS SUPERFICIAIS

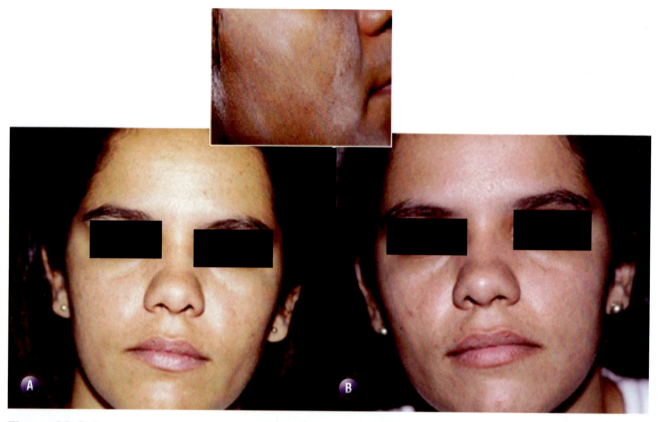

Figura 32.2.1 – Peeling de ácido salicílico 30%. Em detalhe, a cristalização do ácido sobre a pele. (Fonte: Arquivo pessoal da Dra. Izelda Maria Carvalho Costa.)

Matérias-primas impuras ou mal manipuladas podem comprometer seriamente o resultado e pôr em risco o paciente. Excetuando o ácido pirúvico, que é usado puro, os demais costumam ser utilizados em géis, como os de hidroxietilcelulose (Natrosol®) que permite a estabilização em pH muito baixo, para facilitar a aplicação. As preparações tamponadas, com pH em torno de 2, são mais bem toleradas pelos pacientes, têm menor risco de produzir epidermólise, são menos esfoliantes, mas conservam seus efeitos na derme, estimulando a neocolagênese e a deposição de glicosaminoglicanas. Os efeitos de ceratólise e de "limpeza" da pele, além dos demais, são melhores com formulações mais concentradas e ácidas, mas isso exige maior experiência no seu manuseio. Os AHA, ao contrário do TCA, não produzem *frosting* uniforme, o que dificulta o controle do procedimento. Não são raras as áreas de epidermólise macular que podem evoluir com crostas e cicatrizes. O ácido pirúvico concentrado, o mais ativo do grupo, é capaz de produzir *frosting* macular em 30 segundos, enquanto o glicólico não costuma fazê-lo em menos de 2 minutos. O ácido málico pode

ser diluído até 50% que é sua concentração habitual de uso. Nessa concentração permite decapagens seguras e uniformes, além de preparar a pele para esfoliações mais profundas. O ácido lático, assim como os demais AHA, raramente é usado de forma isolada em esfoliações superficiais.

A técnica para as esfoliações com AHA é simples, propiciando procedimentos rápidos e muito bem tolerados. A limpeza prévia da pele é recomendável, mas nem sempre necessária. Os géis de AHA são capazes de emulsionar a gordura e as impurezas da pele, permitindo a penetração do princípio ativo. A acetona, por sua ação ceratolítica e detergente, aumenta a penetração dos AHA, potencializando seus efeitos. A aplicação do esfoliante pode ser feita com pincéis ou diretamente com as mãos enluvadas. O procedimento pode ser realizado, simultaneamente, em várias áreas anatômicas, mas as mais sensíveis como face, pescoço e colo devem receber atenção especial. A distribuição deve ser rápida e o tempo de permanência na pele, controlado pelo relógio. Quando usamos o ácido glicólico a 50 ou 70% na face, previamente desengordurada, devemos redo-

Tabela 32.2.7

EXEMPLO DE FÓRMULA PARA NEUTRALIZAÇÃO DE ALFA-HIDROXIÁCIDOS

Bicarbonato de sódio	5,0
Texapon BS®	5,0
Natrosol®	0,5
Propilenoglicol	3,0
Emulsão fluida qsp	60,0 mL

Fonte: Costa IMC. Peelings químicos. In: Rotinas de Diagnóstico e Tratamento da Sociedade Brasileira de Dermatologia. 2 ed. Rio de Janeiro: Ed. Gen, 2012.

brar a atenção a partir do segundo minuto de contato do ácido com a pele. Na prática, esse é o tempo suficiente para que se obtenha o efeito desejado em decapagens córneas pelo ácido glicólico, porém, se o objetivo for outro, devemos ter em mãos uma emulsão neutralizadora, como a do quadro abaixo, aplicando-a de forma pontual nas áreas que observarmos eritema mais intenso. Se esperarmos o branqueamento (epidermólise), o risco de cicatriz é maior. Cuidado redobrado deve ser dedicado aos pacientes em uso regular de retinoides.

A remoção do esfoliante é feita em água corrente ou, de preferência, com quadrados de algodão embebidos em soro fisiológico ou solução de bicarbonato de sódio a 8% (Tabela 32.2.7). O procedimento é bem tolerado. A sensação de ardência e agulhadas na pele é minimizada pelo vento frio de um ventilador. Em áreas extrafaciais, a permanência do esfoliante pode chegar a 15 minutos, ou mais.

Reações adversas como epidermólise e formação de cicatriz podem ocorrer, conforme citado anteriormente. Menos comumente, ocorre dermatite perioral acneiforme, principalmente no mento, e urticária.

Retinoides

Os *peelings* de ácido retinoico são utilizados em concentrações que variam de 5 a 12% em veículo gel, loção, creme ou propilenoglicol. Está indicado para tratamento de fotoenvelhecimento leve a moderado, discromias, acne e cicatrizes superficiais. A desvantagem é que o paciente deve permanecer com o produto na pele por um período de 6 a 12 horas e tem coloração amarelada ou base. A remoção é feita com água e sabonete. É recomendado excluir seu uso na gravidez. Efeitos adversos são raros, podendo ocorrer erupção acneiforme, alergia, telangiectasias e queratite superficial.

Métodos combinados

Com o objetivo de otimizar, ou aprofundar o procedimento, podemos associar esfoliantes, tendo sempre em conta o melhor resultado (Figura 32.2.2). Diversas combinações têm sido propostas, em relatos isolados. As mais frequentes em quimioesfoliações superficiais estão descritas a seguir.

AHA + 5-fluoracil

Essa associação é indicada para tratamento de peles fotoenvelhecidas, com múltiplas ceratoses actínicas. Os resultados são mais rápidos do que quando o 5-fluoracil é usado isoladamente e com menor morbidade. Aplica-se o gel de ácido glicólico a 70%, como descrito anteriormente e, logo a seguir, uma solução alcoólica de 5-fluoracil a 5% que permanece por 12 horas. Esse procedimento é repetido semanalmente, até a regressão do quadro.

Ácido salicílico ou solução de Jessner + 5-fluoracil

Usado em ceratoses actínicas múltiplas. A técnica é a mesma da associação anterior, e os resultados semelhantes.

Ácido salicílico ou AHA + retinoides

É uma das associações preferenciais para o tratamento do melasma. Procede-se, em sequência, como em cada esfoliação isoladamente.

Pasta de resorcina, de TCA e de AHA

Hoje em desuso, a pasta de resorcina ainda encontra adeptos. Corresponde a uma associação de resorcina e ácido salicílico em uma base secativa. Aplica-se sobre a pele previamente desengordurada e, após 20 a 30 minutos, retira-se friccionando uma gaze umedecida em soro fisiológico. A área não deve ser lavada antes de 12 horas. O procedimento pode ser repetido semanalmente em acne, melasma e melanoses do dorso das mãos.

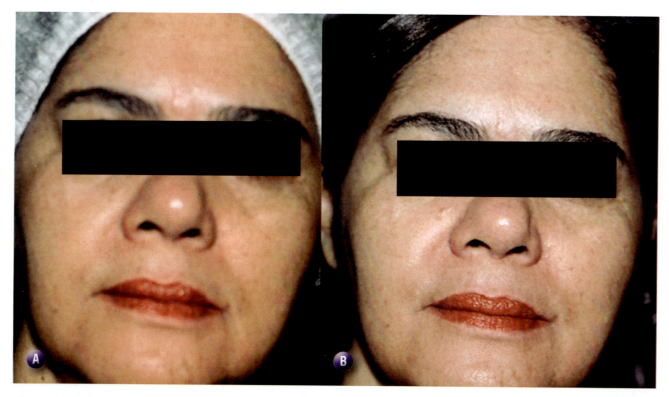

Figura 32.2.2 – Peeling combinado: solução de Jessner e ATA 25%. (Fonte: Arquivo pessoal Dra. Izelda Maria Carvalho Costa.)

As pastas de TCA e de AHA, assim como a anterior, não apresentam vantagens sobre as soluções com esses esfoliantes, conferindo falsa impressão de segurança.

Complicações

As esfoliações superficiais são procedimentos seguros que requerem bom senso e treinamento adequado. Apesar de simples, não são todos que podem fazê-las. Costumamos dizer que "para fazer *peeling*, tem que ter *feeling*", como alerta àqueles que, sem experiência ou aptidão adequadas, insistem em realizar este procedimento.

As complicações mais frequentes decorrem de seleção inadequada dos pacientes. Impõe-se correta avaliação para a consequente escolha do método a ser proposto. As condições físicas e psíquicas do paciente devem ser criteriosamente analisadas, as expectativas discutidas e o método, minuciosamente explicado. É recomendado entregar ao paciente um impresso com a descrição do procedimento a ser realizado e fotografias devem ser obtidas antes de se iniciar o tratamento. A assinatura de um termo de consentimento pós-informado é recomendada por muitos, especialmente pelos juristas, mas isso somente terá valor se a assinatura for por autenticidade, ou na presença de testemunhas. Outros, no entanto, defendem que ao exigir esse termo o médico poderá estar induzindo a quebra de relação médico-paciente, com todas as suas consequências.

As esfoliações superficiais são muito mais seguras do que as médias e as profundas. Entretanto, não sendo procedimentos exatos, estão sujeitas a intercorrências e a resultados inesperados.

BIBLIOGRAFIA CONSULTADA

1. Atzori L, Brundu MA, Orru A et al. Glycolic acid peeling in the treatment of acne. J Eur Acad Dermatol Venereol Mar. 1999; 12(2):119-22.
2. Brody HJ. Chemical Peeling. St. Louis: Mosby, 1992.
3. Costa IMC. Peelings químicos. In: Rotinas de Diagnóstico e Tratamento da Sociedade Brasileira d Dermatologia. 2 ed. Rio de Janeiro: Ed. Gen, 2012.
4. Dinner MI, Artz JS. The art of the trichloroacetic acid chemical peel. Clin Plast Surg. 1998; 25:53-62.
5. Ditre CM, Griffin TD, Murphy GF et al. The effects of alpha-hydroxy acids (AHAs) on photo-aged skin: A pilot clinical, histological and ultrastructural study. J Am Acad Dermatol. 1996; 34:187-95.

6. Kadunc BV, Kede MPV, Guedes LS et al. Peelings Químicos. In: Tratado de cirurgia dermatológica, cosmiatria e laser da Sociedade Brasileira de Dermatologia. Rio de Janeiro: Elsevier. 2012; 311- 32.

7. Kim IH, KIM HK, Kye YC. Effects of tretinoin pre-treatment on TCA chemical peel in guinea pig skin. J Korean Med Sci. 1996; 11:335-41.

8. Kligman D, Kligman AM. Salicylicacid peels for the treatment of photoaging. Dermatol Surg Mar. 1988; 24(3): 325-8.

9. Perricone NV, Di Nardo JC. Photoprotective and antiinflammatory effects of topical glycolic acid. Dermatol Surg May. 1996; 22:435-7.

10. Ponzio HAS. Contribuição à classificação clínica e histopatológica dos melasmas (Dissertação de Mestrado) UFRGS, 1995.

11. Singh-Behl D, Tung RC. Chemical peels. In: Cosmetic Dermatology, Requisites in Dermatology. Rio de Janeiro: Elsevier. 2009; 81-101.

12. Stagnone JJ. Superficial peeling. J Dermatol Surg Oncol. 1989; 15:924-30.

13. Tung RC, Rubin MG. Chemical Peels, Procedures in cosmetic dermatology. 2 ed. Rio de Janeiro: Elsevier, 2011.

14. Van Scott EJ, Yu RJ. Hyperkeratinization, corneocyte cohesion, and alpha hydroxy acids. J Am Acad Dermatol. 1984; 11:867-79.

15. Vossen M, Hage JJ, Karim RB. Formulation of trichloroacetic acid peeling solution: a bibliometric analysis. Plast Reconstr Surg. 2000; 105(3):1088-94.

16. Yokomizo VMF, Benemond TMH, Chisaki C et al. Peelings químicos: revisão e aplicação prática. Surg Cosmet Dermatol. 2013; 5(1):5868.

Capítulo 32.3

Peelings Químicos Médios Combinados

Izelda Maria Carvalho Costa
Sofia Sales Martins

Pontos de destaque

- A destruição da epiderme e a indução de inflamação dentro da derme papilar constituem *peeling* químico médio.
- É importante que o paciente seja informado detalhadamente a respeito de todos os passos do procedimento, incluindo expectativas realistas dos resultados e de possíveis complicações.
- A esfoliação química de média profundidade obtida com a combinação da solução de Jessner + ATA 35% é efetiva no tratamento do fotoenvelhecimento moderado.

Atualmente, existem novos e numerosos agentes no mercado que são utilizados nos *peelings* químicos.

O dermatologista deve basear a sua escolha na literatura médica e não em propagandas que são tão comuns em produtos cosméticos.

Todos os agentes que produzem *peelings* superficiais, médios e profundos são derivados de produtos químicos conhecidos que causam esfoliação, destruição e/ou inflamação da pele de maneira controlada e o médico precisa saber o que há de melhor em tais produtos.

Na literatura médica há estudos científicos que comprovam segurança e eficácia, com protocolos clínicos, experimentais e histológicos, fornecendo a segurança necessária. Só devemos utilizar os agentes químicos que causam as referidas reações quando os conhecemos bem.

A destruição da epiderme e a indução de inflamação dentro da derme papilar constituem *peeling* químico médio.

Mecanismos de ação

São três os principais mecanismos pelos quais as esfoliações causam as alterações na pele: estimulação do crescimento epidérmico em função da remoção do estrato córneo, destruição de camadas de peles lesadas e indução de resposta inflamatória profunda que é capaz de provocar nova formação de tecido colágeno e de substância fundamental.

Indicações e seleção de pacientes

Como regra geral, todos os pacientes podem ser submetidos aos *peelings* químicos médios. A maioria das contraindicações é relativa e não absoluta. As contraindicações absolutas são: gestação, lesões ativas de herpes vírus e outras lesões infectadas.

É importante analisar o paciente com fotoenvelhecimento levando-se em consideração a cor da pele, o fototipo, assim como o grau de fotoenvelhecimento.

Complicações pigmentares podem ser um problema em pacientes submetidos a *peelings* químicos médios e profundos.

Faz-se necessário lembrar também que, quando o procedimento é realizado em uma única unidade cosmética pode levar a uma significativa mudança de cor no restante da face, especialmente em fototipos de III a VI. O paciente precisa estar informado de tais riscos e os dermatologistas devem minimizar essas mudanças pigmentares, utilizando técnicas apropriadas.

Os *peelings* químicos médios são indicados no fotoenvelhecimento moderado e leve, cicatrizes atróficas superficiais e desordens pigmentares. Portanto uma avaliação clínica cuidadosa de cada paciente se faz necessária. Além do mais, estar atento às expectativas do paciente com relação ao procedimento é de suma importância. O paciente deve estar ciente de que a melhora do fotodano, diminuição de leves cicatrizes, assim como determinados casos de hiperpigmentação podem ser favorecidos utilizando-se *peelings* químicos médios. Porém, alterações vasculares, cicatrizes profundas, hiperpigmentações profundas e poros dilatados não serão alterados.

Assim como em qualquer procedimento cirúrgico, o paciente precisa demonstrar equilíbrio, que é tão necessário no pós-operatório, no sentido de seguir as recomendações médicas evitando-se, dessa forma, o risco de complicações.

Cuidados pré-peelings

Mesmo que não haja história de herpes simples, introduzir aciclovir 1 dia antes – 200 mg, cinco vezes ao dia – até a completa reepitelização (geralmente 10 dias).

Cerca de duas semanas antes do *peeling*, deve ser realizado um preparo prévio com produtos como hidroquinona, tretinoína, vitamina C e protetor solar. Tais cuidados são importantes porque: diminuem o tempo de cicatrização, permitem que haja uma penetração mais uniforme do produto, podem

diminuir o risco de hiperpigmentação pós-inflamatória, dimensionam a tolerabilidade cutânea do paciente a esses produtos – que serão importantes no pós-operatório e também no período de manutenção, e por fim é possível também avaliar a capacidade psicológica do paciente frente ao procedimento.

Peelings *químicos médios combinados*

Como já referido, um *peeling* químico médio é definido como um dano controlado de agentes químicos à epiderme e à derme papilar, resultando em mudanças regenerativas que podem ser obtidas em uma única sessão.

É um procedimento que pode ser repetido a cada 6 a 9 meses, a depender do grau de fotoenvelhecimento que permanecer após o procedimento.

O exemplo clássico de *peeling* químico de média profundidade é o ácido tricloroacético (ATA) 50% de concentração, bastante eficaz no fotoenvelhecimento. Contudo, quando o ATA é utilizado em concentrações maiores que 40%, os riscos de discromias e cicatrizes hipertróficas aumentam.

Com o objetivo de diminuir tais morbidades com o ATA em concentrações mais altas, têm sido utilizadas combinações de outros produtos a este agente químico.

Brody introduziu a combinação de CO_2 e ATA 35% em 1986 no tratamento do fotoenvelhecimento e cicatrizes leves de acne, obtendo bons resultados.

Uma das combinações com o ATA em *peelings* químicos médios combinados é a aplicação da solução de Jessner antes do ATA 35%, que tem se mostrado bastante eficaz e com poucos riscos de complicações.

Essa associação foi divulgada por Monheit em 1989. A solução de Jessner é composta pelos seguintes agentes:

- Resorcinol   14 g
- Ácido salicílico   14 g
- Ácido lático   14 mL
- Etanol   100 mL

Outra opção é a aplicação prévia de ácido glicólico a 70% seguida de ATA 35%.

Tais combinações têm sido bastante eficazes no tratamento do fotoenvelhecimento leve a moderado, incluindo alterações pigmentares, lentigos, discromias e rítides, além de úteis na remoção de ceratoses actínicas, sendo importante alternativa à quimioterapia com o 5-fluoracil tópico. A quimioterapia tópica causa intensa morbidade durante 3 semanas e as crostas persistem por até mais de 6 semanas. A combinação da solução de Jessner mais ATA 35% é um procedimento de similar benefício terapêutico e com menor tempo de reepitelização – cerca de 10 dias – e com diminuição importante da morbidade.

Técnicas

Inicia-se o procedimento pelo desengorduramento da pele a ser tratada. De maneira geral, as esfoliações médias não necessitam de procedimentos anestésicos, porém de acordo com a tolerância do paciente cremes anestésicos podem ser utilizados. Normalmente, o uso de ventiladores alivia o desconforto causado pelos agentes. Pode ser recomendado ainda ao paciente o uso de dois comprimidos de aspirina 100 mg 30 a 60 minutos antes do procedimento. A técnica de aplicação do agente do *peeling* pode utilizar algodão/cotonete, gaze ou pincéis. Os autores preferem gaze dobrada em quatro.

Associação da solução de Jessner + ATA 35%

No caso desta combinação, o uso prévio da solução de Jessner tem ação ceratolítica, facilitando, portanto, a penetração do ácido tricloroacético.

O tempo de reepitelização é de 7 a 10 dias.

Com esta associação, há uma redução significativa da morbidade do ATA quando utilizado em concentrações maiores isoladamente e os resultados são bastante compensadores.

É importante que o paciente seja informado detalhadamente a respeito de todos os passos do procedimento, incluindo expectativas realistas dos resultados e de possíveis complicações.

O paciente deve ser também fotografado antes da esfoliação.

Para alívio da dor e redução do edema podem ser oferecidos ao paciente anti-inflamatórios não esteroidais antes do procedimento e nas primeiras 24 horas.

O paciente precisa ser informado de que o desconforto produzido pelos agentes esfoliantes é passageiro.

O desengorduramento vigoroso da face com acetona ou álcool é necessário para maior penetração

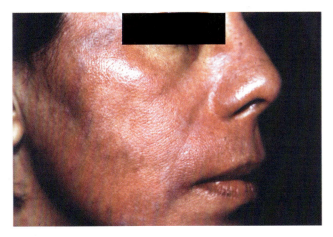

Figura 32.3.1 – *Branqueamento irregular produzido pela solução de Jessner. (Fonte: Izelda Maria Carvalho Costa.)*

dos agentes. A solução de Jessner é aplicada com gaze dobrada em quatro ou com cotonetes em áreas como pálpebras. Podem ser aplicadas uma ou duas camadas da solução de Jessner que produzirão eritema e branqueamento mais leve do que o produzido pelo ácido tricloroacético (Figura 32.3.1).

Geralmente, inicia-se a esfoliação média cobrindo a região frontal, em seguida regiões malares, nariz e queixo. As pálpebras são deixadas por último, respeitando 3 a 4 mm das bordas palpebrais. Para maior segurança, quando se realizam esfoliações de maior profundidade, deve-se aplicar previamente ao procedimento pomada antibiótica oftálmica no sentido de evitar danos oculares graves.

A seguir, o ácido tricloroacético a 35% é aplicado com cotonetes ou gazes dobradas, tendo-se o cuidado de não as usar encharcadas do produto.

Poucos minutos após a aplicação do agente, o branqueamento é nítido (Figura 32.3.2). Deve-se ter o cuidado com reaplicações, reservando-as para áreas incompletas. Sempre que for necessária a reaplicação do ATA, deve-se esperar de 3 a 4 minutos para que não haja superaplicação, o que pode trazer resultados inestéticos.

Nas pálpebras, não usar gazes, mas sim cotonetes. Lágrimas devem ser enxugadas durante a esfoliação, para evitar danos oculares por atração capilar e ainda a lágrima escorrer pelo rosto diluindo o agente e provocando consequentemente uma faixa de pele com esfoliação mais superficial. Pode acontecer ainda de a lágrima escorrer pelo pescoço levando consigo o ácido e provocando esfoliação numa área não programada.

■ PEELINGS QUÍMICOS MÉDIOS COMBINADOS

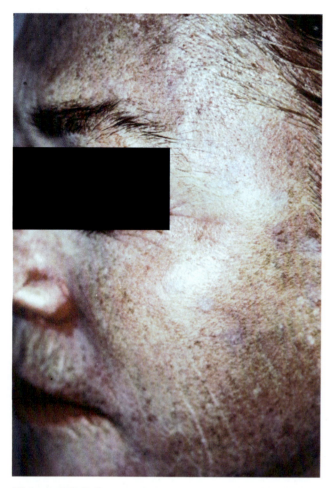

Figura 32.3.2 – Branqueamento obtido após a aplicação de ATA 35%. (Fonte: Izelda Maria Carvalho Costa.)

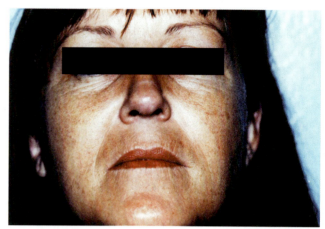

Figura 32.3.3 – Paciente com fotoenvelhecimento moderado. Antes. (Fonte: Izelda Maria Carvalho Costa.)

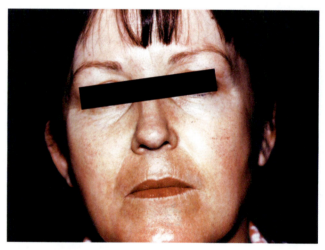

Figura 32.3.4 – Paciente 2 meses após a aplicação da solução de Jessner + ATA 35%. (Fonte: Izelda Maria Carvalho Costa.)

Compressas geladas com soro fisiológico são bastante úteis na conclusão das esfoliações.

Cerca de 30 minutos após o branqueamento, este vai sendo substituído por um leve eritema e a sensação de ardor vai desaparecendo. Edema pós-operatório e eritema podem surgir.

Compressas diárias com soro fisiológico várias vezes ao dia devem ser estimuladas, bem como a aplicação de emoliente.

A descamação e a reepitelização estarão completas em 7 a 10 dias, e a presença de eritema pode persistir por 2 a 4 semanas.

Resultados

A esfoliação química de média profundidade obtida com a combinação da solução de Jessner + ATA 35% é efetiva no tratamento do fotoenvelhecimento moderado (Figuras 32.3.3 e 32.3.4).

Uma outra esfoliação química de média profundidade é a combinação do ácido glicólico a 70% + ATA 35% como foi demonstrado por Coleman em 1994. O objetivo desta, como na esfoliação anterior, é a obtenção de um procedimento mais uniforme e mais seguro do que aquele com o uso isolado do ácido tricloroacético.

Associação do ácido glicólico 70% + ATA 35%

Após a limpeza da pele, não é necessário o uso da acetona, o ácido glicólico a 70% é aplicado e deixado sobre a pele por 2 minutos, enxaguando-a em seguida com água abundante. A seguir, aplica-se o ácido tricloroacético a 35% como na técnica anterior.

Os estudos histológicos encontrados por Coleman mostram que a injúria química ocorre na derme média com a deposição de colágeno e tecido fibroso em uma "zona de Grenz", ocorrendo após 60 a 90 dias do pós-operatório. A "zona de Grenz" é similar à observada na combinação da solução de Jessner + ATA 35% e levemente mais estreita do que a produzida por CO_2 e ATA 35%.

Os resultados também são bastante efetivos e satisfatórios, semelhantes aos obtidos com a combinação da solução de Jessner + ATA 35% (Figuras 32.3.5 a 32.3.9).

Complicações

As principais complicações que podem ocorrer nas esfoliações de média profundidade são:

Alterações pigmentares

- **Hiperpigmentação:** mais comum nos indivíduos de pele tipo IV e V. Pode surgir em 4 a 5 dias ou em até 2 meses. É importante determinar através da lâmpada de Wood o nível de pigmentação. Geralmente ocorre por exposição ao sol. No tratamento são usados fotoprotetores, hidroquinona, ácido kójico ou ácido azelaico. Em casos resistentes pode-se fazer nova esfoliação com ATA 10%, Jessner ou ácido glicólico a 50%. As hiperpigmentações são frequentes, porém são, de maneira geral, transitórias e respondem bem aos tratamentos instituídos (Figura 32.3.16).
- **Hipopigmentação:** mais comuns em esfoliações profundas e não há tratamento eficaz.

Cicatrizes

Podem ocorrer principalmente em pacientes com história de queloides, de tratamento com isotretinoí-

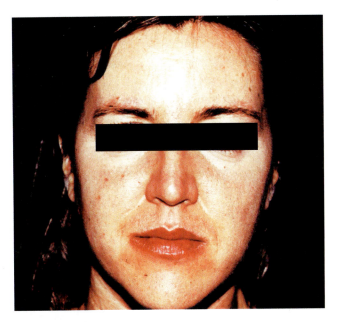

Figura 32.3.5 – Paciente de 35 anos de idade portadora de fotoenvelhecimento. Antes. (Fonte: Izelda Maria Carvalho Costa.)

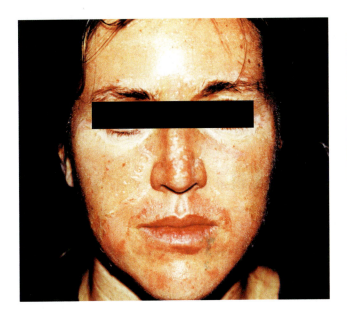

Figura 32.3.6 – Paciente após 3 dias da aplicação de ácido glicólico 70% + ATA 35% – início da descamação. (Fonte: Izelda Maria Carvalho Costa.)

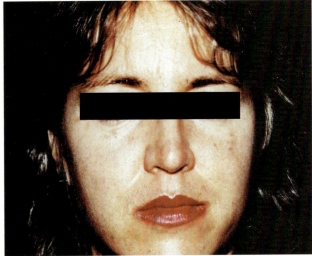

Figura 32.3.7 – Paciente após 4 meses da aplicação de ácido glicólico 70% + ATA 35% – melhora intensa principalmente das alterações da pigmentação. (Fonte: Izelda Maria Carvalho Costa.)

■ *Peelings Químicos Médios Combinados*

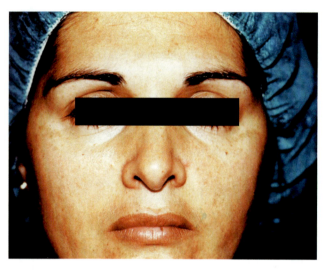

Figura 32.3.8 – *Paciente de 34 anos portadora de fotoenvelhecimento leve/moderado. Antes. (Fonte: Izelda Maria Carvalho Costa.)*

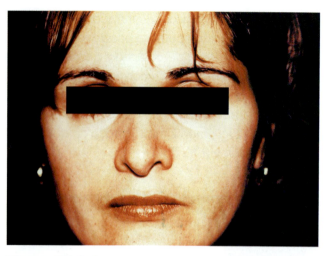

Figura 32.3.9 – *Paciente após 3 meses de tratamento – melhora significativa do fotoenvelhecimento após a aplicação de ácido glicólico 70% + ATA 35%. (Fonte: Izelda Maria Carvalho Costa.)*

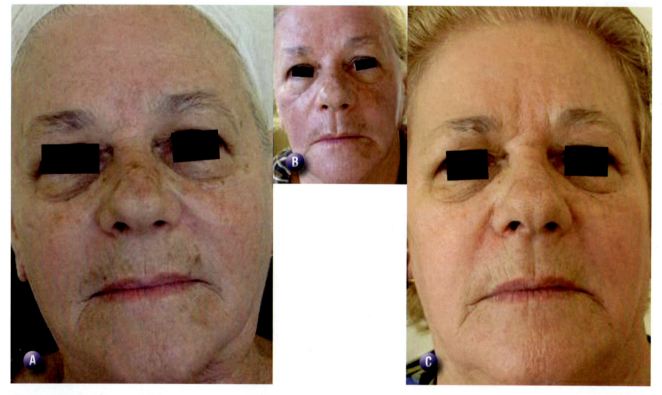

Figura 32.3.10 – *Fotoenvelhecimento **(A)** antes, **(B)** durante e **(C)** após 6 meses de solução de Jessner + ATA 35%. (Fonte: Izelda Maria Carvalho Costa.)*

na, que foram submetidos a outra esfoliação antes da cicatrização adequada, que sofreram infecções, traumas ou retiradas precoces da escamas no período pós-esfoliação. O tratamento deve ser iniciado o mais precocemente possível, sendo recomendado o uso de corticoides tópicos, sob oclusão ou intralesionais. Correções cirúrgicas só podem ser feitas após um período mínimo de 6 meses.

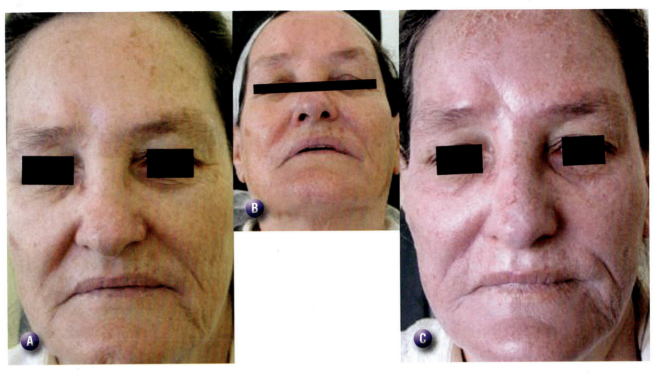

Figura 32.3.11 – **(A-C)** *Fotoenvelhecimento – observar o aspecto logo após ácido glicólico 70% + ATA 35%. (Fonte: Izelda Maria Carvalho Costa.)*

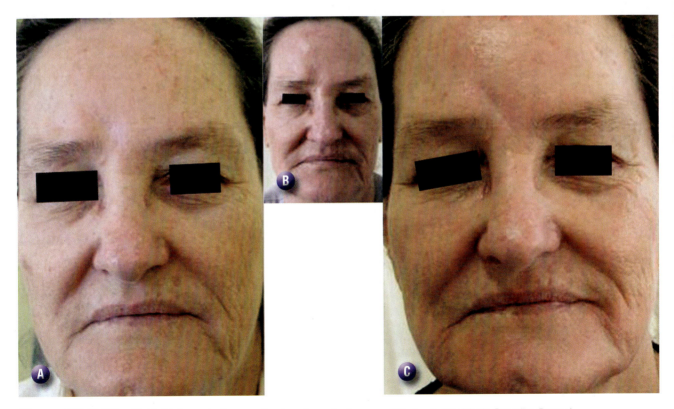

Figura 32.3.12 – **(A-C)** *Melhora do fotoenvelhecimento após 4 meses. (Fonte: Izelda Maria Carvalho Costa.)*

■ Peelings Químicos Médios Combinados

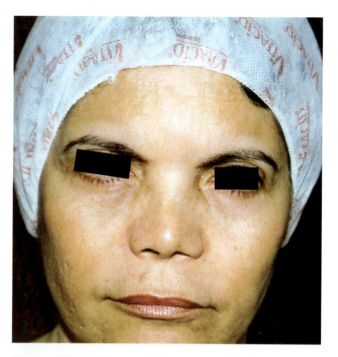

Figura 32.3.13 – Fotoenvelhecimento. (Fonte: Izelda Maria Carvalho Costa.)

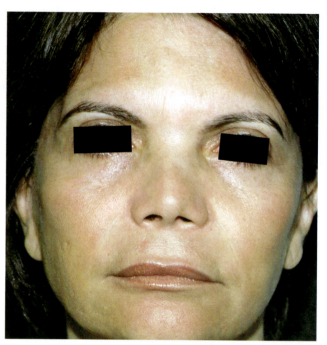

Figura 32.3.14 – Após 4 meses de ácido glicólico 70% + ATA 35% com melhora satisfatória. (Fonte: Izelda Maria Carvalho Costa.)

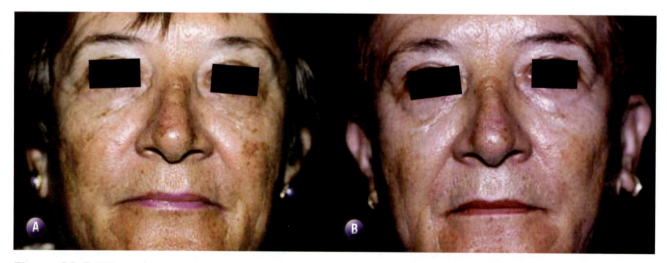

Figura 32.3.15 – Fotoenvelhecimento **(A)** antes e **(B)** após 8 meses de solução de Jessner + ATA 35%. (Fonte: Izelda Maria Carvalho Costa.)

Infecções

Bacterianas (*estafilococos, estreptococos, pseudomonas*), virais (herpes simples) que devem ser tratadas conforme a etiologia.

Eritema persistente

Usualmente desaparece após 30 ou 60 dias. O eritema persistente pode indicar ou evoluir para cicatriz hipertrófica futura. Entre as causas do eritema persistente podem ser incluídas: sensibilidade ao agente, doenças preexistentes (rosácea, atopia, lúpus eritematoso), eczema de contato pelo agente ou por substâncias usadas na pós-esfoliação, tratamento pré e pós com tretinoína, uso de isotretinoína antes da esfoliação. O tratamento deve ser feito com corticoides tópicos ou inibidores da calcineurina tópicos. Em casos resistentes usar corticoide intralesional.

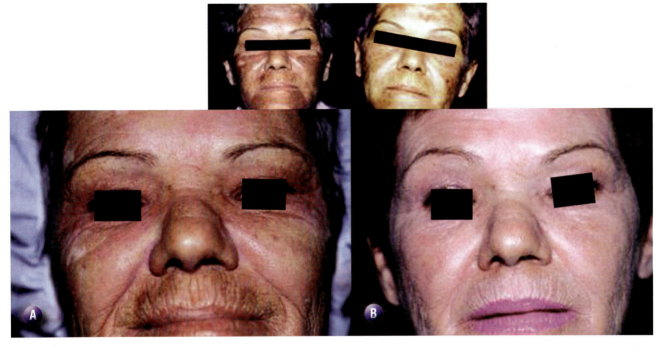

Figura 32.3.16 – **(A-B)** Hipercromia após 3 semanas de solução de Jessner + ATA 35% e com rápido clareamento após tratamento tópico. (Fonte: Izelda Maria Carvalho Costa.)

Outras complicações como equimoses, erupções acneiformes e reações alérgicas também podem surgir.

Conclusão

As combinações de agentes químicos esfoliantes de média profundidade têm se tornado bastante difundidas, a partir da década de 1990. Estas técnicas evitam os riscos das esfoliações mais profundas e fornecem ao paciente resultados e benefícios maiores do que os obtidos com as esfoliações superficiais.

BIBLIOGRAFIA CONSULTADA

1. Bagatin E, Hassun K, Talarico S. Revisão sistemática sobre peelings químicos. Surg Cosm Dermatol. 2009; 1:37-46.
2. Brody HJ, Hailey CW. Medium-depth chemical peeling of the skin: a variation of superfical chemosurgery. J Dermatol Surg Oncol. 1986; 12:1268-75.
3. Clark E, Scerri L. Superficial and médium depth chemical peels. Clin Dermatol. 2008; 26:209.
4. Coleman WP, Brody HJ. Advances in chemical peeling. Dermatol Clin. 1997; 15:19-26.
5. Coleman WP. Futrell JM. The glycolic acid trichloroacetic acid peel. J Dermatol Surg Oncol. 1994; 20:76-80.
6. Cooley JE, Casey DL, Kauffman CL. Manual resurfacing and trichloroacetic acid for the treatment of patients with widespread actinic damage. Dermatol Surg 1997; 23:373-9.
7. Fischer TC, Perosino E, Poli F et al. Chemical peels in aesthetic dermatology: an uptade 2009. J Eur Acad Dermatol Venereol. 2010; 24:281.
8. Jackson A. Chemical peels. Facial Plast Surg. 2014; 30:26.
9. Lawrence N, Brody HJ, Alt TH. Chemical peeling. In: Colleman WP, Hanke CW, Alt TH eds. Cosmetic surgery of the skin. St Louis: Mosby. 1997; 585- 602.
10. Lawrence N, Cox SE, Bordy HJ. Treatment of melasma with Jessner's solution versus glycolic acid: A com-parision of clinical efficacy and evaluation of the predictive ability of Wood's light examination. J Am Acad Dermatol. 1997; 36:589-93.
11. Lawrence N, Cox SE, Cockerell CJ et al. A comparison of the efficacy and safety of Jessner's solution and 35% trichloroacetic acid vs 5% fluoracil in the treatment of widespread facial actinic keratoses. Arch Dermatol. 1995; 131:176-81.
12. Maloney BP, Milman B, Monheit G et al. The etiology of prolonged erythema after chemical pell. Dermatol Surg. 1998; 24:337-41.
13. Monheit GD. The Jessner's and TCA peel: a medium-depth chemical peel. Dermatol Surg Oncol. 1989; 15:945-50.
14. Roenigk RK, Brodland G. Facial chemical peel. In: Baran R, MaibachHI,eds. Cosmetic dermatology. Baltimore: Williams & Wilkins. 1994; 439-50.
15. Salam A, Dadzie OE, Galadari H. Chemical peeling in ethnic skin: an update. Br J Dermatol. 2013; 169:82.

Capítulo 32.4

Peelings Químicos Médios em Peles de Fototipos IV e V

Izelda Maria Carvalho Costa
Sofia Sales Martins

Pontos de destaque

- Deve-se ter cuidado especial no pré e no pós-operatório dos pacientes de fototipos IV e VI, a fim de evitar complicações, principalmente hiperpigmentação.
- A principal complicação dos *peelings* em pacientes de fototipos IV a VI é a hiperpigmentação.
- Os resultados de *peelings* em pacientes de fototipo alto podem ser muito gratificantes desde que observadas as indicações e os cuidados pré e pós-operatórios.

Os *peelings* químicos médios têm tradicionalmente indicações em peles claras (fototipos I, II e III na classificação de Fitzpatrick), onde em geral as complicações são raras. As combinações mais utilizadas são a solução de Jessner associada ao ATA 35% ou ácido glicólico a 70%, associado ao ATA 35%.

Por outro lado, existe um grande cuidado ou mesmo temor nas suas indicações em peles de fototipos IV a VI, devido principalmente aos riscos de distúrbios da pigmentação, especialmente hiperpigmentação. No entanto, se medidas e cuidados forem adotados nos períodos pré e pós-operatórios, esses procedimentos podem ser passíveis de realização e os resultados satisfatórios e gratificantes (Figuras 32.4.1 a 32.4.5).

A ocorrência de hiperpigmentação pós-inflamatória é proporcional à profundidade da esfoliação química. É muito comum, porém, transitória (Figura 32.4.6). A hipopigmentação pode ocorrer em casos de aprofundamento dos *peelings*.

O preparo prévio e especialmente pós-operatório com tretinoína, hidroquinona e desonida (dependendo do grau de irritação da pele) parecem ser importantes na prevenção da hiperpigmentação. Esse preparo deve ser mais rigoroso e prolongado que nos pacientes de fototipos menores, iniciando 2 a 12 semanas antes. Deve-se lembrar também de questionar o paciente quanto a antecedentes de queloide e alterações da cicatrização. A fotoproteção é extremamente importante tanto no pré quanto no pós-operatório, sendo recomendado o uso de filtros químicos e físicos.

Em fototipos IV a VI o ideal é sejam feitas aplicações mais suaves e com maior número de sessões para se obterem melhores resultados. Novos agentes ou combinações de *peelings* devem ser usados com maior cautela em fototipo mais alto devido à maioria dos estudos serem realizados com pacientes de peles claras.

■ Peelings Químicos Médios em Peles de Fototipos IV e V

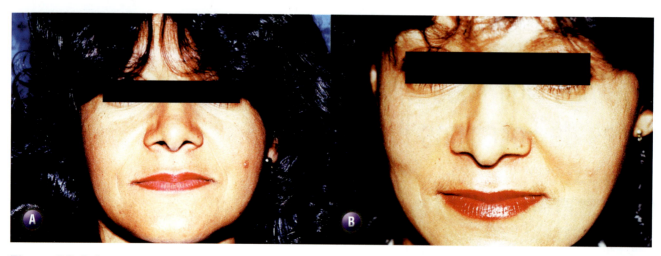

Figura 32.4.1 – *Fotoenvelhecimento:* **(A)** *antes e* **(B)** *após 9 meses de esfoliação química com solução de Jessner e ATA 35%. (Fonte: Izelda Maria Carvalho Costa.)*

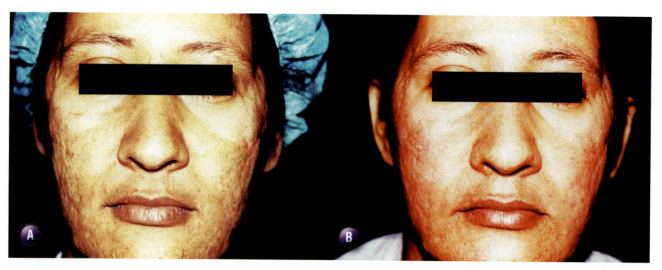

Figura 32.4.2 – *Melasma:* **(A)** *antes e* **(B)** *após 6 meses de aplicação de ácido glicólico 70% em gel + ATA 35%. (Fonte: Izelda Maria Carvalho Costa.)*

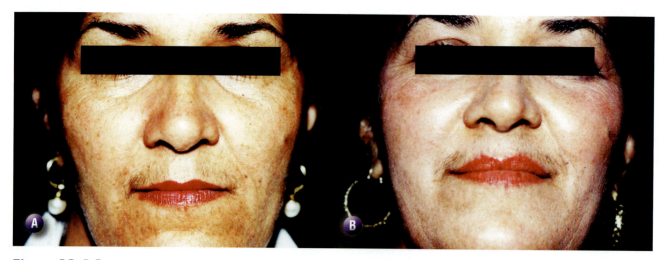

Figura 32.4.3 – *Fotoenvelhecimento:* **(A)** *antes e* **(B)** *após 1 ano de aplicação de ácido glicólico 70% em gel e ATA 35%. (Fonte: Izelda Maria Carvalho Costa.)*

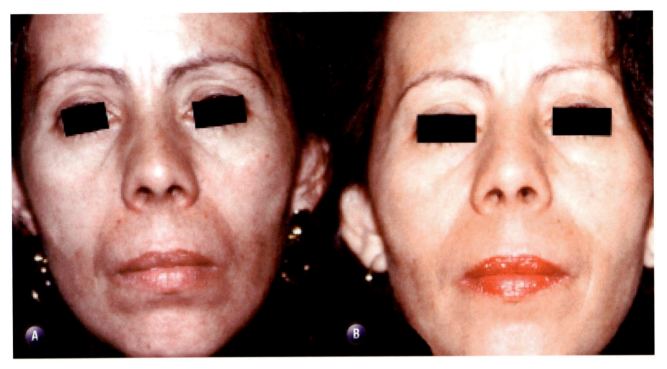

Figura 32.4.4 – *Fotoenvelhecimento em pele fototipo IV:* **(A)** *antes e* **(B)** *após 6 meses de ácido glicólico 70% + ATA 35% sem intercorrências. (Fonte: Izelda Maria Carvalho Costa.)*

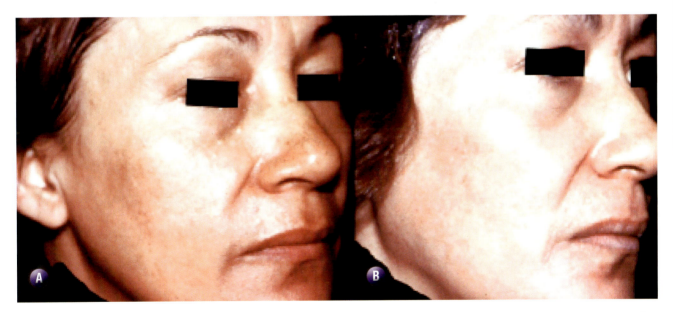

Figura 32.4.5 – **(A-B)** *Fotoenvelhecimento em pele do fototipo IV com mesmo procedimento anterior. (Fonte: Izelda Maria Carvalho Costa.)*

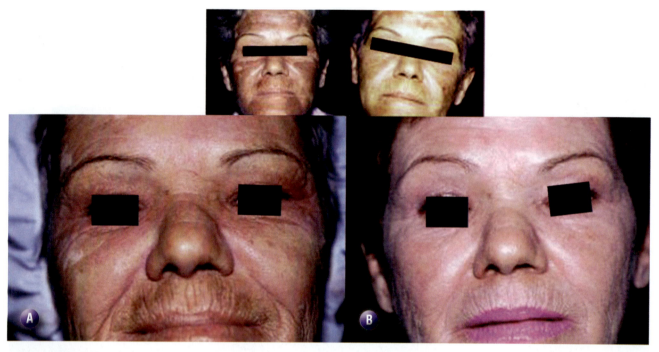

Figura 32.4.6 – **(A-B)** *Hipercromia em paciente fototipo V após esfoliação quimíca média que cedeu rapidamente a clareadores tópicos. (Fonte: Izelda Maria Carvalho Costa.)*

BIBLIOGRAFIA CONSULTADA

1. Davis EC, Callender VD. Aesthetic dermatology for aging ethnic skin. Dermatol Surg. 2011; 37:901.
2. Rullan P, Karam AM. Chemical peels for darker skin types. Facial Plast Surg Clin North Am. 2010; 18:111.
3. Salam A, Dadzie OE, Galadari H. Chemical peeling in ethnic skin: an update. Br J Dermatol. 2013; 169:82.

Capítulo 32.5

Esfoliação ou *Peeling* Químico Profundo (*Peeling* de Fenol com a Fórmula de Baker)

Chinobu Chisaki
Leandro Fonseca Noriega

Introdução

Peeling profundo é tradicionalmente realizado com fórmulas baseadas em fenol e atinge a derme reticular média. O *peeling* de fenol permanece como o padrão-ouro dos *peelings* químicos, pois nenhuma fórmula de quimioesfoliação rejuvenesce mais do que esta. É ainda padrão de comparação para outros métodos de rejuvenescimento, como o *laser*, a dermoabrasão, o microagulhamento e outros. Somando-se ao desaparecimento das rugas, produz também um efeito *lifting* devido à importante retração da pele, mantendo a expressão natural. Nota-se, porém, que é inapropriado comparar o *peeling* de fenol e suas indicações com os efeitos de um *lifting* cirúrgico. O *peeling* de fenol corrige alterações pigmentares e actínicas trazendo a vantagem adicional de diminuir o aparecimento de lesões pré-cancerosas e cancerosas da pele fotoenvelhecida (Figuras 32.5.1-32.5.5).

Atualmente é encontrado na literatura com o nome de fenol ou *croton oil peel*, devido ao papel do óleo de cróton para o aprofundamento deste *peeling*.

Devido a sua toxicidade, o fenol deve ser aplicado cuidadosamente, obedecendo à técnica recomendada e as contraindicações. O paciente deve ser monitorado para um pronto atendimento de qualquer eventual efeito sistêmico.

Para este método excepcional de rejuvenescimento existem inúmeras fórmulas; neste capítulo será descrito o *peeling* químico profundo com a fórmula de Baker.

Histórico

O *peeling* de fenol e suas fórmulas secretas foram de domínio das esteticistas leigas até começo dos anos 1960. Há relatos que no início dos anos 1920, estas usavam fórmulas com fenol e óleo de cróton em Hollywood. Eram renomadas, ajudavam as estrelas a manterem suas carreiras e proclamavam a técnica como "a fonte da juventude". Mas há um artigo médico de 1917, de Montgomery, sobre uma esteticista leiga usando fenol oclusivo em Nova York.

Ao longo do tempo, informações foram pagas ou permutadas por médicos para a obtenção destas fórmulas e, em 1927, um cirurgião de Los Angeles, H.O. Bames, descreveu detalhadamente o *peeling* de fenol ocluído e a importância de fazer a aplicação por áreas, e com intervalo de tempo entre elas, o que muitas esteticistas leigas não faziam. Ele referiu também que elas não utilizavam esta técnica na região cervical. Em 1959, Adolph Brown, de Los Angeles, patenteou uma fórmula com fenol e óleo de cróton. Ele publicou, em 1960, no British Journal of Plastic Surgery, o primeiro estudo detalhado após o de Bames, sobre fórmulas, histologia e toxicidade do fenol . Neste trabalho ele traçou alguns dogmas incorretos que persistiram por muitos anos como: 1) o fenol é o ingrediente ativo, 2) o fenol penetra mais

CIRURGIA DERMATOLÓGICA INTERMEDIÁRIA

607

■ Esfoliação ou *Peeling* Químico Profundo (*Peeling* de Fenol com a Fórmula de Baker)

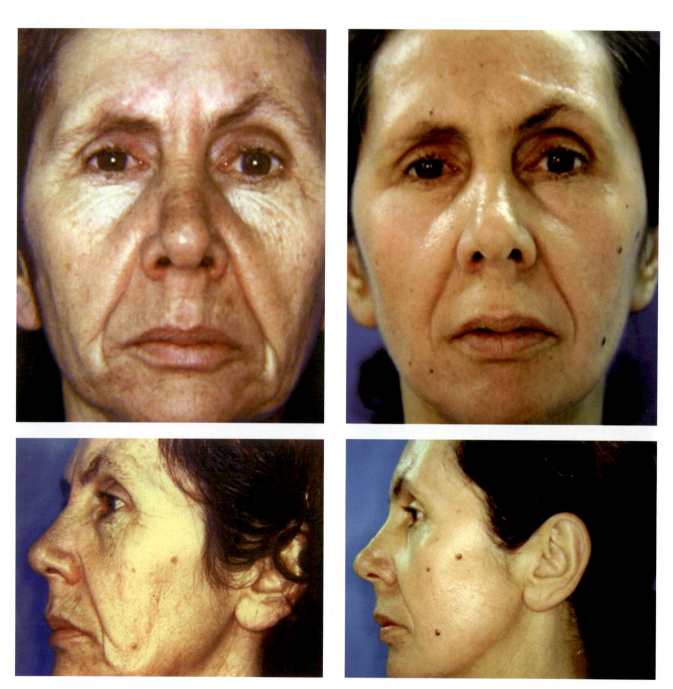

Figuras 32.5.1 e 32.5.2 – Paciente de 40 anos com acentuado envelhecimento. Presença de carcinoma basocelular na região esquerda da fronte e cicatriz cirúrgica de exérese de carcinoma basocelular próximo à sobrancelha esquerda. (Fonte: Chinobu Chisaki.)

Figuras 32.5.3 e 32.5.4 – Paciente 6 meses após peeling de fenol ocluído com esparadrapo. Efeito lifting e melhora das rugas. Acentuação e aparecimento de nevos. (Fonte: Chinobu Chisaki.)

em concentrações mais baixas e 3) adicionando-se um agente que diminui a tensão superficial aumenta-se a penetração. Um exemplo de agente que diminui a tensão superficial é o Septisol®, ou sabão líquido. Também em 1959, o cirurgião plástico, Clyde Litton, obteve uma fórmula com uma esteticista e apresentou em 1961, no Encontro Anual de Cirurgia Plástica em New Orleans, o seguimento de 2 anos de 50 pacientes. Mas o início da moderna era do *peeling* de fenol foi quando Thomas Baker obteve dados de fórmulas de três esteticistas e desenvolveu uma solução modificada de fenol com óleo de cróton, Septisol® e água (Tabela 32.5.1) e a publicou em 1962 na *Plastic and Reconstructive Surgery*.

Esfoliação ou Peeling Químico Profundo (Peeling de Fenol com a Fórmula de Baker)

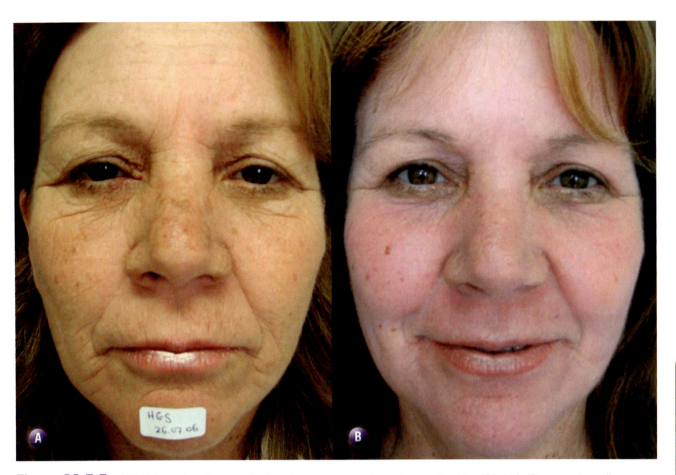

Figura 32.5.5 – **(A)** Pré-peeling. *Fotoenvelhecimento, alterações pigmentares e flacidez.* **(B)** *Após 3 meses do* peeling *com a fórmula de Baker.* (Fonte: Chinobu Chisaki.)

Embora esta fórmula seja extremamente forte, ela foi a mais usada e estudada durante todos estes anos, pois é simples, foi a primeira fórmula publicada integralmente e em uma revista de grande circulação entre os cirurgiões plásticos.

Após isto, entre os vários trabalhos, os de Stegman em 1980 e 1982, auxiliaram para um entendimento mais controlado e científico dos *peelings*. Ele concluiu que a oclusão aumentava a penetração da fórmula de Baker, que quanto maior o número de passadas da solução de Baker maior era o dano, e que esta fórmula sem o óleo de cróton causava menos injúria. Ele observou também que o aumento da concentração de fenol aumentava a injúria. Em 1996, os estudos histológicos de Moy e cols. corroboram os achados de Stegman e estes autores afirmaram que a reação mais intensa e profunda do *peeling* de Baker é devido à combinação dos ingredientes, que causa maior irritação e penetração do fenol.

A série de artigos de Hetter em 2000 demonstra que o óleo de cróton tem ação relevante no *peeling* de fenol; variando suas concentrações há uma modulação proporcional na penetração desta quimioesfoliação. Nestes trabalhos também foram estudadas as concentrações de fenol e observada maior reação tecidual com as concentrações maiores, contestando, portanto, os dogmas de Brown. O papel do surfactante (sabão ou detergente) seria de diminuir a tensão superficial e permitir que o óleo e a mistura de fenol e água emulsifiquem mais facilmente, o que permite uma aplicação mais uniforme.

Fenol – metabolismo, excreção e toxicidade

O fenol, ou ácido carbólico, consiste em um anel de benzeno com um grupo hidroxila, derivado do coaltar ou sintetizado do monoclorobenzeno. É bacteriostático a 0,2%, bactericida em concentrações maiores que 1% e exerce um efeito anestésico a 5%. É rapidamente absorvido percutaneamente, sendo que 70% do fenol a uma concentração de 50%, aplicado sobre a pele, é absorvido em 30 minutos.

A sua eliminação ocorre por três processos: excreção, oxidação e conjugação. Após a absorção, 25% são metabolizados em dióxido de carbono e água, e os 75% restantes são excretados pelos rins, inalterados, ou conjugados com ácidos glicurônicos ou sulfúricos em sua maior parte, ou oxidados em hidroquinona ou pirocatecol em pequena quantidade. A oxidação e a conjugação ocorrem no fígado.

Os sinais de toxicidade sistêmica incluem náuseas, vômitos, parestesias, cefaleia e obnubilação. A estimulação inicial do sistema nervoso central causa tremores, hiper-reflexia e hipertensão, seguidos de efeitos depressores. Envenenamento por ingestão acidental causa depressão fulminante do sistema nervoso, falência cardiorrespiratória e hepatorrenal.

Apesar de existir uma relativa margem de segurança entre a fenolemia de 0,68 mg/dL obtida após 1 hora da aplicação de 3 cc de fenol a 50% em toda face *versus* 23 mg/dL dosada em um sobrevivente, 15 minutos após a ingestão de fenol, não existe estimativa confiável da dose letal média devido a uma grande variação dos níveis sanguíneos de fenol. Embora fatalidades sejam relatadas com doses de 1 a 15 g, a dose tóxica é estimada em 8 a 15 g para adultos.

Em *peelings*, a absorção e a toxicidade do fenol parecem depender mais da área total da pele exposta em um só tempo do que da concentração deste agente. A toxicidade sistêmica, quando ocorre, começa poucos minutos após a aplicação.

Não têm sido relatados problemas hepatorrenais ou do sistema nervoso central com o *peeling* químico de fenol realizado adequadamente. Entretanto, arritmias cardíacas têm sido associadas ao *peeling* aplicado rapidamente em toda a face, uma vez que o fenol é diretamente tóxico para o miocárdio. Outra justificativa para alterações cardíacas é a liberação de adrenalina devido à dor, transmitida do nervo trigêmeo para o nervo vagal cardíaco ou do córtex cerebral diretamente para o nó sino atrial. A aplicação pausada por unidades cosméticas reduz o risco de toxicidade cardíaca.

A diurese promove o metabolismo e a excreção do fenol e reduz as arritmias. A alcalinização da urina também pode contribuir aumentando a excreção tubular renal. Se ocorrerem arritmias supraventriculares menores, a aplicação deve ser suspensa até o retorno ao ritmo sinusal e devem-se aguardar ainda 15 minutos após a normalização do ritmo, para retomar o procedimento. Caso sejam observadas arritmias ventriculares maiores, é prudente a substituição por outro agente esfoliante.

Modalidades de *peeling* profundo

O *peeling* profundo pode ser ocluído ou não. A oclusão age como uma barreira mecânica contra a evaporação do fenol, aumenta a maceração da pele, promovendo absorção e penetração mais profundas. A oclusão pode ser feita com tiras de esparadrapo impermeável, de 1 a 1,5 cm de largura, sobrepostas em duas a três camadas, deixadas diretamente sobre a pele por 48 horas (Figura 32.5.6).

A oclusão com esparadrapo produz uma penetração maior do fenol, com melhor resultado do *peeling*, porém o desconforto do paciente tem levado muitos a preferir a oclusão com vaselina pura ou gel de silicone, aplicados imediatamente sobre a pele tratada com fenol. Mas, eventualmente, o fenol pode ser carreado junto com a vaselina ou o gel de silicone para dentro dos olhos por capilaridade através das rugas. Ainda dentro da variedade das técnicas de oclusão pós-*peeling*, há o uso de pó de timol iodado ou pó de subgalato de bismuto, após a retirada do esparadrapo, formando uma segunda máscara que permanece por 6 a 9 dias. Refere-se a esta máscara como imobilizante e cicatrizante que resulta em um *peeling* uniforme.

A antiga fórmula de Baker, publicada em 1962, continua atual e é a mais utilizada (Tabela 32.5.1).

A fórmula de Baker-Gordon é preparada aspirando-se, com uma seringa, 3 mL de fenol e depo-

Tabela 32.5.1

FÓRMULA DE BAKER-GORDON

Componente	Quantidade	Concentração
Fenol USP 88%	3 mL	50%
Água destilada	2 mL	2,1%
Sabão líquido	8 gotas	4,5%
Óleo de cróton	3 gotas	2,1%

Observação: 1 gota = 0,04 mL

Esfoliação ou Peeling Químico Profundo (Peeling de Fenol com a Fórmula de Baker)

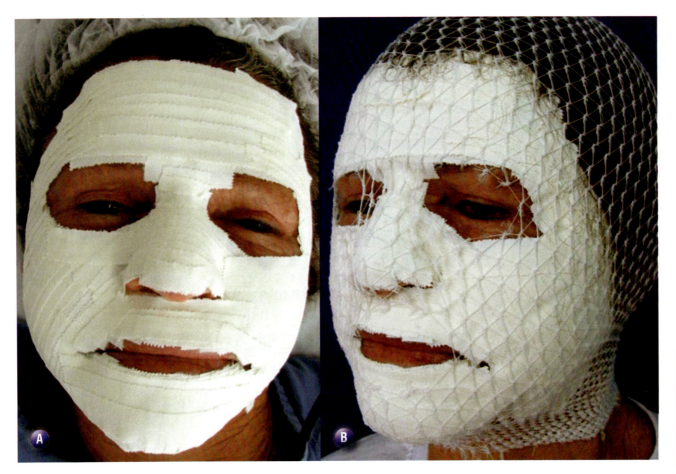

Figura 32.5.6 – **(A)** Demonstração da oclusão com tiras de esparadrapo impermeável. **(B)** Pós-imediato do peeling ocluído com fórmula de Baker. (Fonte: Chinobu Chisaki.)

sitando-o em um recipiente. Sequencialmente são adicionados 2 mL de água, oito gotas de sabão líquido e por último, três gotas de óleo de cróton (Figura 32.5.7). Esta fórmula é uma emulsão não miscível e deve ser agitada antes de cada aplicação.

Ela dilui a concentração de fenol para cerca de 50%, que é ceratolítica e permite uma maior penetração e destruição dérmica.

O sabão líquido é um surfactante, que retarda a penetração e a absorção do fenol, e promove uma aplicação mais uniforme.

O óleo de cróton, derivado da semente da planta *Croton tiglium*, é um irritante adicional, agente vesicante e epidermolítico, que aumenta a exposição dérmica ao fenol.

Dogma por muitos anos, postulado por Brown em 1960, dizia-se que o fenol, diferentemente de outros agentes, teria uma maior penetração quanto menor a concentração. Concentrações de 45 a 55% causariam ceratólise resultando em maior exposição dérmica. Em concentrações maiores que 80% seria ceratocoagulante, precipitando as proteínas epidérmicas que formariam uma barreira para a penetração dérmica profunda, e em concentrações abaixo de 30% tornaria-se progressivamente mais fraco. Porém, Hetter mostra que peelings seriados em uma mesma paciente, com concentrações crescentes de fenol, a 18, 35 e 50%, com sabão Septisol® e sem óleo de cróton, causam respectivamente uma reação aumentada de edema e eritema sem injúria dérmica significante, enquanto fenol 88% sem Septisol® causa injúria à derme. A adição de óleo de cróton ao fenol 50%, porém, causa marcante aumento na profundidade do peeling na derme. O mesmo autor refere que fenol a 33% pode produzir um peeling médio leve, médio profundo ou profundo se a concentração do óleo de cróton variar de 0,35, 0,7 ou 1,1%, respectivamente. As concentrações de fenol entre 16 e 50% associadas com óleo de cróton entre 0,25 e 2,78% confirmam esses achados, pois se observa que o tempo de cicatrização e o apro-

■ Esfoliação ou Peeling Químico Profundo (Peeling de Fenol com a Fórmula de Baker)

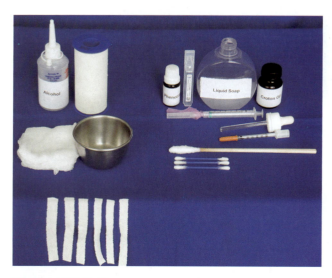

Figura 32.5.7 – Representação do material necessário para o peeling com a fórmula de Baker.

fundamento do *peeling* dependem da concentração destes agentes. Devido às afirmações conflitantes, espera-se que mais estudos estejam em andamento para definir melhor o papel das concentrações de fenol, do óleo de cróton, dos métodos de oclusão e técnicas de aplicação.

A concentração do óleo de cróton na fórmula de Baker é de 2,08%. A profundidade do *peeling*, portanto, parece depender bastante de sua concentração. Outros estudos parecem confirmar histologicamente a afirmação de Hetter quanto ao papel da concentração do fenol e do óleo de cróton. O papel da quantidade de óleo de cróton para produzir hipopigmentação, após a aplicação de fenol em várias concentrações, ainda está indeterminado.

Influem ainda na profundidade da quimioesfoliação, além da concentração dos agentes e métodos de oclusão já citados, a pressão exercida na aplicação, fricção, o número de aplicações da solução sobre a mesma área, tempo de exposição à substância, o volume aplicado, o veículo usado e o tipo da pele.

Dependendo do defeito a ser corrigido, associado ao fato da fórmula de Baker ser bastante concentrada e levando-se em conta os outros fatores para aprofundamento do *peeling*, nem sempre é necessária a oclusão.

Existem inúmeras outras fórmulas anteriores e posteriores à de Baker, porém algumas eram ou são secretas, quanto à sua composição total. Na atualidade encontram-se alguns produtos prontos para venda.

É de auxílio o entendimento de que a eficácia de um agente químico pode ser modificada por associações com outros agentes que modulam sua potência e toxicidade.

Procura-se "domesticar" o fenol, associando-o com aditivos, emulsificantes, saponinas e surfactantes que aumentam a sua eficácia e segurança. Assim, por exemplo, sabendo-se que o fraco peso molecular do fenol (94,11) e sua polaridade permitem sua passagem rápida através das membranas celulares e endoteliais, e que em uma solução aquosa é absorvido mais rapidamente do que em uma solução oleosa, encontra-se em muitas formulações modificadas, glicerina, óleos de sésamo e/ou oliva, que são solubilizantes do fenol e diminuem sua absorção sistêmica e agressividade.

"Neutralizadores" do fenol

O fenol é solúvel em óleo e pode ser rapidamente removido da pele com glicerina, propilenoglicol, óleos vegetais ou álcool a 50°.

Porém, topicamente, o fenol em altas concentrações causa desnaturação e coagulação extremamente rápida de queratina, que é irreversível.

Indicações

O *peeling* de fenol é indicado para o rejuvenescimento de peles com rugas mais severas, finas e em mosaico, para corrigir alterações pigmentares, danos actínicos e danos em pele irradiada, se os anexos estiverem íntegros para reepitelização (Figuras 32.5.8 a 32.5.10).

Tradicionalmente é indicado para pacientes de pele tipos I a III de Fitzpatrick, assim como outros procedimentos que esfoliam mais profundamente, pois o fenol pode causar hipopigmentação e as peles claras têm menor possibilidade de contraste entre a pele tratada e a não tratada. Porém, *peelings* localizados em pacientes de fototipos I e II podem também levar a um contraste com a pele envelhecida com melanoses, fotodanificada, mais espessa, elastótica e amarelada, quando comparada com a área rejuvenescida, sem manchas e mais fina, tratada. Isto ocorrendo, resta somente a alternativa de tratar toda a face.

Há quem afirme também que nos fototipos I e II, com naturalmente menos pigmento, a hipocromia,

ESFOLIAÇÃO OU PEELING QUÍMICO PROFUNDO (PEELING DE FENOL COM A FÓRMULA DE BAKER)

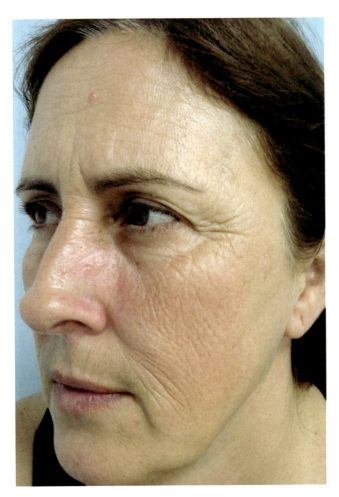

Figura 32.5.8 – *Pré-*peeling. *Rugas em mosaico. (Fonte: Chinobu Chisaki.)*

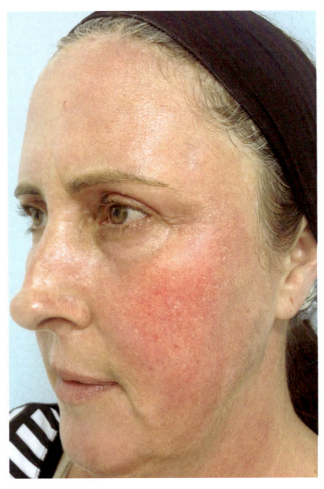

Figura 32.5.9 – *Após 30 dias de* peeling *com formula de Baker. (Fonte: Chinobu Chisaki.)*

mesmo uniforme de toda a face, pode, às vezes, chamar mais a atenção que nos tipos III e IV.

Nos tipos III e IV é quase certa a hiperpigmentação, mas normalmente ela é reversível. Não é aconselhável este *peeling* em peles tipos V e VI, devido ao grande risco de hiperpigmentação pós-inflamatória, perda de pigmentação irregular com aparência vitiligo-*like* e queloide.

Contraindicações relativas

São contraindicações relativas ao *peeling* de fenol as doenças cardíacas, renais ou hepáticas, infecção por herpes simples, terapia hormonal com estrógeno ou progesterona (risco de hiperpigmentação pós-*peeling*), exposição contínua ou prolongada à luz ultravioleta pelo mesmo motivo anterior, uso recente de isotretinoína que pode levar a alterações de cicatrização, problemas psicológicos ou expectativas irreais, terapia prévia com radiação ionizante, peles de fototipos IV a VI, predisposição a queloides, localização anatômica com poucos anexos, e cirurgia facial recente com descolamentos ou retalhos.

Preparo pré-*peeling*

Antes do procedimento deve-se:
- Obter consentimento da paciente fornecendo informações sobre a técnica, o desconforto, os curativos, o tempo de cicatrização, as complicações e os cuidados a longo prazo com ênfase na fotoproteção.
- Obter histórico clínico com atenção especial para as doenças cardíaca, renal e hepática.
- Solicitar eletrocardiograma, hemograma, função hepática e renal.
- Sempre fotografar a paciente.

■ Esfoliação ou *Peeling* Químico Profundo (*Peeling* de Fenol com a Fórmula de Baker)

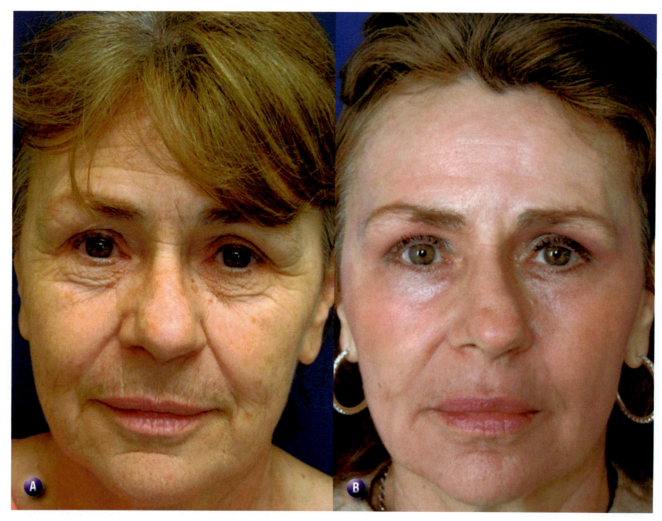

Figura 32.5.10 – Paciente de 61 anos. **(A)** Pré-peeling. **(B)** Após realização de peeling de Baker, ocluído com esparadrapo na região perioral. (Fonte: Chinobu Chisaki.)

Para o *peeling* de fenol não é necessário o preparo prévio da pele, diferentemente dos outros *peelings*. Caso haja uso prévio de tópicos, como retinoides e outros ácidos, observar se não há irritação da pele que possa levar a um aprofundamento indevido do *peeling*.

Fazer profilaxia para infecção por herpes simples, com ou sem história anterior. Recomenda-se aciclovir 400 mg, três vezes ao dia, valaciclovir 500 mg duas vezes ao dia ou fanciclovir 250 mg duas vezes ao dia começando 1 ou 2 dias antes do procedimento e mantendo-se por 7 a 10 dias. Observar que podem ocorrer casos de infecção por herpes mesmo após a reepitelização completa.

As infecções bacterianas e micóticas são raras e geralmente não requerem profilaxia, no *peeling* de fenol.

Técnica (fenol full face)
Cuidados gerais e segurança

O *peeling* de fenol deve ser realizado preferencialmente em ambiente hospitalar, para maior segurança do paciente e da equipe médica. Utilizar sala ventilada (para dissipar o fenol), sempre manter equipamentos de ressuscitação e medicações de emergência disponíveis e de fácil acesso.

O paciente deve estar em jejum.

Devem ser instalados o acesso intravenoso, a monitoração cardíaca e o oxímetro de pulso.

Cuidados locais e delimitação da borda do *peeling*

Orientar o paciente a realizar higiene da face, normalmente, na manhã do procedimento, evitan-

ESFOLIAÇÃO OU *PEELING* QUÍMICO PROFUNDO (*PEELING* DE FENOL COM A FÓRMULA DE BAKER) ■

Tabela 32.5.2

ESQUEMA RESUMIDO COM OS VOLUMES DA HIDRATAÇÃO VENOSA, NAS DIFERENTES FASES DO PROCEDIMENTO

Ringer lactato ou NaCl 0,9%	Momento do Peeling	Volume
	Antes	500 mL
	Durante	500 mL a 1.000 mL
	Logo após	500 mL

do o uso de maquiagens. Realizar demarcação com uma linha logo abaixo da mandíbula (borda do *peeling*), preferencialmente com a paciente sentada. Abaixo dessa linha não deverá ser aplicado fenol, sendo essa atitude fundamental para minimizar o risco de alterações permanentes de coloração, perceptíveis na forma de um contraste entre a face e a região cervical. Logo antes do início do *peeling*, deve-se desengordurar a pele de forma uniforme, seguindo as unidades cosméticas. Essa etapa é crucial para o bom resultado do procedimento. Pode-se utilizar acetona ou acetona seguida de álcool ou hexaclorofeno com álcool (possível ação ceratolítica, que pode aumentar a penetração do fenol).

Conhecendo a absorção sistêmica, metabolismo e excreção do fenol, podemos reduzir o risco de toxicidade (em especial as arritmias cardíacas) através de uma hidratação bem conduzida. O volume e o fluido utilizado podem ser ajustados de acordo com variáveis existentes. De forma geral utilizamos o Ringer lactato, pois esse também alcaliniza a urina e reduz o risco de toxicidades. O NaCl 0,9% pode ser uma alternativa. O esquema está demonstrado na Tabela 32.5.2.

Em alguns casos pode-se associar a infusão 250 a 500 mL de soro glicosado 5% durante o *peeling*, para evitar hipoglicemia e prevenir náuseas.

Sedação e analgesia

A dor no *peeling* de fenol normalmente é intensa, sendo necessárias combinações de medicamentos para uma analgesia significativa e conforto do paciente. Uma analgesia adequada permite: maior segurança e reprodutividade do procedimento; evita interrupções prolongadas e repetitivas (por desconforto e/ou agitação do paciente); e consequentemente gera maior tranquilidade para a equipe médica. A sedação consciente é uma excelente opção, porém requer conhecimento e prática no uso das medicações, além de realização em ambiente hospitalar. A sua utilização tem-se ampliado dentre os procedimentos dermatológicos, tendo em vista a sua segurança e eficácia.

Essa modalidade anestésica causa um estado de depressão de consciência, mantendo: os reflexos protetores; a via aérea independente e pérvia; e a resposta a estímulos físicos e verbais. Além disso, tem ação analgésica, ansiolítica e de amnésia retrograda. A associação de medicações mais usadas com esse objetivo é fentanil e midazolam (Tabela 32.5.3).

Tabela 32.5.3

RESUMO DAS PRINCIPAIS CARACTERÍSTICAS E POSOLOGIAS DO FENTANIL E DO MIDAZOLAM

Medicações	Apresentação (Ampolas)	Diluição/ [Concentração Final]	Posologia	Efeitos	Início de Ação	Duração do Efeito
Citrato de fentanila	50 µg/ mL	2 mL em 8 mL de água destilada ou NaCl 0,9%/ [10 µg/ mL]	1 a 2 µg/kg* (em casos de dor intensa pode-se atingir a dose de até 100 µg/kg)	Analgesia e sedação	2 a 3 minutos	30 minutos a 6 horas**
Midazolam	5 mg/mL	3 mL em 12 mL de água destilada ou NaCl 0,9%/ [15 mg/mL]	0,05 a 0,075 µg/kg por via endovenosa***	Sedação, amnésia e ansiolítico	Até 2 minutos	1 a 2 horas

*Pode-se iniciar com infusão de 2 mL da solução, avaliando a necessidade de doses complementares durante o procedimento.
**A duração de seu efeito varia de acordo com a dose, na qual a dose de 100 µg geralmente dura 30 minutos.
***De forma geral, pode-se iniciar com 2 mL da solução. Aguardar cerca de 2 minutos para analisar o efeito da dose administrada. Durante o procedimento, novas doses podem ser administradas de acordo com a necessidade, sempre evitando sedação excessiva. Pacientes em uso de outros ansiolíticos requerem doses baixas e os etilistas crônicos necessitam de doses maiores.

Outra vantagem dessas duas medicações é a possibilidade de reversão dos seus efeitos utilizando antagonistas. Assim, em casos de depressão respiratória relacionada a doses excessivas de fentanil pode-se utilizar o naloxone, enquanto no caso do midazolam pode-se utilizar o flumazenil.

Outras combinações de sedação e analgesia podem ser feitas conforme a experiência do médico ou solicitar, de preferência, a assistência de um anestesista. Dentre essas podemos citar: propofol (efeito sedativo e ansiolítico, porém sem analgesia), cetamina (sedativo e analgésico), lorazepam (ansiolítico e sedativo) e meperidina (analgésico e sedativo). Habitualmente utilizamos uma dose de corticoesteroide por via intramuscular, ao final do procedimento (caso não haja contraindicações). Exemplo: 1 a 2 mL da solução injetável de dipropionato de betametasona 5 mg + fosfato dissódico de betametasona 2 mg. Além do efeito analgésico, atua na redução do edema. O uso de corticoesteroides após *peelings* profundos é controverso, pois alguns autores citam que essa medicação possa retardar a cicatrização local.

Esquema de segunda escolha: ansiolíticos e analgésicos

Na indisponibilidade de equipe de anestesia, existe a possibilidade do uso de medicações analgésicas, anti-inflamatórias e ansiolíticas com menor risco de complicações (em especial depressão respiratória). Existe, no entanto, menor potência no controle da ansiedade e do desconforto do pacientes. Podem ser usados diazepam (Dienpax®) 5 a 10 mg ou bromazepan (lexotan®) 3 a 6 mg via oral, como ansiolíticos. Para analgesia inicial infundir 1 g de acetaminofeno, por via endovenosa, diluído em 50 mL de solução isotônica (pode-se complementar essa dose até atingir 15 mg/kg). Uma alternativa ao acetaminofeno é a dipirona endovenosa, pois possui uma boa ação analgésica. Esta é uma medicação muito utilizada no Brasil, apesar de não ser usada em alguns países. Habitualmente se apresentam em ampolas de 500 mg/mL. O efeito analgésico inicia-se após 30 a 60 minutos e possui duração de aproximadamente 4 horas. Normalmente a dose utilizada antes do início do procedimento é de 2 g, sendo que novas doses podem ser administradas respeitando a dose máxima diária de 5 g. O intervalo recomendado entre as aplicações é de 6/6 horas. Pode ser diluída em NaCl 0,9%, Ringer lactato ou solução de glicose 5% e idealmente deve ser infundida de forma lenta para evitar hipotensão. Para melhor controle da dor, pode-se associar anti-inflamatório não hormonal, por exemplo cetoprofeno 100 a 300 mg diluídos em 100 mL de solução isotônica (infundir durante o procedimento). Caso o paciente não tolere o procedimento com esse esquema de analgesia, pode-se associar tramadol na dose de 100 mg, por via endovenosa. É importante infundir uma nova dose do acetaminofeno após o procedimento, não ultrapassando a recomendação posológica.

Atentar que as associações de drogas facilitam o aparecimento de complicações como as arritmias cardíacas, depressão cardiorrespiratória e do sistema nervoso central. Assim, sempre analisar a possibilidade de interações com medicações de uso contínuo pelo paciente.

Aplicação do agente

Preparar a emulsão poucos minutos antes da aplicação.

Deve-se agitar a emulsão antes de cada aplicação, e prevenindo acidentes, não agitar próximo aos olhos do paciente.

Divide-se a face em unidades estéticas, e a fronte, se desejado, pode ser subdividida em duas áreas.

O agente deve ser aplicado com bastões de algodão, por unidade estética. *É importante aguardar cerca de 20 minutos entre uma unidade e outra* para diminuir a toxicidade do fenol.

A aplicação deve avançar para dentro da orla do couro cabeludo e também 1 a 2 mm para dentro do vermelhão dos lábios, para corrigir as rugas periorais, onde é frequente a queixa de que "o batom escorre". Aplicar na região anterior e posterior dos lóbulos das orelhas, pois a retração localizada melhora o aspecto flácido decorrente do envelhecimento.

Nas pálpebras, o excesso da emulsão no aplicador deve sofrer um enxugamento com gaze antes da aplicação. Observar, antes, se existe ectrópio subclínico ou blefaroplastias anteriores, que possam levar a um encurtamento das pálpebras com a realização do *peeling* de fenol.

A aplicação na pálpebra superior pode ser feita até a borda superior do tarso e na pálpebra inferior cerca de 2 a 3 mm da borda palpebral.

O branqueamento da pele é imediato após a aplicação (Figura 32.5.11) e em poucos minutos, muda para um vermelho-escuro.

Esparadrapar, por áreas, com duas ou três camadas, diretamente sobre a pele tratada (fenol ocluído), enquanto se aguarda o intervalo de tempo para a aplicação do agente na unidade estética seguinte (Figura 32.5.12).

A paciente deve ser ainda observada e monitorada pelo menos 1 hora após o fim da aplicação.

O *peeling* de fenol pode ser realizado em somente uma unidade estética. Complementando-se o restante da face com um *peeling* de ATA, por exemplo (Figuras 32.5.13 a 32.5.16). Nestes casos, a monitoração cardíaca e a hidratação endovenosa são dispensadas.

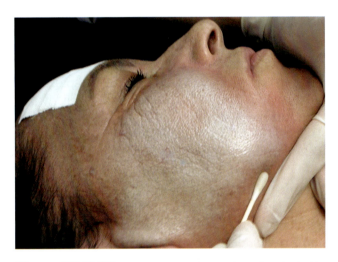

Figura 32.5.11 – Frosting *imediato após aplicação da fórmula de Baker. (Fonte: Chinobu Chisaki.)*

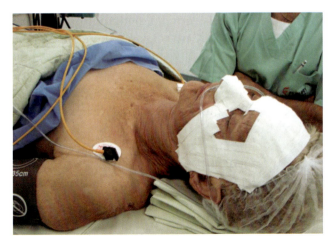

Figura 32.5.12 – *Observar a oclusão em camadas com esparadrapo nas áreas tratadas. Aguardar o intervalo de tempo para aplicação entre as unidades estéticas. (Fonte: Chinobu Chisaki.)*

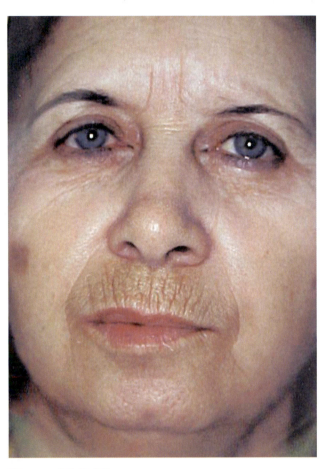

Figura 32.5.13 – *Paciente de 56 anos com marcadas rugas periorais e melanoses. (Fonte: Chinobu Chisaki.)*

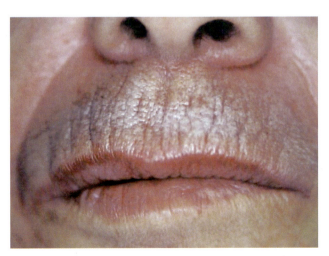

Figura 32.5.14 – *Pós-peeling imediato de fenol (fórmula de Baker) não ocluído, perioral superior. (Fonte: Chinobu Chisaki.)*

■ Esfoliação ou *Peeling* Químico Profundo (*Peeling* de Fenol com a Fórmula de Baker)

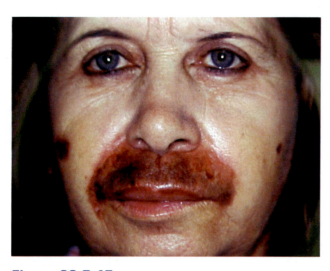

Figura 32.5.15 – *Primeiro dia após peeling em lábio superior, associado à aplicação pontuada de ácido tricloroacético 30% em melanoses. (Fonte: Chinobu Chisaki.)*

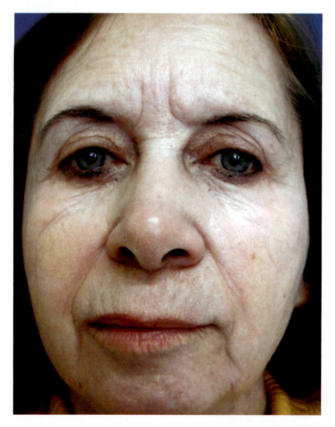

Figura 32.5.16 – *Nove anos após peeling perioral superior com fórmula de Baker. (Fonte: Chinobu Chisaki.)*

Evolução

A dor é muito intensa e pode persistir por 10 a 14 horas. Nesse momento, o paciente deverá manter o uso do acetaminofeno entre 500 a 1.000 mg/dose (respeitar intervalo de 4 a 6 horas entre cada administração), intercalado com cetoprofeno 50 mg a cada 8 horas. Associar tramadol na dose de 50 mg a cada 4 ou 6 horas (atentar para o intervalo entre as doses, lembrando da dose infundida durante o procedimento). De acordo com a melhora da dor, retirar essas medicações gradualmente na seguinte ordem: tramadol, cetoprofeno e acetaminofeno.

Após este período, o aparecimento de dores intensas requer atenção para o diagnóstico de complicações como o herpes simples.

Recomenda-se dieta líquida e não falar enquanto ocluído, para evitar o descolamento da máscara de esparadrapo, e limitar os movimentos da face, o que pode, segundo sugere Baker e Gordon, preservar a integridade da pele em recuperação e prevenir a cicatrização desfavorável.

A retirada do esparadrapo ou das substâncias oclusivas se dá após 48 horas. Em 48 horas o exsudato formado ajuda a desprender o esparadrapo facilitando a sua remoção. Partes do epitélio ficarão aderidos na superfície do esparadrapo removido (Figuras 32.5.17 a 32.5.19). Geralmente esse processo não requer anestesia, bastando um analgésico e se necessário um ansiolítico.

Após a retirada da oclusão, a superfície da pele está edematosa e úmida, e pode haver hemorragias puntiformes; está também coberta com epitélio necrótico, exsudato coagulado e, eventualmente, com crostas formadas do exsudato ressecado em áreas não cobertas, ou onde houve o descolamento precoce do esparadrapo (Figura 32.5.20). É comum observar também edema no pescoço e no colo.

O curativo deve ser feito, limpando-se a fibrina, as crostas e o epitélio necrosado, porém não se deve forçar a remoção do que ainda permanecer aderido.

Uma vez que a barreira dermoepidérmica está rompida, o dissecamento e o desconforto causado pela exposição direta ao ambiente deve ser minimizado com a aplicação de pomada vaselinada como, por exemplo, dimeticone 5 a 10% em vaselina sólida pura ou somente gel de vaselina pura.

É rara a infecção bacteriana no *peeling* de fenol, mas a limpeza deve ser rigorosa e a ferida pode ser lavada com soro fisiológico ou água pelo próprio paciente antes da aplicação da pomada, várias vezes ao dia.

Esta rotina de limpeza da ferida segue até a reepitelização completa, e nesta fase o seguimento da

Esfoliação ou Peeling Químico Profundo (Peeling de Fenol com a Fórmula de Baker)

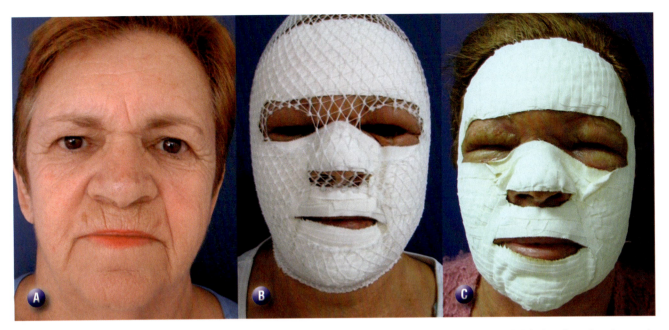

Figura 32.5.17 – *Paciente de 67 anos.* **(A)** *Pré-peeling de fenol com a fórmula de Baker ocluído.* **(B)** *Pós-imediato da máscara de esparadrapo. Uso da malha compressiva (não usada na rotina). Iniciando edema de pálpebras.* **(C)** *Após 24 horas. Edema importante de pálpebras. (Fonte: Chinobu Chisaki.)*

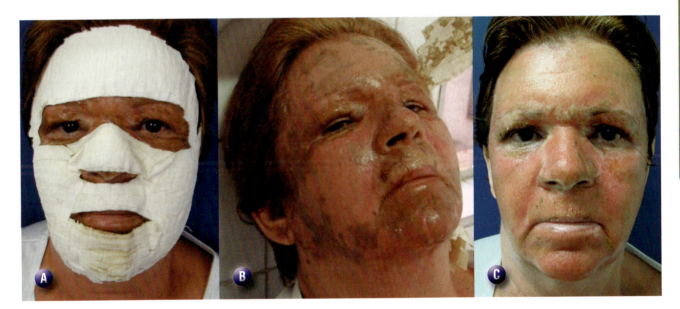

Figura. 32.5.18 – **(A)** *Após 48 horas. Antes da retirada do esparadrapo. Melhora do edema de pálpebras.* **(B)** *Retirada do esparadrapo, após 48 horas. Notar epitélio aderido ao esparadrapo, pele úmida com secreção, fibrina e epitélio necrosado.* **(C)** *Terceiro dia. Face com eritema e edema, crosta e fibrina. (Fonte: Chinobu Chisaki.)*

evolução do *peeling* pelo médico deve ser o mais constante possível (Figuras 32.5.21 a 32.5.23).

A reepitelização ocorre em 7 a 10 dias.

O eritema pós-*peeling* desaparece entre 45 e 90 dias, mas em geral em torno de 90 dias com o uso da fórmula de Baker e excepcionalmente pode persistir por até 6 meses. Deve ser incentivado o uso de cremes para camuflagem.

A fotoproteção é obrigatória e os filtros solares são reinstituídos tão logo tolerados, após a reepitelização. Podendo-se iniciar com filtros solares inorgânicos que são menos irritantes.

■ Esfoliação ou *Peeling* Químico Profundo (*Peeling* de Fenol com a Fórmula de Baker)

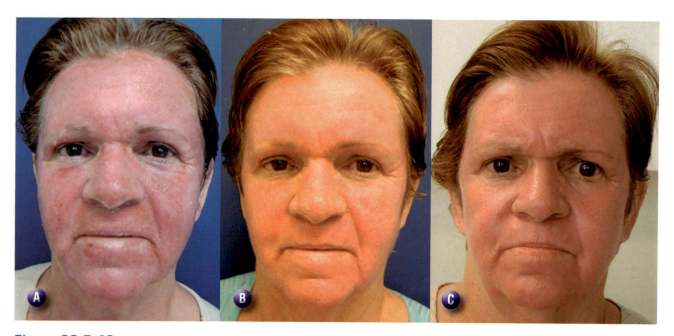

Figura 32.5.19 – **(A)** Após 6 dias. Face mais reepitelizada com eritema, ressecamento e descamação. **(B)** Após 10 dias. Face reepitelizada com eritema, edema e ressecamento. **(C)** Após 15 dias. (Fonte: Chinobu Chisaki.)

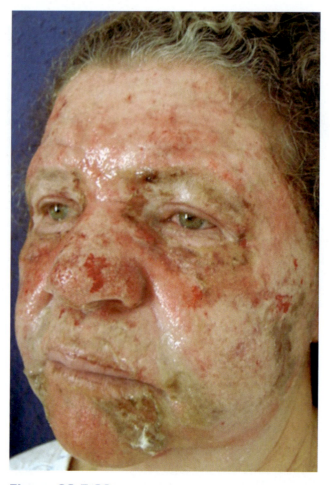

Figura 32.5.20 – Aspecto após retirada da máscara de esparadrapo. (Fonte: Chinobu Chisaki.)

O prurido, às vezes acentuado, inicia-se logo após a reepitelização e o ressecamento da pele ainda é importante. Nestes casos os emolientes e hidrocortisona tópicos são úteis.

Os retinoides ou outros ácidos para a prevenção do envelhecimento da pele geralmente conseguem ser reintroduzidos após cerca de 60 dias ou mais.

O *peeling* pode ser repetido em 12 meses e os retoques individuais após 6 meses. Na prática estes períodos podem ser encurtados conforme o caso, como em locais onde com certeza não houve a penetração do agente, deixando áreas irregulares não esfoliadas.

Associação de *peeling* profundo e cirurgia cosmética

O planejamento antecipado é extremamente importante quando associar *peeling* profundo e cirurgia. Se o procedimento cirúrgico envolver retalhos miocutâneos ou descolamentos extensos, o *peeling* de fenol *full face* deve ser adiado por 3 meses, e por 6 meses após blefaroplastia. Esta espera é necessária porque o suprimento sanguíneo do retalho está comprometido, e uma lesão adicional pode resultar em uma necrose de pele total, ou ectrópio.

Este intervalo de tempo também é justificado por estudos histológicos mostrando que o remode-

ESFOLIAÇÃO OU *PEELING* QUÍMICO PROFUNDO (*PEELING* DE FENOL COM A FÓRMULA DE BAKER)

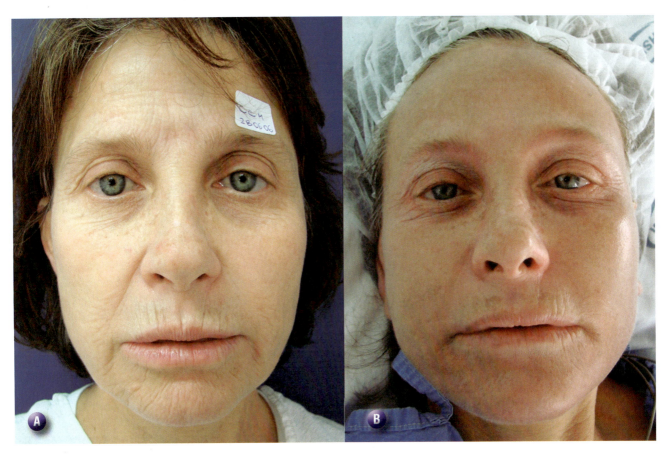

Figura 32.5.21 – **(A)** *Paciente 56 anos pré-peeling de fenol com a fórmula de Baker não ocluído.* **(B)** *Pós-imediato, mostrando o edema e eritema acastanhado na face. (Fonte: Chinobu Chisaki.)*

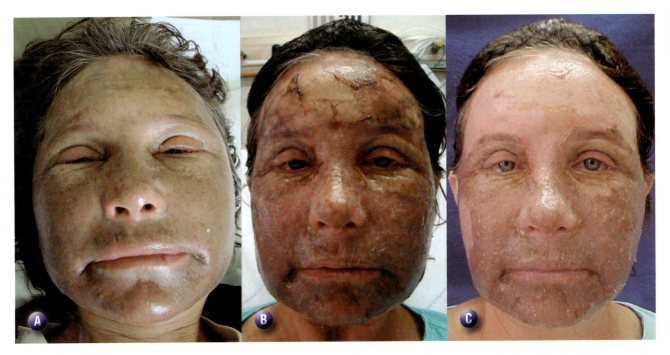

Figura 32.5.22 – **(A)** *Pós-24 horas do peeling. Edema acentuado com coloração mais escura da face.* **(B)** *Pós-48 horas, antes de lavar a face. Edema, fibrina, descamação e descolamento da pele.* **(C)** *Pós-48 horas. Face mais limpa após a remoção de secreção, fibrinas e pele já descolada. (Fonte: Chinobu Chisaki.)*

■ Esfoliação ou Peeling Químico Profundo (Peeling de Fenol com a Fórmula de Baker)

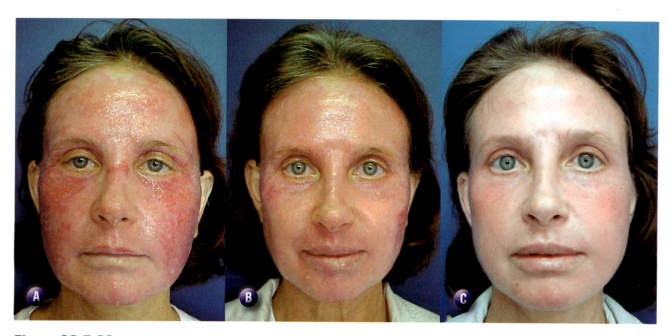

Figura 32.5.23 – **(A)** Pós-quarto dia. Face com vaselina, sem o epitélio necrosado, eritematosa, com algumas áreas de fibrina. **(B)** Pós-12º dia. Paciente mais reepitelizada, com vaselina e eritematosa. **(C)** 2 meses após. Melhora da flacidez e rugas. (Fonte: Chinobu Chisaki.)

lamento do colágeno não está completo até 60 a 90 dias após o *peeling* médio ou profundo.

Complicações

Complicações locais

Desordens pigmentares

As complicações locais mais comuns são as alterações pigmentares (Tabela 32.5.4).

A hiperpigmentação pós-inflamatória é de mais fácil resolução, e responde geralmente aos despigmentantes tópicos comuns e a fotoproteção. Pode ocorrer também irregularidade de aplicação (Figura 32.5.24).

O *peeling* de fenol inevitavelmente leva a algum grau de hipocromia, uma vez que, o fenol tem toxicidade direta aos melanócitos. Embora haja uma boa distribuição de melanócitos, estes contêm grânulos finos de melanina e uma diminuição nos melanossomas.

A hipopigmentação mais acentuada, quando ocorre, é de difícil solução e geralmente proporcional à profundidade do *peeling*. A linha de demarcação não é uma complicação propriamente dita; ela mostra a diferença entre a pele tratada e a não tratada, mas é inestética se muito evidente

Tabela 32.5.4

RESUMO DAS COMPLICAÇÕES SISTÊMICAS E CUTÂNEAS

Complicações		
Sistêmicas	Cardíacas	
	Renais	
	Hepáticas	
	Neurológicas	
Cutâneas	Pigmentares	Hipopigmentação
		Hiperpigmentação
		Linha de demarcação
		Acentuação de nevos
		Eritema persistente
		Flushing persistente
	Cicatriciais	Queloides
		Cicatriz hipertrófica
		Cicatriz atrófica
	Cicatriciais estruturais	Ectrópio
		Eclábio
	Outras	Necrose

Esfoliação ou Peeling Químico Profundo (Peeling de Fenol com a Fórmula de Baker)

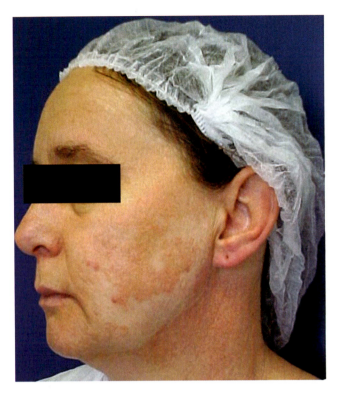

Figura 32.5.24 – Irregularidade de aplicação. (Fonte: Chinobu Chisaki.)

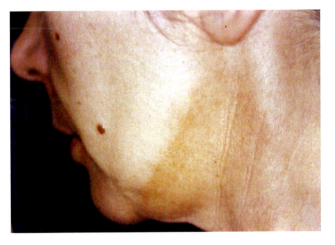

Figura 32.5.25 – Linha de demarcação entre face e pescoço, e acentuação de nevos. (Fonte: Chinobu Chisaki.)

(Figura 32.5.25). Se a linha de demarcação decorrente de *peeling* localizado for importante, o restante da face pode ser tratado com *peeling* médio ou profundo. Já a linha entre a face e o pescoço, sendo o pescoço um local com menos anexos para reepitelização e com maior risco de cicatrizes e contraturas, além de ser uma área extensa, não deve ser tratada com a fórmula de Baker. Podem-se usar fórmulas mais superficiais com ácido tricloroacético ou fórmulas modificadas de fenol. Para minimizar a visualização da linha de demarcação, aplicar o *peeling* um pouco abaixo da linha da mandíbula.

O escurecimento de nevos preexistentes e o aparecimento de novos nevos às vezes ocorrem após o *peeling* de fenol (Figura 32.5.25). Nevos grandes podem ser removidos antes da quimioesfoliação.

Eritema e *flushing* persistentes

Eritema persistente pode significar cicatriz em potencial ou dermatite de contato. Pode ser consequência do uso de retinoides tópicos ou sistêmicos, suscetibilidade genética ou a presença de infecção ativa. Se há enduração associada ao eritema indicar massagem local, aplicação de placas ou gel de silicone ou corticoides tópicos potentes, sistêmicos ou intralesionais e *pulsed dye laser* para prevenir a cicatriz.

O *flushing* pode durar meses, havendo relatos de persistência por 2 anos ou mais. Há piora com o calor e agitação emocional.

Cicatrizes

As cicatrizes estão em segundo lugar entre as complicações das quimioesfoliações (Tabela 32.5.4). É temida porque pode ser a complicação local mais importante e desastrosa. Felizmente, observam-se com maior frequência cicatrizes com algum grau de hipertrofia, porém que regridem sem sequelas. Áreas inestéticas de queloides, contraturas, necroses e atrofias são raras (Figuras 32.5.26 e 32.5.27). Elas podem ocorrer, entre outros fatores, com a aplicação generosa de soluções potentes associadas à oclusão, oclusões constritivas que pioram com o edema pós-*peeling*, infecções ou associações de esfoliação com procedimentos cirúrgicos em intervalos curtos ou em um só tempo.

Cicatrizes hipertróficas e contraturais afetam a função e o movimento da face, sendo muitas vezes necessárias intervenções cirúrgicas associadas a múltiplas medidas para minimizar o problema. As cicatrizes geralmente se formam 2 a 3 meses após o *peeling* (Figura 32.5.28).

As cicatrizes são mais comuns na linha mandibular, perioral, malares, mento, canto interno das pálpebras e áreas de excessivo movimento da face. É referido que a frequência maior das cicatrizes no terço inferior da face talvez esteja relacionada com

■ Esfoliação ou *Peeling* Químico Profundo (*Peeling* de Fenol com a Fórmula de Baker)

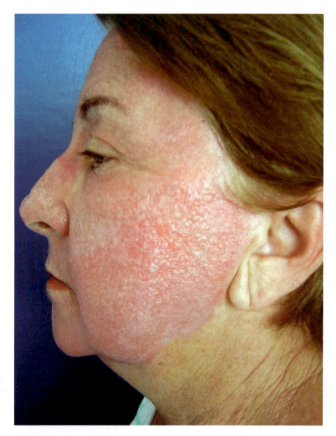

Figura 32.5.26 – *Cicatrizes hipertróficas. (Fonte: Chinobu Chisaki.)*

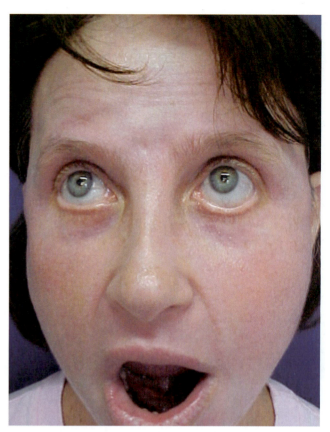

Figura 32.5.28 – *Paciente com ectrópio temporário no pós-*peeling *recente. (Fonte: Chinobu Chisaki.)*

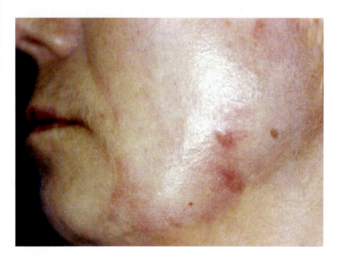

Figura 32.5.27 – *Queloide pós-herpes simples. (Fonte: Chinobu Chisaki.)*

a movimentação para falar e comer, e também com a maior frequência de intervenção nesta área isoladamente, ou em associação com cirurgias.

Lembrar que o pescoço, as regiões esternal e submentoniana são propensas à formação de cicatrizes hipertróficas. A atrofia é incomum no *peeling* de fenol.

Infecções

A infecção bacteriana é rara, mas pode decorrer do "medo de o paciente cuidar da sua ferida", acumulando *debris* necróticos e impetiginização secundária. Deve ser tratada com antibióticos orais e cuidados locais (Tabela 32.5.5).

Todos os *peelings* químicos têm o potencial de induzir a reativação de herpes simples. Perkins refere que 50% dos pacientes com história de herpes têm erupção pós-quimioesfoliação com fenol perioral e o mesmo ocorre com 6,6% dos pacientes sem história. O início da erupção pode variar de 5 a 12 dias ou mais e leva a um retardo na cicatrização do *peeling*. Caracteristicamente as lesões herpéticas não são vesiculosas. Apresentam-se como exulcerações, às vezes ulcerações, arredondadas de 2 a 3 mm, isoladas ou em extensas áreas confluentes, com eritema de base (Figura 32.5.29).

ESFOLIAÇÃO OU *PEELING* QUÍMICO PROFUNDO (*PEELING* DE FENOL COM A FÓRMULA DE BAKER)

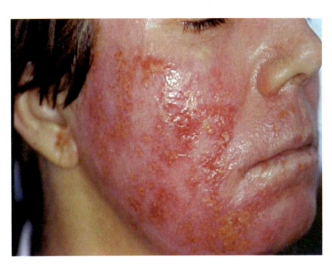

Figura 32.5.29 – *Herpes simples no pós-peeling recente. Paciente iniciou o quadro com dor importante e piora do eritema na face. (Fonte: Chinobu Chisaki.)*

As infecções herpéticas normalmente se resolvem sem cicatrizes, mas estas raramente podem ocorrer. Devido à morbidade significativa associada a infecções herpéticas no período de cicatrização, os pacientes devem ser tratados profilaticamente, independente da história prévia de herpes simples.

Assim, a profilaxia antiviral via oral tornou-se um padrão para as esfoliações profundas, existindo autores que recomendam o início da profilaxia 2 dias antes do procedimento e se estendendo por até 14 dias após, pois a replicação viral ocorre principalmente quando as células estão intactas, sendo uma infecção menos provável nos primeiros dias. Em caso de infecção herpética ativa, é muito importante o rápido reconhecimento e tratamento agressivo e precoce. A dose da droga antiviral utilizada para o tratamento deverá ser a máxima recomendada.

Quanto às infecções micóticas, não se costuma observar no *peeling* de fenol. Infecções por leveduras do gênero cândida podem ocorrer raramente e estão relacionadas, na maioria dos casos, com o uso de antibióticos profiláticos ou tratamentos locais oclusivos.

Outras complicações

Os mílios consequentes do processo de reepitelização formam-se em 1 a 3 meses após o *peeling*. Os pequenos e superficiais cistos de inclusão epidérmicos são usualmente autolimitados, mas podem ser removidos (Tabela 32.5.6).

O prurido é comum após a reepitelização e usualmente surge nas primeiras 2 semanas após o tratamento e se prolonga por cerca de 1 mês. Anti-histamínicos, aspirina, anti-inflamatórios não esteroides e corticoides tópicos podem ajudar.

As telangectasias não são diretamente afetadas pelo *peeling*, mas podem se tornar mais aparentes na pele clara tratada do paciente. Prevenir as micropúrpuras evitando exercícios físicos e exposição solar.

O edema de laringe pode ser visto mais comumente em fumantes.

Ainda dentre as complicações pós-*peeling*, não é infrequente a desestabilização psíquica e a depressão em alguns pacientes, tornando-se, portanto, importante a seleção prévia dos pacientes para o procedimento.

Tabela 32.5.5

RESUMO DAS COMPLICAÇÕES INFECCIOSAS	
Complicações Infecciosas	
Bacterianas	*Staphylococcus*
	Streptococcus
	Pseudomonas
	Síndrome do choque tóxico
Virais	Herpes simples
Micóticas	Candidíase

Tabela 32.5.6

OUTRAS COMPLICAÇÕES
Complicações – Miscelânia
Mílio, prurido
Alterações texturais, dilatação dos poros
Telangectasias, edema de laringe
Sensibilidade à temperatura
Desordens neuropsiquiátricas, como p. ex. a depressão

Complicações sistêmicas

Com relação às complicações, sem dúvida, as maiores e mais temidas são as sistêmicas (Tabela 32.5.4). Particularmente, as arritmias cardíacas devem ser prevenidas adotando-se as medidas adequadas durante o procedimento e diagnosticadas precocemente através da monitoração rigorosa. Sabe-se que o fenol apresenta toxicidade direta ao miocárdio e estudos em ratos demonstraram redução na força de contração do miocárdio e na atividade elétrica. Em humanos, são relatadas arritmias cardíacas, que incluem taquicardia sinusal, batimentos ventriculares prematuros, bigeminismo e taquicardia ventricular. Quando o procedimento foi realizado pausando 10 a 15 minutos entre cada unidade cosmética a incidência de arritmias foi de 10%. Para minimizar o risco de arritmias cardíacas, devem ser usadas quantidades mínimas de fenol, aplicação por unidade cosmética com intervalo de tempo, hidratação endovenosa e promover a diurese.

Histologia

A solução de Baker destrói completamente a epiderme por ceratólise e produz uma zona inflamatória de destruição celular que se estende até a derme reticular média. Esta reação atinge o pico em 48 horas, quando então a regeneração epidérmica começa e se completa após 7 a 14 dias.

Na epiderme existe uma normalização da polaridade das células e das irregularidades citológicas, acompanhadas de uma marcada diminuição dos melanossomas, apesar dos melanócitos estarem regularmente distribuídos. O espessamento dérmico se inicia cerca de 2 semanas após o tratamento, e o remodelamento do colágeno não esta completo até 90 dias.

Uma nova banda de derme medindo 2 a 3 mm é formada entre a epiderme e o tecido elastótico subjacente. Esta nova banda é formada por feixes finos, compactos, organizados e paralelos de colágeno, arranjados horizontalmente à superfície. As fibras elásticas estão regeneradas, são numerosas e formam uma rede de fibras arranjadas ao acaso, e às vezes paralelas à nova formação do colágeno.

O seguimento de pacientes por Kligman, Baker e Gordon mostra que estas mudanças na epiderme e na derme persistem por pelo menos 20 anos após o *peeling*.

Conclusão

O *peeling* de fenol é um procedimento aplicador dependente, mas tecnicamente simples, de baixo custo e que proporciona resultados excepcionais (Figura 32.5.30). Embora conhecido de longa data, é pouco utilizado pelos dermatologistas. O motivo seria a toxicidade do fenol, que embora requeira cuidados, releva os muitos anos de relatos interessantes. Os dramáticos efeitos clínicos e histológicos são excepcionalmente duradouros nesta forma de quimioesfoliação (Figura 32.5.31).

Esta quimioesfoliação é citada por alguns autores como uma das terapêuticas mais duradouras da medicina. Embora o processo de envelhecimento continue, estudos histológicos, como já citados, comprovam que a reconstrução dérmica pós-fenol perdura por longos períodos e provavelmente é permanente.

Mensagens relevantes

- Seleção adequada do paciente: fotoenvelhecimento severo e perfil psicológico.
- Orientações ao paciente por escrito do pré e pós-operatório precoce e tardio.
- Analgesia eficaz e preferencialmente assistida por anestesista.
- Obedecer à técnica de aplicação, respeitar os intervalos de tempo entre as unidades estéticas para evitar arritmias cardíacas e outros efeitos sistêmicos.
- Acompanhamento rigoroso do paciente principalmente na primeira semana, espaçando gradativamente até completar 3 meses.
- Pode-se variar a profundidade do *peeling* de Baker conforme a quantidade do óleo de cróton (1, 2 ou 3 gotas), número de passadas da fórmula sobre a pele, volume aplicado da solução e oclusão ou não com esparadrapo.

ESFOLIAÇÃO OU PEELING QUÍMICO PROFUNDO (PEELING DE FENOL COM A FÓRMULA DE BAKER) ∎

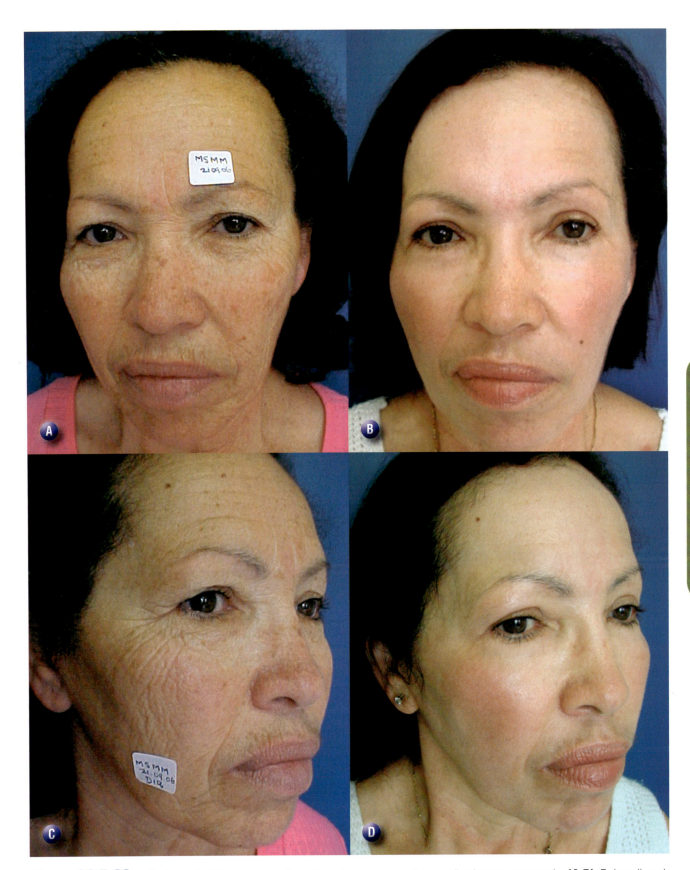

Figura 32.5.30 – Paciente de 51 anos com alterações pigmentares e fotoenvelhecimento acentuado. **(A-B)** Pré-peeling de fenol com fórmula de Baker ocluído. **(C-D)** Oito meses após o peeling. Efeito lifting e melhora das manchas e rugas. (Fonte: Chinobu Chisaki.)

■ Esfoliação ou Peeling Químico Profundo (Peeling de Fenol com a Fórmula de Baker)

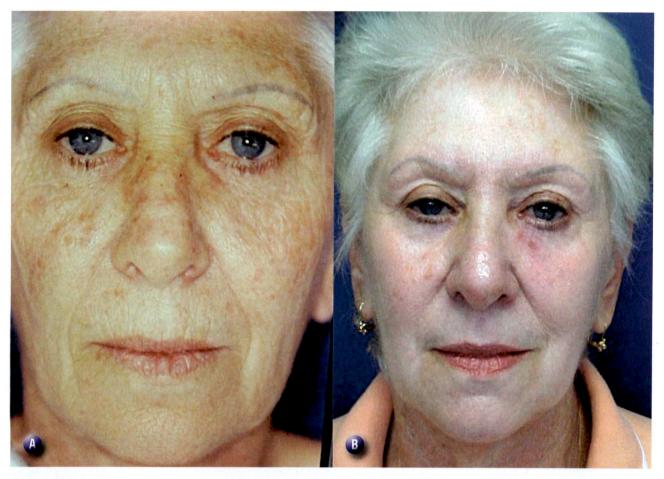

Figura 32.5.31 – *Paciente de 62 anos fotoenvelhecida com melanoses solares.* **(A)** *Antes do procedimento.* **(B)** *Após 12 anos de peeling de fenol com fórmula de Baker. Mostrando resultado duradouro. (Fonte: Chinobu Chisaki.)*

BIBLIOGRAFIA CONSULTADA

1. Abeles G, Warmuth IP, Sequeira M et al. The use of conscious sedation for outpatient dermatologic surgical procedures. Dermatol Surg. 2000; 26(2):121-6.
2. American Society of Anesthesiologists Task Force on Sedation and Analgesia by Non-Anesthesiologists. Practice guidelines for sedation and analgesia by non-anesthesiologists. Anesthesiology. 2002; 96(4):1004-17.
3. Asken S. Unoccluded Baker-Gordon phenol peels: review and update. J Dermatol Surg Oncol. 1989; 15(9):998-1008.
4. Baker TJ. Chemical face peeling and rhytidectomy. Plast Reconstr Surg. 1962; 29:199-207.
5. Bames HO. Truth and fallacies of face peeling and face lifting. Med J Record. 1927; 126:86-7.
6. Bassanezi BSB, Oliveira Filho AG. Postoperative analgesia. Rev Col Bras Cir. 2006; 33(2):116-22.
7. Beeson WH. The importance of cardiac monitoring in superficial and deep chemical peeling. J Dermatol Surg Oncol. 1987; 13(9):949-50.
8. Brody HJ. Complications of chemical peeling. J Dermatol Surg Oncol. 1989; 15:1010-9.
9. Brody HJ. Complications of chemical peels. In: Brody HJ, editor. Chemical peeling and resurfacing. St. Louis. 1997; 161-93.
10. Brody HJ. Deep peeling. In: Brody HJ, editor. Chemical peeling and resurfacing. St. Louis. 1997; 138-42.
11. Brown AM, Kaplan LM, Brown ME. Phenol induced histological skin changes: Hazards, technique and uses. Br J Plast Surg. 1960; 13:158.
12. Deprez: Qui (n') a (pas) peur du phénol? J Méd Esth Chir Derm. 1998; 25:21-8.
13. Di Santis EP, Elias BLF, Barros RVS et al. Peeling profundo de fenol: como controlar a dor durante a aplicação e até 12 horas após? Surg Cosmet Dermatol. 2014; 6(1):11-5.
14. Fulton, JE, Porumb, S. Chemical peels: their place within the range of resurfacing techniques. Am J Clin Dermatol. 2004; 5(3):179-87.
15. Hetter GP. An examination of the Phenol-Croton oil Peel, Part I. Dissecting the formula, Plast Reconstr Surg. 2000c; 105(1):227-239.
16. Hetter GP. An examination of the Phenol-Croton oil Peel, Part II. The lay peelers and their croton oil formulas. Plast Reconst Surg. 2000a; 105(1):240-8.
17. Hetter GP. An examination of the Phenol-Croton Oil Peel, Part III. The plastic surgeon's role. Plast Reconst Surg. 2000b; 105(2):752-63.
18. Hetter GP. An examination of the Phenol-Croton Oil Peel, Part IV. Face peel results with different concentration of

the phenol and croton oil. Plast Reconstr Surg. 2000d; 105:1061-83.

19. Kligman AM; Baker Tj; Gordon HL. Long-term histologyc follow-up of phenol face peels. Plast Reconstr Surg. 1985; 75:652-9.

20. Kocum AI, Sener M, Caliskan E et al. Intravenous paracetamol and dipyrone for postoperative analgesia after day-case tonsillectomy in children: a prospective, randomized, double blind, placebo controlled study. Braz J Otorhinolaryngol. 2013; 79(1):89-94.

21. Litton C. Chemical face lifting. Plast Reconstr Surg. 1962; 29:371-80.

22. Maloney BP, Millman B, Monheit G et al. The etiology of prolonged erythema after chemical peel. Dermatol Surg. 1998; 24:337-41.

23. Matarasso SL. Phenol Chemical Peels. In: Ronald G. Wheelandeds: Cutaneous Surgery, 1 ed. Philadelphia: W.B. Saunders. 1994; 491-508.

24. Monheit GD, Chastain MA. Chemical and mechanical skin resurfacing. In: Bolognia JL, Jorizzo JL, Rapini RP (ed.). Spain: Dermatology. 2008: 2321-7.

25. Moy LS, Peace S, Moy RL. Comparison of the effect of various chemical peeling agents in a mini-pig model. Dermatol Surg. 1996; 22:429-32.

26. Odo MEY, Chichierchio AL. Peelings Quimicos. In: Práticas em Cosmiatria e Medicina Estética, 1 ed. Santos H (ed.). São Paulo: Tecnopress. 1998; 63-87.

27. Otley CC, Nguyen TH. Safe and effective conscious sedation administered by dermatologic surgeons. Arch Dermatol. 2000; 136(11):1333-5.

28. Perkins SW, Sklarew EC. Prevention of facial herpetic infections after chemical peel and dermabrasion, new treatment strategies in the prophylaxis of patients undergoing procedures of the perioral area. Plast Reconstr Surg. 1996; 98:427-33.

29. Price NM Changes in relationship to the chemical peel. J Derm Surg Onc. 1990; 16:37-42.

30. Stagnone GJ, Orgeel MB, Stagnone JJ. Cardiovascular effects of topical 50% trichloroacetic acid and Baker's phenol solution. J Dermatol Surg Oncol. 1987; 13: 999-1002.

31. Stagnone JJ, Stagnone GJ. A second look at chemabrasion. J Dermatol Surg Oncol. 1982; 8:701-5.

32. Stegman SJ. A comparative histologic study of the effects of Therr Peeling agents and dermabrasion on normal and sun damaged skin. Aesthetic Plast Surg. 1982; 6-123.

33. Stegman SJ. A study of dermabrasion and chemical peels in an animal model. J Dermatol Surg Oncol. 1980; 6(6): 490-7.

34. Stone PA. The use of modified phenol for chemical. Clin Plast Surg. 1998; 25:21-44.

35. Stuzin JM. Chemical Peel. A change in the Routine. Ann Plast Surg. 1989; 23:166-9.

36. Stuzin JM. Phenol peeling and the history of phenol. Clin Plast Surg. 1998; 25(1):1-19.

37. Truppman ES. Major electro cardiografic changes during chemical face peeling. Plast Reconstr Surg. 1979; 63(1): 44-8.

38. Vale N. Desmistificando o uso da dipirona. In: Medicina Perioperatória. Cavalcanti IL, Cantinho FAF, Assad A (eds.) Rio de Janeiro: Sociedade de Anestesiologia do Estado do Rio de Janeiro. 2006; 1107-24.

39. Wexler MR, Halon DA, Teitelbaum A et al. The prevention of cardiac arrhythmias produced in an animal model by the topical application of a phenol preparation in common use for face peeling. Plast Reconstr Surg. 1984; 73:595-8.

40. Wicke C, Halliday B, Allen D et al. Effects of steroids and retinoids on wound healing. Arch Surg. 2000; 135(11): 1265-70.

Capítulo 32.6

Peeling Regional de Fenol

Mariana Carvalho Costa
Izelda Maria Carvalho Costa

Embora as esfoliações químicas profundas quando realizadas em toda a face tenham resultados excelentes (ver capítulo anterior), nem todos os pacientes portadores de envelhecimento cutâneo necessitam de uma aplicação total. Na realidade, rugas e demais sinais de dano actínico concentrados em determinadas regiões da face podem ser eficazmente tratados com esfoliações profundas regionais.

Nestes casos, da mesma forma que no *peeling* profundo *full face* (toda a face tratada), esta esfoliação profunda porém localizada tem como padrão-ouro a utilização do fenol na fórmula de Baker-Gordon, sendo denominado de *peeling* regional de fenol (PRF). De acordo com a necessidade de cada paciente, o PRF é realizado e envolve até 1/3 da face (região perioral ou periorbital). Para melhor uniformização do procedimento e melhores resultados, associa-se uma esfoliação química média no restante da face, evitando-se assim um contraste entre a área submetida ao *peeling* profundo e as demais.

A fórmula de Baker-Gordon, como explicitado previamente, é composta por quatro ingredientes, nas seguintes proporções e concentrações: 3 mL de fenol USP 88%, 2 mL de água destilada, 3 gotas de óleo de cróton e 8 gotas de sabão líquido septisol. A junção destes componentes forma uma emulsão e não uma solução, por este motivo, deve ser constantemente agitada para que se mantenha da fórmula adequadamente misturada e de certa maneira "homogênea".

É de fundamental importância relembrarmos neste capítulo que, até o momento, o uso de outros produtos químicos que não o fenol nesta fórmula não é recomendado para esfoliações profundas. Por exemplo, o ácido tricloracético em concentrações superiores a 50% pode chegar a níveis dérmicos profundos, mas os resultados são imprevisíveis e o risco de cicatrizes é bastante elevado. Ressaltamos ainda que, por questões de segurança do paciente e do seu médico, tampouco são indicadas as fórmulas "fechadas" patenteadas (infelizmente, comercializadas com relativa frequência) cujas composição e concentração dos agentes ativos não são especificadas, tornando imprevisível o surgimento de efeitos adversos das mais diversas gravidades.

Seleção dos pacientes e cuidados pré-procedimento

Pacientes portadores de fotoenvelhecimento facial avançado, com rugas finas e profundas, especialmente nas regiões periorais e periorbitais são os principais candidatos a um PRF. Assim como na aplicação em toda a face, para o PRF, o paciente ideal deve apresentar fototipo de Fitzpatrick baixo (I-II), devido a risco de hiperpigmentação ou mesmo hipopigmentação vitiligoide em fototipos altos (IV-VI) e formação de cicatrizes.

Dentre os pacientes contraindicados, encontram-se: gestantes, pacientes internados, pacientes com

CIRURGIA DERMATOLÓGICA INTERMEDIÁRIA

Peeling Regional de Fenol

história de uso recente de isotretinoína oral, pacientes com herpes simples ativa ou lesões aftoides, pacientes com fototipos altos ou com predisposição a distúrbios de cicatrização, pacientes submetidos recentemente a procedimentos cirúrgicos complexos na face, pacientes em terapia hormonal e pacientes em exposição solar contínua (estes dois últimos devido ao risco de hiperpigmentação). Lembrar que pacientes com expectativas irreais ou problemas psicológicos não devem ser submetidos a este procedimento.

O fenol, ainda que usado focalmente e, consequentemente, com menor risco de absorção, é um composto metabolizado no fígado, secretado pelo rim e que apresenta risco potencial de dano ao músculo cardíaco. Desta forma, pacientes com doenças cardíacas, renais e hepáticas não devem ser selecionados, exceto em casos específicos de doença leve, pesando-se bem o risco-benefício. De exames prévios, recomenda-se a hemograma completo, funções hepática e renal e avaliação cardíaca (eletrocardiograma).

Áreas de irritação cutânea nos locais de aplicação podem acarretar em maior absorção da fórmula e consequente formação de cicatrizes e deve-se atentar sobre a existência das mesmas no dia do procedimento. O uso de antiviral como profilaxia para herpes simples deve ser iniciado 1 a 2 dias antes do procedimento e se estender até a cicatrização (10 a 14 dias após a aplicação). As medicações de uso regular de maneira geral devem ser mantidas (anti-hipertensivos, por exemplo). Recomenda-se documentação fotográfica previamente ao procedimento, assim como a assinatura de termo de consentimento. Todos os cuidados envolvidos com o procedimento que concernem ao paciente devem ser entregues por escrito e ser bem esclarecidos antes da sua realização.

Aplicação do PRF

Após o desengorduramento da face com álcool ou acetona, a esfoliação é iniciada com a aplicação de solução de Jessner ou ácido glicólico a 70%, seguida de ácido tricloracético a 35% (esfoliação média nas áreas que não serão tratadas com PRF). O próximo passo é aplicação da emulsão de fenol (fórmula Baker-Gordon) com cotonete, na unidade cosmética desejada – região perioral ou periorbital, por exemplo. Depois do branqueamento intenso, há o aparecimento de eritema no local que recebeu o fenol e, a partir desta fase, o paciente pode ser liberado para casa com segurança e com analgésicos

potentes prescritos. Durante o procedimento, aliás, analgésicos orais podem trazer maior conforto para o paciente, como o trometamol cetorolaco de uso sublingual. O "esparadrapamento" deve ser restrito às áreas de aplicação da fórmula de Baker-Gordon.

Cuidados pós-procedimento

Os cuidados locais são similares ao da esfoliação química profunda de toda a face. No entanto, por serem em menor extensão, a tendência é que o desconforto gerado ao paciente seja consideravelmente diminuído. Como a dor pós-procedimento é intensa e dura entre 8 a 14 h, é mandatória a prescrição de analgesia potente para este período. Após a primeira noite, edema e escurecimento da pele estão evidentes. Dieta líquida e evitar falar enquanto estiver ocluído são medidas importantes. Aliás, no caso da oclusão, a sua retirada é feita 48 h após a aplicação. Nesta ocasião, notam-se exsudato e formação de crostas, que devem ser retirados com cuidado, e pode haver hemorragias puntiformes. A região periocular pode apresentar significativo edema assim como a perilabial. A pele deve ser lavada com soro fisiológico e, em seguida, aplica-se vaselina sólida. Este procedimento deve ser repetido várias vezes ao dia por volta de 7-10 dias pós-aplicação, quando a maior parte das crostas e da esfoliação terminar (reepitelização completa). É esperado que o eritema persista de 1 até mais de 3 meses. Assim que acontece a reepitelização, a fotoproteção tópica deve ser iniciada. Prurido e xerose locais podem ocorrer após a cicatrização, podendo-se fazer uso de sintomáticos (emolientes, anti-histamínicos orais e hidrocortisona tópica). Pode haver agravamento dos mesmos com o calor e estresse emocional. O acompanhamento médico deve ser constante na primeira semana, tornando-se espaçado gradativamente.

Conclusões

A aplicação regional da fórmula de Baker-Gordon tem como vantagens: fácil acesso, baixo custo, mínimo equipamento requerido e o fato de não haver necessidade de monitoração cardíaca e de hidratação venosa, uma vez que a área exposta ao fenol é menor. Adicionalmente, por envolver uma área menor, há menos morbidade e os cuidados pós-procedimento são minimizados. Além disso, os resultados do PRF são muito satisfatórios e duradouros, tanto nas regiões perriorais (Figuras 32.6.1 a 32.6.5) quanto em palpebrais (Figuras 32.6.6 a 32.6.12). O médi-

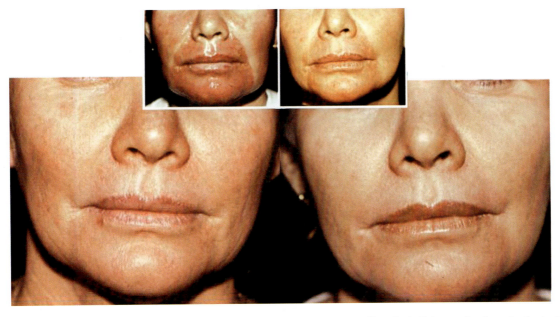

Figura 32.6.1 – *Rugas periorais antes, após 48 horas, 20 dias e 6 meses de fórmula de Baker perioral e solução de Jessner + ATA 35% na face. (Fonte: Izelda Maria Carvalho Costa.)*

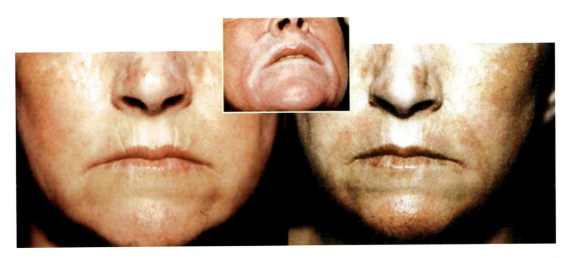

Figura 32.6.2 – *Rugas periorais antes, pós-imediato e melhora após 5 meses. (Fonte: Izelda Maria Carvalho Costa.)*

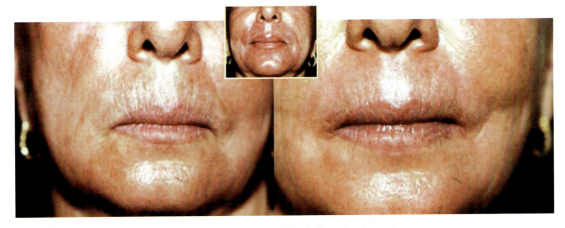

Figura 32.6.3 – *Caso semelhante ao anterior. (Fonte: Izelda Maria Carvalho Costa.)*

■ Peeling Regional de Fenol

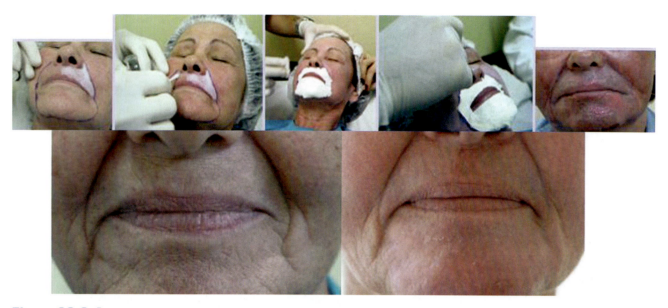

Figura 32.6.4 – Sequência de aplicação de fórmula de Baker, após 48 horas e evidente melhora das rugas após 5 meses. (Fonte: Izelda Maria Carvalho Costa.)

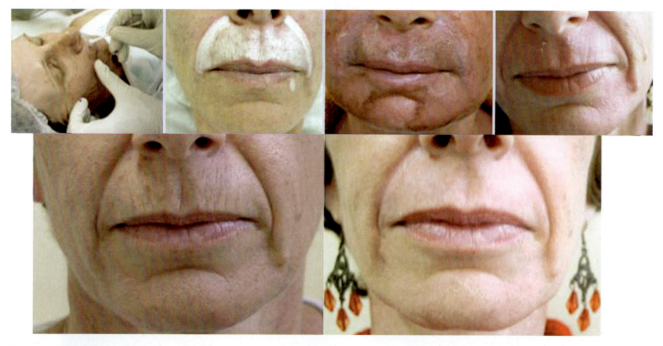

Figura 32.6.5 – Rugas periorais antes, aplicação, branqueamento imediato, após 48 horas, 10 dias e 4 meses. (Fonte: Izelda Maria Carvalho Costa.)

PEELING REGIONAL DE FENOL ■

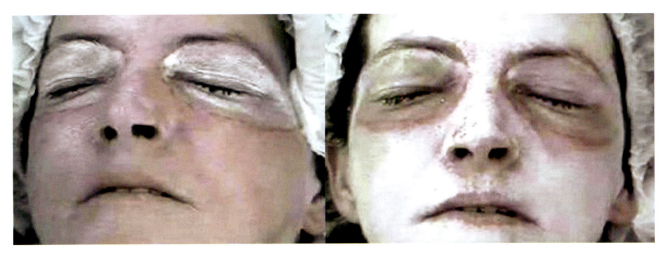

Figura 32.6.6 – Branqueamento imediato do fenol em pálpebras e peeling químico médio no resto da face. (Fonte: Izelda Maria Carvalho Costa.)

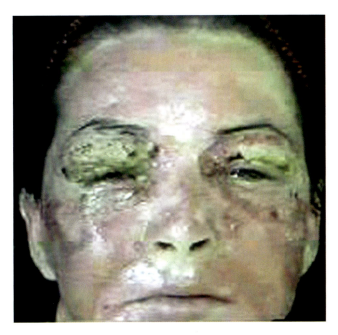

Figura 32.6.7 – Aspecto bastante inflamatório após 48 horas. (Fonte: Izelda Maria Carvalho Costa.)

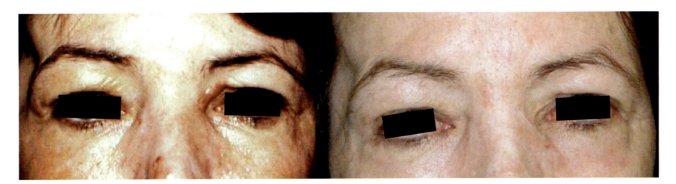

Figura 32.6.8 – Paciente anterior antes e após 10 anos. Há ainda melhora das rugas e flacidez após 10 anos de única sessão. (Fonte: Izelda Maria Carvalho Costa.)

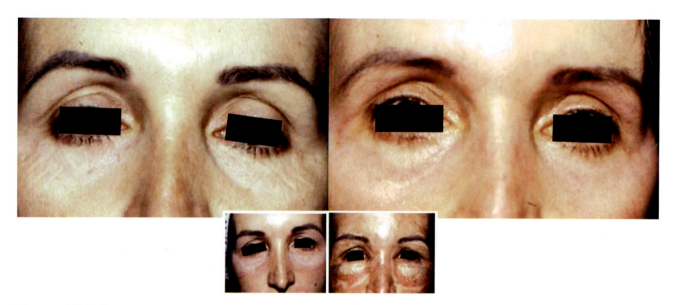

Figura 32.6.9 – *Rugas acentuadas e flacidez antes, imediatamente, após 48 horas e 1 ano da fórmula de Baker. (Fonte: Izelda Maria Carvalho Costa.)*

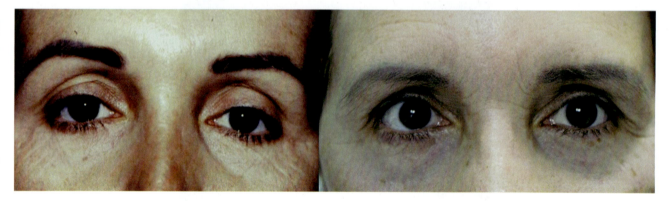

Figura 32.6.10 – *Mesma paciente anterior mantendo melhora das rugas e flacidez após 10 anos. (Fonte: Izelda Maria Carvalho Costa.)*

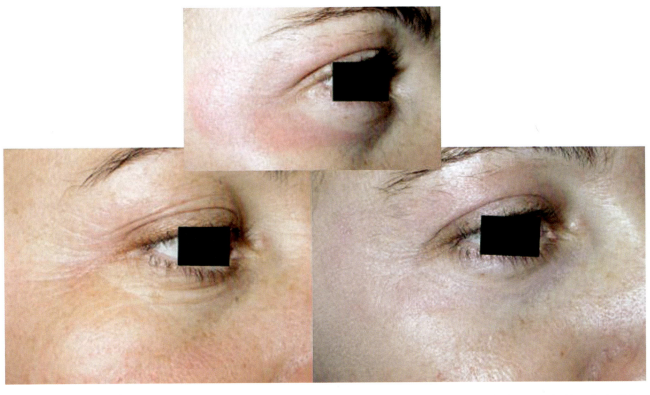

Figura 32.6.11 – *Rugas e flacidez palpebral antes, após 1 mês e nota-se evidente melhora após 4 meses de fórmula de Baker.* (Fonte: Izelda Maria Carvalho Costa.)

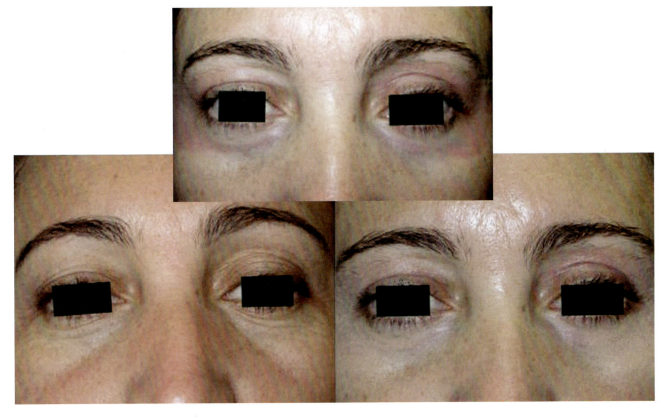

Figura 32.6.12 – *Mesma paciente da figura anterior.*

co que o aplica, no entanto, deve estar apto a fazer uma seleção adequada e criteriosa do seu paciente, respeitar as técnicas recomendadas de sua execução e seguir os devidos cuidados e orientações prévias e posteriores ao procedimento.

BIBLIOGRAFIA CONSULTADA

1. Baker TJ, Gordon HL. The ablation of rhytides chemical means: a preliminary report. J Fla Med Assoc. 1961; 48:541.
2. Baker TJ. Chemical facial peeling and rhytidectomy. Plast Reconstr. 1962; 29:199.
3. Brown AM, Kaplan LM, Brown ME. Phenol induced histological changes: hazards, techinique and uses. Br J Plast Surg. 1960; 13:158-69.
4. Costa IMC, Costa MC. Peelings profundos (fenol) – Cap. 26.2. In: Steiner D, Addor F. Envelhecimento Cutâneo. 1 ed. São Paulo: Elsevier. 2014; 270-5.
5. Fabbrocini G, De Padova MP, Tosti A. Chemical peels: what's new and what isn't new but still works well. Facial Plast Surg. 2009; 25(5):329-36.
6. Fischer TC, Perosino E, Poli F et al. Cosmetic Dermatology European Expert Group. Chemical peels in aesthetic dermatology: an update 2009. J Eur Acad Dermatol Venereol. 2010; 24(3):281-92.
7. Hetter GP. An examination of the phenol-croton oil peel: part I. Face peel results with different concentrations of phenol and croton oil. Plast Reconstr Surg. 2000;105(1): 227-39.
8. Hetter GP. An examination of the phenol-croton oil peel: part II. Face peel results with different concentrations of phenol and croton oil. Plast Reconstr Surg. 2000; 105(1): 240-51.
9. Hetter GP. An examination of the phenol-croton oil peel: part III. Face peel results with different concentrations of phenol and croton oil. Plast Reconstr Surg. 2000; 105(2):752-63.
10. Hetter GP. An examination of the phenol-croton oil peel: part IV. Face peel results with different concentrations of phenol and croton oil. Plast Reconstr Surg. 2000; 105(3):1061-83.
11. Langsdon PR, Shires CB. Chemical face peeling. Facial Plast Surg. 2012; 28(1):116-25.
12. Larson DL, Karmo F, Hetter GP. Phenol-croton oil peel: establishing an animal model for scientific investigation. Aesthet Surg J. 2009; 29(1):47-53.
13. Litton C. Chemical face lifting. PlastReconstr Surg. 1962; 29:371-80.
14. Mackee GM, Karp FL. The treat of post-acne scars with phenol. Br J Dermatol. 1952; 64:456-9.
15. Monheit GD. Chemical peels. Skin Therapy Lett. 2004; 9(2):6-11.
16. Moy LS, Peace S, Moy RL. Comparison of the effect of various chemical peeling agents in a mini-pig model. Dermatol Surg. 1996; 22(5):429-32.
17. Stegman SJ. A study of dermabrasion and chemical peels in an animal model. J Dermatol Surg Oncol. 1980; 6(6):490-7.

Capítulo 32.7

Peelings Químicos em Áreas Não Faciais

Izelda Maria Carvalho Costa
Sofia Sales Martins

Pontos de destaque

- As esfoliações químicas em áreas não faciais cicatrizam lentamente especialmente em função de uma maior espessura da pele, menor suprimento sanguíneo e menor quantidade de unidades pilossebáceas.
- As esfoliações químicas em áreas não faciais são 50 a 100% mais lentas em reepitelização, consequentemente os riscos de complicações nestas regiões são maiores.

As esfoliações químicas em áreas não faciais cicatrizam lentamente especialmente em função de uma maior espessura da pele, menor suprimento sanguíneo e por apresentarem menor quantidade de unidades pilossebáceas.

Após uma esfoliação química cutânea, a reepitelização é realizada através da proliferação de células epiteliais provenientes das unidades pilossebáceas: os folículos pilosos e as glândulas sebáceas. Na face, há 30 vezes mais unidades pilossebáceas que no pescoço e no tronco e ainda 40 vezes mais unidades que no dorso dos braços e das mãos. Por isso as esfoliações químicas em áreas não faciais são 50 a 100% mais lentas em reepitelização, consequentemente os riscos de complicações nestas regiões são maiores. O tempo de cicatrização pode ser superior a 4 semanas. O médico e o paciente precisam estar cientes destes fatos. Assim, as esfoliações químicas epidérmicas em áreas não faciais são mais seguras, tendo as esfoliações de profundidade dérmica riscos de cicatrizes anormais e distúrbios de pigmentação. É importante lembrar que as áreas não faciais são, geralmente, extensas e há também riscos de reações sistêmicas por absorção de agentes químicos e, portanto maiores possibilidades de complicações. As esfoliações químicas devem ser múltiplas e superficiais, com frequência mensal ou bimensal.

As maiores indicações das esfoliações corporais são o fotoenvelhecimento, rugas superficiais e hiperpigmentação pós-inflamatória. Os agentes químicos mais utilizados são o ácido glicólico em concentrações de 50 a 70% em gel e o ácido tricloroacético (ATA), que podem ser usados em combinação, além da solução de Jessner, ácido retinoico. Com relação ao ácido tricloroacético, as concentrações variam de 20 a 30%, sendo necessários testes para a observação dos graus de branqueamento. Se utilizamos

ATA 30% e o branqueamento for intenso, devemos usar concentrações menores, como 25 ou 27,5%. O branqueamento ideal não é homogêneo como na face (Figura 32.7.1).

Portanto, as esfoliações químicas em áreas não faciais apresentam resultados satisfatórios (Figuras 32.7.2 a 32.7.8) especialmente no tratamento do fotoenvelhecimento cutâneo.

Deve-se ressaltar que em virtude de suas peculiaridades, quando o ácido tricloroacético é utilizado, as concentrações devem ser baixas para se obter uma esfoliação de profundidade superficial e realizada de maneira seriada. As esfoliações químicas de média profundidade nas regiões corporais devem

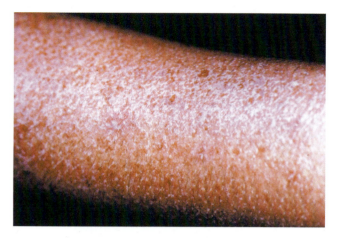

Figura 32.7.1 – *Branqueamento irregular com ATA 30% em região de antebraços. (Fonte: Izelda Maria Carvalho Costa.)*

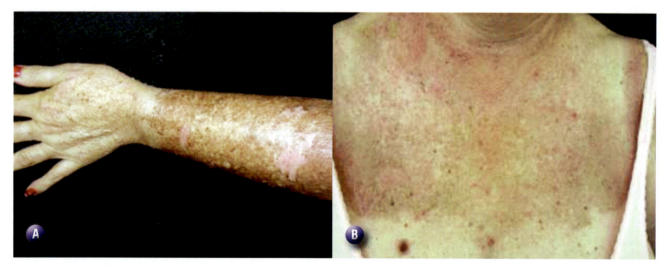

Figura 32.7.2 – **(A-B)** *Início de descamação após ATA 25%. (Fonte: Izelda Maria Carvalho Costa.)*

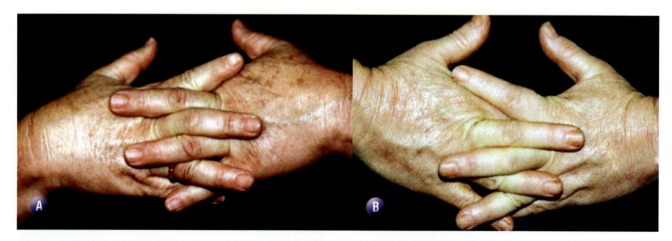

Figura 32.7.3 – *Fotoenvelhecimento – ácido glicólico 70% + ATA 30%:* **(A)** *antes e* **(B)** *após 3 meses – uma sessão. (Fonte: Izelda Maria Carvalho Costa.)*

Peelings Químicos em Áreas Não Faciais ■

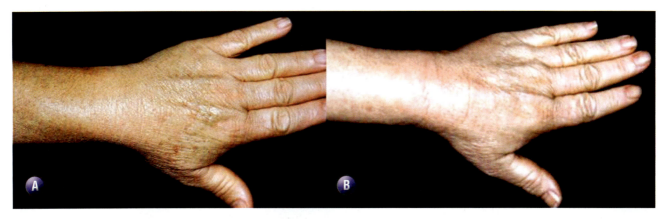

Figura 32.7.4 – *Fotoenvelhecimento:* **(A)** *antes e* **(B)** *após 4 meses de 2 sessões – intervalo 40 dias – ATA 27,5%. (Fonte: Izelda Maria Carvalho Costa.)*

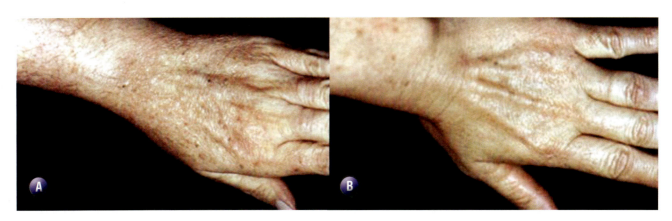

Figura 32.7.5 – *Fotoenvelhecimento:* **(A)** *antes e* **(B)** *após 3 sessões de ATA 25%. (Fonte: Izelda Maria Carvalho Costa.)*

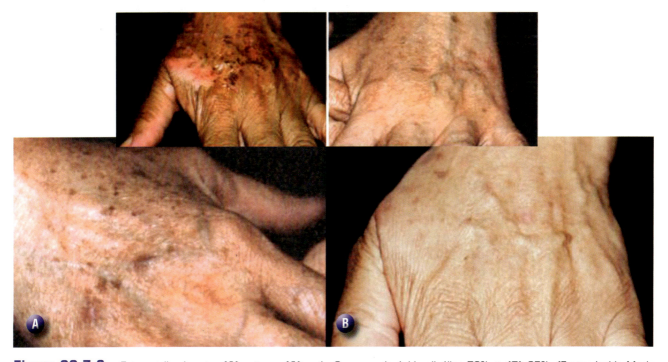

Figura 32.7.6 – *Fotoenvelhecimento:* **(A)** *antes e* **(A)** *após 6 meses de ácido glicólico 70% + ATA 25%. (Fonte: Izelda Maria Carvalho Costa.)*

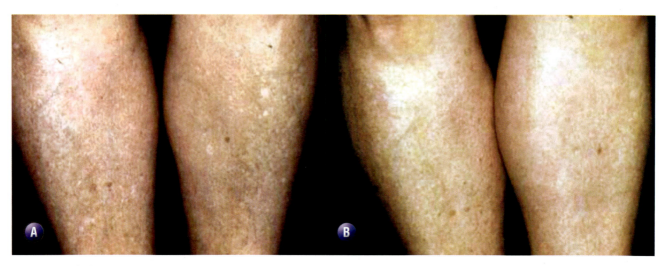

Figura 32.7.7 – *Fotoenvelhecimento:* **(A)** *antes e* **(B)** *após ATA 30% – duas sessões com intervalos de 2 meses. (Fonte: Izelda Maria Carvalho Costa.)*

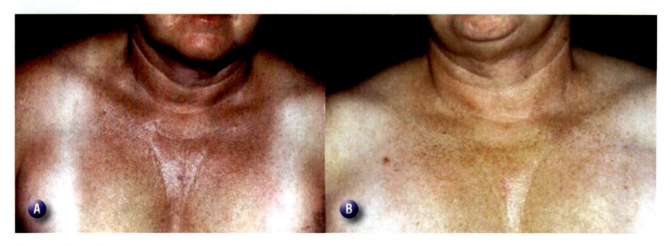

Figura 32.7.8 – *Fotoenvelhecimento:* **(A)** *antes e* **(B)** *após duas sessões de ATA 30% – intervalos 2 meses. (Fonte: Izelda Maria Carvalho Costa.)*

ser evitadas, à exceção de situações especiais, como no fotoenvelhecimento severo, em mãos de profissionais bastante experientes.

Bons resultados também podem ser obtidos com a associação de técnicas como a microdermoabrasão, geralmente três a quatro passadas, seguidas da aplicação de ATA em concentrações que variam de 15 a 30% podem trazer benefícios em casos mais severos de fotoenvelhecimento corporal (Figuras 32.7.9 a 32.7.11). Os intervalos entre as sessões variam de 3 a 6 semanas. O número de sessões vai depender do grau de fotoenvelhecimento.

Com o passar dos anos, tem-se conhecido melhor o efeito das principais substâncias usadas nos *peelings* e com isso outras indicações de *peelings* corporais têm aumentado, como estrias, cicatrizes extrafaciais, lentigos, melanoses, entre outros, assim como mais áreas vêm sendo tratadas, como pescoço, colo, tronco, membros superiores e inferiores, abdome. Porém devem-se ter em mente os cuidados necessários para o uso seguro desses tratamentos em áreas não faciais, lembrando dos cuidados pré e pós-procedimento, além da experiência do médico, para o sucesso terapêutico.

Peelings Químicos em Áreas Não Faciais

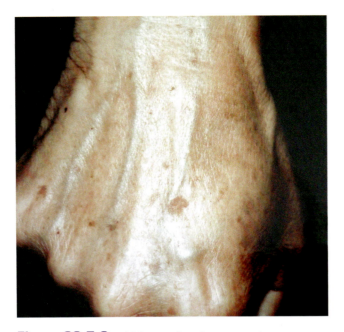

Figura 32.7.9 – *Melanose de mãos: antes de quatro sessões de microdermoabrasão + ATA 15%. (Fonte: Izelda Maria Carvalho Costa.)*

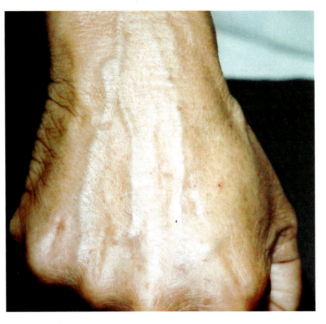

Figura 32.7.10 – *Melhora das melanoses após a associação de técnicas utilizadas concomitantemente. (Fonte: Izelda Maria Carvalho Costa.)*

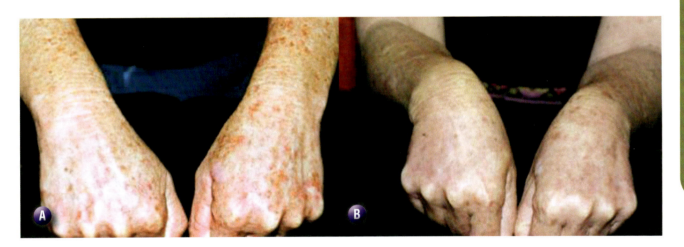

Figura 32.7.11 – *Fotoenvelhecimento severo:* **(A)** *antes e* **(B)** *após duas sessões de microdermoabrasão e ATA 30% concomitantes. (Fonte: Izelda Maria Carvalho Costa.)*

BIBLIOGRAFIA CONSULTADA

1. Bhalla M, Thami GP. Microdermabrasion: reappraisal and brief review of literature. Dermatologic Surgery. 2006; 32:809-14.
2. Butterwick KJ. Rejuvenation of the Aging Hand. Dermatol Clin. 2005; 23:515.
3. Cook KK, Cook WR Jr. Chemical peel of nonfacial skin using glycolic acid gel augmented with TCA and neutralized based on visual staging. Dermatol Surg. 2000; 26:994.
4. Glogau RG, Matarasso SL. Chemical Peels (Trichlo-roacetic Acid and Phenol). Clin Dermatol 1995; 13(2):263-76.
5. Rubin GM. Manual of chemical peels (superficial and medium depth). Philadelphia: J.B. Lippincott 1995; 44-59.
6. Sezer E, Erbil H, Kurumlu Z et al. A comparative study of focal medium-depth chemical peel versus cryosurgery for the treatment of solar lentigo. Eur J Dermatol. 2007; 17:26.

Capítulo 32.8

Peelings Químicos em Indicações Não Cosméticas

Izelda Maria Carvalho Costa

Os *peelings* químicos superficiais, médios e profundos têm sido indicados particularmente nos casos de fotoenvelhecimento. Contudo, algumas patologias podem ser beneficiadas por esses métodos como: fase ativa de acne vulgar, rosácea (os benefícios podem ser obtidos apenas nas lesões papulosas e não há melhora das telangiectasias), escoriações neuróticas (aliadas à psicoterapia), xeroderma pigmentoso e outras.

Os *peelings* químicos nesses casos podem constituir-se como único tratamento ou associar-se a outras terapêuticas (Figuras 32.8.1 a 32.8.10).

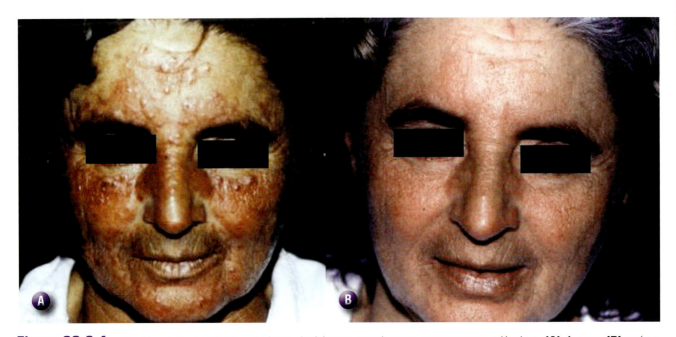

Figura 32.8.1 – *Rosácea granulomatosa – evolução de 14 anos e resistente a tratamentos clássicos.* **(A)** *Antes e* **(B)** *após o uso de solução de Jessner e ATA 35%.*

■ PEELINGS QUÍMICOS EM INDICAÇÕES NÃO COSMÉTICAS

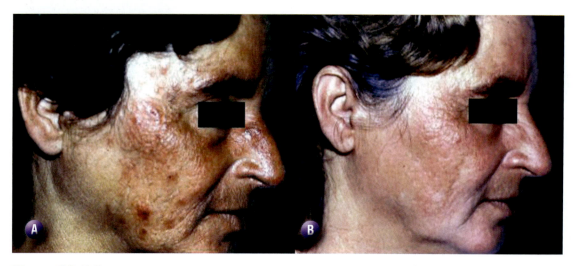

Figura 32.8.2 – **(A-B)** *Mesma paciente da figura anterior – vista de perfil.*

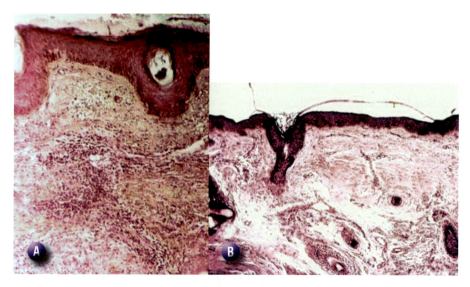

Figura 32.8.3 – **(A-B)** *Rosácea granulomatosa – regressão também no exame histopatológico, após uma sessão de peeling químico médio em toda a face.*

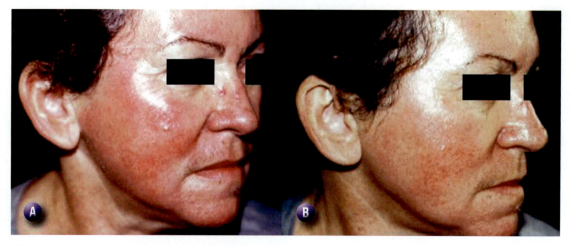

Figura 32.8.4 – *Rosácea* **(A)** *antes e* **(B)** *após 4 meses de solução de Jessner + ATA 35%. Melhora das lesões papulosas, mas não das telagiectasias.*

646

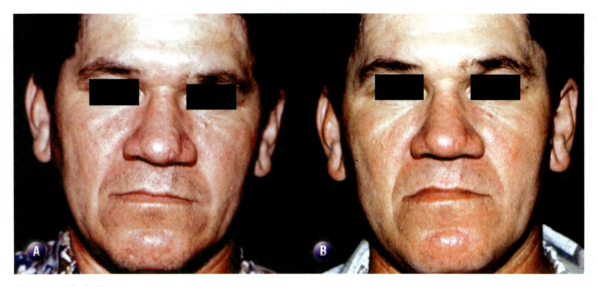

Figura 32.8.5 – Rosácea **(A)** antes e **(B)** após uma sessão de solução de Jessner + ATA 35%.

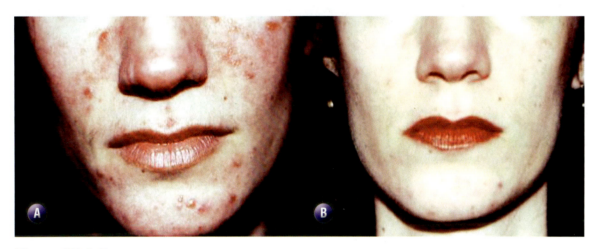

Figura 32.8.6 – **(A-B)** Rosácea com predomínio de lesões papulosas, bons resutados após duas sessões de solução de Jessner + ATA 35%.

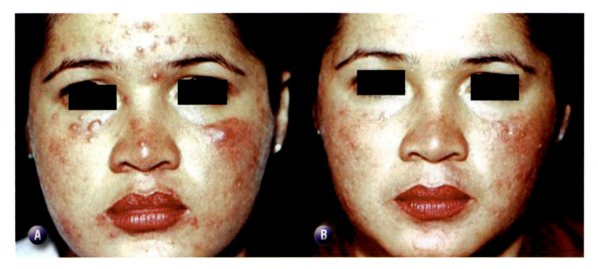

Figura 32.8.7 – **(A-B)** Rosácea – bons resultados após uma sessão de solução de Jessner + ATA 35%.

■ PEELINGS QUÍMICOS EM INDICAÇÕES NÃO COSMÉTICAS

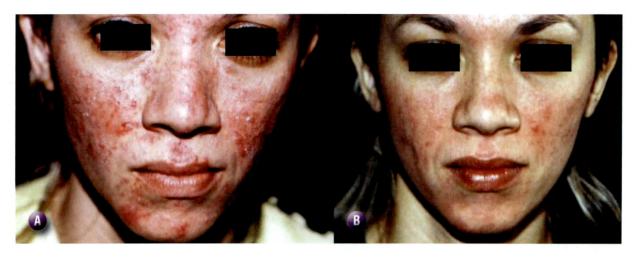

Figura 32.8.8 – *Rosácea granulomatosa* **(A)** *antes e* **(B)** *após* peeling *químico com solução de Jessner + ATA 35%.*

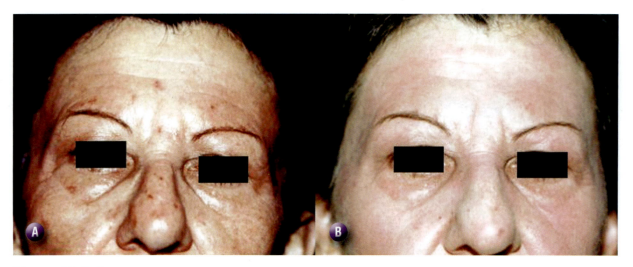

Figura 32.8.9 – *Escoriações neuróticas – melhora das lesões faciais após fenol na fórmula de Baker-Gordon.*

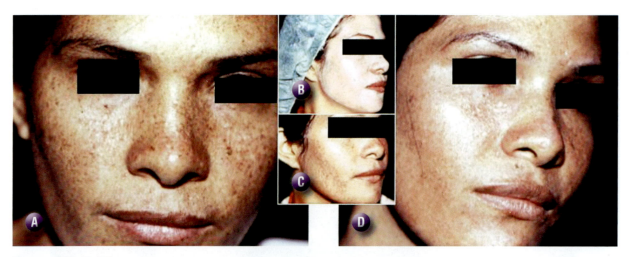

Figura 32.8.10 – *Xeroderma pigmentoso* **(A)** *antes,* **(B-C)** *durante e* **(D)** *após 4 meses de solução de Jessner + ATA 35%.*

Capítulo 33

Causticoterapia, Citostáticos e Imunomoduladores em Cirurgia Dermatológica

David R. Azulay
Tiago Silveira Lima

Introdução

A quimiocirurgia consiste na aplicação de substâncias cáusticas ou de substâncias capazes de causar a erradicação de lesões através de mecanismo imunológico. Engloba a causticoterapia ou quimiocauterização, ou seja, o uso de compostos químicos sobre as lesões a fim de destruí-las. A grande maioria das indicações são neoplasias superficiais e lesões infecciosas virais. Pode-se referir também à aplicação de produtos que promovam a descamação e renovação celular, os *peelings* químicos, que serão abordados em outro capítulo, e também a modulação do tecido de granulação de úlceras.

Ácido tricloroacético

O ácido tricloroacético (*trichloacetic acid*, TCA, também abreviado como ATA) teve suas propriedades terapêuticas reconhecidas por Unna em 1882 e se tornou o produto protótipo na quimiocirurgia desde então. Em mãos hábeis, é usado com sucesso e segurança para o tratamento de pequenas lesões neoplásicas e até como agente para a realização de *peelings* químicos.

Seu mecanismo de ação é a destruição celular pela desnaturação das proteínas da célula, evidenciada clinicamente pela formação de um branqueamento (conhecido como *frosting*), com alteração do turgor da pele: quanto mais brancacenta e rígida,

maior a penetração e ação do ácido. Esses dois parâmetros são essenciais para a avaliação da profundidade de ação do cáustico, como descrito a seguir.

- *Frosting* 1: ação superficial ou epidérmica – há um eritema difuso na área aplicada, com pontilhado brancacento irregular.
- *Frosting* 2: ação até derme superficial – há eritema e branqueamento moderado e uniforme e aumento da rigidez cutânea.
- *Frosting* 3: ação profunda, até derme papilar-reticular – branqueamento intenso e uniforme, aumento nítido da rigidez cutânea evidenciado pelo pinçamento dos dedos; um *frosting* amarelo-acinzentado indica ação inequívoca na derme reticular.

É importante salientar que existe um intervalo de tempo bastante variável entre a aplicação do ácido e o aparecimento do *frosting*.

Independentemente do tipo de lesão, o dermatologista deve ser capaz de modular a ação do ATA de acordo com a profundidade desejada. O conhecimento clínico, histopatológico e a experiência são as ferramentas para o sucesso e menores taxas de complicações. Sua penetração depende de alguns fatores: a concentração do ácido, o volume de líquido aplicado sobre a pele, o número de reaplicações consecutivas, a sensibilidade cutânea e a espessura da camada córnea e restante da epiderme. Exemplos: o TCA a 10% aplicado repetidas vezes pode ser mais agressivo que o TCA a 35% aplicado uma única vez; uma fina camada de TCA a 70% pode atingir menor profundidade que uma grande quantidade de TCA a 50%.

Assim, a substância se torna versátil para a destruição ou tratamento químico de diversas patologias epidérmicas, como ceratoses seborreicas (sendo a variante plana de escolha), melanose solares, ceratoses actínicas, molusco contagioso, verruga vulgar, condiloma acuminado etc. (Figura 33.1). Na opinião dos autores, merece destaque a facilidade de aplicação de TCA a 90% para erradicação de xantelasmas (Figura 33.2), que geralmente é bem-sucedida. Pode ser necessária uma segunda aplicação.

Os resultados são excelentes, mesmo que depois de meses haja recidiva. É mister o cuidado com a manipulação do ácido próxima aos olhos; o aplicador não pode estar encharcado. Os olhos devem ser protegidos durante o procedimento.

O TCA deve ser manipulado em solução aquosa, na concentração de 10 a 90%, a depender do objetivo desejado. O ácido é inativado quando seu efeito é conseguido, segundos após o contato com a pele, o que obriga a um maior cuidado na aplicação, já que é de difícil neutralização em caso de acidentes. Porém, a aplicação imediata de álcool a 70% pode mitigar seu efeito. É de uso exclusivo do médico.

O medicamento deve ser aplicado com cotonete ou palito de dente envolto por algodão embebido na solução. Na experiência dos autores, uma agulha hipodérmica coberta por fina camada de algodão permite maior precisão e controle de ação do ácido sobre a lesão (Figura 33.3). A dica é não colocar grande quantidade de produto na primeira aplicação, aguardando o tempo necessário para o aparecimento de *frosting*, para posterior avaliação da necessidade de reaplicação. Grande parte dos problemas relacionados ao TCA se dá pelas aplicações múltiplas do ácido antes que se aguarde o *frosting* final. A velocidade de aparecimento do *frosting* também é diretamente proporcional à quantidade e concentração da droga e à espessura cutânea. A sensação imediata após o contato com a pele é de ardência. O intervalo de tratamento pode variar de 1 a 4 semanas.

É importante lembrar que existem outros fatores que interferem na maior penetração do ácido. Uma

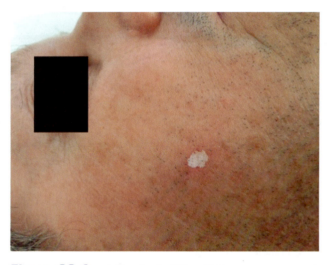

Figura 33.1 – *Aplicaçãp de TCA a 90% em ceratose actínica.*

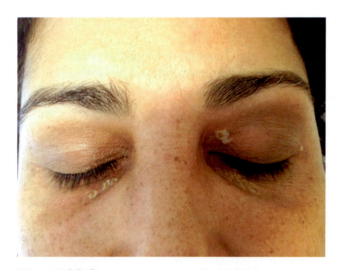

Figura 33.2 – *Aplicação de TCA a 90% em xantelasmas palpebrais.*

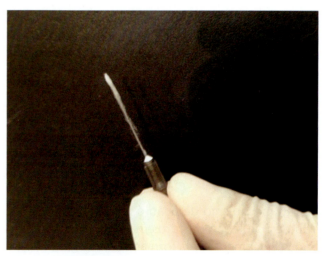

Figura 33.3 – *Agulha hipodérmica 22 G envolta por mínimo chumaço de algodão, que será embebido na solução de TCA.*

pele desengordurada com acetona sofrerá mais efeitos do que uma previamente coberta de filtros solares e cosméticos. O uso de alfa-hidroxiácidos e tretinoína, que diminuem a espessura da camada córnea, aumentam a ação do produto, assim como certos hábitos, como esfoliação, abrasão com a gaze e depilação.

Como possíveis complicações, transitórias ou permanentes, destacamos hipercromia, hipocromia (mais grave), eritema persistente, e até cicatrizes atróficas, hipertróficas ou queloideanas.

O TCA pode ainda ser utilizado nas cicatrizes de acne, na concentração de 50% a 100%, com aplicação pontual com palito de dente no interior da cicatriz, de preferência do tipo *ice-picks* (técnica CROSS), causando estímulo no colágeno dérmico e superficialização da cicatriz (Figura 33.4). O assunto será abordado em outro capítulo.

Outra indicação útil do TCA é na abordagem e cicatrização de úlceras cutâneas. Neste caso, ele tem ação paradoxal, ao mesmo tempo cáustica e cicatrizante, conseguindo destruir o tecido desvita-

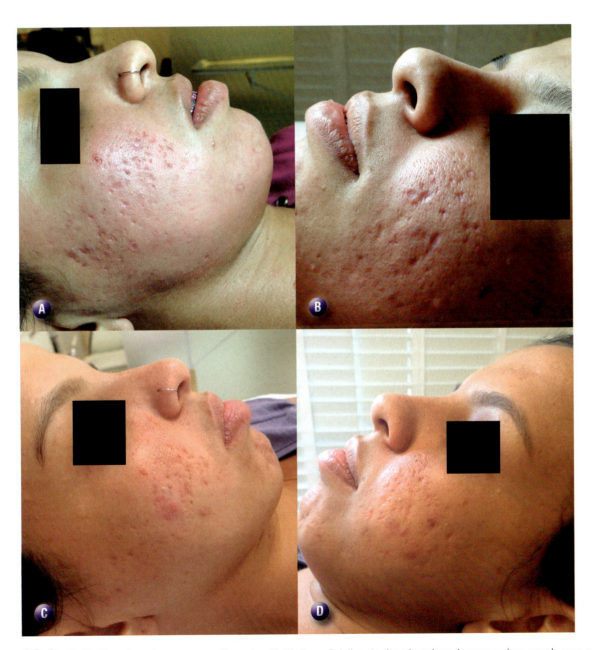

Figura 33.4 – **(A-B)** *Cicatrizes de acne na região malar.* **(C-D)** *Superficialização das cicatrizes de acne após o uso de uma sessão da técnica de CROSS, com TCA a 90%.*

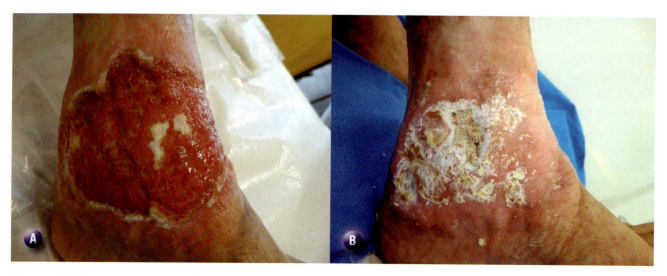

Figura 33.5 – **(A-B)** Melhora evolutiva de úlcera crônica de etiologia multifatorial no membro inferior direito, com a aplicação diária de TCA a 90% e cuidados gerais. Nota-se ainda o frosting em algumas áreas. (Cortesia da Dra. Bruna Melhoranse.)

lizado e hipertrófico, estimulando uma granulação mais modulada, pois quando ela sobrepassa a altura da epiderme circunvizinha, não é possível ocorrer a reepitelização. Sua ação consiste em gerar a necrose total da epiderme, seguida de sua reconstituição com renovação da matriz dérmica papilar. É indutor da produção de fatores de crescimento, como TGF-β, fator de crescimento derivado de plaquetas, e aumenta a expressão do RNA (Figura 33.5).

Os autores têm experiência com a aplicação do ácido na concentração de 90% para esse fim. As sessões podem ser diárias, em dias alternados ou semanais. O alvo é o *frosting* em toda a lesão, com maior aplicação da droga nas regiões com tecidos desvitalizados, de granulação muito exuberante e regiões hipertróficas e nas bordas, talvez o local mais importante. O paciente deve ser orientado a fazer uso oral de analgésico antes das sessões e cuidados rotineiros de curativo e higiene no pós-procedimento.

Podofilina

É constituída por uma mistura em pó de resinas obtidas dos rizomas e raízes da planta *Podophyllum pelatum*, e contém mais de 16 diferentes substâncias, das quais a podofilotoxina é a mais abundante.

É útil por suas propriedades cáusticas e por inibir a mitose celular ao interagir com proteínas dos microtúbulos. Mostra-se como uma droga extremamente tóxica, com relatos de morte após administração enteral, e toxicidade sistêmica com o uso tópico (Tabela 33.1). Esses efeitos colaterais após a aplicação da podofilina na pele podem surgir após 7 a 13 horas. A conduta seria a lavagem abundante da área e suporte, já que não existe antídoto para a droga.

A substância não pode ser usada em mulheres que estejam amamentando, gestantes (categoria X) ou em seus cônjuges.

Em dermatologia, sua principal indicação é o tratamento das lesões genitais condilomatosas (mucosas) por HPV (papilomavírus humano), com pouco efeito nas verrugas cutâneas por serem ceratinizadas.

Tabela 33.1

TOXICIDADE DA PODOFILINA

Gastrointestinal	Náuseas, vômitos, câimbras, diarreia, hepatite
Neurológica	Central: letargia, estupor, coma Periférica: arreflexia, paralisia
Cardiovascular	Taquicardia, hipotensão
Respiratória	Taquipneia, dispneia, cianose
Renal	Oligúria
Hematológica	Anemia, leucopenia, trombocitopenia
Miscelânea	Febre, acidose metabólica

Na experiência dos autores, as lesões de condiloma acuminado são tratadas de forma eficaz com a aplicação de podofilina na concentração de 25% em tintura de benjoim pontualmente sobre as lesões, com o cuidado de manter o medicamento por cerca de 4 horas, seguida de lavagem abundante. A proteção da pele sã ao redor dos condilomas com vaselina sólida é útil para limitar a ação irritativa na área acometida, no entanto pelo menos numa das aplicações é interessante aplicar em toda a região, haja vista a possibilidade da existência de lesões incipientes na área. O procedimento deve ser feito em consultório e nunca delegado ao paciente. As lesões mais ceratóticas demonstram melhor resultado com a aplicação prévia de TCA a 70% a 90% imediatamente antes da podofilina (Figura 33.6). As aplicações devem ser quinzenais ou mesmo semanais e feitas até a cura das lesões. Os eventos adversos comuns precisam ser comunicados previamente, como inflamação, erosão ou raramente exulceração, dor e ardência, além de possível infecção secundária, e podem ser evitados com assepsia local adequada e uso de cremes epitelizantes, antissépticos e/ou de barreira entre as sessões de tratamento.

A responsabilidade de administração da droga cabe sempre ao dermatologista, havendo relatos de acidentes e complicações graves, inclusive com internação hospitalar, pelo uso inadvertido do medicamento (Figura 33.7).

A substância quarcetin encontrada na podofilina pode causar displasias celulares transitórias, e por isso o exame histopatológico não deve ser realizado em tecido tratado previamente com a substância, pois pode induzir o patologista a sugerir o laudo de carcinoma.

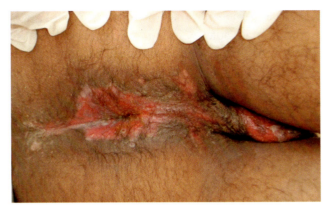

Figura 33.7 – Exulceração na área perineal e perianal após a aplicação de podofilina a 25% pelo paciente, com tempo de permanência ignorado; houve necessidade de internação hospitalar por infecção secundária e dor.

Podofilotoxina

É uma das substâncias isoladas da podofilina, e provavelmente a mais eficaz dentre elas (Figura 33.8). Extratos das espécies de *Podophyllum* sempre foram utilizados por diversas culturas como antídotos contra venenos, catárticos, purgativos, anti-helmínticos, vesicantes e agentes suicidas. Já foram comprovados seus efeitos destrutivos em células de câncer em animais e também como inibidores da replicação viral. Existem derivados semissintéticos da podofilotoxina, como o etoposídeo e o teniposídeo, para tratamento sistêmico de neoplasias.

Seu mecanismo de ação se dá através da inibição da polimerização da tubulina para a formação dos microtúbulos com a pausa do ciclo celular na metáfase.

Na dermatologia é aplicada para tratamento de condiloma acuminado, e até de molusco contagioso, com menos efeitos colaterais. Apresenta bem menor absorção sistêmica que a podofilina. O medicamen-

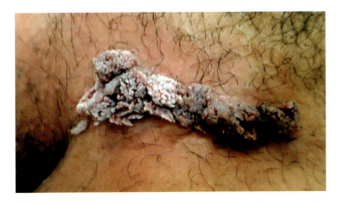

Figura 33.6 – Aplicação de TCA a 90% em lesão de condiloma acuminado previamente à aplicação de podofilina a 25%, com permanência de quatro horas. Houve remissão da lesão após alguns ciclos de tratamento.

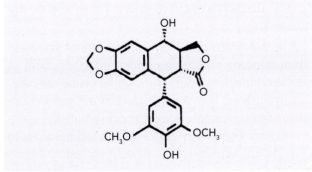

Figura 33.8 – Estrutura química da podofilotoxina.

to inibe a replicação dos vírus na etapa inicial após a entrada na célula e ainda reduz a capacidade de liberar os vírus das células infectadas. Há relatos também do uso nas lesões de psoríase e carcinomas.

O medicamento também não deve ser usado em lactantes, gestantes (categoria X) e seus parceiros sexuais.

Encontra-se disponível no mercado um creme de podofilotoxina na concentração de 0,15% (Wartec®). Recomendamos seu uso pontual duas vezes ao dia, por três dias consecutivos, com o intervalo de quatro dias livres de tratamento, por cerca de um mês. A aplicação é feita em casa, pelo próprio paciente. Uma boa dica é a combinação de criocirurgia ambulatorial e podofilotoxina.

Como reações adversas citamos prurido, dor, ardência, irritação com eritema, e até exulceração. Não gera alterações celulares displásicas, pois não contém quercetin.

Imiquimode

O imiquimode é um imunomodulador, análogo nucleosídico da família das imidazoquinolinas. Tem ação importante no tratamento de lesões virais, não com efeito antiviral direto, mas pela ação de citocinas inflamatórias, principalmente interferons.

Promove também atividade antitumoral contra cânceres e metástases cutâneas. Graças ao pequeno tamanho de sua molécula e de sua hidrofobicidade, pode ser usado topicamente com sucesso. As citocinas pró-inflamatórias estimuladas pelo medicamento induzem resposta imune celular contra os tumores. Ele se liga aos *toll-like receptors* (TLR) 7 e 8 na superfície de macrófagos, células dendríticas e monócitos, ativando a liberação de quimoquinas (interleucinas 1, 6, 8 e 10) e citocinas (interferon-α, interleucina 12 e fator de necrose tumoral-α, havendo estimulação da resposta imune Th_1 e inibindo atividade Th_2.

A ação antitumoral do imiquimode é baseada primariamente no sistema imune inato, no qual as células dendríticas aparentam ser as primeiras células responsivas, com a migração dos antígenos para linfonodos regionais onde promoverão uma resposta celular T específica. A droga age também muito além de um simples efeito destrutivo, estimulando resposta imune contra células tumorais. Apresenta ainda efeitos mais amplos, como ação apoptótica direta contra células tumorais, estímulo de células *natural killer* (NK) e a expressão gênica independente de TLR. Outro mecanismo de ação adjuvante é a interferência na via sinalizadora do receptor de adenosina, que causa redução da atividade da adenililciclase; isso aumenta a atividade pró-inflamatória do imiquimode pela supressão de um mecanismo que normalmente inibe a atividade inflamatória. Paradoxalmente, alguns estudos sugerem que estimula também a produção de anticorpos por linfócitos B, uma função da resposta imune Th_2.

Estima-se que a droga tenha quase um efeito vacinal, com proteção imune contra os tumores e vírus. Por isso, um dos efeitos colaterais da droga é o surgimento de vitiligo localizado, como uma reação imune direta contra o melanócito.

No mercado é encontrado na concentração de 5% no veículo creme: Ixium®, Modik®, Aldara®. Suas indicações são verrugas anogenitais, papulose bowenoide, ceratose actínica (Figura 33.9), doença de Bowen, carcinoma basocelular superficial (CBC), molusco contagioso. Reduz muito a recorrência das lesões virais. É favorável a remoção da camada córnea nas lesões ceratósicas, assim como a remoção cirúrgica prévia de lesões maiores. Há relatos de sucesso no tratamento de outras neoplasias, como doença de Paget mamária, eritroplasia de Queyrat, sarcoma de Kaposi, lentigo maligno e como coadjuvante no tratamento do herpes vegetante ou refratário de imunodeprimidos.

O imiquimode pode ser também indicado no tratamento de verrugas vulgares e plantares desde que seja realizada a retirada da camada córnea espessa anteriormente, com escarificação, desbastamento, criocirurgia ou eletrocirurgia; o medicamento é aplicado em seguida, sem que se aguarde a reepitelização das lesões.

O imiquimode também já foi empregado no tratamento de queloides. Eles são excisados e, imediatamente no pós-operatório, a substância é aplicada topicamente por 5 dias na semana, por 8 semanas.

É sugerida a aplicação 5 vezes por semana para CBC superficial, 3 vezes por semana para condilomas e 2 vezes por semana para ceratoses actínicas. O medicamento vem em caixas com pequenos sachês contendo o creme. Cada sachê e seu conteúdo restante devem ser descartados após a abertura. O modo de uso é a aplicação noturna de uma fina camada com a ponta do dedo indicador após a lavagem das mãos, que também devem ser lavadas

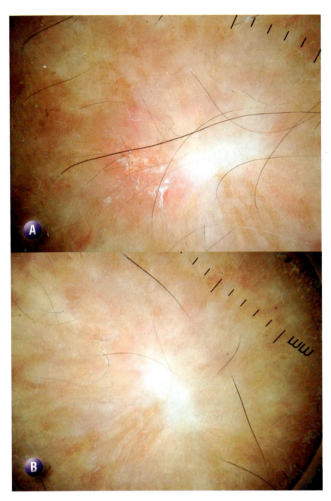

Figura 33.9 – **(A-B)** Imagem dermatoscópica de ceratose actínica tratada com imiquimode. Observa-se redução de ceratose e eritema.

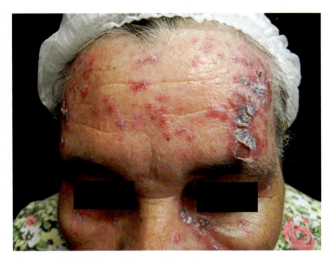

Figura 33.10 – Paciente em tratamento tópico de fotodano (campo cancerizável) com imiquimode. São percebidos eritema, exulceração com formação de crostas em lesões neoplásicas clínicas e subclínicas. (Cortesia do Dr. André Ricardo Adriano.)

Fluoracil

O 5-fluoracil (5-FU) é um antimetabólito usado classicamente como um quimioterápico sistêmico. Na dermatologia tem seu uso tópico estabelecido, na concentração de 5% em veículo creme (Efurix®, Efudex®), para tratamento de lesões pré-malignas, malignas e ainda lesões virais. É um análogo das bases pirimidinas que inibe a enzima timidilatossintetase, essencial para a produção de DNA e RNA, impedindo a replicação celular e induzindo a apoptose. Tem ação predominante em células neoplásicas porque elas têm atividade metabólica intensa, com maior número de mitoses.

O medicamento tem a grande vantagem de realizar com sucesso "tratamento de campo", ou seja, a aplicação do produto em um segmento do corpo com muitas lesões acaba por tratar também áreas de pele aparentemente sãs à ectoscopia, porém já com alterações histológicas. Essas lesões "escondidas", com maior índice mitótico, serão reveladas com o processo inflamatório causado pelo medicamento.

A maior indicação do 5-FU é o tratamento das lesões pré-malignas de ceratoses e queilite actínica, podendo ser indicado também para doença de Bowen, carcinoma basocelular superficial (CBC), e com menor eficácia, até pelos efeitos colaterais, nas lesões virais do papilomavírus humano (HPV).

A posologia é de uso 1 a 2 vezes ao dia, por até 4 semanas para ceratoses actínicas e doença de Bowen, até 12 semanas no caso do CBC e até 8 dias nas lesões de HPV. O limite de uso se dá pelo

após o manuseio; o produto deve ser deixado por cerca de 8 horas e em seguida a região é lavada com água e sabão. O período de uso é controverso e variável, e normalmente a droga é aplicada até a cura das lesões; alguns autores sugerem o máximo de 16 semanas.

Como cuidados específicos, citamos a maior proteção do sol na área tratada e a contraindicação do uso em gestantes. A segurança da aplicação em crianças não foi estabelecida.

Os efeitos adversos mais comuns são eritema, descamação, erosão, edema, ardência e prurido, relacionados ao efeito imunológico da droga (Figura 33.10). Mais raramente podem surgir síndrome pseudogripal, cefaleia, dores no corpo, diarreia e infecção fúngica secundária. É possível o surgimento de lesões de herpes simples no local aplicado, e pode ser prescrito antiviral profilático nos pacientes de risco.

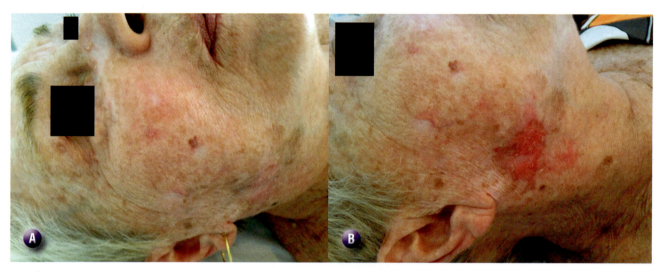

Figura 33.11 – **(A)** Paciente com ceratose actínica na face, submetida a tratamento com 5-FU. **(B)** No sétimo dia já se observam eritema intenso, erosões e formação de crostas.

aspecto de cura clínica da lesão (o que pode ser de difícil avaliação por conta da intensa atividade inflamatória subjacente) e tolerância do paciente, por isso em grande parte dos casos é necessário novo tratamento.

Os efeitos adversos são eritema, edema, dor, ardência, erosões e formação de crostas. O aspecto esteticamente "desfigurante" é uma das maiores causas de abandono de tratamento (Figura 33.11), e não pode deixar de ser mencionado previamente. Ocorre a reepitelização das lesões e melhora do aspecto cutâneo em poucas semanas após o tratamento. No caso de inflamação intensa, pode ser realizada a terapia por períodos curtos e intervalos maiores, porém alguns estudos indicam a permanência histológica das lesões nesses casos. A droga age também como fotossensibilizante, então a exposição aos raios ultravioleta pode aumentar os efeitos colaterais descritos. Os autores sugerem, de forma geral, a aplicação do produto à noite, por 21 dias consecutivos, mesmo com inflamação evidente e intensa. Aconselhamos também o controle de infecção secundária e a prescrição de filtro solar e produtos que amenizem o incômodo, como epitelizantes, hidratantes, cold creams, água termal, compressas geladas de chá de camomila ou até vaselina sólida. O uso de corticoides tópicos deve ser evitado ao máximo a fim de não reduzir a ação do 5-FU. A grande dica é a conversa cuidadosa com o paciente e exposição clara antes do tratamento para melhor adesão.

Mesmo com o tratamento adequado e a melhora clínica das lesões, é comum a persistência histológica e recidiva de alguma delas em alguns anos. Nesses pacientes, novo ciclo de tratamento está indicado.

Outro modo de se usar o 5-FU seria na forma de peelings seriados quinzenais realizados em consultório, com a mesma finalidade do uso domiciliar, porém com maior tolerância por parte dos pacientes, segundo a experiência dos autores. O peeling é feito da seguinte forma: a região tratada é limpa e desengordurada com acetona; em seguida é aplicada uma camada de ácido glicólico a 70%, aguardando o endpoint de eritema, para então neutralizar o ácido com solução de bicarbonato ou com a lavagem da área; em vez de ácido glicólico pode ser usado o peeling de Jessner, no total de cerca de três camadas, buscando um eritema leve, sem remover a solução; por último aplica-se o creme de 5-FU a 5%, que permanece por 12 a 24 horas, de acordo com a tolerância do paciente, e que é lavado no domicílio. O número de sessões varia de acordo com a cura clínica das neoplasias. Os mesmos cuidados de hidratação e proteção do sol devem ser orientados.

A substância também está contraindicada em gestantes e lactantes.

Mebutato de ingenol

O mebutato de ingenol (ingenol-3-angelato) é um extrato da planta *Euphorbiapeplus*, da família das Euforbiáceas. Essas plantas são vastamente distribuídas por todo o globo, e produzem um látex irritante usado para diversos fins medicinais desde tempos remotos. É encontrado comercialmente no veículo gel, nas concentrações de 0,015% e 0,05% (Picato®). É uma substância nova, aprovada pelo FDA em 2012.

O mecanismo de ação ainda não foi totalmente elucidado, mas sabe-se que promove o edema e a destruição da membrana plasmática e mitocondrial, o que culmina na morte celular (apoptose); além disso, há formação de anticorpos específicos contra o tumor, indução de citocinas pró-inflamatórias e infiltração exuberante de neutrófilos por ativação da proteína quinase C, culminando em toxicidade celular eficiente por neutrófilos e anticorpos (segundo Lawrence Anderson Jaad). A atividade dos neutrófilos e da proteína quinase contribuem para o efeito de cicatrização de feridas e reepitelização pós-tratamento. É provável que a droga ultrapasse o extrato córneo, levando seu efeito farmacológico até a hipoderme. Por tudo isso, o uso do mebutato de ingenol em algumas lesões pode desencadear resposta inflamatória em lesões a distância não tratadas.

O medicamento é indicado para tratamento de ceratoses actínicas e campo cancerizável. Alguns estudos demonstram eficácia ainda em carcinomas basocelulares superficiais, carcinomas espinocelulares *in situ* e até molusco contagioso.

A aplicação deve ser feita com a ponta dos dedos na lesão a ser tratada, após lavagem das mãos. O conteúdo da bisnaga é capaz de cobrir uma área de 5 cm². Orienta-se o uso do gel na concentração de 0,015% por três dias consecutivos na face, couro cabeludo e metade superior do pescoço e do gel na concentração de 0,05% por dois dias consecutivos no tronco, extremidades e metade inferior do pescoço. O conteúdo da embalagem deve ser de utilização única e descartado após o uso. O medicamento deve ser mantido na pele por seis horas, quando será lavado com água abundante e sabão neutro.

A substância não deve ser aplicada perto dos olhos, narinas, lábios e dentro das orelhas.

A resposta inflamatória cutânea pode iniciar já no primeiro dia após a aplicação, com um pico de sete dias. Os efeitos secundários são exuberantes e intensos, incluem dor, prurido, ardência, eritema, edema, descamação, erosão, pústulas, vesículas e formação de crostas. Em menor grau podem ocorrer infecção secundária, cefaleia e nasofaringite. A vantagem do produto é que os maiores efeitos desagradáveis aparecem após o fim do tratamento (2 a 3 dias), o que aumenta muito a adesão do paciente. É

> A causticoterapia é método útil e de baixíssimo custo e indicada no tratamento de algumas afecções dermatológicas. Respeitando-se os cuidados necessários, é também de fácil realização, tanto com as substâncias de uso ambulatorial quanto com as de uso domiciliar. Porém, é passível de complicações e iatrogenia que podem resultar em sequelas importantes. A base da terapia se dá através do poder destrutivo e ainda no potencial de induzir imunidade no hospedeiro, contra determinadas neoplasias superficiais e doenças virais. Em mãos hábeis, essa técnica pode ser potencializada pela combinação de técnicas e substâncias, como a criocirurgia, eletrocirurgia, terapia fotodinâmica, administração de medicação oral e excisocirurgia propriamente dita. Os cuidados essenciais incluem cautela na aplicação, a fim de evitar dano tecidual exagerado com sequelas inestéticas e orientações no pós-procedimento no sentido de minimizar desconforto, infecção secundária e promover melhor cicatrização.

de categoria C para a gestação, e por isso deve ser evitado nessa situação.

O efeito terapêutico ótimo pode ser avaliado cerca de dois meses após o tratamento.

O produto comprovou ser uma excelente opção de tratamento para as indicações mencionadas, bastante eficaz e com grande taxa de adesão em vários estudos (principalmente por seu emprego por período curto, com o surgimento de sinais e sintomas mais exuberantes após o fim do tratamento). O maior fator limitante à administração do produto é o preço, ainda muito alto.

Conclusão

Com maior facilidade de diagnóstico e aumento da incidência de radiação ultravioleta no planeta, o índice de lesões cutâneas malignas e pré-malignas vem aumentando, e o tratamento químico das lesões é interessante em casos selecionados iniciais, como adjuvantes, nos quais o paciente não pode ou não deseja ser submetido à cirurgia, na busca de cura com preservação cosmética. É também extremamente útil na abordagem de determinadas doenças cutâneas virais, principalmente as lesões causadas por Papilomavírus e Poxvírus, tão comuns em nosso meio. Algumas dessas substâncias têm a capacidade de induzir imunidade específica, evitando recidivas e, por vezes, combatendo lesões não perceptíveis ou distantes da área de tratamento.

BIBLIOGRAFIA CONSULTADA

1. Bagatin E, Teixeira SP, Hassun KM, Pereira T, Michalany NS, Talarico S. 5-Fluorouracil superficial peel for multiple actinic keratoses. Int J Dermatol 2009 Aug; 48(8): 902-7.
2. CADTH Common Drug Reviews. Ingenol Mebutate (Picato): Topical Treatment of Non-hyperkeratotic, Non-hypertrophic Actinic Keratosis in Adults [internet]. Ottawa (ON): Canadian Agency for Drugs and Technologies in Health; 2014 Feb.
3. Fabbrocini G, Cacciapuoti S, Fardella N, Pastore F, Monfrecola G. CROSS technique: chemical reconstruction of skin scars method. Dermatol Ther 2008 Nov-Dec; 21(Suppl 3):S29-32.
4. Fallen RS, Gooderham M. Ingenol mebutate: an introduction. Skin Therapy Lett 2012 Feb; 17(2):1-3.
5. Fidler B, Goldberg T. Ingenol mebutate gel (picato): a novel agent for the treatment of actinic keratoses. P T. 2014 Jan; 39(1):40-6.
6. Gordaliza M, García PA, del Corral JM, Castro MA, Gómez-Zurita MA. Podophyllotoxin: distribution, sources, applications and new cytotoxic derivatives. Toxicon 2004 Sep 15; 44(4):441-59.
7. Gouveia BM, Canedo T, Fernandes NC. Tratamento de úlcera crónica: uso do ácido tricloroacético. Revista SPDV 2014; 72(2):277-281.
8. Guedes ACM, Avelleira JCR, Lupi O, Abraham LS, Azulay-Abulafia L, Azulay DR. Doenças virais de interesse dermatológico. In: Azulay RD, Azulay DR, Azulay-Abulafia L. Dermatologia. 6 ed. Rio de Janeiro: Guanabara Koogan. 2013; p. 450.
9. Javed S, Tyring SK. Treatment of molluscum contagiosum with ingenol mebutate. J Am Acad Dermatol 2014 May; 70(5):e105.
10. Lupi O. Agente citotóxicos e imunomoduladores. In: Azulay RD, Azulay DR, Azulay-Abulafia L. Dermatologia. 6 ed. Rio de Janeiro: Guanabara Koogan. 2013; p. 1011.
11. McGuigan M. Toxicology of topical therapy. Clin Dermatol 1989 Jul-Sep; 7(3):32-7.
12. Sampaio AS, Rivitti EA. Quimiocirurgia. In: Dermatologia. 2 ed. São Paulo: Artes Médicas. 2001; p. 1101.
13. Shah AY, Doherty SD, Rosen T. Actinic cheilitis: a treatment review. Int J Dermatol 2010 Nov; 49(11):1225-34.
14. Silveira-Lima T, Grynszpan RL, Maranhão ALA, Espanha CA, Trope BM. Sífilis: ainda um desafio [Apresentação no 67º Congresso Brasileiro de Dermatologia, 2012, Rio de Janeiro, Brasil].
15. Sligh JE Jr. New therapeutic options for actinic keratosis and basal cell carcinoma. Semin Cutan Med Surg. 2014 Jun; 33(4 Suppl):S76-80.
16. Tzogani K, Nagercoil N, Hemmings RJ, Samir B, Gardette J, Demolis P, Salmonson T, Pignatti F. The European Medicines Agency approval of ingenol mebutate (Picato) for the cutaneous treatment of non-hyperkeratotic, non-hypertrophic actinic keratosis in adults: Summary of the scientific assessment of the Committee for Medicinal Products for Human Use (CHMP). Eur J Dermatol 2014 Aug; 24(4):457-63.
17. Yonei N, Kanazawa N, Ohtani T, Furukawa F, Yamamoto Y. Induction of PDGF-B in TCA-treated epidermal keratinocytes. Arch Dermatol Res 2007 Nov; 299(9):433-40.
18. Zanini M. Gel de ácido tricloroacético – Uma nova técnica para um antigo ácido. Med Cutan Iber Lat Am 2007; 35:14-17.

Capítulo 34. Dermoabrasão

Capítulo 34.1

Microdermoabrasão

Andréia Mateus Moreira
Luciana do Espírito Santo Saraiva
Daniella Rabelo Spinato

A microdermoabrasão foi primeiramente desenvolvida na Itália, por Marini e Lo Brutto, em 1985. Enquanto seu uso clínico foi posteriormente proposto por Monteleone. O aparelho teve sua introdução nos EUA, em 1994, quando foi aprovado para uso pelo FDA, que o classificou como um dispositivo do tipo 1, ou seja, que na observância dos guias para fabricação apropriada do produto, não necessitaria do término de ensaios clínicos para ser comercializado.

Em 1998, recebeu o *status* de isento, não sendo mais necessária a autorização formal do FDA para ser vendido, o que tornou o procedimento ainda mais popular e amplamente empregado nos consultórios médicos.

De acordo com a Academia Americana de Cirurgia Cosmética estima-se que *esse* seja o segundo procedimento cosmético mais realizado nos EUA, ficando atrás somente da aplicação de toxina botulínica. Já a Sociedade Americana de Cirurgia Plástica Estética apresentou dados mais precisos ao avaliar 11,5 milhões de procedimentos estéticos cirúrgicos e não cirúrgicos, realizados em 2005, nos EUA, quando a microdermoabrasão foi o quarto procedimento estético mais executado entre os não cirúrgicos, sendo superado pela toxina botulínica, depilação a *laser* e preenchimento com ácido hialurônico. Apesar da relevância desses números, não existe, até o presente momento, referência nacional a respeito do tema (Figura 34.1.1).

A microdermoabrasão consiste no uso de cristais, em um sistema de alça fechada, que promovem uma esfoliação física da superfície cutânea. Os cristais utilizados no microdermoabrasor podem ser de óxido

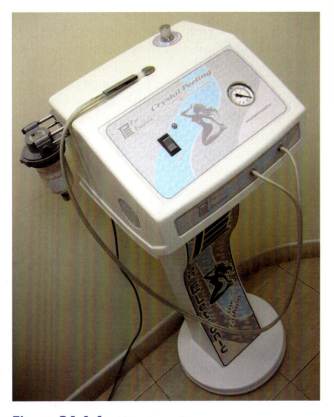

Figura 34.1.1 – *Microdermoabrasor.*

de alumínio, cloreto de sódio ou bicarbonato de sódio, sendo quimicamente inertes com ação justificada pela transferência de energia cinética às células epidérmicas, levando à remoção de corneócitos.

A profundidade da esfoliação está na dependência da pressão do vácuo, tamanho dos cristais, número e velocidade de passadas. Há que se ressaltar, por definição, que a profundidade máxima atingida é a junção dermoepidérmica, quando pode-se visualizar um orvalho sanguíneo. Comparativamente, a técnica equivale a um *peeling* químico superficial e, portanto, há a necessidade de mais de uma sessão para obtenção de resultados.

Principais indicações

- Cicatrizes de acne, varicela, pós-trauma e queimaduras.
- Fotoenvelhecimento.
- Hipercromias.
- Rugas superficiais.
- Acne comedoniana.
- Estrias.

Como contraindicações absolutas para a realização desse procedimento destacam-se as infecções virais (herpes simples, verrugas planas) e bacterianas (impetigo). A profilaxia com antivirais está indicada quando há história de herpes simples recorrente. Desaconselha-se seu uso na rosácea, em razão do risco de piora transitória das telangiectasias e do eritema facial, assim como na acne papulopustulosa. Outra recomendação digna de nota é evitar a realização do procedimento em pacientes que fizeram uso de isotretinoína oral, sendo prudente aguardar de 6 meses a 1 ano.

Os microdermoabrasores podem utilizar pressão positiva, com cristais de cloreto de sódio e bicarbonato de sódio, e negativa, com óxido de alumínio. Os que utilizam esses últimos representam a maioria disponível para comercialização, em decorrência da obstrução frequente que ocorre com as partículas dos primeiros.

O procedimento é simples, indolor e é realizado ambulatorialmente: após limpeza local, inicia-se as passadas com o *handpiece* do aparelho, que lança sobre a pele os cristais ao mesmo tempo em que o sistema de vácuo com pressão negativa os remove, juntamente com os *debris* celulares. Esse material é armazenado em um recipiente no aparelho e deve ser desprezado periodicamente. A proposta atual, mais inovadora, reúne uma infusão de princípios ativos (como hidroquinona e ácido salicílico) simultânea a microdermoabrasão, permitindo, assim, uma maior penetração dos agentes enquanto se promove a esfoliação física da pele (Figura 34.1.2).

Vale destacar que mesmo sendo um procedimento rápido, o tempo de cada sessão é operador dependente. O número de passadas é influenciado pela tolerabilidade e pelo objetivo que se quer alcançar, mas pode-se generalizar que um mínimo de duas passadas por área tratada deve ser feito. A rapidez das passadas diminui o efeito abrasivo e a lentidão aumenta o risco de petéquias. Lesões benignas e pré-malignas como ceratoses seborreicas, mílio e ceratoses actínicas podem melhorar de aspecto, porém a microdermoabrasão não é o procedimento mais indicado com este intuito devendo ser associado a outras técnicas.

O objetivo da técnica para fotoenvelhecimento e hipercromias é a produção de eritema local no pós-imediato. Já para cicatrizes de acne é ocasionar pontos hemorrágicos localizados, pois devemos chegar até a superfície da derme papilar. O intervalo entre as sessões varia de 1 a 3 semanas, e o uso de protetor solar é recomendado durante o tratamento. Além do rosto, as áreas que podem ser tratadas são: pescoço, tronco, braços e dorso das

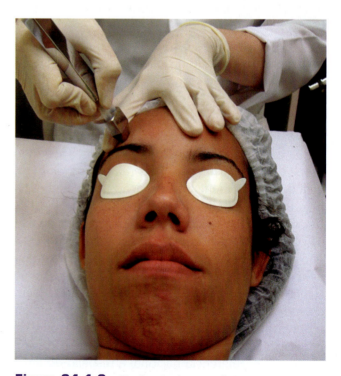

Figura 34.1.2 – *Realização do procedimento.*

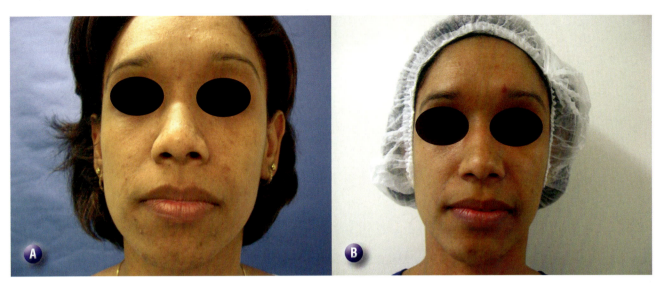

Figura 34.1.3 – **(A)** Antes do procedimento e **(B)** dois meses após três sessões de microdermoabrasão, com melhora da textura da pele.

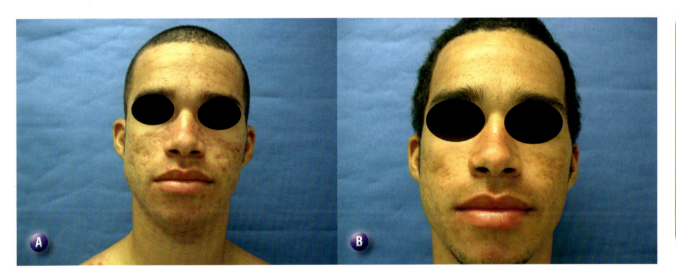

Figura 34.1.4 – **(A)** Antes do procedimento e **(B)** após quatro sessões. Microdermoabrasão e peeling de ácido retinoico a 5%, com visível melhora das cicatrizes de acne.

mãos. Preferencialmente, sugere-se a associação da microdermoabrasão à *peelings* químicos superficiais (p. ex., como o de ácido retinoico e glicólico), em uma mesma sessão, embora a técnica também possa ser utilizada isoladamente. Para melasmas, a abordagem pode ser complementar aos cremes despigmentantes, e objetiva facilitar a absorção deles (Figuras 34.1.3 e 34.1.4).

Principais efeitos

A seguir serão detalhados os principais efeitos, visando uma melhor compreensão do processo.

Ativação dos fatores de transcrição da proteína ativada 1 (AP-1) e fator nuclear kβ (NF-kβ)

São responsáveis pela regulação de genes implicados no processo inflamatório, reparo, crescimento, diferenciação e apoptose celular.

A AP-1 é composta por duas subunidades: uma expressa constitucionalmente c-fos e a outra ultravioleta induzível c-jun. Foi demonstrado que o componente c-jun da AP-1 encontra-se elevado na epiderme (mais precisamente nos núcleos dos ceratinócitos) após 1 hora do procedimento. Tal fato pode

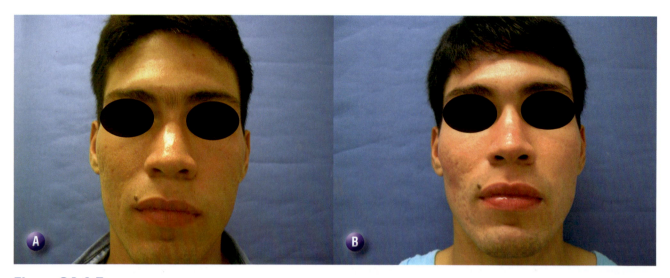

Figura 34.1.5 – **(A)** Antes do procedimento e **(B)** após três sessões, associada ao uso noturno de ácido retinoico 0,025% gel.

diminuir a expressão de colágeno tipo I em cultura de fibroblastos humanos. A AP-1 também atua como reguladora da ação das metaloproteinases e pode bloquear os efeitos do TGF-β (citocina pró-fibrótica). Já o NF-kβ é composto por heterodímeros p56/p50, localizando-se no citoplasma celular. Sua ação se dá por meio do mecanismo de translocação nuclear, regulando a expressão gênica. Observou-se que a expressão desses fatores de transcrição foi mais proeminente na porção superficial da epiderme (Figuras 34.1.5).

A indução dos fatores mencionados resulta na produção das citocinas IL-1β e TNF-α que, por sua vez, estimulam a formação e ativação das metaloproteinases. Outras citocinas induzidas pelo NF-kβ são as IL-6 e 8, além de moléculas de adesão celular.

Indução de metaloproteinases (MMP)

Há um aumento de três tipos de metaloproteinases, responsáveis pelo remodelamento do colágeno:

- As MMP-1 ou colagenases intersticiais, que estão aumentadas na camada basal e derme, e são responsáveis pela degradação das cadeias α dos colágenos I (proteína mais abundante na pele humana), II e III.
- As MMP-3 ou estromelisinas-1, que também estão elevadas na camada basal e na derme, e têm como função principal a degradação do colágeno previamente lisado pelas MMP-1.
- As MMP-9 ou gelatinases-B de 92-kd que são implicadas na degradação do colágeno IV e V.

Vale ressaltar que a indução de metaloproteinases na microdermoabrasão é bem inferior àquela obtida por procedimentos mais agressivos, como o *resurfacing* com *laser* de CO_2, que também induz as citocinas IL-1β, TGF-β e TNF-α, e pró-colágeno I e III.

Produção de colágeno

Há indícios de que haja aumento da expressão gênica do pró-colágeno tipo I, fato que diferenciaria esse processo de reparo daquele do fotoenvelhecimento, no qual o pró-colágeno tipo I estaria diminuído, como resultado da inibição de sua síntese pelo acúmulo de colágeno parcialmente degradado na pele fotoenvelhecida. Nesse caso, a produção de colágeno ocorre de forma mais eficiente em células que mantêm uma alta tensão mecânica. Se os fibroblastos estivessem espalhados entre as fibras degradadas, poderia ocorrer uma inibição dessa síntese.

Aumento de ceramidas

Em geral, com o pico nas primeiras sessões e decréscimo posterior. Os fatores de transcrição AP-1 e NF-kβ são alvos da ceramida na sinalização celular, sobretudo no mecanismo de apoptose, além da acidificação do pH, decorrente da remoção parcial da epiderme, que permite a ativação de enzimas que levam à regeneração da barreira lipídica do estrato córneo. Dessa forma, a melhora da textura cutânea poderia ser atribuída a esse fato.

Comparativamente, dentre os efeitos alcançados com esse procedimento a pressão negativa isolada pode induzir a produção das metaloproteinases (embora em menor intensidade), porém há necessidade da ação abrasiva dos cristais de óxido de alumínio para que os outros resultados possam ser obtidos.

Apesar de alguns resultados concordantes, o mecanismo de ação desse procedimento ainda não é conhecido. Até o momento, há evidências de que a microdermoabrasão promova o remodelamento e reparo dérmico, via ativação dos fatores de transcrição: proteína ativada –1 e fator nuclear kβ, que atuam na diferenciação e apoptose dos ceratinócitos. Outro dado importante já descrito é o aumento de ceramidas, após algumas semanas do procedimento e a indução das metaloproteinases (tipo 1, 3 e 9), responsáveis pelo remodelamento do colágeno. Existem evidências também de melhora na hidratação cutânea.

Curiosamente, o efeito da exposição aos raios UV na matriz extracelular assemelha-se, em parte, aos eventos descritos. O UVB, por exemplo, induz a produção de metaloproteinases, via ativação dos fatores de transcrição NF-kβ e AP-1. A cascata de cicatrização é outro processo que atravessa etapas similares e, cujo resultado final, é o remodelamento do colágeno.

Sabe-se que um importante fator para o remodelamento tissular consiste no balanço entre a atividade das metaloproteinases, e a dos inibidores tissulares de metaloproteinases. Foi demonstrado que os fibroblastos velhos, ao contrário dos jovens, podem apresentar uma resposta alterada ao TGF-β (importante promotor da síntese de colágeno, pelo do pró-colágeno I e III), resultando em uma expressão elevada de metaloproteinases, que levariam a um desvio do equilíbrio para a degradação, característica fundamental no fotoenvelhecimento. Apesar do conhecimento da interferência dos vários fatores citados, não existe, ainda, um consenso a respeito do motivo pelo qual, tais processos, que se utilizam de uma via em comum, produzam efeitos tão diferentes.

De forma objetiva, as alterações histológicas já evidenciadas em alguns estudos prospectivos englobam: a diminuição das rolhas córneas, a remoção da camada córnea com estímulo ao aumento e reorganização do colágeno e elastina, a liquefação das células basais e distribuição regular dos melanos-

somos, justificando o emprego clínico da microdermoabrasão, principalmente no fotoenvelhecimento.

Quanto às possíveis complicações, há que se destacar a inalação dos cristais, que não traz risco para o desenvolvimento de fibrose pulmonar, uma vez que os cristais têm 100 μm de diâmetro, tamanho muito superior ao dos implicados em causar pneumoconiose (5 μ). Sabe-se que para uma partícula transpor o trato respiratório e alcançar o alvéolo pulmonar, o seu tamanho deve ser inferior a 50 μ. Outro dado importante é que o óxido de alumínio não é considerado como carcinógeno humano. Recomenda-se, entretanto, no caso de exposição prolongada do operador, o uso de máscara e de um bom filtro. Dessa forma, ressalta-se as seguintes complicações:

- *Irritação ocular:* facilmente evitada com o uso de óculos de proteção.
- *Petéquias e púrpuras transitórias:* principalmente em decorrência da aplicação demorada do vácuo. Relaciona-se também ao uso de medicamentos como aspirina, anticoagulantes e anti-inflamatórios não hormonais. Há resolução espontânea em 3 a 5 dias.
- *Herpes simples e acne:* de ocorrência rara.
- *Hipercromia:* discreta e rara, porém descrita quando o procedimento envolve cicatrizes de acne.
- *Eritema pós-tratamento:* pode piorar o aspecto de lentigos solares, mas esse efeito é transitório.

Uma de suas principais vantagens, além de ser uma técnica simples e rápida, é a possibilidade de aplicação segura em todos os fototipos. Outro ponto positivo é a obtenção do remodelamento de colágeno sem necessitar de tempo de recuperação pós-procedimento prolongado, como ocorre nos *resurfacings* com *lasers* (como o CO_2 e Er:YAG). Por esse motivo é que, popularmente, a microdermoabrasão é conhecida como *peeling* da hora do almoço, traduzindo a ideia de que o paciente não necessitaria interromper suas atividades diárias para ser submetido ao procedimento.

Embora seja crescente a realização de estudos envolvendo esse tema, inclusive muitos com resultados favoráveis, para o estabelecimento da microdermoabrasão como um procedimento com base em evidências, há necessidade do desenvolvimento de mais ensaios clínicos controlados e multicêntricos.

BIBLIOGRAFIA CONSULTADA

1. Bhalla M, Thami GP. Microdermabrasion: reappraisal and brief review of literature. Dermatologic Surgery 2006; 32:809-14.

2. Coimbra M, Rohrich R, Chao J, Brown SA. A prospective controlled assessment of microdermabrasion for damaged skin and fine rhytides. Cosmetic section: cosmetic Department of plastic surgery – University of Texas Southwestern Medical Center 2003.

3. Farris PK, Rietschel RL. An unusual acute urticarial response following microdermabrasion. Dermatol Surg. 2002; 28:606-8.

4. Karimipour DJ, Kang S, Johnson TM, et al. Microdermabrasion: A molecular analysis following a single treatment. J Am Acad Dermatol. 2005; 52:215-23.

5. Karimipour DJ, Kang S, Johnson TM, et al. Microdermabrasion: with and without aluminum oxide crystal abrasion: a comparative molecular analysis of dermal remodeling. J Am Acad Dermatol. 2006; 54:405-10.

6. Lew BL, Cho Y, Lee MH. Effect of serial microdermabrasion on the ceramide level in the stratum corneum. Dermatologic Surgery. 2006; 32:376-9.

7. Lloyd JR. The use of microdermabrasion for acne: a pilot study. Dermatologic Surg. 2001; 27:329-31.

8. Rajan P, Grimes PE. Skin barrier changes induced by aluminum oxide and sodium chloride microdermabrasion. Dermatologic Surgery. 2002; 28:390-3.

9. Shpall R, Beddingfield FC, Watson D, Lask GP. Microdermabrasion: a review. Facial Plast Surg. 2004; 20:47-50.

10. Wang SQ, Counters JT, Flor ME, Zelickson BD. Treatment of inflammatory facial acne with the 1,450 nm Diode laser alone versus microdermabrasion plus the 1,450 nm laser: a randomized, split-face trial. Dermatologic surgery. 2006; 32:249-55.

Capítulo 34.2

Dermoabrasão com Lixa Manual e Motor de Rotação

Ada Regina Trindade de Almeida
Denise Vieira Galvão Cesar

Definição

O termo *dermoabrasão* refere-se ao processo de lixamento da pele, com objetivos terapêuticos ou cosméticos. Nessa técnica a epiderme e parte da derme podem ser removidas sem deixar cicatrizes, utilizando-se lixas ou escovas de forma manual ou acopladas a motor de alta rotação.

A recuperação da pele ocorre a partir das bordas da ferida e da epiderme dos anexos cutâneos, especialmente dos folículos pilosos. Por esse motivo, embora possa ser realizada em qualquer área, está especialmente indicada na face, que é rica nessas estruturas.

O processo de cicatrização após a dermoabrasão produz uma superfície mais lisa e uniforme, depois que a derme e a epiderme são removidas. Harmon e cols. observaram aumento no tamanho e na densidade dos feixes de colágeno, que são depositados de forma unidirecional e paralela à superfície epidérmica. Parece que o aumento das moléculas de adesão e de fatores promotores do crescimento contribui para o bom resultado final. A dermoabrasão pode modificar a expressão de ligantes extracelulares, melhorando a interação entre as células, a proliferação e a reorganização do tecido conjuntivo.

A dermoabrasão pode ser realizada em toda a extensão da face ou apenas em um setor localizado.

Indicações

As principais indicações da dermoabrasão são correção de cicatrizes de acne, de procedimentos cirúrgicos ou traumas e envelhecimento cutâneo.

Nas cicatrizes o lixamento cirúrgico aplaina as bordas, reduz desníveis, melhora aspectos de coloração e textura da área tratada.

Ao ser utilizada para correção de alterações do envelhecimento cutâneo a dermoabrasão promove estímulo do colágeno, atenua rugas finas e profundas, e melhora o aspecto da pele, em geral.

A dermoabrasão é opção também no tratamento do rinofima (associado ou não à eletrofulguração ou ablação com *laser*), na remoção de tatuagens e telangiectasias e nas alterações pigmentares como hipomelanose *gutata* idiopática e vitiligo (dermoabrasão seguida de microenxertia).

Seleção de pacientes

Deve-se pesquisar história prévia pessoal e familiar de distúrbios de coagulação, alergias medicamentosas e queloides. Esclarecer a existência de doenças preexistentes como hepatite, AIDS, herpes simples.

É, ainda, de fundamental importância, questionar o paciente sobre tratamentos prévios, como radioterapia e uso de isotretinoína oral. A primeira provoca destruição dos anexos cutâneos, estruturas importantes no processo de cicatrização; e a segunda, promove a atrofia das glândulas sebáceas. Apesar de não haver consenso na literatura, recomenda-se esperar de 6 a 12 meses, após o término da terapia com retinoide oral, para realizar a dermoabrasão.

O paciente deve receber instruções sobre o procedimento, o pós-operatório e a probabilidade de resultados parciais, nos casos de lesões muito profundas, de tipos variados (depressões distensíveis ou não, túneis, elevações etc.) ou de alterações pigmentares. A orientação adequada evitará falsas expectativas e facilitará a realização de outros procedimentos complementares.

Preparo do paciente

O preparo prévio pode ou não envolver um programa de condicionamento da pele antes do procedimento cirúrgico, com duração de 15 a 30 dias. Nessa fase utilizam-se os ácidos retinoico ou glicólico, além de fotoproteção adequada. Estudos descreveram a cicatrização cutânea mais rápida, quando a tretinoína tópica foi usada, por cerca de duas semanas antes de dermoabrasão ou de *peelings* químicos.

O uso da hidroquinona não previne a ocorrência de hiperpigmentação pós-inflamatória que, quando ocorre, é decorrente da migração de melanócitos dos anexos cutâneos. Corretivos faciais que poderão ser utilizados no período pós-operatório são testados e escolhidos nesse momento.

É rotina a utilização de antivirais sistêmicos como aciclovir (400 mg 3 ×/dia), valaciclovir (500 mg 2 ×/dia) ou fanciclovir (1 g 2 ×/dia), iniciados na véspera da cirurgia, e mantidos por cerca de uma semana. A infecção herpética pode ocorrer, mesmo em pacientes sem história de hiperpigmentação pós-inflamatória, e costuma surgir após o quinto dia pós-procedimento.

O uso de antibióticos sistêmicos não é feito de rotina. No dia do procedimento, e com antecedência de 30 minutos, o paciente recebe, via oral, 5 mg de benzodiazepínico (Diazepam®), analgésico (Dipirona® ou Paracetamol®) e um anestésico tópico (Emla, Dermomax ou Elamax) é aplicado na área específica.

Equipamento

Os aparelhos de dermoabrasão são compostos de motor, cabo e ponteira, que são acopladas as lixas. Existem diversos tipos de aparelhos no mercado (Osada®, Bell's Hand Engine®, Betil® etc.) e cada profissional deve utilizar o que preferir. O controle pode ser manual (botão no cabo) ou por pedal (Figura 34.2.1). O motor deve ter de 15.000 a 35.000 rotações por minuto (rpm) e torque ou potência suficientes, para não interromper a rotação, quando a ponteira é pressionada sobre a pele.

As lixas diamantadas são de aço inoxidável e têm partículas de diamante coladas à sua superfície. Quanto maior o número dessas partículas, maior será o grau de aspereza e mais fácil será a abrasão. Assim, podem ser mais suaves ou mais ásperas (*coarse*) e possuir formas e tamanhos variados (formas cilíndrica, de pera ou de projétil) (Figura 34.2.2).

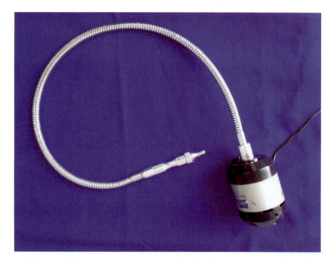

Figura 34.2.1 – *Aparelho de dermoabrasão: motor, cabo e ponteira. (Fonte: Acervo pessoal.)*

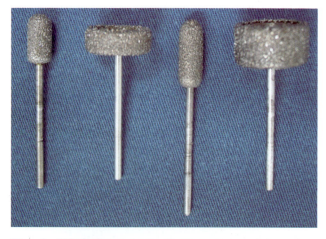

Figura 34.2.2 – *Lixas diamantadas de formatos variados. (Fonte: Acervo pessoal.)*

As escovas são ferramentas mais abrasivas, podendo deixar irregularidades com facilidade e, por isso, requerem maior habilidade técnica e experiência do cirurgião. Podem, porém, ser usadas manualmente, para complementação do lixamento em áreas localizadas (Figura 34.2.3).

Outro tipo de ferramenta utilizada na dermoabrasão é a chamada lixa d'água, composta por papel espesso e grãos abrasivos, como o óxido de alumínio e o carbureto de silício. Sua composição inclui, ainda, duas resinas para cobertura e ancoragem, que impedem que a substância abrasiva se desprenda durante o lixamento, provocando granulomas de corpo estranho. As lixas d'água utilizadas para dermoabrasão são das marcas Norton (T222 ou 223) ou 3M, em 2 a 3 graus de aspereza: mais ásperas (100 a 150) para início do lixamento; depois com média aspereza (240 a 330); e menos ásperas (400 a 600) para acabamento. Devem ser cortadas em quadrados de 6 por 6 cm, e depois agrupadas em conjuntos de três ou mais lixas de asperezas diferentes. Cada *kit* é colocado em envelope e esterilizado em autoclave (Figura 34.2.4).

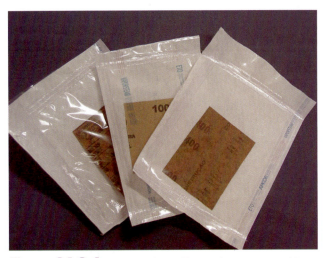

Figura 34.2.4 – *Lixas d'água. (Fonte: Acervo pessoal.)*

Anestesia

Como citado anteriormente, 30 minutos antes do procedimento, a área é coberta com anestésico tópico. A maioria dos dermatologistas prefere anestesia local, após assepsia e antissepsia com clorexidina, por meio de infiltrações e bloqueios. Pode ou não ser associada à sedação com o auxílio de um anestesista.

Os bloqueios anestésicos da face, descritos em capítulo específico deste livro, são realizados de acordo com a área a ser tratada. Por exemplo, nervos supratrocleares e supraorbitários para anestesia da fronte e infraorbitários e mentonianos para as porções malares e mentonianas centrais. As regiões laterais da face e do nariz necessitam de infiltração local direta, com solução anestésica contendo: soro fisiológico, lidocaína, adrenalina e bicarbonato de sódio. Os dois últimos são opcionais, e usados para diminuir o sangramento e a dor, respectivamente. A dose total de lidocaína não deve ultrapassar 4,5 mg/kg ou 7,5 mg/kg, quando associada à adrenalina. A infiltração é feita superficialmente procurando obter branqueamento e endurecimento da pele.

Técnica

Com motor

A força rotacional do aparelho de dermoabrasão espalha pelo ambiente, grande quantidade de restos teciduais e sangue. Essas minúsculas partículas aerossolizadas, são passíveis de absorção pulmonar e podem provocar o contágio de doenças infectocontagiosas, como hepatite e AIDS. Por esse motivo, é de fundamental importância que toda a equipe cirúrgica esteja paramentada adequadamente com equipamento de proteção individual (EPI). Devendo incluir avental, gorro, luvas e máscara facial total tipo soldador (Figura 34.2.5).

A técnica clássica é descrita com o paciente sedado usando-se um refrigerante local (Diclorotetrafluoroetano, Frigiderm®) com o objetivo de anestesiar e enrijecer a superfície cutânea. O mesmo refrigerante também pode ser associado à infiltração

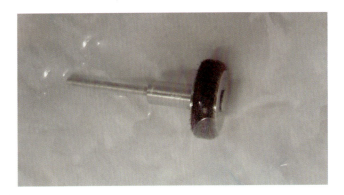

Figura 34.2.3 – *Escova de dermoabrasão. (Fonte: Acervo pessoal.)*

■ Dermoabrasão com Lixa Manual e Motor de Rotação

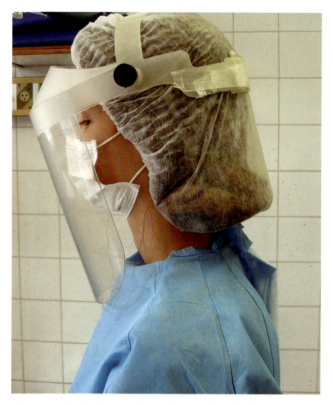

Figura 34.2.5 – *Equipamento de proteção individual para dermoabrasão. (Fonte: Acervo pessoal.)*

local e bloqueios. Entre os dermatologistas brasileiros, os *sprays* refrigerantes sempre foram pouco utilizados, em razão das descrições prévias de maior risco de hipocromias e cicatrizes hipertróficas.

Terminada a anestesia local, o auxiliar usando compressas cirúrgicas estéreis, deve tracionar e manter firme a área usando as duas mãos. O uso de gaze na vizinhança do campo cirúrgico deve ser evitado, porque pode "enroscar" na lixa ou na escova. A lixa mais prática e segura é a que tem o formato de projétil, e maior aspereza (*extra coarse*). Sua forma arredondada facilita o lixamento em várias direções e evita desnivelamentos. É a mais aconselhável para os iniciantes.

Qualquer que seja o método escolhido de lixamento cutâneo, observar sempre os parâmetros de profundidade durante o procedimento. Por exemplo, a remoção da pigmentação cutânea traduz ausência de epiderme; orvalho sangrante, corresponde ao plexo vascular subepidérmico ou derme papilar; pontos amarelados (glândulas sebáceas) e cordões paralelos (fibras colágenas) caracterizam a derme reticular. Aprofundar a abrasão, além desse ponto, pode resultar em cicatrizes indesejadas. Para se avaliar a profundidade do lixamento, deve-se comprimir a área com compressa úmida em soro fisiológico e aguardar, enquanto se trabalha em outro local. Em poucos minutos o sangramento diminuirá e os parâmetros citados poderão ser observados mais facilmente.

A dermoabrasão clássica tem sido comparada com vários outros procedimentos ablativos. Usando modelos porcinos, Fitzpatrick e cols., compararam aplicações de *laser* de CO_2, ácido tricloroacético, fenol (fórmula de Baker-Gordon) e dermoabrasão; enquanto Campbell e cols. avaliaram a dermobrasão e o *laser* de CO_2. Os dois estudos concluíram que as alterações histológicas e ultraestruturais foram semelhantes entre as técnicas.

Outro autor, citando vários experientes cirurgiões, considera que a dermoabrasão é superior ao *resurfacing* com *laser* de CO_2, na prevenção de ceratoses actínicas e que a regeneração cutânea é melhor em abrasões simples do que em feridas resultantes de dano térmico.

Com lixa d'água ou dermoabrasão manual

Essa técnica é mais utilizada para procedimentos localizados, como na região perioral, cicatrizes isoladas ou tatuagens, embora possa ser realizada em toda a face. Não gera partículas aerossolizadas, durante a abrasão (Figuras 34.2.6 a 34.2.8).

Após infiltração local, os quadrados de lixa d'água são adaptados sobre superfícies cilíndricas, como o corpo da seringa de 3 mL ou o tubete anestésico. Essa manobra evita a dobradura da lixa, o que poderia provocar rachaduras e liberação dos grãos abrasivos, possibilitando o aparecimento de granulomas de corpo estranho (Figura 34.2.9).

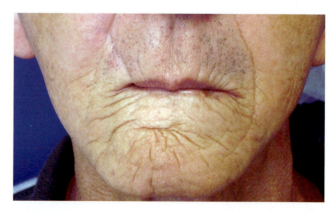

Figura 34.2.6 – *Fotoenvelhecimento da região perioral. Antes do tratamento. (Fonte: Acervo pessoal.)*

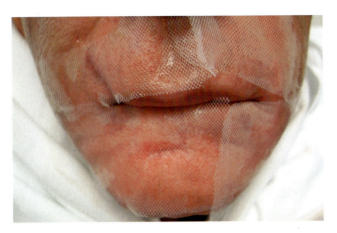

Figura 34.2.7 – *Fotoenvelhecimento da região perioral: pós-operatório imediato com tela. (Fonte: Acervo pessoal.)*

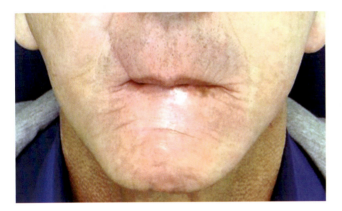

Figura 34.2.8 – *Fotoenvelhecimento da região perioral: 30 dias após dermoabrasão. (Fonte: Acervo pessoal.)*

O procedimento é iniciado com as lixas mais ásperas (100 a 150), que "abrem" a pele, iniciando o sangramento. Quando esse sangramento é observado em toda a área, as lixas de média aspereza são manuseadas e, por último, a abrasão é finalizada com lixas menos ásperas (números de 400 a 600). Os parâmetros de profundidade e os cuidados técnicos são iguais à técnica com motor (Figura 34.2.10).

A dermoabrasão manual é um procedimento de menor custo, comparada com a técnica com motor, não necessita de aparelhagem especial, nem manutenção e limpeza de ponteiras, lixas e escovas; permite melhor controle da profundidade da abrasão e, por esse motivo, apresenta menor risco de cicatrizes; preparo e limpeza cirúrgica mais fáceis, porque o material é descartável; e, por último, ausência de partículas aerossolizadas potencialmente infectantes.

Procedimentos combinados

A dermoabrasão pode ser combinada com outros procedimentos. No tratamento das cicatrizes de acne, múltiplas técnicas (elevações com *punch*, microenxertos, subcisões etc.) são usualmente associadas, podendo preceder, suceder ou acontecer durante a dermoabrasão.

Quimioabrasão é a técnica que associa substâncias químicas (*Quimio*) à dermoabrasão. Pode-se utilizar o *peeling* facial total seguido de dermoabrasão. Alguns autores observaram menor recorrência de ceratoses actínicas e carcinomas basocelulares com essa técnica, comparado com dermoabrasão como procedimento isolado. Os elementos mais utilizados na quimioabrasão são o ácido tricloroacético 20 a 30% e o fenol 88%.

A aplicação prévia do ácido tricloroacético promove maior turgor e firmeza da pele, além de aprofundar os efeitos da abrasão.

O fenol tem efeito anestésico imediato e permite a realização do lixamento sem a necessidade de

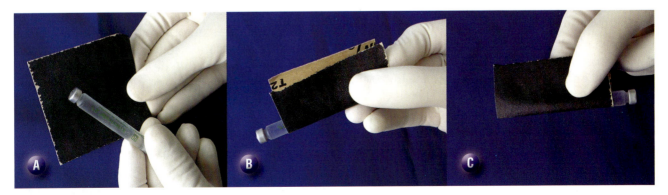

Figura 34.2.9 – **(A-C)** *Sugestão de uso da lixa com apoio. (Fonte: Acervo pessoal.)*

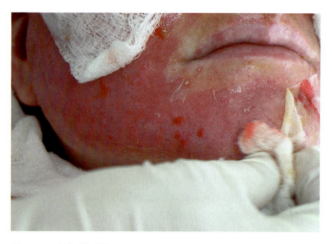

Figura 34.2.10 – *Dermoabrasão para correção de cicatrizes de acne: durante o procedimento. (Fonte: Acervo pessoal.)*

anestesia local prévia. Essa analgesia tem duração rápida e, por ser o fenol absorvido sistemicamente, só deve ser aplicado em pequenas áreas de cada vez, imediatamente antes da abrasão. Dessa maneira, a área a ser abrasada é dividida em quadrantes e tratada sequencialmente.

Também pode-se utilizar a quimioabrasão para complementar a dermoabrasão, principalmente em áreas de difícil acesso como pálpebras, orla do couro cabeludo, lóbulo da orelha e pescoço. O objetivo é realizar a renovação celular e o clareamento da pele local, diminuindo o contraste com a área lixada.

Podem-se também associar outros procedimentos. Kadunc e cols. demonstraram que a aplicação de toxina botulínica tipo A, no músculo orbicular da boca, sete dias antes da quimioabrasão perioral, proporcionou melhores resultados cosméticos (redução de rugas periorais) em curto e longo prazos do que a dermoabrasão isolada.

Pós-operatório

Terminada a cirurgia toda a área deve ser lavada com soro fisiológico. O objetivo é a retirada de restos epidérmicos que podem provocar a formação de mílio sebácea no pós-operatório. Depois da limpeza, compressas úmidas com solução salina são aplicadas no local, até o sangramento cessar e ser substituído por secreção serosa.

O curativo fechado é a melhor escolha, porque mantém úmida a área cruenta e diminui a dor, por impedir que terminações nervosas livres fiquem ex-

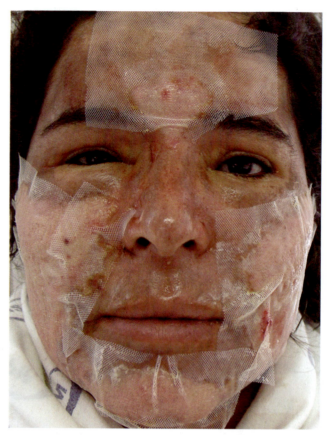

Figura 34.2.11 – *Curativo no pós-operatório imediato. (Fonte: Acervo pessoal.)*

postas ao ar. Favorece, ainda, a chegada de ceratinócitos, fibroblastos e fatores de crescimento, acelerando a cicatrização.

Os curativos fechados, geralmente são compostos de quatro camadas: a primeira camada ou camada de contato, "toca" a ferida diretamente; a segunda camada consiste em creme ou pomada de antibiótico ou vaselina; a terceira camada é formada por gazes absorvente; e a última camada, que mantêm o resto no lugar, é composta de fitas adesivas ou redes fixadoras.

Na prática das autoras, a primeira camada é formada por curativo feito de pedaços de tecido de tela sintética (*tule* de náilon) ou N-terface® (Figura 34.2.11). Depois uma camada de antibiótico tópico, em veículo cremoso (gentamicina a 2%, ácido fusídico, neomicina ou mupirocina) é aplicada em toda a área abrasada. Por cima da tela, várias camadas de gaze absorvente são acondicionadas e mantidas no local por rede fixadora (Sugifix®). Esse curativo é retirado após 24 a 48 horas e pode ou não ser substituído por pelícu-

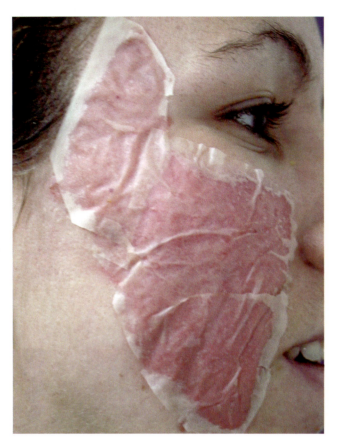

Figura 34.2.12 – *Curativo de hemicelulose no 2º pós-operatório. (Fonte: Acervo pessoal.)*

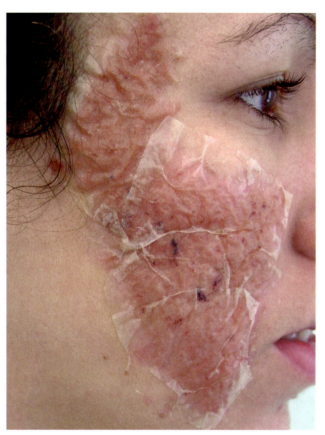

Figura 34.2.13 – *Curativo de hemicelulose na fase de crosta: 8º pós-operatório. (Fonte: Acervo pessoal.)*

la biológica de hemicelulose (Veloderme®) (Figura 34.2.12). Essa película absorvedora formará uma crosta oclusiva e o conjunto pode ser removido facilmente após uma semana (Figura 34.2.13). Antibióticos, analgésicos e anti-inflamatórios sistêmicos não são usados de rotina.

Em 7 a 10 dias, a área abrasada deverá estar totalmente reepitelizada, apresentando-se eritematosa e sensível. O paciente pode se queixar de prurido, nessa fase. O fotoprotetor pode ser reintroduzido após uma semana, de acordo com a tolerância do paciente. Eritema e discreto edema residuais, poderão permanecer por semanas até 2 a 3 meses. Após esse período, algumas cicatrizes (que pelo edema e distensão da pele tinham desaparecido) podem tornar-se novamente visíveis. É importante enfatizar que a remodelação do colágeno dérmico continua ocorrendo, durante 3 a 6 meses, e que os resultados são melhor evidenciados após seis meses (Figuras 34.2.14 e 34.2.15). Todavia, as dermoabrasões complementares podem ser realizadas em áreas localizadas, após 30 dias.

Efeitos adversos e complicações

Os efeitos adversos mais comuns são a formação de mílio sebácea, e a hiperpigmentação pós-inflamatória que surgem 3 a 4 semanas após a dermoabrasão. Não são consideradas complicações já que são esperadas. A extração simples com agulha ou uso de sabonetes abrasivos costumam resolver os microcistos. A hiperpigmentação pós-inflamatória é mais comum em indivíduos com fototipos III e IV, e costuma responder rapidamente ao uso de cremes clareadores contendo associação de hidroquinona, tretinoína e corticosteroide (Figuras 34.2.16 e 34.2.17).

Erupções acneiformes não são incomuns, após abrasões de toda a face, secundárias aos curativos oclusivos e veículos oleosos dos cremes cicatrizantes. Em geral, resolvem-se espontaneamente, mas podem necessitar de antibioticoterapia sistêmica.

Embora o eritema seja esperado no pós-operatório, quando se torna persistente, intenso ou muito pruriginoso, deve ser prontamente tratado com cor-

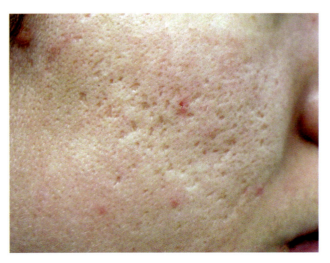

Figura 34.2.14 – *Cicatrizes de acne antes. (Fonte: Acervo pessoal.)*

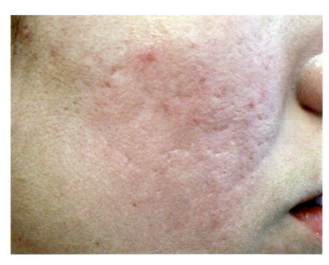

Figura 34.2.15 – *Mesmo paciente da figura anterior, 30 dias pós-dermoabrasão. (Fonte: Acervo pessoal.)*

ticosteroides tópicos ou até intralesionais. O objetivo é a prevenção de cicatrizes hipertróficas.

A discreta hipopigmentação sempre ocorre na área lixada. Não apresenta problemas, se é suave, uniforme e sem nítida linha de demarcação com as regiões não tratadas. Quando aparece em placas ou linhas bem delimitadas, indica locais onde a abrasão foi mais profunda e, é mais difícil de ser corrigida. A área vizinha pode ser clareada com esfoliações químicas ou agentes despigmentantes, diminuindo o contraste. Camuflagem com corretivos e bases da cor da pele vizinha, também podem ser associados ao tratamento.

Outro problema é a dermatite de contato que se manifesta como piora súbita e intensa do eritema e prurido, geralmente associada aos cremes antibióticos (especialmente neomicina) ou fragrâncias, sendo tratada com a suspensão do agente causal e o uso de cremes de corticosteroide.

As infecções secundárias são raras. Os agentes causadores mais frequentes são o *Staphilococcus aureus*, o herpes vírus tipo 1 e 2 e a *Candida albicans*. A infecção bacteriana manifesta-se dentro de 48 a 72 horas, com sinais gerais como febre e mal-estar e, localmente, com edema importante, maior sensibilidade, exsudação e crostas melicéricas. É tratada com antibiótico específico, após antibiograma.

A infecção pelo herpes simples é rara, quando se faz a profilaxia. Surge, geralmente, após o terceiro pós-operatório, e se caracteriza por dor importante, de aparecimento tardio e exulcerações em locais que já deveriam estar em cicatrização. Responde bem a agentes antivirais como aciclovir, valaciclovir ou fanciclovir, nas doses descritas no início deste capítulo (preparo do paciente).

A candidíase ocorre também tardiamente e, em casos que evoluem com cicatrização lenta, exsudação esbranquiçada e edema importante. Exame direto identifica facilmente o agente causal. É tratada com agentes fungicidas sistêmicos como itraconazol ou fluconazol.

Cicatrizes hipertróficas e queloides não são comuns na face, mas podem ocorrer, particularmente, na região da mandíbula e estão especialmente associados ao uso de refrigerantes, usados na técnica analgésica ou a infecções. Roenigk relata que queloides em localizações atípicas (região perioral) foram observados em pacientes, em uso concomitante ou recente de isotretinoína oral e, por esse motivo, sua suspensão é recomendada, em período de 6 meses a 1 ano, antes do lixamento.

Na maioria dos casos de dermoabrasão, quando os padrões de segurança e os cuidados com a profilaxia são seguidos, as complicações são inexistentes ou mínimas. Todos os pacientes devem ser acompanhados, com frequência, dentro dos primeiros 30 dias, para que qualquer eventual problema seja avaliado e abordado precocemente.

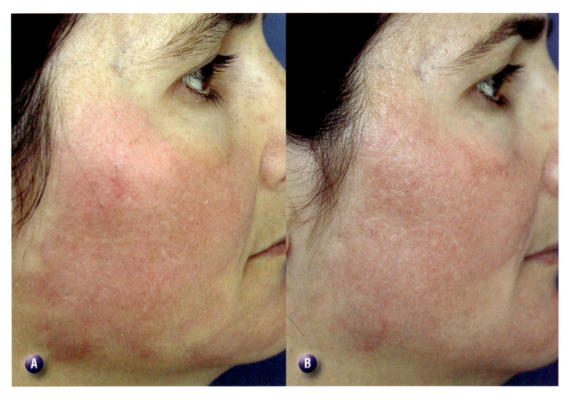

Figura 34.2.16 – *Dermoabrasão de face. Fotos após 7 (A) e 21 (B) dias do procedimento: hemiface direita com uso preventivo de fórmula tríplice (ácido retinoico + hidroquinona + corticosteroide, p. ex., Triluma®) no pós-operatório sem formação de manchas. (Fonte: Acervo pessoal.)*

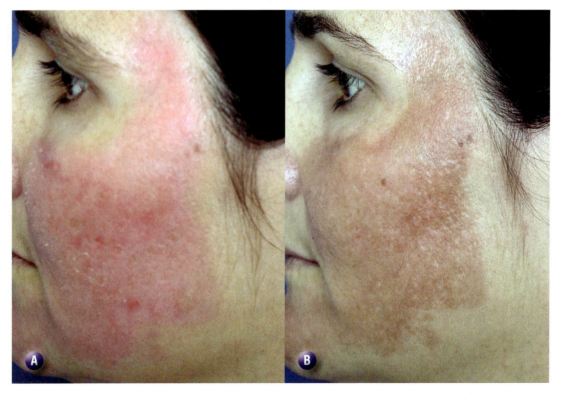

Figura 34.2.17 – *Dermoabrasão de face. Fotos após 7 (A) e 21 (B) dias do procedimento: hemiface esquerda sem o uso de fórmula tríplice, apresentando hipercromia pós-inflamatória. Mesmo procedimento da Figura 34.2.16. (Fonte: Acervo pessoal.)*

BIBLIOGRAFIA CONSULTADA

1. Ayhan S, Cihat NB, Yavuzer R, et al. Combined chemical peeling and dermabrasion for deep acne and posttraumatic scars as well as aging face. Plastic Reconstr Surg. 1998; 102:1238-46.
2. Chiarello SE. Tumescent Dermasanding with cryospraying: a new wrinkle on the treatment of rhytids. Dermatol Surgery. 1996; 22:601-10.
3. Eaglstein WH. Moist Wound healing with occlusive dressings: a clinical focus. Dermatol Surg. 2001; 27:175-81.
4. Eaglstein WH. Occlusive dressings. J Dermatol Oncol 1993; 19:716-20.
5. Frith M, Harmon CB. Acne scarring: current treatment options. Dermatol Nurs. 2006; 18(2):139-42.
6. Hanke CV, O'Brian JJ, Solow EB. Laboratory evaluation of skin refrigerants used in dermabrasion. J Dermatol Surg Oncol. 1985; 11:45-9.
7. Hanke CW, O'Brian JJ. A histologic evaluation of the effects of skin refrigerants in an animal model. J Dermatol Surg Oncol. 1987; 31:664-9.
8. Harris D, Noodleman FR. Combining manual dermasanding with low strength trichloroacetic acid to improve actinically injured skin. J Dermatol Surg Oncol. 1994; 20:436-42.
9. Kadunc BV, Di Chiacchio N, Trindade Almeida AR. Tulle or veil fabric: a versatile option for dressings. J Am Acad Dermatol. 2001; 47:129-31.
10. Kadunc BV, Trindade Almeida AR. Surgical treatment of facial acne scars based on morphological classification: a Brazilian experience. Dermatol Surg. 2003; 29:1200-10.
11. Kadunc BV, Trindade de Almeida AR, Vanti AA, Di Chiacchio N. Botulinum toxin A adjunctive use in manual chemabrasion: controlled long-term study for treatment of upper perioral vertical wrinkles. Dermatol Surg. 2007; 33: 1066-72.
12. Katz BE, Oca MAGS. A controlled study of the effectiveness of spot dermabrasion ('scarabrasion') on the appearance of surgical scars. J Am Acad Dermatol. 1991; 24:462-6.
13. Kim EK, Hovsepian RV, Mathew P, Paul MD. Dermabrasion. Clin Plast Surg. 2011; 38(3):391-5.
14. Lusthaus S, Benmeir P, Neuman A, et al. The use of sandpaper in chemical peeling combined with dermabrasion of the face. Ann Plast Surg. 1993; 31:281-2.
15. Nelson BR, Metz RD, Majmudar G et al. A comparison of wire brush and diamond fraise superficial dermabrasion for photoaged Skin: a clinical, immunohistologic, and biochemical study. J Am Acad Dermatol. 1996; 34:235-43.
16. Redbord KP, Hanke CW. A new combination technique of local anesthesia for full face dermabrasion. J Drugs Dermatol. 2007; 6(8):801-3.
17. Smith JE. Dermabrasion. Facial Plast Surg. 2014; 30:35-9.
18. Stagnone JJ. Chemabrasion, a combined technique of chemical peeling and dermabrasion. J Dermatol Oncol. 1977; 3:217-19.
19. West T, Alster T. Effect of pretreatment on the incidence of hyperpigmentation following cutaneous CO2 laser resurfacing. Dermatol Surg. 1999; 25:15.
20. Zisser M, Kaplan B, Ronald L, Moy RL. Surgical pearl: manual dermabrasion. J Am Acad Dermatol. 1995; 33:105-6.

Capítulo 34.3

Outras Indicações de Dermoabrasão

Izelda Maria Carvalho Costa

Tradicionalmente, as indicações de dermoabrasão são cosméticas, porém algumas patologias cutâneas podem ser beneficiadas por esse método, de maneira isolada ou combinada com outras medidas terapêuticas.

O material é o mesmo utilizado nas indicações cosméticas. A dermoabrasão como indicação terapêutica traz satisfação para o profissional e para o paciente, e os resultados são duradouros.

Tem-se utilizado a dermoabrasão em patologias diversas como: líquen amiloide, lesões faciais de epidermodisplasia verruciforme, ceratoses actínicas em face, hialinose cutaneomucosa, doença de Hailey-Hailey, esclerose tuberosa e, também, em lesões cervicais de pseudoxantoma elástico, além de outras.

Com relação às ceratoses actínicas, Fulton e cols. concluíram que a dermoabrasão e o *peeling* profundo de fenol são as modalidades terapêuticas mais efetivas para a prevenção e profilaxia de ceratoses actínicas e carcinomas basocelulares, especialmente nos pacientes de fototipo I e II de Fitzpatrick.

Os resultados com *laser* de CO_2 foram desapontadores, provavelmente em razão da maior profundidade que a dermoabrasão alcança – *laser* ultrapulsado 200 a 350 μm; dermoabrasão 400 a 500 μm e fenol 500 a 1.000 μm.

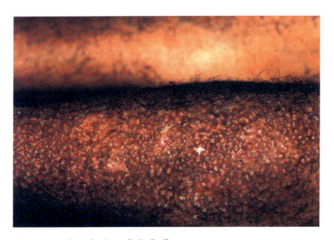
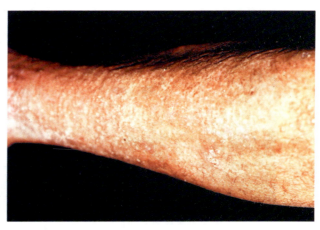

Figuras 34.3.1 e 34.3.2 – *Líquen amiloide, antes e após uma sessão de dermoabrasão manual com lixa d'água nº 100.*

■ Outras Indicações de Dermoabrasão

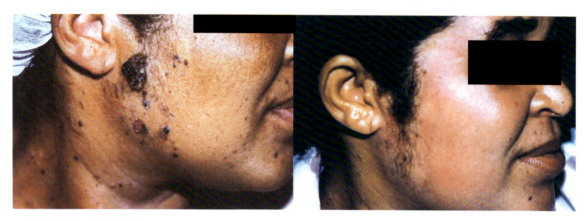

Figuras 34.3.3 e 34.3.4 – Lesões faciais de epidermodisplasia verruciforme, antes e após dermoabrasão manual com lixa d'água nº 150, precedida por ácido tricloracético 35% (ATA) em toda a região.

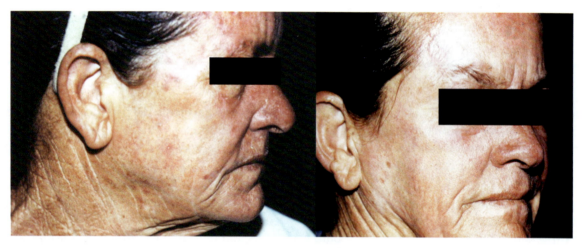

Figuras 34.3.5 e 34.3.6 – Ceratoses actínicas antes e após dermoabrasão manual com lixa d'água nº 150, em toda a face, precedida pela aplicação de ATA 35%.

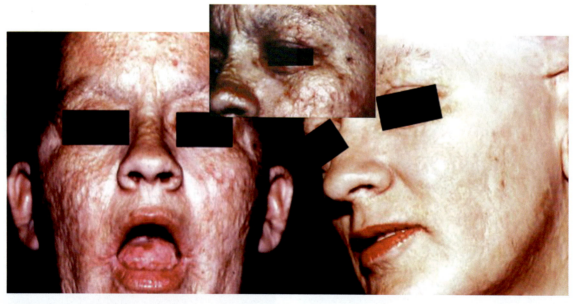

Figuras 34.3.7 e 34.3.8 – Hialinose cutaneomucosa. Aplicação de ATA 35% + dermoabrasão com motor de alta rotação acoplado à lixa diamantada. Os resultados estão mantidos após oito anos de uma única sessão.

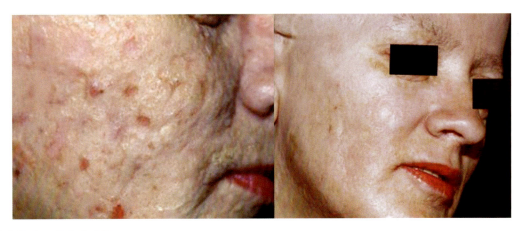

Figuras 34.3.9 e 34.3.10 – *Idem ao caso anterior.*

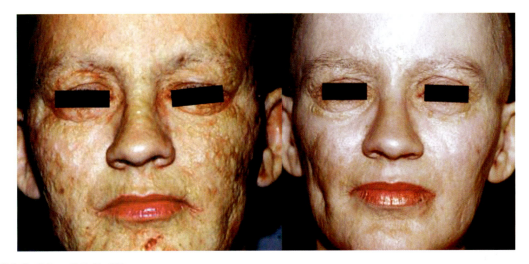

Figuras 34.3.11 e 34.3.12 – *Idem ao caso anterior.*

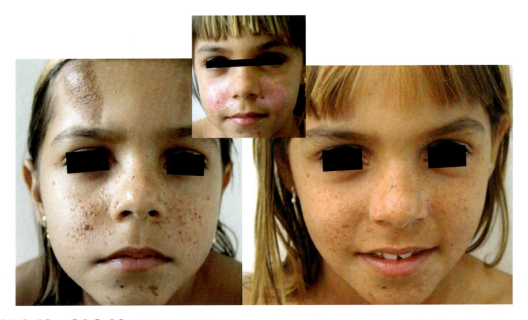

Figuras 34.3.13 e 34.3.14 – *Criança de 7 anos com esclerose tuberosa – antes e após dermoabrasão manual com lixa diamantada.*

Outro trabalho interessante é o de Coleman e cols., em que eles observaram, em 23 pacientes, uma profilaxia em longo prazo contra ceratoses actínicas e, presumivelmente, em carcinomas espinocelulares após dermoabrasão. Os benefícios duraram em média quatro anos, antes que novas lesões de ceratose actínica reaparecessem. Outros procedimentos como criocirurgia e *peelings* químicos resultaram em uma profilaxia de tempo mais curto.

Concluiu-se que a dermoabrasão é a modalidade mais efetiva para prevenção de novas ceratoses actínicas.

BIBLIOGRAFIA CONSULTADA

1. Coleman WP 3rd, Yarborough JM, Mandy SH. Dermabrasion for profylaxis and treatment of actinic keratoses. Dermatol Surg. 1996; 22(1):17-21.
2. Field L. The superiority of dermabrasion over laser abrasion in the prophylaxis of malignant and premalignant disease (letter to the editor). Dermatol Surg. 2007; 33: 258-59.
3. Fulton JE et al. Disappointing results following resurfacing of facial skin with CO2 lasers for prophylaxis of keratoses and cancer. Dermatol Surg. 2000; 26(1):93-4.

Capítulo 35

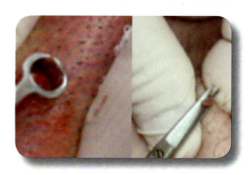

Curetagem e *Shaving*

Alcidarta dos Reis Gadelha

Pontos de destaque

- O *shaving* e a curetagem são procedimentos muitos úteis em cirurgia dermatológica, pois, além de simples, rápidos e de baixo custo, podem proporcionar resultados estéticos bastante satisfatórios.
- Ambos podem ser feitos isoladamente ou associados a outros procedimentos, como a vaporização com eletrocirurgia ou *laser* de CO_2.
- A curetagem pode ser empregada também como auxiliar diagnóstico em lesões como as de molusco contagioso e CBC.
- São boas indicações da curetagem lesões benignas, como a ceratose seborreica e o molusco contagioso, e malignas, como o CBC superficial e nodular e o carcinoma espinocelular *in situ*, primários, pequenos e em áreas de baixo risco como o tronco.
- O *shaving* é indicado sobretudo para lesões elevadas, filiformes, globosas ou pedunculadas, como acrocórdon e molusco pêndulo. Em pequenas lesões tratadas com o *shaving* superficial a hemostasia pode ser feita simplesmente com a aplicação de pequeno chumaço de algodão estéril.
- No *shaving* profundo a lesão é removida em forma de pires, mais profundamente no centro e mais superficialmente na periferia, como nos casos de nevos no tronco e antes de criocirurgia ou de cirurgia micrográfica.
- Complicações são raras e habitualmente de pequena intensidade no *shaving* superficial e na curetagem isolada, mas podem ser mais conspícuas e importantes, como discromias, cicatrizes inestéticas e recidivas, quando os dois procedimentos são associados a outros como a criocirurgia e a vaporização da base e, principalmente, quando realizados com mais intensidade, como em lesões malignas.

Curetagem

A curetagem é um procedimento simples, rápido, fácil e bastante útil em dermatologia e em cirurgia dermatológica. Consiste em curetar (raspar) a lesão com objetivo diagnóstico ou terapêutico.

A cureta, descartável ou não, é um instrumento que tem uma ou as duas extremidades cortantes, arredondadas, geralmente disponíveis em diâmetros que variam de 0,5 a 10 mm. Há, ainda, curetas bem pequenas, utilizadas para a retirada de lesões de molusco contagioso (curetas de molusco).

Tipos de curetagem

Diagnóstica

- **Curetagem metódica de Brocq:** a raspagem superficial com uma cureta ou mesmo com a unha ou a tampa de uma caneta em lesão escamosa para identificar o sinal da vela, a membrana de Duncan e o orvalho sanguíneo de Auspitz em casos suspeitos de psoríase é um exemplo de curetagem como auxiliar diagnóstico.
- **Sinal da unhada:** consiste em raspar a superfície da lesão para tentar visualizar melhor a descamação pulvérea em casos suspeitos de pitiríase versicolor.
- **Em casos de dúvida diagnóstica:**
    - *Entre carcinoma basocelular e um tricoepitelioma ou um nevo* – a curetagem mais fácil de um material friável e aprofundando e estendendo a base cruenta sugere CBC, enquanto a constatação de maior resistência induz a pensar nos outros diagnósticos.
    - *Para coleta de material para exame histopatológico* – embora, ordinariamente, não seja o método mais adequado para esse fim, quando realizada com uma cureta do tamanho da lesão ou um pouco maior, em movimento de báscula (fazendo um movimento a partir de uma borda da lesão, pressionando a base, em movimento de arco até a outra extremidade), pode-se retirar um fragmento adequado, sem maceração, portanto de boa qualidade para exame histopatológico.
    - Lesão de molusco contagioso – por vezes curetando-se lesões de molusco contagioso se observam pequenas pápulas que lembram outros diagnósticos, como verruga plana. A retirada fácil da lesão com pequena cureta (de molusco) deixando uma pequena erosão permite o diagnóstico de molusco contagioso.

Terapêutica

Como método isolado

- **Tratamento de lesões benignas, como molusco contagioso:** embora possam ser utilizados outros métodos, como a cantaridina (hoje mais difícil de se obter), o uso de imunomoduladores como o imiquimode, a criocirurgia e de cáusticos, como o ácido tricloroacético, a curetagem, precedida de anestesia tópica com EMLA® ou Dermomax®, continua sendo um tratamento bastante eficaz, embora seja de difícil realização em algumas crianças que não cooperam ou não deixam, por medo, realizar o procedimento (Figura 35.1).

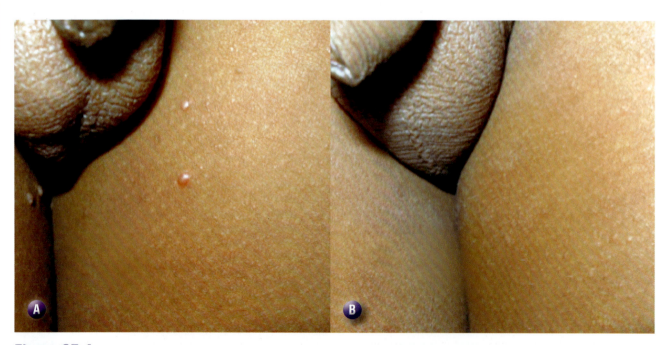

Figura 35.1 – *Curetagem simples em molusco contagioso:* **(A)** *antes e* **(B)** *após uma única sessão com cureta de molusco, utilizando anestesia tópica prévia com lidocaína a 4%. Note o excelente resultado estético.*

- **Tratamento de neoplasias benignas como ceratose seborreica:** a simples curetagem de lesões de ceratose seborreica, além de tratar, rapidamente, várias lesões, em muitos casos fornece excelentes resultados estéticos. Evita-se o emprego de hemostáticos ou a eletrocoagulação da base para diminuir a possibilidade de complicações como cicatrizes e discromias. A simples colocação de um pequeno fragmento de algodão estéril, muitas vezes, fornece uma hemostasia adequada.

Como método subsequente a outros procedimentos

- **Aplicação de ácido pirúvico** a 40%, em etanol: em lesões menores e menos espessas e a 70%, em lesões maiores ou mais espessas de ceratose seborreica, 5 a 8 minutos antes, facilita, sobremaneira, a remoção da lesão pela curetagem e o material ainda pode ser analisado histopatologicamente. O emprego de menor força para curetar a lesão, diminuindo o traumatismo, melhora, também, o resultado estético do procedimento.

- **Vaporização com CO_2 ou eletrocirurgia:** normalmente se emprega a fulguração não muito intensa seguida de curetagem para tratamento de ceratoses e de verrugas, entretanto, nesse caso, o material não pode ser avaliado histopatologicamente.

Como método prévio a outros procedimentos

- **Curetagem seguida de aplicação de ácido nítrico fumegante (a 66%):** embora demorado, é um dos tratamentos preferenciais das verrugas plantares por ser bastante eficaz, indolor e não impedir a deambulação. É feita, pelo médico, a curetagem suave da lesão e, em seguida, a aplicação com cotonete do ácido nítrico. O inconveniente é que o paciente deve retornar ao consultório a cada 2 a 3 dias para nova curetagem e aplicação do ácido, por várias semanas, até a regressão completa da lesão e, em caso de recidiva, para o retratamento.

- **Curetagem seguida de aplicação de imiquimode:** essa combinação pode ser útil no tratamento de verrugas vulgares. A lesão é umedecida para amolecer a creatinina, e em seguida é curetada levemente, sem provocar sangramento. O imiquimode é, então, aplicado na verruga, que é coberta com esparadrapo. Essa aplicação, sempre precedida da curetagem, é repetida 1 a 3 vezes por semana, dependendo do grau de irritação que surgir, até a regressão completa da verruga. Uma técnica mais simples e que pode ser realizada em casa é lixar suavemente a superfície das verrugas, ao invés de curetá-las antes de aplicar, sob oclusão, o imiquimode.

- **Curetagem precedendo a terapia fotodinâmica:** neste caso a curetagem deve ser feita de modo suave, somente para retirar escamas e crostas e, com isso, facilitar a penetração do fotossensibilizante.

- **Curetagem seguida de criocirurgia:** nos carcinomas basocelulares (CBC) é muito útil, pois, além de delimitar melhor a lesão, reduz a massa tumoral, consequentemente, a intensidade do criocongelamento e o tamanho da criolesão, proporcionando menor morbidade e cicatrização mais rápida e de melhor qualidade (Figura 35.2).

- **Curetagem seguida de vaporização da base com *laser* de CO_2 ou eletrocirurgia:** pode ser empregada em casos de ceratose actínica ou em pequenas lesões de CBC (Figuras 35.3 e 35.4).

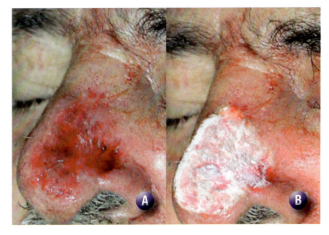

Figura 35.2 – **(A-B)** *Curetagem de CBC em paciente idoso seguida de dois intensos ciclos de congelamento com nitrogênio líquido. Demarca melhor a lesão, diminui a escara, reduz o tempo de cicatrização e melhora a qualidade da cicatriz. Trata-se de um paciente idoso e com alterações cardiopulmonares que impediam uma cirurgia (mais indicada).*

■ Curetagem e *Shaving*

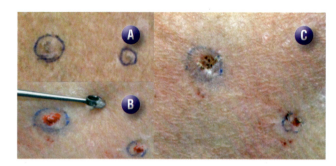

Figura 35.3 – **(A-C)** Curetagem de ceratose actínica seguida de suave vaporização da base com laser de CO_2.

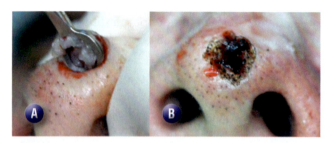

Figura 35.4 – **(A-B)** Curetagem de CBC pequeno (menor que 1 cm) na ponta do nariz seguido de vaporização mais intensa da base e na margem. A cicatrização ocorre por segunda intenção. Embora a área seja de alto risco de recidiva, o tamanho da lesão primária permite um alto índice de cura.

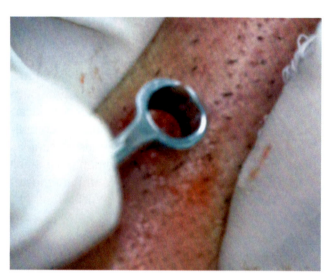

Figura 35.5 – Modo recomendado de segurar a cureta com o dedo indicador pressionando-a próximo à extremidade cortante, conforme Peres Rosa.

♦ **Curetagem antes da cirurgia convencional ou micrográfica:** antes de uma cirurgia, pode ser empregada para delimitar melhor a lesão como em casos de recidiva. Antes de uma cirurgia micrográfica, desbastar ou fazer *debulking* da lesão por meio de curetagem ou *shaving* da lesão é um passo comum antes de iniciar a cirurgia propriamente dita.

Técnica da curetagem

Segundo Perez Rosa, a maneira habitual de pegar a cureta, como se fosse uma caneta, exercendo menos pressão, dificulta o procedimento. Acredita ser melhor segurar a cureta, mantendo-a sobre a área a ser trabalhada, com o dedo indicador firmemente apoiado sobre ela próximo à extremidade cortante (Figura 35.5).

A técnica de curetagem é muito simples e consiste em:

- Fazer a antissepsia e limpeza com álcool a 70% ou clorexidina.
- Selecionar o tamanho da cureta (do tamanho ou um pouco maior que a lesão), descartável ou não, mas sempre bem afiada, para não traumatizar muito o local de tratamento.
- A pele deve ser estirada ou pinçada com a mão não dominante para facilitar a raspagem.
- Curetar rápida e firmemente a lesão a partir de uma extremidade até a outra oposta, de maneira centrípeta, em movimento semicircular (em báscula), tentando retirar somente a lesão e o mínimo de tecido circunvizinho. Lembrar que a cureta, não sendo um instrumento tão afiado quanto o bisturi, é mais indicada para tratamento de lesões menos consistentes ou amolecidas previamente com hidratação ou com a aplicação de ácidos e, ademais, não corta facilmente a pele sã. Todavia, deve-se ter cuidado em pessoas idosas e/ou com fotodano intenso, pois, exercendo uma pressão mais forte, pode-se estender ou aprofundar facilmente a retirada da pele adelgaçada.
- Em pequenas lesões, como molusco contagioso, aplica-se um antibiótico tópico e, em seguida, um pequeno pedaço de algodão estéril.
- Quando o procedimento é associado a outros, como vaporização e criocirurgia, pode-se fazer um curativo compressivo para evitar sangramento.
- Recomendar evitar exposição ao sol e continuar fazendo curativo por 7 a 14 dias.

Curetagem de lesões malignas – detalhes importantes

◆ Nesses casos, a curetagem sempre deve ser complementada com outro método, como a eletrocirurgia e/ou criocirurgia.

◆ As melhores indicações são o CBC superficial e o nodular e o CEC *in situ*, primários, com menos de 1 cm e localizados em áreas de baixo risco de recidiva, como o tronco.

◆ A técnica consiste em retirar, inicialmente, um fragmento maior e menos esfacelado para que a amostra seja adequada ao exame histopatológico. Em seguida, utiliza-se uma cureta menor para retirar o restante da lesão, até perceber maior resistência do tecido ou o "grito da cureta". O procedimento deve ser feito em dois ou mais ciclos de curetagem e vaporização.

◆ É muito importante estabelecer a margem oncológica adequada – 0,5 cm em CBC nodular e 1 cm em CBC superficial.

◆ Essencial para o maior sucesso da curetagem × vaporização no tratamento dos cânceres cutâneos é considerar o tamanho, o limite e a localização da neoplasia, pois o índice de recidiva em cinco anos é de apenas 3,3% quando a lesão de CBC é bem delimitada, menor que 1 cm de diâmetro e localizada em área de baixo risco (Tabela 35.1).

Silverman destaca, ainda, que para escolher a curetagem e eletrocoagulação como tratamento de cânceres cutâneos, além da localização e do tamanho da lesão, também é importante considerar o tipo histológico do tumor. Assim, são boas indicações os CBC superficial e nodular mas não os infiltrativos; o carcinoma espinocelular *in situ*, mas não os CEC invasivos.

Complicações da curetagem

◆ São raras quando a curetagem é realizada isoladamente, como discromia ou extensão da erosão além da lesão.

◆ Quando associada a outros métodos, como criocirurgia ou vaporização com eletrocirurgia ou *laser* de CO_2, podem, eventualmente, surgir cicatrizes hipertróficas ou queloides, além de hipo ou hiperpigmentação e recidivas.

Shaving

O *shaving* consiste em retirar parcial ou totalmente uma lesão, paralelamente à superfície, em linha reta ou semicircular, utilizando uma tesoura, uma lâmina de bisturi, uma *dermablade* ou lâmina de barbear, ou, ainda, uma ponta de aparelho de eletrocirurgia como a de forma de alça.

Dependendo da profundidade alcançada, o *shaving* pode ser classificado em:

◆ **Superficial:** quando o instrumento cortante, como uma tesoura de Iris, secciona a lesão rente à base e de modo paralelo à superfície cutânea. É indicado para lesões benignas, como acrocórdon (Figuras 35.6, 35.7 e 35.8).

Tabela 35.1

ÍNDICE DE RECIDIVA PARA CURETAGEM × ELETROCOAGULAÇÃO, SEGUNDO SILVERMAN, CONFORME ÁREA DE RISCO E TAMANHO DA LESÃO PARA CBC PRIMÁRIO

Áreas	Tamanho da Lesão	Índice de Recidiva em 5 Anos
De baixo risco: lesão situada em pescoço e tronco e 4 extremidades	< 1 cm	3,3%
Médio risco: couro cabeludo, regiões frontal, malar, pré e retroauricular	De modo geral < 1 cm	12,9% 5%
Alto risco: nariz, regiões paranasal, mandibular perioral e periorbitária, mento, orelha e sulco nasogeniano	De modo geral < 0,6 cm	17,5% 5%

■ Curetagem e Shaving

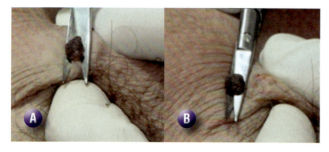

Figura 35.6 – Shaving superficial de acrocórdon com tesoura. Após infiltração em forma de botão de lidocaína com epinefrina é feito o pinçamento, para aumentar a hemostasia e facilitar o procedimento. Antes **(A)** e logo após **(B)**.

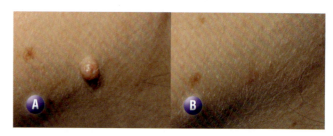

Figura 35.9 – Shaving profundo (saucerização) com bisturi de nevo globoso na região mandibular seguido de suave vaporização da base com laser CO_2 a 4W **(A)**. Resultado satisfatório **(B)**.

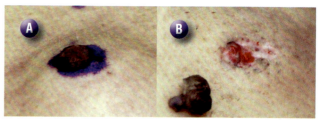

Figura 35.10 – Demarcação rente e intumescência da lesão são muito úteis na realização da saucerização de nevo. Antes **(A)** e logo após **(B)**.

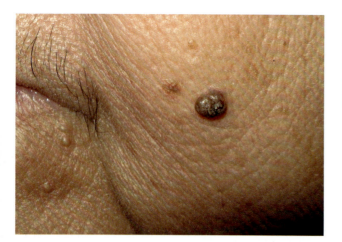

Figura 35.7 – Shaving de ceratose seborreica com tesoura de Iris – antes.

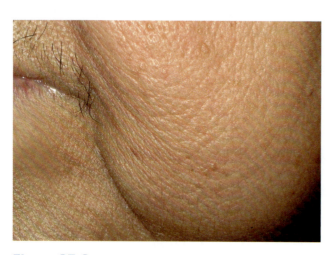

Figura 35.8 – Shaving superficial com tesoura após – excelente resultado estético.

- **Profundo ou saucerização:** quando a lesão é retirada em movimento semicircular, em forma de pires (saucer), aprofundando-se no centro e superficializando-se o corte na periferia. É recomendado para a retirada de nevos, por vezes, múltiplos, no tronco posterior em pessoas jovens. Nesses casos o procedimento é muito mais rápido do que a exérese e, ocasionando uma ferida menor e mais superficial, pode proporcionar resultados estéticos mais satisfatórios do que com a cirurgia convencional (Figuras 35.9 e 35.10).

Quanto ao material cortante empregado, o shaving pode ser feito com:

- **Tesoura:** como a de Iris, pequena, reta, ou melhor, curva.
- **Lâmina de bisturi:** montada ou não em cabo.
- **Lâmina de barbear ou com lâmina *dermablade*:** o termo Barbirese deveria ser empregado somente nos casos realizados com lâmina de barbear ou com *dermablade*; entretanto, tem sido utilizado como sinônimo de *shaving* (Figura 35.11).
- **Ponteira de aparelho de eletrocirurgia como em forma de alça:** deve ser empregada com muito cuidado para não retirar grande parte de pele sã ou lesar estruturas nobres vizinhas, como pálpebras; por isso, deve ser evitada em crianças e em adultos inquietos.

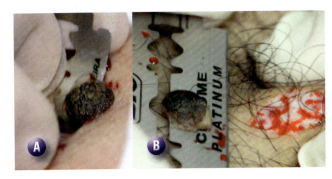

Figura 35.11 – Shaving *profundo com lâmina de barbear durante* **(A)** *e logo após* **(B)**.

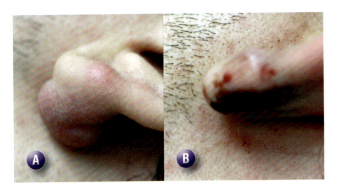

Figura 35.12 – *Queloide de lóbulo da orelha. Antes* **(A)** *e logo após* **(B)** *anestesia com lidocaína a 2%, shaving, vaporização com laser de CO_2 5W e infiltração com triancinolona.*

Quanto à combinação ou não com outros procedimentos, o *shaving* pode ser classificado em:

- **Simples ou isolado:** quando é o único procedimento empregado como em casos de retirada de acrocórdons. Nesses casos a hemostasia é feita com a aplicação sobre a base, após a secção, de um pequeno chumaço de algodão estéril. Evita-se fulgurar ou vaporizar a base para tentar impedir o aparecimento de complicações mais intensas, como cicatrizes ou discromias.
- **Combinado:** nesse caso, o *shaving* usualmente precede outro procedimento, como a cirurgia de Mohs, a criocirurgia ou a vaporização da base com eletrocirurgia ou *laser* de CO_2. Um exemplo disso é fazer o *shaving* de queloide e, em seguida, vaporizar a base e os bordos para promover uma uniformização, retração e/ou hemostasia e, logo após, a infiltração intralesional de um corticoide como a triancinolona (Figura 35.12).

Técnica do shaving *isolado e superficial*

- Fazer a limpeza e antissepsia com álcool a 70% ou clorexidina.
- Anestesiar com tópico como a lidocaína a 4% ou infiltração para elevar a lesão.
- Pinçar com o indicador e o polegar da mão não dominante a pele abaixo da lesão, para promover melhor hemostasia e facilitar a realização do procedimento.
- Seccionar a base paralelamente à superfície em linha reta, com tesoura ou alça de aparelho de eletrocirurgia.
- Aplicar um antibiótico tópico, cobrir com algodão e, em seguida, com Micropore®.

Shaving *profundo*

- As mais comuns indicações são os nevos de face e de tronco posterior, pois nesses casos, principalmente quando as lesões são múltiplas, a exérese convencional é muito mais demorada e a cicatriz, maior. O *shaving* profundo também pode ser realizado com eficácia na retirada de lesões globosas ou pedunculadas, como o molusco pêndulo.
- Pode ser feito com tesoura, lâmina de barbear, alça ou ponteira de corte de aparelho de radiofrequência ou de *laser* de CO_2, ou, preferencialmente, com a de bisturi.
- Demarcar a lesão incluindo uma pequena margem (1 mm), tentando colocar o maior eixo da incisão no sentido de menor tensão, para reduzir a possibilidade de aparecimento de uma cicatriz alargada, hipertrófica ou mesmo de um queloide.
- Após anestesia infiltrativa na base com lidocaína a 2% com epinefrina 1/100.000 ou 200.000 ou com a solução dos 4, para provocar intumescência, esperam-se 15 minutos, sobretudo quando se trata de lesões múltiplas, como os nevos de dorso.
- Incisar obliquamente a superfície, iniciando por uma extremidade que é, em seguida, elevada com um gancho, para expor melhor a derme. A secção é realizada até a outra extremidade, aprofundando-a um pouco no centro e superficializando-a levemente nas extremidades, objetivando retirar a maior parte, se não toda a lesão, que deve ser analisada histopatologicamente.

- Pode haver necessidade de uniformizar os bordos com leve vaporização, que é também aplicada no centro da base cruenta para provocar retração e hemostasia.
- O procedimento é facilitado tracionando-se verticalmente o topo de lesão globosa com uma pinça Kelly ou dente de rato, elevando um pouco a base, que é, então, facilmente seccionada com uma tesoura ou bisturi. A aplicação de ácido tricloroacético a 35% a 50%, delicadamente, ajuda a promover a hemostasia, mas logo em seguida a base deve ser limpa com soro para remover o ácido, evitando uma ação mais intensa e prolongada que pode induzir a uma cicatriz menos estética. Se houver necessidade, uma suave fulguração ou vaporização com radiofrequência ou laser de CO_2 podem ser feitos para uniformizar a base e completar a hemostasia (Figura 35.13).

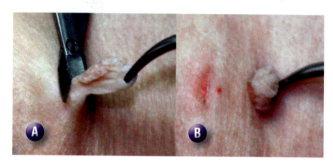

Figura 35.13 – **(A-B)** Shaving *profundo em lesão pedunculada.*

Tabela 35.2
DIFERENÇAS ENTRE NEVO RECORRENTE E MELANOMA

	Nevo Recorrente	*Melanoma*
Clínicas		
Tempo de aparecimento	Geralmente antes dos 6 meses (poucas semanas) após o procedimento	Geralmente após 6 meses e até mesmo 1 ano
Pigmentação	Menos irregular	Mais irregular
Limites	Limita-se à cicatriz	Extrapola os limites
Histopatológicas		
Atrofia com retificação dos cones	Frequente, mais raramente acantose	Mais comumente acantose
Tecas juncionais	Quando presentes, quase sempre limitam-se à área suprajacente à cicatriz	Estendem-se além da cicatriz
Células névicas abaixo da cicatriz	São comuns e típicas e associadas à retificação dos cones. As tecas juncionais sobre a área cicatricial e faixa de fibrose e uma lesão bem delimitada são muito sugestivas de nevo recorrente	Se presentes, as células são atípicas e a lesão é mal demarcada
Atipia	Nem sempre presente; quando ocorre, os núcleos são leve a moderamente hipercromáticos e pleomorfícos e com nucléolos proeminentes	Mais intensa
Crescimento pagetoide	Discreto, quando presente	Quando presente, mais intenso
Mitoses na epiderme	Ausentes	Presentes
Atipia no componente dérmico	Às vezes na parte superior da derme e menos intensa	Mais comum e intensa, nem sempre limitada à parte superior do componente dérmico
Mitoses na derme	Excepcionais e típicas	Mais comum e atípicas

- Finalizar com limpeza com soro e, em seguida, aplicar antibiótico tópico e curativo oclusivo.
- Orientar para evitar exposição ao solo e continuar a fazer o curativo retirando qualquer secreção ou crosta até a cicatrização completa da lesão.

Complicações do shaving

- São raras quando é feito o *shaving* superficial e isolado. Pode haver discromia, sobretudo em pessoas de fototipo mais elevado ou recidiva.
- Quando empregar ponteira de radiofrequência ou *laser* de CO_2, evitar fazer em crianças ou em adultos agitados ou ansiosos e perto de estruturas nobres como o olho. Um movimento súbito e brusco do paciente pode provocar um corte mais extenso e indesejado ou atingir uma estrutura sã.
- Quando combinado com outros métodos ou é realizado o *shaving* profundo pode surgir uma cicatriz alargada, hipertrófica ou mesmo queloide, além de discromia.

- Nevo recorrente: essa é a complicação do *shaving* que merece mais atenção, pois a lesão pode ser confundida com melanoma, tanto clínica como histologicamente.

A Tabela 35.2 mostra as principais diferenças entre nevo recorrente e melanoma.

BIBLIOGRAFIA CONSULTADA

1. Calonje E, Brenn T, Lazar A, McKee PH. McKee's Pathology of the Skin. 4 ed. Elsevier Saunders. 2012; 1768p.
2. Elder DE, Elenitsas R, Rubin AI et al. Lever's Histopathology of the Skin. 3ª ed. Filadelfia: Wolters Kluwer/Lippincott Williams & Wilkins. 2013; 531p.
3. Epstein E, Epstein Jr E. Techniques in Skin Surgery. Filadelfia: Lea & Febiger. 1979; 203p.
4. Gadelha AR. Curetagem e *shaving*. In: Tratado de cirurgia dermatológica, Cosmiatria e *laser*. Rio de Janeiro: Elsiever. 2013; 563-9.
5. Rosa IP. Posso falar? O caso é o seguinte. São Paulo: Lemar. 2013; 346p.
6. Silverman MK et al. Recurrences rates of treated basal cell carcinomas. Parte 2. Curettage-electrodessication. J Dermatol Oncol 1991; 17:720.

Capítulo 36

Tratamento Cirúrgico de Celulite com Subcision®

Dóris Maria Hexsel
Taciana Dal'Forno Dini

Introdução

A celulite é caracterizada por alterações no relevo cutâneo conferindo um aspecto irregular à pele das áreas afetadas, normalmente referido como acolchoado e em "casca de laranja". O sufixo "ite" é utilizado para designar mais apropriadamente quadros inflamatórios, porém o termo "celulite" é largamente utilizado e, por isso, consagrado na literatura médica e leiga para denominar este quadro.

A celulite é muito frequente, acometendo especialmente as mulheres após a adolescência. As áreas comumente afetadas são, coincidentemente, as áreas em que ocorre maior depósito de gordura, como nádegas e coxas.

Estudos realizados em cadáver e publicados há mais de 30 anos descrevem as bases anatômicas da celulite, comprovando ser esta uma expressão anatômica de estruturas normais das áreas afetadas. No sexo feminino, a gordura subcutânea é compartimentada em lobos, cujas paredes conjuntivas são estruturas rígidas e não distensíveis, os chamados septos fibrosos. Estes septos são componentes normais do sistema músculo-aponeurótico superficial (SMAS). Eles partem da fáscia muscular, atravessam a gordura e transmitem as contrações musculares à pele. Na atualidade, estudos realizados com imagens de ressonância magnética nuclear comprovam a presença destes septos, sendo que geralmente estão associados a um feixe vascular e são responsáveis pelas lesões deprimidas de celulite.

A Subcision® é uma técnica cirúrgica descrita originalmente por Orentreich e Orentreich, proposta para o tratamento de várias depressões cutâneas, incluindo cicatrizes e rugas. Em 1997, o método foi descrito originalmente por Hexsel e Mazzuco para a correção de alterações de relevo das coxas e regiões glúteas, descritas como "celulite" e, também, para a correção de outras alterações de relevo fora da face, surgidas em consequência de traumas, como a lipoaspiração. Em 2000, as mesmas autoras publicaram o sucesso desta técnica no tratamento de 242 pacientes com celulite em revista indexada internacional.

Pré-operatório

A anamnese é fundamental antes da realização da Subcision®, para identificar quaisquer situações que possam contraindicar ou interferir no procedimento cirúrgico. São contraindicações para a Subcision® no tratamento da celulite: diátese hemorrágica, doença cardiovascular grave ou descompensada, gestação, infecção local ou sistêmica e uso de medicações que interagem com o processo de coagulação ou com os anestésicos locais.

O coagulograma é solicitado rotineiramente, para se excluírem alterações na coagulação sanguínea. Outros exames laboratoriais necessários a cada caso específico são solicitados por ocasião da avaliação pré-operatória.

CIRURGIA DERMATOLÓGICA INTERMEDIÁRIA

No período de 7 dias antes do procedimento, estão contraindicados os medicamentos que possam alterar a coagulação sanguínea, destacando-se as seguintes drogas: ácido acetilsalicílico, anti-inflamatórios não esteroides e vitamina E. Suspender a ingestão de medicamentos contendo ferro e diminuir a ingestão de alimentos contendo ferro no mês anterior à Subcision® são medidas recomendadas. Elas colaboram para a prevenção de hemossiderose no pós-operatório.

A antibioticoterapia profilática está indicada por tratar-se de procedimento cirúrgico com fins estéticos e realizado em área potencialmente contaminada, próxima aos tratos gastrointestinal e geniturinário. A ciprofloxacina mostra-se de grande utilidade, pelo adequado espectro de ação (cobertura contra germes Gram-positivos e Gram-negativos), boa tolerabilidade, poucos efeitos adversos e comodidade posológica. Neste procedimento, em geral, prescreve-se uma cápsula 6 horas antes do procedimento e, após, a cada 12 horas por 3 dias. Outras alternativas incluem as cefalosporinas, a amoxicilina e a clindamicina.

A tomada de fotografias antes do procedimento é importante recurso para a avaliação dos resultados. As seguintes recomendações para a obtenção de imagens fotográficas devem ser seguidas, pois evidenciam as lesões deprimidas a serem tratadas: fotografias sem *flash*, paciente em posição supina e musculatura relaxada e iluminação posicionada superiormente.

Após a tomada de fotografias e mantendo a posição da paciente, cada depressão deve ser marcada nos seus limites externos, de acordo com o seu formato, utilizando uma caneta de marcação cirúrgica. O registro fotográfico das marcações é recomendado para posterior análise da resposta ao tratamento.

Técnica cirúrgica

Preferencialmente, a Subcision® para o tratamento da celulite deve ser realizada em ambiente cirúrgico, com roupas e campos cirúrgicos estéreis.

Já com as lesões a serem tratadas marcadas, a paciente deve ser posicionada em decúbito ventral e procede-se a antissepsia da área a ser tratada com álcool 70º.

A anestesia é local infiltrativa, com agulha gengival, por injeção retrógrada, através de movimentos "em leque" e, aproximadamente, 2 a 3 cm abaixo da superfície cutânea. Todas as lesões marcadas devem ser anestesiadas, até 1 cm além dos seus limites, bem como um botão anestésico deve ser realizado 1,5 cm distante do início da lesão. Normalmente utiliza-se a solução de lidocaína a 2% associada ao vasoconstritor fenilefrina. Na atualidade, a dose recomendada para procedimentos em consultório no Brasil é 3,5 mg/kg de peso, porém doses maiores podem ser utilizadas com segurança, de acordo com a literatura. Recomenda-se sempre diluir esta solução em soro fisiológico 0,9% para alcançar a anestesia de todas as lesões marcadas. O vasoconstritor é de extrema importância porque, além de aumentar a duração do efeito anestésico e a dose de anestésico segura, diminui o sangramento trans e pós-operatório, permitindo também a modulação do tamanho do hematoma a ser formado. A literatura traz como dose segura de anestésico 7 mg/kg quando associado a vasoconstritor, e 4 mg/kg de peso quando o vasoconstritor não puder ser usado.

Quando não se puderem utilizar estas doses, o procedimento pode ser repetido no próximo dia com o objetivo de abordar mais lesões, como é o caso de lesões deprimidas muito numerosas. Nestes casos, pode-se abordar as lesões deprimidas da coxa e da nádega de um lado e, no outro dia, as do outro lado. Esta medida tem a vantagem de não alterar o número de dias de antibioticoterapia profilática e outras medidas pós-operatórias, como o uso da bermuda compressiva.

As incisões subcutâneas de todas as lesões marcadas são realizadas através de bisturi ou de agulha especiais (BD Nokor 18 G). Inicia-se o procedimento através da introdução da agulha de Subcision® no botão anestésico realizado há 1,5 cm antes do limite da marcação, até a profundidade de aproximadamente 2 cm da superfície cutânea, com a borda cortante voltada para os septos. São feitos movimentos de corte horizontais até que se observe a liberação da tração dos septos fibrosos sobre a pele, nas lesões tratadas (Figura 36.1). A seguir, compressão moderada e uniforme por aproximadamente 5 minutos é imposta sobre a área tratada, com o objetivo de auxiliar a hemostasia. Para este fim é útil uma bolsa de areia de material lavável, revestida por fronha ou campo estéril. Permite uma compressão mais uniforme que a manual e limita o número de auxiliares necessários em campo.

O curativo deve ser feito de forma compressiva, utilizando-se gazes e Micropore®. A compressão é mantida no pós-operatório com o uso de cinta

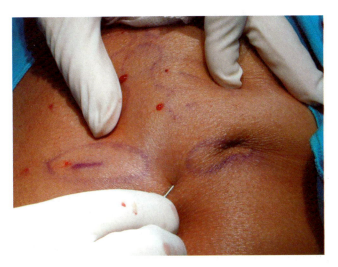

Figura 36.1 – Tratamento cirúrgico da celulite com Subcision®. A figura mostra a tração exercida sob a superfície da pele pelo septo a ser cortado durante os movimentos horizontais de corte com a agulha (BD Nokor 18 G). (Fonte: Dóris Maria Hexsel e Taciana Dal'Forno Dini.)

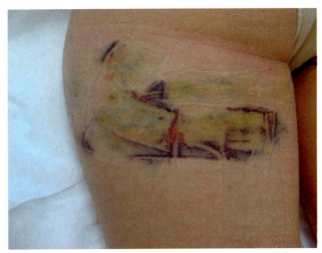

Figura 36.2 – Evolução dos hematomas no pós-operatório da Subcision®. A figura mostra melhor evolução e mais rápida resolução nos hematomas das áreas que foram adequadamente comprimidas com curativo oclusivo. (Fonte: Dóris Maria Hexsel e Taciana Dal'Forno Dini.)

compressiva (bermuda), colocada imediatamente ao término do procedimento e mantida por 30 dias.

Pós-operatório

Dor leve a moderada é pouco comum nas primeiras 24 a 48 horas. Para analgesia utiliza-se o paracetamol 500 mg até 6/6 horas e, se necessário, pode-se acrescentar a dipirona. O ácido acetilsalicílico e os anti-inflamatórios não esteroides estão contraindicados.

A primeira revisão geralmente é realizada entre 3 e 4 dias após o procedimento, quando os curativos são retirados e, em geral, o antibiótico é suspenso. Recomenda-se antibioticoterapia mais prolongada nos casos de formação de hematomas muito grandes ou quando há algum sinal inflamatório.

Os hematomas tornam-se evidentes na pele a partir do segundo dia de pós-operatório e aumentam até aproximadamente o 10º dia (Figura 36.2). Em geral, nos primeiros 45 dias são reabsorvidos completamente. Após a reabsorção total dos hematomas, pode-se melhor visualizar o resultado do procedimento pela normalização do relevo das áreas afetadas. A exposição solar deve ser evitada enquanto persistirem os hematomas.

Sugere-se não realizar atividade física intensa ou massagens locais por 2 semanas e uso de cinta elástica compressiva por 30 dias após o procedimento.

Essas medidas visam evitar a formação de grandes hematomas, bem como excesso de resposta (abaulamentos) nas áreas tratadas. A cinta elástica compressiva serve como molde na cicatrização da área tratada.

Este procedimento não deixa cicatrizes, pois o acesso ao subcutâneo é por punção. Os resultados são persistentes, porque a Subcision® provoca a ruptura do septo subcutâneo do SMAS e uma consequente alteração anatômica da área tratada (Figuras 36.3 a 36.6).

Complicações

As complicações mais frequentemente observadas são os hematomas organizados (nódulos endurecidos e dolorosos à palpação, sob a área de equimose) e a hemossiderose (coloração acastanhada da pele após a reabsorção dos hematomas). Para ambas as situações a conduta é expectante, pois tendem a involuir espontaneamente em 2 a 6 meses.

Pode ocorrer resposta subótima, principalmente se a área deprimida for bastante profunda ou quando não são cortados todos os septos responsáveis pela depressão. Neste caso, o procedimento pode ser repetido no mesmo local, desde que não haja sequelas do anterior, como, por exemplo, a hemossiderose. Recomenda-se um intervalo mínimo de 2 meses para se repetir o procedimento nas mesmas lesões.

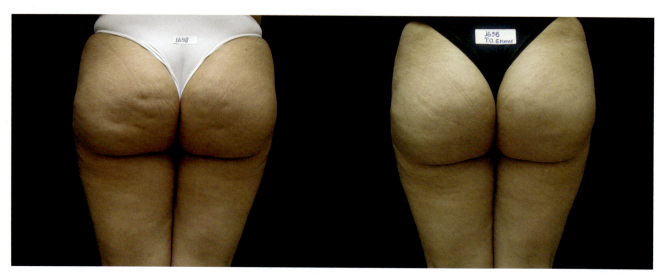

Figuras 36.3 e 36.4 – *Pré e pós-operatório de 6 meses em paciente feminina de 30 anos submetida a uma Subcision®. (Fonte: Dóris Maria Hexsel e Taciana Dal'Forno Dini.)*

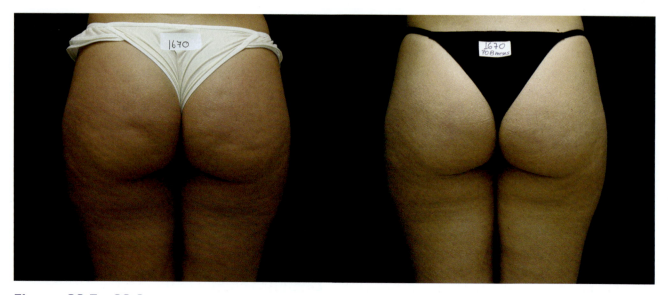

Figuras 36.5 e 36.6 – *Pré e pós-operatório de 8 meses em paciente feminina de 36 anos submetida a uma Subcision®. (Fonte: Dóris Maria Hexsel e Taciana Dal'Forno Dini.)*

Excesso de resposta é outra complicação que pode acontecer, seja por excesso de fibrose devida a hematoma ou por herniação da gordura decorrente da secção de todos os septos da lesão deprimida em áreas de risco, como a parte inferolateral das nádegas e posterossuperior das coxas. Pode ocorrer também pela falta de compressão adequada no pós-operatório.

Caracteriza-se por abaulamento da área tratada, observado após cerca de 30 dias do procedimento. O excesso de resposta deve ser tratado, tendo em vista que não regride espontaneamente. Para esta situação está indicada infiltração de triancinolona diluída (10 mg/mL). Algumas vezes, é necessária mais uma infiltração para que o excesso de resposta regrida totalmente. Uma alternativa nos casos mais difíceis é a lipoaspiração apenas da área elevada.

São complicações pós-operatórias descritas em procedimentos cirúrgicos similares e que também podem ocorrer: infecção e sangramento excessivo. Tais complicações podem ser evitadas e prevenidas tomando-se os cuidados pré e pós-operatórios já referidos.

BIBLIOGRAFIA CONSULTADA

1. Dal'Forno T, Mazzuco R. Cellulite-associated clinical conditions of aesthetic interest. In: Cellulite: pathophysiology and treatment, 2 ed. Goldman MP, Hexsel D, eds. New York: Taylor & Francis. 2010; p. 33-42.

2. Hexsel D, Abreu M, Rodrigues T et al. Side-by-side comparision of areas with and without cellulite depressions using magnetic resonance imaging. Dermatol Surg. 2009; 35(10):1471-7.

3. Hexsel D, Dal'Forno T, Hexsel C. Avalidated photonumeric cellulite severity scale. J Eur Acad Dermatol Venereol. 2009; 23(5):523-8.

4. Hexsel D, Dal'Forno T, Soirefmann M et al. Reduction of cellulite with Subcision. In: Murad A, Pongprutthipan M, eds. Body Rejuvenation. New York: Taylor and Francis. 2010; p. 167-72.

5. Hexsel D, Dal'Forno T. Subcision® in the Treatment of Liposuction Sequelae. 67th Annual Meeting. American Academy of Dermatology, San Francisco March 6-10, 2009.

6. Hexsel D, Hexsel C, Dal'Forno T. Tratamento de celulite e estrias. In: Tratado de cirurgia dermatológica, cosmiatria e laser. Kadunc B, Palermo E, Addor F, Metsavaht L, Mattos R, Bezerra S, eds. Rio de Janeiro: Elsevier. 2013; p. 415-24.

7. Hexsel D, Hexsel C. Subcision: Cellulite reduction. In: Body shaping: skin fat and cellulite. Dover JS, Alam M, Orringer JS, eds. *In press.*

8. Hexsel D, Mazzuco R. Subcisão. In: Fundamentos de dermatologia. Ramos-e-Silva M, Castro M, eds. Rio de Janeiro: Atheneu. 2009; 2179-85.

9. Hexsel D, Mazzuco R. Subcision. In: Cellulite: pathophysiology and treatment. Goldman MP, Bacci P, Leibaschoff G, Hexsel D, Angelini F, eds. New York: Taylor & Francis. 2006; 251-61.

10. Hexsel D, Mazzuco R. Subcision: a treatment for cellulite. Int J Dermatol. 2000; 39(7):539-44.

11. Hexsel D, Mazzuco R. Subcision: Uma alternativa cirúrgica para a lipodistrofia ginoide ("celulite") e outras alterações do relevo corporal. An Bras Dermatol. 1997; 72:27-32.

12. Hexsel D, Soirefmann M, Dal'Forno T. Subcision for cellulite. In: Body contouring. Katz B, Sadick N, eds. New York: Elsevier. 2010; 157-64.

13. Hexsel D, Soirefmann M, Porto M. Lipodistrofia ginoide celulite. In: Tratado internacional de cosmecêuticos. Costa A, ed. Rio de Janeiro: Guanabara Koogan. 2012; 528-30.

14. Nürnberger F, Muller G. So-called cellulite: an invented disease. J Dermatol Surg Oncol. 1978; 4(3):221-9.

15. Orentreich D, Orentreich N. Subcutaneous incisionless (subcision) surgery for the correction of depressed scars and wrinkles. Dermatol Surg. 1995; 21(6):543-9.

Capítulo 37

Fio de Aço em Cirurgia Dermatológica

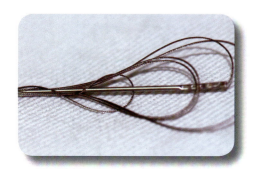

Alcidarta dos Reis Gadelha
Thomázia Lima de Miranda Leão

Pontos de destaque

- O descolamento subdérmico com fio de aço é um método simples, rápido e de fácil execução que pela ruptura das traves fibrosas e pelo estímulo à produção de colágeno, pode ser útil na atenuação dos sulcos como os glabelares e nasogenianos e de depressões como as da distrofia ginoide.
- O procedimento é feito com anestesia infiltrativa usando a fórmula dos 4, e introduzindo a agulha com o fio de aço, em um orifício, passando pela junção dermo-hipodérmica de um lado da lesão e saindo por outro orifício na outra extremidade. A agulha é novamente introduzida no mesmo orifício e segue bem perto do outro lado pelo plano dermo-hipodérmico e sai pelo mesmo orifício inicial. Segurando (bem próximo uma da outra) as extremidades do fio, é feito um movimento de "serra" descolando o tecido até o final.
- Em lesões irregulares ou maiores, podem ser feitos vários furos circunscrevendo toda a área a ser descolada. A agulha é introduzida em um orifício inicial, sai pelo outro mais próximo, entra novamente, até que toda a lesão seja envolta e, finalmente, sai no primeiro orifício onde está a outra extremidade do fio. Como nos sulcos, o tecido é descolado com movimentos em serra.
- O descolamento com fio de aço pode ser complementado com outros procedimentos como preenchimento ou dermossustentação para aprimorar os resultados.

Características

Emprega-se um fio polifilamentar de aço, 2-0, de 40 cm de comprimento, com uma das extremidades soldada a uma agulha, também de aço, de 4 cm de comprimento, podendo, por isso, ser esterilizado em autoclave (Figura 37.1).

Principais indicações

- Sulcos e rugas profundos.
- Depressões como as de cicatriz de acne e de lipodistrofia ginoide (celulite).

Técnica

- **Antissepsia:** faz-se cuidadosa do local com álcool 70°.
- **Anestesia:** fazem-se dois pequenos botões com lidocaína a 2% com epinefrina próximo à extremidade superior e à inferior do sulco ou depres-

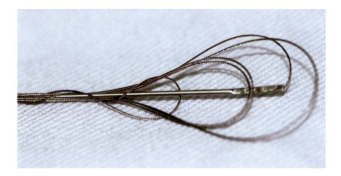

Figura 37.1 – *Fio de aço agulhado.*

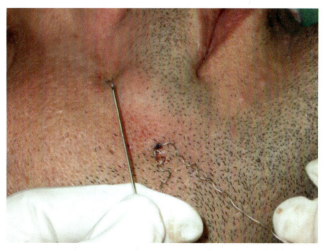

Figura 37.2 – *Passagem do fio no sulco nasogeniano. A agulha entra por um orifício na extremidade e é passada pelo plano dermo-hipodérmico, bem perto de uma das margens do sulco até o orifício de saída na outra extremidade. Por esse mesmo orifício novamente é introduzida a agulha que é, desta vez, passada rente à outra borda do sulco até sair no mesmo orifício de entrada.*

são. Complementa-se com anestesia intumescente com a seguinte solução (regra dos 4):

- Lidocaína a 2% sem adrenalina   4 mL
- Adrenalina 1/1.000   0,4 mL
- Bicarbonato de sódio a 8,4%   4 mL
- Soro fisiológico qsp   40 mL

Injetam-se 5 a 10 mL da solução no subcutâneo abaixo da depressão utilizando uma cânula de ponta romba que é introduzida através de um pequeno pertuito feito com bisturi. Aguardam-se 15 minutos antes de iniciar o procedimento para, alcançando o efeito vasoconstritor adequado, evitar-se um sangramento exagerado.

- **Introdução da agulha:** introduz-se a agulha através do botão anestésico, a 1 mm do limite inferior do sulco e, passando-a pela parte superior da hipoderme ou junção dermo-hipodérmica, por fora mas bem próxima a uma das margens do sulco, exterioriza-se a ponta da agulha no botão superior, também, a cerca de 1 mm da extremidade superior do sulco. Introduz-se novamente a agulha no mesmo orifício de saída e, passando-a pelo outro lado do sulco até a retirar pelo orifício inferior de entrada. Em casos de depressão introduz-se a agulha em um ponto próximo a ela e circunscreve-se a lesão fazendo-se, em caso de lesão irregular ou arredondada, alguns furos de saída e entrada até chegar ao final (Figura 37.2).
- **Movimento de secção:** seguram-se as duas extremidades do fio bem próximas, para não alargar o orifício, e faz-se um movimento de vaivém, seccionando-se o tecido bem próximo à junção dermo-hipodérmica ou na hipoderme superior, soltando-se as aderências do sulco ou da depressão.
- **Curativo compressivo:** deixa-se o curativo por 24 horas, para evitar hematoma. Depois, faz-se um curativo com Micropore® e usando um antibiótico tópico, tipo mupirocina ou ácido fusídico, somente nos orifícios.
- **Preenchimento complementar:** se necessário, após 7 a 10 dias, complementa-se o procedimento, para obter melhor resultado, com preenchedor como o ácido hialurônico.

Também é interessante associar a passagem do fio de aço, como se faz no sulco nasogeniano à dermossustentação com a técnica de ancoragem com fios de polipropileno.

Os resultados são interessantes com superficialização dos sulcos ou depressões tratadas devido à secção das bridas de aderência e à formação de tecido fibroso (Figuras 37.3 e 37.4).

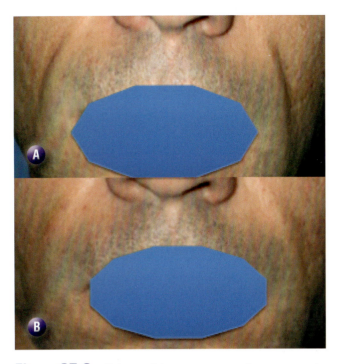

Figura 37.3 – *Sulcos próximos aos nasogenianos pronunciados antes **(A)** e após **(B)** a passagem do fio de aço com nítida atenuação dos sulcos.*

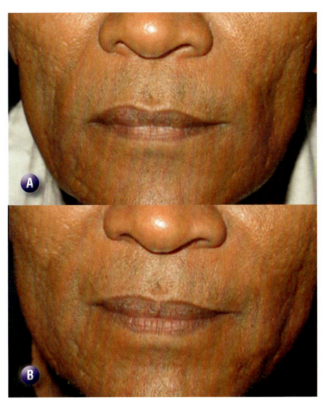

Figura 37.4 – *(A-B) Melhora do sulco nasogeniano e de depressão próxima a ele com fio de aço.*

BIBLIOGRAFIA CONSULTADA

1. Danila P. Fio de aço e preenchimento do sulco nasogeniano. In: Procedimentos estéticos minimamente invasivos. São Paulo: Ed. Santos. 2006; 371-2.
2. Kede MPV, Sabatovich O. Uso do fio-bisturi no tratamento das rugas e/ou depressões cutâneas. In: Dermatologia estética. Rio de Janeiro: Ed. Atheneu. 2004; 702-3.
3. Pimentel AS. Fios de aço. In: Fios de sustentação e suas técnicas. São Paulo: LMP. 2007; 97-102.

Capítulo 38

Estrias – Tratamento Cirúrgico

Rogério Tercio Ranulfo

Estrias atróficas ou de distensão são cicatrizes dérmicas atróficas. Essas são classicamente caracterizadas por sua morfologia linear paralelas às linhas de clivagem da pele (linhas de Langer) e dispostas perpendicularmente ao eixo de maior tensão da pele. Proporcionalmente ao grau de comprometimento dérmico (atrofia), teremos graus variáveis de depressão à palpação, de superficiais a profundas (Figuras 38.1 a 38.3)

A epiderme suprajacente, também atrófica, apresenta em sua superfície discretas rugas transversais ao maior eixo que são exarcebadas à compressão lateral.

Após a ruptura da pele (estria recente) desencadeia-se o processo de cicatrização e reparação tissular.

Nesta fase, as estrias são geralmente eritematosas ou violáceas (neovasculatura) com discreta elevação secundária ao edema local (fase inflamatória da cicatrização). Os graus de resposta desta fase são variáveis e individuais. Na sequência do processo de reparação tecidual, as estrias evoluem para a fase de remodelação cujo aspecto final dependerá de múltiplos fatores mecânicos, endócrinos, bioquímicos, hereditários e iatrogênicos.

Nas estrias, as modificações na constituição e na espessura da pele, tornam-nas palpáveis. As alterações na reflexão e na refração da luz, tornam-nas visíveis. São muitas vezes referidas como queixa de ordem estética e/ou psicológica, daí a importância do tratamento das estrias.

Tratamento das estrias

Excluídas ou controladas as causas desencadeantes do surgimento das estrias, o seu tratamento terá como objetivo a formação de um novo colágeno que preencha ou substitua a área atrófica e possibilite a fusão das bordas rotas da pele, devolvendo-lhe o seu aspecto normal anterior.

Na abordagem terapêutica, inicialmente identificamos o estádio evolutivo das estrias, expressão do processo reparador tecidual. Se eritematosas e recentes ou albas e tardias, além dos estádios intermediários.

O conhecimento de várias técnicas terapêuticas e a utilização da combinação delas possibilitarão o incremento na qualidade dos resultados obtidos.

Na nossa experiência, a terapêutica tópica com tretinoína creme, *peelings* químicos com ácido retinoico associado ao *laser* de diodo e mais recentemente o *laser* fracionado de érbio são mais indicados para estrias recentes.

Estrias tardias exigem abordagem mais agressiva e são empregadas a microdermoabrasão, a transcisão e o *laser* fracionado de érbio. Para fins terapêuticos, as estrias transcisadas, cuja técnica será descrita posteriormente, são consideradas como reagudizadas e são tratadas como as estrias recentes.

■ Estrias – Tratamento Cirúrgico

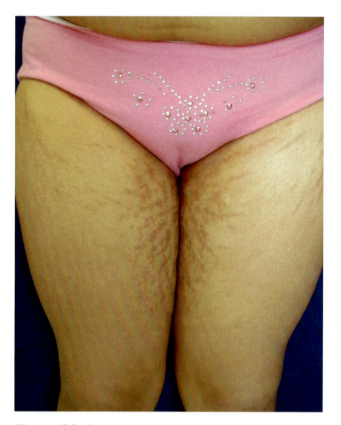

Figura 38.1 – *Estria recente + corticoterapia.*

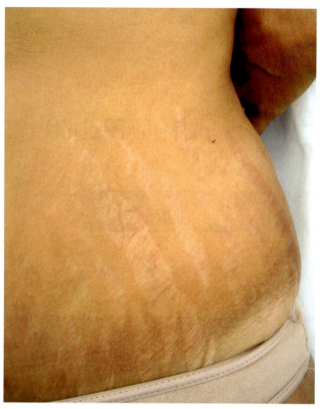

Figura 38.3 – *Estria tardia + gravidez.*

Tratamentos tópicos

Tretinoína

A tretinoína é indicada para o tratamento das estrias recentes e estrias transcisadas, incorporada em creme na concentração de 0,05 a 0,1%, aplicada 1 a 2 vezes ao dia, com tempo de exposição de 6 horas, conforme tolerância. Promove a diminuição da atividade da colagenase e aumento da produção de mucopolissacarídeos, da atividade fibroblástica e estímulo da angiogênese com melhora do aspecto clínico das estrias. Devido à possibilidade de efeitos teratogênicos da tretinoína, embora não esteja devidamente estabelecida, está contraindicada durante a gravidez.

São também utilizados *peelings* seriados com ácido retinoico em solução de propilenoglicol e álcool em concentrações crescentes de 1 a 5%. Aplicado sobre área previamente desengordurada com acetona ou éter, o *peeling* é mantido por 6 a 12 horas e lavado a seguir. Realizados a intervalos de 2 a 4 semanas com interrupção da medicação tópica (creme tretinoína) por 7 dias. Atenção especial para pacientes com história pregressa de dermatite de contato pelo ácido retinoico e aos portadores de

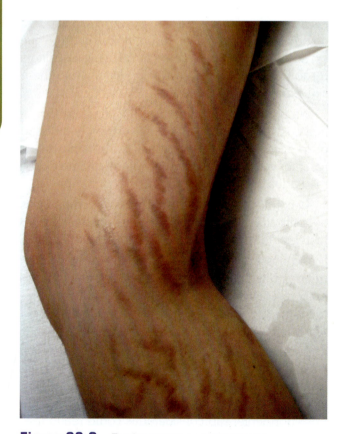

Figura 38.2 – *Estria recente + corticoterapia.*

dermatite atópica, menos tolerantes e com maior risco de eczematização.

Ácido tricloroacético

Empregado nas concentrações de 15 a 20% é aplicado em *peelings* mensais seriados com repetidas esfoliações no nível da derme papilar. Embora seja referida significativa melhora da textura, da cor e da firmeza da pele, nós o contraindicamos pelo elevado risco de complicações (hiperpigmentação secundária, hipocromia residual) observadas em vários casos.

Ácido glicólico

O ácido glicólico a 20% em aplicação diurna associado ao ácido L-ascórbico a 10% em *serum*, à noite, é sugerido para o tratamento das estrias tardias com diminuição da largura e do comprimento das estrias tratadas e melhora da textura cutânea local.

Tratamentos cirúrgicos

Transcisão ou divulsão transdérmica

Técnica apresentada como tema livre em 1994 no VI Congresso Brasileiro de Cirurgia Brasileira em São Paulo-SP, baseia-se no princípio proposto por David e Norman Orentreich no qual empregam o trauma (Subcision®) para a indução à formação de colágeno para a correção de cicatrizes e rugas. Propusemos e realizamos então o trauma dérmico como alternativa para o tratamento das cicatrizes atróficas correspondentes às estrias (Figuras 38.4 a 38.7).

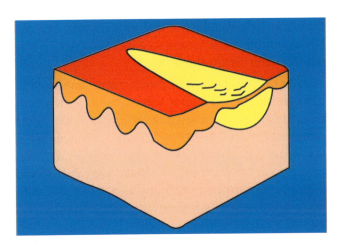

Figura 38.4 – *Estria (atrofia dérmica) representação esquemática.*

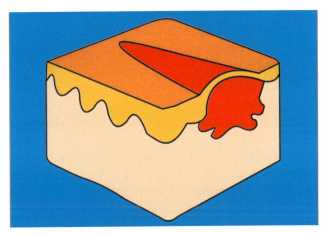

Figura 38.6 – *Transcisão: formação do coágulo.*

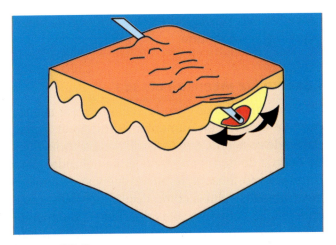

Figura 38.5 – *Transcisão: trauma dérmico.*

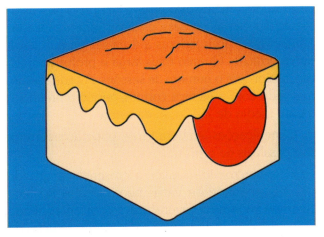

Figura 38.7 – *Transcisão: deposição de colágeno.*

Definida a área a ser tratada realizamos a anestesia tópica com creme de prilocaína sob oclusão por 30 minutos. Segue-se a injeção de solução anestésica tumescente com lidocaína a 2% com adrenalina e bicarbonato de sódio a 8% em soro fisiológico, ao longo das estrias. Após 15 minutos da anestesia injetável, iniciamos a transcisão: introdução de agulha para transcisão ou agulha calibre 40 × 16 com ruptura transdérmica da estria nos eixos laterolateral, anteroposterior e da sua base e o teto, sempre com movimentos vigorosos e precisos evitando o corte da pele suprajacente.

Em seguida, realizamos a rigorosa e perfeita coaptação das bordas da pele nos pontos de introdução da agulha com Micropore® 12 mm prevenindo a ocorrência de cicatrizes. Proteção da área tratada com curativo em rede com Micropore® 50 mm e sua remoção após 7 dias. Indicada a compressão da área, quando possível.

O trauma causará o hematoma que evoluirá para coágulo e desencadeará a formação do novo colágeno, este preencherá e aproximará as bordas das estrias tratadas.

O tempo de evolução do tratamento corresponderá ao tempo para remodelação do colágeno, característica individual e variável podendo durar até 12 meses. Ao longo da sua evolução, a estria tratada e preenchida é substituída por um cordão fibroso esbranquiçado correspondente ao tecido reparador neoformado e permanecerá visível, porém não palpável. Na sua evolução, este tecido de fusão adquire o aspecto da pele normal; quanto maior o tempo desde o tratamento, melhor o resultado observado.

O tratamento poderá ser seriado, repetido tantas vezes quanto necessário para o completo preenchimento das estrias. As sessões deverão ser realizadas a intervalos não inferiores a 4 meses para evitar a hipercorreção. Quanto mais larga e profunda a estria, maior será o número de sessões. A cada sessão, realizada com a técnica correta, temos o preenchimento médio de 2 a 3 mm da estria.

Complicações, embora raras, poderão ocorrer e são passíveis de prevenção:

- *Hipercromia residual:* a presença de grande quantidade de vasos neoformados no tecido reparador favorece sua ocorrência sendo proscrita a exposição solar até a resolução do processo reparador.

- *Cicatrizes nos pontos de introdução da agulha:* coaptação perfeita das bordas e manutenção do curativo protetor por 7 dias; se ocorrer prurido nesta fase, está proibida a manipulação da área tratada.

- *Infecção secundária:* evitar a manipulação.

- *Cicatrizes hipertróficas:* de ocorrência extremamente rara, poderá ocorrer nos pacientes com antecedentes de queloide sendo tratadas com corticoide oclusivo ou injetável e *laser* de diodo ou érbio fracionado.

Associamos os *peelings* de ácido retinoico, *laser* de diodo e mais recentemente o *laser* fracionado de érbio, além do uso corrente da tretinoína tópica para o incremento dos resultados obtidos.

Dermoabrasão superficial

A microdermoabrasão realizada com pontas de diamante e dermoabrasor de baixa rotação ou com cristais de óxido de alumínio é indicada para o tratamento das estrias tardias.

A área a ser tratada é previamente anestesiada com creme de prilocaína sob oclusão. Marcam-se as estrias com azul de metileno e, em movimentos recorrentes ao longo do seu trajeto, removem-se a epiderme e a derme papilar superficial. A abrasão do tecido atrófico e o calor local gerado promoverão a formação de novo colágeno e o preenchimento das estrias superficiais e estreitas (largura inferior a 2 mm). O tratamento é seriado e serão necessárias de quatro a 10 sessões realizadas a intervalos de 2 a 3 semanas. Deve-se evitar aprofundamento que resultaria em cicatrizes permanentes. A exposição solar está proscrita por pelo menos 1 mês após o procedimento, prevenindo-se a ocorrência de hiperpigmetação secundária.

Laser e luz intensa pulsada

A energia emitida pelo *laser* ou pela luz intensa pulsada é capaz de aumentar ou diminuir a produção de colágeno, dependendo dos comprimentos de onda e da densidade de energia utilizados para o tratamento. *Lasers* de baixa fluência estimulam determinadas células como células fibroblásticas e endoteliais, enquanto altas densidades de energia geralmente inibem a proliferação, produção e função destas células.

Estudos empregando vários tipos de *laser* e luz intensa pulsada foram descritos.

Luz intensa pulsada é um método não *laser* constituído por um feixe de luz (*flashlamp*) filtrado não coerente com amplo espectro de ondas (515-1.200 nm), cuja fonte emite uma luz policromática pulsada de grande intensidade.

Foram descritos estudos utilizando-se IPL 645 nm, 30,0 J/cm^2 em dois pulsos (2,7 e 4 ms) com intervalo de 20 ms. Foram realizadas cinco sessões com 2 semanas de intervalo entre elas em pacientes fototipos III e IV de Fitzpatrick. Observou-se a melhora no aspecto das estrias tardias, de discreta a moderada, secundária ao espessamento da derme e melhora da qualidade das fibras colágenas com diminuição da elastose.

Várias fontes de luz intensa pulsada infravermelha podem ser utilizadas para o tratamento das estrias e os parâmetros ótimos de tratamento seriam os mesmos utilizados para cicatrizes ou rugas discretas.

Lasers

O *laser* de bromido de cobre 577 nm (ProYellow+, Asclepion-Meditecag, Jena), correspondente ao pico máximo de absorção da hemoglobina foi utilizado para o tratamento de estrias tardias, fluência de 4 J/cm^2 para mamas e 8 J/cm^2 em outras regiões, em uma a cinco sessões realizadas mensalmente com seguimento de 2 anos com tratamento estendido às margens das lesões. Observou-se melhora clínica e manutenção dos resultados decorridos 2 anos. Equipamentos de *laser* infravermelhos com ponteiras resfriadas podem ser utilizados para o tratamento de estrias e constituem alternativa para peles escuras e bronzeadas.

Laser 585 nm flashlamp – pulped pulsed dye laser

Estudos relatam seu emprego para o tratamento de estrias tardias, utilizado na fluência de 2 a 4 J/cm^2 (média 3 J/cm^2) com *spot* de 10 mm, aplicado em sessão única e cujos resultados foram progressivamente melhores (52 a 60%) em até 6 meses de observação. Assim como outras técnicas citadas anteriormente para o tratamento das estrias, quanto maior o tempo pós-operatório, melhor os resultados observados.

À histologia, observou-se aumento do conteúdo de elastina nas dermes papilar e reticular (52 a 65%) das estrias tratadas. Tal método apresenta como limitação o emprego em indivíduos com fototipos IV, V e VI de Fitzpatrick pelo potencial risco de alterações pigmentares (hiperpigmentação pós-inflamatória) e a ocorrência de púrpura.

Fototerapia focal

Nas estrias há, como se sabe, redução dos melanócitos na epiderme e consequente hipocromia clínica), retificação dos cones interpapilares, além da retração e fragmentação das fibras elásticas (estrias tardias) e reação inflamatória na derme (estrias recentes). Um método interessante para amenizar essa hipocromia é a fototerapia focal, utilizando a aplicação de raios ultravioletas B somente ao longo das estrias. Como no vitiligo, a fototerapia focal promove a migração de melanócitos de anexos e os estimula a produzir melanina, além de reduzir o processo inflamatório diminuindo o número de células de Langerhans bem como a produção de citocinas, por isso, esse método pode ser empregado tanto no tratamento das estrias recentes como das tardias.

Laser de diodo 860 nm

Utilizado para as estrias recentes e aquelas reagudizadas pela transcisão em pacientes fototipos I a III com fluência de 30, 35 e 40 J e duração de pulso de 30 ms com duas a três passadas e em sessões mensais. Utilizamos como cromóforo a hemoglobina no interior dos vasos neoformados.

Lasers ablativos

Lasers de CO_2 ultrapulsado e de *erbium-doped yttrium aluminium garnet* (Er:YAG), utilizados para o tratamento do fotoenvelhecimento e a correção de cicatrizes de acne, são terapias ablativas e não utilizadas nas estrias pelo prolongado período de cicatrização, risco de cicatrizes permanentes, infecção e hipo e hiperpigmentação secundária.

Lasers fracionados

O *laser* fracionado de érbio 1550 Fraxel Laser (Reliant Technologies, Palo Alto, CA) é um equipamento que utiliza o princípio da fototermólise fracionada proposto por Klan e cols. Na fototermólise fracionada, o dano térmico forma colunas microscópicas elípticas com diâmetro de 50 a 150 µ, restritas à derme com profundidade de 0 a 550 µ e circundadas por tecido normal. Não ocorre dano epidérmico, portanto é considerado *laser* não ablativo. A densidade de microzonas de dano térmico (MTZ) por cm² é determinada pelo número de passadas do *laser* e da energia utilizada. Os tratamentos são realizados em sessões múltiplas com intervalos quinzenais ou mensais.

Ao exame histológico demonstrou-se deposição de mucina, o espessamento do colágeno com neocolagênese nos tecidos tratados.

O método é aprovado pelo FDA para o tratamento de cicatrizes de acne, cicatrizes cirúrgicas, fotorejuvenescimento, rítides faciais e melasma.

No tratamento das estrias recentes ou tardias, observamos ainda variações nos parâmetros (fluência, número de passadas e intervalo entre as sesões) utilizados descritos na literatura, por se tratar de tecnologia recente.

É descrita energia utilizada de 8-12 mJ/MTZ ou 12–22 mJ/MTZ, com densidade de 2.000 MTZ/cm² e o intervalo entre as sessões de semanal a quinzenal. O número de sessões (quatro a cinco) necessárias também foi variável, porém o método mostrou-se seguro e eficaz no tratamento de estrias tardias. Eritema e edema são desejáveis e discreta descamação local e hipercromia residual por 4 a 8 semanas são relatados.

Na nossa experiência, tratamos tanto as estrias recentes, as estrias transcisadas e as estrias tardias com fluência de 40 mJ, programa 10, com seis a oito passadas nos fototipos IV e V. Nos fototipos I, II e III de Fitzpatrick utilizamos a fluência de 50 mJ, programa R1, quatro a seis passadas. As sessões são realizadas a intervalos de 4 a 6 semanas e observamos resultados altamente satisfatórios. Associamos a compressão externa para glúteos, coxas, panturrilhas e ombros para favorecer a aproximação das bordas tratadas e agilizar resultados (Figuras 38.8 a 38.15).

O *laser* de érbio de 1.320 nm ou de 1.350 nm também tem sido utilizado no tratamento das estrias, com melhora discreta por sessão em torno de 10%.

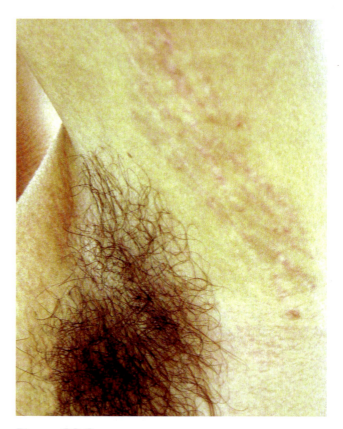

Figura 38.8 – *Estria tardia + transcisão.*

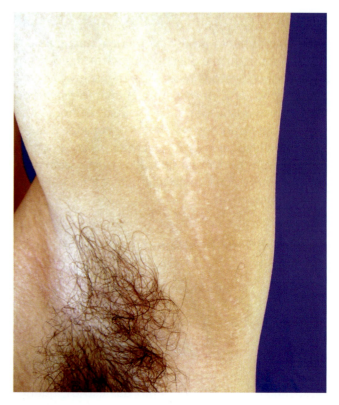

Figura 38.9 – *Estria tardia: transcisão + laser de érbio fracionado.*

Estrias – Tratamento Cirúrgico

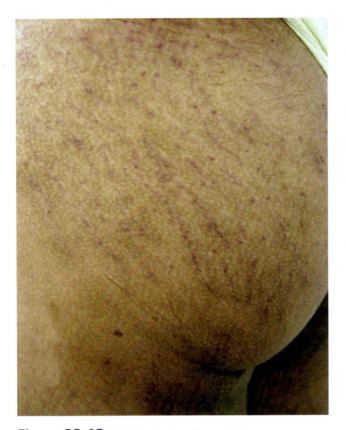

Figura 38.10 – Estria tardia + transcisão.

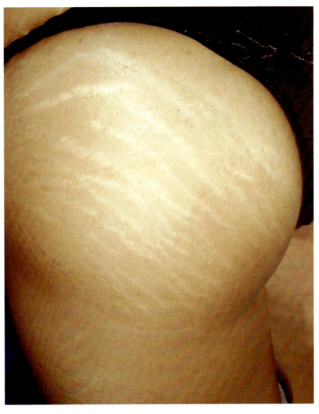

Figura 38.12 – Estria tardia.

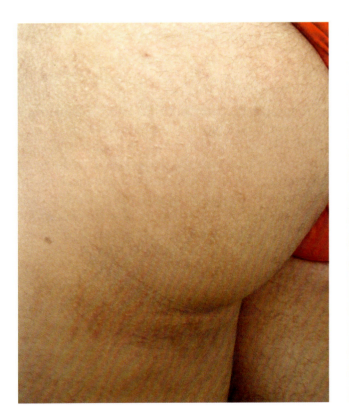

Figura 38.11 – Estria tardia: transcisão + laser de érbio fracionado.

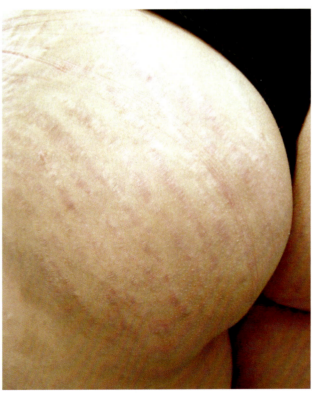

Figura 38.13 – Estria tardia + transcisão.

CIRURGIA DERMATOLÓGICA INTERMEDIÁRIA

705

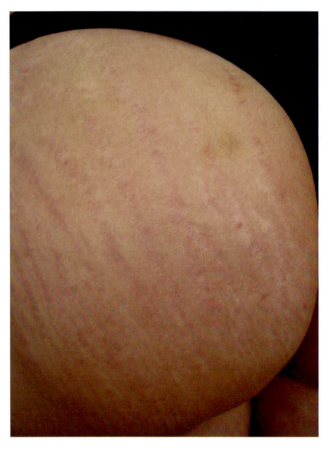

Figura 38.14 – *Estria tardia: transcisão + laser érbio fracionado.*

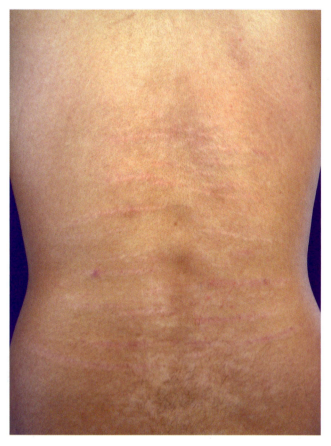

Figura 38.15 – *Estria tardia: transcisão + laser de érbio fracionado.*

Outros tratamentos

Carboxiterapia: ocorre a hipercapnia secundária à injeção intradérmica do gás carbônico ou anidro carbônico (CO_2). Compensatoriamente teremos vasodilatação reflexa com hiperoxigenação tecidual, fatores que estimulariam a síntese de colágeno. São necessárias várias sessões e as respostas são extremamente individuais. A carboxiterapia é tema polêmico entre dermatologistas, e necessários mais trabalhos científicos serem realizados. Poderá ser utilizada em estrias de até 2 mm de largura.

Mesoterapia e a injeção de carboximetilcelulose (CMC) nas estrias tardias são descritas com resultados muito discretos.

Considerações

É de suma importância, ao tratarmos estrias, que o paciente tenha uma expectativa realista do seu resultado; que seja devidamente esclarecido que ele é seriado e de longa duração, além da necessidade da combinação de técnicas.

A duração do tratamento das estrias é diretamente proporcional à gravidade e à extensão do quadro clínico, do padrão de distribuição e sua localização, da largura e da densidade das estrias. Devidamente orientado o paciente sobre a evolução insidiosa da reparação tissular, teremos uma relação médico-paciente favorecida e a espera para a conclusão dos resultados menos ansiosa. Quando tratamos estrias, quanto mais tardio o resultado, melhor ele será.

BIBLIOGRAFIA CONSULTADA

1. Ash K, Lord ZM, McDaniel DH. Comparison of topical therapy for striaealba (20% glycolic acid 0,05% tretinoin versus 20% glycolic acid 10% L-ascorbic). Virginia: Dermatol Surg. 1998; 24(8)p.849-56.
2. Azulay RD, Azulay DR. Dermatologia, 4 ed. Rio de Janeiro: Guanabara Koogan; 2006; 143-148.
3. Behroozan DS et al. Fractional photothermolysis for the treatment of surgical scars: a case report. Houston: J Cosm Laser Ther. 2005; 7:35-8.

4. Bernstein LJ et al. Treatment of striae distensae with fractional photothermolysis. New York: Laser Surg Med. 2005; 17:32.
5. Bittencourt-Sampaio S. Striae Atrophicae. Rio de Janeiro: ZMF Editora. 1995; 19-29.
6. Carramaschi FR, Landman G et al. Estudo das fibras oxitalânicas em estrias: variações em relação a pele. São Paulo: Rev Hosp Clin Univ. 1995; 50(supl):35-8.
7. Geronemus R. Fractional photothermolysis: current and future applications. Laser Surg Med. 2006; 38:169-76.
8. Gogia PP. Feridas: tratamento e cicatrização. Rio de Janeiro: Revinter. 2003; 1-9.
9. Goldman MP, Rostan EF. Treatment of striae distensae with a 1.320 nm dynamic cooling laser. J Eur Acad Dermatol Venereol. 2000; 14(Suppl. 1):52.
10. Hernández-Pérez E, Colombo-Charrier E, Valencia-Ibiett E. Intense pulsed light in the treatment of striae distensae. Miami: Dermatologic Surg. 2002; 28:1124-30.
11. HMP communications. Harnessing light to treat strect marks and others hypopigmented scars. Disponível na internet em: http://www.foreveryoung.net/pdfs/ReLume_Harnessing_Light.pdf. 01.12.2015
12. Irion G. Comprehensive wound management. Thorofare: SLACK. 2002; 14-8.
13. Kang S, Kim KJ, Griffiths CEM et al. Topical tretinoin (retinoid acid) improves early stretch marks. Arch Dermatol. 1996; 132:519-26.
14. Khan MH.Intradermally focused infrared laser pulses: thermal effects at defined tissue depths. Boston: Lasers Surg Med. 2005; 36:270-80.
15. Longo L et al. Two-year follow-up results of copper bromide laser treatment of striae. Journal of Clinical Laser Medicine & Surgery , Florence. 2003; 21(3):157-60.
16. Macedo OR et al. Fractional photothermolysis: a new concept for the treatment of striaedistensae. Derm.Times. 2007 jul; S18-20.
17. Manstein D, Herron DG, Sink RK et al. Fractional photothermolysis: a new concept for cutaneous remodeling using microscopic patterns of thermal injury. Boston: Lasers Surg Med. 2004; 34:426-38.
18. McDaniel DH, Ash K, Zukowski. Treatment of stretch marks with the 585-nm flashlamp-pumped pulsed dye laser. Miami: Dermatol Surg. 1996; 22(4):332-7.
19. McDaniel DH. Laser therapy of stretch marks. Virginia: Dermatol Clin. 2002; 20(1):67-76.
20. Mester AF. A scientific background of laser biostimulation. Laser. 1988; I:23-6.
21. Moraes M, Sampaio SAP et al. Previsão das cicatrizes atróficas por meio da distensibilidade cutânea. Rio de Janeiro: Bras Dermatol. 2000; 75(4):447-56.
22. Nouri K et al. Comparison of the 585 nm pulse dye laser and the short pulsed CO_2 laser in the treatment of striaedistensae in skin types IV and VI. Dermatol Surg. 1999; 25:368-70.
23. Orentreich DS, Orentreich N. Subcutaneous Incisionless (subcision). Surgery for the correction of depressed scars and wrinkles. Dermatol Surg. 1995; 21:543-49.
24. Ranulfo RT, Golcman B. Proposta de tratamento cirúrgico, técnica de divulsão transdérmica. In: Congresso Brasileiro de Cirurgia Dermatólogica. São Paulo: Anais VI Congresso Brasileiro de Cirurgia Dermatológica. São Paulo: Sociedade Brasileira de Cirurgia Dermatológica, 1994.
25. Rokhsar CK et al. The treatment of photodamage and facial rhythides with fraxel (Fractional photothermolysis. San Diego: Lasers Surg Med. 2007; 17:32.
26. Rokhsar CK, Fitzpatrick RE. The treatment of melasma with fractional photothermolysis: a pilot study. New York: Dermatol Surg. 2005; 31:1645-50.
27. Rokhsar CK. Nonablative fractional laser resurfacing for atrophic and acne scarring. New York: Cosm Dermatol. 2006; 19(12):742-4.
28. Wheeland RG. Cutaneous surgery, 1 ed. Philadephia: W. B Saunders. 1994; 892-900.

Capítulo 39

Tratamento dos Queloides

Sarita Martins

Introdução

O queloide é uma proliferação fibrosa pós-traumática da pele. Caracteriza-se por uma lesão sólida, rósea, no início de consistência amolecida posteriormente torna-se endurecida e inelástica de tamanhos e formatos variados (Figura 39.1). É resultante na maioria das vezes de traumatismos mínimos, queimaduras, tatuagens, lacerações, infecções, picada de insetos, vacinas, excisão cirúrgica, colocação de brincos e acne.

A causa do seu surgimento permanece desconhecida. Acredita-se que possa existir uma predisposição individual ou eventualmente uma tendência hereditária. Os jovens negros e mestiços têm uma predisposição maior ao seu desenvolvimento. Não há predileção por sexo, sendo raro na infância e nos idosos. Desenvolvem-se mais frequentemente no lóbulo das orelhas (Figura 39.2), ombros, pescoço, queixo, região pré-esternal, abdome e dorso e, mais raramente nas pálpebras, palmas, plantas, genitais, fronte e mucosas.

Os pacientes geralmente procuram o tratamento para aliviar a dor, o prurido, a restrição ao movimento, porém o aspecto cosmético é sempre o fator mais importante.

O manuseio do queloide permanece ainda como difícil problema para o cirurgião dermatológico, embora exista uma grande quantidade de terapêuticas disponíveis sugerindo que nenhum método é inteiramente satisfatório. A maior dificuldade em tratar reside na sua propensão a recorrência durante a fase de remissão. Algumas localizações, porém, têm uma maior rapidez de recidivar após a sua excisão. São as áreas de maior tensão, particularmente sobre proeminências ósseas. Também a tensão excessiva na linha de sutura estimula a atividade fibroblástica, levando a um aumento da fibrose e uma probabilidade de deformação do queloide.

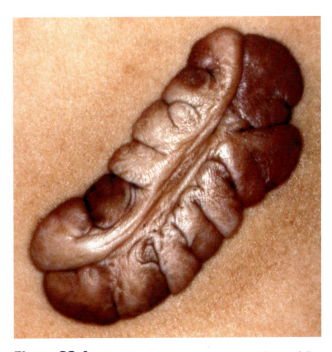

Figura 39.1 – *Queloide no tórax com o aspecto de uma folha.*

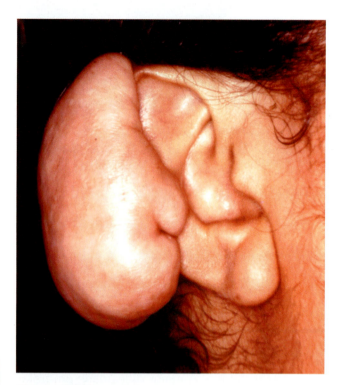

Figura 39.2 – Queloide no lóbulo da orelha.

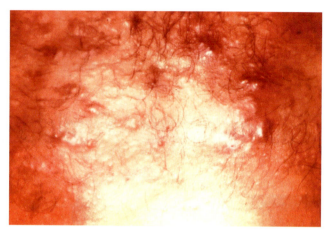

Figura 39.3 – Queloide no tórax pós-acne antes da criocirurgia.

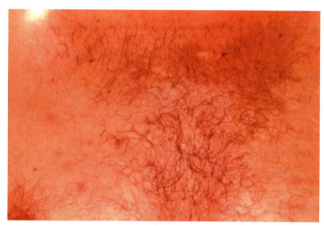

Figura 39.4 – Queloide no tórax pós-tratamento da criocirurgia em spray por 15 segundos, dois ciclos, quatro seções.

Tipos de tratamento

A prevenção do queloide ainda é a melhor estratégia de tratamento. Pacientes com predisposição em desenvolver cicatrizes queloideanas, devem evitar procedimentos cirúrgicos, principalmente em áreas de alto risco para desenvolvimento de queloides.

Tratamentos disponíveis

Infiltração intralesional

A infiltração intralesional com corticoide inibe a síntese proteica e a migração dos fibroblastos. O corticoide de escolha é o acetonida de triancinolona na dose de 5 a 10 mg/mL. Injetam-se 10 mg por centímetro linear de queloide em intervalos de 3 a 6 semanas até a resolução clínica do queloide ou quando o aparecimento dos efeitos colaterais o contraindiquem. Utilizam-se uma seringa de rosca e agulha nº 30 ou o Dermojet. Os efeitos colaterais são: atrofia, despigmentação, adelgaçamento da pele com teleangiectasias, necrose, ulceração e síndrome de Cushing. Após assepsia, introduz-se a agulha no centro da lesão e injeta-se lentamente até que ocorra um branqueamento. Este não deve ultrapassar os limites da lesão. As primeiras aplicações são sempre difíceis devido à dureza do tecido. Dentre 4 a 8 semanas a lesão aplana e amolece, porém, se presentes as teleangiectasias, podem permanecer por 3 a 6 meses. Lesões pequenas podem ser tratadas apenas com a infiltração com triancinolona. Quando optar por utilizá-la em conjunto com a exérese cirúrgica, fazê-la no momento do ato cirúrgico, na retirada dos pontos e posteriormente mensalmente.

Criocirurgia

Provoca uma ectasia vascular pela oclusão irreversível do lume. Destroem-se todas as células vivas sem que o arcabouço seja afetado. Está indicada para queloides menores e mais macios, queloides no tórax pós-acne (Figuras 39.3 e 39.4). As lesões mais jovens respondem melhor que as antigas. Pode ser usado isoladamente ou em combi-

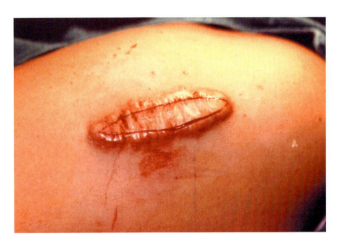

Figura 39.5 – Enucleação.

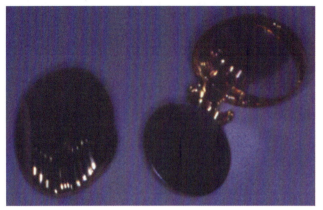

Figura 39.6 – Brincos específicos para pós-operatório de queloide em orelha.

nação com a cirurgia ou injeção intralesional com corticoide, o que facilita a sua introdução naqueles queloides endurecidos. Em *spray*, por 15 segundos em dois ciclos. O número de aplicações é variável. Tem como efeito adverso a discromia residual: hipo ou hiper.

Cirurgia

A maior dificuldade do tratamento cirúrgico é a tendência do tumor em recidivar. Na maioria dos casos, dentro de 4 anos. A simples excisão da lesão resulta em recorrência de 50% dos casos, sendo esta sempre pior que a lesão anterior. Em queloides grandes, podem ser feitos enxerto de pele total, sendo que 50% da área doadora desenvolvem queloide. A enucleação é a excisão da lesão, deixando-se um bordo de queloide onde é colocada a sutura (Figura 39.5). Outras opções cirúrgicas são a retirada da massa queloideana e aproveitamento da epiderme que recobre o queloide para recobri-lo sob forma de retalho ou enxerto, retirada da massa com técnica de *shaving* deixando cruento para cicatrizar por segunda intenção.

A cirurgia com bisturi tradicional deve ser sempre usada em combinação com outras modalidades de tratamento. Devem-se evitar espaços mortos, formação de hematomas e tensão na borda da sutura. Quando a direção da cicatriz estiver em zona de tensão deve-se alterá-la através de uma zetaplastia ou rotação de retalho. Em queloide de orelha (Figura 39.2) em ambas as faces deve-se também retirar o trato com um *punch*, pois ele age como um *nidus* para o queloide crescer.

É muito importante o curativo compressivo no pós-operatório, independente da técnica empregada para evitar a formação de seromas e hematomas.

Pressão contínua

É efetiva com mínimo efeito adverso, mas é praticamente limitada aos queloides de orelha. Irá reorientar os feixes de colágeno degenerando os fibroblastos por hipoxia. Pode ser usada isoladamente ou como complementação do tratamento cirúrgico por um período de 12 a 20 horas ao dia durante 6 a 12 meses após a cirurgia. Para este fim usam-se brincos especiais (Figura 39.6) em queloide de orelha, ou roupas elásticas (Jobst) para outras localizações. Uma limitação à compressão é a impraticabilidade de seu uso em determinadas áreas onde, por motivos óbvios, não pode ser excessiva.

Ligadura

É o estrangulamento para queloides pediculados.

Radioterapia superficial

Diminui a deposição do colágeno. Pode ser usada isolada ou combinada a outras técnicas mas sempre deve ser utilizada no período imediatamente após a cirurgia para prevenir o reaparecimento do queloide. Tipos: quilovoltagem incluindo os raios X superficial, ortovolagem, feixe de elétrons e radioterapia intersticial (braquiterapia com *iridium*), tempo de duração do tratamento deve ser em torno de 6 meses e não há consenso sobre a total, em média, deve ficar em torno de 1.500 a 2.000 rads. Com intervalo entre as aplicações de 4 a 6 semanas. Mudanças na pigmentação da pele e ulcerações ocorrem ocasionalmente e resolvem-se sem tratamento. A radioterapia é contraindicada em pacientes pediátricos, mulheres grávidas, sobre mamas, tireoide e vísceras.

Laser

É usado só ou associado a outras terapias. Reduz a fibroplasia. Tipos: CO_2, argônio e Nd:YAG *laser* e luz pulsada.

Eletrocirurgia

Na corrente filtrada, pode ser usado para remover queloides, porém, deve ser associado à infiltração intralesional com corticoides ou outra técnica. Lembrar que o dano térmico que ocorre adjacente à linha de incisão pode agir como estimulação ao reaparecimento dos queloides.

Silicone em gel ou em folhas

É efetivo no tratamento dos queloides, entretanto, o mecanismo de ação é desconhecido. Provoca uma pressão de 30 mmHg sobre a lesão, levando a um aplanamento e remodelamento do colágeno. Usar sob forma de curativos durante 24 h/dia. O gel de silicone pode ser usado isoladamente ou como adjuvante após a excisão. Os efeitos adversos são: maceração, erosão, *rash* e prurido, efeitos esses que desaparecem em vários dias após a remoção do gel ou folha do silicone.

Terapias combinadas

Cirurgia + infiltração intralesional com corticoide, cirurgia + radioterapia, cirurgia + pressão, cirurgia + silicone e cirurgia + 5-fluoracil têm mostrado baixos índices de recidiva dos queloides.

Outras terapêuticas

- 5-fluoracil intralesional (50 mg/mL). Inibe a proliferação dos fibroblastos. É injetado 0,05 mL por cm linear até o branqueamento, a cada 3 semanas até dez vezes.
- Interferon (γ e o α 2b) tem sido usado experimentalmente com consideráveis efeitos colaterais

sistêmicos dose-dependentes, como: sintomas de gripe, cefaleia e mialgias.

- Retinoides: ácido retinoico tópico na concentração de 0,025% várias vezes ao dia alivia o prurido.
- Bloqueadores de canais de cálcio para uso intralesional (verapamil): foi utilizado após terapia da pressão e silicone tópico com sucesso. Nenhum efeito colateral foi relatado.
- Bleomicina, imiquimode, corticoides tópicos, tamoxifeno, tacrolimo, zinco, vitamina E, *extrato de cebola, toxina botulínica*, têm sido testados com algum sucesso.
- Uma grande variedade de drogas sistêmicas (metrotexato, penicilamina, colchicina, pentoxifilina, β-aminopropionitrila) tem sido testada para prevenir a formação do queloide sem sucesso e com sérios efeitos colaterais.

BIBLIOGRAFIA CONSULTADA

1. Al-Attar A, Mess S, Thomassen JM et al. Keloid pathogenesis and treatment. Plast Reconstr Surg. 2006; 117(1): 286-300.
2. Alster T, Tanzi EL. Hupertrophic scars and keloids: etiology and management. Am J Clin Dermatol. 2003; 4(4): 235-43.
3. Berman B, Flores F. The treatment of hypertrophic sacrs and keloids. Eur J Dermatol. 1998; 8(8):591-5.
4. Berman B. Flores F. Recurrence rates of excised keloids treated with postoperative triancinolone acetonide injection or interferon alfa 2b injections. J Am Acad Dermatol. 1997; 37(5):755-7.
5. Califano J, Miler S, Frodel J. Treatment of occipital keloidalis by excision followed by secondary intention healing. Arch Facial Plast Surg. 2000; 1(4):308.
6. Ceilley RI. The treatment of hypertrophic scars and keloids. In: Epstein E, Epstein Jr E. Skin Surgery W.B. Saunders Company. 6 ed; 1987; 580-6.
7. Chuangsuwanich A, Osathalert V, Muangsombut S. Sefadhesive silicone gel sheet: a treatment for hypertrophic scars and keloids. J Med Assoc Thai. 2000; 83(4): 439-44.
8. Deith EA. Hypertrophic burn scaars: analysis of variables. J Trauma. 1993; 23(10):8895-8.
9. Fewkes JL, Cheney ML, Pollack SV. Surgical treatment of keloids. In: Illustrated Atlas of Cutaneous surgery. Filadélfia: J. B. Lippincott Company. 1992; 22:2-22.
10. Fitzpatrick RE. Treatment of inflamed hypertrophic scars using intralesional 5-FU. Dermatol Surg. 1999; 25: 224-32.
11. Kuflik EG.Cryossurgery updated. J Am Acad Dermatol. 1994; 31:925-44.
12. Leventhal D, Furr M, Reiter D. Treatment of keloids and hypertrophic scars: a meta-analysis and review or the literature. Arch Facial Plast Surg. 2006; 8(6):362-75.

13. Maalej M et al. Intraoperative brachytherapy in the management of keloids. A propos of 114 cases. Cancer Radiother. 2000; 4(4):274-8.
14. Niessen FB et al. The use of silicone occlusive sheeting (silk-K) and silicone occlusive gel (Epideerme) in prevention of hypertrophic scar formation. Plast Reconstr Surg. 1998; 102(6):1962-72.
15. Pollack SV. Management of keloids. In: Wheeland RG. Cutaneous surgery. 1 ed. Filadélfia: W. B. Saunders. 1994; 688-98.
16. Sampaio SAP, Rivitti EA. Tumores mesenquimais e neurais. In: Dermatologia,1 ed. Rio de Janeiro: Editora Artes Medicas. 1998; 850-1.
17. Stegman SJ, Tromovitch TA, Glogau RG. Treatment of keloids. 2 ed. Chicago: Year Book Medical Publishers. 1984; 201-6.
18. Wagner W et al. Results of prophylactic irradiation in patient with resected keloids – a retrospective analyssis. Acta Oncol. 2000; 339(2):217-20.

Capítulo 40

Tratamento das Cicatrizes de Acne

Bogdana Victoria Kadunc

Introdução

As cicatrizes de acne constituem observação comum na população em geral. Incidem, em diferentes graus, em 95% dos pacientes portadores de acne.

Dependendo da severidade, podem caracterizar quadros desfigurantes, com deformidades faciais de difícil camuflagem que levam a graves dificuldades psicológicas. Os seus portadores podem ter a sua autoestima prejudicada, comprometendo o seu desempenho social e profissional.

O tratamento destas lesões é um grande desafio e corrigi-las, "talvez seja o procedimento cirúrgico cosmético mais difícil que exista", segundo o autor James Fulton.

Os procedimentos mais tradicionalmente utilizados têm sido a dermoabrasão, as técnicas cirúrgicas utilizando *punchs* e os preenchimentos. A subcisão, as novas tecnologias que utilizam *lasers* e outras fontes de luz, o microagulhamento, a reconstrução química das cicatrizes (CROSS) têm surgido na literatura como alternativas ou complementos ao difícil tratamento desta condição.

A principal causa para essa dificuldade terapêutica é a morfologia extremamente variada das cicatrizes de acne, com padrões individuais específicos, sendo que a abordagem individualizada das cicatrizes através de múltiplas modalidades de tratamento aplicadas sequencialmente leva a resultados mais compensadores, melhores do que quando se empregam apenas técnicas isoladas.

Avaliação do paciente

Na primeira consulta o paciente é examinado cuidadosamente, com fontes luminosas lateral e superior.

Esta avaliação, de frente e perfil, deve ser feita inicialmente a cerca de 2 metros de distância para a identificação do tipo predominante e das cicatrizes mais evidentes e posteriormente a curta distância para a observação das características específicas de cada uma. Neste exame, o paciente também é convidado a participar, apontando as lesões que mais o incomodam, desde que as percepções do médico e do paciente possam diferir.

Observam-se: localização, número, dimensão, forma, profundidade e distensibilidade das cicatrizes e também as características da pele em cada cicatriz, levando-se em conta atrofia, discromia e a presença de anexos.

As cicatrizes são então individualmente classificadas, programando-se a melhor sequência cirúrgica para cada caso em particular.

O tratamento deve ser sempre precedido por fotografias padronizadas, frontais e em perfis de 45° e 90°. Após a antissepsia, as lesões são demarcadas com canetas cirúrgicas de cores diversas, relacionando cicatrizes e técnicas específicas.

Utiliza-se anestesia tópica seguida de infiltração com lidocaína 0,5%. Em caso dos procedimentos ablativos em grandes áreas faciais, acrescem-se analgesia sistêmica e/ou sedação.

CIRURGIA DERMATOLÓGICA INTERMEDIÁRIA

Classificação morfológica das cicatrizes e descrição das técnicas complementares

Propõe-se a classificação das cicatrizes de acne em três grandes grupos:

- *Grupo I* – elevadas.
- *Grupo II* – distróficas.
- *Grupo III* – deprimidas.

Os quais, devidamente divididos e subdivididos, resultam em 11 tipos finais, segundo Kadunc e Almeida, aos quais se indicam terapêuticas específicas (Tabela 40.1).

Cicatrizes elevadas

Podem ser classificadas em quatro grupos:

Hipertróficas

Elevam-se acima da superfície cutânea, limitando-se à área do insulto original. São frequentes nas regiões mandibular, malar e glabelar. Podem ser reduzidas através das seguintes técnicas: excisão tangencial com lâmina de barbear, aplicações com aparelhos de *laser* ou luz pulsada que emitam comprimentos de onda que atingem a oxiemoglobina ou infiltrações intralesionais mensais de corticosteroide (triancinolona 20 mg/mL).

Tabela 40.1

TIPOS DE CICATRIZES DE ACNE E SUAS RESPECTIVAS SUGESTÕES TERAPÊUTICAS	
Elevadas – hipertróficas	• Excisão tangencial com lâmina de barbear • Infiltrações intralesionais – triancinolona 20 mg/mL • *Laser* ou luz intensa pulsada para lesões vascularizadas
Elevadas – queloideanas	• Infiltrações intralesionais – triancinolona 40 mg/mL • Infiltrações intralesionais – bleomicina 3 mg/mL • Crioterapia • Excisões cirúrgicas subtotais
Elevadas – papulosas	• Vaporização com eletrocirurgia
Elevadas – pontes	• Excisão tangencial
Distróficas	• Excisão em bloco – elíptica, por *punch*, W-plastia, linhas quebradas
Deprimidas distensíveis retráteis	• Subcisão
Deprimidas distensíveis onduladas	• Técnicas de preenchimento • *Lasers* fracionados não ablativos • Microagulhamento • Ritidectomia
Deprimidas não distensíveis superficiais	• Dermoabrasão • *Lasers* fracionados ablativos • Microagulhamento
Deprimidas não distensíveis médias	• Elevações com *punchs* • Rebaixamento de bordas com eletrocirurgia
Deprimidas não distensíveis profundas	• Enxertos de pele total com *punchs* • CROSS
Deprimidas não distensíveis – túneis	• Enxertos de pele total com *punchs*

Na técnica da excisão tangencial, as lesões são rebaixadas ao nível da pele normal, utilizando-se, para tanto, lâminas de barbear encurvadas entre os dedos polegar e indicador, executando-se movimentos lateralizados em pêndulo. A hemostasia é feita por meio de solução aquosa de cloreto de alumínio a 40% ou simples curativos compressivos com algodão seco.

Queloideanas

São observadas em pacientes com predisposição genética, fato este que as diferencia basicamente das anteriores. Suas dimensões excedem à da injúria inicial sendo comuns nas regiões mandibular, escapular e esternal. O seu tratamento compreende as terapêuticas normalmente utilizadas para o tratamento de queloides, ou seja, infiltrações intralesionais mensais de corticosteroide (triancinolona 40 mg/L) ou bleomicina (3 U/mL), crioterapia ou excisão cirúrgica subtotal.

Papulosas

São pequenas elevações de consistência macia, distensíveis, semelhantes a lesões anetodérmicas, comuns no tronco e na região mentoniana, onde se sugere a vaporização das lesões empregando-se a eletrodissecação de cada pápula através da eletrocirurgia. Durante o procedimento, a temperatura tecidual deve ser mantida em níveis mínimos suficientes para alcançarmos a destruição necessária das lesões. Esta técnica leva à contração da epiderme na área da cicatriz.

Pontes

São cordões fibrosos sobre a pele sã (Figura 40.1). Podem ser tratadas por excisão tangencial com lâmina de barbear.

Cicatrizes distróficas

Caracterizam-se pelo formato irregular, às vezes estrelado, apresentando fundo branco e atrófico. Podem também estar representadas por áreas lineares distorcidas ou fibróticas com retenção de material sebáceo e purulento. A terapêutica mais indicada para o tratamento dessas lesões é a retirada em bloco seguida de sutura. Se o maior eixo da cicatriz estiver situado na direção das linhas de melhor incisão,

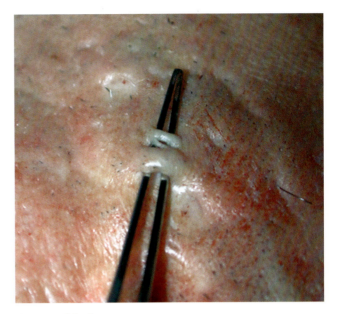

Figura 40.1 – *Cicatriz em ponte.*

procede-se à excisão elíptica com *punchs* ou bisturi. Se, por outro lado, o maior eixo da área tiver orientação contrária às referidas linhas, a retirada deverá obedecer às regras da W-plastia ou incisão em linha quebrada, técnicas estas que têm por finalidade a fragmentação da força de tensão na sutura, diminuindo a largura final da cicatriz. A aproximação das bordas será em dois planos sempre que possível, utilizando-se também pontos triplos ou quádruplos de canto, para boa coaptação das bordas da incisão, segundo os ângulos correspondentes.

Cicatrizes deprimidas

Representam o padrão mais frequente na prática. Podem ser distensíveis ou não distensíveis.

Cicatrizes deprimidas distensíveis

Caracterizam os assim chamados defeitos de contorno e podem ser observadas em dois diferentes padrões:

Retrações

Caracterizam-se pela aderência da porção central do assoalho da cicatriz quando da distensão da pele da área. São bastante comuns nas regiões do sulco nasogeniano e temporal. Estas cicatrizes têm indicação precisa da assim chamada incisão sub-

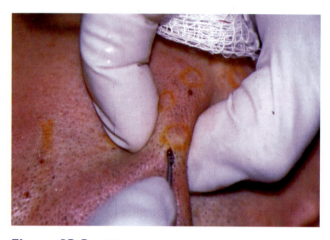

Figura 40.2 – *Subcisão com agulha Nokor® 16 G.*

dérmica ou subcisão. Empregam-se agulhas hipodérmicas descartáveis de bisel cortante, com calibre proporcional à profundidade da retração a ser corrigida. Retrações superficiais são tratadas com a divulsão transdérmica, utilizando-se agulhas finas, de calibres 25 a 27 G, enquanto as retrações fibrosas mais profundas que atravessam todo o subcutâneo provocando a aderência da derme ao sistema músculo-aponeurótico superficial (SMAS), necessitam da divulsão no plano subdérmico. Neste caso utilizam-se agulhas mais calibrosas, tais como as 18 G e 16 G, ou a agulha de Nokor® que contém pequena lâmina cortante em sua extremidade (Figura 40.2). Após as divulsões, aplica-se compressão manual por 2 a 3 minutos, evitando-se assim a formação de grandes coágulos que podem levar à formação de nódulos fibróticos indesejáveis. Se necessário, procede-se ao uso de materiais de preenchimento e outras técnicas de estimulação da neocolagênese em etapas posteriores.

Ondulações ou vales

Quando tracionadas, desaparecem completamente mostrando relevo normal. A terapêutica adequada nesta situação é o preenchimento com materiais de origem biológica ou sintética. Se a deficiência for em plano profundo, subcutâneo, utilizam-se enxertos homólogos sob a forma de sessões de injeções de gordura colhida manualmente com baixos níveis de pressão negativa, lavada com solução salina e brevemente centrifugada. Em caso de defeitos mais superficiais, dérmicos, utiliza-se preenchimento com o ácido hialurônico. São realizadas sessões mensais, até que a correção desejada seja alcançada, sendo recomendável manutenção semestral ou anual.

Os pacientes portadores deste tipo de cicatrizes, muitas vezes, apresentam a pele precocemente flácida, sendo então também indicados ritidoplastia, na tentativa de estimular o colágeno em geral.

O microagulhamento e os lasers *fracionados não ablativos*

O microagulhamento ou "indução percutânea de colágeno por microagulhas" consiste na intensa perfuração da pele conservando-se a epiderme, através da utilização de um cilindro coberto por microagulhas de aço inoxidável.

Quando a pele é perfurada até a derme, desencadeia-se naturalmente o afluxo do fator de crescimento de fibroblastos (TGF), do fator de crescimento derivado das plaquetas (PDGF) e dos fatores de transformação do crescimento β (TGF-β) 1 e 2, induzindo uma invasão de fibroblastos, e consequente produção de colágeno tipo III e elastina.

Para o tratamento de cicatrizes de acne indicam-se microagulhas de 1,5 a 3 mm de comprimento. O número de agulhas nos dispositivos varia de 192 a 1.074.

A área a ser tratada deve ser anestesiada topicamente para agulhas de 1,5 mm e por infiltração e bloqueios para os comprimentos maiores. Deve-se realizar a múltipla passagem do instrumento na pele em direções cruzadas (horizontal, vertical e oblíqua), até que se obtenha um padrão uniforme de perfurações e pontos de sangramento. A densidade das punturas é mais importante que a força aplicada no cabo do instrumento. O eritema e o edema observados no pós-operatório desaparecem no máximo em 2 a 4 dias. Recomendam-se no mínimo três sessões, a cada 60 dias. O resultado completo pode demorar 12 meses, visto que a substituição do colágeno tipo III para o tipo I ocorre de forma lenta.

Os *lasers* fracionados criam zonas microscópicas de dano térmico separando as áreas atingidas por áreas de pele intacta. Podem ser não ablativos ou ablativos, tendo como alvo a água.

Os *lasers* fracionados não ablativos (1.440, 1.540 e 1.550 nm), provocam injúria térmica confinada à derme. São recomendadas quatro a seis sessões com intervalos de 6 semanas. Podem ser feitos sem anestesia, apresentam período de recuperação curto (3 dias) e promovem graus discretos de neocolagênese.

Cicatrizes deprimidas não distensíveis

As cicatrizes deprimidas não distensíveis não desaparecem à tração da pele e caracterizam os defeitos do relevo. É característica a observação de que a projeção das suas bordas produz sombra escura no assoalho. Subdividem-se em:

Superficiais – rasas

Estas são as cicatrizes ideais para serem submetidas a tratamentos ablativos como terapêutica única. Podem ser tratadas com quimioabrasão, microagulhamento ou *laser* fracionado ablativo.

A quimioabrasão consiste na aplicação de ácido tricloroacético a 35% na face toda, seguida da abrasão mecânica manual com lixas d'água ou diamantadas acopladas a motores de rotação nas unidades estéticas mais atingidas pelas cicatrizes. A utilização prévia do ácido facilita a abrasão e é útil para uniformizar a cor e a textura das áreas sem cicatrizes. O procedimento é ambulatorial e realizado com anestesia por bloqueios e infiltração. Existe um período de recuperação de curto prazo (7 a 10 dias/reepitelização) e o de médio prazo (2 a 3 meses/discromias tratáveis). Os resultados são extremamente compensadores, não só pelo nivelamento da superfície que é possível obter como pela grande quantidade de colágeno neoformado que pode ser constatada após 6 meses.

Os *lasers* fracionados ablativos (Er:YAG 2.940 nm, YSGG 2.790 nm e CO_2 10.600 nm) causam microzonas de injúria que atingem epiderme e derme. A recuperação do edema e do eritema pode levar até 7 dias dependendo da potência utilizada, sendo necessária a utilização de procedimentos de analgesia para a sua realização. São preconizados dois a quatro tratamentos com intervalos bimensais. Descrevem-se porcentagens variadas de resultados, que atingem até 50%, dependendo do autor.

As cicatrizes não distensíveis superficiais rasas podem ser encontradas antes de qualquer tratamento ou resultarem da superficialização de cicatrizes mais profundas, que serão abordadas a seguir.

Médias ou crateriformes

Ao exame clínico apresentam-se alargadas e com base normal ou hipocrômica. Para o seu tratamento, utilizam-se as técnicas de elevação ou rebaixamento de bordas. No caso da elevação, a cicatriz é circundada ao nível de seus limites por *punchs* cilíndricos cortantes, ou lâmina de bisturi nº 11 se o seu contorno não for perfeitamente arredondado. São incisadas epiderme e derme, preservando-se o pedículo subcutâneo. A base da cicatriz é então elevada ao nível da pele normal através de pinças com dente delicadas e distensão lateral por 1 min, até que se forme um coágulo abaixo da cicatriz. O curativo é feito com esparadrapo microporado cor da pele, imobilizando-se cada cicatriz individualmente por um período de 3 dias. A técnica do rebaixamento de bordas pode ser realizada por meio de leves toques de eletrodos de ponta arredondada acoplados a aparelhos de eletrocirurgia nas bordas. É possível o emprego dessas técnicas imediatamente após a dermoabrasão antes da colocação dos curativos, otimizando o resultado final. Neste momento, as depressões que não foram ainda suficientemente niveladas são localizadas e têm suas bases devidamente elevadas ou suas bordas rebaixadas aos planos vizinhos.

Profundas fibróticas (ice-picks)

São cicatrizes estreitas e profundas (Figura 40.3) que muitas vezes atravessam toda a derme e atingem o subcutâneo. Para a sua correção, empregam-se enxertos de pele total executados com *punchs*.

As cicatrizes da área receptora devem ser excisadas com o *punch* de menor diâmetro suficiente para removê-las por completo. Deve-se contar e anotar o número de cicatrizes retiradas para cada diâmetro de *punch*. Terminada esta etapa, a região é comprimida com compressa cirúrgica embe-

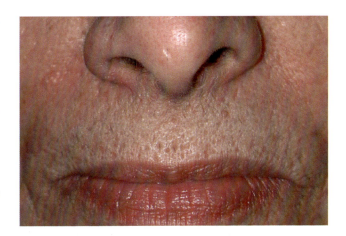

Figura 40.3 – *Cicatrizes deprimidas distensíveis profundas.*

bida em soro fisiológico. Os enxertos de pele total são então colhidos na área periauricular. As suas dimensões variam para cada caso, sendo em geral ligeiramente maiores que os orifícios da área receptora. Os enxertos colhidos são acondicionados sobre gazes embebidas em soro fisiológico e separados por diferentes tamanhos. No momento do transplante, utilizam-se pinças delicadas para adaptá-los perfeitamente a cada orifício receptor. Concluído o procedimento, aplica-se esparadrapo microporado da cor da pele, individual para cada cicatriz, que deve ser mantido por 5 a 7 dias. Findo este período, durante o qual permite-se ao paciente a lavagem da face, mantendo-se os esparadrapos intactos, os enxertos viáveis apresentar-se-ão róseos ou com crosta hemática fina na superfície. A coloração amarelada traduz perda e necessidade de substituição posterior.

Uma técnica recentemente descrita como CROSS – acrônimo de *chemical reconstruction of skin scars* – tem também indicação para o tratamento dos *ice-picks*. Consiste em três a seis aplicações focais mensais sucessivas de ATA 65 a 100%. Utiliza-se um aplicador pontiagudo de madeira, umedecido com o ácido e introduzido com forte pressão no interior da cicatriz. A técnica induz ao colabamento do orifício e à neocolagênese.

Os túneis são representados por dois *ice-picks* interligados por trato epitelizado.

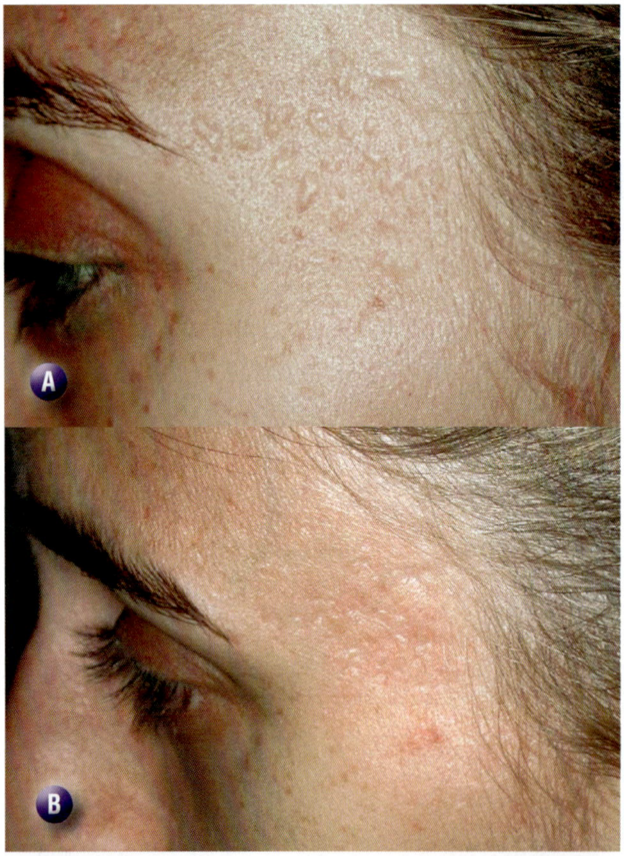

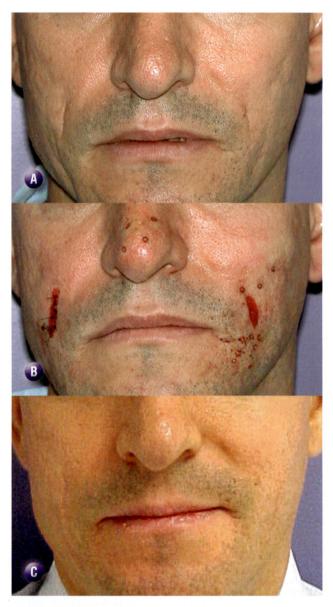

Figura 40.4 – **(A)** Pré-operatório – cicatrizes distróficas hipocrômicas na região temporal. **(B)** Pós-retirada com punchs e sutura direta.

Figura 40.5 – **(A-C)** Paciente com ice-picks e cicatrizes lineares distróficas. Feitos enxertos de pele total retroauricular e retiradas fusiformes com dermoabrasão concomitante das bordas.

Conclusões

A sequência do tratamento consiste na aplicação inicial das técnicas cirúrgicas variadas, tendo como objetivo nivelar ao máximo todas as cicatrizes com relação à pele vizinha. Realizam-se: enxertos de pele total com *punchs*, excisões tangenciais ou diretas fusiformes (Figura 40.4), com *punchs* (Figura 40.5) por W-plastia ou em linhas quebradas, subcisões, elevações de depressões, rebaixamento de bordas, infiltrações intralesionais e outras.

A seguir, desde que a superfície cutânea já esteja razoavelmente nivelada, podem ser indicadas ritidoplastia (Figura 40.6), quimioabrasão, sessões de microagulhamento ou de *lasers* fracionados.

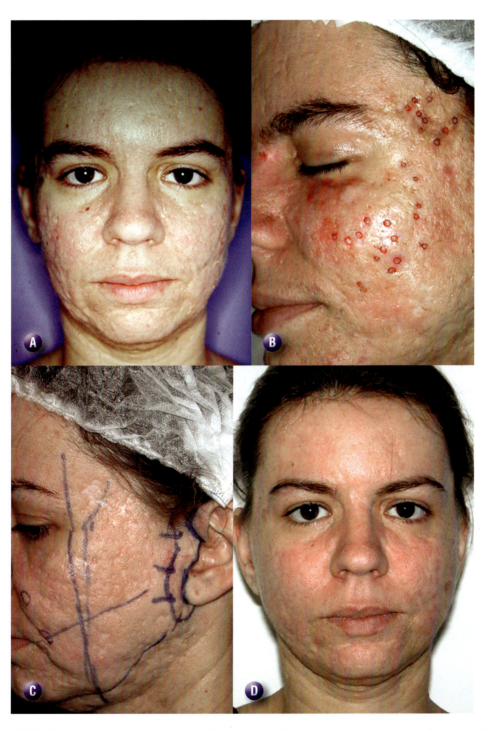

Figura 40.6 – **(A-D)** *Cicatrizes deprimidas severas e disseminadas. Enxertos de pele total, marcação para ritidoplastia.*

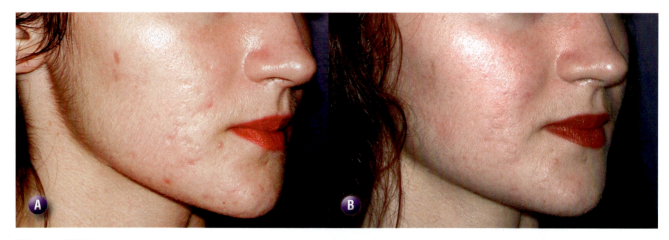

Figura 40.7 – **(A)** Cicatrizes onduladas. **(B)** Após 2 sessões de preenchimento com ácido hialurônico.

Aconselha-se finalizar o tratamento com as técnicas de preenchimento (Figura 40.7).

Quando não existe necessidade do uso da quimioabrasão, os pacientes se sentem beneficiados porque não ficam submetidos às restrições quanto às atividades sociais e profissionais por longos períodos e aos problemas discrômicos que são inerentes ao seu uso.

A duração do tratamento pode ser abreviada, realizando-se o maior número possível de procedimentos em um mesmo ato cirúrgico.

O uso oral de isotretinoína não impede as correções cirúrgicas de pequeno porte, desde que não sejam empregados procedimentos ablativos.

Portanto, a melhor alternativa terapêutica é sempre a associação de técnicas direcionadas às características específicas da pele do paciente e de cada tipo de cicatriz.

BIBLIOGRAFIA CONSULTADA

1. Aust MC, Fernandes D, Kolokythas P et al. Percutaneous collagen inductiontherapy: an alternative treatment for scars, wrinkles, and skin laxity. Plast Reconstr Surg. 2008; 121(4):1421-9.
2. Fulton JE. Dermabrasion, chemabrasion and laser abrasion. Dermatol Surg. 1996; 22:619-28.
3. Kadunc BV, Almeida ART. Surgical treatment of facial acne scars based on morphologic classification: a Brazilian experience. Dermatol Surg. 2003; 29:1200-9.
4. Kwok T, Rao J. Laser management of acne scarring. Skin Therapy Lett. 2012; 17(2):4-6.
5. Lee JB, Chung WG, Kwahch H et al. Focal treatment of acne scars with trichloroacetic acid: chemical reconstruction of skin scars method. Dermatol Surg. 2002; 28:1017-21.
6. Omura AM, Kaminer MS. Subcision for acne scarring: technique and outcomes in 40 patients. Dermatol Surg. 2005; 31:310-7.

Capítulo 41

Dermopigmentação

Eliana Ayako Uchida

Introdução

A dermopigmentação consiste em uma técnica de colocação de pigmentos na pele utilizada isoladamente ou associada a outras técnicas cirúrgicas com a finalidade de aprimorar o aspecto final do conjunto cirúrgico, após blefaroplastia, ou camuflar lesões hipocrômicas que sejam definitivas, como cicatrizes hipocrômicas antigas.

Há controvérsias quanto ao seu uso, mas, quando bem indicada, os resultados cosméticos são bastante favoráveis.

Com a técnica-padrão, o pigmento irá se localizar na derme reticular superficial e média na maior parte do tegumento e, na pálpebra, na derme média e na porção superficial do músculo orbicular (Figura 41.1). O pigmento será engolfado por histiócitos e assim permanecerá por longo tempo. Entretanto, há pessoas em que a pigmentação progressivamente evanesce até desaparecer em período variável de 6 meses a 3 anos.

As tonalidades da pele podem ser levemente acinzentadas no terço inferior das pernas, róseas na face, alaranjadas ou amareladas nos asiáticos ou na pele muito envelhecida, ou, ainda, multitonais em áreas de poiquilodermia de Civatte, em distúrbios vasculares e pigmentares.

A pele negra, exclusivamente, apresenta tons que variam entre marrom-café, marrom-acinzentado, ou até tons arroxeados.

Materiais e equipamento

Existem vários modelos e marcas[1], e o equipamento escolhido deve possuir ponteira metálica que permita autoclavagem e agulha profissional descartável (Figura 41.2).

A ponteira com agulha individual serve para traços delicados, pontos de referência ou delimitação de áreas a serem preenchidas com o pigmento. A ponteira com três a sete agulhas é indicada para preencher áreas como os supercílios, diminuindo o tempo do procedimento (Figura 41.3).

Antes do procedimento, a ponta da agulha deve ser posicionada na ponteira quase rente ao bico. Quando ligado, o aparelho irá realizar um movimento de vaivém da agulha em um curso de 1 mm, discretamente vibratório, injetando o pigmento na derme em micropartículas.

Devemos oferecer aos pacientes, sempre que possível, as normas de segurança e conforto de um procedimento médico em consultório.

A assepsia deve ser feita com material incolor, como clorexidina ou álcool 70° GL.

A borda livre de pálpebra exige o povidine tópico, que deve ser removido com soro fisiológico após 30 minutos. Pede-se ao paciente para fechar os olhos antes de aplicar, mas não há problema se cair na rima palpebral.

---

[1]Motores mais conhecidos: Revolution® (Byron), Accents® (Dioptics), Natural Eyes® (Alcon), Permark® (Permark).

Existem vários modelos e marcas de equipamentos e uma oferta variada de agulhas: ultrafina e curta para pálpebra e pequenos detalhes, ligeiramente cortante para escarificação, multiagulhada de base redonda com até 12 agulhas para áreas extensas.

Conforme a espessura da pele a ser trabalhada, a agulha deve estar posicionada na ponteira escondida, quase rente ao bico. Exteriorizar somente 1 mm.

Quando ligado, o aparelho realizará o movimento de vaivém da agulha, em um curso de 1 mm aproximadamente, cuja velocidade é controlada em alguns equipamentos.

Apresenta também discreta vibração que auxilia na introdução do pigmento.

Escolha do paciente

Deve-se perguntar ao paciente se apresenta antecedentes alérgicos, especialmente a metais, maquiagens e tintas contendo óxido de ferro.

Convém observar se o local a ser pigmentado não apresenta lesões infecciosas como, por exemplo, verrugas planas e meibomites, lesões tumorais benignas ou malignas, triquíase, blefarite etc. Atentar para pacientes com psoríase e vitiligo em evolução ou locais de formação de queloide.

Pode ser indicado para camuflagem em:

- Cicatrizes hipocrômicas com mais de 2 anos resistentes a outras tentativas de repigmentação.
- Cicatrizes nos lábios, principalmente perda parcial ou total do vermelhão.
- Aréolas mamárias reconstruídas em que houve perda tardia da tonalidade natural ou para a linha de cicatriz hipocrômica demarcada ao redor da aréola.
- Supercílios em que houve a perda parcial ou total dos pelos.
- Áreas de perdas de cílios.
- Casos selecionados de leucodermias estáveis. Pessoalmente, não recomendo a dermopigmentação em áreas de vitiligo, que, em geral, o comportamento de repigmentação é bastante variável e, muitas vezes, um halo acrômico progride na periferia da área dermopigmentada.
- Alguns usos cosméticos selecionados: deficiência visual, que impede a aplicação de maquiagem, e pele oleosa, em que os cosméticos não permanecem por muito tempo.

Procedimento

É aconselhável que o paciente assine um termo de consentimento de responsabilidade e consciência de complicações que, apesar de infrequentes, possam ocorrer, tais como reações alérgicas, clareamento do pigmento, assimetria, dano a pele ou pelos.

Após as marcações feitas com pequena amostra do pigmento ou com bastões de lápis delineador, faz-se assepsia com clorexidina ou álcool a 70%. Evitar antissépticos coloridos.

A anestesia local é feita utilizando-se lidocaína com vasoconstritor desde que não haja contraindicações. Em pálpebras, utiliza-se uma gota de colírio anestésico contendo cloridrato de proximetacaína 0,5%[2]. Caso seja necessário, associam-se bloqueios regionais.

Conforme a pigmentação é realizada, o excesso de pigmento externo é removido com gaze ou ponta de cotonete estéril embebida em soro fisiológico (Figura 41.5).

Após o término, a compressa de soro fisiológico é deixada por alguns minutos, e, se necessário, aplica-se um pouco de pomada de hidrocortisona tópica.

Pigmentos

Os fabricantes de aparelhos também comercializam os pigmentos. Para aumentar a segurança do procedimento, procuramos selecionar aqueles que descrevem a composição química da cor.

Assim como as maquiagens, atualmente existe uma gama extensa de cores e tonalidades. O pigmento com menor índice alergênico é o de coloração preta, à base de carbono. As cores mais claras contêm óxido de zinco ultramicronizado e o alaranjado, óxido de ferro e sais metálicos estáveis insolúveis. Recentemente, conseguiu-se diminuir o potencial imunogênico das substâncias que conferem as cores róseas e avermelhadas, entretanto os pigmentos sintéticos metálicos de origem vegetal e com radicais azo estão em desuso, pois são altamente alergênicos (Figura 41.4).

Os motores mais conhecidos são Dermark, Byron, Dioptics, Alcon. Essas marcas possibilitam esterilização segura na autoclave.

---

[2]Anestalcon® (Alcon).

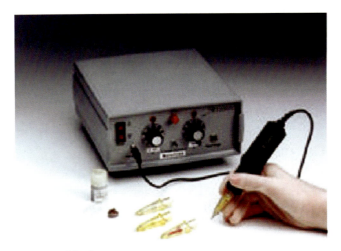

Figura 41.1 – Motor de dermopigmentação.

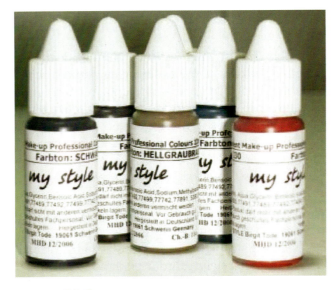

Figura 41.2 – Tintas para dermopigmentação.

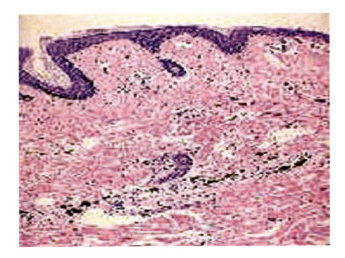

Figura 41.3 – Histologia do pigmento.

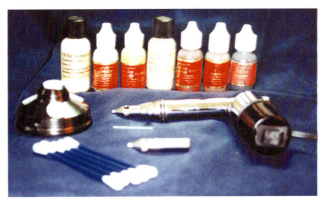

Figura 41.4 – Material de dermopigmentação.

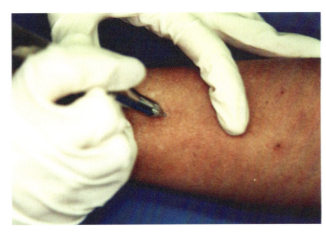

Figura 41.5 – Dermopigmentação.

Misturas

Convém lembrar sempre a tabela de cores:

- Amarelo + vermelho = laranja.
- Vermelho + azul = violeta ou roxo.
- Azul + amarelo = verde

Existem misturadores à pilha: *micromixers*.

Deve-se tomar muito cuidado com as proporções de pigmento para conseguir a tonalidade anterior.

A mesma cor adquire tonalidades diferentes conforme o local, o indivíduo e a profundidade aplicada. O pigmento, dependendo do seu metabolismo local, é duradouro e, às vezes, definitivo.

Os histiócitos engolfam o material e assim permanecem por longo tempo, mas há pessoas em que a pigmentação é rapidamente metabolizada e a pigmentação evanesce em um período variável de 6 meses a 5 anos.

Também podem ocorrer efeitos perolados com pigmentação à base de dióxido de titânio que per-

■ DERMOPIGMENTAÇÃO

de, às vezes, parte do brilho ao ser introduzido na pele. Por seu efeito chamativo, deve ser usado com parcimônia.

Conforme a tonalidade da pele trabalhada, a coloração sofre alterações. Nas peles de cor parda oliva clara, a pigmentação castanha mostra tons acinzentados, enquanto o pigmento rosa-alaranjado pode adquirir aspecto rosa-pastel nas peles claras.

Na técnica em que o pigmento é incorretamente introduzido na profundidade adequada, os pigmentos escuros podem se tornar azulados com o tempo. Para evitar, escolhemos sempre um tom levemente mais claro que o pretendido, e mantemos o pigmento mais superficial possível. Se, no entanto, aprofundarmos o pigmento, as cores vermelhas tornam-se arroxeadas e perdem as tonalidades alaranjadas.

Outro fenômeno óptico é devido ao óxido de zinco, presente nos pigmentos cor de pele clara. Ao ser exposto aos *flashes* ou luz ultravioleta, refletem-na. O aspecto parece chapado branco, quanto mais denso estiver o óxido de zinco.

Até o momento, não se conseguiram pigmentos claros que preservem a translucidez da derme natural.

Os fabricantes têm aprimorado as agulhas ultrafinas, mas ainda não é possível conseguir o aspecto esfumaçado da maquiagem. Seria necessário colocar os pigmentos homogeneamente em quantidades micrométricas em área controlada. Na prática médica, devemos escolher criteriosamente os pigmentos muito chamativos, como o azul, o verde e o lilás para uso como sombra. Se possível, evitar. Nestes casos, o arrependimento do paciente e do profissional é uma complicação frequente.

Escolha do paciente

◆ Perguntar sempre se apresenta antecedentes alérgicos, especialmente a metais, maquiagens e tintas.

◆ Verificar antecedentes como diabetes, distúrbios de coagulação, imunodeficiência de qualquer natureza, colagenoses e queloides. Queloides na face são raríssimos.

◆ Verificar a pele do local a ser pigmentada. Alertar para presença de infecções bacterianas, virais ou doenças internas.

◆ Hipopigmentação não inflamatória: devemos tratar previamente (Figura 41.6).

◆ Vale lembrar que psoríase, líquen plano e vitiligo, entre outros, podem apresentar fenômenos de Koebner na dermopigmentação.

◆ As melhores indicações são os trabalhos em áreas não tão extensas e quais os trechos necessitam ser bem delineados.

Cicatrizes hipocrômicas

A maior dificuldade técnica é obter a maior semelhança possível de tonalidade e aspecto com a pele circunvizinha (Figuras 41.7 a 41.9). Para tanto, os pigmentos são gotejados no misturador até obter um tom próximo ao da pele. Com um cotonete de algodão, pinta-se com essa mistura a superfície da cicatriz e, se necessário, a mistura é refeita até que se obtenha o tom desejado. Então, faz-se um ponto na pele com o dermopigmentador e observa-se se é o tom desejável.

A pele deve ser bem esticada entre os dedos e a caneta do pigmentador posicionada verticalmente. A periferia deve ser delineada também envolvendo gradual e suavemente a pele adjacente para que não haja uma linha de demarcação tão nítida. A área central é preenchida com o restante do pigmento, e em áreas com efélides algumas podem ser mimetizadas com um pouco de pigmento castanho-claro.

Nas cicatrizes hipertróficas ou recentes a pigmentação não é homogênea. O colágeno é denso e frequentemente apresenta áreas fasciculadas e tensas nas quais o pigmento ou não penetra ou não se fixa. É preferível aguardar pelo menos 6 meses, após a cirurgia prévia, quando a cicatriz costuma ficar mais macia.

Uso cosmético

Para uso cosmético, a escolha deve ser criteriosa. O uso mais frequente é a blefaropigmentação, que mimetiza o uso do delineador. Pode ser útil após blefaroplastia em que a paciente deseje o aspecto de delineador e, ao mesmo tempo, disfarçar pequenas assimetrias, esconder a cicatriz inferior. De modo relativo, é possível modificar os olhos como na maquiagem: aumentar, diminuir, arredondar.

Com o uso de um lápis delineador, a marcação é feita simulando a maquiagem, mais espesso lateralmente e afinando em direção ao ponto lacrimal, respeitando-se 1 a 2 mm de distância. Se os olhos são próximos, o canto lateral deve ser mais espesso; para aumentar, prolongar 2 a 3 mm lateralmente;

DERMOPIGMENTAÇÃO

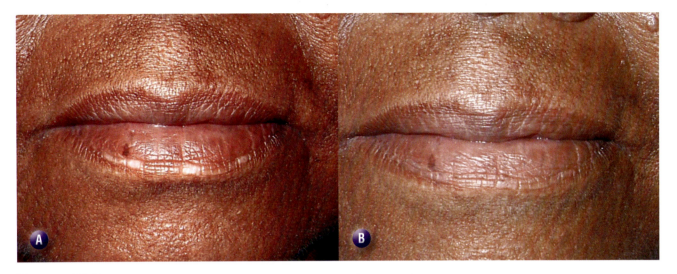

Figuras 41.6 – *Hipopigmentação dos lábios: antes* **(A)** *e após* **(B)** *a dermopigmentação.*

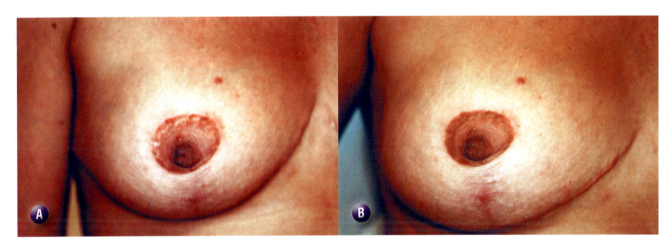

Figuras 41.7 – *Mama direita: cicatriz hipocrômica em aréola. Pré* **(A)** *e pós-pigmentação* **(B)**.

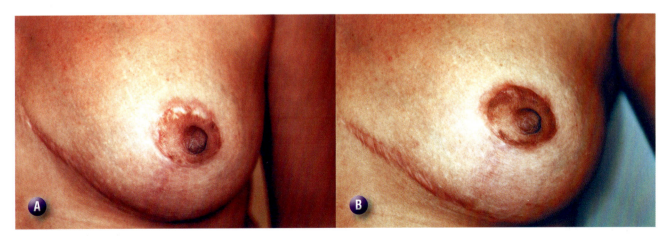

Figuras 41.8 – *Mama esquerda: cicatriz hipocrômica em aréola. Pré* **(A)** *e pós-pigmentação* **(B)**.

para amendoar, acentuar a porção superior. E então, pigmentar, iniciando pela pálpebra inferior, preenchendo da periferia para o centro. É preferível lançar mão de um retoque posterior a pigmentar em excesso (Figura 41.10).

Já a pigmentação que mimetiza o uso de sombra em pálpebras é muito restrita porque limita as possibilidades de maquiagem e "cansa".

Nos supercílios, o melhor resultado é a combinação de alguns pelos, pele e fios claros. É possível modificar o formato dos supercílios, mas, durante a dermopigmentação e após, os fios que não acompanhem o formato deverão sempre ser retirados. É fundamental a experiência em formatos de face e supercílios que se harmonizem para um bom resultado cosmético dessa área.

Quando há perda de todo o supercílio, qualquer excesso de pigmentação será facilmente notado, tanto na coloração como no desenho.

Em lábios, para correção de falhas ou para produzir o efeito de um lábio maior, procede-se de modo similar, procurando-se aumentar preferencialmente a região mediana, desenhando bem o arco do lábio superior. Devemos evitar cores muito contrastantes.

Ao mínimo traumatismo, o lábio se torna eritematoso e pode-se perder a referência do preenchimento. Portanto, é necessário repassar a pigmentação no ato, pois podem surgir falhas moteadas após a regressão do eritema.

BIBLIOGRAFIA CONSULTADA

1. Anderson RR, Geronemus R, Kilmer SL et al. Cosmetic tattoo ink darkening. Arch Dermatol. 1993; 129:1010-4.
2. Angres GG. Blepharo and dermopigmentation tecniques for facial cosmesis. Ear Nose Throat J. 1987; 66:344-53.
3. Angres GG. Blepharopigmentation and eyebrow enhancement tecniques for maximum cosmetic results. Ann Ophtalmol. 1985; 17:605-11.
4. Becker H. The use of intradermal tattoo to enhance the final result of nipple areolar reconstruction. Plast Reconstr Surg. 1986; 77:673-5.
5. Berry RB, Bhatty MA. Nipple – areola reconstruction by tattooing and nipple sharing. Br J Plast Surg. 1997; 50(5):331-4.
6. Goldberg RA, Shorr N. Complications of blepharo-pigmentation. Ophtalmic Surg. 1989; 20:420-3.
7. Guerrissi JO. An approach to the senile upper lip. Plast Reconstr Surg. 1993; 92:1187-9.
8. Hurwitz JJ, Brownstein S, Mishkin SK. Histopathological findings in blepharopigmentation (eyelid tattoo). Can J Ophtalmol. 1988; 23:267-9.
9. Patipa M, Jakobiec FA, Krebs W. Light and electron microscopic findings with permanent eyeliner. Ophtalmology. 1986; 93:1361-5.
10. Putterman AM, Migliori ME. Elective excision of permanent eyeliner. Arch Ophtalmol. 1988; 106:1034.
11. Simons KB, Payne CM, Heyde RRS. Blepharopigmentation: histopathologic observations and X-ray microanalysis. Ophtalmic Plast Reconstr Surg. 1988; 4:57-62.
12. Spear SL, Convit R, Little JW. Intradermal tattoo as an adjunct to nipple ? areolar reconstruction. Plast Reconstr Surg. 1989; 83:907-11.
13. Tanebaum M, Kares S, McCord CD. Laser ablation of blepharopigmentation. Ophtalmic Plast Reconstr Surg. 1988; 4:49-56.
14. Tse DT, Folberg R, Moore K. Clinicopathologic correlate of a fresh eyelid pigment implantation. Arch Ophtalmol. 1985; 103:1515-7.

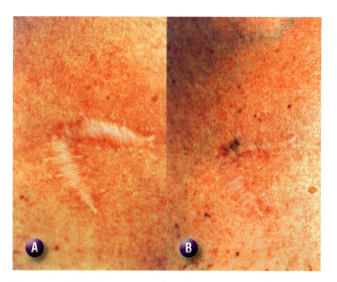

Figuras 41.9 – Cicatriz em área de decote (presença de efélides). Pré **(A)** e pós-pigmentação **(B)**. (Foto gentilmente cedida pela Dra. Bogdana Victoria Kadunc.)

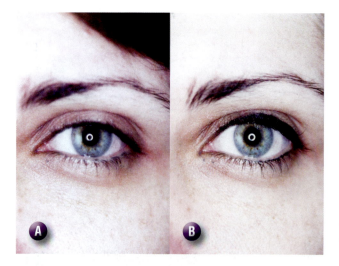

Figuras 41.10 – Uso cosmético como delineador. Pré **(A)** e pós-pigmentação **(B)**.

Capítulo 42

Tratamento das Calosidades na Visão do Dermatologista

Ival Peres Rosa

Introdução

As calosidades nada mais são do que uma reação do organismo no intuito de protegê-lo contra traumatismos crônicos. Quando cessados, há regressão espontânea. Isto é muito claro nos tenistas eventuais ou quando utilizamos um calçado inadequado. Afastada a causa, a pele volta ao normal. Normalmente as calosidades são indolores. Elas incomodam apenas quando existe uma inflamação da cápsula articular subjacente ou quando o apoio do pé, por exemplo, está feito em local inadequado. O caso típico são as calosidades plantares próximas do terceiro dedo do pé, quando a pressão deveria ser próxima ao hálux e ao quinto dedo.

Muitas vezes as calosidades são confundidas com verrugas vulgares ou *clavus*. Esses dois problemas incomodam mais do que as calosidades. Os calos operados por dermatologistas são os do quinto dedo – o mais comum –, os do quarto espaço e os plantares por causa de uma técnica que introduzimos, uma vez que este é de difícil solução. Quando o calo é muito traumatizado, há risco de surgir uma inflamação aguda da cápsula articular, com formação de eritema e dor como se fosse um abscesso. O líquido formado na cápsula é denominado higroma. O calo do quarto espaço pode também apresentar inflamação aguda com conteúdo líquido. Se não tratado, pode drenar através de uma fístula no quarto espaço. No calo plantar nunca observamos complicações desse tipo, somente hiperceratose e dor.

Calo de quinto dedo

Calo mais comum e mais fácil de ser operado, à radiografia geralmente é normal, não apresentando nenhum tipo de espícula óssea, o que muitas vezes deixa o médico inexperiente com dificuldade de indicar a cirurgia. Na nossa experiência, radiografia normal não contraindica a cirurgia, porque o calo pode surgir por outros motivos como afecções de coluna, membro mais curto e outras causas menos importantes. Ninguém vai operar a coluna para resolver um calo de quinto dedo. Se o surgimento do calo ocorre por causa do atrito com o calçado, basta que desbastemos a eminência óssea abaixo do calo, diminuindo a altura e, consequentemente, o traumatismo. Na realidade nós não removemos o calo só desbastamos o osso, que a palpação se mostra elevado. Depois da cirurgia, com o decorrer do tempo, o calo desidrata e cai espontaneamente, o que constitui prova de que a cirurgia foi bem conduzida.

Técnica cirúrgica

Paciente em decúbito dorsal, antissepsia com clorexidina ou semelhante. Colocação de campo fenestrado, marcação da linha de incisão com violeta de genciana em cima do calo. Alguns dermatologistas contornam o calo; nós preferimos incisar no meio da lesão para acessar direta e mais facilmente o osso causador do calo. Ele geralmente está entre a falan-

CIRURGIA DERMATOLÓGICA INTERMEDIÁRIA

ge proximal e a média do quinto dedo. Anestesia troncular com mepivacaína a 3% sem vasoconstritor, por exemplo. Esperamos 5 minutos, testamos. Se anestesiado, seguramos a pele com a mão esquerda, comprimindo-a fortemente contra o osso por dois motivos: primeiro para fixá-la bem, para que não se movimente quando da incisão; segundo comprimindo e esticando a pele para fora serão lesionadasmenos estruturas, vasos e nervos por exemplo. Com bisturi lâmina 15, fazemos uma incisão direta em um golpe só para encostar no osso. Atingido o osso, descolaremos justaósseo, abaixo de todas as estruturas, evitando-se, assim, vasos e nervos. O tendão desse local também foi incisado para atingir o osso. Quando afastamos a pele com dois ganchos, um de cada lado, a eminência óssea emerge. Palpamos essa eminência óssea e, com uma goiva, cortamos o excesso do osso. Uma vez cortado, sempre sobram irregularidades ósseas que devem ser desbastadas com uma raspa de Joseph utilizada em rinoplastia. A pele é fechada em bloco com náilon 0000. Antibióticos e analgésicos são receitados. Elevação do pé no pós-operatório imediato é recomendado porque diminui a dor e o edema. O calo tem de cair espontaneamente entre 2 e 3 meses. Se isso acontecer, a cirurgia foi bem conduzida (Figuras 42.1 a 42.3).

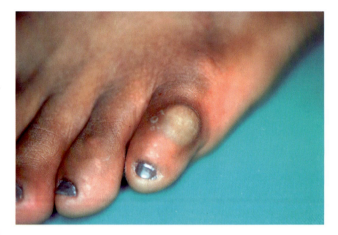

Figura 42.1 – *Calo de quinto dedo.*

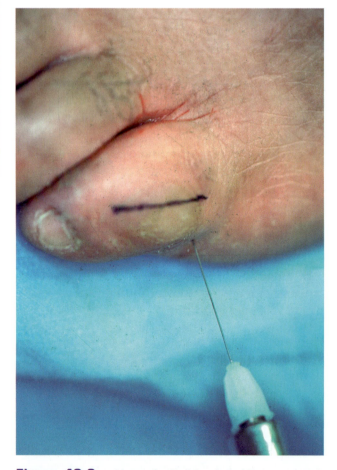

Figura 42.2 – *Marcação da linha de incisão e anestesia troncular.*

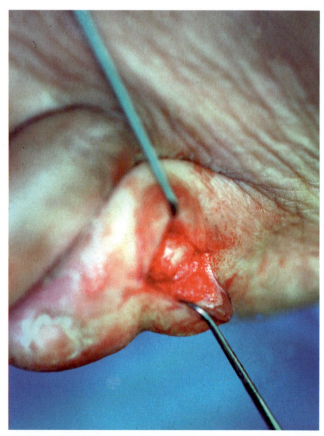

Figura 42.3 – *Incisão até o osso.*

Calo do quarto espaço

A calosidade do quarto espaço incomoda muito. Apresenta no quarto espaço um tecido reacional ceratósico que se torna esbranquiçado por causa da umidade local. Muito confundido com intertrigo parasitário dos pés e tratado como tal, não é infrequente que esses calos apresentem micose associada, como foi dito. No entanto, a micose é secundária ao problema. Em raros casos apresentam fístulas neste espaço. Neste espaço é válido fazer o diagnóstico diferencial com carcinomas espinocelulares clinicamente semelhantes a calosidades. Existem duas técnicas para corrigir este problema. Uma consiste em desgastar no lado do quarto dedo das eminências ósseas da falange proximal e metatarso. No lado do quinto dedo entre a falange proximal e a média. Se uma peça de chumbo for colocada entre esses dedos e for feita uma radiografia, será possível observar que é nesses locais que ocorrem os atritos. A segunda é a técnica de Issa, que preconiza a remoção da pele contendo o calo e cicatrizando por segunda intenção, o que provoca sindactilia parcial, modificando o posicionamento dos dedos e mudando o local do atrito.

Técnica cirúrgica por osteotomia

Paciente em decúbito dorsal, feita antissepsia com clorexidina ou semelhante, colocam-se campos cirúrgicos. Marcação de uma linha em forma de V na pele do quarto e do quinto dedos. Anestesia com mepivacaína a 3% primeiro na região do metatarso depois bloqueando o quinto e o quarto dedos. Aguardamos 5 minutos e testamos. Fazemos primeiro uma incisão no lado do quinto dedo com lâmina 15 de bisturi em um golpe só até atingir o osso. O objetivo é expor a região da articulação das falanges proximal e média. Descolamos abaixo do tendão de forma justaóssea. Removemos o excesso com uma goiva e corrigimos as irregularidades com raspa de osso. No lado do quarto que é mais profundo entre o metatarso e a falange proximal, descolamos com o dedo indicador para fazer de forma atraumática. Sentimos o ressalto ósseo, e é nesse local que iremos aplainar o osso com uma goiva. Sempre sobram irregularidades e a raspa é novamente utilizada. Terminada essa fase que não sangra muito suturamos a pele em bloco. Primeiro ponto é dado no V depois completa-se a sutura. Se no pós-operatório tardio o paciente reclamar de dor

e edema, faz-se infiltração na região do V a cada 30 dias com corticoide.

Técnica de Issa que remove apenas pele

Paciente já anestesiado como nas técnicas anteriores. O local em que o calo está localizado é marcado com violeta de genciana. Uma incisão é feita com bisturi para remover a toda pele que contém o calo. Não é necessário dar margem de segurança. É feito um curativo hemostático. A cicatrização neste local é demorada e exsudativa. Os pacientes reclamam muito, mas o resultado final é bom porque provoca sindactilia parcial. Modificando a posição dos dedos, muda o local do traumatismo. Suturas no local aproximando a pele também podem ser feitas, mas provocam deiscência com facilidade.

Calosidade plantar

Essa calosidade, principalmente a do meio do arco plantar transversal, é de difícil solução por osteotomia porque o acesso é difícil e com muitas complicações. As osteotomias são uma tentativa de solução desse problema que incomoda muito e é de difícil solução.

Criamos uma técnica que aumenta a distância da pele em relação ao osso subjacente. O método consiste em enxerto de gordura entre a pele e o osso. A porcentagem de cura desse problema é aproximadamente 50%, mas, mesmo quando o calo não desaparece completamente, os pacientes relatam que a dor não é tão intensa quanto antes. Em alguns casos, logo depois da colocação da gordura, nota-se saída de secreção através da linha de sutura, mas a longo prazo isso não significa que o problema não tenha sido resolvido. Outro aspecto sobre este procedimento é que a incisão não é feita no meio do calo e sim ao lado porque nossa intenção é descolar a pele onde está o calo. Esse descolamento remove as aderência dessas estruturas com o osso mudando a pele de posição. O descolamento também facilita a colocação da gordura, obtida a céu aberto, com pinça e tesoura. Não com seringa porque, com ela, os lóbulos são comprimidos e traumatizados e, por esse motivo, são também em parte absorvidos. Na técnica de gordura obtida com seringa coloca-se uma quantidade maior que o necessário. Na técnica sem seringa a região da qual obtemos a gordura é o sulco glúteo, porque, quando o paciente fica em pé, a linha de incisão fica coberta pela região glútea.

Técnica cirúrgica

Paciente em decúbito ventral. Feita antissepsia com clorexidina nas regiões plantar e glútea no mesmo lado da calosidade. Marcamos as linhas de incisão com violeta de genciana bem na dobra glútea e também paralela ao calo plantar. Infiltramos lidocaína a 0,5% em soro fisiológico com vasoconstritor tanto na região glútea como na plantar – nesta para separar a calosidade dos planos profundos e facilitar o descolamento a ser feito. Uma vez anestesiada a região plantar, incisamos com bisturi lâmina 15 até atingir o subcutâneo. Com um gancho levantamos um dos lados incisados onde o está calo. Depois descolamos com uma tesoura Metzenbaun toda a pele que está embaixo da calosidade. Em seguida, são obtidos da região glútea os enxertos de gordura. Incisamos a pele com bisturi lâmina 15. Com uma pinça de Adson com dente e uma tesoura, vamos obtendo lóbulos grandes de gordura. Sempre que possível colocamos os enxertos imediatamente sob a pele descolada com a gordura sendo segurada por uma pinça de Adson com dente. Introduzimos na área descolada da região do calo. No entanto, percebemos que colocar o primeiro lóbulo é fácil e, quando vamos colocar mais, por causa da pressão, eles saem com facilidade. Por isso lançamos mão de um artifício que é a sutura em trenzinho. Na região plantar no limite do calo com a pele normal lado oposto da incisão passamos um fio de náilon 0000. Pegamos o fio pela abertura da incisão. Com os lóbulos de gordura em fila um atrás do outro, passamos o fio em todos os lóbulos como se fosse um colar. Depois de passados por todos voltamos com a agulha para dentro do descolamento. Vamos passar por dentro do descolamento e ela vai sair para fora próximo ao local onde foi introduzida. Ela perfurará a pele e sairá perto de onde entrou. A finalidade deste "trenzinho" de gordura é obrigar os lóbulos a ficar dentro da área descolada porque, se não fizermos isso, colocamos o lóbulo e ele tende a sair. Com o fio, obrigamos todos a ficar dentro do descolamento. Mantendo o fio do trenzinho, suturamos a linha de incisão com fio de seda 0000. Terminada a sutura, teremos certeza de que os lóbulos de gordura não saem e aí puxamos para fora o fio que os tracionou. Um curativo compressivo com faixa crepe é colocado em cima do curativo inicial para imobilizar o pé. Pede-se para o paciente ficar em repouso por pelo menos 3 dias.

Capítulo 43. Técnicas Básicas de Tratamento Cirúrgico de Lesões Benignas Frequentes e/ou Importantes em Dermatologia

Capítulo 43.1

Neoplasias Cutâneas Benignas Frequentes

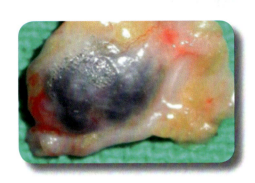

Alcidarta dos Reis Gadelha
Sidharta Quércia Gadelha

Pontos de destaque

- Muitas neoplasias cutâneas são bastante frequentes como a ceratose seborreica e o dermatofibroma; sendo motivo comum de consulta.
- Algumas podem ser confundidas com neoplasias malignas: ceratose seborreica "irritada" e o dermatofibroma hemossiderótico com melanoma ou carcinoma basocelular pigmentado.
- Angioma, mesmo benigno, pode às vezes causar sérias deformidades e complicações quando localizado em regiões como as pálpebras.
- neoplasias benignas podem ocasionar dor, por vezes, intensa, como as do grupo *lend an egg*.
- Outra importância das neoplasias benignas cutâneas é que podem ser reveladoras de doenças sistêmicas muito mais graves como o cisto pulmonar e o câncer de rim na síndrome de Birt-Hogg-Dubé com vários fibrofoliculomas cutâneos. Outros exemplos são: a leucemia linfocítica crônica por vezes encontrada em paciente com leiomioma eruptivo, AIDS em casos de angioleiomiomatose cutânea e sistêmica com o vírus de Epstein-Baar nas lesões e o câncer de tireoide em portadores de múltiplos neuromas.
- Ademais podem facilitar o diagnóstico de síndromes ou doenças hereditárias, como o tricoepitelioma múltiplo (síndrome de Brook-Spiegler), que merecem aconselhamento genético e a investigação de outras anormalidades importantes, como o retardo mental e a epilepsia na síndrome de Pringle-Bourneville, cujo componente cutâneo principal é o angiofibroma múltiplo.
- Ademais, embora de ocorrência rara, pode haver transformação maligna como a do neurofibroma em neurofibrossarcoma.
- O diagnóstico preciso é fundamental para decidir qual será o tratamento mais simples, eficaz e efetivo; se clínico ou instrumental, como uma curetagem na ceratose seborreica ou exérese em fuso no neurofibroma localizado.
- A pesquisa de sinais como o da "covinha", no dermatofibroma; o da "casa do botão", no neurofibroma; e os sinais da "tenda" e o do "sulco central", no pilomatricoma, podem ser recursos simples bastante úteis para o diagnóstico clínico.
- Atualmente os exames clínico e dermatoscópico são, muitas vezes, suficientes para se fazer um diagnóstico preciso das neoplasias benignas cutâneas mas, eventualmente, é indispensável um exame histopatológico complementar.

Introdução

Algumas neoplasias cutâneas benignas são frequentes e podem ou não requerer tratamento cirúrgico. Nesse capítulo serão descritos os métodos mais corriqueiros utilizados no tratamento dessas lesões.

O diagnóstico pode ser baseado nas características clínicas ou somente ser efetuado pelo histopatológico. Alguns sinais podem auxiliar na correta identificação do tumor, como:

- **Sinal da "casa de botão":** no neurofibroma, em que, pressionando-se a lesão, de consistência amolecida, provoca-se uma depressão como se ela entrasse no orifício lembrando a redução de uma hérnia (Figura 43.1.1).
- **Sinal da "covinha":** pressionando-se a lesão com o polegar e o indicador surge, frequentemente, uma depressão no dermatofibroma (Figura 43.1.2).
- **Sinal da tenda:** ao estirar-se a lesão nota-se um aspecto de cúpula ou tenda, facetada ou angulada no pilomatricoma.
- **Sinal da "ruga ou da prega" central:** comprimindo-se a lesão observa-se uma pseudorruga ou prega central no pilomatricoma.

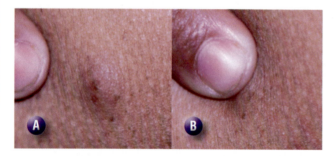

Figura 43.1.1 – **(A-B)** *Neurofibroma: sinal da "casa de botão"; pressionando-se a lesão ela se deprime como se entrasse em uma casa de botão ou de modo semelhante à redução de uma pequena hérnia.*

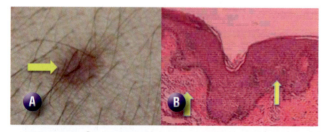

Figura 43.1.2 – **(A-B)** *Sinal da "covinha" clínico e histológico. Notar, também, hiperpigmentação basal e discreta faixa de derme subepidérmica indene, comuns no dermatofibroma.*

Outras vezes o diagnóstico é facilitado pela identificação do caráter familial, como no tricoepitelioma ou neurofibroma associado à doença de Von Reclinghausen. A dor, quando presente, pode, com a localização e o aspecto da lesão, facilitar o diagnóstico clínico da lesão que pode ser corroborado pelo exame dermatoscópico e confirmado pelo laudo histopatológico.

Dentre as neoplasias cutâneas benignas passíveis de tratamento cirúrgico destacam-se as seguintes mais comuns:

- Neoplasias cutâneas benignas epiteliais:
    - Ceratose seborreica e dermatose papulosa benigna.
- Neoplasias sebáceas:
    - Hiperplasia sebácea.
    - Grânulos de Fordyce.
- Neoplasias de origem ou com diferenciação vascular:
    - Granuloma telangiectásico.
    - Hemangioma infantil.
    - Hemangioma rubi.
    - Angioceratoma.
- Neoplasias fibrovasculares:
    - Acrocórdons.
    - Molusco pêndulo.
    - Angiofibromas:
        - Coroa do pênis (*corona hirsuta penis*).
        - Pápula fibrosa nasal.
        - Doença de Pringle-Bourneville.
- Neoplasias com diferenciação écrina:
    - Siringoma – já descrito no capítulo de lesões palpebrais benignas.
- Neoplasias com diferenciação pilosa:
    - Tricoepitelioma.
    - Pilomatricoma.
- Neoplasias: diferenciação em células mesenquimais primitivas:
    - Dermatofibroma.
- Neoplasias com diferenciação neural:
    - Neurofibroma.
    - Neurilemoma.
- Cistos diversos: serão discutivos em outro capítulo:
    - Epidermoide.

- Mílio.
- Lúpia ou ateroma.
- Pilar.
- Mucoso.
- Mixoide.
- Sinovial.
- Tumores adiposos:
  - Lipomas: serão discutidos no capítulo de cistos e lipomas.

Vale destacar que alguns tumores merecem um agrupamento não pela sua composição mas por uma característica importante comum como a dor: são as neoplasias cutâneas benignas mais comumente dolorosas, facilmente memorizadas pela expressão: *lend an egg*.

- **L**eiomioma.
- **E**spiroadenoma écrino.
- **N**euroma.
- **D**ermatofibroma.
- **A**ngiolipoma.
- **N**eurilemoma.
- **E**ndometrioma ou endometriose cutânea.
- **G**lomangioma ou tumor glômico.
- **G**ranular cell tumor (tumor de células granulosas).

Desses, os mais comuns são o dermatofibroma, eventualmente doloroso, e o glomangioma, frequentemente doloroso, principalmente à mudança de temperatura.

Neoplasias epiteliais comuns

Ceratose seborreica (CS) e dermatose papulosa negra

Como já descritas no capítulo de lesões benignas palpebrais comuns, são neoplasias epiteliais formadas por células basalioides, pequenas e uniformes. Clinicamente, a ceratose seborreica é uma lesão papulosa e, menos, uma placa, de superfície anfractuosa e untuosa, de coloração castanho-clara a escura, como se fosse colada ou aplicada à superfície cutânea, habitualmente múltipla e comum no tronco, mas, também, na face, no couro cabeludo e nos membros, principalmente de indivíduos na terceira e na quarta décadas.

São variantes da ceratose seborreica:

- **Dermatose papulosa negra** – tem as seguintes características:
  - Surge em adultos jovens ou mesmo crianças.
  - É mais comum em pessoas de fototipos mais elevados.
  - Pode ser única ou múltipla e, habitualmente, menor em tamanho que as da CS convencional.
  - Clinicamente são pápulas, por vezes, filiformes ou pedunculadas, castanho-escuras.
  - Localiza-se mais comumente na face, especialmente nas regiões malares e no pescoço.
- **Estucoceratose:**
  - Pápulas pequenas e levemente elevadas, lembrando verruga plana.
  - Mais frequentes nas regiões próximas ao tendão-de-Aquiles.

As ceratoses seborreicas podem ser classificadas:

- Quanto ao número:
  - Única
  - Múltipla: mais comum.
- Modo de aparecimento:
  - Lento e gradual.
  - Súbito ou eruptivo: pode-se desenvolver em casos de eritrodermia esfoliativa ou, discutivelmente, associada a condições malignas (sinal de Leser-Trélat): 65% dos casos um adenocarcinoma gastrointestinal e menos: linfoma, câncer de mama, carcinoma espinocelular de pulmão entre outros.
- Sobre lesão prévia:
  - Não: pele aparentemente normal.
  - Sim: lentigo solar: nesses casos podendo estar associadas às mutações de genes como o FGFR3 e o PIK3CA de nevos epidérmicos.
- Com ou sem sinais de inflamação:
  - Sem: habitual,
  - Com: ceratose seborreica "irritada", pode ser confundida clinicamente com melanoma,
- Histologicamente:
  - Hiperceratótica.
  - Acantótica.
  - Adenoide ou reticulada.

- Clonal – deve ser distinguida do carcinoma basocelular intraepitelial.
- "Irritada": nesses casos podem ocorrer mitoses típicas e alguma atipia celular e não deve ser confundida com doença de Bowen.

As ceratoses seborreicas devem (CS) ser diferenciadas das ceratoses actínicas (CA), pois essas possuem muito maior potencial cancerígeno. São elementos importantes no diagnóstico preciso:

- A ceratose actínica aparece em áreas expostas à irradiação solar ou à fototerapia, enquanto a ceratose seborreica surge em áreas cobertas também.
- A superfície é mais seca e escamosa na CA, enquanto na CS é mais anfractuosa, friável e untuosa.
- Os limites são mais imprecisos na CA.
- O aspecto de lesão colada na pele é mais característico da CS.
- A cor na CA costuma ser mais clara: castanho-claro ou mesmo eritematosa, embora, lesões hiperpigmentadas também possam ocorrer.
- O exame dermatoscópio e, eventualmente, o histopatológico podem ser decisivos.

Tratamento

Vários tratamentos podem ser utilizados:

- Curetagem: que pode ser ou não precedida de aplicação de cáustico ou de vaporização parcimoniosa com radiofrequência, *laser* de CO_2 ou de érbio (Figura 43.1.3).
- Nas lesões mais elevadas: *shaving* com tesoura delicada ou lâmina apropriada como a de bisturi e a *dermablade* seguido ou não de leve vaporização da base (Figura 43.1.4).
- Criocirurgia: com nitrogênio líquido na forma de *spray* por poucos segundos.
- *Laser* de Nd:YAG Q-Swtiched. Mais eficaz nas lesões achatadas.
- Lactato de amônio a 12% em loção pode ser útil no tratamento da estucoceratose.

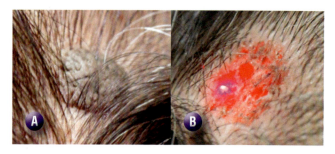

Figura 43.1.4 – **(A-B)** Ceratose seborreica: neoplasia benigna superficial e frequente. O shaving superficial possibilita um tratamento eficaz e simples e a obtenção de um fragmento apropriado para exame histopatológico.

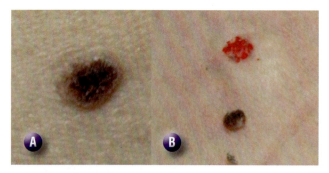

Figura 43.1.3 – **(A-B)** Ceratose seborreica no braço direito. Uma das técnicas mais simples e eficazes é a curetagem precedida de infiltração de pequena quantidade de anestésico com adrenalina ou com anestesia tópica. A hemostasia é feita com aplicação de algodão estéril e Micropore®.

Neoplasias sebáceas

Hiperplasia sebácea

- Comum na face, especialmente, nas regiões frontal, infraorbitária e temporal.
- Mais frequente em pacientes acima de 40 anos. Lesões em pessoas jovens e, habitualmente, múltiplas, podem ter transmissão genética autossômica dominante. Clinicamente é uma pápula pequena (2-5 mm), amarelada, com centro umbilicado, isolada ou múltipla, mais frequente na face de indivíduos com pele seborreica.
- Em 15% dos pacientes em uso prolongado de ciclosporina podem ocorrer lesões volumosas em lugares atípicos, como aréola ou genitália.
- Sua importância, além da estética, é que pode ser confundida, macroscopicamente, com carcinoma basocelular incipiente. A dermatoscopia revelando lóbulos amarelados à depressão crateriforme e telangiectasias ajuda no diagnóstico de hiperplasia sebácea.
- Histologicamente se caracteriza por lóbulos de glândula sebácea volumosos ao redor de um folículo dilatado por tampão sebo-córneo.

Neoplasias Cutâneas Benignas Frequentes

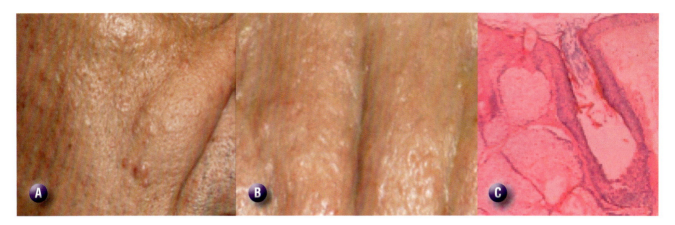

Figura 43.1.5 – **(A-C)** *Hiperplasias sebáceas: lesões papulosas, amareladas, umbilicadas.*

Tratamento

- **Clínico:** isotretinoína oral que melhora a seborreia e diminui as hiperplasias sebáceas, mas que recidivam após a interrupção do tratamento, requerendo manutenção com doses baixas e associação a métodos destrutivos.

- **Cirúrgico:**
    - Aplicação de ácido tricloroacético a 70%, com muito cuidado para não escorrer e agredir pele sã.
    - *Shaving* superficial ou curetagem com cureta de molusco.
    - Criocirurgia em *spray* ou contato com ponta bem pequena.
    - Terapia fotodinâmica.
    - Para nós, o melhor tratamento é a fulguração delicada ou a vaporização com radiofrequência, *laser* de érbio ou de CO_2 associada à isotretinoína oral, 10-30 mg/dia (Figura 43.1.5).

Grânulos de Fordyce

São pápulas puntiformes amareladas ou alaranjadas, assintomáticas, formadas por glândulas sebáceas ectópicas, mais comumente observadas nos lábios, mucosa jugal e menos gengivas. Infrequentemente são, também, encontradas na aréola e na genitália.

Quando numerosas nos lábios, as pápulas podem originar o *sinal de Meffert*: marca em círculo, semelhante à de batom, deixada numa xícara ou caneca de vidro ao ingerir uma bebida quente.

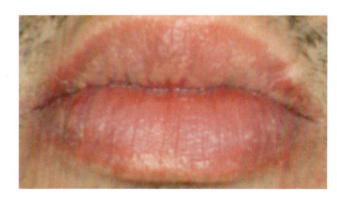

Figura 43.1.6 – *Grânulos de Fordyce são de tratamento difícil. Vaporização individual com laser de CO_2, no modo contínuo a 4-5 W, seguido de CO_2 fracionado em todo lábio e isotretinoína oral 10-20 mg/dia melhoram bastante, pelo menos, transitoriamente.*

O tratamento, nem sempre satisfatório e com recidivas frequentes, quando solicitado por questão estética, pode ser realizado com:

- Fulguração ou vaporização (associada à curetagem) com radiofrequência, *laser* de érbio ou de CO_2.
- Aplicação cuidadosa de ácido tricloroacético a 50-70%.
- Isotretinoína oral – pode, mesmo em doses baixas, melhorar os resultados, mesmo que temporariamente (Figura 43.1.6).

Neoplasias vasculares mais comuns

Granuloma telangiectásico (granuloma piogênico)

Lesão benigna frequente que representa mais um tecido de granulação exuberante que uma ver-

■ Neoplasias Cutâneas Benignas Frequentes

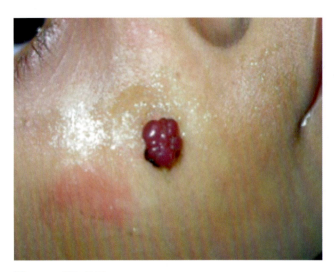

Figura 43.1.7 – *Granuloma telangiectásico: aspecto clássico: pápula ou nódulo eritematoso que sangra com facilidade e surge frequentemente após traumatismo.*

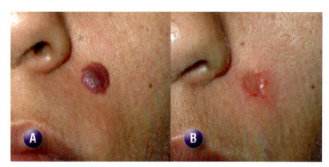

Figura 43.1.8 – *Hemangioma persistente na vida adulta (A). Nd:YAG longo pulso, 1.064 nm após duas sessões mensais (B). Ponteira 6 mm, 90 J/cm².*

dadeira neoplasia, surgindo com geral frequência após traumatismo, caracterizada, clinicamente, por lesão papulosa ou nodular, em geral única, eritematosa, de crescimento rápido e facilmente sangrante (Figura 43.1.7).

Comum na pele e na cavidade oral, especialmente na gengiva. Aqui, quando surge na gravidez, a lesão é chamada de granuloma gravídico.

Histologicamente é formado por aglomerados de vasos, tipo capilares.

Os tratamentos mais empregados são:
- Exérese cirúrgica.
- *Shaving* e vaporização da base.
- Eletrocoagulação ou vaporização com *laser* de érbio ou de CO_2 e curetagem.
- Criocirurgia – de contato após congelamento da ponteira para não aderir à lesão, dando uma pequena margem de 1-2 mm, em dois ciclos.
- *Lasers* vasculares como Nd:YAG longo pulso e o *flashlamp pumped pulsed dye laser*.

Angioma ou hemangioma infantil

Lesões nodulares ou em placas eritematosas que surgem ao nascimento ou em poucos dias com fase de crescimento seguida de involução.

As formas de tratamento foram citadas no capítulo de lesões palpebrais benignas, sendo, na opinião do autor, os bloqueadores adrenérgicos tópicos o tratamento inicial de escolha. Quando os angiomas estão crescendo muito rapidamente e atingem áreas nobres como próximo aos olhos e genitais devem ser cogitados os bloqueadores adrenérgicos sistêmicos, em terapia orientada e conduzida por cardiologista pediatra e atos cirúrgicos praticados por especialistas como o cirurgião vascular.

Pequenas lesões infantis ou persistentes na vida adulta podem ser destruídas com criocirurgia ou *lasers* vasculares (Figura 43.1.8).

Angioma rubi

Lesões frequentes, por vezes numerosas, mais comuns em pacientes acima dos 40 anos e no tronco, caracterizadas por nódulos ou pápulas eritematovinhosas. Histologicamente são hemangiomas capilares.

Tratamento

- Criocirurgia contato com pequena ponteira – dois ciclos até dar uma pequena margem de 1 mm. Risco de acromia.
- Fulguração ou vaporização com radiofrequência, *laser* de érbio ou de CO_2.
- Destruição com *lasers* vasculares como o de Nd:YAG longo pulso, 1.064 nm (Figura 43.1.9).

Angioceratoma

Há vários tipos de angioceratoma: o circunscrito, o pseudolinfomatoso acral, o solitário, o de Mibelli (de transmissão autossômica dominante) e o mais comum: o de Fordyce.

Neoplasias Cutâneas Benignas Frequentes

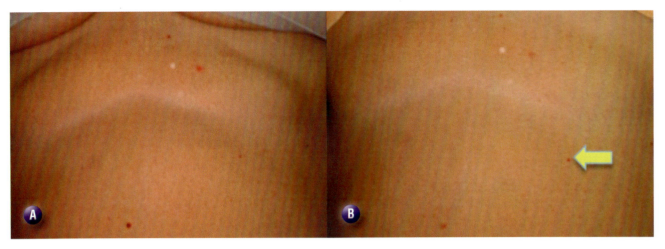

Figura 43.1.9 – **(A-B)** Hemangioma rubi. Lesões vasculares comuns em adultos após os 40 anos. Fulguração ou vaporização com radiofrequência é o tratamento mais simples, quando requerido pelo paciente. Criocirurgia com pequena ponteira de contato é outra alternativa e lasers vasculares são tratamentos mais sofisticados e mais dispendiosos.

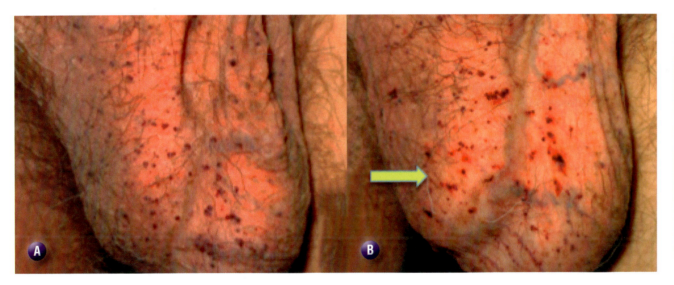

Figura 43.1.10 – **(A-B)** Angioceratoma de escroto ou de Fordyce: são lesões frequentes em pacientes idosos, muitas vezes despercebidas, pois são assintomáticas.

O angioceratoma de Fordyce se caracteriza pelo aparecimento em pacientes idosos de várias e pequenas pápulas ou nódulos eritematovinhosos, de superfície ceratósica, normalmente assintomáticos, e, frequentemente, associados a eritema da área afetada, geralmente o escroto, menos a vulva, a uretra e o clitoris. Sangramento por trauma e, excepcionalmente, de maneira espontânea pode ocorrer. Habitualmente o paciente não procura tratamento que pode ser, quando solicitado, efetuado com:

- Destruição com fulguração ou vaporização com radiofrequência ou laser de érbio ou de CO_2.
- Aplicação de *lasers* vasculares como o Nd:YAG longo pulso, de 1.064 nm (Figura 43.1.10).

Obs: A anestesia com creme de lidocaína e tetracaína a 7% (Pliaglis®) facilitou o tratamento, outrora doloroso, quer pela infiltração do anestésico quer pelo tratamento propriamente dito.

Neoplasias fibrovasculares mais comuns

- Angiofibromas:
  - Pápula fibrosa facial (nasal).

- Pápulas perláceas do pênis (*corona hirsuta penis*).
- Angiofibromas da síndrome de Pringle-Bourneville.
- Acrocórdons e fibromas moles.
- Fibroceratoma.

Pápula fibrosa nasal

Pápula habitualmente única, cor da pele ou eritematosa, superfície às vezes translúcida, mais comumente observada no nariz, menos vezes em outras áreas da face, de adultos. Pode ser confundida clinicamente com carcinoma basocelular incipiente, tricoepitelioma solitário e, sobretudo, com o nevo. Mais de uma lesão ou múltiplas pápulas podem ocorrer e, nesses casos, o diagnóstico de doença de Pringle-Bourneville deve ser lembrado.

Histologicamente há vasos dilatados e faixas colágenas espessas frequentemente com disposição concêntrica ao redor de vasos e anexos, especialmente de pelos. Variantes mais raras como as de células granulosas ou epitelioides podem ocorrer.

Pápulas perláceas do pênis ou corona hirsuta penis

Múltiplas pápulas esbranquiçadas, perláceas, por vezes filiformes, formando um círculo na margem coronal ou sulco da glande e, menos vezes, na haste do pênis.

Geralmente aparece em adolescentes ou adultos jovens. Ocorrendo em 1/3 dos pacientes após a puberdade.

A importância do diagnóstico correto é que, eventualmente, as lesões podem ser confundidas com glândulas sebáceas hipertróficas, papilomas ou condiloma acuminado.

Não é necessário tratamento, já que as lesões são benignas e assintomáticas, mas, às vezes, o próprio paciente, solicita um procedimento para destruir ou tornar as pápulas menos perceptíveis. Nesse caso a vaporização delicada com fulguração, radiofrequência ou *lasers* ablativos como os de CO_2 ou de érbio, feita com anestesia troncular com lidocaína ou mepivacaína sem vasoconstritor ou tópica com benzocaína a 20%. O curativo é feito com pomadas ou cremes com antibióticos (Figura 43.1.11).

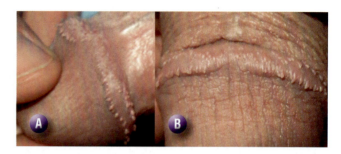

Figura 43.1.11 – **(A-B)** Corona hirsuta penis. *Pequenas pápulas filiformes, formando fileiras. Anestesia tópica com benzocaína a 20% e fulguração ou vaporização com radiofrequência ou lasers ablativos tornam menos aparentes as lesões.*

Angiofibromas múltiplos

São múltiplas pápulas cor da pele ou eritematosas, na face, associadas à esclerose tuberosa ou àdoença de Pringle-Bourneville, de transmissão autossômica dominante, em que há a clássica tríade: angiofibromas, epilepsia e retardo mental (epiloia). Pode também ocorrer com fibro ou tricofoliculomas, na síndrome de Birt-Hogg-Dubé.

Como as lesões múltiplas podem fazer parte de síndromes é sempre importante investigar a ocorrência familial e outras manifestações cutâneas como o tumor de Koenen e a placa *shagreen* e sintomas ou sinais de epilepsia e retardo mental (Pringle-Bourneville). Lesões sistêmicas como o cisto de pulmão e os cânceres renal e de mama devem ser exaustiva e periodicamente pesquisadas em pacientes com fibrofoliculomas na síndrome de Birt-Hogg-Dubé.

O tratamento dos angiofibromas isolados é feito com vaporização ou exérese após anestesia infiltrativa. Nas lesões múltiplas, a vaporização com radiofrequência ou *lasers* ablativos é o método mais eficaz, embora, não totalmente satisfatório (Figura 43.1.12).

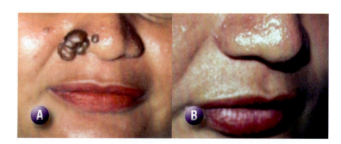

Figura 43.1.12 – **(A-B)** *Angiofibromas múltiplos na síndrome de Pringle-Bourneville. Importante investigar alterações mentais e epilepsia.*

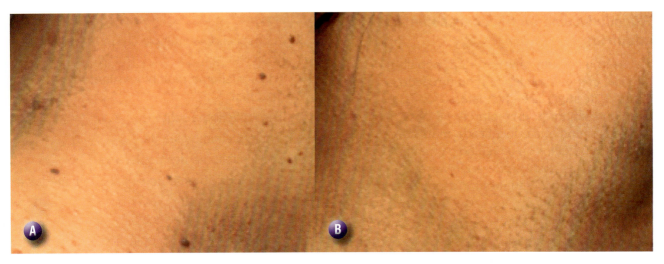

Figura 43.1.13 – **(A-B)** *Acrocórdons: podem estar associados à gravidez, sobrepeso, intolerância à glicose e mesmo ao diabetes. O procedimento pode ser feito com anestesia tópica ou infiltrativa e, nas lesões menores, mesmo sem anestesia.*

Acrocórdons e fibromas moles ou molusco pêndulo

São lesões frequentes mais comumente observadas em pacientes acima dos 40 anos, sem predileção pelo sexo.

Mais comuns em pescoço, axilas, pálpebras e virilhas.

Pequenas pápulas filiformes, sésseis ou pedunculadas, cor da pele ou mais escura.

Lesões globosas, de consistência mole, cor da pele, por vezes volumosas e pedunculadas, localizadas mais comumente nas axilas e virilhas; constituem o molusco pêndulo ou fibroma mole.

Eventualmente estão associadas a lesões de ceratose seborreica.

Podem surgir ou aumentar em número em pacientes com sobrepeso, gravidez, intolerância à glicose e mesmo diabetes.

Às vezes, por torção do pedículo, tornam-se inflamadas, necróticas e dolorosas.

À histopatologia ocasionalmente, observam-se, nas pequenas lesões, alterações epidérmicas semelhantes às da ceratose seborreica. Na derme notam-se faixas colágenas espessas e vasos dilatados. Nas lesões maiores, como as de molusco pêndulo, são também, frequentemente, observadas células adiposas em plena derme.

O tratamento mais simples dos acrocórdons consiste no *shaving* superficial com tesoura, precedido de anestesia infiltrativa formando pequeno botão sublesional ou tópica com lidocaína e prilocaína a 7%, seguido da aplicação de pequeno chumaço de algodão ou, quando necessária, suave fulguração ou vaporização da base (Figura 43.1.13).

Quando não se deseja sangramento como em pacientes em uso de anticoagulantes, portadores de coagulopatias ou com doenças infecciosas como AIDS e hepatites, pode-se empregar a criocirurgia, sem anestesia, com ponteira especial com a qual se pinça a lesão após o congelamento das pontas por imersão em nitrogênio líquido.

Lesões maiores, como as de molusco pêndulo ou fibroma mole, podem ser retiradas com *shaving* profundo com lâmina de bisturi seguido de eletrocoagulação da base ou exérese em fuso, após a anestesia infiltrativa (Figura 43.1.14).

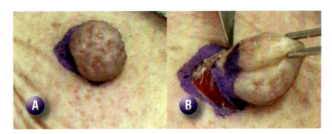

Figura 43.1.14 – **(A-B)** *Molusco pêndulo, uma variante do acrocórdon, mais volumosa, por vezes pedunculada, mais comum nas regiões axilares e inguinais. A anestesia infiltrativa prévia é necessária.*

Fibroceratoma ou fibroceratoma acral adquirido

Lesão incomum mas não rara, pápulo-hiperceratótica, cornoide ou lembrando um dedo extranumerário, de superfície eritematosa, rósea ou cor da pele, apresentando um colarete na base, normalmente assintomática, localizada mais comumente nos dedos, artelhos ou na região palmar de adultos. Eventualmente pode se desenvolver em pacientes em uso de drogas imunossupressoras como a ciclosporina.

Histologicamente há hiperceratose cornoide, papilomatose acentuada, faixas colágenas espessas e entrelaçadas, dispostas verticalmente no centro da lesão e, podem ocorrer, ao redor, vasos dilatados, delgadas faixas reticulares e dendrócitos de forma estrelar.

O tratamento consiste na retirada cirúrgica por *shaving* seguido de vaporização da base ou por fuso (Figura 43.1.15).

Tumores cutâneos com diferenciação pilosa mais comuns

Merecem destaque, pela frequência, o tricoepitelioma e o pilomatricoma.

Há algumas variantes clínicas e/ou histopatológicas relevantes de tricoepitelioma.

- Clínicas:
  - Tricoepitelioma múltiplo ou síndrome de Brooke-Spiegler.
  - Tricoepitelioma múltiplo zosteriforme ou dermatomal.
  - Tricoepitelioma solitário.
  - Tricoepitelioma gigante.
  - Tricoepitelioma desmoplástico.
- Histopatologicamente devem ser salientadas as formas:
  - Tricoepitelioma clássico.
  - Tricoepitelioma desmoplástico.

No tricoepitelioma múltiplo, ou síndrome de Brooke-Spiegler, de transmissão autossômica dominante, há várias pápulas pequenas, cor da pele, de superfície lisa, brilhante e, por vezes, translúcida, com centro, eventualmente, deprimido, de consistência firme, agrupadas, especialmente no lábio superior, sulco nasogeniano e pálpebras. Pode estar associado a cilindromas e outras neoplasias anexiais. Há, ainda, rara forma múltipla dermatomal ou zosteriforme, com pápulas distribuídas em faixa.

O tricoepitelioma solitário, como o nome já diz, é uma lesão única, não hereditária, geralmente papulosa e localizada mais frequentemente na face, diagnosticada habitualmente pelo exame histopatológico (Figura 43.1.16).

O tricoepitelioma gigante, único ou múltiplo, pode, diferentemente das outras formas, medir al-

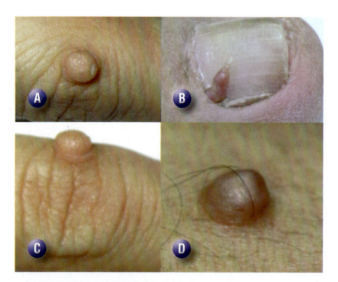

Figura 43.1.15– **(A-D)** *Fibroceratoma acral: lesão elevada lembrando de perto um dedo extranumerário e outra na dobra ungueal, cornoide, ambas tratadas com shaving profundo, seguido de exame histopatológico.*

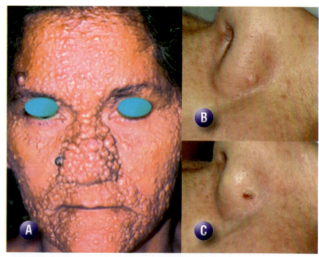

Figura 43.1.16 – **(A-C)** *Tricoepitelioma múltiplo, hereditário e tricoepitelioma solitário, esporádico, na asa esquerda do nariz, antes e após shaving e vaporização com laser de CO_2.*

guns centímetros de diâmetro e é observado mais comumente na coxa ou na região perianal de pessoas idosas.

O tricoepitelioma desmoplástico, que pode ser suspeitado clinicamente pelo aspecto anular com centro deprimido, bordas elevadas, consistência firme, único ou múltiplo, esporádico ou hereditário, é mais comum em mulheres jovens. Sua maior importância é que pode ser confundido, clínica e histologicamente, com carcinoma basocelular esclerodermiforme. Histologicamente o tricoepitelioma clássico é formado por massas de células basalioides típicas, estruturas que lembram as papilas pilosas, e cistos córneos volumosos, envoltos por espessa bainha fibrosa, devendo ser diferenciado, principalmente, do carcinoma basocelular ceratótico. No tricoepitelioma desmoplástico há cordões de células basalioides embebidos em estroma denso, lembrando o carcinoma basocelular esclerodermiforme. A clínica e a ausência de atipia podem ajudar na distinção entre os dois.

O tratamento do tricoepiteloma solitário é feito com *exérese* simples, fulguração ou vaporização com radiofrequência ou *lasers* ablativos.

Os tricoepiteliomas múltiplos são difíceis de tratar, mas a vaporização individual das lesões, isolada ou associada à dermoabrasão ou, principalmente, ao *resurfacing* fracionado ablativo pode oferecer resultados satisfatórios, embora temporários.

Pilomatricoma, pilomatrixoma ou epitelioma calcificado de Malherbe

É um tumor benigno, pouco frequente mas não raro, em geral único e raramente múltiplo, esporádico e menos vezes familial, com diferenciação no sentido das células da matriz do pelo.

Pode ser suspeitado clinicamente pelo aspecto nodular, pseudocístico, medindo de 0,5 a 7 cm com superfície cor da pele ou rósea e consistência firme. Geralmente é localizado na face, pescoço, parte proximal dos membros e, menos vezes, no couro cabeludo e no tronco, sendo mais comum no sexo feminino e na primeira e sexta décadas (Figura 43.1.17).

Raramente podem surgir uma forma gigante ou lesão bolhosa.

"Sinal da tenda": ao estiramento da pele pode apresentar na superfície um aspecto facetado ou com ângulos, lembrando uma tenda ou barraca.

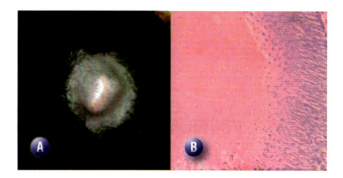

Figura 43.1.17 – **(A-B)** *Pilomatricoma: nódulo de consistência firme, no couro cabeludo. Típica transição entre células eosinofílicas e células basalioides. Podem estar presentes o sinal da "tenda" e o do "sulco ou pseudorruga central".*

"Sinal do sulco cutâneo": ao preguear a pele pode surgir um sulco ou "ruga" no centro da lesão.

Lesões múltiplas, raras, esporádicas e, às vezes, hereditárias. Essas podem fazer parte de síndromes como a de Steinert, associada à distrofia miotônica; de Gardner, com cistos epidermoides com áreas focais de pilomatricoma; de Rubinstein-Taybi (trissomia do cromossoma 9) e a de Turner. Nesses casos é fundamental a orientação genética.

O tratamento consiste na exérese cirúrgica.

Tumores com diferenciação em células mesenquimais primitivas

Dermatofibroma

É uma lesão proliferativa mais que uma neoplasia, às vezes desencadeada por um traumatismo, como uma picada de inseto ou seguindo uma foliculite, formado por células histiocitoides, fibroblastos ou mioblastos-símiles, mas, provavelmente representando células mesenquimais primitivas.

◆ Clinicamente o clássico e típico dermatofibroma é uma lesão "em forma de pastilha", arredondada ou oval, medindo habitualmente menos que 1 cm, de superfície cupuliforme, acastanhada, eritematoacastanhada ou amarelada e de consistência firme, por vezes mais palpável que visível, localizada mais comumente nos membros inferiores, braços e face lateral do tronco (Figura 43.1.18).

◆ Sinal da "covinha", de Fitzpatrick ou da depressão: comprimindo-se a lesão com o polegar e o indicador surge uma depressão, muito sugestiva do dermatofibroma.

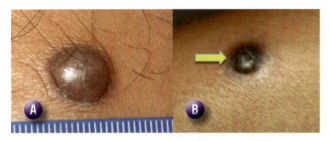

Figura 43.1.18 – **(A-B)** Dermatofibroma. Lesão habitualmente acastanhada mas, eventualmente, azulada ou escura e, por vezes, dolorosa.

Variantes clínicas do dermatofibroma

- Em número: duas ou poucas lesões; múltiplas, por vezes, eruptivas. Essas últimas podem estar associadas à AIDS, a doenças autoimunes como o lúpus eritematoso sistêmico, ao uso de drogas imunossupressoras ou a malignidades como linfomas. No angio-histiocitoma de células multinucleadas, geralmente há várias lesões com tonalidade avermelhada, por vezes purpúricas, localizadas, principalmente, nas mãos.
- Cor: pode ser escura, no dermatofibroma hemossiderótico, e levar à confusão com melanoma ou carcinoma basocelular pigmentado.
- Tamanho: formas gigantes acima de 2 cm são raras e devem ser distinguidas de lesões malignas como o dermatofibrossarcoma.
- Idade: geralmente acomete adultos, porém, a forma fibrosa, pode ocorrer em crianças.
- Superfície: cupuliforme, deprimida ou só levemente elevada, ou mais saliente, séssil ou polipoide, e eritematosa (hemangiomafibroso epitelioide) e, ainda, raramente, com ulceração, mais encontrada na forma fibrosa celular.

Variantes histológicas

- Forma clássica: com hiperpigmentação da basal e projeções no sentido da derme, de "brotos" de células basalioides, lembrando o carcinoma basocelular superficial. Na derme há células ovais ou alongadas, representando as células mesenquimais primitivas entre faixas colágenas espessas e distribuídas irregularmente, (turbilhonamento) e, ainda, um infiltrado mononuclear perivascular especialmente na periferia da lesão.
- Xantomatosa: com vários histiócitos vacuolizados e mesmo células gigantes tipo Touton, por vezes associados a intensa fibrose com hialinose (histiocitoma fibroso lipidizado).
- Angiomatosa ou angio-histiocitoma: com grande número de vasos dilatados e congestos e, por vezes, várias células gigantes(angio-histiocitoma de células multinucleadas).
- Fibrosa aneurismática: com espaços hemorrágicos desprovidos de revestimento endotelial.
- Fibrosa celular: com maior densidade celular, habitualmente, de maior tamanho, acometendo grande parte da derme reticular e mesmo subcutâneo, eventualmente com células pleomórficas (histiocitoma benigno fibroso atípico), podendo gerar confusão com o dermatofibrossarcoma.
- Fibrosaplexiforme: com células fusiformes, tipo fibroblastos, e áreas com células histiocitoides e células gigantes que lembram osteoclastos.
- Forma em paliçada: nesse caso os núcleos dispostos paralelamente lembram os corpúsculos de Verocay, do neurilemoma.
- Histiocitoma fibroso epitelioide. As células são maiores com abundante citoplasma eosinofílico.
- Hemossiderótica: com pigmento acastanhado, Perl's positivo indicando tratar-se de hemossiderina, frequentemente observado no interior de células gigantes.
- Penetrante: invadindo a hipoderme e, eventualmente, até o músculo, devendo ser diferenciado do dermatofibrossarcoma protuberante.
- Dermatofibroma de células monstruosas atípicas: forma que pode ser confundida com lesões malignas como fibrossarcoma.

Tratamento

- Quando a lesão é típica, pequena e, geralmente, assintomática, pode ser deixada sem tratamento.
- A exérese cirúrgica é, na opinião do autor, a melhor forma de tratamento, pois permite o posterior exame histopatológico, às vezes necessário para o diagnóstico diferencial, especialmente com o dermatofibrossarcoma (Figura 43.1.19).
- Criocirurgia: como o tecido fibroso, um dos importantes componentes do dermatofibroma, é bastante resistente ao frio, pode ser tentada a criocirurgia intra ou sublesional.

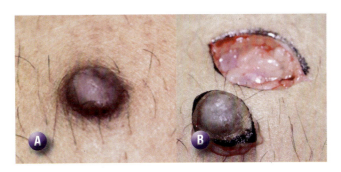

Figura 43.1.19 – **(A-B)** *Dermatofibroma: na opinião do autor, quando necessária, a exérese cirúrgica com posterior exame histopatológico é a melhor forma de tratamento.*

Neoplasias com diferenciação neural

Há vários tumores com diferenciação neural porém os que se observam, frequentemente, na cirurgia dermatológica são:

- Neurofibroma isolado.
- Neurofibromas múltiplos associados à neurofibromatose com várias formas clínicas.
- Neurilemoma, muitas vezes doloroso, por isso fazendo parte do grupo das neoplasias *lend an egg*.
- Neuroma: descrito no grupo de tumores dolorosos.

Neurofibroma isolado

Habitualmente diagnosticado somente pelo exame histopatológico, consistindo, clinicamente, de pápula ou nódulo cor da pele ou rósea, de consistência amolecida e, por vezes, apresentando o sinal do "botão da camisa".

Ao exame histopatológico observa-se o quadro característico: neoplasia composta por células ovais ou "em forma de vírgula" e vasos embebidos em estroma frouxo, com faixas colágenas delgadas, contendo mastócitos e distribuição levemente turbilhonar.

Neurofibroma múltiplo

Geralmente associado ao quadro da neurofibromatose, com várias modalidades clínicas, entre elas a clássica (NF-I) com manchas café com leite e efelidoides e neurofibromas na pele e em estruturas nervosas, além de alterações ósseas como escoliose. O tamanho e a profundidade das lesões de neurofibromas variam, podendo ocasionar deformidades e compressões com as consequentes manifestações neurológicas.

É importante destacar que na NF-I podem ocorrer várias manifestações cutâneas como as manchas *efelidoides* que, nas axilas, configuram o sinal de Crowe. Manchas café com leite em número de seis ou mais, maiores que 0,5 cm, na criança, e, maiores que 1,5 cm, no adulto, são características da neurofibromatose mesmo, ainda, na ausência de neurofibromas. Neurofibromas, de tamanhos variados de poucos a vários centímetros, podem ocorrer nos nervos superficiais e profundos e mesmo no sistema nervoso central. Às vezes há um grande nódulo com vários neurofibromas no interior, lembrando à palpação, um "saco de vermes" (neurofibroma plexiforme). Outras neoplasias nervosas podem coexistir como os gliomas, neurilemomas ou meningiomas. Nevos pigmentares e pilosos gigantes, "*cutis verticis gyrata*, hipertricose na região sacra e macroglossia podem ocorrer na neurofibromatose.

Ademais pode haver, também, várias manifestações endócrinas como mixedema, acromegalia e cretinismo, devidas a alterações na tireoide e paratireoide e ao feocromocitoma.

Manifestações ósseas são comuns na neurofibromatose como a escoliose e o adelgaçamento do córtex dos ossos longos.

Lesões oculares, como os nódulos de Lisch podem ocorrer.

São raros mas pode haver a degeneração neurofibrossarcoma, tumor de Wilms, rabiomiossarcoma e associação a leucemia mielógena crônica (principalmente em criança). O diagnóstico da NF-I requer a presença de dois ou mais dos critérios abaixo relacionados:

- Seis ou mais manchas "café com leite" com diâmetro maior que 5 mm na fase pré-puberal ou maior que 15 mm, pós-puberal.
- Dois ou mais neurofibromas de qualquer tipo ou apenas um, plexiforme.
- Manchas efelidoides nas regiões axilares (sinal de Crowe) ou inguinais.
- Glioma óptico.
- Dois ou mais nódulos de Lisch.
- Lesões ósseas específicas como displasia do esfenoide, displasia ou adelgaçamento cortical de ossos longos, com ou sem pseudoartrose;
- Casos familiares em parentes de primeiro grau como pais, irmãos ou filhos.

■ Neoplasias Cutâneas Benignas Frequentes

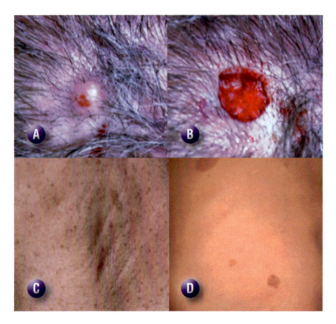

Figura 43.1.20 – *Neurofibroma solitário no couro cabeludo diagnosticado histopatologicamente* **(A-B)**. *Sinal de Crowe: manchas efelidoides na axila* **(C)**. *Manchas café com leite da neurofibromatose de Von Reclinghausen* **(D)**.

O tratamento dos neurofibromas é eminentemente cirúrgico, podendo ser realizada a exérese ou a vaporização de pequenas lesões com radiofrequência ou *lasers* ablativos, após a anestesia infiltrativa com lidocaína a 2% com epinefrina. Lesões em nervos, extensas e profundas, vão requerer a participação de outros especialistas como o neurocirurgião ou o ortopedista.

É muito importante investigar outras alterações concomitantes, principalmente sistêmicas, e fazer uma orientação genética (Figura 43.1.20).

Neurilemoma ou schwanona

O neurilemoma pode ser periférico ou central.

Periférico

Mais comum em mulheres, ainda que raro, o schwanoma é uma neoplasia, geralmente única, de bainha neural, acometendo, habitualmente, os troncos nervosos periféricos (das extremidades). As localizações mais encontradas são a face flexora dos braços, os punhos e joelhos, mas, também, o couro cabeludo, a língua e o pescoço. Geralmente é um nódulo profundo, recoberto por pele normal, amarelada ou rósea, variando de poucos milímetros a 3 cm, de consistência amolecida ou firme, podendo ou não ser doloroso, por isso integra o grupo dos *lend an egg*.

Além da forma nodular cupuliforme, a mais comum, existem a maculosa, que pode fazer parte da síndrome de Carney (mixomas e endocrinopatias), com pigmentação irregular acastanhada, a forma em placa formada por várias pápulas e a plexiforme.

Formas múltiplas podem ser esporádicas ou estar associadas à neurofibromatose tipo II e menos a NF-I.

Central

Pode atingir vários órgãos, inclusive o cérebro, por vezes associado a outras neoplasias como astrocitomas, meningiomas e gliomas.

O quadro histopatológico tem dois padrões:

- Antoni tipo A: mais observado nas lesões firmes – nesse padrão os núcleos basofílicos das células de Schwann se dispõem em paliçadas separadas por tecido eosinofílico, constituindo os corpos de Verocay.
- Antoni tipo B: predominante nos tumores de consistência amolecida, composto por tecido conjuntivo edematoso contendo vasos dilatados.
- Nas lesões antigas há maior número de mitoses que podem sugerir transformação maligna que, raramente, pode ocorrer, na forma de neurofibrossarcoma.

O tratamento dos neurilemomas é a exérese cirúrgica, nas pequenas lesões, geralmente curativa.

Neoplasias cutâneas dolorosas

Como já destacado, os tumores que integram o grupo *lend an egg* são: **l**eiomioma, **e**spiradenoma écrino, **n**eurilemoma ou schwanoma, **e**ndometrioma (endometriose), **g**lomangioma ou tumor glômico e o tumor de células **g**ranulosas.

Dessas neoplasias, nem sempre dolorosas, o tumor glômico, leiomioma, espiradenoma, angiolipoma e o neurilemoma comumente o são. No tumor glômico, frequentemente localizado nas extremidades, eventualmente, subungueal, pode ter a dor desencadeada por frio ou palpação, fato que ajuda o diagnóstico. A consistência amolecida e o aspecto clínico de lipoma orientam o examinador para o diagnóstico de angiolipoma. Um nódulo profundo ao longo de um tronco nervoso de uma extremidade inclina o diagnóstico clínico para neurilemoma. A coloração acastanhada, a forma em pastilha, a consistência firme e a localização nas pernas, braços ou face lateral do tronco e o "sinal da covinha" ajudam o diagnóstico de dermatofibroma. A coloração azulada faz pensar mais comumente em espiradenoma écrino e glomangioma.

Traumatismo único prévio ao aparecimento de lesão acastanhada na perna ou na coxa deve levantar a suspeita de um dermatofibroma. Já a história de traumas repetidos, como digitação, e a presença de tumor subungueal azulado são altamente sugestivos de glomangioma, que pode ser desencadeado, também, por terapêutica com isotretinoína.

Glomangioma ou tumor glômico

Tumor relativamente comum originado de células glômicas (prováveis células musculares lisas modificadas) do invólucro muscular do canal de Sucquet-Hoyer, uma anastomose arteriovenosa, mais frequente nos dedos e na região palmar.

A lesão pode ser única (mais comum) ou múltipla, dispersa ou segmentar, esporádica ou hereditária, aparecendo com maior frequência em pessoas de terceira e quarta décadas, sem predileção por sexo. Quando múltipla pode ocorrer em crianças, o que é raro na forma solitária, e são transmitidos por herança autossômica dominante.

Clinicamente é um nódulo pequeno (habitualmente menor que 1 cm), de coloração violácea, mais

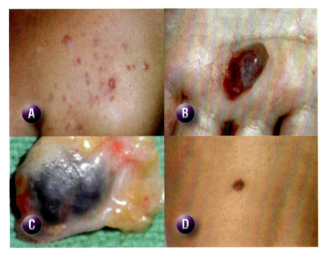

Figura 43.1.21 – *Tumores dolorosos: leiomioma* **(A)**, *neurilemoma* **(B)** *e espiradenoma écrino* **(C)** *são menos comuns e mais frequentemente dolorosos e o dermatofibroma* **(D)**, *mais frequente e menos comumente doloroso.*

frequentemente observado nos dedos, principalmente na localização subungueai ou região palmar. Em muitos casos, sobretudo nos tumores sólidos, há dor paroxística, por vezes intensa, desencadeada pelo frio ou pressão.

Pode estar associado à neurofibromatose, especialmente, à NF-I e, excepcionalmente, ocorre em mucosas como a oral, nos tratos intestinal e respiratório, no fígado, no pâncreas e nos rins.

O tratamento é a exérese, por vezes, com cirurgia micrográfica para assegurar a retirada total da lesão (Figuras 43.1.21 e 43.1.22).

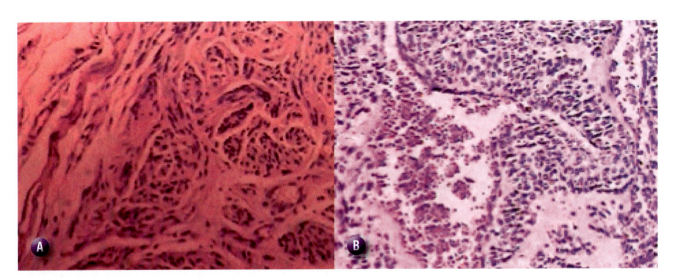

Figura 43.1.22 – **(A-B)** *Neurilemoma e o tumor glômico são neoplasias comumente dolorosas.*

Neoplasias Cutâneas Benignas Frequentes

Espiradenoma écrino

Outro tumor frequentemente mas nem sempre doloroso é o espiradenoma écrino que ocorre mais comumente na parte ventral e superior do corpo, como um nódulo único e azulado ou violáceo mas por vezes de cor da pele normal. Formas gigantes e múltiplas, ocasionalmente, com distribuição segmentar e ocorrência familiar são raras.

A histopatologia é característica com nódulos azulados na derme (*blue-ball*), formados por células de núcleos maiores e mais claros e outras de núcleos menores e mais escuros entremeadas de linfócitos. Espaços ductais são frequentes e colisão com cilindroma pode existir.

Raramente pode haver transformação maligna em espiro-cilindrocarcinoma.

O tratamento de escolha é a exérese cirúrgica que é, normalmente, curativa.

Leiomioma

Leiomioma cutâneo é uma rara neoplasia, originado das fibras musculares lisas do músculo eretor do pelo, da parede vascular, do dartos, do músculo vulvar ou areolar.

Os leiomiomas podem ser:

Solitários

◆ Cutâneo: originado no músculo da parede de uma veia (angioleiomioma). É um nódulo mais comum na perna de pacientes do sexo feminino e que, no início, pode ser indolor, depois surge dor paroxística que costuma se intensificar com a evolução. Formas cavernosas, mais raras, são mais comuns em homens e múltiplas lesões de angioleiomioma, ocasionalmente, ocorrem na pele e em órgãos internos em pacientes com AIDS e contêm vírus Epstein-Baar.
◆ Genital: desenvolvido no músculo dartoico, da vulva ou do mamilo. Geralmente é um nódulo solitário, cutâneo ou subcutâneo, mais comum no escroto, nos grandes lábios e, menos, no mamilo e, curiosamente, costuma ser indolor.

Múltiplos

◆ Forma mais comum de leiomioma.
◆ Originados, habitualmente, do músculo eretor do pelo (piloleiomiomas).

◆ Geralmente são nódulos de 0,2-2 cm de cor acastanhada, consistência firme, móveis sobre os planos profundos e, por vezes, com distribuição em faixa ou dermatomal, mais comumente localizados no tronco e nas extremidades e, menos, na língua.
◆ Há formas hereditárias com transmissão autossômica dominante por vezes associada a carcinomas renais. Em pacientes do sexo feminino pode haver miomas uterinos, além dos cutâneos.
◆ Na mutação do gen *hidratase fumarato*, com herança autossômica recessiva eventualmente ocorrem, em crianças, distúrbios neurológicos e, nos portadores adultos, leiomiomas, leiomiossarcomas, carcinomas renais e, mais raramente, em mulheres.
◆ Na síndrome da Alport, de transmissão autossômica ligada ao cromossoma X, podem ocorrer leiomiomas na vulva, na área perianal, nos tratos intestinal, respiratório e genital. O mais importante desta síndrome é a possível coexistência com maculopatia, surdez e nefropatia.
◆ Leiomioma múltiplo eruptivo pode estar associado à leucemia linfocítica crônica.

Histologicamente os leiomiomas são formados por faixas de músculo liso na derme e, às vezes, no subcutâneo, associados a vasos dilatados (angioleiomioma), a adipócitos e a vasos (angioleiolipoma). Associadas (as faixas musculares) e não associados.

Tratamento dos leiomiomas

Quando as lesões são solitárias e indolores ou pouco dolorosas não é necessário tratamento.

Quando dolorosas podem ser tentadas:
◖ Aplicação de gelo nas lesões.
◖ Nifedipina oral.
◖ Doxazosina oral (antagonista adrenérgico).
◖ Injeçãointralesional de toxina botulínica.
◖ Exérese cirúrgica.
◖ Nas lesões múltiplas sempre investigar casos familiares, para orientação genética, e a coexistência de lesões muito mais graves como carcinoma renal ou mamário, alterações neurológicas, oculares, auditivas e renais, leucemia e AIDS.

Neuromas

Outro tumor habitualmente doloroso é o neuroma, que pode ser:

Solitário

- Traumático mais comum em locais de amputação, especialmente de dedo extranumerário.
- Encapsulado: nódulo firme mais frequente ao redor do nariz e que pode ser clinicamente confundido com nevo ou carcinoma basocelular.

Múltiplo

Faz parte de uma síndrome de transmissão autossômica dominante, por mutação do proto-oncogen RET, em que há:

- Múltiplos neuromas especialmente na cavidade oral, na esclera e na conjuntiva e, menos comumente, na pele.
- Possível associação a carcinoma medular da tireoide, feocromocitomas bilaterais e ganglioneuromatose intestinal difusa.

O tratamento pode ser realizado com a exérese cirúrgica, lembrando que o neuroma traumático pode surgir após um procedimento. Muito importantes são: a orientação genética, nos casos hereditários, e a investigação periódica de malignidade interna como a da tireoide.

Angiolipoma

Angiolipoma pode ser único ou múltiplo e tem o aspecto clínico semelhante aos demais lipomas. De relevante devem ser destacados que:

- Pode ser doloroso.
- Por vezes está associado a malformações vasculares.
- Pode ser induzido pelo tratamento de HIV com inibidores da protease.

O tratamento de eleição é a exérese cirúrgica após anestesia infiltrativa tipo intumescente. Quando superficial é facilmente retirado com descolamento do tecido adiposo e expressão da base do tumor.

Endometriose ou endometrioma

Rara lesão nodular, geralmente menor que 1 cm, azul-escura, sensível ou nitidamente dolorosa, localizada mais comumente perto do umbigo e em cicatriz abdominal após procedimento ginecológico em mulheres de meia-idade. As chaves para o diagnóstico são:

- Localização.
- Procedimento ginecológico prévio.
- Sangramento cíclico em muitos casos.
- Presença de tecido contendo estruturas glandulares, decidualizado, com hemácias extravasadas e depósitos de hemossiderina.

O tratamento consiste na exérese cirúrgica precedida ou não de medicação sistêmica com danazol.

Tumor de células granulosas ou tumor de Abrikossoff

Raro tumor integrante do grupo *lend an egg* que ocorre mais comumente em pacientes adultos, do sexo feminino e de cor escura.

A localização habitual é a língua e, na pele, na face e no pescoço.

É geralmente único, embora formas múltiplas possam ocorrer, e seu tamanho habitualmente varia entre 0,5 a 2 cm.

A superfície eritematosa, dependendo da localização, pode ser papilomatosa e mesmo verrucosa e, eventualmente, erosada ou ulcerada.

Neoplasias clinicamente maiores que 3 cm, de crescimento rápido, recidivantes e, à histopatologia, com atipia, áreas de necrose e células fusiformes, devem fazer pensar na rara forma maligna do tumor de Abrikossoff.

O diagnóstico, muitas vezes, é feito histopatologicamente devido à presença característica de células poligonais, por vezes multinucleadas, de citoplasma amplo e contendo grânulos facilmente visualizados, mesmo em cortes corados pela hematoxilina-eosina (Figura 43.1.23).

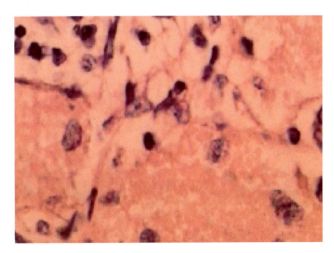

Figura 43.1.23 – *Tumor de células granulosas. Notar as típicas células, por vezes multinucleadas, de citoplasma amplo contendo grânulos facilmente visualizados mesmo à hematoxilina-eosina.*

O tratamento mais efetivo é a exérese cirúrgica convencional e, nos casos recidivantes e com suspeita de malignidade, a cirúrgica micrográfica.

BIBLIOGRAFIA CONSULTADA

1. Azulay RD, Azulay DR, Azulay-Abulafia L et al. Dermatologia, 6 ed. Rio de Janeiro: Guanabara Koogan. 2013; 1133p.
2. Boschnakow A et al. Ciclosporin A-induced sebaceous gland hyperplasia. Br J Dermatol. 2003; 149:193.
3. Calonje E, Brenn T, Lazar A et al. McKee's Pathology of the Skin 4ª ed. Rio de Janeiro: Elsevier. 2012; 1768p.
4. Chen PL et al. Fordyce spots of the lip responding to electrodesiccation and curettage. Dermatol Surg. 2008; 34:960.
5. James WD, Berger TG, Elston DM et al. Andrews' Diseases of the Skin, 12 ed. Filadélfia: Elsevier. 2015; 965p.
6. Lee A et al. Cutaneous umbilical endometriosis. Dermatol Online J. 2008; 14(10):23.
7. Ocampo-Candiani J et al. Treatment of Fordyce spots with CO_2 laser. Dermatol Surg. 2003; 29:869.
8. Onder M et al. A new indication of botulinum toxin: leiomyoma-related pain. J Am Acad Dermatol. 2009; 60(2): 325-8.
9. Pang SM, Chau YP. Cyclosporin-induced sebaceous hyperplasia in renal transplant patients. Ann Acad Med Singapore. 2005; 34:391.
10. Perrett CM et al. Topical photodynamic therapy with methyl aminolevulinate to treat sebaceous hyperplasia in an organ transplant recipient. Arch Dermatol. 2006; 142:781.
11. Qiao J et al. Acquired digital fibrokeratoma associated with ciclosporin treatment. Clin Exp Dermatol. 2009; 34(2): 257-9.
12. Rishpon A et al. Neuroma formation and toe amputation resulting from stonefish envenomation. Arch Dermatol. 2008; 144 (8):1076-7.
13. Rivitti EA. Manual de dermatologia clínica de Sampaio e Rivitti. São Paulo: Artes Médicas. 2014; 736p.

Capítulo 43.2

Cirurgia de Cistos e Lipomas

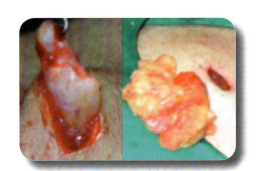

Nalu Iglesias Martins de Oliveira
Alcidarta dos Reis Gadelha

Pontos de destaque

- Cistos e lipomas são tumores benignos muito comuns na prática dermatológica e, como há diversos tipos, é necessário identificá-los para indicar o melhor tratamento em cada caso.
- Cistos podem ser originados do folículo piloso e os mais frequentes são cisto epidermoide, mílio, cisto de inclusão e cisto pilar ou de glândulas como o hidrocistoma.
- Quando múltiplos, os cistos epidermoides podem ser hereditários, necessitando orientação genética, e/ou fazer parte de síndromes como a de Gardner, com implicações extracutâneas muito mais graves, como a polipose intestinal.
- É importante, também, destacar que múltiplos cistos epidermoides podem ser desencadeados por tratamento pela ciclosporina em transplantados.
- Alguns cistos como o verrucoso e o plantar podem estar associados à infecção pelo HPV como o 60, o 20, o 24 e o 80, entre outros; e múltiplos cistos verrucosos podem fazer parte da epidermodisplasia verruciforme ou de quadros similares à epidermodisplasia ligados à imunossupressão com diminuição do CD4.
- Os hidrocistomas apócrinos múltiplos das pálpebras podem ser reveladores de doenças mais graves, como a hipoplasia dérmica focal e a displasia ectodérmica; assim como o cisto *vellus* múltiplo pode estar associado à insuficiência renal, como na síndrome de Lowe (síndrome óculo-cérebro-renal), e à displasia ectodérmica hidrótica ou anidrótica.
- A complicação mais frequente dos cistos, especialmente dos epidermoides, é a ruptura levando a inflamação e/ou infecção e à recorrência.
- O cisto proliferante, mais comumente do tipo pilar, pode mimetizar, histologicamente, um carcinoma espinocelular, pelas zonas de hiperplasia pseudoepiteliomatosa que contém, mas é rara a verdadeira evolução para cisto proliferante maligno.
- O tratamento mais comum dos cistos é a incisão, a eliminação do conteúdo e a remoção da cápsula e, nos tumores maiores, a retirada inteira da lesão com a técnica do "chapeuzinho".

■ CIRURGIA DE CISTOS E LIPOMAS

- Os lipomas podem ser isolados ou múltiplos e, nesse último caso, fazer parte de síndromes lipomatosas como a doença de Dercum ou de Madelung. Ademais, as lipomatoses podem estar associadas à obesidade e ao alcoolismo ou ser desencadeadas por tratamentos com antirretrovirais, antidiabéticos como o rosiglitazone e quimioterápicos.

- Como os cistos, os lipomas podem, ainda, revelar doenças mais graves associadas, como na síndrome de Bannayan-Riley-Ruvalcaba, autossômica dominante, em que há malformações vasculares do sistema nervoso, macrocefalia, retardo mental, alterações ósseas, pólipos intestinais e tireoidite de Hashimoto; como também a de Gardner, em que é mandatório supervisionar periodicamente o paciente pois, em metade dos casos, desenvolve-se um carcinoma de cólon, por vezes fatal, em indivíduos com menos de 30 anos de idade.

- Transformação maligna em lipossarcoma é excepcional.

- O tratamento mais comum dos lipomas é, após anestesia intumescente, a incisão sobre o tumor (em tamanho bem inferior ao do lipoma); descolamento e expressão manual levando à extrusão da gordura. Lembrar que lipomas localizados na fronte, região temporal e dorso frequentemente são intra ou submusculares.

Cistos

Cistos são lesões muito frequentes e que possuem aspectos e origens diferentes. Atualmente, uma classificação simples e objetiva dos cistos em foliculares e glandulares compreende a maioria das lesões, todavia há, ainda, formas especiais como os pseudocistos auriculares.

Os cistos foliculares podem ser originados do infundíbulo como o epidermoide, do óstio folicular (comedoniano), do istmo de pelo anágeno (triquilemal) e da parede sebácea (esteatocistoma). O pilomatricoma cístico se origina das células da matriz do pelo e os híbridos ou mistos têm aspectos combinados como epidermoide e triquilemal; cisto *vellus* eruptivo e esteatocistoma e cisto verrucoso e pilomatricoma cístico.

Eventualmente os cistos podem estar associados à presença de papiloma vírus, como o plantar (HPV 60) e o verrucoso (HPV 49).

Vale destacar que múltiplos cistos epidermoides podem estar associados a:

- Síndromes como a de Gardner em que há, também, polipose, osteomas de mandíbula e fibromatose intestinal e, por vezes, outras neoplasias cutâneas como lipoma, pilomatricoma e leiomioma. Nesse caso, embora não patognomônica, a presença ao exame histopatológico de diferenciação matricial, com células basalioides e "fantasmas" sugere, fortemente, o diagnóstico de síndrome de Gardner.

- Tratamento com ciclosporina em pacientes transplantados.

- Epidermodisplasia verruciforme. Podem surgir múltiplos cistos verrucosos associados a HPV 20, HPV 24 e HPV 80, entre outros, e, também, a lesões epidérmicas similares à epidermodisplasia em casos de imunossupressão com linfopenia CD4.

No cisto proliferante, geralmente triquilemal, há proliferação de células epiteliais com hiperplasia pseudoepiteliomatosa imitando de perto um carcinoma espinocelular. Entretanto, transformação maligna para doença de Bowen, carcinoma espinocelular invasivo ou basocelular é excepcional e é suspeitada quando, clinicamente, há um rápido crescimento da lesão e, histologicamente, quando há presença de áreas nitidamente benignas e outras com franca atipia celular.

- Cistos derivados da unidade pilossebácea:
  - Cisto epidermoide.
  - Lúpia.
  - Mílio.
  - Cisto comedoniano.
  - Cisto epidermoide pigmentado.
  - Cisto de inclusão.
  - Cisto epidermoide plantar.
  - Cisto epidermoide verrucoso.
  - Cisto dermoide.
  - Cisto triquilemal ou pilar.

- Cisto proliferante.
- Cisto híbrido.
◆ Cistos glandulares:
  - Hidrocistomas écrino, apócrino e híbrido (misto).
  - Cisto da rafe mediana.
  - Cisto do ducto tireoglosso.
  - Cisto tímico cervical.
  - Cisto ciliado cutâneo.
  - Cisto broncogênico.

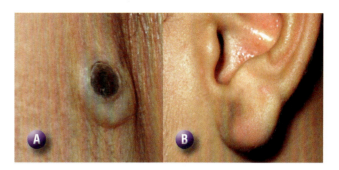

Figura 43.2.1 – **(A-B)** Cistos epidermoides em localizações comuns. No lóbulo da orelha não deve ser confundido com queloide.

Clínica e histopatologia

Cistos foliculares

Cisto epidermoide

É a forma mais comum de cisto e se desenvolve aparentemente de maneira espontânea ou provocado por traumatismo que leva à alteração da parede folicular e à oclusão.

Ocorre mais comumente em adultos jovens e de meia-idade; quando aparece antes da puberdade deve-se suspeitar da possibilidade de síndrome de Gardner, principalmente quando múltiplo, ou de cisto dermoide, quando único e localizado no terço distal da sobrancelha.

Não tem predileção por sexo.

A face, o tronco e os membros são os locais mais acometidos. Também são comuns na vulva e no escroto, aqui habitualmente denominado de lúpia.

Caracteriza-se por nódulo de poucos milímetros a alguns centímetros de diâmetro.

É recoberto por pele lisa e brilhante e, quando inflamado ou infectado, eritematosa.

É móvel sobre os planos profundos mas aderente à superfície cutânea.

Geralmente contém um ponto escuro, semelhante a um cômedo, habitualmente central (*punctum*) que corresponde ao seu pertuito na epiderme (Figuras 43.2.1 e 43.2.2).

Quando liberado, espontaneamente ou por expressão, o conteúdo do cisto, formado principalmente por queratina macerada, tem aspecto caseoso e odor comparável ao da manteiga rançosa.

Rompendo-se provoca reação inflamatória comumente do tipo corpo estranho que pode levar à destruição total ou parcial do cisto, por vezes so-

brando apenas restos de queratina. Entretanto, pequeno fragmento residual da cápsula pode ocasionar a recrudescência da lesão. Após a ruptura da parede cística e o surgimento da inflamação, a lesão rapidamente aumenta de volume e se torna edemaciada, eritematosa, dolorosa e, por vezes, com a evolução, flutuante.

O *Staphilococcus aureus* e anaeróbios podem ser isolados do conteúdo do cisto quando inflamado, porém, é questionável o papel etiopatogênico desses microrganismos e até mesmo o emprego sistêmico ou intralesional de antibióticos.

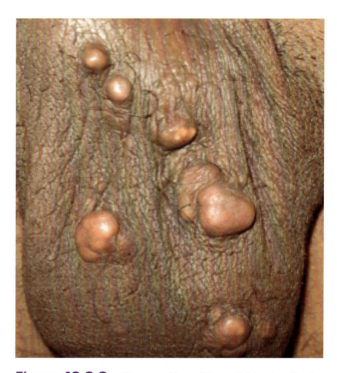

Figura 43.2.2 – Cistos epidermoides múltiplos localizados no escroto, habitualmente denominados de lúpia. O tratamento é o mesmo do cisto de outras localizações.

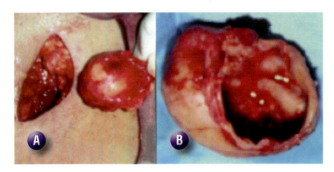

Figura 43.2.3 – **(A-B)** Notar a cápsula espessa no cisto pilar o que facilita a remoção integral e justifica a menor incidência de ruptura, inflamação e/ou infecção que no cisto epidermoide. O conteúdo denso e a maior espessura da cápsula dificultam a utilização da técnica de incisão e expressão frequentemente empregada nos pequenos cistos epidermoides.

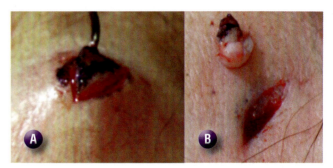

Figura 43.2.4 – **(A-B)** Técnica do "chapeuzinho" em cisto epidermoide – faz-se um pequeno fuso na superfície do cisto.

Uma regra não totalmente comprovada é que quando o eritema se estende além dos limites da lesão deve-se pensar em infecção e quando se restringe ao cisto, em inflamação. Nesses casos, a drenagem, a exérese com curetagem e a cauterização com ácidos, como o tricloroacético concentrado ou a 70%, levam, rapidamente, à involução da lesão e dos sinais de inflamação, como o eritema, o edema e a dor, o que corroboraria a tese de inflamação e não de infecção (Figura 42.2.3).

Tratamento cirúrgico do cisto epidermoide

Anestesia-se a lesão com lidocaína a 1-2%, habitualmente com adrenalina, normalmente com seringa *carpule*, procurando-se injetar o líquido logo abaixo da epiderme, tentando induzir ao descolamento da parede cística dos tecidos circundantes, mas sem perfurar a cápsula. Complementa-se a anestesia infiltrando solução tipo a "regra dos 4" ao redor e abaixo do nódulo.

Após 15 minutos de espera, faz-se uma pequena incisão com lâmina nº 11 ou com um *punch* e, em seguida, a drenagem por expressão lateral delicada. Completa-se a retirada da cápsula esbranquiçada, que se exterioriza parcial ou totalmente, com tração utilizando-se uma pinça tipo Kelly e descolando-se, cuidadosamente, com tesoura de Iris, a parede do cisto do tecido circundante. Efetua-se uma sutura simples com fio mononáilon e faz-se um curativo com a aplicação de antibiótico tópico e compressão com gaze estéril ou simplesmente a colocação de um Micropore®. Essa técnica se aplica principalmente aos cistos pequenos e íntegros.

Quando a lesão for maior é aconselhável utilizar a técnica do "chapeuzinho", ou seja, fazendo-se um pequeno fuso na parte central do cisto incluindo o *punctum*. Tracionando-se o fuso com gancho tipo Gilles, descola-se a parede do cisto dos tecidos vizinhos procurando retirá-lo por inteiro e, em seguida, sutura-se o defeito cirúrgico por planos ou com pontos de Donatti, para evitar espaço morto e, consequentemente, reduzir a possibilidade de hematoma e/ou infecção (Figuras 43.2.4 e 43.2.5).

Cisto epidermoide inflamado

A injeção intralesional de triancinolona 2,5 a 5 mg/mL (cada injeção consistindo em 0,05 a 0,25 mL) pode ocasionar involução completa do cisto ou diminuir o seu volume facilitando a sua posterior retirada.

Cisto epidermoide infectado

A infecção tende a ocorrer mais comumente em cistos grandes e com maior tempo de evolução, e geralmente está associada a traumatismo, expressão e/ou ruptura da cápsula.

O cisto infectado é doloroso e, às vezes, flutuante e com eritema que se estende além das margens da lesão, diferindo da inflamação em que o eritema se limita ao local do cisto.

Nos cistos infectados pode-se fazer a anestesia tópica com resfriamento (etilclorido) ou mistura eutética de anestésicos locais como a prilocaína e a lidocaína a 2,5% (EMLA) ou, melhor, de tetracaína + lidocaína a 7% (Pliaglis® – Galderma), antes de realizar a anestesia local infiltrativa. É importante lembrar que o baixo pH dos tecidos infectados pode tornar o anestésico menos efetivo. Para melhorar a qualidade da anestesia nesses casos, pode-se

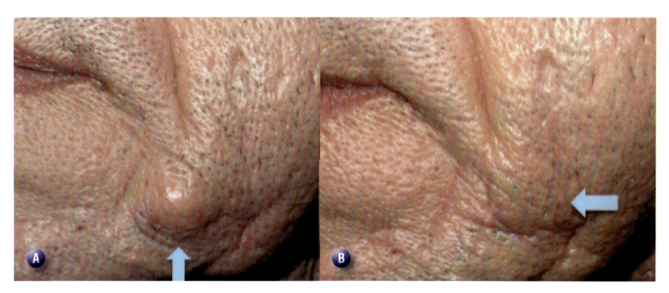

Figura 43.2.5 – Cisto epidermoide antes (A) e após (B) a retirada com a técnica do fuso.

aumentar a concentração da lidocaína na solução como na "regra dos quatro" e começar a infiltrar a lidocaína a 2%, com seringa tipo *carpule*, ao redor e, em seguida, na superfície da lesão. Logo após, infiltra-se a solução anestésica, usando-se seringa descartável, abaixo do nódulo e esperam-se 15 minutos antes de começar o procedimento.

Exemplo de solução anestésica mais efetiva em casos de cisto infectado ou inflamado:

- Lidocaína 2%   6 mL
- Bicarbonato de sódio 8,4%   6 mL
- Adrenalina 1:1.000   4-6 gotas
- Lincomicina injetável 300 mg/mL 1 mL
- Soro fisiológico estéril qsp   40 mL

Faz-se a perfuração da pele na área do cisto com um *punch* ou incisão com lâmina de bisturi nº 11, procurando colocá-la ao longo das linhas de tensão da pele. Em seguida, pressiona-se lateralmente o cisto para facilitar a saída do material purulento. Pode-se coletar o conteúdo do cisto para a cultura, sendo o agente mais comumente isolado o *Staphyloccocus aureus*. O antibiótico de escolha é da classe dos macrolídeos (p. ex., eritromicina) ou orientado pelo antibiograma e iniciado 2-3 dias antes do procedimento.

Após a drenagem, pode-se lavar a cavidade infectada com solução salina estéril e antibiótico injetável, como lincomicina ou gentamicina, puro ou associado a corticoide, como triancinolona ou dexametasona. Faz-se a curetagem do local onde se encontrava o cisto e a cauterização com iodo ou ácido tricloroacético (solução saturada) ou a 70%, tentando destruir os fragmentos de cápsula porventura existentes e que possam levar à recrudescência da lesão. Recomenda-se, geralmente, que o tecido infectado não seja suturado, ocorrendo a cicatrização por segunda intenção, entretanto, suturando-se por planos ou com pontos Donatti reduzem-se o espaço morto e o sangramento e a cicatrização ocorre normalmente e sem descência (Figuras 43.2.6 e 43.2.7).

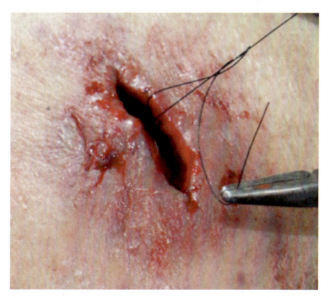

Figura 43.2.6 – Cisto rôto e infectado. Após incisão, drenagem, curetagem e aplicação de ácido fenólico para tentar destruir os resíduos de cápsula. Pontos Donatti, para diminuir o espaço morto e evitar hematoma e infecção.

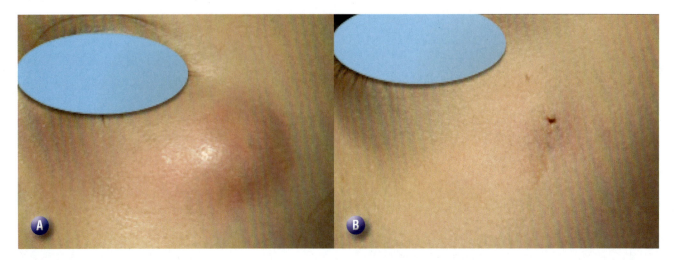

Figura 43.2.7 – Cisto na região zigomática próximo à pálpebra inferior esquerda. Antes (A) e após o tratamento (B).

Lúpia

Como já mencionado, às vezes, cistos epidermoides ocorrem na genitália (grandes lábios e escroto) e, nesses casos, são comumente múltiplos, ocasionalmente hereditários, e recebem a denominação de lúpia.

O tratamento da lúpia é o mesmo do cisto epidermoide pequeno: infiltra-se o anestésico na superfície para descolar a parede do cisto; fazem-se a incisão, a expressão digital e a retirada da cápsula tracionando-a com pinça Kelly ou gancho e dissecando-a delicadamente com tesoura de Iris. Põe-se um curativo simples com pomada de antibiótico e gaze estéril cobrindo toda a região afetada.

Complicações da cirurgia

Hematoma, infecção secundária e recidiva da lesão.

Mílio

É um cisto ceratinoso, pequeno, geralmente menor que 3 mm, com superfície esbranquiçada ou amarelada, originado do infundíbulo de pelos *vellus* (primário) ou do ducto écrino e de paredes foliculares, nos processos de reparação da epiderme, nos secundários.

Pode ser primário ou espontâneo e secundário a várias enfermidades bolhosas e não bolhosas, traumatismos e uso de medicamentos.

Quanto ao número pode ser lesão solitária ou lesões múltiplas e essas por vezes eruptivas, lineares ou em placas.

Pode ser congênito, hereditário ou adquirido. Lesões primárias congênitas ou que aparecem no recém-nascido são muito comuns (50% dos bebês), mais frequentemente localizados na face, principalmente no nariz, no tronco superior e na raiz dos membros e involuem espontaneamente em poucas semanas. Centenas de lesões podem ser transmitidas de maneira autossômica dominante, sendo mais frequentes na face, às vezes, confluentes, e também desaparecem em poucas semanas.

Lesões secundárias podem surgir após traumas como dermoabrasão, *laser* ablativo, enxertos, radioterapia e *peelings*. Ademais, podem estar associadas a doenças como penfigoide, pênfigo, epidermolise bolhosa adquirida, dermatite de contato, lúpus eritematoso e, às vezes, fazendo parte de genodermatoses como a paquioníquia congênita, a síndrome de Bazex, a do nevo basocelular e a de Brooke-Spiegler.

Lesões secundárias também podem surgir em decorrência de tratamento com corticoides, hidratantes, ciclosporina e 5-fluoracil.

Histologicamente o mílio é uma miniatura de um cisto epidermoide, com sua parede epitelial completa e conteúdo formado por lâminas de queratina.

Tratamento do mílio

O mílio espontâneo costuma involuir sem tratamento, mas não o secundário.

- Clínico: cremes de retinoides tópicos e minociclina sistêmica podem ser empregados principalmente em lesões múltiplas como a forma em placa ou disseminada.

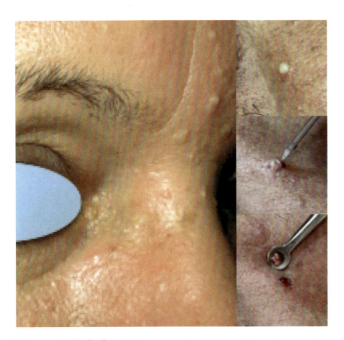

Figura 43.2.8 – *Mílio espontâneo em adulto – forma simples e fácil de remover com anestesia tópica ou infiltrativa ou mesmo sem anestesia.*

◆ Cirúrgico: após anestesia tópica, infiltrativa em forma de pequeno botão sublesional ou mesmo sem anestesia, perfura-se a superfície com agulha 16 ou lâmina 11 e, em seguida, eliminam-se o conteúdo e a cápsula fazendo-se a expressão com dois cotonetes ou dedos ou, o que nos parece melhor, com o extrator de comedão. Vaporização com *laser* de CO_2 ou ponteira em forma de agulha de aparelho de radiofrequência também pode ser empregada no tratamento do mílio (Figura 43.2.8).

Cisto comedoniano

Observado comumente na acne e na erupção acneiforme causada por hidrocarbonetos, o cisto comedoniano representa um cisto de oclusão folicular.

Pode ser aberto (quando o óstio folicular não está bloqueado) – de cor escura; e fechado, de cor esbranquiçada, devido à obstrução ostial.

Histologicamente observa-se, normalmente, glândula sebácea volumosa vinculada a um pequeno folículo piloso dilatado por queratina e restos celulares.

O tratamento consiste na perfuração dos cômedos fechados com agulha e expressão, também dos abertos, com extrator de comedão.

Cisto epidermoide pigmentado

Variante pigmentada devido à presença no seu interior de múltiplos pelos terminais, o que o difere do cisto *vellus*.

O tratamento é similar ao dos demais cistos epidermoides.

Cisto de inclusão

Ocorre após traumatismo como o de grampeador, agulha de máquina de costurar ou o provocado pelo hábito de morder as unhas, levando à implantação do epitélio na derme.

É mais comum na região plantar, palmar e em dedos.

É revestido por epitélio estratificado completo e o conteúdo é ceratinoso, semelhante ao cisto epidermoide.

O tratamento é similar ao do cisto epidermoide, com anestesia infiltrativa ou bloqueio, incisão, expressão e retirada do restante da cápsula com pinça ou utilizando a técnica do "chapeuzinho" procurando removê-lo sem romper a cápsula (Figura 43.2.9).

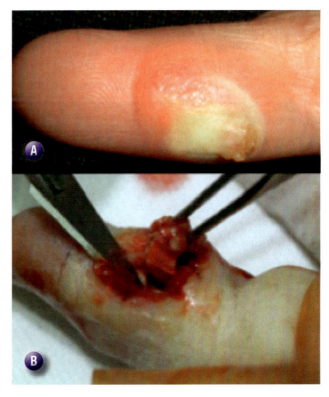

Figura 43.2.9 – *Cisto de inclusão no polegar após traumatismo* **(A)**. *Exérese usando a técnica de fuso suprajacente com bloqueio anestésico digital* **(B)**.

Cisto epidermoide plantar

Quase sempre observado em japoneses, na região plantar e, menos, na palmar.

Representa uma forma especial de cisto de inclusão pois, às vezes, está associado ao HPV 60, demonstrado por imunoperoxidase.

Forma mais rara ainda é a gigante e invasiva que atinge o plano muscular.

A parede, epidermoide, pode conter inclusões citoplasmáticas eosinofílicas e células vacuolizadas na camada córnea; ocasionalmente paraceratose com ausência da granulosa pode ser notada.

O conteúdo é formado por queratina ortoceratótica.

O tratamento é idêntico ao dos demais cistos de inclusão – exérese simples ou extensa na forma gigante e penetrante.

Cisto epidermoide verrucoso

Variante do cisto epidermoide é observada principalmente na face e no dorso de adultos, sem predileção por sexo.

Vários tipos de HPV têm sido isolados da parede cística como o HPV-59.

Formas múltiplas podem estar associadas à epidermodisplasia verruciforme e à infecção pelo HPV 20, HPV 24, HPV 80, entre outros.

Lesões múltiplas podem, também, fazer parte de um quadro similar ao da epidermodisplasia verruciforme associado à imunodepressão com linfopenia CD4.

A exérese é o tratamento de escolha.

Esteatocistoma

Pode ser:

- Simples.
- Múltiplo.

Cinicamente são pequenas lesões papulosas cor da pele ou amareladas, habitualmente menores que 1,5 cm.

Esteatocistoma simples

Forma menos comum do que o esteatocistoma múltiplo.

Não hereditária.

Mais frequente em adultos.

Não tem predileção por sexo.

Lesão solitária.

Clinicamente é, na maioria das vezes, um pequeno cisto (menor que 1,5 cm).

Localizado principalmente na face, no tronco e nas extremidades.

Histologicamente caracteriza-se por pequeno cisto na derme, de parede epitelial delgada e sinuosa, sem granulosa, similar ao revestimento da glândula sebácea, e superfície luminal com cutícula eosinofílica.

Há, caracteristicamente, pelos e glândulas sebáceas maduras, mas, pequenos, aderidos à face externa da parede cística.

O conteúdo do cisto, de aspecto fluido e de cor amarelada, contém queratina e, eventualmente, fragmentos de pelos *vellus*, lembrando o cisto *vellus* eruptivo.

Nas formas híbridas há quadros histopatológicos mistos como a presença de camada granulosa na parede, observada no cisto epidermoide ou, ainda, diferenciação matricial, como no pilomatrixoma cístico.

Esteatocistoma múltiplo

É mais comum que a forma simples e solitária.

Surge normalmente em adolescentes e adultos jovens, porém, raras vezes, mais tardiamente.

Frequentemente de caráter hereditário e de transmissão autossômica dominante.

Clinicamente são múltiplas lesões nodulares císticas pequenas, dérmicas, entre 2-6 mm de diâmetro, de cor amarelada e sem *punctum*.

Mais comuns no tronco anterossuperior, parte proximal dos braços, axilas e coxas.

Formas menos comuns são a papulosa facial, com lesões restritas à face e ao couro cabeludo; a genital; a forma linear – em faixa, congênita ou aparecendo na adolescência; e, ainda, a forma nodular hipodérmica, formando massas que lembram um lipoma.

Rara, também, é a forma supurativa em que as lesões costumam ser de tamanhos maiores que 2 cm, tendem a se romper e a supurar e o conteúdo, diferentemente do que ocorre na forma habitual de esteatocistoma (inodoro) é de odor desagradável.

Histologicamente, o esteatocistoma múltiplo tem as mesmas características das do simples – isto é, com revestimento epitelial idêntico ao da glândula sebácea, escamoso e estratificado, sem interposição de camada granulosa; ondulado, com glândulas sebáceas aderidas à sua face externa.

Como no simples podem, também, existir fragmentos de pelos *vellus* no interior do cisto, aproximando-o, histologicamente, do cisto *vellus* eruptivo. Por isso, esteatocistoma e cisto *vellus* eruptivo poderiam ser considerados variantes de um mesmo quadro.

Formas híbridas como epidermoide e esteatocistoma; pilomatricoma e esteactocistoma e também podem ocorrer.

Tratamento do esteatocistoma

- Excisão cirúrgica como descrito para cistos epidérmicos, quando há poucas lesões.
- Incisão e drenagem.
- Aspiração do conteúdo dos cistos.
- Vaporização com eletrocirurgia ou *laser* de dióxido de carbono (Figuras 43.2.10 e 43.2.11).
- Isotretinoína por via oral pode ser utilizada nos casos supurativos de esteatocistomas.

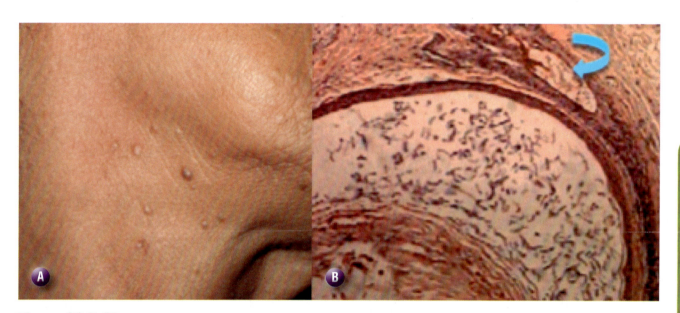

Figura 43.2.10 – **(A-B)** Esteatocistoma múltiplo. Pequenas e múltiplas lesões com folículos pilosos e/ou glândulas sebáceas rudimentares que se ligam à parede do cisto.

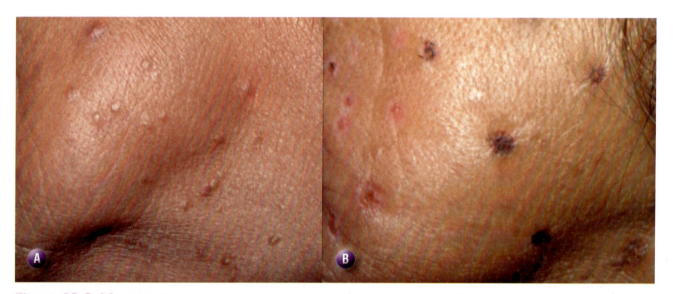

Figura 43.2.11 – **(A-B)** O tratamento pode ser feito com pequena incisão feita com lâmina 11 seguida de expressão ou vaporização como no presente caso, feita com laser de CO_2.

Cisto eruptivo do pelo *vellus*

O cisto *vellus* eruptivo caracteriza-se, clinicamente, por pequenas pápulas cupuliformes, entre 2-4 mm, cor da pele ou hiperpigmentadas (principalmente quando localizadas na face); com hiperceratose e/ou umbilicação discretas na superfície.

São mais comuns no tórax e nas partes proximais dos membros superiores.

De aparecimento habitual na infância e na adolescência e raramente congênito.

São habitualmente múltiplos, por vezes, centenas, e disseminados, sendo muito rara a forma segmentar.

Deve-se destacar que o cisto *vellus* múltiplo pode estar associado à insuficiência renal, síndrome de Lowe (síndrome óculo-cérebro-renal) e à displasia ectodérmica hidrótica ou anidrótica.

Pode ser considerada uma forma de esteatocistoma, pois tem em comum a presença de pelos *vellus* na cavidade. Todavia difere do esteatocistoma pelo aparecimento mais precoce, às vezes, na infância, pelo menor tamanho das lesões, pela localização mais comum no tórax e na raiz dos membros, enquanto no esteatocistoma as lesões comumente se encontram, além de no tronco e nos membros, também nas axilas. A cor do cisto *vellus* é a da pele normal ou hiperpigmentada (principalmente na face), enquanto a do esteatocistoma costuma ser amarelada. A hiperceratose e a umbilicação são observadas no cisto *vellus* e não no esteatocistoma. À histologia, a presença de glândulas sebáceas maduras e pequenas ligadas à face externa da parede do cisto e a película eosinofílica revestindo o lúmen, são próprias do esteatocistoma. A parede do cisto *vellus* é formada de epitélio completo, enquanto a do esteatocistoma, não possui camada granulosa. O cisto *vellus* expressa queratina 17 mas não a 10, enquanto o esteatocistoma expressa as duas. Ademais, as lesões de cisto *vellus* eruptivo tendem a involuir mais comumente (cerca de 25%), por eliminação transepidérmica, que as do esteatocistoma e respondem melhor a tópicos como retinoides e ácido lático a 12%.

Histologicamente, como destacado, o cisto *vellus* se localiza na derme média e possui um revestimento epitelial, com granulosa, formando a delgada parede cística e o conteúdo é composto por lâminas de queratina e contém, tipicamente, pelos *vellus*. Formas híbridas também podem existir.

Tratamento do cisto vellus eruptivo

- Vaporização com *laser* de dióxido de carbono ou radiofrequência.
- Isotretinoína tópica ou sistêmica.
- Incisão, drenagem e aplicação de ácido tricloroacético (solução saturada) (Figura 43.2.12).

Cisto dermoide

É uma lesão cística subcutânea, com 1 a 4 cm de diâmetro, de crescimento habitualmente lento e raramente, rápido.

Geralmente estão presentes ao nascimento.

Oorrem em áreas de fendas embrionárias, mais comumente no terço lateral dos supercílios.

A variante comum localizada na região sacrococcígea é também chamada de cisto pilonidal (Figura 43.2.13).

Menos frequente no nariz, no pescoço, nas regiões supraesternal e perineal. É muito importante considerar o glioma no diagnóstico diferencial de possível cisto dermoide localizado na linha média nasal.

É rara, mais importante, a localização no couro cabeludo, pois nessa área pode haver extensão intracraniana.

Formas extracutâneas são excepcionais.

São também raras as formas familiais por vezes associadas ao lábio leporino.

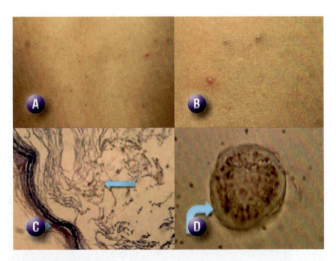

Figura 43.2.12 – **(A-D)** *Cisto* vellus *eruptivo. Lesões menores que a do esteatocistoma, pápulo-hiperceratósicas, de parede epidermoide (com camada granulosa) e conteúdo lamelar frouxo de queratina com fragmentos de* vellus.

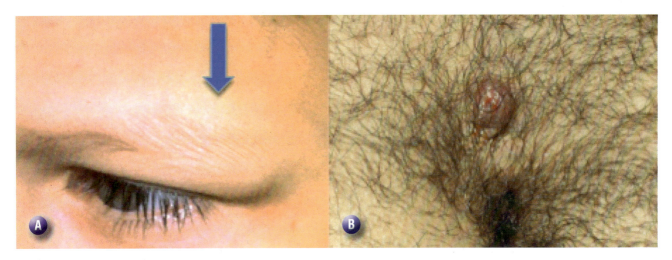

Figura 43.2.13 – **(A-B)** *Cisto dermoide e pilonidal nas localizações habituais. A exérese ampla e profunda e a sutura por planos são o tratamento recomendado e, no cisto pilonidal, também a cicatrização por segunda intenção.*

A infecção do cisto dermoide pode ser grave pelo possível comprometimento do sistema nervoso central.

Histologicamente o cisto é formado por uma cápsula epitelial e contém vários anexos cutâneos maduros como folículos pilosos, glândulas sudoríparas e sebáceas. Diferencia-se do teratoma cístico por não conter cartilagem ou osso.

Tratamento do cisto dermoide

- Exérese cirúrgica, ampla e profunda.

Cisto triquilemal ou pilar

É menos comum que o cisto epidermoide, representando cerca de 20% dos cistos.

Tem predileção por pacientes do sexo feminino, adultos de meia-idade ou acima dos 60 anos.

É mais frequente no couro cabeludo (90%) e raro na face, membros e tronco.

Diferentemente do cisto epidermoide, não possui orifício ou *punctum*.

Tem consistência mais firme e é mais móvel do que o cisto epidermoide.

Geralmente é solitário; lesões múltiplas podem ser transmitidas de maneira autossômica dominante.

Histologicamente a parede cística, mais espessa que a do cisto epidemoide, é formada por epitélio escamoso estratificado derivado da bainha externa do pelo com queratinização do tipo triquilemal, isto é, com as células epiteliais aumentando progressivamente de tamanho no sentido da cavidade e queratinizando-se, abruptamente, sem a interposição de camada granulosa. O conteúdo cístico, homogêneo e mais denso, é formado por queratina, com fendas de colesterol e maior tendência à calcificação que o cisto epidermoide.

Nos cistos híbridos, epidermoide e triquilemal, há zonas com e sem camada granulosa.

Desenvolvimento de cisto proliferante e, mais raramente, de cisto proliferante maligno, é mais comum no cisto pilar que no epidermoide.

Como a cápsula é mais espessa e resistente, é mais fácil remover inteiramente o cisto pilar que o epidermoide. Por isso, também, a ruptura da cápsula espontaneamente ou pós-traumatismo seguida de inflamação e/ou infecção é menos comum no cisto pilar. Como o conteúdo é mais denso e a cápsula mais espessa no cisto pilar, não se pode empregar a técnica de incisão e expressão e, em seguida, a remoção da cápsula, como pode ser feita no cisto epidermoide.

Tratamento cirúrgico do cisto pilar ou triquilemal

- Anestesia da superfície utilizando *carpule* e infiltração de solução anestésica intumescente com seringa comum.
- Utiliza-se a técnica do "chapeuzinho", com fuso na parte central englobando somente a pele (Figura 43.2.14).

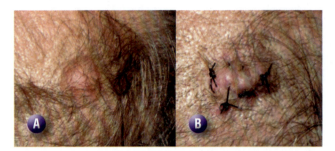

Figura 43.2.14 – **(A-B)** *Cisto pilar retirado inteiro, facilmente, com a técnica do "chapeuzinho", pelo fato de ter a cápsula mais espessa e pelo uso de anestesia intumescente.*

- Levanta-se o fuso com gancho.
- Como a cápsula é mais resistente e espessa, costuma ser mais fácil descolar e remover inteiramente o cisto pilar.
- Como já frisado anteriormente, não se deve empregar a técnica de incisão e expressão do conteúdo, que é mais denso e resistente.

Cisto proliferante

Cisto proliferante triquilemal (embora infrequente) benigno ou maligno é mais comum que o cisto proliferante epidemoide.

Clinicamente é muito mais frequente em pacientes do sexo feminino acima dos 60 anos.

É mais encontrado no couro cabeludo e na nuca.

Constitui massa tumoral exofítica que cresce gradualmente por vezes atingindo diâmetros superiores a 20 cm.

Ulceração pode ocorrer.

Histologicamente o cisto proliferante compõe-se de células escamosas com diferenciação triquilemal que, na variedade benigna, apresenta hiperplasia pseudoepiteliomatosa. Na forma maligna há franca irregularidade nuclear, mitoses atípicas, áreas de necrose e invasão dos tecidos vizinhos. A distinção entre as variantes benigna e maligna pode ser difícil, mas a presença de duas áreas nitidamente opostas, uma benigna e outra com atipia, sugere malignidade.

O tratamento, na maioria das vezes curativo, é a exérese ampla.

Cistos glandulares

Embora menos comuns e não observados habitualmente pelos dermatologistas, há vários cistos glandulares como o broncogênico, do ducto tireoglosso, branqueal, tímico cervical, ciliado cutâneo e o da rafe mediana do pênis.

Mais frequentes na prática dermatológica são os hidrocistomas.

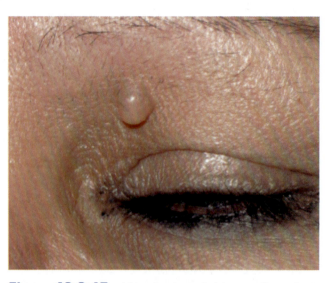

Figura 43.2.15 – *Hidrocistoma solitário com diferenciação apócrina. Notar aspecto vesiculoso e superfície translúcida. Feito shaving seguido de vaporização com laser de CO_2.*

Hidrocistomas apócrino, écrino e híbrido

Já descritos no capítulo de lesões palpebrais.

Cisto de aspecto vesiculoso, medindo normalmente menos que 1 cm, geralmente solitário mas às vezes múltiplo, translúcido, eventualmente azulado (os maiores), violáceo ou pigmentado, de consistência firme e que se podem tornar mais salientes à exposição ao sol ou calor (Figura 43.2.15).

Podem apresentar diferenciação écrina, menos vezes apócrina e híbrida.

Mais comumente localizado na face, especialmente, na área periorbitária sendo, também, o mento um local frequentemente acometido no hidrocistoma apócrino.

Lesões múltiplas palpebrais e com diferenciação apócrina podem fazer parte da síndrome de Goltz (hipoplasia dérmica focal) e da síndrome de Schopz-Schultz-Passarge (displasia ectodérmica) que compreende: hipodontia, hipotricose, distrofia ungueal, ceratodermia e siringofibroadenomas palmoplantares e, em quase metade dos casos, associação a outros tumores anexiais. Formas múltiplas faciais de hidrocistoma apócrino compreendem a variante de

Robinson e, quando localizadas nas pálpebras, são denominadas de cistos de glândulas de Moll.

Histologicamente no hidrocistoma écrino pode haver um ou mais cistos na derme, de parede delgada formada por duas camadas de células cuboidais, sem células mioepiteliais ou decapitação e positivas para fosforilase, deidrogenase e negativas para proteína S-100 e α-SMA. No hidrocistoma apócrino há frequentemente uma pseudocápsula conjuntiva e um revestimento formado por duas camadas: a mais externa de células mioepiteliais, alongadas e vacuolizadas e a mais interna de células colunares de núcleo oval ou arredondado e vesiculoso e citoplasma eosinofílico contendo grânulos PAS(+) e, às vezes, melanina ou ferro. Secreção decapitada é comum e, eventualmente, há projeções papilares que podem ocupar parcialmente o lúmen, constituindo o cistoadenoma apócrino.

Tratamento dos hidrocistomas

- Podem ser tratados com pomadas de atropina a 1% ou colírio de escopolamina a 0,01%, aplicados 1×/dia mas podem ocasionar dilatação pupilar.
- Glicopirrolato (1 mg) por via oral pode dar resultados satisfatórios na prevenção de intumescimento das lesões ocasionado pelo calor.
- A injeção de toxina botulínica pode induzir a uma regressão parcial e temporária sendo, entretanto, a exérese cirúrgica e o *shaving* seguido de vaporização ou somente a eletrodissecação os tratamentos cirúrgicos mais indicados.

Cistos diversos e pseudocistos

Cisto mucoso digital

Existem dois tipos de cistos mucosos: um análogo à mucinose local (papulosa), representando um mixoma e outro, uma hérnia do revestimento da articulação. O primeiro localiza-se perto da dobra ungueal proximal e tende a ser flutuante, enquanto o segundo tipo é mais comum na superfície dorsal de um dedo, próximo de uma articulação interfalangeana distal.

Tratamento do cisto mucoso digital

- Aspiração do conteúdo mucinoso seguida de infiltração intralesional de triancinolona 5 a 10 mg/mL. Pode ocorrer recidiva.

- Excisão cirúrgica: após bloqueio digital com lidocaína 2% sem adrenalina, incisar a epiderme que reveste o cisto com bisturi (lâmina nº 15) e rebater a epiderme com a utilização do gancho de Joseph. Dissecar o cisto e qualquer conexão sinovial. O azul de metileno pode ser injetado no cisto para avaliar a extensão da lesão. Sutura da pele com pontos separados.
- Criocirurgia.

Cisto mucoso oral

Também conhecido como mucocele, ocorre como lesão solitária assintomática, geralmente na superfície mucosa do lábio inferior e raramente em outros locais da mucosa oral, surgindo comumente após um traumatismo como a induzida pela mordedura.

A lesão mede poucos milímetros a mais de 1 cm e possui a superfície transparente ou, às vezes, granulomatosa e o conteúdo é claro e viscoso.

Tratamento do cisto mucoso oral

- Excisão em fuso seguida de sutura com fio absorvível.
- *Shaving* da lesão com tesoura de Iris curva seguida de eletrocoagulação.
- Vaporização com *laser* de CO_2 ou érbio (Figura 43.2.16).
- Criocirurgia.

Pseudocisto auricular

Caracterizado por intumescência irregular na orelha, geralmente, bilateral e localizada na fossa triangular, principalmente em adultos jovens e do sexo masculino, especialmente chineses.

Pode ser desencadeado por traumatismos (como por uso de capacetes e golpes em lutas marciais) e isquemia que, talvez, associados a fenômenos autoimunes, levam à formação de cavidade intracartilaginosa, de aspecto cístico, não revestida por epitélio e de conteúdo fluído rico em desidrogenase láctica que também poderia contribuir para o etiopatogenia da lesão.

Desenvolvimento de tecido de granulação e degeneração da cartilagem podem ocorrer e, se não tratado, o pseudocisto auricular pode ocasionar graves deformidades.

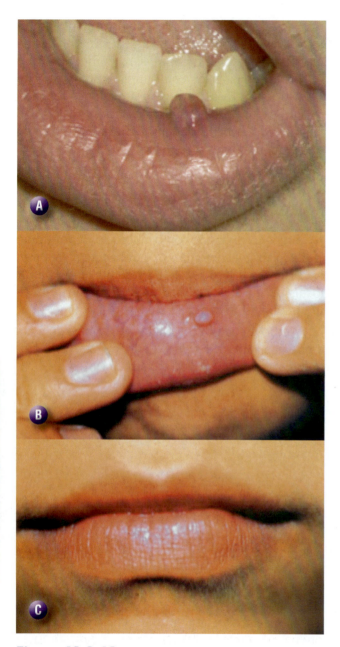

Figura 43.2.16 – *Cisto mucoso: comum após traumatismo* **(A-B)**. *Vaporização com radiofrequência ou com laser de CO_2, como no caso da figura inferior, fornece resultados cosméticos satisfatórios* **(C)**.

Tratamento do pseudocisto auricular

◆ Os tratamentos, nem sempre efetivos e com recrudescência, são a injeção intralesional de corticoide.

◆ Anestesia superficial incisão com lâmina de bisturi nº 11, drenagem, curetagem e/ou cauterização da base com ácidos como o tricloroacético.

◆ Exérese da parede anterointerna do pseudocisto e, sem suturar, aplica-se um curativo compressivo, tipo Brown, por, no mínimo, 2 semanas. Isso é muito importante para promover a aderência segura e permanente do pericôndrio descolado. Transpassa-se a orelha com agulha de fio mononáilon e volta-se com a agulha para o lado anterior para amarrar o chumaço de algodão ou a gaze estéril.

◆ Outra técnica que dispensaria a compressão é a retirada de todo o pericôndrio descolado.

Lipomas

Os lipomas são os tumores mesenquimais mais frequentes, ocorrem principalmente em pessoas adultas e obesas e no sexo feminino, podendo ser familiais.

Clinicamente são nódulos habitualmente subcutâneos, por vezes, intra ou submusculares, isolados ou múltiplos, arredondados ou lobulados, medindo de poucos milímetros a vários centímetros, cobertos por superfície cor da pele, às vezes, eritematosa (angiolipoma), assintomáticos e menos vezes dolorosos, macios, aderidos ou não à derme ou a planos mais profundos.

São mais comuns no tronco, mas, também, na nuca, nos antebraços, nas axilas, nas coxas, e nas regiões glúteas são encontrados. Quando localizados nas regiões frontal, temporal e no tronco posterior e os lipomas de tamanho médio (4 cm) ou maiores podem ser intra ou submusculares, requerendo uma dissecção profunda (Figura 43.2.17).

Lipomas localizados na linha média da região lombossacra podem estar associados a malformações ósseas, como disrafia espinhal. Não se deve biopsiar um possível lipoma nessa localização pois pode se tratar de um lipomeningocele que se comunica, por fístula, com a dura-máter.

Formas múltiplas podem ser familiais ou fazer parte de várias síndromes como a Bannayan-Riley-Ruvalcaba (*acantose nigricans*, verrugas, lentigos genitais e malformações vasculares), a síndrome de Fröhlich (obesidade e infantilismo sexual) e a de Gardner (cistos, leiomiomas, fibromas, osteomas, principalmente do crânio, e polipose intestinal, especialmente do colon e reto). Vale destacar que cerca de 50% dos pacientes com síndrome de Gardner, desenvolvem um adenocarcinoma a partir de um pólipo, sobretudo de cólon, antes dos 30 anos de idade.

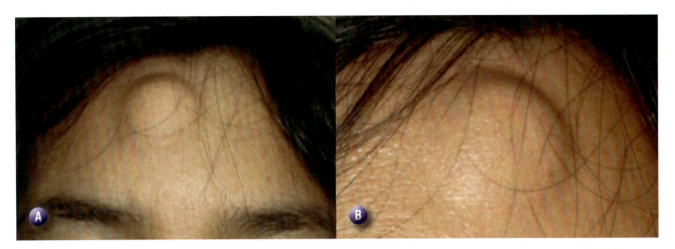

Figura 43.2.17 – **(A-B)** Lipoma na região frontal. Fazer intumescência e divulsionar o músculo frontal para expor o lipoma e retirá-lo completamente.

Ocasionalmente os lipomas são desencadeados pelo alcoolismo, pela eletro-beam-terapia, por medicamentos como o rosiglitazone (droga antidiabética) e quimioterápicos.

Além das lipodistrofias, os inibidores das proteases, empregados no tratamento da infecção pelo HIV, podem propiciar o desenvolvimento de lipomas, como os angiolipomas e mesmo de lipomatoses como a simétrica benigna.

Histologicamente há vários tipos de lipomas, sendo a forma habitual formada por adipócitos maduros envolvidos por cápsula e separados por delgados septos conjuntivos contendo pequenos vasos sanguíneos. Podem ocorrer focos de fibrose (nos lipomas de longa duração ou traumatizados), degeneração mixoide e áreas com tecido cartilaginoso ou mesmo ósseo. Adipócitos vacuolizados não devem ser confundidos com lipoplastos, importantes no diagnóstico de lipossarcoma.

Podem-se destacar algumas variantes histológicas que, às vezes, possuem alguma correlação clínica como:

Angiolipomas

São lipomas subcutâneos, raramente extracutâneos, por vezes recobertos por pele eritematosa ou violácea, geralmente múltiplos e dolorosos, excepcionalmente familiais.

Representam aproximadamente 5% dos tumores gordurosos.

Tendem a ser relativamente pequenos (< 2 cm).

Ocorrem mais comumente nos braços e menos no tronco de adultos jovens.

Podem estar associados ao diabetes ou ser desencadeados por drogas antirretrovirais como o indinavir.

Histologicamente são lipomas encapsulados, circunscritos e formados por adipócitos e vasos sanguíneos, principalmente capilares, em maior número que nos lipomas comuns.

Mixolipoma

Quando os depósitos de mucina são mais exuberantes.

Fibrolipoma

Quando os septos fibrosos são mais espessos que os da forma usual de lipoma.

Lipoma esclerótico ou fibromatoide

Há um estroma mixofibromatoso com células fusiformes e estreladas entre os adipócitos.

Mais comum nas extremidades.

Fibro-histiocítico

Lembrando um dermatofibroma.

Miolipoma

Com faixas musculares lisas entre os adipócitos. Tendem a ser mais profundos.

Lipoma fusiforme

Infrequente forma de lipoma, geralmente solitário e menor que 5 cm, subcutâneo e, menos vezes, dérmico, de crescimento lento, mais frequente no tronco de pacientes do sexo masculino na quinta e na sexta décadas.

Histologicamente, nas formas subcutâneas há um tumor bem delimitado, mas não nos tipos dérmicos, formado por adipócitos maduros, proporções variáveis de células fusiformes (células mesenquimais indiferenciadas) com citoplasma eosinofílico, mastócitos, ocasionalmente, também, células gigantes, depósitos de mucina, faixas colágenas hialinizadas e vasos. Quando a quantidade de vasos é expressiva, o lipoma é denominado de lipoma de *células fusiformes angiomatoso*.

Miofibroblastoma tipo mamário

Tumor raro, semelhante à forma mamária, geralmente menor que 2 cm, e mais comum na região inguinal de adultos do sexo masculino. Parece ser uma forma do lipoma fusiforme.

Histologicamente é constituído por adipócitos maduros e células fusiformes em proporções variáveis. Como no lipoma fusiforme, pode haver depósitos de mucina, mastócitos, células gigantes e colágeno hialinizado.

O tratamento é a cirurgia habitualmente sem recidiva.

Lipoma pleomórfico

É um tumor benigno, subcutâneo e incomum.

Ocorre como lesão solitária, principalmente no dorso e na região posterior do pescoço de homens idosos.

Representa uma variante de lipoma fusiforme, de curso clínico benigno mas, que pode ter um quadro histológico preocupante, com células adiposas maduras, algumas delas multinucleadas, porém, com núcleos aumentados e hipercromáticos, frequentemente distribuídos na periferia em forma de "florzinha" (*floretcels*), podendo lembrar um lipossarcoma.

Lipoma condroide

Raro tumor, de pequeno tamanho, localizado mais comumente na profundidade de tecidos moles e menos no subcutâneo, de adultos do sexo feminino e na cintura pélvica e parte proximal dos membros.

Histologicamente é uma lesão bem delimitada, lobulada e encapsulada, formada por adipócitos maduros e, às vezes, também, por lipoblastos vacuolizados, matriz condroide e mixoide, habitualmente hialinizada.

Lipoblastoma

Tumor benigno raro, de crescimento lento que ocorre em crianças, principalmente nos membros inferiores.

Há duas formas básicas de lipoblastoma benigno. Uma se situa na profundidade, é mal delimitada e pode infiltrar a musculatura. A outra é bem circunscrita de aspecto lobular e encapsulada.

O lipoblastoma é composto por células adiposas imaturas, embrionárias e um estroma mixoide contendo pequenos e vários vasos sanguíneos, separados por septos conjuntivos.

A importância desse tumor é a possível confusão clínica ou histológica com lipossarcoma.

Hibernoma

São lesões raras, bem circunscritas e que lembram clinicamente os clássicos lipomas, têm lento crescimento mas podem atingir grandes tamanhos.

São geralmente solitários e se localizam mais comumente na região interescapular, coxas de adultos jovens principalmente do sexo feminino.

É constituído, fundamentalmente, de gordura marrom, mais comum e importante metabolicamente em várias outras espécies de animais, especialmente as que hibernam, mas não em humanos. Nos seres humanos, a gordura marrom é encontrada na fase fetal e raramente na adolescência.

Na gordura marrom os adipócitos têm grânulos citoplasmáticos eosinofílicos.

Lipoma dérmico

Nesse caso, os adipócitos estão localizados na derme, parecendo uma hérnia de gordura.

Clinicamente lembra um molusco pêndulo.

O tratamento mais simples é o do molusco pêndulo, ou seja, *shaving* e eletrocoagulação da base, após anestesia infiltrativa abaixo e ao redor da lesão.

Curativo compressivo com pomada de antibiótico e gaze ou algodão estéril.

Tratamento dos lipomas

- O tratamento de escolha dos lipomas é a incisão e a enucleação, sendo a técnica recomendada a seguinte:
- Marcam-se as margens palpando-se a lesão.
- Anestesia-se o local infiltrando-se, inicialmente, a porção superior do centro do lipoma com lidocaína a 2% com adrenalina e, em seguida, com solução intumescente ao redor e abaixo da lesão.
- Faz-se uma incisão de 2 a 3 mm ou um fuso (geralmente bem menor que o tamanho do tumor) ou com *punch* no centro do nódulo.
- Descola-se o lipoma dos tecidos adjacentes com uma cureta de 2 mm, tesoura ou Kelly.
- Faz-se uma expressão manual durante e após o descolamento, o que promove a extrusão do lipoma inteira ou parcialmente.
- Continua-se tracionando e descolando o tecido gorduroso e fazendo a expressão manual até que toda a lesão seja eliminada. Nos nódulos mais profundos, as faixas musculares devem ser divulsionadas com Kelly ou pinça mosquito para permitir o acesso ao tumor e a sua completa eliminação (Figuras 43.2.18 a 43.2.20).
- Após meticulosa hemostasia, suturam-se os planos utilizando-se fios inabsorvíveis em todas as camadas como o mononáilon ou absorvíveis, como o de ácido poliglicólico, nos pontos internos, não sendo, geralmente, necessário suturar as faixas musculares. Completa-se o fechamento da pele com pontos tipo Donatti, para reduzir o espaço morto e evitar sangramento e infecção.

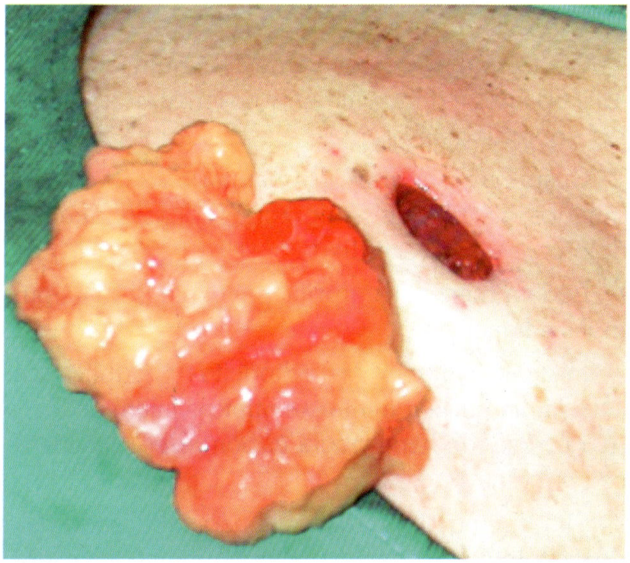

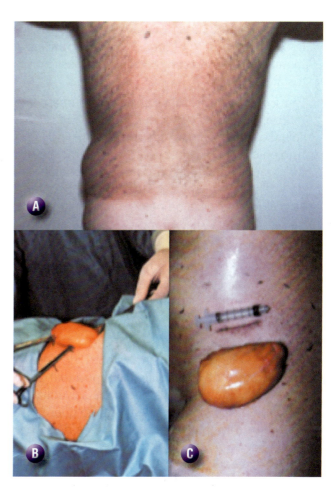

Figura 43.2.19 – **(A)** Demarcação do lipoma com o paciente em pé e **(B-C)** retirada inteira da lesão encapsulada.

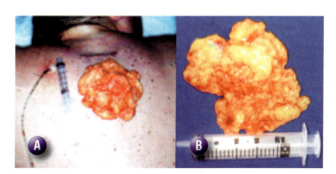

Figura 43.2.20 – **(A-B)** Lipoma não encapsulado de dorso logo após a exérese. Novamente observar o grande volume retirado através de pequena incisão.

Figura 43.2.18 – Anestesia intumescente e retirada de lipoma no tronco posterior (local mais comum dos lipomas). Feitos um fuso central, o descolamento e a expressão manual. Notar o tamanho da incisão, bem menor que o da lesão.

- Os lipomas também podem ser removidos com a excisão endoscópica. Nesta técnica, empregada para lipomas grandes (maiores que 10 cm), utiliza-se um endoscópio rígido de 4 mm com lentes anguladas de 30º. O lipoma pode ser precisamente excisado visualizando-o em um monitor. Há necessidade de treinamento específico do cirurgião.

- A lipossucção também pode ser empregada em lipomas médios e grandes. Nesse caso faz-se a marcação da lesão com paciente em posição ortostática.

- Em seguida, antissepsia e anestesia intumescente infiltrando-se a área, com cânula de infusão, a solução de lidocaína a 1% com adrenalina, soro fisiológico a 0,9% e bicarbonato de sódio a 8,4% no compartimento da gordura. Após 15 minutos da infiltração da solução anestésica, observam-se palidez e firmeza da pele sobrejacente.

- Incisa-se a pele com lâmina nº 11 (2 a 4 mm) e faz-se a aspiração.

- Seja qual for a técnica empregada é importante aplicar uma pomada de antibiótico e fazer um curativo compressivo.

- Normalmente a cirurgia é curativa e a recidiva excepcional.

- A lipólise com injeções intralesionais de desoxicolato sódico de fosfatidilcolina (lipostabil) é um método rápido e simples que pode ser utilizado em pacientes que não podem ou não querem se submeter à uma cirurgia e em casos de lesões múltiplas. Divide-se o lipoma por áreas de 1,5 cm, e, pinçando-se o nódulo, injetam-se no interior da gordura em torno de 4 UI por ponto. Em alguns casos o lipoma involui em até 3 meses com uma única injeção mas, em média, três injeções, a intervalos de 6-8 semanas, são necessárias para induzir à regressão, por vezes completa e definitiva. O método é seguro quando realizado por médicos e da maneira correta mas deve ser evitado em pacientes muito obesos, abaixo de 18 anos, mulheres grávidas ou amamentando, em uso de terapia anticoagulante, imunossuprimidos, diabéticos não controlados, insuficiência vascular ou portadores de infecções.

- Transformação maligna em lipossarcoma é muito rara.

Síndromes dos lipomas múltiplos ou lipomatoses

São afecções, por vezes hereditárias, como a lipomatose múltipla familiar (autossômica dominante), caracterizadas pelo aparecimento de múltiplos lipomas circunscritos ou difusos (como na doença de Madelung) e, eventualmente, dolorosos como na adipomatose dolorosa de Dercum. Por vezes, as lipomatoses estão associadas ao alcoolismo e à obesidade ou desencadeadas por tratamentos com antirretrovirais, quimioterápicos e rosiglitazone, além de radioterapia.

Lipomatoses podem, ainda, como já citado, fazer parte de síndromes como a de Gardner.

Tratamento

- Pode ser difícil quando as lesões são profundas e/ou difusas e numerosas.
- A lipoaspiração é uma alternativa.
- Retirada das lesões mais evidentes ou sintomáticas.
- Lipólise com injeções intralesionais de desoxicolato de fosfatidilcolina.

Lipossarcoma

Os lipossarcomas são tumores malignos de partes moles que raramente se originam de lipoma preexistente.

Ocorrem mais frequentemente em adultos entre 40 e 60 anos e principalmente nos membros inferiores, sobretudo nas pernas.

Costumam ser grandes (maiores que 10 cm), lobulados, de margens imprecisas, ocasionalmente dolorosos e por vezes fixos.

Podem metastatizar principalmente para os pulmões e fígado.

Histologicamente há adipócitos vacuolizados, com atipia nuclear e mitoses atípicas, além de focos de necrose, de hemorragia e, por vezes, degeneração mixoide.

O tratamento normalmente não é realizado pelo dermatologista e consiste, principalmente, na exérese cirúrgica ampla.

BIBLIOGRAFIA CONSULTADA

1. Azulay RD, Azulay DR, Azulay-Abulafia L. Dermatologia, 6 ed. Rio de Janeiro: Guanabara Koogan. 2013; 1133p.
2. Calonje E, Brenn T, Lazar A et al. McKee's Pathology of the Skin, 4 ed. Philadelphia: Elsevier Saunders. 2012; 1768p.
3. Christenson 2, Patterson J, Davis D. Surgical pearl: use of the cutaneous punch for the removal of lipomas. J Am Acad Dermatol. 2000; 42(4):675-6.
4. Hardin FF. A simple technique for removing lipomas. Dermatol Surg Oncol. 1982; 8:316.
5. James WD, Berger TG, Elston DM. Andrews Diseases of the Skin. Clinical dermatology, 12 ed. Philadelphia: Elsevier Saunders. 2011; 959p.
6. Martinez-Escribano JA, Gonzales R, Quecedo E et al. Efficacy of lipectomy and liposuction in the treatment of multiple symmetric lipomatosis. Int J Dermatol. 1999; 38(7);551-4.
7. Nanda S. Treatment of Lipoma by Injection Lipolysis. J Cutan Aesthet Surg. 2011; 4(2):135-7.
8. Rosa IP. Posso falar? O caso é o seguinte. São Paulo: Lemar. 2013; 346p.
9. Wilhelmi BJ, Blackwell SJ, Mancoll JS et al. Another indication for liposuction: small facial lipomas. Plast Reconstr Surg. 1999; 103(7):1864-7.

Capítulo 43.3

Cirurgia dos Nevos

Bogdana Victoria Kadunc
Luiz Roberto Terzian

Nevos são dermatoses extremamente frequentes. Calcula-se que 95% dos seres humanos tenham um ou mais nevos melanocíticos e que as populares manchas café com leite tenham uma incidência de 10% na população. Podem ser congênitos ou adquiridos, originando-se por meio de complexas interações entre fatores genéticos e ambientais.

Os motivos que levam à sua retirada são a profilaxia das lesões malignas e dos estigmas que estas lesões desfigurantes possam causar, ou simples apelos estéticos.

A resolução de se tratar um nevo constitui muitas vezes um dilema terapêutico. Podem ser lesões facilmente solúveis, ou às vezes, adquirir aspectos altamente inestéticos, atingindo grandes áreas da superfície cutânea.

O número de nevos descritos é muito grande e serão aqui abordados apenas os que mais comumente possam vir a exigir condutas cirúrgicas.

Procedimentos cirúrgicos utilizados para o tratamento de nevos

A escolha dos procedimentos empregados para o tratamento dos nevos envolve múltiplos fatores: forma, localização anatômica, dimensões, características histológicas, risco de malignização e preservação funcional da região tratada. Técnicas variadas podem ser empregadas:

- Excisão tangencial (*shaving*) superficial, com lâminas de bisturi nº 15, lâmina de barbear, tesoura ou dermátomo, seguida da eletrodissecação da base.
- Excisão tangencial (*shaving*) profunda, com lâmina de bisturi nº 11, sem eletrodissecação da base, seguida de cicatrização por segunda intenção.
- Excisão total de pele em tempo único, seguida de sutura direta, enxertia ou rotação de retalhos.
- Excisão total de pele em etapas sequenciais.
- Excisão total de pele, utilizando-se a expansão cutânea em suas várias formas: pré-sutura, expansão intraoperatória e através do uso de expansores.
- Dermoabrasão, curetagem, quimiocirurgia, eletrocirurgia, criocirurgia ou laserterapia.
- Associações de várias técnicas.

Nevo epidérmico verrucoso
Características

Constitui-se por pápulas ou placas elevadas, hiperceratóticas ou verrucosas, de contornos bem definidos e cor castanha, frequentemente com arranjo linear, seguindo as linhas de Blaschko. Mostra histologicamente, hiperplasia de ceratinócitos e de outras estruturas epidérmicas.

CIRURGIA DERMATOLÓGICA INTERMEDIÁRIA

Conduta

Os nevos epidérmicos podem ser tratados clínica ou cirurgicamente. As opções terapêuticas clínicas têm indicação em lesões muito extensas ou em crianças de baixa idade.

Podem ser utilizados cremes de 5-fluoracil a 5% e tretinoína 0,1% 1×/dia, calcipotriol tópico a 0,005% ou antralina de 0,25 a 5%. Após uso diário até o controle das lesões, estas terapêuticas devem ser utilizadas em regime de manutenção.

A única terapêutica cirúrgica definitiva é a excisão total da lesão, incluindo-se a derme subjacente. Qualquer método que conserve a derme, mesmo que parcialmente, implica em recidiva posterior, porque esta patologia embriologicamente, envolve estruturas epidérmicas e mesodérmicas. Assim, terapêuticas como dermoabrasão, curetagem, excisão tangencial com dermátomo, quimiocirurgia ou eletrocirurgia, isoladas ou associadas, redundam frequentemente em recorrência do nevo, e se aprofundadas, em cicatrizes hipertróficas ou atróficas. O *laser* de CO_2 em aplicações sequenciais seja talvez a melhor das opções ablativas quando se necessitam tratar lesões inabordáveis pela técnica excisional. Este método proporciona vaporização precisa da lesão névica, com mínima difusão térmica para as áreas vizinhas, minimizando recidivas e cicatrizes.

Nevo de sebáceo de Jadassohn

Características

Apresenta-se como placa única, alopécica, de limites precisos, róseo-amarelada ou castanho-acinzentada, de superfície irregular, localizada no couro cabeludo, região frontal ou retroauricular, arredondada ou linear, muitas vezes já presente ao nascimento. Suas dimensões podem variar de 1 até 10 cm. Pode ser considerado um hamartoma, contendo, além das células das glândulas sebáceas, glândulas apócrinas e ninhos de células epiteliais.

Na puberdade, por influência dos andrógenos, a lesão se hipertrofia tornando-se espessada, com a superfície irregularmente verrucosa, e coloração mais escura, por aumento dos componentes epidérmico e apócrino. Algumas destas lesões podem então, a partir desta fase, sofrer transformações para siringocistoadenoma papilífero, tricoblastoma, triquilemoma ou tumores malignos, como os epiteliomas basocelulares. Por ocasião destas transformações, geralmente existem bruscas modificações clínicas, com o aparecimento de nódulos que podem se ulcerar.

Conduta

Devido à possibilidade das transformações destes nevos na puberdade, recomenda-se a retirada cirúrgica completa da lesão na fase pré-puberal. Se a lesão for grande poderá ser retirada em várias etapas ou com o uso de técnicas de expansão. Algumas recomendações se fazem necessárias para a retirada cirúrgica das lesões situadas no couro cabeludo: devido à baixa elasticidade deste tecido, a porção do nevo que poderá ser retirada em cada tempo e deverá ser criteriosamente avaliada. Quinze minutos após a injeção de solução anestésica intumescente no plano subgálico, tempo este que se recomenda para que ocorram hidrodissecção e vasoconstrição adequadas, recomenda-se incisão inicial atingindo somente uma das bordas do nevo seguida de amplo descolamento ao redor de toda a lesão; com o auxílio de ganchos, a borda que contém a lesão é elevada e sobreposta em direção ao lado do couro cabeludo normal. Através de incisão transversal na região central da área que contém o nevo, pode-se calcular a porção que deve ser retirada permitindo sutura satisfatória sem grande tensão. Podem-se também utilizar retalhos de rotação (os mais indicados para o couro cabeludo), incisões de alívio até a gália ou técnicas de expansão.

A expansão facilita o fechamento da pele sem tensão, conservando as suas características regionais e evitando um grande número de cirurgias.

As propriedades biomecânicas e viscoelásticas da pele são a base teórica da expansão. Descrevem-se: a elasticidade inerente, o estiramento mecânico (resposta rápida utilizada na expansão perioperatória) e o estiramento biológico (resposta lenta que ocorre no crescimento, na gravidez e com o uso dos expansores infláveis).

A simples tração intermitente com ganchos nas bordas da ferida cirúrgica (quatro ciclos de 3 minutos de tração constante *versus* 1 minuto de repouso) pode ser muito útil na expansão intraoperatória. Podem ser também utilizados dispositivos especialmente fabricados para este fim (Sureclosure®, S.T.A.R.®, expansor de Frechet) ou ciclos de infla-

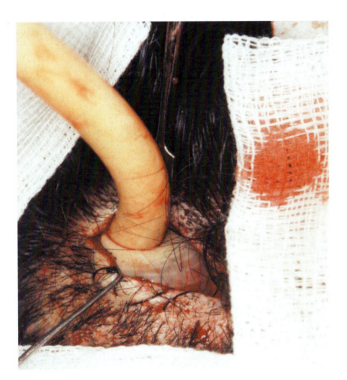

Figura 43.3.1 – *Expansão intraoperatória com cateter de Foley em retirada de nevo sebáceo no couro cabeludo.*

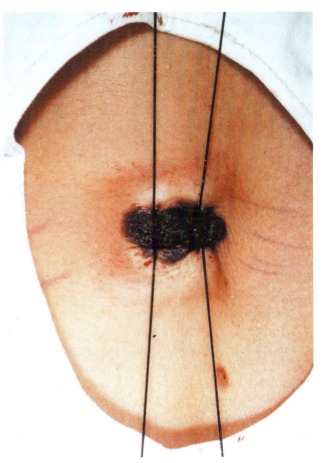

Figura 43.3.2 – *Pré-sutura com pontos com fio de seda 20 em nevo melanocítico congênito médio, de localização dorsal.*

ção e deflação de cateteres de Foley (Figura 43.3.1). A pré-sutura sobre a lesão, realizada 12 a 24 horas antes da cirurgia, na direção das linhas de melhor incisão, sob anestesia com bupivacaína e fios de seda 20, é outro recurso empregado (Figura 43.3.2). Os expansores são bolsas infláveis de silicone de vários tamanhos e formas, colocadas na pele ou couro cabeludo (espaço subgálico) normais vizinhos à lesão, pelo período 6 a 8 semanas. São infundidos com solução salina para a expansão gradual e a utilização no reparo de grandes áreas excisadas.

Nevos melanocíticos

São muito importantes pela sua relação causal com o melanoma e pelos quadros genéticos dos quais participam.

Constituem-se pela proliferação de células névicas ou nevocitos que se definem como melanócitos com dendritos rudimentares e de maior tamanho, que se originam dos melanoblastos da crista neural.

Podem já ser observados ao nascimento ou durante o primeiro ano de vida (nevos melanocíticos congênitos) ou surgirem posteriormente (nevos melanocíticos adquiridos).

Nevos melanocíticos congênitos

Características

Constituem lesões pigmentadas mostrando superfície verrucosa, lobular ou cerebriforme, às vezes com pelos. A coloração varia de castanho-claro a marrom-escuro e negra, apresentando habitualmente acentuação central da pigmentação. Variam quanto às suas dimensões, sendo classificados de acordo com a medida de seu maior eixo em: pequenos (até 1,5 cm), médios (de 1,5 a 19,9 cm) e gigantes (20 ou mais cm, ou quando ocupam mais de 30% da superfície corporal ou ainda 900 cm^2 em adultos). Podem ser lesões únicas ou numerosas, e eventualmente cobrir grandes superfícies cutâneas tomando a configuração de vestes e recebendo denominações como: nevos pigmentados gigantes pilosos em calção de banho, boné ou pelerine.

Histologicamente, nota-se a presença de células névicas até a derme, com eventual envolvimento dos tecidos adiposo e muscular. Geralmente, quanto maiores são as dimensões da lesão, maiores serão a profundidade alcançada pelas células névicas e o potencial de malignização.

Pode ocorrer transformação para melanoma maligno, principalmente nos nevos melanocíticos congênitos gigantes, em porcentagens de 5 a 10%.

Conduta

As crianças portadoras destes nevos, principalmente os médios e gigantes, devem ser seguidas com observação clínica, documentação fotográfica e exame dermatoscópico peródicos. A malignização é acompanhada de sinais e sintomas clínicos como prurido, dor, descamação, aumento de tamanho, ulceração, sangramento e aparecimento de nódulos e lesões satélites, observando-se também mudanças à dermatoscopia. Existem, hoje, programas de informática direcionados a este seguimento, que conferem maior segurança aos médicos e pacientes. As transformações são mais comuns nas regiões axiais que nas extremidades. As lesões suspeitas, principalmente as nodulares, devem ser sempre retiradas e estudadas histologicamente.

Os nevos melanocíticos congênitos pequenos e médios podem ser tratados cirurgicamente por meio de excisões fusiformes simples ou seriadas seguidas de fechamento direto, retalhos ou enxertos. Utilizam-se incisões em W-plastia ou em linhas quebradas quando o maior eixo da lesão é perpendicular às linhas de melhor incisão (Figura 43.3.3).

Os nevos melanocíticos gigantes constituem um desafio terapêutico. Deve-se buscar o tratamento, pelo potencial de malignização, sendo o objetivo a retirada da maior porção possível do nevo, preservando-se as funções e a aparência cosmética.

É ideal tratar estas lesões na primeira quinzena de vida, por meio de simples curetagem ou dermoabrasão. Neste período, não só as células névicas têm ainda localização preferencial na derme superficial, como existe um plano de clivagem entre as dermes superficial e profunda, que facilita a remoção do nevo.

Geralmente a abordagem terapêutica é mais tardia, sendo a melhor conduta a excisão da lesão em etapas sequenciais com o uso das técnicas de expansão. Outras condutas como dermoabrasão, quimiocirurgia, excisão tangencial e laserterapia (Q-Switched rubi), que podem deixar restos de cé-

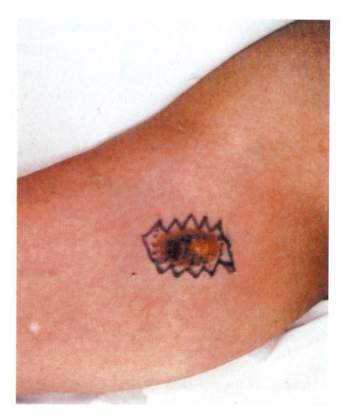

Figura 43.3.3 – *W-plastia programada para retirada de nevo melanocítico congênito médio na face interna do braço.*

lulas névicas nos anexos e em níveis mais profundos da pele, podem ser cogitadas, quando não existir viabilidade da exerese total, devido às dimensões e profundidade da lesão.

Do ponto de vista profilático, é importante fazer retiradas junto à linha mediana posterior, local onde estatisticamente se instalam os primeiros tumores malignos.

Nevos melanocíticos comuns ou adquiridos

Características

São lesões de 2 a 12 mm de diâmetro, negras, marrons, castanhas ou

róseas, planas, quase planas ou elevadas. Caracterizam-se histologicamente pela presença de células névicas melanocíticas agregadas em ninhos, tecas ou ainda em cordões.

Existem três tipos, com diferenças clínicas e histológicas, sequencialmente evolutivos com a idade. No tipo juncional, comum na infância e na adolescência, as lesões são planas, com pigmentação castanho-escuro uniforme e contorno regular arredondado ou elíptico. Ao exame histológico, os ninhos de melanócitos se localizam na junção dermoepidérmica. Evoluem na idade adulta para o tipo composto e posteriormente para o intradérmico, permanecendo juncionais nas palmas, plantas e genitália.

Os nevos melanocíticos intradérmicos são elevados, lisos ou verrucosos, pedunculados ou sésseis, castanhos ou róseos, clareando gradativamente com a idade. São comuns nos adultos, por evolução dos juncionais e compostos, e o seu conteúdo celular desaparece na velhice, deixando em seu lugar os papilomas. Apresentam os melanócitos névicos característicos na derme. À medida que se aprofundam, estas células tornam-se menores, dando lugar ao estroma fibroso, sendo este um sinal de maturação.

Os nevos melanocíticos compostos são comuns na adolescência. Apresentam-se ligeiramente elevados, com coloração castanha e uniforme, e forma arredondada e simétrica. Os melanócitos agrupados em ninhos localizam-se na junção dermoepidérmica e na derme.

São ainda consideradas variantes ou aspectos particulares de nevos melanocíticos adquiridos: nevo de Spitz (nevo de células epitelioides e fusiformes), nevo de Reed (nevo de células fusiformes pigmentadas), nevo da matriz ungueal sob a forma de melanoníquia estriada, nevo de Sutton (nevo halo), pápula fibrosa do nariz e nevos atípicos, entre outros.

Os nevos atípicos diferem dos melanocíticos compostos comuns pela perda da arquitetura típica clínica e histológica. São definidos como precursores e marcadores para melanoma maligno. A sua nomenclatura foi bastante contenciosa no passado, e hoje o termo displástico é utilizado para caracterizar os quadros clínico e histológico.

Atualmente, os critérios clínicos diagnósticos para nevos displásticos são: duas características obrigatórias (diâmetro > 5 mm e componente plano proeminente), mais duas entre estas outras três características (contorno assimétrico e irregular, bordas pouco distintas e pigmentação variada com diferentes tons de marrom, rosa ou negro).

Clinicamente constituem lesões planas, maculosas, apresentando às vezes ligeiras elevações que, quando são centrais e mais escuras lembram a imagem típica em "ovo frito". Localizam-se com frequência na região torácica anterior e dorsal, revelando-se principalmente na puberdade. Podem ser

únicos ou múltiplos. Quando múltiplos e de caráter familiar constituem a chamada "síndrome do nevo atípico ou de BK", conforme descreveram Clark e cols., em 1978.

Histologicamente, 91% são do tipo composto, exibindo alterações arquiteturais importantes.

Com referência à relação dos nevos melanocíticos adquiridos com o melanoma maligno, os principais fatores de risco que os relacionam a este grave tumor incluem:

◖ Número elevado de nevos melanocíticos em geral com diâmetro acima de 2 mm. Segundo Weiss para os portadores de mais de 50 destas lesões o risco relativo é 4,8 vezes maior que para pessoas com menos de 10;

◖ Presença de três ou mais nevos atípicos;

◖ História familiar ou pessoal de melanoma ou nevos atípicos.

Conduta

Como primeira medida, cabe sempre realizar o controle evolutivo periódico de todos os nevos melanocíticos adquiridos dos pacientes, por meio de exame clínico minucioso, fotografias e dermatoscopia incluindo couro cabeludo, olhos e genitália.

As fotografias devem ser feitas abrangendo regiões completas, (p. ex., tórax anterior, dorso, membros) com os nevos suspeitos numerados, e com cópias para o paciente e para o médico. A numeração tem como função reconhecer a localização tanto das lesões suspeitas como das retiradas, em caso de seguimento de lesões atípicas ou necessidade de ampliação de margem (Figura 43.3.4).

Os critérios que justificam a retirada destes nevos são profiláticos, estéticos ou por solicitação do próprio paciente.

Pode ser adotada a seguinte recomendação básica: na presença de poucas lesões é mais interessante proceder à retirada, mas se os nevos forem múltiplos é mais prudente observá-los periodicamente (6 a 12 meses) e retirar os que apresentarem mudanças clínicas.

Os métodos cirúrgicos empregados para a retirada dos nevos melanocíticos adquiridos, devem sempre permitir o estudo histológico completo das peças, regra esta que não pode ser observada quando se emprega o *laser* de rubi (694 nm) para tratamento destas lesões. A excisão tangencial superfi-

CIRURGIA DERMATOLÓGICA INTERMEDIÁRIA

■ Cirurgia dos Nevos

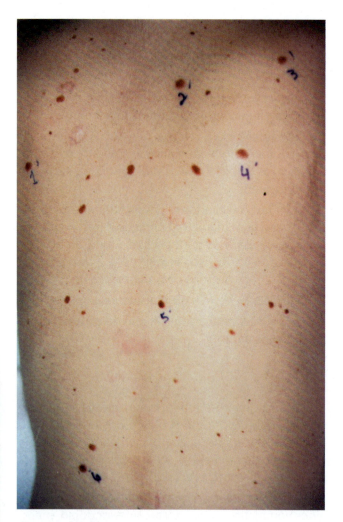

Figura 43.3.4 – Numerosos nevos melanocíticos adquiridos planos, alguns com suspeita de atipia, numerados para posterior identificação.

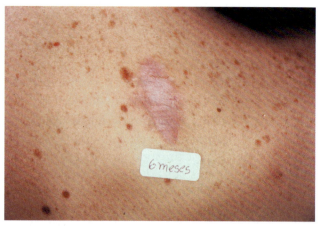

Figura 43.3.5 – Cicatriz atrófica e alargada resultante da exérese de nevo atípico na região escapular.

cial seguida de eletrodissecação é empregada, com excelentes resultados cosméticos, para a retirada de lesões papulosas de até 0,5 cm de diâmetro, com aspecto clínico correspondente a nevos intradérmicos. Elevam-se as lesões por meio de infiltração de anestésico na derme superficial, sendo elas então retiradas, no nível da pele adjacente, por meio de movimentos lateralizados com lâmina de barbear flexível, segura entre os dedos polegar e indicador ou tesoura de Iris curva. Nestes casos, normalmente não existe preocupação quanto à observação de margens livres, podendo a base da lesão ser discretamente eletrodissecada para hemostasia e destruição de possíveis células névicas restantes.

As lesões ligeiramente elevadas ou planas devem ser extirpadas na sua totalidade, observando-se margem lateral mínima de 2 mm.

A excisão elíptica seguida de sutura em planos superficial e profundo é a técnica mais utilizada nestes casos. Entretanto, nas regiões superiores do dorso (escapular e vertebral) e raiz dos membros (regiões deltóidea e anterior da coxa), observa-se que as cicatrizes definitivas resultantes deste método são altamente inestéticas, apresentando após 6 meses, aspecto alargado e atrófico (Figura 43.3.5).

Nestas localizações, principalmente se as lesões forem numerosas, recomendamos a excisão tangencial profunda. Nesta técnica, após a marcação circunscrevendo o nevo com margem lateral de 2 mm e anestesia infiltrativa com lidocaína a 2% com vasoconstritor, a pele é incisada verticalmente com lâmina de bisturi nº 11 até a derme profunda, evitando-se atingir o plano do tecido celular subcutâneo (Figura 43.3.6). Com o auxílio de um gancho delicado, eleva-se o tecido a ser retirado, procedendo-se à dissecção horizontal com a mesma lâmina, no plano intradérmico profundo, restando, no assoalho da ferida cirúrgica, camada delgada de derme (Figura 43.3.7). Procede-se à hemostasia com simples compressão ou toques de solução aquosa de cloreto de alumínio a 40%. Aguarda-se a cicatrização por segunda intenção que em geral se completa na terceira semana (Figuras 43.3.8 e 43.3.9), empregando-se durante este período curativos sintéticos ou simples com pomadas de antibióticos. Após este período, recomenda-se a proteção da cicatriz com esparadrapos tipo Micropore®, colocado segundo as linhas de melhor incisão, pelo período de 60 dias.

Esta técnica atinge nível de profundidade maior que a excisão tangencial até a derme superficial. A

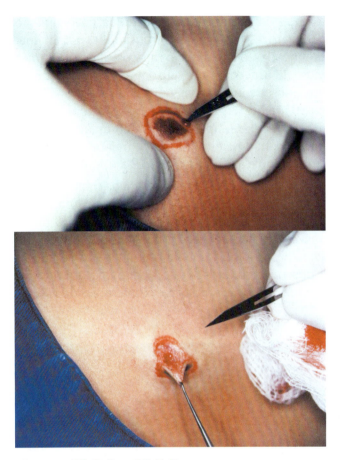

Figuras 43.3.6 e 43.3.7 – *Incisão tangencial profunda com lâmina nº 11.*

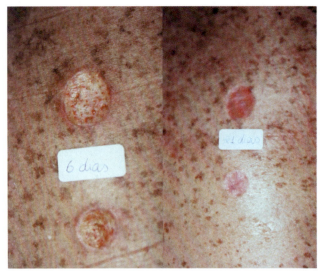

Figuras 43.3.8 e 43.3.9 – *Fases precoce e tardia de epitelização após a retirada de nevos melanocíticos planos por incisão tangencial profunda.*

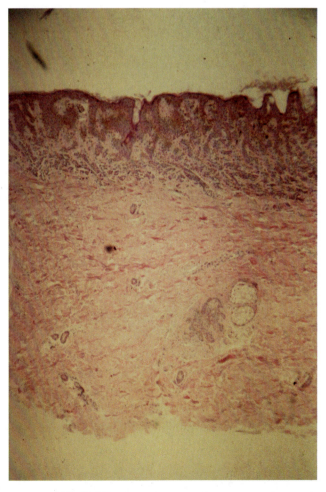

Figura 43.3.10 – *Corte histológico de nevo melanocítico retirado por incisão tangencial profunda, demonstrando suficiência de margem profunda.*

conservação de parte da derme na ferida favorece o processo de reepitelização, inclusive pela presença de anexos. É uma indicação precisa para os nevos clinicamente planos ou quase planos localizados na região superior do tronco e raiz dos membros e que histologicamente sejam confinados às camadas superiores da derme, tais como os melanocíticos adquiridos juncionais, compostos e displásticos.

Na suspeita da presença destes últimos, a margem lateral deve ser ampliada para 3 mm. As vantagens da utilização desta técnica referem-se à oportunidade da retirada completa da lesão permitindo estudo histológico e proporcionando margens laterais e profundas (Figura 43.3.10) satisfatórias. Múltiplas lesões podem ser tratadas simultaneamente de modo fácil, rápido e seguro, obtendo-se cicatrizes finais mais aceitáveis que as resultantes da excisão elíptica seguida de sutura direta (Figura 43.3.11).

No período compreendido entre 60 e 90 dias após o procedimento, o paciente deverá ser segui-

■ Cirurgia dos Nevos

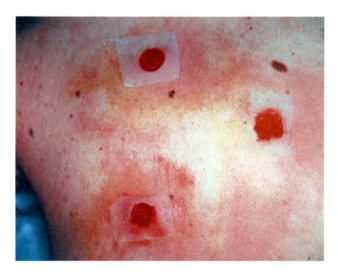

Figura 43.3.11 – *Várias lesões retiradas rápida e simultaneamente.*

do, pois ocorre a possibilidade do desenvolvimento de cicatrizes hipertróficas transitórias, geralmente provocadas por exercícios físicos que solicitam a musculatura regional, e que devem ser tratadas com duas ou três infiltrações quinzenais de triancinolona 20 mg/mL. As cicatrizes finais avaliadas após 18 meses, mostram apenas leves depressões hipocrômicas, com diâmetro 20 a 30% menor que a ferida cirúrgica inicial (Figuras 43.3.12 a 43.3.15).

A retirada insuficiente de nevos melanocíticos pode levar à recorrência da lesão, com reaparecimento de pigmentos na área, e um quadro histológico denominado pseudomelanoma, que se assemelha histologicamente a um melanoma inicial, e que na verdade se trata apenas de um quadro produzido por estímulo na proliferação de células

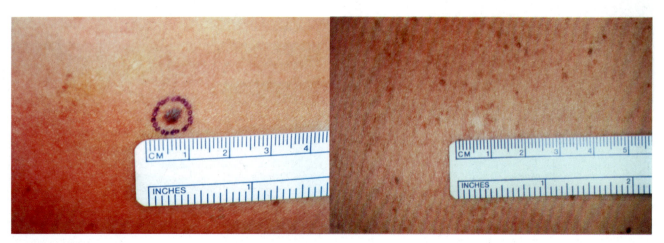

Figuras 43.3.12 e 43.3.13 – *Aspectos inicial e final de retirada de nevo pigmentado no dorso, por incisão tangencial profunda.*

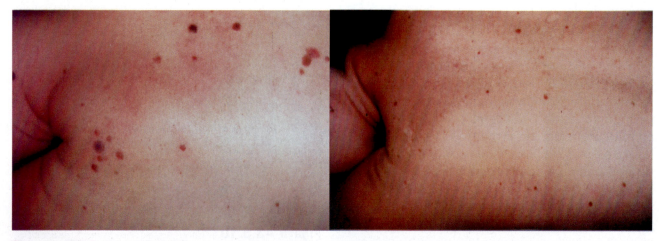

Figuras 43.3.14 e 43.3.15 – *Aspectos inicial e final, após 2 anos, da retirada de vários nevos pigmentados no dorso, por incisão tangencial profunda.*

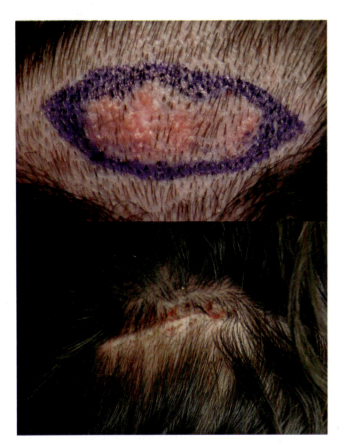

Figura 43.3.16 e 43.3.17 – Pré e pós-operatório de 2 semanas de retirada de nevo sebáceo em um tempo, com excisão até a gálea e sutura direta em dois planos.

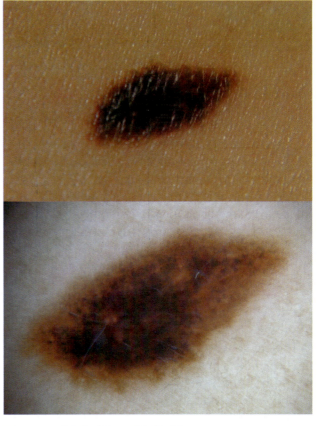

Figuras 43.3.18 e 43.3.19 – Nevo displástico no abdome, clínica, dermatoscopia e pós-operatório de 2 semanas. Removido com excisão fusiforme até o tecido subcutâneo e sutura por planos (internos com Vicryl e externos subcuticulares com náilon).

névicas. O patologista nestas ocasiões deve ser alertado de que se trata de um nevo recidivado para que não haja diagnóstico equivocado de melanoma, fato este que causa desgaste psicológico desnecessário.

Uma dica interessante para aumentar a precisão na marcação das margens das lesões névicas é o uso do dermatoscópio, que ajuda na definição dos limites entre a lesão e a pele ao seu redor.

Mancha melânica ou *café au lait*
Características

São máculas de cor castanho-clara, de superfície, limites e coloração uniformes, sem localização preferencial. Medem de 1 a 20 cm em média e seu número varia de um a inúmeras. São causadas pela variação quantitativa do pigmento melânico, sem modificações no número de melanócitos.

Conduta

A única possibilidade terapêutica é a laserterapia com aparelhos como o Q-Switched frequency doubled Nd:YAG 532 nm, que trata lesões pigmentares superficiais com bons resultados cosméticos.

Lesões melanocíticas dérmicas
Mancha mongólica
Características

Pigmentação azul-acinzentada, na pele da região lombossacra ou das nádegas, presente em 90% dos neonatos da raça mongólica, e em 1% dos caucasoides. São causadas pela presença de melanócitos dendríticos ectópicos na derme média e inferior.

Conduta

Expectante, desde que a mancha desapareça entre 3 e 5 anos de idade.

Nevo de Ota

Características

Máculas castanho-acinzentadas ou azuladas, unilaterais, distribuídas na pele ao longo do território dos ramos oftálmico e maxilar do nervo trigêmio (regiões periorbitária, malar, nasal e da esclerótica). Atinge principalmente o sexo feminino, em proporção de 5:1, e a raça asiática. Histologicamente, caracteriza-se pela presença de melanócitos em vários níveis da derme, tendo sido raramente relatadas transformações malignas.

Conduta

Podem ser empregadas técnicas de dermoabrasão e variantes como o *peeling* microcirúrgico proposto por Kobayashi em 1991, no qual se removem camadas do epitélio e da derme com tesoura delicada, em faixas paralelas pré-incisadas com lâmina nº 11, porém o tratamento com *lasers* que tenham como alvo a melanina dérmica, tais como o rubi (695 nm, pulsos de 25 a 40 ns), Nd:YAG (1.064 nm, pulsos de 10 e 20 ns) e Q-Switched alexandrita (755 nm, pulsos de 50 a 100 ns) constituem a terapêutica de eleição. Parâmetros como 4,75 a 7,0 J/cm^2 e 3 mm de *spot*, para este aparelho, em cinco aplicações com intervalo de 2 ou 3 meses são utilizados com sucesso na reversão desta alteração névica, com ausência de hipopigmentação ou cicatrizes residuais.

Nevo de Ito

Em tudo se assemelha ao anterior, porém com localização na área acromioclavicular.

Nevo azul

Características

Lesão papulosa ou nodular, de limites precisos, de coloração muito escura, azulada, quase negra, em geral única. Localiza-se comumente na face ou no dorso das mãos e dos pés. Histologicamente se identificam melanócitos dendríticos muito pigmentados na derme profunda. Existem variantes: nevo azul celular (comum na região glútea), combinado, composto e penetrante profundo.

Conduta

Embora seja uma lesão de natureza benigna, a sua coloração muito escura pode levar à possibilidade de diagnóstico diferencial com melanoma maligno. Assim sendo, deve ser submetido à dermatoscopia para esclarecimento diagnóstico, ou à biópsia excisional em caso de dúvidas.

BIBLIOGRAFIA CONSULTADA

1. Cabrera H, Garcia S. Nevos. Buenos Aires: Actualizaciones Médicas, 1998.
2. Wolff K, Goldsmith LA, Katz SI et al. Fitspatrick's Dermatology in general medicine, 7 ed. Porto Alegre: Mc GrawHill, 2008.

Capítulo 44

Tratamento de Lesões Pré-malignas e Malignas. Tratamento das Ceratoses Actínicas e do Corno Cutâneo

Luiz Carlos Cucé
Luciane Scattone

Ceratoses pré-malignas

A elaboração deste capítulo nos surpreendeu quando nos deparamos com as diferentes classificações encontradas. O diagnóstico clínico em geral não oferece dificuldades, porém, em algumas situações, devemos ficar atentos a outros aspectos clínicos e, sempre que necessário, solicitar um exame anatomopatológico para confirmação diagnóstica. Histologicamente, as lesões pré-malignas poderiam ser vistas como um carcinoma espinocelular (CEC) intraepidérmico.

Adotamos a classificação de Pinkus.

Classificação das ceratoses pré-malignas (segundo Pinkus – modificada)

- Ceratose actínica (Q.a.)
- Queilite actínica
- Queilite actínica hipertrófica (corno cutâneo)
- Queilite actínica pigmentada disseminada
- Ceratose arsenical
- Ceratose palmoplantar
- Ceratoses por hidrocarbonetos
- Ceratoses térmicas
- Ceratoses por irradiação crônica
- Ceratose cicatricial crônica

- Enfermidade de Bowen
- Eritroplasia de Queyrat
- Leucoplasia.

Cabe ao médico analisar todos os fatores predisponentes do indivíduo.

Neste capítulo iremos analisar, além da etiologia, o exame anatomopatológico, diagnóstico diferencial, tratamentos utilizados e os indicados pelos autores.

Ceratoses actínicas

Também conhecidas por ceratoses solares ou ceratoses senis, são frequentemente encontradas nas áreas expostas dos indivíduos, principalmente de pele clara, fototipo I a III, devido aos raios solares, e não só pela idade, como muitos pensam.

Uma ceratose, quando instalada nos lábios, principalmente o inferior (devido à incidência solar), é denominada queilite actínica.

Clinicamente, apresentam-se como lesões eritematosas ou papuloescamosas, aderentes, ásperas, secas, amareladas ou amarronzadas, de tamanho variável (menos de 1 cm ou formando placas), podendo ser únicas ou múltiplas, e geralmente surgem a partir de melanoses actínicas (Figuras 44.1 a 44.3).

Pacientes com transplantes renais ou imunocomprometidos podem ter maior propensão ao aparecimento de ceratoses actínicas e CEC, assim como os portadores de albinismo e xeroderma pigmentoso.

CIRURGIA DERMATOLÓGICA INTERMEDIÁRIA

■ Tratamento de Lesões Pré-malignas e Malignas. Tratamento das Ceratoses Actínicas e do Corno Cutâneo

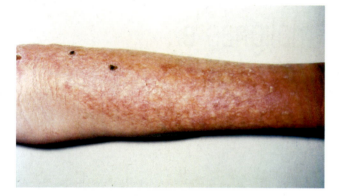

Figura 44.1 – *Ceratoses actínicas: mácula escamosa, aderente e áspera.*

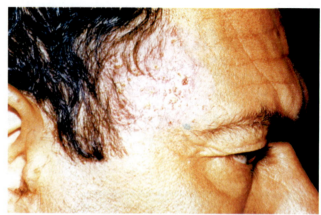

Figura 44.3 – *Ceratose actínica.*

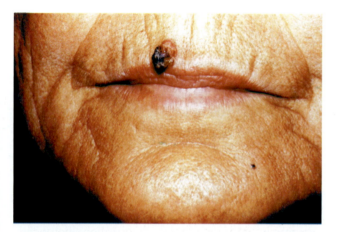

Figura 44.2 – *Ceratose actínica: pápula áspera, seca, aderente.*

Diagnóstico

Normalmente, a ceratose actínica é assintomática; às vezes, o paciente pode apresentar uma hiperestesia local leve. À presença de enduração, ulceração ou aumento do diâmetro, deve-se suspeitar de evolução para CEC.

Algumas lesões da ceratose actínica podem manifestar uma hiperceratose exuberante, conhecida por corno cutâneo ou ceratose actínica hipertrófica; em outros casos, também pode apresentar uma pigmentação variável com uma superfície lisa, verrucosa, ou ligeiramente escamosa, com mais de 1 cm, geralmente na face, denominada ceratose actínica pigmentada expansiva.

Queilite actínica

Caracteriza-se por uma descamação leve e difusa do lábio inferior, podendo apresentar, concomitantemente, hiperceratose focal ou leucoplasia. O contorno dos lábios perde a nitidez e a cor avermelhada dá lugar a um aspecto esbranquiçado e atrófico (Figuras 44.4 e 44.5). Sempre devemos ficar atentos à possibilidade de já ter um CEC invasivo, mesmo sem ulceração.

Ceratose actínica liquenoide

Caracteriza-se por placas ceratósicas liquenoides assintomáticas, solitárias ou múltiplas, com a coloração variando do vermelho brilhante a violáceo ou pardo, quadro muito semelhante ao líquen plano.

Segundo Schwartz e cols., algumas dessas ceratoses liquenoides mostraram uma displasia histológica (20% dos pacientes mostraram uma degeneração da camada basal e em 6,7% se observou um infiltrado liquenoide com formação de corpos citoides).

Histopatologia

- Displasia e atipia celular.
- Alterações da polaridade.
- Epiderme com disceratose intensa, extrato córneo compacto, acantose irregular, hiperceratose e paraceratose.

Diagnóstico diferencial

- Ceratose actínica
    - CEC
    - Ceratose seborreica
    - LED

TRATAMENTO DE LESÕES PRÉ-MALIGNAS E MALIGNAS. TRATAMENTO DAS CERATOSES ACTÍNICAS E DO CORNO CUTÂNEO

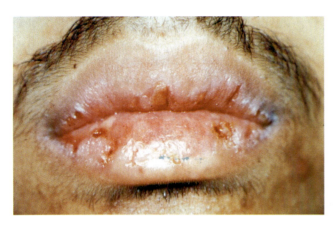

Figura 44.4 – *Queilite actínica: descamação leve e difusa do lábio inferior.*

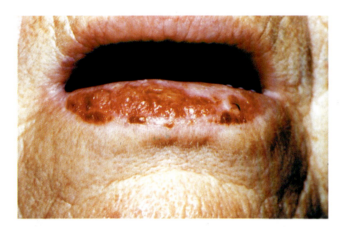

Figura 44.5 – *Queilite actínica: presença de ulceração e atrofia.*

- Poroceratose actínica superficial disseminada.
- Líquen plano
- Lentigo maligno.
- ◆ Queilite actínica
    - Sialometaplasia necrotizante
    - Queilite de células plasmáticas
    - Queilite granulomatosa
    - Queilite factícia
    - Queilite de contato.

Tratamento

Nas doenças pré-malignas a terapia fotodinâmica ou *photodynamic therapy* (PDT) associada ao ácido aminolevulínico a 2% e seus ésteres metil-5-aminolevulinato 8% (MAL) e hexil-5 aminolevulinato 1% (HAL) tem se demonstrado útil quando utilizada nas seguintes doenças:

- Ceratose actínica
- Doença de Bowen
- Queilite actínica
- Queilite actínica hipertrófica (corno cutâneo)
- Queilite actínica pigmentada disseminada.
- Ceratose arsenical
- Ceratose palmoplantar
- Ceratoses por hidrocarbonetos
- Ceratoses térmicas
- Ceratoses por irradiação crônica
- Ceratose cicatricial crônica
- Enfermidade de Bowen
- Eritroplasia de Queyrat
- Leucoplasia.

O tratamento consiste na aplicação do produto nas áreas afetadas pelo período variável de 2 a 8 horas que antecedem a aplicação da Luz (PDT).

Alguns trabalhos demonstraram a eficácia nas doenças pré-malignas supracitadas com período de recidiva bem maior do que os tratamentos habituais, como crioterapia, e também enfatizaram a segurança e a facilidade na aplicação.

É necessário um número maior de pesquisas para saber qual das substâncias (ALA, MAL, HAL) seria a mais indicada em cada tipo de doença pré-maligna.

Dois dos fatores limitantes desse tratamento são o preço e a dor.

Quanto à utilização da luz interna pulsada associada aos compostos do ácido aminolevulínico, não temos ainda experiência conclusiva.

Tratamento a laser

O emprego do *laser* no tratamento das doenças pré-canceríginas tem sido desenvolvido com vários feixes de onda e, consequentemente, com vários aparelhos.

Os mais utilizados nas doenças pré-malignas (principalmente ceratoses actínicas e doença de Bowen) são:

- CO_2 (*laser* CO_2): este *laser* promove uma vaporização controlada da lesão, principalmente quando há um *scanner* acoplado ao aparelho.

- Q-Swicthed (QS).
- *Erbium*: é menos agressivo, promovendo menos lesão térmica tecidual, com recuperação mais rápida.

Outros tratamentos

- Radioterapia (estrôncio)
- Bleomicina (injetável)
- Imiquimode: embora caro, é um tratamento prático que pode ser realizado em casa pelo próprio paciente. O imiquimode utilizado no tratamento do HPV (herpesvírus *hominis*) e nas verrugas virais, de um modo geral, tem sido usado no tratamento da ceratose actínica e da doença de Bowen com resultados variáveis em alguns trabalhos da literatura.
- Crioterapia (nitrogênio líquido – dois ciclos de 10 a 30 segundos) ou neve carbônica
- 5-fluoracil (tópico) em base aquosa na concentração de 0,1 a 5%.
- Eletrocoagulação e curetagem (eletrodissecação)
- Acreditamos que a eletrocoagulação associada à curetagem é eficaz para muitos tipos de lesões pré-malignas. Porém, sempre com muito bom senso e reavaliando periodicamente o paciente (Figuras 44.6 e 44.9).
- Crioterapia com neve carbônica (Figuras 44.10 e 44.11).
- *Peelings* com Jessner + ATA ou ácido retinoico (1% a 5%) ou ácido salicílico (30%) (Figuras 44.12 e 44.13).
- Nos casos muito extensos: dermoabrasão ou *resurfacing*.
- Vermelhectomia: ótima opção na queilite actínica, principalmente quando o paciente perde o limite da pele para a mucosa do lábio.
- Orientar sobre evitar exposição aos raios solares.

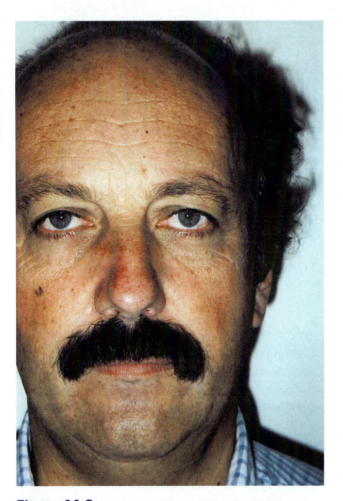

Figura 44.6 – *Antes da eletrocoagulação associada à curetagem.*

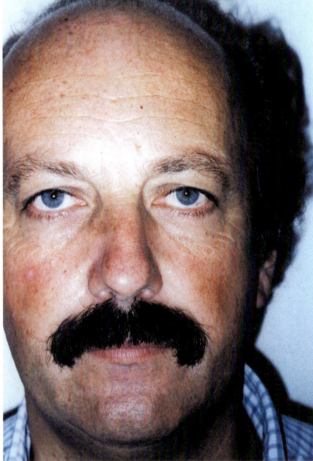

Figura 44.7 – *Após eletrocoagulação associada à curetagem.*

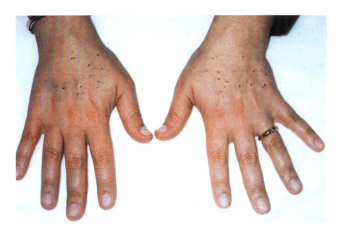

Figura 44.8 – Antes da eletrocoagulação associada à curetagem.

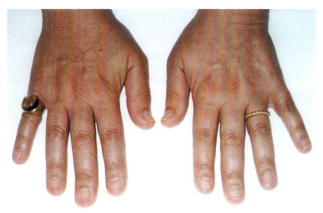

Figura 44.9 – Após eletrocoagulação associada à curetagem.

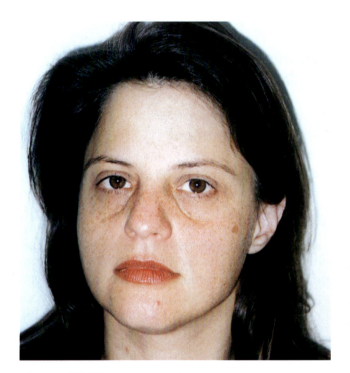

Figura 44.10 – Antes da crioterapia.

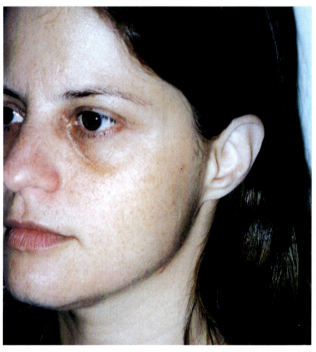

Figura 44.11 – Após a crioterapia.

A ceratose actínica pode evoluir desde uma displasia cutânea de epiderme até uma ceratose actínica bowenoide, ou um CEC (em 12 a 13% dos pacientes não tratados), porém, de baixo poder metastásico.

Na verdade, é mais provável que a ceratose actínica desapareça espontaneamente por uma resposta imunológica, raramente podendo evoluir para carcinoma basocelular (CBC).

Segundo Schwartz e cols., foram constatados 21% de casos fatais nos pacientes com ceratose actínica com evolução para CEC seguido de metástase.

Corno cutâneo

O corno cutâneo é determinado por várias doenças, refere-se a um modo de reação hiperceratósica e não é uma lesão específica de uma doença. É consequência de uma produção exagerada de material ceratinizado, podendo ser resultado de ceratose actínica, ceratose seborreica, verrugas filiformes, epiteliomas basocelulares e, com menos frequência, de carcinoma metastático renal, tumor de células granulosas, carcinoma sebáceo ou sarcoma de Kaposi.

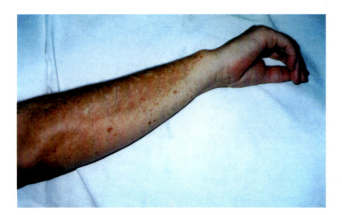

Figura 44.12 – *Antes dos* peelings *de Jessner e ATA.*

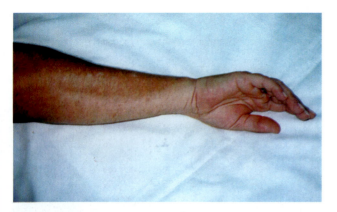

Figura 44.13 – *Após* peelings *de Jessner e ATA.*

Diagnóstico

Nódulo hiperceratósico denso, cônico e projetado que se parece com o corno de um animal (Figura 44.14). A lesão pode apresentar o tamanho de apenas alguns milímetros ou vários centímetros.

As lesões podem ser brancas ou amarelas, retas, curvas ou retorcidas. Surgem em indivíduos de meia-idade, geralmente claros. Para fazermos um diagnóstico preciso quanto à sua evolução para um CEC invasivo, é necessário retirar a lesão incluindo sua base para exame anatomopatológico.

Tratamento

Biópsia com retirada total da lesão, incluindo a base.

Tratamento dos autores

Exérese total incluindo a base, seguida de exame anatomopatológico e eletrocoagulação.

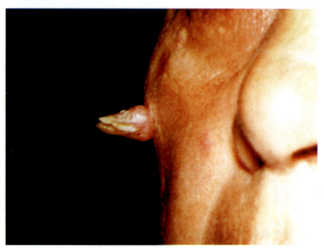

Figura 44.14 – *Corno cutâneo: nódulo hiperceratósico, denso, cônico e projetado.*

Prognóstico

Bom quando retirada toda a lesão.

Ceratose arsenical

Como o próprio nome sugere, a ceratose arsenical ocorre pela exposição ao arsênico.

Diagnóstico

As lesões são encontradas nas regiões palmoplantares, em forma de múltiplas pápulas (2 a 10 mm de diâmetro), geralmente simétricas, amareladas, endurecidas e pontiagudas (salientes), e se confluem em placas verrucosas (Figuras 44.15 e 44.16).

Hiperidrose pode estar associada.

O quadro lembra o de verrugas comuns ou de hiperceratose puntada palmoplantar.

Em alguns indivíduos portadores de câncer arsenical observa-se uma placa pigmentada eritematosa, escamosa e ligeiramente elevada, geralmente nas áreas não expostas do corpo, porém pode ser encontrada apenas nas regiões palmoplantares.

Segundo Schwartz e cols., os pacientes com arsenismo crônico também têm múltiplos carcinomas basocelulares superficiais.

As lesões das ceratoses arsenicais podem persistir durante anos sem desencadear um CEC invasivo. Caso apareça um halo eritematoso ao redor das lesões e/ou espessamento delas, isso constitui um sinal de invasão carcinomatosa.

Tratamento de Lesões Pré-malignas e Malignas. Tratamento das Ceratoses Actínicas e do Corno Cutâneo

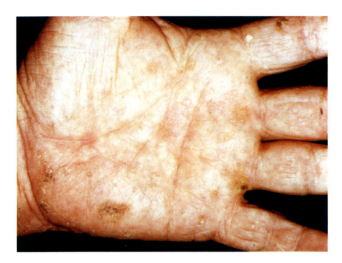

Figura 44.15 – *Arsenismo crônico (r. palmar): múltiplas pápulas pontiagudas.*

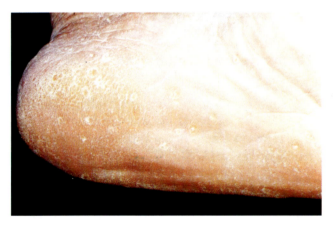

Figura 44.16 – *Arsenismo crônico (r. palmar): pápulas amareladas pontiagudas.*

Anatomopatologia

Hiperceratose e paraceratose compacta e numerosos ceratinócitos vacuolizados. Não existem dados histológicos patognomônicos que diferenciem a ceratose arsenical da bowenoide. Pode não haver presença de numerosos ceratinócitos vacuolizados e degeneração basofílica da derme.

Diagnóstico

É imprescindível avaliar arsenismo crônico no indivíduo, pois o arsenito de potássio oral (solução de Fowler) é usado nos casos de psoríase, o trióxido de arsênico é usado nas crises de asma, e também há outros produtos que foram muito usados nas primeiras décadas do último século.

Os sinais mais frequentes são:

- Placas hiperpigmentadas na pele com áreas de despigmentação semelhantes a "gotas de chuva" nas áreas de pressão.
- Linhas de MEELS = bandas tranversais esbranquiçadas, finas, que surgem nas unhas das mãos, tanto no quadro agudo quanto crônico.
- Alopecia difusa do couro cabeludo.
- Acrodermatite e tromboangeíte nas pernas, com evolução para grangrena.
- Perfuração do septo nasal, por inalação.
- Neuropatia sistêmica (polineuropatia simétrica; parestesias e dor nas mãos e pés).
- Anemia e leucopenia.
- Diarreia e má absorção.
- Cirrose hepática.
- Alterações eletrocardiográficas.

Diagnóstico diferencial

- Leishmaniose
- Hanseníase
- Ceratodermia palmoplantar.

Tratamento

- Excisão das lesões.
- Criocirurgia.
- Isotretinoína, quando usada sistemicamente, pode reduzir a formação do câncer visceral.

Prognóstico

A ceratose arsenical pode se tornar dolorosa, formando fissuras e ulcerações; quando instalada nos dedos das mãos, pode evoluir para um CEC invasivo com metástase, que leva ao óbito.

Há relatos de lesões cutânes concomitantes ao câncer (Ca) do trato respiratório, gastrointestinal e geniturinário, podendo, também predispor ao angiossarcoma hepático e à leucemia.

Segundo Schawrtz e cols., a ceratose arsenical pode ser considerada um marcador cutâneo de um possível processo maligno interno.

Ceratose por hidrocarbonetos e outros agentes químicos

A ceratose por hidrocarbonetos pode manifestar-se como pápulas planas ovais, acinzentadas e pequenas, às vezes hiperpigmentadas, que podem ser destacadas com as unhas sem causar sangramento. Pode ser encontrada nos limpadores de chaminés, nos trabalhadores da indústria do petróleo e químicas de modo geral.

Essas pápulas podem evoluir para nódulos verrucosos e depois para CEC.

Encontradas no escroto, também podem ocorrer na face, antebraços, dorso das mãos e dos pés.

Anatomopatologia

É similar à da ceratose actínica com progressão à forma bowenoide.

Alterações anatomopatológicas importantes:
- Atipia celular na camada malpighiana.
- Desorganização da arquitetura epidérmica.
- Papilomatose.
- Vacuolização e necrose dos ceratinócitos.

Tratamento

Exérese cirúrgica de todas as lesões genitais e de outras mucosas.

Proteger os genitais da radiação ultravioleta (UV) dos pacientes em uso de psoralênicos e terapia por radiação UV.

Prognóstico

É similar ao da ceratose arsenical. As lesões dos genitais podem metastatizar, levando ao óbito.

Ceratose térmica

Caracteriza-se por um eritema calórico, uma hiperpigmentação mosqueada reticulada que, depois de anos, se transforma numa lesão ceratósica.

Em geral acomete indivíduos que, habitualmente, sentam-se ao lado do fogo para se aquecer.

Anatomopatologia

É semelhante à da ceratose actínica. Apresenta hiperceratose, displasia dos ceratinócitos e elastose dérmica, além de vacuolização da camada basal com perda da polaridade e irregularidade do tamanho e forma do núcleo da pele afetada.

Pode-se formar um carcinoma de células de Merckel junto ao CEC dentro da área de eritema calórico.

Diagnóstico

Anatomopatológico.

Diagnóstico diferencial

Cicatrizes de queimadura aguda.

Tratamento

Exérese das lesões e coagulação ou sutura.

Ceratose por irradiação crônica

É uma displasia cutânea pré-maligna induzida por radiação ionizante, apresentando uma ceratose discreta ou placas hiperceratósicas após anos da exposição aos raios X.

É frequentemente encontrada nos dedos das mãos que usam anéis de ouro contaminados com radioatividade, dos dentistas mais velhos e nos casos de tratamento dos transtornos benignos da pele com terapêutica superficial de raios X (Figuras 44.17 e 44.18).

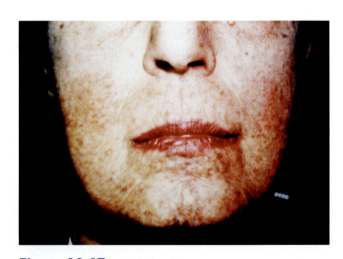

Figura 44.17 – *Radiodermite.*

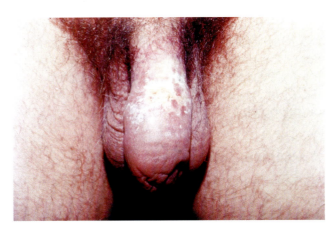

Figura 44.18 – *Radiodermite crônica (raios X) após depilação.*

Anatomopatologia

- Atrofia da epiderme ou acantose com hiperceratose.
- Disceratose dos ceratinócitos com núcleos hipercromáticos, atividade mitótica aumentada e anormal.
- Hialinização das fibras de colágeno, engrossamento e obstrução dos vasos sanguíneos profundos da derme e destruição das estruturas pilossebáceas.

Tratamento

- Extirpar a lesão rapidamente, por excisão simples com pequena margem de segurança (1 cm).
- Evitar exposição prolongada à radiação ultravioleta.

Prognóstico

- Evolução para CEC invasivo com elevado potencial metastático.

Ceratose cicatricial crônica

Certas doenças ou suas sequelas podem apresentar pápulas, erosões ou ulcerações, indicando degeneração carcinomatosa, como:

- Úlceras crônicas;
- Osteomielite crônica;
- Cicatrizes por queimaduras (úlceras de "Marjolin");
- Cicatrizes de vacinação antivariólica;
- Hidradenite supurativa crônica;
- Perifoliculite decalvante do couro cabeludo;
- Cicatrizes de acne juvenil;
- Displasia ectodérmica hereditária;
- LECD;
- Poroceratose de Mibelli;
- Eritema *elevatum*;
- Granuloma inguinal;
- Cromoblastomicose;
- Candidíase hipertrófica oral;
- Pênfigo vulgar;
- Líquen escleroso;
- Necrobiose lipoídica;
- Líquen plano;
- Sequela de erupções liquenoides por quinacrina.

Anatomopatologia

Varia desde uma displasia ao CEC invasivo.

Tratamento

- Excisão simples.
- Fazer prevenção, evitando estímulo carcinogênico em cicatrizes, inclusive exposição ao ultravioleta.

Prognóstico

- A incidência de metástase no CEC cicatricial é de 50%.

Enfermidade de Bowen

Geralmente consiste numa lesão solitária. Quando presente nas áreas de exposição solar é mais benigno; nas áreas cobertas, tem um prognóstico pior.

Clinicamente, a enfermidade de Bowen se apresenta como uma mácula, pápula ou placa; escamosa, levemente infiltrada, com ausência de pelos e, às vezes, hiperceratósica; assemelha-se ao carcinoma basocelular (CBC) superficial; difere pela ausência do bordo perlado e tendência à cura central (Figuras 44.19 a 44.21).

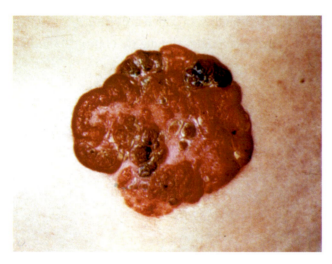

Figura 44.19 – *Enfermidade de Bowen: placa infiltrada, hiperceratósica, com têndencia à cura central.*

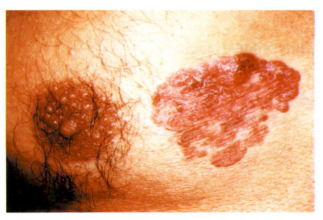

Figura 44.20 – *Disceratose de Bowen.*

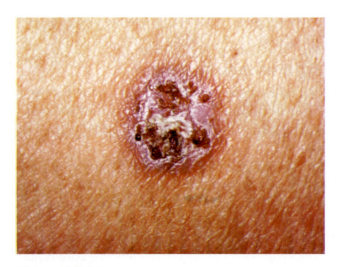

Figura 44.21 – *Bowen associado ao CBC.*

Encontradas especialmente na região anogenital, estas lesões podem ser verrucosas, porém, podem estar presentes nas regiões intertriginosas, superfícies mucosas onde o carcinoma espinoceluar (CEC) *in situ* pode manifestar-se como verrucoso ou polipoide.

Anatomopatologia

A epiderme mostra acantose, células atípicas com núcleos hipercromáticos grandes, a camada córnea está espessada com células paraceratósicas e núcleos hipercromáticos atípicos.

A presença de células com ceratinização atípica é comum e bastante característica.

Diagnóstico diferencial

Clinicamente, devemos diferenciá-la de processos inflamatórios, assim como neoplásicos:

- Eczemas;
- Psoríase;
- Líquen plano.

Tratamento

O tratamento de escolha é a excisão cirúrgica (recidiva de 5%) ou a aplicação tópica de 5-fluoracil tópico (recidiva de 14%) e, por último, a criocirurgia (recidiva de 34%).

Prognóstico

Enfermidade de Bowen pode ser sinal de Ca visceral; pelo menos 5% dos pacientes acometidos pela EB desenvolvem carcinoma espinocelular invasivo.

Eritroplasia de Queyrat (EQ)

A eritroplasia de Queyrat (EQ) é um carcinoma espinocelular (CEC) *in situ* presente na mucosa genital.

Geralmente acomete doentes do sexo masculino, não circuncisos, com idade entre 20 e 80 anos, apresentando lesões brilhantes, circunscritas, que podem ser únicas ou múltiplas.

Segundo Graham e Helwig, EQ é clínico-patologicamente diferente da enfermidade de Bowen cutânea.

Geralmente, os pacientes apresentam eritema, crostas e escamas dificultando a retração do prepúcio sobre a glande e, muitas vezes, com prurido e dor (Figura 44.22).

Anatomopatologia

◆ Podemos fazer uso do azul de toluidina a 1% (corante nuclear metacromático) para identificar a lesão e seus limites.

Diagnóstico diferencial

◆ Sífilis; LE vulgar; candidíase.
◆ Epitelioma basocelular.
◆ Líquen plano, líquen escleroso.
◆ Dermatite crônica liquenoide; psoríase.
◆ Balanite circinada.
◆ Balanite de Zoon.
◆ Erupções medicamentosas.

Tratamento

◆ Exérese das lesões não invasivas ou aplicação de 5-fluoracil tópico.
◆ Em outros casos: cirurgia a *laser*.
◆ Cirurgia micrográfica de Mohs – para lesões invasivas.

Prognóstico

As lesões tendem a progredir lentamente; 10% evoluem para CEC invasivo e, quando comprometem a submucosa peniana, 20% apresentam metástases nos glânglios linfáticos regionais.

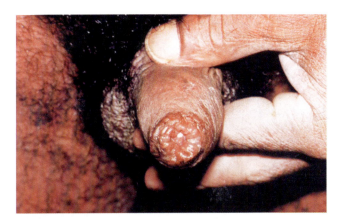

Figura 44.22 – *Eritroplasia de Queyrat: dificuldade para retração do prepúcio.*

Leucoplasia

A leucoplasia é definida simplesmente como uma placa hiperceratósica, macerada, branca sobre a mucosa (oral, anal e genital) que não pode ser eliminada por escarificação (Figuras 44.23 e 44.24).

É mais frequente nos indivíduos de 50 a 70 anos, principalmente nos homens, atingindo 1% a 13% os fumantes.

A hiperceratose da mucosa pode ser consequência de uma irritação crônica, induzida, p. ex., por dentaduras mal adaptadas ou pelo hábito de fumar (cigarro de palha, cachimbo etc.).

Diagnóstico

◆ A placa branca pode ter um aspecto homogêneo, descamativo ou verrucoso. Quando associada à eritroplasia, temos um prognóstico desfavorável.

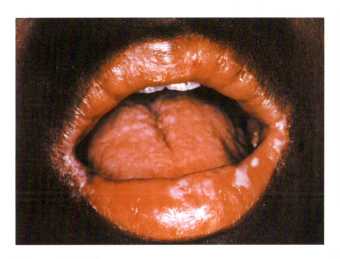

Figura 44.23 – *Leucoplasia: placa branca homogênea.*

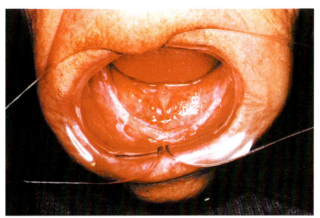

Figura 44.24 – *Leucoplasia.*

- A lesão poderá estar elevada, fissurada, verrucosa ou lisa, de qualquer tamanho, mais frequente na cavidade oral e comissuras labiais.
- É importante lembrar que nos lábios, quando desaparece o limite da pele com a mucosa, é de pior prognóstico.

Anatomopatologia

- Espessamento da camada córnea, acantose irregular e um infiltrado inflamatório crônico.
- Na histologia, 80% das lesões orais são benignas, os 20% restantes são:
  - 17% – apresentam graus variados de anaplasia *in situ;*
  - 3% – carcinoma de células escamosas infiltradas na derme.

Portanto, o padrão histológico pode oscilar desde ausência até atipia celular numerosa ou CEC invasivo.

Diagnóstico

- É difícil decidir se na leucoplasia existe anaplasia *in situ* porque, em vários quadros inflamatórios, incluindo a leucoplasia benigna, observam-se certo pleomorfismo dos núcleos e perda de polaridade das células.
- É importante saber se a leucoplasia é benigna ou se apresenta anaplasia *in situ*, portanto, sugerimos exame anatomopatológico.

Diagnóstico diferencial

- Líquen plano.
- Lúpus ertematoso.
  Pode ser em decorrência de:
- Enfermidade de Darier, candidíase, tuberculose, psoríase.
- Pitiríase rubra pilar, líquen escleroso.
- Disceratose acantolítica focal.
- Mordedura crônica.
- Leucoedema.
- Queilite actínica difusa.
- CEC invasivo do lábio inferior.
- Leucoplasia benigna da pálpebra por radioterapia.

Tratamento

- Exérese cirúrgica ou 5-fluoracil tópico.
- Cirurgia a *laser.*
- Criocirurgia.
- Evitar tabaco e consumo excessivo do álcool.

Prognóstico

Alguns autores consideram que 6 a 10% das leucoplasias são malignas num exame inicial dos pacientes, segundo estudo feito por Masberg:

- Após 10 anos, 2,4% desenvolveram CEC.
- Após 20 anos, 4% desenvolveram CEC.

BIBLIOGRAFIA CONSULTADA

1. Arrington JH III, Lockman DS. Thermal keratoses and squamous cell carcinoma in situ associated with erythema abi gne. Arch Dermatol. 1979; 115:1226.
2. Boddie AW Jr et al. Squamous carcinoma of the lower lip in patients under 40 years of age. South Med J. 1977; 70:711.
3. Bowra GT et al. Premalignant and neoplastic skin lesions associated with occupational exposure to "tarry" byproducts during manufacture of 4,4'-bipyridyl. Br J Ind Med. 1982; 39:76.
4. Chen CJ et al. Arsenic and cancers. Lancet. 1988; 1:414.
5. Dinehart SM, Sanchez RL. Spreading pigmented actinic keratosis: An electron microscopic study. Arch Dermatol. 1988; 124:680.
6. Dixon RS, Mikhail GR. Erythroplasia (Queyrat) of conjuctiva. J Am Acad Dermatol. 1981; 4:160.
7. Dorey JL et al. Oral leukoplaquia. Current concepts in diagnosis, management, and malignant potential. Int J Dermatol. 1984; 23:638.
8. Edwards MJ et al. Squamous cell carcinoma arising in previously burned or irradiated skin. Arch Surg. 1989; 124:115.
9. Frentz G. Grenz ray-induced nonmelanoma skin cancer. J Am Acad Dermatol. 1989; 21:475.
10. Goette DK. Cutaneous horn overlying granular cell tumor. Int J Dermatol. 1987; 26:598.
11. Graham JH, Helwig EB. Erythroplasia of Queyrat. A clinicopathologic and histochemical study. Cancer. 1973; 32:1396.
12. Graham JH: Selected precancerous skin and mucocutaneous lesions, in Neoplasms of Skin and Malignant Melanoma. Chicago: Year Book. 1976; p. 69.
13. Johnson TM et al. Inflammation of actinic keratoses from systemic chemotherapy. J Am Acad Dermatol. 1987; 17:192.
14. Jones CS et al. Development of neuroendocrine (Mer-kel cell) carcinoma mixed with squamous cell carcinoma in erythema ab igne. Arch Dermatol. 1988; 124:110.
15. Lambert WC, Schwartz RA. Evidence for origin of basal cell carcinoma in solar (actinic) keratoses. J Cutan Pathol. 1988; 15:322.

16. Lennard L et al. Skin cancer in renal transplant recipients is associated with increased concentrations of 6-thioguanine nucleotide in red blood cells. Br J Dermatol. 1985; 113:723.

17. Luande J et al. The Tanzanian human albino skin. Natural history. Cancer. 1985; 55:1823.

18. Marks R et al. The role of childhood exposure to sunlight in the development of solar keratoses and non-melanoma skin cancer. Med J Aust. 1990; 152:62.

19. Marks R. Solar keratoses, Br J Dermatol. 1990; 122(suppl 35):49.

20. Mashberg A, Samit AM. Early oral and oropharyngeal cancer. Diagnosis and management, in Skin Cancer Recognition and Management, edited by RA Sch-wartz. New York, Springer. 1988; p. 226.

21. Massa MC et al. Malignant tranformation of oral lichen planus: Case report and review of the literature. Cutis. 1990; 45:45.

22. Miki Y et al. Cutaneous and pulmonary cancers associated with Bowen's disease. J Am Acad Dermatol. 1982; 6:26.

23. Miller RAW, Aldnch JE. Radioactive gold ring derma-titis. J Am Acad Dermatol. 1990; 23:360.

24. Neubauer O. Arsenical cancer: A review. Br J Cancer. 1947; 1:192.

25. Picascia DD, Robinson JK. Actinic cheilitis: A review of the etiology, differential diagnosis, and treatment, J Am Acad Dermatol. 1987; 17:255.

26. Ragi G et al. Pigmented Bowen's disease and review of 420 Bowen's disease lesions. J Dermatol Surg Oncol. 1988; 14:765.

27. Rubenstein DJ et al. Punctate hyperkeratosis of the palms and soles: An ultrastructural study. J Am Acad Dermatol. 1980; 3:43.

28. Schosser RH et al. Cutaneous horns: A histopathologic study. South Med J. 1979; 72:1129.

29. Schwartz et al. Dermatology in general medicine, 4 ed. 1997; 842,860.

30. Schwartz RA, Lamberts, RJ. Isolated nodular cutaneous coccidioidomycosis. The initial manifestation of disseminated disease. J Am Acad Dermatol 1981; 4:38.

31. Schwartz RA. Skin Cancer Recognition and Management. New York: Springer, 1988.

32. Shrum JR et al. Squamous cell carcinoma in disseminated superficial actinic porokeratosis. J Am Acad Dermatol. 1982; 6:58.

33. Stern RS et al. Genital tumors among men with psoriasis exposed to psoralens and ultraviolet A radiation (PUVA) and ultraviolet B radiation. N Engl J Med. 1990; 322:1093.

34. Sulica VI, Kao GF. Squamous-cell carcinoma of the scalp arising in lesions of discoid lupus erythe-matosus. Am J Dermatopathol. 1988; 10:137.

35. Thestrup-Petersen K et al. Morbus Bowen. A descrip-tion of the disease in 617 patients. Acta Derm Vene-reol (Stockh). 1988; 68:236.

36. Vitasa BC et al. Association of nonmelanoma skin cancer and actinic keratosis with cumulative solar ultraviolet exposure in Maryland watermen. Cancer. 1990; 65:2811.

37. Waldron CA, Shafer WG. Leukoplakia revisited. A clinicopathologic study of 3.256 leucoplakias. Cancer. 1975; 36:1386-1392.

38. Yamaji K et al. Squamous cell carcinoma developing in thermal keratosis. Tokyo: J Dermatol 1988; 15:180.

39. Yeh S. Skin cancer in chronic arsenicism. Hum Pathol. 1973; 4:469.

40. Zaldivar R et al. Arsenic dose in patients with cutaneous carcinomata and hepatic haemangio-endothelioma after environmental and occupational exposure. Arch Toxicol. 1981; 47:145.

Capítulo 45

Tratamento das Ceratoses Actínicas e dos Campos Cancerizáveis

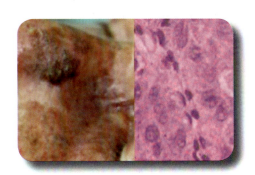

Alcidarta dos Reis Gadelha

Pontos de destaque

- As ceratoses actínicas, classicamente consideradas lesões pré-cancerosas, agora, já cânceres de pele *in situ*, são muito frequentes, e tem um risco de evolução para Carcinoma espinocelular invasivo em torno de 8 a 10%, e por isso merecem um destaque especial
- Clinicamente são pápulas ou placas ceratósicas, secas e ásperas, recobertas por escama aderente, de cor castanho-clara a escura, eritematosa ou mesmo hipercrômica, levemente elevadas ou papuloceratósicas e até cornoides, geralmente menores que 1 cm, mas por vezes, maiores, habitualmente múltiplas, isoladas ou confluentes que surgem em áreas expostas ao sol de pacientes de pele clara.
- São cerca de 250 vezes mais comuns em imunossuprimidos crônicos como os transplantados, sobretudo os de coração em que numerosas lesões aparecem, ocasionalmente, de modo eruptivo.
- As lesões de ceratoses actínicas podem ser classificadas em sub-clínicas e visíveis ou aparentes; quanto ao número em única ou múltiplas e, essas, em número menor ou maior que 10, em número maior que 5 a 6 em área de dano solar(campo cancerizável); podendo ser de aparecimento gradativo ou eruptivo. Quanto ao tamanho: menor ou maior que 1 cm, quanto à disposição em isoladas, agrupadas ou confluentes, em relação à cor em castanhas, eritematosas ou pigmentadas(por vezes intensamente); aspecto: grau I ou levemente elevada, grau II ou pápulo-ceratósica e III ou hipertrófica. Podem ainda ser classificadas quanto a existência ou não de tratamento prévio em primárias ou recidivantes; ao tipo de crescimento em insidioso ou rápido; do estado imunológico do paciente: em imunocompetente ou em imunossuprimido e quanto ao potencial de evolução para carcinoma espinocelular invasivo em de menor risco e de maior risco.
- São ceratoses de menor risco evolutivo para CEC invasivo as de grau I, menores que 1 cm, em número menor que 10, as de crescimento lento e as que ocorrem em imunocompetentes. As de alto risco de evolução para CEC invasivo são as localizadas no lábio e orelhas e as pápulo-ceratósicas localizadas no dorso das mãos e punhos e antebraços, as confluentes, as maiores que 1 cm, aquelas em número superior a 10, em campos cancerizáveis, as de crescimento rápido, recidivantes e as que surgem em pacientes imunossuprimidos.

- São indícios importantes de evolução das CAs para CEC invasivo os sinais maiores, representados pelo acrônimo IDBRE(induração ou inflamação, diâmetro>1 cm, *bleeding* ou sangramento, rápido crescimento e eritema) e os menores, pela fórmula P_4H_1 (prurido, pain ou dor, pigmentação, palpabilidade e hiperceratose).

- É muito importante diagnosticar corretamente as ceratoses actínicas, diferenciando-as de outras lesões como as ceratoses seborreicas, e classificando-as para a escolha mais apropriada do tipo de tratamento e lembrando sempre que existem lesões sub-clínicas e ceratoses actínicas de maior potencial de evolução para CEC invasivo.

- Em casos de dúvida diagnóstica com carcinoma basocelular ou Bowen, ou em lesões mais extensas com áreas erosadas ou ulceradas, infiltradas ou mais eritematosas que levantem a suspeita de evolução para CEC invasivo está indicada uma biópsia para exame histopatológico antes do tratamento. Entretanto, quando necessário, o exame histopatológico, na maioria das vezes, pode ser feito em biópsias curativas como as realizadas com *shaving* profundo (saucerização) ou curetagem, isolados ou associados à criocirurgia ou vaporização da base com eletroncirurgia ou *laser* de CO_2 ou, em alguns casos, à exérese cirúrgica.

- A fotoproteção contínua, com meios físicos e com fotoprotetores de FPS 50$^+$ auxiliam a reduzir em mais de 50% o número de lesões de ceratoses actínicas e a possibilidade de evolução para CEC invasivo. O uso de fotoprotetor 50$^+$ ou com fotoliase e o tratamento de lesões subclínicas com tópicos como o 5-fluoracil e o imiquimode ou terapia fotodinâmica reduzem, significativamente, o número de novas lesões aparentes, bem como o desenvolvimento de CEC invasivo.

- O tratamento deve ser direcionado às lesões clínicas e subclínicas, conforme, a localização, a forma clínica, a presença de comorbidades e do estado imunológico do paciente.

Introdução

As ceratoses actínicas (CA), atualmente consideradas mais um carcinoma espinocelular *in situ* do que lesões pré-cancerosas, manifestam-se, geralmente, por múltiplas lesões ceratósicas, pouco elevadas ou papuloceratósicas ou hipertróficas, na maioria das vezes com menos de 1 cm de diâmetro, de cor eritematosa, acastanhada ou hiperpigmentada, localizadas em áreas expostas ao sol, principalmente face, couro cabeludo de calvos, dorso das mãos e punhos e antebraços, de pacientes de cor clara.

Etiologia, etiopatogenia e classificação

Embora classicamente definida como lesão pré-cancerosa, a ceratose actínica (CA) atualmente tende a ser considerada um carcinoma espinocelular *in situ*, com distintos graus de atipia, formas clínicas e histopatológicas variadas e, portanto, com potencial diferente de evolução para CEC invasivo.

Etiologia

- **Irradiação não ionizante**, especialmente, da faixa do UVA e UVB, em exposição crônica é o mais importante fator na origem das ceratoses actínicas (CAs), embora raios X e radioisótopos possam induzir ao aparecimento de lesões similares. Os raios UVA (320 a 400 nm), ocasionando estresse foto-oxidativo, indiretamente induzem a mutações no DNA. Já os raios UVB (290 a 320 nm) provocam a formação de dímeros de timina (ciclobutano), tanto no DNA quanto no RNA. Se não existirem mecanismos eficazes de reparação, essas alterações poderão desencadear as mutações iniciais nos ceratinócitos e, consequentemente, o desenvolvimento das CA.

- **Papiloma vírus:** a proteína E6 dos HPV cutâneos, menos dos genitais, pode funcionar como cocarcinogênio, interagindo com a proteína Bak (pró-apoptótica) e inibindo a apoptose dos ceratinócitos.

- **Mutação × *stem* células:** logo em seguida ou após anos da aquisição da mutação genética, uma célula-tronco origina um clone de células displásticas que pode se expandir formando um campo de células displásticas, constituindo um passo adiante na carcinogênese.

- **Mutação no gene p53**, supressor tumoral. Frequente tanto na CA quanto no CEC.
- **Coexistência de enfermidades** em que há defeito na reparação do DNA ou aumento da suscetibilidade à agressão pelo raios ultravioleta, como o xeroderme pigmentoso, a epidermodisplasia verruciforme e o albinismo.
- **Estado imunológico:** as CA, além de serem 250 vezes mais frequentes em pacientes órgãos transplantados, têm um risco muito maior de evolução para CEC invasivo, cerca de 40%, enquanto o risco em indivíduos imunocompetentes é de 10%.
- **Principais fatores de risco** para o desenvolvimento de CA: fototipo I-III, sexo masculino, idade mais avançada, localização mais perto da linha do Equador e, consequentemente maior intensidade de exposição aos UV, comorbidades como xeroderma pigmentoso, epidermodisplasia verruciforme e albinismo e imunodepressão intensa e constante, como nos transplantados.

Relação entre CA e CEC

Tanto nas CA quanto nos CEC têm sido demonstradas as alterações moleculares (no DNA e RNA), como as mutações do gene p53 e expressão da telomerase, indicando que ambos constituem não entidades diferentes, mas, sim, fases de um mesmo processo.

A incidência de cânceres de pele não melanoma (NMSC) está aumentando no mundo inteiro, em uma proporção de 3 a 8%, e também a da CA, mais frequentemente nos indivíduos do sexo masculino, de fototipo I-III e em indivíduos que vivem em regiões situadas mais próximas da linha do Equador. Assim, na Nova Zelândia a prevalência de CA chega a 55% nos homens entre 30 e 70 anos, enquanto nos EUA chega a 11 a 26%. Portanto, atingindo milhões de indivíduos no mundo, a CA passa a ser o câncer de pele mais comum.

O risco individual de evolução da CA para CEC invasivo gira em torno de 8 a 10%, aumentando muito quanto as lesões são múltiplas (maior que 10), extensas (maiores que 1 cm), quando localizadas em lábios ou orelhas e as papuloceratósicas localizadas no dorso da mão, punho e antebraço, em presença de comorbidades como xeroderma pigmentoso ou quando ocorrem em pacientes imunocomprometidos. O risco acumulado de um paciente vir a desenvolver um CEC invasivo com mais de 10 lesões de CA em cinco anos é 14%; em 44% um CEC invasivo é contíguo a uma CA e em cerca de 80% o CEC está associado às CAs.

Dados sobre o potencial de evolução de CA para CEC variam, porém, acredita-se que chega até 0,5%, por ano, em pacientes com história prévia de câncer de pele. Embora as CA possam involuir espontaneamente em 20 a 25%, as lesões que regrediram reaparecem em 15 a 50%.

Fatores de classificação das variantes de ceratoses actínicas

- **Visualização clínica:** em subclínicas, como nos campos cancerizáveis, e clínicas ou evidentes.
- **Número:** isolada ou múltiplas, e essas em número maior que seis em áreas de dano solar ou campo cancerizável, em número menor ou maior que 10 (maior potencial de evolução para CEC invasivo). Considera-se um campo cancerizável quando há mais de cinco CAs em área de dano actínico.
- **Tamanho:** menores que 1 cm, as mais comuns, e maiores que 1 cm ou extensas.
- **Local:** de maior potencial de evolução para CEC invasivo, como os lábios, orelhas e as lesões papuloceratósicas de dorso das mãos e punhos e menor potencial, como o tronco.
- **Forma de aparecimento:** insidioso ou progressivo e eruptivo, como pode surgir em pacientes transplantados, sobretudo cardíacos, em estado de intensa e crônica imunossupressão.
- **Crescimento:** lento e insidioso ou rápido, este, sinal de possível evolução para CEC invasivo.
- **Disposição ou agrupamento:** isoladas e confluentes.
- **Aspecto clínico de visibilidade, espessura e palpabilidade:** grau I ou pouco elevadas, levemente palpáveis e pouco visíveis; grau II ou papuloceratósicas, moderadamente espessas e facilmente visíveis e palpáveis e III ou hipertróficas, espessas, por vezes cornoide e, obviamente, facilmente visíveis e palpáveis. As duas últimas têm maior potencial de evolução para CEC invasivo.

- **Cor:** eritematosas, castanho-claras e escuras ou hiperpigmentadas. Estas últimas, por vezes, devido à grande quantidade de melanina nos ceratinócitos, nos melanócitos ou até na derme, podem ser confundidas com melanoma e, ademais, podem, como sinal menor, indicar possível evolução para CEC invasivo.
- **Quanto à existência de tratamento prévio ou não:** primárias e recidivantes, sendo estas últimas, obviamente, de maior risco de evolução para CEC invasivo.
- **Quanto à sintomatologia:** assintomáticas ou sintomáticas: prurido ou dor. O aparecimento de sintomas como prurido é o indicador de grau menor de possível evolução para CEC invasivo.
- **Estado imunológico do paciente:** em imunocompetentes e imunossuprimidos. As CA são 250 vezes mais comuns em transplantados e têm risco 100× maior de evoluir para CEC invasivo. Enquanto cerca de 40% dos transplantados desenvolvem CEC invasivo, somente 10% (em média) dos imunocompetentes com ceratoses actínicas têm essa progressão.

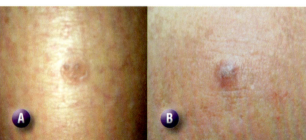

Figura 45.1 – **(A)** CA grau I, levemente elevada e **(B)** CA pápulo-ceratótica ou grau II, no dorso da mão, essa de maior potencial de evolução para CEC.

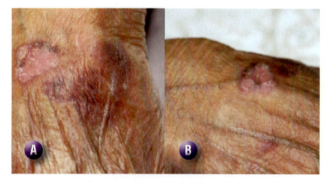

Figura 45.2 – **(A-B)** Lesão papuloceratósica em dorso do punho (+ Púrpura de Bateman) e da mão; aspecto e localização de maior risco de evolução para CEC invasivo. Shaving profundo (saucerização) + criocirurgia ou vaporização base ampliando a segurança do tratamento + exame histopatológico.

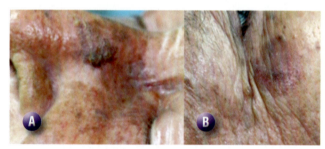

Figura 45.4 – **(A-B)** Lesões hiperceratóticas e extensas (maior que 1 cm): dois critérios de maior potencial de evolução para CEC invasivo. Biópsia prévia pode ser realizada para analisar o tipo histopatológico; curetagem e complementação com criocirurgia, eletroncirurgia ou laser de CO_2, parece-nos boa conduta.

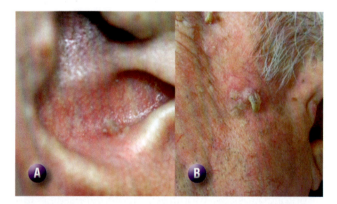

Figura 45.3 – **(A)** CA cornoide (grau 3) em área de maior risco de evolução para CEC invasivo e **(B)** lesão cornoide sobre lesão hiperceratótica, também de maior risco de evolução para CEC. Shaving profundo com vaporização da base e exame histopatológico posterior é uma conduta adequada.

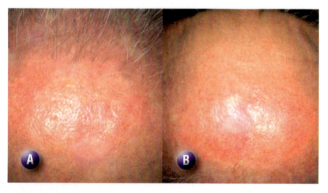

Figura 45.5 – **(A-B)** Lesões aplanadas porém de tamanhos maior que 1 cm, de limites imprecisos e confluentes, aumentando o risco de evolução para CEC invasivo. O imiquimode a 5% ou a 3,75%, o 5-fluoracil a 5%, 2×/dia e a terapia fotodinâmica (escolhida no caso) da área podem ser boas opções terapêuticas.

- **Quanto ao potencial de evolução para CEC invasivo:** baixo como as ceratoses primárias, grau I, únicas ou em pequeno número (menor que 10) e menores que 1 cm e de alto potencial como as recidivantes, grau II e III, as com mais de 1 cm, localizadas em orelhas, lábios e dorso das mãos e punhos, em número maior 10, confluentes, e as desenvolvidas em pacientes com comorbidades como xeroderma pigmentoso ou em imunossuprimidos.

Variantes morfológicas clínicas das ceratoses actínicas

- **Atrófica**
- **Queratótica ou ceratótica**, geralmente papuloceratótica (Figuras 45.1 e 45.2).
- **Cornoide:** tipo corno cutâneo (Figura 45.3).
- **Verruciforme:** lembra uma verruga. Deve-se destacar que o HPV pode estar associado ao desenvolvimento da ceratose actínica.
- **Pigmentada:** pelo acúmulo de melanina nos melanócitos, ceratinócitos e na derme, pode ser intensamente pigmentada e levantar dúvida em relação ao diagnóstico de melanoma. A disceratose e, eventualmente, a imuno-histoquímica podem auxiliar no diagnóstico preciso. A pigmentação é um dos critérios menores indicativos de possível evolução para o CEC invasivo, junto com o prurido, a dor, a palpabilidade e a hiperceratose (P^4H^1).
- **Liquenoide:** pápula pouco elevada, com tonalidade eritematoacastanhada, por vezes única e com histologia muito parecida com a do líquen plano, do qual difere pela presença da atipia celular, própria da ceratose.
- **Em placa ou extensas:** maiores que 1 cm de diâmetro, com maior potencial de evolução para CEC invasivo e, por vezes, exigindo biópsia prévia ao tratamento para diferenciá-la do CBC superficial ou da doença de Bowen (Figuras 45.4 e 45.5).

Classificação histopatológica das ceratoses actínicas

Embora, normalmente, apresentem em comum, mas em graus diferentes, hiperceratose, paraceratose, atipia e a degeneração basófila do conjuntivo, do ponto de vista histopatológico as ceratoses actínicas podem ser classificadas em:

- **Clássica:** com hiperceratose, áreas intercaladas de ortoceratose e de paraceratose, estas com atipias dos ceratinócitos subjacentes e limitadas à parte inferior da epiderme. Completa o quadro a degeneração basófila do conjuntivo na derme (Figura 45.6).
- **Pigmentada:** às vezes com intenso acúmulo de melanina nos ceratinócitos, melanócitos e/ou na derme, podendo levar à confusão com melanoma.
- **Hipertrófica:** com acentuada hiperceratose, às vezes de aspecto cornoide (Figura 45.7).
- **Atrófica:** com atrofia da epiderme, mantendo as demais características, como atipia e elastose.
- **Bowenoide:** com áreas de atipia que não se limitam à parte inferior da epiderme.
- **Acantolítica:** com acantólise devido à perda de coesão dos desmossomas como ocorre nas bowenoides, aumentando o potencial invasivo das CA (Figura 45.8).
- **De células claras** e, por vezes, **pagetoide**, podendo ser mal diagnosticada como doença de Paget ou melanoma. Neste caso, a imuno-histoquímica dirime as dúvidas.
- **Proliferativa:** nesta forma as células atípicas formam aglomerados tipo brotos que se projetam na derme superior ou formam um manto que envolve as paredes anexiais, sobretudo a do folículo piloso (Figura 45.9).
- **Mista:** às vezes, no mesmo corte histológico há mais de uma característica, como a clássica, áreas bowenoides e/ou acantolítica.

Quanto à extensão da atipia à histopatologia, as ceratoses actínicas podem ser classificadas em três grandes grupos:

- **Leve:** atipia limitada às regiões basal e suprabasal.
- **Moderada:** atipia atingindo os dois terços inferiores da epiderme.
- **Intensa:** atipia em toda a extensão da epiderme.

Uma outra classificação histopatológica quanto ao grau de evolução é a seguinte:

- **Lesões iniciais:** ceratinócitos focalmente atípicos como núcleos grandes, pleomorfos e hipercromáticos na camada basal da epiderme; agrupamento de núcleos; alternância de orto com paraceratose e elastose solar.

Tabela 45.1

SINAIS DE PROVÁVEL EVOLUÇÃO DE CA PARA CEC INVASIVO

Sinais Maiores: IDBREU	Sinais Menores: P^4H^1
I: Induração, inflamação	P: Prurido
D: Diâmetro > 1 cm	P: *Pain* – dor
B: *Bleeding* – sangramento	P: Pigmentação
R: Rápido crescimento	P: Palpabilidade
E: Eritema	H: Hiperceratose
U: Ulceração	

Tratamento racional das ceratoses actínicas. Fonte: European commitee forum. Guidelines on Actinic Keratosis. Disponível na internet em www.euroderm.org/index.php/edf-guidelines. Acessado em 01.10.2014.

- ◆ **Lesões completamente desenvolvidas:** hiperplasia, menos atrofia, da epiderme; alongamento das cristas em colunas ou em forma de brotos; atipia de ceratinócitos acometendo principalmente a metade inferior da epiderme e, por vezes, mas focalmente, a espessura inteira da epiderme e se estendendo ao longo das paredes anexiais; células disceratóticas e figuras de mitose; elastose solar e infiltrado linfocitário de densidade variável.

É importante destacar que a identificação dessas alterações representa imagens estáticas de um processo evolutivo e dinâmico e, que por isso, mesmo, podem coexistir em cortes diferentes ou no mesmo corte histopatológico de uma mesma lesão.

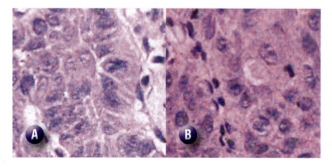

Figura 45.6 – **(A-B)** *Displasia celular, nesse caso com disceratose, marca histopatológica da CA, a qual pode ser mais focal ou mais extensa.*

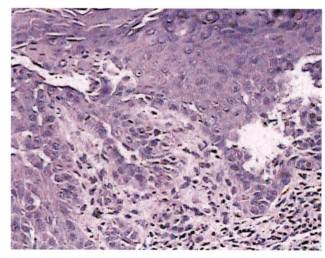

Figura 45.8 – *Ceratose actínica acantolítica. Como na CA bowenoide isso indica maior potencial de evolução para CEC invasivo pela perda da coesão dos desmosomas.*

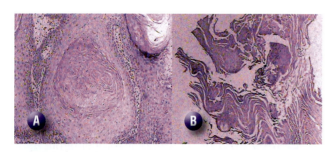

Figura 45.7 – **(A)** *Lesão hiperceratótica e* **(B)** *cornoide. A hiperceratose dificulta o tratamento com tópicos ou a terapia fotodinâmica. Melhor opção nos parece a saucerização seguida de vaporização da base mais exame histopatológico do fragmento. Não estão indicados tópicos ou TFD.*

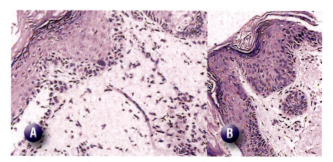

Figura 45.9 – **(A-B)** *Essa forma considerada de proliferativa, caracteriza-se por brotos de células displásticas ou manto de células displásticas envolvendo paredes anexiais, aumentando a profundidade da lesão e dificultando o tratamento superficial com tópicos ou a terapia fotodinâmica.*

Consistência das recomendações

A. Boa ou forte evidência para sustentar o uso do procedimento
B. Discreta ou leve evidência para sustentar o uso do procedimento
C. Pobre evidência para sustentar o uso do procedimento
D. Leve evidência para sustentar a rejeição do uso do procedimento
E. Não há evidência para sustentar a rejeição do uso do procedimento.

Excisão cirúrgica

Recomendação D (leve evidência para sustentar o uso do procedimento). Não é recomendada de rotina para tratamento de CA, a não ser em casos suspeitos de evolução para CEC invasivo; geralmente utiliza-se o *shaving* ou a curetagem, de maneira isolada ou combinada com outros métodos como a própria criocirurgia e a vaporização com eletroncirurgia ou *laser* de CO_2 (Figuras 45.10 a 45.15).

Criocirurgia

Recomendação A (boa evidência). Graus de cura da criocirurgia no tratamento das CAs com criocirurgia utilizando nitrogênio líquido, variam de 67 a 99%, os resultados cosméticos são bons ou excelentes quando realizada em pacientes de pele clara, os efeitos colaterais são discretos, embora a dor durante e logo após seja uma constante, é de baixo custo e rápida e facilmente realizada em consultórios. Os índices de eficácia da criocirurgia são superiores aos da terapia fotodinâmica (69 a 99% de resposta completa contra 52 a 91% da TFD). Todavia, após um ano, a recorrência no grupo da criocirurgia che-

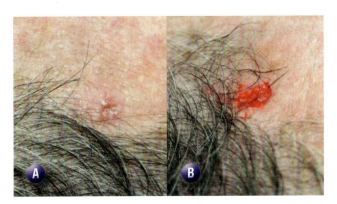

Figura 45.10 – **(A-B)** *Lesão isolada e menor que 1 cm – optou-se pela curetagem e discretíssima vaporização da base cruenta com* laser *de CO_2.*

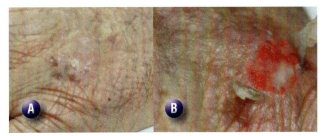

Figura 45.12 – **(A-B)** *Lesão papuloceratósica tratada com* laser CO_2 F *com intervalos de apenas 0,2 e sobreposição 3. A fricção com gaze umedecida em soro permite fácil remoção como se fosse uma tampa e, em seguida, complementa-se com nova vaporização de menor intensidade.*

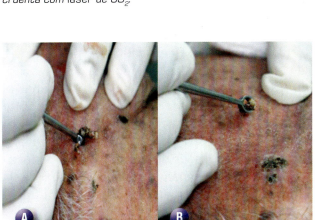

Figura 45.11 – **(A-B)** *Lesões papuloceratósicas pequenas – optou-se pela vaporização com* laser CO_2 *contínuo a 5 W, seguida de curetagem.*

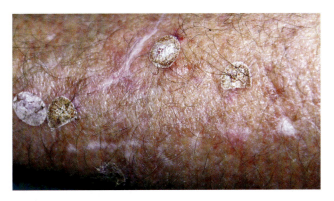

Figura 45.13 – *Vaporização superficial de ceratoses após anestesia com lidocaína a 2%, com* laser CO_2 *fracionado, antes da remoção da lâmina vaporizada como se fosse uma tampa. Parece-nos uma opção interessante, de fácil execução e de bons resultados estéticos.*

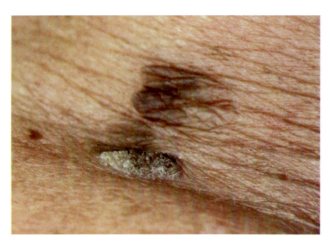

Figura 45.14 – *Ceratose hiperceratótica com área mais elevada e pigmentada, suscitando diagnóstico diferencial com ceratose seborreica, Bowen pigmentado ou evolução para CEC invasivo de uma CA.*

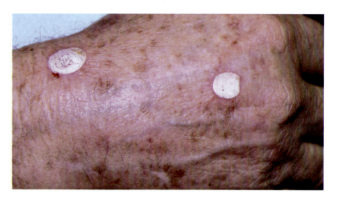

Figura 45.16 – *Criocirurgia continua uma boa opção terapêutica sobretudo de CAs múltiplas. Pode ser feita isoladamente ou após shaving ou curetagem. A intensidade dependerá da forma e da localização da lesão, feita com 1 a 2 ciclos de spray e formando um halo de, pelo menos, 2 mm de margem.*

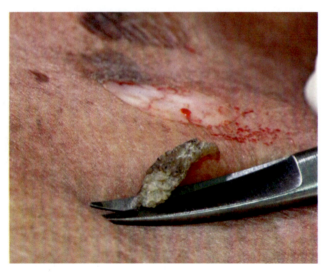

Figura 45.15 – *Optou-se pelo shaving profundo da área mais elevada e vaporização da base e do restante da lesão com laser CO_2 fracionado e envio do fragmento para análise histopatológica.*

ga a 72%, os resultados estéticos são melhores com a TFD, que também é mais aceita pelos pacientes. Ademais, embora raramente, dependendo da intensidade empregada, a criocirurgia pode provocar hipocromia ou cicatriz.

O *cryopeeling*, feito em áreas e não somente em ceratoses isoladas, tem sido usado para tratamento de campos cancerizáveis. Ademais, a criocirurgia seguida da aplicação de 5-fluoracil tem reduzido a intensidade dos efeitos colaterais de ambos os métodos e aumentado a eficácia do tratamento, diminuindo a recorrência, após um ano, da criocirurgia isolada, de 30% para 8% com o tratamento duplo.

Em nossa opinião, o alto grau de recidivas com criocirurgia se deve à aplicação da mesma intensidade de congelamento para diferentes tipos e localizações de lesões e o emprego isolado do método, quando deveria, em certos casos, como nas lesões papuloceratósicas ou cornoides, ser associado a outras modalidades, como o *shaving* e a curetagem. Ainda julgamos interessante a criocirurgia, sobretudo no tratamento de lesões múltiplas em pacientes de pele clara (Figura 45.15).

Tratamentos tópicos

Recomendação B, ou seja, discreta evidência para sustentar o uso do método.

5-fluoracil (5-FU)

O 5-FU a 5% em creme é utilizado principalmente no tratamento de lesões múltiplas de CA, aplicado 2×/dia, por um período de 4 a 6 semanas ou até provocar inflamação, necessária à eficácia terapêutica, com eritema, bolha, necrose com erosão e reepitelização. O 5-FU parece ser mais efetivo no tratamento das lesões de CA localizadas na face e couro cabeludo, chegando ao índice de 96% de clareamento das lesões, entretanto, após um ano, o grau de recorrência é também muito elevado (54%).

Os efeitos colaterais mais comuns são dor, prurido, infecção, ulceração e cicatriz. A inflamação e seus sintomas podem ser intensos, principalmente quando as ceratoses se localizam na face, levando, às vezes, o paciente a interromper o tratamento. A utilização de corticoide tópico associado, a aplicação apenas 1×/dia e/ou de menores concentrações de 5-FU, como a 0,5%, podem amenizar os efeitos colaterais.

5-fluoracil a 0,5% + ácido salicílico

O 5-fluoracil a 5% tem demonstrado ser eficaz no tratamento das CA, entretanto, muitas vezes não é prescrito pelos dermatologistas devido às reações colaterais, ocasionalmente intensas. Menores concentrações de 5-FU, como a 0,5% causam menos reações, mas ao que parece, também, são menos eficazes, já que o clareamento das CAs obtido com 5-FU a 5% chega a 49%, enquanto com o 5-FU a 0,5% cai para 34%..

Para aumentar a eficácia do tratamento, o 5-FU a 0,5% tem sido associado ao ácido salicílico a 10% que, reduzindo a hiperceratose, facilita a penetração e incrementa o efeito do 5-FU, proporcionando o clareamento total das lesões em 77% no período de 84 dias.

Uma outra forma de potencializar a ação do 5-FU é a associação de *peeling* de ácido salicílico a 30% ou *peeling* de Jessner antes da aplicação de 5-FU entre 0,5 e 5% (flúor-hidróxido pulso *peeling*). É importante lembrar que não se deve aplicar o ácido salicílico em altas concentrações e em área extensas em pacientes com insuficiência renal.

O *peeling* é aplicado na pele e, logo em seguida, o 5-FU e deixado por 6 a 12 horas, totalizando 4 a 8 sessões semanais ou quinzenais.

O 5-FU, um antimetabólico, impede a síntese de DNA, bloqueando a reação de metilação do ácido deoxiuridílico a ácido timidínico e, consequentemente, a síntese de DNA, sobretudo nas células de maior crescimento, como as displásticas. Outros *peelings* médios com ácido tricloroacético ou alfa-hidróxido-ácidos, ou mesmo profundos, com fenol, têm sido utilizados no tratamento simultâneo das CA e do fotoenvelhecimento com eficácia em torno de 84% e índice de recorrência entre 25% e 35%. Os *peelings* são mais eficazes do que o 5-FU, não só no grau e no tempo de clareamento das lesões, como também em morbidade.

Imiquimode a 5%

Recomendação A ou boa evidência para sustentar o uso desse tratamento.

O imiquimode é um agonista do *toll*-receptor 7, que estimula a resposta imune por indução, síntese e liberação de citocinas, aumentando a imunidade celular, como a das células de Langerhans, e, por isso, vem sendo indicado no tratamento de lesões virais como o condiloma acuminado. Como, ainda, induz à apoptose de células neoplásicas e evita as mutações genéticas como as do TP53, tem sido empregado também no tratamento do CBC superficial, da doença de Bowen e das ceratoses actínicas, isoladas ou do campo de cancerização, portanto, incluindo as lesões subclínicas.

No início do tratamento, por tornar visíveis as lesões subclínicas, há um aumento do número das ceratoses actínicas. O índice de completa remissão com imiquimode chega a 84% e o percentual de recorrência em um ano é de 10%, portanto, de eficácia (índice de clareamento × recorrência) maior do que com o uso tópico do 5-FU ou com o método de criocirurgia.

O creme de imiquimode a 5% é aplicado no tratamento das CA à noite e lavado no dia seguinte, três vezes por semana, por 4 a 16 semanas. O creme, que vem em sachês, deve ser aplicado em área não superior a 25 cm^2. Se algumas lesões persistem quatro semanas após o término do primeiro ciclo, repete-se o tratamento por mais quatro semanas. Estudos têm demonstrado que a média de clareamento total das lesões é similar com o uso de imiquimode, 3×/semana, em 1 ou 2 cursos de 4 semanas e mesmo com 16 semanas de tratamento, indicando que o curto tratamento (1 pulso de 4 semanas) oferece melhor relação benefício/risco e menor custo.

Reações decorrentes do processo inflamatório, como observadas com o uso de 5-FU, são comuns como eritema, às vezes intenso, erosão, crosta e ulceração, mas geralmente são bem tolerados pelos pacientes.

Imiquimode a 3,75%

Evidencia lesões subclínicas como a concentração a 5%, mas tem as vantagens de poder ser utilizada em área maior que 25 cm^2, por exemplo no couro cabeludo e face simultaneamente, ser mais bem tolerada e de o esquema de seis semanas representar um tempo menor do que o tempo médio utilizado para o tratamento com a concentração a 5%, embora a eficácia pareça ser menor (35%).

O modo de aplicação recomendado é 2×/dia, por duas semanas; duas semanas sem tratamento e 1×/dia por mais duas semanas.

Resiquimode

O resiquimode, um antagonista do *toll-like* receptor 7 e 8, tem efeitos imunomoduladores similares aos do imiquimode, somente antagonista do *toll-like* receptor 7, mas leva, também, à ativação de células dendríticas mieloides, além das plasmocitoides e induz à maior liberação de TNF(fator de necrose tumoral) e IL-12 do que o imiquimode. Talvez por isso, espere-se maior eficácia do resiquimode no tratamento das CAs. Em gel com concentrações de 0,01% e 0,03%, o resiquimode é aplicado, 1×/dia, 3×/semana, por 4 semanas e, em casos de lesões persistentes, é feito novo curso de mais 4 semanas. Ambas as concentrações parecem proporcionar índices de clareamento similares em torno de 77,1% (a 0,01%) e 90,3% (a 0,03%). Efeitos adversos são, por vezes, intensos e levam à interrupção do tratamento, como reação do tipo gripal, mais observada quando concentrações maiores são empregadas, como 0,03%, 006% e 0,1%.

Ácido retinoico

Tretinoína a 0,3% parece proporcionar resultados melhores que a 0,1%, com clareamento completo das lesões em 55%. Enquadrado no B, ou seja, discreta evidência para sustentar o uso deste tratamento.

Diclofenaco em gel de ácido hialurônico

Recomendação A ou boa evidência para sustentar o emprego desta medicação.

O diclofenaco, um anti-inflamatório não esteroide, é um inibidor das ciclo-oxigenases 1 e 2, reguladoras, para cima, da cascata de ácido araquidônico e da produção de prostaglandinas como a PGE_2, principal mediadoar da inflamação e do crescimento tumoral. Ademais, a COX2 tem papel relevante na proliferação dos vasos, fator importante para o desenvolvimento das células neoplásicas.

Os inibidores da COX, especialmente da COX-2, sabidamente aumentada nos CBC, CEC e CA, diminuem a PGE_2 e, com isso aumentam a resposta imune mediada por linfócitos, a proliferação de linfócitos T e B, a atividade citotóxica das células natural killers e, induzindo à apoptose, impedem a proliferação de células neoplásicas. Além disso, os inibidores da COX reduzem a produção do VEGF e, consequentemente, a vascularização tumoral e ativam o PPAR-gama (*peroxisoma proliferator-activated-receptor-gamma*), inibidor da proliferação celular. Ao que parece, então, o diclofenaco age sensibilizando os ceratinócitos displásticos, via reação imunológica complementada ou potencializada pela participação dos receptores *toll-like* 7/8. Por tantas ações, o diclofenaco tem-se demonstrado efetivo no tratamento das CAs com índice de clareamento total das lesões em torno de 50% em 90 dias.

O gel deve ser aplicado na área afetada 2×/dia, por várias semanas ou meses. As principais reações são locais como eritema, parestesias, dermatite de contato e fotossensibilidade.

Mebutato de ingenol

Apresentado em gel a 0,015%, para ser empregado na face e no couro cabeludo e a 0,05%, no tronco e extremidades. O mebutato de ingenol (Picato® – Leo Pharma) é efetivo no tratamento das ceratoses actínicas em campos cancerizáveis.

O mebutato de ingenol, um éster diterpeno macrocíclico extraído da planta *Euphorbia peplu*, provoca a morte de células displásticas por dois mecanismos:

- Ruptura da membrana celular e da mitocôndria.
- Resposta imune mediada pela ativação da proteína C quinase delta, produção de anticorpos antitumorais, liberação de citocinas pró-inflamatórias e quimiotaxia de neutrófilos.

O gel de mebutato de ingenol (picato) a 0,015% é aplicado uma vez ao dia no couro cabeludo e/ou face, por três dias seguidos, enquanto o gel a 0,05% é indicado para tratamento de áreas do tronco ou extremidades, sendo aplicado uma vez ao dia por somente dois dias consecutivos. Em ambos os casos o limite de área tratada deve ser de 25 cm^2 (o conteúdo de um tubo).

As vantagens em relação a outras substâncias empregadas topicamente no tratamento das ACs, como o 5-FU e o imiquimode, é o tempo muito mais curto de exposição à droga e, por isso resolução mais rápida das reações locais e maior aderência do paciente. Os graus de resolução completa das lesões da face e couro cabeludo são de 42,2% contra 3,7% do placebo, e de 34,1% contra 4,7% do placebo para a resolução completa das lesões situadas no tronco e/ou extremidades.

Reações colaterais comuns são eritema, descamação, crosta, hipo ou hipercromia, edema, lesão na vesícula, erosão ou ulceração.

Limitações importantes do mebutato de ingenol:

- Não tem ação nas lesões hiperceratósicas.
- Não deve ser usado em área superior a 5×5 cm ou 25 cm², ou seja, o conteúdo de um tubo por aplicação.
- Reações colaterais locais são comuns (90%), embora regridam em 4 a 7 dias, podem persistir por até 14 dias.

Masoprocol a 10% (Actinex®)

O ácido mesonordi-hidroguiarético, embora ocasione dermatite de contato em 10%, é mais bem tolerado do que o 5-FU. Deve ser aplicado após limpar e secar a área afetada em delgada camada, massageando suavemente e evitando contato com os olhos, nariz ou boca.

Terapia fotodinâmica (TFD)

Baseia-se na destruição da(s) lesão(ões) pela aplicação de um fotossenbilizante, precursor de protoporfirina IX – o ALA ou MALA, e após um período de incubação (3 horas para o MALA e 12 a 16 horas para o ALA) e a irradiação de uma luz (geralmente azul para o ALA e vermelho para o MALA). As células displásticas acumulam mais fotossensibilizante que as normais e, por isso, são destruídas, seletivamente, pela ação fototérmica e fotoquímica desencadeada pela geração de espécies reativas de oxigênio em decorrência da irradiação sobre a protoporfirina IX.

Atualmente, há três formas de aplicação da TFD:

- **TFD convencional e em área:** trata a área incluindo as lesões visíveis e as subclínicas, usando um agente fotossensibilizante como o ALA (ácido aminolevulínico), sob oclusão, por 12-16 horas, e uma luz azul, não disponíveis no Brasil até 2014. O MALA ou ácido metil-amino-levulínico, já comercializado no Brasil, com o nome de Metvix®, pela Galderma, é, também aplicado sob oclusão na área desejada e, após três horas de incubação, removido e feita a irradiação com a luz vermelha (Aktilite®) (Figura 45.17).

- **TFD em área utilizando a luz visível:** na TFD com luz visível ou *day-light* PDT, um protetor solar UVA e UVB é aplicado na área a ser tratada e, em seguida, o fotossensibilizante, normalmente o MALA, sem oclusão. Após o período de incubação, a área é exposta à luz do sol (visível) por duas horas.

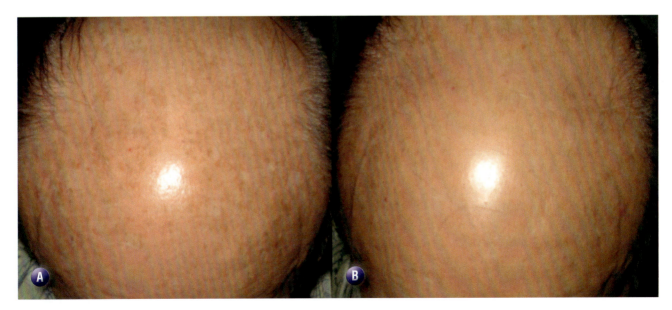

Figura 45.17 – *Campo de cancerização – a melhor opção terapêutica nos parece a terapia fotodinâmica de área em 2 sessões com intervalo de uma semana. Tratar como câncer de pele.* **(A)** *Antes;* **(B)** *após. Notar inclusive rejuvenescimento da pele.*

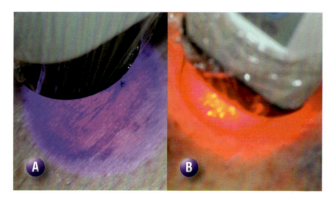

Figura 45.18 – **(A-B)** *Terapia fotodinâmica focal – aplicada somente na lesão, concentra a energia, reduz a morbidade e é indicada para lesões isoladas e menores que 2 cm de CA, Bowen ou CBC superficial.*

- **TFD focal:** utilizando o MALA e a irradiação de luz vermelha somente na lesão, usando um aparelho chamado Lince, comercializado pela MMO-Brasil, concentra a irradiação no local desejado, portanto, reduzindo os efeitos colaterais, sendo por isso, indicada somente para tratamento de lesões de CA clínicas individuais, como as extensas (com mais de 1 cm, porém menos de 2 cm) (Figura 45.18).

Mais detalhes sobre as técnicas da TFD serão descritos no capítulo sobre terapia fotodinâmica, valendo, agora destacar que:

- A TFD tem força de recomendação A ou forte evidência para sustentar o emprego desse tratamento em CA.
- A TFD em área trata (com luz azul, vermelha ou luz visível) lesões visíveis e subclínicas em campos cancerizáveis
- A TFD com ALA e luz azul, não comercializadas no Brasil até 2014, é mais dolorosa, porém, menos dispendiosa do que a feita com o MALA e a luz vermelha.
- ALA e MALA-PDT parecem ter a mesma eficácia, que gira em torno de 90% em três meses.
- A *day-light-photodynamic therapy* ou TFD com luz visível é uma boa opção quando não se dispõe de aparelho de luz azul ou vermelha. Ademais, é bastante simples e fácil de realizar e parece ser, também, muito eficaz.
- A TFD-focal é muito útil para lesões localizadas de CA, sobretudo a extensa (com mais de 1 cm), bem com CBC superficial ou Bowen com menos de 2 cm, tendo a vantagem de irradiar somente a lesão e, consequentemente, ser menos dolorosa, porém não trata área ou lesões subclínicas.
- A profundidade alcançada pela TFD varia de 2 a 4 mm e pode ser incrementada pela passagem prévia de *laser* CO_2 fracionado na área a ser tratada ou leve curetagem para retirar crosta ou diminuir a hiperceratose.

Tratamento sistêmico das ceratoses actínicas

Além de medicamentos locais, é possível ainda tentar o sistêmico com retinoides, como o acitretina em doses usualmente mais baixas do que 0,5 mg/kg/dia (20 mg/dia), sobretudo em pacientes de maior risco, como os portadores de comorbidades como a epidermodisplasia verruciforme, o xeroderma pigmentoso, a síndrome do nevo carcinoma basocelular e em imunotransplantados, tanto para prevenção quanto para tratamento. Redução de 85% das CA tem sido observada com o emprego oral de acitretina.

Em nossa experiência, julgamos que o tratamento da lesão clínica de CA deve levar em consideração vários fatores, como:

- **Acuidade diagnóstica pelo exame clínico e dermatoscópico** e, se necessário, pelo exame histopatológico prévio ao tratamento.
- **Tamanho da lesão:** uma pequena lesão pode ser destruída com curetagem, criocirurgia ou vaporização com radiofrequência ou *laser* de CO_2. Lesões extensas (com mais de 1 cm) podem ser tratadas com criocirurgia, *laser* de CO_2 fracionado ou contínuo, terapia fotodinâmica focal ou imiquimode.
- **Aspecto clínico:** lesões papuloceratóticas ou cornoides podem ser mais efetivamente tratadas com saucerização seguida de criocirurgia ou vaporização da base com radiofrequência ou *laser* de CO_2. Lesões hiperceratóticas podem ser curetadas previamente ao tratamento com criocirurgia ou vaporização com *laser* de CO_2 ou eletrocirurgia.
- **Para facilitar a remoção e minimizar o traumatismo** e, consequentemente, acelerar a cicatrização, é útil aplicar ácido pirúvico a 70% em etanol absoluto nas CA mais espessas (medindo 2 mm ou mais) e a 40% nas mais delgadas (de

espessura abaixo de 2 mm) 5 a 8 minutos antes de curetá-las.

- **Número de lesões:** a criocirurgia, como não requer anestesia prévia, pode ser uma boa opção em casos de múltiplas lesões.

- **Suspeita de evolução para CEC invasivo** com presença, sobretudo dos sinais maiores ou IDBREU (induração ou inflamação; diâmetro maior que 1 cm, sangramento, rápido crescimento, eritema e ulceração). Somente nesses casos pode-se optar pela exérese e exame histopatológico da lesão. Evita-se a curetagem que dificulta a análise histopatológica mais apropriada do fragmento ou métodos superficiais de tratamento como o 5-FU tópico ou a criocirurgia de pequena intensidade ou *laser* de CO$_2$ fracionado. Deve-se lembrar que a TFD não é indicada em lesões pigmentadas, hiperceratósicas ou cornoides (Tabela 45.1).

- **Para tratar campos cancerizáveis**, a nosso ver, o método mais prático é a TFD de área usando a luz vermelha (Aktilite®) com a aplicação prévia de MALA (Metvix® – Galderma) em oclusão por três horas. Recomendamos sempre duas sessões a intervalo de uma semana. Esse método, dispendioso, pode ser substituído pela *day-light-PDT*, com a aplicação do protetor solar UVA e UVA, do MALA sem oclusão e exposição à luz solar por duas horas. Outro método para tratamento dos campos canerizáveis é a aplicação de imiquimode a 5%, que parece ser superior aos demais tópicos, como o 5-FU, 3×/semana, por ciclos de quatro semanas.

- **Qualquer tratamento de lesões isoladas ou de campos cancerizáveis** deve ser sempre associado ao uso adequado de fotoprotetor 50+ que, além de reduzir o número de lesões existentes, evita o aparecimento de outras e reduz, consideravelmente, o risco de evolução para CEC invasivo.

- **O uso de fotoprotetor FPS 100**, com fotoliase (Eryfotona® – Isdin, agora também em gel FPS 99), tem dupla ação: a fotoproteção intensa e a reparação dos danos provocados pelos raios ultravioleta ao DNA dos ceratinócitos.

- Ademais, o paciente com múltiplas ceratoses actínicas deve ser sempre acompanhado, periodicamente, pelo especialista, já que, além de vir a desenvolver novas lesões de CA, pode, também, vir a ter CBC ou CEC invasivo.

BIBLIOGRAFIA CONSULTADA

1. Abadir DM. Combination of topical 5-fluorouracil with cryotherapy for treatment of actinic keratoses. J Dermatol Surg Oncol. 1983; 9:403-4.
2. Ackerman AB. Solar keratosis is squamous cell carcinoma. Arch Dermatol. 2003; 139:1216-7.
3. Ashton KJ, Weinstein SR, Maguire DJ, Griffiths LR. Chromosomal aberrations in squamous cell carcinoma and solar keratoses revealed by comparative genomic hybridization. Arch Dermatol. 2003; 139:876-82.
4. Askew DA, Mickan SM, Soyewr HP, Wilkinson D. Effectiveness of 5-fluorouracil treatment for actinic keratosis – a systematic review of randomized controlled trials. Int J Dermatol. 2009 May; 48(5):453-63.
5. Azulay RD, Azulay DR, Abulafia LA. Azulay Dermatologia. 6 ed. Rio de Janeiro: Guanabara Koogan. 2013; 1133p.
6. Bollag W, Ott F. Retinoic acid: topical treatment of senile or actinic keratoses and basal cell carcinomas. Agents Actions. 1970; 1:172-5
7. Brash DE, Ziegler A, Jonason AS, Simon JA, Kunala S, Leffell DJ. Sunlight and sunburn in human skin cancer: p53, apoptosis, and tumor protection. J Invest Dermatol Symp Proc. 1996; 1:136-42.
9. Callen JP, Bickers DR, Moy RL. Actinic keratoses. J Am Acad Dermatol. 1997; 36:650-3.
10. Calonje E, Brenn A, Mckee PH. Mackee'S Pathology of the Skin. 4 ed. Londres: Elsevier Saunders. 2012; 1768p.
11. Carneiro RV, Sotto MN, Azevedo LS et al. Acitretin and skin cancer in kidney transplanted patients. Clinical and histological evaluation and immunohistochemical analysis of lymphocytes, natural killer cells and Langerhans' cells in sun exposed and sun protected skin. Clin Transplant. 2005; 19:115.
12. Chiarello SE. Cryopeeling (extensive cryosurgery) for treatment of actinic keratoses: an update and comparison. Dermatol Surg. 2000; 26:728-32.
13. Coperton C, Valencia O, Romanelli P, Fulton J. Pyruvic Acid Facilitates the Removal of Actinic Keratoses and Seborrheic keratosis. Dermatol Surg. 2012; 38:1710-5.
14. European commitee fórum. Guidelines on Actinic Keratosis. Disponível em: www.euroderm.org/index.php/edf-guidelines. Acessado em 01.10.2014.
15. Falagas ME, Angelousi AG, Peppas G. Imiquimod for the treatment of actinic keratosis: A meta-analysis of randomized controlled trials. J Am Acad Dermatol. 2006 Sep; 55(3):537-8.
16. Fecker LF, Stockfleth E, Nindl I, Ulrich C, Forschner T, Eberle J. The role of apoptosis in therapy and prophylaxis of epithelial tumours by nonsteroidal anti-inflammatory drugs (NSAIDs). Br J Dermatol. 2007 May; 156(Suppl 3):25-33.
17. Frost C, Williams G, Green A. High incidence and regression rates of solar keratoses in a queensland community. J Invest Dermatol. 2000; 115:273-7.
18. Gadelha AR. Importância da classificação clínica e histopatológica para o tratamento das ceratoses actínicas. Recife: Palestra proferida na Sessão anátomo-clínica, no Congresso Brasileiro de Dermatologia. 30.09.2014.
19. Glogau RG. The risk of progression to invasive disease. J Am Acad Dermatol. 2000; 42(1 Pt 2):23-4.

TRATAMENTO DAS CERATOSES ACTÍNICAS E DOS CAMPOS CANCERIZÁVEIS

20. Gupta AK, The management of actinic keratoses in the United States with topical fluorouracil: a pharmacoeconomic evaluation. Cutis. 2002; 70:30-6.

21. Jackson S, Harwood C, Thomas M, Banks L, Storey A. Role of Bak in UV-induced apoptosis in skin cancer and abrogation by HPV E6 proteins. Genes & Dev. 2000; 14:3065-73.

22. Jorizzo J, Weiss J, Furst K, VandePol C, Levy SF. Effect of a 1-week treatment with 0.5% topical fluorouracil on occurrence of actinic keratosis after cryosurgery: a randomized, vehicle-controlled clinical trial. Arch Dermatol. 2004 Jul; 140(7):813-6.

23. Jury CS, Ramraka-Jones VS, Gudi V, Herd RM. A randomized trial of topical 5% 5-fluorouracil in the treatment of actinic keratoses comparing daily with weekly treatment. Br J Dermatol. 2005;153:808-10.

24. Krader CG. Actinic Keratosis. Diagnosis, treatment, and outcome. Guidelines aim to standartize, advance actinic keratosis treatment. Disponível na internet em http://dermatologytimes.modernmedicine.com/dermatology-times/news/update-actinic-keratoses-guidelines-aim-standardize-advance-actinic-keratoses?page=full. Acessado em 13.10.2014.

25. Krawtchenko N, Roewert-Huber J, Ulrich M, Mann I, Sterry W, Stockfleth E. A randomised study of topical 5% imiquimod vs. topical 5-fluorouracil vs. cryosurgery in immunocompetent patients with actinic keratoses: a comparison of clinical and histological outcomes including 1-year follow-up. Br J Dermatol. 2007 Dec; 157(Suppl 2):34-40.

26. Lawrence, N, Cox, SE, Cockerell, CJ et al. A comparison of the efficacy and safety of Jessner's solution and 35% trichloroacetic acid vs 5% fluorouracil in the treatment of widespread facial actinic keratoses. Arch Dermatol. 1995; 131:176.

27. Lebwohl M, Dinehart S, Whiting D et al. Imiquimod 5% cream for the treatment of actinic keratosis: results from two phase III, randomized, double-blind, parallel group, vehicle-controlled trials. J Am Acad Dermatol. 2004 May; 50(5):714-21.

28. Lebwohl M, Dinehart S, Whiting D, Lee PK, Tawfik N, Jorizzo J, Lee JH, Fox TL. Imiquimod 5% cream for the treatment of actinic keratosis: results from two phase III,

randomized, double-blind, parallel group, vehicle-controlled trials. J Am Acad Dermatol. 2004 May; 50(5):714-21.

29. Lubritz RR, Smolewski SA. Cryosurgery cure rate of actinic keratoses. J Am Acad Dermatol. 1982; 7:631-2.

30. Moriarty M, Dunn J, Darragh A et al. Etretinate in treatment of actinic keratosis. A double- blind crossover study. Lancet. 1982; i:364-5.

31. Muller-Decker K. Cyclooxegenases in the skin. J Dtsch Dermatol Ges. 2004; 2:668-75.

32. Nijsten T, Colpaert CG, Vermeulen PB et al. Cyclooxygenase-2 expression and angiogenesis in squamous cell carcinoma of the skin and its precursors: a paired immunohistochemical of 35 cases. Br J Dermatol. 2004; 151:837-45.

33. Ostertag JU, Quaedvlieg PJ, Neumann MH, Krekels GA. Recurrence rates and long-term follow-up after laser resurfacing as a treatment for widespread actinic keratoses on the face and scalp. Dermatol Surg. 2006a Feb; 32(2):261-7.

34. Roewert-Huber J, Stockfleth E, Kerl H. Pathology and pathobiology of actinic (solar) keratosis – an update. Br J Dermatol. 2007b Dec; 157(Suppl 2):18-20.

35. Salasche SJ. Epidemiology of actinic keratoses and squamous cell carcinoma. J Am Acad Dermatol. 2000; 42:4-7.

36. Stockfleth E, Nindl I, Sterry W, Ulrich C, Schmook T, Meyer T. Human papillomaviruses in transplant-associated skin cancers. Dermatol Surg. 2004a; 30:604-9.

37. Stockfleth E, Ulrich C, Meyer T, Christophers E. Epithelial malignancies in organ transplant patients: clinical presentation and new methods of treatment. Recent Results Cancer Res. 2002a; 160:251-8.

38. Szeimies RM, Bichel J, Ortonne JP, Stockfleth E, Lee J, Meng TC. A phase II dose-ranging study of topical resiquimod to treat actinic keratosis. Br J Dermatol 2008 Jul; 159(1):205-10.

39. Thai KE, Fergin P, Freeman M et al. (2004) A prospective study of the use of cryosurgery for the treatment of actinic keratoses. Int J Dermatol. 43:687-92.

40. Torezan LAR, Festa-Neto C. Campo de cancerização cutâneo: implicações clínicas, histopatológicas e terapêuticas. Disponível em: http://www.scielo.br/scielo.php?pid=S0365-0596201300500775&script=sci_arttext. Acessado em 16/10/2014.

PARTE 3

Cirurgia Dermatológica Avançada

Capítulo 46

Principais Tipos e Indicações de Retalhos

Hamilton Ometto Stolf
Luciana P. Fernandes Abbade

Introdução

A melhor escolha para o fechamento de uma ferida cirúrgica depende de algumas variáveis, como o tamanho do defeito, a localização, a tensão das bordas, o risco de recorrência do tumor, o resultado cosmético e as características clínicas dos pacientes. Os métodos de fechamento são, principalmente, o fechamento primário, os enxertos e retalhos cutâneos. Os fechamentos primários frequentemente oferecem os melhores resultados cosméticos e devem ser considerados como a primeira escolha. Defeitos cirúrgicos mais superficiais podem ser reparados de maneira estética com enxertos cutâneos de espessura total.

Retalhos cutâneos são definidos como a combinação de pele com tecido celular subcutâneo e seu respectivo suprimento vascular, movidos de um local para outro com a finalidade de reparar a ferida cirúrgica.

Feridas cirúrgicas profundas e em localizações críticas, como pálpebras, região nasal, oferecem maiores desafios e muitas vezes requerem a realização de retalhos. Perdas teciduais nas quais o fechamento primário causaria distorção da unidade anatômica, tais como pálpebras e lábios, os retalhos permitem redirecionamento ou redistribuição das tensões. Defeitos cirúrgicos sobre osso ou cartilagem onde o periósteo ou pericôndrio foi removido e não possuem suporte vascular suficiente para os enxertos, também são situações que requerem a realização desta técnica.

Há várias formas de classificação dos retalhos, podendo ser classificados de acordo com sua configuração geométrica (romboidal, bilobado, entre outros), sua localização (local, regional ou distante), de acordo com o nome da primeira pessoa que o descreveu (p. ex., Rieger, Mustarde), seu suprimento vascular (randomizados ou arterial/axial) ou pelo seu movimento primário (avanço, rotação ou transposição).

Na cirurgia dermatológica, utilizam-se, com maior frequência, os retalhos randomizados, os quais são baseados em artérias musculocutâneas profundas e na rede vascular dérmica e subdérmica. Para estes retalhos, não há vascularização dependente de um único feixe vascular arterial, como são os retalhos axiais. Da mesma forma, também são mais utilizados os retalhos locais, ou seja, aqueles que envolvem movimento de tecidos adjacentes ao defeito cirúrgico.

Em sua grande maioria, os retalhos são utilizados para reparar defeitos criados por excisões de tumores cutâneos principalmente na face. É fundamental que, antes de iniciar a realização do retalho, o cirurgião remova o tumor adequadamente, tanto nas margens laterais quanto na profunda tridimensionalmente. No caso de realização de retalho em leitos de feridas cirúrgicas com margens comprometidas, a manifestação clínica do tumor remanescente ou recorrente pode ser dificilmente visualizada por causa da maior espessura do retalho e, portanto atrasar seu diagnóstico.

No planejamento do retalho é muito importante a avaliação da pele ao redor da ferida cirúrgica. A elasticidade e a mobilidade dos tecidos próximos ao defeito cirúrgico são muito variáveis de acordo com a localização e as características do paciente. São consideradas como boas áreas doadoras de pele para os retalhos as regiões malares, glabelares, temporais, pré-auriculares, palpebrais, cervicais e sulcos nasolabiais. Os pacientes idosos apresentam maior mobilidade e redundância natural da pele facilitando a realização do retalho. Por outro lado, os mesmos apresentam mais danos actínicos, o que leva a elastose e atrofia da pele, causando, desta forma, dificuldade na realização de suturas em defeitos que estejam com alta tensão para o fechamento, pois a derme fina não consegue suportar esta tensão. Peles muito sebáceas são menos flexíveis à distensão e deixam as marcas das suturas. Deve-se evitar utilizar pele doadora para o retalho que tenha cicatrizes e irradiações prévias, pois além de serem mais inelásticas, a perfusão do retalho pode ficar comprometida.

O pedículo ou base do retalho também merece atenção especial. Para um bom fluxo sanguíneo, o pedículo deve ser manuseado com delicadeza, evitando-se pinçamentos, dobras e cauterizações excessivas. Para que também seja assegurado este bom fluxo favorecendo a melhor chance de sobrevivência da ponta dos retalhos faciais randomizados, a base dos mesmos deve ter pelo menos 1/3 do comprimento do retalho.

A sutura do retalho deve ser realizada criteriosamente. Há essencialmente dois tipos de sutura, a de sustentação e a de alinhamento. A primeira deve ser realizada no local de maior tensão do retalho ou em local para liberar a tensão do mesmo. Nos retalhos de avanço e rotação, o defeito secundário não é criado até que o movimento primário do retalho exponha o defeito secundário. Para estes retalhos, a sutura de sustentação deve ser realizada no local de tensão do retalho e com isto, ocorre a movimentação dele, criando o defeito secundário. Em contrapartida, nos retalhos de transposição, a sutura de sustentação deve liberar a tensão do retalho. Para isto, inicialmente, deve-se movê-lo para seu novo local com um gancho e realizar a sutura de sustentação no defeito secundário.

Em geral, os retalhos oferecem resultados cosméticos superiores aos enxertos e fechamentos primários longos. Umas das grandes vantagens dos retalhos é a camuflagem das cicatrizes. Algumas ou todas as incisões podem ser colocadas dentro de linhas faciais normais, assim como entre as linhas das unidades faciais ou paralelas às linhas de relaxamento da pele. Outra vantagem é que o retalho permite a reconstrução com tecido adjacente com características similares de cor, textura, espessura e grau de dano actínico.

A utilização dos retalhos traz muitas vantagens, algumas desvantagens e potenciais complicações devem ser consideradas. Os retalhos necessitam incisões adicionais e movimentação de tecidos que aumentam os riscos de sangramento pós-operatório, hematoma, dor e infecção. Se as incisões não ficarem camufladas, podem causar cicatrizes inestéticas. Da mesma forma, se o retalho não for bem planejado e executado, pode ocorrer prejuízo funcional como ectrópio e obstrução nasal.

Tipos de retalho

Como comentado anteriormente, neste capítulo serão abordados os retalhos randomizados e locais por serem os mais realizados na prática da cirurgia dermatológica.

De acordo com a movimentação dos tecidos, os retalhos podem ser de avanço, rotação e transposição. Às vezes, para a correção do defeito cirúrgico, são necessárias variações e associações de retalhos.

Segundo a experiência acumulada dos autores, os retalhos foram classificados de acordo com sua praticidade de uma a quatro cruzes.

Retalho de avanço

O retalho de avanço é conceitualmente o mais simples de todos os retalhos. Na maioria dos casos, ele se movimenta em linha reta em direção ao defeito cirúrgico. Devido ao seu tipo de movimento, o retalho de avanço forma *dog-ears* na região do pedículo, os quais podem ser excisados por meio da realização de triângulos de Burow, para melhorar o resultado cosmético.

Este retalho idealmente deve movimentar-se dentro de um limite facial definido. Os retalhos de avanço geralmente não recrutam frouxidão adicional e o vetor de tensão do mesmo deve permanecer paralelo ao seu movimento primário.

Os retalhos de avanço mais utilizados são o retalho em "U", retalho em "H" (H-plastia), retalho A-T, retalho tipo Burow, retalho com pedículo de subcutâneo central (V-Y).

Retalho em "U" (+++)

O retalho em "U" é de avanço simples e envolve a criação de pedículo retangular. São frequentemente utilizados para a correção de defeitos no dorso nasal com a base na região glabelar (Figura 46.1) e defeitos na região frontal com a base do retalho nas regiões frontais lateral ou temporal. Para as correções dos defeitos da ponta nasal, este tipo de retalho deve ser evitado, pois pode causar elevação inestética da ponta nasal. A razão comprimento/largura deste retalho deve estar em torno de 3:1, favorecendo seu melhor movimento e minimizando o risco de necrose da sua porção distal.

Retalho em "H" (++)

O retalho em "H" ou H-plastia envolve a criação de pedículo retangular bilateral, sendo, portanto, retalho de duplo avanço. Ele está indicado quando não há mobilidade suficiente dos tecidos dificultando a realização de um retalho de avanço simples. Ele deve ser projetado de tal forma que cada metade do retalho de avanço se encontre na porção central do defeito cirúrgico. Uma vez projetado o retalho em "H", é conveniente realizar primeiro de um lado, para ver se será necessária a realização do outro, antes que seja realizada a incisão bilateral. São muito úteis para a correção de defeitos nos

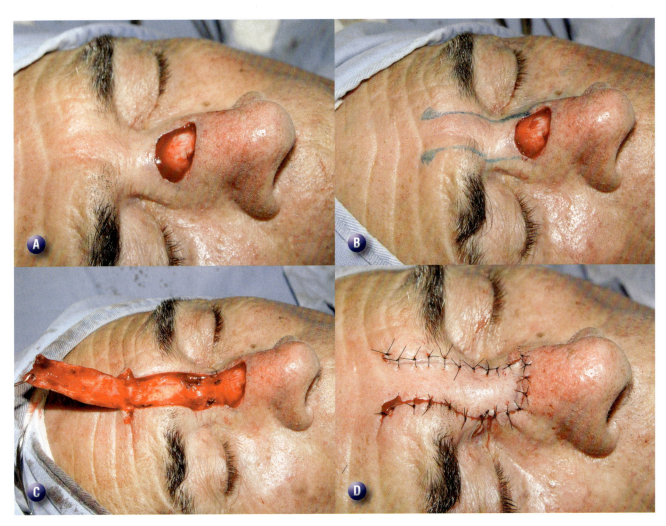

Figura 46.1 – **(A)** Defeito cirúrgico localizado no dorso nasal após exérese de carcinoma basocelular. **(B)** Planejamento do retalho de avanço em "U" com os triângulos de Burow na sua base. **(C)** Descolamento do retalho. **(D)** Pós-operatório imediato.

■ Principais Tipos e Indicações de Retalhos

supercílios, onde as cicatrizes horizontais e verticais podem ficar escondidas, respectivamente, adjacente e dentro dos mesmos, e para os defeitos na rima do pavilhão auricular (Figura 46.2). Classicamente é realizado na região frontal, mas devido à grande área de descolamento que ele requer, pode levar a alterações sensoriais por lesão nos nevos da região e também cicatrizes inestéticas.

Retalho em A-T (+++)

O retalho A-T é também um retalho de duplo avanço com a vantagem sobre a H-plastia por necessitar de menos incisões e as mesmas poderem ficar mais escondidas. Está particularmente indicado na correção de defeitos cirúrgicos do lábio superior e dos supraorbitais (Figura 46.3), onde as incisões horizontais para o descolamento dos tecidos podem ser colocadas adjacentes ao vermelhão e aos supercílios respectivamente, formando um T invertido.

Retalho tipo Burow (++)

O retalho tipo Burow é um retalho de avanço realizado por meio da retirada dos *dog-ears* que se formam com o fechamento linear de um defeito cirúrgico. É frequentemente utilizado para a correção de defeitos no sulco nasolabial, na parede nasal lateral e defeitos adjacentes à asa nasal. Este último é conhecido como alar crescente, uma vez que inicialmente remove-se o *dog-ear* que se forma superior e paralelamente ao maior eixo do nariz e a parte inferior do retalho é realizada por meio da retirada de pele ao redor da asa nasal como um crescente, permitindo o avanço do tecido (Figura 46.4).

Retalho com pedículo de subcutâneo central (V-Y) (++++)

Mais conhecido como retalho V-Y, o retalho com pedículo subcutâneo central é um retalho de avan-

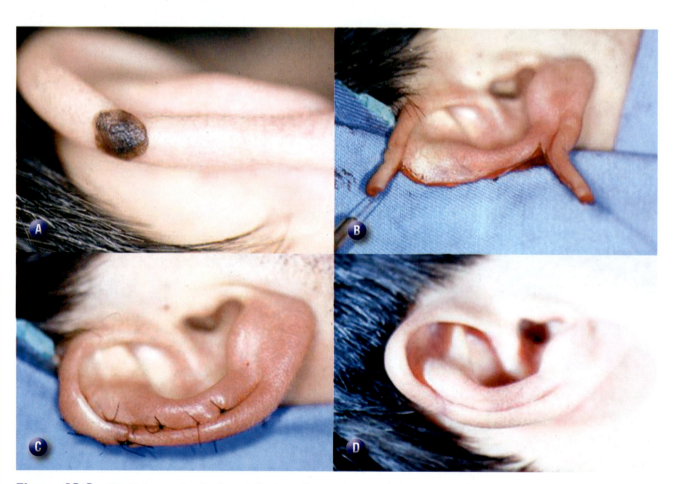

Figura 46.2 – **(A)** Melanoma localizado na hélix do pavilhão auricular. **(B)** Descolamento de dois retalhos de avanço (H-plastia) para o reparo do defeito cirúrgico causado pela exérese da lesão. **(C)** Pós-operatório imediato. **(D)** Pós-operatório tardio.

Principais Tipos e Indicações de Retalhos

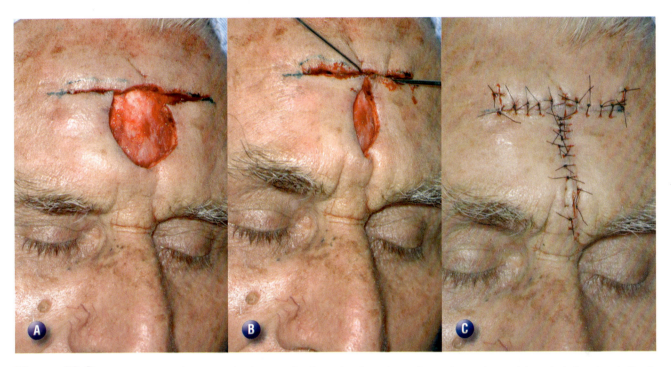

Figura 46.3 – **(A)** Defeito cirúrgico localizado na região frontal após exérese de carcinoma basocelular e incisões do retalho de avanço A-T. **(B)** Aproximação dos retalhos para reparo do defeito cirúrgico. **(C)** Pós-operatório imediato.

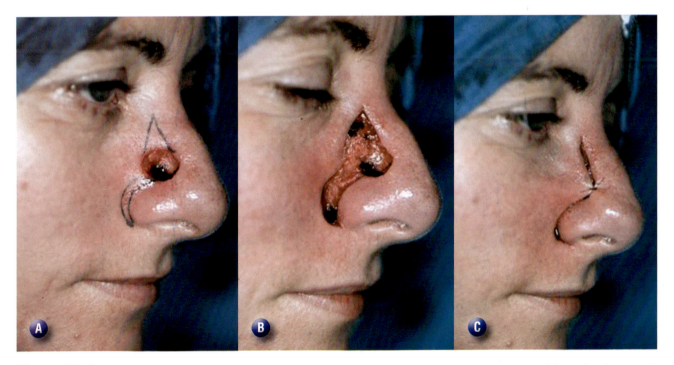

Figura 46.4 – **(A)** Defeito cirúrgico localizado na parede nasal lateral após exérese de carcinoma basocelular e planejamento do retalho de avanço tipo alar crescente. **(B)** Remoção dos dog-ears que se formam superior e paralelamente ao maior eixo do nariz e ao redor da asa nasal. **(C)** Avanço do retalho para reparo do defeito cirúrgico.

ço com especial indicação para regiões onde haja tecido celular subcutâneo em quantidade suficiente para a mobilidade dos tecidos e para o suprimento sanguíneo do retalho.

O tipo V-Y é um retalho triangular no qual o pedículo é constituído por tecido subcutâneo profundo ou muscular que permanece ligado à porção central do retalho. Este tipo de recurso permite uma grande mobilidade ao retalho, além de favorecer bom suprimento sanguíneo ao mesmo. As incisões do retalho devem ser até o tecido celular subcutâneo e as margens devem ser descoladas no sentido do centro do triângulo, mas mantendo o terço central do mesmo, o qual corresponde ao pedículo. O terço distal deste retalho deve ser completamente liberado, assegurando o movimento do retalho.

Está indicado para a correção de defeito cirúrgico na região malar, no lábio superior e na parede nasal lateral, particularmente em pacientes com mais de 60 anos. As incisões devem ser colocadas preferencialmente dentro de linhas de expressão ou dentro de linhas que unem unidades cosméticas (Figura 46.5).

Como este retalho possui um pedículo espesso, no período pós-operatório pode ocorrer o efei-

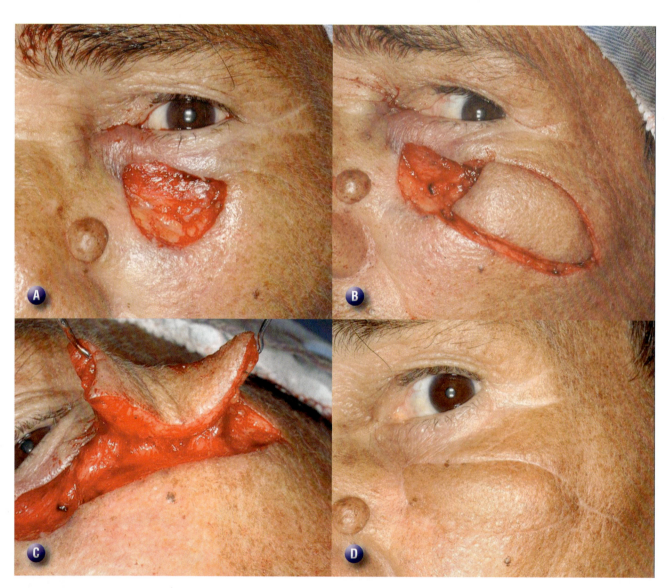

Figura 46.5 – **(A)** Defeito cirúrgico localizado na região infrapalpebral após exérese de carcinoma basocelular. **(B)** Incisões do retalho de avanço tipo V-Y. **(C)** Descolamento do retalho e demonstração de seu pedículo subcutâneo na porção central. **(D)** Pós-operatório tardio.

to *drapdoor*, caracterizado por uma aparência elevada do retalho. Este tipo de deformidade é mais frequente no pós-operatório recente, mas pode ser permanente. Uma das maneiras de evitar esta complicação é desenhar retalhos com largura um pouco menor que o diâmetro do defeito cirúrgico, favorecendo o movimento secundário para o fechamento e criando um pouco de tensão nas bordas laterais do pedículo subcutâneo, o que diminuiria a contração pós-operatória do retalho e o risco de formação de *drapdoor*.

Há descrição na literatura de algumas variantes do retalho V-Y. O retalho conhecido como V-Y estendido foi projetado para a correção de defeitos cirúrgicos maiores, havendo a necessidade de tecido adicional para o fechamento do defeito sem muita tensão. O retalho de pedículo subcutâneo curvo é outra variedade particularmente útil na região nasal, onde a incisão pode ser colocada sobre o sulco alar.

Retalho de rotação

O retalho de rotação é baseado no movimento lateral do tecido adjacente ao defeito cirúrgico redirecionando a tensão de fechamento. Um defeito triangular é geralmente utilizado para ilustrar o planejamento deste retalho. Um desenho curvilíneo ou em arco deve sair da base do triângulo formando uma porção do hemisfério de um círculo. No processo de rotação, a linha de maior tensão se estende desde o ponto inicial da incisão do retalho (ponto pivô) até o ponto onde o limite do defeito encontra a margem do retalho. Se nesta região houver tensão em excesso, poderá ocorrer isquemia e necrose da ponta do retalho. Para diminuir esta tensão no ponto pivô, o arco de rotação pode ser desenhado maior e saindo um pouco mais acima do que na forma tradicional. O manejo do defeito secundário criado pela movimentação deste retalho oferece um desafio adicional. Neste sentido, quando são desenhados arcos curtos (comumente feitos por iniciantes na cirurgia), o defeito secundário será maior, aumentando a tensão de fechamento, portanto os arcos maiores com três a quatro vezes da área do defeito primário também favorecem o fechamento do defeito secundário.

Para melhorar a mobilidade do retalho de rotação, ocasionalmente pode ser realizado um *backcut* na região do ponto pivô. Este corte deverá ser angu-

lado em cerca de 90 graus com o braço rotacional e seu comprimento não deve comprometer o suprimento sanguíneo para a base do retalho.

O retalho de rotação é muito útil para a correção de defeitos no couro cabeludo, na região temporal, nas regiões malar e nasal (Figura 46.6).

Há formas especiais de retalho de rotação, tais como do tipo J, do dorso nasal, Mustarde e dupla rotação (O-Z).

Retalho de rotação do tipo J (++++)

Este retalho é muito útil e realizado com um *backcut* na região do ponto pivô sendo projetado como J. Pode ser utilizado para o reparo de defeitos em várias localizações, como região medial da pálpebra inferior (Figura 46.7), parede nasal lateral, região frontal, região pré-auricular.

Retalho de rotação do dorso nasal (++++)

O retalho glabelar também é do tipo J e é o exemplo clássico de retalho de rotação do dorso nasal. É um retalho útil para a reconstrução de defeitos nas porções proximal, média e distal do dorso nasal. Na região glabelar realiza-se um *backcut* para melhorar a mobilidade do retalho. Este retalho deve ser elevado ao nível do pericôndrio e do periósteo (Figura 46.8).

Retalho de rotação Mustarde (++)

Em 1966, Mustarde descreveu um retalho de rotação clássico para a reconstrução de defeitos da região da pálpebra inferior. É um retalho que necessita grande incisão até a região pré-auricular e mobiliza a pele das regiões malar e temporal (Figura 46.9). Por ser um retalho amplo e volumoso deve-se evitar que seja ancorado na pálpebra inferior, pois isto levará ao ectrópio, devendo ser ancorado em região de periósteo.

Retalho de dupla rotação O-Z (+++)

Este tipo de retalho está indicado quando um único retalho de rotação é insuficiente para o fechamento do defeito cirúrgico. Esta combinação de duplo retalho transforma um defeito circular em forma de "Z" e está especialmente indicado na região do couro cabeludo (Figura 46.10).

■ Principais Tipos e Indicações de Retalhos

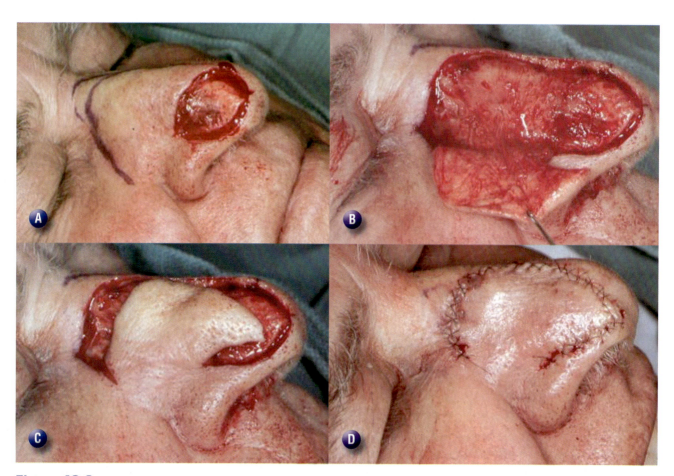

Figura 46.6 – **(A)** Defeito cirúrgico localizado na ponta nasal após exérese de carcinoma basocelular e planejamento do retalho de rotação na parede nasal lateral. **(B)** Descolamento do retalho. **(C)** Posicionamento do retalho em direção ao defeito cirúrgico. **(D)** Pós-operatório imediato.

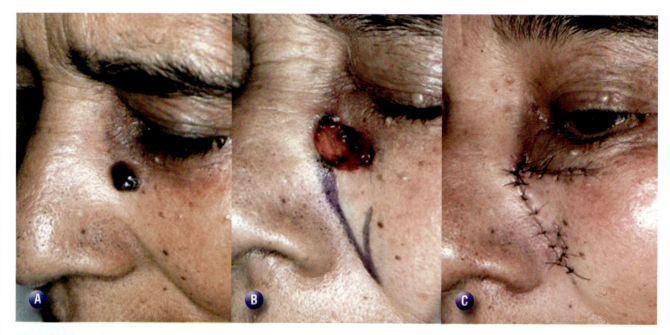

Figura 46.7 – **(A)** Carcinoma basocelular pigmentado na região infrapalpebral. **(B)** Planejamento do retalho de rotação do tipo J. **(C)** Pós-operatório imediato.

PRINCIPAIS TIPOS E INDICAÇÕES DE RETALHOS

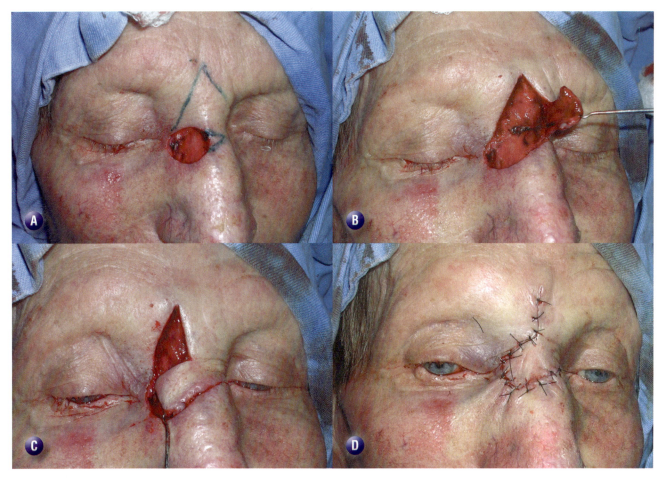

Figura 46.8 – **(A)** Defeito cirúrgico localizado na parede nasal lateral após exérese de carcinoma basocelular e planejamento do retalho de rotação glabelar. **(B)** Descolamento do retalho. **(C)** Posicionamento do retalho. **(D)** Pós-operatório imediato.

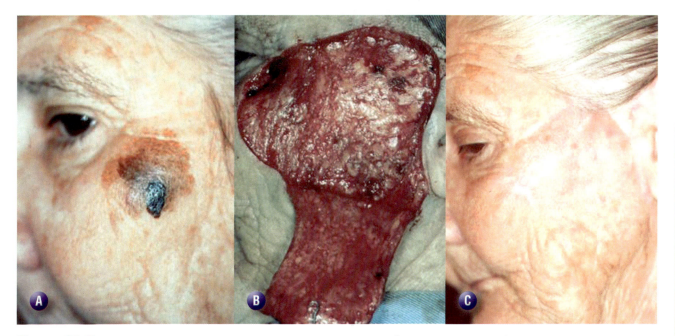

Figura 46.9 – **(A)** Lentigo maligno – melanoma na região temporal. **(B)** Área de descolamento para a realização do retalho de rotação. **(C)** Pós-operatório tardio.

819

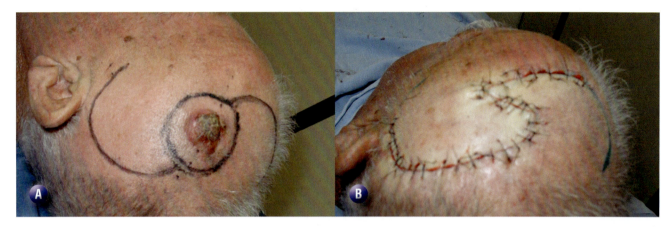

Figura 46.10 – **(A)** Demarcação da margem cirúrgica para exérese de carcinoma espinocelular no couro cabeludo e planejamento do retalho de dupla rotação O-Z. **(B)** Pós-operatório imediato.

Retalho de transposição

Este retalho permite um completo redirecionamento do vetor de tensão de fechamento por meio de transposição de pele através de ilhas de pele sã. Por causa dessas características, o retalho de transposição é útil para o fechamento de defeito próximo à margem livre como asa nasal, lábios, hélice e pálpebras.

Os principais tipos de retalho de transposição são o tipo simples "em coração", romboidal, bilobado, nasolabial, zetaplastia, tipo Tripier e do tipo Fricke.

Retalho de transposição simples "em coração" (++++)

O retalho "em coração" foi popularizado pelos professores Miguel Armijo Moreno e Ival P. Rosa. Consiste no retalho de transposição utilizando-se um único lóbulo, o qual deva ser aproximadamente do mesmo tamanho ou levemente menor que o defeito cirúrgico. O lóbulo de transposição deve ser colocado em local que permita o fechamento primário.

Útil para a correção de defeitos nas regiões malar, retroauricular e cervical (Figura 46.11).

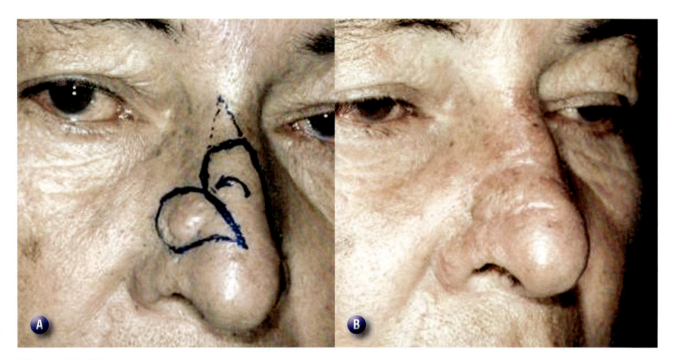

Figura 46.11 – **(A)** Carcinoma basocelular na parede nasal lateral e demarcação do retalho de transposição do tipo "coração" no dorso nasal. **(B)** Pós-operatório tardio.

Retalho romboidal (++)

Limberg descreveu este retalho em 1946. A maioria das lesões são circulares ou ovais, como serão seus defeitos após sua excisão. Para a realização deste retalho deve-se criar um defeito romboidal, sendo este um paralelograma equilátero com ângulos agudos de 60 graus e obtusos de 120 graus e com lados iguais. O retalho deve ser da mesma forma e com as mesmas dimensões. Para qualquer defeito rômbico há quatro possibilidades de retalhos, os quais devem originar-se dos ângulos obtusos do defeito. A escolha do retalho apropriado depende da mobilidade da pele adjacente e das estruturas anatômicas na vizinhança do defeito (Figura 46.12).

Este tipo de retalho está especialmente indicado para defeitos cirúrgicos nas regiões do epicanto medial, porção superior do nariz, pálpebra inferior, regiões malar e temporal.

Retalho bilobado (++++)

O retalho bilobado está especialmente indicado para a correção de defeitos localizados na ponta nasal. Consiste de dois retalhos de transposição conectados por um pedículo único e, desta forma, cria um defeito secundário e um terciário. O defeito terciário deve permitir o fechamento primário e o defeito secundário é fechado com o segundo lóbulo do retalho. O primeiro lóbulo do retalho deve ter aproximadamente 75% da área do defeito e o segundo lóbulo aproximadamente 40% da área do primeiro lóbulo e desenhado em uma forma elíptica, isto porque o fechamento dos defeitos é favorecido pelo movimento secundário da pele adjacente. Os dois lóbulos devem ser separados por um ângulo que pode variar entre 45° e 90°. Quanto maior este ângulo, maior será o *dog-ear* resultante.

Embora o retalho bilobado seja mais utilizado no dorso nasal (Figura 46.13), este retalho pode ser realizado para a reconstrução de defeitos na face, no dorso das mãos e na região retroauricular.

Retalho nasolabial (++++)

Utilizado para a reconstrução de defeitos na asa nasal. O lóbulo do retalho deve ser projetado na área do sulco nasogeniano e descolado no plano subcutâneo profundo. O tecido subcutâneo da porção do retalho, que será inserido no defeito, pode ser diminuído após o descolamento para evitar o

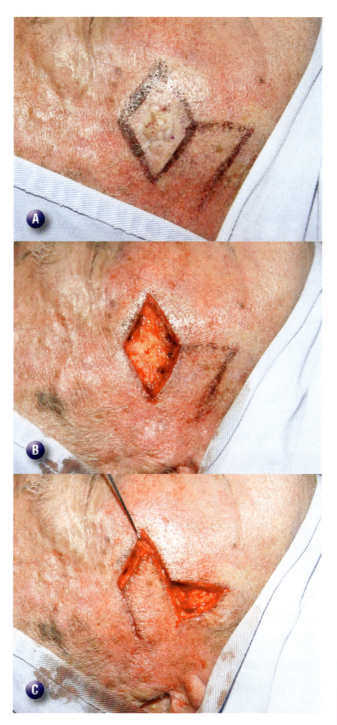

Figura 46.12 – **(A)** Demarcação da margem cirúrgica para exérese de carcinoma espinocelular na região malar e planejamento do retalho romboidal. **(B)** Defeito cirúrgico após a exérese da lesão. **(C)** Posicionamento do retalho em direção ao defeito cirúrgico.

efeito *trapdoor*. O *dog-ear* que se forma na porção superior do defeito na asa nasal pode ser previamente removido para facilitar o movimento do retalho (Figura 46.14).

■ Principais Tipos e Indicações de Retalhos

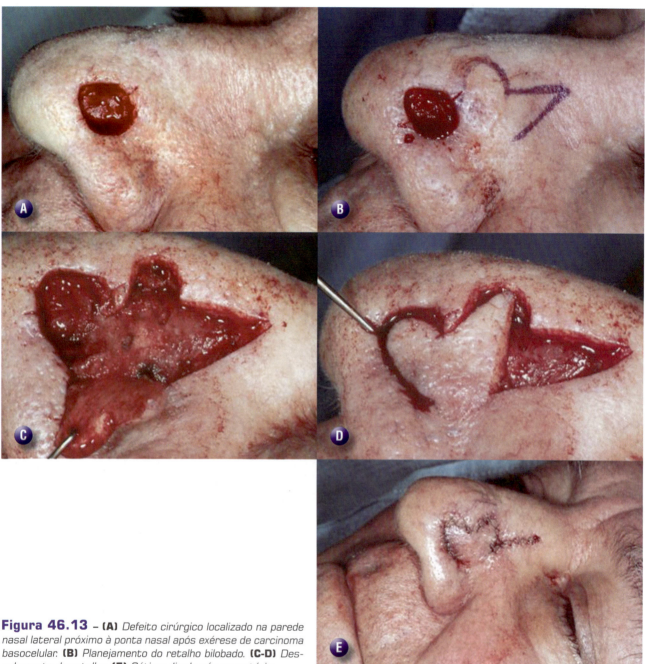

Figura 46.13 – **(A)** Defeito cirúrgico localizado na parede nasal lateral próximo à ponta nasal após exérese de carcinoma basocelular. **(B)** Planejamento do retalho bilobado. **(C-D)** Descolamento do retalho. **(E)** Sétimo dia de pós-operatório.

Para defeitos na asa nasal de espessura total, o retalho nasolabial deve ser desenhado mais longo e a ponta do retalho é dobrada com a pele voltada para baixo, e suturada na ponta intranasal do defeito, proporcionando assim, o revestimento interno.

As desvantagens deste retalho são a perda da convexidade do sulco alar e a maior frequência de *trapdoor*. Em algumas situações há necessidade de um segundo tempo cirúrgico para a correção destas complicações.

Zetaplastia (+)

A zetaplastia ou plastia em "Z" pode ser empregada para quebrar e reorientar o traçado de uma cicatriz (Figura. 46.15), soltar contraturas e auxiliar o movimento de tecidos ao realizar o fechamento de feridas por avanço ou rotação. A zetaplastia contém dois retalhos de forma triangular, que serão desenhados oblíquos à linha de contratura. Estes dois triângulos serão transpostos para as suas posições reversas. A dimensão do ângulo de cada triângulo

PRINCIPAIS TIPOS E INDICAÇÕES DE RETALHOS

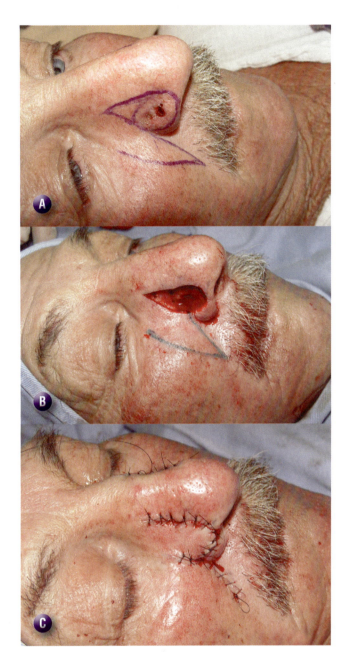

Figura 46.14 – **(A)** *Defeito cirúrgico localizado na asa nasal após exérese de carcinoma basocelular.* **(B)** *planejamento do retalho de transposição nasolabial.* **(C)** *Pós-operatório imediato.*

determina o grau de alongamento com a zetaplastia, onde o ângulo de 30° resulta em alongamento de 25%, 45° em 50% e o de 60° em 75%.

Retalho de transposição tipo Tripier (++)

Consiste em um retalho de transposição para reparo de defeitos da região palpebral inferior. O pedículo deve ficar na região lateral do olho e o retalho projetado na pálpebra superior (Figura 46.16).

Retalho de transposição tipo Frick (++)

É retalho de transposição para reparo de defeitos da região palpebral inferior ou superior. O pedículo deve ficar na região lateral do olho e o retalho projetado na região superior do supercílio (Tabela 46.1).

Cuidados pós-operatórios

Imediatamente após a cirurgia, um curativo com pomada lubrificante e gaze deve ser realizado. Este curativo deve ser mantido por 24 a 48 horas. Após este período, o paciente deve fazer limpeza diária com água potável ou solução fisiológica e, após, aplicar pomada de vaselina e bandagem. Esta técnica favorece a remoção das crostas hemáticas que se formam no período pós-operatório imediato. Pomadas de antibióticos devem ser evitadas, uma vez que além de aumentar o risco de dermatites de contato, não se tem demonstrado que diminuem a taxa de infecção em cirurgias dermatológicas de feridas limpas. Antibióticos sistêmicos devem ser usados apenas quando houver alto risco de infecção.

As suturas dos retalhos faciais devem ser removidas após 7 a 10 dias e as linhas do retalho devem ser ancoradas com fita adesiva (Micropore®), as quais devem permanecer por mais alguns dias.

As cicatrizes dos retalhos devem ser massageadas após o primeiro mês de pós-operatório para melhorar as irregularidades texturais.

Complicações

Podem ocorrer algumas complicações associadas aos retalhos randomizados, entretanto, com treinamento apropriado e experiência, estes podem ser diminuídos. Algumas destas complicações estão relacionadas com as mesmas de qualquer procedimento cirúrgico, como sangramentos, infecções da ferida cirúrgica e deiscências.

Pequenos sangramentos no pós-operatório podem ser controlados apenas com curativos compressivos. Sangramentos mais importantes com formação de hematomas devem ser drenados, pois podem comprometer a integridade do retalho, com remoção imediata das suturas, identificação do vaso sangrante, ligadura ou eletrocoagulação do mesmo e após ressutura. Antibióticos sistêmicos são necessários no caso de hematoma e ressutura.

■ Principais Tipos e Indicações de Retalhos

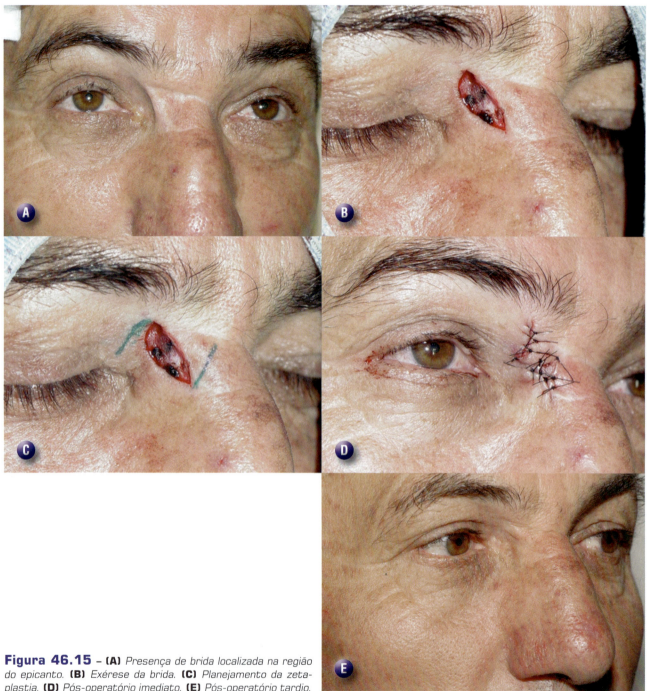

Figura 46.15 – **(A)** Presença de brida localizada na região do epicanto. **(B)** Exérese da brida. **(C)** Planejamento da zetaplastia. **(D)** Pós-operatório imediato. **(E)** Pós-operatório tardio.

Infecção da ferida cirúrgica geralmente é causada pelo *Staphylococcus aureus,* portanto, antibioticoterapia sistêmica direcionada para este agente deve ser iniciada até que se tenha o resultado da cultura do exsudato da ferida. É importante o uso de técnica asséptica na cirurgia, bem como manipulação gentil dos tecidos, para diminuir a probabilidade de infecção.

As principais causas de deiscência são a presença de infecção na ferida cirúrgica e a técnica de sutura inapropriada.

Outras complicações estão relacionadas com o retalho propriamente dito, como necrose do retalho, resultados estéticos não satisfatórios, prejuízo funcional com ou sem lesão neural e o efeito *trapdoor* (Figura 46.17).

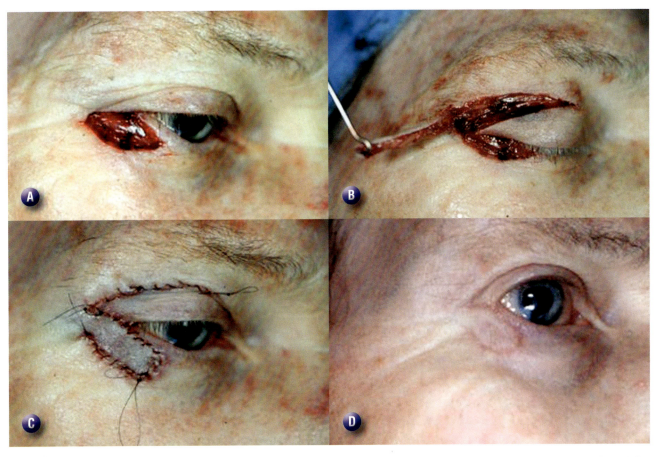

Figura 46.16 – **(A)** Defeito cirúrgico localizado na região externa da pálpebra inferior após exérese de carcinoma basocelular. **(B)** Descolamento do retalho de transposição do tipo Tripier. **(C)** Pós-operatório imediato. **(D)** Pós-operatório tardio.

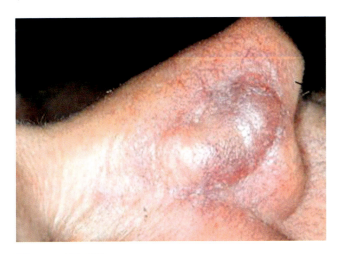

Figura 46.17 – Dois meses de pós-operatório de retalho de transposição nasolabial demonstrando complicação conhecida como efeito trapdoor.

Necrose distal do retalho pode ocorrer devido ao mau planejamento cirúrgico (por exemplo, pedículo estreito) e realização de suturas tensas. O sucesso de um retalho está no encontro do equilíbrio entre liberação do retalho e preservação vascular.

Resultados estéticos e funcionais indesejáveis, como ectrópio e *eclabium* podem ocorrer. Técnicas especializadas podem ser úteis para se evitar estas complicações. O efeito *trapdoor* é uma aparência globular que aparece na área do retalho aproximadamente 3 a 6 semanas de pós-operatório, mais comum com os retalhos de transposição da região nasal. Caso ocorra esta complicação, a primeira conduta são massagens locais várias vezes ao dia. Se o problema persistir, após o sexto mês de pós-operatório pode ser realizada nova abordagem cirúrgica com emagrecimento do retalho.

Caso a linha de sutura tenha ficado muita marcada, poderá ser atenuada com dermoabrasão e *laser* ablativos. Contraturas cicatriciais podem ser melhoradas com Z-plastia, que reorienta as linhas de tensão. Todos estes procedimentos podem ser realizados, de preferência, a partir do sexto mês de pós-operatório.

■ PRINCIPAIS TIPOS E INDICAÇÕES DE RETALHOS

Tabela 46.1

SUGESTÕES DE RETALHOS FACIAIS SEGUNDO A LOCALIZAÇÃO DO DEFEITO CIRÚRGICO

Localização do Defeito Cirúrgico	Tipo de Retalho
Frontal	• Avanço A-T • Avanço em U • Rotação em J
Superciliar	• Avanço em H • Avanço A-T
Palpebral inferior	• Transposição tipo Tripier (região lateral) • Rotação tipo Mustarde (região medial) • Rotação em J (região medial)
Temporal	• Transposição romboidal • Avanço A-T • Rotação simples
Pavilhão auricular (Hélice)	• Avanço em U • Avanço em H • Transposição
Lábio superior	• Avanço A-T • Avanço em triângulo de Burow • Avanço V-Y • Transposição simples
Lábio inferior	• Avanço A-T • Transposição simples
Malar	• Rotação simples • Transposição simples (em coração) • Transposição romboidal • Avanço V-Y (acima de 60 anos)
Mandibular	• Avanço A-T • Transposição romboidal
Nasal proximal	• Rotação glabelar (em J) • Transposição simples • Transposição romboidal
Nasal lateral	• Transposição bilobado • Transposição romboidal • Avanço em triângulo de Burow
Nasal médio e distal (ponta)	• Transposição bilobado • Rotação glabelarextendido
Asa nasal	• Transposição nasolabial • Transposição bilobado

BIBLIOGRAFIA CONSULTADA

1. Baker SR, Swanson NA. Local Flaps in Facial Reconstruction. Chicago: Mosby, 1995.
2. Cook J. Introduction to facial flaps. Dermatol Clin. 2001 Jan; 19(1):199-212.
3. Cook JL, Goldman GD. Random Pattern Cutaneus Flaps. In: Robinson JK, Sangelmann RD, Hanke CW, Siegel DM, editors. Surgery of the Skin. New York: Elsevier Mosby. 2005; p. 311-44.
4. Cook JL. A review of the bilobed flap's design with particular emphasis on the minimization of alar displacement. Dermatol Surg. 2000 Apr; 26(4):354-62.
5. Dire DJ, Coppola M, Dwyer DA et al. Prospective evaluation of topical antibiotics for preventing infections in uncomplicated soft-tissue wounds repaired in the ED. Acad Emerg Med. 1995 Jan; 2(1):4-10.
6. Hairston BR, Nguyen TH. Innovations in the island pedicle flap for cutaneous facial reconstruction. Dermatol Surg. 2003 Apr; 29(4):378-85.
7. Jackson IT. Retalhos Locais na Reconstrução de Cabeça e Pescoço. Rio de Janeiro: Di Livros Editora, 2002.
8. Moy RY. Basic Advanced Flap. In: Robinson JK, Arndt KA, Leboit PE, Wintroub BU, editors. Atlas of Cutaneous Surgery. Philadelphia: W. B. Saunders Company. 1996; p. 113-18.
9. Petres J, Rompel R, Robins P. Plastic Procedures: Flaps. In: Dermatologic Surgery: Textbook and Atlas. Petres J, Rompel R, Robins P (ed.). New York: Springer-Verlag Berlin Heidelberg. 1996; p. 59-72.
10. Robinson JK. Transposition Flap. In: Atlas of Cutaneous Surgery. Robinson JK, Arndt KA, Leboit PE, Wintroub BU (ed.). Philadelphia: W. B. Saunders Company. 1996; p. 135-48.
11. Smack DP, Harrington AC, Dunn C et al. Infection and allergy incidence in ambulatory surgery patients using white petrolatum vs bacitracin ointment. A randomized controlled trial. Jama. 1996 Sep 25; 276(12):972-7.
12. In: Flaps and Grafts in Dermatologic Surgery. Tromovitch TA, Stegman SJ, Glogau RG (ed.). Chicaco: Year Book Medical Publisher. 1989; p. 7-13.
13. Tromovitch TA, Stegman SJ, Glogau RG. Rotation Flaps. In: Flaps and Grafts in Dermatologic Surgery. Tromovitch TA, Stegman SJ, Glogau RG (ed.). Chicago: Year Book Medical Publisher. 1989; p. 19-23.
14. Tromovitch TA, Stegman SJ, Glogau RG. Transposition Flaps. In: Flaps and Grafts in Dermatologic Surgery. Tromovitch TA, Stegman SJ, Glogau RG (ed.). Chicago: Year Book Medical Publisher. 1989; p. 27-39.
15. Weerda H. Local Flaps. In: Reconstrutive Facial Plastic Surgery. Weerda H (ed.). New York: Thieme. 2001; p. 12-9.
16. Whitaker DC, Robinson JK. Rotation Flap. In: Atlas of Cutaneous Surgery. Robinson JK, Arndt KA, Leboit PE, Wintroub BU (ed.). Philadelphia: W. B. Saunders Company. 1996; p. 123-27.
17. Yildirim S, Akoz T, Akan M et al. Nasolabial V-Y advancement for closure of the midface defects. Dermatol Surg. 2001 Jul; 27(7):656-8; discussion 8-60.

Capítulo 47

Enxertos – Principais Tipos de Indicações

Benjamim Golcman
Ronaldo Golcman

Conceito

Denomina-se enxerto ou transplante livre o segmento de tecido, retirado de uma região corpórea, denominada área doadora, e transferido a outra, designada área receptora e, neste leito, o tecido adquire um novo suprimento sanguíneo, que assegura a viabilidade das células transplantadas.

Ao nome "enxerto" é acrescido o tipo de tecido a ser empregado.

Exemplos:

- Enxerto de pele.
- Enxerto de gordura.
- Enxerto de cartilagem etc.

Quando o enxerto tem em sua composição dois ou mais tecidos histologicamente diferentes, porém interconectados anatomicamente, recebe a denominação genérica de enxerto composto, podendo, em sua designação, descrever os tecidos envolvidos.

Exemplos:

- Enxerto condrocutâneo (pele conectada a uma das faces da cartilagem).
- Enxerto condrobicutâneo (pele conectada a ambas as faces da cartilagem).
- Enxerto dermogorduroso (derme e tecido gorduroso) etc.

Quanto à obtenção, os enxertos podem ser classificados em:

- **Autoenxerto:** quando o doador e o receptor são o mesmo indivíduo. Na prática clínica, este é o tipo mais empregado de enxerto, ocorrendo a definitiva integração do mesmo ao leito receptor (Figura 47.1).
- **Homoenxerto ou aloenxerto:** quando o doador e o receptor são indivíduos diferentes, porém da mesma espécie. Este tipo de enxerto é utilizado de forma temporária na maioria das vezes (curativo biológico) (Figura 47.2).
- **Isoenxerto:** quando o doador e o receptor são indivíduos diferentes, porém geneticamente idênticos. Como exemplo, podemos citar os gêmeos univitelínicos.
- **Xenoenxerto:** quando o doador e o receptor são indivíduos de espécies diferentes. De uso também temporário, como curativo biológico. Como exemplo, podemos citar a pele de porco utilizada em seres humanos.

Integração dos enxertos

A integração dos enxertos apresenta certas particularidades, dependendo dos tecidos empregados, contudo as fases descritas a seguir são os alicerces da integração dos enxertos.

- **Fase de embebição plasmática:** nas primeiras 24 horas da enxertia, o plasma que transuda da área receptora encontra os capilares do enxerto dilatados e, por um fenômeno hidrodinâmico

CIRURGIA DERMATOLÓGICA AVANÇADA

associado à capilaridade, ocorre a embebição plasmática do enxerto. Também por diferença de pressão osmótica, ocorre a passagem de água e eletrólitos para o enxerto. Em decorrência destes dois eventos, o enxerto tem um acréscimo de peso ao redor de 40%.

- **Inosculação vascular:** consiste na penetração de vasos do leito receptor no interior de cotos vasculares seccionados do enxerto. A razão da penetração, se acidental ou decorrente de ação quimiotácica, ainda é fato obscuro.
- **Anastomose vascular:** ocorre entre os vasos de pequeno calibre íntegros do enxerto com os capilares neoformados do leito receptor.
- **Neoangiogênese:** paralelamente à inosculação e à anastomose vascular, forma-se uma rede capilar, diferente dos padrões normais, com um grande número de vasos distendidos e mais ramificados.

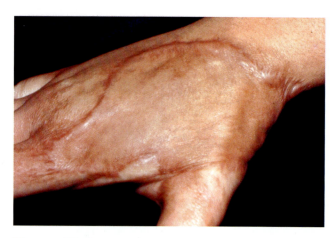

Figura 47.1 – Aspecto de enxerto de pele total integrado em mão.

Enxertos mais frequentes em cirurgia dermatológica

Enxerto de pele

A depender da espessura empregada, os enxertos de pele podem ser subdivididos em enxerto de pele total e enxerto de pele parcial.

Entende-se por enxerto de pele total a presença da epiderme e a total espessura da derme. Este tipo de enxerto, por não permitir a reepitelização do leito doador, necessita fechamento primário, à custa de sutura dos bordos da área doadora, fato este que restringe o tamanho dos mesmos. Já o enxerto de pele, de espessura parcial, por preservar parte da derme na área doadora, possibilita a reepitelização da mesma, através das células epiteliais procedentes dos sistemas pilossebáceo e das glândulas sudoríparas remanescentes na área doadora, podendo ser de extensões variadas.

O enxerto de pele sofre dois tipos de retração: a primária, que ocorre imediatamente à sua obtenção, e a secundária, que decorre durante o processo de integração/cicatrização ao leito receptor. A retração, tanto primária quanto secundária, estão relacionadas com a quantidade de fibras elásticas presentes no enxerto, assim sendo, os enxertos de espessura total, que têm um maior número de fibras elásticas, sofrem maior retração primária, e menor retração secundária.

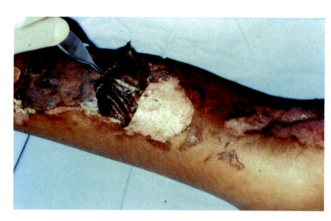

Figura 47.2 – Homoenxerto de pele utilizado como curativo biológico, na ocasião de sua remoção, no oitavo dia após a aplicação.

Quanto ao "mimetismo" com a área receptora, é tanto melhor quanto mais semelhante ou próximas forem as áreas doadoras e receptoras, e as alterações discrômicas são menos intensas quanto mais espesso for o enxerto.

Enxerto de pele – espessura total

- **Indicações**
  - Áreas de importância estética – face.
  - Proximidade a bordas livres – pálpebras, lábios, narinas etc.
  - Áreas de importância funcional – articulações (principalmente área flexora).
  - Áreas doadoras – pálpebra superior, região retroauricular, região supraclavicular, região inguinal, região crural, abdome inferior etc.

◆ Técnica cirúrgica

Obtém-se a pele através de cirurgia excisional, geralmente com ressecções elípticas.

Antes da enxertia da pele propriamente dita, procede-se ao desengorduramento da mesma, ou seja, com uma tesoura remove-se todo o tecido adiposo que restar no enxerto.

O leito receptor não pode apresentar sangramento ativo, deve ter a superfície regularizada e com o menor número possível de áreas cauterizadas.

A imobilização do enxerto no leito receptor é de fundamental importância, geralmente à custa de pontos simples de fio monofilamentar de náilon, sendo que alguns pontos, em número par, dispostos diametralmente opostos na periferia do enxerto são mantidos mais longos para possibilitar a confecção de um tipo especial de curativo, o curativo de Brown ("amarrado sobre"), constituído de camadas de gaze de raiom vaselinada, gaze simples e algodão hidrófilo.

Um cuidado muito importante a ser tomado antes do término da sutura do enxerto ao leito receptor é o de "lavar" o leito, com soro fisiológico em jatos a partir de uma seringa, com o intuito de remover eventual coágulo sanguíneo que possa interpor-se entre o leito receptor e o enxerto, interferindo com a integração do mesmo.

O curativo de Brown habitualmente é mantido por 4 a 5 dias, sendo retirado com o corte da parte longa dos pontos, sem a necessidade de remover os mesmos neste momento (Figura 47.3).

◆ Tratamento da área doadora

Síntese primária dos bordos da ferida, após descolamento e hemostasia dos mesmos. Especial cuidado deve ser tomado em não restar epiderme e/ou folículos pilosos na área cruenta, caso contrário implicará formação de cistos de inclusão epidérmica.

◆ Complicações

As possíveis complicações são as inerentes a todos os procedimentos cirúrgicos: infecção, hematoma, seroma, deiscência e a não integração e consequente perda do enxerto.

Enxerto de pele – espessura parcial

◆ Indicações

- Perdas cutâneas extensas.
- Leito receptor irregular ou pouco vascularizado.

◆ Áreas doadoras

Dá-se preferência às regiões das coxas, glúteos, dorso e abdome. Quando a área receptora é a face e a opção for de enxerto de espessura parcial, o couro cabeludo fornece a pele com o melhor mimetismo para a face, sem trazer consigo os pelos, uma vez que será constituído de epiderme e parte da derme, sem incluir as unidades pilossebáceas.

◆ Técnica cirúrgica

Para ser obtido o enxerto de espessura parcial, geralmente é utilizada uma faca especialmente desenvolvida para esta finalidade, faca de Blair ou um dermátomo, que pode ser manual, elétrico ou propulsionado a nitrogênio. Tanto a faca como o dermátomo permitem a regulagem da espessura desejada e, às vezes, da largura (Figuras 47.4 a 47.6).

Quanto à enxertia propriamente dita, devem ser seguidos os mesmos cuidados de imobilização do enxerto no leito receptor, com pontos, curativo de Brown ou curativo compressivo, com gaze de raiom vaselinada, gaze simples e algodão hidrófilo.

◆ Tratamento da área doadora

Muitas são as possibilidades de tratamento da área doadora, como o uso de curativo compressivo de repouso com vaselina (gaze de raiom vaselinada, gaze seca, algodão hidrófilo e enfaixamento, com troca em dias alternados); curativos de membranas sintéticas; exposição e aplicação de mercúrio cromo (como secativo e irritante dérmico para estimular a epitelização) etc.

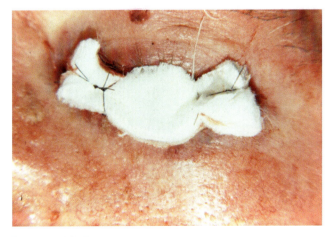

Figura 47.3 – *Curativo de Brown (amarrado sobre) em enxerto de pele na pálpebra inferior.*

◆ **Complicações**

As mesmas citadas no enxerto de pele de espessura total.

Enxerto condrocutâneo

◆ **Indicações**

Os enxertos condrocutâneos são utilizados na reconstituição do relevo interno ou externo da narina, na columela, no relevo anterior ou posterior do pavilhão auricular e na reconstrução palpebral (principalmente pálpebra inferior) etc.

É frequente ocorrer epiteliólise da pele sobre a cartilagem durante o processo de integração.

◆ **Áreas doadoras**

As áreas mais frequentemente utilizadas são a concha e a escafa do pavilhão auricular. A depender da necessidade da pele, aderida à superfície côncava ou convexa da cartilagem, pode ser abordado o pavilhão auricular pela face anterior ou posterior. O enxerto tem seu tamanho limitado por dois fatores: o tamanho da área doadora e o fato de que a pele será nutrida somente pelas suas bordas e, assim sendo, nenhum ponto deve distar mais de 0,5 cm das mesmas, o que implica largura máxima de 1 cm e comprimento variável.

◆ **Técnica cirúrgica**

Demarca-se uma elipse na área eleita para doação. Ao iniciar-se a excisão, deve-se ter o cuidado de não permitir o descolamento entre a pele e a cartilagem do enxerto. A pele posterior é descolada com descolador de cartilagem (descolador de Freer).

A enxertia é feita sobrepondo-se a cartilagem à área receptora, sendo o enxerto fixado com pontos simples de fio monofilamentar de náilon. Como a integração do enxerto será a partir das bordas cutâneas, os pontos deverão ser os mais delicados e em menor número possível.

◆ **Tratamento da área doadora**

O fechamento da área doadora é feito de forma primária, com síntese, na maioria das vezes, exclusivamente de pele, após a dissecção entre a pele e a cartilagem das bordas. O curativo deve permitir moderada compressão para evitar a formação de hematomas.

◆ **Complicações**

Hematoma, infecção, seroma, deiscência e não integração do enxerto.

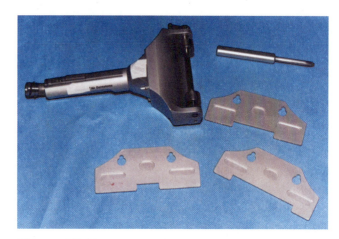

Figura 47.5 – *Dermátomo a nitrogênio com opções de largura.*

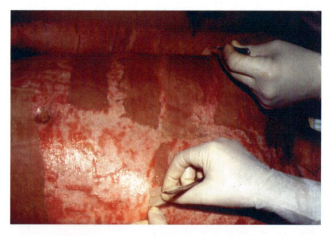

Figura 47.6 – *Enxertia de pele de espessura parcial, obtida com dermátomo elétrico, em área de queimadura toracoabdominal.*

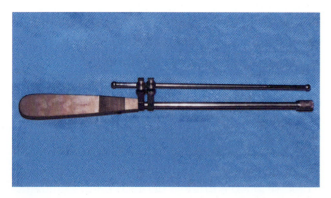

Figura 47.4 – *Faca de Blair.*

Enxerto condrobicutâneo

◆ Indicações

Reconstrução das narinas, envolvendo pele, arcabouço cartilaginoso e mucosa (um terço inferior do nariz). A pele de uma das faces do enxerto condrobicutâneo irá substituir a mucosa endonasal, geralmente sofrendo metaplasia tardia (Figuras 47.7 e 47.8).

◆ Áreas doadoras

Pavilhão auricular, na sua porção livre.

◆ Técnica cirúrgica

O enxerto é obtido geralmente em forma de cunha para permitir um fechamento primário, muitas vezes sendo necessária a resseção de triângulos de compensação, exclusivamente cartilaginosos no ápice da cunha, para permitir um fechamento com menor tensão. A escolha do local da doação é norteada pela forma necessária para a enxertia.

Igualmente ao enxerto condrocutâneo, deve-se ter cuidado com o tamanho e a síntese do mesmo, para permitir a sua integração.

◆ Tratamento da área doadora

Após descolamento da pele, em plano subpericondral das bordas, é realizada sutura, exclusivamente cutânea, tanto na face anterior quanto posterior.

◆ Complicações

Hematoma, infecção, seroma, deiscência e não integração do enxerto.

Enxerto adiposo

◆ Indicações

Restabelecimento do contorno facial e corporal.

É indicado nos casos em que o tecido celular subcutâneo é muito escasso ou mesmo inexistente, como em patologias (esclerodermia, lúpus etc.), pós-traumático (traumatismo cirúrgico ou não), depressões constitucionais ou de causas desconhecidas (Figuras 47.9 e 47.10).

A enxertia de gordura sob pele aderida a plano profundo (fáscia muscular, periósteo etc.) pode diminuir estas aderências, inclusive restabelecendo a mobilidade cutânea.

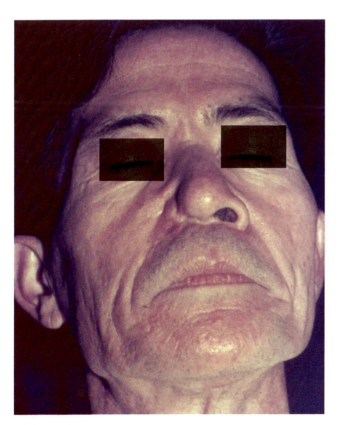

Figura 47.7 – *Paciente com retração cicatricial em narina direita, pós-tratamento de blastomicose.*

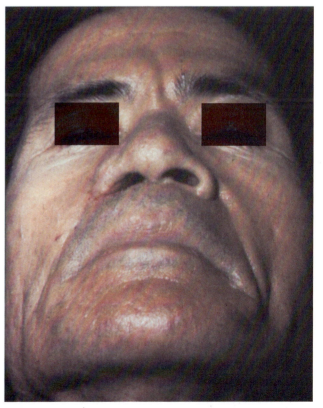

Figura 47.8 – *Pós-operatório de enxerto condrobicutâneo em narina direita (tardio).*

■ Enxertos – Principais Tipos de Indicações

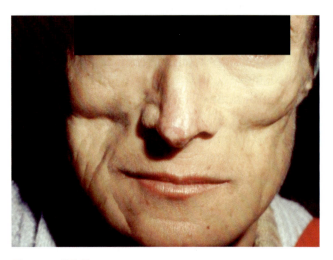

Figura 47.9 – *Aspecto pré-operatório de depressão facial em paciente lúpica.*

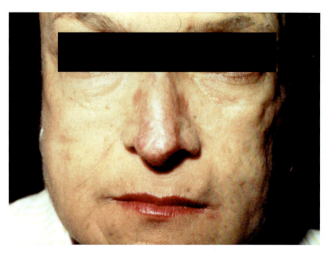

Figura 47.10 – *Pós-operatório de enxerto de gordura em sete sessões. Pós-operatório de 5 anos.*

◆ Áreas doadoras

Áreas onde o tecido celular subcutâneo é mais abundante, como face interna de coxa, face interna dos joelhos, abdome inferior etc.

◆ Técnica cirúrgica

No passado, era empregado enxerto adiposo em blocos, por vezes compostos com derme, através de incisões cirúrgicas, com resultados geralmente ruins com reação à integração. Atualmente, depois do advento da lipoaspiração, obtém-se o enxerto adiposo por intermédio da mesma, enxertando-o através de punção percutânea com agulha hipodérmica 40 × 10 ou agulha de Klein.

Por ser o adipócito uma célula muito lábil, alguns cuidados devem ser tomados como:

- Não infiltrar o anestésico local na intimidade da área doadora de gordura, evitando assim alterações do pH. A anestesia local pode ser empregada, de forma a circundar a área doadora e, se necessário, em um plano mais profundo.
- Evitar manipulação dos adipócitos e exposição da aérea prolongada. O ideal é enxertá-los após a obtenção, com seringas de volume de 3 a 5 cc.
- Lembrar que a integração do enxerto dependerá da proximidade do mesmo ao leito receptor, não devendo exceder a 0,5 cm de distância do mesmo. Para que isso ocorra, procuramos fazer a enxertia em múltiplas pequenas lojas e nunca em uma grande e única.
- Deve-se sempre ponderar a possível vantagem de realizar a enxertia em duas ou mais fases, com intervalos de 2 a 3 meses, em vez de sobrecorrigir uma área que não comporte o volume da mesma, pelos critérios de distância ao leito receptor.

◆ Tratamento da área doadora

Para evitar a formação de hematomas e mesmo minimizar a intensidade das equimoses, indica-se a compressão da área doadora com modeladores (cintas, faixas ou meia-calça elástica), por um período mínimo de 48 horas.

◆ Complicações

Celulite, lipólise, hematoma, infecção, seroma e não integração do enxerto.

Enxerto de cartilagem

◆ Indicações

- Reconstrução do arcabouço cartilaginoso.
- Substituição do arcabouço ósseo.

◆ Áreas doadoras

Concha auricular, porção cartilaginosa do septo nasal, cruz lateral das cartilagens alares, porção cartilaginosa dos arcos costais etc.

◆ Técnica cirúrgica

Na área onde deva ser colocado o enxerto de cartilagem, procede-se a realização de loja cirúrgica, de dimensão igual ao mesmo para minimizar a movimentação. Sempre que possível, o enxerto deve ser fixado ao remanescente do arcabouço ósseo e/ou cartilaginoso.

◆ Tratamento da área doadora

Deve-se preservar o pericôndrio da área doadora, fazendo-se o seu fechamento após a obtenção do mesmo, podendo ocorrer a neoformação cartilaginosa na área doadora.

◆ Complicações

Hematoma, infecção, seroma, pneumotórax, deiscência e não integração do enxerto.

BIBLIOGRAFIA CONSULTADA

1. Golcman R, Camargo CP, Golcman B. Fat transplantation and facial contour. Plast Rec Surg. 1996; 97(3):689.
2. Golcman R, Camargo CP, Golcman B. Fat transplantation and facial contour. Amer J Cosm Surg. 1998; 15(1):41-4.
3. Golcman R, Camargo CP, Golcman B. Lipoenxertia e contorno facial. Rev Soc Bras Cir Plást. 1993; 8(1-3):24-8.
4. Golcman R, Salles AG, Golcman B. Ressecção cuneiforme do pavilhão auricular. J Derm. 1996; 74:8-9.
5. Grabb & Smith's. Plastic Surgery, 5 ed. Philadelphia: Lippincott-Raven Publishers, 1997.
6. McCarthy. Plastic surgery. Philadelphia: W.B. Saunders Company, 1990.
7. Mélega JM, Zanini AS. Psillakis. Cirurgia plástica reparadora e estética 2 ed. Rio de Janeiro: Medsi, 1992.
8. Raia AA, Zerbini EJ. Clínica Cirúrgica – Alípio Corrêa Netto, 4 ed. São Paulo: Sarvier, 1988.

Capítulo 48

Conduta Ordenada (*Guidelines*) no Tratamento do Melanoma

Fernando Augusto Almeida
Francisco Aparecido Belfort
Mauro Yoshiaki Enokihara

Introdução

Neste capítulo, iremos procurar sintetizar a conduta ordenada (*guidelines*) no tratamento do portador de melanoma cutâneo. Considerando o título da obra, caberá a nós descrevermos a conduta a ser feita no paciente com lesão suspeita de melanoma, desde seu diagnóstico clínico, a confirmação diagnóstica histológica, por uma biópsia adequada, o seu estadiamento clínico e tratamento da lesão primária de espessura de Breslow fina, cuja definição faremos no decorrer do capítulo.

A incidência global do melanoma cutâneo é de 15-25 por 100.000 indivíduos, sendo a causa da maioria (75%) das mortes por câncer de pele no mundo ocidental.

Diagnóstico

Havendo suspeita clínica de melanoma, o diagnóstico pode ser corroborado por uma avaliação dermatoscópica e confirmado pela histologia.

Diagnóstico clínico

O melanoma pode surgir "de novo" ou estar associado a um nevo (pinta) que mude de aspecto em determinado momento. A regra mnemônica do ABCD é útil para auxiliar no diagnóstico clínico das lesões pigmentadas suspeitas de melanoma (Figura 48.1):

A. *Assimetria* da lesão, isto é, não observamos duas metades iguais ao dividirmos imaginariamente a lesão pelo meio;
B. *Bordas* denteadas, irregulares, não uniformes, com contornos bizarros, e mal definidas;
C. *Coloração* não uniforme, variando em graus de preto, preto azulado, cinzento, marrom e até mesmo avermelhado;
D. *Diâmetro* acima de 6 mm.

Esta clássica regra é hoje composta por uma letra a mais: E = *evolução* do aspecto da lesão.

Dentre as lesões precursoras, merecem atenção os chamados nevos atípicos (displásicos), que são pintas normalmente menores que 0,5 cm de diâme-

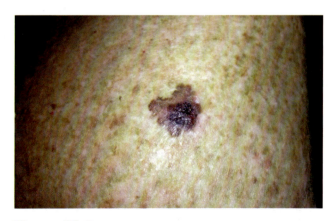

Figura 48.1 – *Regra do ABCD em melanoma disseminativo superficial.*

tro, com centro mais escuro e periferia mais clara, causando a impressão de "ovo frito".

Relato de histórico familiar da doença merece atenção, pois a existência de um ascendente direto, portador de melanoma, faz aumentar a possibilidade de incidência do mesmo.

Embora raro na infância, o melanoma deve ser lembrado entre os diagnósticos diferenciais, por ocasião de consultas rotineiras pelo pediatra.

Há uma peculiaridade em nosso país, devido à miscigenação racial, responsável pela maior incidência de melanoma acral, o que faz com que seja valorizada a análise da região palmoplantar por ocasião do exame físico geral.

O nevo congênito gigante, que é uma mancha de cerca de 20 cm ou mais, de cor enegrecida e frequentemente pilosa, pode estar associado à origem de melanoma em cerca de 2 a 5% dos casos.

Ao se fazer a suposição clínica de melanoma, devemos lembrar dos quatro tipos clínicos fundamentais:

- **Melanoma disseminativo superficial (MDS):** é o mais comum, correspondendo a cerca de 60-65% das apresentações; normalmente associado a lesão preexistente, tem forma de crescimento radial presente por período de tempo relativamente longo, permitindo diagnóstico em fase precoce; seu tratamento adequado é compatível com a cura, em percentual significativo, e sua apresentação clínica é a que mais se ajusta à regra do ABCD, conforme visto na Figura 48.1.
- **Melanoma nodular (MN):** corresponde a 15-20% das formas de apresentação, sendo agressivo por não possuir a fase de crescimento radial, invadindo desde o início as camadas dérmicas e, portanto, com alto poder de produzir metástase (Figura 48.2).
- **Melanoma acral lentiginoso (MAL):** mais comum em indivíduos da cor não branca e amarela, nas superfícies palmoplantares, geralmente diagnosticado em fase avançada. Melanoma subungueal, que é subtipo do acral, é geralmente precedido por melanoníquia estriada (Figuras 48.3 e 48.4).
- **Melanoma lentigo maligno (MLM):** é a forma clínica menos agressiva, comum na face das pessoas idosas, correspondendo a 2 a 5% dos casos, apresentando a fase de crescimento radial mais longa de todos os subtipos clínicos (Figura 48.5).

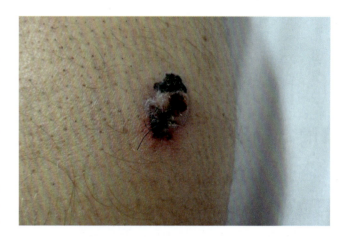

Figura 48.2 – *Melanoma nodular.*

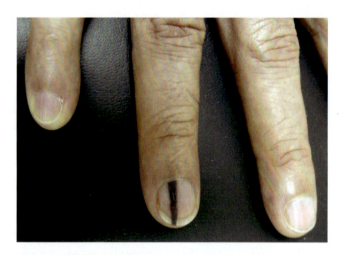

Figura 48.3 – *Melanoníquia longitudinal.*

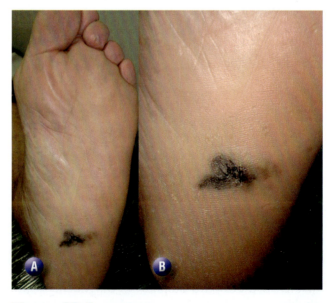

Figura 48.4 – **(A)** *Melanoma lentiginoso acral na região plantar.* **(B)** *Detalhe da figura A.*

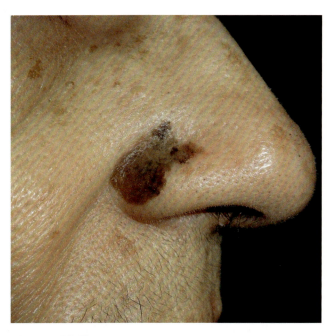

Figura 48.5 – *Melanoma lentigo maligno.*

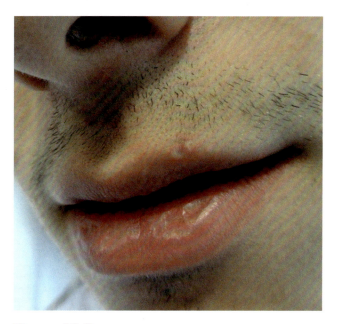

Figura 48.6 – *Melanoma desmoplásico de hemilábio superior esquerdo.*

Além desses quatro tipos principais, há outros tipos: melanoma desmoplásico (lesão usualmente não pigmentada, com aspecto ora nodular, ora cicatricial, mais comumente encontrada em cabeça e pescoço) (Figura 48.6), melanoma neurotrópico, nevo azul maligno, melanoma em nevo congênito, melanoma com desvio mínimo, melanoma de partes moles ou sarcoma de células claras e schwanoma melanocítico maligno.

Atenção deve ser dada para lesões que merecem diagnóstico diferencial com melanoma cutâneo, entre as quais citamos: nevo displásico ou atípico, nevo de Spitz, carcinoma basocelular pigmentado, nevo azul, hemangioma, ceratose seborreica pigmentada e alguns tumores de anexos cutâneos (Figura 48.7). Nos casos de melanoma amelanótico, diagnóstico diferencial deve incluir dermatofibroma, carcinoma basocelular nodular, carcinoma espinocelular, particularmente em regiões palmoplantares, e outros tumores de células fusiformes.

Diagnóstico dermatoscópico

É um método auxiliar de grande valia, desde que adequadamente executado. Tem enorme importância no diagnóstico diferencial, diminuindo a necessidade de procedimentos cirúrgicos e aumentando a acurácia no diagnóstico de lesões precoces.

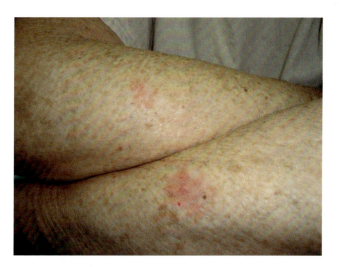

Figura 48.7 – *Diagnóstico diferencial entre Bowen (antebraço direito) e melanoma amelanótico (antebraço esquerdo).*

Tem excelente aplicabilidade no acompanhamento de portadores de múltiplos nevos, em particular nos dias de hoje, em que o mapeamento corporal é feito pela captação de imagens sequenciais de segmentos corporais, permitindo visões comparativas periódicas, a depender especificamente de cada caso (Figura 48.8).

Outros recursos tecnológicos avançados estão ganhando mercado, tais como microscopia confocal (MC), tomografia de coerência óptica (OTC), análise intracutânea espectrofotométrica (SIAscope®).

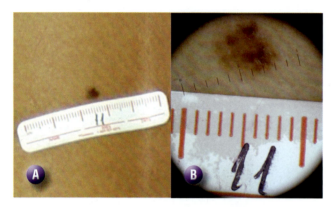

Figura 48.8 – *Nevo atípico.* **(A)** *Clínica.* **(B)** *Dermatoscopia.*

A microscopia confocal está mais avançada em termos de aplicabilidade, porém ainda poucos têm experiência e condições de colocá-la na rotina. É uma técnica de imagem não invasiva que permite avaliação *in vivo* da epiderme e derme papilar, com resolução espacial semelhante à da histologia, e também permite avaliação celular em tempo real, possibilitando investigações dinâmicas de processos biológicos, como a microcirculação, as respostas celulares e a distribuição de fármacos.

Diagnóstico histológico

Deve ser feito preferentemente a partir de uma biópsia excisional. Na impossibilidade de se efetuar a biópsia de maneira excisional, por razões anatômicas ou tamanho extenso da lesão, a biópsia incisional (em cunha ou por *punch*; deve-se evitar *shaving*) não prejudica a evolução, devendo ser efetuada na parte mais espessa da lesão suspeita.

A requisição do exame anatomopatológico deverá fornecer dados completos do paciente, tais como: nome, sexo, idade, cor, profissão, possíveis antecedentes pessoais e/ou familiares relevantes e sítio anatômico da lesão.

Um adequado laudo do exame histopatológico deverá conter:

a) Subtipo histológico;
b) Espessura de Breslow;
c) Nível de Clark;
d) Presença ou não de ulceração;
e) Presença ou não de regressão;
f) Índice mitótico;
g) grau de infiltração linfomononuclear;
h) dimensão das margens de ressecção.

A espessura de Breslow é medida por película milimetrada adequada a micrômetro ocular; ela é feita a partir do topo da camada granulosa até o ponto mais profundo em que são identificadas células malignas; em casos de lesão ulcerada, esta medida deve ser feita a partir da base da úlcera. Por definição, o melanoma *in situ* não permite a medida da espessura de Breslow, pois não há invasão abaixo da camada basal.

Os níveis de Clark são cinco, assim definidos:

I. Melanoma *in situ*, em que as células neoplásicas permanecem ao nível da membrana basal;
II. Células tumorais atingem a camada papilar;
III. Células malignas atingem a interface entre as dermes papilar e reticular;
IV. Células malignas penetram a derme reticular;
V. Tumor atinge o tecido celular subcutâneo.

Há situações onde a utilização da imunoistoquímica (S-100, HMB-45, Melan-A) é fundamental para o auxílio na confirmação do diagnóstico e na medida da espessura de Breslow.

Experiência do patologista na análise de lesões pigmentadas é requisito essencial, pois é frequente o engano diagnóstico nestes tipos de lesões, levando a tratamentos supra ou subestimados, com prejuízos inestimáveis ao paciente.

Estadiamento

A avaliação acurada da extensão real da doença é fundamental para se ter um adequado prognóstico de cada paciente portador de melanoma. Embora 85% dos portadores de melanoma se apresentem com linfonodos regionais clinicamente negativos, um determinado número deles é portador de metástase linfática oculta, com tendência a metástases distantes e evolução fatal. Identificar tais pacientes é um dos objetivos dos esforços que vêm sendo feitos na tentativa de executar um adequado estadiamento clínico e laboratorial. O atual sistema de estadiamento é resultado de esforços para tentar entender uma variedade de fatores prognósticos que indiquem eventuais riscos e orientar as condutas terapêuticas.

Exame físico geral, seguido do exame locorregional e dermatológico global, inclusive com exame das mucosas, é o procedimento inicial para o adequado estadiamento clínico e a avaliação da lesão primária, de cadeias linfonodais e eventuais lesões secundárias de interesse. É acompanhado pelos exames laboratoriais para detecção de eventuais lesões à distância. Os exames laboratoriais pedidos, em casos iniciais (estádio clínico I/II), são a radiografia de tórax (anteroposterior e perfil esquerdo) e dosagem da desidrogenase lática (DHL), que servem de linha de base no seguimento dos pacientes. A ultrassonografia abdominal, com especial interesse na área hepática, é uma prática nossa com o propósito de documentar eventuais lesões congênitas, tais como hemangiomas, os quais poderiam, mais tarde, ser confundidos com lesões secundárias.

Casos que apresentem lesões linfonodais suspeitas e/ou confirmadas histologicamente (estádio clínico III) ao primeiro exame são merecedores do uso de tomografia computadorizada (TC) toracoabdominal, incluindo pelve (primários abaixo da cicatriz umbilical), ressonância nuclear magnética (RNM) cerebral e outros exames eventualmente indicados. A tomografia computadorizada por emissão de pósitrons para pesquisa de metabolismo celular por fluorodesoxiglicose (PET-TC) é exame útil no caso de pacientes em estádio clínico III/IV ou nos casos de recidiva, para adequação de conduta terapêutica; no EC III, este exame tem uma taxa de detecção de metástase à distância de até 30% a mais que com a TC convencional. A classificação TNM-AJCC, edição de 2009, é a adotada até o momento e encontra-se nas Tabelas 48.1 e 48.2.

Tratamento

Principalmente nesta obra, que privilegia o atendimento e tratamento em consultório, reforçamos o conceito de que a evolução do portador de melanoma cutâneo primário é dependente do adequado manejo cirúrgico inicial, sendo que os seguintes objetivos devem estar na mente do médico: confirmação histológica do diagnóstico de melanoma; obtenção de adequado estadiamento clínico; biópsia diagnóstica e excisão adequada da lesão primária para minimizar o risco de recorrência local, sem comprometer a possibilidade de estudo do linfonodo-sentinela; e procurar obter resultados estéticos compatíveis.

A cirurgia é a principal opção no tratamento do melanoma cutâneo.

Didaticamente, dividiremos este tópico nos seguintes itens: biópsia, tratamento da lesão primária, tratamento locorregional, tratamento cirúrgico de metástases extrarregionais e/ou viscerais. Em consultório, do ponto de vista cirúrgico, é recomendado que se façam apenas os dois primeiros itens, ou seja, biópsia e o eventual tratamento da lesão primária.

Radioterapia, imunoterapia, quimioterapia e a associação destas armas são outras opções de tratamento, de forma adjuvante e/ou terapêutica.

Biópsia

É sempre preferível a biópsia excisional (margens tridimensionais de 1,0 a 2,0 mm), tendo em mente a necessidade de orientar as incisões pelas linhas de força no tronco, e longitudinal nas extremidades, o que facilita a cirurgia definitiva, diminui a necessidade de enxerto e não dificulta a possível pesquisa de linfonodo-sentinela (Figuras 48.9 e 48.10).

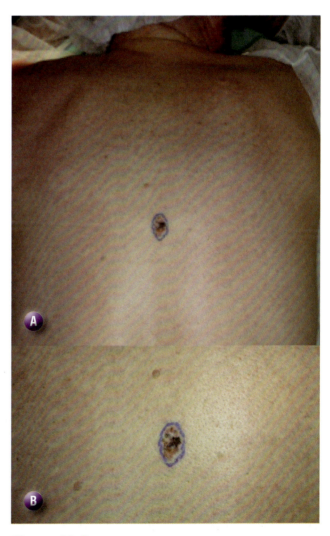

Figura 48.9 – **(A)** Biópsia excisional em lesão dorsal demarcada com margens de 2,0 mm. **(B)** Detalhe da figura A.

CONDUTA ORDENADA (*GUIDELINES*) NO TRATAMENTO DO MELANOMA

Tabela 48.1

CLASSIFICAÇÃO TNM DO MELANOMA (AJCC, 2009)

T	Espessura	Ulceração/IM#
T1	≤ 1,0 mm	a: não ulcerada e IM < 1/mm^2 b: ulcerada ou IM ≥ 1/mm^2
T2	1,01-2,0 mm	a: não ulcerada b: ulcerada
T3	2,01-4,0 mm	a: não ulcerada b: ulcerada
T4	> 4,0 mm	a: não ulcerada b: ulcerada
N	**Nº de Linfonodos Metastáticos**	**Infiltração Tumoral do Linfonodo**
N0	0	Não aplicável
N1	1 linfonodo	a: micrometástase* b: macrometástase**
N2	2-3 linfonodos	a: micrometástase* b: macrometástase** c: metástase em trânsito/satelitoses/ sem metástases linfonodais
N3	4 ou mais linfonodos metastáticos, ou linfonodos confluentes, ou metástases em trânsito/satelitoses com linfonodos metastáticos	
M	**Localização**	**Dosagem Sérica do DHL**
M0	Sem metástases distantes	
M1a	Metástase cutânea, subcutânea ou linfonodal à distância	Normal
M1b	Metástase em pulmão	Normal
M1c	Metástases em quaisquer outras vísceras Qualquer metástase à distância	Normal Elevado

#IM = índice mitótico.
*Micrometástases são diagnosticadas após pesquisa de linfonodo-sentinela.
**Macrometástases são definidas como metástases linfonodais clinicamente detectáveis confirmadas por exame anatomopatológico.

Em lesões muito extensas ou localizadas em área anatômica na qual a excisão acarrete prejuízos estéticos, a biópsia incisional pode ser feita na área mais significativa. Contraindicamos o uso da técnica de *shaving*, por poder deixar tumor residual, subestimar a espessura do tumor, causar fibrose e prejudicar o encontro de tumor residual.

Tratamento da lesão primária

Vários fatores prognósticos devem ser analisados ao se projetar o tratamento do portador de melanoma, sendo espessura de Breslow o fator determinante para dimensionar as margens de ressecção. Os demais fatores prognósticos a serem considerados são:

◖ Ulceração, regressão e índice mitótico elevado agravam a evolução;

CONDUTA ORDENADA (*GUIDELINES*) NO TRATAMENTO DO MELANOMA ■

Tabela 48.2

AGRUPAMENTO POR ESTÁDIOS NO MELANOMA CUTÂNEO

Estadiamento Clínico*				Estadiamento Patológico+			
0	Tis	N0	M0	0	Tis	N0	M0
IA	T1a	N0	M0	IA	T1a	N0	M0
IB	T1b	N0	M0	IB	T1b	N0	M0
	T2a	N0	M0		T2a	N0	M0
IIA	T2b	N0	M0	IIA	T2b	N0	M0
	T3a	N0	M0		T3a	N0	M0
IIB	T3b	N0	M0	IIB	T3b	N0	M0
	T4a	N0	M0		T4a	N0	M0
IIC	T4b	N0	M0	IIC	T4b	N0	M0
III	qqT	N > N0	M0	IIIA	T1-4a	N1a	M0
					T1-4a	N2a	M0
				IIIB	T1-4b	N1a	M0
					T1-4b	N2a	M0
					T1-4a	N1b	M0
					T1–4a	N2b	M0
					T1-4a	N2c	M0
				IIIC	T1-4b	N1b	M0
					T1-4b	N2b	M0
					T1-4b	N2c	M0
					qqT	N3	M0
IV	qqT	qqN	M1	IV	qqT	qqN	M1

*Estadiamento clínico inclui microestadiamento do melanoma primário e avaliação clínica e radiológica para metástases. Por convenção, deve ser usado após completa excisão do melanoma primário, com avaliação clínica das metástases regionais e à distância.
+Estadiamento patológico inclui microestadiamento do melanoma primário e informações patológicas a respeito dos linfonodos regionais após linfadenectomia parcial ou completa. Pacientes com estádio patológico 0 ou IA são a exceção; eles não requerem avaliação patológica de seus linfonodos.

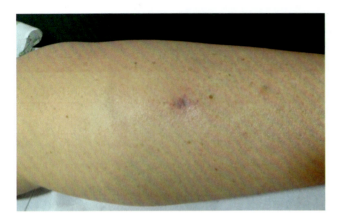

Figura 48.10 – Detalhe da biópsia excisional no sentido longitudinal em perna.

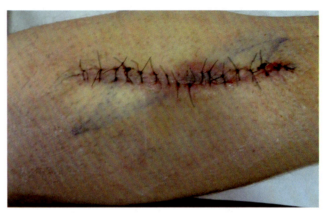

Figura 48.11 – Melanoma de perna: excisão e sutura da lesão primária no sentido longitudinal da drenagem linfática.

- Padrão de crescimento vertical indica pior prognóstico que radial;
- Tipo clínico e histológico desmoplásico, com ou sem neurotropismo, têm pior prognóstico em termos de recidiva local;
- Localização anatômica em cabeça e pescoço, seguida de tronco e por último de membros, funciona como fator de piora, em ordem decrescente.

A despeito das inúmeras tentativas nos últimos 25 anos de determinar as dimensões apropriadas das margens de ressecção para as lesões primárias de melanoma, não se chegou ainda a um consenso global. As margens tridimensionais (laterais e em profundidade) que recomendamos são as seguintes:

Espessura da lesão	Margens
in situ	0,5 a 1,0 cm
até 1,0 mm	1,0 cm
> 1,0 e até 2,0 mm	1,0 a 2,0 cm
> 2,0 mm	usualmente 2,0 cm

O aspecto curativo oncológico deve predominar ao se fazer o planejamento terapêutico, visando uma reparação de maneira prática, procurando obter a melhor qualidade funcional e estética. Para reparar a ferida cirúrgica, usamos: sutura primária, cicatrização por segunda intenção, uso de retalhos de vizinhança, enxerto livre e eventuais técnicas mais elaboradas, sempre levando em conta o custo/benefício entre morbidade e curabilidade, individualizando cada caso (Figuras 48.11 a 48.13).

O melanoma subungueal merece algumas considerações especiais: como o polegar é o sitio anatômico mais comum, sempre que possível, deve ser tratado por ressecção ao nível da articulação interfalangeana distal, para preservar a função de oponência e manter a funcionalidade do membro; em relação ao hálux, recomenda-se a desarticulação metatarso-falangeana, preservando a cabeça do primeiro metatarso, para manter a base de apoio, obtendo-se resultado funcional bastante aceitável. Cirurgia mais conservadora, em que apenas o complexo ungueal é removido, tem ganho espaço no tratamento do melanoma subungueal *in situ*, necessitando de um seguimento de tempo maior para avaliação de adequado controle local em longo prazo.

Para os demais dedos, seguindo os critérios de margens anteriormente citados, a remoção da lesão primária poderá ser seguida de sutura primária, rotação de retalhos ou enxerto, restando a amputação em raio para lesões com espessura maior, não passíveis de cirurgia conservadora (Figuras 48.14 e 48.15).

Tratamento locorregional

Normalmente, o tratamento locorregional deverá ser feito em ambiente hospitalar, cabendo ao médico, no consultório, definir bem como se encontram as cadeias linfonodais, com base no exame físico e em eventuais exames de imagens compatíveis com cada caso.

Pesquisa do linfonodo-sentinela

Não havendo linfonodos clinicamente suspeitos, o que se preconiza é a realização da técnica da pesquisa do linfonodo-sentinela, no sentido de se tentar fazer diagnóstico de focos micrometas-

Conduta Ordenada (*Guidelines*) no Tratamento do Melanoma

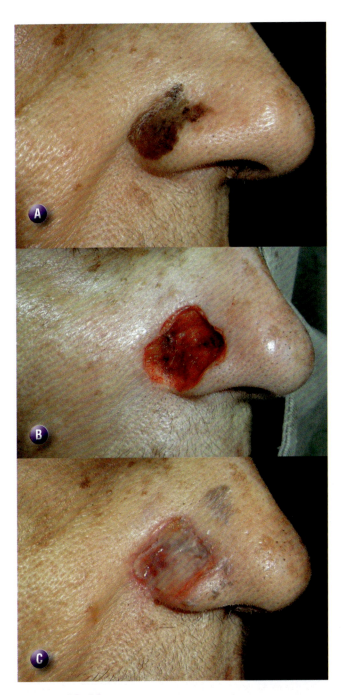

Figura 48.12 – **(A-C)** *Lentigo maligno: melanoma no nariz. Lesão primária, leito cruento e cicatrização por segunda intenção em lesão nasal.*

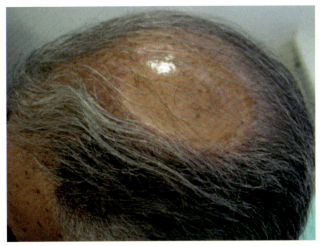

Figura 48.13 – *Enxerto para reparo em melanoma de couro cabeludo.*

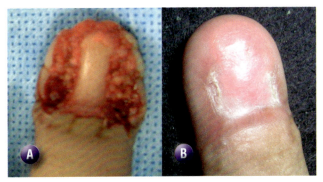

Figura 48.14 – **(A)** *Tratamento conservador em melanoma subungueal in situ.* **(B)** *Pós-operatório do tratamento conservador do mesmo paciente.*

táticos, seguidos da linfadenectomia terapêutica o mais precocemente possível.

A pesquisa do linfonodo-sentinela consiste numa metodologia em três fases:

1. Linfocintilografia pré-operatória;
2. Linfadenectomia seletiva, com o auxílio do corante vital, usualmente azul patente;
3. Análise anatomopatológica do linfonodo removido.

Atualmente, a linfocintigrafia pré-operatória realizada com o auxílio de PET SPECT, fornece melhores informações anatômicas ao cirurgião do que a anteriormente efetuada de maneira clássica, conforme mostramos na Figura 48.16.

As indicações atuais para pesquisa do LNS, segundo publicação conjunta da *American Society of Clinical Oncology* e da *Society of Surgical Oncology*, são:

a) Melanoma primário com espessura igual ou maior a 1,0 mm;
b) Melanoma primário com espessura menor que 1,0 mm, particularmente no subgrupo com Breslow entre 0,75 a 0,99 mm, associado a ulceração e/ou índice mitótico ≥ 1.

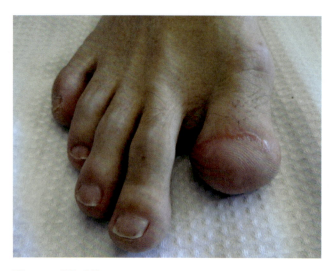

Figura 48.15 – *Melanoma invasivo de hálux amputado.*

Outros fatores como presença de regressão, nível de Clark IV ou V, paciente jovem, invasão angiolinfática, fase de crescimento vertical são cotejados, com muita controvérsia, na indicação desta pesquisa.

Uma vez identificado o LNS como positivo, procede-se a linfadenectomia terapêutica regional, ou seja, efetuamos a linfadenectomia terapêutica o mais precocemente possível. Com essa metodologia, podemos usar técnicas conservadoras, preservando nervos, músculos e feixes vasculares das diferentes cadeias (cervical, axilar e inguinal), ficando evidente na prática clínica a melhor qualidade de sobrevida e menores paraefeitos do paciente submetido à linfadenectomia inguinal após encontro de micrometástase pela metodologia do LNS, quando comparado ao paciente que necessita de uma linfadenectomia ilioinguinal devido à presença de linfonodo clinicamente tumoral; serve também para identificar pacientes com metástases linfonodais cuja sobrevida pode ser prolongada por linfadenectomia imediata (aqueles com primário com espessura intermediária entre 1,2 e 3,5 mm).

Reação adversa ao corante vital, tipo choque anafilático, pode ocorrer em 1-2% das séries e deve ser de conhecimento de toda a equipe multidisciplinar para que as medidas adequadas sejam providenciadas.

Linfadenectomia terapêutica ou de necessidade

As *linfadenectomias terapêuticas ou de necessidade* são indicadas quando se encontra o linfonodo (LN) regional clinicamente suspeito, ou quando um exame de imagem, tipo tomografia computadorizada (TC) ou ressonância nuclear magnética (RNM), identificar LN com aspecto metastático. Após uma confirmação por punção por agulha fina (PAF), dirigida por um exame de imagem (preferencial) ou pela excisão do referido linfonodo, é padrão a opção pela linfadenectomia radical nas cadeias cervical, axilar ou inguinal, a depender da área comprometida.

Perfusão isolada de membros

Pode ser usada numa forma peculiar de disseminação locorregional do melanoma, denominada metástase em trânsito. Trata-se da perfusão iso-

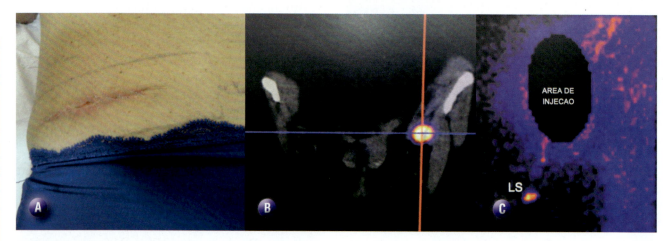

Figura 48.16 – **(A)** *Melanoma região lombar esquerda.* **(B)** *Linfocintigrafia com SPECT e* **(C)** *Linfocintigrafia clássica do mesmo paciente.*

lada de membros com quimioterapia e hipertermia (PIMQH). Na sua forma clássica, com melfalano e hipertermia mediana (39-40 °C), é indicada para melanoma em EC III, com metástases em trânsito numerosas e/ou recidivantes, com taxas de resposta de cerca de 80%. A adição do fator de necrose tumoral alfa (TNF-α) – Beromun® a esta técnica eleva as respostas para 90 a 100%, porém, devido ao custo/benefício relativamente significativo, ela é reservada para lesões grandes e volumosas (*sarcoma-like*) ou após recidiva de metástases em trânsito pós-perfusão com os medicamentos anteriormente descritos. Não está indicada para terapia profilática de metástases em trânsito.

A infusão isolada de membros, proposta por Thompson, é uma metodologia menos complexa, com perfusão hipóxica, de baixo fluxo, normotérmica, com melfalano associado a outro quimioterápico, e pode ser oferecida a pacientes com metástases em trânsito que não suportariam um procedimento cirúrgico maior, como é a perfusão isolada clássica. A taxa de resposta completa, relatada por seu autor, em 65 casos, foi de 55%, após dois procedimentos, repetidos com intervalos de 4 a 6 semanas.

Tratamento adjuvante

Em situações tais como mais de dois LN positivos numa cadeia única, tamanho linfonodal acima de 3,0 cm, cápsula rota ou lesão recidivada, particularmente na área da cabeça e do pescoço, indica-se a *radioterapia*. Esta metodologia mostra aumento do intervalo livre de doença, sem interferir no aumento da sobrevida.

Outra forma de terapia adjuvante é a *imunoterapia*, indicada em portadores de melanoma cutâneo com LN positivos ou com lesão primária com Breslow acima de 4,0 mm. Há três esquemas disponíveis com interferon:

1. Em doses altas, com indução de 20 MU/m², EV por 4 semanas, seguida de manutenção com 10 MU/m² SC, três vezes por semana, por 11 meses;

2. 10 MU, SC, de segunda a sexta, por 4 semanas (indução), seguido de 5 MU, SC, três vezes por semana, por 24 meses (conforme a European Organization for Research and Treatment of Cancer – EORTC 18952);

3. IFN peguilado, 6 μg/kg, SC, semanal, por 8 semanas (indução), seguido de manutenção na dose de 3 μg/kg, SC, semanal, por um total de 5 anos, com redução de dose para 2 ou 1 μg/kg, para manter índice de desempenho (baseado no EORTC 18991). O uso do IFN adjuvante deve ser individualizado e discutido com cada paciente em particular.

Tratamento sistêmico

O tratamento sistêmico do melanoma EC IV apresentou uma evolução significativa de 2010 em diante, com o uso das terapias baseadas em drogas direcionadas para alvos moleculares específicos e anticorpos monoclonais que interagem com o sistema imune, com estratégias baseadas em *checkpoints* definidos.

As drogas alvo-específicas dependem de se identificar uma via importante para o desenvolvimento da neoplasia, seja por mutação ativadora ou amplificação de um gene. Nos pacientes portadores da mutação de uma proteína quinase, denominada BRAF, pode-se usar o vemurafenibe, que foi a primeira droga a apresentar resultados clínicos importantes, assim como o dabrafenibe, havendo já trabalhos com a associação dessas drogas. Também na classe de drogas alvo-específicas, surgiram drogas que bloqueiam a proteína MEK, denominadas trametinibe, seguida de outra, a cobimetinib. Os resultados foram animadores, com redução de grandes volumes tumorais de maneira rápida, porém com curto tempo de duração e paraefeitos significativos.

Com o desenvolvimento de drogas baseadas em *checkpoints* imunológicos, surgiram o ipilimumabe e tremelimumabe (inibidores de CTLA-4 = *cytotoxic T-lymphocyte-associated protein 4*) e posteriormente os inibidores de PD-1 e PDL-1 (*programmed death 1 [PD-1]* e seus ligantes *PD-L1* e *PD-L2*), denominados pembrolizumab (nos EUA) e nivolumab (Japão). Respostas clínicas a esses medicamentos têm sido descritas como impressionantes e duradouras, porém todas com paraefeitos que indicam seu uso apenas em centros com grande experiência na manipulação de tais drogas.

Seguimento

O seguimento deverá ser clínico e laboratorial, não havendo concordância global sobre exames e prazos de repetição. Nossa orientação é a seguinte:

- **EC I e II:** o seguimento clínico desses pacientes deverá incluir um exame físico completo, locorregional cuidadoso e avaliação de todas lesões névicas suspeitas, com intervalos de 3 meses nos primeiros 2 anos, de 6 meses do terceiro ao quinto ano e anuais daí para frente, independentemente do EC em que foi detectado. O acompanhamento laboratorial deverá incluir, exceto para aqueles pacientes portadores de melanoma *in situ*, uma radiografia de tórax (PA e perfil E) e dosagens de DHL (desidrogenase lática), a cada 6 meses nos primeiros 2 anos, passando para anuais até o quinto ano. Exame ultrassonográfico de cadeias linfonodais é útil, sobretudo se o paciente não se submeteu à pesquisa de linfonodo-sentinela por ocasião de seu tratamento inicial.

- **EC III:** além dos anteriormente citados e em consonância com os sintomas e sinais apresentados, os seguintes exames podem ser considerados: US de cadeias linfonodais; ultrassonografia de abdome (e de pelve, em casos de membros inferiores e abdome inferior) ou (preferencialmente) TC de tórax, abdome e pelve; ressonância nuclear magnética (RNM) de segmento cefálico, indicada nos tumores primários de cabeça e pescoço (com repetição anual) ou quando houver queixas significativas; RNM de outros segmentos corpóreos, na dependência de sinais/sintomas sugestivos da necessidade; mapeamento ósseo só indicado em suspeitas de metástases ósseas; a PET-TC tem seu uso considerado válido fora de protocolo, desde que o paciente possa repeti-lo anualmente.

- **EC IV:** neste estádio, o paciente encontra-se em contínuo tratamento/seguimento; portanto, seus exames devem ser solicitados atendendo a necessidades específicas.

O seguimento é de grande valia, tendo em vista a possibilidade de recidivas tardias, locais ou à distância, do melanoma cutâneo, além da possibilidade de diagnóstico precoce de um segundo primário. Lembrar que as recorrências locorregionais são potencialmente curáveis e não podem ser despercebidas.

Reforçando que não há uniformidade sobre quais exames e intervalos devem ser pedidos, Fong e Tanabe apresentam uma análise crítica sobre os diferentes *guidelines* seguidos nos grandes centros, cujo artigo recomendamos aos que se interessarem pelo tema.

BIBLIOGRAFIA CONSULTADA

1. Abbasi NR, Shaw HM, Rigel DS et al. Early diagnosis of cutaneous melanoma: revisiting the ABCD criteria. JAMA. 2004; 292(22):2771-6.
2. Balch CM, Gershenwald JE, Soong SJ et al. Final Version of 2009 AJCC melanoma staging and classification. J Clin Oncol. 2009; 27:6199-206.
3. Bittencourt FV. Risco de desenvolvimento de melanoma e melanocitose neurocutânea nos pacientes portadores de nevo melanocítico congênito grande. Belo Horizonte: UFMG, 2002, 173p. Tese (Doutorado) – Universidade Federal de Minas Gerais, 2002.
4. Brandão MA, Rodrigues EF, Rodrigues RF. Melanoma Lentiginoso Acral e Subungueal. In: Melanoma: prevenção, diagnóstico, tratamento e acompanhamento. Wainstein A, Belfort F (eds.). São Paulo: Atheneu. 2014; 227-234.
5. Breslow A. Thickness, cross-sectional areas and depth of invasion in the prognosis of cutaneous melanoma. Ann Surg. 1970; 172:902-8.
6. Clark WHJr, From L, Bernardino EA et al. The histogenesis and biologic behavior of primary human malignant melanomas of the skin. Cancer Res. 1969; 29:705-27.
7. Fong ZV, Tanabe KK. Comparison of melanoma guidelines in the U.S.A., Canada, Europe, Australia and New Zealand: a critical appraisal and comprehensive review. Brit J Dermatol. 2014; 170(1):20-30.
8. Lens MB, Nathan P, Bataille V. Excision Margins for Primary Cutaneous Melanoma – updated pooled analysis of randomized controlled trials. Arch Surg. 2007; 142(9): 885-91.
9. Molenkamp BG, Sluijter BJR, Oosterhof B et al. Non-Radical Diagnostic Biopsies Do Not Negatively Influence Melanoma Patient Survival. Ann Surg Oncol. 2007; 14(4):1424-30.
10. Ribas A. Melanoma 2014. Another banner year. Medscape. Dec 18, 2014. Disponível em: http://www.medscape.com/viewarticle/836667. Acessado em: 24 dec. 2014.
11. Robert C, Karaszewska B, Schachter J et al. Improved overall survival in melanoma with combined dabrafenib and trametinib. New Engl J Med. 2015; 372:30-39.
12. Schadendorf D, Hauschild A. Melanoma. In: Melanoma – the run of success continues. Nat Rev Clin Oncol. 2014; 11:75-6.
13. Schmerling R, Guedes R, Brandão E et al. Melanoma. In: Manual de oncologia clínica do Brasil – tumores sólidos. Buzaid AC, Maluf FC, Lima CMR (eds.). São Paulo: Dendrix. 2015; p. 570-593.
14. Thompson JF, Kam PC, Waugh RC et al. Isolated limb infusion with cytotoxic agents: a simple alternative to isolated limb perfusion. Semin Surg Oncol. 1998; 14:238-47.
15. Wong SL, Balch CM, Hurley P et al. Sentinel lymph node biopsy for melanoma: American Society of Clinical Oncology and Society of Surgical Oncology Joint Clinical Practice Guideline. Annals Surg Onc. 2012; 19(11): 3313-24.

Capítulo 49

Conduta no Carcinoma Basocelular e no Carcinoma Espinocelular

Eugenio Raul de Almeida Pimentel
Aliene Y. I. Noda

Carcinoma basocelular

O carcinoma basocelular (CBC) é o tumor maligno mais frequente no nosso meio. Estudos sugerem que o CBC se origina das células-tronco dos folículos pilosos, porém a simples presença de marcadores de células-tronco no tumor não diferencia se o tumor se originou de uma somática pluripotente ou se adquiriu os marcadores durante o processo de carcinogênese. Pinkus sugere que o CBC e o carcinoma espinocelular (CEC) se originem da mesma célula epitelial pluripotencial e que outros fatores, tais como interação com o estroma, determinariam qual tipo de tumor se desenvolverá. Essa teoria poderia explicar as alterações escamosas observadas em alguns CBCs e também porque o CBC basoescamoso, histológica e biologicamente, mostra aspectos do CEC.

O mais importante fator de risco no desenvolvimento do CBC é a radiação ultravioleta (RUV), que explicaria a maior incidência do tumor nas áreas expostas, atingindo principalmente os indivíduos de pele clara e olhos claros.

Com relação ao comportamento biológico do CBC, apesar de raramente metastizar, ele pode ter um crescimento local agressivo, invasivo e destrutivo, sendo importante conhecer o padrão de crescimento do CBC para tratar adequadamente o doente. O CBC sempre cresce seguindo um trajeto de menor resistência e, por esse motivo, a invasão óssea, de cartilagem ou do músculo é um acometimento mais tardio. Quando o CBC encontra essas estruturas, tende a crescer ao longo do periósteo, pericôndrio, da fáscia ou placa tarsal, podendo resultar em fenômeno de *iceberg*, explicando em parte a dificuldade do tratamento e um maior índice de recidiva na pálpebra, orelha, no nariz e couro cabeludo.

Os planos de fusão embrionária oferecem pouca resistência à penetração do CBC, podendo também se observar o fenômeno do *iceberg*. Essas áreas incluem o canto interno dos olhos, filtro labial, sulcos nasolabiais, áreas pré e retroauriculares.

A derme funciona como barreira à penetração dos tumores e, no dorso, ela é particularmente espessa e densa, fato que talvez explique o tipo de crescimento do CBC superficial, lateralmente na derme superior menos densa, para distâncias além das margens laterais observadas. O CBC geralmente não invade o tecido celular subcutâneo, pois ele é pobre em suprimento vascular, mas quando essa invasão ocorre, é próxima dos septos fibrosos.

O CBC pode crescer ao longo dos vasos ou ter um crescimento perifolicular ou perineural, mas esse fato não é frequente, sendo observado nos CBCs agressivos e do tipo infiltrativo. Quando esse fenômeno ocorre, a área de invasão pode atingir distâncias maiores, não sendo detectado clinicamente, ocorrendo assim recidivas frequentes. O crescimento perifolicular é comum no couro cabeludo, onde

Conduta no Carcinoma Basocelular e no Carcinoma Espinocelular

há folículos terminais que se localizam profundamente, e se a exérese do tumor não for profunda, pode ocorrer recidiva de difícil detecção precoce.

Na abordagem terapêutica do CBC, devemos, sempre que possível, fazer uma biópsia prévia, não somente para confirmação do diagnóstico, mas também para avaliação do tipo histológico, padrão de crescimento e nível de invasão do tumor. Quanto ao procedimento para se obter o material para exame histopatológico, quando ele é obtido por curetagem há maior dificuldade para avaliar o padrão de crescimento ou a profundidade de penetração do tumor.

A biópsia por "saucerização", obtida com lâmina de bisturi em forma de pires, ou a biópsia por *punch*, oferecem melhores condições para o exame histopatológico. Lembramos que a "saucerização" não pode ser muito superficial em nível de epiderme ou derme papilar, sob o risco de não se detectar a presença do tumor mais profundamente, assim como seu padrão de crescimento. Quanto ao uso do *punch*, deve ser lembrada a possibilidade de contaminar com células tumorais em nível mais profundo ao se introduzir o *punch*, e quando do tratamento, essas células neoplásicas permaneceriam abaixo da margem profunda da exérese do tumor.

No tratamento do CBC, alguns aspectos devem ser considerados:

- Idade e resultado estético.
- Condições clínicas do doente.
- Imunossupressão.
- Número de lesões.
- Tamanho do tumor.
- Limites do tumor.
- Tumor primário ou recidivado.
- Localização anatômica.
- Padrão histológico.
- Exérese incompleta do tumor.

Os objetivos que devem ser observados para conduzir o tratamento são:

- Destruição com remoção total do tumor.
- Preservação máxima de tecido normal.
- Preservação da função.
- Melhor resultado estético possível.

É importante lembrar que o tratamento do CBC deve ser individualizado, considerando o doente como um todo.

Idade e resultado estético

A idade relaciona-se com a expectativa do resultado estético; geralmente as pessoas idosas aceitam melhor cicatrizes pós-curetagem e eletrocoagulação ou criocirurgia, já os indivíduos mais jovens exigem cicatrizes menos perceptíveis, que são obtidas após cirurgia por excisão e sutura.

Evita-se geralmente a radioterapia em pessoas jovens, pelo risco do efeito carcinogênico com o passar dos anos.

Número de lesões

Quando um doente apresenta múltiplas lesões, deve-se considerar a praticidade da modalidade terapêutica. Por exemplo, se um doente apresenta múltiplos CBCs no dorso, a cirurgia excisional é factível, mas será mais demorada, onerosa e com risco de cicatrizes hipertróficas, e pode-se obter um resultado mais favorável com o uso de 5-fluoracil (5-FU), imiquimode, terapia fotodinâmica (TFD), criocirurgia ou curetagem e eletrocoagulação (C e EC).

Tamanho do tumor

Tumores com diâmetro maior ou igual a 20 mm no tronco e nas extremidades, 10 mm em bochechas, fronte, couro cabeludo, pescoço ou região prétibial, e 6 mm na zona "H" da face, em mãos, pés e genitais, apresentam alto risco de recidiva local.

O tamanho do tumor é importante por vários aspectos. Se um doente apresenta um CBC superficial com 3 cm de diâmetro no dorso e a biópsia prévia não indicou uma alteração no padrão de crescimento tumoral, com invasão em profundidade, uma cirurgia de reconstrução, seja com sutura direta, retalho ou enxerto, pode não ter um resultado estético ótimo e talvez fosse preferível o uso de 5-FU, imiquimode, TFD, C e EC ou criocirurgia.

Alguns preferem radioterapia nas grandes lesões localizadas no nariz, para evitar reconstruções mais complicadas após a retirada cirúrgica ou quando o doente apresenta risco cirúrgico importante, porém é recomendável somente a doentes maiores de 60 anos de idade.

Borda do tumor

Os CBCs com margens bem definidas, exofíticos, geralmente mostram um aspecto histológico nodular e circunscrito, podendo ser tratados por C e EC, criocirurgia ou excisão cirúrgica, com altos índices de cura, caso o tamanho e a localização não tornem o tumor com alto risco de recidiva. Por outro lado, os tumores com margens indefinidas, em placa com aspecto infiltrativo, geralmente são agressivos, apresentando crescimento subclínico, dificultando a marcação das margens cirúrgicas e aumentando a possibilidade de recidiva com os tratamentos de rotina. A melhor conduta nessa situação é a cirurgia micrográfica de Mohs (CMM).

Carcinoma basocelular recidivado

A melhor chance de cura no tratamento do CBC ocorre no primeiro procedimento, podendo ser utilizadas várias modalidades terapêuticas, ao contrário do tumor recidivado, em que as chances de cura diminuem, assim como as possibilidades de tratamento adequado. A CMM pode oferecer ao doente maior possibilidade de cura no tratamento do CBC recidivado, pois esses tumores geralmente apresentam bordas mal definidas, estão envoltos por matriz fibrosa e exibem crescimento subclínico.

Os prolongamentos finos desses tumores recidivados são mais difíceis de serem detectados ao microscópio pelos métodos de rotina na avaliação das margens tumorais.

No CBC recidivado, não estariam indicadas técnicas como a criocirurgia ou a radioterapia devido à dificuldade em estabelecer a margem de segurança para o tratamento e à presença de fibrose envolvendo o tumor.

Quanto à curetagem e eletrocoagulação, também não está indicada, pois há dificuldade em remover o tecido fibroso e prováveis blocos de células neoplásicas no interior dessa fibrose.

Localização anatômica

No CBC primário, o padrão de crescimento histológico e a localização anatômica são os dois parâmetros mais importantes a serem considerados. A zona "H" inclui as áreas com maior possibilidade de extensão subclínica (Figura 49.1) e recidivas do CBC.

Como norma prática, os CBCs (com exceção do CBC superficial) nas áreas de alto risco deveriam ser tratados com cirurgia excisional com controle das margens, ou pela CMM, ou quando os tumores forem pequenos, outra modalidade com controle mais rigoroso no acompanhamento do doente deve ser seguida. Além das extensões subclínicas tumorais, outras características dessas áreas anatômicas podem dificultar o tratamento, como, por exemplo, um tumor localizado no lábio ou na pálpebra, onde é difícil a mobilização do tecido para a adequada curetagem e, além disso, existe a possibilidade de retração cicatricial.

No couro cabeludo ou na extremidade nasal, áreas ricas em unidades pilossebáceas, o CBC pode crescer junto ao folículo, escapando à ação da cureta. O couro cabeludo apresenta grande riqueza vas-

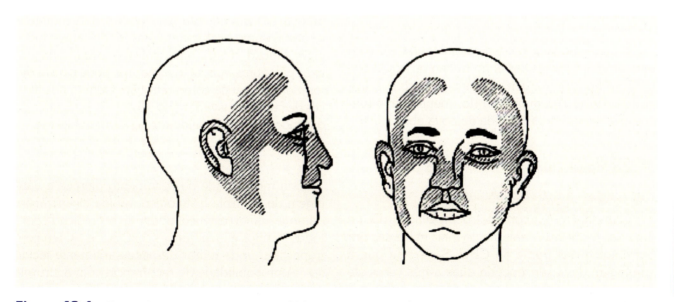

Figura 49.1 – Zona "H": maior risco de recidiva de CBCs localizados nessa área.

cular, dificultando o congelamento adequado, contraindicando a criocirurgia nessa área.

Padrão histológico do CBC

A avaliação histológica do CBC recidivado mostrou que em 65% a histologia do tumor original apresentava padrão histológico de crescimento agressivo. A observação no exame histopatológico do CBC com paliçada não evidente, aspecto infiltrativo e presença de micronódulos evidencia maior possibilidade de recidiva. São invasivos na profundidade e lateralidade, tendo comportamento biológico agressivo. São considerados padrões histológicos agressivos o subtipo micronodular, infiltrativo, esclerosante e basoescamoso. Esses tumores deveriam ser tratados preferencialmente com CMM ou cirurgia excisional.

O CBC superficial, em lesões maiores, pode muitas vezes apresentar padrão histológico misto com crescimento em profundidade, dificultando seu tratamento com curetagem e eletrocoagulação ou 5-FU tópico. Quando o tumor invade a derme profunda, o tecido celular subcutâneo ou planos mais profundos, prefere-se a CMM ou a cirurgia excisional com controle de margens por congelação.

CBC excisado incompletamente

Tumores excisados incompletamente são mais prováveis de recorrer. As taxas variam de 30-67%. O controle é mais difícil quando o doente se submeteu a radioterapia ou havia margem profunda comprometida, ou utilizou-se retalho para reconstrução.

Na face seria mais prudente reoperar o CBC com margens comprometidas e, no tronco ou nos membros, se houver margens laterais comprometidas, pode-se fazer o seguimento do doente, em situações nas quais há dificuldade de nova abordagem.

Modalidades de tratamento do CBC

Curetagem e eletrocoagulação

A curetagem (C) com eletrocoagulação (EC) é uma das técnicas de tratamento mais utilizadas por dermatologistas frente ao CBC. Sugere-se que a curetagem deva ser repetida duas a três vezes até encontrar base firme e, em seguida, fazer a eletrocoagulação.

O material de curetagem normalmente é enviado para exame anatomopatológico, mas é mais adequado realizar uma "saucerização", que seria a retirada da parte exofítica do tumor em forma de prato, antes da curetagem, coletando o material para exame em bloco único e possibilitando avaliar o nível de invasão e o padrão de crescimento do tumor, inclusive para avaliar se a conduta de C+EC foi a mais adequada.

As contraindicações para a C+EC seriam:
- Quando o tumor está envolto por estroma fibroso, como no CBC recidivado e no esclerodermiforme.
- CBC com padrão histológico agressivo.
- Crescimento junto ou entre unidades pilossebáceas.
- Invasão profunda, por exemplo no perineuro, na derme profunda, no tecido subcutâneo e periósteo.
- CBC localizado em áreas não firmes ou passíveis de retração cicatricial, como narina, pálpebra e lábio.

Quanto ao tamanho do tumor, alguns autores sugerem que a C e a EC possam ser realizadas em lesões de até 2 cm se localizado no tronco ou membro. Outros autores acreditam que o limite deveria ser até 1 cm, já que lesões maiores do que esse diâmetro podem penetrar profundamente e estender-se além das margens clinicamente aparentes, principalmente quando localizadas nas áreas de risco.

Esta técnica possui como vantagem a facilidade de ser aprendida, de ser realizada, sendo rápida e prática, principalmente em doentes com múltiplas lesões. Quanto às desvantagens, pode causar hipopigmentação, cicatriz hipertrófica e se realizada junto às pálpebras, aos lábios e narina, pode causar deformidade estética como retração. Quanto aos índices de cura, estes variam de 90 a 96%, dependendo das indicações e habilidades do dermatologista.

Cirurgia excisional

Esta modalidade de tratamento oferece a vantagem de controle histológico, rápida cicatrização, ótimo resultado estético, podendo ser indicada para todos os tipos e localizações do CBC, mas, em contrapartida, pode retirar desnecessariamente tecido são. A probabilidade de recorrência com a cirurgia excisional é de aproximadamente 4,1% em 5 anos nos tumores primários.

Os resultados obtidos no tratamento do CBC recidivado, do CBC esclerodermiforme, com padrão de crescimento histológico agressivo, no CBC superficial e nos localizados nas áreas de risco são inferiores aos alcançados pela cirurgia micrográfica de Mohs com relação aos índices de cura. A cirurgia excisional é o tratamento de escolha dessas lesões, quando não é possível realizar a CMM. Alguns autores estudaram este aspecto, com relação à margem cirúrgica, e concluíram que a margem recomendada para o CBC e o CEC de baixo risco deve ser, no mínimo, 5 e 10 mm para lesões de alto risco.

Com relação à profundidade de exérese, para os tumores primários e pequenos, que normalmente não invadem o subcutâneo, a retirada até esse plano é suficiente. Por outro lado, se o tumor é grande, recidivado e localizado nas áreas de risco, há possibilidade de invasão do tecido gorduroso ou de áreas mais profundas, devendo ser excisado até estes planos.

A tomografia computadorizada ou ultrassonografia de alta resolução podem ser utilizadas na avaliação do plano de invasão. Um recurso útil antes da excisão é o uso da curetagem, que pode auxiliar na avaliação das margens, excetuando o CBC esclerodermiforme e o recidivado, pela dificuldade da realização do procedimento.

Em relação à reconstrução, quando forem utilizados retalhos, é importante o controle das margens por congelação. Se o resultado estético não for bom no início, pode-se aguardar uma melhora ou realizar uma revisão de cicatriz em segundo tempo.

Cirurgia micrográfica de Mohs

Esta modalidade terapêutica do CBC permite preservação de tecido são, com controle histológico das margens cirúrgicas. Suas indicações incluem:

- Tumores grandes e invasivos.
- Padrão histológico: esclerodermiforme, infiltrativo, micronodular, basoescamoso.
- Tumores localizados em áreas de risco.
- Tumores recidivados.
- Tumores com invasão perineural.
- Tumores com bordas mal delimitadas.
- Tumores incompletamente excisados.

A cirurgia micrográfica de Mohs (CMM) pode ser realizada sob anestesia local, e como desvantagem apresenta os riscos inerentes a esse tipo de cirurgia, podendo ser uma cirurgia demorada, cansativa

para a equipe e para o doente. Nos tumores muito grandes ou que invadem estruturas nobres, como os olhos, é importante o concurso de outros especialistas para auxílio, tanto na exérese como na reconstrução. É necessário também realizar tomografia ou outro exame de imagem para avaliar a operabilidade do tumor. Com relação à eficácia da técnica, registram-se para os CBCs primários níveis de 98 a 99% de cura, e 95 a 96% para os recidivados.

Fluoracil (5-FU)

O 5-FU pode ser usado no tratamento de tumores de baixo risco, como CBC superficial e doença de Bowen. A concentração de 5% é adequada, mas a penetração percutânea é variável e limitada. Deve ser usado até a fase de ulceração, com aplicações diárias (uma a duas vezes ao dia sob oclusão, de preferência). Observou-se que o uso prolongado, maior do que 3 meses do 5-FU sob oclusão, alcançou índices de cura de 80 a 95% para os CBCs superficiais.

O efeito colateral que mais incomoda o doente é a intensa inflamação, que geralmente diminui com a continuidade do tratamento. Podem ocorrer, ainda, dermatite de contato por sensibilização, ulceração e cicatriz com hiperpigmentação ou hipocromia. Pela eficácia limitada e tratamento prolongado com desconforto para o doente, o 5-FU estaria indicado quando outra modalidade terapêutica não puder ser empregada.

Imiquimode

O imiquimode é uma citocina indutora de interferon de uso tópico, que oferece um tratamento não invasivo, em que a cirurgia ou outras terapias estão contraindicadas. Autorizado pela ANVISA para CBC superficial de até 2 cm, com taxas de clareamento de cerca de 80%.

Deve ser usado cinco vezes por semana à noite por 6 semanas e a avaliação da eficácia clínica deve ser em 2-3 meses após o término do tratamento. O efeito colateral que mais incomoda o doente é a reação inflamatória local, podendo ser observadas reações de ordem geral, como mal-estar e febre.

Radioterapia

A radioterapia (RT) foi mais utilizada no passado, mas continua tendo indicação no tratamento do CBC. A maior vantagem seria a de poupar o doente de um procedimento cirúrgico deformante, principalmente em doentes idosos ou debilitados e com risco cirúrgico. A RT também é indicada quando o CBC é inoperável.

Nos doentes jovens ou de meia-idade, deve-se evitar o tratamento com a RT pelas possíveis complicações tardias.

Terapia fotodinâmica (TFD)

A TFD é uma modalidade terapêutica utilizada no tratamento de lesões pré-malignas e malignas da pele, que associa a aplicação de substâncias fotossensíveis seguida da exposição do local a ser tratado à luz com comprimento de onda variando de 630 a 800 nm.

As substâncias utilizadas são o aminolevulinato de metila a 16% (MAL) em forma de creme e ácido aminolevulínico (ALA). Após aplicação tópica e oclusão (MAL por 3 horas e ALA, aproximadamente 14 horas) estas substâncias são absorvidas especialmente pelas células das lesões pré-malignas e malignas e, quando submetidas à luz, induzem a formação de oxigênio livre que causa a necrose destas células.

Durante a exposição à luz ocorre ardor e após aparece um eritema que persiste por horas ou dias. As indicações da TFD são: ceratose actínica (QA), carcinoma basocelular superficial (CBC) e doença de Bowen (DB), sendo que no tratamento do CBC são necessárias duas aplicações, com intervalo de 1 semana.

A TFD tem se mostrado como arma importante no tratamento preventivo de áreas cancerizáveis, principalmente na face. Um estudo randomizado controlado mostrou taxa de recidiva de 27,2% e bom resultado cosmético.

Criocirurgia

A criocirurgia é uma modalidade terapêutica no tratamento do CBC, que provoca destruição do tumor pelo congelamento. Constituirá capítulo à parte neste livro.

Vismodegibe

A via de sinalização *hedgehog* (Hh) foi identificada em 1980. Esta via de sinalização é uma cascata-chave que *exerce* um importante papel no crescimento celular *e* na diferenciação durante a embrio-

gênese. A primeira demonstração do papel desta via na carcinogênese foi através da descoberta da mutação do gene PTCH1 na síndrome de Gorlin. Esta mutação é responsável pela desregulação da via Hh e pelo desenvolvimento de CBCs. Estão envolvidos na cascata: ligante Hh e duas proteínas receptoras (PTCH1 *e smoothened* [SMO]). Na condição fisiológica, a PTCH1 (proteína supressora) forma um complexo com SMO, inativando a via Hh. Em condições anormais, o PTCH1 liga-se ao Hh, liberando SMO, que promove a transcrição de diversos genes responsáveis pela proliferação celular e pelo crescimento tumoral. A inativação do PTCH1 ou a ativação oncogênica do SMO são responsáveis pela ativação da via Hh.

O vismodegibe é uma medicação oral, que se liga seletivamente ao SMO, inibindo sua atividade. A inibição da atividade do SMO bloqueia os genes-alvos da via Hh, suspendendo a proliferação das células tumorais. Está indicada nos tumores inoperáveis e metastáticos.

Carcinoma espinocelular

O carcinoma espinocelular (CEC) é o segundo tumor maligno mais frequente na pele em imunocompetentes e pode originar metástases. Imunossuprimidos como transplantados ou portadores de doenças linfoproliferativas estão em risco aumentado de desenvolver este tumor.

Quanto ao crescimento invasivo, o CEC cresce como o CBC, através das áreas de menor resistência ao longo do pericôndrio, periósteo e da placa tarsal. O crescimento perineural também ocorre com o CEC, sendo um critério de agressividade, indicando um risco maior de recidiva local e de originar metástases.

Na conduta diante do CEC com potencial de metastizar, é importante avaliar os critérios de risco da ocorrência deste evento, que são:

- Primário ou recidivado.
- Tamanho do tumor.
- Localização anatômica.
- Crescimento rápido.
- Imunossupressão.
- Invasão perineural ou angiolinfática.
- Grau de diferenciação celular.
- Profundidade da invasão.

Em relação ao tamanho da lesão, o risco passa a ser importante nos CECs com mais de 2 cm de diâmetro.

Quanto ao grau de diferenciação, observa-se que nos tumores mais indiferenciados o risco de metástase é maior. A profundidade de invasão é importante, podendo-se relacionar os níveis anatômicos ou a espessura do tumor, como espessura de Breslow no melanoma.

Os CECs relacionados aos níveis I, II, e III de Clark têm risco menor de metastizar. Com relação à espessura, os CECs com menos de 4 mm, em geral, não mostram tendência a recidivar ou metastizar, mesmo até 8 mm de espessura essa tendência ainda é pequena, mas torna-se importante com espessura maior do que 10 mm. Breuninger considera que tumores entre 2 e 6 mm de espessura com baixa ou moderada diferenciação, invadindo até o subcutâneo, poderiam ser classificados como de baixo risco.

Quanto à localização do tumor, alguns estão associados a maior índice de metástase, como o CEC de lábio, região temporal, dorso das mãos, fronte e orelhas. Não há uma explicação satisfatória para estas observações.

O envolvimento perineural do CEC associa-se com maior risco de recidiva e metástase. Quando se detecta tumor em vaso linfático, deve-se realizar o esvaziamento ganglionar seguido de RT, e o tratamento deve ser multidisciplinar.

Com relação a outros aspectos que devem ser observados na agressividade do tumor, quando surge em pele agredida pelo sol ou sobre ceratose actínica, o CEC geralmente possui uma menor agressividade.

Como acontece com o CBC, o CEC é mais agressivo quando recidivado do que como lesão primária. Quando o CEC aparece em cicatriz de queimadura, o risco de recidiva e metástase ganglionar é maior.

Na conduta diante do CEC, devemos avaliar todos estes aspectos, além da idade e condições clínicas do doente, e se o doente é imunossuprimido, o que o torna mais agressivo.

Tratamento do CEC

As modalidades de tratamento do CEC são as mesmas indicadas para o CBC, mas avaliando sempre os fatores envolvidos na possibilidade de metástase ou recidiva. É importante lembrar que o CEC pode metastizar e, quando esta tendência tem maior chance de ocorrer, o tratamento deve ser multidisciplinar, envolvendo a *exérese* de gânglios-satélites e a pesquisa de metástase em outros órgãos.

Com relação ao tamanho do tumor, em geral, aqueles maiores do que 2 cm têm maior tendência à recidiva e a metastizar. Neste caso, o tratamento deverá ser realizado com cirurgia excisional com margens de 0,5 a 1 cm, incluindo plano gorduroso, ou cirurgia micrográfica de Mohs (CMM). Nos tumores menores que 1 cm pouco agressivos, pode-se realizar a curetagem com eletrocoagulação (C+ EC) e a criocirurgia.

Quanto à borda tumoral, se ela não é bem delimitada, é preferível o tratamento com cirurgia excisional, excisão com congelação das margens operatórias, ou CMM. Se o CEC é recidivado, o tratamento mais adequado é também a cirurgia excisional com congelação das margens ou, preferentemente, a CMM.

O parâmetro histológico que orienta a escolha de tratamento envolve grau de diferenciação, presença de invasão perineural, invasão linfática, profundidade de invasão e espessura tumoral maior que 8 mm para pele. Além das mucosas, onde o CEC é mais agressivo, também quando se localiza no lábio e na orelha, mostra maior potencial para metastizar.

Quanto aos índices de cura, Rowe e cols. verificaram que o tratamento radioterápico deveria ser lembrado em tumores com localização nasal, na orelha ou periocular em pacientes idosos ou em más condições clínicas, como alternativa na impossibilidade de tratamento cirúrgico.

BIBLIOGRAFIA CONSULTADA

1. Ali FR, Lear JT. Systemic treatments for basal cell carcinoma (BCC): the advent of dermato-oncology in BCC. Br J Dermatol. 2013; 169:53-7.
2. Clark CM, Furniss M, Mackay-Wiggan JM. Basal cell Carcinoma: An evidence-based treatment update. Am J Clin Dermatol. 2014; 15:197-216.
3. Ebner H. Treatment of skin ephiteliomas with 5-fluorouracil (5FU) ointment.Influence of therapeutic design on recurrence of tumor. Dermatologica. 1970; 140:412.
4. Epstein E. Fluorouracil paste treatment of the basal cell carcinoma. Arch Dermatol. 1985; 121:207.
5. Garcia C, Poletti, Crowson N. Basosquamous carcinoma. J Am Acad Dermatol. 2009 Jan; 60(1):137-43.
6. Goette DK. Topical chemotherapy with 5-fluorouracil. A Review J Am Acad Dermatol. 1981; 4:633.

CONDUTA NO CARCINOMA BASOCELULAR E NO CARCINOMA ESPINOCELULAR

7. Immerman SC, Scanlon EF. Chrise recurrent squamous cell carcinoma of the skin. Cancer. 1983; 5:1937-40.

8. Katrin K, Hans M, Hasan M. Photodynamic therapy in dermatolongy. J Am Acad Dermatol. 2000; 42:389-413.

9. Klein E, Stoll HL Jr, Milgrom H et al. Tumors of the skin. Topical 5-fluorouracil for epidermal neoplasms. J Surg Oncol. 1971; 3:331.

10. Klein E, Stoll HL, Miller E et al. The effects of 5-fluorouracil (5-FU) Jointment in the Treatment of neoplastic dermatoses. Dermatologica. 1970; 140(Suppl. I):21-33.

11. Knox JM, Heaton CL. Curettage and electrodesiccation in the treatment of skin cancer. South Med J. 1962; 55:1212-5.

12. Lane JE, Kent DE. Surgical margins in the treatment of nonmelanoma skin cancer and mohs micrographic surgery. Curr Surg. 2005 Sep-Oct; 62(5):518-26.

13. Lang Jr PG, Maize JC. Basal cell carcinoma. In: Friedman RJ et al. Cancer of the Skin. Philadelphia: WB. Saundersl. 1991; 4:35-73.

14. Lang Jr PG, Maize JC. Histologic evolution of recurrent basal cell carcinoma and treatment implications. J Am Acad Dermatol. 1986; 14:186.

15. Loo EV, Mosterd K, Krekels GAM et al. Surgical excision versus Mohs' micrographic surgery for basal cell carcinoma of the face: A randomized clinical trial with 10 year follow-up. Eur J Cancer. 2014; 50:3011-20.

16. Love WE, Bernhard JD, Bordeaux JS. Topical imiquimod or fluorouracil therapy for basal and squamous cell carcinoma: A systematic review. Arch Dermatol. 2009; 145(12):1431-8.

17. Machet L, Belot VN, Boka M et al. Preoperative measurement of thickness of cutaneous melanoma using high-resolution 20 MHz ultrasound imaging: A monocenter prospective study and systematic review of the literature. Ultrasound Med Biol. 2009 Sep; 35(9):1411-20.

18. Micali G, Lacarrubba F, Nasca MR et al. Topical pharmacotherapy for skin cancer: part I. Pharmacology. J Am Acad Dermatol. 2014 Jun; 70(6):965.e1-12;quiz 977-8.

19. Micali G, Lacarrubba F, Nasca MR et al. Topical pharmacotherapy for skin cancer: part II. Clinical applications.. J Am Acad Dermatol. 2014 Jun; 70(6):979.e1-12;quiz 9912.

20. Ministério da Saúde. Instituto Nacional do Câncer. Registro nacional de patologia tumoral, diagnóstico de câncer. Brasil, 1981/85. Rio de Janeiro. 1991; p. 287.

21. Mohs FE. Chemosurgery: microscopically controlled surgery for skin cancer. In: Carcinoma of theskin. A summary of therapeutic results. Springfield: Charles C Thomas. 1978; 8:153-64.

22. Motley RJ, Preston PW, Lawrence CM. Multiprofessional guidelines for the management of the patient with primary cutaneous squamous cell carcinoma. British Association of Dermatologists. 2009; 1-34.

23. National Comprehensive Cancer Network (NCCN): Clinical Practice Guidelines in Oncology – Basal cell and squamous cell skin cancers. 2014; 1:1-50.8.

24. Pascal RR, Hobby LW, Lattes R et al. Prognosis of "incomplete y excised" versus "completely excised" basal cell carcinoma. Plast Reconstr Surg. 1968; 41:328-32.

25. Pimentel ERA. Controle histológico pelo método micrográfico de Mohs em carcinoma basocelular tratado pela criocirurgia com nitrogênio líquido. Tese apresentada à Faculdade de Medicina da Universidade de São Paulo para obtenção do título de Doutor em Medicina, 1997.

26. Pinkus H. Premalignant fibroepithelial tumors of skin. Arch Dermatol Syphil. 1953; 167:598-615.

27. Rigel DS, Robins P, Friedman RJ. Predicting recurrence of basalcell carcinomas treated by microscopically controlled excision: a recurrence index score. J Dermatol Surg Oncol. 1981; 7:807-10.

28. Robins P. Chemosurgery: my 15 years of experience. J Dermatol Surg Oncol 1981; 7:779-89.

29. Rowe DE et al. Prognostic factors for local recurrence, metastasis, and survival rates in squamous cell carcinoma of skin ear and lip. J Am Acad Dermatol. 1992; 26:976-90.

30. Rowe DE. Mohs Surgery Is the treatment of chance for recorrent previsly treated BCC. J Dermatol Surg Oncol. 1989; 15:424.

31. Sarma DP, Griffing CC, Weilbaecher TG. Observations on the inadequately basal cell carcinomas. J Surg Oncol. 1984; 25:79-80.

32. Sellheyer K. Basal cell carcinoma: cell of origin, cancer stem cell hypothesis and stem cell markers. Br J Dermatol. 2011 Apr; 164(4):696-711.

33. Shanoffl B, Spira M, Hardy SB. Basal cell carcinoma. A statistical approach to rational management. Plast Reconstr Surg. 1967; 39:619.

34. Silverman MK, Kopf AW, Grin CM et al. Recurrence rates of treated basal cell Carcinomas; part 1: Overview, part 2; Curettage-Electrodesiccation. J Dermatol. 1977; 96:127-32.

35. Spiller WF, Spiller RF. Treatment of basal cell epithelioma by curettage and electrodesiccation. J Am Acad Dermatol. 1984; 11:808.

36. Sussman LA, Liggins DF. Incompletely excised basal cell carcinoma: a management dilemma? Aust N Z J Surg. 1996 May; 66(5):276-8.

37. Tse DT, Kersten RC, Anderson RL. Hematoporphyrin derivative photoradiation therapy im managing nevoid basal cell carcinoma syndrome.A preliminary report. Arch Ophthalmol. 1984; 102:990.

38. Wheeland RG. Cutaneous surgery. Philadelphia: WB. Saunders, 1994.

39. Wolf DJ, Zitelli JA. Surgical margins for basal cell carcinoma. Arch Dermatol. 1987; 123:340-4.

Capítulo 50. **Dermossustentação**

Capítulo 50.1

Dermossustentação – Princípios, Indicações e Principais Técnicas

Marina Emiko Yagima Odo
Angela Leal Chichierchio

Introdução

Estudamos e idealizamos esta técnica de cirurgia dermatológica em resposta à demanda crescente de nossas pacientes por um procedimento de grande efeito e pequeno porte. Em outras palavras, a expectativa de obter uma fisionomia suavizada sem estigmas cicatriciais visíveis, em caráter ambulatorial e sob anestesia local sem sedação.

A simples inexistência de um exílio socioprofissional já tornava essas pacientes menos críticas em relação ao custo/benefício final do procedimento, já que uma cirurgia plástica convencional não estava afastada de seus planos futuros. Apenas aguardavam um momento mais propício.

Essas pacientes enquadravam-se em um contexto bastante homogêneo em relação a diversos parâmetros: faixa etária (36 a 55 anos), exercício profissional exigente (executivas, artistas, políticas), atividade social intensa.

Histórico

Voltamos no tempo, revendo os princípios que nortearam os primeiros estudos faciais que datavam da primeira década do século XX, embora permaneçam dúvidas quanto ao seu primeiro autor. A maioria dos trabalhos foi revisada em datas mais recentes por Rogers em 1971, 1976 e 1977. O estudo convencional, que abrangia somente a dissecção cutânea, não apresentou resultados duradouros. Em 1969 e 1972, Baker e Gordon, Pennisi e Capozzi descreveram técnicas de sutura de tecidos profundos na região das bochechas e do pescoço. Tipton, em 1974, verificou que, após dois anos de evolução, uma plicatura unilateral não apresentou diferença duradoura. As técnicas mais recentes de ritidoplastia iniciaram-se após 1973, quando Skoog descreveu a nova técnica de dissecção e avanço do conjunto pele-sistema músculo-aponeurótico superficial (SMAS)-platisma para direção cefálica posterossuperior. Mais tarde houve modificação da técnica associada à dissecção ampla da pele por Lemmon, Hamra Owsley, Mckinney e Tresley, em 1983 e 1984, assim como a secção parcial do platisma.

Anatomia da dermossustentação

Principais técnicas cirúrgicas e indicações

Complicações

O SMAS, estudado por Tessier e publicado por Mitz e Peyronie em 1976, é o conjunto formado por "músculo-fáscia-septos fibrosos-subcutâneo superficial-derme", cuja função é transmitir as contrações musculares da mímica facial à superfície cutânea.

O subcutâneo da face fica dividido em duas partes: acima do músculo, com muitos septos fibrosos entremeando o subcutâneo, partindo da fáscia até

CIRURGIA DERMATOLÓGICA AVANÇADA

DERMOSSUSTENTAÇÃO – PRINCÍPIOS, INDICAÇÕES E PRINCIPAIS TÉCNICAS

a derme, e abaixo do músculo, sem os septos fibrosos, separando o SMAS dos músculos faciais profundos.

O SMAS é mais espesso sobre a região parotídea e mais delgado em sua localização malar. Fixa-se no osso zigomático formando uma larga manta que desce à região cervical, onde se continua com o platisma.

Utilizamos assim, como pontos de sustentação, a região abaixo do osso zigomático e a região pré-auricular.

Algumas estruturas nobres estão situadas no trajeto percorrido pela "agulha de dermossustentação": ramo temporal e zigomático do nervo facial e artéria temporal superficial. Como veremos adiante, a dissecção parcial praticada no subcutâneo para remoção do excedente cutâneo também exige precaução. A sustentação dos supercílios é descrita por Graziosi, técnica em que se baseia a nossa dermossustentação dos supercílios. Para melhorar a flacidez e ptose do platisma, Berry e Davies descreveram a técnica das plicaturas do platisma-SMAS.

Indicações

- Ptose do SMAS.
- Perda do contorno facial.
- Sulco nasogeniano acentuado.
- Ptose malar com consequente sulco nasogeniano acentuado.
- Elastose solar periorbital.
- Implantação baixa e/ou ptose superciliar.
- Rugas palpebrais "pés de galinha".
- Queda dos supercílios.
- Ptose moderada da pálpebra superior.
- Ptose das bochechas.
- Perda da linha mandibular e redundância moderada da pele submandibular.

Contraindicações

- Instabilidade emocional.
- Expectativa superestimada de resultado.
- Redundância severa de pele.
- Pós-*peeling* profundo/*laser* ablativo recente.
- Doenças infecciosas em atividade.
- Afecções cutâneas.

Materiais utilizados

- Xylocaína® a 2% com vasoconstritor.
- Xylocaína® a 2% sem vasoconstritor.
- Soro fisiológico.
- Bicarbonato de sódio a 8,4%.
- Adrenalina 1:1.000.
- Bisturi lâminas 11 e 15.
- Tesoura de Iris e Mayo.
- Pinça de Kelly.
- Pinça.
- Agulha de dermossustentação (agulha de fáscia lata modificada com ponta romba).
- Escopro.
- Fio de Gore-Tex® CV-0 ou 2 fios mononáilon 2-0 passados 2×.
- Fio de mononáilon 2-0 com agulha curva de 3 cm.
- Fio de mononáilon 3-0 com agulha curva de 2,5 cm.

Pré-operatório

- Exames laboratoriais de rotina: hemograma, glicemia, coagulograma, HIV.
- Risco cirúrgico (pacientes hipertensos etc.).
- Profilaxia antibiótica, quando indicada.
- Orientação quanto à tintura dos cabelos quando for o caso, 2 a 3 dias antes.
- Utilização de xampu antisséptico no dia do procedimento.

Demarcação da área

- Deve ser realizada com o paciente em posição ortostática, já que as hemifaces podem apresentar graus diferentes de ptose.
- Utilizamos caneta dermográfica resistente aos agentes antissépticos de rotina.
- A área demarcada inicia por volta de 2 cm da implantação da orelha, em direção à região temporofrontal. Situa-se idealmente a 2 cm para dentro da linha de implantação do cabelo e paralelo a ela.
- A extensão total da incisão gira em torno de 4 cm.
- A redundância de pele é removida ao final da cirurgia.

Tabela 50.1.1

SOLUÇÃO ANESTÉSICA

Xylocaína®	10 mL
Adrenalina 1:1.000	0,5 mL
Bicarbonato a 8,5%	5 mL
Soro fisiológico	65 mL

Assepsia e anestesia

◆ A anestesia é local.

◆ Para o botão anestésico, utilizamos lidocaína com vasoconstritor. O subcutâneo é infiltrado com solução anestésica preparada, como mostra a Tabela 50.1.1.

O volume total da solução anestésica é dividido para ambos os lados. Atinge maior área possível com pouco anestésico e oferece boa durabilidade do efeito anestésico no pós-operatório. Toda a região temporal do couro cabeludo, até a região zigomática malar e pré-auricular, é anestesiada pela infiltração subcutânea. Esta solução permite trabalho limpo, sem sangramento no campo operatório. Permite a visualização perfeita das estruturas nobres, produzindo pouco ou nenhum hematoma no pós-operatório.

Dermossustentação da face

O descolamento é realizado delicadamente com a tesoura de Mayo, preservando as estruturas dessa região. A região temporal é parcialmente descolada, poupando a região pré-*tragus* por onde o fio vai passar e tracionar.

A agulha de dermossustentação – especialmente construída para não traumatizar estruturas nobres – apresenta uma curvatura própria e orifício na sua extremidade romba.

O fio de Gore-Tex® CV-0 apresenta espessura e maleabilidade ideal, impedindo o rompimento das estruturas sustentadas, causa de pouca durabilidade quando se utiliza fio de mononáilon. Na impossibilidade de se obter o fio de Gore-Tex®, pode-se utilizar dois fios de mononáilon 2-0, sempre passando um a um para melhor sustentação.

O fio CV-0 é introduzido com a agulha de dermossustentação, a partir da incisão, em direção à região pré-auricular, descrevendo uma curva. A 3 cm do *tragus*, a extremidade da agulha é exteriorizada através de uma incisão realizada com o bisturi 11, com a direção acompanhando o sentido da tração. Deste modo, o fio atravessa o subcutâneo e sai pelo orifício pré-auricular. Em seguida, o fio é liberado da agulha e permanece no orifício. Antes que a agulha seja removida, introduz-se externamente o escopro bem junto à agulha, na profundidade do SMAS. Retira-se a agulha com cuidado para não deslocar o escopro.

A agulha assim removida é reintroduzida no mesmo orifício, juntamente com o fio de Gore-Tex® que permaneceu no local. O escopro servirá de guia para a agulha encontrar a mesma profundidade do trajeto, caso contrário haverá pinçamento das estruturas superficiais, produzindo uma depressão inestética.

A agulha de dermossustentação fará o caminho de retorno novamente em curva, de tal modo que o trajeto completo realiza quase uma curva parabólica e se exterioriza pela incisão do couro cabeludo. Este ponto deve ser o mais afastado possível do local de penetração do fio, para completar o círculo. A sutura do fio acontece na fáscia do músculo temporal. Esta é uma etapa importante para âncora do fio de Gore-Tex®. A tração deve ser suficiente para não produzir muita dobra pré-auricular em posição ortostática ou irregularidades de superfície. As pequenas dobras, saliências ou reentrâncias ajustam-se algumas semanas após a cirurgia.

Não há limite de número de fios que podem ser utilizados na dermossustentação. É importante que cada fio seja passado independentemente e que sejam avaliadas as saliências passíveis de serem produzidas pelos nós de Gore-Tex® no couro cabeludo. O fio CV-0 é escorregadio quando úmido, necessitando de vários nós, e a extremidade deverá ser cortada deixando-se 3 mm livres.

Não é recomendado fazer suporte de SMAS nas regiões onde ele é menos consistente, como na região malar, pelo risco de produzir depressões inestéticas.

Antes de executar a sutura da pele, o subcutâneo e a derme deverão ser tracionados e aproximados com fio de mononáilon 2-0 e agulha 3/4 de 3 mm e também ancorados na fáscia do músculo temporal.

O descolamento realizado no subcutâneo visando tracionar a área periorbicular melhora muito as rugas do tipo "pés de galinha".

Dermossustentação – Princípios, Indicações e Principais Técnicas

O excesso cutâneo é removido neste momento. É importante não fazer uma excisão extensa para não produzir tração e deiscência de sutura.

Dermossustentação dos supercílios

O ponto de introdução da agulha se situa a 1,5 cm da borda do couro cabeludo da fronte, com abertura suficiente para a introdução da agulha de dermossustentação e que denominaremos como ponto 1. O fio de Gore-Tex® CV-0 é colocado na agulha e introduzido acompanhando a curvatura do osso frontal, na subgálea, até atingir a arcada mais alta do supercílio. Aqui a agulha é virada para que sua ponta fique logo abaixo da pele, na borda do supercílio, onde é feita mínima incisão para a saída do fio, que denominaremos como ponto 2. A borda superior do supercílio é um local recomendado porque produz uma tração natural. A incisão abaixo do supercílio pode provocar uma depressão caso ocorra pinçamento do músculo periorbital.

No ponto 2 é utilizado o escopro novamente para a saída da agulha e do fio. O fio é então liberado e a agulha removida, sem deslocamento do escopro. A agulha de dermossustentação é então reintroduzida pelo ponto 2 junto com o fio de Gore-Tex® que permaneceu no orifício. Agora, a direção da agulha é paralela ao supercílio e percorre cerca de 1,5 a 2 cm medialmente.

O orifício de saída que chamaremos de ponto 3 fica na borda superior do supercílio e medial em relação ao ponto 2. A saída do fio recebe o mesmo apoio do escopro, repetindo-se a operação.

A penetração da agulha no ponto 3 terá sentido ascendente, percorrendo a subgálea e emergindo de dentro do couro cabeludo num denominado ponto 4, que é medial e dista cerca de 3 cm do ponto inicial 1.

O couro cabeludo sofre descolamento entre os pontos 1 e 4 com uma tesoura de Mayo.

A agulha curva que vem acoplada ao fio CV-0 é suficiente para fazer a sutura na gálea passando do ponto 1 para o ponto 4. Aqui é realizado o nó, de modo que fique embutido sob a pele descolada.

A tração deve ser suficiente para não causar dificuldade no fechamento das pálpebras ou produzir uma elevação sobre o supercílio. Um procedimento semelhante foi publicado recentemente.

Dermossustentação retroauricular

O procedimento retroauricular de dermossustentação melhora a ptose do platisma. Lembramos a importância de bem avaliar os pacientes com tendência a cicatriz hipertrófica, já que a região periauricular é propensa a produzir queloide. Quando a redundância de pele é muito grande, o *minilifting* é a melhor indicação. Portanto, a idade etária ideal está em torno de 40 a 60 anos.

A passagem do fio transfixa a borda posterior do SMAS (sistema músculo-aponeurótico superficial da face) e platisma.

O trajeto da passagem do fio e os pontos de ancoragem devem ser demarcados com uma caneta dermográfica. Os pontos anteriores de saída e entrada do fio são no platisma, imediatamente abaixo do ângulo da mandíbula. Passam pela borda posterior do SMAS e terminam na região mastóidea, onde, por outra incisão retroauricular, é suturado o fio. A incisão é feita paralelamente à linha mandibular, enquanto a retroauricular é paralela à implantação do lóbulo da orelha. Para poder tracionar a pele e o platisma em direção superoposterior, o lóbulo é liberado da base de implantação deixando a cartilagem intacta. Como resultado, não se faz necessário remover a pele na região pré-auricular. O lóbulo mantém-se na sua posição. O botão anestésico é feito com lidocaína a 2% com vasoconstritor. A solução anestésica com lidocaína 10 mL, adrenalina 1:1000, 0,5 mL, bicarbonato a 8,5%, 5 mL e soro fisiológico em quantidade suficiente para (qsp) 100 mL é injetada em toda a região periauricular abaixo da linha que passa pelo *tragus*. Quando as dermossustentações temporal e retroauricular são realizadas sucessivamente no mesmo ato cirúrgico, o anestésico deve ser preparado em cada nova etapa, visto que a adrenalina vai perdendo o efeito vasoconstritor à medida que passa o tempo. A solução é injetada no subcutâneo, abrangendo a região anterior da orelha, ângulo da mandíbula, infra-auricular, até a região retroauricular dentro da implantação do cabelo. A aplicação na área de risco onde se localiza o ramo cervical do nervo facial e do nervo grande auricular deve ser feita cuidadosamente. A incisão retroauricular começa a aproximadamente 3 cm acima da implantação inferior da orelha, acompanha toda a borda posterior, inferior e anterior do lóbulo, sem aprofundar o bisturi devido à presença do nervo facial. O descolamento da pele e do subcutâneo superficial em volta do lóbulo é feito com a tesoura de Metzenbaum. O descolamento da região perilobular expõe, logo abaixo do subcutâneo, a fáscia auricular do platisma (PAF), que se estende desde o tecido conjuntivo periauricular e fáscia esternocleidomastóidea até a borda posterior do platisma. O nervo facial encontra-se na camada mais profunda do PAF e o nervo grande auricular situa-se mais posteriormente ao facial e mais superficial, dentro da lâmina do PAF.

Para tração da pele e platisma utiliza-se a agulha de dermossustentação, que apresenta uma curvatura suave e orifício na sua extremidade romba. O fio de mononáilon 2-0 é introduzido com essa agulha, através da incisão retroauricular, na profundidade do subcutâneo até atingir a borda posterior do SMAS e platisma. Segue sempre segundo a direção da linha mandibular onde está a marcação da saída do fio. Através de uma incisão de 5 mm, o fio é exposto na extremidade da agulha. Em seguida, o fio é retirado do orifício da agulha e o escopro é colocado na incisão junto à extremidade da agulha, antes de se removê-la. Tem a finalidade de não pinçar a derme no seu caminho de volta. Deste modo, o fio atravessou o platisma e saiu pelo orifício mandibular. A agulha é removida deixando-se que o fio saia pelo orifício. O fio é recolocado na agulha, que agora é reintroduzida pelo orifício de onde saiu, levando de volta o fio que passou pelo SMAS e platisma para a região retroauricular. O retorno é o mesmo ponto de partida na incisão retroauricular. A ancoragem das extremidades do fio é feita no periósteo retroauricular, onde terminam também as fibras do tendão do músculo esternocleidomastóideo. O caminho de retorno faz trajeto diferente dentro do platisma, não coincidente com o primeiro.

O instrumento escopro serve de guia para a agulha encontrar a mesma profundidade do fio, caso contrário haveria pinçamento na superfície da pele com consequente depressão inestética. Para a tração podem ser passados quantos fios forem necessários, sendo aconselhado passar cada fio separadamente. A desvantagem de passar vários fios é o volume que os nós dos fios de mononáilon produzem na região mastóidea.

A tração em direção superoposterior não deve ser muito tensa, o que poderia ir além da capacidade da pele de absorver a prega que se forma na região periauricular. Se houver redundância da pele, ela pode ser excisada em forma de "U". Quando a exérese é muito extensa, fica difícil reduzir a prega pré-auricular sem incisar até a região temporal e sem a invasão para dentro do couro cabeludo. Quando o lóbulo é descolado de sua implantação até perto da cartilagem auricular, não é fixado novamente na pele. É mantido solto. Se o lóbulo for demasiadamente grande, é aconselhável reduzi-lo ou deixar a metade da extensão na forma original, sem descolar. A sutura borda a borda do lóbulo é

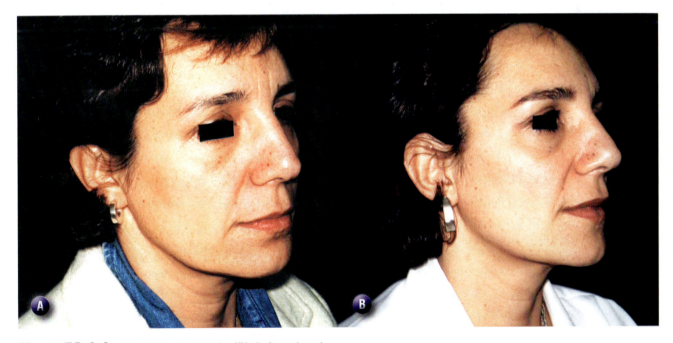

Figura 50.1.1 – **(A)** Antes da cirurgia. **(B)** Após a cirurgia.

DERMOSSUSTENTAÇÃO – PRINCÍPIOS, INDICAÇÕES E PRINCIPAIS TÉCNICAS

evitada, deixando-se a cicatrização por segunda intenção, para dar um aspecto natural. Para fechar a incisão retroauricular, realizam-se alguns pontos âncora principais e depois pontos contínuos com mononáilon 4-0 e 5-0. O curativo é feito com gaze e uma bandagem elástica moderadamente compressiva sobre a orelha.

A associação de outros procedimentos, como lipoaspiração e platismorrafia, resulta em melhor durabilidade e resultado (Figura 50.1.1).

Pós-operatório

◆ São utilizados analgésicos, anti-inflamatórios e antibióticos preventivos. A sensibilidade dolorosa na região temporal pode durar de uma semana a um mês, devido à âncora dos fios nos músculos e suas fáscias.

Cuidados

◆ A não utilização do escopro produz, sem exceção, pinçamento e retração inestética da pele na região pré-auricular.

◆ A tração muito intensa com dois fios de Gore-Tex® passados de uma só vez pode produzir uma saliência logo acima do arco que traciona.

◆ A solução anestésica deve ser infiltrada uniformemente em toda a região pré-auricular para impedir a formação de dobra e produzir uma tração uniforme.

◆ Deve-se utilizar um xampu anticrosta no pós-operatório.

◆ Contraindicar tinturas, permanentes e outros processos químicos nas duas semanas seguintes.

Ablação dos fios
Revisão
Indicações complementares

◆ Pacientes já submetidas à ritidoplastia anterior e que não desejam refazer a cirurgia em caso de recidiva de ptose do SMAS apresentam bons resultados devido à ausência de grande redundância de pele.

◆ Durante a blefaroplastia, pode ser realizada a sustentação dos supercílios utilizando como pontos de saída a incisão na pálpebra superior.

Complicações

◆ Hematomas; edema; dor persistente; extrusão do fio de Gore-Tex®; infecção.

BIBLIOGRAFIA CONSULTADA

1. Baker TJ, Gordon HL. Rhytidectomy in Males. Plast Reconstr Surg. 1969; 44:219.
2. Berry MG, Davies D. Platysma-SMAS plication facelift. J Plast Reconstr Aesthet Surg. 2010; 63:793.
3. Graziosi AC, Beer SMC. Suspensão superciliar por fios: técnica sem descolamentos com incisões mínimas. Atualização em Cirurgia Plástica III SBCP – Soc Bras Cirurg Plast. São Paulo: Robe Editorial, 1999.
4. Hamra ST. Composite Rhytidectomy. Missouri: Quality Medical Publishing Inc., 1993.
5. Hamra ST. The Tri-Plane Face Lift Dissection. Ann Plast Surg. 1984; 12:268.
6. Larrabee WF, Makielski KH. "Surgical Anatomy Of The Face". New York: Raven Press, 1993.
7. Lemmon ML, Hamra ST. Skoog Rhytidectomy: a Five Year Expererience with 577 patients. Plast Reconstr Surg. 1980; 65:283.
8. Lemmon ML. Superficial Fascia Rhytidectomy. A Restoration of the SMAS with Control of the Cervico Mental Angle. Clin Plast Surg. 1983; 10:449.
9. McCarthy JG. Plastic Surgery – The Face. Philadelphia: WB Saunders Company. 1990; Part 2, vol. 3.
10. McKinney P, Tresley GE. The "Maxi-SMAS" Mana-gement of the Platysma Bands in Rhytidectomy. Ann Plast Surg. 1984; 12:260.
11. Mitz V, Peyronie M. The Superficial Muscle-Apo-neurotic System (SMAS) in the Parotid and Cheek Area. Plast Reconstr Surg. 1976; 58:80-88.
12. Owsley, JQ Jr. SMAS – Platysma Face Lift. Plast Reconstr Surg. 1983; 71:573.
13. Pennisi VR, Capozzi. The Transposition of Fat in Cervicofacial Rhytidectomy. Plast Reconstr Surg. 1972; 49:423.
14. Rogers BO. A Brief History of Cosmetic Surgery. Surg Clin North Am. 1971; 51:265.
15. Rogers BO. A Chronologic History of Cosmetic Surgery. Bull N Y Acad. 1977; 47:265.
16. Rogers BO. The Development of Aesthetic Plastic Surgery: A History. Aesthetic Plast Surg. 1976; 1:3.
17. Skoog T. Plastic Surgery – New Methods and Refinements. Philadelphia: WB Saunders Company, 1974.
18. Skoog T. Rhytidectomy – a Personal Experience and Technique. Presented and Demonstrated on Live Television at the Seventh Annual Symposium on Cosmetic Surgery at Cedars of Lebanon Hospital. Miami: Fl, Febuary, 1973.
19. Sobotta J. Atlas Der Anatomie Des Menschen. Urbar & München: Schwarzenberg, 1993.
20. Tipton JB. Should the Subcutaneus Tissue be Plicated in a Face Lift? Plast Reconstr Surg. 1974; 54:1.
21. Yagima-Odo ME, Chichierchio AL. Dermossustentação – cirurgia dermatológica. Revista de Cosmiatria e Medicina Estética. 1996; IV(3).

Capítulo 50.2

Dermossustentação: *Lifting* Manequim, Técnica de Horibe, de Ancoragem Modificada, Fios de Beramendi e Fio Búlgaro

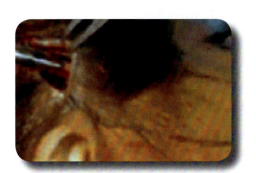

Alcidarta dos Reis Gadelha
Thomázia Lima de Miranda Leão

Pontos de destaque

- A dermossustentação consiste no uso de fios absorvíveis, como o fio Búlgaro, de ácido hialurônico ou de ácido L-polilático ou não absorvíveis, como o mononáilon e os de polipropileno, para elevar tecidos ptosados.
- O objetivo maior é, contrapondo-se ao efeito da gravidade, redefinir o formato da área, como a face, diminuindo sulcos e rugas, realinhando o ângulo da mandíbula e, consequentemente, proporcionando um aspecto mais jovial.
- Antigamente os fios, como os de polipropileno, ficavam soltos no tecido subcutâneo e, com isso, elevavam menos o tecido, levando a resultados inconsistentes ou pouco satisfatórios.
- Atualmente há uma tendência a ancorar fios não absorvíveis, como o mononáilon e os de polipropileno, em estruturas como o periósteo parietal, prolongando e intensificando o efeito *lifting* da dermossustentação.
- Fios absorvíveis, como os de ácido L-polilático e os de ácido hialurônico, visam, além de elevar a pele, também estimular o colágeno, melhorando ainda mais a flacidez, intensificando e prolongando os resultados.
- Para potencializar os benefícios é possível combinar procedimentos como *lifting* manequim e a colocação de fios no mesmo ato cirúrgico.
- Posteriormente à colocação de fios, a complementação com preenchimento pode amplificar o rejuvenescimento e aumentar a satisfação do paciente.
- As áreas mais indicadas para a dermossustentação são a face e o pescoço. Na face, pode ser empregada para elevar os supercílios e reduzir a flacidez palpebral e as rugas periórbitárias, atenuar os sulcos nasogenianos e labiomentonianos, o aspecto de "buldogue" e redefinir o ângulo da mandíbula. No pescoço, procura-se amenizar as rugas e a flacidez.
- O procedimento é simples, feito com anestesia local, e está indicando, principalmente, em casos não muito intensos de flacidez e em pessoas não demasiadamente magras ou gordas.

■ Dermossustentação: *Lifting* Manequim, Técnica de Horibe, de Ancoragem Modificada, Fios de Beramendi e Fio Búlgaro

- As complicações são raras quando a técnica é utilizada adequadamente, e consistem em: hematoma, extrusão do fio, infecção, assimetrias e resultados insatisfatórios.

- É importante destacar que a dermossustentação não substitui o *lifting* cirúrgico em resultados, mas pode auxiliar pacientes que não podem ou não querem se submeter a uma cirurgia.

Objetivo

Conferir uma aparência mais jovem ao paciente, levantando os tecidos ptosados com fios como o mononylon, CV-0 (Gore-Tex®), de polipropileno com garras e fio elástico. Na face, região na qual esta técnica é muito empregada, pode retificar o ângulo da mandíbula, diminuir a profundidade dos sulcos nasogenianos e elevar a cauda do supercílio.

Principais fios utilizados

Atualmente, empregamos mais os fios elásticos 00 e os fios de polipropileno com garras, tipo Beramendi ou Beauty, além do mononáilon 0 a 5 zeros.

Os fios de polipropileno não são reabsorvíveis e, após, alguns meses, transformam-se em verdadeiros ligamentos de sustentação em virtude da fibrose que se processa ao redor deles.

O fio Búlgaro, criado por Serdev (1998-1999), é um fio elástico que vem com 10 metros de comprimento em um recipiente esterilizado. É um fio sintético, feito de policaproamida, hipoalergênico, com propriedades microbicidas e que é reabsorvido em 2 a 3 anos. Os mais empregados são os números 00 e 02.

Técnicas e indicações

- Para levantamento das sobrancelhas, recomendam-se:
  - A técnica de Horibe.
  - O *lifting* manequim isolado ou associado à técnica de Horibe.
  - Fio elástico (muito pouco) e, atualmente, os fios de ácido L-polilático.
- Para levantamento dos tecidos ptosados da face com acentuação dos sulcos nasogenianos, queda da bolsa de gordura (aspecto de buldogue):
  - O *lifting* manequim com sustentação do SMAS com fio mononáilon 0, isolado ou combinado com a técnica de Horibe.

- A técnica de Arena com fios de polipropileno com garras.
- O fio elástico (Búlgaro) – agora tende-se mais a utilizar os fios Silhouette, absorvíveis.

- Para levantamento do tecido ptosado da região cervical:
  - Fio elástico.
  - Técnica de Arena ou de Beramendi com fios de polipropileno com garras.
  - Fios de ácido L-polilático (Silhouette).
  - Quando há excesso de gordura (papada), associamos à lipoaspiração manual.

Técnicas

Lifting *manequim modificado*

Consiste em fazer um fuso no couro cabeludo colocado em posição adequada, segundo os contravetores, para elevar a cauda da sobrancelha, amenizar as rugas em "pés de galinha", os sulcos nasogenianos, o "bigode chinês" e a ptose da bolsa de gordura.

Prendem-se grupos de cabelos com gaze estéril ou Micropore® para visualizar melhor a área a ser trabalhada e faz-se cuidadosa antissepsia com álcool a 70% ou clorexidina.

Marca-se no couro cabeludo uma meia-lua de dimensão, aproximadamente de 3 cm de comprimento por 1,5 a 2 cm de largura, 1 a 1,5 cm acima da parte superior do pavilhão auricular e cerca de 2 cm distante da linha do cabelo, com a parte curva colocada para cima.

Anestesia-se o local com solução intumescente do tipo regra dos 4, fazendo-se um botão e neste uma pequena incisão com bisturi, através da qual se injeta a solução empregando-se uma cânula tipo Nácul, de ponta romba, para não lesar estruturas nobres. Deve-se completar a anestesia com injeção dérmica superficial empregando-se uma seringa tipo *carpule* e tubete de lidocaína a 2% com adrenalina a 1:200.000.

Dermossustentação: *Lifting* Manequim, Técnica de Horibe, de Ancoragem Modificada, Fios de Beramendi e Fio Búlgaro

Solução anestésica do tipo regra dos 4 (Alcidarta)

- Lidocaína a 2% — 4 mL
- Adrenalina — 4 gotas
- Bicarbonato de sódio a 8,4% — 4 mL
- Soro fisiológico qsp — 40 mL

Após 15 minutos, para assegurar uma boa hemostasia, faz-se a exérese da meia-lua, iniciando-se com bisturi, superficialmente, e completando-se com tesoura de ponta romba, incluindo o tecido subcutâneo.

Descola-se a pele com cuidado para não lesar o paquete temporal superficial com a tesoura romba.

Fazem-se 2 ou 3 pontos internos, em "U" invertido, com fio mononáilon 0 ou 00, iniciando-se na borda curva ou ponto A (distal), incluindo aponeurose da região temporoparietal, hipoderme e derme, e, no ponto B, o SMAS, sob a pele descolada da borda inferior da incisão. Sai-se com a agulha que é reintroduzida no ponto A, iniciando-se pela aponeurose e saindo na derme. Ao fazer-se a sutura surge um excesso de pele na borda inferior que é retirado com tesoura delicada, procurando-se desenhar uma curva para formar a elipse e permitir melhor afrontamento das bordas. Em seguida, sutura-se a pele com pontos externos simples com fio mononáilon 5 zeros.

Geralmente se realizam os curativos com álcool a 70% e um creme ou pomada de antibiótico. Retiram-se os pontos após 14 a 21 dias.

Complicações

Sangramento, hematoma, deiscência, infecção e assimetria. Utilizando solução intumescente e drenando, o máximo possível, o sangue e a solução antes de se fazer a sutura, diminui-se a possibilidade de sangramento e suas consequências. O uso de antibiótico profilático, como a cefalexina, reduz a incidência, já baixa, de infecção. Ao se observar com cuidado as assimetrias preexistentes e desenhando, cuidadosamente, a meia-lua (maior na hemiface mais ptosada e menor na outra), evita-se as diferenças de elevação entre as metades faciais.

Técnica de Horibe modificada

Descrita pela eminente cirurgiã plástica brasileira Edith Horibe para corrigir a ptose das sobrancelhas e do canto externo dos olhos.

Após se prenderem grupos de cabelos com gaze ou Micropore®, é feita uma cuidadosa antissepsia com álcool a 70%, nas duas áreas em que se vão efetuar as incisões, no nível da região temporoparietal, segundo os contravetores necessários ao levantamento da cauda da sobrancelha e retificação das rugas em "pés de galinha".

Marca-se uma linha de cerca de 2 cm, distante 2 a 2,5 cm da orla do cabelo (ponto A) e outra, menor, de 1 a 1,5 cm, próximo à implantação dos cabelos (ponto B). Modificamos um pouco a técnica, fazendo um pequeno fuso e não uma linha no ponto A, retirando um excedente de pele, para conseguir a elevação desejada. A incisão no ponto A vai até a aponeurose do músculo temporal, e no ponto B até a derme.

Após retirar o estreito fuso no ponto A e realizar uma incisão menor no ponto B, distantes entre si cerca de 2 a 2,5 cm, descola-se cuidadosamente a pele até próximo à sobrancelha e entre as incisões.

Faz-se uma fixação no ponto A, com mononáilon 3 a 4 zeros, com ponto em "U" invertido, incluindo a aponeurose do músculo temporal, gálea, hipoderme e derme. Em seguida, passando-se a agulha por baixo da ponte de pele entre as duas incisões, fixa-se, no ponto B, a derme, hipoderme e a gálea, voltando à superfície. Retorna-se com a agulha por baixo da ponte ao ponto A e passa-se o fio desde a aponeurose até a derme e completa-se a sutura. Geralmente fazemos duas suturas, uma em cada extremidade das incisões. Para finalizar, drenam-se o sangue e a solução intumescente antes de suturar a pele com fio mononáilon 5 zeros. Curativos convencionais e antibióticos tópicos e, raramente, sistêmicos completam os cuidados. Retiram-se os pontos após 14 dias (Figura 50.2.1).

Técnica de Beramendi

Utiliza fios de polipropileno com garras simples, dupla falhada ou não, com ou sem placas de fixação nas extremidades. A técnica foi inicialmente desenvolvida pelo Dr. Marlen Sulamanidze e seu filho, na Geórgia, entre 1996 e 1999, colocando dentes nos fios de prolene (polipropileno) e denominando-os fios Aptos ou antiptose. A técnica e os fios originais foram e vêm sendo modificados, desde 2001, pelo Dr. Beramendi, que lançou, no Brasil, o chamado fio Russo, com forças de tração e de sustentação maiores que as do fio Aptos. Mais variantes foram cria-

■ Dermossustentação: Lifting Manequim, Técnica de Horibe, de Ancoragem Modificada, Fios de Beramendi e Fio Búlgaro

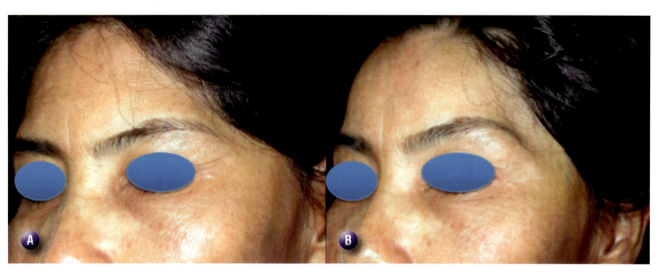

Figura 50.2.1 – **(A-B)** Dermossustentação com fio mononáilon segundo a técnica de Horibe associada a lifting manequim e sustentação do terço médio da face. Note a elevação da cauda da sobrancelha e nítido adelgaçamento das rugas em "pés de galinha".

das, inclusive com uma extremidade em "T", para levantamento de sobrancelhas. Os tamanhos variam segundo as regiões que serão levantadas, havendo fios longos, como F1 e o F2, de 20 cm, chamados de fios-mestres (Figura 50.2.2).

O número de fios também varia segundo a área a ser implantada e a intensidade da ptose a ser corrigida. Na pálpebra, por exemplo, pode-se usar somente um fio em "T" em cada lado; na hemiface média e inferior geralmente se usam seis e, no pescoço, três de cada lado.

Antissepsia e marcação dos contravetores conforme a Figura 50.2.3.

Faz-se um botão anestésico nos pontos de entrada e saída com lidocaína a 2% com adrenalina a 1:100.000-200.000 e, em seguida, a anestesia com solução do tipo regra dos 4 nos trajetos por onde passarão as cânulas e serão colocados os fios, usando agulha longa com extremidade romba ou cânula de lipoaspiração.

Após 15 minutos de espera para intensificar tanto o efeito anestésico quanto o vasoconstritor, introduz-se uma cânula, esta pontiaguda, na hipoderme profunda no orifício de entrada, sempre inferior, até o ponto de saída, superior. Injeta-se um pouco de soro no interior da cânula para remover fragmentos de gordura que dificultam a passagem

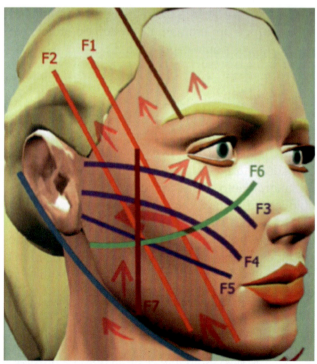

Figura 50.2.3 – Marcação dos contravetores segundo Beramendi.

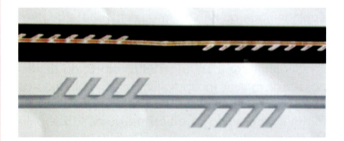

Figura 50.2.2 – Fios de polipropileno, com garras e inabsorvíveis, de Beramendi.

do fio. Introduz-se o fio, cuidadosamente, no interior da cânula, para não dobrar ou esgarçar muito as garras, obstaculizando ou mesmo impedindo a passagem do fio, até que ele seja exteriorizado por alguns centímetros.

Quando se vai passar um fio mais longo, como o mestre, é melhor usar um mandril, colocado dentro de uma cânula como a de Porto Alegre, modificada por Arena e Waldyr. O conjunto é introduzido na região desejada, de cima para baixo, através de uma pequena incisão no couro cabeludo da região supra-auricular, e retira-se o mandril, deixando-se a cânula por dentro da qual é passado o guia com o fio preso na extremidade. O guia, na técnica de Arena, é forçado um pouco para adiante da cânula para fixar o fio na gordura; neste caso, não há necessidade do orifício de saída, somente o de entrada.

Retira-se a cânula com movimento de tração e rotação para encravar as garras no tecido adiposo, prendendo-se a extremidade inferior com os dedos ou com uma pinça. A seguir, traciona-se o fio para reduzir a ptose e seccionam-se as extremidades, tendo-se o cuidado de pressionar a pele com a tesoura para sepultar bem o fio e não provocar extrusão.

Quando se usam cânula, mandril e guia, para passar fios longos, primeiro se retira o mandril, depois a cânula e, a seguir, o guia, deixando o fio já implantado na extremidade inferior, pelo movimento de avanço, anteriormente feito. Nesse ponto não há orifício de saída e as extremidades superiores dos fios, habitualmente com placas de fixação, são suturadas na aponeurose do couro cabeludo. Na técnica de convergência de Arena normalmente se usam três fios, todos entrando pelo mesmo orifício superior, via guia e cânula, após a retirada do mandril: o primeiro, fazendo uma pequena curva sob a borda zigomática, e sendo direcionado para próximo à extremidade superior do sulco nasogeniano; o segundo, em direção à proximidade da comissura labial e o terceiro fio para a bolsa de gravidade ou "buldogue". Em todos não há exteriorização na extremidade inferior e as placas de fixação dos três, após a tração dos fios, são suturadas em conjunto na aponeurose. Para finalizar, sutura-se a pele com fio mononáilon 5 zeros.

Os cuidados pós-operatórios são convencionais e deve ser feita a cobertura com antibióticos.

Os resultados podem ser aprimorados quando se associam principalmente o *lifting* manequim com a dermossustentação, conforme se pode observar nas Figuras 50.2.4 a 50.2.12.

Desvantagens e complicações

Os resultados por vezes ficam aquém do esperado, palpação ou mesmo visualização do fio, quando implantado muito superficialmente e extrusão (Figura 50.2.13). Neste último caso, faz-se um pequeno botão anestésico e, através de uma pequena incisão pinça-se o fio e retira-se um fragmento dele, sepultando-o adequadamente.

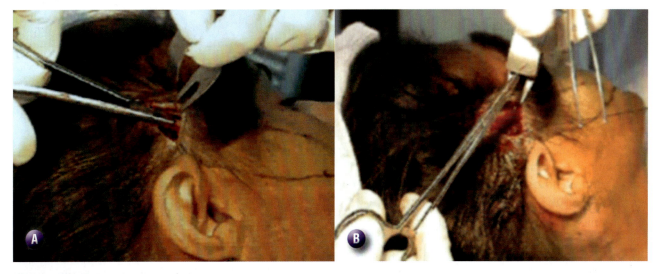

Figura 50.2.4 – **(A-B)** Lifting *manequim associado à sustentação do SMAS com fios mononáilon para amenizar o terço médio da face e as rugas em "pés de galinha". Zona de risco. Artéria temporal. Descolamento com cuidado usando tesoura romba e elevação da pele com anestesia intumescente.*

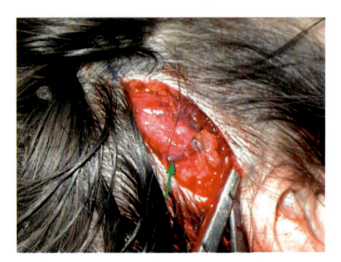

Figura 50.2.5 – *Artéria temporal (área de risco).*

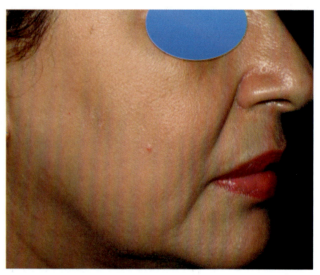

Figura 50.2.6 – *Dermossustentação com fios de polipropileno com ancoragem na aponeurose temporal associada ao lifting manequim – antes.*

A nosso ver, os resultados foram melhorados com a colocação de placa de sustentação que é suturada em tecidos fixos como a aponeurose, na extremidade superior, incrementando e mantendo por mais tempo os resultados.

No pescoço, geralmente faz-se a correção do terço inferior da face e introduzem-se em média 1 a 3 fios de cada lado, os quais podem ser fixados na aponeurose da mastoide, o que melhora a eficácia do método.

Técnica do fio elástico ou Búlgaro

Pode ser aplicada na correção da ptose do terço superior, médio e inferior da face ou do pescoço, e, como o fio Russo, também em outras situações, como levantamento da mama, abdome e da região glútea. Ademais, o fio Búlgaro pode ser empregado para corrigir nariz negroide e afinar o mento.

O princípio básico desta técnica consiste em corrigir a ptose da área desejada, fixando um fio lamelar e não filamentar para não cortar as estruturas por onde é passado elástico, permitindo movimentos, e que é reabsorvível após 2 a 3 anos. Depois desse tempo a fibrose que se instalou costuma manter os resultados.

A técnica é simples. Na sobrancelha, que é tracionada para cima com um dedo do cirurgião ou do auxiliar, após a anestesia superficial e profunda com lidocaína a 2% com adrenalina 1:100.000 ou 1:200.000, introduz-se a cânula curva de Serdev, com ponta, através de uma pequena incisão na

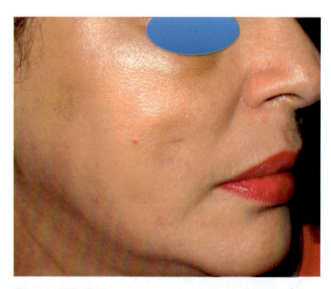

Figura 50.2.7 – *Sete dias após o lifting manequim associado à dermossustentação com ancoragem na aponeurose parietal. Note a melhora do aspecto de "buldogue" e a diminuição dos sulcos que, agora, podem ser ainda mais amenizados com preenchimento.*

cauda da sobrancelha (ponto A). Passa-se a cânula pelo periósteo e sua ponta sai por outra pequena incisão, na parte média da sobrancelha (ponto B). Coloca-se o fio, geralmente 0 a 2 zeros, e puxa-se a cânula até exteriorizá-la com o fio pelo orifício do ponto A. Novamente se introduz a cânula, agora mais superficialmente, através da derme, até sair no orifício do ponto B ou da parte média da sobrance-

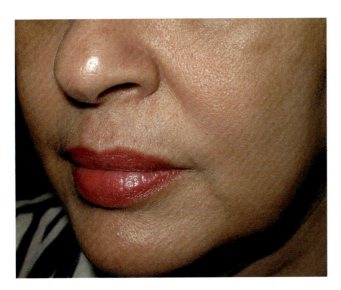

Figura 50.2.8 – Mesma paciente da figura anterior – antes.

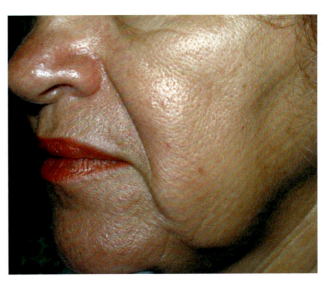

Figura 50.2.10 – Lifting manequim associado à dermossustentação com fios de polipropileno com ancoragem na região parietal – antes.

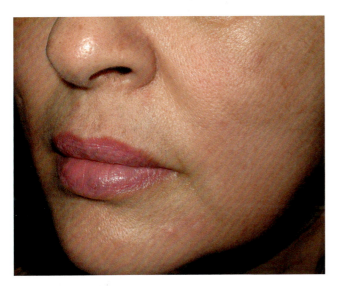

Figura 50.2.9 – Após lifting manequim e dermossustentação com ancoragem na aponeurose parietal. Note a redução dos sulcos e do "buldogue". Complemento com preenchimento pode ampliar os resultados.

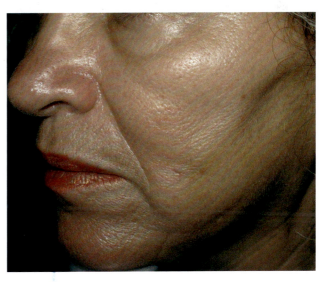

Figura 50.2.11 – Após lifting manequim associado à dermossustentação com fios de polipropileno com ancoragem na região parietal. Note a nítida redução dos sulcos e do aspecto de "buldogue", com melhor definição da linha da mandíbula.

lha. Coloca-se a outra extremidade do fio e retira-se a cânula pelo orifício de entrada (ponto A).

Faz-se a sutura, corta-se o fio rente à pele, sepultando-o nos pontos A e B, e depois descola-se a pele ao redor dele com uma pequena pinça Kelly.

Na elevação da bolsa de gordura ("buldogue"), o ponto A fica sobre a região zigomática e o ponto B próximo à bolsa. Passa-se o fio pela aponeurose zigomática e, em seguida, pela hipoderme mais profunda, e volta-se pela hipoderme mais superficial para fazer o laço, saindo-se pelo mesmo orifício de entrada. Faz-se a sutura levantando o tecido ptosado e corta-se o fio, que é sepultado como na elevação da sobrancelha.

No pescoço a fixação é feita na aponeurose da mastoide, por vezes complementada com a retirada de excesso de pele, colocando-se a sutura na região retroauricular.

■ Dermossustentação: *Lifting* Manequim, Técnica de Horibe, de Ancoragem Modificada, Fios de Beramendi e Fio Búlgaro

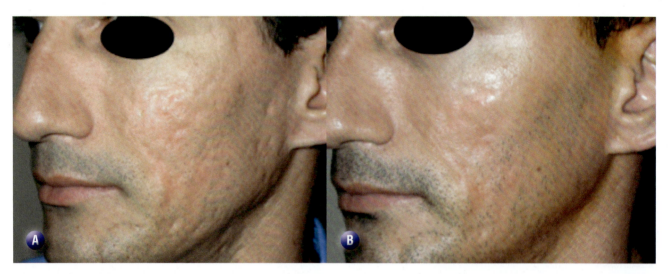

Figura 50.2.12 – **(A-B)** Lifting *manequim com dermossustentação com fios de poliproprileno, melhorando a ptose e amenizando as cicatrizes de acne.*

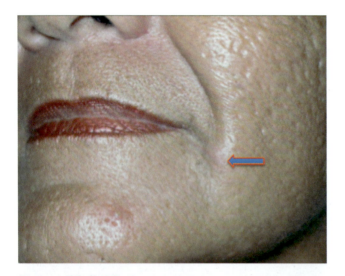

Figura 50.2.13 – *Extrusão do fio, formando pápula eritematosa.*

BIBLIOGRAFIA CONSULTADA

1. Horibe EK. Estética clínica & cirúrgica. Rio de Janeiro: Revinter. 2000; 350p.
2. Pimentel AS. Fio de sustentação e suas técnicas. São Paulo: LMP. 2007; 111 p.

Capítulo 50.3

Dermossustentação com Fios Absorvíveis – Perspectivas

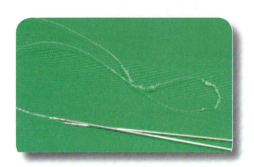

Alcidarta dos Reis Gadelha
Thomazia Lima de Miranda Leão

Pontos de destaque

- Os fios absorvíveis, como os de ácido polilático e os de ácido hialurônico, vêm sendo cada vez mais difundidos e utilizados na dermossustentação, pois, além de elevarem os tecidos ptosados, também estimulam a produção de colágeno, intensificando os resultados. Ademais, a técnica de colocação dos fios é muito fácil e rápida, e os resultados são consistentes quando se emprega corretamente o método, com mínima morbidade, índices baixos de complicações de pequena monta e bastante seguro, uma vez que os fios são progressivamente desintegrados.
- Entre os fios absorvíveis mais utilizados no momento destacam-se os fios de ácido hialurônico e de polidioxanona, estes com ou sem garras (Miracu® e Miracu Real Up®), que combinam a técnica de acupuntura com a dermossustentação e a estimulação do colágeno.
- Ao que parece, no entanto, os fios absorvíveis que estão sendo cada vez mais empregados são os de ácido polilático (sutura Silhouette), conhecidamente um bom estimulante da produção do colágeno. São chamados de sutura porque contêm, além do fio propriamente dito, os cones, os nós e duas agulhas (uma em cada extremidade).
- As suturas Silhouette mais utilizadas são as que contêm oito cones e têm as mesmas indicações dos fios não absorvíveis, como elevação dos tecidos ptosados, sobretudo os da face e do pescoço, com levantamento das sobrancelhas, redefinição dos contornos faciais, como a linha da mandíbula, redução dos sulcos e rugas e melhora do aspecto de "buldogue".
- Outras potencialmente promissoras indicações são o tratamento de áreas, além da face e pescoço, como o braço e umbigo.
- A técnica de introdução das suturas Silhouette é muito simples e a anestesia local é feita, em forma de botão, somente nos pontos de entrada e saída das agulhas.
- O desenho é feito com o paciente sentado ou em pé, marcando-se os trajetos por onde passarão os fios, os pontos de entrada e os pontos de saída das agulhas, seguindo-se os princípios de contravetores que oferecem o melhor resultado estético. Os trajetos geralmente são retos ou angulados, mas podem ser curvos.

■ DERMOSSUSTENTAÇÃO COM FIOS ABSORVÍVEIS – PERSPECTIVAS

> ■ A marcação dos pontos de entrada e saída das agulhas geralmente segue a regra dos 10 cm, ou seja, todo trajeto deve ter, pelo menos, 10 cm de extensão quando se usa a sutura de oito cones e geralmente, mas nem sempre, o ponto central é o de entrada da agulha.
>
> ■ Como complicações mais comuns observam-se resultados aquém do esperado, extrusão do fio no local de entrada ou de saída e enrugamento da pele.
>
> ■ Em nossa ainda pequena experiência, observamos que predomina o efeito rejuvenescedor da pele, que se intensifica com três ou mais meses, sobre o efeito antiptose, normalmente discreto. Por isso, para ampliar os resultados, temos associado a introdução dos fios Silhouette com o "*lifting* manequim".

Introdução

Embora sejam utilizados, também, os fios absorvíveis de polidioxano e os de ácido hialurônico, neste capítulo será descrita, com mais detalhe, a técnica de aplicação dos fios de ácido polilático da sutura Silhouette, pela ampla aceitação que vem tendo no meio médico devido às seguintes vantagens que proporciona:

◆ É de fácil e rápida execução.

◆ Emprega-se pequena quantidade de anestésico. São feitos botões de lidocaína a 1% a 2%, com adrenalina 1/100.000 a 1/200.000 somente nos pontos de entrada das agulhas.

◆ Resultados consistentes e satisfatórios evidenciáveis em poucos dias e intensificados pela liberação progressiva do ácido L-polilático, um estimulante conhecido da produção do colágeno.

◆ Índice baixíssimo de complicações de pequena monta.

◆ Origem segura, já que, sendo produzida em Michigan (EUA), a sutura é sujeita a uma série de exigências sanitárias.

◆ Sem risco de migração devida à fixação no tecido subcutâneo segura e constante determinada pelos cones.

Tabela 50.3.1

INDICAÇÕES SEGUNDO O DISTRIBUIDOR

Boa Indicação	Indicação Limitada
Ptose do terço médio da face	Pele espessa e excessiva na região mandibular
Perda não excessiva do volume malar	Envelhecimento acentuado com pele delgada e em excesso
Ptose da linha mandibular	Excesso de pele na região mandibular associada à excessiva adiposidade
Ptose do supercílio	Pele muito delgada e sem tecido adiposo

lhas de Bichat, redução do aspecto de "buldogue", redefinição da linha da mandíbula, redução dos sulcos como os nasogenianos e labiomentonianos ("bigode chinês"), dando um aspecto mais jovial, mais leve e agradável à face.

◆ Redução da ptose, das rugas e sulcos do pescoço (Tabela 50.3.1).

Indicações principais

◆ Elevação das sobrancelhas, com diminuição da flacidez palpebral e das rugas periorbitárias.

◆ Correção de assimetrias congênitas ou adquiridas como ptose palpebral.

◆ Elevação dos tecidos ptosados da parte média e inferior da face, com reposicionamento das bo-

Ações da sutura Silhouette

◆ Efeito *lifting* imediato propiciado pelos cones bidirecionais, que permitem, pela compressão suave, o reposicionamento e a elevação dos tecidos ptosados.

◆ Ação regeneradora pela ação mais tardia do ácido polilático, estimulando o fibroblasto a produzir mais colágeno.

Materiais necessários para a técnica de aplicação dos fios Silhouette

- Embalagens de fios Silhouette com oito cones – um envelope com cinco sachês estéreis contendo dois fios cada um.
- Agulha 40 × 12 e 18 G (rósea) – para fazer o pertuito de entrada da agulha do fio.
- Agulha 30 G curta para *carpule*.
- Álcool a 70% ou clorexidina para antissepsia.
- Um campo estéril com abertura grande para expor toda a região a ser tratada.
- Um campo estéril para mesa de Mayo.
- Uma mesa de Mayo.
- Pincel marcador – para assinalar os pontos de entrada e saída das agulhas com os fios e demarcar o trajeto de passagem da agulha com o fio.
- Régua para medir a extensão do trajeto e seguir a regra dos 10 cm. O trajeto deve ter, no mínimo, 10 cm de comprimento.
- Um *carpule*.
- Uma tesoura de Iris pequena.
- Uma pinça do tipo Kelly para prender as gazes e fazer a limpeza e antissepsia.
- Uma pinça de Adson para, se necessário, auxiliar na orientação e introdução do último cone.
- Dois tubetes de lidocaína com epinefrina.
- Soro fisiológico para limpeza.
- Luvas e gazes estéreis.
- Máquina fotográfica.
- Maca.

Características dos fios Silhouette

Na verdade o fio é um complexo denominado Sutura Silhouette, que compreende:

- **Fio de ácido L-polilático:** transparente e reabsorvível, biocompatível e normalmente bem tolerado pelo organismo. O ácido polilático, já bem conhecido dos dermatologistas, ativa os fibroblastos levando à produção de colágeno que, por sua vez, ajuda a diminuir a flacidez e a restaurar, em parte, o volume tecidual perdido e o perfil da área tratada, como a face, de maneira natural e progressiva. A degradação do ácido polilático começa a ocorrer após 12 semanas, enquanto, por exemplo, metade da polidioxanona, também usada em fios absorvíveis para dermossustentação, já se encontra degradada em oito semanas, explicando a durabilidade prolongada do efeito dos fios Silhouette.
- **Cones também reabsorvíveis de lactide glicolide 82-18:** em número de 8 na sutura de 30 cm, 12 na de 27,5 cm e 16 cones na sutura de 26,7 cm. Em cada sutura há dois grupos com o mesmo número de cones. Os cones de um grupo têm a mesma direção, que é oposta à do outro grupo, por isso são chamados de bidirecionais. Cada cone se move livremente entre nós separados entre si, no mesmo grupo, por uma distância de 0,5 cm na sutura de oito cones e de 0,8 cm nas suturas de 12 e de 16 cones.
- **Parte central:** delimitada por dois nós, mede 2 cm e não apresenta cones.
- **Duas agulhas de 12 cm cada e de 23 G:** uma em cada extremidade do fio (Figura 50.3.1 e Tabela 50.3.2).

Cuidados e medidas muito importantes antes de realizar o procedimento

- Advertir o paciente para evitar o uso de medicamentos que possam facilitar o sangramento e o aparecimento de hematomas, como AAS, anti-inflamatórios, vitamina E e *gingko biloba*.
- Fotografar o paciente de frente e perfil.
- Solicitar para que ele leia com atenção e, em seguida, assine o termo de conhecimento.
- Reforçar a orientação de que o procedimento não substitui o *lifting* cirúrgico, para não criar falsas expectativas, mas salientar a facilidade, a simplicidade e o elevado nível de segurança do método.

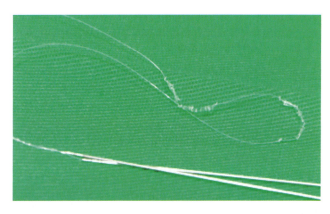

Figura 50.3.1 – *Sutura Silhouette de oito cones. Ver duas agulhas, fio e os dois grupos de cones (um de cada lado).*

DERMOSSUSTENTAÇÃO COM FIOS ABSORVÍVEIS – PERSPECTIVAS

Tabela 50.3.2

CARACTERÍSTICAS DAS SUTURAS SILHOUETTE CONFORME SEU DISTRIBUIDOR

Produto	Silhouette de 8 Cones	Silhouette de 12 Cones	Silhouette de 16 Cones
Denominação da U.S.P	3.0	3.0	3.0
Comprimento	30 cm	27,5 cm	26,8 cm
Número de cones	8	12	16
Direção dos cones	Bidirecionais	Bidirecionais	Bidirecionais
Espaço entre cones	5 mm	8 mm	8 mm
Material	Ácido polilático	Ácido polilático	Ácido polilático
Agulha	2 agulhas 23 G; 12 cm cada	2 agulhas 23 G; 12 cm cada	2 agulhas 23 G; 12 cm cada

◆ Destacar que o resultado positivo do *lifting* imediato vai ser ampliado pela estimulação progressiva do colágeno gerada pelo ácido polilático.

◆ Receitar um antibiótico como a cefalexina, ou antiviral como o aciclovir, por cinco dias, se houver indicação, orientada pela anamnese.

Técnica – marcação dos pontos de entrada e de saída

◆ Marcação do terço médio da face e linha mandibular:

  ◖ *Padrão reto:* usado com sutura de 8 e 12 cones e mais indicado para promover tração e aumento de volume da área tratada. Neste caso o número de fios e a posição da sutura pode ser mais lateral ou medial, conforme o efeito desejado e a necessidade do paciente.

  ◖ *Em "U":* mais indicado para promover maior tração da pele, com sutura de 12 e 16 cones, em pacientes com tecidos "pesados" e nos terços médio e inferior da face. Consiste em definir dois pontos de entrada (A, B) mais próximos (1,5 a 2 cm) e dois pontos de saída (C, D) mais distantes um do outro (mínima distância de 9 cm), gerando uma base de fixação proximal mais larga e, portanto, mais resistente.

  ◖ *Em ângulo reto ou obtuso:* para maior tração. O padrão em ângulo obtuso é muito útil na definição do ângulo da mandíbula, empregando sutura de 8, 12 ou 16 cones.

  ◖ *Em "V":* tem maior tração e é recomendada para pele fina, podendo ser usado com sutura de 12 e 16 cones. No tratamento da região malar o ponto de entrada é colocado no contorno do couro cabeludo, perto da orelha, e, na região mandibular, o ponto de entrada será próximo ao lóbulo da orelha. Os pontos de saída serão marcados obedecendo aos contravetores de melhor resultado e a distância preconizada pela regra de ouro.

◆ Linha mandibular e região cervical:

  ◖ *Padrão reto e em ângulo obtuso:* usar sutura de 12 ou de 16 cones (Figura 50.3.2).

◆ Região cervical:

  ◖ *Padrões retos:* usar sutura de 16 cones.

◆ Região superciliar:

  ◖ *Padrão em ângulo obtuso* (preferido): sutura de oito cones.

  ◖ *Em "V":* com sutura de oito cones (Figura 50.3.3).

Regra de ouro: a distância entre os dois pontos de saída deve ser superior a:

  ◖ *10 cm* com fios de *8 cones.*

  ◖ *16 cm* com fios de *12 cones.*

  ◖ *20 cm* com fios de *16 cones.*

Dermossustentação com Fios Absorvíveis – Perspectivas

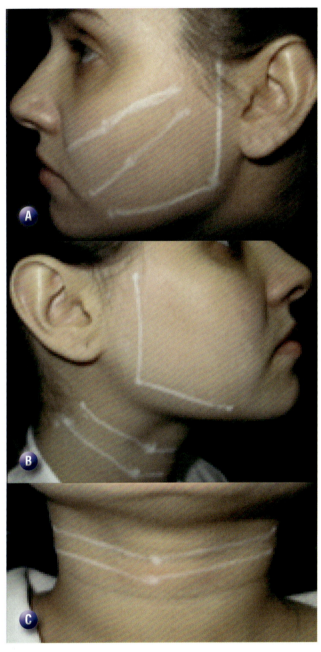

Figura 50.3.2 – **(A-C)** Marcações muito empregadas na face e pescoço.

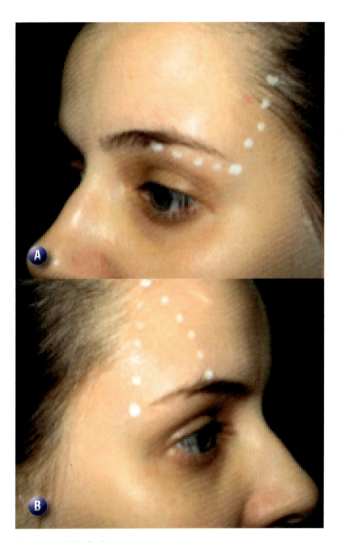

Figura 50.3.3 – **(A-B)** Marcações comuns para elevação das sobrancelhas e pálpebras.

Técnica de realização da sutura Silhouette – resultados e complicações

Antissepsia

- Álcool a 70% ou clorexidina a 2%: limpar bem a área a ser trabalhada usando gazes estéreis presas a uma pinça.

Anestesia

- Com um *carpule* e uma agulha 30 G curta faz-se um botão nos pontos de entrada e saída previamente marcados utilizando cerca de 0,5 mL de lidocaína (bem menos nos pontos de saída) a 1 a 2% com epinefrina 1:100.000 ou 200.000. Não se anestesia o trajeto, porque a passagem da agulha é minimamente dolorosa e a intumescência pode dificultar a percepção do plano correto.

Criação do ponto de entrada

- Com uma agulha 18 G introduzida perpendicularmente até o subcutâneo, faz-se um pertuito que é ampliado para facilitar a passagem dos cones com movimentos laterais e circulares.

Inserção da sutura Silhouette

◆ Introduzir a agulha do fio perpendicularmente até a uma profundidade de 5 mm (até a linha preta desaparecer), atingindo o subcutâneo.

◆ Inclinar a agulha no sentido horizontal e atravessar o subcutâneo no sentido do ponto de saída. No couro cabeludo, é muito útil colocar a tampa da agulha descartável no ponto de saída pressionando a pele e evitando perfuração acidental dos dedos do profissional.

◆ Retirar a agulha e tracionar o fio de maneira firme, mas não demasiadamente, e fazer movimentos sobre a pele no sentido contrário, para facilitar a introdução dos cones.

◆ Inserido o último cone, introduzir a outra agulha pelo mesmo pertuito de entrada, perpendicularmente, até que a marca preta desapareça, indicando que a ponta da agulha atingiu o subcutâneo.

◆ Após posicionada em sentido horizontal, inserir a agulha até se exteriorizar pelo segundo ponto de saída.

◆ Mantendo tração constante, mas não excessiva, sobre o fio, com movimentos suaves sobre a pele, em sentido contrário, introduzir os cones. Repetir esses passos até que todas as suturas planejadas sejam colocadas.

Compressão e moldagem da área tratada

◆ Ao mesmo tempo que se traciona o fio, molda-se a área pressionando a pele com todos os dedos da mão dominante.

Secção e sepultamento das extremidades dos fios

◆ É prudente seccionar o fio logo após a saída da agulha, para evitar perfurações acidentais.

◆ Tracionar a extremidade de cada fio, ao final do procedimento, com os dedos ou com uma pinça Kelly e, pressionando-se levemente a tesoura contra a pele, seccionar o fio, cuja extremidade costuma, então, ser facilmente sepultada.

Cuidados após a inserção dos fios

◆ Fazer compressas geladas nas áreas tratadas logo após o procedimento por cerca de 5 a 10 minutos.

◆ Limpar com álcool a 70% e colocar um antibiótico tópico nos orifícios, o qual deve ser também empregado em curativos diários até a cicatrização completa.

◆ Se necessário, prescrever analgésicos do tipo paracetamol ou dipirona, por até cinco dias.

◆ Manter a cabeça elevada por três noites e dormir com a cabeça para cima.

◆ Durante cinco dias lavar e secar, delicadamente, sem esfregar, a área trabalhada e fazer com cuidado a barba ou a maquiagem.

◆ Por duas semanas, evitar exposição aos raios ultravioleta do sol ou de cabines.

◆ Por três semanas, evitar tratamentos odontológicos ou estéticos como massagens faciais, sauna, praticar esportes, sobretudo de contato, movimentos bruscos ou extensos ao mastigar, bocejar, sorrir e conversar.

◆ Evitar tratamento com luz pulsada, *laser* fracionado e LED por, no mínimo, seis meses e radiofrequência, ultrassom, carboxiterapia e uso de ácido polilático por pelo menos três semanas.

Resultados

Embora discreta melhora, pela ligeira elevação dos tecidos, seja observada logo após o procedimento, em nossa experiência ainda limitada o efeito antiptose costuma ser moderado a ligeiro, conforme a menor ou maior flacidez e espessura da pele e do tecido subcutâneo. Já o efeito rejuvenescedor é bem visível a partir do terceiro mês de implantação dos fios. Para intensificar o efeito elevador da pele (normalmente discreto com a sutura Silhouette), associamos a realização do *lifting* manequim, em que se retira uma meia-lua de couro cabeludo de cada lado, logo acima da orelha, e se sutura a derme no periósteo (Figuras 50.3.4 e 50.3.5).

Complicações

De Benito estudou 316 pacientes tratados e observou complicações em 42 (13,3%), sendo as mais comuns:

◆ Dor na área temporal (7%) porque associou à sutura a retirada de um fragmento de couro cabeludo e fixação do fio na fáscia temporal profunda.

◆ Pregueamento visível da pele em 3,5%. Geralmente desaparece em poucos dias.

DERMOSSUSTENTAÇÃO COM FIOS ABSORVÍVEIS – PERSPECTIVAS

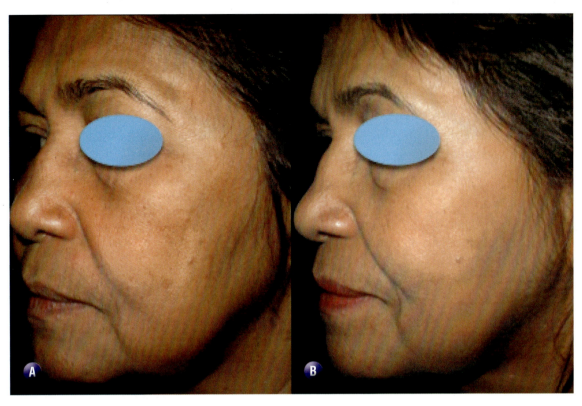

Figura 50.3.4 – **(A-B)** *Efeito rejuvenescedor da pele após três meses da implantação de duas suturas Silhouette de oito cones de cada lado e efeito antiptose amplificado pelo lifting manequim. Resultados bem consistentes com nítida melhora da qualidade da pele.*

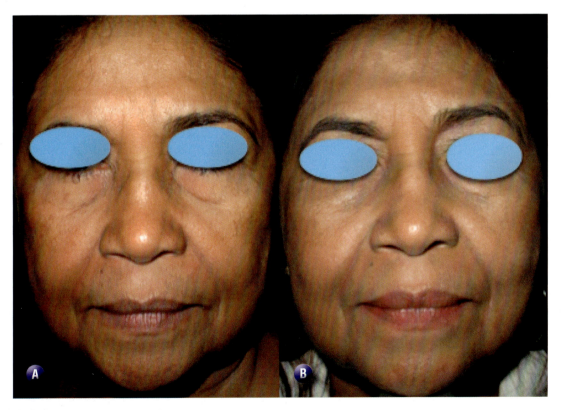

Figura 50.3.5 – **(A-B)** *Mesma paciente da figura anterior, mostrando melhor configuração da face e nítido rejuvenescimento da pele pela combinação da sutura Silhouette com o lifting manequim.*

CIRURGIA DERMATOLÓGICA AVANÇADA

- Hematoma em 1,3%. Equimoses, quando ocorrem, são de pouca intensidade, a não ser em pacientes com distúrbios da coagulação ou em uso de anticoagulantes.
- Assimetria em 0,6%.
- Sutura palpável em 0,3% ou até visível, por introdução muito superficial da sutura.
- Infecção não observada.

Outras reações

- Extrusão do fio no ponto de entrada ou de saída: pela inadequada introdução da parte central da sutura no ponto de entrada ou falta de pressão da pele pela tesoura antes da secção e sepultamento do fio nos pontos de saída.
- Resultados insuficientes: por inadequada seleção dos pacientes, como aqueles com excessiva ptose, pelo emprego de técnica inadequada ou a utilização de número insuficiente de fios para o caso.

- Infecção: raramente observada se utilizadas as precauções antissépticas e uso de material estéril.

BIBLIOGRAFIA CONSULTADA

1. De Benito J, Pizzamiglio R, Arguello MA, Machado CK, Fuzaro R, Hayashi C. Silhouette Day ExpertMmeeting promovido pela Estheticare. São Paulo, 24.01.2015.
2. De Benito J, Pizzamiglio R, Theodorou D, et al. Facial rejuvenation and improvement of malar projection using sutures with absorbable cones: surgical technique and case series. Aesthetic Plast Surg. 2011; 35:248-53.
3. Gamboa GM, Vasconez LO. Suture suspension technique for midface and neck rejuvenation. Ann Plast Surg. 2009; 62:478-81.
4. Isse NG, Fodor PB. Elevating the midface with barbed polypropylene sutures. Aesthet Surg J. 2005; 25:301-3.
5. Lee S, Isse N. Barbed polypropylene sutures for midface elevation: early results. Arch Facial Plast Surg. 2005; 7: 55-61.
6. Machado CK. In: Workshop sobre Sutura Silhouette promovido pela Estheticare. São Paulo, 23.10.2014.
7. Prendergast P. Minimally Invasive Face and Neck Lift Using Silhouette Coned sutures. Disponível em: http://cdn.intechopen.com/pdfs-wm/45721.pdf. Acessado em 06.03.2015.

Capítulo 51

Minilifting

Bhertha M. Tamura

Introdução

Atualmente, a cirurgia dermatológica avança a passos largos. O *minilifting* constitui um procedimento realizado pelos cirurgiões dermatológicos com treinamento avançado e com um profundo conhecimento das técnicas cirúrgicas e da anatomia da face, e experiente nas diversas áreas cirúrgicas. Ao se abordar esse tipo de técnica, dever-se também conhecer um pouco sobre as diferentes áreas faciais e das necessidades reais do paciente, sem focar apenas em um ponto ou queixa principal. Há momentos em que, somente os *lasers* ou técnicas com aparelhos, toxina e preenchedores ficam limitados ao inevitável destino dos homens: envelhecer todos os dias.

Escolha do paciente e cuidados pré-operatórios

A escolha do paciente depende, inicialmente, de uma indicação profissional da região a ser tratada, além de outros fatores que serão comentados a seguir.

Do ponto de vista do cirurgião dermatológico, quando experiente, a indicação do *minilifting* ocorre quando os demais recursos que se possui para o retardo do processo de envelhecimento da face falhem, que tenham contraindicação ou porque a paciente procurou assistência tardia, desejando um resultado mais agressivo e imediato.

Não há necessidade de se dizer que todos os fatores clínicos pré-operatórios devem estar em dia. Desde o equilíbrio emocional e estado psicológico da paciente a total compreensão do que se pode ou não oferecer. O *minilifting* nos permite retirar uma pequena parte de pele em excesso, no caso, de flacidez, um reposicionamento do sistema músculo-aponeurótico superficial (SMAS) e dos compartimentos de gordura da face.

Certificar-se que o paciente não tem falsas expectativas e que o seu desejo de se submeter à cirurgia não está vinculado a perdas, separação ou, simplesmente, por uma obsessão infundada e sede de se manter jovem, a qualquer custo. Descartar a possibilidade da paciente ter apresentado quadros de acne escoriada ou qualquer doença que estimule a dermatose artefatual ou factícia.

As dermatoses, o fotoenvelhecimento ou os tumores da pele, em si, não vão ser corrigidos pela cirurgia, a paciente necessitará de um tratamento adequado para que haja um equilíbrio entre a cirurgia, o rejuvenescimento e o reposicionamento de estruturas e da qualidade da pele. Enquanto a presença das manchas senis, neoplasias benignas da face, flacidez, elastose e rítides na pele não forem tratadas adequadamente, não resultará em um rejuvenescimento completo. Antes da indicação cosmiátrica, assegurar que realmente não há outras doenças na pele da face, especialmente carcinomas basocelulares. Se houver suspeita de lesões, elas devem ser tratadas antes da cirurgia.

CIRURGIA DERMATOLÓGICA AVANÇADA

A paciente não deve portar doença sistêmica que contraindique a cirurgia. O uso de medicamentos pelo período pré e pós-operatório deverá ser bem estabelecido, suspendendo principalmente os medicamentos com efeitos anticoagulantes, evitando sangramentos em excesso ou hematomas no pós-operatório. Caso esteja utilizando algum remédio, solicitar que o paciente o suspenda pelo menos 10 dias antes do procedimento, desde que não haja risco de vida decorrente da sua suspensão, nesse caso questionar a indicação cirúrgica de cunho simplesmente estético em detrimento da vida.

O tabagismo é um fator extremamente importante que não deve ser subestimado. Pacientes devem ser instruídos a suspender o tabagismo antes, durante e após a cirurgia, até que haja a completa cicatrização da pele decorrente da sua capacidade, diminuição do fluxo sanguíneo com retardo na cicatrização, necroses ou deiscências nas áreas principais de sutura e sustentação. Outras doenças que podem causar isquemia ou necrose, por exemplo, o pioderma gangrenoso devem ser descartados.

A pesquisa cuidadosa de possíveis alergias a medicamentos, tanto tópicos como sistêmicos deve ser realizada com critério.

Realizar pelo menos alguns exames laboratoriais básicos, tais como hemograma, coagulograma, glicemia; certificar-se sobre a função hepática e renal; além, da avaliação de rotina com o cardiologista, com acesso ao eletrocardiograma, ecocardiograma, quando necessário, e a liberação do paciente pelo anestesista. Assim, previnem-se, então, as complicações não somente referentes ao paciente e sua saúde, como também, a realidade penal com seus dissabores e estresse. Sugere-se que a realização desse procedimento seja realizado em ambiente cirúrgico apropriado, com todos os recursos básicos para ressuscitação cardiorrespiratória. E a realização de sedação traz um imenso conforto tanto para o paciente como para o médico na realização da cirurgia.

Avaliar a qualidade das cicatrizes de procedimentos anteriores no paciente, se há ou não história de cicatrizes hipertróficas e/ou queloide. Embora menos frequente na região da face, a cicatriz que, geralmente é suturada com certa tensão e por ser colocada na área pré-auricular, pode desenvolver cicatrização inadequada e imprevisível. Tendo como arma o conhecimento das possíveis complicações, caso elas ocorram, o médico estará preparado para transmitir segurança, suporte e tratamento para o paciente.

Orientar que no período pós-operatório poderá haver a necessidade de colocação de drenos, dependendo do transoperatório para se evitar a formação de grandes coleções de sangue.

Realizar a documentação médica fotográfica do paciente, em posição correta, de frente, laterais e se o paciente não tiver ou não desejar fazer correções das outras porções da face. Documentar fotograficamente a sua face com o olhar para cima, para baixo, com a cabeça elevada para trás e abaixada, para determinar tanto a posição dos compartimentos de gordura da face como o grau de flacidez da região malar, do sulco nasogeniano, a relação do terço médio e inferior da face com a região cervical (contorno da face) tanto no pré-operatório, se possível, no pós-operatório imediatamente antes do curativo como no pós-operatório propriamente dito.

Finalmente, cercar-se, dentro do possível, da parte legal, e solicitar que o paciente assine o termo de consentimento, as orientações pré e pós-operatórias de forma objetiva, colocando os riscos e complicações que podem ocorrer nesse tipo de cirurgia.

Os resultados estéticos dos *miniliftings*, bem como inúmeros outros procedimentos, não dependem apenas do médico e sua excelência em técnica, mas de seu profundo conhecimento em anatomia, particularmente no que se diz respeito ao rosto, pela sua complexidade. Ainda se discutem, não apenas o conhecimento mais profundo de todas as estruturas, como também as posições e o comportamento das estruturas de sustentação, as bolsas de gordura, o processo complexo de envelhecimento, estruturas ósseas e formatos de rosto, o estudo das diferenças raciais e culturais, acrescentando-se, ainda, os conceitos regionais e temporais de beleza, além das diferenças sexuais e as suas preferências.

Opções de tratamento para o rosto

Nem todos os rostos na mesma idade, da mesma raça têm a mesma indicação. A análise facial deve incluir fatores além dos discutidos anteriormente, as estruturas faciais, individualmente.

Uma das avaliações incluem dimensões faciais e proporções da região periorbital ou superior, região média da face e região do terço inferior, assim como tratar, diretamente, o processo de envelhecimento de cada região, incluindo o contorno facial com a análise do pescoço. Com a introdução da toxina botulínica, a região superior da face acabou sendo tratada conservadoramente em grande parte dos pacientes. Mas, nessa área, ainda restam o rejuvenescimento cirúrgico das pálpebras, por exemplo, a realização da blefaroplastia ou uma cirurgia endoscópica, associando um *browlift*.

Muitos pacientes necessitam realmente de um tratamento global e não localizado, como o *minilifting*. Então, o profissional que estará apto a escolher adequadamente sua indicação precisa ter um profundo conhecimento de todas as técnicas cirúrgicas faciais e da região do pescoço, para poder indicar essa técnica cirúrgica. E não somente obter, mas oferecer um melhor resultado. Lembrar que precisa-se tratar os pacientes em todos os planos, incluindo a pele, a derme, o subcutâneo, a perda de volume, a quantidade e a qualidade das rítides, flacidez e boa qualidade, e perfusão, nas áreas futuras de sutura das incisões.

O *minilifting* envolve fundamentalmente a melhora da região média da face e com essa técnica, mesmo com plicaturas firmes, pouco se obtém no *lifting* do pescoço e contorno facial. Para essas indicações, outras técnicas seriam mais corretas, como a ritidoplastia propriamente dita. Uma *vez* decididos sobre a melhor indicação do *minilifting* para o rejuvenescimento da região medial da face, analisa-se junto ao paciente os benefícios da cirurgia sobre o sulco nasolabial, sustentação, o reposicionamento da região malar e o reposicionamento do canto da boca. O reposicionamento do canto da boca e da região malar mais alta, só é possível de ser realizada adequadamente, quando se realiza o *lifting* facial, pois as suturas de sustentação no *minilifting* abrangem, basicamente e restritamente, a região medial da face e parte do contorno facial, dependendo da extensão da dissecção. Pois o chamado *minilifting* geralmente possui uma área de dissecção mais restrita, abrangendo a região malar, zigomática, medialmente até uma linha na projeção da pupila do mesmo lado e parte da região parótide e masseterina.

Área de incisão

A incisão cirúrgica é localizada na região pré-auricular e sua extensão, limitada à linha superior auricular quando necessária (nos *liftings* a incisão pode se estender ao longo da borda temporal do couro cabeludo na tentativa de se inserir a incisão cirúrgica no couro cabeludo, tornando-a "invisível") e circunda, direcionado posterior e lateralmente até o *tragus*, onde prefere-se incisar na borda posterior, mas não dentro dele, seguindo o contorno auricular

caudalmente, o lóbulo da orelha e se estendendo posteriormente atrás da orelha, obedecendo o contorno anatômico da região (incisão mínima com divulsão na região malar estendendo-se para a porção média do masseter).

Existem inúmeras variações nos desenhos incisionais para que se consiga "esconder" melhor a incisão cirúrgica no pós-operatório, com compensação das "orelhas" ou sobras de pele após o reposicionamento e redistribuição deles, quando há ressecção de grande quantidade de pele. Ainda parece ser a melhor opção estender a incisão cranialmente na região retroauricular, para compensar a retirada de pele residual. Quando a sobra de pele é demasiada, sugere-se estender a incisão perpendicular a essa última referência, adentrando o couro cabeludo e, se necessário, bordeando o couro cabeludo posterior e caudalmente.

Técnica

Existem ligamentos fundamentais localizados na região média da face que necessitam tratamento cirúrgico para um bom resultado do *minilifting*. Um deles, um verdadeiro ligamento osteocutâneo (região zigomática), e outro ligando a fáscia profunda, e superficial ligando à pele (parótida e ligamentos cutâneos da região massetérica). Esses ligamentos necessitam ser reposicionados, durante o *minilifting*, para que haja resultados interessantes no processo de rejuvenescimento, pois têm ação direta no suporte das bolsas de gordura da região média da face (ligamento zigomático). Portanto, eles é que darão o resultado do rejuvenescimento resultante da recolocação das bolsas de gordura com uma melhora do excesso de pele, que leva a formação e piora do sulco nasogeniano (ligamento massetérico) (Figura 51.1).

Plano de dissecção

A incisão se aprofunda até o nível médio do tecido subcutâneo ou, preferencialmente, até a fáscia subcutânea superficial, plano mais seguro, onde não há estruturas fundamentais como vasos maiores ou nervos tanto sensitivos como motores. Esse plano se localiza abaixo do sistema músculo-aponeurótico superficial, de fácil divulsão com tesoura apropriada. Essa dissecção deve abranger toda a região malar, preferencialmente ultrapassando medialmente o sulco nasogeniano, sem lesar ou forçar a área do canto labial, estendendo-se até a borda mandibu-

■ MINILIFTING

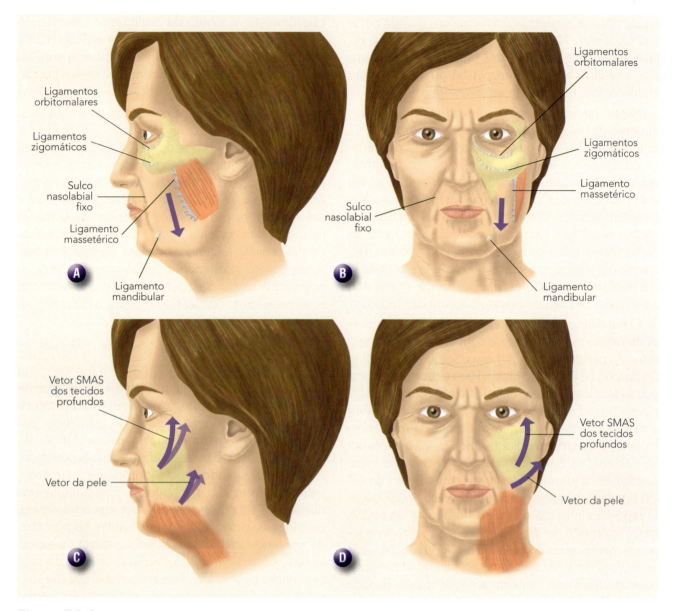

Figura 51.1 – **(A-D)** *Estruturas anatômicas e contravetores importantes no planejamento e na execução do lifting.*

lar. Um dos momentos mais delicados da técnica cirúrgica, na nossa opinião, é aquele em que logo após a incisão se busca o plano adequado para a divulsão, especialmente na região pré-tragal, onde se localiza o tão temido nervo facial. A incisão acidental desse nervo trará graves consequências, com sequelas muitas vezes irreversíveis como a paralisia facial. Pacientes já operados são o público de maior risco ainda, pois toda a região pré-auricular já foi submetida ao procedimento cirúrgico com risco de localização anômala do nervo.

Na alçada do dermatologista, os procedimentos com divulsões profundas supraperiosteais não têm sido praticados, mas alguns profissionais que se aventuram nas cirurgias endoscópicas realizam procedimentos com acesso profundo, com menor risco, mas as técnicas são bem sofisticadas e avançadas.

Sutura do SMAS e da pele

A plicatura do sistema músculo-aponeurótico da região média da face é, geralmente realizada com um vetor vertical, com uma a três plicaturas com o reposicionamento no sentido mediolateral-cranial, na tentativa de elevar o canto da boca, diminuir o sulco nasogeniano com a elevação da gordura malar e a melhora do contorno mandibular, sustentando o ligamento na região masseterina.

Vetores

Os tecidos mais profundos são direcionados mais cranialmente, e a pele direcionada superior e lateralmente, na tentativa de um resultado mais interessante.

Hemostasia

A hemostasia deve ser cuidadosa e não se deve desprezar esse cuidado. Quando o plano de dissecção é adequado, e se a cirurgia for realizada com sedação e infiltração de solução anestésica, o sangramento é mínimo. Apesar de se respeitar essa técnica, alguns médicos têm como regra a colocação de drenos de Penrose, para evitar a formação de hematomas e, posterior necessidade de drenagem com abertura de parte da incisão cirúrgica, e todos os transtornos associados a essa complicação relativamente comum.

Sutura da pele

A sutura da pele deve ser realizada com o máximo de cuidado. Como há tensão, a sutura por planos deve ser uma regra. Sugere-se usar um fio de Vicryl ou prolene para a derme, dependendo da escolha do cirurgião de 6 a 4-0, e a pele com mononáilon, também com a mesma espessura. A complementação na aproximação da pele com adesivos também é bem-vinda (sutura falsa).

Cuidados pós-operatórios e complicações imediatas

O sucesso do pós-operatório inicia-se nos cuidados pré-operatórios, no cuidado na escolha do paciente, nas orientações relativas a pequenos cuidados, como a parada do tabagismo, e são fundamentais para que o período de recuperação ocorra com um menor índice de surpresas e complicações.

Do paciente, deve-se lembrar dos cuidados em casa. Ele não deve manipular inadequadamente a região, não fazer compressas geladas por tempo prolongado sobre uma pele com menor sensibilidade para evitar queimaduras, movimentos intempestivos para evitar deiscência, bem como reservar um período evitando a prática de esportes aquáticos, sauna, piscina, praia contaminada, utilização de produtos de maquiagem contaminados e produtos de beleza que não foram indicados pelo médico. Prescrever antiálgicos, antibióticos sistêmicos ou tópicos quando indicados e, quando possível, acrescentar tratamentos auxiliares como a drenagem linfática e o uso de aparelhos de *light-emitting diodes* (LED) para encurtar o período de edema, equimose, baixa sensibilidade da pele e cicatrização.

Da cirurgia propriamente dita, um dos problemas mais temidos são a sequela da paralisia facial, parestesia ou algia por manipulação, trauma ou pinçamento do nervo facial. Quando há sinais de lesão, há necessidade de um diagnóstico rápido e preciso para uma intervenção corretiva ou enxertia neural, em último caso, na tentativa de minimizar as sequelas. O hematoma é relativamente frequente, e alguns profissionais já introduzem o dreno de Penrose, como rotina, na tentativa de eliminar a formação deles ou na tentativa de drenar adequadamente as secreções. O dreno deve ser retirado, na pior das hipóteses, até 48 horas após a realização do procedimento, para que o próprio dispositivo não funcione como corpo estranho, levando a formação de reação ou, até mesmo, porta de entrada para algum processo infeccioso. A deiscência, a cicatriz inestética, a formação de queloide nunca devem ser esquecidos em qualquer tipo de procedimento cirúrgico. Portanto, o uso de medicamentos tópicos que auxiliem na remodelação do colágeno e a observação cautelosa da evolução da cicatriz se fazem necessária.

Como existe certa tensão na incisão cirúrgica, recomenda-se cautela no dia da retirada dos pontos. Os pontos separados utilizados como referência geralmente são retirados em sete dias, e os contínuos em menos tempo, porém, dependerá do transoperatório, podendo se prolongar até 10 dias. Curativos tensores na tentativa de aproximar a pele na incisão cirúrgica são bem-vindos.

BIBLIOGRAFIA CONSULTADA

1. Nahai F. The art of aesthetic surgery. St Louis, Missouri: Quality Medical Publishing, inc. 2005; 2:828-29, 972-1001, 1048-53.
2. Tamura B. Anatomia da face aplicada aos preenchedores e à toxina botulínica. Parte I. Surg Cosmet Dermatol. 2010; 2(3):195-204.
3. Tamura B. Anatomia da face aplicada aos preenchedores e à toxina botulínica. Parte II. Surg Cosmet Dermatol. 2010; 2(4):291-303.

Capítulo 52. Cirurgias em Áreas Específicas e Importantes

Capítulo 52.1

Cirurgias de Unhas

Nilton Di Chiacchio

Introdução

O aprendizado das doenças das unhas faz parte do programa de residência médica em Dermatologia. Pode-se observar a alta frequência de queixas de deformidades ungueais em nossos consultórios, obrigando o conhecimento específico nessas patologias, bem como as possibilidades cirúrgicas para corrigir algumas doenças.

Os procedimentos utilizados facilitam o diagnóstico, por meio da biópsia do aparelho ungueal; corrigem deformidades iatrogênicas, parasitárias, congênitas ou traumáticas; além de permitirem a remoção de tumores e ajudar na manutenção da estética ungueal.

Avaliação pré-operatória

O exame clínico do paciente é fundamental, como em qualquer outra cirurgia. Pacientes com doenças vasculares periféricas, diabetes de longa duração, discrasias sanguíneas, doenças do colágeno, doenças neurológicas periféricas e imunodeprimidos devem ser muito bem avaliados, previamente.

Como na cirurgia geral, os medicamentos utilizados podem afetar a anestesia, causar sangramento ou ter efeitos tóxicos na unha. Dessa maneira, o uso de betabloqueador, inibidores da monoaminoxidase (MAO), fenotiazinas, aspirina e anticoagulantes, corticoides sistêmicos e retinoides devem ser suspensos,

previamente. Quando não for possível, a cirurgia deve ser substituída por procedimentos conservadores.

Exames subsidiários devem ser solicitados, mediante a necessidade de cada paciente. O diagnóstico por imagem, cada vez mais utilizado, facilita o diagnóstico e a localização de tumores, como nos casos de exostose subungueal, os raios X simples; nos tumores de tecido mole, a ultrassonografia; e, no tumor glômico subungueal, a ressonância magnética.

Pré-operatório imediato e transoperatório

O local a ser operado deve ser lavado previamente com água e sabão, com posterior uso de povidine (PVPI) ou clorexidina. O membro deve ser apoiado em superfície rígida, com o objetivo de conforto ao paciente e ao médico.

As incisões, descolamentos e suturas, às vezes, devem ser feitas com vigor, em razão da rigidez das estruturas anatômicas envolvidas. Em outras ocasiões a destreza e delicadeza devem-se impor para que estruturas nobres (matriz) não sejam lesadas.

Instrumental

O instrumental necessário para cirurgia do aparelho ungueal é o mesmo utilizado na cirurgia dermatológica, acrescido de:

CIRURGIA DERMATOLÓGICA AVANÇADA

- Espátulas dentárias: para descolamento da placa ungueal dos tecidos vizinhos;
- Curetas pequenas e bem afiadas: utilizadas para remoção de tecido de granulação e matriz ungueal;
- Pinça de Addison delicada: para remoção de espécimes para estudo anatomopatológico;
- Gancho de Joseph e "em garra";
- Tesoura reta de 12 cm;
- Alicate forte para corte da placa ungueal;
- Osteótomos em faca e em colher para remoção de fragmentos ósseos;
- Aparelho para abrasão com lixas grossas para o lixamento da placa ungueal (Figura 52.1.1);
- Descolador de septo nasal (Figura 52.1.2);
- *Punchs* de 2 a 4 mm, preferindo-se os que tenham orifícios de saída, para facilitar a remoção dos espécimes retirados;
- Lâminas de bisturi de nº 11, 15 e 15C;
- Fios mononáilon, categute e Vicryl com agulhas triangulares cortantes.

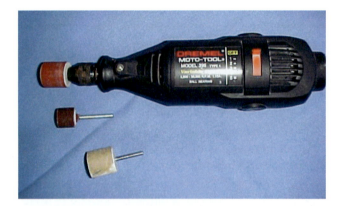

Figura 52.1.1 – *Abrasor com lixas d'água.*

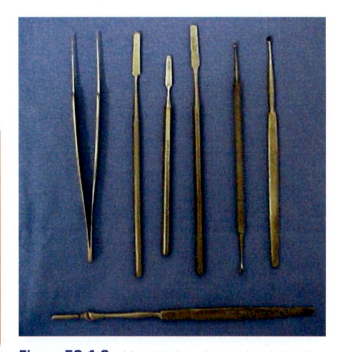

Figura 52.1.2 – *Material adequado para cirurgia da unha.*

Anestesia

O anestésico utilizado é a lidocaína 1 a 2%, tendo a duração de 2 horas. Apesar de algumas publicações indicarem o uso de vasoconstritores nos háluces, prefere-se não utilizar esta associação para evitar complicações desnecessárias.

A bupivacaína a 0,5% pode ser utilizada, em associação à lidocaína ou no final da cirurgia para garantir analgesia de até 6 horas.

A ropivacaína apresenta o mesmo tempo de início de ação da lidocaína, porém promove até 9 horas de analgesia pós-operatória. É considerada uma droga segura, porém é pouco utilizada por ser dispendiosa.

Considera-se que a melhor técnica anestésica em cirurgia da unha seja o bloqueio distal. O ponto de inserção da agulha está localizado 1 cm acima da junção de duas linhas imaginárias, que passam pela dobra ungueal proximal e lateral. A agulha deve ser introduzida na pele em um ângulo de 45°, com a ponta voltada para a parte distal do dedo. A injeção deve ser lenta para evitar o desconforto. Após esse procedimento, pode-se completar a anestesia na dobra ungueal lateral para garantir a analgesia da ponta do dedo (Figura 52.1.3).

Pode-se utilizar a anestesia troncular clássica para procedimentos maiores, contudo a compressão ou traumatismo dos nervos resulta em neurites pós-operatórias com sintomas dolorosos que persistem por longo tempo.

Torniquetes

O torniquete deve sempre ser utilizado, pois facilita o procedimento, evitando o sangramento abundante. Pode-se utilizar dreno de Penrose, dedos de luvas ou torniquetes de venopunção. Torniquetes mais largos evitam uma possível neurite pós-cirúrgica. Deve-se estar atento em removê-los, após o término da cirurgia, evitando complicações que podem ser catastróficas.

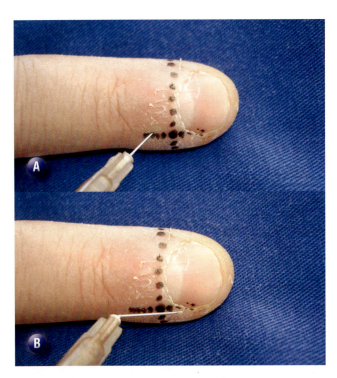

Figura 52.1.3 – **(A-B)** *Técnica de bloqueio distal do dedo.*

O uso de luva cirúrgica estéril pode ser muito útil, pois mantém o campo cirúrgico asséptico. O dedo da luva que cobre o dedo que será operado deve ter sua ponta cortada e enrolado, atuando como um torniquete.

Curativo

O curativo é de importância fundamental para uma boa resolução da ferida cirúrgica. Para um melhor entendimento da utilização dos diversos tipos de curativos, é importante o conhecimento dos processos de cicatrização (1ª, 2ª e 3ª intenção).

Considera-se cicatrização por 1ª intenção o processo de reparação das feridas cirúrgicas que foram suturadas, onde as bordas estão em contato direto. A cicatrização por 2ª intenção nas feridas que foram deixadas abertas. E, a cicatrização por 3ª intenção nas feridas suturadas borda a borda e acometidas por alguma complicação, resultando em deiscência.

Nas feridas suturadas onde não há complicação – 1ª intenção – o curativo tem a função de protegê-la contra traumas mecânicos. Deve ser feito com gaze estéril seca e mantida por 24 a 48 horas. Após esse período a ferida deve permanecer descoberta e submetida à limpeza local com soro fisiológico.

Nas cirurgias em que a ferida permaneceu aberta ou em que houve deiscência – 2ª e 3ª intenção, respectivamente – o curativo deve ser feito com alginato de cálcio. Esse curativo está indicado por auxiliar no desbridamento autolítico, além de apresentar alta capacidade de absorção do exsudato. Quando em contato com a ferida, resulta na formação de um gel que mantém o meio úmido, além de induzir a hemostasia. O alginato deve ser moldado no interior da ferida e umedecido com solução fisiológica, evitando que toque nas bordas. A troca do curativo deve ser feita a cada 24 horas. Quando o exsudato diminuir, deve-se trocar o tipo de curativo para o hidrogel. Esse composto mantém o meio úmido, facilitando a reidratação celular e o desbridamento. O hidrogel deve ser aplicado sobre a ferida, diariamente.

Pós-operatório

O paciente deve ser orientado a manter repouso relativo, com elevação do membro operado. As atividades desenvolvidas devem ser restritas ou mesmo abolidas pelo tempo que o médico assistente achar conveniente, de acordo com cada caso.

Analgésicos são prescritos de acordo com a dimensão da cirurgia e a necessidade de cada paciente. Prefere-se o uso do paracetamol, evitando-se, assim, o ácido acetil salicílico, capaz de promover sangramento.

Os anti-inflamatórios não hormonais podem, em alguns casos, ser mais efetivos. O tempo de administração destes medicamentos normalmente não ultrapassa os três primeiros dias de pós-operatório.

Nos casos em que não existe infecção prévia, os antibióticos são desnecessários.

Complicações

As complicações são raras. Hematoma, edema, infecção e deiscência podem ocorrer por consequência do uso de técnica cirúrgica inadequada.

Cirurgias ungueais mais comuns

Onicoabrasão

Consiste no lixamento da lâmina ungueal, levando à diminuição de sua espessura. O material necessário consiste em aparelho para dermoabrasão e lixas com diversos graus de aspereza.

O paciente deve estar deitado ou sentado, com os pés ou as mãos apoiados sob superfície rígida. O médico deve estar em posição confortável e paramentado com avental, máscara, óculos e luva para se proteger do pó resultante do procedimento.

O lixamento é feito com a velocidade desejada, em movimentos horizontais, verticais ou angulados, até que o objetivo da abrasão seja alcançado.

Brocas dentárias de diversas espessuras podem ser utilizadas para fazer pequenos orifícios na placa ungueal. Tal procedimento facilita a maior penetração da medicação prescrita, bem como na drenagem de hematomas subungueais. Nesses casos, deve-se ser cauteloso para não causar ferimentos no leito ungueal (Figura 52.1.4).

A onicoabrasão também está indicada na hiperceratose ungueal, causada pela onicomicose ou processos inflamatórios do leito e na hipercurvatura transversa da unha. Nessas patologias, o aumento da espessura da placa ungueal causa desconforto ao doente, além de prolongar o tempo de tratamento (Figura 52.1.5). O lixamento, além de seu valor estético, proporciona uma melhor atuação da medicação tópica, bem como a diminuição da onicoalgia, própria dessas condições.

Outras indicações, embora pouco utilizadas, são: auxiliar a coleta de escamas para realização de exame micológico da unha e na drenagem de hematomas. A coleta manual desse material nem sempre é tão simples. Em alguns casos, pode ocorrer ferimento no leito ungueal, gerando desconforto ao paciente e comprometendo o relacionamento técnico-paciente. Nesses casos, a onicoabrasão se impõe pela facilidade em visualizar os locais onde a placa ungueal é mais friável e própria para a coleta indolor. Nos hematomas subungueais, procede-se a abrasão com lixas ou brocas dentárias, facilitando, assim, sua drenagem.

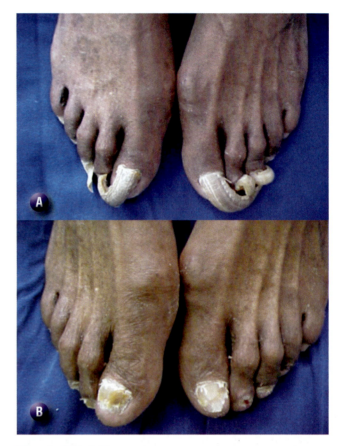

Figura 52.1.5 – **(A-B)** *Abrasão para tratamento da onicogrifose.*

Biópsia do aparelho ungueal

É um procedimento pouco utilizado nos consultórios dermatológicos, em razão do desconhecimento técnico da maioria dos profissionais, que ignoram o local correto a ser biopsiado ou temem sequelas que podem levar a distrofias.

Inicialmente, deve ser descartada a presença de lesões concomitantes de pele, resultantes da mesma doença. Nesses casos, a biópsia da pele é preferível à biópsia ungueal. Uma vez necessária a abordagem ungueal, deve-se esclarecer ao doente, a possibilidade do aparecimento de distrofias. Elas são evitadas quando se respeita o diâmetro de 3 mm para a matriz, e 4 mm para o leito.

O médico deve conhecer a fisiopatologia da doença para escolher corretamente o local para retirada do fragmento. A psoríase ungueal é um bom exemplo, pois cada manifestação clínica corresponde a um local de origem da lesão. O *pitting* atinge inicialmente a matriz ungueal, enquanto a hiperceratose acomete o leito.

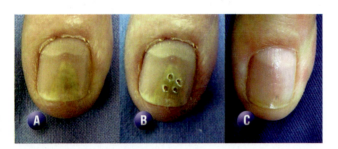

Figura 52.1.4 – **(A-C)** *Abrasão com broca dentária para tratamento de infecção bacteriana subungueal.*

A biópsia do aparelho ungueal tem função não só diagnóstica, como também terapêutica, em lesões, cujas dimensões não ultrapassem 4 mm, no leito, e 3 mm na matriz.

Biópsia do leito

No leito ungueal, a biópsia pode ser feita com *punch* ou em fuso.

Técnica com *punch*

- Assepsia do dedo com álcool iodado;
- Anestesia troncular com xilocaína a 2% sem vasoconstritor;
- Colocação de garrote para não haver sangramento durante a cirurgia;
- Remoção de um fragmento da placa ungueal, incisando-a com um *punch* de 6 mm;
- Incisão do fragmento a ser biopsiado com um *punch* de 4 mm, até o plano justaósseo;
- Remoção do fragmento utilizando pinça de Addison delicada e tesoura (Figura 52.1.6);
- Colocação de espuma hemostática na ferida cirúrgica;
- Recolocação da placa ungueal de 6 mm, como curativo biológico;
- Retirada do garrote;
- Curativo.

Técnica em fuso

- Assepsia do dedo com álcool iodado;
- Anestesia troncular com Xilocaína a 2% sem vasoconstritor;
- Colocação de garrote para não haver sangramento durante a cirurgia;
- Remoção parcial ou total da placa ungueal;
- Incisão longitudinal em cunha com bisturi e lâmina 15 ou 15 C, até o plano justaósseo;
- Descolamento do fragmento;
- Sutura com fio categute ou Vicryl 5-0.
- Recolocação da placa ungueal;
- Retirada do garrote;
- Curativo.

A remoção do curativo é feita após 24 horas, e o paciente é orientado a lavar o local com água e sabão duas vezes ao dia. A placa ungueal previamente removida deve permanecer fixada com o auxílio de Micropore® por duas semanas.

Biópsia da matriz

Esse procedimento pode ser feito tanto na porção proximal como na distal. A primeira deve ser evitada, pois deixa distrofias permanentes, independente do tamanho do espécime. Nos casos em que a biópsia se impõe, a distrofia deve ser previamente informada ao paciente. Nos procedimentos da matriz distal, a distrofia ocorre quando o fragmento excede a 3 mm de diâmetro.

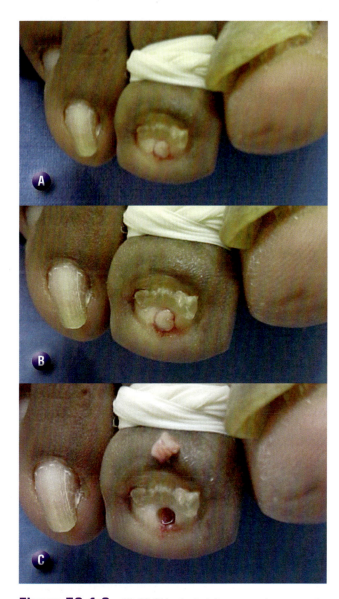

Figura 52.1.6 – **(A-C)** *Biópsia do leito ungueal com* punch.

■ Cirurgias de Unhas

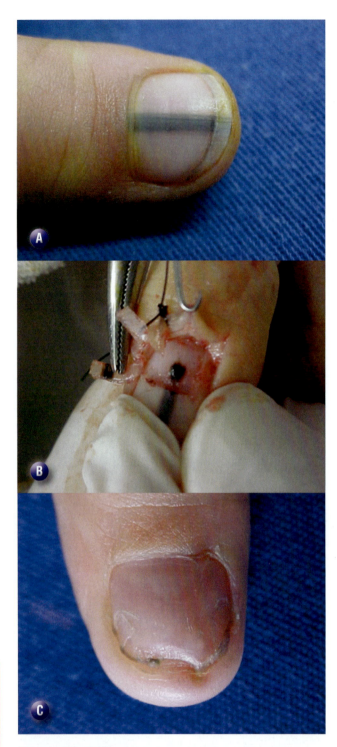

Figura 52.1.7 – **(A-C)** *Biópsia da matriz ungueal com* punch.

Como na biópsia do leito ungueal, tanto a técnica com *punch* como a em fuso podem ser utilizadas. A remoção em fuso está indicada para se obter um espécime mais representativo ou remover uma lesão melanocítica.

Técnica com *punch*

- Assepsia do dedo com álcool iodado;
- Anestesia troncular com xilocaína a 2% sem vasoconstritor;
- Colocação de garrote para não haver sangramento durante a cirurgia;
- Descolamento da cutícula com auxílio de espátula;
- Incisões paralelas e longitudinais, da dobra ungueal posterior;
- Rebater a dobra ungueal posterior para completa visualização da matriz ungueal;
- Incisão com *punch* de até 3 mm até o plano justaósseo;
- Remoção do fragmento utilizando pinça de Addison e tesoura delicada (Figura 52.1.7);
- Colocação de espuma hemostática na ferida cirúrgica;
- Recolocação da dobra ungueal proximal na posição original;
- Sutura das incisões paralelas com fio mononáilon 5-0;
- Retirada do garrote;
- Curativo.

Técnica em fuso

- Assepsia do dedo com álcool iodado;
- Anestesia troncular com xilocaína a 2% sem vasoconstritor;
- Colocação de garrote para não haver sangramento durante a cirurgia;
- Descolamento da cutícula com auxílio de espátula;
- Incisões paralelas e longitudinais, da dobra ungueal posterior;
- Rebater a dobra ungueal posterior para completa visualização da matriz ungueal;
- Incisão em fuso, transversal e paralela à lúnula com lâmina de bisturi 15 ou 15C;
- Remoção do fragmento utilizando pinça de Addison e tesoura delicada;
- Sutura da ferida cirúrgica com fio absorvível 6-0;
- Recolocação da dobra ungueal proximal na posição original;

- Sutura das incisões paralelas com fio mononáilon 5-0;
- Retirada do garrote;
- Curativo.

Nos casos em que a placa ungueal for desnecessária para o exame histopatológico, ela pode ser preservada. Dessa maneira, pode-se rebatê-la, por meio de uma "janela". Deve-se lembrar de que, nessa localização, a placa ungueal é mole e deve-se ter cuidado ao proceder as incisões.

A remoção do curativo é feita após 24 horas, e o paciente é orientado a lavar o local com água e sabão duas vezes ao dia. Os pontos são removidos após uma semana.

Biópsia representativa de todo o aparelho ungueal

Tem como objetivo obter um espécime que contenha todas as partes do aparelho ungueal. Esse tipo de biópsia garante uma amostra mais significativa e um melhor diagnóstico.

Técnica cirúrgica

- Assepsia do dedo com álcool iodado;
- Anestesia troncular com xilocaína a 2% sem vasoconstritor;
- Colocação de garrote para não haver sangramento durante a cirurgia;
- Incisão em fuso, englobando parte da prega ungueal posterior, lateral e distal, lâmina ungueal, matriz ungueal e leito ungueal;
- Retirada em monobloco;
- Sutura borda a borda com fio mononáilon 4-0 ou curativo com Micropore® (Figura 52.1.8);
- Retirada do garrote;
- Curativo.

Quando o local a ser biopsiado encontra-se na parte mediana da unha, utiliza-se técnica semelhante, porém com incisões paralelas, não ultrapassando 3 mm. Nesse caso deve-se fazer o descolamento do leito, no plano justaósseo, facilitando a sutura.

A remoção do curativo é feita após 24 horas, e o paciente é orientado a lavar o local com água e sabão duas vezes ao dia. Os pontos são removidos após uma semana.

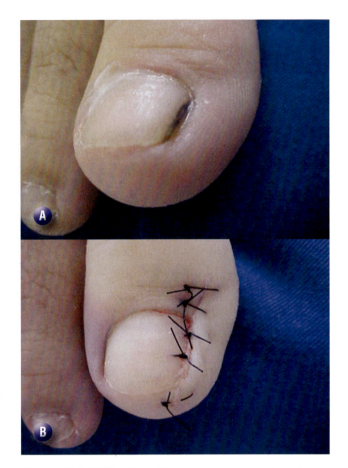

Figura 52.1.8 – **(A-B)** *Biópsia representativa de todo aparelho ungueal.*

Unha encravada

A unha encravada é uma das condições mais dolorosas e incapacitantes, capaz de ser tratada com cirurgias simples.

O fator mecânico desempenha o principal papel etiopatogênico. A pressão aumentada, variável em direção, direta ou indireta, entre a unha e pregas ungueais é essencial para encravar a unha. Posteriormente, segue-se a inflamação do tecido periungueal, resultando em edema das dobras ungueais e um círculo vicioso se estabelece, ocorrendo a formação de tecido de granulação e a hipertrofia da prega ungueal lateral.

Os principais fatores etiológicos da unha encravada são:

- *Calçados:* sapatos apertados ou pontiagudos;
- *Unha:* hipercurvatura transversa da unha, infecção fúngica, distrofias por doenças inflamatórias ou métodos errôneos de corte;
- *Dedo:* largo ou desviado em valgo;

CIRURGIAS DE UNHAS

- *Pé:* pé plano valgo;
- *Tecidos:* tuberculose, sífilis e diabetes;
- *Traumatismos:* podem atuar indiretamente, lesando a matriz e, diretamente, pressionando a unha contra os tecidos vizinhos;
- Avulsão da unha.

Classificação da unha encravada

- Grau I: não existe lesão clínica evidente ou pode existir eritema leve. O paciente se queixa de dor quando as dobras laterais são palpadas.
- Grau II: a característica descrita no grau I, acrescida de secreção serossanguinolenta ou purulenta na dobra ungueal envolvida.
- Grau III: a característica descrita no grau II, acrescida de hipertrofia da prega lateral acometida.

Técnicas mais utilizadas para correção da unha encravada

- Conservadoras;
- Cirúrgicas:
  - Fenolização parcial da matriz;
  - Matricectomia cirúrgica:
    - Tradicional;
    - Incisão em "L";
    - Técnica em "U";
    - Técnica de Debois;
    - Conservadoras.

Existem vários métodos conservadores de tratamento da unha encravada, que vão desde o tratamento clínico com antibióticos ou anti-inflamatórios tópicos e/ou sistêmicos, até a colocação de algodão entre a unha e a borda ungueal lateral. Tais técnicas têm valor em casos leves (G1) de unha encravada, porém apresentam resultados muito variáveis.

Apresenta-se, a seguir, uma técnica que parece mais aceitável e sem tantos inconvenientes.

Colocação de lâmina flexível

Trata-se de material plástico de memória, isto é, que tende a voltar sempre à posição original. Por meio de pressão leve e constante, exercida pela placa, a unha cresce, não penetrando nas bordas laterais. O método apresenta bons resultados em casos de unha encravada grau 1 e na hipercurvatura transversa da unha, em que a cirurgia está contraindicada.

Essa lâmina é colada sobre a placa ungueal, utilizando-se cola de cianocrilato, mais próxima da borda ungueal distal e mantida por 40 a 60 dias. A dor melhora nas primeiras semanas e a unha volta à sua forma inicial em aproximadamente seis meses. A placa deve ser trocada de 30 a 60 dias ou nos casos em que houver descolamento.

Técnica de colocação da lâmina

- Lixamento superficial da placa ungueal;
- Desengordurar a superfície da placa ungueal com álcool 70°;
- Lixamento leve da lâmina flexível;
- Colocação de cola de cianocrilato sob a placa ungueal;
- Colocação da lâmina flexível sob a cola pressionando por 2 minutos.

Fenolização parcial da matriz

Está indicada nos casos de unha encravada graus 1 e 2, em que não exista hipertrofia tecidual das dobras lateral e distal.

É importante notar que o uso de instrumental delicado torna-se fundamental para que não ocorram complicações pós-operatórias. Prefere-se o uso de espátula odontológica para evitar o descolamento desnecessário entre a placa e o leito ungueal.

A solução de fenol deve ser aplicada com cotonetes ou estiletes envolvidos em pouca quantidade de algodão, de maneira que não fiquem encharcados, evitando o extravasamento da solução nas dobras ungueais.

Técnica cirúrgica

- Assepsia do dedo;
- Anestesia troncular com xilocaína a 2% sem vasoconstritor;
- Colocação de garrote;
- Retirada do tecido de granulação, utilizando-se cureta;
- Descolamento da cutícula na dobra ungueal posterior e borda lateral do lado acometido, utilizando-se espátula;

- Separação da placa ungueal do leito no lado encravado, desde a dobra livre até a matriz da unha;
- Corte da placa ungueal no sentido longitudinal da unha até a matriz da unha, com tesoura delicada;
- Extração da unha descolada com auxílio de um Kelly reto, prendendo-o em toda a extensão da unha, com movimento rotatório;
- Enxugar o sangue vigorosamente;
- Colocação, por 1 minuto, do cotonete ou estilete embebido em solução de fenol a 88%, sob a dobra ungueal posterior para coagular a matriz da unha;
- Repetição do procedimento por três vezes, totalizando 3 minutos;
- Lavagem do local com álcool 70°;
- Curativo com algodão, gaze e faixa crepe;
- Retirada do garrote.

Prescreve-se analgésico, apesar do fato de que só em raras ocasiões o paciente tem necessidade de fazer uso dessa medicação.

No pós-operatório, observa-se secreção sero-hemática, em razão do processo inflamatório químico desencadeado pelo fenol, que desaparece por volta do 20° PO.

Matricectomias cirúrgicas
Tradicional

Essa técnica compreende a retirada parcial da placa, matriz, leito ungueal e dobra ungueal, junto ao tecido hipertrófico contíguo. A remoção é feita em monobloco, como um meio fuso longitudinal, iniciando acima da dobra ungueal proximal até além do hiponíqueo, em linha reta e lateralmente em semilua, envolvendo o tecido hipertrofiado da dobra ungueal lateral.

Técnica cirúrgica
- Assepsia do dedo;
- Anestesia troncular com xilocaína a 2% sem vasoconstritor;
- Colocação de garrote;
- Incisão em fuso, englobando parte da prega ungueal posterior, lâmina ungueal, tecido de granulação, matriz ungueal e leito ungueal (Figura 52.1.10);
- Retirar em monobloco;

- Suturar borda a borda com fio mononáilon 4-0 ou curativo com Micropore®;
- Curativo com algodão, gaze e faixa crepe;
- Retirada do garrote.

No pós-operatório, prescrevem-se antibiótico e analgésico. O curativo é retirado após 24 horas (Figura 52.1.9). Orienta-se a limpeza local com água

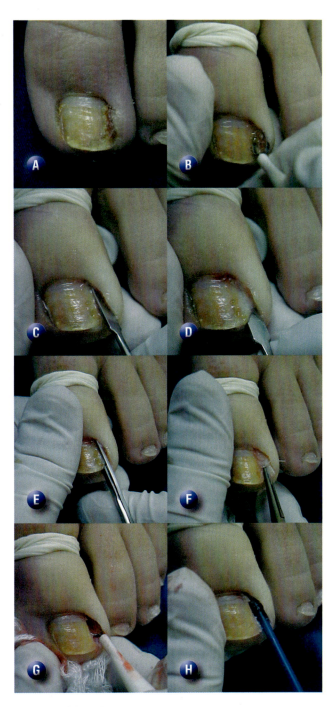

Figura 52.1.9 – **(A-H)** *Técnica da fenolização da matriz ungueal.*

■ Cirurgias de Unhas

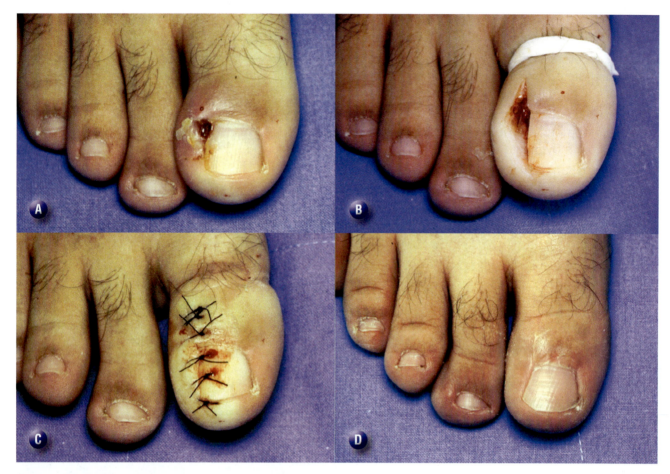

Figura 52.1.10 – **(A-D)** Técnica e resultado da matricectomia tradicional.

e sabão, bem como repouso relativo por 48 horas. A retirada de pontos é feita entre o 7º e o 10º dia. O uso de sapatos e a prática de esportes devem ser evitados por um mês.

Incisão em "L"

Esta técnica difere da anterior por permitir uma melhor visualização de toda a placa e matriz ungueal, facilitando a retirada parcial da matriz, diminuindo os índices de recidiva.

A incisão em "L", na dobra ungueal posterior, forma um retalho que é descolado acima da lâmina ungueal e rebatido lateralmente.

Técnica cirúrgica

- Assepsia do dedo;
- Anestesia troncular com xilocaína a 2% sem vasoconstritor;
- Colocação de garrote;
- Incisão em "L" na dobra ungueal posterior;
- Descolar o retalho formado pela dobra ungueal lateral acima da lâmina ungueal e rebatê-lo;
- Incisar a matriz e lâmina ungueal no sentido logitudinal, incluindo o leito;
- Retirar em monobloco;
- Suturar borda a borda com fio mononáilon 4-0 ou curativo com Micropore®;
- Curativo com algodão, gaze e faixa crepe;
- Retirada do garrote (Figura 52.1.11).

O pós-operatório é semelhante ao anterior, sendo que nos casos em que se usa Micropore®, a sua retirada é feita no segundo dia, colocando-se novas fitas adesivas, em menor quantidade, que são trocadas a cada sete dias até a completa ciatrização da ferida cirúrgica.

Técnica em "U"

Utilizada para remoção da hipertrofia das bordas ungueais lateral e distal, quando se faz necessária. Pode-se associar a matricectomia tanto química como cirúrgica.

Essa técnica está indicada nos casos de unha encravada na infância, em que a matricectomia não é recomendada por causar microníquia.

Técnica cirúrgica

- Assepsia do dedo;
- Anestesia troncular com xilocaína a 2% sem vasoconstritor;
- Colocação de garrote;
- Incisão das dobras laterais e distal, com a espessura variando de acordo com a necessidade de retirada da hipertrofia;
- Sutura hemostática com fio mononáilon 3-0, em chuleio simples ou ancorado;
- Curativo compressivo com algodão, gaze e faixa;
- Retirada do garrote.

A ferida cirúrgica cicatriza por segunda intenção, em um prazo médio de 30 dias. Todas as orientações anteriores são válidas. Prescrevem-se antibiótico sistêmico, anti-inflamatório não hormonal e analgésico. A retirada de pontos é feita após 10 dias (Figura 52.1.12).

Técnica de Debois

- Esta técnica está indicada nos mesmos casos da anterior, porém difere pela sutura da ferida cirúrgica;
- Assepsia do dedo;
- Anestesia troncular com xilocaína a 2% sem vasoconstritor;
- Colocação de garrote;
- Incisão das dobras laterais e distal, em cunha, com a espessura variando de acordo com a necessidade de retirada da hipertrofia;
- Sutura borda a borda com fio mononáilon 3-0, com pontos simples;
- Curativo compressivo com algodão, gaze e faixa;
- Retirada do garrote (Figura 52.1.13).

O pós-operatório é mais confortável para o paciente, quando comparado com a técnica anterior, pelo fato de não existir ferida cruenta. A prescrição é semelhante e a retirada de pontos é feita no décimo dia de pós-operatório.

Hipercurvatura transversa da unha

A hipercurvatura transversa da unha é subdividida em três tipos: unha em pinça, unha em telha e unha dobrada.

A unha em pinça é considerada uma distrofia com hipercurvatura transversa, que aumenta ao longo do eixo longitudinal da unha. Na parte distal, suas bordas apertam os tecidos moles, que são pinçados sem, contudo, furar a epiderme. Deve-se, provavelmente, a um alargamento seletivo dos cantos laterais da matriz proximal por osteofitos justa-articulares. Como a matriz distal não se altera, a placa ungueal assume forma cônica.

A unha em telha apresenta-se como um aumento da curvatura transversa, porém suas bordas laterais se mantêm paralelas ao longo do eixo longitudinal.

Na variedade dobrada, a superfície da placa ungueal é plana, enquanto as margens laterais são

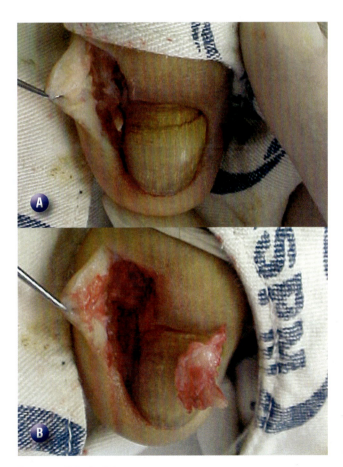

Figura 52.1.11 – **(A-B)** Incisão em "L".

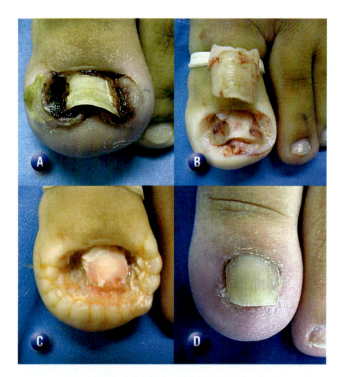

Figura 52.1.12 – **(A-D)** *Técnica e resultado da retirada em "U".*

anguladas agudamente, formando lados verticais que são paralelos. Nos três tipos, os sinais inflamatórios são incomuns, podendo ocorrer o encravamento da unha.

O tratamento pode ser conservador ou cirúrgico, distinto de acordo com o tipo de hipercurvatura.

Tratamento conservador

Nos casos de hipercurvatura em pinça ou em telha pode-se utilizar procedimentos mais conservadores em pacientes com impossibilidade cirúrgica. Prefere-se a utilização de lâminas flexíveis, que são coladas sob a placa ungueal, exercendo pressão leve e constante, diminuindo a hipercurvatura. Esse tratamento apresenta bons resultados, porém em muitos casos, a recidiva ocorre após a retirada da lâmina flexível. Na nossa opinião, está indicado para pacientes em que a cirurgia está contraindicada, isto é, em diabéticos e portadores de insuficiência vascular periférica de diversas etiologias.

Técnica de colocação da lâmina

- Lixamento superficial da placa ungueal;
- Desengordurar a superfície da placa ungueal com álcool 70°;
- Lixamento leve da lâmina flexível;
- Colocação de cola de cianocrilato sobre a placa ungueal;
- Colocação da lâmina flexível sobre a placa aplicando pressão moderada por 2 minutos (Figuras 52.1.14 e 52.1.15).

Cirurgia para correção da unha em telha

Na hipercurvatura do tipo em telha prefere-se a cirurgia proposta por Zook, que indica a colocação de enxertos dérmicos sob o leito, nas laterais da unha, com o objetivo de elevar o leito ungueal.

Técnica cirúrgica

- Assepsia do dedo;
- Anestesia troncular com xilocaína a 2% sem vasoconstritor;
- Colocação de garrote;

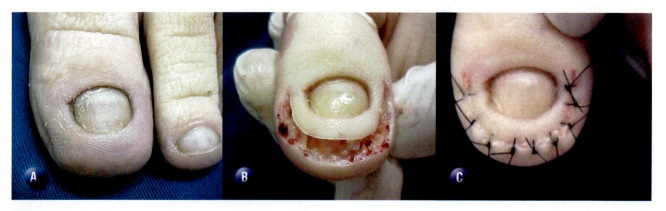

Figura 52.1.13 – **(A-C)** *Técnica da cirurgia de Debois.*

- Remoção total da placa ungueal;
- Proceder duas incisões paralelas na ponta do dedo;
- Descolamento justaósseo, abaixo do leito em direção proximal;
- Remoção de dois enxertos dérmicos do dorso ou sulco interglúteo;
- Colocação dos enxertos abaixo do leito;
- Sutura das incisões com fio mononáilon 5-0;
- Remoção do garrote;
- Curativo.

O curativo deve ser trocado 48 horas após a cirurgia com limpeza local e colocação de outra bandagem menor e mais confortável ao paciente. Prescreve-se analgésico (Figura 52.1.16).

Cirurgia para correção da unha em pinça

Na variedade em pinça utiliza-se a técnica de Fanti, com o objetivo de alargar o leito ungueal, diminuindo a constrição existente.

Técnica cirúrgica

- Assepsia do dedo;
- Anestesia troncular com xilocaína a 2% sem vasoconstritor;
- Colocação de garrote;
- Remoção total da placa ungueal;
- Fenolização da matriz ungueal (bilateral);
- Excisão das bordas laterais e distal em "U";
- Incisão mediana longitudinal do leito até o plano ósseo, desde a borda livre, não atingindo a lúnula;
- Descolamento do leito – justaósseo – criando-se dois retalhos;
- Osteotomia da superfície ventral da falange distal;
- Sutura da ponta dos retalhos, lateralmente, na dobra ungueal;
- Sutura hemostática em chuleio ancorado nas dobras lateral e distal;
- Remoção do garrote;
- Curativo (Figura 52.1.17).

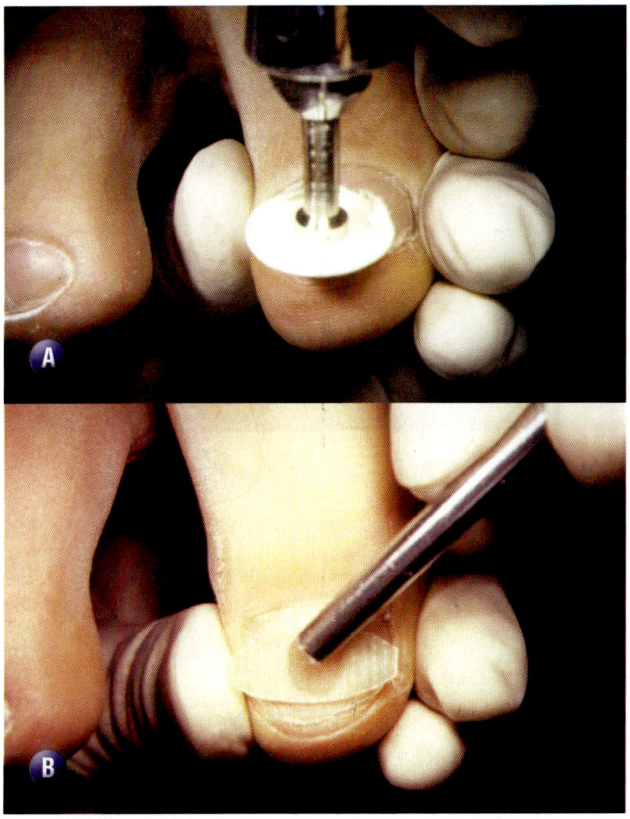

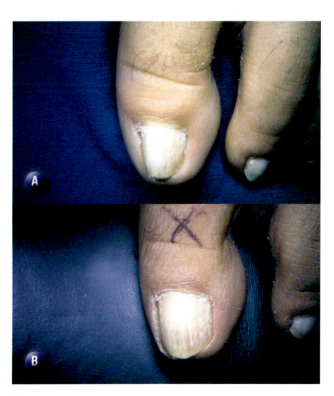

Figura 52.1.14 – **(A-B)** *Técnica de colocação da lâmina flexível.*

Figura 52.1.15 – **(A-B)** *Resultado após seis meses de uso da lâmina flexível.*

■ Cirurgias de Unhas

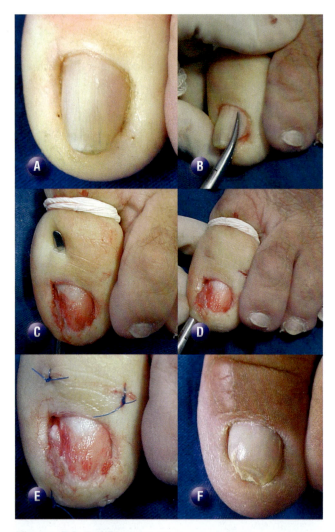

Figura 52.1.16 – **(A-F)** *Técnica de Zook.*

O curativo deve ser trocado 48 horas após a cirurgia, com limpeza local e colocação de outra bandagem menor e mais confortável ao paciente. A ferida cirúrgica deve ser lavada com solução fisiológica, duas vezes ao dia. Prescrevem-se antibiótico sistêmico e analgésico.

Cirurgia para correção da unha dobrada

Nos casos de unha dobrada, utiliza-se a técnica de fenolização, utilizada na unha encravada (Figura 52.1.18).

Técnica cirúrgica
- Assepsia do dedo;
- Anestesia troncular com xilocaína a 2% sem vasoconstritor;
- Colocação de garrote;

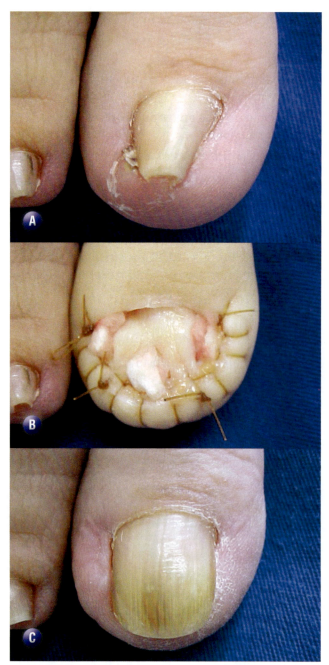

Figura 52.1.17 – **(A-C)** *Técnica de Fanti.*

- Descolamento da cutícula na dobra ungueal posterior e borda lateral do lado acometido, utilizando-se espátula;
- Separação da placa ungueal do leito, desde a dobra livre até a matriz da unha;
- Corte da placa ungueal no sentido longitudinal da unha até a matriz da unha, com tesoura ou alicate;

Cirurgias de Unhas

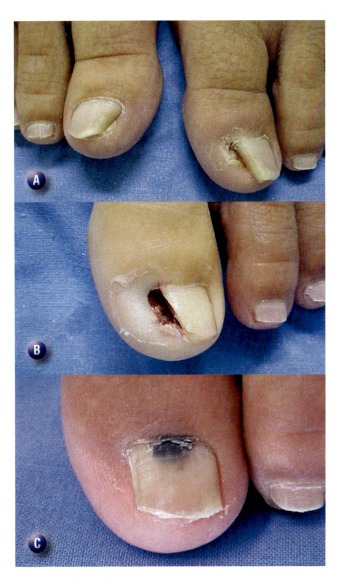

Figura 52.1.18 – **(A-C)** Técnica da fenolização da matriz ungueal para correção da unha dobrada.

- Extração da unha descolada com auxílio de um Kelly reto, prendendo-o em toda a extensão da unha, com movimento rotatório;
- Enxugar o sangue vigorosamente;
- Colocação, por 1 minuto, do cotonete ou estilete embebido em solução de fenol a 88%, sob a dobra ungueal posterior para coagular a matriz da unha;
- Repetição do procedimento por três vezes, totalizando 3 minutos;
- Lavagem do local com álcool 70°;
- Curativo com algodão, gaze e faixa crepe;
- Retirada do garrote.

Paroníquia crônica

É caracterizada pelo processo inflamatório intermitente na região do epôniquio, provocando hipertrofia, eritema, dor e distrofia da unha.

A ausência da cutícula em razão da sua remoção periódica ou mesmo por fatores ocupacionais facilita a entrada de substâncias químicas irritantes, bem como restos ou sumos alimentares que atuam como irritantes primários, com consequente processo inflamatório. Secundariamente, pode ocorrer infecção por bactérias e fungos, principalmente leveduras. Esse processo tende a se cronificar, ocasionando a distrofia da placa ungueal e hipertrofia das dobras ungueais, proximal e laterais.

O tratamento clínico tem como base a remoção dos contatantes e o controle da infecção secundária. Os corticoides tópicos, sistêmicos ou intralesionais, bem como os antibióticos e antifúngicos apresentam resposta parcial e temporária com recorrência após a interrupção da terapia.

O tratamento cirúrgico caracteriza-se pela facilidade técnica, rapidez operatória, pós-operatório simples, além de resolução completa e definitiva.

Baseia-se na excisão da dobra ungueal posterior com incisão perpendicular ou oblíqua. Quando a incisão é perpendicular à dobra ungueal posterior é removida em bloco com consequente aumento no comprimento da parte visível da placa ungueal, enquanto a incisão oblíqua evita essa alteração (Figura 52.1.19).

Técnica cirúrgica

- Assepsia do dedo;
- Anestesia troncular com xilocaína a 2% sem vasoconstritor;
- Colocação de garrote;
- Descolamento entre placa ungueal e o epôniquio com auxílio de espátula odontológica;
- Excisão da dobra ungueal proximal em forma de meia lua, com incisão perpendicular ou obliqua, sem o envolvimento da placa ungueal;
- Remoção do garrote;
- Curativo compressivo para evitar sangramento.

O curativo deve ser trocado 48 horas após a cirurgia, com limpeza local e colocação de outra bandagem menor e mais confortável ao paciente.

■ Cirurgias de Unhas

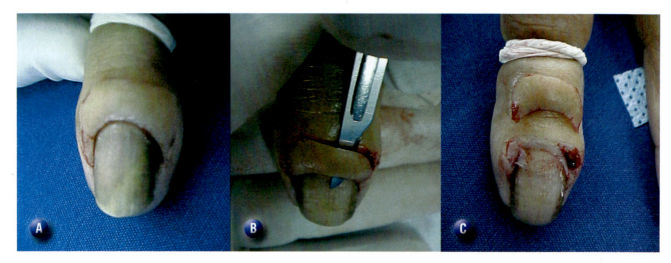

Figura 52.1.19 – **(A-C)** Remoção da dobra ungueal proximal com incisão obliqua.

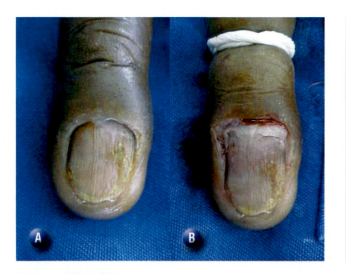

Figura 52.1.20 – **(A-B)** Remoção da dobra ungueal proximal com incisão perpendicular.

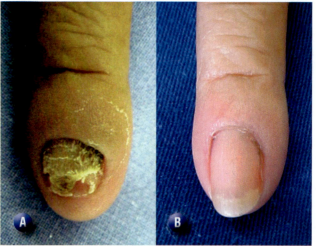

Figura 52.1.21 – **(A-B)** Resultado após quatro meses.

A cicatrização ocorre por segunda intenção, com resolução completa no prazo de 10 a 15 dias. A distrofia da placa ungueal melhora, a medida que a unha cresce (Figura 52.1.20 e 52.1.21).

Tumor glômico subungueal

É considerado pouco frequente, podendo se localizar na região subungueal dos dedos das mãos e pés. Apresentam-se como nódulos róseos ou azulados de pequenas dimensões, com diâmetros variando de 0,3 até 2 mm. A dor é o sintoma característico, podendo ou não ser desencadeada por trauma ou alterações de temperatura. As deformidades ungueais são raras.

O tratamento é cirúrgico, sendo fundamental a retirada completa da lesão, evitando-se a recidiva, que costuma ser frequente.

Técnica cirúrgica

- Assepsia do dedo;
- Anestesia troncular com xilocaína a 2% sem vasoconstritor;
- Colocação de garrote;
- Remoção da placa ungueal – total ou parcial;
- Isolar e dissecar a lesão tumoral com incisão até o plano ósseo;
- Remoção delicada da lesão tumoral;

CIRURGIAS DE UNHAS ■

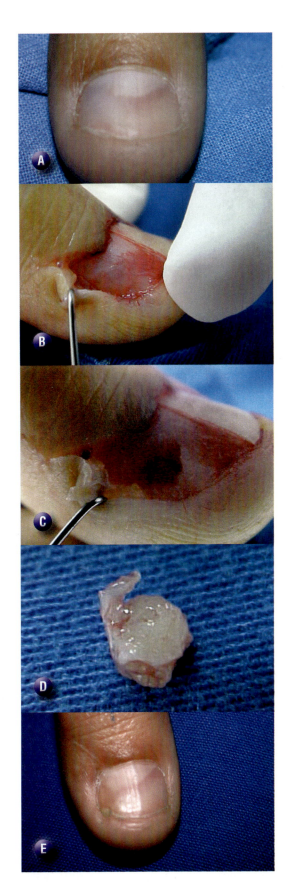

Figura 52.1.22 – **(A-E)** Remoção do tumor glômico subungueal.

- Colocação de espuma hemostática na ferida cirúrgica;
- Recolocação da placa ungueal, sendo fixada com Micropore® de maneira compressiva;
- Sugere-se, quando possível, a cirurgia micrográfica de Mohs para remoção total do tumor; Acredita-se que tal técnica apresenta indicação no tratamento dos casos onde as margens são duvidosas (Figura 52.1.22).

Excisão tangencial da matriz ungueal

Foi descrita por Haneke, em 1990, para o diagnóstico e tratamento das melanoníquias longitudinais. A técnica permite a remoção completa da lesão melanocítica, evitando a tão temida distrofia da placa ungueal, que ocorria na remoção com punch.

Técnica cirúrgica

- Assepsia do dedo;
- Bloqueio anestésico distal xilocaína a 2% sem vasoconstritor;
- Colocação de garrote.
- Descolamento da dobra ungueal proximal da placa ungueal com espátula dentária;
- São feitas duas incisões oblíquas em cada lado da dobra ungueal proximal;
- A dobra ungueal proximal é rebatida para melhor visualização da placa proximal e matriz ungueal;
- A metade proximal da placa ungueal é descolada do leito ungueal, iniciando em um dos lados, porém deixando o outro lado aderido;
- A placa parcialmente descolada é rebatida lateralmente, na direção do lado onde está fixa ao leito;
- A lesão melanocítica o vista diretamente. Uma incisão leve é feita ao redor de toda a lesão usando preferencialmente uma lâmina 15 C;
- A excisão tangencial de toda a lesão é feita, como na retirada de um enxerto cutâneo. O espécime deve ter uma espessura média de 0,7 a 1 mm de espessura;
- A placa ungueal e a dobra ungueal proximal são recolocadas, respectivamente, nas suas posições originais;
- A dobra ungueal proximal é suturada com fio mononáilon 6-0 (Figura 52.1.23).

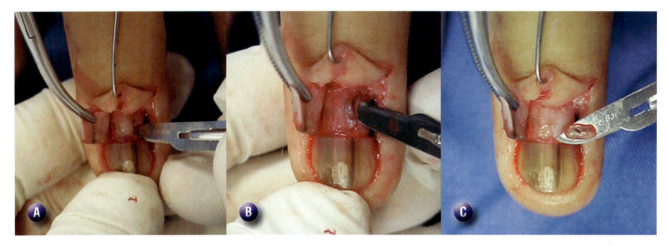

Figura 52.1.23 – **(A-C)** Excisão tangencial da matriz ungueal.

O espécime deve ser enviado ao exame anatomopatológico em um papel de filtro, de maneira que fique plano e sem dobras. O patologista deve ser avisado do espécime que está recebendo para que a técnica de inclusão seja feita de maneira adequada.

A espessura do espécime é suficiente para o diagnóstico e tratamento de casos de hipermelanose, nevo e lentigo da matriz ungueal, bem como para o diagnóstico de melanomas *in situ* ou microinvasivos.

BIBLIOGRAFIA CONSULTADA

1. Bajay HM, Jorge AS, Dantas SRPE. Curativos e coberturas para o tratamento de feridas. In: Abordagem multiprofissional do tratamento das feridas. Jorge AS, Dantas SRPE. São Paulo: Editora Atheneu, 2003; 81-99.
2. Baran R, Dawber RPR, Berker DAR et al. Disease of the Nails and their Manegement. 3. ed. London: Blackwell Science, 2001.
3. Clark RE, Tope WD. Nail Surgery. In: Cutaneous surgery. Wheeland RG. Philadelphia: W.B. Saunders Company; 1994; 375-402.
4. Dagnall JC. The development of nail treatments. Br J Chirop. 1976; 41:165.
5. Di Chiacchio N, Kadunc BV, Almeida ART, Madeira CL. "Nail Abrasion". J Cosm Dermat. 2004; 2:150-2.
6. Di Chiacchio N, Kadunc BV, Almeida ART, Madeira CL. Treatment of transverse overcurvature of the nail with a plastic device: Measurement of response. J Am Acad Dermatol. 2006; 1081-5.
7. Di Chiacchio N, Loureiro WR, Michalany NS, Kezam Gabriel FV. Tangential biopsy thickness *versus* lesion depth in longitudinal melanonychia: a pilot study. Dermatol Res Pract. 2012; 353:864.
8. El Gammal S, Altmeyer P. Erfolgreiche konservative therapie des Pincer-Nail-Sindroms Hautarzt. 1993; 44:535-7.
9. Fanti PA, Di Chiacchio N, Giuriato G, Breda AMO. Cirurgia de Fanti – Nova opção para o tratamento da cirurgia da unha em pinça. In: XV Congresso Brasileiro de Cirurgia Dermatológica, 2003. Pôster.
10. Haneke E. Surgical therapy of acral und subungual melanomas. In: Surgical and oncological dermatology. Proceedings of Surgical and Oncological Dermatology. Rompel R, Petres J (eds.). Berlin: Springer. 1999; 15:210-4.
11. Haneke E. Ingrown and pincer nails: evaluation and treatment. Dermatol Therapy. 2002; 15:148-58.
12. Irion G. Feridas: novas abordagens, manejo clínico e atlas em cores. Rio de Janeiro: Guanabara Koogan. 2005; 217-239.
13. Krull EA, Zook EG, Baran R, Haneke E. Nail Surgery – a text and atlas. Philadelphia: Lippincott Williams & Wilkins, 2001.
14. Lelièvre J. Uña en teja provenzal. In: Patologia del pie. 2. ed. Barcelona: Toray-Masson. 1974; 715-6.
15. Maeda N, Mizuno N, Ichikawa K. Nail abrasion: a new treatment for ingrown toe-nails. J Dermatol. 1990; 17(12):746-9.
16. Meek S, White M. Subungueal haematomas: is a simple trephining enough? J Accid Emerg Med. 1998; 15(4):269-71.
17. Rosa I P, Garcia M P, Mosca FZ. Tratamento cirúrgico da hipercurvatura do leito ungueal. An Bras Dermatol. 1989; 64(2):115-7.
18. Rosa IP. Hipercurvatura transversa da lamina ungueal ("pincer nail") e lâmina ungueal que não cresce. Tratamento cirúrgico: remoção de "U" largo de pele, osteocorreção do leito e cicatrização por segunda intenção. 2005. 156 f. Tese (Doutorado) Universidade Federal de São Paulo. Escola Paulista de Medicina. Programa de Pós-graduação em Medicina.
19. Scher RK, Daniel III CR. Nails: Diagnosis, therapy surgery. 3. ed. Elsevier, 2005.
20. Suzuki K, Yagi I, Kondo M. Surgical Treatment of Pincer Nail Syndrome. Plastic & Reconstructive Surgery. 1979; 63(4):570-3.
21. Vanti AA. Tumor glômico subungueal: estudo epidemiológico e retrospectivo, no período de 1991 a 2003. 2004. 94 f. Dissertação (Mestrado) Universidade de São Paulo. Faculdade de Medicina.

Capítulo 52.2. Cirurgias de Pálpebras

Tratamento de Lesões Palpebrais Benignas mais Comuns (Siringoma, Hidrocistoma, Xantelasma e Outras)

Capítulo 52.2.1

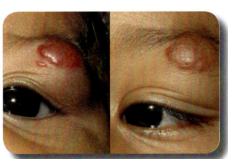

Alcidarta dos Reis Gadelha
Sidharta Quércia Gadelha

Pontos de destaque

Neste capítulo serão abordadas as alterações palpebrais comuns e passíveis de tratamento cirúrgico ou com aparelhos:

- Discromias como vitiligo e hipercromia periorbitária ("olheiras").
- Neoplasias: siringoma, acrocórdons, ceratoses seborreicas × dermatose papulosa *nigra*, cistos (mílio, hidrocistoma e cisto epidermoide) e hemangioma infantil.
- Alterações metabólicas: xantelasma.
- Lesões virais: verruga.
- Bacterianas: hordéolo e calázio.

Essas alterações são importantes porque:

- Muitas são inestéticas como o vitiligo, a hipercromia periorbitária e os siringomas.
- Lesões benignas, como a ceratose seborreica isolada e "irritada", podem ser confundidas com lesões malignas como o carcinoma basocelular pigmentado.
- Eventualmente estão associadas a alterações sistêmicas muito mais sérias e importantes como a dislipidemia (xantelasma) e o vitiligo (distúrbios autoimunes, psicossomáticos).
- Mesmo benignas, como os angiomas, podem comprometer estruturas nobres subjacentes e/ou provocar deformidades.
- O tratamento deve ser delicado e preciso para não provocar lesões ao globo ocular ou induzir ptose ou cicatrizes mais evidentes do que a lesão propriamente dita.

Discromias

Na prática diária, o vitiligo, que muitas vezes começa nas pálpebras, principalmente na forma focal, vulgar ou acrofacial, a hipercromia periorbitária e a hiper ou hipocromia no local de incisões de blefaroplastia são as alterações pigmentares mais comuns.

Eventualmente malformações vasculares como "mancha em salmão" ou "mancha em vinho do Porto", nevo de Ota e doença de Favre-Racouchot podem ocasionar alterações da coloração nas pálpebras.

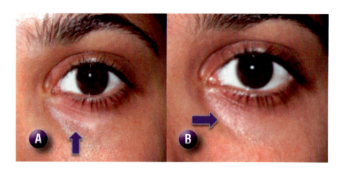

Figura 52.2.1.1 – **(A-B)** *Vitiligo palpebral focal. Resultado que se manteve 5 anos após.*

Vitiligo palpebral

É importante procurar lesões em outras áreas para melhor classificar, estabelecer um prognóstico mais preciso e realizar o tratamento mais adequado. Assim, por exemplo, o vitiligo focal, que acomete uma ou poucas regiões vizinhas, costuma ter um prognóstico melhor, na maioria das vezes limitando-se por anos ou indefinidamente ao local de aparecimento inicial, e responde muito bem a poucas sessões de fototerapia focal com UVB narrow-band. Mesmo as lesões faciais associadas a vitiligo difuso, como o vulgar ou o acrofacial, habitualmente são mais sensíveis ao tratamento (Capítulo 55.5 – Fototerapia Focal).

Em casos de vitiligo, restrito ou não às pálpebras, é importante salientar destacar que:

- Existem pelo menos seis formas clínicas: focal, segmentar, acrofacial, vulgar ou disseminado, universal e mucoso (que pode ser focal ou estar associado a lesões em áreas cutâneas).
- No início observam-se manchas hipocrômicas, mais bem destacadas pela luz de Wood, depois acrômicas e de tonalidade leitosa, podendo ocorrem as formas tricrômicas, que incluem a cor da pele normal, a hipocromia e a acromia. Normalmente há poliose na área afetada.
- Devem ser pesquisados casos familiares, transtornos psicossomáticos, lesões oculares como irite ou distúrbios pigmentares da retina e dermatoses autoimunes como diabetes, anemia perniciosa, tireoidite (mais comum, cerca de 18%) e doença de Addison, além de alopecia *areata*. Na forma segmentar ou zosteriforme, em geral não há associação com alterações autoimunes e as lesões não se disseminam, mas, frequentemente, são resistentes ao tratamento, embora possam responder à fototerapia focal com UVB.

Quanto à extensão, o vitiligo pode ser:

- **Localizado:** acomete menos de 10% da área corporal.
- **Extenso:** mais de 10% da área corporal são afetados.

Este capítulo enfoca o tratamento de lesões localizadas nas pálpebras. E um dos tratamentos mais simples e eficazes consiste em:

- Uso tópico de antagonistas da calcineurina como o tacrolimo a 0,03%, aplicado uma a duas vezes ao dia em fina camada na área acometida.
- Fototerapia focal com raios UVB com fluências baixas como 90-120 mJ/cm², em uma a duas sessões semanais. Os resultados obtidos por vezes são surpreendentes, com regressão prolongada ou mesmo definitiva em 5 a 10 aplicações (Figura 52.2.1.1).
- Fotoproteção e camufladores (*covermark*).

Hipercromia periorbitária ou "olheiras"

Discromia comum e bastante inestética que acomete as pálpebras e regiões periorbitárias, ligada a diversos fatores:

- Genético.
- Atopia.
- Insônia ou noites maldormidas, tabagismo e alcoolismo.
- Veias periorbitárias dilatadas.
- Atrofia da pele da região, a qual pode se intensificar com a idade.
- Alterações pigmentares por melanina ou hemossiderina.
- Exposição ao sol.

Tratamento de Lesões Palpebrais Benignas mais Comuns (Siringoma, Hidrocistoma, Xantelasma e Outras)

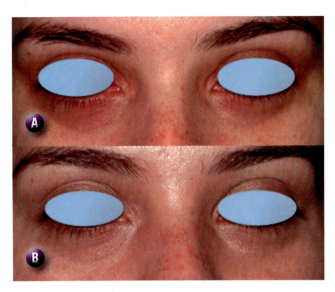

Figura 52.2.1.2 – *Hipercromia periorbitária.* **(A)** *Antes e* **(B)** *após uma sessão de laser fracionado de CO_2 com nítida melhora.*

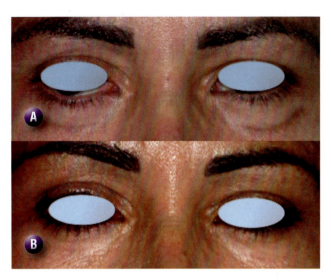

Figura 52.2.1.3 – *Hipercromia pós-blefaroplastia.* **(A)** *Antes e* **(B)** *após aplicação de laser Nd:YAG Q-Switched (Revlite®): uma sessão no modo laser peel – 532 nm – e três com 1.064 nm. Clareamento e nítida melhora da cicatriz.*

Por vezes desapontadores, os tratamentos que podem, entretanto, amenizar o aspecto inestético das "olheiras" são:

- Fotoproteção, sobretudo com óculos escuros adequados.
- Uso de tópicos com ácido hialurônico, despigmentantes e/ou antioxidantes como ácido tioglicólico e vitaminas C e E.
- Entre os tratamentos cirúrgicos, destacam-se preenchimentos com ácido hialurônico, *peelings* com ácido tricloroacético (TCA) e fenol, aplicação de luz intensa pulsada, *resurfacing* ablativo fracionado com *laser* de CO_2 ou érbio e o colabamento de veias periorbitárias com *laser* de Nd:YAG, 1.064 nm, de longo pulso.

O *resurfacing* com *laser* de CO_2 fracionado, para nós, associado às medidas clínicas e, eventualmente, o colabamento de veias periorbitárias, pode apresentar resultados moderados a muito bons, ainda que a recidiva seja frequente se mantidos os fatores predisponentes ou agravantes (Figura 52.2.1.2).

Discromias em incisões de blefaroplastia

- Podem ocorrer hipo ou hipercromia ao longo da incisão.
- Para a hipocromia pode-se tentar o emprego tópico de tacrolimo a 0,03% ou fototerapia focal ou em alvo.
- Na hipercromia usam-se despigmentantes tópicos como a fórmula de Kligman ou a vitamina C.
- Em casos de hipercromias que não respondem à medicação, o *resurfacing* fracionado com *laser* de CO_2 ou aplicações de *laser* de Nd:YAG Q-Switched, 532 e/ou 1.064 nm, podem proporcionar excelentes resultados, com homogeneização da tonalidade da pele e "apagamento" da cicatriz (Figura 52.2.1.3).

Lesões neoplásicas

Entre as lesões neoplásicas ou nevoides que mais comumente atingem as pálpebras destacam-se:

Ceratose seborreica e dermatose papulosa nigra

A ceratose seborreica é uma dermatose frequente caracterizada por lesões papulosas acastanhadas, habitualmente múltiplas, verrucosas, untuosas, ásperas e friáveis, raramente polipoides ou "em couve-flor". São lesões epidérmicas nevoides provavelmente de transmissão autossômica dominante. Histologicamente, são caracterizadas por acantose, ocasionalmente reticulada, à custa de células basalioides pequenas e uniformes, sendo comuns os pseudocistos córneos e a hiperpigmentação da zona basal da epiderme. Eventualmente há papilomatose elevando a epiderme suprajacente, o que confere o aspecto de "torre de igreja" mais evidente nas lesões de dermatose papulosa *nigra* e na estucoceratose.

A ceratose seborreica, quando isolada e/ou "irritada", pode ser confundida clinicamente com carcinoma basocelular pigmentado e menos com melanoma; histologicamente pode lembrar carcinoma espinocelular (a "irritada"). A dermatoscopia e o exame histopatológico habitualmente dirimem essas dúvidas.

A dermatose papulosa *nigra* parece ser uma forma particular de ceratose seborreica, também de caráter familiar e habitualmente múltipla, mais frequente em pessoas de fototipos elevados. Caracteriza-se por pequenas lesões papulosas levemente elevadas, castanho-escuras, comuns na face, por vezes nas pálpebras, podendo, eventualmente, ser confundidas com verruga plana.

Tratamento das lesões de ceratoses seborreicas e dermatose papulosa *nigra* localizadas nas pálpebras

- Infiltrar uma pequena quantidade de anestésico abaixo da lesão, sempre avisando ao paciente para não fazer movimento brusco, posicionando a agulha quase que paralelamente à superfície e tracionando a pálpebra inferior para baixo e a superior para cima, minimizando o risco de, inadvertidamente, atingir o globo ocular.
- Lesões mais elevadas podem ser tratadas com *shaving* superficial utilizando-se uma delicada tesoura de Castroviejo ou de Iris curva. A hemostasia pode ser feita com pequeno chumaço de algodão estéril ou, se necessário, com suave eletrocoagulação da base. Lesões aplanadas podem ser destruídas com vaporização delicada por fulguração, com ponteira de radiofrequência ou *laser* de CO_2 (Figura 52.2.1.4).

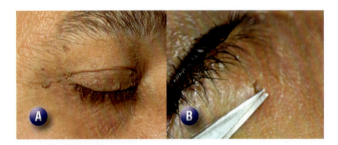

Figura 52.2.1.4 – **(A-B)** Shaving. *Técnica simples e útil em lesões palpebrais elevadas.*

Acrocórdons

Acrocórdons são lesões fibrovasculares frequentes principalmente em adultos, de cor mais escura, por vezes associados a sobrepeso, diabetes e dislipidemia. As lesões são habitualmente múltiplas, filiformes ou polipoides. Lesões maiores e globosas ou mesmo pediculadas, conhecidas como molusco pêndulo, parecem pertencer ao mesmo grupo dos acrocórdons. Histologicamente, há vasos dilatados, faixas colágenas espessas e, nas lesões maiores, presença de adipócitos em plena derme, parecendo uma hérnia gordurosa.

O tratamento dos acrocórdons nas pálpebras é similar ao da ceratose seborreica e da dermatose papulosa *nigra*, sendo o *shaving* o tratamento mais simples, seguido ou não de vaporização da base com radiofrequência ou *laser* de CO_2.

Siringomas

- Siringomas são tumores muitas vezes de caráter familiar, 18 vezes mais comuns em portadores de síndrome de Down (particularmente do sexo feminino), com diferenciação no sentido do acrosiríngio e do ducto dérmico das glândulas sudoríparas écrinas.
- Clinicamente se manifestam por pequenas pápulas isoladas ou agrupadas, cor da pele ou levemente amareladas, localizadas mais frequentemente nas pálpebras inferiores, mas também ao redor do canto do olho e nas pálpebras superiores (Figura 52.2.1.5). Às vezes, são observadas múltiplas lesões em outras áreas da face, couro cabeludo, pescoço, tórax, antebraços e mesmo na genitália, sendo essa forma conhecida como hidradenoma eruptivo.
- Ao exame histopatológico se observam, caracteristicamente, estruturas ductais na derme, algumas em forma de "girino" contendo material amorfo, com paredes revestidas por dupla camada de células cúbicas, eventualmente com citoplasma intensamente claro, por acúmulo de glicogênio. Desse modo, o siringoma de células claras, pode estar associado ao diabetes. O estroma pode ser denso.

A retirada do siringoma palpebral, algumas vezes é frustrante, com recidivas frequentes e aparecimento de novas lesões em alguns meses. Entretanto, pelo aspecto inestético que ocasionam, o paciente solicita um tratamento que, pelo menos, reduza a intensidade e o número das lesões, mesmo que transitoriamente.

Tratamento dos siringomas

Após anestesia tópica ou infiltrativa discreta para não dificultar a visualização das pequenas lesões de siringoma, podem ser feitos os seguintes tratamentos:

- Fulguração ou vaporização com agulha fina de radiofrequência com baixa intensidade e, de preferência, em pulsos.
- *Laser* de CO_2: nesse caso, após, prudentemente, colocar uma lente protetora sobre o olho, é feita uma vaporização no modo contínuo ou pulsado de cada lesão e, em seguida, usando-se o *scanner* fracionado, são realizadas duas passadas em toda a extensão da pálpebra (Figuras 52.2.1.5 e 52.2.1.6).

- Remoção de cada uma das lesões com tesoura de Castroviejo e deixar cicatrizar por segunda intenção ou suturar cada ferida cirúrgica com fio mononáilon 6-0.

Cistos

Os cistos mais comumente observados nas pálpebras são abordados a seguir.

Hidrocistoma

- Lesão cística relativamente comum nas pálpebras, mas também observada na face e no couro cabeludo, com diferenciação écrina e/ou apócrina (Figura 52.2.1.7).
- É mais frequente em pacientes do sexo feminino.
- Pode ser solitário ou múltiplo.
- Clinicamente, a lesão individual é uma pápula pequena, translúcida, por vezes azulada ou mesmo pigmentada, a qual se torna mais proeminente na época do verão ou após exercício e exposição ao sol ou ao calor.

Múltiplos hidrocistomas apócrinos podem fazer parte da síndrome de Schopf-Schulz-Passarge que surge no adulto e lembra hipoplasia dérmica focal. Nessa rara síndrome podem coexistir hipodontia, hipotricose, distrofias ungueais, ceratodermia palmoplantar e neoplasias como os siringofibroadenomas múltiplos, habitualmente, palmoplantares.

Histologicamente, o hidrocistoma apócrino, que frequentemente apresenta uma pseudocápsula fibrosa, é formado por uma cavidade cística uni ou

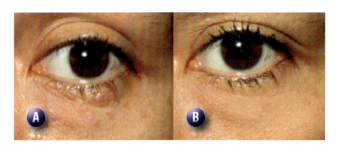

Figura 52.2.1.5 – *Siringomas palpebrais. Neoplasia benigna comum, originária de acrosiríngio e ductos écrinos.* **(A)** *Antes e* **(B)** *após laser de CO_2.*

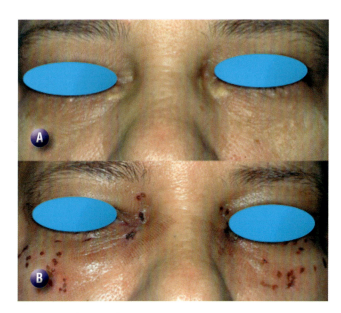

Figura 52.2.1.6 – *Siringomas e xantelasma.* **(A)** *Antes e* **(B)** *logo após a vaporização com CO_2 contínuo quase focado a 4 W, seguido de duas passadas com o modo fracionado.*

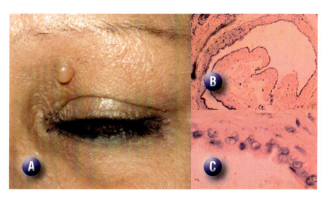

Figura 52.2.1.7 – **(A-C)** *Hidrocistoma palpebral apócrino. Pequena exérese ou shaving seguida de vaporização da base são tratamentos eficientes.*

multilocular revestida por duas camadas – a mais externa, de células mioepiteliais vacuoladas e achatadas, e a mais interna, de células secretórias, colunares, de citoplasma eosinofílico e núcleo arredondado ou oval e, frequentemente, apresentando secreção "decapitada". Ademais, os ductos écrinos não expressam HMFG-1 (globulina 1 da gordura do leite humano), proteína S-100 e α-SMA.

Tratamentos mais recomendáveis para hidrocistoma

- **Clínico:** indicados principalmente nos casos com múltiplas lesões:
  - Pomada de atropina a 1% ou escopolamina creme a 0,01% (1,2 mL de colírio de escopolamina a 0,25% + 30 g de creme), uma vez ao dia. Os resultados são variáveis e pode ocorrer dilatação pupilar.
  - Aplicação de pequenas doses de toxina botulínica no interior das lesões.
  - Glicopirrolato 1 mg, por via oral, duas vezes ao dia, pode ser útil na supressão do intumescimento das lesões por exercício e/ou calor.
- **Cirúrgico:**
  - *Shaving* profundo com leve vaporização da base.
  - Exérese simples.
  - Vaporização com *laser* de CO_2, radiofrequência ou fulguração, após anestesia infiltrativa discreta e com muito cuidado, sempre com a agulha quase paralela à superfície. Para aumentar a segurança, pode ser colocada uma lente protetora sobre os olhos, como no *resurfacing* das pálpebras.

Cistos epidérmicos ou epidermoides

- **Mílio:** pequena pápula globosa, de superfície esbranquiçada, única ou múltipla, de aparecimento espontâneo ou após traumatismo, de parede delgada semelhante à epiderme e conteúdo, como os demais cistos epidermoides, ceratinoso. O tratamento mais simples do mílio consiste em perfurá-lo com uma agulha ou com a ponta do bisturi nº 11 e, em seguida, fazer uma expressão com os dedos ou com extrator de comedão para eliminar o conteúdo e a cápsula. Não é necessária a sutura (Figura 52.2.1.8).

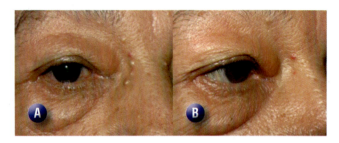

Figura 52.2.1.8 – (A-B) *Mílios tratados com pequena perfuração com a ponta do bisturi nº 11 e expressão com extrator de comedão.*

- **Cisto epidérmico clássico:** pode por vezes acometer a pálpebra e, quando se rompe, espontaneamente ou por traumatismo como o provocado pela expressão, pode provocar edema, eritema e dor acentuados. O cisto epidermoide geralmente é um nódulo de tamanho variável, de poucos milímetros a vários centímetros, muitas vezes com um orifício por onde, às vezes, drena material graxento com odor de "manteiga rançosa" (Figura 52.2.1.9). Histologicamente é constituído por uma cápsula epidermoide e o conteúdo é formado de ceratina frequentemente em disposição lamelar.

O tratamento do cisto epidermoide na pálpebra é o mesmo utilizado em outras localizações: incisão e expressão, quando o cisto é pequeno e íntegro, e técnica do "chapeuzinho", quando o cisto é maior ou está rompido, inflamado ou infectado. Convém

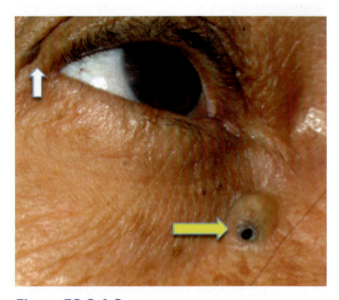

Figura 52.2.1.9 – *Acrocórdon próximo ao canto externo do olho e cisto epidermoide logo abaixo do canto interno e próximo à pálpebra inferior direita.*

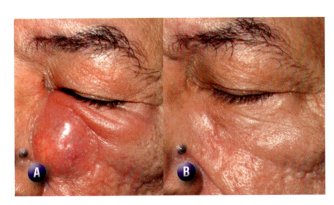

Figura 52.2.1.10 – **(A-B)** Cisto epidermoide infectado provocando edema acentuado na pálpebra inferior. Retirado com técnica do "chapeuzinho", curetagem e lavagem da cavidade com gentamicina injetável. Não houve recidiva até 4 anos após.

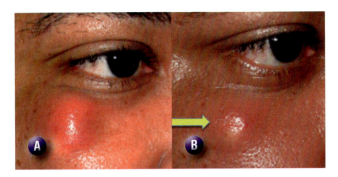

Figura 52.2.1.11 – **(A-B)** Cisto infectado próximo à pálpebra inferior retirado da mesma forma que o da figura anterior. Recidiva após 7 meses.

lembrar que a cápsula é delicada e pode ser rompida durante o procedimento ou já estar rota. Nesse caso, é interessante curetar a base cruenta após retirada do cisto e a derme e/ou aplicar ácido tricloroacético a 35% a 50% nesses pontos para tentar remover ou destruir pequenos fragmentos de cápsula porventura persistentes e que podem originar outro cisto.

A técnica do "chapeuzinho" consiste em fazer um pequeno fuso na superfície do cisto, sem seccionar a cápsula, pelo qual a lesão é suspensa com um ganchinho para facilitar o descolamento (com bisturi ou tesoura delicada) entre a parede do cisto e o tecido vizinho, até removê-lo completamente.

Após a sutura com pontos simples, nas lesões menores, ou Donatti, nas maiores, é feito um curativo compressivo com pomada ou creme de antibiótico e gaze estéril para evitar hematoma ou sangramento.

Normalmente não é usado antibiótico sistêmico, a não ser em casos de cisto infectado ou em pacientes de risco como os diabéticos. Em cistos infectados e/ou com a parede rota, é usual fazer lavagem do espaço residual com corticoide misturado com antibiótico como a lincomicina (Figuras 52.2.1.10 e 52.2.1.11).

Alterações metabólicas

Xantelasma

- Forma mais comum de xantoma, pode estar associado a hipercolesterolemia, especialmente a familiar, sendo os pacientes jovens e com história familiar de dislipidemias os mais propensos a ter alterações lipídicas, como a da apolipoprotenina E.
- Clinicamente se observam pápulas ou placas alongadas, amareladas, mais comumente próximo ao canto interno dos olhos, mas também nas pálpebras inferiores e superiores, em geral com distribuição simétrica e, principalmente, em adultos de média idade. Histologicamente, observam-se as características células espumosas dos xantomas.
- O melhor tratamento é a exérese cirúrgica. Após elevar a lesão com uma pinça delicada com dentes, como a de Adson, infiltrar, com cuidado, uma pequena quantidade de lidocaína a 2% com epinefrina a 1:100.000 ou 1:50.000. Em seguida, secciona-se a lesão com tesoura de Iris, descolam-se suavemente as bordas que são suturadas com mononáilon 6-0 em pontos simples.
- O curativo é feito com pomada ou creme de antibiótico e pequeno fragmento de gaze estéril que é fixado na pele com Micropore®. Cuidado maior deve ser tomado em pessoas jovens que já tenham se submetido a exéreses prévias para evitar o ectrópio.
- Outras formas menos eficientes de tratar o xantelasma são: aplicação de ácido tricloroacético, fulguração, vaporização com radiofrequência, *laser* de CO_2 ou de érbio contínuos ou fracionados.
- É muito importante frisar que a retirada, ainda que completa, da lesão não necessariamente evita o reaparecimento do xantelasma no mesmo ou em outro local.

Angioma ou hemangioma infantil

- Hemangioma ou angioma infantil, "em morango" é o tumor benigno mais comum em crianças, principalmente do sexo feminino, nascidas prematuras de tempo ou de peso. A maioria dos casos é esporádico, com lesão única ou em pequeno número. Todavia, inúmeras lesões podem surgir por vezes de transmissão genética e, ocasionalmente, associadas a outras malformações como na síndrome PHACE ((malformação da fossa posterior; hemangiomas; anomalias arteriais; coartação da aorta e defeitos cardíacos; anomalias oculares).

- Pode ter um componente superficial e/ou profundo e ocasionar sérias deformidades nas pálpebras e mesmo alterações visuais como ambliopia e distúrbios da refração, o que exige tratamento imediato.
- Sessenta por cento dos casos ocorrem na cabeça, eventualmente nas pálpebras, e no pescoço.
- Cerca de 30% dos angiomas estão presentes ao nascimento e a maioria aparece em poucos dias, sob a forma de mancha avermelhada, assemelhando-se a uma picada de inseto. Logo cresce e forma uma pápula ou nódulo, de cor vermelho-clara a escura, de bordas nítidas e de consistência amolecida e, por isso, facilmente compressível. A fase de maior crescimento ocorre nos primeiros 5 meses, mas geralmente a lesão continua aumentando de tamanho até por volta de 1 ano e, por vezes, até 2 anos (fase proliferativa). Depois, a neoplasia entra na segunda fase: a de regressão espontânea ou involutiva, em que a lesão regride ao ritmo médio de 10% ao ano. Surgem áreas esbranquiçadas e a lesão vai se achatando até involuir completamente em 70% aos 7 anos. Na terceira fase, ou involuída, o hemangioma desaparece, deixando no local uma pele de aspecto normal, acrômica hipo ou hipercrômica, atrófica e com telangiectasias ou semelhante à anetodermia.
- Ulceração ocorre em 16% dos casos, especialmente na primeira fase.
- É prudente fazer uma exploração de imagem orientada pelo cirurgião vascular para avaliar a extensão e a profundidade da lesão.

Tratamento dos hemangiomas localizados nas pálpebras

Como a pálpebra é uma área especial e o angioma na fase proliferativa pode ocasionar intensas deformidades e mesmo sério comprometimento ocular, é indicado um tratamento em vez de esperar a regressão espontânea.

- **Clínicos sistêmicos:**
  - Betabloqueadores sistêmicos inibiriam a expressão do fator de crescimento do endotélio vascular (VEGF) e do fator de crescimento básico do fibroblasto (bFGF), induzindo à vasoconstrição e ao colabamento dos vasos. A dose usual de propranolol sistêmico é de 2 mg/kg/dia, entretanto é prudente começar com doses mais baixas como 0,17 mg/kg e até menores em crianças com menos de 3 meses de idade, a cada 8 horas, pelo risco de ocasionar broncoespasmo, hipotensão e hiperglicemia.
  - Corticoides sistêmicos teriam um efeito inibidor inespecífico sobre a angiogênese e por contração dos esfíncteres pré-capilares. A prednisona, empregada na dose de 2-4 mg/kg/dia, em 30% dos casos, leva a um bloqueio do crescimento e à cicatrização de ulceração, por vezes existente, em 3-21 dias, mas o tratamento deve ser mantido por 3 a 12 meses.
  - Interferon-α 2b é empregado em casos que não respondem aos corticoides sistêmicos, sendo a dosagem usual a de 3 milhões de UI/m², por via subcutânea. Age inibindo o bFGF e, assim, a proliferação endotelial. Tratamento dispendioso e que pode ocasionar sérias complicações como lesões neurológicas.
- **Clínicos tópicos:**
  - *Corticoides tópicos sobre oclusão:* resultados variáveis.
  - *Betabloqueadores sobre oclusão:* a nosso ver, o melhor e o primeiro método terapêutico que deve ser tentado nos angiomas infantis como os localizados nas pálpebras. São os bloqueadores como o propranolol ou o timolol tópico,

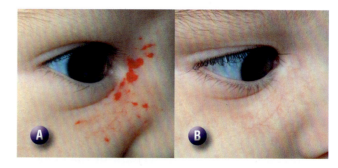

Figura 52.2.1.12 – Hemangioma infantil. **(A)** Antes e **(B)** após 4 meses de timolol tópico a 0,5%, três vezes ao dia, com regressão total, mais evidente ao exame com luz polarizada. Na opinião do autor, quanto mais precoce o tratamento, melhor a resposta.

TRATAMENTO DE LESÕES PALPEBRAIS BENIGNAS MAIS COMUNS (SIRINGOMA, HIDROCISTOMA, XANTELASMA E OUTRAS)

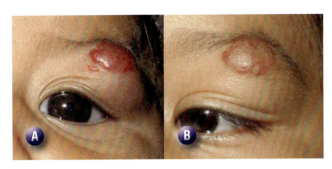

Figura 52.2.1.13 – **(A-B)** Angioma com componente superficial e profundo. Redução nítida com o uso tópico de timolol a 0,5%. Notar abertura mais adequada das pálpebras, redução do volume e do eritema. Pode acelerar o processo de involução espontânea.

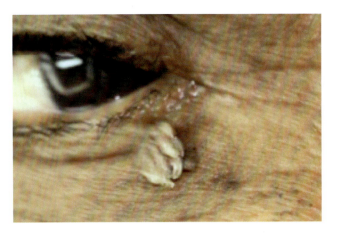

Figura 52.2.1.14 – Verruga na pálpebra inferior. Cuidado ao anestesiar, seccionar e/ou vaporizar.

a 0,5%, em gel ou mesmo colírio, duas a três vezes ao dia, com resultados variáveis, mas, que podem conseguir promover a involução, às vezes rápida (3-4 meses) e completa do angioma ou diminuir o período de crescimento e, consequentemente, o tamanho e/ou a profundidade da lesão e as possíveis deformidades (Figuras 52.2.1.12 e 52.2.1.13).

- **Cirúrgicos:**
  - Criocirurgia: se a lesão é pequena, mesmo sem anestesia, faz-se o procedimento com ponteira fechada do tamanho do angioma, tendo-se o cuidado de congelá-la muito bem antes de aplicar no tumor para que um movimento brusco feito pela criança ou pelo auxiliar não provoque o esfacelamento de parte da lesão e sangramento posterior. Normalmente são feitos dois ciclos. Há bastante edema após a criocirurgia, mas o resultado pode ser gratificante, ainda que o procedimento seja bastante traumático para a criança e para os pais.
  - Injeção intralesional de corticoide pode ser eficaz, mas apresenta o risco de provocar embolização e oclusão dos vasos orbitários.
  - *Lasers* vasculares como o FPPDL deve ser feito com anestesia geral e com a participação do cirurgião vascular, assim como o emprego de outros métodos, como embolização e a cirurgia convencional.

Infecções mais comuns nas pálpebras de interesse em cirurgia dermatológica

- **Verrugas:** planas, vulgares ou filiformes, ocasionadas pelo papiloma vírus humano (HPV)

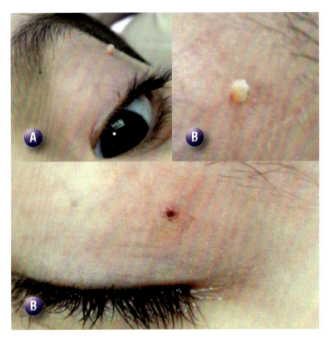

Figura 52.2.1.15 – Verruga filiforme **(A-B)** antes e **(C)** logo após shaving com tesoura de Iris e leve vaporização da base com laser de CO_2 contínuo a 2,5 W.

podem eventualmente ocorrer nas pálpebras e o tratamento convencional é a vaporização da lesão com fulguração ou radiofrequência ou laser de CO_2. Estar muito atento, sobretudo em crianças, para evitar movimentos que possam levar à lesão de pele normal e/ou do globo ocular durante a anestesia ou no procedimento propriamente dito. Verruga mais saliente pode ser tratada com *shaving*, utilizando-se uma tesoura de Iris, complementado por leve vaporização da base (Figuras 52.2.1.14 e 52.2.1.15).

■ Tratamento de Lesões Palpebrais Benignas mais Comuns (Siringoma, Hidrocistoma, Xantelasma e Outras)

◆ **Molusco contagioso:** pequenas pápulas umbilicadas podem, ocasionalmente, ser observadas nas pálpebras. Nesse caso o tratamento pode ser feito com curetagem ou criocirurgia suave em *spray*.

◆ **Hordéolo ou terçol e calázio:** alguns autores utilizam os dois termos como sinônimos, já outros consideram o calázio um hordéolo crônico (Figuras 52.2.1.16 e 52.2.1.17).

Há, ainda, uma outra posição que estabelece mais diferenças entre os dois termos, como ilustrado na Tabela 52.2.1.1.

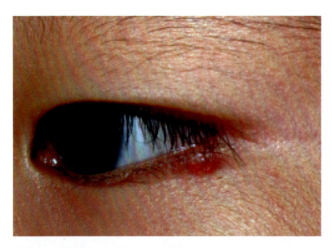

Figura 52.2.1.16 – *Hordéolo ou terçol: inflamação frequente, às vezes, associada à dermatite seborreica ou a distúrbios de refração.*

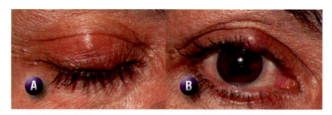

Figura 52.2.1.17 – **(A-B)** *Calázio: mais de 1 mês de evolução.*

Tabela 52.2.1.1
DIFERENÇAS ENTRE HORDÉOLO E CALÁZIO

Etiologia e Quadro Clínico	Hordéolo	Calázio
Inflamação, normalmente seguida de infecção, geralmente estafilocócica, podendo ser facilitada por distúrbio da secreção sebácea, blefarites ou defeitos de refração. É mais comum em adolescentes	Mais superficial, acomete os cílios e as glândulas de Zeiss e Moll	Mais profundo, comprometendo as glândulas de Meibomius
Pápula ou nódulo, eritematoso, edematoso, doloroso ou pruriginoso, principalmente ao movimentar as pálpebras, localizado habitualmente na borda palpebral	Lesão mais superficial e mais visível Mais doloroso Pode apresentar um orifício por onde drena secreção discreta e amarelada	Lesão mais profunda e menos visível e menos dolorosa Mais bem visualizado ao se everter a pálpebra Geralmente não apresenta orifício
Normalmente involui, espontaneamente, em 3-7 dias ou com aplicação local de calor ou de antibiótico Menos vezes pode se formar um tecido de granulação Pode tornar-se crônico Tratar ou corrigir alterações concomitantes como blefarite, rosácea e distúrbios de refração	Calor local Antibiótico local tipo tobramicina em colírio e, em formas crônicas, sistêmico, como amoxicilina	Por vezes necessita de tratamento cirúrgico, que consiste em aplicar colírio anestésico, fazer uma pequena incisão na mucosa exposta com pinça Calázio com lâmina de bisturi nº 11, seguida de delicada raspagem com cureta de molusco, não necessitando de sutura Pingar gotas de antibiótico como tobramicina ou aplicar pomada oftálmica com cloranfenicol

BIBLIOGRAFIA CONSULTADA

1. Azulay RD, Azulay DR, Azulay-Abulafia L. Azulay – Dermatologia. 6 ed. Rio de Janeiro: Guanabara Koogan. 2013; 1133p.
2. James WD, Berger TG, Elston DM. Andrews – Diseases of the skin. Clinical Dermatology. 11 ed. Saunders Elsevier. 2011; 959p.
3. Souza DM, Ludke C, Souza ERM et al. Hiperpigmentação periorbital. Disponível em: http://www.surgicalcosmetic.org.br/detalhe-artigo/158/Hiperpigmentação-periorbital. Acesso em: 02 de abril de 2015.
4. Calonje E, Brenn T, Lazar A, McKee PH. McKee's pathology of the skin. 4 ed. Elsevier Saunders. 2012; 1768p.
5. Bonini FK, Souza EM, Bellodi FS. Hemangioma infantil tratado com propranolol. An Bras Dermatol. 2011; 86(4): 763-6.
6. Pope E, Chakkittakandiyil A. Topical timolol gel for Infantile hemangiomas: a pilot study. Disponível em: http://archdern.ama-assn.org/cgi/content/full/146/5/564. Acessado em: 24 de abril de 2015.
7. Terçol, hordéolo e calázio. Disponível em: http://www.medicodeolhos.com.br/2010/05/tercol-hordeolo-e-calazio.html. Acessado em: 25 de abril de 2015.

Capítulo 52.2.2

Blefaroplastia Superior

Eliandre Costa Palermo

Introdução

Blefaroplastia consiste na remoção do excesso de pele palpebral e/ou músculo orbicular associada à remoção ou ao reposicionamento das bolsas de gordura. A blefaroplastia pode ser realizada por motivos cosméticos, funcionais ou reparadores.

O conhecimento das diversas técnicas de cirurgia palpebral pelo cirurgião dermatológico é importante, pois auxilia na obtenção de melhores resultados estéticos na execução de cirurgias das pálpebras. Seja na realização de pequenas exéreses de xantelasma, siringomas, nevos ou outras patologias, seja na retirada de tumores, o conhecimento da anatomia palpebral e o domínio das técnicas de reparação com retalhos e enxertos e da blefaroplastia cosmética é muito útil.

Dermatocálase caracteriza o excesso de pele em pálpebra superior, inferior ou ambas. A esteatoblefaro descreve mais especificamente a presença isolada de gordura orbital herniada, mas dermatocálase pode também incluir excesso de gordura e tecido muscular hipertrófico nas pálpebras (Figura 52.2.2.1). Dermatocálase ou dermatocalasia deve ser diferenciada de blefarocálase ou blefarocalasia, uma condição caracterizada por episódios recorrentes de edema bilateral, mais comum em jovens, principalmente na pálpebra superior, com enfraquecimento do septo orbitário, redundância de pele e herniação de gordura. Tem aspecto familiar e idiopático (Figura 52.2.2.2).

Com o envelhecimento, há progressão da dermatocálase. Além da alteração cosmética das pálpebras, ocorrem, também, aumento da sensação de peso, dificuldade de elevação da pálpebra superior, o que poderá provocar déficit de acuidade visual central ou diminuição do campo visual. Em casos mais acentuados, pode levar a obstrução mecânica do campo de visão, cefaleia frontal e excessiva fadiga à leitura, pelo uso crônico da musculatura frontal para vencer a obstrução visual. Ademais os pacientes com dermatocálase podem apresentar rugas profundas na região frontal como resultado do uso excessivo dessa musculatura. A blefaroplastia é o procedimento cirúrgico de escolha para corrigir ambos os aspectos, funcionais e cosméticos, relacionados com a dermatocálase.

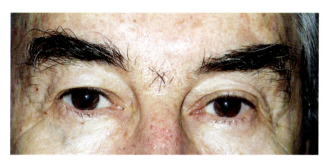

Figura 52.2.2.1 – *Dermatocálase ou dermatocalasia. Paciente com 65 anos de idade, flacidez e excesso de peles palpebrais superior e inferior sem herniações de bolsas de gordura.*

■ BLEFAROPLASTIA SUPERIOR

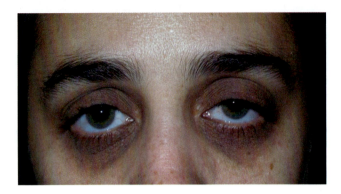

Figura 52.2.2.2 – *Blefarocalasia ou blefarocálase. Paciente jovem, 32 anos de idade, com episódios de edema recorrente apresentando flacidez, ptose, esclera aparente e olheira.*

São necessárias durante o planejamento da blefaroplastia uma detalhada anamnese, história de doenças sistêmicas e oculares, além da avaliação cuidadosa das anatomias orbitária, periorbitária e facial. Qualquer modificação da fenda palpebral após a blefaroplastia pode alterar a fisiologia ocular, não sendo rara a ocorrência de síndrome do olho seco.

Indivíduos com blefaroptose e dermatocálase tem um aspecto cansado ou mais envelhecido, o que os induz a procurar, atualmente, com maior frequência a correção dessas alterações. A principal indicação da blefaroplastia parece ser a melhora da aparência, mas na verdade cada vez mais se percebe a necessidade de associar a melhora estética com a da função palpebral e; assim, também a ampliação do campo visual.

Histórico

Existem relatos de cirurgias para remoção da pele palpebral superior descritas há mais de 2000 anos. Aulus Cornelius Celsus marcou época na história da cirurgia plástica com os seus trabalhos sobre exérese de pele palpebral superior relaxadas, publicadas no livro *De Re Medica*, o documento médico mais antigo depois dos manuscritos de Hipócrates.

No início, a blefaroplastia era realizada para fins corretivos (tumores, defeitos congênitos e traumatismos) e se restringia à remoção apenas de pele. Posteriormente, tornou-se uma cirurgia também cosmética e se percebeu a necessidade de retirar parte das bolsas de gordura em excesso nas pálpebras para obter melhores resultados.

O termo blefaroplastia data de 1817, quando Von Graefe descreveu a técnica para reparação de deformidades causadas por ressecção de câncer nas pálpebras.

Em 1830, diversos autores descreveram técnicas idealizadas para a cirurgia das pálpebras reconstrutiva e cosmética. Dentre eles, destacam-se Mackenzie, Graft, Dupuytren, entre outros. Em 1844, Sichel forneceu a primeira descrição exata da gordura orbital herniada. Fuchs foi o primeiro a usar o termo blefarocalásia, em 1896. Bourguet, em 1924, descreveu a abordagem transconjuntival na blefaroplastia da pálpebra inferior. Em 1907, Charles Conrad Miller escreveu "Cosmetic Surgery and the Correction of Featural Imperfections", o primeiro livro publicado sobre cirurgia cosmética. Sua edição de 1924 apresentava diagramas das incisões para as cirurgias palpebrais superior e inferior similares aos usados hoje em dia. Em 1920, cirurgiões franceses recomendavam a retirada das bolsas de gordura por motivos cosméticos. Uma das primeiras mulheres a contribuir com a cirurgia cosmética foi Suzanne Noël, em 1926, uma dermatologista francesa. Com um livro enriquecido por um uma vasta documentação fotográfica, ela introduziu a fotografia como prática fundamental para o cirurgião cosmético e ajudou a difundir ainda mais o conceito da cirurgia estética palpebral.

Desde 1940 a remoção da gordura tornou-se parte integral da blefaroplastia. Em 1951, Castañares publicou uma descrição dos diferentes compartimentos de gordura da órbita, suas relações com as pálpebras e com o músculo orbicular.

O crescente interesse pela cirurgia palpebral difundiu-se além da Europa e América e atingiu a Ásia como mostram os trabalhos de Sayoc em 1954 e Pang em 1961. De 1950 a 1970, diversos autores publicaram variações nas técnicas de blefaroplastia. Entre eles, Castañares em 1964 e 1967, Converse em 1964, Gonzalez Ulloa em 1961, Rees em 1969, Lewis em 1969 e Silver também em 1969. A ressecção da hipertrofia do músculo orbicular foi descrita por Loeb em 1977.

Na década de 1980, a abordagem transconjuntival tornou-se popular e foi praticada por diversos cirurgiões, na tentativa de evitar a retração da pálpebra inferior ocasionada por vezes pela técnica subciliar.

A partir da década de 1990 um novo conceito no tratamento das bolsas de gordura se difundiu e teve início uma tendência de retirar menos gordura, apenas reposicionando-as em alguns casos, e no mesmo ato suspender parte da musculatura flácida dessa região.

A blefaroplastia tornou-se um dos procedimentos cosméticos mais realizados em todo o mundo. A grande disseminação da técnica também levou a um aumento do índice de complicações, o que motivou a busca de técnicas mais seguras e conservadoras.

A blefaroplastia se modernizou e deixou de ser considerada uma cirurgia somente para subtração de pele, músculo e gordura. Atualmente, as retiradas são mais conservadoras, valorizando cada vez mais os resultados mais seguros e menos artificiais. Diversas outras técnicas são hoje associadas ao rejuvenescimento palpebral como: aplicação de toxina botulínica, preenchimentos, *peelings, lasers* ablativos e não ablativos, radiofrequência e outros. Saber anatomia cirúrgica, fisiologia e morfologia das pálpebras é importante mesmo para quem não pretende fazer cirurgia dermatológica. Uma simples aplicação de toxina botulínica pode piorar o aspecto do envelhecimento palpebral se mal-indicada. Uma pálpebra inferior com frouxidão do músculo orbicular e bolsas de gordura proeminentes pode, após a aplicação de toxina nos "pés de galinha", salientar ainda mais a frouxidão muscular e a gordura palpebral. Isso porque o formato do músculo orbicular é circular: se relaxamos uma parte do círculo, seria como afrouxar um elástico – aumenta a circunferência e sobra tecido em alguma parte, normalmente na região mais flácida; neste caso sobre as bolsas de gordura já herniadas. O excesso de rugas frontais principalmente laterais pode ser um sinal indireto de flacidez e excesso de pele na pálpebra superior. Nesses casos os pacientes usam a força de contração do frontal para elevar a sobrancelha e, com isso, ajudar na elevação da pálpebra superior, porém o excesso de movimentação aumenta as linhas de expressão nesse local. Após a aplicação de toxina na musculatura frontal, o paciente pode desenvolver pseudoptose, pois a perda da elevação da sobrancelha nesse local dará a impressão de piora na flacidez palpebral.

Assim, percebemos como é importante que o dermatologista saiba melhor sobre a blefaroplastia. Mesmo para aqueles que não têm a intenção de realizar a cirurgia, é fundamental saber sobre o procedimento e poder indicar ao seu paciente o melhor tratamento.

Anatomia palpebral

O conhecimento das anatomias orbital e palpebral é fundamental para se realizar a blefaroplastia garantindo os melhores resultados e minimizando o risco de possíveis complicações.

A anatomia da região palpebral é simples e com pequeno índice de variações anatômicas. A primeira camada da pálpebra superior é a pele. A pele da pálpebra é a que possui a menor espessura de todo corpo, 700 a 800 μ e o tecido celular subcutâneo é praticamente ausente.

O espaço entre a abertura das pálpebras é denominado fissura palpebral, formada pelas pálpebras superior e inferior em uma elipse de 28 a 30 mm de largura e 8 a 12 mm de altura nas mulheres e 7 a 10 mm nos homens. A pálpebra superior aberta cobre cerca de 1 a 2 mm da córnea, enquanto a borda da pálpebra inferior geralmente tangencia o limbo a inferior (Figura 52.2.2.3) Quando essa distância está aumentada, temos uma situação denominada esclera aparente.

A linha de união da pele e do músculo orbicular anteriormente e do tarso e da conjuntiva posteriormente é chamada de linha cinzenta. Atrás da linha cinzenta se localizam os orifícios das glândulas de Meibômio. Os cílios formam duas ou três camadas anteriormente à linha cinzenta, sendo mais numerosos e espessos na pálpebra superior. Na região medial se localizam a carúncula e a prega semilunar, onde existe uma elevação denominada papila lacrimal, cujo orifício central apresenta o ponto lacrimal.

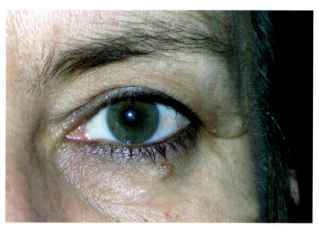

Figura 52.2.2.3 – *Pálpebra bem posicionada. Pálpebra superior cobrindo 2 mm da córnea e pálpebra inferior tangenciando o limbo a inferior.*

A pálpebra inferior possui três sulcos: palpebral inferior, malar e nasojugal. O sulco palpebral inferior se inicia no canto medial, dobra-se para baixo e passa sobre a margem inferior do tarso, terminando no canto lateral. O sulco nasojugal começa abaixo do canto medial, dirigindo-se para baixo e lateralmente em um ângulo de 45 graus. O sulco malar começa na proeminência malar lateralmente e curva-se medialmente e para baixo até encontrar o sulco nasojugal. Os sulcos nasojugal e malar se fixam ao periósteo por uma fáscia.

A pálpebra superior apresenta um único sulco ou linha palpebral – o sulco palpebral inferior – (Figura 52.2.2.4) que divide a pálpebra em duas porções: a orbital acima e abaixo da porção palpebral e a tarsal. Ela é formada pela inserção da aponeurose do músculo elevador na pálpebra superior com o septo orbicular. O sulco se inicia medialmente a 3 mm da borda ciliar, atinge em média 6 a 8 mm na porção central nas mulheres e 7 a 10 mm nos homens e termina na porção lateral com 4 a 5 mm da borda ciliar. Nos orientais, ele se localiza mais abaixo, rente ao tarso, cerca de 2 a 4 mm. Esse sulco linha palpebral é muito importante, pois será usado como referência na marcação da retirada de pele na blefaroplastia superior. A técnica de blefaroplastia com ocidentalização consiste em fazer esse sulco, fazendo uma plicatura na musculatura, neste caso ausente (Figura 52.2.2.5).

Músculo orbicular

É um músculo estriado formado por uma lâmina elíptica com duas porções: a palpebral e a orbital. A parte orbital tem contração voluntária, enquanto a porção palpebral pode apresentar movimentos vo-

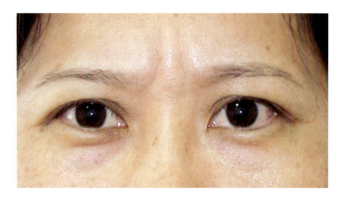

Figura 52.2.2.5 – *Pálpebra oriental. Localização inferior do sulco em orientais – cerca de 2 a 4 mm do tarso.*

luntário e involuntário. A inervação é feita, na porção superior da órbita, pelo ramo temporal do nervo facial e; na porção inferior, pelo ramo zigomático do nervo facial. A porção orbital do músculo orbicular cobre a margem orbital e suas fibras se imbricam, medialmente, com as do músculo procerus e; superiormente, com as do músculo frontal.

A porção palpebral do músculo orbicular divide-se em duas partes:

- **Porção pré-tarsal:** situa-se sobre a placa tarsal do músculo orbicular e é aderida firmemente ao tarso. Ela inicia-se no canto lateral e insere-se no canto medial. A porção superficial forma a parte anterior do tendão do canto medial e a profunda insere-se no osso da crista lacrimal posterior, formando o tendão posterior do canto medial. À contração, a pálpebra fecha-se, aproximando o ponto lacrimal do saco lacrimal.
- **Porção pré-septal:** adere-se frouxamente à pele. Cobre o septo orbital das pálpebras superiores e inferiores e suas fibras reúnem-se lateralmente para formar a rafe palpebral lateral. A porção pré-septal insere-se na fáscia lacrimal na parte lateral do saco lacrimal e, à contração, possibilita a entrada da lágrima no saco lacrimal. Quando os músculos relaxam, a fáscia lacrimal retorna para sua posição normal e a lágrima escoa direto para o ducto lacrimonasal.

Septo orbicular

Lâmina fibroelástica de tecido conjuntivo que se origina do periósteo da margem supraorbitária, separa a pálpebra da gordura orbital e as estruturas orbitais profundas. O septo funde-se lateralmente com o tendão cantal lateral e medialmente com a apo-

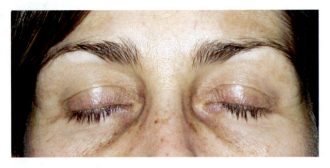

Figura 52.2.2.4 – *Linha palpebral superior. Sulco formado pela inserção da aponeurose do músculo elevador na pálpebra superior com o septo orbicular.*

neurose do elevador da pálpebra superior. O septo orbicular na pálpebra superior insere-se no músculo elevador, todavia, na pálpebra inferior, o septo e a aponeurose do músculo retrator, ambos, inserem-se na margem inferior do tarso e fórnix inferior. Por trás do septo se localizam os compartimentos da bolsa de gordura. É necessário abrir pequenas incisões no septo para retirar as bolsas de gordura. Com o envelhecimento, o septo fica mais frouxo e adelgaçado e a gordura orbital torna-se proeminente.

Bolsa de gordura

Situadas atrás do septo orbital e à frente dos músculos retratores da pálpebra, as bolsas de gordura são envolvidas por uma fina fáscia fibrosa que as separa em compartimentos. Na pálpebra inferior existem três compartimentos: nasal, central e lateral. As bolsas estão separadas pela fáscia e são atravessadas pelo músculo oblíquo inferior, que pode ser lesionado durante a retirada da bolsa central. Na pálpebra superior existem dois compartimentos: a gordura pré-aponeurótica e a gordura nasal. A glândula lacrimal dispõe-se lateralmente. Podendo ser confundida com o corpo adiposo, deve-se ter cuidado para não lesionar a glândula inadvertidamente durante a cirurgia.

Retratores da pálpebra superior

Os retratores da pálpebra superior são compostos pelos músculos: frontal, elevador da pálpebra superior, tarsal superior (ou de Muller) e também do ligamento de Whitnall. O músculo elevador da pálpebra superior (Figura 52.2.2.6) tem origem na asa menor do osso esfenoide e, posteriormente, divide-se em aponeurose e músculo tarsal superior. A aponeurose insere-se e imbrica-se com as fibras do músculo orbicular para formar o sulco palpebral. Ela distribui-se medial e lateralmente sob o ligamento suspensório superior (Whitnall). O corpo adiposo situa-se atrás do septo orbital e sobre a aponeurose. O músculo tarsal superior estende-se do elevador da pálpebra até a margem superior do tarso no sentido

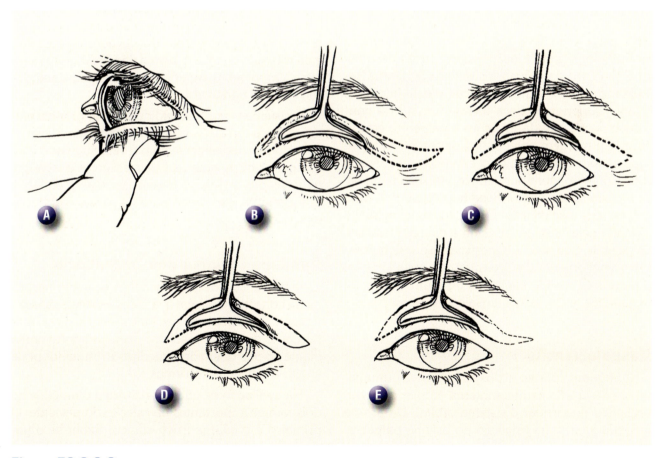

Figura 52.2.2.6 – **(A-E)** Snap *teste*.

craniocaudal, entre a aponeurose e a conjuntiva. Já no sentido lateromedial, estende-se da cápsula da glândula lacrimal até a tróclea do músculo oblíquo superior. Sua desnervação causa a ptose palpebral descrita como síndrome de Horner. Esse músculo, juntamente com o frontal, elevador da pálpebra e ligamento de Whitnall, auxilia na elevação da pálpebra por meio da elevação do supercílio. A inervação do músculo elevador da pálpebra superior é feita pelo nervo oculomotor (III par craniano), enquanto ao do músculo tarsal superior (de Muller) se dá pelo sistema nervoso simpático.

Retratores da pálpebra inferior

Constituídos por uma lâmina de tecido fibroso, os retratores da pálpebra inferior têm origem na bainha do músculo reto inferior e sua inserção se dá na borda inferior do tarso. A lâmina fibrosa estende-se pelo músculo reto inferior, mistura-se com o ligamento suspensório inferior (Lockwood) do bulbo ocular e caminha em direção à margem inferior do tarso, acompanhada por fibras do músculo tarsal inferior. Os retratores da pálpebra inferior são responsáveis pelo abaixamento da pálpebra inferior ao olhar para baixo. Esse tecido fibroso assemelha-se na morfologia e na função à aponeurose do músculo elevador da pálpebra superior. A mesma semelhança ocorre entre o músculo tarsal inferior e o tarsal superior. A placa tarsal é um tecido conjuntivo denso que dá estrutura à pálpebra, estabilizando a margem palpebral. Como a placa tarsal superior tem cerca de 11 mm, esta pode ser utilizada como fonte doadora para enxerto tarsoconjuntival. Já a placa tarsal inferior, medindo cerca de 4 mm, não oferece esse recurso. O tendão cantal medial é formado pelas inserções dos músculos pré-tarsais e pré-septais. Sua porção superficial insere-se na crista lacrimal anterior e a profunda, na crista lacrimal posterior. O tendão cantal lateral é um tendão de origem dos músculos pré-tarsais.

Vascularização

O suprimento arterial dos olhos deriva primariamente da artéria carótida interna através do ramo oftálmico que irrigar o sistema orbital. Da artéria carótida interna há irrigação do sistema palpebral através dos ramos da artéria facial e temporal superficial.

Na órbita, a artéria oftálmica dá origem a seus ramos: artéria central da retina, artérias ciliares posteriores, artéria lacrimal, artéria supratroclear e artéria supraorbital. É importante lembrar que a artéria oftálmica compõe um dos eixos secundários que ligam o sistema carotídeo externo com o interno, seguindo a sequência dos seguintes vasos, a fim de manter o suporte sanguíneo para o sistema nervoso central: artéria carótida externa, artéria temporal superficial, artéria supraorbital, artéria oftálmica e artéria carótida interna.

As artérias ciliares posteriores longas e curtas perfuram a esclera para irrigar o corpo ciliar, a íris e a coroide. A artéria lacrimal origina-se da artéria oftálmica quando esta ainda está lateral ao nervo óptico e irriga a glândula lacrimal, a conjuntiva e as pálpebras. Ela dará origem a um ramo meníngeo recorrente que se anastomosará com a artéria meníngea média, formando um eixo de comunicação entre as artérias carótidas interna e externa.

As artérias palpebrais lateral e medial se anastomosam entre si formando dois conjuntos: as arcadas marginal e periférica.

A arcada marginal situa-se defronte do tarso a 3 mm da margem palpebral. A arcada periférica situa-se entre a aponeurose do elevador da pálpebra e do músculo de Muller, acima da borda superior do tarso na pálpebra superior; já na pálpebra inferior sua posição pode variar.

O sistema venoso é dividido em dois grupos: pré-tarsal e pós-tarsal. As veias tarsais são superficiais e conectadas medialmente com a veia angular e laterosuperiormente com as veias temporal e lacrimal. As veias pós-tarsais compõem as veias profundas. O sistema venoso drena para os plexos carotídeos e pterigoide.

Avaliação clínica pré-operatória

A prevenção de complicações se inicia na primeira consulta. Convém avaliar os aspectos clínicos, físicos e emocionais do paciente. Saber sua real motivação e grau de expectativa, seu comportamento diante do pós-operatório imediato e resultados pode ajudar a prevenir problemas.

Na avaliação de qualquer cirurgia cosmética há dois fatores importantes na seleção do paciente. O primeiro é o exame físico-clínico. Saber se o paciente é um bom candidato à blefaroplastia, se tem condições físicas adequadas, seja local ou sistêmica. E, mesmo assim, será que este é o procedimento ideal para ele?

O segundo fator é o psicológico. Qual a real expectativa do paciente? Ele sabe como é o procedimento, como ele encara o pós-operatório, tem consciência dos riscos?

Tudo isso deve ser avaliado e discutido em detalhes na consulta. É importante que o paciente receba esclarecimentos e orientações por escrito sobre a cirurgia. Isso ajuda no entendimento e facilita tanto o ato cirúrgico como o pós-operatório. O ideal é ter um texto pronto que esclareça todos os detalhes que podem parecer insignificantes, como, por exemplo, comparecer no dia da cirurgia com camisa de abotoar, não aplicar maquiagem, retirar esmalte escuro das unhas etc.

Esclarecidas as dúvidas e estabelecida uma boa relação médico-paciente, passamos para a avaliação física pré-operatória.

Anamnese

Uma história completa deve ser realizada incluindo antecedentes pessoais de qualquer doença sistêmica como: diabetes, hipertensão, coagulopatias, hipotireoidismo, hipertireoidismo, doença renal, doença cardiopulmonar, alergias, transplantes, imunodeficiências, colagenoses, entre outras.

Na anamnese, além das doenças associadas, algumas patologias oculares podem influenciar diretamente na cirurgia como glaucoma, miopia acentuada, diplopia, blefarite, alergias, blefaroespasmo, angioedema e a síndrome do olho seco. No caso de doenças oculares, é indispensável o parecer do oftalmologista.

Ainda na anamnese é importante perguntar sobre medicamentos de uso contínuo e também os esporádicos tais como analgésicos que podem influenciar na coagulação como: ácido acetilsalicílico, anti-inflamatórios, anticoagulantes, corticoides, vitamina E, *Ginkgo biloba* etc. Tabagismo e etilismo, mesmo social, podem influenciar a coagulação e a cicatrização. O histórico do paciente em relação a sangramentos é tão importante quanto os exames de coagulação. Alergias a anestésicos é um dado importante a ser pesquisado.

Exame físico

O ideal é que o paciente acompanhe o exame físico com um espelho. Isso ajudará a explicar a ele sobre a proposta da cirurgia. O exame inclui uma avaliação completa de face, regiões periocular e periorbital, sobrancelhas, rugas estáticas e dinâmicas, assimetrias, bolsas palpebrais, edema, bolsa malar, discromias, parestesias, glândula lacrimal. Parece exagero, mas cada detalhe pode fazer diferença no resultado final. Um esquema para facilitar o exame é fazer uma avaliação por etapas, para não esquecer nenhum dado.

Na primeira consulta é importante avaliar cuidadosamente:

♦ **Pele palpebral:** avaliar flacidez, hipocromia, cicatrizes, cirurgias anteriores, patologias associadas como siringoma, xantelasma, edema, rítides, olheiras etc.

♦ **Musculatura:** avaliar o tônus da musculatura, pois a hipotonia pode aumentar a chance de esclera aparente e até ectrópio no pós-operatório, principalmente quando associada à debilidade do tarso, exigindo técnicas de correção e sustentação preventivas. A hipertrofia da musculatura orbicular na pálpebra inferior pode confundir com bolsa de gordura, principalmente em jovens ou orientais. Se presente, deverá ser corrigida durante a cirurgia, retirando-se pequena fatia do músculo. Com o avançar da idade, a aponeurose do músculo elevador da pálpebra pode sofrer um processo degenerativo que leva à atenuação ou mesmo à desinserção dessa estrutura. Esse processo, considerado uma consequência fisiológica do envelhecimento, pode traduzir-se clinicamente por um abaixamento da margem palpebral superior ou manter-se subclínico, permitindo que a posição normal da margem superior seja mantida. Mesmo assim há dificuldade de se definir a linha palpebral superior, que deverá ser objeto de correção na blefaroplastia superior (Figura 52.2.2.7).

♦ **Tarso:** a avaliação do tarso na pálpebra inferior é fundamental para o planejamento da melhor abordagem cirúrgica. Um tarso frouxo aumenta a probabilidade de desenvolver ectrópio e esclera aparente, uma das complicações mais comuns da blefaroplastia. A avaliação do tarso pode ser feita mediante testes de tonicidade palpebral. É sinal de baixa tonicidade quando a pálpebra retorna lentamente à sua posição após tracionada (Figura 52.2.2.6).

♦ **Bolsas de gordura:** as bolsas de gordura podem aumentar de tamanho e se pronunciar sobre

■ BLEFAROPLASTIA SUPERIOR

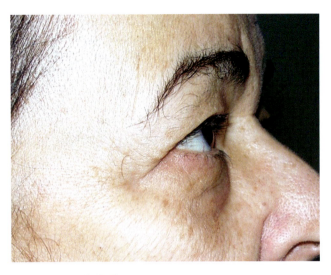

Figura 52.2.2.7 – *Ausência de sulco palpebral. Dermatocálase acentuada levando à desinserção da aponeurose do músculo elevador da pálpebra superior. Notar ausência de sulco palpebral superior e queda da pálpebra sobre o globo ocular interferindo na acuidade visual.*

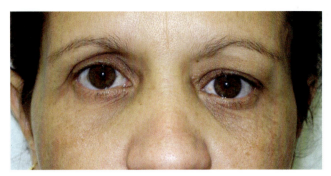

Figura 52.2.2.8 – *Asssimetrias orbital e palpebral. Paciente com acentuadas assimetrias palpebral e também da região orbital observadas no exame pré-operatório da pálpebra. A paciente referia não ter notado a assimetria até observar as fotos.*

a musculatura orbicular como verdadeiras herniações. São duas nas pálpebras superiores e três nas inferiores. Na pálpebra superior, lateralmente se posiciona a glândula lacrimal, que muitas vezes pode sofrer leve ptose e salientar-se na pálpebra, confundindo com a bolsa de gordura. O importante é conhecer bem a anatomia e saber que nesta localização não existe bolsa de gordura para não ocorrer a retirada ou lesão inadvertida da glândula.

♦ **Posição da sobrancelha e assimetria oculares:** o posicionamento das sobrancelhas influencia totalmente a avaliação das pálpebras superiores e o planejamento cirúrgico. Pacientes sob efeito de toxina botulínica na região frontal podem apresentar um efeito *lifting* temporário e até evitar a cirurgia do supercílio. No entanto, é prudente que no planejamento da blefaroplastia superior o paciente esteja sem efeito da toxina para que a quantidade de pele a ser retirada seja correta. São extremamente comuns assimetria e ptose nas sobrancelhas associadas a dermatocálase. As sobrancelhas devem localizar-se ligeiramente acima da margem orbital nas mulheres e sobre esta margem nos homens. Deve ser identificada, ainda, a região mais envolvida na ptose superciliar (se caudal, região medial ou todo o conjunto), bem como o quanto esta está influindo no excesso de pele das pálpebras superiores e na simetria. A queda da sobrancelha salienta a pele palpebral superior, devendo ser feito o reposicionamento correto da sobrancelha manualmente (colocando-a sobre a borda orbital superior) para avaliar o verdadeiro excesso de pálpebra a ser retirado. A correção cirúrgica da sobrancelha (*browlifting*) pode ser necessária e, associada à blefaroplastia superior, muitas vezes pode até substituir ou minimizar o tecido a ser retirado da pálpebra superior. Em caso de assimetrias de globo ocular com proptose, afastar doença de Graves e tumores intraocular ou intracranianos (Figura 52.2.2.8).

Fotografia

Terminado o exame físico das pálpebras e suas relações anatômicas na face, sempre se realiza a documentação fotográfica do paciente. As fotos devem ser realizadas em três incidências (frente, lateral e oblíqua – 45 graus) e repetidas sempre nas mesmas posição e iluminação.

A fotografia na blefaroplastia deve ser cuidadosamente examinada pelo cirurgião e também convém mostrá-las ao paciente, pois pode revelar assimetrias discretas não percebidas facilmente ao exame. O detalhamento da cirurgia, como local da cicatriz, expectativa de resultado, risco de complicações e outros, pode ser discutido sobre a foto, facilitando o entendimento do paciente sobre o procedimento.

Avaliação oftalmológica

Na anamnese e no exame oftalmológico é importante a investigação de cirurgias oftalmológicas prévias, lacrimejamento, olho seco, existência de secreção, blefarites, uso de lentes de contato e possíveis irritações decorrentes desse uso. Uma avaliação oftalmológica específica pode ser necessária em alguns pacientes, principalmente com relação a acuidade visual, existência ou não de glaucoma, alterações da córnea e dos músculos extrínsecos. Deve ser ainda investigado o fenômeno de Bell. A prevalência da síndrome do olho seco na população normal varia de 8 a 20%. A síndrome do olho seco é um dos efeitos adversos mais comuns após a cirurgia de blefaroplastia. O diagnóstico dessa síndrome é feito com base nas queixas subjetivas, como sensação de corpo estranho, queimação e fotofobia, além do exame físico. Alguns testes diagnósticos também podem ser utilizados para uma avaliação mais objetiva da função lacrimal como o teste de Schirmer. Este teste,embora isoladamente não possibilite o diagnóstico de olho seco, pode em pacientes suscetíveis aliados à forte suspeita clínica ajudar nas condutas pré e pós-operatória. Embora alguns autores questionem o valor do teste como preditivo no desenvolvimento da síndrome no pós-operatório, ele deve ser realizado sempre que houver suspeita clínica da doença.

Qualquer modificação da fenda palpebral após a blefaroplastia pode alterar a fisiologia ocular, não sendo rara a ocorrência de síndrome do olho seco. Por isso, a blefaroplastia, quando indicada, deve ser cautelosa e econômica nas ressecções de pele.

Avaliação laboratorial

As avaliações cardiológica e oftalmológica e a solicitação de exames laboratoriais são sempre realizadas com base na anamnese e no exame físico.

- Exames laboratoriais.
- Hemograma.
- Coagulograma.
- Dosagem de T3, T4 e TSH.
- Eletrocardiograma.
- Glicemia.
- Avaliação cardiológica.
- Avaliação oftalmologista.

Na segunda consulta, é importante avaliar exames e fazer o planejamento cirúrgico:

A segunda consulta tem por finalidade avaliar o resultado dos exames, esclarecer as possíveis dúvidas sobre o procedimento e é uma oportunidade para um novo exame. É um momento no qual se pode entregar ao paciente esclarecimentos por escrito e detalhados sobre a cirurgia, os cuidados pós-operatórios, os retornos, a retirada de pontos e até o orçamento final. Nesse último contato antes do procedimento o cirurgião deve destacar os riscos e as possíveis complicações, além de elucidar sobre problemas que dificilmente serão corrigidos com a blefarolplastia, como rítides perioculares, edema palpebral, bolsa malar e grandes assimetrias. É interessante mostrar novamente as fotos ao paciente e ter certeza que ele está realista sobre os resultados.

A blefaroplastia pode ser realizada sob anestesia local ou geral. A grande maioria das blefaroplastias pode ser realizada somente com anestesia local e, se necessário, o paciente pode ser sedado – neste caso sempre com a presença do anestesista na sala.

Algumas diretrizes são muito importantes na cirurgia palpebral, como conhecimento prático em cirurgia dermatológica, noções de cirurgia dermatológica avançada, como a realização de enxertos e retalhos. É necessário não só profundo conhecimento de anatomia facial, da região orbitária compreendendo as musculaturas ocular, frontal, temporal, a irrigação, a inervação, como também, a fisiologia das glândulas palpebrais.

Resumo da Primeira Consulta	*Resumo da Segunda Consulta*
• Perfil do paciente	• Resultado dos exames
• Grau de expectativa	• Avaliação detalhada da região palpebral
• Grau de entendimento sobre procedimento	• Planejamento da cirurgia
• Anamnese e exame físico completo	• Pré-orçamento
• Avaliação geral da região palpebral	• Esclarecimentos por escrito
• Solicitação de exames pré-operatórios	• Discussão da técnica, resultados, pós-operatório imediato e risco de complicações
• Documentação fotográfica	

Elementos decisivos e fundamentais na blefaroplastia incluem:

- Avaliação das condições físicas e psicológicas do paciente candidato à blefaroplastia.
- Avaliação do grau de entendimento do paciente sobre o procedimento, seus riscos e complicações e suas reais expectativas de resultado.
- Conhecimento de toda anatomia, morfologia e fisiologia das regiões palpebral, mediofacial, periocular e ocular.

■ BLEFAROPLASTIA SUPERIOR

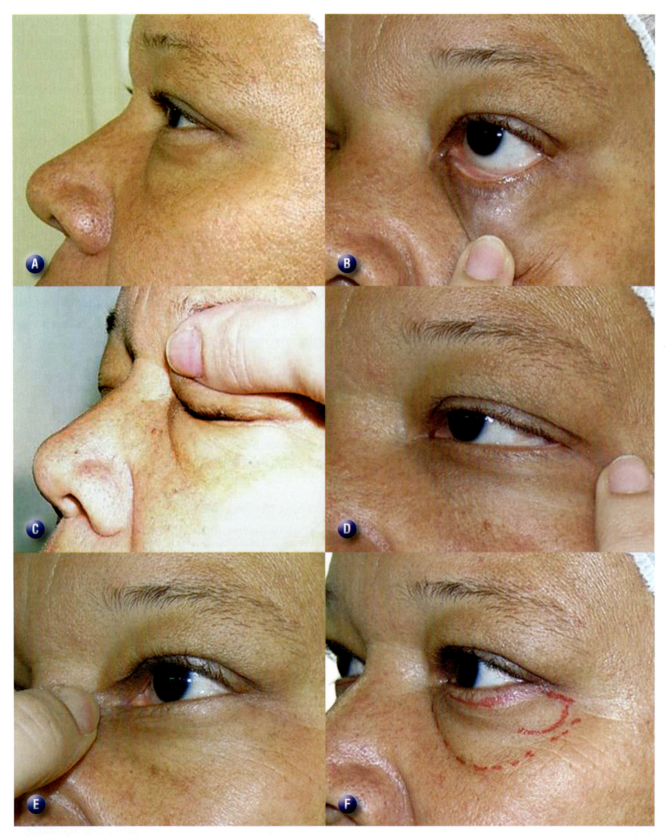

Figura 52.2.2.9 – *Avaliação de pálpebras.* **(A)** *Inspeção: avalia dermatocaláse; ptose de sobrancelhas; aponeurose do elevador da pálpebra superior; bolsas de gordura.* **(B)** *Tarso e musculatura orbicular: testes de tonicidade palpebral e hipertrofia do músculo orbicular.* **(C)** *Bolsas de gordura: manobra de compressão da gordura orbital.* **(D)** *Sustentação do tendão cantal.* **(E)** *Sustentação do tendão medial.* **(F)** *Marcação da incisão e projeção de bolsas e área de descolamento.*

◆ Conhecimento de diversas técnicas de cirurgia palpebral que incluem blefaroplastia: cutânea, miocutânea, transconjuntival, tarsorrafia, cantotomia e cantopexia; correções de ectrópio; *lifting* de sobrancelhas (Figura 52.2.2.9).

Pálpebras superiores

Na marcação da blefaroplastia superior é importante observar o posicionamento dos supercílios. Do ponto de vista estético, o supercílio, no sexo feminino, deve localizar-se acima da margem orbital e, no sexo masculino, sobre esta margem. Muitas vezes a opção de realizar blefaroplastia superior pode ser trocada ou acrescida por um *lifting* de sobrancelhas. A marcação da incisão da pálpebra superior precisa ser feita com cuidado e pode ser finalizada de modo diferente na região lateral de acordo com o grau de flacidez palpebral e a posição da linha palpebral e das sobrancelhas (Figura 52.2.2.6B-E).

O ponto crucial de um bom resultado na blefaroplastia superior é, sem dúvida, a marcação. Alguns autores preconizam que se mantenha cerca de 20 mm de tecido pálpebra superior para preservar a função normal da pálpebra, evitando-se lagoftlamo (dificuldade de oclusão completa da pálpebra). Esta má oclusão pode acarretar olho seco, ulceração de córnea e até perda da visão.

Havendo ptose de sobrancelha, esta deve ser posicionada manualmente na posição correta para se fazer a marcação do excesso de pele palpebral, evitando-se deixar o olhar "triste" e o risco de hipercorreções. O correto é realizar no mesmo ato o reposicionamento do supercílio. Por isso, o cirurgião que está interessado em fazer blefaroplastia precisa saber todas as técnicas de correção de supercílio, pois é muito comum a necessidade de *lifting* dessa região. Hoje com a utilização da toxina botulínica temos a oportunidade de melhorar essa queda do supercílio sem cirurgia em alguns casos (Figuras 52.2.2.10 a Figura 52.2.2.13).

Blefaroplastia superior

Primeiramente, o paciente deve lavar bem o rosto com água e sabonete líquido neutro para retirar qualquer resíduo de maquiagem ou mesmo filtro solar. Com o paciente sentado e consciente, localiza-se o sulco ou a prega palpebral superior. Na maioria das pessoas, o sulco palpebral superior é bem definido e está a 8 a 10 mm da margem palpebral, centralmente. Em pacientes orientais ou idosos, esse sulco pode não estar bem definido, exigindo cuidado na marcação e até reconstrução durante a cirurgia. Traça-se então uma linha seguindo o sulco. Depois, com auxílio de uma pinça delicada e sem dente, procura-se preguear o excesso de pele da pálpebra superior, marcando-se pontos superiores que serão unidos para formar a linha superior da marcação. As laterais do fuso de marcação podem sofrer variações de acordo com a quantidade de pele a ser retirada.

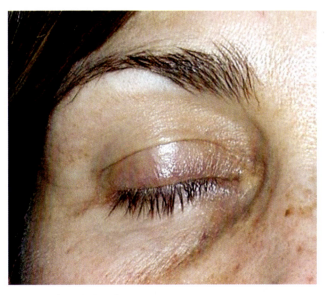

Figura 52.2.2.10 – *Sulco palpebral superior.*

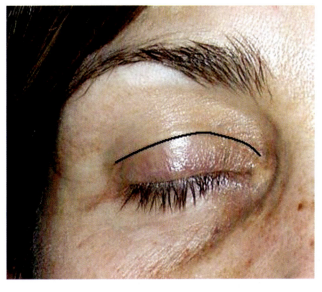

Figura 52.2.2.11 – *Marcação da linha de incisão sobre o sulco.*

■ BLEFAROPLASTIA SUPERIOR

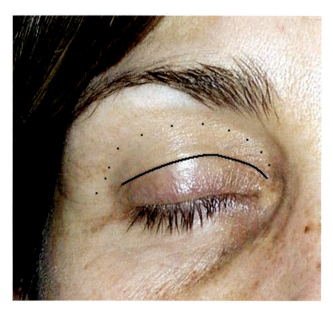

Figura 52.2.2.12 – *Marcação dos pontos superiores – pregueia-se com uma pinça o excesso de pele da pálpebra e fazem-se pontos de orientação seguindo o contorno superior do sulco.*

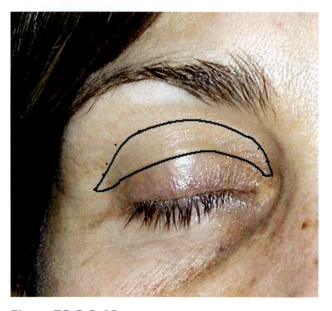

Figura 52.2.2.13 – *Marcação do fuso de pele a ser retirado. Forma-se uma linha superior unindo-se os pontos e os cantos.*

Após a marcação da pele a ser retirada com uma leve compressão do bulbo ocular, avalia-se a existência das bolsas de gordura: uma nasal e outra medial. A ptose da glândula lacrimal provoca abaulamento na porção lateral da pálpebra, simulando uma terceira bolsa de gordura.

Faz-se assepsia com solução de clorexidina a 2% sobre toda a face e enxugando-se com gaze. O pa-

ciente é deitado, faz-se o reforço da marcação, com violeta ou verde brilhante. É realizada a anestesia infiltrativa e, às vezes, bloqueio supraorbitário, com lidocaína (a 2% com vasoconstritor 1:100.000) No bloqueio, utilizamos metade do tubete em cada local, pois ainda será complementada com cerca de 2 a 4 mL de anestesia infiltrativa em cada pálpebra. Dessa maneira, mesmo realizando-se blefaroplastias superior e inferior no mesmo ato, teríamos um volume anestésico pequeno e seguro.

A lidocaína tem início rápido (entre 2 e 3 minutos), duração mediana, potência e toxicidade moderadas, sendo muito usada para todos os tipos de anestesia regional. As doses máximas aceitáveis de lidocaína são de 4,4 mg/kg, não devendo exceder 300 mg quando não acompanhada por um vasoconstritor, e de 7 mg/kg, não ultrapassando 500 mg, quando usada com 1:100.000 de epinefrina. A dose recomendada pelos fabricantes é de cinco tubetes em pacientes saudáveis, acompanhada de fenilefrina e 500 mg ou 7 mg/kg quando o anestésico não acompanha vasoconstritor.

Após 5 a 10 minutos, já sob efeito do vasoconstritor, faz-se a incisão. A incisão é feita com bisturi nº 3, lâmina 15, sobre a marcação, iniciando-se no canto medial. Com pressão muito leve por causa da espessura delicada da pálpebra, a incisão é feita em um movimento preciso e delicado até o canto lateral a fim de retirar somente a pele palpebral sem cortar o músculo orbicular. Com auxílio de uma pinça com dente delicada, a pele é puxada para cima enquanto o auxiliar ajuda a esticar a pálpebra, facilitando a remoção do fuso de pele. O descolamento da pele pode ser feito com bisturi ou tesoura Iris curva, deixando no assoalho do retalho o músculo orbicular ainda intacto. Procede-se à hemostasia cuidadosa e suave sobre os vasos sangrantes com pinça bipolar ou monopolar. É importante que se faça um movimento de elevar o tecido antes da coagulação para diminuir a passagem de calor para os tecidos profundos.

Abaixo do músculo estão as bolsas de gordura, e para melhor visualizá-las realiza-se uma manobra de comprimir o globo ocular suavemente. Uma incisão no músculo orbicular é realizada com bisturi ou tesoura Iris, no sentido de suas fibras e do septo orbital subjacente. Uma pequena porção de músculo orbicular pode ser retirada para facilitar a localização das bolsas de gordura (Figura 52.2.2.14). A exteriorização das bolsas adiposas é facilmente observada com leve pressão sobre a pálpebra e o

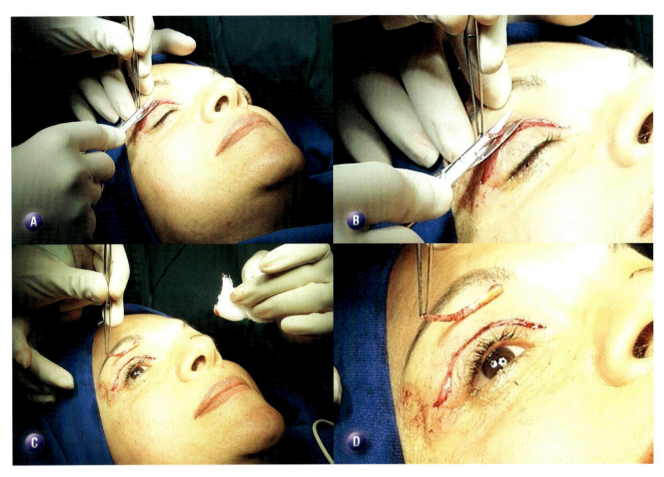

Figura 52.2.2.14 – **(A-D)** *Abertura ocular durante a cirurgia. Paciente abrindo e fechando os olhos durante a cirurgia, mostrando adequada retirada de pele musculatura sem comprometer a oclusão palpebral.*

globo ocular. O excesso de gordura exteriorizada com essa manobra corresponde, aproximadamente, à quantidade ideal a ser retirada. Não se deve retirar em excesso para não provocar concavidades e um olho fundo no pós-operatório. Ressecções econômicas também deixam bolsas residuais, por isso é necessário repetir essa manobra algumas vezes para se ter certeza de retirar a quantidade correta (Figuras 52.2.2.15 e 52.2.2.16). Essa manobra deve ser feita com cuidado e com monitorização do paciente, pois pode desencadear o reflexo oculocardíaco. Este reflexo tem sido relatado na literatura médica como parte do reflexo trigeminovagal e pode acarretar parada cardíaca.

Inicia-se a retirada das bolsas de gordura, uma das etapas críticas da blefaroplastia, pela ressecção da bolsa medial, de tonalidade mais clara e mais profunda. Além do já descrito reflexo trigeminovagal, outra complicação a ser evitada é o sangramento dos vasos retrosseptais que irrigam as bolsas de gordura. Por isso, a manipulação e a tração das bolsas devem ser muito cuidadosas para não provocar sangramentos.

Após a exteriorização da gordura, esta é tracionada suavemente com pinça de Addison e, então, realiza-se uma pequena infiltração de anestésico diretamente na bolsa. Ela é pinçada na sua base com uma pinça Kelly pequena curva ou com pinça mosquito curva de Halstead e ressecada com tesoura Iris curva.

Com a bolsa ainda pinçada, faz-se a coagulação encostando-se o bipolar ou monopolar na porção superior da Kelly. Deve-se observar se a extremidade da Kelly não está encostada em nenhum tecido palpebral antes de iniciar a coagulação para evitar queimaduras indesejáveis. A Kelly é, então, liberada e se observa algum sangramento. A hemostasia deve ser criteriosa nessa fase, pois sangramentos nessa região podem levar a hematoma retrobulbar e até amaurose no pós-operatório.

■ BLEFAROPLASTIA SUPERIOR

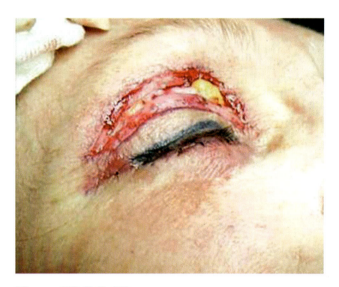

Figura 52.2.2.15 – *Bolsa de gordura individualizada.*

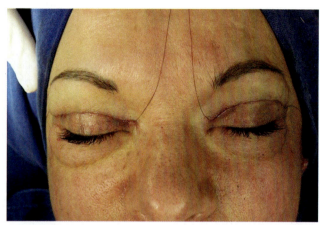

Figura 52.2.2.17 – *Sutura intradérmica realizada com fio de MN 6,0 sem tensão.*

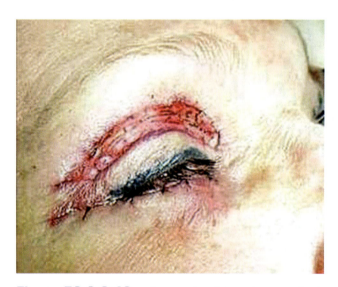

Figura 52.2.2.16 – *Aspecto imediato após remoção da gordura.*

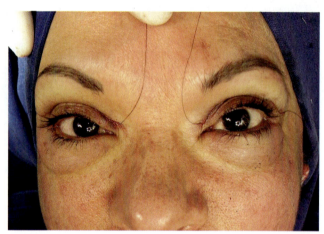

Figura 52.2.2.18 – *Boa coaptação das bordas. Paciente movimenta a pálpebra mostrando excelente coaptação da bordas.*

Em seguida à ressecção da bolsa nasal, realiza-se procedimento semelhante na bolsa medial. Convém lembrar que na pálpebra superior existem apenas duas bolsas de gordura. Lateralmente se localiza a glândula lacrimal, que não deve ser confundida com a bolsa medial, a qual apresenta coloração mais amarela em relação à nasal e mais escura em relação à glândula lacrimal.

A ptose da glândula lacrimal, muito comum em pacientes idosos, pode ser corrigida de modo relativamente fácil: mediante refixação da cápsula da glândula com dois ou três pontos de sutura ao periósteo orbital.

Após remoção e hemostasia das bolsas se realiza a sutura da pálpebra. A sutura cutânea da pálpebra superior pode ser realizada por meio de pontos simples separados, com fio mononáilon 6-0, ou sutura contínua intradérmica (Figuras 52.2.2.17 e 52.2.2.18). Os pontos não devem ser muito apertados, e é fundamental que a coaptação das bordas seja adequada para melhorar o aspecto da cicatriz e evitar a formação de mílios. Compressas umedecidas em soro fisiológico gelado devem ser feitas por 2 a 3 dias, além de repouso e cuidados locais. Os pontos são retirados por volta do quinto dia após a cirurgia.

Pálpebras inferiores

A abordagem da pálpebra inferior precisa levar em conta, além da correção dos excessos de pele,

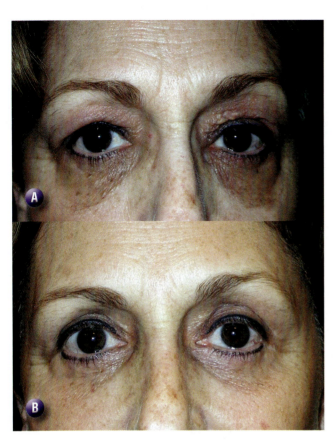

Figura 52.2.2.19 – **(A)** Paciente em pré-operatório de blefaropalstia. Dermatocálase superior e inferior, flacidez de tarso, bolsa de gordura e xantelasma. **(B)** Paciente após blefaroplastias superior e inferior. Utilizamos a abordagem cutânea na pálpebra inferior graças a debilidade do tarso e grande excesso de pele a ser retirado. A musculatura orbicular foi reposicionada e suturada ao periósteo na porção lateral da órbita.

indivíduos que apresentam hipertrofia muscular ou bolsas adiposas, quando o excesso cutâneo é pequeno, dá-se preferência à blefaroplastia que utiliza retalho musculocutâneo. Essa técnica é de fácil execução e apresenta um campo operatório com melhor visualização para remoção da bolsas de gordura. É mais indicada para pacientes mais jovens ou que não apresentem flacidez acentuada de tarso. A técnica transconjuntival está indicada nos casos em que há bolsas de gordura porém não há excesso de pele. Uma variação dessa técnica que pode ser indicada para melhorar excesso cutâneo e bolsas de gordura sem corte é a blefaroplastia transconjuntival associada ao *laser* de CO_2. Esta consiste em ressecar as bolsas de gordura e, em seguida, aplicar *laser* de CO_2 (*resurfacing*) na pele da pálpebra inferior, visando a uma leve retração cutânea.

Como observado, a escolha da melhor técnica baseia-se fundamentalmente no exame da pálpebra inferior. A posição correta da pálpebra inferior ocorre quando a margem inferior toca o limbo escleral. Quando é possível visualizar a cor branca da esclera, temos o diagnóstico de "esclera aparente" (do inglês, *scleral show*), cuja causa pode ser congênita ou adquirida. Dentre as causas adquiridas, destacamos: envelhecimento, causa neurológica, proptose do hipertireoidismo, causas iatrogênicas como complicação da blefaroplastia, *laser, peelings* etc.

A realização sistemática de um minucioso exame da pálpebra inferior e suas relações anatômicas da face, incluindo os *testes de avaliação da tonicidade palpebral e do tarso*, devem ser rotina antes da cirurgia, pois auxiliam na prevenção de complicações como a esclera aparente, o ectrópio ou o lagoftalmo.

Testes de avaliação da tonicidade da pálpebra inferior

O primeiro teste é referido na literatura como *snap-back test* e consiste em segurar a pálpebra inferior com o polegar e o indicador, afastá-la do bulbo ocular e liberá-la subitamente. É sinal de baixa tonicidade quando a pálpebra retorna lentamente contra o bulbo ocular (Figura 52.2.2.20).

O segundo teste consiste em tracionar a pálpebra inferior no sentido craniocaudal de modo a afastá-la do bulbo ocular e mantê-la por alguns segundos sob tensão. À semelhança do teste anterior, o retorno lento da pálpebra inferior à sua posição original demonstra redução da sua tonicidade. A realiza-

músculo e gordura, também a fragilidade do tarso e de tendões cantais e laterais, a presença de esclera aparente ou bolsa malar (Figura 52.2.2.19), pois, apesar de a blefaroplastia inferior ter as mesmas indicações e os mesmos objetivos da blefaroplatia superior, o que difere é que a escolha da melhor abordagem cirúrgica pode ajudar a prevenir ou até corrigir efeitos indesejáveis.

Dentre as técnicas mais usadas temos as blefaroplastias cutânea, miocutânea e a transconjuntival. A escolha da técnica depende da avaliação clínica pré-operatória e também da habilidade do cirurgião. Pacientes com grande a moderado excesso de pele têm na blefaroplastia com abordagem cutânea uma alternativa para ressecar maior quantidade de pele, com adequada correção da flacidez e das rugas. Essa técnica apresenta a vantagem de não seccionar o músculo orbilcular da borda tarsal, minimizando riscos de esclera aparente e ectrópio. Já nos

■ BLEFAROPLASTIA SUPERIOR

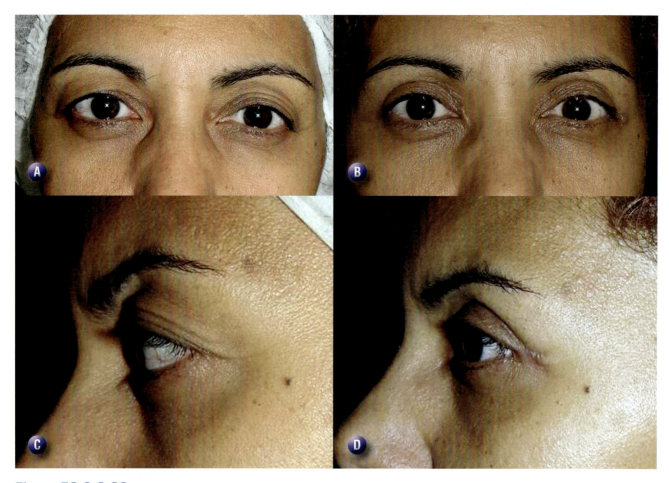

Figura 52.2.2.20 – **(A)** Paciente em pré-operatório de blefaroplastia superior. Dermatocálase superior sem bolsas de gordura. **(B)** Aspecto após 15 dias da cirurgia. **(C)** Perfil antes. **(D)** Perfil no 15º dia pós-operatório.

ção sistemática desses testes auxilia na prevenção de situações indesejáveis como a esclera aparente, o ectrópio ou o lagoftalmo. Além dos testes já descritos, outra manobra pode ser útil na avaliação de pálpebra inferior e tarso. Ela consiste na análise da região orbital, em perfil, com objetivo de estudar a relação entre o bulbo ocular, a pálpebra inferior e a proeminência malar. É considerada uma relação positiva ou vetor positivo quando a maior projeção do bulbo ocular localiza-se atrás da margem da pálpebra inferior e esta localiza-se atrás da projeção da proeminência malar. A relação é negativa ou o vetor é negativo quando a parte anterior do bulbo ocular é anterior à pálpebra inferior e à proeminência malar. Nos casos em que o vetor é positivo ou neutro (ou seja, os três elementos alinhados), há baixo risco de posicionamento inadequado da pálpebra inferior após a blefaroplastia. O vetor negativo, em contrapartida, indica alto risco de resultado desfavorável utilizando a blefaroplastia clássica (Figura 52.2.2.21).

Assim como no planejamento da blefaroplastia superior, é fundamental avaliar a posição dos supercílios, e muitas vezes se associam técnicas de reposicionamento como o *browlifting* no ato cirúrgico. Na blefaroplastia inferior com alteração do tarso, podem ser necessárias correções cirúrgicas durante a cirurgia. Algumas técnicas para correção da flacidez palpebral são realizadas no mesmo ato, como a cirurgia de Kuhnt-Szymanowski, o retalho tarsal (*tarsal strip*) e, dependendo do caso, cantopexias laterais com ou sem cantotomias.

Blefaroplastia inferior

A marcação deve ser feita com o paciente sentado. Pode ser útil marcar o sulco nasojugal e delimitar a área de descolamento, além da projeção das bolsas de gordura. É preciso avaliar a existência de hipertrofia de músculo orbicular e as condições do tarso, assim como a estimativa da quantidade de

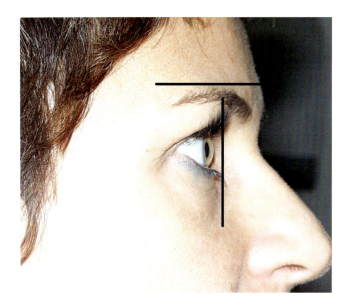

Figura 52.2.2.21 – *Paciente com baixo risco de desenvolver ectrópio.*

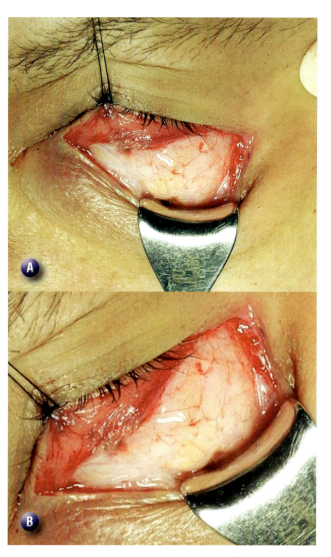

Figura 52.2.2.22 – **(A-B)** *Blefaroplastia miocutânea. Após o descolamento, o corte expõe o septo e as bolsas de gordura. A pálpebra é rebatida com o músculo aderido à pele.*

pele a ser ressecada. Uma linha rente ao tarso pode ser desenhada com caneta de marcação estéril, azul de metileno ou verde brilhante.

Após a assepsia, a anestesia é realizada à semelhança da pálpebra superior, com a infiltração local de lidocaína a 2% com norepinefrina 1:100.000. Cerca de 2 a 4 mL por pálpebra são suficientes. A incisão pode ser realizada com lâmina de bisturi nº 15 ou tesoura sempre rente à borda ciliar cerca de 1,5 mm, iniciando-se na margem lateral e progredindo até 2 mm do ponto lacrimal medialmente. A incisão na porção lateral procura usar uma ruga existente no local e não ultrapassar 0,5 a 1 cm do canto do olho. Após a incisão no canto lateral, introduz-se uma tesoura Iris e se descola a pele do músculo no sentido da órbita inferior.

Blefaroplastia miocutânea

Na técnica miocutânea, o músculo é seccionado do tarso e rebatido juntamente ao retalho de pele. Passa-se um fio 5,0 sobre a linha cinzenta e fixa-se superiormente com uma Kelly de reparo. Com o auxílio de ganchos ou afastadores delicados o retalho miocutâneo é afastado inferiormente, enquanto o tarso é tracionado para cima a fim de expor melhor o campo cirúrgico (Figura 52.2.2.22).

No caso da *abordagem miocutânea*, a incisão da pálpebra inferior fica rente ao tarso e o corte expõe a pálpebra com o músculo aderido à pele. Pode ser indicada nos indivíduos que apresentam hipertrofia muscular e bolsas adiposas porém excesso cutâneo pequeno ou mesmo ausente. É realizado um descolamento acima do plano muscular até a borda orbital. A incisão do músculo orbicular é feita no sentido das fibras, sobre a projeção das bolsas de gordura. Subsequentemente, descola-se o músculo orbicular do septo orbital para melhor visualização das bolsas. A secção do septo orbital possibilita a exteriorização do excesso de bolsa de gordura, com sua ressecção. Essa opção deve ser evitada em pacientes com *scleral show*, flacidez acentuada de tarso ou músculo orbicular, bolsas muito proeminente e em casos de grande descolamento. Esta abordagem tem a facilidade de expor facilmente a região septal, mostrando as bolsas de gordura, mas seu risco é deixar o tarso sem sustentação adequado no pós-operatório, podendo provocar *scleral show* ou mesmo ectrópio se removido muito excesso de pele em pacientes com debilidade do tarso.

Como o músculo orbicular foi rebatido, o septo orbicular é exposto e as bolsas de gordura ficam evidentes. Uma leve pressão sobre o globo pode também ser realizada para melhor identificar a localização da gordura. O septo é aberto com uma tesoura Iris e se isolam as bolsas de gordura, que, na pálpebra inferior, são três (média, central e lateral). A incisão no septo pode ser total ou somente sobre as bolsas. Tradicionalmente, as bolsas são retiradas de maneira similar à técnica já descrita na blefaroplastia superior. No entanto, atualmente, o conceito de retirar a bolsas está sendo revisto por alguns autores que descrevem a técnica de reposicionamento da gordura, sobretudo para melhorar o aspecto de bolsas de gordura malar. A hemostasia deve ser cuidadosa durante toda essa fase, evitando-se tração das bolsas e sangramentos de vasos profundos.

Em caso de hipertrofia do orbicular, uma fina porção do músculo pode ser retirada com auxílio de uma tesoura Iris curva, seguindo as fibras do músculo em toda a linha da incisão A hemostasia é realizada suavemente. O retalho de pele e músculo orbicular é puxado e posicionado sobre a incisão: o paciente deve abrir a boca e ao mesmo tempo olhar para cima enrugando a testa . Essa manobra promove a tração máxima da pele da pálpebra inferior, de tal modo que a pele excedente corresponda à quantidade de tecido adequada a ser retirada. O tecido que sobrar acima da linha da incisão poderá então ser marcado para ser retirado. Com auxílio de uma tesoura Iris curva faz-se um corte vertical no retalho parando-se a cerca de 2 mm da marcação planejada. A manobra de abrir a boca deve ser repetida e se verifica novamente se a quantidade marcada a ser removida é correta. Se estiver em excesso, seguimos a linha superior da marcação e, com uma tesoura Iris, retira-se a pele. Dois triângulos são retirados a partir dessa linha, um no sentido lateromedial e outro na direção oposta. Normalmente é necessário corrigir o excesso na região lateral com um triângulo de compensação. Nessa técnica, como pele e músculo formam um único retalho, a ressecção do excesso cutâneo tende a ser menor para preservar a função do músculo orbicular. Após a ressecção, a sutura é então feita com pontos simples ou contínuo, utilizando-se fio mononáilon 6-0. O curativo deve ser feito com gaze e Micropore®, com cuidado para não atrapalhar a visão. Compressas de soro fisiológico são recomendadas. Os pontos também são retirados 5 dias após a cirurgia.

Blefaroplastia cutânea

Na blefaroplastia com retalho cutâneo, a incisão é feita no mesmo local, porém o descolamento é realizado acima do plano muscular até a borda orbital. Essa incisão tem o campo visual reduzido, mas os descolamentos são menores e preservam a sustentação da musculatura orbicular e do tarso, evitando o ectrópio. A incisão no músculo orbicular é realizada, no sentido das fibras, apenas sobre a projeção das bolsas de gordura (Figura 52.2.223). A secção do septo orbital possibilita a exteriorização do excesso de bolsa de gordura, cuja ressecção é feita com a mesma técnica e o mesmo cuidado

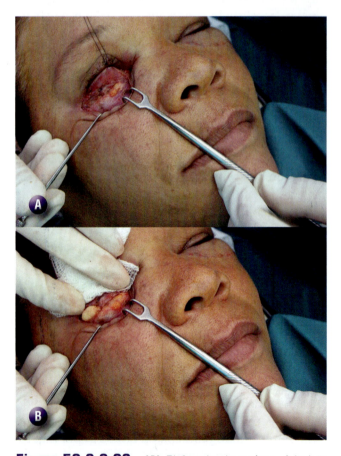

Figura 52.2.2.23 – **(A)** *Blefaroplastia cutânea. A incisão no músculo orbicular é realizada, apenas sobre a projeção das bolsas de gordura.* **(B)** *Após a abertura do septo orbital, faz-se manobra de compressão sobre o globo para a exteriorização das bolsas de gordura.*

já descritos para pálpebra superior. Concluída a retirada do excesso de gordura e realizada a hemostasia, as margens do músculo orbicular são aproximadas e a medida do excesso de pele é executada, da mesma maneira que na técnica anterior. A técnica cutânea é a mais utilizada nos casos em que o excesso cutâneo é moderado ou grande. A vantagem do retalho cutâneo é a possibilidade de ressecar maior quantidade de pele, possibilitando adequada correção da flacidez e das rugas. Além disso, pode ser usada em pacientes de idades variáveis, principalmente quando há necessidade de grandes descolamentos. Essa técnica normalmente propicia uma retirada de pele um pouco maior que a anterior com menos riscos, pois mantém fibras do músculo orbicular sobre o tarso, que se torna menos frágil.

Blefaroplastia transconjuntival

A técnica transconjuntival tem incisão posicionada na porção conjuntival da pálpebra inferior e é mais indicada para pacientes muito jovens ou com bolsas pequenas e sem excesso de pele a ser ressecado. Outra indicação é a reoperação para remoção de bolsas de gordura residuais. A blefaroplastia por via transconjuntival é uma abordagem interessante, pois evita cicatrizes externas, mas em contrapartida alguns aspectos devem ser lembrados: apresenta um campo operatório muito reduzido, trabalha junto à córnea e à conjuntiva, são seccionados os retratores da pálpebra inferior. Além disso, deve-se lembrar que em paciente que aparentemente não tem muito excesso de pele, mas tem bolsas muito proeminentes, depois da retirada, haverá uma reacomodação dos tecidos e poderá ser necessário algum método complementar para resolver o excesso de pele que passará de um aspecto convexo para um côncavo.

A cirurgia transconjuntival inicia-se com aplicação de colírio anestésico e posterior infiltração de solução anestésica com vasoconstritor na conjuntiva palpebral. Se o anestésico atingir o músculo oblíquo inferior pode levar a dilatação da pupila e diplopia transitória. Antes da cirurgia coloca-se uma lente escleral protetora lubrificada em pomada oftálmica para proteger o olho. A pálpebra inferior é tracionada por um retrator de Desmarres pequeno para melhorar o campo visual. Pode-se também passar pontos de reparo se necessário. Identificada a localização das bolsas, é feita uma incisão na conjuntiva com bisturi convencional (lâmina nº 15), elétrico, *laser* de CO_2, ou bisturi de alta frequência. O corte deve localizar-se cerca de 8 mm da margem palpebral, no sentido horizontal, bem na projeção da bolsas de gordura, atravessando os músculos retratores da pálpebra inferior. Rapidamente as bolsas de gordura são visualizadas e ressecadas como de costume. O músculo oblíquo passa entre as bolsas de gordura central e lateral, suas fibras em sentido horizontal dividem as bolsas, e deve-se ter cuidado para não seccionar o músculo, o que pode acarretar diplopia no pós-operatório. Outro cuidado é na manipulação das bolsas para não haver ruptura de vasos profundos que as irrigam. Após a remoção da gordura, o campo deve ser lavado com soro fisiológico e se confere se há algum sangramento. Os tecidos são reposicionados e não há necessidade de sutura, pois as bordas da incisão tanto da conjuntiva quanto dos músculos retratores mantêm-se em contato, facilitando a cicatrização rápida. Aplica-se pomada oftalmológica de antibiótico no corte, e no pós-operatório é recomendado o uso de colírio antibiótico (Figuras 52.2.2.24 a 52.2.2.28)

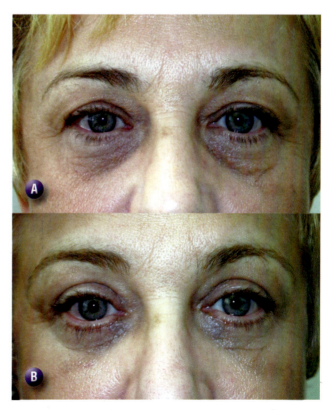

Figura 52.2.2.24 – **(A)** *Paciente pré-blefaroplastias superior e inferior.* **(B)** *Aspecto do 15º dia de pós-operatório.*

■ BLEFAROPLASTIA SUPERIOR

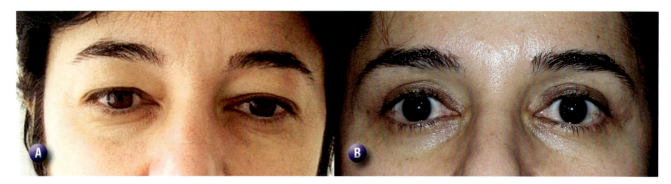

Figura 52.2.2.25 – **(A)** *Paciente pré-blefaroplastias superior e inferior.* **(B)** *Aspecto após 120 dias de pós-operatório.*

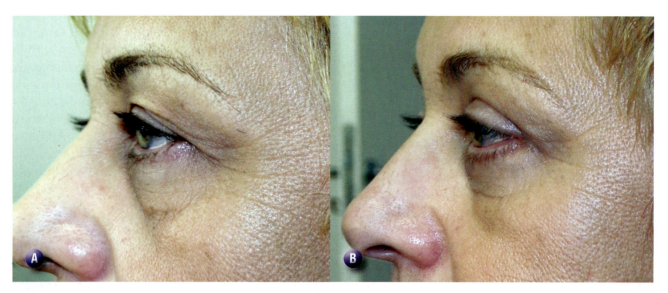

Figura 52.2.2.26 – **(A)** *Paciente pré-blefaroplastias superior e inferior.* **(B)** *Aspecto após 120 dias de pós-operatório.*

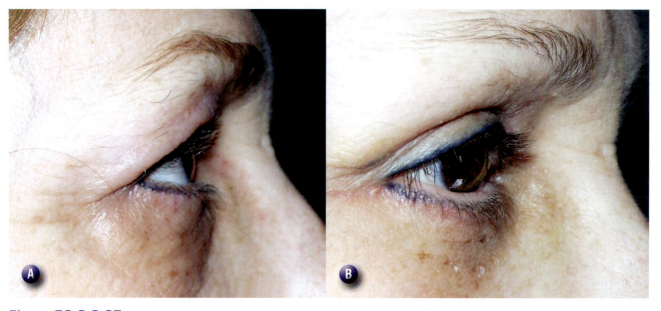

Figura 52.2.2.27 – **(A)** *Paciente pré-blefaroplastias superior e inferior, perfil.* **(B)** *Aspecto após 30 dias de pós-operatório.*

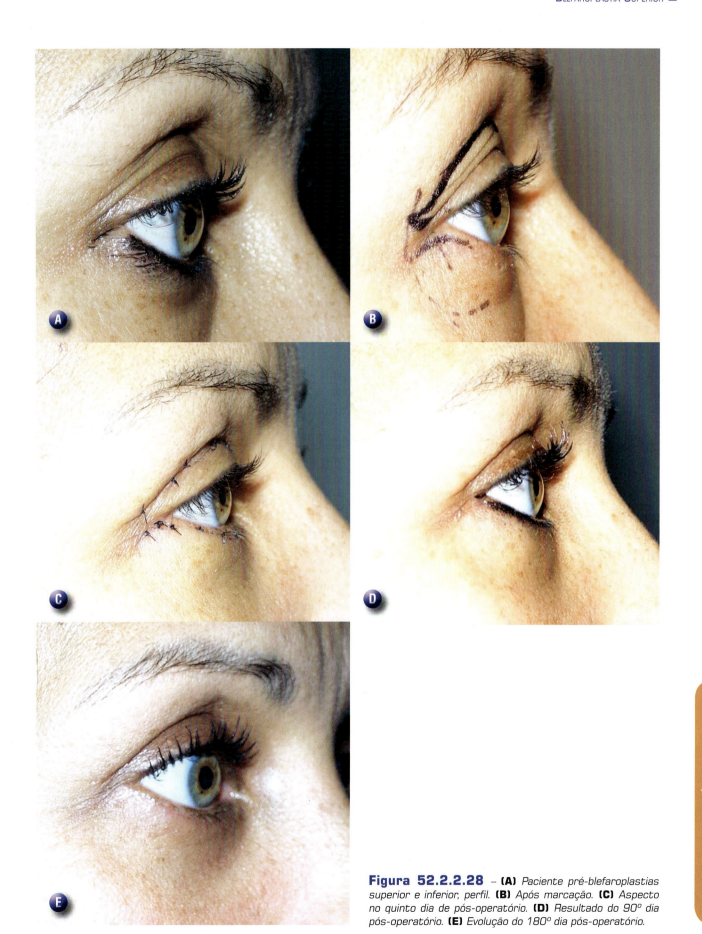

Figura 52.2.2.28 – **(A)** Paciente pré-blefaroplastias superior e inferior, perfil. **(B)** Após marcação. **(C)** Aspecto no quinto dia de pós-operatório. **(D)** Resultado do 90º dia pós-operatório. **(E)** Evolução do 180º dia pós-operatório.

Complicações

As complicações das blefaroplastias podem ser temporárias ou permanentes. Complicações temporárias são geralmente relacionadas com edema e retrações palpebrais durante o processo de cicatrização que podem durar dias ou semanas. Sangramentos e deiscências são muito raros assim como infecções, porém não são infrequentes pequenas iatrogenias como queimaduras e lesões da pálpebra durante a cirurgia. A grande maioria, porém, resolvese espontaneamente sem sequelas. O uso de afastadores com ganchos pontiagudos deve ser evitado, pois pode acarretar traumatismos intraoperatórios inadvertidos.

Dentre as complicações permanentes, vale citar: olho seco, lesão da córnea, assimetria palpebral, ectrópio e ptose palpebral, entre outras (Tabela 52.2.2.1). Embora mais raras, porém mais temíveis, são as complicações do reflexo trigeminovagal, que pode levar a óbito intraoperatório e amaurose. O reflexo oculocardíaco faz parte do reflexo trigeminovagal e pode acarretar parada cardíaca. Manifestando-se clinicamente por bradicardia, cianose dos lábios e palidez, náuseas, sensação de calor, tontura, desfalecimento, pode ser desencadeado por estímulos mecânicos na região orbitária e adjacências O tratamento consiste em remoção imediata da pressão sobre o globo, oxigenação, posicionamento do paciente em Trendelemburg, retirada dos campos cirúrgicos, compressas frias nos pés e na região frontal. Não havendo resposta às medidas citadas, recomenda-se o uso endovenoso de 0,4 mg de atropina. A parada cardíaca decorrente do reflexo trigeminovagal tem sido relatada com incidência de 1:3.500 procedimentos cirúrgicos na área do globo ocular. A monitorização cardíaca com eletrocardiograma e monitor de pulso é importante na detecção dessa intercorrência, em qualquer paciente mesmo aqueles com risco cirúrgico baixo.

A perda de visão, ou amaurose pós-blefaroplastia, é uma complicação rara, mas há relatos de alguns autores que a apontam em 0,04% dos casos operados. A grande maioria dos casos está associada a hemorragia retrobulbar, por manipulação e tração das bolsas de gordura com ruptura de vasos pós-septais ou traumatismo pós-operatório. Os fatores de risco incluem: hipertensão arterial sistêmica, ácido acetilsalicílico, discrasias, anticoagulação, aterosclerose, cirurgias anteriores. A hemorragia no cone retrobulbar é comumente arterial, levando ao rápido aumento da pressão intraorbital e intraocular, com comprometimento da vascularização do olho e, principalmente, da retina e do nervo óptico. É manifestada por dor intensa, de início súbito e, às vezes, proptose. Na evolução do processo há interrupção da circulação da retina e do disco óptico. Outras causas mais raras são lesão direta da córnea, perfuração globo, vasoespasmo.

Uma das complicações da blefaroplastia é o lagoftlamo (Figura 52.2.2.29), definido como inabilidade em fechar o olho. Como complicação, ocorre ressecamento da mucosa conjuntival com consequente processo inflamatório corneoconjuntival. A fim de se evitar tal complicação, podem ser utilizados métodos clínicos como pomadas e colírios lubrificantes oftálmicos e métodos cirúrgicos como tarsorrafia, cantopexias, prótese de silicone, transposições musculares e implantes de molas e pesos palpebrais.

A visão dupla ou diplopia pode ser temporária ou permanente em 0,01% dos casos. As causas comuns de diplopia são diabetes, parestesias, neurológicas e podem confundir-se com complicação pós-operatória. Em caso de complicação da blefaroplastia, pode estar relacionada com edema, excesso de anestésico local afetando a musculatura extrínseca, lesão da inervação da musculatura. O músculo mais afetado é oblíquo inferior, seguido do oblíquo superior e do reto inferior. A maioria dos casos involui espontaneamente.

As complicações mais comuns são esclera aparente e ectrópio leve (Figura 52.2.2.30). Na maioria dos casos ela é leve e melhora, porém nem sempre completamente. As causas mais comuns, quando permanentes, são: falha na avaliação e no planejamento pré-operatório, remoção excessiva de pele e

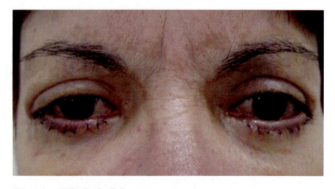

Figura 52.2.2.29 – *Complicação de blefaroplastia inferior: ectrópio bilateral com resolução espontânea após conduta expectante.*

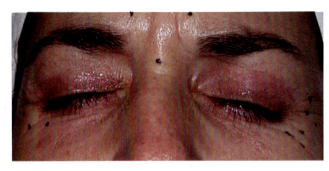

Figura 52.2.2.30 – *Complicação de blefaroplastia superior: lagoftalmo. Tratamento realizado com aplicação de toxina botulínica na região frontal para promover discreta queda da sobrancelha e do músculo orbicular.*

músculo, flacidez acentuada do tarso e dos ligamentos laterais e na pálpebra senil. O tratamento é primeiramente clínico, pois pode haver melhora com o tempo. Usar pomada oftálmica, lágrima artificial, acompanhamento com oftalmologista e observar para não haver lesão de córnea. Quando necessário, o tratamento pode ser cirúrgico.

A retirada econômica de pele e, às vezes, das bolsas de gordura pode necessitar de correções posteriores. Posicionamento irregular da incisão cirúrgica fora das linhas palpebrais pode deixar a cicatriz aparente, sobretudo quando realizada muito abaixo do tarso, na pálpebra inferior ou fora do sulco palpebral superior na pálpebra superior. Cicatriz hipertrófica é rara nas pálpebras, mas hipocromia na cicatriz não é tão incomum e pode ter aspecto inestético em pacientes com olheiras ou pele morena.

Conclusões

Cada vez mais os pacientes buscam o que há de novo nos procedimentos cosméticos. As pálpebras são, sem dúvida, um dos pontos importantes na renovação da estética e na harmonia facial. Por isso, ainda hoje a blefaroplastia é uma das cirurgias estéticas mais realizadas no mundo, seja isolada ou associada às diversas técnicas de rejuvenescimento. Um dermatologista com habilidade cirúrgica e treinamento adequado para realizar cirurgia de tumores que envolvam a face e a órbita deverá estar apto a realizar as técnicas descritas em blefaroplastia para fins de reconstrução da pálpebra. Certamente a blefaroplastia indicada para fins estéticos será ainda mais fácil.

De todo modo, para conseguir bons resultados e evitar as complicações, são importantes bom fundamento teórico-prático em anatomia, boa técnica cirúrgica, bom julgamento clínico e, acima de tudo, bom senso.

Tabela 52.2.2.1
COMPLICAÇÕES DA BLEFAROPLASTIA

- Diplopia
- Ptose
- Ectrópio
- Lesão de córnea
- Lagoftalmo
- Esclera aparente
- Hematomas
- Super ou hipocorreções
- Assimetrias
- Enoftalmia
- Edema de conjuntiva
- Ceratite
- Hipocromia da cicatriz
- Deiscências
- Reação de corpo estranho
- Infecção
- *Milium*
- Cicatriz hipertrófica

BIBLIOGRAFIA CONSULTADA

1. Abell KM, Cowen DE, Baker RS, Porter JD. Eyelid kinematics following blepharoplasty. Ophthal Plast Reconstr Surg. 1999; 15(4):236-42.
2. Albert DM, Edwards DD. The history of ophthalmology. Cambridge: Blackwell Science. 1996; 235-53.
3. Asano ME, Osaki MH. Avaliação de qualidade de vida em portadores de blefaroptose. Arq Bras Oftalmol. 2006; 69(4):545-9.
4. Brown BZ. Blefaroplastia. In: Levine MR (ed.). Manual de cirurgia plástica ocular. Rio de Janeiro: Rio Medi Livros, 1994; 37-48.
5. Castañares MSS. Forehead wrinkles, glabellar frown and ptosis of the eyebrows. Plast Reconstr Surg. 1964; 34(4):406.
6. Castañares S. Blepharoplasty for herniated intraorbital fat; anatomical basis for a new approach. Plast Reconstr Surg. 1951; 8(1):46-58.
7. Celsus AC. Medicinae Libri VIII. Venice: In aedibus Aldi, et Andreae Asulani soceri, 1528.
8. Coleman W, Hanke C. Cosmetic surgery of the skin. 2 ed. St. Louis: Mosby Year Book. 1997; 7-17.
9. DeAngelis DD, Carter SR, Seiff SR. Dermatochalasis. Int Ophthalmol Clin. 2002; 42(2):89-101.
10. DeMere M, Wood T, Austin W. Eye complications with blepharoplasty or other eyelid surgery. A national survery. Plast Reconstr Surg. 1974; 53(6): 634-7.

11. Fagien S. Advanced rejuvenative upper blepharoplasty: enhancing aesthetics of the upper periorbita. Plast Reconstr Surg. 2002; 110(1):278-91; discussion 292.

12. Ferreira LM. Blefaroplastia. In: Ferreira LM. Manual de cirurgia plástica. São Paulo: Editora Atheneu. 1995; 276-9.

13. Floegel I, Horwart-Winter J, Muellner K, Haller-Schober EM. A conservative blepharoplasty may be a means of alleviating dry eye symptoms. Acta Ophthalmol Scand. 2003; 81(3):230-2.

14. Flores E. Uma cantopexia simples. Rev Soc Bras Cir Plast. 1999; 14(1):59-70.

15. Frankel AS, Kamer FM. Chemical browlift. Arch Otolaryngol Head Neck Surg. 1998; 124(3):321-3.

16. Frankel AS, Kamer FM. The effect of blepharoplasty on eyebrow position. Arch Otolaryngol Head Neck Surg. 1997; 123(4):393-6.

17. Goldberg RA, Edelstein C, Shorr N. Fat repositioning in lower blepharoplasty to maintain infraorbital rim contour. Facial Plast Surg. 1999; 15(3):225-9.

18. Goldberg RA, Marmor MF, Shorr N, Christenbury JD. Blindness following blepharoplasty: two case reports, and a discussion of management. Ophthalmic Surg. 1990; 21(2):85-9.

19. Graziosi AC, Beer SMC. Browlifting with thread: the technique without undermining using minimum incisions. Aesth Plast Surg. 1998; 22:120-5.

20. Hayreh SS, Dass R. The ophthalmic artery, II: intra-orbital course. Br J Ophthalmol. 1962; 46:165-85.

21. Hayreh SS. Arteries of the orbit in the human being. Br J Surg. 1963; 50:938-53.

22. Jelks GW, Jelks EB. Preoperative evaluation of the blepharoplasty patient. Clin Plast Surg. 1993; 20(2):213-23.

23. Jelks GW, Jelks EB. Prevention of ectropion in reconstruction of facial defects. Clin Plast Surg. 2001; 28:297-302.

24. Kaminer MS, Dover JS, Arndt KA. Atlas of cosmetic surgery. Philadelphia: Saunders, 2002: 351-84.

25. Katzen LB. The history of cosmetic blepharoplasty. Adv Ophthalmic Plast Reconstr Surg. 1986; 5:89-96.

26. Knize DM. An anatomically based study of the mechanism of eyebrow ptosis. Plast Reconstr Surg. 1996; 97(7):1321-33.

27. Lessa SF, Elena EH, Araújo MRC, Pitanguy I. Modificações anatômicas da fenda palpebral após blefaroplastia. Rev Bras Cir. 1997; 87(4):179-88.

28. Lima CGMG et al. Avaliação do olho seco no pré e pós-operatório da blefaroplastia. Arq Bras Oftalmol. 2000; 69(2):227-32.

29. Marmelzat WL. Medicine and history. The contributions to dermatologic surgery of Aulus Cornelius Celsus (circa 30 B.C.-A.D. 50). J Dermatol Surg Oncol. 1977; 3(2):161-2, 166.

30. McKinney P, Byun M. The value of tear film breakup and Schirmer's tests in preoperative blepharoplasty evaluation. Plast Reconstr Surg. 1999; 104(2):566-9; discussion 570-3.

31. McKinney P, Byun M. The value of tear film breakup and Schirmer's tests in preoperative blepharoplasty evaluation. Plast Reconstr Surg. 1999; 104(2):566-9; discussion 570-3.

32. Mendonça et al. Rev Cirurg Traumatol Buco-Maxilo-Facial. 2003; 3(4):36-7.

33. Miller CC. Cosmetic surgery. The correction of featural imperfections. Chicago: Oak Printing, 1908.

34. Noël AS. La chirurgie esthétique. Paris: Son Role Sociale, Mason et Cie, 1926.

35. Osaki MH, Lima CGMG, Siqueira GB, Cardoso IH, Sant'Anna AEB. Avaliação do olho seco no pré e pós-operatório da blefaroplastia. Arq Bras Oftalmol. 2006; 69(2):227-32.

36. Pereira CU et al. Reflexo trigeminovagal. Arq Bras Neurocir. 1999; 18(2):97-101.

37. Peruzzo M, Mélega JM. Cegueira pós-blefaroplastia estética. Rev Soc Bras Cir Plast. 1988; 3(2):138-42.

38. Pitangy I, Sbrissa RA. Atlas de cirurgia palpebral. Rio de Janeiro: Colina Livr. 1994; 21:252.

39. Rees TD, La Trenta GS. The role of the Schirmer's test and orbital morphology in predicting dry-eye syndrome after blepharoplasty. Plast Reconstr Surg. 1988; 82(4):619-25.

40. Salasche SJ, Bernstein G, Senkarik M. Surgical anatomy of the skin. Appleton & Lange. 1988; 183-197.

41. Sanke RF. Relationship of senile ptosis to age. Ann Ophthalmol. 1984; 16:928-31.

42. Sbrissa RA. Blefaroplastias: comentários sobre alguns detalhes técnicos. Rev Bras Oftalmol. 1992; 51(1):13-6.

43. Schellini SA, Preti RC, Yamamoto RK, Padovani CR, Padovan CRP. Dimensões palpebrais antes e após blefaroplastia superior – avaliação quantitativa. Arq Bras Oftalmol. 2005; 68(1):85-8.

44. Shore JW, McCord CD. Anatomic changes in involutional blepharoptosis. Am J Ophthalmol. 1984; 98:21-7.

45. Testa JRG, Aumond MD, Figueiredo CR. Uso de peso de ouro palpebral para correção do lagoftalmo em pacientes com paralisia facial. Rev. Bras. Otorrinolaringol. 2002; 68(1).

46. Vold SD, Carrol RP, Nelson JD. Dermatochalasis and dry eye. Am J Ophthalmol. 1993; 115(2):216-20.

47. Von Graefe CF. De rhinoplastice. Berlin: Dietrich Reimer. 1818; 13.

48. Warwar RE, Bullock JD, Markert RJ, Marciniszyn SL, Bienenfeld DG. Social implications of blepharoptosis and dermatochalasis. Ophthal Plast Reconstr Surg. 2001; 17(4):234-40.

Capítulo 52.2.3

Blefaroplastia Inferior

Carlos D'Aparecida Machado
Fabio R. Timoner

Inicialmente é importante conceituar alguns termos descritivos e consagrados pela cirurgia plástica ocular, como dermatocalase, que significa excesso de pele; rugas que são linhas palpebrais causadas por contração muscular perpendicular a ela e diferenciá-las de dobras cutâneas causadas por elastose e que são palpáveis. As bolsas de gordura são inapropriadamente designadas como hiperplasia da gordura periorbitária, quando, na realidade, são devidas a enfraquecimento do septo orbitário com consequente herniação. O termo blefaroplastia foi introduzido por Von Graeffe em 1818 para designar reconstrução palpebral e hoje designa remoção de tecidos excessivos com finalidade estética ou funcional.

Atualmente é grande o número de pessoas que procuram por esse tipo de procedimento em função da preocupação com a aparência. Cabe algum comentário sobre a adequação de dermatologistas realizarem tais procedimentos. A cirurgia dermatológica se desenvolveu muito nas últimas décadas, particularmente na área de cirurgia oncológica cutânea. Dada a elevada frequência de carcinomas na região palpebral, a cirurgia dermatológica se dedicou a reconstruções palpebrais de grande complexidade, tornando-se caminho natural para a realização de blefaroplastia de complexidade relativamente menor, mas que necessita de habilitação adequada.

Avaliação pré-operatória

A primeira avaliação importante é quanto às expectativas do candidato à blefaroplastia, se são realistas ou se são alcançáveis por quem se propõe a fazê-la. Realizar esse tipo de triagem não é muito fácil para os iniciantes e pode constituir-se em fonte de grandes problemas futuros.

É preciso detectar estados clínicos que possam influir nos resultados cirúrgicos como hipertensão, hipotireoidismo, diabetes, cardiopatias, discrasias sanguíneas e mantê-los sob controle. São essenciais informações sobre o consumo de medicamentos como salicilatos, anti-inflamatórios, anticoagulantes, consumo de álcool, ingestão de grande quantidade de alho (rico em vitamina E) e a até vitamina E.

É prudente exame oftalmológico prévio para detecção de anormalidades prévias que podem ser notadas pelo paciente apenas no pós-operatório, particularmente diferenças de altura de sulco palpebral, dificuldades de lacrimação, distúrbios visuais etc.

Fotografar sempre com olhos abertos e fechados. Registrar diferenças de altura de supercílios, pois a sua correção diminui a redundância das pálpebras superiores.

Na marcação das incisões cirúrgicas devem-se levar em conta às diferenças de altura dos sulcos palpebrais, diferenças de excesso de pele e delimitar as bolsas de gordura proeminentes utilizando-se

CIRURGIA DERMATOLÓGICA AVANÇADA

manobras de olhar para cima, olhar para baixo e para os lados ou comprimindo discretamente o globo ocular.

A avaliação pré-operatória das pálpebras inferiores é de fundamental importância para o êxito da cirurgia, particularmente das condições tarsais, por meio do chamado *snap test* (tração inferior das pálpebras com liberação e observação da volta ao normal que deve ser rápida sem piscar) (Figuras 52.2.3.1 a 52.2.3.5).

Outra maneira de se avaliar a tensão tarsal é utilizando-se o teste do estiramento (Figura 52.2.3.6), realizado por pinçamento manual da pálpebra inferior que não deve descolar-se mais que 10 mm do globo ocular. Sempre avaliar a lacrimação, pois

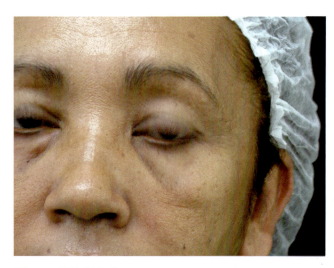

Figura 52.2.3.3 – *Piscar.*

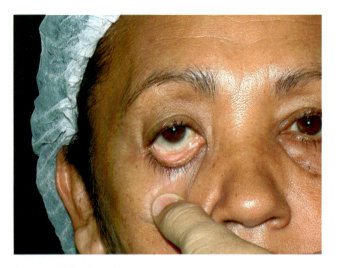

Figura 52.2.3.1 – Snap test.

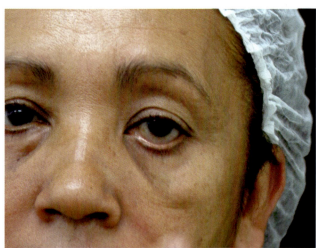

Figura 52.2.3.4 – *Retorno lento.*

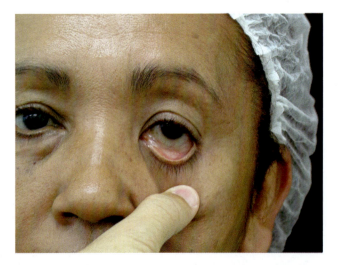

Figura 52.2.3.2 – *Tração.*

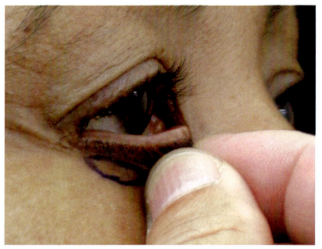

Figura 52.2.3.5 – *Teste do estiramento palpebral, descolamento inferior a 1 cm.*

uma queixa frequente é a de olhos ressecados após a cirurgia, particularmente em pessoas mais idosas. Convém levar em conta também escleroshow (visualização do limbo inferior), que pode denotar flacidez tarsal. O ponto lacrimal não deve nunca ser visível (caso seja visível, é sinal de ectrópio).

A avaliação prévia da lacrimação é muito importante, pois a remoção de pele palpebral poderá descompensar deficiências prévias de lacrimação, causando olhos ressecados e conjuntivite, perguntas simples a respeito da lacrimação como: choro fácil, lacrimação estimulada por cebola ou o teste de Schirmer (Figura 52.2.3.6).

A integridade dos ligamentos pode ser avaliada com manobras de tração horizontal no sentido lateral e medial (Figuras 52.2.3.7 e 52.2.3.8).

São fundamentais para detectar tendências a ectrópio pós-operatório e eventual necessidade de realizar técnicas que confiram maior tensão tarsal (cunha de tarso, plicatura de tendão, tarsal strip etc.).

São importantes também as manobras para evidenciar as bolsas de gordura periorbitária que devem ser marcadas como se verifica nas Figuras 52.2.3.9 a 52.2.3.12.

Prescrevem-se antibiótico oral profilático e sabões antissépticos 1 semana antes da cirurgia.

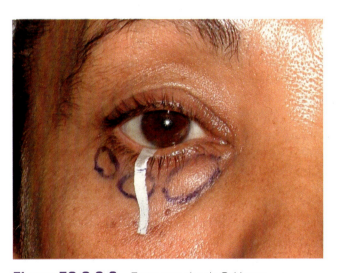

Figura 52.2.3.6 – Teste com tira de Schirmer.

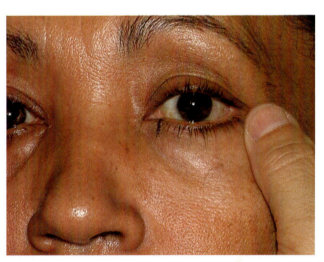

Figura 52.2.3.8 – Tração lateral para verificação de integridade cantal medial.

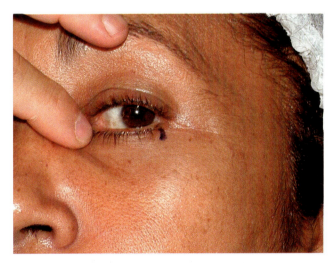

Figura 52.2.3.7 – Tração nasal para verificação de integridade da inserção cantal lateral.

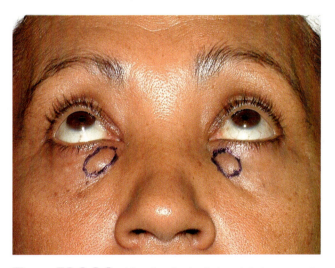

Figura 52.2.3.9 – Visualização das bolsas inferiores nasais.

■ BLEFAROPLASTIA INFERIOR

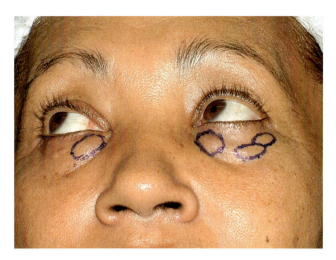

Figura 52.2.3.10 – *Visualização das bolsas medial e lateral, olhando para cima e para o lado.*

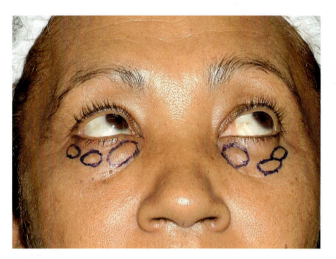

Figura 52.2.3.11 – *Visualização de todas as bolsas inferiores.*

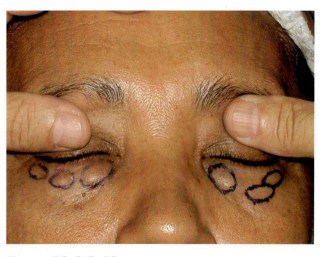

Figura 52.2.3.12 – *Compressão do globo ocular para evidenciar bolsas.*

Técnica

O procedimento pode ser realizado sob anestesia local apenas ou anestesia local mais sedação, o que exigirá ambiente hospitalar. Sob anestesia local, pode ser realizado, em ambulatório, com segurança e com a vantagem de se poder contar com a colaboração do paciente na realização das manobras intraoperatórias de correção do excesso de pele. Pode-se utilizar a lidocaína com vasoconstritor ou prilocaína com vasopressina. Preferimos a lidocaína a 2% com epinefrina a 1/50.000 diluídas na hora (solução fresca), 10 mL de lidocaína a 2% e 0,2 mL de epinefrina 1/1.000. Injetam-se 3 a 4 mL de anestésico nas pálpebras inferiores com agulha fina superficialmente na tentativa de se fazer hidrodissecação de pele e músculo. Injeta-se sob a forma de três pequenos "bolos" nasais, mediais e laterais. É importante aguardar pelo menos 10 minutos para fixação anestésica e vasoconstritora, pois pequenas taquicardias transitórias são comuns nessa região com epinefrina, o que não ocorre com a vasopressina (Figura 52.2.3.13).

Faz-se a marcação da linha de incisão na pálpebra inferior paralela à borda ciliar cerca de 2 a 3 mm desta. Quanto mais distante, menores serão as forças pós-operatórias de eversão palpebral (em torno de 5 mm nos idosos). Em indivíduos jovens a incisão deve ir da emergência do ducto lacrimal até o canto lateral; nos idosos poderá prolongar-se para fora cerca de 10 mm (Figura 52.2.3.14).

É útil a colocação de pontos de fixação na linha cinzenta palpebral, o que ajuda a imobilizar a pálpebra e proteger a córnea, conferindo melhor plano de dissecação (Figura 52.2.3.15).

A incisão será apenas na pele se realizarmos a técnica cutânea, ou irá transfixar o músculo orbicular se for a técnica musculocutânea. A diferença se dá no plano de dissecação, por cima do músculo na cutânea e por baixo do músculo na musculocutânea. A dissecação é mais fácil na técnica musculocutânea, pois esse espaço é avascular e pouco aderido, oferecendo maior acessibilidade às bolsas de gordura. A técnica cutânea corrige melhor a ruga palpebral, conferindo um "rejuvenescimento" mais acentuado, com efeito tipo *peeling* expondo todo o músculo orbicular, o que facilita eventuais correções de excessos musculares.

A dissecação é feita com tesoura de Iris de pontas rombas com o tarso fixado por pontos de mono-

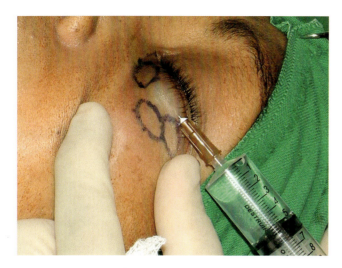

Figura 52.2.3.13 – *Infiltração do anestésico.*

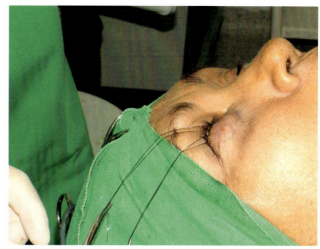

Figura 52.2.3.15 – *Colocação de pontos de fixação palpebral com mononáilon 5-0 na linha cinzenta.*

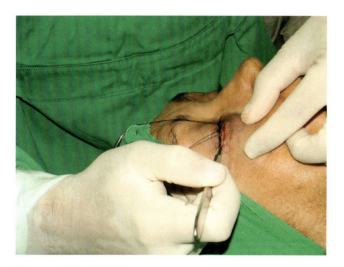

Figura 52.2.3.14 – *Incisão paralela à linha ciliar.*

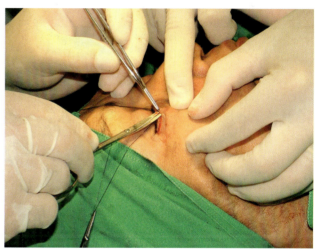

Figura 52.2.3.16 – *Descolamento acima do músculo orbicular.*

náilon 4-0, a pele incisada com bisturi lâmina 15 é fixada com gancho e tracionada. A tesoura de Iris desliza sob a pele acima do músculo, descolando-a até os limites orbitais (Figuras 52.2.3.16 a 52.2.3.18).

Expõe-se o músculo orbicular (Figura 52.2.3.19), rebatendo-se a pele descolada e procede-se a incisões horizontais por cima das bolsas de gordura detectadas na anamnese. Descolam-se com a tesoura de Iris com exposição do septo orbitário, que é aberto expondo-se a gordura periorbitária, fixada com pinça hemostática e cortada com tesoura – deve-se ter parcimônia, não remover em excesso. Protegem-se os dois cantos da pinça com gaze, isolando dos tecidos ao redor, e realiza-se hemostasia do coto de gordura com termocautério e descargas de pouca potência (Figuras 52.2.3.19 a 52.2.3.22).

Quando se emprega a técnica miocutânea com descolamento abaixo do músculo, o septo orbicular se torna todo visível e a remoção de gordura é mais eficiente.

A remoção de excesso de pele é feita pedindo-se ao paciente que olhe para cima e abra a boca. A quantidade de pele que ultrapassar a linha ciliar será removida (Figuras 52.2.3.23 e 52.2.3.24).

A sutura da pele se faz com mononáilon 6-0 sob a forma de pontos contínuos de pele, intradérmicos ou pontos separados que devem ser removido em 3 a 4 dias.

■ BLEFAROPLASTIA INFERIOR

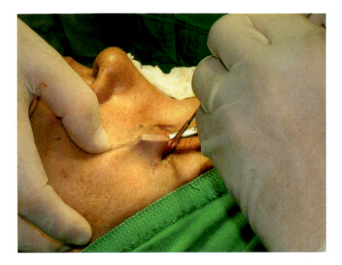

Figura 52.2.3.17 – *Descolamento com tesoura de Iris de ponta romba.*

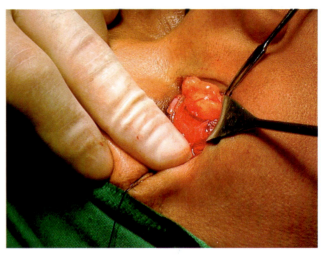

Figura 52.2.3.20 – *Pinçamento da bolsa com posterior incisão.*

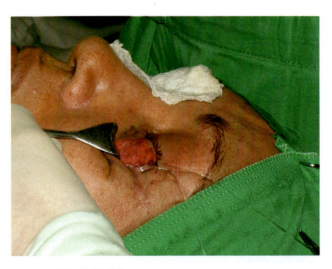

Figura 52.2.3.18 – *Exposição do músculo orbicular.*

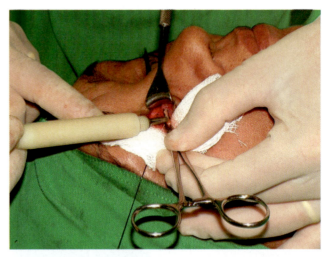

Figura 52.2.3.21 – *Eletrocoagulação do coto gorduroso.*

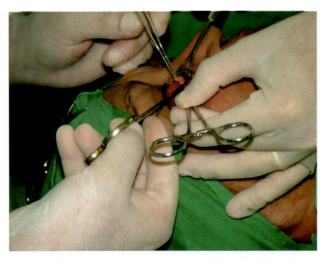

Figura 52.2.3.19 – *Incisão do músculo orbicular e do septo com exposição das bolsas de gordura.*

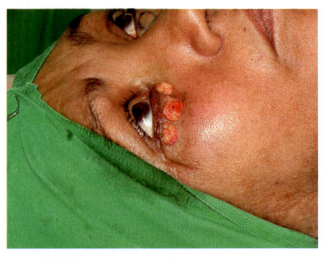

Figura 52.2.3.22 – *Bolsas removidas.*

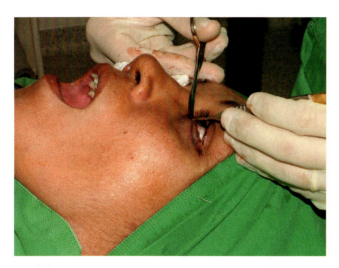

Figura 52.2.3.23 – *Manobra de remoção do excesso palpebral.*

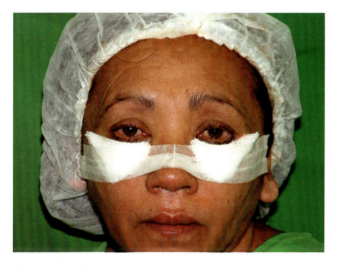

Figura 52.2.3.24 – *Pós-operatório imediato com curativos.*

Curativos

Pode-se apenas lubrificar o ferimento cirúrgico com pomada antibiótica oftálmica ou fechar com fina camada de gaze e colocação de tiras de Micropore® que deem sustentação e imobilização à pálpebra. Recomendam-se repouso, elevação do decúbito, cuidados com o ato de tossir e compressas frias nos primeiros dias seguidas de compressas mornas após a retirada dos pontos.

Complicações

As complicações da blefaroplastia inferior (Tabela 52.2.3.1) dependem muito da técnica cirúrgica empregada, desde a modalidade escolhida e sua com-

Tabela 52.2.3.1
COMPLICAÇÕES DE BLEFAROPLASTIA

Período pós-operatório imediato

Hematoma

Diplopia

Hemorragia retrobulbar

Cegueira

Período pós-operatório precoce

Equimoses

Lagoftalmo

Ectrópio

Ptose de pálpebra

Conjuntivite e quemose

Diplopia

Deiscência de ferida

Período pós-operatório tardio

Mudança na acuidade visual

Olho seco

Visão escleral

Assimetria

Síndrome de sulco superior

Insatisfação do Paciente

plexidade, hemostasia intraoperatória e da quantidade de tecido removido, seja somente pele, na técnica cutânea, ou um retalho de pele e músculo, na técnica miocutânea.

Uma vez removida uma quantidade tecidual superior à capacidade de resistência das estruturas de sustentação da pálpebra, representados pelo seu esqueleto conjuntivo, formados sobretudo pela placa tarsal e ligamentos cantal e medial, que com o avan-

■ Blefaroplastia Inferior

çar da idade tornam-se mais flácidos e menos aptos a suportarem "peso" sobre si, pode gerar a sua distorção, denominada de ectrópio (Figura 52.2.3.25).

A definição de ectrópio pode ser entendida como a eversão da margem palpebral e sua separação do globo ocular, em variadas intensidades. Gera exposição da córnea, conjuntiva bulbar e tarsal, que por sua vez provocam conjuntivite crônica, inflamação da borda palpebral, ceratite, dor e lagoftalmo (Figura 52.2.3.26).

No contexto da blefaroplastia inferior esta complicação pode ser causada tanto pelo excesso de retirada tecidual como por uma retração cicatricial.

Nos ectrópios por encurtamento vertical da face anterior palpebral ou lamela anterior, causados principalmente por excesso de retirada de pele, o enxerto de pele é indicado (Figura 52.2.3.27).

As técnicas de zetaplastia são indicadas nos casos de retração cicatricial (Figura 52.2.3.28).

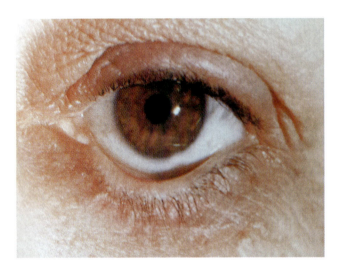

Figura 52.2.3.25 – *Ectrópio.*

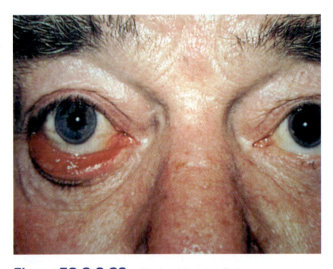

Figura 52.2.3.26 – *Conjuntivite; lagoftalmo.*

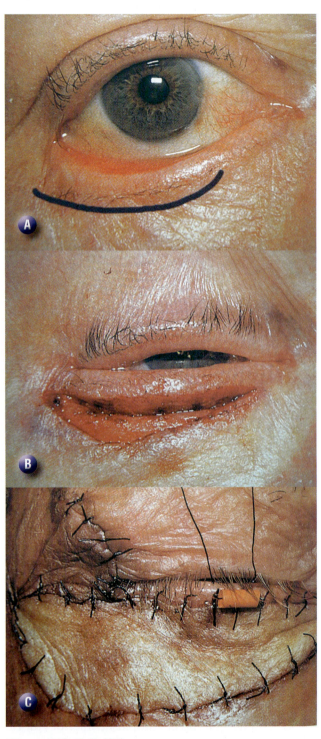

Figura 52.2.3.27 – **(A-C)** *Enxerto de pálpebra inferior no tratamento do ectrópio.*

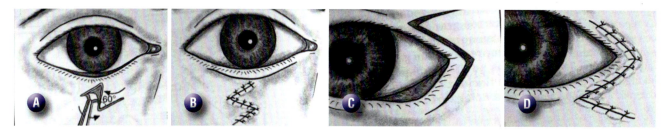

Figura 52.2.3.28 – **(A-D)** *Zetaplastia em ectrópio.*

Em um paciente com flacidez tarsal observada já na semiologia pré-operatória, pode-se realizar a técnica de Kunt-Szymanovsky (Figura 52.2.3.29), para a prevenção do ectrópio ou mesmo o seu tratamento, quando já instalado. Consiste em uma incisão subciliar seguida da confecção de um retalho de pele e músculo. Realiza-se então, entre o terço lateral e central da pálpebra, uma ressecção em bloco do tarso e sua conjuntiva, na forma de um pentágono invertido. Após a primeira incisão vertical, a parte medial da pálpebra é sobreposta à parte lateral para se avaliar a extensão do encurtamento horizontal e determinar a localização da segunda incisão paralela à primeira. Procede-se a sutura isolada da margem palpebral de forma alinhada, e em seguida do tarso e camada muscular. Finalmente resseca-se o excesso de pele e realiza-se a sutura local. Técnicas de cantopexia e cantoplastia também podem ser realizadas.

Em ectrópios com eversão do ponto lacrimal, geralmente localizados na porção medial, realiza-se uma técnica com excisão de fuso de lamela posterior (Figura 52.2.3.30).

Os hematomas (Figura 52.2.3.31) são os mais frequentes, porém com baixos índices de morbida-

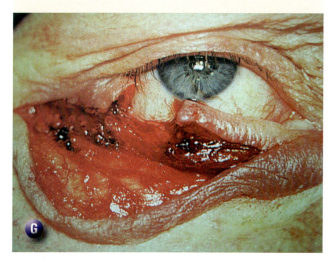

Figura 52.2.3.29 – **(A-G)** *Kunt-Szymanovsky.*

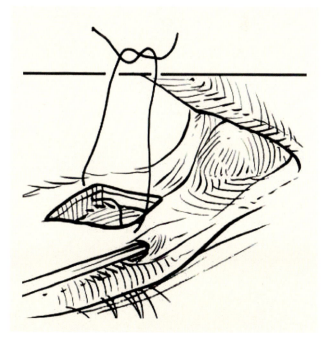

Figura 52.2.3.30 – *Técnica de fuso de lamela posterior para ectrópio com eversão do ponto lacrimal.*

■ Blefaroplastia Inferior

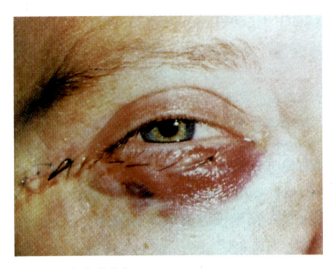

Figura 52.2.3.31 – *Hematoma.*

de. Entretanto, pela topografia palpebral, situada na órbita que é uma cavidade óssea, portanto rígida, se um hematoma volumoso ocorre, pode causar um quadro compartimental, sendo o hematoma retrobulbar o quadro mais grave, caracterizado por uma evolução abrupta, poucas horas após a cirurgia, originada principalmente pela bolsa de gordura medial inferior, que ao ser ressecada, porém sem uma hemostasia adequada, o seu coto residual que contém um feixe vascular retorna à região interna orbital, e a partir da mesma há um sangramento contínuo que se estende por toda a região fazendo efeito de massa, gerando uma dor insuportável, projeção do globo ocular, tração e isquemia do nervo óptico, que se não for tratada a tempo com descompressão cirúrgica, pode levar à cegueira, sendo assim um quadro dramático.

BIBLIOGRAFIA CONSULTADA

1. Matayoshi S. Manual de cirurgia plástica ocular. Ed. Roca, 2004.
2. Tyers AG, Collin JRO. Atlas colorido de cirurgia plástica oftalmológica. 2 ed. Editora DiLivros.

Capítulo 52.2.4

Rejuvenescimento das Pálpebras com Fenol

Lilian Mayumi Odo
Izelda Maria Carvalho Costa

Pontos de destaque

- O *peeling* de fenol é um procedimento seguro e eficaz para tratar rítides, leve flacidez e redundância da pele, bem como alterações actínicas perioculares.
- Cuidado com o uso em fototipo > III de Fitzpatrick por causa do risco de contraste da coloração cutânea entre a área tratada e não tratada.
- É importante associar o *peeling* de fenol periocular com outros procedimentos rejuvenescedores no restante da face para homogenizar a textura e coloração da pele como um todo.
- A blefaroplastia química com fenol tem técnica simples de execução, baixo custo, resultados bons e duradouros quando bem indicada.

Introdução

A blefaroplastia transcutânea sempre foi considerada padrão para melhorar a aparência geral das pálpebras por corrigir excesso de pele, flacidez muscular e herniação das bolsas de gordura palpebrais. Contudo, complicações pós-operatórias, como cicatrizes inestéticas e aparentes, ectrópio e resultado "artificial", fizeram com que os médicos procurassem técnicas alternativas. Além disso, a cirurgia não melhora a textura da pele, discromias e rugas finas quase sempre associadas às alterações de envelhecimento das pálpebras.

O *peeling* químico, descrito por Baker e Gordon, em 1961, penetra até às camadas mais profundas da derme reticular promovendo a correção de lesões actínicas graves, características do fotoenvelhecimento. O fenol, ou ácido carbólico, é um hidrocarboneto orgânico aromático, derivado do benzeno e obtido pela destilação do coaltar. Apresenta ação bacteriostática em concentrações de até 1%, bactericida acima dessa concentração, e ação anestésica nas terminações nervosas da pele.

O fenol é lipossolúvel e pode ser removido sem dificuldade com óleos vegetais, propilenoglicol, glicerina ou álcool a 50%. Em seu estado puro, é um cristal, mas a adição de 10% de água o converte em uma solução aquosa a 88%. Nessa concentração, o fenol causa desnaturação e coagulação imediata das proteínas epidérmicas, que autobloqueia sua penetração na pele, sendo considerado um *peeling* médio.

A fórmula de Baker e Gordon, descrita na Tabela 52.2.4.1, dilui a concentração do fenol para cerca de

Tabela 52.2.4.1

FÓRMULA DE BAKER E GORDON	
Fenol USP 88%	3 mL
Água destilada	2 mL
Sabão líquido (Septisol)	8 gotas
Óleo de cróton (2,08%)	3 gotas

Tabela 52.2.4.2

CONTRAINDICAÇÕES

- Doenças cardíacas, hepáticas e renais
- Alteração da cognição, distúrbios psicológicos e psiquiátricos
- História de herpes simples recidivante
- Gestantes ou lactentes
- História de cicatriz hipertrófica ou queloide
- Uso concomitante de medicamentos, como imunossupressores, isotretinoína, quimioterápicos, estrógeno e progesterona (risco de hiperpigmentação)
- Doenças autoimune
- Sensibilidade ao fenol
- Alterações oftalmológicas, tonicidade do tarso diminuída (risco de ectrópio)
- Peles tipos IV a VI de Fitzpatrick
- Cirurgia recente com grandes descolamentos, retalhos e enxertos
- Exposição à luz ultravioleta ou a radiações ionizantes

50% tornando-o ceratolítico, permitindo uma maior penetração da emulsão através da pele e grande destruição dérmica até a camada reticular.

O sabonete de hexaclorofeno líquido em álcool (Septisol), usado como surfactante, diminui a tensão superficial e propicia um *peeling* mais uniforme. O óleo de cróton, extraído da semente da planta *Croton tiglium*, tem ação epidermolítica por liberar grupos hidroxilas na pele causando vesiculações, contribuindo, assim, para uma maior penetração do fenol até a derme reticular. A blefaroplastia química com fenol tem técnica simples de execução, baixo custo, e, quando bem indicada, são obtidos resultados bons e duradouros.

Indicações

Pacientes com fototipo de Fitzpatrick menor ou igual a III que apresentam rítides, discromias, pouca flacidez e redundância de pele periorbital e leve protrusão das bolsas de gordura palpebrais. Também é indicada para tratamento de lesões pré-malignas, como ceratoses actínicas, malignas não melanoma superficiais e tumores benignos superficiais da região palpebral, como as ceratoses seborreicas, acrocórdons e siringomas, afecções comuns dessa unidade cosmética.

Contraindicações

O fenol é cardiotóxico, hepatotóxico, nefrotóxico e causa depressão do sistema nervoso central. Porém, sua toxicidade depende da área total de pele exposta ao fenol em um só tempo do que da concentração desse agente. Citamos na Tabela 52.2.4.2 algumas contraindicações relativas e absolutas para a realização do *peeling* de Baker e Gordon.

Cuidados gerais

O fenol é parcialmente metabolizado em dióxido de carbono e água. Outra parte é detoxificada pelo fígado pela conjugação com ácidos glicurônicos e sulfúricos, e da oxidação. É excretado pelos rins inalterados, conjugados ou oxidados. Assim, é prudente a avaliação da função desses órgãos antes do *peeling*, bem como dosagens de eletrólitos, hemograma completo e avaliação cardíaca.

A profilaxia com aciclovir, fanciclovir ou valaciclovir é ministrada para todos os pacientes, mesmo sem história prévia pessoal de infecção por herpes simples. Deve ser iniciada um a três dias antes do procedimento e mantida por sete a dez dias.

Os pacientes são instruídos a planejar o seu transporte com um acompanhante adulto e responsável, vestir roupas largas no colarinho ou que são abertas na parte anterior, vir sem maquiagem com a pele limpa com sabonetes antissépticos e de jejum, providenciar antecipadamente todas as medicações pós-blefaroplastia química.

O médico deve documentar o consentimento por escrito e tirar fotos de controle. A técnica de Baker dispensa a preparação da pele com ácidos e clareadores, mas é preciso examinar a região a ser tratada para descartar irritações e infecções locais que podem aumentar os riscos de complicações.

Deve-se analisar também o tônus da pálpebra inferior por meio de uma manobra digital em que tracionamos o tarso inferior para baixo afastando-o do bulbo ocular. Se o retorno da pálpebra for demorado, isso caracteriza flacidez e risco de ectrópio pós-*peeling*.

É importante realizar o procedimento em salas equipadas com assistência completa para eventuais complicações.

Sedação e analgesia

Há diversas combinações de analgésicos e sedativos empregadas no *peeling* profundo, são eleitas conforme a experiência de cada médico, podendo ser solicitada a assistência de um anestesista.

A dor é importante, sobretudo nas primeiras 12 horas, mas sua duração e intensidade variam de acordo com cada paciente. Portanto, podemos empregar desde analgésicos comuns e antiinflamatórios não hormonais, como trometamina de cetorolaco, paracetamol e dipirona sódica, até analgésicos narcóticos, como tramadol, meperidina, fentanil e codeína no intra e pós-procedimento.

Benzodiazepínicos (diazepam, bromazepam e midazolam) podem ser administrados como ansiolíticos, sobretudo o midazolam, que promove uma amnésia anterógrada, e pode ser útil para os pacientes mais sensíveis a dor. Contudo, é importante ter um antagonista (flumazenil) sempre à mão, pois os benzodiazepínicos podem provocar uma depressão respiratória.

Bloqueio anestésico do nervo supra e infraorbitário com lidocaína, bupivacaína (ação mais prolongada) pode ser realizado. Lembrar que a epinefrina pode agravar arritmias cardíacas e neste caso a prilocaína que tem ação similar a lidocaína pode ser empregada, pois provoca menos vasodilatação e é descrita como a menos tóxica dos anestésicos locais. Analgesia tópica é ineficaz para o *peeling* de Baker e Gordon e pode alterar a aplicação uniforme da emulsão.

Técnica

Quando o *peeling* é realizado em apenas uma unidade estética, não é necessário tomar as precauções relativas à monitorização cardíaca e à hidratação endovenosa, devido ao baixo risco de toxicidade. Inicia-se o desengorduramento da região periocular com álcool ou álcool-acetona sem friccionar a pele. A fórmula de Baker e Gordon é heterogênea e necessita ser misturada a cada aplicação, o cotonete embebido com a emulsão deve sofrer enxugamento em uma gaze, evitando que o excesso escorra para dentro dos olhos, assim como é importante secar de imediato as lágrimas, a fim de evitar o fluxo retrógrado por capilaridade da lágrima misturada ao fenol para dentro do saco conjuntival. O *peeling* é distribuído de maneira uniforme em toda a pálpebra superior, desde o rebordo tarsal até invadir a sobrancelha, já que não altera o crescimento dos pelos. Na pálpebra inferior, é preconizado 2 a 5 mm de margem de segurança do tarso inferior, onde inicia-se a aplicação do fenol até a margem superior do osso zigomático, diminuindo os riscos de ectrópio permanente. Lateralmente, aplica-se a solução até 2 cm do epicanto externo e até 1 cm do epicanto interno do olho (Figura 52.2.4.1).

Em direção à periferia da região a ser tratada, é interessante ir tornando o *peeling* mais superficial para proporcionar um aspecto mais homogêneo de continuidade com as áreas não tratadas, denominado desvanecimento. Quando há excesso de pele da pálpebra superior, podemos fazer um esfregaço na área pré-septal. A coagulação das proteínas epidérmicas é rápida, dando um aspecto branco-gesso.

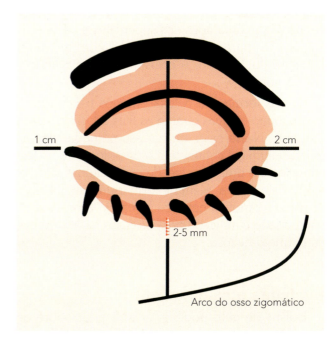

Figura 52.2.4.1 – *Esquema da aplicação do fenol.*

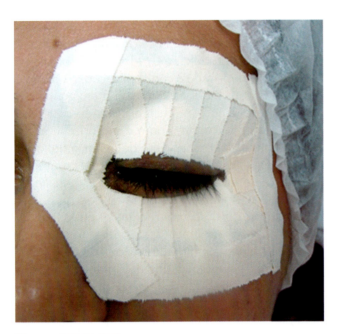

Figura 52.2.4.2 – *Oclusão com fitas adesivas.*

Após alguns minutos, a coloração esbranquiçada dá lugar a uma pele rosada e edemaciada, que vai adquirindo uma tonalidade vermelho-escura.

Quando é desejável uma maior penetração do *peeling* logo após a aplicação da emulsão, faz-se a oclusão, pois ela forma uma barreira contra a evaporação do fenol e acentua a maceração da pele. Pelo menos duas a três camadas de pequenos pedaços de fitas adesivas (esparadrapo, Micropore®) (Figura 52.2.4.2) devem cobrir toda a área tratada até as proximidades dos supercílios e cílios sem englobá-los para não haver alopecia de tração na remoção do curativo. A oclusão deve permanecer por 48 horas.

Outras formas de oclusão menos traumáticas, mas não tão efetivas quanto as fitas adesivas foram descritas. Nesse caso, utilizam-se pomadas de vaselina ou um gel contendo 5% de prilocaína, 5% de lidocaína em uma base gel de metilcelulose aquosa a 4%. Esta última, além de formar uma membrana oclusiva quando o gel seca, propicia analgesia. A não oclusão é indicada para os casos menos graves de dermato-heliose.

Evolução e resultados

Bolsas de gelo podem ser aplicadas sobre as fitas adesivas para atenuar a dor. Embora a dor regrida dentro de 6 a 14 horas analgésicos potentes, hipnóticos, anti-inflamatórios não hormonais e até corticoides podem ser necessários nas primeiras 48 horas para o bem-estar do paciente quando o edema é intenso e os olhos fecham por causa da tumefação.

Recomenda-se limitar os movimentos da região periocular e a dieta é livre. Em geral, a oclusão é retirada em dois dias; nessa fase, o exsudato é intenso, o que ajuda a desprender as fitas. A região palpebral está eritematosa, úmida e edemaciada, com pontos de hemorragia. Lavagens frequentes com água, soro fisiológico ou soluções com ácido acético (0,25%) são úteis para remover *debris* necróticos e evitar infecções secundárias, seguidas de umectantes, como pomadas de vaselina e dimeticone; pomadas antibióticas ou talco de iodeto de timol também podem ser utilizados.

Curativos diferenciados já existem há muito tempo, são mais caros, mas têm múltiplas funções para o bom desenvolvimento do processo de cicatrização, como ação hidratante, absorvente, protetora, antimicrobiana quando associados à prata, iodo ou violenta genciana e alguns ainda promovem desbridamento autolítico. São classificados em hidrogel, hidrocoloide, hidrofibra e alginato, por ordem crescente da capacidade de absorção do exsudato. Sempre há riscos de dermatite de contato pelos componentes das pomadas ou curativos, e quando ela ocorre, retarda o processo de cicatrização.

A reepitelização tem início no terceiro dia e se completa no décimo ao décimo quarto dia e durante esse período a exposição solar é proibida. Após uma semana, alguns pacientes relatam sensação de prurido, sendo recomendável a aplicação de emolientes com hidrocortisona e anti-histamínicos. Tão logo tolerado o uso de fotoprotetor, cremes com retinoides e clareadores são prescritos.

A fase final do processo de cicatrização, a fibroplasia, continua por três a quatro meses com estímulo a neoangiogênese e neocolagênese. O eritema prolongado pós-*peeling* dura, em média, dois a quatro meses, sobretudo em pacientes com pele sensível ou que tiveram dermatites e infecções. A blefaroplastia com fenol pode ser repetida em um ano (Figuras 52.2.4.3 a 52.2.4.11).

A associação da blefaroplastia com fenol a outros procedimentos cosmiátricos apresenta bons resultados, menor morbidade e maior segurança. É

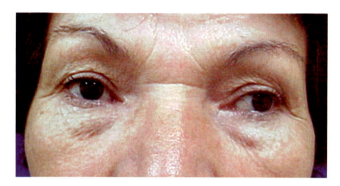

Figura 52.2.4.3 – Resultados: pré-operatório.

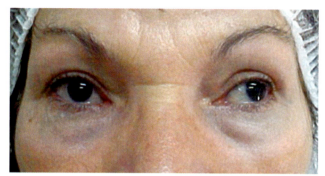

Figura 52.2.4.4 – Resultados: pós-operatório de um ano.

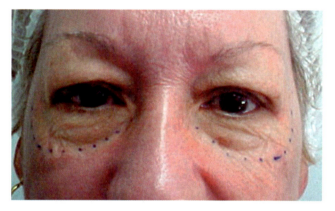

Figura 52.2.4.5 – Pré-operatório.

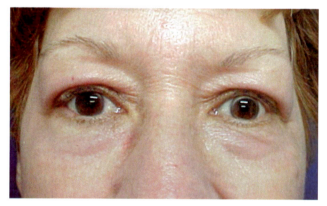

Figura 52.2.4.6 – Pós-operatório de quatro meses.

comum o contraste da região periocular tratada do restante da face, já que em poucos casos o fotoenvelhecimento ocorre em apenas uma região. Assim, é válido a realização de outros recursos não tão invasivos quanto o *peeling* de Baker e Gordon para um rejuvenescimento harmônico de toda a face.

Laser, luz intensa pulsada, raios de plasma, *peelings* superficiais e médios, microdermoabrasão realizados na área não tratada são indicados para melhorar a textura e as alterações pigmentares, além das rugas finas.

Os sulcos mais acentuados podem ser preenchidos com preenchedores autólogos ou heterólogos e a flacidez da pele pode ser reduzida com radiofrequência, ultrassom e *lasers* ablativos.

O uso da toxina botulínica na fronte, na glabela e no músculo orbicular dos olhos confere elevação das sobrancelhas (abertura do olhar) e atenuação dos "pés de galinha", rejuvenescendo ainda mais essa unidade estética (Figuras 52.2.4.12 e 52.2.4.13).

Uma associação de procedimentos muito comum é a da blefaroplastia cirúrgica transconjuntival da pálpebra inferior com a blefaroplastia química com fenol, pois quando a herniação das bolsas de gordura através do septo da pálpebra inferior é bem acentuada, só o *peeling* de fenol não consegue melhorar essa protrusão (Figuras 52.2.4.14 e 52.2.4.15).

Outra associação químico/cirúrgica descrita por Sterling uniu o *peeling* médio de fenol 89% em toda região periocular com pequenas e múltiplas incisões não lineares realizadas com uma tesoura na pálpebra superior, onde havia excesso de pele, deixando-as cicatrizar por segunda intenção. O autor obteve como resultado a melhora da flacidez da pálpebra superior com apagamento das rugas periorbitais, tendo as vantagens de não criar uma cicatriz linear comum à blefaroplastia cirúrgica convencional e de diminuir o risco de hipopigmentação e cicatrização prolongada, como ocorre nos *peelings* profundos.

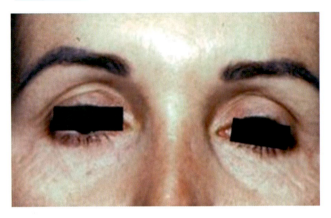

Figura 52.2.4.7 – *Flacidez em pálpebra superior e rugas acentuadas pré-Baker.*

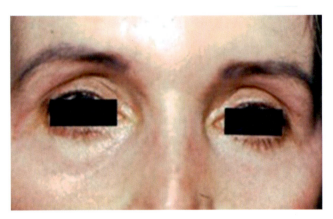

Figura 52.2.4.10 – *Pós-operatório de um ano de Baker.*

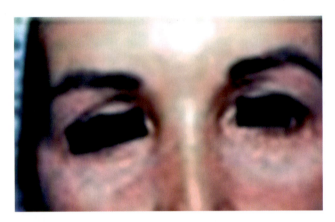

Figura 52.2.4.8 – *Pós-imediato de Baker.*

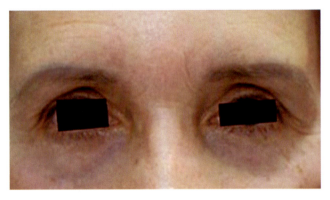

Figura 52.2.4.11 – *Pós-operatório de nove anos de Baker, mantendo melhora das rugas e da flacidez.*

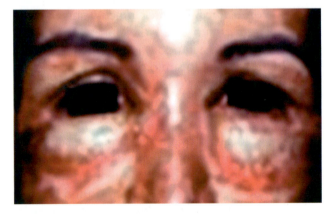

Figura 52.2.4.9 – *Pós-operatório de 48 horas de Baker.*

Complicações

Podem ocorrer ectrópio temporário ou não principalmente da pálpebra inferior (Figura 52.2.4.16), cicatriz inestética mais comum no canto interno das pálpebras, alterações pigmentares (hipo ou hiperpigmentação), infecções virais e, mais raramente, bacterianas e fúngicas, eritema persistente, formação de mílios, aumento da sensibilidade local, alteração da textura da pele e desestabilização psicológica no pós-*peeling*. A linha de demarcação entre a área tratada e não tratada é esperada quando o fototipo do paciente é alto (Figura 52.2.4.17).

Uma forma de rejuvenescimento periocular que minimiza essa linha de demarcação é fazer o *peeling* de Baker só na pálpebra superior, onde há redundância de pele e o fenol puro a 88% no restante da área periorbital, como descrito por Parada e cols.

Complicações sistêmicas de cárdio, nefro e hepatotoxicidade podem ocorrer, mas são improváveis quando apenas uma unidade estética é tratada. Todas as complicações podem ser minimizadas com a seleção dos pacientes ideais, dependendo também da boa técnica e grande experiência do

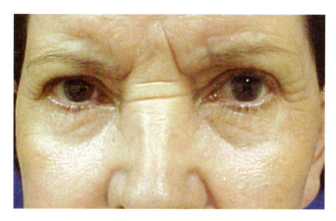

Figura 52.2.4.12 – *Associação da blefaroplastia a fenol e toxina botulínica. Pré- operatório.*

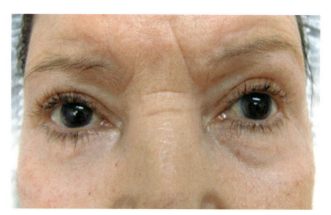

Figura 52.2.4.13 – *Pós-operatório após um ano de blefaroplastia com fenol + toxina botulínica.*

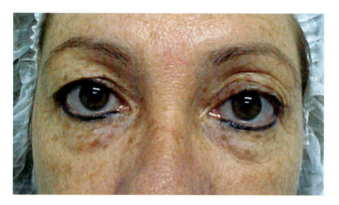

Figura 52.2.4.14 – *Pré-blefaroplastia com fenol. Associar a ressecção transconjuntival das bolsas palpebrais.*

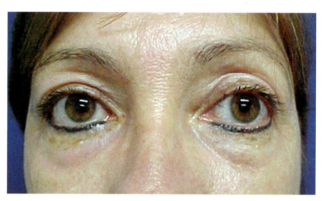

Figura 52.2.4.15 – *Sem melhora das bolsas de gordura palpebrais.*

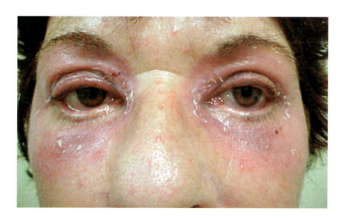

Figura 52.2.4.16 – *Complicações. Eritema, edema, descamação e ectrópio de pálpebra inferior temporários no pós-operatório recente.*

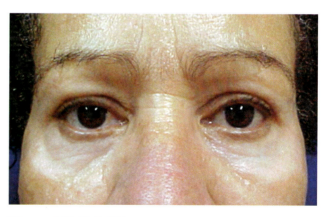

Figura 52.2.4.17 – *Complicações. Linha de demarcação entre a área tratada e não tratada. Paciente Fitzpatrick IV.*

médico operador. Vale lembrar que o fenol é utilizado há mais de 30 anos e tem um ótimo perfil de segurança relatado nesses anos de experiência clínica e experimental.

Histologia

As alterações histológicas que seguem a aplicação do *peeling* de Baker e Gordon incluem homogenização do colágeno dérmico, diminuição dos grânulos de melanina (melanossomas) na camada basal epidérmica e aumento do tecido elástico.

O exame anatomopatológico de pálpebra superior pela coloração de H/E no pós-*peeling* imediato (Figura 52.2.4.18) mostra um discreto edema intracelular da camada malpighiana, sem alteração da derme.

Após 18 meses (Figura 52.2.4.19), observa-se aumento de fibroblastos e intenso depósito de colágeno neoformado.

Kligman e cols. relataram que as alterações histológicas perduram por 20 anos após o *peeling* de fenol.

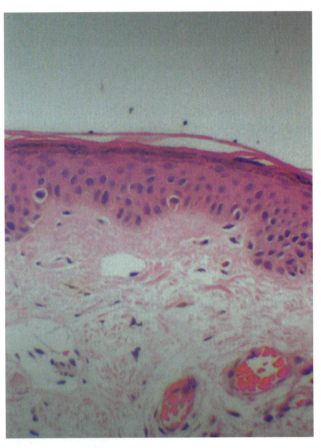

Figura 52.2.4.18 – *Histologia. Discreto edema intracelular da camada malpighiana (H/E – aumento 100×).*

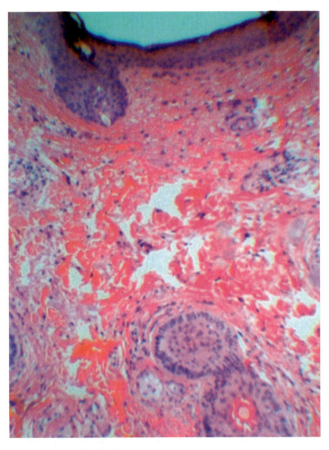

Figura 52.2.4.19 – *Histologia. Intenso depósito de colágeno neoformado (H/E – aumento 100×).*

BIBLIOGRAFIA CONSULTADA

1. Azulay MM, Leite OMRR. Anestesia em consultório – Farmacologia dos anestésicos e interações medicamentosas. In: Cirurgia Dermatológica em Consultório. São Paulo: Atheneu. 2002; 95-101.
2. Bello YM, Phillips TJ. Therapeutic dressings. Adv Dermatol. 2000; 16:253-270.
3. Brody HJ. Peeling profundo. In: Peeling Químico e Resurfacing. Rio de Janeiro: Reichmann e Affonso Editores. 2000; 163-89.
4. Chisaki C. Esfoliação ou peeling químico profundo (peeling de fenol com a fórmula de Baker). In: Cirurgia Dermatológica em Consultório. São Paulo: Atheneu. 2002; 491-507.
5. Collins PS. Chemical face peeling. In: Evaluation and Treatment of the Aging Face. Nova York: Springer-Verlag. 1995; 34-67.
6. Dodenhoff TG. Transconjunctival blepharoplasty: Futher applications and adjuncts. Aesth Plast Surg. 1995; 19:511-7.
7. Edison RB. Phenol peeling: New standards of excellence. Aesth Plast Surg. 1996; 20:81-2.
8. Giese SY, McKinney P, Roth SI et al. The effect of chemosurgical peels and dermabrasion on dermal elastic tissue. Plast Reconstr Surg. 1997; 100(2):489-98.
9. Gilbert SE. Transconjunctival blepharoplasty with chemoexfoliation. Ann Plast Surg. 1996; 37(1):24-9.
10. Klingman Kligman AM, Baker TJ, Gordon HL. Long-term histologic follow-up of phenol face peels. Plast Reconstr Surg. 1985; 75(5):652-659.

11. Landau M. Advances in deep chemical peels. Dermatol Nurs. 2005; 17(6):438-41.

12. Matarasso SL, Brody HJ. Deep chemical peeling. Semin Cutan Med Surg. 1996; 15(3):155-61.

13. McKinney P, Zukowski ML, Mossie R. The fourth option: A novel approach to lower-lid blepharoplasty. Aesth Plast Surg. 1991; 15:293-6.

14. Monheit GD. Chemical peels. Skin Therapy Lett. 2004; 9(2):6-11.

15. Odo MEY, Chichierchio AL. Peeling de fenol. In: Práticas em Cosmiatria e Medicina Estética. São Paulo: Tecnopress. 1999; 82-4.

16. Parada MB, Yarak S, Gouvêa LG, et al. "Blepharopeeling" in the upper eyelids: a nonincisional procedure in periorbital rejuvenation – a pilot study. Dermatol Surg. 2008; 34(10):1435-38.

17. Sterling JB. Micropunch blepharopeeling of the upper eyelids: a combination approach for periorbital rejuvenation – a pilot study. Dermatol Surg. 2014; 40(4):436-40.

Capítulo 52.2.5

Rejuvenescimento das Pálpebras com *Laser*

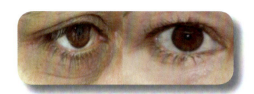

Alcidarta dos Reis Gadelha
Thomázia Lima de Miranda Leão

Pontos de destaque

- A blefarocalasia, a protrusão das bolsas de gordura, as rugas e a hipercromia periorbitária (olheiras), isolada ou associada à dilatação de vasos, contribuem para conferir à face do paciente um aspecto cansado, desanimado e envelhecido.
- O colabamento de vasos dilatados na região periorbitária pode ser conseguido pela ação de *lasers*, como o Nd:YAG, 1.064 nm, de longo pulso ou pela luz intensa pulsada.
- Quando há rugas periorbitárias e "olheiras" associadas à uma discreta a moderada flacidez palpebral os autores julgam ser o "*resurfacing*" ablativo fracionado com *laser* de CO_2 o padrão-ouro de tratamento, pela rapidez e facilidade de execução, discreta morbidade, baixos índices de complicações e resultados evidentes.
- Tendo o cuidado de proteger os olhos com lentes especiais são feitas duas ou três passadas de *laser* CO_2 fracionado com fluências e densidade de energias baixas e dois a três efeitos "bate-estaca" nas pálpebras e região periorbitária. Após poucos dias (quatro a sete), há um nítido rejuvenescimento, com redução da intensidade das rugas, da hipercromia e até da flacidez.
- O tratamento com *laser* de CO_2 pode ampliar o resultado de uma blefaroplastia prévia, porém, nesse paciente, deve ser feita com parcimônia para não provocar ectrópio.

Introdução

O rejuvenescimento da área palpebral e periorbitária, que em muitos casos deve ser associado ao da face como um todo, é muito importante para restituir o olhar e o aspecto mais agradável e mais jovial ao paciente.

Diversos tratamentos podem ser indicados, isolada, sequencial ou conjuntamente para recompor o aspecto usual das regiões palpebrais e periorbitárias. Métodos cirúrgicos clássicos, como a blefaroplastia, são indispensáveis em casos de excessiva flacidez palpebral e protusão de bolsas de gordura.

O *lifting* manequim, método em que se retira uma meia-lua de couro cabeludo logo acima da orelha, pode ser empregado isoladamente ou associado à implantação de fios para elevar as pálpebras e amenizar as rugas periorbitárias em "pés de galinha".

Fios de sustentação não absorvíveis como os de polipropileno e absorvíveis, como as suturas Silhouette, de ácido polilático, pela maior simplicidade de execução e menor morbidade, vem sendo cada vez mais empregados para reduzir os efeitos da ptose facial, incluindo a das sobrancelhas e pálpebras.

A hiperpigmentação periorbitária (olheiras) pode ser amenizada fazendo-se o colabamento de veias utilizando *lasers*, como os de Nd:YAG de longo pulso. Ademais, para reduzir a pigmentação são úteis o Q-Switched Nd:YAG ou os *lasers* fracionados não ablativos, como o de 1.550 nm *Erbium-glass fiber fractional laser*, ou *lasers* fracionados ablativos, como os de CO_2 (10.600 nm) e o de érbio (2.940 nm).

A radiofrequência monopolar, assim como a multipolar e a fracionada também tem fornecido resultados interessantes no rejuvenescimento da zona periorbitária, melhorando, após uma única sessão, a flacidez e textura da pele.

Peelings, sobretudo os de fenol com a fórmula de Baker, podem proporcionar resultados efetivos com maior retração da pálpebra superior do que a obtida com o *laser* de CO_2, porém com maior morbidade e maior tempo de recuperação.

Seja qual for o método empregado, como destacam Moraes e Silva e cols., são muito importantes os seguintes aspectos no tratamento da área periorbitária:

- Levar em conta a pequena espessura da região, sobretudo a das pálpebras.
- Executar os métodos com precisão e delicadeza, procurando proteger e preservar a integridade ocular (usar sempre lentes apostas aos olhos), mantendo não só a função visual normal como a naturalidade do olhar.
- Utilizar como instrumento de avaliação dos resultados a distância de uma linha reta traçada entre o ponto central do sulco palpebral e a borda ciliar superior.
- Como profilaxia, empregar antivirais por via oral, para evitar surto de herpes simples, muito prejudicial nessa área.

Principais indicações de rejuvenescimento das pálpebras e das regiões periorbitárias com *laser*

- Quando o paciente não quer ou não pode realizar a cirurgia.
- Quando há discreta a moderada flacidez palpebral.
- Rugas periorbitárias.
- Hipercromias periobitárias (olheiras).
- Vasos dilatados na região periorbitária, por vezes associados à hipercromia (olheira).

Contraindicações para o tratamento das pálpebras com *laser*

- Excessiva flacidez.
- Bolsas palpebrais.
- Ectrópio.

Técnica recomendada no uso do *laser* de CO_2 no rejuvenescimento palpebral

- É prudente prescrever antiviral, como o aciclovir ou fanciclovir, iniciando na véspera e se estendendo até o quinto dia, mesmo na ausência de histórico de herpes simples.
- Aplicar creme anestésico, como a lidocaína a 4% (Dermomax) nas pálpebras, sem deixar tocar nos olhos, o qual, após 30-40 minutos, é removido com gaze umedecida em soro fisiológico.
- Fazer antissepsia com gaze levemente embebida em álcool a 70%, com cuidado para não deixar cair no olho.
- Colocar lente protetora após instilar uma gota de anestésico, como a proximetacaína (Anestalcon).
- Aplicar o *laser* em ambas as pálpebras sem atingir os cílios, e na área periorbitária, em duas ou três passadas.
- Fazer compressas geladas de soro fisiológico.
- Prescrever curativo com pomada oftálmica de antibiótico por cinco dias.
- Recomendar o uso de óculos escuros e fotoprotetores suaves por algumas semanas.
- Repetir, se necessário, o procedimento duas a três vezes, com intervalo de 30 ou mais dias.

Evolução

Durante a aplicação há ardor; depois, surgem eritema e edema, que podem ser amenizados com compressas geladas de soro fisiológico. A partir do segundo dia, eles diminuem de intensidade e surge, então, o aspecto "em código de barra". Em cinco a sete dias, a pele volta à sua aparência habitual.

Complicações

- Eritema mais persistente, porém costuma regredir em duas a três semanas, de modo espontâneo ou com a aplicação de corticoide de baixa potência.
- Hipercromia residual, mais observada em pacientes de fototipos mais altos.

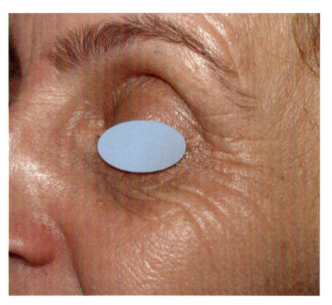

Figura 52.2.5.1 – Aspecto envelhecido das pálpebras e região periorbitária com rugas acentudas e discreta flacidez.

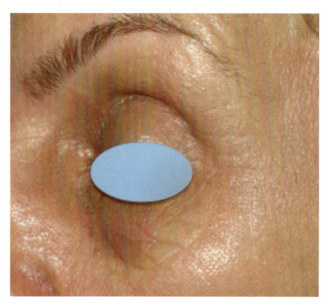

Figura 52.2.5.2 – Nítida redução das rugas, da flacidez e melhora do tônus e da qualidade da pele após uma sessão de laser CO_2 em toda a face, incluindo as pálpebras.

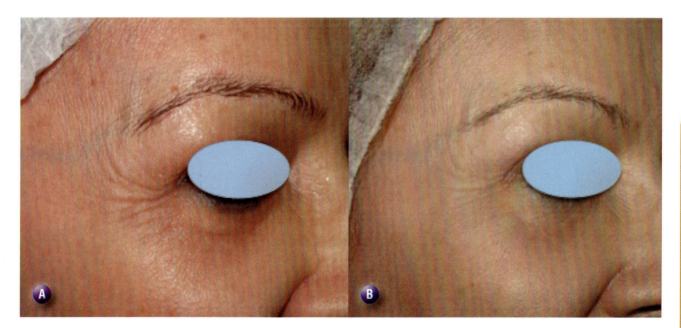

Figura 52.2.5.3 – **(A)** Antes e **(B)** após a aplicação de laser CO_2 fracionado na face, incluindo as pálpebras, com evidente rejuvenescimento.

- Surto de herpes simples – quando não é prescrito ou o paciente não tomou o antiviral.
- Ectrópio: apenas nos casos em que se utilizaram fluências ou densidades de energias elevadas para a região e, sobretudo, em pacientes com blefaroplastia prévia.

Em muitos casos, os resultados são observados até mesmo após a primeira sessão, havendo nítida retração da pele, melhora das rugas, da coloração e da textura da pele, o que proporciona um evidente rejuvenescimento da região tratada (Figuras 52.2.5.1 a 52.2.5.3).

BIBLIOGRAFIA CONSULTADA

1. Alster TS, Bellew SG. Improvement of dermatochalasis and periorbital rhytides with a high-energy pulsed CO_2 laser: a retrospective study. Dermatol Surg 2004; 30(4):483-487.
2. Fitzpatrick R, Geronemus R, Kaminer M, et al. Multicenter Study of Noninvasive Radiofrequency for Periorbital Tissue Tightening. Lasers Surg Med 2003; 33(4):232-242.
3. Moraes e Silva FA, Steiner D, Steiner TA, et al. Estudo comparativo entre blefaropeeling e laser fracionado de CO_2 no tratamento do rejuvenescimento periorbital. Surg Cosmet Dermatol 2010; 3(3):93-97.

Capítulo 52.2.6

Tratamento das Hipercromias Periorbitárias (Olheiras)

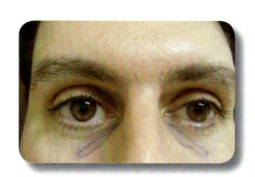

Carlos Roberto Antonio
João Roberto Antonio
Lívia Arroyo Trídi

Pontos de destaque

- A hipercromia periorbital ("olheiras") é um problema estético comum, de difícil solução e que altera, substancialmente, a aparência do paciente, conferindo-lhe um ar de cansaço.
- A hipercromia periorbital (HP) possui uma etiopatogenia complexa, com componentes hereditário, vascular, pigmentar e mesmo anatômico que devem ser identificados e, se possível, corrigidos, para a obtenção de um melhor resultado terapêutico.
- Assim, a HP é classificada em vascular, mais comum em pessoas jovens. A pigmentar, mais frequente em indivíduos adultos de fototipos mais elevados, a anatômica e, na maior parte dos casos, a mista.
- Na HP vascular os capilares e as telangiectasias, mais facilmente identificados tracionando-se a pálpebra inferior, e a hemossiderina são os responsáveis pela coloração azulada da região. Além da genética, o tabagismo, o álcool, a respiração bucal, a privação de sono e o uso de medicamentos vasodilatadores são fatores que contribuem para a estase vascular e consequentemente, para o desenvolvimento da HP vascular.
- Na HP pigmentar, como no melasma, há um aumento de melanina na epiderme (tonalidade acastanhada) e/ou na derme, (acinzentada). A exposição solar intensifica o quadro, não só aumentando a quantidade de melanina, mas, também, provocando atrofia da pele palpebral.
- O tipo anatômico, constitucional, é caracterizado pela presença de uma curvatura mais pronunciada ao longo do contorno da órbita que origina uma sombra local com consequente aparência escurecida na região da pálpebra inferior.
- Além de evitar os fatores agravantes como a exposição ao sol, os tratamentos da HP vascular podem ser feitos com o *peeling* de ácido tioglicólico a 10%, eficaz em alguns casos, ou aplicação de *laser* vascular ou de luz intensa pulsada (LIP).
- Para reduzir o componente melânico usam-se despigmentantes como o ácido kójico, o alfa-arbutin e a vitamina C, os *peelings* como os de ácido tricloroacético a 3,75 % ou lático a 15% e *lasers* para pigmento como o de Rubi e o Nd:YAG Q-Switched ou a LIP.

■ Tratamento das Hipercromias Periorbitárias (Olheiras)

- *Resurfacing* fracionado com CO_2 ou érbio pode melhorar a HP, reduzindo o pigmento e, com o estímulo à neocolagênese, a atrofia da pele palpebral, amenizando, também, a HP vascular.

- Ao empregar *lasers* ou LIP é obrigatório usar protetores oculares, de preferência em forma de lentes, para evitar dano ao globo ocular que pode levar até mesmo à cegueira. Ademais, ser menos agressivo em pacientes com fototipos mais elevados passíveis de desenvolver hipocromia, acromia e hipercromia.

- O preenchimento com ácido hialurônico no "sulco da lágrima" pode amenizar a HP anatômica, reduzindo a "sombra" provocada pela hipercurvatura da órbita mas, também, os outros tipos de HP, minimizando a atrofia cutânea.

- A intradermoterapia com plasma rico em plaquetas pode ser útil, preenchendo e estimulando a produção de colágeno.

- Fazendo preenchimento ou a intradermoterapia é prudente utilizar sempre cânula delicada para evitar injeção intravascular acidental e, possível, embora rara, cegueira.

A hipercromia periorbital, conhecida como "olheira", é caracterizada por áreas escuras ao redor dos olhos. Trata-se de uma queixa bastante comum entre os pacientes de diferentes idades e ambos os sexos, afinal a área dos olhos é muito evidente na comunicação interpessoal e a presença de olheiras confere a aparência de cansaço à face do paciente, impactando negativamente na sua autoestima.

Para o dermatologista o tratamento das hipercromias periorbitárias constitui um desafio, uma vez que apresenta diversas etiologias, e deve ser individualizado para cada caso.

Etiologia

A hipercromia periorbital é classificada de acordo com sua origem causal predominante que pode ser vascular, melânica ou anatômica. A maioria dos casos apresenta etiologia mista, embora a causa mais importante encontre-se em evidência.

O tipo vascular é caracterizado pela proeminência de capilares e telangiectasias que conferem uma coloração azulada na pálpebra inferior. Sua identificação é realizada ao tracionar a pele da pálpebra inferior para melhor visualização, por transparência, dos vasos sob a pele. Esse tipo de hiperpigmentação ocorre mais precocemente, na infância ou adolescência, e está relacionado com a herança genética. Acredita-se que a hipercromia ocorra devido ao depósito de hemossiderina. Tabagismo, álcool, respiração bucal, privação de sono, uso de medicamentos vasodilatadores, entre outros, são fatores que causam estase dos vasos sanguíneos, contribuindo para o processo.

Já a hiperpigmentação melânica ocorre devido ao aumento da produção e distribuição da melanina nessa região que pode se depositar na epiderme, conferindo coloração amarronzada, ou na derme, de coloração acinzentada. É mais frequente em pessoas adultas e com fototipos mais elevados, consequente à exposição solar excessiva e cumulativa, o que aumenta a produção de melanina e diminui a espessura da pele palpebral.

O tipo anatômico é considerado constitucional, caracterizado pela presença de uma curvatura mais pronunciada formada ao longo do contorno da órbita, isso promove uma sombra local com consequente aparência escurecida na região da pálpebra inferior.

Tratamento

Tratamento tópico

O tratamento tópico é realizado com o uso de agentes despigmentantes, embora existam poucos estudos sobre a eficácia dessas medicações ou correlação com as características da hiperpigmentaçãoperiorbital dos pacientes.

A maioria dos agentes tópicos atua inibindo a atividade da enzima tirosinase, evitando a formação de melanina, entre eles encontram-se: hidroquinona, ácido kójico, ácido glicólico, ácido azelaico e o alfa-arbutin. A tretinoína é um retinoide que

Tratamento das Hipercromias Periorbitárias (Olheiras)

age acelerando o turnover epidérmico, reduzindo a transferência de pigmento aos cueratinócitos pelo menor contato entre ceratinócitos e melanócitos. Os agentes antioxidantes, como a vitamina C, atuam de forma preventiva na hiperpigmentação.

Dessa forma, o tratamento tópico deve ser direcionado principalmente para hiperpigmentação periorbital do tipo melânica por atuar reduzindo a quantidade de melanina na pele.

Peeling *químico*

O ácido tioglicólico é uma substância que apresenta afinidade com ferro, tendo a capacidade de quelar o ferro da hemossiderina, e, possivelmente, atuar no tratamento da hipercromia periorbital do tipo vascular. Costa e cols., 2010, trataram 10 pacientes com *peeling* de ácido tioglicólico a 10%, em veículo gel, a cada 15 dias, no total de cinco sessões (a primeira aplicação durou 2 minutos, e foram acrescentados 3 minutos a cada aplicação seguinte), sendo observada melhora em todas as pacientes. Já no estudo de Souza e cols., 2013, em que 15 pacientes foram submetidas ao mesmo tratamento do estudo anterior, o resultado foi de baixo nível de satisfação entre as pacientes. Sendo assim, mais estudos são necessários para comprovar a ação do ácido tioglicólico na hipercromia periorbital.

Com relação à hiperpigmentação periorbital do tipo melânica não existem muitos trabalhos relatando o uso de *peeling* para esse tipo específico de hiperpigmentação, porém, sabe-se que *peelings* de ácido salicílico, ácido glicólico, ácido retinoico, ácido lático, ácido tricloroacético e ácido mandélico são capazes de agir nas alterações pigmentares e no fotodano. Vavouli e Katsambas realizaram um estudo com 30 pacientes submetidos à *peeling* de ácido tricloroacético 3,75% e ácido lático a 15% para tratar a hiperpigmentação periorbiobital (foram realizados quatro sessões, uma por semana) e o resultado foi melhora de todos os pacientes.

Terapia a laser e luz intensa pulsada

Os *lasers* e luz podem ser opções de tratamento para a hipercromia periorbital de causa melânica e vascular. Porém, ao utilizar essa tecnologia, devemos sempre nos atentar ao fototipo do paciente a fim de individualizar os parâmetros mais adequados para evitar o surgimento de hipo ou hipercromia residual.

A luz intensa pulsada (LIP) mostrou bons resultados no tratamento da hipercromia periorbital melânica no trabalho de Cymbalista Doze pacientes foram submetidos a tratamento com LIP (uma a quatro sessões), e a quantidade de melanina na região periorbital foi avaliada antes e após o procedimento por meio de biópsia incisional. O resultado foi redução de melanina epidérmica e dérmica após o tratamento, além de melhora clínica com o clareamento visível da pele. Porém, é fundamental estar atento à proteção dos olhos ao realizar esse tipo de procedimento, pois já foi relatado o comprometimento de estruturas pigmentadas intraoculares após a aplicação de luz intensa pulsada nessa região, resultando em fotofobia, alteração visual e dor ocular.

O *laser* Q-Switched rubi também se mostrou capaz de tratar a hipercromia periorbital. Watanabe, Nakaie Ohnishi avaliaram cinco pacientes com hiperpigmentação periorbital do tipo melânica que foram submetidos a duas ou mais sessões de *laser* Q-Switched rubi, o resultado foi excelente para dois pacientes e bom para outros dois pacientes. Um número maior de pacientes foi avaliado no estudo de Lowe e cols., pois 17 pacientes com depósito de melanina na região periorbital foram tratados com *laser* Q-Switched rubi. Nesse caso, 88,9% dos pacientes que receberam duas sessões de laserterapia relataram melhora da hipercromia acima de 50%.

O *resurfacing* realizado com o *laser* de CO_2 ou de *Erbium*:YAG se torna uma opção terapêutica na hipercromia periorbital por estimular colágeno e garantir mais firmeza à pele. West e Alster realizaram *resurfacing* com *laser* de CO_2 em 12 pacientes e observaram melhora de 50% na hiperpigmentação periorbital. Já Teixeira e cols., avaliaram 101 pacientes tratados com *Erbium*:YAG e o resultado foi satisfação de todos os pacientes com os resultados em curto e longo prazos classificados como ótimo ou excelente.

Preenchimento periorbital

O preenchimento da região periorbital melhora a hipercromia local por reduzir a depressão anatômica na pálpebra inferior que confere o aspecto de escurecimento local devido à formação de uma sombra na região do sulco nasojugal e do canal lacrimal.

O ácido hialurônico é a substância mais utilizada para o preenchimento periorbital, pois age separando a pele aderente da tensão subjacente e restaura

CIRURGIA DERMATOLÓGICA AVANÇADA

o volume da pálpebra inferior. Além disso, é uma substância segura, não imunogênica, moldável, e biodegradável.

A técnica deve ser realizada da seguinte forma, primeiramente marcamos a área deprimida com caneta apropriada (Figura 52.2.6.1), sempre com o paciente sentado em 90°, após, realiza-se assepsia e aplicação de um pequeno ponto anestésico (para não edemaciar a região). Em seguida, realiza-se pequeno orifício no ponto mais inferior da marcação com agulha calibre 18G para que seja possível a introdução de uma fina cânula de ponta romba (Figura 52.2.6.2). Após, deve-se conduzir a cânula em nível submuscular (justa-ósseo) até o ponto superior da marcação, quando então se inicia delicadamente o preenchimento com introdução de pequena quantidade (0,1 a 0,3 mL) em técnica de retroinjeção do ácido hialurônico. O uso de cânulas deve ser priorizado, uma vez que a introdução de preenchedores nessa região com agulha apresenta um raro risco de cegueira.

Plasma rico em plaquetas

Atualmente o plasma rico em plaquetas (PRP) tem se mostrado eficaz na dermatologia, sendo utilizado, principalmente, com o intuito de promover a aceleração da cicatrização de feridas, tratamento coadjuvante no rejuvenescimento, alopecias entre outros. Recentemente, Mehryan e cols. avaliaram o uso de PRP para tratar hipercromia periorbital. Nesse estudo, 10 pacientes receberam única injeção intradérmica de 1,5 mL de PRP na área do canal lacrimal, o resultado em 3 meses foi melhora na homogeneidade da cor da área tratada, embora alteração no conteúdo de melanina não tenha sido observada. Com esse trabalho, concluímos que o plasma rico em plaquetas pode ter potencial para melhorar a hipercromia periorbital em termos de homogeneidade da cor, embora sejam necessários estudos maiores para confirmar essa hipótese.

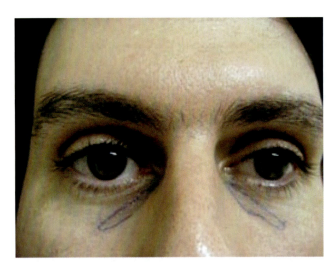

Figura 52.2.6.1 – Marcação da área deprimida a ser tratada.

BIBLIOGRAFIA CONSULTADA

1. Antonio CR, Pozetti EO, Timpano DL et al. Periorbital hyperpigmentation treatment with hyaluronic acid filling through cannula – a retrospective assessment. Rev Bras Med. 2016; 12:69.
2. Bandyopadhyay D. Topical treatment of melasma. Indian J Dermatol. 2009; 54(4):303-9.
3. Coleman S. Avoidance of arterial occlusion from injection of soft tissue fillers. Aesth Surg J. 2002;22:555.
4. Costa A, Basile AVD, Medeiros VLS et al. 10% thioglycolic acid gel peels: a safe and efficient option in the treatment of constitutional infraorbital hyperpigmentatio. Surg Cosmet Dermatol. 2010; 2(1):29-33.
5. Cymbalista NC. Hipercromia cutânea idiopática da região orbital: avaliação clínica, histopatológica e imuno-histoquímica antes e após tratamento com luz intensa pulsada de alta energia. [tese] São Paulo (SP): Universidade de São Paulo, 2004.
6. DeLorenzi C, Weinberg M, Solish N et al. A Multicenter Study of the Efficacy and Safety of Subcutaneous Nonaniminal Stabilized Hyaluronie Acid in Aesthetic Facial Contouring: Interim Rerpot. Dermatol Surg. 2006; 32:205-11.
7. Freitas FM, Cestari TF. What causes dark circles under the eyes? J Cosmet Dermatol. 2007; 6(3):211-5.
8. Friedman PM, Mafong EA, Kauvar ANB et al. Safety data of injectable nonanimal stabilized hyaluronic acid gel for soft tissue augmentation. Dermatol Surg. 2002; 28:491-4.

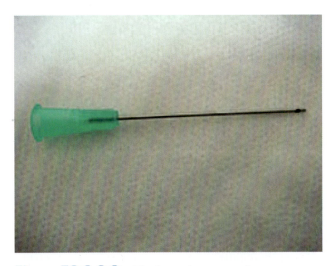

Figura 52.2.6.2 – Cânula usada no procedimento.

9. Gendler EC. Treatment of periorbital hyperpigmentation. Aesthet Surg J. 2005; 25(6):618-24.

10. Lee WW, Murdock J, Albini TA et al. Ocular damage secondary to intense pulse light therapy to the face. Ophthal Plast Reconstr Surg. 2011; 27(4):263-5.

11. Lowe NJ, Wieder JM, Shorr N et al. Infraorbital pigmented skin. Preliminary observations of laser therapy. Dermatol Surg. 1995; 21(9):767-70.

12. McGraw R et al. Sudden blindness secondary to injection of common drugs in the head and neck, pt 1: Clinical Experiences. Otolaryngology. 1978; 86:147.

13. Mehryan P, Zartab H, Rajabi A et al. Assessment of efficacy of platelet-rich plasma (PRP) on infraorbital dark circles and crow's feet wrinkles. J Cosmet Dermatol. 2014; 13(1):72-8.

14. Roberts WE. Periorbital hyperpigmentation: review of etiology, medical evaluation, and aesthetic treatment. J Drugs Dermatol. 2014; 13(4):472-82. Review.

15. Schiavone G, Raskovic D, Greco J et al. Platelet-rich plasma for androgenetic alopecia: a pilot study. Dermatol Surg. 2014; 40(9):1010-9.

16. Souza DCM, Ludtke C, Souza ERM et al Comparison of 2.5% thioglycolic acid, 2% hydroquinone, 2% Haloxyl, and 10% thioglycolic acid peeling in the treatment of periorbital hyperpigmentation. Surg Cosmet Dermatol. 2013; 5(1):4651.

17. Souza DM, Ludtke C, Souza ERM, Scandura KMP, Weber MB. Periorbitalhyperchromia. Surg Cosmet Dermatol. 2011; 3(3):233-9.

18. Teixeira V, Badin AZN, Ottoboni E et al. Treatment of idiopathic cutaneous hyperchromia of the orbital region (ICHOR) with Erbium Laser: a retrospesctive assesment ACM Arq. Catarin. Med. 2007; 36(supl.1):76-9.

19. Vavouli C, Katsambas A, Gregoriou S et al. Chemical peeling with trichloroacetic acid and lactic acid for infraorbital dark circles. J Cosmet Dermatol. 2013 Sep; 12(3):204-9.

20. Watanabe S, Nakai K, Ohnishi T. Condition known as "dark rings under the eyes" in the Japanese population is a kind of dermal melanocytosis which can be successfully treated by Q-switched ruby laser. Dermatol Surg. 2006; 32(6):785-9; discussion 789.

21. West TB, Alster TS. Improvement of infraorbital hyperpigmentation following carbon dioxide laser resurfacing. Dermatol Surg. 1998; 24(6):615-6.

22. Yuksel EP, Sahin G, Aydin F et al. Evaluation of effects of platelet-rich plasma on human facial skin. J Cosmet Laser Ther. 2014; 16(5):206-8.

Capítulo 52.3

Rosácea e Rinofima: Condutas Terapêuticas Clínicas e Cirúrgicas

João Roberto Antonio
Carlos Roberto Antonio

Introdução

Rosácea, impropriamente acne rosácea, é uma afecção crônica da face, em decorrência de alteração da resposta vascular (sem causa ainda conhecida), a nível cutâneo e de surtos inflamatórios eventuais.

É própria do adulto, ocorrendo seu pico de severidade entre a terceira e a quarta décadas. Pode ocorrer na infância também. As mulheres são mais afetadas que os homens, embora o aspecto grotesco final da rosácea, o rinofima, ocorra mais em homens (Figura 52.3.1). Apesar de se assemelhar à acne vulgar ou às erupções acneiformes, delas difere por sua etiopatogenia. Comedões estão ausentes, característica importante para sua diferenciação com a acne. A rosácea localiza-se predominantemente na região centro facial apresentando pápulas, papulopústulas, eritema e telangiectasias precedidas por episódios de *flushing* e irritação nos olhos do tipo blefarite e conjuntivite – rosácea ocular (Figura 52.3.2).

Embora a causa ainda não seja conhecida, observa-se claramente uma resposta vascular alterada que é responsável por vasodilatação e telangiectasias constantes. Essa instabilidade vasomotora evidencia-se, clinicamente, pelo eritema da face com tendência a ruborizar-se com facilidade (*flushing*). Também tem sido convincentemente mostrado que o estímulo térmico por alimentos "quentes" é a causa de indução do *flushing* em diversas situações. Fica

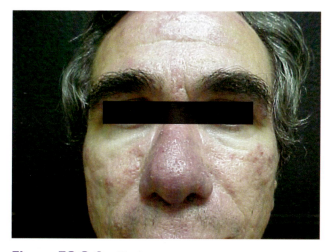

Figura 52.3.1 – *Rinofima.*

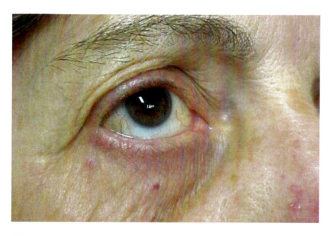

Figura 52.3.2 – *Rosácea ocular.*

claro que no caso do chá e do café a temperatura é estimulada pela cafeína que desencadeia o *flush*.

O manejo adequado da rosácea necessita do conhecimento de sua etiopatogenia e do correto diagnóstico clínico e classificação, como também do manejo da arte da terapêutica tanto nos medicamentos que o paciente usará em seu domicílio quanto nos procedimentos cosméticos e eventuais cirurgias que o terapeuta utilizará em seu consultório.

Fatores desencadeantes ou agravantes

- Predisposição genética e individual ao rubor.
- Alimentares: alimentos e bebidas quentes, condimentos e bebidas alcoólicas.
- Psicológicos.
- Infestação pelo ácaro *Demodex folliculorum* (participação patogênica discutível, por ser um habitante comum do folículo pilossebáceo).
- Climáticas: luz solar, calor e vento (que progressivamente levam a elastose e alterações no tecido conjuntivo, conduzindo a uma dilatação vascular passiva e permanente).
- Doenças gastrointestinais e hipertensão arterial.
- Uso de corticosteroides tópicos, principalmente os fluorados.

Tratamento geral

Para obter uma boa resposta terapêutica em portadores de rosácea é importante o dermatologista conhecer a etiopatogenia, graus de severidade e tipos clínicos.

Condutas gerais

O paciente deve estar conscientizado dos seguintes pontos:

- Quanto aos fatores desencadeantes, agravantes ou irritantes já citados e *evitá-los*.
- Evitar o uso de corticoides sistêmicos pela falsa melhora que promove e o efeito rebote posterior.
- Utilizar constantemente protetores solares em gel, gel-creme ou *oil free* mínimo de duas vezes ao dia.
- Administrar sedativos (tipo diazepínicos) para ansiedade em pacientes que relatam piora do quadro quando em situações de estresse, já que o estímulo emocional promove uma maior vasodilatação.
- Caracterizar o grau de comprometimento da rosácea para o tratamento adequado.

Terapêutica medicamentosa tópica

Os graus I (eritema – fase pré-rosácea) e II (eritema + telangiectasias): geralmente dispensam medicações sistêmicas. Quando disponível, a luz intensa pulsada (LIP) é a melhor opção nos casos leves. Quando não há disponibilidade da LIP, podem ser utilizadas inicialmente: compressas com chá de camomila, ou de água e leite em partes iguais, ou de água com amido de milho, aplicando-se três vezes ao dia durante 15 minutos.

Nos graus III (eritema + telangiectasias + pápulas e pústulas) e IV (eritema + telangiectasias + pápulas + pústulas e edema): em fase de inflamação com pústulas, devem-se fazer compressas com solução de Burow 1/40 ou com água D'Alibour 1/10, durante 10 minutos, duas a três vezes ao dia. Convém utilizar, também, sabonete ou loção com enxofre a 3% e ácido salicílico a 3%.

A seguir, para os quatro graus, estão indicados: metronidazol (uma ou duas vezes por dia) em veículos gel a 0,75% ou creme a 1%; ácido azelaico em veículo gel a 15% 2 × dia (tem demonstrado ser eficaz, seguro e bem tolerado na forma papulonodular moderada); eritromicina gel 2 a 4%; tretinoína 0,025-0,1% creme ou gel aplicado à noite; sulfacetamida sódica, e protetores solares em gel, durante o dia. Corticosteroides tópicos devem ser evitados, principalmente os fluorados.

Terapêutica medicamentosa sistêmica da rosácea

Opções terapêuticas nos graus III e IV são: tetraciclinas 500 mg VO, duas vezes ao dia, diminuindo-se a dosagem gradativamente até a melhora completa, durante aproximadamente 3 meses; metronidazol 250 mg via oral, duas vezes ao dia, diminuindo-se com a melhora durante cerca de 2 meses; difosfato de cloroquina 250 mg/dia, via oral, por aproximadamente 2 meses, é indicada, quando há evidências de agravamento por ação solar (nesse caso deve-se fazer controle oftalmológico e ainda proteção solar).

Outras opções indicadas são eritromicina 500 mg, duas vezes ao dia; ampicilina 500 mg, duas vezes ao dia; minociclina 50,75 ou 100 mg uma ou duas vezes por dia; ou sulfona 100 mg, uma vez ao dia. A azitromicina 500 mg pode ser administrada uma vez ao dia por 3 dias, repetidos em pulsos idênticos com intervalos de 7 dias entre um pulso e outro, por 3 vezes (Figuras 52.3.3 a 52.3.6).

Todos os medicamentos acima citados são por via oral.

Os tranquilizantes são importantes, principalmente naqueles casos onde se observa nítida influência psicológica.

Em nossa experiência, nas formas moderadas a graves utilizamos a isotretinoína 0,5 a 1 mg/kg/peso/dia, via oral, principalmente quando da presença de rinofima ou de síndrome mista rosácea-acne. Vários artigos científicos comprovam sua eficácia na rosácea e no rinofima antes de ocorrer fibrose (Figuras 52.3.7 a 52.3.22).

Tratamentos da rosácea com luz intensa pulsada e *laser*

Telangiectasias e eritema persistentes são tratados efetivamente com *pulsed dye laser*, *neodymium-doped yttrium aluminium garnet* (Nd:YAG) 1.064 nm e luz intensa pulsada.

Luz intensa pulsada

Temos uma grande experiência com a luz intensa pulsada (IPL) no tratamento da rosácea. Antes de

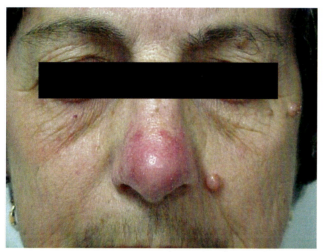

ANTES

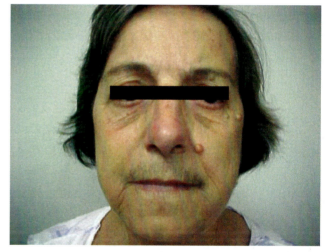

15 DIAS DEPOIS

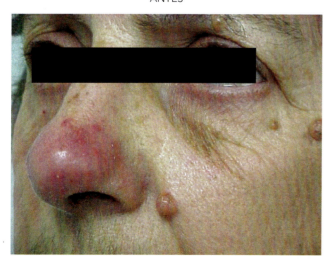

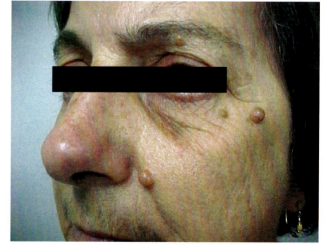

Figuras 52.3.3 a 52.3.6 – *Evolução terapêutica do uso da azitromicina VO 500 mg ao dia durante 3 dias, isotretinoína tópica 0,05% aplicada à noite, diariamente, e metronidazol tópico 0,75% aplicado durante o dia e proteção solar.*

■ Rosácea e Rinofima: Condutas Terapêuticas Clínicas e Cirúrgicas

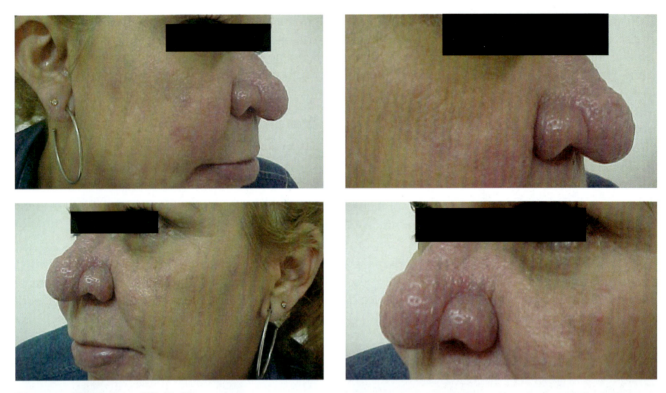

Figuras 52.3.7 a 52.3.10 – *Evolução terapêutica do uso da Isotretinoína VO, na dose de 1 mg/kg/peso/dia como dose inicial.*

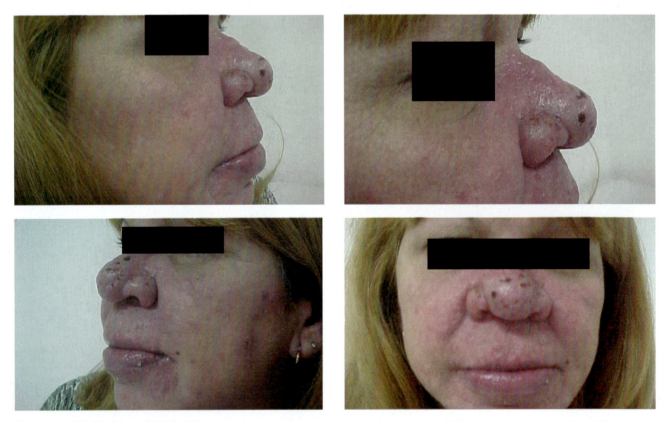

Figuras 52.3.11 a 52.3.14 – *Evolução terapêutica do uso da Isotretinoína VO, na dose de 1 mg/kg/peso/dia durante 45 dias.*

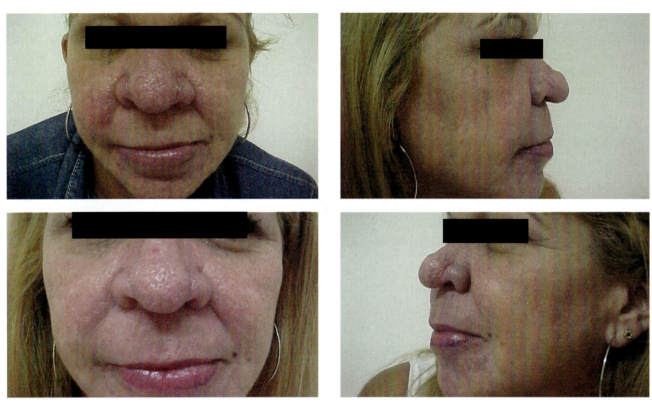

Figuras 52.3.15 a 52.3.18 – *Evolução terapêutica do uso da Isotretinoína VO, na dose de 0,5 mg/kg/peso/dia durante 45 dias, completando 90 dias de tratamento.*

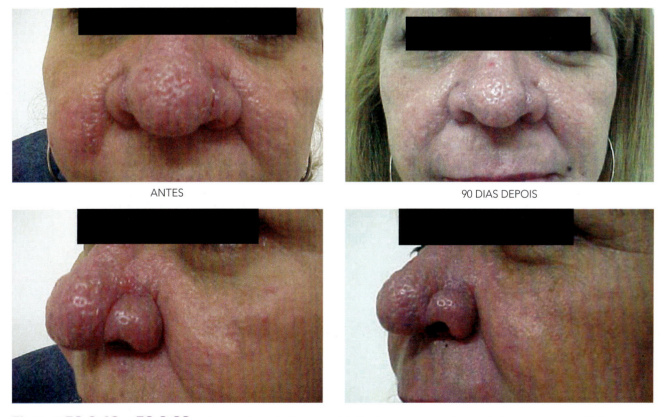

ANTES   90 DIAS DEPOIS

Figuras 52.3.19 a 52.3.22 – *Evolução terapêutica mais detalhada com o uso da Isotretinoína VO durante 90 dias.*

■ ROSÁCEA E RINOFIMA: CONDUTAS TERAPÊUTICAS CLÍNICAS E CIRÚRGICAS

iniciar o tratamento é muito importante analisar se o paciente não está bronzeado. Desta forma sempre é proibido à exposição solar 1 mês antes e 1 mês após a IPL. Também esclarecemos que apesar de ser uma terapêutica eficaz no tratamento da rosácea, ela não é curativa e outras terapêuticas devem estar associadas, entre elas a dieta e o uso constante de protetor solar. Tratamos apenas peles tipos I a III.

Utilizamos filtros que variam de 515-590 nm (interessante iniciar com filtros altos e conforme for observando melhora podemos diminuir nas sessões seguintes para filtros mais baixos pois os filtros mais baixos têm maior atração pelos cromóforos vasculares podendo provocar queimaduras nas primeiras sessões se utilizarmos filtros com grande atração pela oxiemoglobina). São necessárias de 6-8 ses-

Tabela 52.3.1

ESTUDOS PUBLICADOS DE *LASER* E IPL PARA ROSÁCEA

Laser	Número de Pacientes	Número de Tratamentos	Parâmetros do Laser	Resultados	Autor
PDL (585 nm *short*)	27	1-3	PW 450 µs SS 5 mm Fluência 6-7 J/cm²	• Bom a excelente em todas as áreas tratadas	Lowe
	12	3	PW 450 µs Fluência 5,5-5,7 J/cm²	• 50% diminuição do eritema • 75% diminuição das telangiectasias	Clark
	32	1	PW 450 µs Fluência 6-6,75 J/cm²	• 24/32 pacientes tiveram uma diminuição no nível de ardência	Lonne-Rahm
	40	2,4	PW 450 µs SS 5-7 mm Fluência 5,4-5 J/cm²	• Moderada melhora global • Leve a moderada melhora no eritema e telangectasias	Tan
	10	1	PW 450 µs SS 5 mm Fluência -6,5 J/cm²	• *Laser* de limitada eficácia	Berg
PDL(595 nm *long*)	16	2	PW 1,5 ms SS 7 mm Fluência -9,5-11,5 J/cm²	• Significante melhora na qualidade de vida • Diminuição no *flushing* e outros sintomas	Tan
	12	1	PW 6 ms SS 7 mm Fluência -7-9 J/cm²	• Dois pacientes com 75% de melhora • Dois pacientes com 50-75% de melhora • Cinco pacientes com 25-50% de melhora	Jasmine
KTP	47	1		• 70% de redução de telangiectasias em 30% dos pacientes	Silver
IPL	188	2	PW 2,5-6 ms, *double delay* 20-30. Filtro 550 ou 570 Fluência de 35-45 J/cm²	• Clareamento facial de 75-100% em 93% dos pacientes	Angermeier
	32	3,6	PW 2,4/4 ms, 20 ms *delay*, Filtro 560 ou 570 Fluência de 27-36 J/cm²	• 83% de melhora no rubor • 75% de melhora no *flushing* e textura da pele • 64% de melhora nos surtos de acne	Taub
	4	5	PW 3ms, filtro 515 Fluência de 22-25 J/cm²	• 30% diminuição do fluxo sanguíneo • 29% diminuição na área malar ocupada pelas telangiectasias • 21% diminuição na intensidade do eritema	Mark

SS = Spot Size; *PW* = Pulse Width.

sões (uma sessão por mês) conforme o quadro. Após a manutenção, uma sessão por semestre. A energia utilizada varia conforme o aparelho.

A IPL é o tratamento de escolha para a rosácea em sua forma eritematotelangectásica por atuar diretamente na dilatação vascular promovida por esta patologia.

Vários estudos comprovam a sua eficácia em patologias em que há alterações vasculares como é o caso da mancha vinho do Porto, telangectasias das pernas, poikilodermia de Civatti e rosácea (Tabela 52.3.1). Na rosácea há estudos que comprovam sua eficácia como no realizado por Taub no qual após o término do tratamento foram observados 83% de redução do eritema, 75% do *flushing* e melhora dos episódios de acne em 64%.

Os resultados com LIP são realmente excelentes. Deve-se observar se o paciente não apresenta também melasma, pois o mesmo poderá ser piorado com a LIP. Sempre importante também lembrar o paciente que poderá haver recidiva da rosácea. A associação de IPL e *laser* Nd:YAG 1.064 nm também é benéfica em alguns casos.

Tratamento da rosácea utilizando laser e LIP

- Melhores tecnologias são aquelas que têm atração pelo cromóforo-alvo oxiemoglobina.
- Luz intensa pulsada (LIP) (filtros preferencialmente com comprimento de onda de 515-590). Utilizamos em nossa clínica 560. Seis sessões. Uma por mês (4 a 8). Após controle semestral.
- Nd:YAG 1.064 de pulso longo. Melhores resultados em menos sessões. 3-6 sessões.
- Nunca utilizar perpendicularmente na asa nasal.
- Associados são melhores.
- Primeiro 1.064 e após LIP.
- *Dye laser* é outra boa opção (Figura 52.3.23).
- Aparelhos utilizando tecnologias com atração pela oxiemoglobina promovem clareamento rápido e diminuição da ansiedade do paciente.
- Preferimos a associação com tópicos e/ou sistêmicos conforme o grau, para acelerar a melhora do quadro.
- Manutenção com sessão semestral associada a terapêutica tópica como o ácido azelaico gel 15% (Figura 52.3.24).

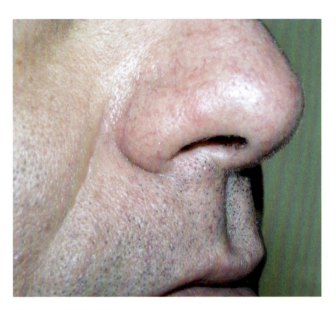

Figura 52.3.23 – *Tratamento da rosácea com* dye laser.

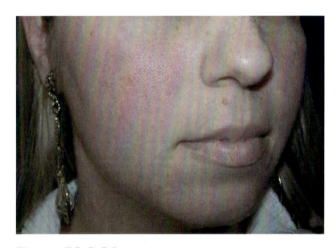

Figura 52.3.24 – *Tratamento de manutenção com ácido azeláico gel a 15% após tratamento com* lasers *ou luz intensa pulsada.*

- Luz intensa pulsada (filtros preferencialmente com comprimento de onda de 515-590). Utilizamos em nossa clínica 560.
- Seis sessões. Uma por mês (4 a 8). Após controle semestral (Figuras 52.3.25 a 52.3.30).

Terapia fotodinâmica (PDT)

A PDT com a luz intensa pulsada ou fontes de luzes específicas para PDT, precedida da aplicação do ácido 5-aminolevulínico (ALA) ou cloridrato de aminolevuninato de metila (MAL) (substâncias indutoras de metabólitos de porfirinas endógenas) por 60 a 180 minutos, está oficialmente aprovada

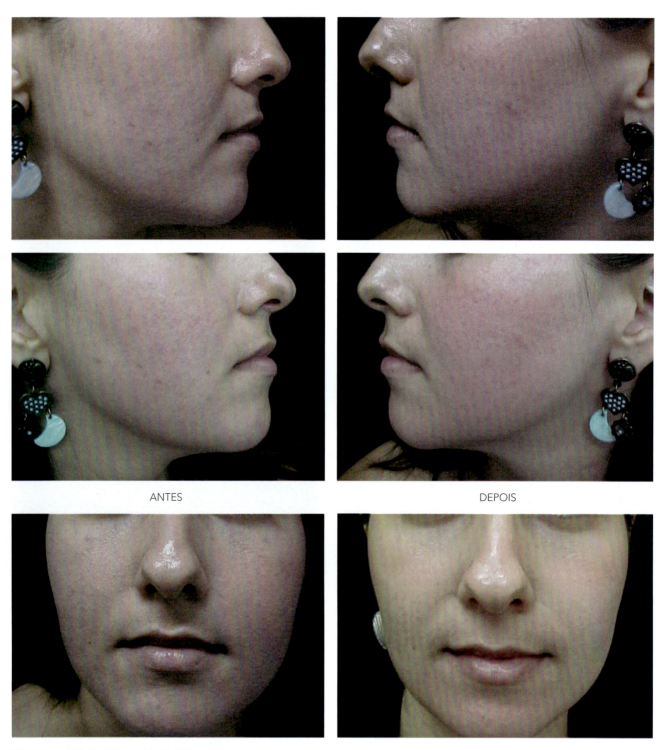

Figuras 52.3.25 a 52.3.30 – *Rosácea tratada com luz intensa pulsada filtro 560. Seis sessões. Uma por mês (4 a 8). Após controle semestral.*

para o tratamento de ceratoses actínicas. O uso no tratamento da rosácea está sendo pesquisado e estudos iniciais apresentam resultados promissores. Pacientes com fotoenvelhecimento e rosácea concomitante poderão ser beneficiados com esta nova terapia, porém novos estudos são necessários para determinar parâmetros ideais e duração do benefício.

Terapêutica clínica, procedimentos com *laser* e cirúrgica do rinofima

Várias modalidades de tratamento têm sido descritas para o tratamento de rinofima,(ou rosácea fimatosa) que se caracteriza pela presença de "fima", levando ao espessamento da pele, a qual é mais comumente vista na superfície do nariz (rinofima), mas também pode estar presente nas bochechas, na fronte, nas orelhas e nas pálpebras. Diferentemente dos outros tipos de rosácea, os fimas geralmente necessitam de procedimentos e tratamentos cirúrgicos.

Desse modo, o tratamento do rinofima pode seguir três caminhos: o clínico, procedimentos com LIP ou *laser*, cirúrgico ou associações. Quando se inicia com a isotretinoína é sempre importante aguardar o tempo mínimo de 4 meses antes de proceder qualquer intervenção cirúrgica. Quando se realiza a opção cirúrgica é aconselhável aguardar o mínimo de 1 mês após qualquer método cirúrgico, para que ocorra a natural e completa reepitelização. Recomendamos o uso de isotretinoína, quando esta se fizer necessária, após 3 meses da intervenção cirúrgica.

Quanto ao *laser* de CO_2, em revisão bibliografica por nós efetuada, ele proporciona campo cirúrgico muito seco, o que permite a modelagem das áreas hipertróficas. *Dye laser* (PDL) representa tratamento seguro e eficaz, o que resulta em melhora significativa do eritema, telangiectasias, sintomas e qualidade de vida ao paciente. Moreira e cols. relataram caso de homem caucasiano de 63 anos de idade, com história de progressão rápida de rinofima nos últimos 2 anos. O paciente foi submetido a cinco sessões de *laser* de CO_2, seguidas por três sessões de PDL. Reepitelização das superfícies tratadas com *laser* de CO_2 foi obtida em curto período. Houve aparecimento de púrpura, pós-tratamento com PDL, a qual permaneceu por 12 dias. Após 12 meses de acompanhamento, o paciente permanece sem evidência de recaída.

Resurfacing com CO_2 foi considerada em alguns artigos como terapia de primeira linha no tratamento do rinofima, mas, muitas vezes, esta associada à aparência brilhante, a formação de cicatrizes e a perda de pigmentação. Serowkae cols. relataram técnica que utiliza *laser* de CO_2 fracionado ablativo, com parâmetros agressivos, o que resultou em melhora da aparência e poucas complicações.

Cinco pacientes com diferentes graus de rinofima foram tratadas com *laser* de CO_2 fracionado (Fraxel Repair, Solta Medical, Hayward, CA), com os seguintes parâmetros: 70 mJ, densidade 70% e 16-18 passadas. Todos os pacientes receberam profilaxia contra herpes simples por meio do uso de 400 mg de aciclovir ou 500 mg de valaciclovir. Foi utilizado anestésico com lidocaína 1% e epinefrina para bloquear o nervo perinasal regional. Todos os pacientes toleraram bem o procedimento, com reepitelização em 4-7 dias e formação de edema e de eritema autolimitado. Não houve eventos adversos. Pacientes e avaliadores observaram melhora significativa e redução do rinofima, sem a formação da cicatriz típica de outros tratamentos (Figura 52.3.31). Assim, concluíram que o uso de *laser* de CO_2 fracionado e ablativo,com parâmetros relativamente agressivos, permite bons resultados cosmético nos casos de rinofima moderado, mantendo ainda benefícios de um tratamento fracionado, tais como cura mais rápida e menos eventos adversos.

Singh e cols. (2013) publicaram artigo que mostra a utilização de fototermólise fracionada ablativa (PF) no tratamento de rinofima. O dorso, a ponta e a região alar do nariz de três pacientes (uma mulher e dois homens), com fototipo de Fitzpatrick II-IV, foram tratados com PF. Profilaxia antimicrobiana com 100 mg de minociclina, duas *vezes* por dia, durante7 dias, *e* 500 mg de valaciclovir, duas vezes por dia, durante 7 dias, foi realizada 24 horas antes da cirurgia. Creme anestésico triplo (benzocaína 10%, lidocaína 6%, tetracaína 4%; New England Compounding Center, Framingham, MA) foi aplicado à área de tratamento, sob oclusão, 1 hora antes do tratamento. Quinze minutos antes do tratamento, a área foi limpa com álcool 70% e localmente anestesiada (cloridrato de lidocaína 1% e epinefrina 1:100.000). Os três pacientes receberam quatro passadas de *laser* de CO_2 fracionado 10.600 nm utilizando *spot size* fixo de 15 mm. A pele foi resfriada com compressas de gelo entre as passadas. A fluência variou de 40 a 70 mJ por pulso. Foi aplicada pomada de vaselina na ferida pós-operatória. Instruções pós-tratamento incluíram limpeza suave com sabão neutro e aplicação de vaselina tópica, duas vezes ao dia (Beiersdorf, Inc., Montreal, Canadá). A completa reepitelização foi observada dentro de 1 semana do procedimento. Leve eritema e edema foram relatados no pós-operatório imediato. Não foram observadas cicatrizes, infecção, ede-

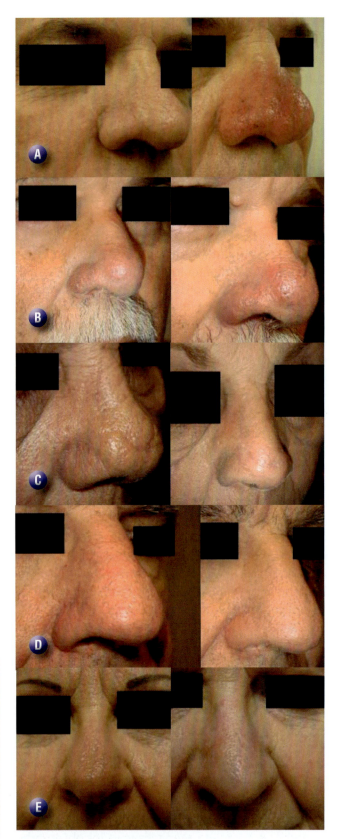

Figura 52.3.31 – **(A)** *Uma semana após uma sessão de laser CO_2;* **(B)** *quatro semanas após uma sessão de laser CO_2;* **(C)** *seis semanas após uma sessão de laser CO_2;* **(D-E)** *quatro meses após uma sessão de laser CO_2.*

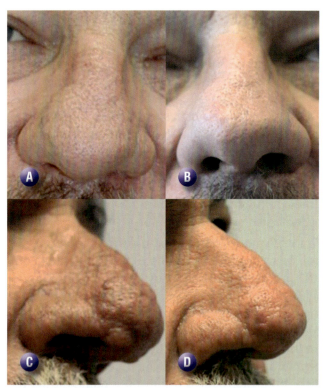

Figura 52.3.32 – **(A)** *Paciente 1 pré-tratamento;* **(B)** *paciente 1 pós-tratamento;* **(C)** *paciente 2 pré-tratamento;* **(D)** *paciente 2 pós-tratamento.*

ma, alterações da pigmentação e distorção da ala nasal após 3 meses de *follow-up*. Os três pacientes ficaram satisfeitos com os resultados finais e o avaliador observou melhora de 68,9% após 3 meses (Figura 52.3.32). O *resurfacing* fracionado ablativo atinge ablação mais profunda de tecidos e reepitelização mais rápida que o érbio ou *laser* de CO_2. Esta série de casos demonstrou melhora acentuada de rinofima após uma única sessão de tratamento. Poucos trabalhos relatam a utilização de FP ablativa no tratamento de rinofima, desta forma, taxas de recorrência são desconhecidas. Concluíram que estudos futuros são necessários para determinar os resultados estéticos em longo prazo; aplicação desta tecnologia em fototipos mais altos e configurações mais adequadas para o tratamento de rinofima com fototermólise ablativa.

O *laser* de CO_2 é considerado uma das melhores formas de tratamento para rinofima uma vez que representa técnica precisa, hemostática e confere excelentes resultados estéticos. Custo, tempo de manejo, necessidade de precauções especiais e treinamento são suas principais desvantagens.

Rinofima tratado com lâmina de bisturi e eletrocautério

Prado e cols. têm mostrado excelentes resultados no tratamento de rinofima com a combinação de excisão com bisturi e eletrocirurgia. Publicaram caso de paciente, 55 anos, com rinofima grave, o qual causava comprometimento funcional e emocional importante. Realizaram excisão de áreas volumosas do rinofima do paciente, por meio de lâmina de bisturi número 15, após anestesia com injeção local de lidocaína a 1% e adrenalina 1:100.000. O restante do tecido sebáceo foi removido com eletrocautério, o qual foi usado em modo de corte (Surgistat, Valleylab, Penedo, CO). Hemostasia foi obtida com eletrocoagulação e cloreto de alumínio. Na quarta e na 40ª semanas de *follow-up*, o paciente apresentava-se com contorno nasal normal e acentuada melhora da função. Embora tenha sido observada leve cicatriz, o paciente ficou extremamente satisfeito com os resultados. Excisão com bisturi permite: grande controle em esculpir o nariz, remoção de grandes quantidades de tecido sebáceo e preservação de tecido para exame anatomopatológico, caso seja necessário. Existem relatos de casos de carcinoma que ocorrem em associação com rinofima. A decorticação superficial do tecido hipertrófico permite que a base de folículos sebáceos permaneça no local, o que ajuda na reepitelização. As limitações desta técnica incluem: sangramento, má visualização do campo cirúrgico e dificuldade em esculpir com lâmina cirúrgica plana.

A eletrocirurgia utiliza eletricidade para gerar calor por radiofrequência, o que permite a excisão de tecido hipertrófico. A ponteira com argola permite remoção precisa de tecido, com excelente hemostasia e garantia de mínimo dano tecidual. Porém, um dos problemas desta técnica é a possibilidade de evolução com cicatrizes no local. A combinação de excisão com bisturi e eletrocirurgia supera a limitação de cada tratamento individual. Nos casos mais graves, tais como o relatado, a maioria do tecido sebáceo deve ser removido por meio da lâmina de bisturi, já a ponteira em argola do eletrocutério é reservada para esculpir o contorno nasal. Nos casos mais leves, o autor propõe apenas o uso da eletrocirurgia. Os autores concluem que a aplicação de excisão com bisturi e eletrocirurgia em rinofimas graves permitem resultados cosméticos excelentes (Figura 52.3.33). Tais procedimentos são tecnicamente simples e apresentam resultados comparáveis aos do *laser* de CO_2, porém com menor custo e tempo de execução.

Terapêutica cirúrgica do rinofima com radiofrequência

O objetivo da radiofrequência no rinofima é devolver o formato natural ou aceitável do nariz. Importante observar fotos do paciente antes do desenvolvimento da hipertrofia das glândulas.

A grande vantagem do tratamento através da radiofrequência é a manutenção duradoura dos resultados e a ausência, em nossa experiência, de recidiva após esta opção cirúrgica. O motivo da manutenção dos resultados é a eliminação de parte da hipertrofia e hiperplasia glandular.

Eletrocirurgia de alta frequência

Equipamentos e acessórios

O procedimento através da radiofrequência é muito doloroso. Portanto deve ser feito bloqueio do ramo infraorbitário, associado à anestesia local tumescente. Em nossa experiência utilizamos apa-

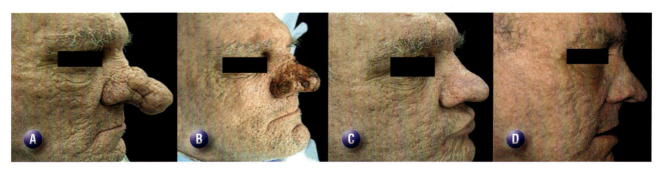

Figura 52.3.33 – **(A)** *Pré-tratamento;* **(B)** *imediatamente após;* **(C)** *quatro semanas após;* **(D)** *dez meses após o procedimento.*

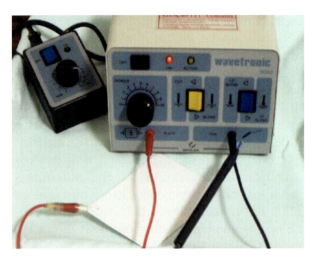
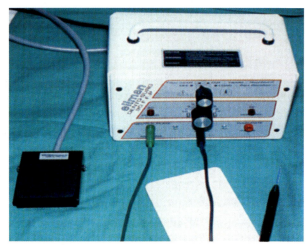
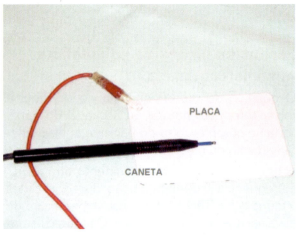
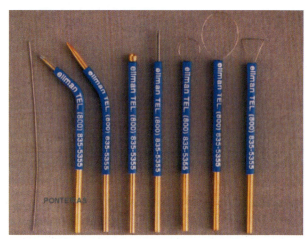
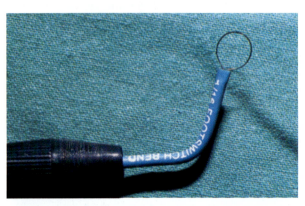
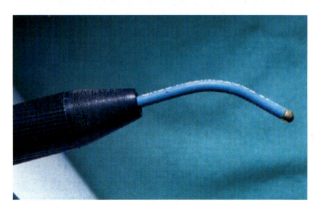
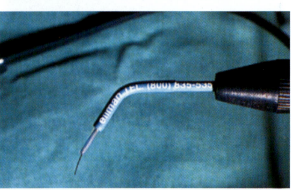

Figuras 52.3.34 a 52.3.40 – *Eletrocirurgia de alta frequência – equipamentos e acessórios. Método menos traumático de corte e coagulação suave dos tecidos, pois utiliza corrente alternada altíssima frequência. Há passagem de corrente elétrica ao paciente.*

relho de radiofrequência com alça circular cortante em padrão CUT (corte) e *low blend* (baixa energia) com potência 3. Removemos de maneira total a epiderme e a derme papilar provocando portanto uma exulceração com exposição da derme e consequente reepitelização forçada, oriunda dos anexos remanescentes criando fluxos migratórios de ceratinócitos e melanócitos e uma ressíntese de colágeno, fibras elásticas conjuntamente com neoformação de vasos e filetes nervosos (Figuras 52.3.34 a 52.3.40).

Utilizamos também antibioticoterapia sistêmica profilática 2 dias antes e 5 dias após. Após o procedimento realizamos curativo oclusivo com gaze e Micropore® que deverá ser trocado diariamente. Normalmente a reepitelização total ocorre no período de 15-20 dias (Figuras 52.3.41 a 52.3.61).

Podemos complementar o procedimento através da radiofrequência finalizando com a dermoabrasão utilizando "lixa d'agua", no mesmo tempo cirúrgico, aprimorando os contornos e o formato natural do nariz.

Neste outro paciente, a seguir, utilizamos aparelho de radiofrequência com alça circular cortante em padrão CUT (corte) e *low blend* (baixa energia) com potência 3. A seguir, utilizamos a ponteira redonda do *hyfrecator* em posição *low* e intensidade de energia 15 joules (ou *wavetronic* em posição *bend*; *low blend* intensidade de energia 4 joules sem pulsador). Essa técnica é ir coagulando com média pressão (amassando o tecido) nas áreas hipertróficas que necessitam ser reduzidas e amoldadas. A maioria do tecido sebáceo deve ser removido por meio da ponteira em argola do eletrocautério ou por intermédio de uma pressão para eliminá-lo conforme estiver exposto. Para esculpir o contorno nasal usamos a ponteira romba do *hyfrecator*. Dessa maneira,não há sangramento e a própria crosta de cauterização funciona como curativo biológico. Para elevar a extremidade nasal coagulamos a columela. A aplicação da eletrocirurgia em rinofimas graves permite resultados cosméticos excelentes. Tais procedimentos são tecnicamente simples e apresentam resultados comparáveis aos do *laser* de CO_2, porém com menor custo e tempo de execução (Figuras 52.3.62 a 52.3.72).

Resumo

Contamos hoje com várias opções cirúrgicas para o tratamento do rinofima, conforme as enumeradas abaixo:

- ◆ Eletrólise das telangiectasias,
- ◆ Eletrocoagulação das lesões mais elevadas.
- ◆ Dermoabrasão cirúrgica.
- ◆ *Laser* de CO_2 e luz Intensa pulsada.
- ◆ Exérese com enxertia.
- ◆ Criocirurgia com nitrogênio líquido.
- ◆ Cirurgia pela radiofrequência.

A nossa preferência é pela radiofrequência com *wavetronic* ou *hyfrecator* utilizando a argola (alça) e após o uso da ponteira romba para moldar e modelar o tecido hiperplásico, de forma a esculpir e manter os contornos naturais do paciente.

Conclusão

A rosácea e o rinofima podem variar desde um eritema leve até alterações estéticas desfigurantes com problemas psicológicos graves nos pacientes portadores. O sucesso do manejo cirúrgico estético da rosácea depende de diversos e importantes fatores, tais como conhecimento profundo da clínica da rosácea, colaboração e adesão do paciente ao tratamento, disponibilidade do arsenal terapêutico que a cirurgia dermatológica oferece e, acima de tudo, empenho do profissional em procurar aliviar da melhor forma possível o sofrimento estético do paciente.

Considerações finais sobre o tratamento da rosácea e da terapêutica cirúrgica do rinofima

Embora não possamos prometer cura para a rosácea, é possível o seu controle, cuja evolução depende da severidade do quadro clínico. Porém é muito gratificante quando obtemos bons resultados também no rinofima, demonstrado pela expressão de satisfação do paciente quando passa a não ter mais aquela lesão tão incomodativa e grotesca, podendo realmente viver com mais alegria.

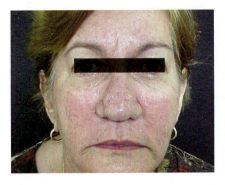
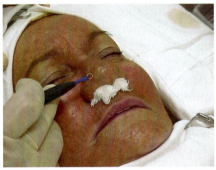
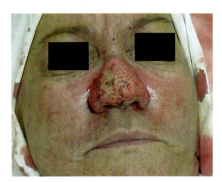

Figura 52.3.41 a 52.3.43 – *Paciente 1.*

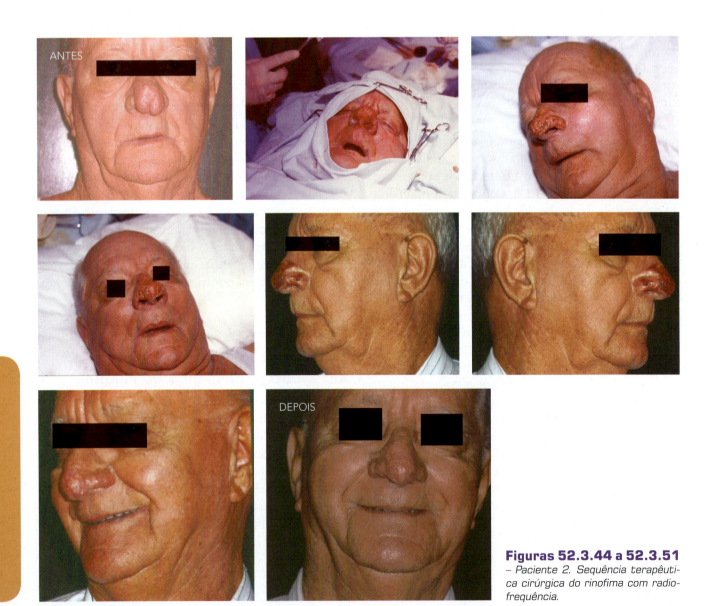

Figuras 52.3.44 a 52.3.51 – *Paciente 2. Sequência terapêutica cirúrgica do rinofima com radiofrequência.*

ROSÁCEA E RINOFIMA: CONDUTAS TERAPÊUTICAS CLÍNICAS E CIRÚRGICAS

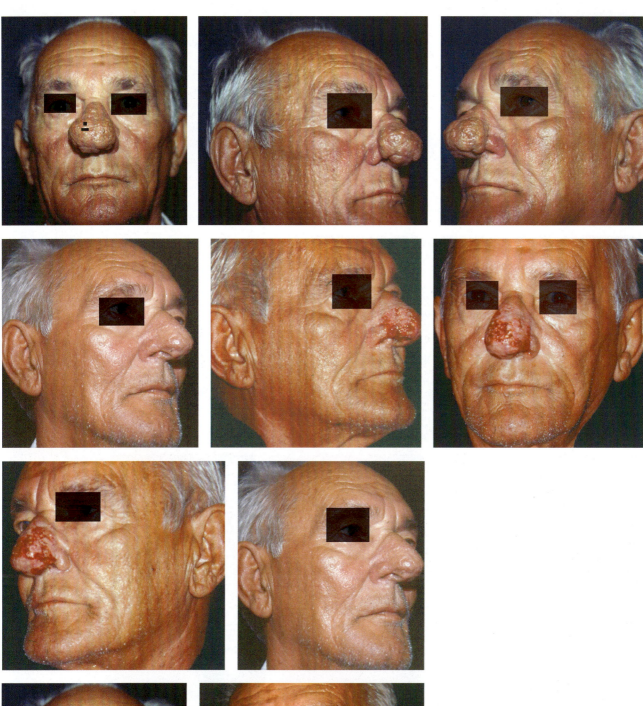
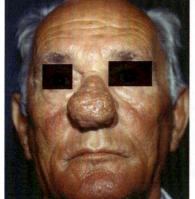
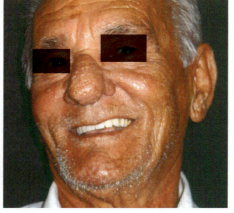

Figuras 52.3.52 a 52.3.61 – Paciente 3. Sequência terapêutica cirúrgica do rinofima com radiofrequência.

■ Rosácea e Rinofima: Condutas Terapêuticas Clínicas e Cirúrgicas

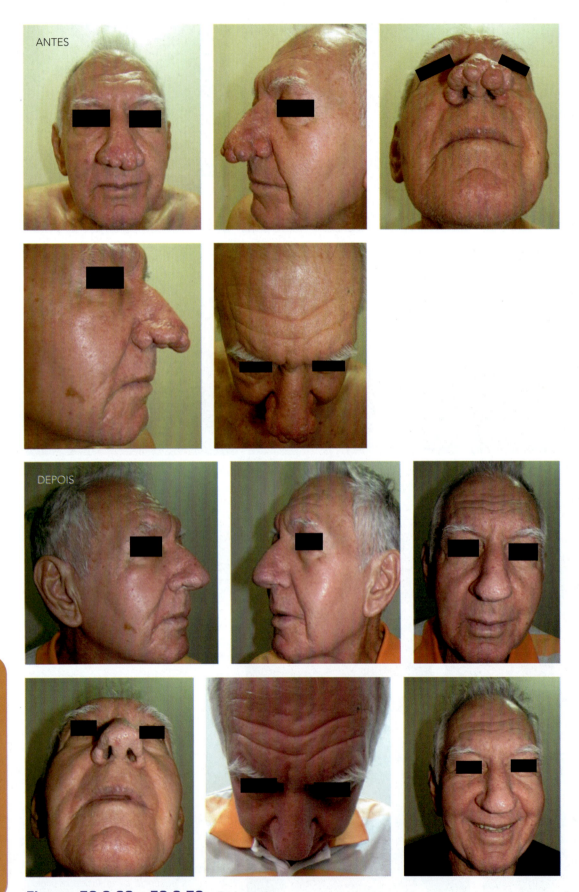

Figuras 52.3.62 a 52.3.72 – *Paciente 4.*

BIBLIOGRAFIA CONSULTADA

1. Antonio JR. Acne, Erupções Acneiformes e Rosácea. In: Manual de Dermatologia, Cucé e Festa Neto, Rio de Janeiro: Atheneu. 2001; 99-117.
2. Argermeier MC. Treatment of facial vascular lesions with intense pulsed light. J Cutan Laser Ther. 1999; 1:95-100.
3. Dahl MV, Katz HI, Krueger GC et al. Topical metronidazole maintains remissions of rosacea. Arch Dermatol. 1998; 134:679-83.
4. Erti GA, Levine N, Kligman AM. A comparison of the efficacy of topical tretinoin and low dose oral isotretinoin in rosacea. Arch Dermatol. 1994; 130:319-24.
5. Goldman MP, Weiss RA. Treatment of poikilodermia de Civatte on the neck with an intense pulsed light source. Dermatol Surg. 2001; 107:1376-81.
6. Katz BE. PDT safely combats acne, rosacea. Dermatol Times. 2005; 3:62.
7. Kimberly J, Butterwick MD, Lorren S et al. Laser and Light Therapies for Acne Rosacea. J Drugs in Dermatol 2006; 5:35-9.
8. Laughlin SA, Duddley DK. Laser therapy in the management of rosacea. J Cut Med Surg. 1998; 2(Suppl);S4-24.
9. Maddn S. A comparison of topical azelaic acid 20% cream and topical metronidazole 0.75% cream in treatment of patients with papulopustular rosacea, J Am Acad Dermatol. 1996; 40:961-5.
10. Mark KA, Sparacio M, Voigt A et al. Objective and quantitative improvement of rosacea-associated erythema after intense pulsed light treatment. Dermatol Surg. 2003; 29: 600-4.
11. Marsden JR, Shuster S, Neugewbauer M. Response of rosacea to isotretinoin. Clin Exp Dermatol. 1984; 9:484-8.
12. Moreira A, Leite I, Guedes R et al. Surgical treatment of rhinophyma using carbon dioxide (CO_2) laser and pulsed dye laser (PDL). J Cosmet Laser Ther. 2010; 12(2):73-6.
13. Prado R, Funke A, Brown M. Treatment of Severe Rhinophyma Using Scalpel Excision and Wire Loop Tip Electrosurgery. Dermatol Surg. 2013; 39:5.
14. Raulin C, Schroeter CA, Weiss RA et al. Treatment of port-wine stains with a noncoherent pulsed light source – a retrospective study. Arch Dermatol. 1999; 135:679-83.
15. Savin J, Alexander S, Marks R. A rosacea-like eruption of children. Brit J Dermatol. 1972; 82:425-8.
16. Serowka KL, Saedi N, Dover JS et al. Fractionated ablative carbon dioxide laser for the treatment of rhinophyma. Lasers Surg Med, 2013.
17. Singh S, Peterson JD, Friedman PM. Management of mild to moderate rhinophyma using ablative fractional photothermolysis. Dermatol Surg. 2013; 39:1110-34.
18. Taub AF. Treatment of rosacea with intense pulsed light. J Drugs Dermatol. 2003; 3:254-259.
19. Weiss RA, Goldman MP, Weiss MA. Treatment of poikilodermia de Civatte with an intense pulsed light source. Dermatol Surg. 2000; 26:823-8.
20. Wilkin JK. Oral thermal-induced flushing in erythematotelangiectattic rosacea. J Invest Dermatol. 1981; 76:15-8.
21. Wilkin JK. Rosacea: a review. Int J Dermatol. 1983; 22: 393-400.
22. Wollina WC. Rosacea and rhinophyma in the elderly. Clin Dermatol. 2011; 29(1):61-8.

Capítulo 52.4. Cirurgias do Couro Cabeludo e Sobrancelhas

Capítulo 52.4.1

Principais Cirurgias do Couro Cabeludo e das Sobrancelhas

Lauro Lourival Lopes Filho

Principais cirurgias do couro cabeludo

Introdução

No couro cabeludo ocorrem diversas lesões, benignas e malignas, cujos tratamentos requerem intervenções cirúrgicas. Por ser uma estrutura que apresenta algumas particularidades que o diferem do restante da pele, principalmente a pequena mobilidade e a inelasticidade, para o planejamento e a execução de qualquer procedimento cirúrgico no couro cabeludo é fundamental o conhecimento detalhado dessas peculiaridades anatômicas. Assim, é possível tornar a cirurgia mais fácil e evitar complicações, que se traduzem pela dificuldade e, ás vezes, até a impossibilidade de fechamento de feridas operatórias devido a essa pequena mobilidade.

Anatomia

Pele

A pele é a primeira camada do couro cabeludo. Ela é mais espessa que a do restante do corpo, variando de 3 mm no vértex a 8 mm na região occipital, e é firmemente aderida aos planos profundos. É rica em folículos pilosos, glândulas sebáceas e sudoríparas.

Subcutâneo

A camada subcutânea é constituída por gordura dividida por septos fibrosos em múltiplos pequenos compartimentos. É nela que se localiza uma grande rede anastomosada de artérias derivadas de ramos das carótidas internas e externas (occipitais, temporais superficiais, supratrocleares, supraorbitais e auriculares posteriores). Essa rede arterial é centrípeta, ou seja, os maiores ramos correm medialmente e centralmente da periferia, tornando-se menores à medida que formam a rede de anastomoses. Embora seja altamente vascularizado, o padrão de circulação está sujeito a interrupções em alguns locais. A inervação também se localiza nessa camada e é constituída por ramos com distribuição centrípeta similar à rede vascular.

Gálea aponeurótica

Constitui a terceira camada do couro cabeludo. É uma aponeurose fibrosa, densa, inelástica, com 1 a 2 mm de espessura, bem aderida ao subcutâneo, que se estende entre os músculos frontais anteriormente e os occipitais posteriormente. Sua extensão lateral é a fáscia temporoparietal, que conflui com o sistema músculo-aponeurótico superficial. O ramo temporal do nervo facial localiza-se dentro dessa fáscia. Esta estrutura anatômica é a responsável, juntamente com o pericrânio, pela inelasticidade

CIRURGIA DERMATOLÓGICA AVANÇADA

relativa do couro cabeludo, que limita as opções de fechamento primário, exceto para defeitos relativamente pequenos.

Espaço subaponeurótico

A quarta camada do couro cabeludo é constituída por um tecido frouxo, avascular, fibroareolar, que se limita superiormente com a gálea e inferiormente com o pericrânio. Estende-se desde as linhas superiores da nuca até a fronte e lateralmente termina onde a gálea se mistura com fáscia temporal. Nesta região, o couro cabeludo apresenta-se com as cinco camadas anatômicas (pele, subcutâneo, gálea, espaço subaponeurótico e pericrânio), enquanto nas demais áreas possui apenas três: pele, subcutâneo e fáscia profunda. Isto é muito importante do ponto de vista cirúrgico porque, de um modo geral, onde existem as cinco camadas as excisões podem ser mais largas devido à maior mobilidade.

Pericrânio

É uma bainha fibrosa densa, de espessura similar à da gálea, aderida à tábua óssea inferiormente e à face inferior da gálea superiormente, de onde pode ser dissecada via espaço subgaleal. Sua espessura varia de um local para outro no mesmo indivíduo e de pessoa a pessoa.

Linhas de incisão

As linhas de clivagem da pele, ou linhas de Langer, acredita-se serem determinadas pelo arranjo paralelo dos feixes colágenos na derme. A direção dessas linhas geralmente coincide com a das linhas de menor tensão. No couro cabeludo tendem a ser longitudinais nas regiões parietais e temporais, e transversais na região occipital. Quando as incisões são paralelas às linhas, a quantidade de tecido excisado é maior, o fechamento direto é mais fácil e a cicatriz é de melhor qualidade. Essas linhas são bem visualizadas nos pacientes portadores de *cutis verticis gyrata* (Figuras 52.4.1.1 e 52.4.1.2).

Mobilidade e flacidez

Outros fatores a serem observados quando da realização de cirurgias no couro cabeludo são a mobilidade e a flacidez. A mobilidade é a capacidade do couro cabeludo em deslizar sobre o epicrânio. Já

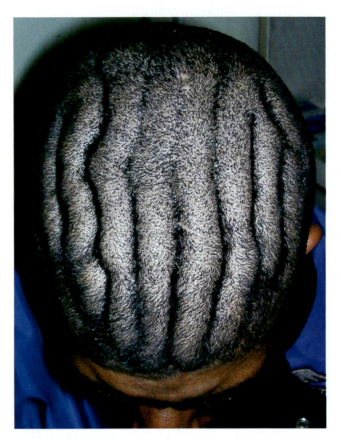

Figura 52.4.1.1 – *Linhas de Langer em* cutis verticis gyrata.

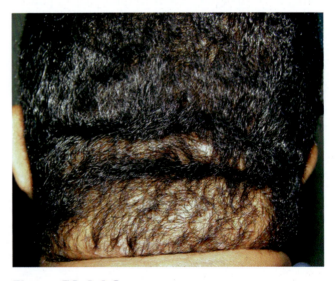

Figura 52.4.1.2 – *Dobras cutâneas occipitais, linha de melhor incisão.*

a flacidez é a possibilidade de enrugamento e distensão, que pode ser avaliada fazendo-se compressão e estiramento do couro cabeludo com as polpas digitais. Quanto maior a mobilidade e a flacidez, mais

Principais Cirurgias do Couro Cabeludo e das Sobrancelhas ■

fácil o fechamento da incisão e menor a necessidade de descolamento. Ambas são muito variáveis de um indivíduo para outro e, portanto, cada caso deve ser avaliado individualmente.

Descolamento das bordas

Dependendo da mobilidade e da flacidez do couro cabeludo, o descolamento das bordas pode ser desnecessário. Quando elas são grandes, é possível a excisão de uma elipse mediossagital de até 2 cm de largura sem necessidade de descolamento. Quando são pequenas, isso é impossível. Vários estudos comprovam que grandes descolamentos não aumentam a quantidade de tecido a ser removido, pelo contrário, aumentam o risco de complicações, como hemorragias, infecções e cicatrizes inestéticas. Pequenos e cuidadosos descolamentos muitas vezes ajudam no fechamento. Portanto, o fator mais importante para determinar a quantidade de tecido excisado do couro cabeludo não é a extensão do descolamento das bordas, mas sim a mobilidade e a flacidez.

Manobras que facilitam a sutura no couro cabeludo

As suturas de feridas cirúrgicas após excisões no couro cabeludo mostram-se muitas vezes difíceis, e em alguns casos até impossíveis, devido não só à pequena mobilidade e flacidez, mas também pelo sangramento profuso. Embora uma variedade de técnicas de reconstrução seja relatada, não existe nenhum algoritmo simples largamente utilizado para este fim. Como para outras regiões corporais, deve-se sempre procurar a seguinte sequência de tentativas: primeiro, o fechamento primário; segundo, enxerto de pele; terceiro, retalhos locais e por último a transferência de tecidos à distância. A cicatrização por segunda intenção é também uma opção a ser considerada e muitas vezes deriva em excelente resultado. Com as manobras simples e práticas descritas a seguir, procura-se reduzir as dificuldades de fechamento primário.

1. Orientar aos pacientes para que façam movimentos de compressões com as pontas dos dedos na área a ser operada durante 1 minuto, seguida de descompressão por 3 minutos. Esta manobra deve ser repetida várias vezes seguidas por 7 a 10 dias antes da cirurgia e faz aumentar significativamente a elasticidade do couro cabeludo.

2. Quando a mobilidade é pequena, pode-se fazer uma sutura prévia nas bordas da pele lesionada, com fios de náilon 3.0 ou de seda 2.0, em pontos firmes e tracionados, 1 a 2 dias antes da cirurgia. Essa manobra provoca um enrugamento da pele e a reorganização do colágeno, que facilitam a excisão e o fechamento. Um inconveniente deste manobra é a dor que muitos pacientes referem no local, pela tração exercida pela sutura.

3. A anestesia diluída com vasoconstritor também aumenta a distensibilidade imediata da pele, favorece a hemostasia e promove uma hidrodissecção. A solução anestésica descrita a seguir é a mais utilizada:
   - 10 mL de lidocaína 2% sem vasoconstritor ou cinco tubetes de prilocaína 3% com vasoconstritor;
   - 0,4 mL de adrenalina 1/1.000;
   - 4 mL de bicarbonato de sódio a 10%;
   - 30 mL de soro fisiológico.

   Esta solução deve ser aplicada no plano subgálico em torno de 15 minutos antes da incisão inicial. Depois de anestesiado, infiltra-se soro fisiológico com adrenalina 1:200.000 na área onde irá ser removida a lesão e adjacências para hidrodissecção e hemostasia. Para se reduzir as doses de anestésicos utilizadas, bem como aumentar o tempo de anestesia, pode-se lançar mão também dos bloqueios anestésicos.

4. A hemostasia do tecido subcutâneo deve ser rigorosa através da cauterização de pequenos vasos e ligadura dos mais calibrosos. Já os vasos dérmicos não devem ser cauterizados porque a hemostasia é conseguida pela própria sutura e, também, para que não haja lesão dos folículos pilosos das bordas que possam determinar áreas de alopecia cicatricial.

5. Se houver dúvidas quanto à excisão completa em um só tempo de lesões benignas, devido à pequena mobilidade e elasticidade, é conveniente que a incisão inicial seja efetuada em apenas um dos lados da excisão programada. Após isto, à medida que se executa o descolamento da pele lesada vai-se tentando aproximar as bordas com pinças, ganchos de pele ou sutura provisória, sobrepondo a pele descolada à borda de pele normal. Para facilitar essa tentativa, pode-se fazer uma incisão perpendicular à primeira no sentido da outra borda, seccionando a peça ao meio, para

CIRURGIA DERMATOLÓGICA AVANÇADA

melhor visualização da área que ainda pode ser excisada. Somente após se ter segurança quanto à possibilidade de boa aproximação sem tensão excessiva na sutura, é que se executa a segunda metade da incisão para se completar a exérese total.

6. A exérese parcial em diferentes tempos cirúrgicos é uma possibilidade que deve ser levada em consideração nos casos de lesões mais extensas. Ela impede que muitas vezes a sutura seja feita com grande tensão e, consequentemente, com resultado estético pior, maior risco de deiscência por necrose das bordas e infecções. É indicada para os casos de lesões benignas extensas (p. ex., nevo sebáceo).

7. A expansão tecidual é também um recurso interessante utilizado em cirurgias no couro cabeludo porque conserva as características teciduais, facilita a sutura, melhora a cicatriz e reduz o número de intervenções. Pode ser feita de várias maneiras, pré ou intraoperatória:

   ◖ *Sutura prévia*: descrita anteriomente no item 2;

   ◖ *Expansores de silicone*: seu mecanismo de ação é baseado na capacidade de estiramento biológico gradual da pele, que ocorre fisiologicamente no crescimento e na gravidez. São introduzidos no espaço subgálico vizinho à lesão 6 a 8 semanas antes da cirurgia. Neles são infundidas soluções salinas semanalmente e, com o aumento gradual do volume, consegue-se a distensão tecidual desejada. São mais utilizados para grandes excisões. Têm como fatores limitantes de uso o custo elevado e o aspecto inestético quando estão inflados;

   ◖ *Ponto provisório de teste*: durante a cirurgia, utilizando-se fios de náilon 3.0 ou de seda 2.0, passa-se um ponto em cada lado da ferida operatória e traciona-se de modo contínuo por 3 a 4 minutos, seguidos de 1 minuto de relaxamento. Repete-se esta manobra três ou quatro vezes. Podem também ser utilizados os ganchos de pele para este fim;

   ◖ *Suturas provisórias tracionadas*: com os mesmos fios pode-se fazer uma sutura provisória passando-se um ou dois pontos na metade da ferida. Estes pontos podem ser simples separados ou, melhor, com os pontos em polia (longe-perto, perto-longe). Continua-se a sutura nos locais de menor tensão no restante da ferida e, ao final, deixa-se ou, caso eles não sejam mais necessários, remove-se esses pontos;

   ◖ *Cateter de Foley*: introduz-se um cateter de Foley na ferida operatória, já com as bordas descoladas, e através de ciclos de inflação e esvaziamento do balão, promove-se um estiramento mecânico que, embora muito pequeno, pode facilitar o fechamento;

   ◖ *Gaze*: coloca-se uma grande quantidade de gaze, o máximo possível, abaixo da gálea e aguarda-se em torno de uns 15 minutos para que ocorra um realinhamento do colágeno e, com isso, ganha-se mais pele.

8. Pontos internos são menos utilizados no couro cabeludo que em outras áreas. É importante salientar que esses pontos internos com fios de náilon (que são permanentes) devem ser dados com as pontas dos nós voltadas para dentro da ferida, ou seja, pontos invertidos. Caso contrário, com o tempo poderá ocorrer a extrusão dessas pontas. Quando indicados, auxiliam na aproximação das bordas e diminuem a tensão na linha de sutura. Quando é excisada uma lesão de maior diâmetro, deve-se remover um fragmento de gálea com o mesmo diâmetro da lesão. A seguir, sutura-se primeiro a gálea, para que a tensão fique na profundidade, e depois se sutura a pele.

9. Profundidade da excisão: quando a excisão for maior que 1 cm de comprimento, a profundidade deve atingir o periósteo. Isto permite um fechamento mais fácil e com menos tensão na linha de sutura.

10. Outra tática que pode ser adotada são incisões paralelas à incisão principal, que aliviam a tensão na sutura. Porém, deve ser lembrado que nesses casos há aumento do sangramento e do tempo cirúrgico.

11. Em pacientes idosos com comorbidades sistêmicas que impedem tempos cirúrgicos mais prolongados e, além disso, com elasticidade e mobilidade pequenas, pode-se fazer a excisão e deixar cicatrizar por segunda intenção. Esses pacientes devem ser rigorosamente acompanhados com cuidados de assepsia e curativos adequados para se evitar infecções. O tempo de cicatrização, de um modo geral, não é prolon-

gado devido à boa vascularização do couro cabeludo. Se houver necessidade de se remover o periósteo, como acontece em tumores que invadem profundamente, neste local será impossível cicatrizar por segunda intenção, sendo necessária a confecção de um retalho ou cobrir com a gálea lateral.

Exérese de nevo sebáceo

O nevo sebáceo foi descrito por Joseph Jadassohn, em 1895, que o denominou de "nevo das glândulas sebáceas". Em 1932, Robinson sugeriu a mudança da nomenclatura para "nevo sebáceo de Jadassohn". É também conhecido como nevo organoide (Mehregan e Pinkus, 1965). Trata-se de um hamartoma congênito que ocorre em 0,3% dos recém-nascidos e normalmente apresenta diferenciação sebácea, mas pode ter diferenciação epitelial, triquilemal e apócrina. O componente sebáceo pode estar diminuído ou até ausente, daí alguns autores preferirem excluir o termo "sebáceo" e chamá-lo apenas de "nevo de Jadassohn". Ocorre em ambos os sexos e pode estar presente ao nascimento ou surgir mais tardiamente. É mais comum no couro cabeludo, mas pode surgir em outras localizações, como a face, o pescoço e o tórax. É esporádico, mas raríssimos casos familiares foram descritos. Geralmente tem formato alongado, diâmetro entre 1 e 10 cm e em 15% dos casos é linear. Possui três estágios de desenvolvimento clínico:

- **Estágio I ou de área alopécica:** apresenta-se como uma lesão plana, amarelada ou rósea, lisa, alopécica e com diâmetro variável. Era denominada no passado de estágio infantil (Figura 52.4.1.3).
- **Estágio II ou em placa verrucopapilomatosa ou estágio puberal:** são placas firmes, verrucosas, às vezes hiperceratósicas, superfície oleosa, que se desenvolvem pelo estímulo hormonal da puberdade (Figura 52.4.1.4). É o estágio clínico mais encontrado na prática clínica diária.
- **Estágio III ou tumoral:** em geral após os 40 anos podem surgir tumorações epiteliais, mas a diferenciação para outras estruturas do germe epitelial primário também é possível. Os mais comuns são o siringocistoadenoma papilífero, o tricoblastoma nodular e o epitelioma basoce-

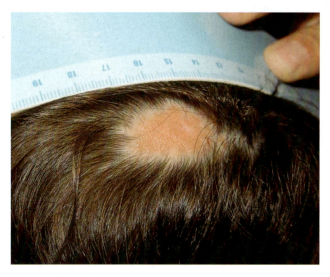

Figura 52.4.1.3 – *Nevo sebáceo de Jadassohn, estágio I.*

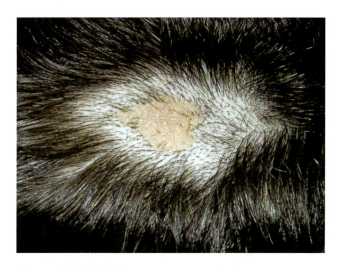

Figura 52.4.1.4 – *Nevo sebáceo de Jadassohn, estágio II.*

lular. Porém, são relatados também carcinomas espinocelulares, hidrocistomas apócrinos e siringomas. Não é raro ocorrer mais de um tumor ao mesmo tempo. Segundo Ackerman, a maioria dos casos relatados anteriormente como carcinomas basocelulares eram, na realidade, tricoblastomas nodulares. Muñoz-Pérez e cols. (2002), estudando 226 casos de nevos sebáceos, encontraram que 59,1% dos tumores surgidos sobre eles eram siringocistoadenomas papilíferos, 20,4% eram tricoblastomas e 16,3% eram carcinomas basocelulares. Já Cribier e cols. (2000), estudando 596 casos, encontraram 30 siringocistoadenomas papilíferos, 28 tricoblastomas e somente cinco (0,8%) carcinomas basocelulares

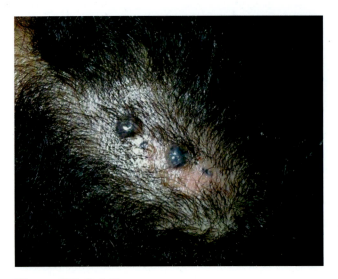

Figura 52.4.1.5 – *Nevo sebáceo de Jadassohn com carcinomas basocelulares.*

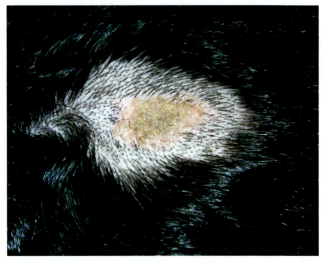

Figura 52.4.1.6 – *Nevo de Jadassohn, pré-operatório.*

(Figura 52.4.1.5). Estes últimos foram encontrados em pacientes com média de idade de 39,3 anos e nenhum abaixo dos 16 anos. Segundo esses autores, por esses dados não se justifica a *exérese* sistemática desses tumores na infância, a menos que haja características clínicas de transformação maligna.

O tratamento do nevo sebáceo, quando indicado, é sempre cirúrgico. É mais aconselhável que ele seja executado antes do estágio puberal porque ainda não houve o estímulo hormonal e, consequentemente, a pele é mais fácil de ser manuseada, além de se prevenir o surgimento de tumores, sejam eles benignos ou malignos. Avalia-se o tamanho, a localização e o formato do tumor, além da mobilidade, a elasticidade do couro cabeludo, para se escolher a técnica mais adequada. Nos tumores pequenos, localizados na linha mediossagital e havendo boa elasticidade, as excisões fusiformes paralelas às linhas de Langer são as mais adequadas (Figuras 52.4.1.6 e 52.4.1.7). O descolamento das bordas deve ser apenas o suficiente para aproximação com mínima tensão. Nos tumores maiores e com elasticidade reduzida, a excisão pode ser parcial em dois ou mais tempos (Figuras 52.4.1.8 a 52.4.1.11). Um modo prático de se avaliar a quantidade da lesão a ser removida é fazendo a incisão apenas em um dos lados, descola-se a pele com a lesão e faz-se a tentativa de aproximação com pinças, ganchos de pele ou pontos provisórios. O segundo lado será incisado apenas quando houver certeza que a quantidade de pele excisada

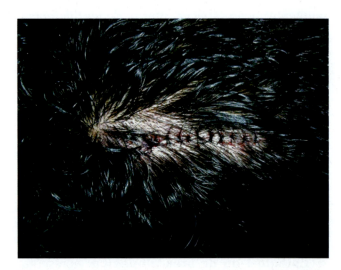

Figura 52.4.1.7 – *Nevo de Jadassohn, pós-operatório imediato.*

permitirá o fechamento sem tensão. Isso se aplica tanto para a excisão completa quanto para a parcial. Podem ser utilizados, também, os recursos de expansão tecidual já descritos.

Quando se deseja remover grandes lesões em um único tempo cirúrgico, e a mobilidade e elasticidade não o permitem, a reconstrução requer a confecção de retalhos, excisão com W-plastia ou a utilização dos expansores de silicone. O retalho de rotação é o mais indicado para o couro cabeludo. Observar que essas reconstruções, mesmo em excisões não muito grandes, geralmente necessitam de grandes mobilizações de pele, o que aumenta o risco de complicações.

Principais Cirurgias do Couro Cabeludo e das Sobrancelhas

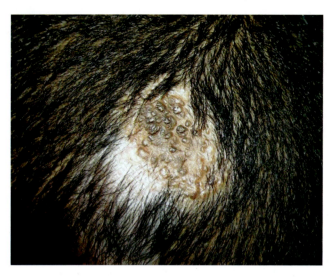

Figura 52.4.1.8 – *Nevo de Jadassohn, pré-operatório 1º tempo.*

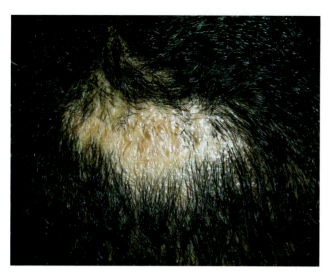

Figura 52.4.1.10 – *Nevo de Jadassohn, pré-operatório 2º tempo.*

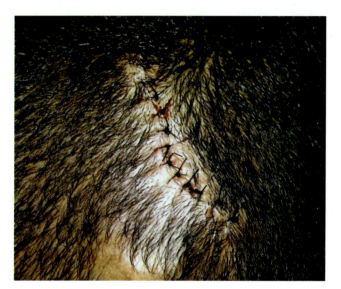

Figura 52.4.1.9 – *Nevo de Jadassohn, pós-operatório 1º tempo.*

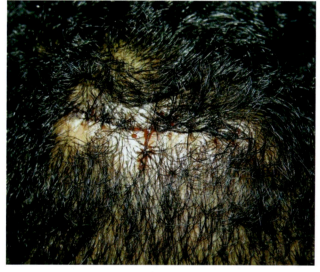

Figura 52.4.1.11 – *Nevo de Jadassohn, pós-operatório 2º tempo.*

Outras cirurgias do couro cabeludo

Cistos triquilemais ou pilares

São lesões hereditárias, autossômicas dominantes, que se apresentam clinicamente como nódulos dérmicos bem delimitados, móveis, com diâmetros variáveis, normalmente múltiplos, com conteúdo de queratina. São menos frequentes que os cistos epidérmicos (Figuras 52.4.1.12 e 52.4.1.13). A exérese dessas lesões, de modo geral, não apresenta dificuldades, uma vez elas não estão aderidas aos planos profundos, e a tábua óssea subjacente fornece uma base firme que facilita a cirurgia. No momento da anestesia, procura-se introduzir a agulha no espaço entre a derme e a cápsula do cisto, fazendo com que a infiltração já execute um hidrodescolamento prévio da lesão. A seguir, é feita uma incisão simples sobre a lesão, em geral com o comprimento menor que o diâmetro da mesma, e nela introduz-se uma pinça de Kelly curva delicada. Com movimentos de divulsão faz-se o descolamento em toda a circunferência do cisto. Finalizada essa manobra, com uma simples expressão digital a lesão é removida, na maioria das vezes com a cápsula íntegra. Caso a cápsula se rompa, faz-se a expressão do conteúdo e, a seguir, utilizando-se as mesmas pinças, remove-se

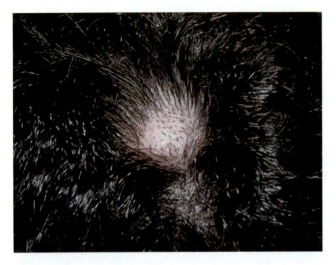

Figura 52.4.1.12 – *Cisto triquilemal, pré-operatório.*

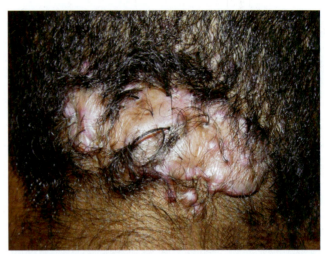

Figura 52.4.1.14 – *Foliculite queloideana da nuca.*

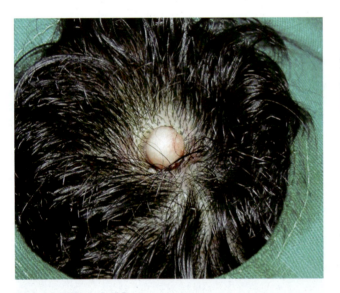

Figura 52.4.1.13 – *Cisto triquilemal, transoperatório.*

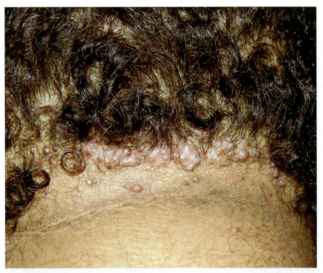

Figura 52.4.1.15 – *Foliculite queloideana da nuca, pré-operatório.*

a cápsula por descolamento. A sutura é feita através de pontos simples separados.

Outra técnica que pode ser utilizada é a incisão fusiforme, também menor que a lesão, em que não se remove a elipse resultante, ficando esta fixada sobre o cisto. Descola-se o cisto pelas incisões e o fuso sobre ele é utilizado para preensão com pinças ou por ganchos de pele. Após a excisão, a sutura também é feita com pontos simples separados.

Foliculite queloideana da nuca

A foliculite queloideana da nuca é uma dermatose relativamente frequente que acomete preferencialmente homens melanodérmicos. Inicia-se com politriquia, pápulas foliculares duras, acompanhadas ou seguidas de pústulas e abscessos, localizados na nuca e no couro cabeludo da região occipital. Esse processo resulta na formação de lesões queloideanas isoladas ou confluentes em placas, extensas, fibrosas, duras e inelásticas, características da doença (Figuras 52.4.1.14 a 52.4.1.16). É uma dermatose extremamente resistente às terapias e o tratamento cirúrgico é indicado para os casos crônicos, principalmente para melhoria do aspecto estético. A recidiva é a regra.

Pode ser utilizada a excisão em fuso, que poderá ser em um só tempo nas lesões menores ou em

PRINCIPAIS CIRURGIAS DO COURO CABELUDO E DAS SOBRANCELHAS

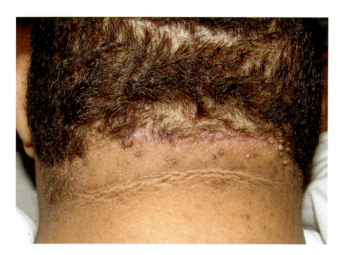

Figura 52.4.1.16 – *Foliculite queloideana da nuca, pós-operatório de 3 semanas.*

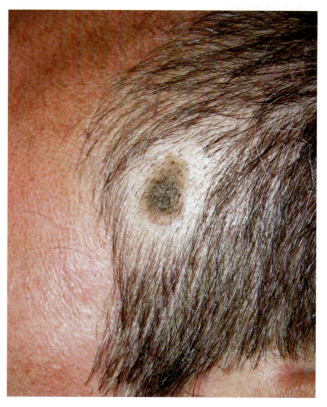

Figura 52.4.1.17 – *Verruga seborreica, pré-operatório.*

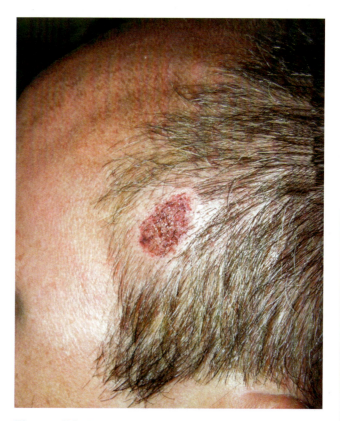

Figura 52.4.1.18 – *Verruga seborreica após curetagem simples.*

vários tempos nas lesões mais extensas, e o fechamento é feito por sutura direta borda a borda. Como nos tratamentos dos queloides, pode-se associar a infiltração intralesional com triancinolona, a cada 3 ou 4 semanas, para profilaxia das recidivas, mas nem sempre tem boa eficácia.

Nas lesões papulosas isoladas a técnica do *shaving* seguida de eletrocoagulação pode ser efetiva. Para as lesões maiores, pode-se fazer a excisão completa e deixar cicatrizar por segunda intenção. Quando houver dificuldade para se incisar estes verdadeiros queloides com o bisturi de lâmina fria, a opção é pelo aparelho de radioeletrocirurgia, que corta com muita facilidade. Para conter a hemorragia, tenta-se primeiro eletrocoagular os vasos sangrantes. Se isto não for possível, pode-se fazer uma sutura contínua dentro da área a ser cicatrizada por segunda intenção.

Ceratoses e verrugas seborreicas

São dermatoses relativamente frequentes no couro cabeludo. São lesões únicas ou múltiplas, circunscritas, verrucosas, diâmetro variável com o tempo de evolução, de coloração acastanhada a negra e recobertas por escamas oleosas (Figuras 52.4.1.17 e 52.4.1.18). Não há degeneração maligna nessas lesões. Nas lesões hiperpigmentadas é uma boa conduta a avaliação dermatoscópica para diferenciá-las do melanoma, que também pode ocorrer no couro cabeludo. A indicação de exérese se deve ao fato de as verrugas seborreicas serem traumatizadas no ato de pentear e pela manipulação pelos

■ Principais Cirurgias do Couro Cabeludo e das Sobrancelhas

pacientes. As melhores técnicas são a curetagem simples e hemostasia com cloreto de alumínio a 50% (Figuras 52.4.1.17 e 52.4.1.18), a curetagem e eletrocoagulação e a radioeletrocirurgia. A cirurgia excisional só é indicada nos casos de suspeita clínica de lesão maligna, onde o exame histopatológico é indispensável.

Ceratoses actínicas

Nos pacientes calvos é muito frequente a ocorrência de ceratoses actínicas, principalmente nos de pele clara. Clinicamente são lesões maculopapulosas de superfície áspera, com crostas duras e aderentes, coloração amarelada ou acastanhada, diâmetros variáveis, geralmente múltiplas (Figura 52.4.1.19). São consideradas por alguns autores como carcinomas *in situ*, enquanto outros ainda as consideram lesões benignas cancerizáveis. Quando surgem halo eritematoso e infiltração na base da lesão, podem ser sinais de infiltração dérmica carcinomatosa. Dão origem também a cornos cutâneos (Figuras 52.4.1.20 e 52.4.1.21). O tratamento cirúrgico excisional é indicado para as lesões mais hiperceratósicas, com suspeita de degeneração maligna, e nos casos de corno cutâneo, cuja base deve ser avaliada histopatologicamente. Utiliza-se a criocirurgia com nitrogênio líquido e a curetagem e eletrodissecação; em ambos os casos podem resultar cicatrizes hipocrômicas definitivas ou de difícil resolução. Nos casos mais extensos e com lesões confluentes, a demoabrasão é mais indicada. Quando

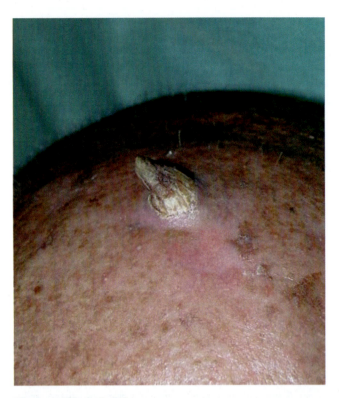

Figura 52.4.1.20 – *Corno cutâneo.*

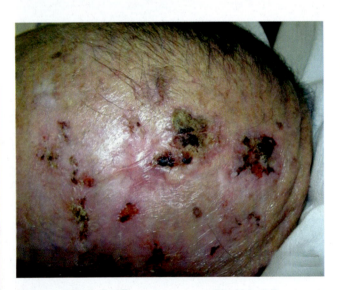

Figura 52.4.1.19 – *Ceratoses actínicas e carcinomas espinocelulares.*

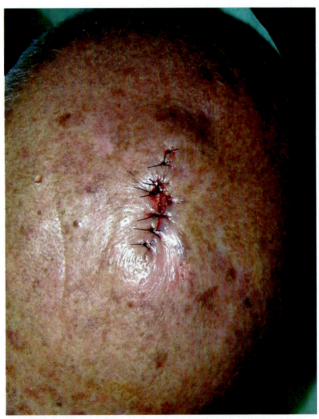

Figura 52.4.1.21 – *Corno cutâneo – pós-operatório imediato.*

há suspeita clínica de transformação em carcinoma invasor, deve-se executar cirurgia excisional, geralmente em fuso simples com afrontamento direto das bordas, e avaliação histopatológica. As lesões mais superficiais, de modo geral, não requerem intervenção cirúrgica e a aplicação de ATA 45 a 90%, do creme de 5-fluoracil a 5% ou do imiquimode creme a 5% é muito eficaz.

Carcinoma espinocelular

São relativamente frequentes no couro cabeludo, principalmente nos pacientes calvos, de pele clara e com história pregressa de exposição crônica ao sol. Resultam em geral das ceratoses actínicas que se tornaram infiltrativas e invasivas, ou seja, transformação de uma lesão *in situ* em invasora (Figuras 52.4.1.22 e 52.4.1.23). A exérese desses tumores segue os mesmos princípios básicos das outras localizações: avaliação individual do tipo clínico, do tipo histológico do tumor (pela biópsia prévia), o tamanho, a localização, a lesão precursora e as margens cirúrgicas adequadas nas laterais e profundidade. Estas últimas serão obrigatoriamente avaliadas histopatologicamente através da cirurgia micrográfica ou por congelação no transoperatório, pelo método da "cerquinha", em que as bordas do tumor são avaliadas no pré-operatório e no pós operatório. Deve-se considerar que o carcinoma espinocelular é um tumor que pode ser agressivo e invasivo, passível de metastizar, e que as margens cirúrgicas devem ser cuidadosamente planejadas. Uma análise prévia da elasticidade e mobilidade do couro cabeludo é também fundamental. Nos pacientes já submetidos a outras intervenções cirúrgicas na área, bem como nos que já foram submetidos à radioterapia, a excisão será muito mais difícil pelas retrações cicatriciais. Para as lesões cuja exérese resulta em uma ferida operatória pequena, a sutura direta borda a borda em geral é suficiente. Nos casos mais extensos poderão ser necessários retalhos de pele, sendo o mais indicado o de rotação. Outras técnicas úteis são o retalho de duplo avanço (em "H"), o retalho O-T, a reparação em V-Y, retalho tipo W-Y e o retalho de pedículo subcutâneo. Os retalhos, de um modo geral, têm melhor resultado estético que os enxertos. A reconstrução por enxertos é mais indicada para os pacientes calvos, quando houver contraindicação de tempos cirúrgicos mais prolongados, quando a mobilidade e a elasticidade forem muito restritas, quando são feitas grandes e médias exéreses, e nos tumores com alto risco de recidiva.

É clássico que as cirurgias excisionais realizadas no couro cabeludo são acompanhadas de importante hemorragia devido à rica irrigação sanguínea dessa área. Isto é mais observado nas grandes incisões. Recentemente Rosa e cols. publicaram uma técnica denominada por eles de "cerquinha" hemostática, que minimiza esse sangramento. É confeccionada através de pontos simples separados externamente à margem cirúrgica, que atingem a gálea aponeurótica profundamente e deixam um espaço suficiente entre eles para permitir a nutrição sanguínea sem haver grandes hemorragias durante o ato cirúrgico.

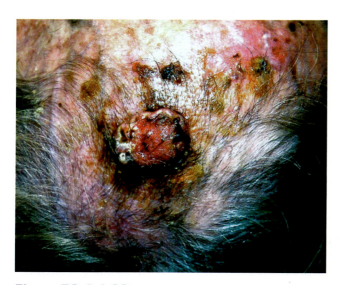

Figura 52.4.1.22 – *Carcinoma espinocelular.*

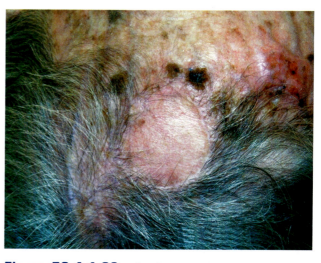

Figura 52.4.1.23 – *Carcinoma espinocelular após 3 meses do enxerto de pele total.*

Carcinoma basocelular

O carcinoma basocelular é pouco frequente no couro cabeludo e, quando ocorre, apresenta basicamente as mesmas características clínicas clássicas. Para a excisão desses tumores, são usadas as mesmas técnicas já descritas para o carcinoma espinocelular, e são seguidos os mesmos princípios básicos das outras localizações, ou seja, tipo clínico e histológico do tumor, o tamanho, a localização e as margens cirúrgicas adequadas, de preferência controladas microscopicamente. Os métodos de reconstrução, quando utilizados, também são idênticos aos descritos para o carcinoma espinocelular.

Principais cirurgias das sobrancelhas

Introdução

As sobrancelhas ou supercílios são estruturas anatômicas de fundamental importância para o equilíbrio estético da face. Nos dias atuais a sua importância estética atingiu patamares tão elevados que existem profissionais e empresas dedicadas exclusivamente ao cuidado delas. Além disso, elas servem para fazer expressões faciais, refletindo emoções, e têm a função de impedir que o suor entre em contato com os olhos.

A posição e a quantidade de pelos das sobrancelhas são variáveis de acordo com o sexo, sendo mais arqueadas no sexo feminino e mais retilíneas no sexo masculino e, em geral, com maior quantidade de pelos nos homens. Com o processo de envelhecimento ocorre a ptose dos supercílios, fazendo com que a face tome um aspecto de tristeza. Nos casos em que não haja flacidez tecidual importante, essa ptose pode ser corrigida com a aplicação adequada de toxina botulínica. Caso contrário, está indicada a correção cirúrgica.

Princípios cirúrgicos básicos

Nos supercílios podem ocorrer tumores benignos e malignos. As cirurgias para excisão desses tumores e a reconstrução dos defeitos criados requerem alguns cuidados básicos que são fundamentais para que haja a preservação máxima possível dos pelos, da simetria, da posição, da continuidade das sobrancelhas e da harmonia facial. As incisões realizadas dentro das sobrancelhas, quando possível, devem ser feitas de modo inclinado, acompanhando a inclinação dos pelos, pois assim se preserva maior quantidade de bulbos pilosos e a cicatriz torna-se mais imperceptível. Na reconstrução, as linhas de incisão devem acompanhar as bordas da sobrancelha, para que se tornem menos perceptíveis.

Excisões em fuso

Podem ser realizadas de modo vertical ou horizontal e são indicadas para lesões pequenas (alguns milímetros), principalmente as benignas, como os nevos. As incisões verticais são preferidas porque mantêm a continuidade dos supercílios e a cicatriz fica mais imperceptível, enquanto as horizontais determinam uma redução da largura, que compromete o resultado estético. O fechamento é por sutura direta borda a borda. Atentar para os princípios básicos citados anteriormente.

Retalhos de avanço

Os retalhos de avanço simples ou duplo (em "H") são boas, ou talvez as melhores opções para reconstrução das sobrancelhas, principalmente se as feridas resultantes das excisões são pequenas e restritas à área pilosa, e se a pele doadora apresenta boa mobilidade (Figuras 52.4.1.24 a 52.4.1.27). As incisões na área doadora são posicionadas nas bordas superiores e inferiores das sobrancelhas ficando, assim, menos visíveis. Quase sempre é necessária a excisão dos triângulos de compensação nas extremidades dos retalhos.

Retalho O-Z ou retalho de rotação bipediculado

É outra boa opção de reconstrução que pode ser utilizada na região dos supercílios, tanto na área pilosa quanto nas áreas próximas a ela. É um tipo de retalho de rotação, onde a lesão é excisada de modo circular e são executadas duas incisões tangenciais ao defeito, em posições opostas, para que sejam criados dois retalhos. Estes retalhos são descolados, rodados e suturados, e o resultado final tem um formato de "Z". Em algumas situações é necessária, também, a retirada de triângulos de compensação nas extremidades dos retalhos (Figuras 52.4.1.28 a 52.4.1.30).

Principais Cirurgias do Couro Cabeludo e das Sobrancelhas ■

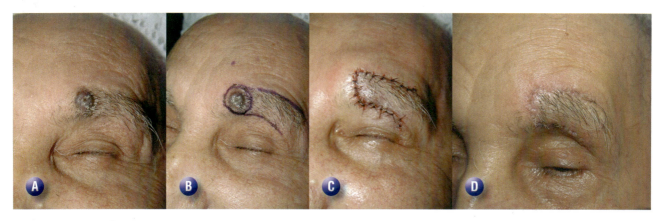

Figura 52.4.1.24 – **(A-D)** *Retalho de avanço simples para reconstrução de excisão de carcinoma basocelular no supercílio.*

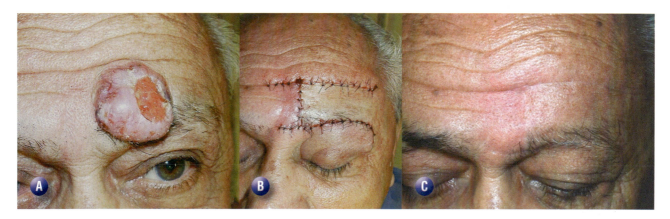

Figura 52.4.1.25 – **(A-C)** *Carcinoma basocelular no supercílio. Retalho de duplo avanço.*

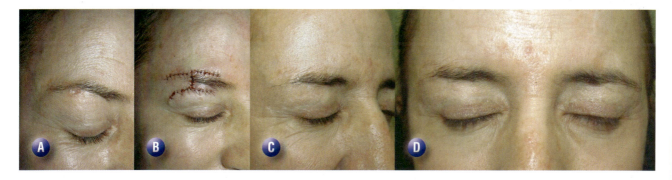

Figura 52.4.1.26 – **(A-D)** *Carcinoma basocelular no supercílio. Reconstrução com retalho de duplo avanço (em "H").*

Retalho A-T

Esta reconstrução é indicada para defeito imediatamente acima ou dentro dos supercílios. A lesão é excisada em formato de triângulo, cuja base é voltada para o supercílio, e são confeccionados dois retalhos de avanço por prolongamento lateral das incisões da base. Esses retalhos, ao serem suturados, dão à incisão uma forma de T invertido. Aqui novamente pode ser necessária a excisão dos triângulos de compensação.

Elevação do supercílio (browlift)

Devido à flacidez tecidual, o processo de envelhecimento determina quase sempre uma ptose das sobrancelhas. Esta pode ser pode ser em toda a ex-

997

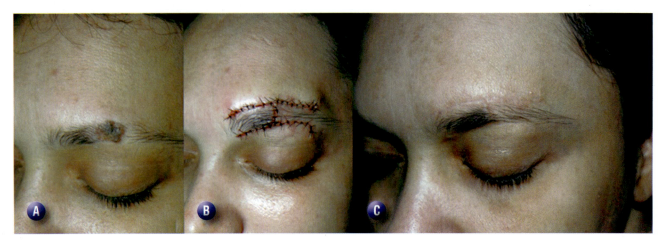

Figura 52.4.1.27 – **(A-C)** Carcinoma basocelular no supercílio. Reconstrução com retalho de duplo avanço (em "H").

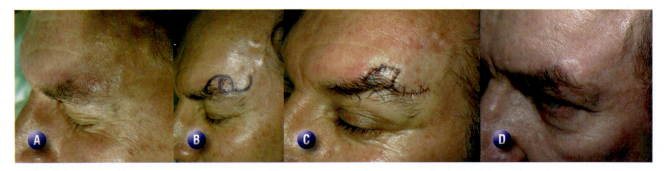

Figura 52.4.1.28 – **(A-D)** Retalho O-Z para reconstrução de excisão de carcinoma basocelular no supercílio.

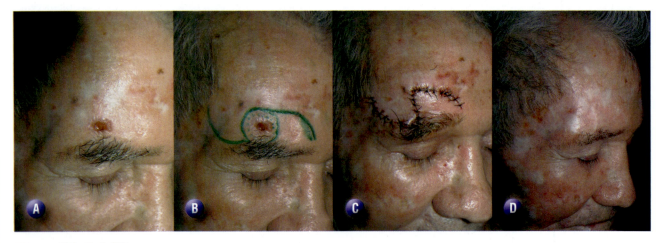

Figura 52.4.1.29 – **(A-D)** Retalho O-Z para reconstrução de excisão de carcinoma basocelular no supercílio.

tensão ou em parte dela e é feita a correção cirúrgica. Inicialmente, mede-se a quantidade de pele a ser excisada tomando-se por base a porção mais alta do supercílio e desenha-se a incisão inferior justassupraciliar, enquanto a incisão superior terá uma forma arqueada seguindo a quantidade de pele excedente a ser removida. Após a remoção, é feita a sutura da derme profunda e da camada muscular com fios de poliglecaprone 25 4.0 e a sutura externa com fios de náilon 6.0. Com o posicionamento da incisão imediatamente acima dos pelos, a cicatriz ficará quase imperceptível.

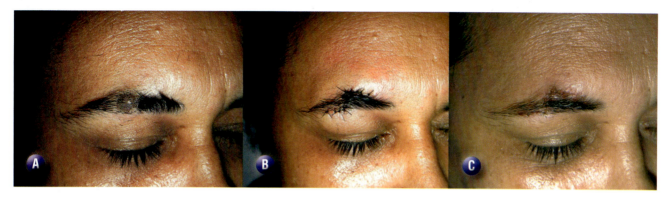

Figura 52.4.1.30 – **(A-C)** *Nevo na sobrancelha. Reconstrução com retalho O-Z.*

BIBLIOGRAFIA CONSULTADA

1. Alcántara Luna S, Mendonça FMI, Perea Cejudo M et al. O to Z flaps in facial reconstructions. An Bras Dermatol. 2015; 90(2):261-3.
2. Cabrera HN, Garcia S. Nevos mixtos. In: Nevos – Cabrera e Garcia. 1 ed. Buenos Aires: Actualizaciones Medicas. 1998; p. 33-5.
3. Cribier B, Scrivener Y, Grosshans E. Tumors arising in nevus sebaceous: a study of 596 cases. J Am Acad Dermatol. 2001; 45:791-2.
4. Epstein JS. Eyebrow transplantation. Hair Transplant Forum Int. 2006; 16:121-3.
5. Lopes Filho LL. Técnicas anestésicas. In: Lupi O, Cunha PR. Rotinas de Diagnóstico e Tratamento da Sociedade Brasileira de Dermatologia. 2 ed. Rio de Janeiro: GEN - Grupo Editorial Nacional. 2012; p. 594-600.
6. Lorette G, de Muret A, Machet L. Hamartomescutanés. Encycl Med Chir Dermatologie. 2001; 98-750-A-10.
7. Muñoz-Pérez MA, García-Hernandez MJ, Rios JJ et al. Sebaceus naevi: a clinicopathologic study. J Eur Acad Dermatol Venereol. 2002; 16:319-24.
8. Newman MI, Hanasono MM, Disa JJ et al. Scalp reconstruction: a 15-year experience. Ann Plast Surg. 2004; 52:501-6.
9. Petres J, Rompel R, Robins P. Dermatologic Surgery – Textbook and Atlas. 1 ed. Berlim: Springer, 1996.
10. Robinson JK, Hanke CW, Siegel DM, Fratila A. Surgery of the Skin. 2 ed. Edinburgh: Mosby Elsevier, 2010.
11. Rosa IP, Hirata SH, Enokihara MY et al. "Cerquinha" hemostática: técnica pré-incisão cirúrgica. Surg Cosmet Dermatol. 2014; 6(4):364-7.
12. Sahl WJ Jr. Familial nevus sebaceous of Jadassohn: ocurrence in three generations. J Am Acad Dermatol. 1986; 14:123.
13. Sampaio SAP, Rivitti EA. Dermatologia. 3 ed. São Paulo: Artes Médicas Ltda., 2007.
14. Seery GE. Scalp surgery: anatomic and biomechanical considerations. Dermatol Surg. 2001; 27:827-34.
15. Seery GE. Surgical Anatomy of the scalp. Dermatol Surg. 2002; 28:581-7.
16. Silva SCMC. Cirurgia dermatológica. Teoria e prática. Rio de Janeiro: DiLivros, 2008.
17. Temple CLF, Ross DC. Scalp and forehead reconstruction. Clin Plast Surg. 2005; 32:377-90.

Capítulo 52.4.2

Transplante de Cabelos

Arthur Tykocinski

Introdução

Desde os tempos imemoriais a atenção do ser humano tem estado voltada para a falta dos cabelos. Podemos atestar essa preocupação quando visitamos museus, por exemplo, e notamos que muitas das pessoas retratadas em pinturas e estátuas estão com a cabeça coberta. Seria para esconder a calvície? Há poucos séculos, a peruca foi introduzida chegando até nossos tempos, mostrando que o homem nunca se conformou com a perda dos cabelos. Sempre procurando um tratamento, utilizou numerosos medicamentos sejam eles tópicos, ou de via oral na tentativa – infrutífera – de amenizar o problema. Recentemente, novas drogas foram lançadas dando alguma esperança no sentido de deter a queda e até de aumentar discretamente o número de folículos pilosos, mas o grande avanço se deu com a cirurgia.

A publicação do primeiro artigo sobre transplante de cabelos foi no Japão, por Okuda em 1939. Na época, a divulgação científica era difícil. Os trabalhos que não fossem escritos, principalmente em francês ou inglês, só tinham repercussão no país que falasse a língua, na qual o texto havia sido publicado. Não que hoje seja muito diferente. Por este motivo, Okuda ficou desconhecido por muito tempo. Em 1959, Orentreich publicou o primeiro trabalho em língua inglesa sobre transplante para tratamento da calvície masculina. Isso facilitou sua divulgação e desde esse tempo até hoje, muitas modificações foram introduzidas na técnica inicial de Orentreich,

no sentido de dar uma aparência melhor ao resultado final.

Nos anos 1980, os enxertos diminuíram de tamanho, de 5 para 2 mm: eram os minienxertos (Figura 52.4.2.1). Pouco depois, numa tentativa de melhorar o acabamento, surgiram os microenxertos, chamados transplante "fio a fio" (Figura 52.4.2.2). Em 1986, um patologista chamado Headington descreveu as unidades foliculares: a menor unidade do cabelo, contendo de 1 a 4 fios de cabelo, mas geralmente contendo dois fios (Figura 52.4.2.3). No anos 1990, o Dr. Bob Limmer iniciou o uso de enxertos foliculares dissecados em microscópios estéreos, permitindo um visão tridimensional, levando o preparo dos enxertos a um novo patamar. A técnica folicular foi difundida pelos médicos da Clínica Moser, Ron Shapiro e William Rassman. Em 1996, iniciamos esta técnica no Brasil (Figura 52.4.2.4). O uso de unidades foliculares ocasionou uma revolução não apenas nos resultados obtidos com o transplante de cabelo, como também na percepção do público em geral, ajudando a eliminar aquele estigma de artificialidade das antigas técnicas. Hoje, enxertos maiores são aceitos em áreas específicas a fim de se obter um maior volume, mas não mais como técnica única. A unidade folicular veio para ficar.

Entretanto, ainda restava um desafio: a densidade. Eram necessários ao menos dois transplantes foliculares para atingir a quantidade ideal de fios na área calva para eliminar o aspecto de calvície. Mas,

CIRURGIA DERMATOLÓGICA AVANÇADA

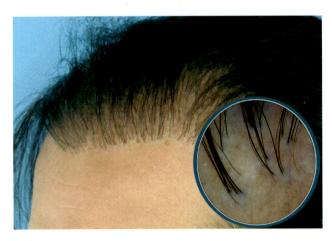

Figura 52.4.2.1 – *Transplante com grandes enxertos, outra clínica.*

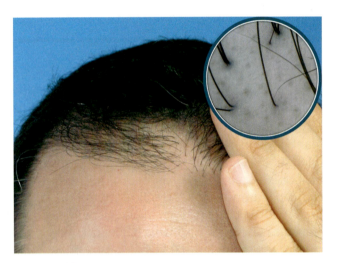

Figura 52.4.2.2 – *Transplante "fio a fio", outra clínica.*

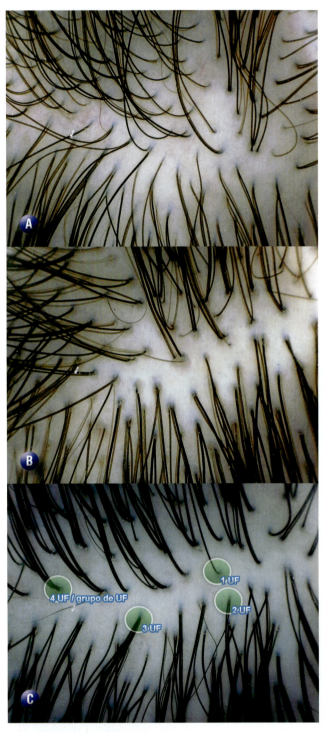

Figura 52.4.2.3 – *Cabelo normal contendo unidades foliculares:* **(A)** *fino;* **(B)** *médio;* **(C)** *grosso.*

ao reduzirmos o tamanho dos orifícios em 60%, tornou-se possível implantar densidades maiores que 40 UF/cm² (unidades foliculares por cm²) e com isso obter a desejada "densidade cosmética" (Figuras 52.4.2.5 e 52.4.2.6).

Mas seria possível cobrir áreas mais extensas em um único transplante? Novamente com muito esforço e dedicação, surgiram as Super Megassessões com mais de 3.500 enxertos foliculares, o que tornou possível cobrir calvícies maiores (até 80 cm²) em uma única sessão.

Indicações

Alopecia androgênica masculina

O homem sempre se preocupou com os cabelos. Uns mais que outros. Mesmo no caso dos pacientes com alopecia androgenética masculina – grupo que forma o maior contingente dos que buscam uma restauração cirúrgica do cabelo – o procedimento é de cunho estético, ainda que algumas vezes haja implicações psicológicas e sociais. A calvície pode gerar complexos tão intensos que

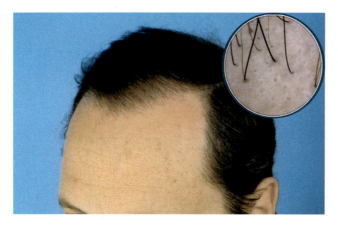

Figura 52.4.2.4 – *Transplante folicular, década de 1990.*

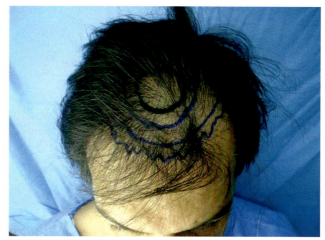

Figura 52.4.2.6 – *Transplante folicular coronal, atual com alta densidade.*

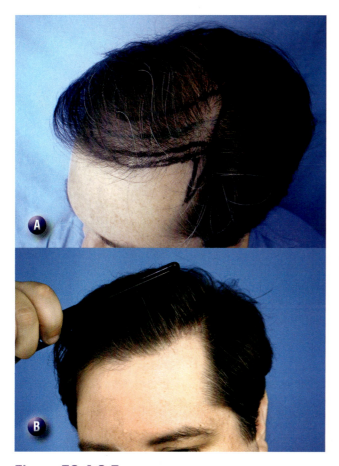

Figura 52.4.2.5 – **(A)** *Transplante folicular coronal, atual com alta densidade.* **(B)** *Unidades foliculares (2.005 UF, 3.994 fios).*

adequado planejamento cirúrgico como um todo, verificando o que poderá ser realizado nesta sessão, mas também, a perspectiva futura, de acordo com o grau de calvície (Figura 52.4.2.7). Para isso, devemos estimar o tamanho da sessão através do número de unidades foliculares e fios transplantados, assim como a área de maior interesse focada no procedimento, e a provável densidade capilar a ser obtida. Também devemos esclarecer o número total de sessões a fim de atingir a expectativa de nosso paciente e, principalmente, se de fato sua expectativa poderá ser obtida integralmente. Caso negativo, devemos deixar isso extremamente claro, evitando frustrações e mal entendidos que podem minar a boa relação com o paciente. Como regra geral convém sempre prometer menos e entregar mais.

As diferentes expectativas dos pacientes podem ser ilustradas por alguns estereótipos:

O jovem

Os pacientes jovens (de 18 a 25 anos) muitas vezes, imprudentes, podem ter a ilusão de que voltarão a ter o mesmo volume de cabelo de antes da calvície o que é pouquíssimo provável, pois em geral, quanto mais precoce for a calvície, maior será a sua extensão. Por esse motivo, o tratamento medicamentoso é fundamental para esses pacientes. Também é comum jovens com alopecia androgênica inicial grau 2-3 de Norwood (Figura 52.4.2.8) desejarem cobrir os recessos temporais, o que seria um erro uma vez que este padrão de "entradas" é absolu-

pode até afastar o indivíduo do seu convívio social. Por isso mesmo, quando algum paciente pergunta se já deve fazer um transplante de cabelo (TC), digo que como não é uma indicação médica, mas sim estética, quem decide é única e exclusivamente, o próprio paciente. O importante é realizar um

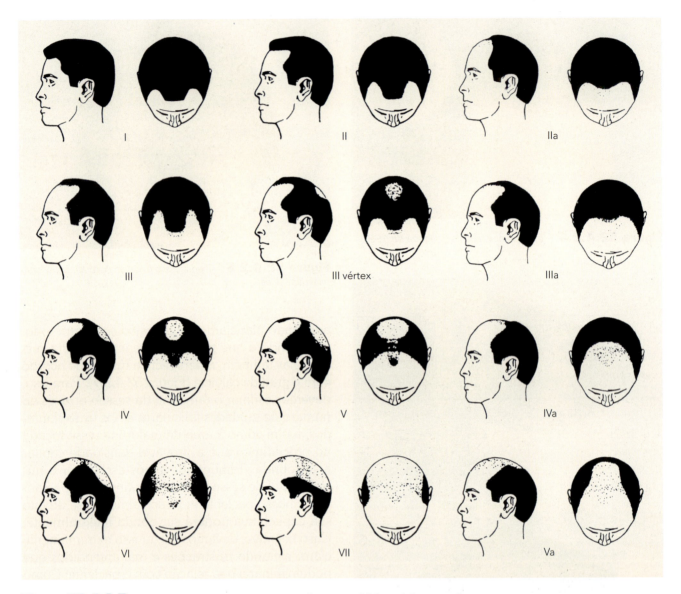

Figura 52.4.2.7 – *Classificação de Hamilton-Norwood para a calvície padrão masculina.*

tamente normal no homem adulto. Tentar cobri-las pode até parecer razoável quando se tem 20 anos, mas aos 40 poderá ficar artificial, inadequado e até mesmo inestético. Devemos lembrar que o cabelo implantado não cairá, apesar da progressão da calvície. Assim, se cobrirmos apenas as "entradas" (recessos temporais) e a calvície avançar, o resultado será totalmente indesejável. Duas "ilhas de cabelo", isoladas, se formarão, onde antes existiam as entradas. Assim sendo, o cirurgião deve resistir ao apelo dos jovens e nunca cobrir somente as entradas, mas sim toda a região, mesmo onde ainda possui cabelo. Querer recriar um padrão arredondado, como num adolescente é um erro que resultará num aspecto feminino e artificial. Lembrem-se, as entradas são características sexuais secundárias masculinas assim como a barba e os pelos.

O precavido

Outros pacientes com verdadeiro pânico de ficarem calvos querem fazer uma restauração capilar "preventiva", como um verdadeiro seguro, o que até pode ser feito, desde que o paciente compreenda e concorde que:

- A linha anterior do cabelo não deve ficar abaixo da proporção natural dos "terços clássicos" da face e sim um dedo acima (Figura 52.4.2.9).

Transplante de Cabelos

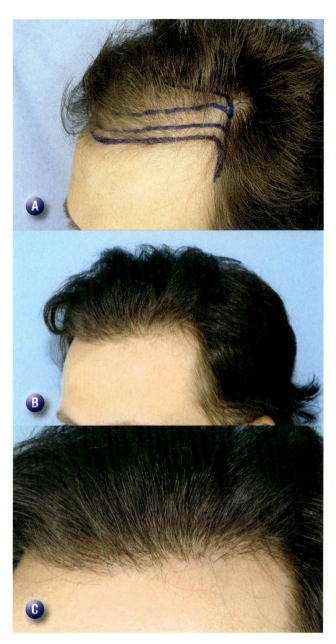

Figura 52.4.2.8 – **(A-C)** *Transplante folicular em paciente jovem, 2.581 UF, 4.807 fios.*

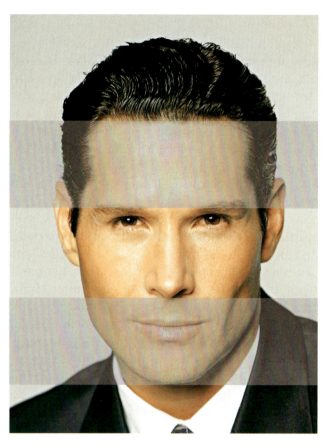

Figura 52.4.2.9 – *Os terços da face num homem sem calvície.*

- Deve haver previamente uma rarefação dos cabelos que permita tecnicamente colocar os folículos de permeio.
- A linha anterior deve ser restaurada na sua totalidade para evitar "emendas" posteriores.

Estar consciente que o transplante de cabelo *não evita* a progressão da calvície e caso o processo continue, ele poderá futuramente necessitar de novas sessões, caso não faça ou não responda ao tratamento clínico.

Alguns cabelos finos e já em processo de miniaturização podem eventualmente sofrer danos irreparáveis após o transplante e acelerar a sua queda no local onde recebeu o transplante. Ele pode estar trocando "seis por oito" e dentro de alguns anos, até mesmo "seis por meia dúzia". Embora ocorra uma pequena influência local da área receptora, em geral esses cabelos transplantados são pouco susceptíveis ao processo de calvície, permanecendo no local, mesmo com a queda dos outros fios originais. Nos homens a área doadora dificilmente é comprometida, mas vale a pena sempre avaliá-la com um fototricoscópio ou dermatoscópio, buscando sinais de miniaturização. Principalmente as mulheres, ou as calvícies difusas com um padrão feminino devem ser cuidadosamente avaliadas em busca de comprometimento desta região, pois esse cabelo transplantado poderá futuramente evoluir para alopecia androgenética, o que seria psicologicamente devastador para o paciente.

O ocupado

Representam a maioria de nossos pacientes, ou seja, homens na faixa entre 35 e 45 anos. São casos bastante indicados, pois geralmente apresentam uma calvície estabilizada, o que torna o planejamento cirúrgico mais preciso. Geralmente, tem uma expectativa realista ou ao menos aceita melhor nossas ponderações sobre limites e restrições. Não costuma ter problemas de saúde e pratica esportes. Mas por ser uma pessoa ativa, preocupada com seu possível afastamento social e profissional durante o pós-operatório imediato gostam de planejar antecipadamente, tentando coordenar com um período de afastamento no trabalho. A calvície para essas pessoas pode gerar aspectos psicológicos, por parecerem mais velhas, afetando sua autoestima. Mas a grande maioria se submete ao transplante por uma questão estética e não por traumas. Sem dúvida, a restauração capilar traz um impacto altamente positivo a essas pessoas, harmonizando as proporções faciais, ou seja, melhora a aparência e dá um aspecto condizente com sua idade. Esse grupo de pacientes não é apenas exigente, mas geralmente também muito bem informado a respeito das técnicas cirúrgicas vigentes. Com isso, um resultado apenas razoável seria altamente frustrante para eles. Portanto, busque sempre o maior refinamento cosmético possível, mesmo que signifique sessões menores. No final, valerá a pena.

O maduro

São homens acima dos 50, alguns até mesmo com 70 anos. São pessoas que sempre se incomodaram com a calvície em maior ou menor grau, mas com as técnicas antigas não se sentiam seguros. Receavam um aspecto artificial, até mesmo ridículo. Com uma maior divulgação dos avanços técnicos e uma mudança cada vez maior do padrão e da expectativa de vida social e economicamente ativa, este paciente tende a crescer em número. Devemos, no entanto, estar atentos a possíveis problemas de saúde ou fatores que possam limitar o resultado. Por exemplo, fatores que levam a um comprometimento da microcirculação (tabagismo, álcool, hipertensão arterial...) podem ocasionar uma menor integração dos enxertos, em especial os enxertos maiores. Também devemos ter atenção em relação à densidade, sendo 10-20% menor que nos casos em geral. Durante o procedimento, avalie o aspecto,

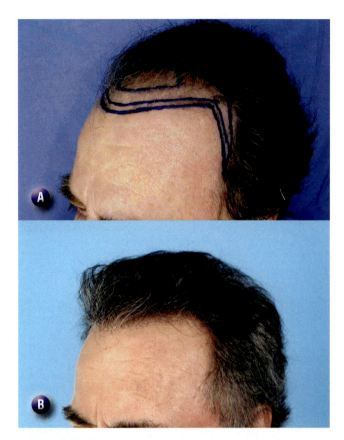

Figura 52.4.2.10 – (A-B) *Transplante folicular em paciente maduro, 2.682 UF, 5.450 fios.*

veja se existe um sangramento capilar normal. Evite excessos de adrenalina e muita isquemia tecidual, sob risco de, até mesmo, provocar pontos de necrose. Mas em geral são ótimos pacientes, bastante motivados, pois sabem que a calvície confere uma imagem menos arrojada e ativa e, por parecerem ainda mais velhos, se sentem prejudicados, inclusive profissionalmente. É realmente incrível o que o transplante pode fazer na imagem desses homens, rejuvenescendo-os e devolvendo-os a autoestima (Figura 52.4.2.10).

A mulher

Este é, sem dúvida, sempre um desafio. Primeiramente, pelas implicações psicológicas, que geralmente acompanham a calvície feminina. Diria que a perda capilar padrão feminino (PCPF) é equivalente na mulher ao que representa a ginecomastia para o homem. Algumas admitem estar incomodadas, enquanto para outras é devastador (Figura 52.4.2.11). Já fizeram "inúmeros" tratamentos e têm medo de outra decepção, mais uma desilusão.

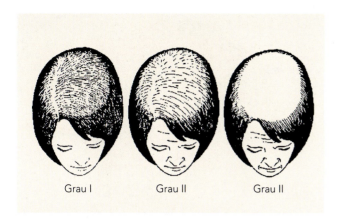

Figura 52.4.2.11 – Classificação de Ludwig para PCPF.

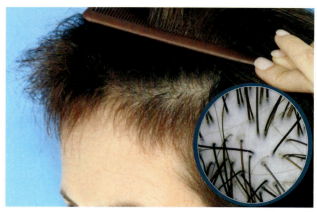

Figura 52.4.2.12 – Eflúveo telógeno crônico com repilação, mas sem miniaturização.

Possuem, às vezes, um sentimento de rejeição social. É também um desafio pelos aspectos técnicos: geralmente a alopecia é difusa, com área doadora comprometida ou pobre, cabelos finos que proporcionam pouco volume (menor resultado) (Figura 52.4.2.12) e por fim um eflúveo telógeno, em maior ou menor grau, após o transplante (descrito como *shocking* na literatura de língua inglesa), o que deve ser obrigatoriamente alertado. Além disso, o diagnóstico é muitas vezes difícil, pois podem haver fatores associados. Inúmeros casos de PCPF podem ser desencadeados ou mesmo agravados pelo eflúveo telógeno crônico (ETC). Portanto, as causas de ETC devem ser pesquisadas e tratadas antes de realizarmos um transplante em mulheres (Figura 52.4.2.12). Também creio ser razoável estabilizarmos, mediante tratamento medicamentoso, a própria PCPF previamente (Figura 52.4.2.13). Costumo tratar essas pacientes ao menos por 6 meses antes de decidir pela cirurgia, o que minimiza a perda capilar pós-cirúrgica e acelera o crescimento dos cabelos. Mas principalmente, temos tempo para avaliar se devemos fazer o transplante ou não. Nossa aprovação costuma ser de apenas 30%. Isto pelo fato de não indicarmos o transplante naqueles casos em que ocorre comprometimento da área doadora, o que infelizmente é frequente. Devemos entender a PCPF como uma doença espectral, variando do quadro localizado ao difuso. Assim, ficamos entre a boa indicação do transplante de cabelo na PCPF, ou seja, quando apresentar um *padrão masculino*, do tipo localizado à região frontal central (semelhante à masculina, com uma área doadora densa e não comprometida, propiciando resultados expressivos) na Figura 52.4.2.14 e o caso absolutamente contraindicado, em que há um *padrão feminino difuso*, comprometendo quase

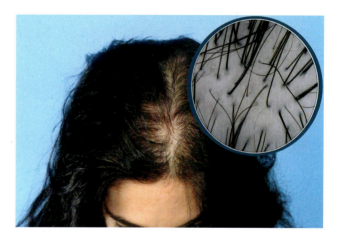

Figura 52.4.2.13 – Perda capilar padrão feminino com miniaturização frontal.

tudo, inclusive a área occipital central, que deveria ser a melhor parte da área doadora (neste caso é absolutamente contraindicado, pois este cabelo será futuramente comprometido) (Figura 52.4.2.15). Na maioria, os casos ficam entre esses dois extremos e devemos avaliar a correta indicação, caso a caso. Também nas mulheres, as sessões devem ser menores e localizadas. Devemos escolher o local de acordo com o penteado, otimizando o resultado (Figura 52.4.2.16). Considere uma área de apenas 50 cm², e produza uma maior densidade, pois considere que a maioria dos fios remanescentes cairá pelo trauma cirúrgico. Um maior suporte psicológico no pós-operatório é fundamental. Já os casos de correções de cicatrizes pós ritidectomia (*lifting*, rugas) são bem mais tranquilos.

Outras indicações: Logicamente, existem outras patologias do couro cabeludo que podem ser tratadas cirurgicamente com o transplante de cabelo.

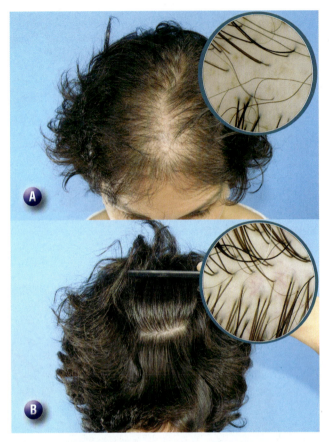

Figura 52.4.2.14 – *Perda capilar padrão feminino com:* **(A)** *miniaturização frontal;* **(B)** *occipital preservada.*

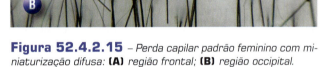

Figura 52.4.2.15 – *Perda capilar padrão feminino com miniaturização difusa:* **(A)** *região frontal;* **(B)** *região occipital.*

Alopecias cicatriciais

- Inflamatórias (fora de atividade):
  - Pseudopelada de Brocq (Figura 52.4.2.17);
  - Esclerodermia;
  - LED.
- Alopecias decorrentes de infecções bacterianas ou fúngicas.
- Físicas:
  - Traumáticas: acidentes, arrancamento;
  - Queimaduras.
- Químicas: tinturas, alisantes.
- Congênitas: anormalias ectodérmicas.
- Alopecia de tração: tricotilomania (Figura 52.4.2.18), presilhas em crianças.
- Iatrogênicas:
  - Decorrentes de cirurgias: após *lifting*, retirada de tumores malignos ou benignos, e consequente a necrose tensional ou isquêmica;
  - Procedimentos: radioterapia, infiltrações com costicosteroides, crioterapia, fulguração, soroma.

Alopecias não cicatriciais

Hanseníase (sobrancelha)

Alopecia *areata*: embora existam alguns estudos sobre a possibilidade de fazer um transplante de cabelo em áreas pequenas e estáveis a longa data, esta permanece uma indicação controversa, sendo considerado não indicado. Exceção para a sobrancelha, em quadros estáveis e fora de atividade há muitos anos. No entanto, o paciente deve estar ciente que a patologia pode ser reativada. Um cuidado especial deve ser dado a casos de alopecia *areata* simulando alopecia androgenética (Figura 52.4.2.19).

Cirurgia redutora

Quando a área de alopecia cicatricial é localizada, pequena ou linear, a exérese cirúrgica sim-

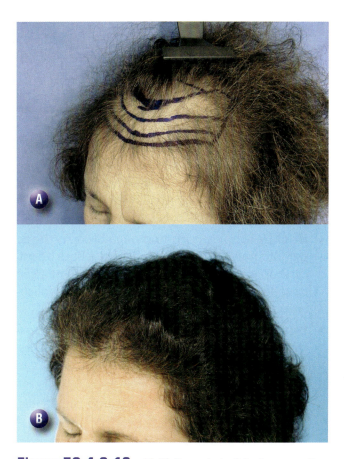

Figura 52.4.2.16 – **(A-B)** *Transplante folicular em mulher, 2.346 UF, 4.496 fios.*

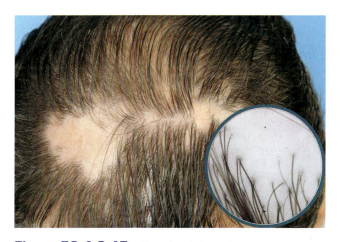

Figura 52.4.2.17 – *Pseudopelada de Brocq.*

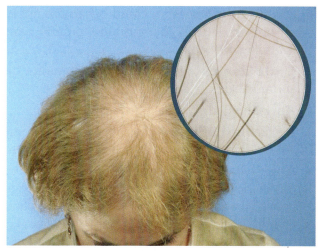

Figura 52.4.2.18 – *Tricotilomania.*

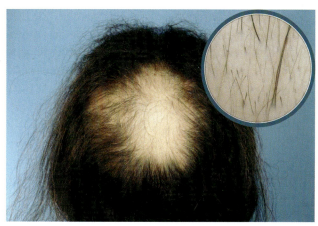

Figura 52.4.2.19 – *Alopecia areata simulando alopecia androgenética.*

Material

É imprescindível um material de boa qualidade porque agiliza a cirurgia. Se perguntássemos para quem faz transplante o que pode tornar a cirurgia mais rápida, a resposta seria uma lâmina bem afiada para produzir os enxertos e pinças próprias para colocação no leito receptor. A seguir, daremos uma lista do material necessário oferecendo várias opções.

Área doadora

Mesa cirúrgica confortável

- **Apoio para a cabeça:** espuma sintética em forma de "U" coberta por napa que pode ser feito

ples com sutura primária (cirurgia redutora) pode ser considerada. Apesar deste tema não ser abordado neste capítulo, além das cirurgias redutoras com seus diversos desenhos, ainda podemos lançar mão de exéreses seriadas, expansores, extensores, retalhos de avanço (reduções em "U"), retalhos de transposição ou de rotação.

por qualquer tapeceiro. Outra opção é o apoio anatômico de plástico importado, próprio para transplante.

- **Corte dos cabelos:** tesoura ou máquina de cortar cabelo.
- **Antissepsia:** povidine ou clorexidina.
- **Marcação do fuso:** palito e violeta de genciana 2% ou uma caneta própria que já vem com tinta.
- **Anestesia:** seringas de 3, 5, 10 mL ou *carpule*, de acordo com a preferência do cirurgião. Todos com bico de rosca, pois sem ele a agulha escapa com frequência.
- **Anestésicos:** lidocaína 2%, mepivacaína 2%, prilocaína 3%, bupivacaína 0,5% ou ropivacaína 0,75%, podendo ser pura ou diluída com soro fisiológico 0,9, e associada a bicarbonato 10% mais hialuronidase – frasco contendo 20.000 unidades, usando 150 unidades por mL e ampolas de adrenalina 1:1.000. Um recipiente, tipo cúpula, menor para colocação do anestésico diluído e um maior para colocação do soro puro com adrenalina e hialuronidase para ser usado na hemostasia.
- **Remoção do fuso:** lâmina #15 ou #10, bisturi cabo número 3 ou um cabo especial para várias lâminas paralelas. Gancho de Joseph ou de Gilles.
- **Hemostasia:** no mínimo seis pinças tipo mosquito, delicadas. Um eletrocautério ou radiofrequência ligados a uma pinça hemostática para acelerar o processo de hemostasia.
- **Sutura:** fio 4 zeros caso haja necessidade de se ligar um vaso maior.
  - *Sutura em um plano*: fios mononáilon 2-0 ou 3-0 com agulha própria para pele.
  - *Sutura em dois planos:*
    - *Plano profundo:* fio absorvível Monocryl ou Vicryl 3-0 (com agulha traumática).
    - *Plano superficial:* fio não absorvível mononáilon 4-0 ou 5-0. Alternativamente, pode ser utilizado um fio absorvível tipo Vicryl Rapid, mas as reações alérgicas são frequentes.
- **Lupas:** fundamentais para colocar enxertos foliculares. Existem vários modelos, mas recomendamos a Zeiss 4.3x pela qualidade das lentes e distância de trabalho.

Preparo dos enxertos

- **Conservação dos enxertos:** placas de Petri com soro fisiológico e suporte térmico com gelo no interior, mantendo a temperatura ao redor de 4 °C, e mais algumas para colocação dos enxertos separados por tamanho.
- **Microscópios:** indispensáveis para o preparo de enxertos de unidades foliculares. Devem ser estereoscópios de 10 a 20× de aumento. Os mais conhecidos são Meiji, Mantis, Olympus e Zeiss.
- **Backlight:** placas do tipo negatoscópio usado por fotógrafos. São utilizadas sobre a base do microscópio para possibilitar uma transiluminação da pele, visualizando melhor as unidades foliculares e mantendo sua integridade.
- **Bancadas:** bancadas próprias para os microscópios, que devem ser ergonômicas para as assistentes cirúrgicas, prevenindo doenças ocupacionais.
- **Cadeiras:** com encosto e assento reguláveis, para as assistentes.
- **Folhas de silicone:** do tipo utilizada por dentistas para moldeiras de clareamento. São colocadas sobre o *backlight* para cortar os enxertos. Devem ser esterilizadas.
- **Pinças delicadas:** com ou sem dente, geralmente encontradas em empresas especializadas em instrumentos para transplante de cabelo (*www.tierman.com, www.elis.com, www.robins.com*).
- **Lâminas:** cirúrgicas, do tipo de barbear com suportes próprios.

Área receptora

- **Anestesia:** se optarmos por bloqueios, usaremos seringas rosqueadas de 3 mL ou *carpule* com tubetes.
- **Marcação:** violeta de genciana 2% ou caneta própria para cirurgia, usadas para delimitar a área em que serão colocados os enxertos.
- **Abertura dos espaços:** existem diversas opções dependendo do tipo de orifício que desejamos. Alguns instrumentos criam orifícios removendo de fato a pele do local, no caso dos *punch*, que criam orifícios circulares, ou no caso dos *slot*, que cria orifícios lineares, mas criando um espaço real, como um pequeno retângulo de can-

tos arredondados. Os tamanhos variam de 1 a 5 mm. As lâminas criam aberturas na área receptora sem remover a pele, criando assim, cortes lineares na pele. Se utilizarmos agulhas, apesar de serem cilíndricas, pela presença do bisel, também produzirão incisões lineares. Um dos autores (I. P. Rosa) também utiliza as brocas odontológicas de 1 a 2 mm (Figura 52.4.2.20) utilizadas em conjunto a um motor de baixa rotação do tipo odontológico.

- **Punch:** 1-5 mm, sendo os mais utilizados 1,3, 1,5 e 2 mm.
- **Lâminas:** tradicionais #11 e #15, até as especiais para transplante tipo Beaver, Sharpoint 15°, Mindi. Hoje existem as lâminas customizadas, feitas manualmente por uma máquina de cortar lâminas (*cutting edge*) usando as lâminas *prepblades*, da Persona. Essas lâminas especiais são apenas encontradas em distribuidores especializados em transplante capilar.
- **Hemostasia:** o mesmo soro utilizado na área doadora, além disso, já foram muito utilizadas próteses cilíndricas para hemostasia ou para dilatação dos espaços abertos. Gaze e compressas para limpeza do campo cirúrgico, não esquecendo o borrifador contendo soro fisiológico (tipo de cabeleireiro), fundamental para a limpeza do campo operatório.
- **Colocação:** nesta fase é a que se perde a maior parte do tempo, portanto o material precisa ser o melhor possível. O importante é não improvisar, principalmente em relação às pinças para colocação dos enxertos. As pinças especiais e delicadas, com dente ou sem dente, retas ou curvas (Figura 52.4.2.20). O objetivo é a colocação dos enxertos sem traumatizá-los e sem que o enxerto agarre na pinça, saindo junto com ela. Alguns usam cotonetes para enxugar e segurar os enxertos.
- **Curativo:** há várias opções, até de não fazê-lo. Mas se optarmos por fazê-los, gaze e algodão serão necessários para absorver sangramento da área doadora e da receptora, se houver, faixa e fita crepe para fixar o curativo. Quando utilizamos apenas unidades foliculares em orifícios menores que 1,2 mm, os curativos podem ser dispensados (Figuras 52.4.2.20 a 52.4.2.22).

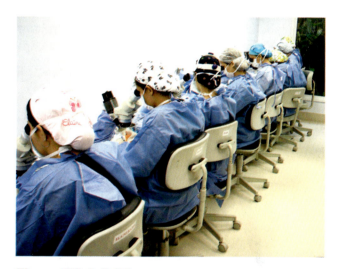

Figura 52.4.2.21 – *Bancada com cadeiras ergonômicas para assistentes e microscópios.*

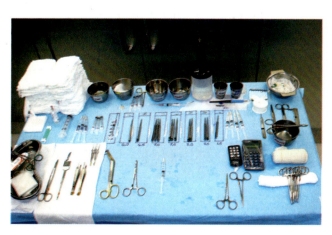

Figura 52.4.2.20 – *Mesa de instrumentação.*

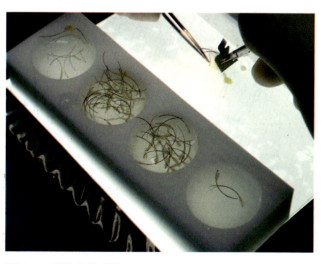

Figura 52.4.2.22 – *Backlight e container para unidades foliculares com 1, 2, 3 e 4 fios.*

Área doadora: anestesia, preparo, exérese e sutura

É sem dúvida uma das etapas mais importantes do TC. Uma boa retirada influi definitivamente na qualidade dos enxertos: devemos evitar trauma tanto no tecido removido como no que permanece. A remoção deve ser obrigatoriamente abaixo dos bulbos foliculares, mantendo estes intactos e com uma suficiente camada de gordura, de pelo menos 2-3 mm e acima da gálea (Figura 52.4.2.23), para minimizar lesões nervosas e vasculares. Procuramos nos manter no plano subcutâneo. Teremos assim, enxertos de boa qualidade.

Se retirarmos uma fita com largura de até 1,5 cm, geralmente não é necessário realizar o descolamento das bordas, dependendo da elasticidade do couro cabeludo. Retirando uma fita mais estreita e comprida, aproveitamos toda a área doadora com menor tensão no fechamento e consequentemente melhor qualidade de sutura e cicatrização.

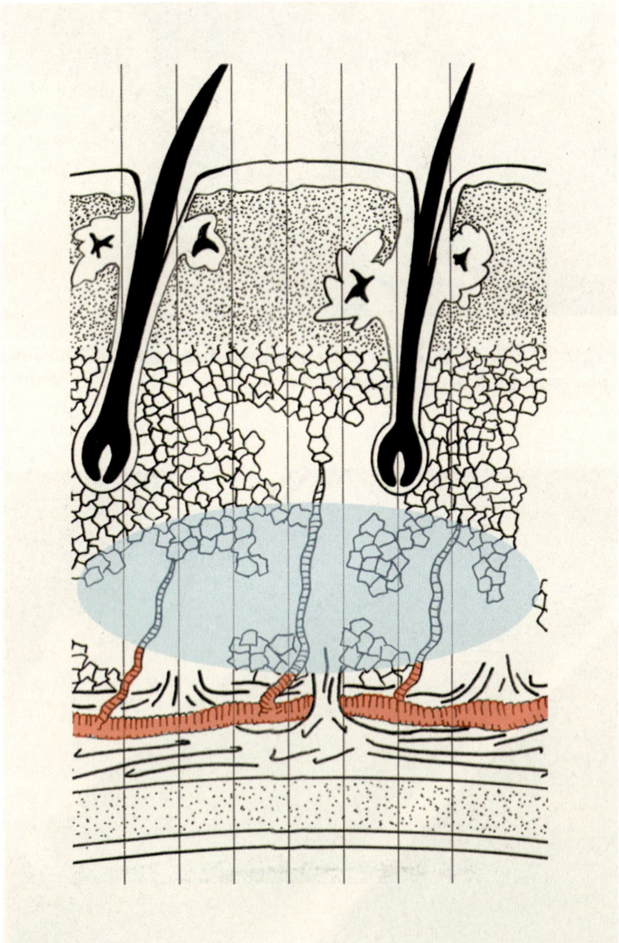

Qual seria a área doadora ideal? Existem controvérsias, mas a maioria dos autores considera a região próxima da saliência occipital, sendo baixo o suficiente para ficarmos dentro de um local que não sofrerá no futuro um processo de miniaturização, mas alto o suficiente para ficarmos longe da musculatura cervical, cuja pele apresenta grande mobilidade aos movimentos, com tendência a "alargar" a sutura com o tempo. Em resumo, devemos retirar o mais alto possível de um local que consideramos "seguro" (Figura 52.4.2.24). Cuidado com a região do processo mastoide, pois nesse local a elasticidade é menor e com maior tendência a alargar. A retirada pode ser centralizada ou deslocada para um dos lados alternadamente em cada sessão. Avaliar a elasticidade é fundamental para evitar surpresas. Um instrumento muito útil é a escala de Mayer, uma régua que mostra a elasticidade da área doadora. Desta forma, você pode prever se poderá retirar de 1 a 2,5 cm. É especialmente útil se deseja realizar uma super megassessão, em que será necessária uma largura de 1,7-2 cm por 26-30 cm de comprimento, para produzir 3.500 UF ou mais. Uma massagem na área doadora realizada pelo próprio paciente pode aumentar 10-20% a elasticidade. Com as duas mãos na eminência occipital ele deve forçar a pele para cima e para baixo por 5 minutos, 2 vezes ao dia, por 30 dias. O mesmo na região do processo mastoide.

Figura 52.4.2.23 – *Camadas do couro cabeludo mostrando o local que devemos infiltrar a solução salina expansora.*

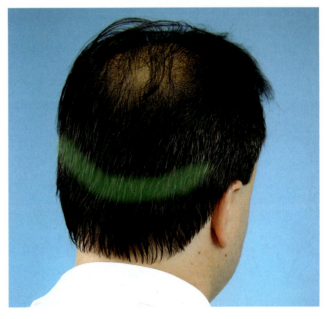

Figura 52.4.2.24 – *Local da exérese da área doadora.*

A remoção possui um aspecto ascendente, sendo as pontas arqueadas, em direção à área acima das orelhas, como o formato de um "sorriso". A maioria dos cirurgiões prefere a sutura simples por ser mais rápida. Mas acredito que para grandes retiradas a sutura em dois planos seja fundamental, não apenas assegurando uma melhor cicatrização, mas reduzindo o espaço morto que será preenchido com fibrose, dificultando uma sessão futura.

Preparo da área doadora

Orientamos o paciente para deixar o cabelo da área doadora com pelo menos dois dedos de comprimento. Antes da cirurgia, ainda no quarto do paciente, ele é sentado num banco, de costas para uma boa fonte de luz. Colocamos um avental do tipo de cabeleireiro e penteamos o seu cabelo escolhendo a melhor área. Iniciamos pelo centro, seguindo em direção as orelhas: fazemos uma risca horizontal, que será nosso limite superior da retirada doadora. Então cortamos o cabelo 3 cm abaixo desta risca. A área entre a risca (superior) e o cabelo cortado (inferior) é uniformizada utilizando uma "máquina de raspar cabelos", deixando um comprimento de 12 mm na área a ser retirada, ou maior, como recomendado pelo Dr. Pitchon. A vantagem de um comprimento maior é permitir uma melhor visualização da implantação dos cabelos. Permite assim que o cirurgião perceba a densidade que está sendo colocada, assim como a direção e ângulo do cabelo implantado. É ainda positivo para o paciente, pois desde o início saberá como ficará. Temos usado comprimento de 12 mm, embora um fio mais longo possa ser usado (Figuras 52.4.2.25 e 52.4.2.26). Quanto mais longo, mais difícil o manejo. Repetimos essas etapas

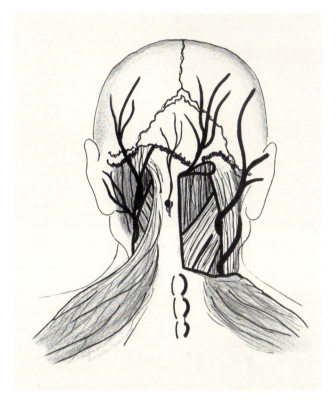

Figura 52.4.2.26 – *Inervação do couro cabeludo.*

nos lados, mas agora em forma de curva ascendente, até acima das orelhas. Limpamos o paciente com um "espanador" de cabeleireiro, retiramos a capa e então aplicamos um anestésico tópico na borda inferior, que ajuda um pouco.

Na área receptora, utilizamos uma caneta de marcação cirúrgica ou semelhante. A pele deve ser previamente desengordurada.

Alguns preferem fazer o desenho e preparo da área doadora com o paciente deitado na mesa cirúrgica, enquanto aguardam o efeito do anestésico.

Anestesia da área doadora

Devemos considerar que:

- A inervação do couro cabeludo (Figura 52.4.2.27) é ascendente, portanto devemos infiltrar 1 cm abaixo do local que queremos anestesiar.
- Anestésico puro e com vasoconstritor dá ao paciente uma forte sensação de queimação, maior do que quando diluído ou acrescido de bicarbonato de sódio, que neutraliza o pH ácido.

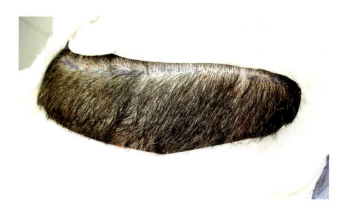

Figura 52.4.2.25 – *Cabelos com 12 mm na área doadora.*

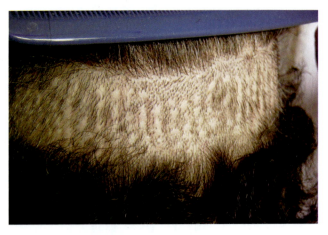

Figura 52.4.2.27 – Cicatrizes de punch na área doadora.

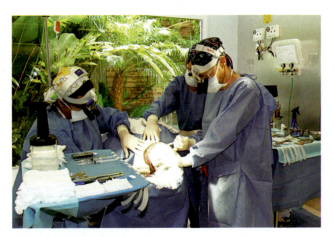

Figura 52.4.2.28 – Preparo da área doadora.

- Quando infiltramos a derme, o cabelo fica mais ereto, facilitando a retirada.
- Nos cantos, acima das orelhas, podemos ter feixes nervosos de regiões anteriores. Devemos contornar os "cantos" com o anestésico.
- Em alguns pacientes a inervação da região frontal atinge a região doadora. Neste caso a borda superior deve também ser anestesiada.
- Em pacientes já operados, a anatomia pode ser atípica devido as retrações cicatriciais (Figura 52.4.2.28).

Ato cirúrgico

Em condições ideais, o paciente permanece em decúbito ventral, com a face sobre um travesseiro fenestrado (Prone-Pillow®) e com um cateter de oxigênio a 1-2 L/min. É recomendável que o paciente esteja monitorado com um aparelho de pulso oxímetro, cardioscópio e controle de pressão não invasivo. Embora simples, o transplante de cabelo tem sido cada vez mais demorado.

Realizada a antissepsia com clorexidina ou povidine, coloca-se os campos.

Pode ser utilizado como pré-anestésico 20 mg de diazepam (Valium®) por via oral, fornecido na admissão. Neste caso a monitorização é obrigatória. Se optar por sedação, deve estar aparelhado para atender intercorrências.

Sequência anestésica

Anestesia clássica

- Solução anestésica:
    - 5 tubetes de prilocaína 3% com vasoconstritor.
    - 0,4 mL de adrenalina 1/1.000 (solução final terá adrenalina 1/100.000).
    - 10 mL de bicarbonato de sódio a 10%.
    - 30 mL de soro fisiológico.
    - Deve ser utilizado 15-20 mL desta solução em forma linear e a 1 cm abaixo da área doadora, pois a inervação é ascendente. Aguarde 5 minutos.
- Solução tumescente:
    - 1 ampola de hialosima com 20.000 UI.
    - 1,5 mL de adrenalina 1/1.000 (solução final terá adrenalina 1/200.000).
    - 300 mL de soro fisiológico.
    - Após o efeito anestésico, devemos infiltrar a área doadora propriamente dita e aguardar mais 5 minutos antes de iniciar a exérese.

Anestesia individualizada: mepivacaína + ropivacaína*

O conceito aqui é utilizar o mínimo de adrenalina e anestésico, por esse motivo eles são utilizados separadamente, de acordo com a necessidade e não na forma de "combo", quando eventualmente infiltramos algum deles desnecessariamente.

---

*A ropivacaína é um anestésico local recente do grupo das amino-amidas. Apresenta como principal vantagem a sua menor cardiotoxicidade em relação à bupivacaína. Algumas características da ropivacaína são: início rápido, duração longa, sem conservantes (uso único), apresenta um efeito vasoconstritor intrínseco, dispensando epinefrina e apresenta um efeito analgésico posterior por até 6 horas.

- **Pré-anestesia local:** um anestésico diluído, com menos ação, porém, menos doloroso, que prepara o local para receber a anestesia local de fato efetiva – infiltração com 4-6 mL de anestésico sem epinefrina e diluído [Mepivacaína 3% (Scandicaine®) diluído a 1% (2:1)], 1 cm abaixo da área doadora, em seringas rosqueadas de 3 mL e com agulha 30,5 G. A infiltração é superficial, subdérmica e lenta. Massageamos o local para uma melhor difusão anestésica e aguardamos 2 minutos.
- **Anestesia local:** infiltração no mesmo local anterior, mas usando agora ropivacaína 0,75% (Naropin®), infiltrando 4 mL, 1 cm abaixo da borda inferior da área doadora. Complementamos com 2 mL, 1 cm acima da borda superior. Massageamos e aguardamos 3-5 minutos.
- **Solução tumescente:** utilizamos nas bordas de toda área doadora para uma melhor hemostasia. Utilizamos 6-8 mL de epinefrina 1/50.000, superficialmente (intradérmica). Como diluente da epinefrina utilizamos Ringer lactato [1 ampola de epinefrina 1/1.000 em 50 mL de Ringer lactato] e seringas de 3 mL e agulhas 30,5 G. Aguardamos 5-7 minutos.
- **Solução isotônica:** para uma maior ereção dos cabelos na área doadora e facilitar ao máximo a exérese e a hemostasia. Infiltramos toda área doadora com Ringer lactato ou solução salina (SF 0,9%) bem superficialmente. Utilizamos de 6 a 8 seringas de 3 mL rosqueadas, mas com apenas 2 mL em cada e agulhas 30,5 G curtas (de mesoterapia). Imediatamente após, realizamos a exérese (Figura 52.4.2.29).

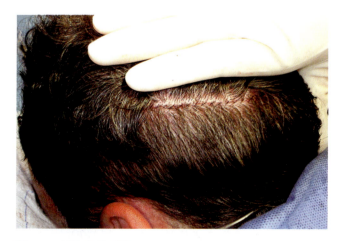

Figura 52.4.2.29 – *Imediatamente após a sutura.*

Exérese da área doadora

No passado os enxertos eram retirados da área doadora com *punch* de biópsia e cicatrizava por segunda intenção. Este processo espoliava muito a área doadora e foi abandonado. Hoje, utilizamos apenas a lâmina de bisturi, podendo ser a normal, #15, ou uma maior, #10, preferida para o couro cabeludo.

A exérese pode ser feita com um bisturi simples, ou modelos com lâmina dupla ou múltipla. Depois de obter grande popularidade, o bisturi com lâminas múltiplas foi relegado a segundo plano, pois aumenta a chance de termos transecção das unidades foliculares: quando a lâmina corta uma delas ao meio, danificando-as. Tanto o bisturi duplo como o simples são igualmente utilizados. Segundo A. Sandoval, devemos apenas "riscar" superficialmente o couro cabeludo com a lâmina, com 2 mm de profundidade e paralelamente aos fios de cabelo, para então divulsionar a borda cirúrgica utilizando uma pinça Kelly de ponta fina até chegarmos ao subcutâneo. Assim, minimizamos a transecção e preservamos intactas as unidades foliculares, tanto as que serão retiradas, como as que permanecerão. Outro grande avanço na retirada doadora é utilizarmos a escala de Mayer: marcamos dois pontos distando 5 cm entre eles, em diferentes locais na área doadora. De acordo com a elasticidade, medida pela capacidade de aproximá-los, é possível estimar a largura máxima recomendável a ser retirada da área doadora. Com essa técnica poderemos, em alguns casos, retirar até mesmo larguras de 2,5 cm, gerando mais de 4.000 unidades foliculares. A massagem, realizada previamente na área doadora pelo paciente por pelo menos 30 dias, também contribui para aumentar essa elasticidade.

Em geral, um descolamento das bordas não é necessário e nem recomendável, pois desvasculariza as bordas cirúrgicas. A largura e comprimento são determinados de acordo com o número de enxertos desejado, mas é sempre melhor um comprimento maior a uma largura maior. Iniciamos com largura de 1 cm. Se mesmo assim, com o maior comprimento possível (algo como 24-32 cm) o número de unidades foliculares for insuficiente, aumentaremos a largura. Quanto maior for a largura, maior o risco de alargamento. Existe um consenso que geralmente até 1,2 cm costuma ser seguro, especialmente numa primeira sessão. Com uma correta avaliação e experiência pode-se retirar até 1,5 mm sem maiores dificuldades. Para retiradas mais largas deve-se obrigatoriamente avaliar a elasticidade da área doadora com um método objetivo, como escala de Mayer.

Após retirarmos a tira doadora, logo abaixo das "raízes" foliculares, faremos a hemostasia e uma massagem local, para retirar um eventual acúmulo de soro previamente infiltrado. A hemostasia deve ser puntiforme, com pinça delicada e pinçando menos tecido possível, evitando assim, maior morbidade ("fritando tecido") e dor no pós-operatório.

Para retiradas maiores, a sutura em dois planos é altamente recomendável, evitando espaço morto e tensão superficial.

Devemos considerar

◆ A lâmina do bisturi deve correr absolutamente paralela aos fios de cabelo para assim minimizar a transecção de folículos. Segundo I. P. Rosa, um bisturi simples permite que os folículos desviem da lâmina. Os cabelos devem ser deixados com 3-4 mm de comprimento para servir como guia durante a exérese. Utilizamos a solução isotônica para deixá-los o mais eretos possível.

◆ Devemos olhar os cabelos tangencialmente para melhor perceber o correto ângulo. A iluminação também deve estar adequada.

◆ A cada 2 cm de secção devemos conferir a área doadora já cortada, para verificar se está ocorrendo transecção (cabelos cortados diagonalmente).

◆ O ângulo dos cabelos tende a ser mais agudo nos cantos, acima das orelhas.

◆ Devemos tomar cuidado em limitar a profundidade ao subcutâneo, logo abaixo dos folículos, afim de minimizar lesões vasculares e nervosas (aa. occipitais).

◆ Os cantos da exérese em fuso devem ser em forma de sorriso e afinando ao longo de 3 cm.

◆ Para retirar a fita, tanto pode ser utilizada uma tesoura serrilhada de supercorte, como um bisturi comum. Mas sempre respeitando as estruturas profundas.

◆ A hemostasia do subcutâneo deve ser feita com pinças hemostáticas (mosquito curvo de ponta fina) seguido da cauterização. Os vasos mais calibrosos podem ser "ligados".

◆ Devemos evitar um excessivo dano térmico, especialmente em terminações nervosas, por causar um maior desconforto no pós-operatório.

◆ A hemostasia nos vasos dérmicos, sempre que possível, deve ser evitada: evitamos dano térmico nos folículos da borda cirúrgica remanescente, o que poderia ocasionar pontos de alopecias cicatriciais, e pelo fato de não ser necessário, pois a sutura coíbe este sangramento.

Sutura da área doadora

Antes da sutura devemos revisar a hemostasia. Os pequenos vasos "da parede" colabam facilmente após a sutura. Uma limpeza da ferida cirúrgica também pode ser feita. Utilizamos para tanto, um *spray* borrifador, do tipo utilizado pelos cabeleireiros, esterilizado pelo óxido de etileno e contendo uma solução salina estéril. Após a limpeza, buscamos pequenos fragmentos de cabelo remanescentes da exérese e que podem vir a constituir "corpos estranhos".

A sutura pode ser simples ou contínua, com ou sem aproximação subcuticular. Um dos autores – I. P. Rosa – utiliza sutura simples com pontos totais de mononáilon-00, sem muita tensão.

Hoje, está consagrada a sutura contínua (em espiral) "tipo blefaroplastia" com mononáilon 5-0. Os pontos devem ser superficiais e próximos, em "pequenas mordidas", evitando a profundidade que poderia isquemiar as unidades foliculares remanescentes, pois traumatizá-las poderia resultar numa cicatriz inestética, com falhas. Esta sutura contínua deve atingir apenas a profundidade do terço superficial dos folículos das bordas, evitando assim possível trauma ou compressão, com consequente comprometimento dos folículos remanescentes. Por fim, a sutura não deve estar tensa, evitando isquemiar as bordas (Figura 52.4.2.29). Deve sempre que possível estar levemente frouxa, permitindo que o edema das bordas da ferida no pós-operatório tenha espaço para expandir sem sofrer isquemia. Aquele aspecto eritematoso que lembra uma infecção local é geralmente sinal de sofrimento vascular, retardando a cicatrização e propiciando infecção local.

Os pontos devem ser retirados geralmente com 10-12 dias, podendo ficar até duas semanas (Figura 52.4.2.30). Durante este período o paciente deve evitar esportes competitivos, musculação, natação e banho de mar.

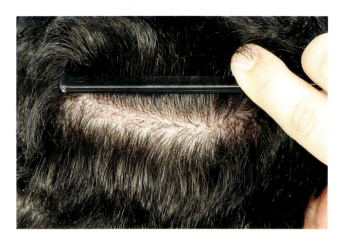

Figura 52.4.2.30 – *Sutura após 12 dias, antes de ser retirada.*

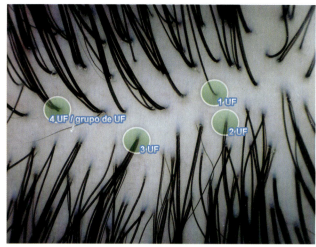

Figura 52.4.2.31 – *Unidades foliculares no couro cabeludo.*

Preparo dos enxertos

Unidades foliculares

No couro cabeludo, os folículos pilosos ocorrem naturalmente em grupos (Figura 52.4.2.31). Cada grupo desses pode conter de 1 a 4 fios de cabelo, envoltos por uma fina cápsula e contendo uma glândula sebácea anexa. Esta unidade recebe o nome de "unidade folicular". As unidades foliculares ficam em geral 1 mm distantes entre si. A densidade varia entre 70 e 100 unidades foliculares por cm². Geralmente 50-60% das unidades foliculares são de 2 fios, 30-35% de 3 fios e 10-15% de 1 fio. A média é 2,1-2,3 fios por unidade folicular.

Tipos de enxertos

Os enxertos utilizados no transplante capilar podem ser basicamente de dois tipos: cortados por tamanho ou dissecando microscopicamente as unidades foliculares (UF).

Enxertos cortados por tamanho ou multifoliculares (Figura 52.4.2.32)

Não levam em consideração o número de UF por enxerto, nem sua arquitetura, mas sim o seu tamanho, que deve corresponder em tamanho e forma ao orifício aberto na área receptora. Costumam sofrer algum grau de retração durante o processo de cicatrização e, portanto, podem ficar com um aspecto "comprimido", como se muitos fios saíssem do mesmo local, o que não seria natural. Para evitar esse aspecto, devem se ajustar perfeitamente no orifício receptor, e ficar um pouco "para fora", evitando de-

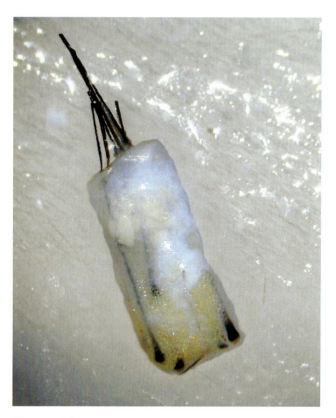

Figura 52.4.2.32 – *Enxerto com duas unidades foliculares (grupo folicular).*

pressão posterior. Como sabemos, enxertos maiores e mais espessos podem sofrem mais no processo de integração, assim os enxertos menores tendem a cicatrizar e a se integrar melhor. Classicamente, os enxertos eram obtidos com *punch* 5 mm, contendo até 12 UF/25 fios de cabelo cada (*standard graft*).

Surgiram então os minienxertos, obtidos geralmente com um *punch* de 2 mm ou cortando-se uma "tirinha" de couro cabeludo, contendo de 4-6 UF/ 8-12 fios em cada um dos enxertos (*minigraft*). Esse enxerto linear seria colocado numa incisão também linear (*slit*) feita com lâminas de diversos tamanhos (#15, #11, beaver, sempre maiores que 1,5 mm). Tanto o enxerto *standard* como o *mini* são formados por diversas unidades foliculares. Nos anos 80, surgiu o acabamento de microenxerto (*micrograft*), contendo uma ou duas unidades foliculares. Embora tenha sido um marco na melhora estética do transplante capilar, esse tipo de acabamento hoje é insuficiente. A diferença é que mesmo contendo apenas uma única UF, elas não são microscopicamente dissecadas, portanto são enxertos maiores e mais grosseiros. Também não existe uma classificação do número de fios por UF, ficando assim impossível uma correta distribuição das UF de acordo com a região adequada (UF de 1 fio na zona anterior, UF de 3 fios na região frontal central). No Brasil, ainda é frequente a associação entre mini e microenxertos, conhecido como "transplante fio a fio". Este nome, que acabou ficando "consagrado", ajudou a criar uma grande confusão técnica, uma vez que o transplante não é feito literalmente fio a fio, e sim com enxertos com maior quantidade de fios e várias unidades foliculares. Nem mesmo no caso do transplante folicular caberia esse termo, pois as UF podem conter de 1 a 4 fios de cabelo cada, e o que confere naturalidade à essa técnica é a correta distribuição das UF, seguindo o padrão natural do cabelo. Pois dividir as UF em fios individuais resultaria num cabelo sem volume e transparente.

Unidades foliculares

O conceito de "transplante folicular" surgiu nos anos 1990, e utiliza apenas unidades foliculares classificadas e distribuídas de acordo com o número de fios. Os enxertos devem ser produzidos utilizando o *backlight* e microscópios de visão binocular estereoscópica, pois ao permitirem uma visão tridimensional, os enxertos podem ser "rolados" para que os excessos de pele sejam retirados de toda sua volta, sem lesar as estruturas foliculares. De nada adianta criar enxertos foliculares "gigantes" que deverão ser colocados em orifícios excessivamente maiores e, portanto, com maior distância entre eles, produzindo assim uma menor densidade. A beleza das unidades foliculares é justamente criar os menores orifícios possíveis (0,6-0,85 mm) em alta densidade (35-50 por cm^2), para recriarmos um aspecto natural numa única sessão.

Técnica

O transplante pode ser feito pelo cirurgião que faz praticamente tudo ou por uma equipe que prepara e coloca os enxertos. Estes que preparam e colocam não precisam, necessariamente, serem médicos, mas sim, pessoas de boa visão e paciência. São geralmente instrumentadoras ou técnicas de enfermagem. Não importa qual a opção, o importante é produzir enxertos com folículos íntegros e do tamanho compatível com o espaço que será aberto na região receptora. Qualquer que seja o método, a tira obtida da área doadora (Figura 52.4.2.33) deve ser colocada em uma placa de Petri contendo soro fisiológico a uma temperatura de 4 °C. Segundo estudos, a baixa temperatura manteria a viabilidade dos enxertos por mais tempo.

O preparo dos enxertos dependerá da técnica. No caso dos minienxertos a serem colocados em orifícios feitos com *punch*, ou seja, redondos, faremos "fatias" da tira removida da área doadora de acordo com seu diâmetro: se for 2 mm, então fatias de 2 mm, que depois serão novamente cortadas, formando quadrados de 2 mm de lado. É sempre bom testar o enxerto produzido para ver se está adequado. Lembrar que essas fatias devem ser rigorosamente paralelas aos fios de cabelo, evitando transecção. No caso de minienxertos lineares, cortaremos fatias contendo uma unidade folicular de espessura. Posteriormente, serão cortadas em enxertos menores de acordo com o tamanho da incisão.

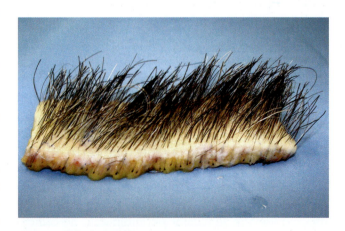

Figura 52.4.2.33 – *Tira retirada da área doadora.*

Assim, o enxerto resultante conterá de 2 a 5 UFs. Devemos retirar o excesso de subcutâneo que sempre vem junto com os enxertos. É importante deixar um pouco de gordura abaixo dos folículos, mais ou menos 1 a 2 mm. Emagrecidas as tirinhas, vamos separar os enxertos cortando-os de forma paralela aos folículos, procurando não lesá-los.

No caso de prepararmos enxertos de unidades foliculares, procederemos de forma parecida, porém utilizando microscópios estéreos de 10-20× aumento e *backlight*. Esta fatia inicial é chamada de *sliver*, e contém apenas uma UF de espessura (Figuras 52.4.2.34 e 52.4.2.35). Depois, este *sliver* é colocado novamente sobre o *backlight* e por transiluminação, poderemos ver as estruturas foliculares (Figura 52.4.2.36). Separamos as UF individualmente, retirando o máximo de epiderme, deixando praticamente apenas o fio de cabelo. O excesso de derme também deve ser retirado, assim com o excesso de gordura. O enxerto final fica com um aspecto de gota, o que favorece sua retenção na área doadora. Ele então será classificado de acordo com o número de fios (Figura 52.4.2.37). Muita atenção quanto aos de um único fio para não misturar com os de dois

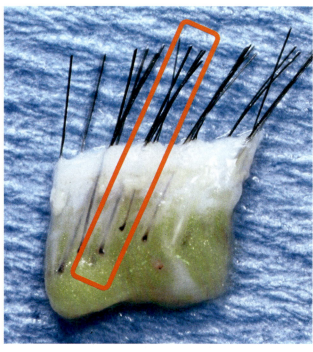

Figura 52.4.2.36 – *Enxertos foliculares por transiluminação.*

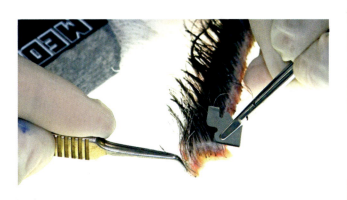

Figura 52.4.2.34 – *Preparo do* sliver.

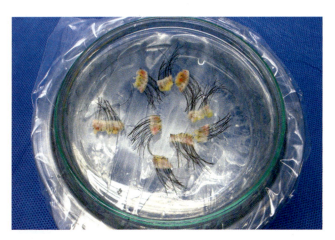

Figura 52.4.2.35 – *Slivers mantidos a 4 °C no Ringer lactato.*

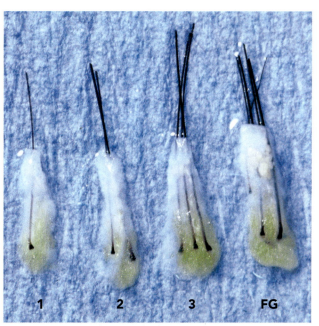

Figura 52.4.2.37 – *Enxertos foliculares com 1, 2, 3 e 4 fios.*

fios, que podem ficar um tanto grosseiro na linha anterior do cabelo. Mantenha os enxertos totalmente submersos, pois o ressecamento deles pode causar danos irreversíveis em poucos minutos. Podemos manter várias placas de Petri resfriadas a 4 °C, sobre suportes próprios com gelo. Em cada uma delas colocaremos um tipo de enxerto folicular: contendo 1, 2, 3 ou 4 fios de cabelo (Figura 52.4.2.38). Assim, fica mais fácil distribuí-los por áreas. Costumamos agrupá-los de 20 em 20 enxertos foliculares (Figura 52.4.2.39). Desta forma, não apenas fica mais fácil de estimar o total e, portanto, planejar sua distribuição, como ainda é um número razoável para colocar sobre o dedo para colocá-los. Ainda podemos controlar o número dos grupos de 20 que colocamos por hora, tentando assim diminuir o tempo.

Área receptora: desenho, anestesia e abertura dos orifícios

É aqui que o transplante deixa de ser apenas uma cirurgia e se torna também uma "escultura". Diversos detalhes influenciarão na harmonia, naturalidade e qualidade do resultado. Atualmente, um bom transplante deve ser imperceptível aos olhos leigos e, às vezes, excelentes resultados surpreendem até os olhos mais treinados. A partir dos congressos internacionais da International Society of Hair Restauration Surgery de 1998, com a popular sessão "Médicos e seus Pacientes" com demonstrações "ao vivo" de pacientes já operados por renomados médicos, até mesmo os mais céticos puderam convencer-se da qualidade dos resultados da técnica folicular. A melhoria técnica traz avanços e novos desafios, pois agora existe uma possibilidade real de mimetizarmos um cabelo natural com arte, técnica e muita dedicação.

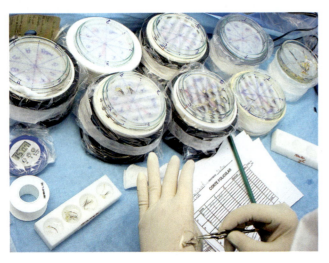

Figura 52.4.2.38 – Contagem e organização dos enxertos foliculares.

Desenho

Ao fazer o desenho da área receptora devemos ter em mente: a extensão da calvície, as proporções faciais, a irregularidade da linha anterior, os recessos temporais (normais num homem adulto), a linha e o "pico" da região temporal, a variação da densidade de acordo a região e, por fim, a harmonia facial.

Extensão da calvície

A área doadora é inversamente proporcional a área receptora: assim, quanto mais necessitamos de cabelo, menos teremos para doar. Sendo assim, quanto mais extensa for a calvície, mais conservador devemos ser ao desenhar a área receptora, mantendo a linha anterior mais alta e com "entradas" maiores. Também devemos "economizar" os enxertos, privilegiando áreas de maior impacto visual, como o topete e a região da linha anterior. Muito cuidado para não estender muito o desenho e depois ficar com uma densidade baixa, criando um aspecto muito transparente, que fica artificial. Geralmente no vértex não colocamos os enxertos

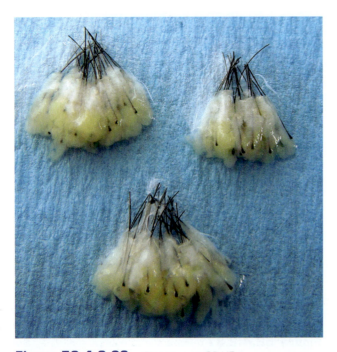

Figura 52.4.2.39 – Grupos com 20 UFs.

tão densamente quanto na fronte: pela menor vascularização e por este ser um padrão naturalmente encontrado (cabelo "ralo" na coroa) podemos "economizar". Mesmo porque o vértex costuma ser maior que a região frontal e se realmente quisermos deixá-lo denso, provavelmente faltará cabelo para a região frontal. Digo isso não numa única sessão, mas num panorama final. Muitas vezes, deixar um indivíduo que era extremamente calvo (classe V-VII de Norwood) parecendo "pouco calvo", com uma calvície inicial (classe II-III-IIIv de Norwood) é um extraordinário resultado. Obviamente que o paciente gostaria de ter tanto cabelo quanto tinha aos 14 anos, mas devemos explicar que isso não é apenas inexequível, como também não é recomendável. Pior seria iniciar um planejamento ousado de restauração capilar, prevendo uma cobertura total e depois ser surpreendido com o esgotamento da área doadora, deixando assim um trabalho inacabado, o que poderia ser frustrante, se não desastroso. O mesmo vale para pacientes muito jovens, antes dos 25 anos e pessoas com histórico de calvície classe V a VII de Norwood na família. Regra básica: na dúvida, seja mais conservador.

Proporções faciais clássicas

Leonardo da Vinci, ao pintar, dividia a face nos "terços clássicos": do mento ao espaço subnasal (espinha nasal); deste à glabela; e desta à linha anterior do cabelo, tendo todos os "terços" medidas iguais. Só que isso vale apenas para o homem jovem, sendo que o homem maduro, depois dos 40 anos, tem naturalmente um recuo da linha anterior em 1-2 cm, mesmo não sendo calvo. Assim, considerando que o cabelo "transplantado" não mais sofrerá esta ação hormonal, deveremos desde já considerar este recuo, pois num homem de 30 anos os "terços iguais" podem parecer naturais, mas aos 50 certamente parecerão "estranhos" (fronte pequena). Regra básica: O terço superior deve ser um dedo maior que os outros (linha anterior 1,5 cm acima). O formato também é importante, devendo ser harmônico em relação à face.

Sinal da ruga

Pode ser interessante apenas como referência: quando o paciente eleva as sobrancelhas, franzindo a fronte, verificamos o desenho do cabelo "original", antes da calvície surgir.

Linha anterior do cabelo

É a linha que separa a pele da fronte, da área com cabelo. Deve ser naturalmente irregular, assim como o cabelo natural. Existe um gradiente de densidade, sendo menos denso nos recessos temporais e mais denso na porção do "topete" (núcleo frontal). O desenho também não deve ficar tão "certinho" a ponto de parecer que foi feito com um compasso. Muitos homens apresentam naturalmente um "biquinho" na porção mediana, na frente do "topete". Dependendo do caso, ele pode ser restaurado, mas cuidado para não ficar muito baixo ou exagerado. Na linha anterior, geralmente um padrão irregular, com triângulos de diferentes tamanhos e formas fica bastante natural. Para o desenho utilizamos uma pena própria para desenhar com tinta solúvel (nanquim), porém embebida em violeta de genciana.

Recessos temporais

Popularmente conhecido como "entradas", os recessos são uma característica natural do cabelo masculino e não devem ser eliminados. É comum os pacientes desejarem eliminá-lo, mas devemos "resistir". É que eles têm a lembrança de quando eram garotos e o cabelo ainda não havia sofrido a ação hormonal, mas se esquecem que praticamente todo homem adulto apresenta recessos mais pronunciados, mesmo não apresentando grandes indícios de calvície. São na verdade características sexuais secundárias masculinas. Por outro lado, quando vemos alguma figura pública já na faixa dos cinquenta e com um desenho da linha anterior do cabelo "reto", sem entradas, temos uma sensação de "estranheza" em relação a este cabelo. Regra básica: recessos são fundamentais. Podemos deixá-los mais suaves, em calvícies menores de homens maduros, ou maiores em pacientes jovens ou com calvície extensa. O limite da profundidade dos recessos temporais é o ponto "J", o fundo da entrada. Para determiná-lo existe uma regra prática: é o encontro da linha vertical que passa pelo canto externo dos olhos (paciente de frente), com a linha vertical que passa imediatamente pré-auricular (paciente de lado). Note que estas linhas seguem a curvatura da cabeça e desenhá-las facilita sua visualização.

Região temporal

Com a progressão da calvície, a região temporal tende a recuar. Geralmente tende a ir "deitando", o que confere um aspecto envelhecido a pessoa. Ao restaurá-la não só limitamos lateralmente os recessos, como rejuvenescemos o paciente drasticamente, pois a região temporal confere um aspecto masculino e jovem. É um erro comum achar que é possível diminuir as "entradas" apenas abaixando ou arredondando a linha anterior. Ao restaurarmos a região temporal damos naturalidade ao transplante, fazendo com que o cabelo frontal e temporal seja o mesmo, com a mesma textura e calibre. Mas não é para iniciantes, pois os ângulos devem ser extremamente agudos e devemos seguir rigorosamente a direção dos fios. Apenas para cirurgiões experientes.

Zonas de densidade

Este é outro importante conceito. Mesmo em homens não calvos existe um gradiente de densidade, sendo maior na frente (topete) e menos denso nos recessos temporais e vértex. Se levarmos em conta que provavelmente não conseguimos restaurar 100% da calvície, os gradientes ficam ainda mais importantes. Neste caso, o objetivo é criar um estado intermediário de calvície, deixando a pessoa "pouco calva" ou com aspecto de "calvície inicial". Assim, o que buscamos é uma calvície classe II ou III de Norwood. Desta forma é possível "economizar" folículos, conseguindo assim uma maior cobertura. A marcação é muito importante, e varia de acordo com cada técnica: devemos definir onde ficam os microenxertos e os enxertos para *punch* ou fenda, na técnica mini-micro, conhecido no Brasil como "fio a fio". No caso da técnica com enxertos exclusivamente foliculares, denominada "transplante folicular" (*folicular unit hair transplant*), podemos delimitar as regiões de acordo com o número de fios por enxerto folicular: os enxertos foliculares contendo apenas um fio de cabelo devem ser colocados em toda linha anterior das regiões frontal e temporal (geralmente em número de 500, mas nunca menos que 300 enxertos foliculares). Depois desses, utilizamos enxertos foliculares contendo dois fios logo atrás aos de um único fio. Devem ser colocados mais densamente, afim de eliminarmos a transparência. Por fim, os enxertos foliculares contendo três fios devem ser colocados no topete, pois é um local que requer bastante volume. De resto, colocaremos os enxertos remanescentes de acordo com a disponibilidade (Figura 52.4.2.40).

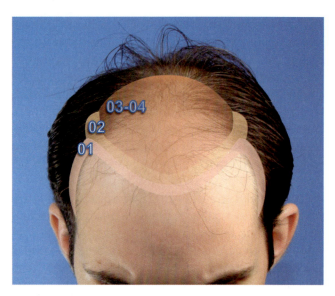

Figura 52.4.2.40 – *Padrão de distribuição das unidades foliculares.*

Harmonia

Depois de pensar em tudo isto, o resto fica pela nossa intuição, pelo nosso senso estético. São essas nuances que nos levam a fazer a linha anterior um pouco mais alta ou baixa, mais arredondada ou pontiaguda, entradas mais angulosas ou mais arredondadas. Enfim, reflete a arte e o estilo de cada cirurgião.

Anestesia da área receptora

A anestesia pode ser por bloqueio ou em anel. A escolha é pessoal. Um dos autores – I. P. Rosa – prefere o bloqueio anestésico "por ser mais rápido, duradouro e anestesiar também a gálea, profundamente" (Figuras 52.4.2.41 e 52.4.2.42).

- **Bloqueio anestésico:** esta técnica requer um maior conhecimento anatômico da face, sabendo o local de cada nervo: supraorbital, supratroclear, zigomaticotemporal e auriculotemporal. Pode ser feito utilizando-se tubetes, geralmente lidocaína 2% com epinefrina 1/200.000. Demora pelo menos 5 minutos para um efeito pleno, sendo que só após este intervalo é que devemos eventualmente "reforçar" o bloqueio anestésico. O efeito dura de 2 a 3 horas, de acordo com a técnica e o metabolismo de cada paciente. Como os feixes são vasculonervosos, um eventual trauma vascular, com consequente equimose pode ocorrer.
- **Anel anestésico:** é preferida pelo outro autor – A.Tykocinski. Segue mais ou menos o esquema para a área doadora.

Transplante de Cabelos

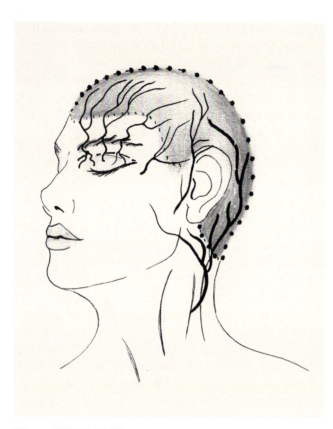

Figura 52.4.2.41 – Vasos da face.

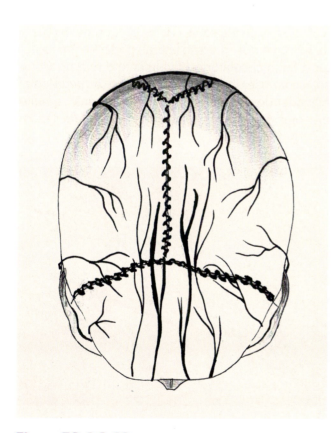

Figura 52.4.2.42 – Vasos da face.

Pré-anestesia local

Um anestésico diluído, com menos ação, porém menos doloroso, que prepara o local para receber a anestesia local de fato efetiva – infiltração com 4-6 mL de anestésico sem epinefrina e diluído [mepivacaína 3% (Scandicaine®) diluído a 1% (2:1)], no formato de anel e 2-4 cm abaixo do desenho da linha anterior. Utilizamos seringas rosqueadas de 3 mL (menor força) e com agulha 30,5 G (menos doloroso). A infiltração é feita lentamente no plano subdérmico, do tipo "caminho de rato" (introduz-se a agulha na área já anestesiada). Massageamos o local para uma melhor difusão anestésica e aguardamos por 2 minutos.

Anestesia local

Infiltração logo acima da infiltração anterior, superficial (subdérmica), mas usando ropivacaína 0,75% (Naropin®), 4 mL. Costuma ser minimamente desconfortável. Massageamos e aguardamos por 3 a 5 minutos.

Solução tumescente

Utilizamos em toda área receptora, mas em especial na periferia desta, sendo que no centro, apenas alguns pontos espaçados são suficientes. Utilizamos de 4 a 6 mL de solução com epinefrina diluída 1/100.000, bem superficialmente (intradérmico). Como diluente para a epinefrina utilizamos Ringer lactato [1 ampola de epinefrina 1/1.000 em 100 mL de Ringer lactato] para uma difusão mais lenta e seringas de 3 mL com agulhas 30,5 G curtas (tipo "mesoterapia"). Aguardamos por 5-7 minutos.

- É recomendável que seja feito em etapas, de acordo com a área em que se está trabalhando.
- Pode-se repetir 2 a 3 mL a cada hora.
- Cuidado com pacientes que possuem comprometimento da microcirculação, como diabéticos, tabagistas, etilistas moderados, hipertensos e idosos. Em situação ideal, monitorização do pulso e pressão arterial é recomendável a todos pacientes.
- Em pacientes com maior sangramento, podemos utilizar diluições 1/70.000 ou 1/50.000, mas devemos evitar que o local fique muito isquêmico, sem nenhum sangramento, pois pode comprometer a viabilidade dos enxertos.

Solução isotônica

Dois a 6 mL de Ringer lactato ou solução salina na derme profunda pode ser útil em pacientes com a pele muito "rasa", atrófica ou com muita tendência ao sangramento, pois aumenta a espessura da pele criando "mais espaço" para colocar os enxertos e aumentando a distância entre a "rede vascular superficial" (que fica logo acima da gálea) e a epiderme. Com isso, e também limitando a profundidade dos orifícios, conseguimos melhor controle da hemostasia, graças a menor dano vascular.

Super juice

Solução de epinefrina 1:50.000, que alguns autores utilizam em "pontos sangrantes" de pacientes jovens. Uso limitado a 1-2 mL, e apenas para pacientes jovens sem comprometimento cardiovascular.

Lembre-se que outros fatores, como o estresse do paciente, também podem influenciar. O uso de ansiolítico, música ambiente relaxante, falar baixo e também usar palavras de "reforço positivo", podem ajudar muito. Decúbito elevado (menor pressão hidrostática) e temperatura ambiente baixa, entre 21 e 22 °C (vasoconstrição) também ajudam (não esqueça de manter o paciente bem coberto e aquecido).

Abertura dos orifícios

Nesta etapa, a naturalidade ficará definida. Muitos pensam que uma boa linha anterior já é suficiente para um aspecto natural, mas não é tudo. O que é ser calvo? Talvez seja a percepção do couro cabeludo, essa transparência que incomoda os pacientes. Logo, para que nosso paciente deixe de ser calvo devemos criar uma densidade suficiente, um volume de cabelo que elimine essa transparência. Estamos falando de obtermos "densidade cosmética".

Densidade cosmética

O cabelo natural tem uma densidade de 60-100 UF/cm², mas geralmente fica próximo a 75 UF/cm². Isso não quer dizer que precisamos obter essa densidade. Geralmente, com pouco mais da metade da densidade original conseguimos criar esse aspecto não calvo. É como numa gangorra, de um lado a *calvície* e do outro um *cabelo cheio*. Tem um momento em que conseguimos inverter as posições. Esse momento é quando obtemos a densidade cos-

mética, geralmente 35-45 UF/cm² para cabelos normais ou grossos e 50-60 UF/cm² para cabelos finos. Quer dizer que, geralmente, devemos criar pelo menos 40 orifícios por cm², colocando uma unidade folicular contendo de 2 a 4 fios em cada um deles, desde que nosso objetivo seja alcançar esse resultado numa única sessão (Figura 52.4.2.43).

Densidade dos orifícios

Minienxertos

Devemos ter em mente que a pele é um tecido vivo e manter a sua vitalidade é fundamental. A sua vascularização pode ser comprometida pelo trauma excessivo, em especial utilizando grandes cortes ou *punch* maiores. Nesse caso, devemos respeitar uma distância mínima entre os orifícios, por exemplo, entre orifícios com *punch* de 5 mm, devemos respeitar ao menos 5 mm de intervalo; o mesmo vale para *punch* de 2 mm etc. No caso de incisões com lâmina #15 ou #11, devemos ter em mente a largura do enxerto que será colocado em um espaço "virtual", uma vez que não retiramos tecido, diferentemente do *punch*, em que produzimos um espaço real. Assim, quanto mais "largo" for o enxerto, maior deverá ser a distância entre os orifícios, caso contrário, a pressão exercida sobre o local e, consequentemente, nos enxertos (pressão lateral) poderá comprometer o fluxo circulatório (geralmente o retorno venoso) e com isso diminuir drasticamente a "pega" (viabilidade) dos enxertos. Proporcionalmente, quanto menores os enxertos, mais próximos podem ser co-

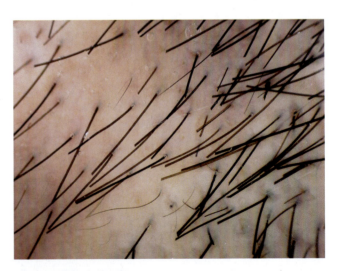

Figura 52.4.2.43 – *Densidade cosmética de 40 UF/cm², PO 12 dias.*

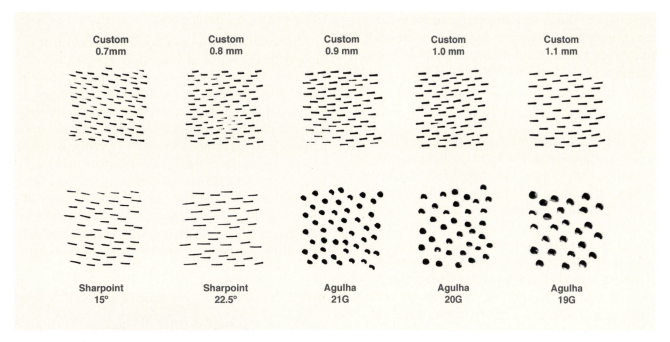

Figura 52.4.2.44 – *Número de incisões por cm² com diversos instrumentos.*

locados. De uma dada região a receber enxertos, a área central é a mais comprometida do ponto de vista circulatório, pois o acesso circulatório a esta região é feito pela periferia e depende da rede capilar superficial, enfrentando assim um maior número de "interrupções" (orifícios). A rede capilar superficial também é mais sensível a compressões.

Enxertos de unidades foliculares

Se considerarmos que devemos criar geralmente 40 orifícios por cm², quanto maior forem esses orifícios maior será o dano à microcirculação. Tendo como 35 mm o máximo recomendável de dano tecidual por cm², se usarmos incisões de 1 mm significa que poderemos fazer apenas 35 delas por cm². Mas usando incisões de 0,7-0,8 mm, poderemos criar entre 40 e 50 orifícios por cm² (Figuras 52.4.2.44 e 52.4.2.45). Logicamente, de nada ajuda criar incisões pequenas e querer colocar enxertos "gorduchos" no local. Eles devem estar bem lapidados e "esbeltos" evitando compressões indesejadas.

Profundidade dos orifícios

Existem dois sistemas básicos de nutrição circulatória, sendo uma rede capilar superficial, ao nível da derme, e outra rede circulatória profunda, ao nível do subcutâneo profundo, logo acima da gálea. A rede capilar superficial é alimentada por vasos perpendiculares a partir da rede profunda. Os vasos da rede profunda são mais calibrosos e deve-se evitar lesá-los para manter uma maior integridade tecidual, além de diminuir sensivelmente o sangramento intraoperatório. Este sangramento pode provocar a eliminação espontânea dos enxertos já colocados ("pipocar") e necessitar serem recolocados, tornando o transplante um processo lento e tedioso. Existem diversas ponteiras próprias para essas lâminas com limitadores ajustáveis de profundidade e também microlâminas já contendo limitadores (Mindi®). O controle também pode ser feito

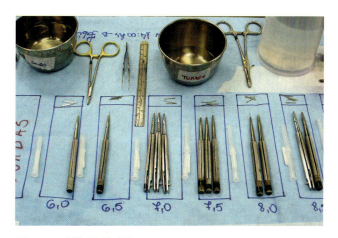

Figura 52.4.2.45 – *Lâminas customizadas de 0,6 a 0,85 mm.*

visualmente. O uso de soluções expansoras isotônicas aumentam a espessura da pele e assim ajudam a proteger a rede circulatória profunda de traumas causados pelas lâminas ou *punch*.

Direcionamento e angulação

O cabelo natural muda de direção e angulação ao longo da cabeça. Partindo do redemoinho em espiral localizado no vértex, dão início as diferentes direções do cabelo. Toda parte anterior da cabeça possui um direcionamento vértex-anterior e as laterais e região posterior, um direcionamento craniocaudal. A angulação também é variável, sendo ao redor de 45° no topo da cabeça e de 20° nas laterais (região temporal). Este direcionamento e angulação dos fios deve ser seguido no momento de abrir os orifícios, pois será com esta orientação que o cabelo crescerá (Figuras de 52.4.2.46 a 52.4.2.51).

Gradientes de densidade

Muitas vezes não será possível concluir nosso projeto capilar numa única sessão. Por isso, um correto planejamento se faz necessário desde o início. Uma estratégia corrente é colocar maior concentração de cabelo nas linhas anteriores e no topete (núcleo frontal). Na sessão subsequente, completamos a densidade. Devemos levar em conta que o cabelo natural apresenta variações de volume e densidade, sendo naturalmente menos denso nas entradas e na região temporal. Mesmo que o resultado seja um cabelo denso e natural quando visto em detalhe, o conjunto poderá parecer artificial, estranho ou fora do padrão, caso seja criado um padrão uniforme.

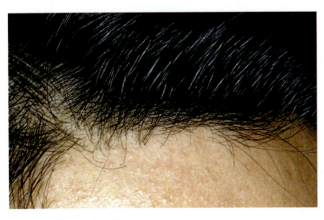

Figura 52.4.2.46 – *Direção e ângulo do cabelo natural.*

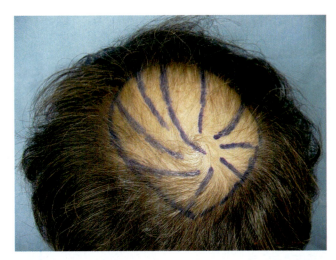

Figura 52.4.2.48 – *Marcação da direção dos fios em vértex.*

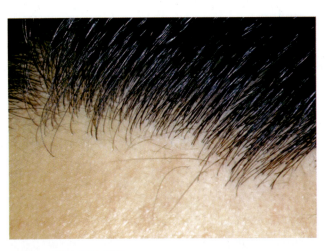

Figura 52.4.2.47 – *Direção e ângulo do cabelo natural.*

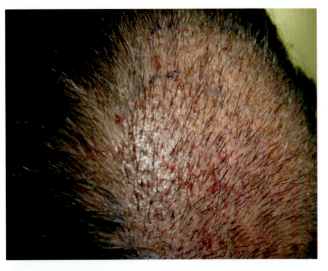

Figura 52.4.2.49 – *Enxertos imediatamente após serem implantados.*

Para evitar este aspecto, devemos dar mais ênfase ao "topete" e ao "topo" da cabeça, que são locais, naturalmente, de maior densidade e volume, tanto nas pessoas não calvas como nos diversos graus e tipos de calvície. Um conceito atual é deixar o indivíduo, como resultado final, minimamente calvo ou parecendo em estágio inicial de calvície (Norwood II). Afinal, ele já tinha toda uma personalidade e um *status* social de calvo e querer eliminar isso 100% pode parecer muito artificial. Todos os pontos devem ser conversados e explicados ao paciente. Mesmo pessoas consideradas "não calvas" na faixa dos 40-50 anos possuem "entradas" e cabelo mais "ralo" nos recessos temporais. Uma pessoa que recebeu um transplante muito denso na linha anterior aos 25 anos pode parecer natural nesta idade, mas o mesmo não pode ser dito quando estiver com 40 anos ou mais. Um bom padrão deve contemplar a linha anterior de forma mais densa na porção frontal e mais "suave" na região dos recessos temporais. Pois assim é, naturalmente.

Ergonomia

Uma correta ergonomia é extremamente importante. Este tema tem sido cuidado, há muito, por outros profissionais, como os dentistas, cujo trabalho delicado lida com estruturas diminutas e com grande proximidade ao paciente, assim como no transplante. São conceitos simples, mas muito úteis. Sem posições anatômicas e funcionais a equipe entraria rapidamente em exaustão.

- **Área doadora:** mesa cirúrgica com altura adequada para permitir acesso próximo à cabeça do paciente. Mesas muito largas, com cabeceiras volumosas ou com parafusos, roscas ou fixações salientes impedem um contato próximo fazendo com que tenhamos que nos curvar para frente fadigando o dorso e a cervical, perdendo a destreza manual.

- **Lupas:** devem permitir a correta "distância de trabalho", para não forçarmos a vista nem a cervical. O esforço repetido pode provocar estresse da musculatura orbital, com dores terríveis nos olhos, rendendo muitas sessões de ortóptica (sou testemunha) e herniações cervicais podendo levar a parestesia nos membros superiores, chegando a indicação cirúrgica. Prefira lupas com alta qualidade óptica e grande campo visual, assim não perdemos a visão global, importante para o correto direcionamento dos fios. Para enxertos maiores, 2× de aumento. Para unidades foliculares em orifícios maiores que 1,2 mm, 2,5 a 3×. Para unidades foliculares colocadas em orifícios menores que 1 mm usamos lupas Zeiss de 4,3×. Deve-se ter, ao menos, um par de lupas.

- **Iluminação:** deve ter foco duplo, ao menos 80.000 lux cada, que reproduza a cor da luz do dia e, deve ser, ainda, leve e de fácil manuseio. Prefira os modernos focos cirúrgicos parabólicos, leves e com luz azulada. O focos iluminados por LEDs são promissores e com menor custo. O foco sempre foi, e será, um investimento caro, todavia, com retorno garantido.

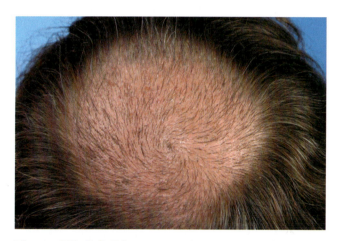

Figura 52.4.2.50 – *Cabelos implantados no PO 14 dias.*

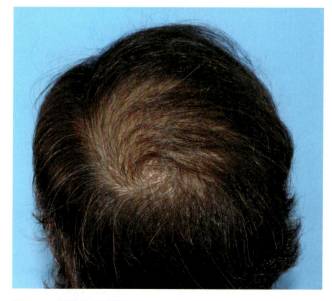

Figura 52.4.2.51 – *Resultado após 1 ano.*

- **Bancada para os assistentes** (corte dos enxertos): os assistentes devem trabalhar nos microscópios com os braços apoiados (evitando fadiga nos ombros) e a uma distância adequada dos microscópios (evitando fadiga cervical). Devem usar cadeiras com regulagem de altura, com rodízios e giratórias, além de regulagem do encosto (evita fadiga lombar). Por fim, devem estar com os pés apoiados, evitando compressão na artéria femoral, causando dormências e problemas de retorno venoso (risco de tromboembolismo). Portanto, a altura da bancada deve ser ajustada para permitir uma altura adequada das cadeiras de modo que os pés continuem apoiados no chão.
- **Posicionamento do paciente:** deve estar confortavelmente reclinado. Se estiver incomodado, com as costas doendo, aumentará o sangramento, "pipocando" os enxertos. Apoios para a região cervical e lombar do paciente funcionam (Figura 52.4.2.52).
- **Colocação dos enxertos:** este momento costuma ser o mais importante determinante do tempo total do procedimento. A cabeceira da mesa deve permitir uma grande aproximação e espaço para que as pernas fiquem abaixo da cabeceira, evitando flexão do tronco. A cabeceira deve ainda ser articulada permitindo flexão para acessar o vértex. O encosto deve ser móvel (de preferência eletrônico). Se a mesa cirúrgica permitir a posição de Trendelemburg (para evitar que o paciente escorregue) e com decúbito lateral (às vezes, ajuda quando o assistente quer chegar do outro lado), então será completo. A dupla de "colocadores" de enxertos deve estar sentada em um mocho de altura compatível à cabeça do paciente, mantendo os cotovelos do colocador e a cabeça do paciente num mesmo plano. Mochos com apoio frontal, do tipo utilizado pelos oftalmologistas, são ótimos. Com os cotovelos apoiados no apoio frontal, estabilizamos a mão e relaxamos a musculatura dorsal. Bem posicionados, podemos colocar enxertos ininterruptamente por 2 ou 3 horas. Menor pausa, menos tempo improdutivo (Figura 52.4.2.53).
- **Mesa de instrumentação:** grande e alta (90 cm), permitindo acesso sem curvar-se muito, mesmo sentado no banco.
- **Temperatura:** o ideal é que seja de 20 °C, pois fica confortável mesmo com aventais e sob a luz. Mais quente, transpiramos, embaçamos a lupa, ficamos lentos e irrequietos e, pior, o paciente sangra mais.
- **Umidade do ar:** o uso de um umidificador ultrassônico evita que o ar fique muito seco, desidratando os enxertos e também nossas córneas, causando coceiras, ardor e turvando a visão.
- **Instrumentos:** o instrumental deve estar próximo ao alcance da mão, para não sairmos da posição. Outro assistente pode ir agrupando e arrumando os enxertos à medida que vão sendo preparados. Assim, podemos colocá-los ininterruptamente.

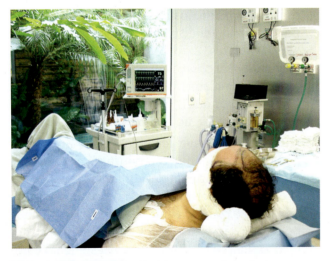

Figura 52.4.2.52 – *Posicionamento do paciente.*

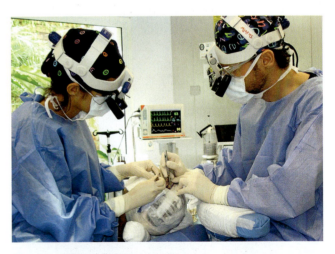

Figura 52.4.2.53 – *Posicionamento da dupla no mocho com apoio frontal na técnica* Stick & Place.

Colocação dos enxertos

Se até aqui tudo foi feito adequadamente, provavelmente um grande resultado já está assegurado. Tanto que em diversos centros de transplante de cabelo ao redor do mundo, e em especial nos EUA, são os assistentes, geralmente, não médicos, que colocam os enxertos. Mas, como tudo, a implantação dos enxertos também tem os seus segredos:

- **A equipe:** você não precisa necessariamente ser médico para colocar bem os enxertos, mas precisa ser habilidoso, cuidadoso e preciso; caso contrário, será muito demorado. A colocação requer um tipo específico de habilidade, incluindo boa visão, mão firme e aptidão espacial (a capacidade de processar imagens tridimensionais virtuais, pois o que ocorre "dentro" da pele deve ser imaginado). Como se trata de um trabalho repetitivo e que dependendo da técnica, pode variar de 800 a 4.000 enxertos, gastar 2 segundos a mais colocando cada enxerto pode não parecer muito, porém, se esses 2 segundos forem multiplicados por 4.000, serão 133 minutos a mais, ou seja, *mais de duas horas*! Nessa busca constante de melhorar alguns segundos, tudo é importante. Algo que normalmente você diria "tudo bem, eu me adapto", com a repetição excessiva, centenas de vezes, vai ficando cansativo e até irritante. Portanto, a equipe é fundamental: nada fazemos sem ela. Sua perícia e sincronismo são determinantes.

- **Conteúdo × continente:** a relação entre o tamanho do enxerto e o orifício (ou fenda) aberto deve ser *perfeita*. Enxertos maiores apresentam maior dificuldade de entrar, sofrendo traumas. Pode ser um pouco mais "retentivo", mas o risco de sofrer compressão lateral com consequente isquemia e menor perfusão também é maior. Já os enxertos menores deixam um "espaço morto" que coleta serosidade e também dificulta a troca tecidual, embora não tão lesivo quanto a compressão lateral. É interessante observar que a maior dificuldade é para vencer a resistência da derme da área receptora, uma vez que o subcutâneo oferece resistência mínima, portanto é desnecessário criar orifícios profundos. Por outro lado, enxertos com formato ligeiramente cônico, com a base levemente mais alargada que o topo tem como vantagem serem mais retentivos (como uma obturação, que é utilizada pelo dentista ou como uma bucha, que fixa o parafuso na parede).

- **Enxertos perfeitamente lapidados:** retirando o tecido excessivo dos enxertos (epiderme/derme/gordura) diminuímos a pressão lateral, tornando-os mais retentivos, com menor chance de saírem. Teremos enxertos menores, mais compactos. Podemos colocá-los em orifícios menores, portanto, mais próximos, criando assim uma maior densidade com melhor efeito cosmético final, com maior volume e menor transparência.

- **Manuseio:** os enxertos devem ser manuseados com delicadeza, preferivelmente pela epiderme/derme (superficialmente) ou logo acima do bulbo (profundamente). Devemos evitar a região da papila dérmica (profundamente) e o *bulge*, próximo ao músculo piloeretor (superficialmente), pois são as áreas que contém as células-tronco, com replicação celular ativa. As glândulas sebáceas devem permanecer intactas como importante estrutura da "unidade folicular" (Figura 52.4.2.54). Quanto menores os enxertos, mais suscetíveis são ao ressecamento e desidratação, o que pode comprometer irreversivelmente a sua viabilidade. Cada enxerto deve ficar no máximo três minutos fora da solução salina.

- **Colocação:** diversos tipos de pinças podem ser utilizados para este fim. É muito pessoal, mas as pinças do tipo "joalheiro" são as mais populares para os pequenos enxertos. Geralmente são curvas ou em 45°, com a ponta lisa, com pó de diamante ou com um minúsculo dente de rato. O importante é estar bem adaptado ao instrumento. O único jeito de achar a "sua melhor pinça" é

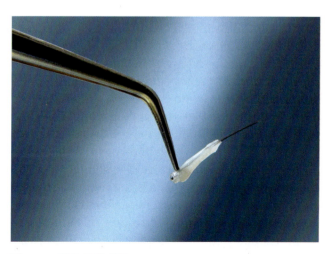

Figura 52.4.2.54 – *Enxertos perfeitamente lapidados, pegos em 45°.*

testando e colecionando várias! Ao colocarmos o enxerto, devemos ter em mente que a abertura já foi feita com determinada direção e angulação, as quais devemos seguir. É a abertura que determina o posicionamento do futuro cabelo. Não seguindo esta direção na hora de colocá-los, apenas deixaremos os enxertos mal posicionados, com maior tendência a sair espontaneamente ("pipocando") e maior compressão interna (por estar "dobrado"). Devemos imaginar um *túnel* a ser seguido pelo enxerto, procurando *não tocar em suas paredes*. O enxerto deve ser introduzido no máximo até o mesmo nível da pele receptora, preferivelmente 1-2 mm acima desta, ficando um pouco elevado. *Nunca deve ficar abaixo do nível da pele*, resultando numa cicatriz deprimida ou mesmo causando a formação de cistos de inclusão. A colocação pode ser feita individualmente ou com o auxílio de um assistente que, auxiliado por uma pinça, abre o orifício para que o outro coloque o enxerto. Enquanto o segundo pega outro enxerto, o primeiro, com sua pinça, termina de ajustar a posição do que foi colocado anteriormente (colocação em dois tempos). Uma técnica que é muito popular no Brasil é o *Stick & Place*. Esta técnica consiste, como o nome diz, em ir colocando os enxertos à medida que as aberturas vão sendo realizadas. Esta técnica não é adequada ao uso do *punch*, pois antes de colocar os enxertos devemos retirar a "rolha" de pele que permanece na maioria dos orifícios e caso não seja atentamente retirada, pode ocasionar a formação dos indesejáveis cistos. O *Stick & Place* pode ser inclusive utilizado no transplante folicular. Quando utilizamos esta técnica, a lâmina que o cirurgião usa para perfurar a pele receptora também é utilizada para auxiliar o "colocador": com um leve movimento traciona suavemente a pele em sua direção, permitindo uma sutil abertura da pele, fazendo com que o assistente-colocador visualize o "túnel" onde deve ser colocado o enxerto. Ao introduzi-lo, o colocador-assistente pode utilizar o lado da lâmina como uma "calçadeira", deslizando o enxerto e facilitando o encaixe da "base" deste, que costuma ser mais mole e volumosa. Após a base ser encaixada, o cirurgião retira sua lâmina de dentro do orifício, liberando espaço e permitindo que o colocador-assistente deslize o enxerto para dentro do orifício. Deve colocar o enxerto no máximo 2/3 dentro do orifício. Então, o próprio cirurgião, utilizando a ponta ou o lado de sua lâmina, acaba de posicionar o enxerto no nível desejado (1 mm acima da pele). Podemos dar uma primeira passada não tão densa, evitando que a manipulação excessiva inicie um pipocar dos enxertos que acabaram de ser colocados. Assim, vamos mudando de região. Posteriormente, voltamos para complementar a densidade desejada (Figuras 52.4.2.55 a 52.4.2.57).

♦ **Falhas frequentes:**
- Colocar 2 enxertos em uma mesma abertura.
- Deixar uma abertura sem enxerto.
- Colocar o enxerto invertido (de ponta-cabeça).
- Colocar o enxerto abaixo do nível da pele.
- Deixar a gordura do enxerto dobrada.

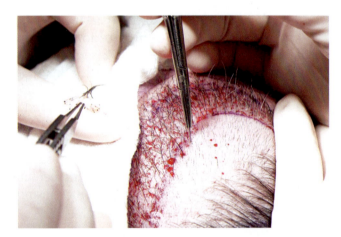

Figura 52.4.2.55 – Um faz o orifício enquanto o outro pega o enxerto.

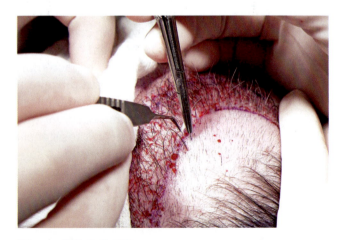

Figura 52.4.2.56 – Um abre o orifício de modo que o outro veja o "túnel".

- Deixar cabelo entrar junto.
- Colocar enxerto muito pequeno ou muito grande para o orifício.
- Deixar o enxerto ressecar na mão.
- Traumatizar o enxerto durante a colocação.

Curativo

Muitos se sentem mais seguros utilizando bandagens, outros simplesmente a dispensam, dependendo da técnica utilizada. No entanto, com ou sem bandagem alguns conceitos são importantes:

- **Os pacientes odeiam sangue:** alguns ficam muito impressionados e quando falam com os colegas da cirurgia, enfatizam muito o aspecto do curativo com "sangue" no pós-operatório ou mesmo durante a cirurgia. Para evitar este incômodo, recomendamos:
  - Limpeza do local utilizando um *spray* (do tipo de cabeleireiro) com solução salina estéril (SF 0,9%), tanto durante como logo após a cirurgia. Seque com uma compressa limpa. Repetir até eliminar todos os coágulos.
  - Se houver fibrina aderida aos cabelos, utilize um pente para retirá-la. Eventualmente, algum enxerto (que havia entrado junto com um fio de cabelo) pode ser removido ao penteamos, necessitando ser recolocado.
  - Repouso na primeira noite e primeiro dia pós-operatório.
  - Primeira lavagem do cabelo no consultório, no primeiro dia pós-operatório.

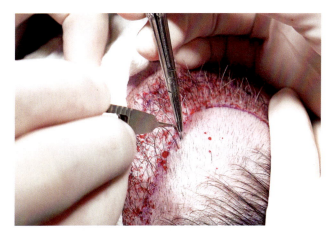

Figura 52.4.2.57 – *Encaixa-se a base e para, enquanto o outro retira a lâmina.*

- **Revisão cirúrgica:** uma importante causa dos enxertos saírem e com consequente sangramento, é quando estão mal ajustados. Às vezes, temos um fino fio de cabelo que entrou junto com o enxerto, outras vezes, a gordura do enxerto entra "dobrada" e acaba funcionando como uma "mola" que expulsa o enxerto. Uma criteriosa revisão logo no final da cirurgia pode prevenir isso.

Curativo no pós-operatório

Podendo ser aberto ou fechado:

- **Bandagem:** neste caso é utilizado um material cobrindo o local do transplante, e sobre ele uma bandagem, mantendo-o fixo. A bandagem deve ter uma maior compressão no sentido craniocaudal, pois uma excessiva compressão lateral pode ocasionar um "represamento venoso" com possível sangramento ou extrusão dos enxertos. Isto ocorre pois, como a pressão arterial é sempre maior que a venosa, o sangue chega mas não consegue retornar. Como curativo, devemos utilizar um material não aderente, do tipo Telfa® ou gaze vaselinada, evitando que o enxerto "grude" e que saia ao retirarmos o curativo no dia seguinte. Sobre o curativo usamos ataduras de crepe (10-15 cm) ou uma "rede de fixação" tipo Surgifix®. Cremes com antibióticos como gentamicina creme ou Fibrase® podem ser utilizados sobre a área receptora, antes do curativo.

- **Curativo aberto:** com as técnicas atuais, como no caso do transplante folicular com microlâminas menores que 1 mm, o curativo pode ser dispensado. Como grande vantagem temos o fato do desconforto ser mínimo para o paciente (comparado ao relato de pacientes que já experimentaram bandagens), além de ser mais discreto, o que em alguns casos é relevante. Caso haja sangramento, os pacientes são instruídos a comprimir o local com um chumaço de gaze continuamente por 5 minutos. Eventualmente, um ou outro pode sair, mas em 10 anos utilizando o curativo aberto – A. Tykocinski – as intercorrências foram mínimas, comparadas à técnica fechada. Outra vantagem é que não existem os incômodos enxertos aderidos na bandagem que acabam saindo no momento da limpeza (Figura 52.4.2.24B).

Pós-operatório

Em geral, os pacientes passam bem. Costumamos orientar analgésicos e repouso na primeira noite. Antes de deixar a clínica/hospital, fazem uma refeição leve. Se estiverem com dor no momento da refeição podem ter náuseas; nesses casos, a mesma deve ser evitada. Geralmente, o maior desconforto é na área doadora. Para isso, uma solução efetiva é infiltrar mais um pouco de anestésico de longa duração (3 mL de ropivacaína 0,75%) logo abaixo da sutura, assegurando uma analgesia duradoura e uma ótima noite de sono. Em geral, os reflexos vasovagais são pela dor, que deve ser evitada. Uma alimentação leve (uma sopa com massa) é recomendável. O paciente deve evitar abaixar a cabeça (como para amarrar os sapatos) e também alimentos sólidos, pois a mastigação movimenta o músculo masseter, que possui inserção temporal e pode por contiguidade movimentar a região temporal. A dieta deve ser calórica, repondo o jejum prolongado, evitando assim lipotimias por hipoglicemia. Analgésicos são prescritos mesmo na ausência de dor, evitando que o paciente acorde à noite com desconforto na região doadora e perca o sono. Inicialmente, receitamos analgésico menos potente tipo dipirona e associações. Se a dor persistir utilizamos uma associação de paracetamol com codeína. Se necessário, um anti-inflamatório pode ser ainda associado. Se houver dor mais intensa, esta será na região doadora e costuma cessar em até 12 horas. Se na manhã seguinte, no retorno para a lavagem do cabelo, ainda estiver com dor, um reforço anestésico abaixo da sutura com ropivacaína costuma ser altamente efetivo. Se o paciente reclamar de sensação de mal estar, sudorese e hipotensão quando já foi para sua casa, recomendamos deitar sem travesseiro e usar um ventilador. Se a queixa persistir o cirurgião deverá ir à casa do paciente, mesmo que seja para ouvir que já melhorou. É o que acontece em 99% das vezes. A partir do segundo e terceiro pós-operatórios, um edema frontal poderá surgir e descer até as pálpebras, por este motivo administramos corticosteroide de depósito (uma associação de ação rápida e lenta), via intramuscular, no dia do transplante e no dia seguinte. Sendo medicado ou não, o edema desaparece espontaneamente em mais ou menos 4 dias. Crostas surgirão em cada enxerto colocado e elas vão ficando cada vez mais altas à medida que o tempo passa. Caem em mais ou menos 7 a 20 dias. Quanto menores forem o enxerto e o orifício, com menos epiderme, menor será a crosta. Existem casos em que não se formam, principalmente, na técnica folicular coronal com incisões de 0,8 mm. Após os cabelos caírem, o local fica liso e eritematoso durante 30 a 60 dias. O novo cabelo começa a nascer em 2 a 5 meses, inicialmente fino, parecido com repilação da alopecia *areata*, para depois de algum tempo adquirir o calibre normal. Existem casos que podem demorar quase um ano. No entanto, uma demora excessiva para repilar pode indicar que houve dano vascular em excesso e pode comprometer a parte dos cabelos implantados. Se o cabelo da área doadora for branco nascerá branco. Eles mantêm as características do local de onde veio. Uma grande área na região receptora depois da cirurgia poderá ficar insensível. Ela é devida à lesão da inervação sensitiva do couro cabeludo mas, geralmente, volta ao normal em 6 meses. Prescrever complexo B pode acelerar a reparação (Figuras 52.4.2.58 a 52.4.2.60).

Resultados

Após o transplante o cabelo cresce por alguns dias, sendo que depois cai em até três semanas, geralmente quase tudo. Isto porque o trauma do transplante leva o cabelo a um eflúveo telógeno. Em alguns poucos casos eles crescem direto, desde o início. Embora muitos pacientes consigam visualizar o resultado aos 9 meses, outros levam até 18 meses (Figuras 52.4.2.61 a 52.4.2.72). Digo aos pacientes que o resultado final será com 15 meses. E mesmo que o cabelo cresça logo, sua textura levará algum tempo para voltar ao normal. Quanto mais crespo for, mais tempo levará, podendo chegar a dois anos. O paciente deve ser lembrado que a sua calvície provocou um afinamento no cabelo original, antes de evoluir para a calvície franca. Isso fez com que o cabelo parecesse mais liso. Ao restaurarmos o cabelo, este volta a ter o aspecto crespo original. Esta situação pode ser controlada com cosméticos e processos químicos de uso profissional, como a retexturização (relaxamento) dos cabelos.

Um novo transplante pode ser considerado após 12-18 meses, pois convém deixar a área doadora recuperar sua elasticidade.

Mas o que é um bom resultado? Quando pode ser considerado natural e completo? Indo até o fim nesta questão, podemos considerar que quem decide isso é o próprio paciente. Ele que deve achar

Transplante de Cabelos

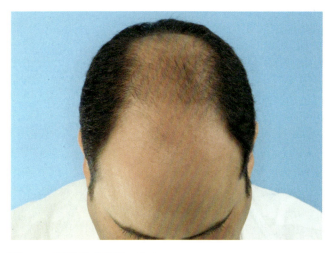

Figura 52.4.2.58 – *Pré.*

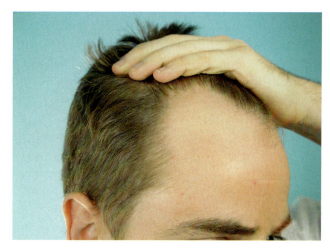

Figura 52.4.2.61 – *Norwood II, antes.*

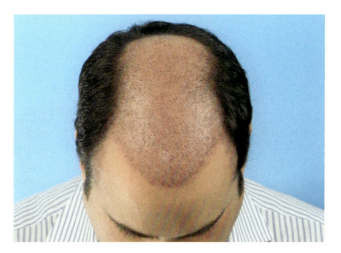

Figura 52.4.2.59 – *10 dias após 4.890 UF numa única sessão.*

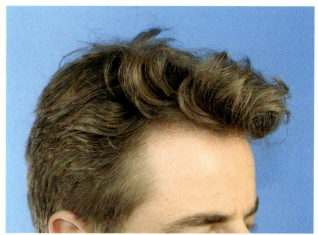

Figura 52.4.2.62 – *Norwood II, após 1.975 UF – 3.753 fios.*

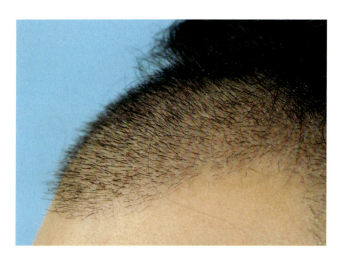

Figura 52.4.2.60 – *Direcionamento dos cabelos implantados no PO 12 dias.*

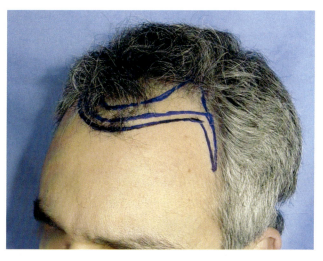

Figura 52.4.2.63 – *Norwood III, antes.*

1033

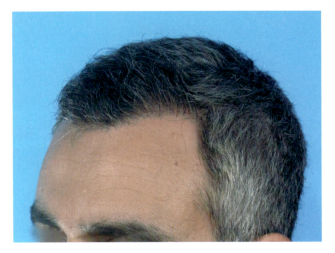

Figura 52.4.2.64 – *Norwood III, após 2.309 UF – 4.395 fios.*

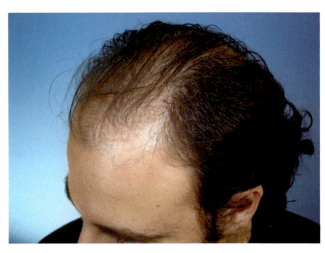

Figura 52.4.2.67 – *Norwood V, antes.*

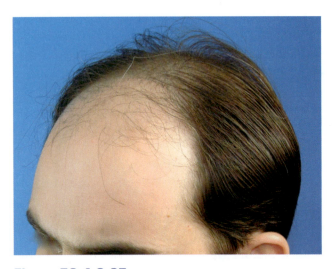

Figura 52.4.2.65 – *Norwood IV, antes.*

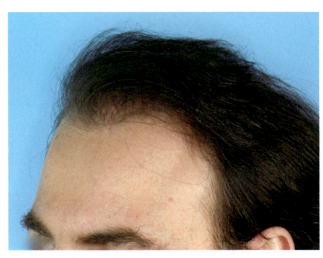

Figura 52.4.2.68 – *Norwood V, após 2.350 UF – 4.610 fios.*

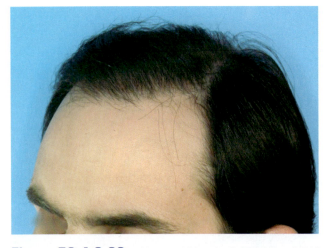

Figura 52.4.2.66 – *Norwood IV, após 2.485 UF – 4.544 fios.*

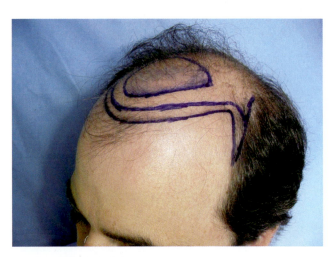

Figura 52.4.2.69 – *Norwood VI, antes.*

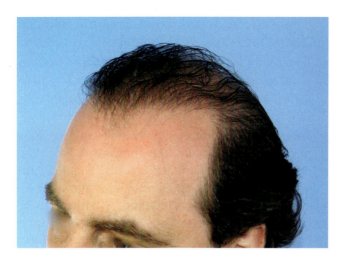

Figura 52.4.2.70 – Norwood VI, após 2.682 UF – 5.450 fios.

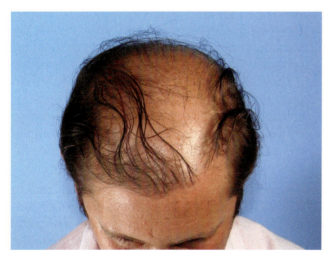

Figura 52.4.2.71 – Norwood VII, antes.

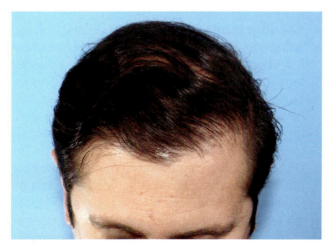

Figura 52.4.2.72 – Norwood VII, após 2.672 UF – 5.016 fios.

natural e completo, não o cirurgião. Mas afinal, o que nosso paciente geralmente deseja? Em última análise, podemos dizer que o paciente simplesmente quer deixar de ser calvo e ponto final. Lógico que com naturalidade. Em outras palavras, que ninguém perceba. Claro, os amigos e a família perceberão uma mudança, uma melhora, uma maior harmonia facial. Mas nunca um desconhecido pode perceber. Sempre me lembro que um paciente contou que seu transplante estava muito bom, pois até mesmo já recebeu elogios de um estranho na fila do banco! Para mim isso nunca poderá ser considerado natural, no caso de ser perceptível a um estranho. Na nossa visão, natural é quando o próprio médico tem dificuldade em identificar o local. Aí sim, estamos falando de um resultado realmente bom.

Para resolver essas questões, nada melhor que:

- Enxertos foliculares perfeitamente lapidados.
- Microincisões (< 0,9 mm) e em alta densidade (> 35 UF/cm²).
- Devemos cobrir o máximo possível, evitando múltiplos procedimentos. Calvícies de até 80cm² podem ser cobertas com sessões de até 3.200 unidades foliculares. Áreas maiores, 120-150 cm², em apenas duas sessões.

Lembrar que, cabelos mais finos necessitam de maior número de enxertos e maior densidade. O mesmo vale para pacientes com muitas unidades foliculares de 1 fio e poucas de 3 e 4 fios. Em mulheres e pacientes com sinais de microcirculação deficiente não devemos criar densidades maiores que 40 UF/cm².

Complicações tardias

Com uma técnica apurada, serão poucas as complicações neste tipo de cirurgia.

Processos inflamatórios

- **Seborreia:** é frequente uma seborreia durante os primeiros 4-6 meses, que gradualmente vai diminuindo. Como junto com as unidades foliculares transplantamos as suas glândulas sebáceas, esse aumento do sebo é esperado. No entanto, esta produção será maior no início, talvez devido à precária inervação autonômica.

- **Dermatite:** muitas vezes essa seborreia ocasiona uma dermatite seborreica, que pode ser tratada como tal. Com a melhora da seborreia, ocorre também a melhora do eritema. Se o eritema for apenas onde foram colocados os enxertos, sua resolução costuma ser mais rápida.

- **Foliculite:** por vezes vemos alguns pontos de foliculite, em geral não mais de quatro por vez. A seborreia e umidade podem precipitar. Levar constantemente as mãos ao local pode ser mais um agravante. Devemos tratar com sabonete antisséptico, algum gel com antibiótico e, por vezes, um tratamento oral análogo ao de acne. Se persistir, convém fazer uma cultura com antibiograma, para a escolha do antibiótico que deve ser um tratamento prolongado (Figuras 52.4.2.73 e 52.4.2.74).

- **Acne:** pode ser o mesmo que acima, com maior intensidade. O tratamento é similar ao de acne, e dura ao menos dois meses. Em geral, inicia na fase de repilação, aos 3-4 meses.

- **Cistos de inclusão:** ocorrem quando o enxerto é introduzido profundamente. Em geral, regride espontaneamente ou após ser drenado. No entanto, alguns casos são cirúrgicos.

- **Infecção:** extremamente pouco frequente. Mas pode ocorrer inicialmente como uma foliculite, com formação de muitas crostas. Deve ser investigado com cultura e antibiograma para a escolha do antibiótico adequado. Costuma ser *S. aureus* meticilinorresistente. Pode requerer uma antibioticoterapia associada, baseada na cultura. Convém encaminhar a um infectologista para um tratamento conjunto.

Problemas quanto à técnica

- **Depressões ou elevações:** o enxerto deve ser colocado no nível ou 1 mm acima da pele receptora. A parte superficial, em geral, descama e reepiteliza à partir das bordas, assegurando uma cicatrização perfeita. Mas se o enxerto for colocado muito fundo, costuma ficar deprimido e inestético. Esse problema ocorre mais com enxertos maiores. As elevações podem ser tratadas com *shaving*.

- **Aspecto comprimido** (em chafariz): ocorre quando o enxerto é maior que o orifício, entrando "apertado". Posteriormente, ocorre a retração cicatricial, assumindo este aspecto comprimido. Ocorre apenas com enxertos multifoliculares ou com folículos duplos. O tratamento é a remoção com *punch* de 1 mm em etapas, com cicatrização por segunda intenção.

- **Escolha inadequada dos enxertos:** mesmo utilizando enxertos maiores, o que é uma escolha pessoal, devemos sempre utilizar unidades foliculares na porção anterior. Um aspecto de "tufo" é hoje inaceitável. Os enxertos maiores devem apenas ser colocados na porção central, no topete. Os enxertos devem ser proporcionais ao tamanho dos orifícios ou fendas. A relação conteúdo/continente deve ser perfeita. Lembrar que se houver espaço morto, com acúmulo de fluidos, ocorre uma menor troca gasosa. Por outro lado, se estiver muito justo, quando ocorrer o edema pós-operatório no segundo ou terceiro dia, poderá estrangular o enxerto, impedindo a troca gasosa que ocorre por embebição.

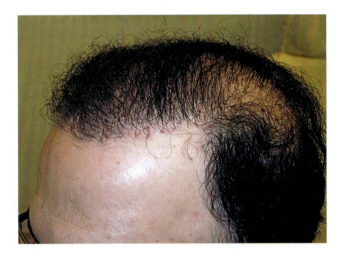

Figura 52.4.2.73 – *Foliculite no PO 6 meses.*

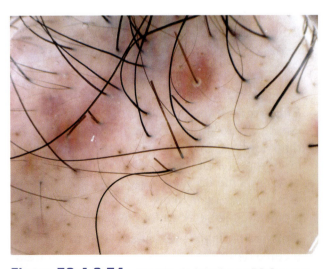

Figura 52.4.2.74 – *Detalhe da foliculite no PO 6 meses.*

Problemas de planejamento

- **Quanto à distribuição dos enxertos:** devemos criar o cabelo como ele é: maior volume no topete e menor nas entradas. Para isso, devemos escolher os enxertos com mais fios para o centro e com menos (dois) nas entradas. Na linha anterior (4-10 mm) devemos colocar apenas enxertos foliculares com um único fio. Evitar assimetrias e deixar áreas sem enxertos (Figura 52.4.2.75). Se for o caso de uma segunda sessão, o paciente deve estar claramente informado que não será completado todo o local.
- **Linha anterior inadequada:** mesmo usando um único fio na frente, devemos lembrar que o cabelo natural possui irregularidade. Assim, uma linha reta é inaceitável. Devemos ser mais que técnicos, devemos ser artistas (Figura 52.4.2.76).
- **Área doadora inadequada:** cuidado para não pegar uma área doadora muito baixa, em especial na região dos processos mastoides. Esse local tem pouca mobilidade e poderá ter dificuldade em fechar, ou tensão em demasia, provocando um alargamento da sutura neste local. Se for muito alto pode colher um cabelo que futuramente evoluirá para calvície. Em geral, nos casos com calvície bem definida, o limite superior é nítido. Deixe margem de 2 cm.
- **Sobra de enxertos:** ocorre quando se retira mais cabelo do que o necessário ou com iniciantes, quando o cirurgião está exausto. Em casos extremos, podem ser guardados em solução salina entre 4-8 °C até o dia seguinte. Mas pode ocorrer perda de até 30%. Portanto, os iniciantes devem planejar sessões pequenas.

Alterações vasculares

- **Crostas excessivas:** podem indicar excessivo dano vascular. Se forem hemáticas, indicam apenas sangramento. Placas aderidas e escuras podem resultar em focos de necrose.
- **Focos de necrose:** ocorrem se excedermos a capacidade circulatória tecidual, produzindo trauma excessivo. Ao fazer maiores densidades, as incisões devem ficar proporcionalmente menores. Como regra, considere o limite de 35 mm lineares totais produzidos por cm^2. Ou seja, usando fendas de 1 mm podemos fazer no máximo 35 incisões por cm^2.
- **Eritema persistente:** no processo de revascularização pode ocorrer uma vasodilatação fixa, com eritema persistente. Pode indicar trauma excessivo, sendo mais frequente na técnica coronal. Costuma ceder entre 4 e 6 meses. São mais frequente em peles claras (Figuras 52.4.2.77 e 52.4.2.78).
- **Falhas:** pode ser decorrente de necrose focal, perda de enxertos. Pode decorrer ainda de erro na colocação, por esquecimento ou fim dos enxertos. Na técnica onde furamos e colocamos ao mesmo tempo isso não ocorre.
- **Fístula arteriovenosa:** mais frequente na região temporal. Incisões muito profundas, com trauma excessivo. O tratamento é cirúrgico.

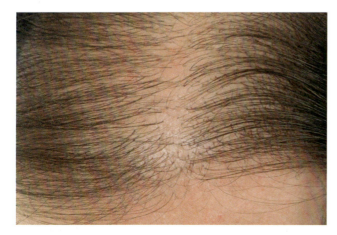

Figura 52.4.2.75 – *Áreas sem enxertos, realizado em outra clínica.*

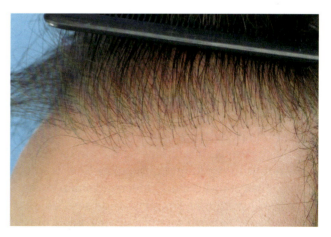

Figura 52.4.2.76 – *Transplante folicular sem um conceito artístico, realizado em outra clínica.*

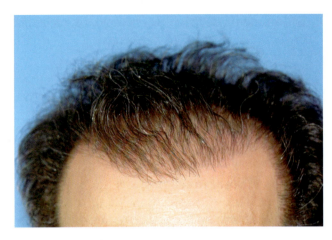

Figura 52.4.2.77 – *Eritema persistente em cabelo ainda em crescimento.*

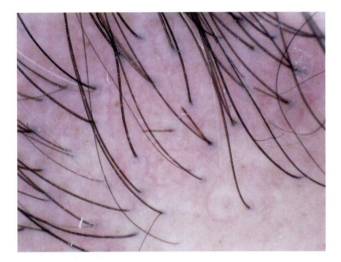

Figura 52.4.2.78 – *Eritema persistente mostrando telangiectasias após densidade excessiva.*

Problemas na área doadora

- **Alargamento de sutura:** além do descrito acima, ocorre quando a tensão for muito grande. O uso de sutura em dois planos ajuda a prevenir. Como regra, retiradas de 1 cm de largura dificilmente alargará. Até 1,3 cm costuma ser bem seguro. Acima de 1,5 cm surgem riscos maiores. Quanto mais largo, maior a chance de alargar. Mas o fator determinante é a tensão. Alguns pacientes permitem retiradas de 2,5 cm de largura sem tensão, enquanto que em outros, a sutura fica tensa com 1,3 cm. Convém avaliar a elasticidade. Quanto maior o número de sessões, pior. O tratamento pode ser mais seguro preenchendo os espaços com alguns enxertos foliculares, retirados de outra área.

- **Sutura hipertrófica:** depende mais do paciente que da técnica. Em geral, apresenta um excesso de colágeno como um todo, ficando com largura de 2 a 3 mm. Correção cirúrgica não é recomendável. Pode-se enxertar o local.

- **Queloide:** mesmo em pessoas com história de queloide em outros locais costumam cicatrizar bem. Deve-se evitar ao máximo a tensão. O paciente deve ser alertado do risco, por escrito. Deve-se proceder um pequeno teste antes, a fim de avaliar a área doadora e receptora.

- **Eflúveo ao redor da sutura:** pode ocorrer em suturas tensas. Se não houve dano vascular repila junto com o cabelo transplantado.

Alterações do fio de cabelo

- **Crescimento retardado do cabelo:** pode ser um padrão pessoal. Pergunte se seu cabelo tem crescimento lento. Mas pode ser decorrente de dano vascular, dermatite ou foliculite persistente. Instituir tratamento o mais precoce é o melhor. Minoxidil 5% pode ajudar.

- **Cabelos distróficos:** pode ocorrer se houve trauma na colocação ou no corte.

- **Cabelos mais finos:** pode decorrer de sofrimento vascular ou por ter ocorrido desidratação durante o preparo ou colocação dos enxertos. Quanto menores os enxertos, mais sensíveis.

- **Cabelos crespos ou ressecados:** pode ser por trauma ou em decorrência de trauma cirúrgico normal. Costuma ceder após 2 anos. Pode ser contornado com o uso de cosméticos e tratamentos capilares em cabeleireiros.

- **Parestesia:** pode indicar trauma excessivo ou deficiência de complexo B. Cheque etilismo leve. Trate com complexo B. Um tratamento análogo à neurite herpética com corticosteroide e complexo B injetáveis pode ser instituído.

- **Alterações pigmentares:** mais comum em peles morenas. Deve-se evitar o sol por dois meses e reiniciar a exposição, gradativamente, com filtro solar. As hipocromias são de difícil tratamento. Mais comum quando se utiliza *punch*.

BIBLIOGRAFIA CONSULTADA

1. Bernstein RM, Rassman WR. Follicular transplantation: patient evaluation and surgical planning. Dermatol Surg. 1997; 23:771-84.

2. Bernstein RM, Rassman WR. The Logic of Follicular Unit Transplantation. Dermatol Clin. 1999; 17-2:277-96.
3. Blugerman GS, Tykocinski A. Ergonomics, efficiency and instrumentation. 7 Annual Meeting, ISHRS.
4. Cotterill PC, Unger WP. Hair transplantation in females. J Dermatol Surg Oncol. 1992; 18:477-81.
5. Gandelman M et al. Light and electron microscopic analysis of controlled injury to follicular unit graft. J Dermatol Surg. 2000; 26:25-31.
6. Hasson V. Perpendicular angle grafting. Hair transplantation 1 ed. Elsevier Saunders, Haber RS, Stough DB. 2006; 117-25.
7. Headington JT. Transverse microscopic anatomy of the human scalp. A basis for a morphometric approach to disorders of the hair follicle. Arch Dermatol 1984; 120:449-56.
8. Limmer BL. Elliptical donor stereoscopically assisted micrografting as an approach to further refinement in hair transplantation. J Dermatol Surg Oncol. 1994; 20:789-93.
9. Marzola M. Single-scar harvesting technique. In: Haber RS, Stough DB. Hair Transplantation. 1 ed. Elsevier Saunders. 2006; 83-5.
10. Orentreich N. Autografts in alopecias and other selected dermatological conditions. Ann NY Acad Sci. 1959; 83:463-79.
11. Rosa IP, Dichiachio N. Anestesia local. J Dermatol Reg de São Paulo. 1988; 3-5.
12. Rosa IP, Garcia MLP, Morimoto E, Mosca FZ. Transplante de cabelo. Anais Bras Dermatol. 1990; 65(3):139-42.
13. Rosa IP, Melo A. Prótese de acrílico autopolimerizável. An Bras Dermatol. 1982; 57(1):25-6.
14. Rosa IP, Morimoto E, Chisaki C, Uchida EA. Transplante de supercílios utilizando seringa de insulina modificada. Arch Argent Dermatol. 1998; 48:25-7.
15. Rosa IP, Pinto A, Morimoto E. Técnica quirúrgica para el transplante de cabello. Act Terap Dermatol. 1995; 18: 53-61.
16. Seager DJ. The one pass hair transplant – a six year perspective. Hair Transplant Forum International. 2002; 12(5).
17. Shapiro R. Pattern and hair density. 7 Annual Meeting, ISHRS, San Francisco, CA, 1999.
18. Shapiro R. Principles and techniques used to create a natural hairline in hair restoration. Facial Plastic Surgery Clinics of North America. 2004; 12:201-17.
19. Tykocinski A, Tykocinski TM. Follicular hair transplant – the brazilian style. 7 Annual Meeting, ISHRS, San Francisco, CA, 1999.
20. Tykocinski A. A one-year study of using exclusively follicular grouping grafts in specofic areas to increase hair density and volume during FUT. Hair Transplant Forum International, leading article. 2003; 13(4)365:369-370.
    Tykocinski A. A super megassession of 2.800 to 4.000 follicular units, packed to 40-50 FUs/cm^2: Are you prepared? Hair Transplant Forum International, leading article, set/out 2006.
21. Tykocinski A. Safe incisions density in the recipient site: estimating it for different instruments. ISHRS XII Annual Meeting, Vancouver, 2004.
22. Tykocinski A. Stick and Place – the brazilian technique. ISHRS VIII Annual Meeting, Hawaii, 2000.
23. Uebel CO. Técnica puntiforme com microenxertos – um novo método para cirurgia da calvície. Jornada Carioca Cir Plast, Rio de Janeiro, Brasil, 1986.
24. Unguer WP. The history of hair transplantation. Dermatol. Surgery. 2000; 26(3):181-9.
25. Wolf BR. The patient and his doctor. Love patient demonstration, 6 Annual Meeting, ISHRS, Washington, DC, 1998.

Capítulo 52.5

Cirurgia das Orelhas

Ival Peres Rosa

Cirurgia dermatológica no pavilhão auricular

O pavilhão auricular é uma estrutura constituída fundamentalmente de pele e cartilagem. Por razões anatômicas, principalmente no sexo masculino, fica mais exposto aos raios solares. Por este motivo, corresponde a mais ou menos a 5 a 8% de todos os cânceres de pele. As lesões pré-cancerosas também o acometem com grande incidência.

Em nossa estatística pessoal, em um período de 20 anos, de 16.773 cirurgias realizadas com estudo histológico, 511 foram no pavilhão auricular, o que corresponde a 3,06% de todas as cirurgias. Outras cirurgias também realizadas no pavilhão auricular dispensam o estudo histológico, como por exemplo queloides, reconstituição do orifício e cistos (Figura 52.5.1), elevando a mais ou menos 4 a 5% de todas as cirurgias realizadas por um dermatologista. Na nossa estatística, as cirurgias mais comuns foram os cânceres de pele, as lesões pré-cancerosas, os queloides, a reconstituição do orifício, os nevos, as condrodermatites nodulares, os pseudocistos e a fístula pré-auricular, entre outras.

Anatomia do pavilhão auricular

O pavilhão auricular é constituído de pele, que reveste o pericôndrio, e da cartilagem subjacente, sendo que no lóbulo não existe cartilagem. A forma característica do pavilhão auricular é dada pela hélice e sua raiz. Elas correspondem à parte mais externa, e mais internamente temos a anti-hélice e sua raiz. Perto do conduto auditivo encontramos uma depressão côncava que é denominada concha. Fora protegendo o conduto temos o *tragus* e uma estrutura em sua oposição o *antitragus*. Abaixo do *antitragus* temos o lóbulo da orelha, muito importante no sexo feminino, que o utiliza para adorno.

O conhecimento da inervação sensitiva é útil para o anestesiarmos. A região anterior é inervada sensitivamente pelo nervo auriculotemporal, que passa na frente do *tragus*, perto da artéria temporal superficial. Na região posterior, são os ramos do plexo cervical superficial, que inervam sensitivamente. O lóbulo da orelha é inervado pelo ramo auricular maior, e mais

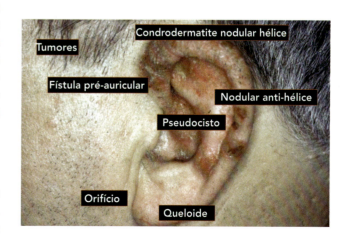

Figura 52.5.1 – *Cirurgias mais comuns.*

■ Cirurgia das Orelhas

acima são os ramos do occipital menor. Para anestesiarmos toda a orelha, basta que façamos um leque no polo inferior e outro no superior, contudo, a concha não fica anestesiada porque este local é inervado sensitivamente pelo ramo do nervo vago que vem pelo conduto auditivo. Os músculos retro-auriculares e a vascularização não têm muita importância em relação aos procedimentos cirúrgicos.

Começaremos agora a descrever os problemas mais comuns.

Furar o lóbulo de orelha pela primeira vez

Muitos médicos nunca perfuraram ou viram perfurar um lóbulo de orelha para utilização de brincos. É um procedimento fácil, simples e rápido. Pedimos para trazer um brinco pequeno e leve de ouro. Ele deve ter um pino fino e uma tarraxinha. Primeiro colocamos em uma solução antisséptica.

Tanto faz se for criança ou adulto, primeiro passamos lidocaína 4% tópica, deixamos 10 minutos. Enquanto isso experimentamos o pino do brinco com as agulhas hipodérmicas que temos. A que encaixar melhor é separada. É feita antissepsia com clorexidina, o auxiliar segura o lóbulo da orelha, esticando-o. Encostamos a agulha na região posterior escolhida, dá para perceber do outro lado onde ela sairá. Se for criança, chamamos a mãe. Se adulto, marcamos previamente no espelho com ajuda do paciente. Todos concordes que é o melhor lugar, perfuramos rapidamente com a ponta da agulha, que foi colocada da região posterior para anterior. Colocamos o pino do brinco dentro da agulha e puxamos agulha para fora. Isto faz com que o pino avance para trás, neste momento colocamos a tarraxa. Não apertamos muito, porque sempre um edema surgirá e se apertarmos muito, ela poderá até entrar no orifício. Depois de 7 dias pedimos para a mãe ou a própria pessoa, se for adulta, apertar o que achar necessário. Deixar 30 dias, para que o orifício feito epidermize. Só depois deste tempo autorizamos trocar o brinco (Figuras 52.5.2 a 52.5.10).

Correção do orifício do lóbulo da orelha

O orifício do lóbulo da orelha pode ficar alargado com o decorrer do tempo. Ele poderá ocorrer por causa de brincos pesados, por trauma quando da retira-

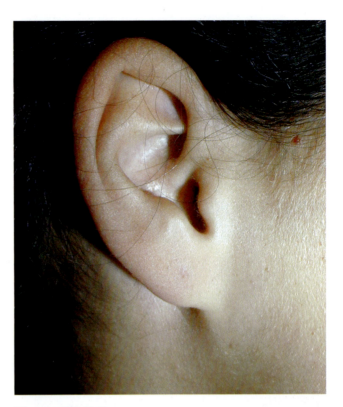

Figura 52.5.2 – Antes do furo.

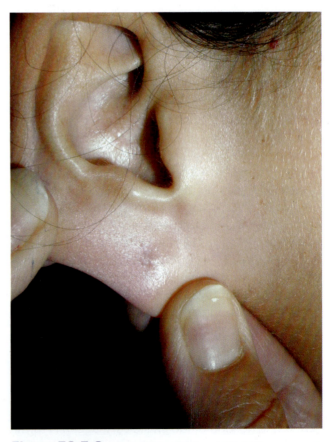

Figura 52.5.3 – Furo feito anteriormente fechou.

1042

CIRURGIA DAS ORELHAS

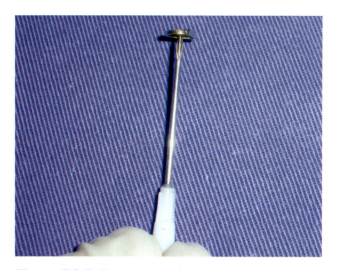

Figura 52.5.4 – *Colocando o pino dentro da agulha para testar.*

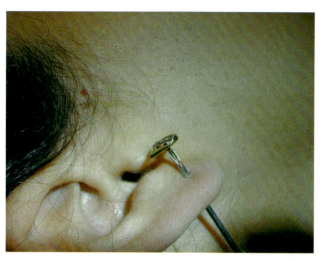

Figura 52.5.7 – *Colocando o pino dentro do brinco.*

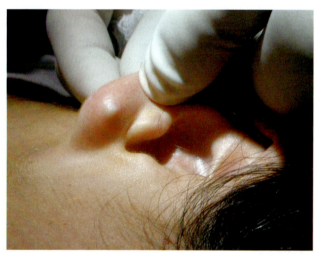

Figura 52.5.5 – *Usamos a agulha para verificar se o local é apropriado.*

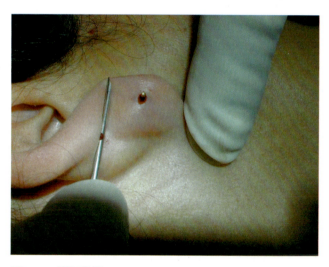

Figura 52.5.8 – *Depois de puxada a agulha, vemos o pino do brinco.*

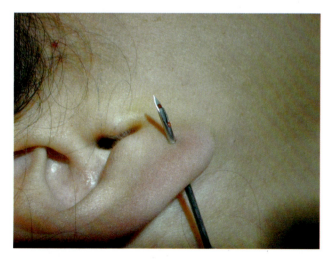

Figura 52.5.6 – *Perfurando.*

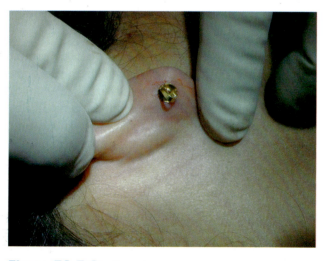

Figura 52.5.9 – *Tarracha rosqueada no pino do brinco.*

■ Cirurgia das Orelhas

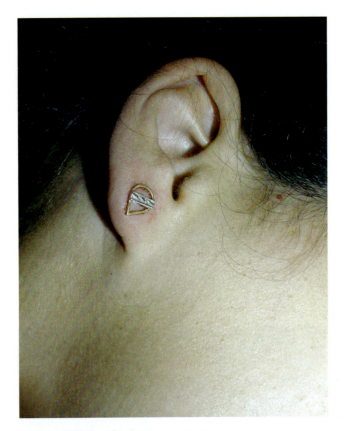

Figura 52.5.10 – *Vista anterior do brinco.*

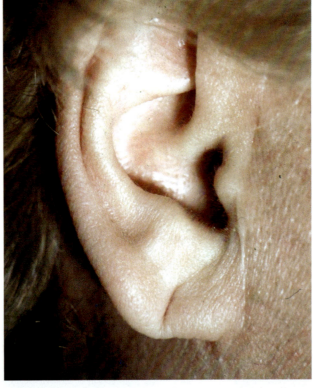

Figura 52.5.11 – *Alargamento do furo sem rompimento completo.*

da de roupas, por crianças de colo e principalmente quando se usa brincos com argolas grandes. Cuidado ao falar no telefone, o fio pode enrolar no brinco. Evitar o que foi dito previne o alargamento ou mesmo a separação total da fenda do lóbulo da orelha.

Existem várias possibilidades para reconstituição. A mais simples é reavivar as bordas e suturá-las novamente, tanto faz se for parcial ou total a separação da fenda. Se a opção for reavivar e suturar, nunca coloque o furo novamente no mesmo lugar. Porque a fibrose que forma não segura o peso do brinco, recidivando o orifício. A melhor técnica é fazer outro orifício, depois da sutura estar cicatrizada, mantendo uma distância de pelo menos 3 mm (Figuras 52.5.11 e 52.5.12). Se a opção for colocar o brinco no mesmo lugar, recomendamos uma técnica que usa um retalho local, enrolado sobre si mesmo. Ele dará suporte ao orifício, impedindo que rompa novamente.

Descrição das técnicas

- Antissepsia com clorexidina.
- Colocação de campo fenestrado.

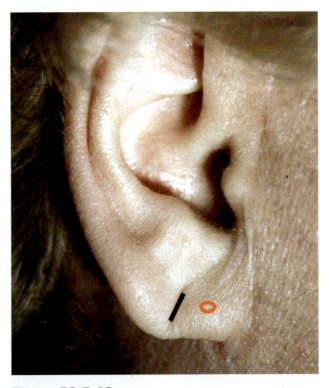

Figura 52.5.12 – *Neste caso reavivamos e mudamos o furo de lugar.*

- Anestesia troncular usando lidocaína 2% com vasoconstritor, para bloquear o nervo auricular maior. Usando um *carpule*, fazemos uma linha de anestésico infiltrando a 1 cm do lóbulo da orelha, no sentido da face para o couro cabeludo. Não fazemos no sentido contrário porque poderá anestesiar o nervo facial.
- Se for para reavivar, usamos a lâmina 11 cortando em volta do orifício, isso se o furo não for completo. Existem trabalhos publicados usando *punch*, que também é uma opção. Se o furo for completo é mais fácil, usamos lâmina 11 para reavivar os bordos. Damos pontos internos com fio 6 zeros e os de fora também. É comum formar um bico na extremidade, na realidade, uma orelha. Neste caso fazemos um triângulo para sua remoção.
- Se a opção for pelo retalho, a anestesia é igual. A marcação é feita de acordo com o caso. Se a ruptura for parcial, marcamos uma linha para romper completamente o orifício e ao mesmo tempo marcamos um retalho cujo comprimento vai do início do furo até a borda do lóbulo. Se a ruptura for total é mais fácil, só marcamos o retalho lateral.
- Se ruptura parcial, com uma tesoura reta delicada rompemos o lóbulo completamente.
- Depois de rompido o furo, o procedimento posterior é idêntico para os dois casos. Com a tesoura fina reta cortamos um retalho de mais ou menos 3 mm de largura e 1,5 cm de comprimento, isto depende muito do caso.
- Cortado o retalho, teremos que reavivar sua extremidade e o local onde iremos ancorá-lo, para que quando enrolarmos sobre ele possamos suturá-lo com fio 6 zeros. Este é o ponto-chave da cirurgia, porque vai colocar o retalho no lugar certo. A parte interna do retalho, quando for separação total do furo, estará epidermizada e portanto pronta como furo. Se nós rompermos com tesoura para torná-lo completo, uma parte estará epidermizada e a outra estará cruenta. Nestes casos, teremos que prestar atenção para ver se a parte epidermizada ficou formando o novo furo. Isto também não tem tanta importância, porque se o furo fechar, abriremos novamente.
- A sutura é feita com fio 6 zeros na pele do lóbulo, tanto internamente quanto externamente.
- É feito um curativo com algodão direto e Micropore® por cima.

Depois de 7 dias o curativo e os pontos são removidos. O brinco só é colocado 30 dias depois, no mínimo, e mesmo assim um brinco bem delicado e leve. Só depois de 3 meses que autorizamos usar um pesado. Isto é válido para qualquer técnica de reconstituição do lóbulo utilizada (Figura 52.5.13 a 52.5.26).

Condrodermatite nodular

Alguns autores, até alguns anos atrás, só admitiam a existência da condrodermatite nodular na hélice. Nós mesmos operamos vários casos de nódulos na hélice, isolados ou em forma de rosário, ulcerados ou não. Na anti-hélice e até na concha também encontramos lesões de condrodermatite nodu-

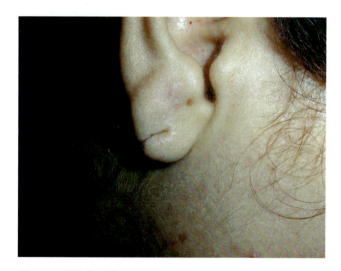

Figura 52.5.13 – *Furo completo.*

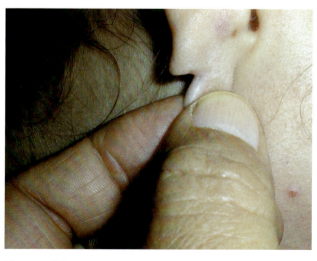

Figura 52.5.14 – *Furo completo.*

■ Cirurgia das Orelhas

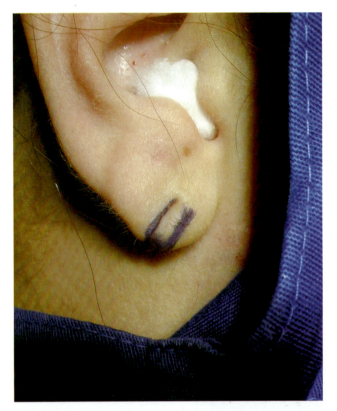

Figura 52.5.15 – Marcação de um retalho.

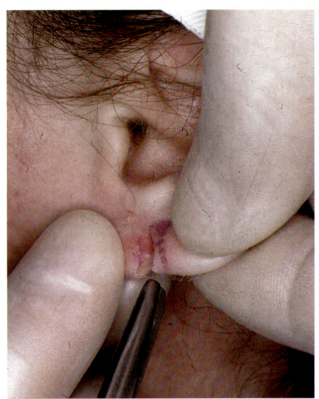

Figura 52.5.17 – Completar o furo.

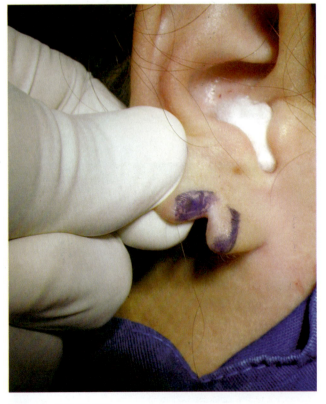

Figura 52.5.16 – Marcação de reavivamento da parte interna.

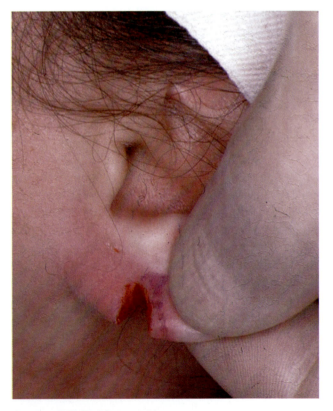

Figura 52.5.18 – Furo completo.

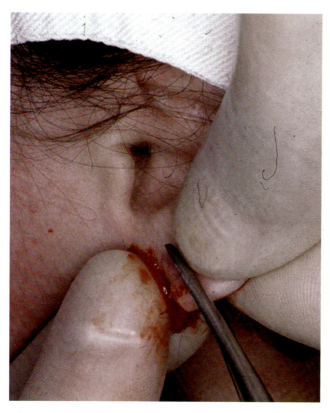

Figura 52.5.19 – Cortando o retalho.

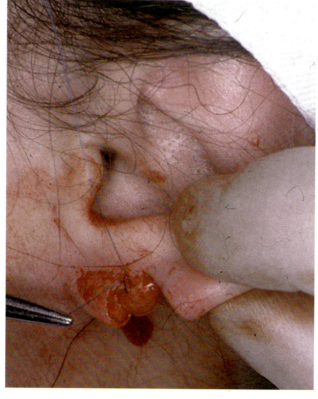

Figura 52.5.21 – Este é o ponto-chave, retalho rodado.

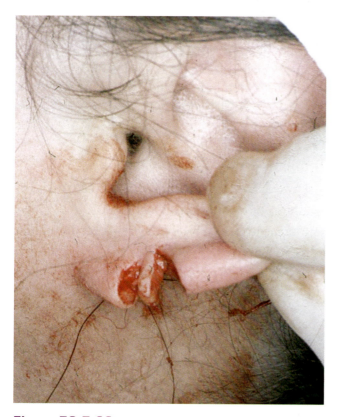

Figura 52.5.20 – Retalho cortado.

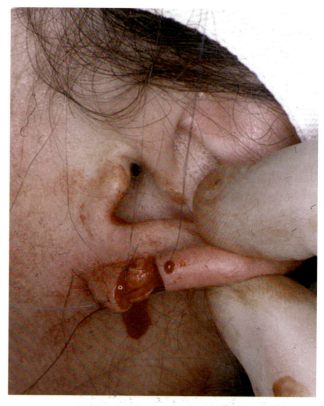

Figura 52.5.22 – Depois de rodado o retalho, aproximamos a pele.

■ Cirurgia das Orelhas

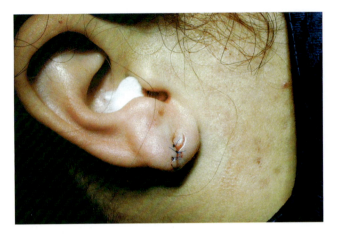

Figura 52.5.23 – *Resultado da sutura*

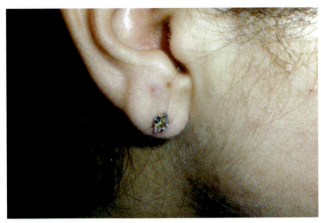

Figura 52.5.26 – *Colocação do brinco.*

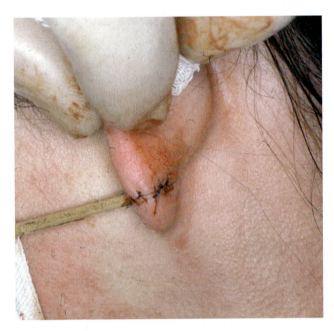

Figura 52.5.24 – *Palito no furo*

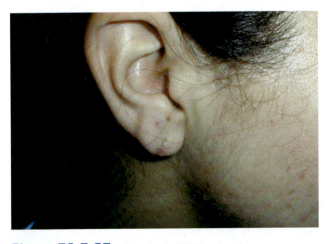

Figura 52.5.25 – *Resultado 30 dias depois.*

lar. Portanto, o nome condrodermatite nodular *lato sensu* na nossa visão é o mais apropriado, quando estudamos a doença.

Sua etiologia é desconhecida. Muitos autores, quando só conheciam a existência dos casos na hélice, diziam que eram por isquemia, causada pela pressão no local. Como exemplo, citavam telefonistas, mas como explicar a existência de lesões na concha, local impossível de receber trauma contínuo? Os nódulos histologicamente se apresentam com aspecto inespecífico, degeneração do colágeno, inflamação, edema e, em alguns casos, ulceração. São nódulos que incomodam pela dor e por este motivo o melhor tratamento é a sua remoção cirúrgica. Existe uma hipótese de hiperplasia da terminação nervosa para explicar as dores sentidas pelos pacientes.

Técnica cirúrgica

Para os nódulos da hélice, quando são únicos.

- Antissepsia com clorexidina.
- Marcação de um retângulo em volta do nódulo com uma pequena margem.
- Colocação dos campos cirúrgicos.
- Anestesia com *carpule* usando lidocaína 2% com vasoconstritor (não temos receio de usar vasoconstritor na orelha).
- Bisturi com lâmina 11, cortamos em bloco, pele e cartilagem. Na realidade a pele é envolvida secundariamente, não sendo necessário removê-la, mas para facilitar o fechamento nós a retiramos.
- Criado o defeito retangular, desenhamos dois retalhos de avanço para permitir que consigamos

fechar o defeito da hélice. Geralmente, como são pequenos nódulos, fechamos fácil sem formação de orelhas nas laterais.

- Fechamento com ponto interno 5 zeros, passando os pontos na cartilagem da hélice dos dois lados. Uma vez colocada a hélice na posição correta, damos os outros pontos. Este é o ponto-chave da cirurgia.
- Procuramos sempre suturar a cartilagem com pontos separados e depois a pele.
- Os pontos são retirados com 5 dias, porque não existe risco de deiscência, quem segura são os pontos internos.
- Um curativo com algodão é colocado diretamente na ferida cirúrgica para conter possível sangramento e Micropore® para fixá-lo na orelha.
- Analgésico tipo dipirona é receitado, porque esta cirurgia não origina um pós-operatório muito doloroso.
- Não receitamos antibióticos de rotina (Figura 52.5.27 a 52.5.29).

Condrodermatite nodular da hélice, lesões em forma de rosário

A diferença em relação ao nódulo único se dá na forma como é removida. Com uma tesoura curva delicada, cortamos de forma arredondada para suavizar a curva e não deixar um defeito geométrico reto. Esta técnica é útil nos casos de várias lesões ocupando um comprimento grande. Se menores, poderemos usar a técnica dos retalhos de avanço utilizada na lesão única (Figura 52.5.30).

Condrodermatite nodular da anti-hélice

Se for pequena, retiramos pele, cartilagem e suturamos direto. Se for grande, já saberemos de antemão que não conseguiremos fechar direto. Como temos obrigatoriamente de remover a cartilagem, se pouparmos a pele posterior, poderemos usá-la como leito para um enxerto. A melhor forma de poupá-la é injetar anestésico entre a pele posterior e a cartilagem que iremos remover. Na região anterior onde está a lesão de condrodermatite nodular, anestesiamos e, ao mesmo tempo, impedimos pela pressão que fazemos com o dedo em cima da lesão, que o

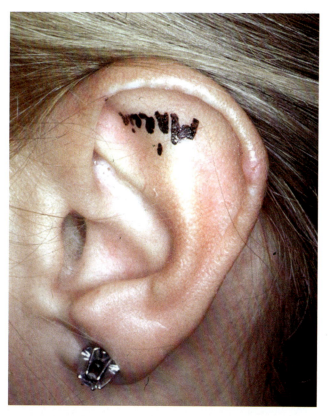

Figura 52.5.27 – *Condrodermatite nodular hélice.*

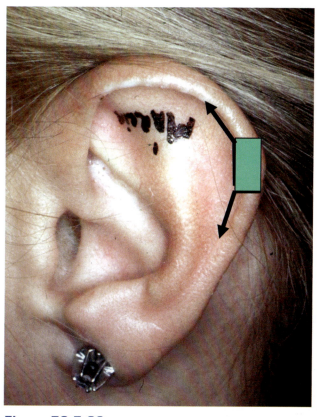

Figura 52.5.28 – *Marcação de dois retalhos.*

■ Cirurgia das Orelhas

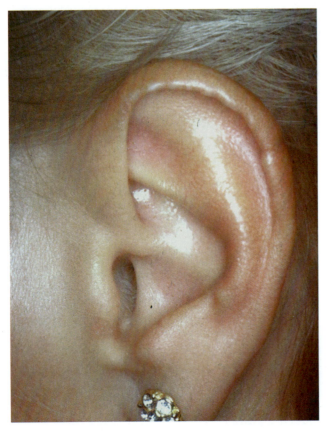

Figura 52.5.29 – Resultado depois de 6 meses da retirada.

líquido contendo anestésico descole a pele da cartilagem. Justamente o oposto do que fizemos na pele posterior. Isto é feito para que, quando incisarmos a marcação para retirar a pele e a cartilagem com a condrodermatite, eles fiquem aderidos e na região posterior a pele descole fácil e fique no local, servindo de leito para um enxerto que vai recobrir o defeito (Figuras 52.5.31 a 52.5.34).

Condrodermatite nodular da concha

Marcamos a lesão a ser retirada, anestesiamos, cortamos pele e cartilagem e depois na área cruenta colocamos uma bolinha de algodão, e damos uns pontos, como se fosse um curativo de Brown. Isto no intuito de fazer hemostasia. Depois de 3 dias retiramos o curativo, porque já não sangra mais. Não fazemos enxerto neste caso, porque a cicatrização por segunda intenção na concha é muito boa.

Outros métodos de destruição podem ser utilizados, tais como eletrocoagulação mais curetagem, crioterapia e outros, mas na nossa opinião sem o mesmo índice de sucesso e rapidez de cicatrização que a cirurgia (Figuras 52.5.35 a 52.5.39).

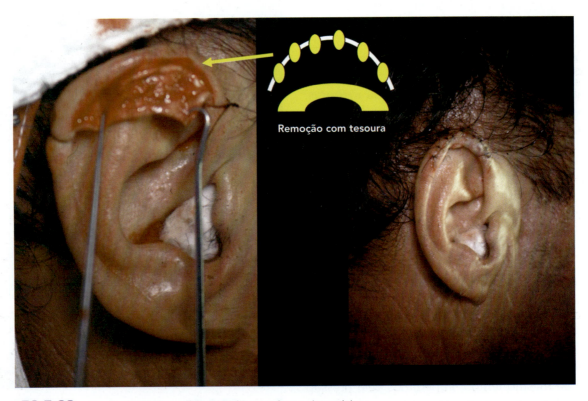

Figura 52.5.30 – Condrodermatite nodular da hélice em forma de rosário.

1050

Cirurgia das Orelhas

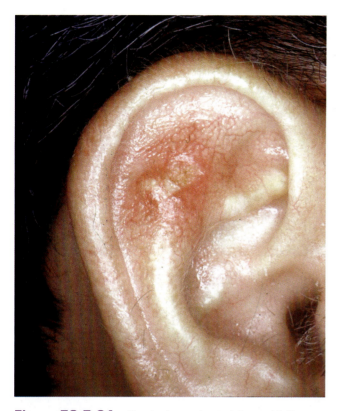

Figura 52.5.31 – *Condrodermatite nodular anti-hélice.*

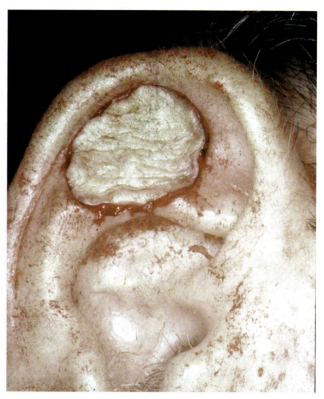

Figura 52.5.33 – *Colocação de enxerto.*

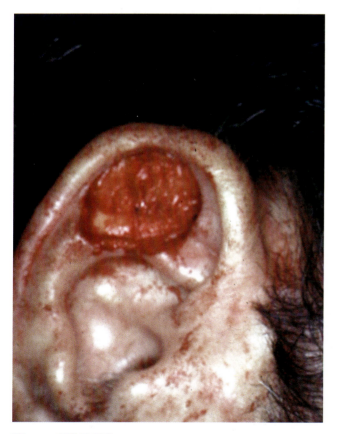

Figura 52.5.32 – *Retirada de pele e cartilagem.*

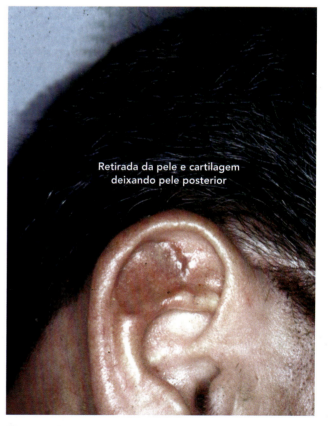

Figura 52.5.34 – *Resultado do enxerto.*

CIRURGIA DERMATOLÓGICA AVANÇADA

Fístula pré-auricular

São malformações congênitas do pavilhão auricular. A fístula pré-auricular tem origem embrionária e expressa-se clinicamente pela presença de um orifício de saída. Existindo duas possibilidades, uma seria só a presença do orifício sem drenagem de secreção. A segunda possibilidade seria com saída de secreção pelo orifício. Isto incomoda o portador da fístula. A técnica para correção cirúrgica deste problema é a seguinte:

- Antissepsia com clorexidina.
- Colocação de algodão na abertura do conduto auditivo para protegê-lo do sangramento.
- Marcação com violeta de genciana 2% fazendo um círculo em volta do orifício da fístula.
- Anestesia diluída com lidocaína 0,5% em soro fisiológico e vasoconstritor 1:100.000.
- Incisão do círculo com bisturi; quando da incisão, procuramos o caminho da fístula. Este caminho é visto, porque quando a cor e textura do subcutâneo ficam alteradas, a cor se torna escura, e a textura endurecida à palpação.
- Uma incisão linear na pele em cima do caminho da fístula é feita e a pele descolada dos lados até encontrar um subcutâneo de cor normal.
- Seguindo o caminho da fístula encontraremos a origem, que é uma estrutura cística que deverá ser removida.
- Depois de uma hemostasia rigorosa é feito o fechamento com pontos internos e externos com fio mononáilon 5 zeros.

A localização da bolsa cística varia de caso para caso, por este motivo a dissecção indicará o local de origem.

Nas dissecções precisamos tomar cuidado porque a bolsa cística tem localização profunda e esta é uma área próxima à inervação motora.

Pseudocisto auricular

Quando o pericôndrio se descola da cartilagem do pavilhão auricular, neste local coleta líquido. Este líquido pode ser hemorrágico ou citrino. Esta coleção líquida poderá ser aguda ou crônica, dolorosa ou indolor. Em todos os casos, se este líquido persistir por muito tempo, estimulará o crescimento do pericôndrio, tornando em longo prazo uma orelha disforme, comum em lutadores de boxe e caratê.

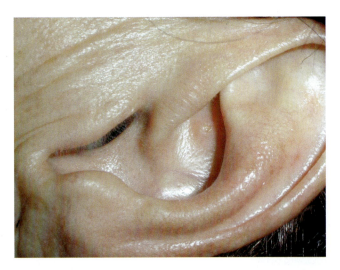

Figura 52.5.35 – *Concrodermatite nodular localizada na concha.*

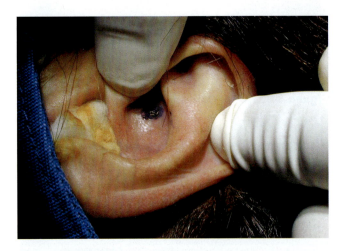

Figura 52.5.36 – *Marcação.*

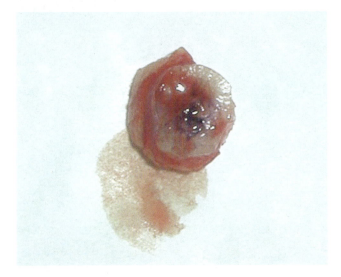

Figura 52.5.37 – *Lesão retirada.*

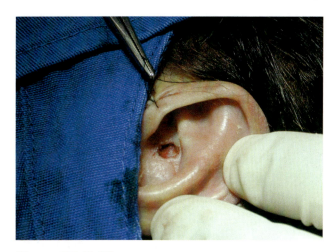

Figura 52.5.38 – *Pele e cartilagem removidos.*

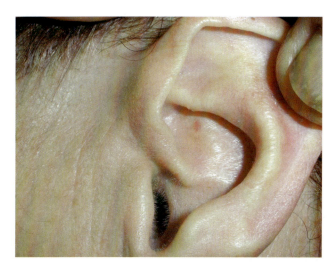

Figura 52.5.39 – *Resultado da lesão retirada.*

Compete ao médico impedir o crescimento desordenado, estimulado pela separação do pericôndrio da cartilagem. Quanto mais rápido o tratamento, melhor o prognóstico. Atualmente existem duas condutas a serem tomadas. Uma seria o esvaziamento do conteúdo, curetagem superficial do pericôndrio e cartilagem para estimular a readerência das duas estruturas. Além disso, um curativo compressivo para impedir um novo acúmulo de líquido. A outra técnica é pura e simplesmente remover o pericôndrio do local afetado e com isso impedir que ele seja estimulado para o crescimento. Nos casos não tratados, o crescimento desordenado leva a um aspecto em couve-flor e bem resistente à palpação.

Quando o conteúdo é sanguinolento, o fator desencadeante é sempre trauma. Não esquecer traumas contínuos por tique, que é comum em jovens que quando estudam ficam com os dedos beliscando o pavilhão auricular. Os exemplos mais comuns são os casos dos praticantes de lutas. No caso do conteúdo ser citrino, a origem é uma doença autoimune. Isto é um indicativo de que outras cartilagens poderão ou não estar afetadas.

Técnica cirúrgica

- Antissepsia com clorexidina.
- Colocação de campo fenestrado.
- Marcação com violeta de genciana 2% fazendo um círculo em volta do nódulo, e no centro uma linha de mais ou menos 0,5 cm do local onde iremos incisar.
- Anestesia intradérmica com *carpule*, utilizando lidocaína 2% com vasoconstritor, só na linha de incisão.
- Com bisturi lâmina 11 incisamos a pele. Imediatamente nos deparamos com uma estrutura endurecida e esbranquiçada. As pessoas sem experiência pensarão que não existe conteúdo líquido, mas se incisarmos esta estrutura, aí sim drenará, com aspecto hemorrágico ou citrino.
- Depois de drenado todo o conteúdo, curetamos o teto e o assoalho da coleção líquida. Isto implica em curetar discretamente a cartilagem e o pericôndrio.
- Terminada a limpeza, lavamos o espaço com corticoide e antibiótico injetável (p. ex., triancinolona e rifocina).
- Retificamos a agulha do mononáilon 4 zeros. Perfuramos completamente o pavilhão auricular entrando e saindo duas vezes. Estes fios irão amarrrar uma bola de algodão embebido em soro fisiológico.

O corte feito não é suturado e o curativo parece um de Brown usado em enxertos.

Receitamos antibióticos via oral e corticoide injetável por 3 dias seguidos. Este curativo permanece por 14 dias para que obriguemos o pericôndrio a aderir e fixar-se novamente na cartilagem. Quando nós retirávamos o curativo com 7 dias, recidivava, com 10 dias também, mas com 14 dias a chance diminuiu bastante (Figuras 52.5.40 a 52.5.62).

A outra técnica que foi publicada por Choi é melhor que a nossa, mas precisa um pouco mais de habilidade cirúrgica porque implica em remover todo

■ Cirurgia das Orelhas

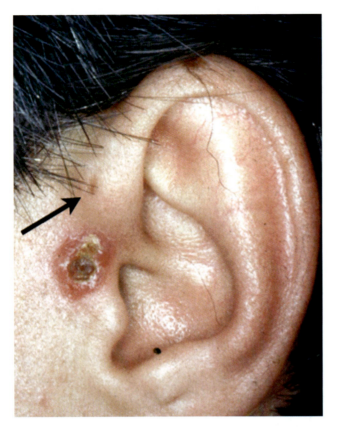

Figura 52.5.40 – Orifício da fístula marcado com a seta.

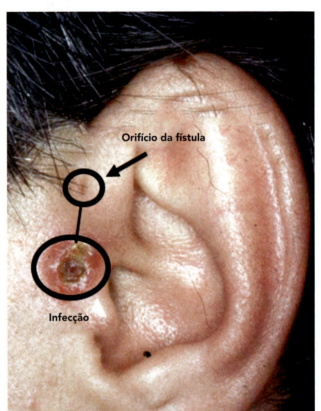

Figura 52.5.41 – Marcação da fístula pré-auricular.

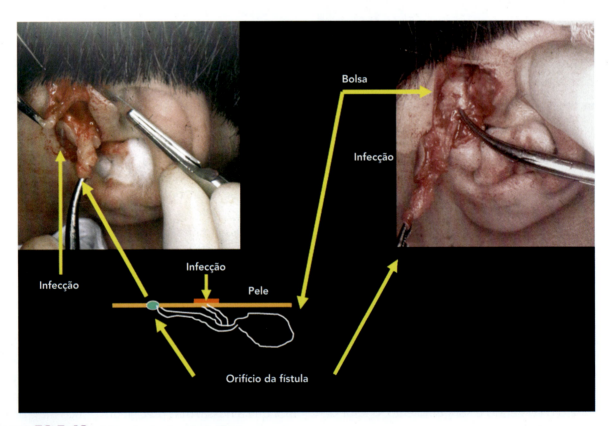

Figura 52.5.42 – Maquete da cirurgia de fístula.

Cirurgia das Orelhas

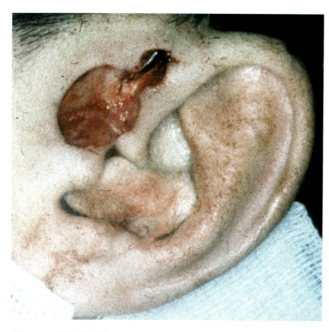

Figura 52.5.43 – Remoção da fístula.

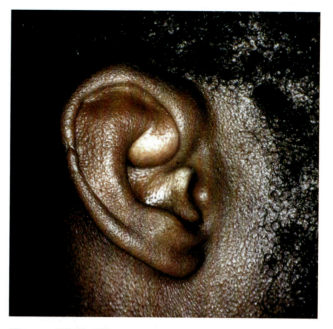

Figura 52.5.45 – Pseudocisto.

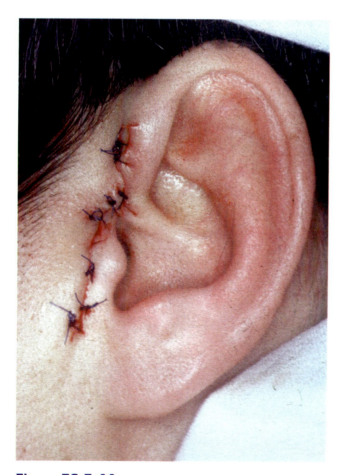

Figura 52.5.44 – Sutura fístula 1.

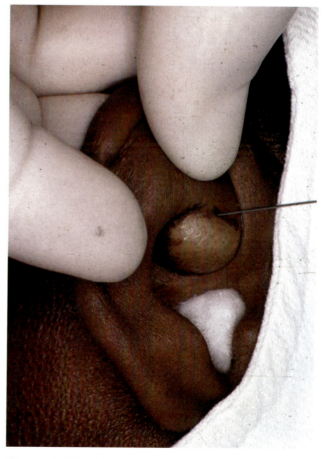

Figura 52.5.46 – Anestesia.

■ Cirurgia das Orelhas

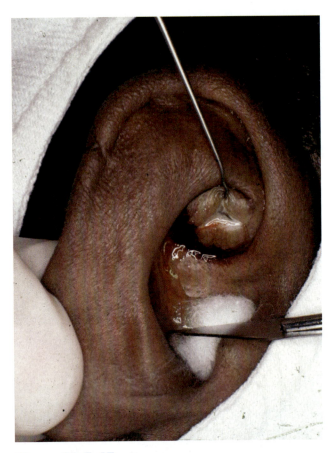

Figura 52.5.47 – *Drenagem.*

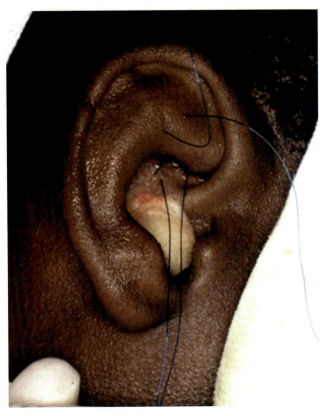

Figura 52.5.49 – *Algodão e fios – transfixação com fios sintéticos para comprimir algodão embebido em soro fisiológico forçando o pericôndrio a aderir novamente à cartilagem.*

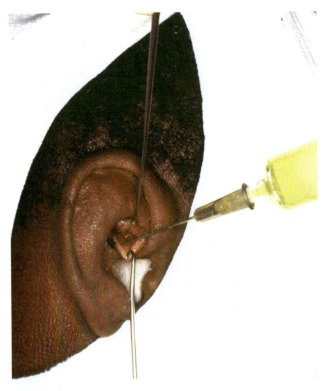

Figura 52.5.48 – *Lavagem com antibiótico e corticoide.*

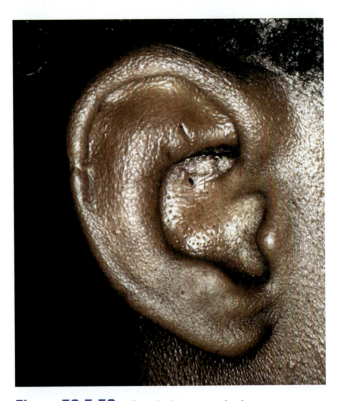

Figura 52.5.50 – *Pseudocisto – resultado.*

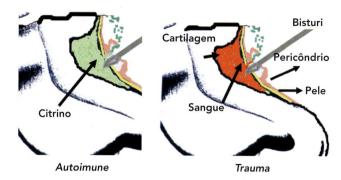

Figura 52.5.51 – *Pseudocistos autoimune e traumático.*

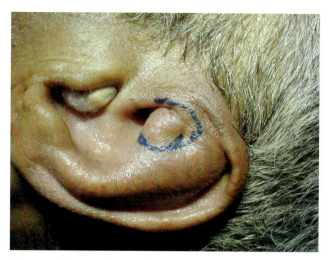

Figura 52.5.54 – *Marcação.*

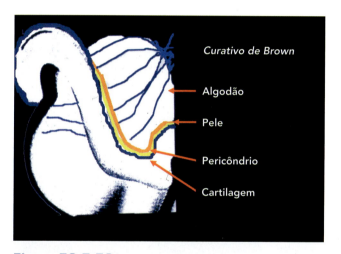

Figura 52.5.52 – *Curativo oclusivo com algodão.*

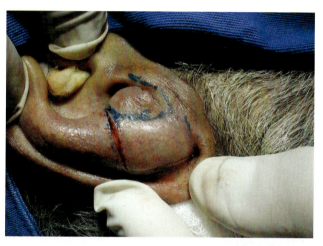

Figura 52.5.55 – *Incisão de um retalho para exposição do pericôndrio.*

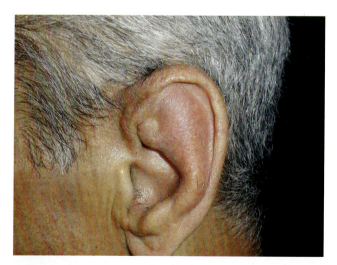

Figura 52.5.53 – *Pseudocisto com proliferação de pericôndrio.*

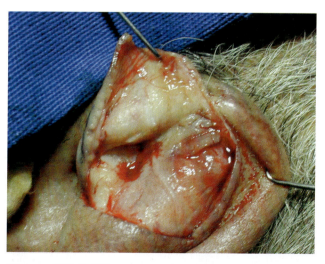

Figura 52.5.56 – *Notamos um espessamento do pericôndrio.*

■ Cirurgia das Orelhas

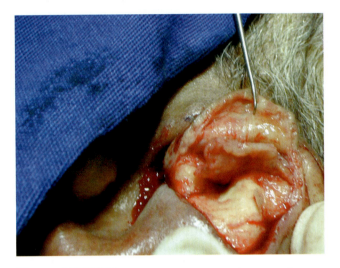

Figura 52.5.57 – *Pericôndrio entre a pele e a cartilagem.*

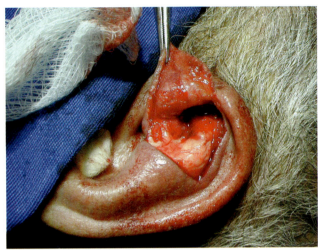

Figura 52.5.60 – *Pericôndrio removido.*

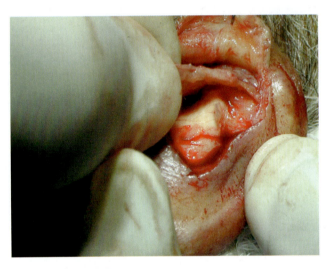

Figura 52.5.58 – *A mão segurando o pericôndrio.*

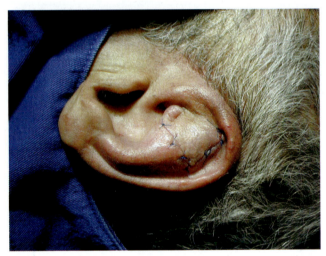

Figura 52.5.61 – *Pele suturada.*

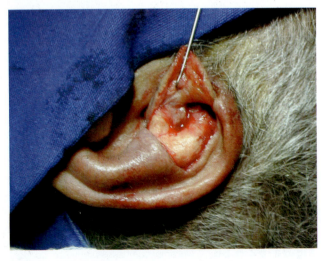

Figura 52.5.59 – *Pericôndrio removido.*

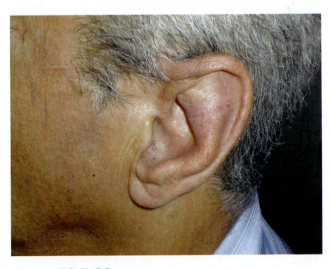

Figura 52.5.62 – *Resultado final 30 dias depois.*

o pericôndrio descolado. A técnica é interessante porque dispensa compressão. Partindo do princípio de que é o pericôndrio que prolifera quando está descolado, a sua remoção resolve o problema.

Queloide de pavilhão auricular

Na nossa opinião, o queloíde ainda é um grande desafio na medicina. Muitos trabalhos são publicados, mas com casuística pequena. Eles fazem a apologia de um ou outro tratamento. O fato é que não existe constância de resultados nos tratamentos de queloides. A única terapêutica em que todos são concordes é a infiltração com corticoide, triancinolona. O queloide do lóbulo de orelha é o que responde melhor aos tratamentos, entre todos os queloides.

Sabemos que os queloides têm componente racial, negros,indígenas e asiáticos são mais propensos. Nos europeus, os italianos, demonstrando que os caucasoides também fazem queloides. Em uma mesma pessoa ela poderá não desenvolver queloide no abdome, mas na região do esterno e ombro sim. Estas são as áreas mais sucetíveis. Muitas vezes as pessoas confundem cicatriz hipertrófica com queloide. A hipertrófica cresce, fica exuberante, mas ao longo do tempo involui espontaneamente. O queloide estravaza, ultrapassa os limites e não involui. Só para de crescer quando o colágeno novo fica colágeno velho. Enquanto estiver com prurido ou ardor ele está evoluindo.

Técnica cirúrgica

Queloide de lóbulo de orelha

- Antissepsia com clorexidina.
- Colocação de campos.
- Anestesia bloqueando o auricular maior.
- Utilizaremos para reduzi-lo a técnica de Kosman-Wolf, que é a técnica que deixa nas bordas colágeno antigo, removendo só o centro do queloide, de modo semelhante ao que faz uma pessoa com regime alimentar, que quando come pão, remove o miolo.
- Para este emagrecimento do queloide, preferimos um bisturi ultrassônico. Porque corta com muita facilidade e promove a hemostasia. É o nosso preferido.
- Suturamos as bordas de preferência com fio 6 zeros.

- Pegamos um frasco de plástico em que vêm filmes fotográficos, cortamos o fundo com bisturi lâmina 11, dois fundos iguais. Este plástico é bom porque é firme e flexível ao mesmo tempo. Ele é colocado em uma solução antisséptica por algum tempo.
- A agulha do fio mononáilon 4 zeros é retificada, quatro agulhas 16 perfuram o plástico, duas indo, duas voltando.
- As rodelas de plástico são colocadas uma em cima do queloide, outra atrás do lóbulo. A finalidade é dar uma pressão contínua e constante, impedindo o crescimento do queloide. Estas rodelas foram perfuradas com as agulhas anteriormente. Portanto temos 4 orifícios em cada uma.
- Colocamos as rodelas e passamos as agulhas duas indo duas voltando, como retificamos a agulha do fio de sutura, colocamos a agulha dentro da agulha 16 e puxamos esta agulha; o fio passa para o outro lado. Colocamos a agulha do fio em outra agulha 16 e puxamos, repetindo este vaivém. Conseguimos amarrar os fios dando uma pressão uniforme, porque se a pressão não for a mesma em todos os lugares ou ficar torto, o queloide recidivará no local onde estiver frouxo.
- Deixamos este curativo por 9 meses. Se removermos antes, ele poderá voltar (Figuras 52.5.63 a 52.5.68).

Os brincos de pressão também são utilizados, mas na nossa opinião não dão o mesmo resultado porque permitem que o paciente os remova temporariamente, o que compromete o tratamento. Se não for possível fazer pressão, poderemos optar por infiltrar triancionolona cada 30 dias. Os resultados são incertos, podem dar certo ou recidivar.

Nitrogênio líquido, bleomicina, *lasers* e radioterapia são outros tratamentos que poderão ser utilizados, mas também os resultados são imprevisíveis.

Ceratoses actínicas e ceratoses seborreicas

Elas têm preferência pela hélice, lugar mais exposto do pavilhão auricular, principalmente no sexo masculino. Neste caso, preferimos fazer *shaving* com lâmina de barbear, porque além de remover a lesão, permite seu estudo histológico. A técnica que utilizamos é a seguinte: pintamos a lesão toda com violeta de genciana 2%, depois fazemos anestesia por

Cirurgia das Orelhas

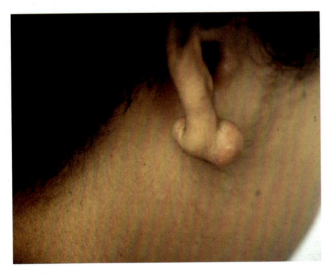

Figura 52.5.63 – Queloide – antes.

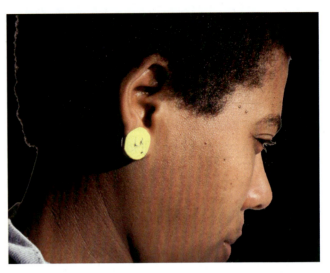

Figura 52.5.66 – Compressão com plástico de filme fotográfico.

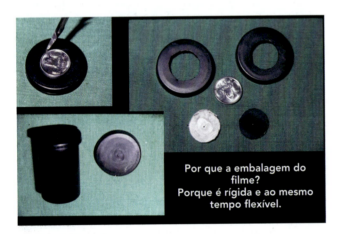

Figura 52.5.64 – Preparação do material de compressão.

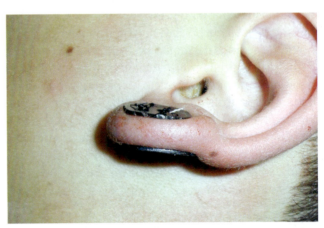

Figura 52.5.67 – Vista de lado de outro paciente.

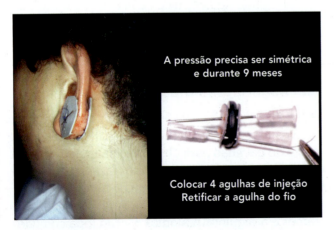

Figura 52.5.65 – Técnica da compressão do queloide.

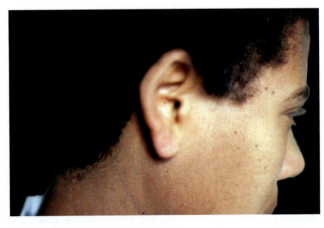

Figura 52.5.68 – Resultado 9 meses depois.

baixo dela. Pintamos com violeta porque às vezes, depois da anestesia, as margens ficam indefinidas. As ceratoses seborreicas também são encontradas na orelha e neste caso preferimos curetá-las. A hemostasia pode ser feita com discreta eletrocoagulação dos vasos sanguíneos.

Reconstituição do pavilhão auricular pós-retirada de tumores malignos

O pavilhão auricular é a localização dos tumores cutâneos malignos entre 3 e 6% dos casos, de acordo com a literatura. Precisamos fazer uma reflexão em relação aos tumores e a orelha. A pele do pavilhão auricular é fina, depois desta pele vem o pericôndrio e, aderido a ele, vem a cartilagem. Perto da concha encontramos o conduto auditivo. Ele adentra em direção a estruturas nobres e é envolvido pelo osso. Nós não acreditamos que os tumores preferiram clivagens embrionárias ou o "H" da face. Nós acreditamos que as células tumorais, como qualquer coisa viva na natureza, procure alimentação e reprodução. Se nós prestarmos atenção nos tumores recidivados, em que existia um enxerto prévio, verificaremos que o tumor recidivado não forma nódulo embaixo do enxerto. Ele recidiva no bordo do enxerto. Local onde existe pele normal. Isto demonstra que onde tem pouca circulação as células tumorais formarão cordões, fugindo da fibrose e da má circulação que existe embaixo do enxerto. Elas irão florescer na pele lateral, que tem circulação normal. Célula não conhece anatomia e sim sobrevivência.

Por que motivo colocamos o que pensamos? Porque isto se aplica muito bem ao pavilhão auricular. O pericôndrio e principalmente a cartilagem têm pouca circulação. Portanto, tumores grandes vão dar a volta pelo pericôndrio e não vão invadir diretamente a cartilagem. Isto representa um perigo. Porque se não os removermos em bloco, o tumor recidivará a longo prazo. Tumores pequenos, em que a margem profunda não chega ao pericôndrio, poderão ser removidos sem a sua remoção e a da cartilagem subjacente (Figura 52.5.69).

Técnica cirúrgica

Nos caso dos tumores, sempre usamos anestesia diluída. Consiste de uma fórmula-padrão que usamos desde o início dos anos 1970, lidocaína 2% 10 mL, SF 30 mL e adrenalina 0,4 mL, e nos anos

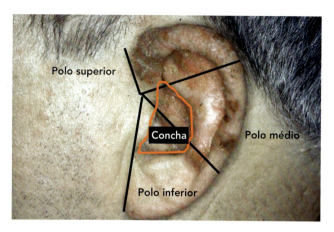

Figura 52.5.69 – Divisão da orelha em áreas para reconstituição.

1990 adicionamos bicarbonato 4 mL, que foi citado na literatura como auxiliar na diminuição da dor, o que é verdade.

Se o tumor maligno estiver localizado na concha, marcamos uma margem de segurança de 5 mm, conforme o caso clínico. Nos esclerodermiformes e planocicatriciais marcamos margens maiores ou retiramos com o auxílio de um estudo histológico na hora ou com congelação ou do tipo micrográfica de Mohs. A anestesia é feita procurando infiltrar abaixo da cartilagem também. Às vezes, o acesso à concha é difícil. Nestes casos não temos dúvida, incisamos a pele e a cartilagem entre o *tragus* e *antitragus*. Usando este artifício, conseguimos uma boa exposição da concha. Principalmente se passarmos dois fios 4 zeros, para reparar esta região. Feita uma boa exposição do que vai ser removido com bisturi lâmina 11, perfuramos a pele e a cartilagem porque as removeremos em bloco. A concha fica muito perto do conduto auditivo e uma recidiva neste local é um problema. Se a suspeita for um basocelular tipo nodular, curetamos primeiro para verificar sua extensão. Se for esclerodermiforme e não for possível fazer a cirurgia micrográfica, poderemos fazer com estudo histológico na hora, contando com um médico patologista. Removido em bloco, feita hemostasia, poderemos optar por cicatrizar por segunda intenção. Neste local, fica muito bom. Se for o caso, faremos um curativo compressivo com algodão, direto na ferida cirúrgica. Para hemostasia amarramos o algodão com fio mononáilon 4 zeros, como se existisse um enxerto embaixo. Se optarmos por enxerto, usamos como área doadora a região retroauricular (Figuras 52.5.70 a 52.5.75).

Se o tumor estiver localizado na região da anti-hélice e adjacências, sem comprometer a hélice, nós fazemos a marcação com margem de segurança. Infiltramos com anestésico entre a pele e a cartilagem do lado, sem tumor, para que esta pele fique separada e fácil de ser descolada. Depois, anestesiamos em volta da lesão. Não temos receio de usar vasoconstritor na orelha. Utilizando uma lâmina 15 ou 11, cortamos a pele e a cartilagem, mas preservando a pele posterior. Ela foi hidrodisseccionada previamente. Esta pele irá manter a forma normal do pavilhão auricular e será o leito do enxerto que iremos colocar (Figuras 52.5.76 e 52.5.77).

Poderemos optar, também, por trazer um retalho de pedículo subcutâneo da região posterior. Quando o tumor atingir a hélice existem duas alternativas clássicas que são o V (Figuras 52.5.78 a 52.5.87) ou retirada em retângulo e avanço de dois retalhos laterais (Figuras 52.5.88 a 52.5.95). Tanto o V como o avanço dos retalhos laterais se ficarem tensos, vão provocar a formação de uma dobra no pavilhão auricular. Ela seria o correspondente a uma sobra de pele. Por este motivo são desenhados previamente triângulos para compensar a dobra que se forma. Outra alternativa é cortar em bloco a pele e a cartilagem onde forma a dobra. Começar suturando a região da hélice para avaliar a sobra, e o que sobrar, ou seja, o que ultrapassar a linha de corte, será re-

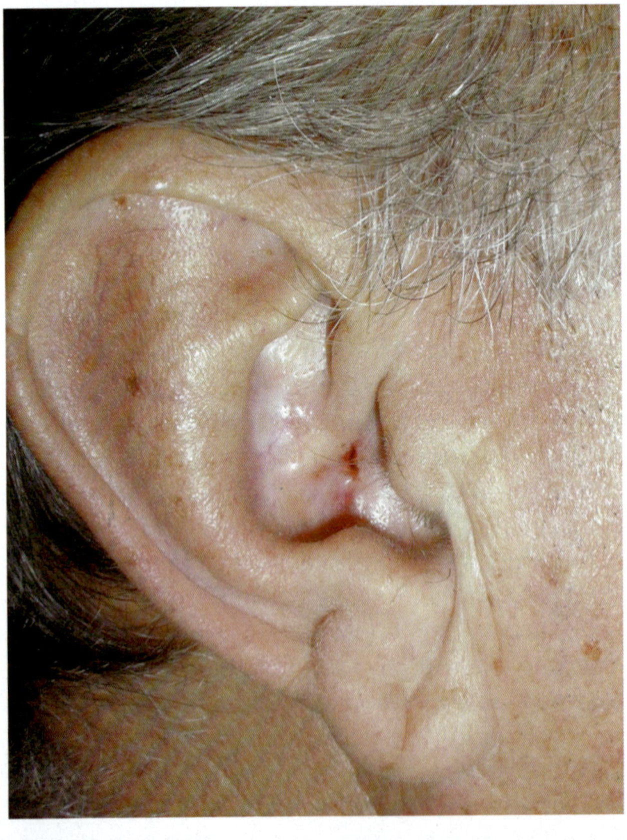

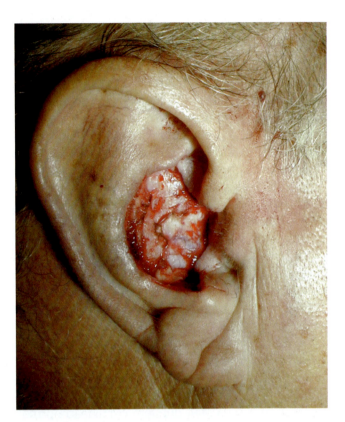

Figura 52.5.71 – Remoção da pele e cartilagem.

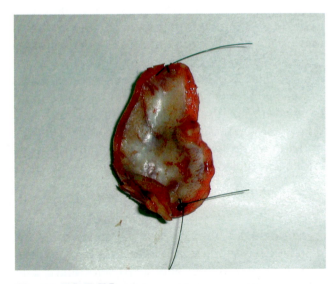

Figura 52.5.70 – Carcinoma basocelular recidivado na concha.

Figura 52.5.72 – Pele e cartilagem removidas.

CIRURGIA DAS ORELHAS

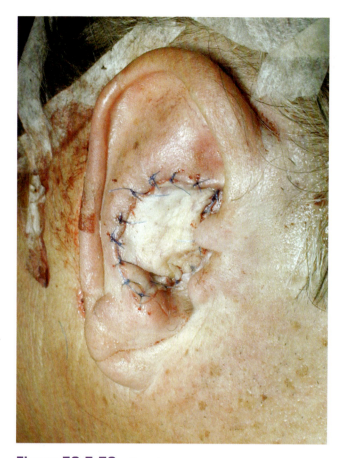

Figura 52.5.73 – Enxerto.

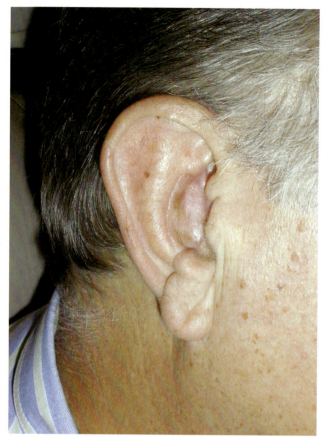

Figura 52.5.75 – Aspecto do enxerto depois de 3 meses.

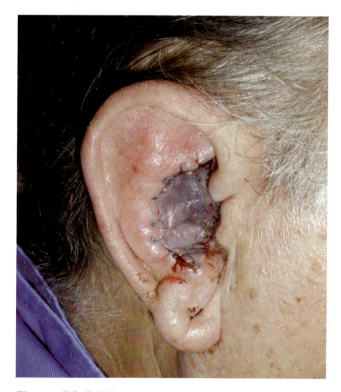

Figura 52.5.74 – Aspecto do enxerto no sétimo dia.

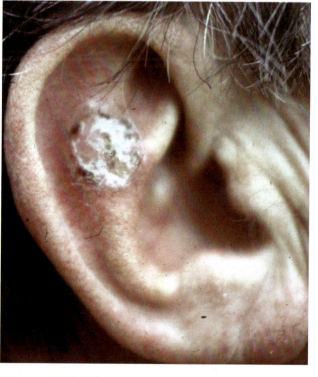

Figura 52.5.76 – Tumor na anti-hélice.

■ Cirurgia das Orelhas

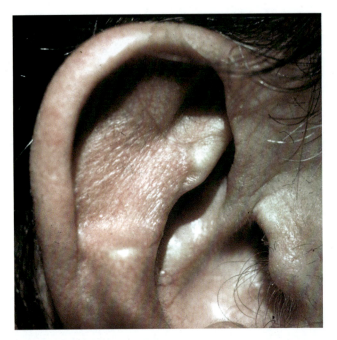

Figura 52.5.77 – Resultado do enxerto realizado.

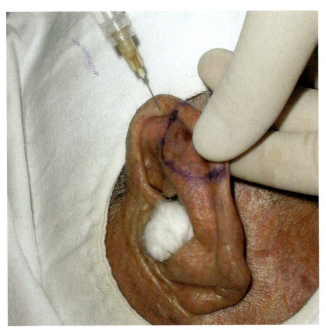

Figura 52.5.79 – Anestesia com lidocaína 0,5% com vasoconstritor.

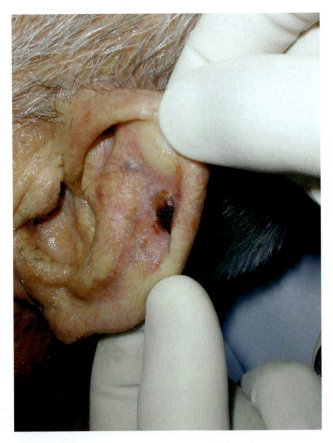

Figura 52.5.78 – Carcinoma basocelular.

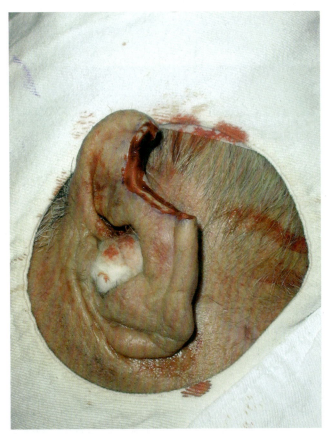

Figura 52.5.80 – Remoção da pele e cartilagem.

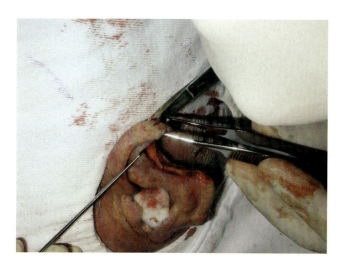

Figura 52.5.81 – *Descolamento da pele expondo a cartilagem.*

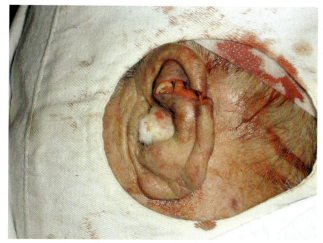

Figura 52.5.84 – *Depois da sutura da cartilagem, suturaremos a pele.*

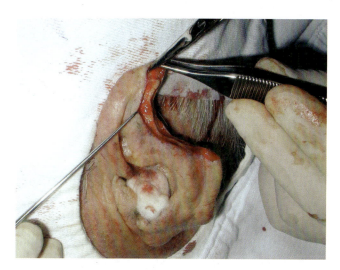

Figura 52.5.82 – *Iremos suturar cartilagem e pele em planos diferentes.*

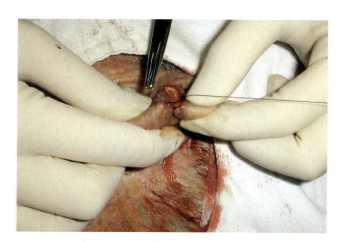

Figura 52.5.83 – *Primeiro suturamos a cartilagem com mononáilon 5 zeros.*

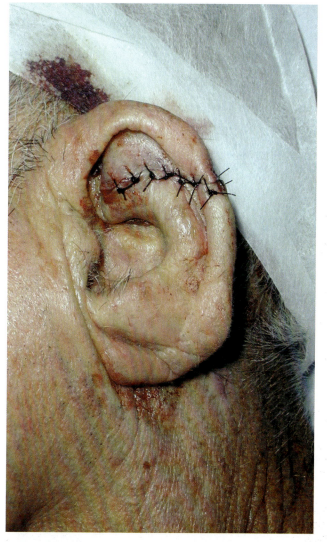

Figura 52.5.85 – *Sutura.*

■ Cirurgia das Orelhas

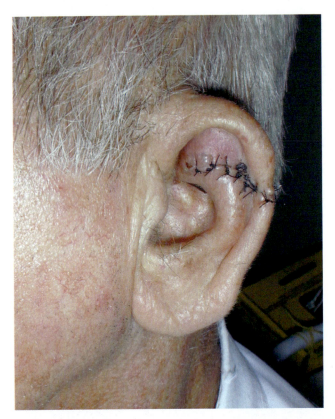

Figura 52.5.86 – *Sete dias depois.*

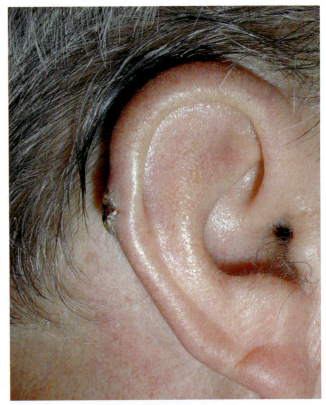

Figura 52.5.88 – *Carcinoma basocelular.*

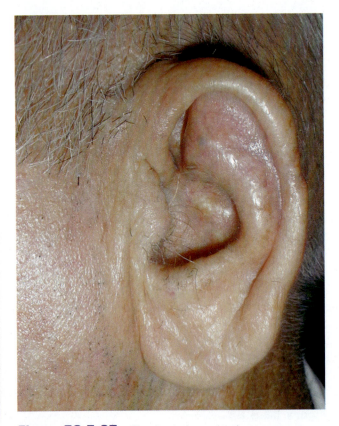

Figura 52.5.87 – *Resultado 1 ano depois.*

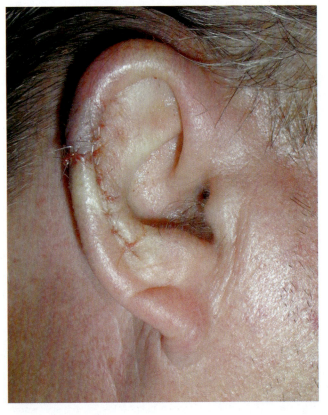

Figura 52.5.89 – *Avanço de dois retalhos.*

Cirurgia das Orelhas

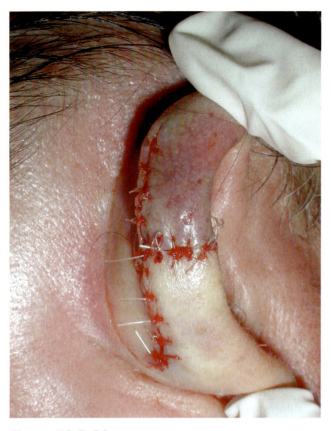

Figura 52.5.90 – *Vista posterior.*

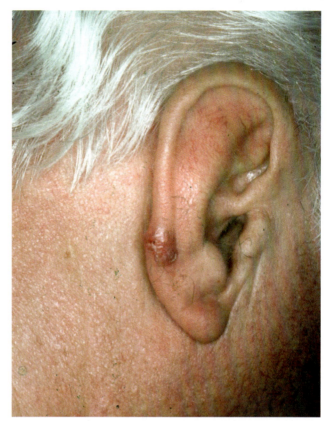

Figura 52.5.92 – *Carcinoma basocelular.*

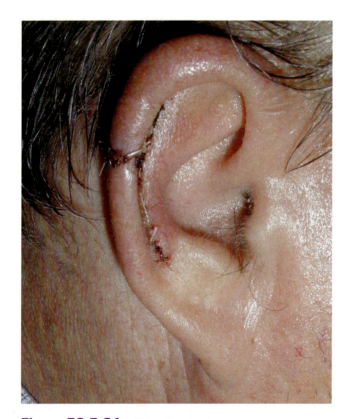

Figura 52.5.91 – *Sete dias depois.*

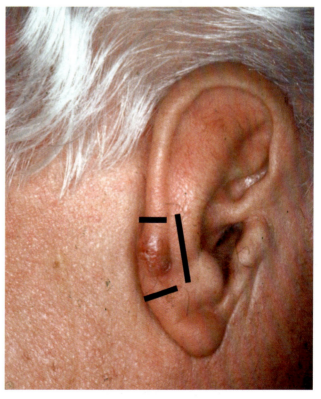

Figura 52.5.93 – *Marcação.*

movido. Quando a lesão é muito grande são feitos retalhos retroauriculares dobrados sobre si mesmos para simular a hélice, e em um segundo e terceiro tempos, são emagrecidos e o pedículo é cortado. Retalho de pedículo subcutâneo também poderá ser feito, mas estes retalhos são utilizados mais para defeitos que não atinjam a hélice.

Uma palavra sobre o escalonamento

O escalonamento é fundamental para um bom resultado estético. Consiste em suturar a pele e a cartilagem em planos diferentes, como se fosse uma escada. Quando são suturados juntos, a cicatrização provoca uma retração inestética, que se expressa por um sulco bem visível. Para fazermos o escalonamento, quando da retirada de tumores da hélice em que fizemos um V ou um retângulo, descolamos a pele da cartilagem dos dois lados da ferida cirúrgica, deixando mais cartilagem que pele de um lado e mais pele que cartilagem do outro. Daremos o primeiro ponto com náilon 4 zeros nas cartilagens. Isto obriga a cartilagem a ficar em plano diferente do da pele. Depois, suturamos a pele com fio 5 ou 6 zeros, porque a tensão ficou na parte interna e com isso as posições das suturas da cartilagem e da pele ficaram em planos diferentes, e portanto escalonadas. O resultado estético é muito superior ao da sutura tradicional (Figuras 52.5.96 a 52.5.100).

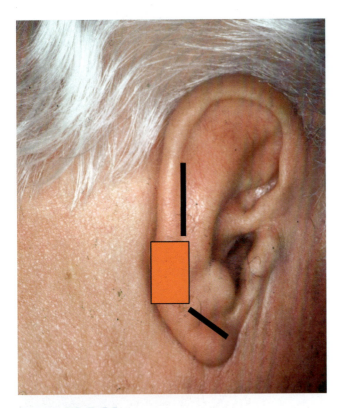

Figura 52.5.94 – Marcação do retalho.

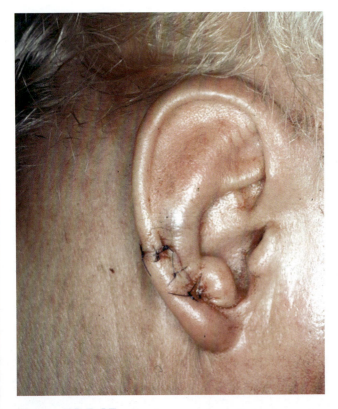

Figura 52.5.95 – Retalho suturado.

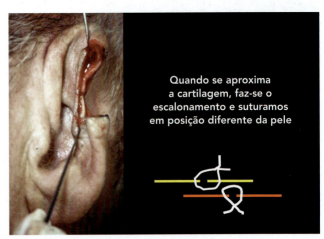

Figura 52.5.96 – Escalonamento.

Cirurgia das Orelhas

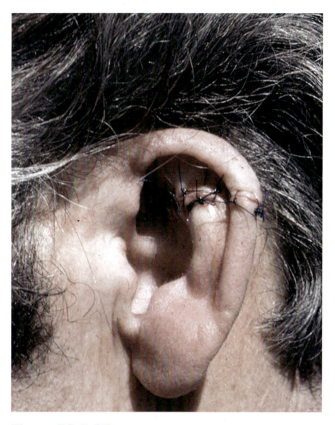

Figura 52.5.97 – *V sem escalonamento.*

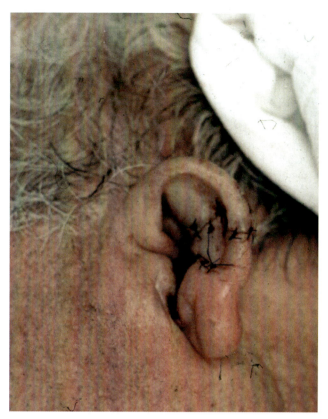

Figura 52.5.99 – *Com escalonamento.*

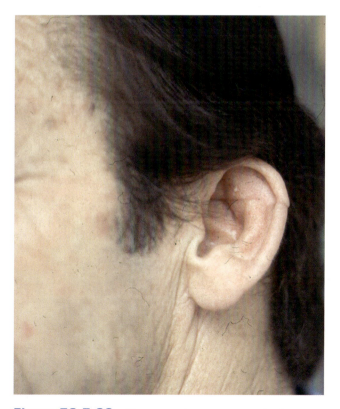

Figura 52.5.98 – *V sem escalonamento, resultado.*

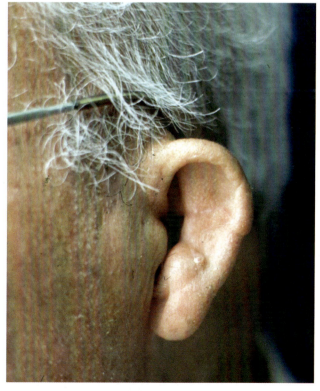

Figura 52.5.100 – *Resultado do V com escalonamento.*

■ CIRURGIA DAS ORELHAS

BIBLIOGRAFIA CONSULTADA

1. Agrawal K, Panda KN, Arumugan A. An inexpensive self fabricated pressure clip for the ear lobe. Br J Plast Surg. 1998; 51(2):122-3.
2. Akoz T, Gideroglu K, Akan M. Combination of different techniques for the treatment of earlobe keloids. Aesthetic Plast Surg. 2002; 26(3):184-8.
3. Baatenburg de Jong RJ. A new surgical technique for treatment of preauricular sinus. Surger. 2005; 137(5):567-70.
4. Chang PH, Wu CM. An insidious preauricular sinus presenting as an infected postauricular cyst. Int J Clin Pract. 2005; 59(3):370-2.
5. Choi S, Lam KH, Chan KW et al. Pseudocyst of ear – Surgical treatment. Journal of Dermatol Surg Oncol. 1993; 19(6):585-86.
6. Converse J. Ear Lobe Reconstrution. Reconstructive Plastic Surgery. 2 ed. Philadelphia: Saunders. 1977; 1763.
7. Copcu E, Sivrioglu N, Culhaci N. Cutaneous horns: are these lesions as innocent as they seem to be? World J Surg Oncol. 2004; 2:18.
8. Cribier B, Scrivener Y, Peltre B. Neural hyperplasia in chondrodermatitis nodularis chronica helicis. J Am Acad Dermatol. 2006; 55(5):844-8.
9. Hirokazu S. Cysts and Congenital Fistulas of the Auricle and the Neck: Anatomy, Classification, and Treatment Strategies. Japanese J Ped Surg. 2005; 37(12):1396-401.
10. Ogawa K, Nakamura K, Hatano K et al. Treatment and prognosis of squamous cell carcinoma of the external auditory canal and middle ear: a multi-institutional retrospective review of 87 patients. Int J Radiat Oncol Biol Phys. 2007 Aug 1; 68(5):1326-34.
11. Rosa IP. Tratamento Cirúrgico da Coleção de Líquido entre o Pericôndrio e a Cartilagem. Jornal Dermatológico – Regional do Estado de São Paulo, mar-abr 1987; p. 8.
12. Sellier S, Boullie MC, Joly P et al. Treatment of keloids with shaving and cryosurgery: preliminary reports. Ann Dermatol Venereol. 2006; 133(3):225-9.
13. Supiyaphun P, Decha W, Kerekhanjanarong V et al. Pseudocyst of the Auricle: A Histologic Perspective. Otolaryngology – Head and Neck Surgery. 2001; 124(2): 213-6.
14. Tan PY, Ek E, Su S et al. Incomplete excision of squamous cell carcinoma of the skin: a prospective observational study. Plast Reconstr Surg. 2007; 120(4):910-6.
15. Yeo SW, Jun BC, Park SN et al. The preauricular sinus: factors contributing to recurrence after surgery. Am J Otolaryngol. 2006; 27(6):396-400.

Capítulo 52.6

Cirurgia Dermatológica da Mão

Eloísa Pires de Campos

Trajano Sardenberg

Hamilton Ometto Stolf

Introdução

Com frequência, na prática diária, o cirurgião dermatológico depara-se com afecções nas mãos, tanto de caráter neoplásico benigno como maligno. Entre as lesões benignas mais comuns estão os cistos mixoides e epidermoides, granuloma piogênico, poroma écrino, exostose subungueal, tumor glômico, nevo melanocítico e melanoníquias. Em razão da exposição solar, as mãos também são acometidas pelas neoplasias cutâneas malignas, desde a ceratose actínica hipertrófica até o carcinoma espinocelular e, raramente, o carcinoma basocelular e o melanoma cutâneo. Outra neoplasia que deve ser lembrada são os sarcomas, que se apresentam como nódulos subcutâneos e acometem toda a extensão da mão.

O objetivo deste capítulo é salientar os princípios básicos e algumas particularidades da cirurgia da mão que, se negligenciadas, podem deixar sequelas funcionais e estéticas.

Anatomia

Aspectos gerais

A mão apresenta face anterior, denominada palmar ou volar; e outra posterior, ou dorsal; e duas bordas, uma lateral e outra medial.

A face palmar é côncava centralmente – região palmar média – com uma saliência muscular maior

– a eminência tenar – na base do polegar; e outra menor e medial – a eminência hipotenar – na base do dedo mínimo.

Há grande diferença entre as características da cobertura cutânea do dorso e da palma da mão. A pele é altamente diferenciada em sua face palmar e pouco em sua face dorsal. A pele palmar apresenta uma espessa camada dérmica e uma superfície epitelial altamente cornificada para suportar seu uso constante, e proteger as estruturas profundas. A pele palmar não é flexível como a pele dorsal, e está fixada à fáscia palmar por fibras verticais, que atravessam difusamente o coxim adiposo, formando os sulcos finos e as pregas de flexão. Essa característica de pouca mobilidade confere estabilidade à região palmar, porém dificulta a rotação de retalhos. Se uma retração cicatricial ou perda da elasticidade ocorrer, resultará em perda funcional.

A pele palmar é desprovida de fâneros, porém rica em glândulas sudoríparas, que lhe confere uma sudorese muitas vezes intensa. As terminações nervosas sensitivas como a térmica, tátil, proprioceptiva e dolorosa são numerosas e fundamentais para o indivíduo.

A pele dorsal, por outro lado, é mais fina e flexível, bastante móvel por ser aderida tenuemente à fáscia profunda, por tecido areolar frouxo, permitindo boa função dos tendões extensores, mesmo quando eles estão com alguma aderência à pele. Essa elasticidade permite o fechamento da mão,

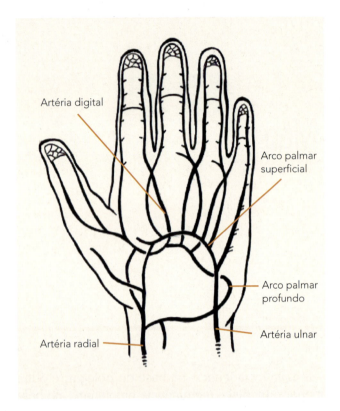

Figura 52.6.1 – Circulação arterial da mão.

pois ocorre alongamento cutâneo dorsal de 1/3 do seu comprimento, no sentido longitudinal, e 1/4 no sentido transversal. A presença de retrações cicatriciais e edema no dorso da mão impedem o alongamento da pele dorsal e limita a flexão digital.

As unhas, na extremidade dorsal dos dedos, são estruturas importantes, que funcionam como suporte para as pontas digitais, facilitando a precisão na manipulação de objetos. Aderem-se frouxamente à falange distal permitindo o acúmulo de sangue, por exemplo, nos traumas ou secreção purulenta nas infecções. Em razão da riqueza de terminações nervosas nesse local, o aumento de tensão é muito doloroso.

A face dorsal da mão pela sua maior exposição é considerada como a face estética, e a face palmar, que utiliza-se para preensão é considerada a face funcional.

Vascularização

A circulação arterial provém das artérias radial e ulnar. A artéria ulnar é, na maioria das vezes, mais calibrosa e divide-se em ramo superficial ou principal, e ramo profundo ou secundário. A artéria radial divide-se no punho em um ramo superficial ou secundário, e um ramo profundo ou principal.

O ramo secundário da artéria radial se une com o ramo principal da artéria ulnar para formar o arco arterial palmar superficial. O ramo profundo da artéria radial se une ao ramo profundo da artéria ulnar, formando o arco arterial profundo. Esses arcos dão origem às artérias metacarpianas palmares que se dividem em ramos digitais.

A irrigação arterial da mão é preferencialmente palmar. A maior parte do suprimento arterial do dorso dos dedos é feita por ramos dorsais das artérias digitais (Figura 52.6.1).

A drenagem venosa do membro superior é realizada por dois sistemas. O profundo, de menor importância no retorno venoso, é representado pelas veias que acompanham as artérias, geralmente na proporção de duas veias para cada artéria. O sistema superficial, mais importante, inicia-se na face dorsal dos dedos e da mão, pois, diferentemente das artérias, a distribuição das veias é preferencialmente dorsal, de padrão muito variável.

A drenagem linfática da mão é muito rica, tem um sistema superficial e profundo e acompanha as veias. Portanto, também ocorre pela face dorsal; isso explica porque o edema na mão é primeiramente evidente no dorso, independente da causa.

Inervação

A inervação dos músculos intrínsecos da mão se faz pelos nervos mediano e ulnar; e a inervação sensitiva pelos nervos mediano, ulnar e radial, originários do plexo braquial.

O território sensitivo do nervo ulnar corresponde à metade do dedo anular, todo o mínimo e a borda ulnar da mão, sendo considerado nervo protetor, pela sua importância na defesa contra queimaduras. Também é considerado o nervo executor, pois inerva os músculos responsáveis pela força e precisão da mão, nos mecanismos de pinça e preensão (músculos interósseos palmares e dorsais, dois lumbricais ulnares e o adutor do polegar).

O nervo mediano inerva as superfícies palmares do polegar, indicador, médio e metade do anular, que representa a principal área discriminativa responsável pelo reconhecimento, pela palpação da forma, do volume, da textura e da temperatura de dife-

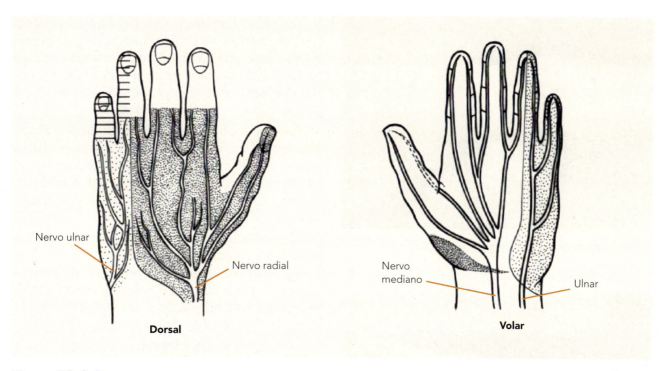

Figura 52.6.2 – *Inervação sensitiva da mão.*

rentes objetos, sendo chamado nervo informador. A função motora fundamental é a oposição do polegar.

O nervo radial tem importante função motora no membro superior, mas não chega até os músculos intrínsecos da mão. Ele inerva os músculos no antebraço que fazem a extensão do carpo e das articulações metacarpofalangianas, e que abduzem e estendem o polegar. A inervação sensitiva é a face dorsorradial da mão e representa pouca importância funcional (Figura 52.6.2).

Exame clínico e planejamento cirúrgico

Inicialmente, o dermatologista, a partir do diagnóstico da patologia, da localização, da necessidade de ressecção com margem mínima ou ampla, profundidade, levando em consideração todos os conceitos anatômicos já descritos, deve propor a cirurgia, sabendo das diferentes necessidades de coberturas de cada região em particular.

Abordagem cirúrgica

Uso do torniquete

É impossível e perigoso dissecar, adequadamente, a mão sem a ajuda da isquemia proporcionada pelo torniquete, pois ele confere um campo cirúrgico exsangue, facilitando a identificação de todas as estruturas. Rotineiramente, os cirurgiões da mão fazem uso desse recurso, reduzindo o tempo operatório e os riscos de lesões iatrogênicas.

Johann Friederich August Von Esmarch (1873) foi responsável pela substituição de antigos modelos de amarria por bandas elásticas, produzindo uma isquemia com exsanguinação prévia do membro.

Atualmente, dá-se preferência ao uso do manguito pneumático, que permite um controle mais adequado do nível pressórico, evitando complicações, como a síndrome de paralisia do torniquete, caracterizada por perda aguda da sensibilidade e motricidade, que pode ser transitória ou permanente. O tempo de permanência seguro do torniquete é de 1 a 1 hora e meia, no máximo 2 horas, mas baseia-se em dados empíricos.

Diferentemente do cirurgião da mão, o dermatologista, na maioria das vezes, não trabalha com dissecção ampla dos tecidos, ato que exige um campo exsangue. Portanto, na sua prática diária não utiliza o torniquete, exceção feita ao garrote digital.

Nos procedimentos cirúrgicos dos dedos os torniquetes digitais são largamente empregados e dentre os vários modelos descritos na literatura, os

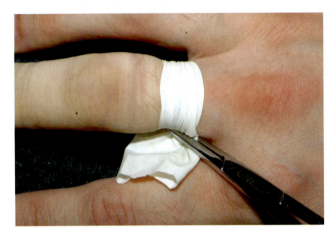

Figura 52.6.3 – *Garrote dreno de Penrose.*

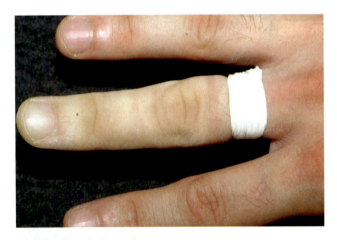

Figura 52.6.4 – *Garrote "dedo de luva".*

mais usados no nosso meio são os do tipo dreno de Penrose (Figura 52.6.3) e do "dedo de luva" (Figura 52.6.4).

A literatura igualmente mostra posições opostas, quanto à segurança no emprego dos torniquetes digitais, por causa da proximidade aos feixes neurovasculares. Dessa forma recomenda-se, para sua utilização, que a faixa seja larga para minimizar a compressão, pelo menor tempo possível.

Anestesia

Os objetivos na escolha do tipo de anestesia para o paciente de cirurgia de mão incluem a segurança e o conforto do paciente; um campo cirúrgico imóvel, com ou sem relaxamento muscular; anestesia satisfatória no intra e no pós-operatório; e uma hemostasia, com ou sem torniquete, todos com mínimos riscos de complicações.

Em geral, a anestesia regional é a melhor opção para os cirurgiões da mão. Para o cirurgião dermatológico que está habituado com cirurgias de caráter ambulatorial e familiarizado com a farmacologia dos agentes anestésicos locais, a anestesia locorregional é uma escolha inequívoca.

A escolha do agente anestésico local e a dose baseiam-se no local do bloqueio, volume necessário, concentração, grau de bloqueio sensitivo ou motor, tempo necessário para efetivação e a história de alergia do paciente, desde que não ultrapasse a dose tóxica.

A associação à epinefrina nos bloqueios da mão é desaconselhada, visto existirem trabalhos experimentais em animais que mostraram uma predisposição da epinefrina em causar lesão isquêmica neural, por causa da vasoconstrição dos microvasos dos nervos periféricos (Selander e cols., 1985).

Os bloqueios utilizados são:

- O bloqueio de punho é indicado para cirurgias de pequeno porte, de no máximo 20 a 30 minutos, com injeção de solução anestésica, sem vasoconstritor, cerca de 5 mL em cada punção.
- O nervo mediano é bloqueado medialmente ao tendão do flexor radial do carpo e, profundamente ao tendão do palmar longo, no sulco palmar proximal, com a agulha perpendicular, até atravessar o retináculo dos flexores.
- O nervo ulnar localiza-se logo abaixo do tendão do flexor ulnar do carpo e é bloqueado por abordagem volar ou ulnar, imediatamente proximal ao osso psiforme. Nunca deve-se esquecer de aspirar antes de injetar, principalmente nesse caso, que a artéria ulnar corre medialmente ao nervo.
- O ramo superficial do nervo radial se divide em vários ramos na fáscia superficial, no nível da tabaqueira anatômica, e é bloqueado, por meio de uma ampla infiltração subcutânea no sentido horizontal, na face anterior e posterior do punho (Figura 52.6.5).

Incisões

Os cirurgiões da mão devem compreender as relações dos sulcos cutâneos com as articulações subjacentes, com o objetivo de planejar precisamente a colocação de incisões cutâneas para exposição das articulações e suas estruturas relacionadas. Já o dermatologista, embora não tenha a preocupação com a exposição, se depara com lesões de localizações

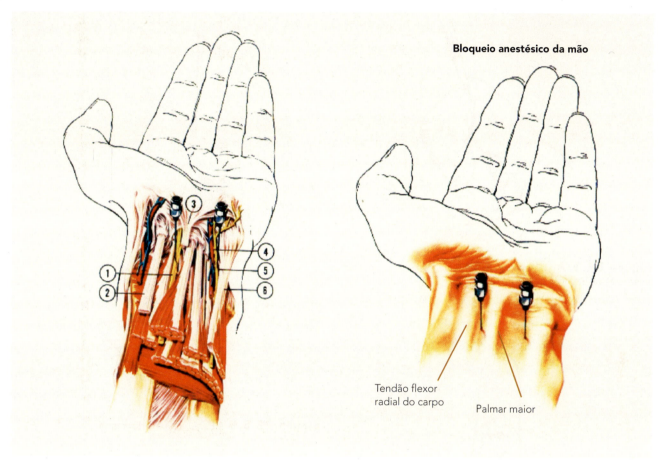

Figura 52.6.5 – 1. Nervo mediano; 2. Tendão do flexor radial do carpo; 3. Tendão do palmar longo; 4. Artéria ulnar; 5. Nervo ulnar; 6. Tendão do flexor ulnar do carpo.

aleatórias, e precisa ter conhecimento que, quando uma incisão é realizada, qual será sua consequência. E, por isso, o planejamento também na cirurgia dermatológica é fundamental.

A determinação das dimensões e o formato da incisão, por meio da demarcação na pele, utilizando corante (azul de metileno ou verde brilhante) ou caneta cirúrgica, deve ser feita antes da incisão cirúrgica, pois permite a revisão da anatomia local, com a vantagem de poder apagar o desenho, o que é impossível com a incisão.

As incisões curvas têm grande indicação nas cirurgias da mão, especialmente porque acompanham as linhas curvas naturais da mão (linhas de tensão mínima – Figura 52.6.6); podem ser estendidas sem quebrar a harmonia, quando se decide ampliar a incisão e, ainda, o resultado estético é mais aceitável.

Basicamente, as contraturas da mão ocorrem no lado flexor, porque a força da flexão da mão é em torno de oito vezes maior que a força de ex-

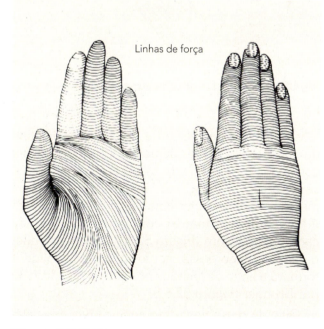

Figura 52.6.6 – *Linhas de tensão mínima (Ratz JL, Yetman RJ, 1989).*

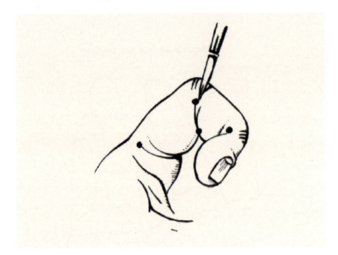

Figura 52.6.7 – *Esquema do desenho da linha de incisão descrita por Brünner.*

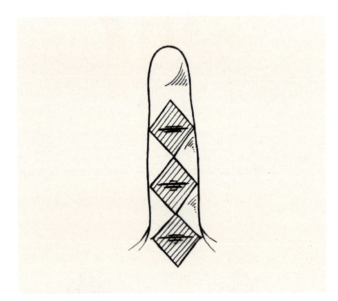

Figura 52.6.8 – *Linhas de incisão e as pregas de flexão.*

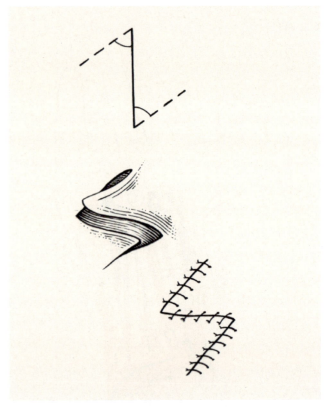

Figura 52.6.9 – *Esquema da zetaplastia.*

tensão. Assim, na palma da mão as incisões têm de obedecer às pregas de flexão. Elas deverão ser colocadas paralelamente às pregas ou, se necessário, cruzar. Nunca transversalmente. Uma boa maneira para se determinar qual a linha correta é fletir o dedo e marcar com pontos no final de cada prega flexora (Figura 52.6.7). Ao se estender o dedo, a união desses pontos por linhas oblíquas formará a linha de incisão em zigue-zague, descrita por Brünner (Figura 52.6.8).

Quando o uso de incisão cutânea reta é inevitável, já que induzem às retrações cicatriciais, utiliza-se a técnica da transposição de retalhos em forma de "Z" (zetaplastia), com excelente efeito estético. O desenho consiste em duas linhas traçadas para completar o "Z", com ângulos em torno de 60°, e extensão idênticos. Ângulos maiores dificultam a transposição, e menores podem ficar isquêmicos. Elevam-se ambos os retalhos no plano subcutâneo e os cruzam, de forma que a extremidade de um é colocada na base do outro, e a incisão, inicialmente longitudinal, resultará em posição transversal (Figura 52.6.9).

Suturas e fios

Como princípio geral, todas as incisões cirúrgicas devem ser fechadas primariamente e sem tensão, permitindo a proteção das estruturas nobres e o livre deslizamento dos tendões. A finalidade da sutura de pele é aproximar os bordos, para que se desencadeie o processo de cicatrização, que é uma função biológica. As tensões excessivas determinam isquemia, necrose e subsequente deiscência de sutura, e evoluem, invariavelmente, com retração cicatricial.

O descolamento do tecido subcutâneo adjacente e o emprego de enxertos e retalhos estão entre as técnicas que evitam tensão na sutura cutânea.

O fechamento dos planos cirúrgicos, por princípio, deve ser conduzido da profundidade para a superfície, evitando a formação de espaço morto. Porém, na mão não se faz necessária a colocação de pontos no tecido celular subcutâneo, principalmente na face palmar, em razão da tendência de formar cistos, estruir ou ser dolorosa. Na face dorsal recomenda-se o uso do menor número possível de pontos subcutâneos ou intradérmicos, com fios sintéticos, absorvíveis, para diminuir a tensão de fechamento do defeito.

O ponto simples de eversão é o tipo de sutura mais usado. A agulha penetra na pele próxima à borda de incisão, envolvendo maiores quantidades de tecido na profundidade do que na superfície, permitindo eversão e aproximação de bordos.

Os pontos em "U" têm função de eversão e hemostasia local. Devem ser usados com cautela para evitar isquemia local, que ocorre quando a tensão é grande, e estiverem colocados muito próximos entre si ou distantes da margem.

Existe uma variada linha de materiais de sutura disponíveis atualmente, mas o tipo de fio a ser empregado depende da região, do tipo de lesão e do tipo de paciente.

O uso de suturas absorvíveis se tornou popular em cirurgia da mão pediátrica, em razão da vantagem de não ser necessária a remoção dos pontos (Ekerot, 1999; Niessen e cols., 1997). Mas existem fios absorvíveis naturais e sintéticos, que diferem entre si, pelo tipo de reação necessária para absorção. Os naturais, por exemplo, o categute, exige uma digestão enzimática, o que prolonga a fase inflamatória da cicatrização, pois as células inflamatórias persistem até a completa digestão. Os fios absorvíveis sintéticos são hidrolizados, processo no qual a água gradualmente penetra nos filamentos, causando a quebra do polímero. Outra característica importante é que esses fios perdem sua força tênsil mais rapidamente e deve ser um fator considerado na sua escolha. Entre os fios absorvíveis mais usados estão o Vicryl® e o Vicryl Rapide® (ambos são sintéticos e constituem-se de ácido poliglactina, diferindo apenas no tempo de reabsorção), e o Monocryl® (também sintético). Atualmente se dispõe inclusive de sutura adesiva.

Em pacientes adultos, o fio de eleição é o náilon, fio não absorvível, sintético, monofilamentar, constituído de poliamida, que pode ser usado com segu- rança no fechamento de planos profundo e cutâneo, pois apresenta pequena reação tecidual, maior resistência à infecção, menor dano ao tecido, além de baixo custo. Os fios não absorvíveis, durante os primeiros sete dias causam uma reação inflamatória semelhante aos absorvíveis, com predomínio de células inflamatórias, porém os fibroblastos se tornam maduros e com sete dias a reação ao redor do fio se torna acelular, formando uma cápsula entre 10 a 16 dias.

Como regra geral, uma vez obtida uma boa cicatrização, os pontos são retirados em 12 dias.

Enxertos e retalhos

São técnicas de cirurgia plástica, amplamente usadas pelos cirurgiões da mão, considerando-se os princípios até agora descritos, fundamentais para fechamento das feridas cirúrgicas em mãos, traumáticas ou não.

Como já foram detalhados em outros capítulos, apenas serão apresentadas aqui as indicações de uso, conforme a localização e a profundidade do defeito na mão.

Os enxertos cutâneos usados podem ser de espessura total ou parcial. Na face palmar da mão e ponta dos dedos é preferível o uso do enxerto de espessura total, porque suporta mais a fricção existente e tem menor tendência à retração, porém o enxerto necessita um leito bem vascularizado para integração. Os enxertos de pele parcial são mais indicados nas reconstruções do dorso da mão, quando uma maior quantidade de pele se faz necessária e a integração é mais segura.

As áreas doadoras de enxertos podem ser de qualquer área do corpo, mas procura-se usar uma pele com as mesmas características, de uma mesma região anatômica (o cirurgião não tem que operar em duas áreas diferentes), deixar uma cicatriz mínima e escondida.

Para cobertura do dorso da mão, dos lados dos dedos, a melhor área doadora é a prega de flexão do punho, porém há o estigma da cicatriz simular uma tentativa de suicídio. Para a palma da mão, a melhor é o bordo ulnar da mão, pelas mesmas razões anteriores (qualidade, área anatômica e cicatriz). Outra opção, nos casos de necessidade de maior quantidade, é a prega inguinal, com cuidado de não levar pele com pelos para a palma das mãos ou com melanina, no caso de pacientes negros.

É possível, ainda, a retirada de enxerto de pele do cavo plantar ou da face lateral do pé.

As áreas doadoras para enxertos de espessura parcial são classicamente as regiões glúteas e face lateral das coxas, porque, como ocorre uma hipocromia residual, elas ficam escondidas da visão habitual.

As contraindicações ao uso dos enxertos são a exposição óssea e tendínea, sem periósteo e peritendão, respectivamente.

Os retalhos são nesses casos a opção de fechamento primário e podem ser cutâneos ou musculocutâneos, locais ou à distância. São mais requisitados na área flexora que na extensora, porque permitem deslizamento dos tendões e têm mais flexibilidade e resistência.

Os retalhos locais mais comuns são o do tipo V-Y para defeitos nas extremidades dos dedos; o *cross-finger*, para cobertura de defeito na área flexora do dedo usando-se pele da área extensora, sendo essa última reconstruída com enxerto; o retalho bilobado, tal qual usado para o nariz, é útil no dorso da mão.

Princípios pós-operatórios

Os cuidados pós-operatórios em cirurgia de mão são de extrema importância, já que eles são o elo final de uma sequência de atividades, e os responsáveis finais pelo sucesso de todo o tratamento.

A cirurgia termina de fato com a passagem do paciente para a maca.

Curativos

Os objetivos são proteger a ferida, absorver secreções, diminuir o edema e evitar a formação de espaço morto, sendo necessário, nesse caso, aplicar uma suave compressão.

Curativos oclusivos têm mostrado reduzir a dor, inflamação e retração cicatricial e melhoram a reepitelização e o reparo dérmico.

O uso de pomadas antibióticas diretamente sobre a ferida cirúrgica mantém o meio úmido para cicatrização e facilita a remoção do curativo. Pesquisas têm mostrado diminuição da taxa de infecção com seu uso. O antibiótico tópico ideal deve ter amplo espectro de atividade, mínima toxicidade local e sistêmica, e mínima resposta alérgica.

Imobilização

A imobilização da mão, mesmo que sem abordagem dos ossos, tendões, músculos e nervos, ainda que por um curto período de tempo, deve seguir a posição recomendada por Kuczynski (1981), chamada posição funcional de imobilização (Figura 52.6.10). Ela evita rigidez e contratura das pequenas articulações, mantendo o suporte das estruturas ligamentares das articulações em tensão máxima, evitando a rigidez em posições viciosas e permitindo o retorno precoce da mobilidade. É obtida com auxílio de duas calhas gessadas, uma anterior e outra posterior, com o punho em flexão dorsal de aproximadamente 40° (preserva o volume do túnel do carpo e melhora a drenagem venosa e linfática da pele), as articulações metacarpofalangianas, em flexão de aproximadamente 60° (posição na qual os ligamentos colaterais estão em extensão), e as interfalangianas, tanto proximais como distais, em 0° de extensão (a flexão prolongada induz a rigidez da placa volar). Se o polegar for imobilizado, ele deve permanecer em posição de abdução palmar e radial.

A mão operada deve ser mantida elevada, em posição acima do nível do coração e, a cada 50 minutos, pode ser abaixada para diminuir o desconforto do paciente. Isso permite melhor drenagem venosa e linfática, e previne complicações pós-operatórias, como edema e hemorragia, que levam à dor, ao desconforto e ao insucesso do tratamento.

Deve ser observada pelo período mínimo de 48 horas, independente do tamanho e complexidade da cirurgia.

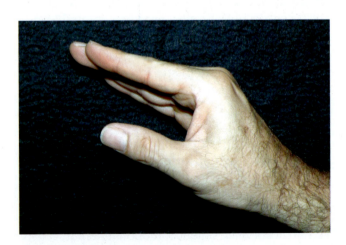

Figura 52.6.10 – *Posição de função.*

Casos clínicos
Caso clínico 1

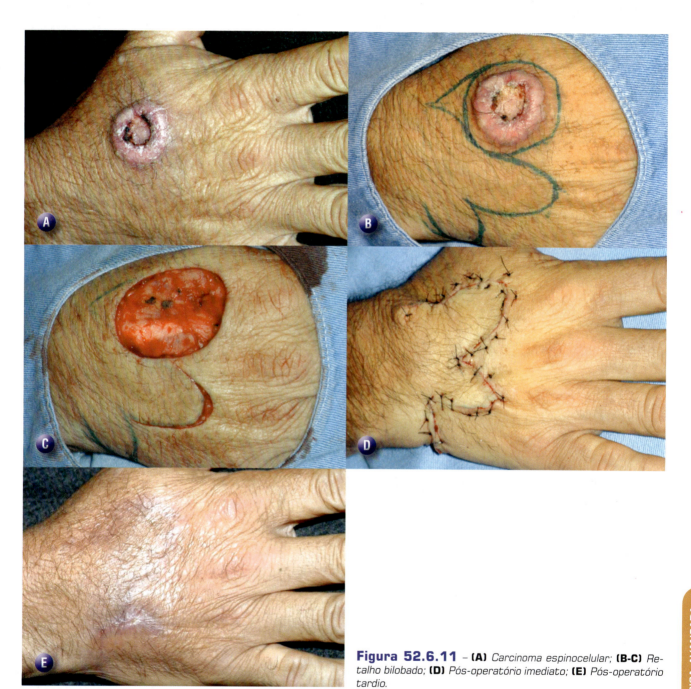

Figura 52.6.11 – **(A)** Carcinoma espinocelular; **(B-C)** Retalho bilobado; **(D)** Pós-operatório imediato; **(E)** Pós-operatório tardio.

■ Cirurgia Dermatológica da Mão

Caso clínico 2

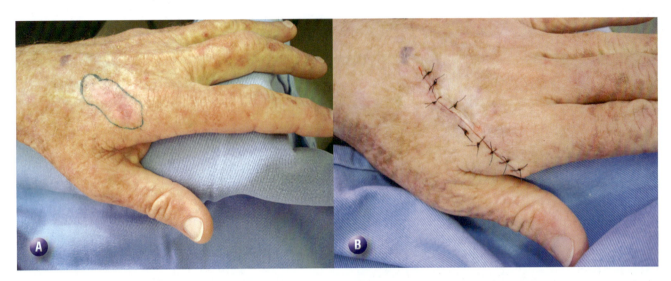

Figura 52.6.12 – **(A)** Doença de Bowen; **(B)** Pós-operatório imediato.

Caso clínico 3

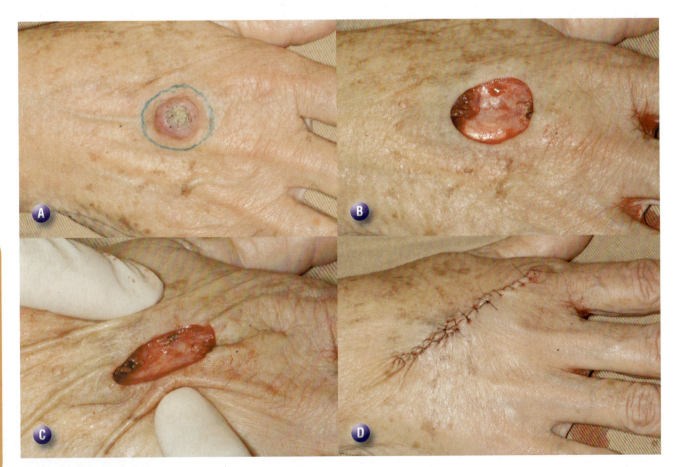

Figura 52.6.13 – **(A-D)** Antes e pós-operatório imediato.

BIBLIOGRAFIA CONSULTADA

1. Aston SJ. The choice of suture material for skin closure. J. Dermatol Surg. 1976; 2:57-61.
2. Carneiro RS. Enxertos e retalhos na mão. In: Traumatismos da Mão. 3 ed. Pardini Jr AG. Rio de Janeiro: MEDSI, 1990.
3. Castañeda LDR. Bases técnicas de la cirugía de la mano. In: Las Manos. 1 ed. Castañeda LDR et al. São Paulo: Santos Livraria e Editora, 1997.
4. Chambriard CJ, Bijos PB, Rocha JFR. Membro superior e mão. In: Princípios de cirurgia plástica. Franco T, Franco D, Gonçalves LF. São Paulo: Editora Atheneu, 2002.
5. Chang J, Valero-Cuevas F, Hentz VR, Chase RA. Anatomy and biomechanics of the hand. In: Plastic surgery. 2. ed. Part I, vol. VII. Mathes SJ, Hentz VR. Philadelphia: W.B. Saunders, 2006.
6. Dove A, Cufford R. Ischemia after use of finger tourniquet. Br Med J. 1982; 284:256.
7. Eaglstein WH. Oclusive dressings. J. Dermatol Surg Oncol. 1993; 19:716-20.
8. Ekerot L. Correction of syndactyly, advantages with a nongrafting technique and the use of absorbable sutures. Scandinavian Journal of Plastic and Reconstructive Surgery and Hand Surgery. 1999; 33:427-31.
9. Gerander JC, Weller RS. Anesthesia for upper extremity surgery. In: Plastic surgery. 2 ed. Part I, vol. VII. Mathes SJ, Hentz VR. Philadelphia: W.B. Saunders, 2006.
10. Hixson FP, Shafiroff BB, Werner FW, Palmer AK. Digital tourniquets: a pressure study with clinical relevance. J Hand Surgery. 1986; 11A:965-68.
11. Kuczynski K, Lamb DW. The practice of hand surgery. London: Blackwell Scientific Publications, 1981.
12. Lech O. Princípios básicos. In: Cirurgia da mão – lesões não traumáticas. Pardini Jr AG. Rio de Janeiro: MEDSI, 1990.
13. Lister GD. Skin flaps. In: Operative hand surgery. 3 ed. vol III. Green DG (ed.). New York: Churchill Livingstone. 1993; 1750-1.
14. McGregor IA. The Z-plasty in hand surgery. [Journal Article] J Bone Joint Surg. British volume. 1967; 49(3): 448-57.
15. Niessen FB, Spauwen PH, Kon M. The role of suture material in hypertrophic scar formation. Monocryl vs. Vicryl rapide. Annals of Plastic Surgery. 1997; 39:254-60.
16. Ratz JL, Yetman RJ. The hand. In: Dermatologic surgery – principles and practice. 1 ed. Roenigk RK, Roenigk Jr, Henry H. New York: Marcel Dekker Inc., 1989.
17. Selander D, Mansson LG, Karlsson L, Svanvik J. Adrenergic vasoconstriction in peripheral nerves of the rabbit. Anesthesiology. 1985; 62:6.
18. Smack DP, Harrington AC, Dunn C et al. Infection and allergy incidence in ambulatory surgery patients using white petrolatum vs bacictracin oitment. A randomized controlled trial. JAMA. 1996; 972-7.

Capítulo 52.7

Axilas, Região Inguinal e Adjacências – Hidradenite e Hiperidrose

Ival Peres Rosa
Moacyr Gomes Nabo Filho

Hidradenite supurativa

Introdução

A hidradenite supurativa tem vários nomes. O mais antigo é hidrosadenite (Vernouil, 1854). Mas, outros nomes foram propostos, tais como acne inversa e acne apócrina, por exemplo. O mais utilizado pela literatura é hidradenite supurativa, nome de origem inglesa. Existem dois tipos clínicos bem estabelecidos: um agudo, em que o paciente apresenta nódulos inflamatórios dolorosos, contendo grande quantidade de pus e sangue. Depois de um período limitado drenam espontaneamente desaparecendo clinicamente; o outro tipo é o crônico. As lesões são fixas formando nódulos e fístulas, que drenam secreção de modo contínuo. É uma doença que, no período crônico, determina um sofrimento muito grande para o paciente, principalmente nos casos extensos. Eles são obrigados a usar absorventes e a secreção tem um odor muito forte. Por esse motivo uma consulta médica desses pacientes é demorada. Porque há a necessidade de remoção e recolocação dos curativos. Além do odor forte que fica na sala, referindo-se aos casos extensos. Nos casos de menores dimensões isso não acontece. Além disso, muitos casos são mal diagnosticados e, muitas vezes, confundidos clinicamente com furúnculos e foliculites, sendo tratados como tal. Esse é um erro comum, principalmente quando os pacientes procuram médicos de outras especialidades.

Etiologia

A causa ainda está em discussão. A maioria dos especialistas acredita na obstrução da drenagem das glândulas apócrinas, proposta por Sheeley. Acredita-se que seja uma doença de autoinflamação, que posteriormente leve a uma obstrução. Baseia-se no quadro clínico, que é cíclico e autolimitado. Os nódulos agudos aparecem, muitas vezes, em várias regiões anatômicas ao mesmo tempo, muito semelhante à artrite reumatoide. O fato é que, o órgão de choque são as glândulas apócrinas, e os tecidos da vizinhança. Por esse motivo, ela surge nos locais de maior concentração dessas glândulas. O pus é estéril, na maioria dos casos. Nota-se que no período menstrual existe um agravamento do quadro clínico. Mas, como existe a doença nos dois sexos os hormônios não tem papel etiológico. A presença ou não de pelos também não tem influência. Muitos pacientes fazem depilação definitiva e a doença não se altera nem para melhor nem para pior. A imunologia desses pacientes já foi exaustivamente estudada e não encontrando-se nada que justificasse a associação a essa doença. Notam-se hidradenites supurativas graves, nos pacientes do sexo masculino, portadores de acnes císticas. Atualmente, alguns trabalhos querem imputar ao cigarro um papel importante, mas não é isso que observa-se na prática.

CIRURGIA DERMATOLÓGICA AVANÇADA

Quadro clínico

O início da doença se caracteriza por nódulos eritematosos dolorosos que, entre o sétimo e o nono dia, ou o paciente procura um médico para drená-los ou drenam-se espontaneamente. Depois da drenagem existe um alívio imediato, em relação à dor. Se o médico acreditar que existam bactérias no pus ele deverá aspirar o conteúdo fazer um Gram e se positivo cultura e antibiograma. A maioria do pus é estéril na nossa experiência. Pode surgir um nódulo isolado ou mais de um, ao mesmo tempo. Podendo também aparecer em várias regiões anatômicas. Depois da drenagem ele fica ainda perceptível por mais 5 a 7 dias. Na realidade, do início até o fim são mais ou menos duas semanas, ou seja, em torno de 14 dias. Na maioria dos casos os pacientes apresentam só alguns surtos. Nos que ficarão crônicos os nódulos começam recidivar sempre no mesmo lugar e depois de algum tempo, apresentam endurecimento a palpação e, por fim, fístulas. Quando surgem as fístulas a drenagem da secreção é contínua. É muito comum a presença de dobras nas axilas. Elas surgem, porque o subcutâneo desapareceu por causa da inflamação crônica e isso facilita a aderência de uma derme na outra por falta de gordura para protegê-las. Casos antigos apresentam como complicação um linfedema de bolsa escrotal e/ou do pênis no homem. Aumento de volume dos grandes lábios e linfangioma adquirido na mulher também pode ser observado. Mas felizmente são raros. Quando compromete a axila por muito tempo pode limitar a movimentação do membro superior.

Localização

A doença pode surgir onde exista glândula apócrina. Mas os locais mais comprometidos são as axilas e a região genitocrural. Outras áreas anatômicas, por exemplo, região glútea, pescoço, retroauricular, mama, esternal e abdome, também podem apresentar lesões. Em alguns casos antigos não tratados, as fístulas podem, por contiguidade, avançar sobre outras áreas.

Incidência

Mais comum no sexo feminino, em pacientes com sobrepeso, e localizado nas axilas. A segunda incidência são as áreas perigenitais. Já atendendemos alguns pacientes do sexo feminino, antes da menarca, portadores de hidradenite e, também, acima de 60 anos. A incidência maior é entre 30 e 45 anos.

Tratamento

Nos casos iniciais a drenagem cirúrgica é o melhor tratamento. Sabe-se que é difícil não receitar antibióticos em uma doença que apresenta coleção purulenta. Mas, percebe-se que se receitar antibióticos ou não, a evolução será a mesma. A cultura coletando a secreção sem aspirar leva a contaminação, porque as áreas mais comuns em que surge a hidradenite supurativa são ricas em bactérias.

Diagnóstico diferencial

É confundida mais clinicamente com furúnculo, principalmente para o não especialista. O furúnculo é mais superficial sendo um processo que compromete o folículo piloso e a glândula sebácea ligada a ele. A área eritematosa é menor do que a vista na hidradenite supurativa. Nesta doença o processo inflamatório fica abaixo da derme profunda, justa-subcutâneo.

Tratamento clínico

Fica difícil aceitar que o pus seja estéril, na maioria dos casos. Os médicos e os pacientes não se sentem confortáveis sem o uso de antibióticos. Quando se colhe o material para cultura, sem aspirar, o resultado mais comum é a presença de *Staphylococcus aureus*. Como é uma doença autolimitada na fase aguda, fica difícil avaliar a eficácia do uso de antibióticos. A fase crônica também apresenta ciclos de agudização. Mas, os especialistas recomendam o uso de clindamicina 600 mg/dia, associada à rifampicina 600 mg/dia, por 10 semanas, para os casos crônicos. Minociclina, oxitetraciclina, antiandrogênicos, retinoides orais, imunobiológicos também são citados. Pessoalmente, não acreditamos no tratamento clínico.

Tratamento cirúrgico

O tratamento cirúrgico é indicado para lesões agudas e crônicas. Nas agudas só a drenagem para aliviar os sintomas.

Nódulos agudos

Nas agudas faz-se anestesia intradérmica infiltrando vagarosamente com lidocaína contendo vasoconstritor e, durante a infiltração, nota-se um branqueamento da pele. Com bisturi lâmina 11 faz-se uma incisão linear pequena o suficiente para que penetre um Kelly, que dilatará o orifício, favorecendo a drenagem do conteúdo constituído de sangue e pus. Pede-se para que o paciente todos os dias tente, durante o banho, comprimir o local para remover todo conteúdo do nódulo. Quando drena-se, administram-se antibióticos, por causa da cirurgia.

Fase crônica

A cirurgia, no momento atual, na nossa opinião, é o único tratamento que resolve a fase crônica da hidradenite supurativa. Não cura a doença. Mas, se não operar é pior. Muitas vezes somos procurados em congressos por colegas que nos afirmam que obtiveram sucesso com o tratamento clínico. Aí nós perguntamos: as fístulas desapareceram? As dobras, muito presentes nas axilas e genitais, também? Todos nós médicos, sabemos que esses problemas não desaparecem com o tratamento clínico. Às vezes, as pessoas confundem controle da agudização da fase crônica com resolução da doença.

Tratamento cirúrgico

Pode-se utilizar a anestesia local ou levar o paciente para um centro cirúrgico, e submetê-lo a uma anestesia geral, raquianestesia ou peridural. Tudo é muito relativo. Porque, nós dermatologistas do serviço público, ainda temos muitas restrições para utilizar o centro cirúrgico. Nos consultórios particulares isso não acontece, porque temos a liberdade de interná-los.

Opção por anestesia local

Utiliza-se anestésico diluído. O volume depende da área a ser retirada. A concentração da lidocaína é de 0,33%, e de vasoconstritor 1:200.000. É preciso ter consciência que as fístulas da hidradenite supurativa não são iguais as outras fístulas, porque nas outras, a origem do problema não é na pele, e sim na profundidade. Na hidradenite supurativa a origem da fístula se dá na derme profunda, justa-subcutâneo. Por esse motivo deve-se remover a pele suspeita que seja a origem do problema. Muitos especialistas propõe até uma margem de 2 cm além do comprometimento clínico.

Nossa proposta é a remoção da pele comprometida e dissecção, ou seja, procuram-se os caminhos das fístulas para removê-las posteriormente. Prefere-se a cicatrização por segunda intenção, porque isso nos dá liberdade de remover uma grande área, sem precisar economizar tecido para conseguir

fechar ou rodar retalhos fora da área da HS. Porque esses retalhos sempre ficam visíveis.

Removida a pele comprometida e feita limpeza cirúrgica do conteúdo das fístulas, palpa-se a fibrose que sempre existe no leito. Descasca-se com cuidado, usando lâmina 15 do bisturi, até sentir, a palpação, que o leito ficou novamente macio. A hemostasia é bem-feita, amarrando as artérias e eletrocoagulando os vasos menores. Um curativo compressivo com algodão direto no leito é aplicado e amarrado com náilon fio 2 ou 3 zeros, como se fosse um curativo de Brown. Por cima desse curativo, outro extra é colocado para prevenir o sangramento.

O paciente deve ser informado para não molhar, porque poderá ter a sensação que está sangrando. A água dilui o sangue retido no curativo inicial.

Depois de sete dias, remove-se o curativo. Nesse dia o paciente deve entrar no chuveiro para molhá-lo intensamente e facilitar sua retirada. Nos dias anteriores o curativo tem um odor muito forte para disfarçá-lo e o paciente poderá utilizar desodorante. Removido o curativo inicial utiliza-se um pó que será usado até a cicatrização completa. Esse pó contém óxido de zinco, timol e bismuto.

O preenchimento profundo do defeito provocado pela cirurgia demora entre 2 a 3 semanas, surgindo um tecido de granulação. O que demora mais é a cicatrização que migra das laterais para o centro. O tempo para cicatrização completa depende da extensão, e varia entre 2 e 6 meses, podendo, em casos muito extensos, durar 1 ano (Figuras 52.7.1 a 52.7.6).

Todos os autores que publicam sobre o assunto são concordes em que o tratamento clínico não cura, só pode controlar a doença. Quem resolve realmente é a cirurgia.

Hiperidrose axilar

A hiperidrose axilar é uma cirurgia gratificante, porque resolve o problema da sudorese de forma definitiva. Logicamente, não estamos falando em 100%, mas acima de 70% é obtido, definitivamente, em todos os pacientes e sem efeitos colaterais. Esta complicação acontece quando a técnica é realizada por meio da secção da inervação (simpatectomia). Depois deste tipo de cirurgia surge uma sudorese compensatória na região posterior do tórax que incomoda muito o paciente. Por outro lado, em nossa opinião, a cirurgia da remoção das glândulas sudo-

■ Axilas, Região Inguinal e Adjacências – Hidradenite e Hiperidrose

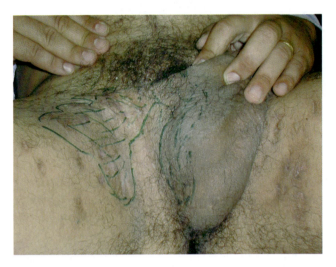

Figura 52.7.1 – *Marcação, antes da exérese, das áreas comprometidas.*

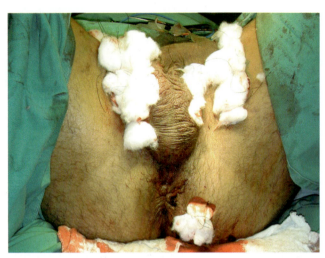

Figura 52.7.3 – *Curativo compressivo com algodão para fazer a hemostasia.*

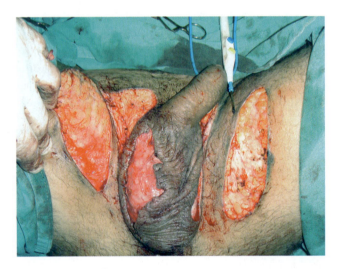

Figura 52.7.2 – *Hidrosadenite – retirada da área comprometida.*

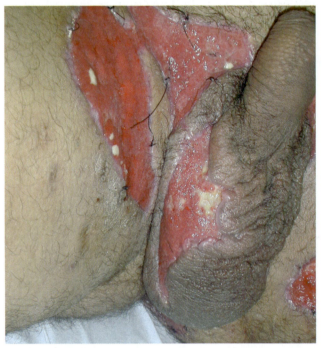

Figura 52.7.4 – *Cicatrização por 2ª intenção. Tecido de granulação.*

ríparas com visualização direta tem um resultado superior a técnica da aspiração das glândulas, porque nessa última o médico não vê as glândulas. Ele cureta por estimativa. A avaliação do resultado tem que ser feita somente um ano pós-cirurgia, porque o simples descolamento da pele lesa a inervação, que demora esse tempo para se reconstituir e voltar a suar novamente.

O descolamento sem retirada das glândulas seria uma toxina cirúrgica. Todos os pacientes antes da cirurgia tem que ser avaliados com a utilização do teste do iodo e amido. Esse teste mostra a localização da maior concentração das glândulas, porque esses ingredientes reagem com o suor, surgindo uma cor azul-escura. Ele também serve para o futuro. Se o paciente se queixar de sudorese pós-cirúrgica, o teste avaliará se, realmente, ele tem razão ou se está suando no braço, por exemplo, e o suor está escorrendo para a axila, ou sua queixa tem procedência e o paciente está suando pela axila. Em qualquer modalidade cirúrgica a céu aberto ou por lipoaspiração, as áreas de necrose podem ser vistas. São necroses superficiais que, em longo prazo, não resultam em problemas estéticos.

Axilas, Região Inguinal e Adjacências – Hidradenite e Hiperidrose

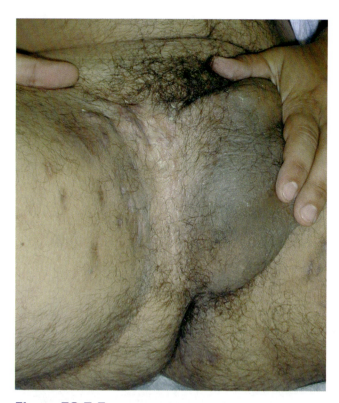

Figura 52.7.5 – *Resultado final.*

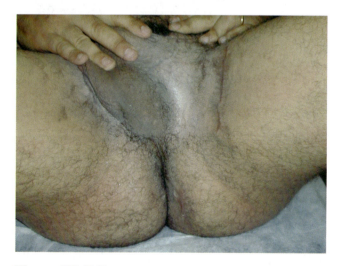

Figura 52.7.6 – *Resultado final.*

Técnica cirúrgica com remoção das glândulas a céu aberto

Com o paciente em decúbito ventral é feita antissepsia com clorexidina, passando com cuidado para não apagar as marcas feitas durante o teste com iodo. Marca-se uma linha de incisão bem na ruga central que todos apresentam. Infiltra-se lidocaína em soro fisiológico 0,33% com vasoconstritor 1:200.000 em toda axila entre a derme profunda e o subcutâneo. A linha de incisão tem forma intradérmica. Incisa-se com bisturi lâmina 15, até encontrar o subcutâneo. Esse será preservado. Faz-se um descolamento com tesoura de Metzbaun, até os limites da marcação feita no teste do iodo. Descola-se primeiro um lado, depois o outro.

Durante o descolamento, quando seccionamos um vaso sanguíneo amarramos imediatamente se for artéria, e se for veia, eletrocoagulamos. Alguns cirurgiões optam por descolar tudo antes e depois fazer a hemostasia. Nós achamos arriscado, porque pode passar algum vaso que se retraiu parando de sangrar. Mas quando passar o efeito do vasoconstritor ele voltará a sangrar, só que 4 a 6 horas depois da cirurgia. Depois de completado o descolamento, utilizando um gancho, traciona-se o lado descolado colocando a mão por trás. O objetivo é expor melhor as glândulas.

Utilizando uma tesoura bem afiada vamos cortando as glândulas sudoríparas da porção justadérmica, visualizando as glândulas, pois elas são macroscópicas. Portanto, quando as removemos, nota-se um fundo esbranquiçado que é a derme, se por acaso a marcação está muito longe. Por causa da incisão única, não conseguirmos atingir estas glândulas, ajudando com a mão, pode-se lançar mão de uma cureta para removê-las. Feita a limpeza de um lado, faz-se do outro, da mesma forma.

Quando se termina, faz-se uma revisão para ver se não sobraram glândulas sudoríparas, o que é habitual. Porque, na nossa impressão, o músculo inserido nelas retrai quando estamos fazendo a limpeza. Depois, quando deixamos em repouso, elas relaxam e as glândulas escondidas surgem.

Terminada a cirurgia não damos os pontos na linha de incisão, porque se sangrar, irá para o exterior, não comprometendo a cirurgia. Quando as feridas cirúrgicas eram fechadas, houveram alguns casos de hematoma. Depois que optamos por deixá-las abertas, não tivemos mais problemas. Talvez a explicação seja o fato de que o vaso sanguíneo precisa se retrair para melhor hemostasia. A incisão fica aberta por três dias com curativo fechado compressivo com algodão direto na ferida cirúrgica e complementado por faixa crepe colocada em forma de "X" passando pelas duas axilas. No terceiro dia pede-se para o paciente molhar bastante o curativo, porque facilita sua remoção. Ele é orientado a ficar esses três dias com os membros superiores quase

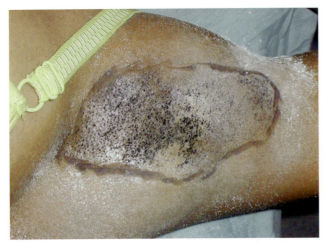

Figura 52.7.7 – *Teste do iodo-amido para identificar a área de hiperidrose.*

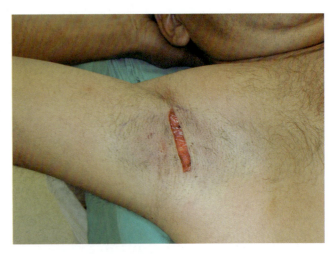

Figura 52.7.10 – *Ferida cirúrgica resultante.*

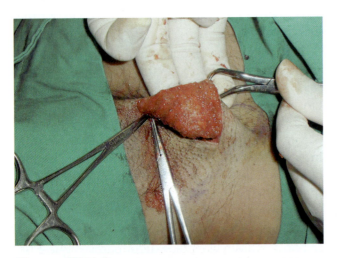

Figura 52.7.8 – *Visualização das glândulas sudoríparas após a incisão e levantamento da pele.*

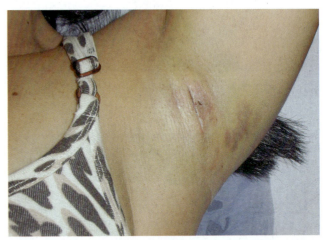

Figura 52.7.11 – *Ferida cirúrgica após a remoção do curativo.*

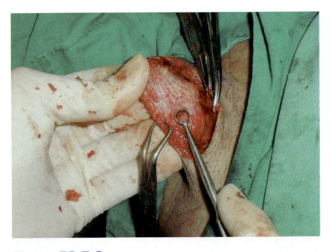

Figura 52.7.9 – *Curetando as glândulas sudoríparas.*

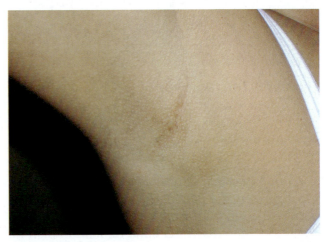

Figura 52.7.12 – *Marca da linha de incisão. Resultado estético bastante satisfatório.*

sem movimento, para prevenir sangramento, quando remove-se o curativo. A ferida cirúrgica, mesmo sem pontos, fica tão próxima que dispensa sutura, na maioria dos casos. Mas, se for necessário, faz-se para aproximar melhor. Sofrimentos superficiais de parede são vistos, mas não comprometem a cirurgia. Em nossa opinião, essa técnica é a que dá melhores resultados em longo prazo (Figuras 52.7.7 a 52.7.12).

Técnica por lipoaspiração

A anestesia é idêntica a anterior. São feitas pequenas incisões com lâmina 11 nas laterais da área marcada para remover as glândulas. O número e local das incisões dependem de vários fatores, comprimento da cânula e área demarcada. Se em uma incisão a cânula atingir toda área, melhor. Mas, na nossa experiência, isso é difícil. O número fica entre 2 e 4. Introduz-se a cânula de Cássio, que é uma cânula própria para esse tipo de cirurgia, porque tem um bico de pato na extremidade e, logo após, uma cureta. Na realidade é uma adaptação da cânula de lipoaspiração. Ela é útil, porque com a introdução do anestésico diluído, há uma hidrodissecção. O que facilita a introdução da cânula, por causa da sua forma romba na extremidade. Ela descola quando avança e cureta, quando retrocede-se. Mas, para melhor curetagem, deve-se apoiar o dedo indicador onde ela retrocede, forçando-o contra a derme. Repetindo várias vezes e por várias entradas, pelas incisões de lâmina 11, consegue-se curetar toda área. Existem outras opções, como descolar com uma tesoura e usar uma cureta descartável ou não. As complicações são semelhantes àquelas da técnica aberta.

BIBLIOGRAFIA CONSULTADA

1. Ball SL, Tidman MJ. Managing patients with hidradenitis suppurativa. Practitioner 2016; 260(1793):25-9.
2. Deckers IE, Prens EP. An update on medical treatment options for hidradenitis suppurativa. Drugs 2016; 76(2): 215-29.
3. Feldmeyer L, Bogdan I, Moser A, Specker R, Kamarashev J, French LE, Läuchli S. Short- and long-term efficacy and mechanism of action of tumescent suction curettage for axillary hyperhidrosis. J Eur Acad Dermatol 2015; 29(10):1933-7.
4. Hoang D, Chen V, Saber S, Patel K, Carey J. Bilateral pedicled superficial inferior epigastric artery flap in the treatment of hidradenitis suppurativa. Plast Reconstr Surg 2016; 4(8):e833.
5. Ingram JR, Woo PN, Chua SL, Ormerod AD, Desai N, Kai AC, Hood K, Burton T, Kerdel F, Garner SE, Piguet V. Interventions for hidradenitis suppurativa.Cochrane Database Syst Rev (10):CD010081, 2015. Br J Dermatol 2016;174(5):970-8.
6. Kamal N, Cohen BL, Buche S, Delaporte E, Colombel JF. Features of patients with crohn's disease and hidradenitis suppurativa. Clin Gastroenterol Hepatol 2016;14(1):71-9.
7. Kohorst JJ, Baum CL, Otley CC, Roenigk RK, Schenck LA, Pemberton JH, Dozois EJ, Tran NV, Senchenkov A, Davis MDP. Surgical management of hidradenitis suppurativa: outcomes of 590 consecutive patients. Dermatol Surg 2016; 42(9):1030-40.
8. Li ZR, Sun CW, Zhang JY, Qi YQ, Hu JZ. Excision of apocrine glands with preservation of axillary superficial fascia for the treatment of axillary bromhidrosis. Dermatol Surg 2015; 41(5):640-4.
9. Menna C, Ibrahim M, Andreetti C, Ciccone AM, D'Andrilli A, Maurizi G, Poggi C, Rendina EA. Long term compensatory sweating results after sympathectomy for palmar and axillary hyperhidrosis. Ann Cardiothorac Surg 2016;5(1):26-32.
10. Mier-Odriozola JM. Sedated non-intubated bilateral thoracoscopic sympathectomy. Gac Med Mex 2016;152(2): 228-30.
11. Stosic M, Stojanovic I. Hidradenitis suppurativa: a case series of eight patients Med Pregl 2016; 69(1-2):48-52.
12. Wang C, Wu H, Du F, Le S, Zheng S. Axillary osmidrosis treatment using an aggressive suction-curettage technique: a clinical study on paired control. Aesthetic Plast Surg 2015; 39(4):608-15.
13. Wang R, Yang J, Sun. A minimally invasive procedure for axillary osmidrosis: subcutaneous curettage combined with trimming through a small incision. Aesthetic Plast Surg 2015; 39(1):106-13.
14. Wang XW, Tang SJ, Xia Y, Chen CY, Tan WQ. The modified liposuction-curettage cannula for the treatment of secondary axillary bromhidrosis with subcutaneous scarring. Plast Reconstr Surg 2015;135(6):1077e-1079e.
15. Zouboulis CC. Adalimumab for the treatment of hidradenitis suppurativa/acne inversa. Expert Rev Clin Immunol 2016; 12(10):1015-26.

Capítulo 53

Cirurgia com Controle de Margens pela Técnica da "Cerquinha" de Ival

Ival Peres Rosa

Desde o fim da década de 1980, comecei a fazer o estudo histológico dos tumores malignos da pele não melanoma, principalmente do carcinoma basocelular, de forma diferente da tradicional. Pelas publicações sobre cirurgia micrográfica de Mohs, vi que faziam estudos histológicos das margens laterais e profundas, esquecendo o centro do tumor. De modo semelhante a uma pessoa que divide uma laranja ao meio, resultando em duas partes, o conteúdo comestível da laranja seria a parte do tumor colocada em formol para ser enviada ao patologista tradicional. A casca da laranja é o que seria estudado pela preparação das lâminas no criostato, subdividindo-a em pequenos fragmentos, identificando sua posição e marcando um dos lados com tinta.

Na minha experiência, os carcinomas basocelulares operados pela técnica tradicional, quando têm margens comprometidas, geralmente são as margens laterais. Como para fazer uma cirurgia micrográfica necessitamos de comprar um criostato e ter uma sala própria, treinar a preparação de lâminas e muitas outras coisas, além do tempo que se gasta neste tipo de cirurgia, imaginei um método muito seguro e eficaz para estudar as margens laterais em qualquer cidade que tenha um patologista. Inclusive a preparação com parafina é muito superior à de congelação, possibilitando um diagnóstico mais acurado. Se a suspeita for o comprometimento profundo, esta técnica não deve ser utilizada, pois só estudamos as margens laterais.

Técnica cirúrgica

Vamos considerar um carcinoma basocelular para exemplificar. Primeiro, vamos marcar as margens que achamos livres de tumor, e isquemiamos a lesão através de compressão, porque o tumor fica mais visível. Também podemos utilizar o dermatoscópio no intuito de delimitar melhor. Outro método auxiliar utiliza o álcool iodado 5%, porque o iodo tem afinidade pelo tumor, tornando-o mais visível. Marcamos duas margens de 2 a 3 mm de espessura com violeta de genciana 2%, que é o melhor corante, em volta do tumor. Anestesiamos só a área da marcação. Pontos simples com fios de náilon são dados a cada 1,5 cm porque, segundo a Prof. Mílvia Enokihara, é o tamanho apropriado para preparação das lâminas. Incisamos com bisturi lâmina 11 as duas linhas ou pegamos duas lâminas 15 e entre elas colocamos um papel que vem com o fio de sutura para separá-las e para que fiquem firmes, utilizamos um Micropore® envolvendo as duas lâminas para fixá-las melhor. Logicamente, as partes cortantes das duas lâminas ficam livres. Segurando na mão, fazemos incisões paralelas onde demarcamos com violeta de genciana. Depois, nas duas situações ou com só uma 11 ou com duas 15, poderemos aprofundar as incisões com lâmina de barbear, que tem um corte melhor, até atingir a profundidade desejada.

Depois, passando um fio de sutura ou usando gancho, tracionamos a tirinha e com uma tesoura de Iris curva removemos toda a tirinha. Onde coloca-

CIRURGIA DERMATOLÓGICA AVANÇADA

mos pontos simples, cortamos um pedaço da tirinha de 1,5 cm e assim sucessivamente. Um fio também poderá ser colocado na extremidade da tirinha para saber sua posição correta. Cada trecho da tirinha de 1,5 cm será colocado em um frasco de formol diferente e numerado, sempre no sentido horário.

Os pontos simples dados na pele do paciente não serão retirados até o resultado do patologista chegar. Os frascos serão encaminhados para um patologista, que fará cortes em parafina. Geralmente depois de 7 dias eles encaminham o resultado. Um curativo compressivo será colocado, pois não retiramos o tumor, só as margens. Isto dá segurança quantos às margens laterais. Não são estudadas as margens profundas.

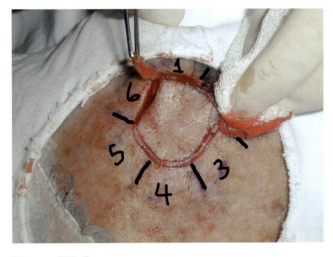

Figura 53.3 – *Retirando a tirinha.*

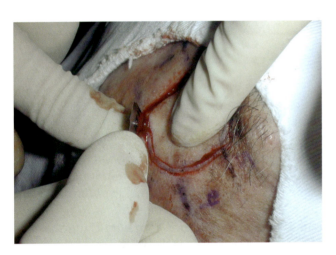

Figura 53.1 – *A "cerquinha" é incisada com bisturi ou lâmina de barbear.*

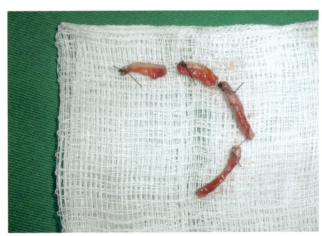

Figura 53.4 – *Algumas tirinhas retiradas da "cerquinha" com fio de sutura para mostrar a posição correta.*

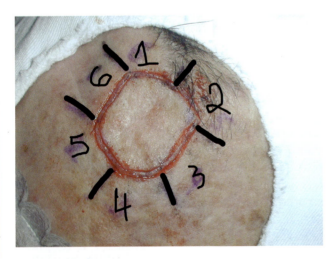

Figura 53.2 – *Marcação de uma "cerquinha" para estudar margens. Cada 1,5 cm no sentido horário é numerado e colocado em vidros de formol.*

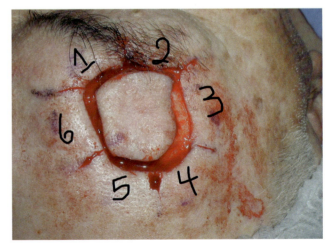

Figura 53.5 – *Quando da retirada da tira, precisamos marcar seus segmentos com bisturi, como foi o caso, ou com pontos simples.*

Capítulo 54. **Cirurgia Micrográfica**

Capítulo 54.1

Cirurgia Micrográfica – Mohs Otimizada

Roberto Tarlé

Selma Schuartz Cérnea

Introdução

A cirurgia micrográfica de Mohs (CMM) foi originalmente descrita por Frederic E. Mohs na década de 1930, com a denominação quimiocirurgia de Mohs. Naquela época, a partir de trabalhos experimentais em neoplasias, o autor observou a capacidade da pasta de cloreto de zinco a 20% de preservar a estrutura histológica do tecido, definindo o conceito da fixação tecidual *in situ*. A técnica original de quimiocirurgia consistia na retirada cirúrgica da massa tumoral, seguida da aplicação de ácido dicloroacético no leito da lesão, para hemostasia. Uma vez controlado o sangramento, esse leito era fixado pela aplicação da pasta de cloreto de zinco, que deveria permanecer cerca de 6 a 24 horas para se obter a fixação tecidual. Retirava-se, então, uma fina camada do leito fixado, incluindo margens laterais e profundas. Esse tecido era dividido em pequenos fragmentos, submetidos à congelação e posterior coloração pela hematoxilina-eosina (HE) e/ou azul de toluidina (AT), para serem submetidos a exame microscópico. Se houvesse células neoplásicas residuais em algum dos fragmentos examinados, a área acometida era novamente fixada para remoção, repetindo-se a sequência até a remoção total da lesão. Retirado o tumor, aguardavam-se alguns dias até o desprendimento da pasta de cloreto de zinco, para a reconstrução do defeito.

Em decorrência dos altos índices de cura obtidos com o emprego dessa técnica em neoplasias agressivas, a sua eficácia ficou comprovada. Contudo, havia alguns fatores que limitavam a sua aplicação: a dor causada pela fixação com a pasta de cloreto de zinco, a extensão da cirurgia por vários dias e o retardo na reconstrução do defeito cirúrgico. Assim, em 1953, o próprio Mohs, ao retirar um carcinoma basocelular (CBC) de pálpebra, introduziu uma modificação na técnica, suprimindo a fixação tecidual do leito. Naquela ocasião, o leito do tumor foi submetido a exame por cortes de congelação, dando origem à técnica a fresco. Entretanto, vários anos se passaram até que a supressão da fixação tecidual se tornasse amplamente aceita.

Em 1969, Frederich Mohs apresentou no Congresso do Colégio Americano de Quimiocirurgia uma série de 70 tumores de pálpebra tratados pela técnica a fresco, com 100% de cura após cinco anos. Em 1974, Stegman e Tromovitch publicaram uma série de 102 CBCs sem fixação tecidual do leito, com índice de cura de 97% em cinco anos. Esses autores denominaram essa variação quimiocirurgia pela técnica de tecido a fresco. Outras denominações surgiram: cirurgia da técnica de Mohs de tecido a fresco, cirurgia microscopicamente controlada, cirurgia histológica de Mohs e, finalmente, cirurgia micrográfica de Mohs.

Atualmente, poucos são os serviços nos EUA que mantêm a fórmula da pasta de cloreto de zinco e ainda a utilizam para a fixação do leito tecidual. A sua indicação é restrita, e se limita a tumores ósseos, melanomas invasivos, carcinomas invasivos de pênis e delimitação de áreas de gangrena, tétano, osteomielite crônica e áreas de radiodermite.

No Brasil, a CMM foi introduzida em 1985, com a utilização do método de tecido a fresco por Cernea, em cirurgia realizada no Hospital Albert Einstein. Em âmbito universitário, o primeiro serviço de CMM foi instalado no Hospital das Clínicas da Faculdade de Medicina da Universidade de São Paulo em 1989.

Embora a cirurgia micrográfica pela técnica de Mohs seja a mais conhecida e difundida, há outros métodos também eficazes de controle de margens cirúrgicas. Dentre eles, destacam-se o método micrográfico da torta de Tübingen e o método de Munique.

Descrição das técnicas
Cirurgia de Mohs

A cirurgia micrográfica de Mohs é uma técnica para a retirada do câncer de pele, caracterizada pelo mapeamento cirúrgico e histológico, na qual o cirurgião executa a remoção da lesão e avaliação histológica. A correlação da presença de tumor no exame histológico e sua correta localização no mapa cirúrgico são essenciais para remoção completa da lesão e preservação de tecido normal.

A técnica de Mohs pode ser realizada em caráter ambulatorial ou em centro cirúrgico, dependendo da extensão da lesão, condições clínicas do paciente e necessidade de participação multidisciplinar.

A avaliação pré-operatória é de extrema importância para a definição do diagnóstico, extensão da lesão, aderência ou não a planos profundos, documentação fotográfica, pesquisa de comorbidades e drogas que possam interferir no procedimento. Uma biópsia prévia deve ser realizada para se confirmar o diagnóstico e conhecer o padrão histológico do tumor. Suspeitando-se de acometimento de estruturas profundas, métodos de imagem podem ser importantes para o estadiamento.

Em geral, a anestesia é local, quase sempre com lidocaína 1-2%. A bupivacaína pode ser associada para prolongar o efeito anestésico. O emprego de epinefrina é recomendável pelo seu efeito vasoconstritor, facilitando a visualização do campo cirúrgico. A sedação pode ser associada em procedimentos extensos e pacientes ansiosos, o que limita o procedimento a clínicas com infraestrutura adequada ou hospitais.

Em geral, a técnica de Mohs se inicia pelo *debulking* ou enucleação, que envolve a retirada do tumor visível, por curetagem ou excisão com bisturi. A enucleação tem como objetivo preparar o leito para a remoção do primeiro estágio da cirurgia de Mohs. Em situações em que há dificuldade de se visualizar a lesão após a biópsia ou na ampliação de margens comprometidas, essa fase pode ser suprimida e o procedimento se inicia com a retirada da primeira camada.

A margem será determinada pelo diagnóstico, tipo histológico e localização da lesão, podendo variar de 1 a 5 mm. A seguir, fazem-se pequenas marcações transversais à linha da incisão, que servirão como referência, no tecido perilesional, dos fragmentos que serão mapeados e examinados. Completa-se a retirada com a lâmina do bisturi, ou tesoura, paralela à pele, removendo-se assim em conjunto à porção profunda e periférica, em forma de pires (Figura 54.1.1). O angulo da incisão gira em

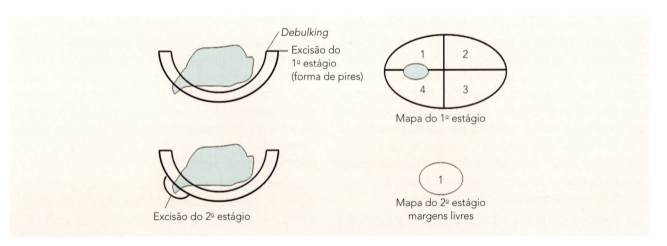

Figura 54.1.1 – *Representação esquemática da técnica de Mohs.*

torno de 45°, o que permite a visualização do epitélio junto com a profundidade. Vale ressaltar que, em algumas localizações periorificiais, como pálpebras, a incisão da primeira camada pode ser feita com o ângulo de 90°. Após a retirada dessa camada, é realizada hemostasia e colocação de curativo compressivo enquanto se aguarda o processamento tecidual.

A peça retirada é cortada em fragmentos, que não costuma ultrapassar 2 cm, que é o tamanho de uma lâmina de vidro, seguindo uma orientação padronizada. Quando a incisão é feita a 90°, o epitélio a ser examinado deve ser separado da profundidade. Um mapa, para a localização topográfica precisa de todos os fragmentos, pode ser feito através de desenho, foto Polaroid® (Figura 54.1.2) ou programas digitais (Figura 54.1.3). Em todos esses métodos, os fragmentos são numerados e têm as suas bordas pintadas com tintas de cores diferentes, que são correlacionadas com uma codificação no mapa, para facilitar a sua localização. Os fragmentos teciduais, assim cortados e pintados, seguem para a congelação no criostato.

As peças são incluídas invertidas nos pinos de suporte, ou seja, a superfície de corte é colocada voltada para cima, pois é o exame da margem crítica, profunda e periférica, que nos interessa. Um mínimo de três cortes por fragmento é desejável, que são submetidos à coloração por hematoxilina e eosina e/ou azul de toluidina. As lâminas são imediatamente levadas ao microscópio para leitura pelo próprio cirurgião, que deve ter treinamento específico para a correta identificação do tumor e correlação com o mapa cirúrgico. Os resultados dessa leitura são anotados no mapa topográfico dos fragmentos, para a marcação de eventuais áreas positivas.

O encontro de células neoplásicas em quaisquer fragmentos leva o paciente à nova fase de ressecção direcionada das áreas acometidas. Várias fases podem ser necessárias até que se complete a retirada total da neoplasia.

A presença de infiltrado inflamatório muito intenso pode dificultar a visualização de pequenos agrupamentos de células neoplásicas no tecido examinado. Nesses casos, podem-se utilizar técnicas de imuno-histoquímica. O emprego dessas colorações tem sido usado em CBC, carcinoma epidermoide (CEC), dermatofibrossarcoma *protuberans* (DFSP), doença de Paget etc. A retirada de tumores que invadam tecidos profundos, como na região periorbitária ou nos seios da face, pode necessitar do uso de anestesia geral, e deve ser executada por uma equipe multidisciplinar, que pode incluir cirurgiões de cabeça e pescoço, plásticos, otorrinolaringologistas etc.

Torta de Tübingen

É um método micrográfico do tipo periférico como o método de Mohs, no qual apenas a periferia da peça cirúrgica é examinada. Utilizada durante muitos anos na Universidade de Tübingen, na Alemanha, foi descrita várias vezes na literatura médica como uma forma modificada de cirurgia de Mohs pelo Dr. Helmut Breuninger, o que, evidentemente, é um equívoco, visto ser um método completamente distinto do método de Mohs. Em geral, ele utiliza o conceito de margem de segurança e de preferência evita transposições de retalhos nas reconstruções, uma vez que seu controle microscópico de margens é realizado em parafina e não com cortes de congelação. Assim, ele é considerado mais como uma alternativa para o controle microscópico de margens, sobretudo quando se pode utilizar o conceito de margem de segurança (tronco, por exemplo) e manter-se a situação topográfica estável para o caso de haver necessidade de reoperação. Um aprofundamento técnico sobre esse método foge ao escopo deste capítulo, o que pode ser consultado na literatura pelo leitor mais interessado.

Cirurgia micrográfica pelo método de Munique

O método de Munique é a única forma de cirurgia micrográfica que é tridimensional, isto é, as

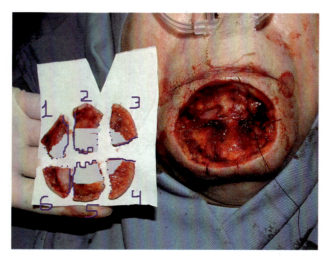

Figura 54.1.2 – *Mapeamento digital, técnica de Mohs.*

■ Cirurgia Micrográfica – Mohs Otimizada

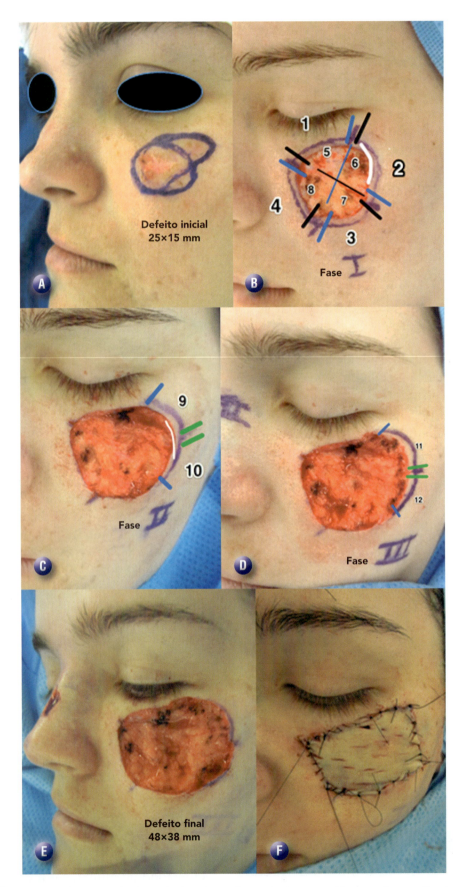

Figura 54.1.3 – **(A-F)** Sequência de três fases de cirurgia que foram tiradas com tablet usando um aplicativo denominado Skitch.

relações entre o tumor e a margem cirúrgica podem ser claramente verificadas. Sob o aspecto técnico, é distinta por completo da técnica de Mohs, tanto na forma da cirurgia em si, quanto no processamento laboratorial, assim como na forma de análise microscópica. Em geral, a exérese do tumor é realizada como uma cirurgia convencional, embora a forma inicial de se abordar o mesmo dependa dos dados obtidos durante a avaliação pré-operatória. Não existe há necessidade de curetagem prévia, sendo apenas a parte clinicamente visível do tumor retirada no primeiro estágio. A peça cirúrgica geralmente é examinada sem divisão desde que seu tamanho permita a inclusão por inteiro. O espécime é congelado, em geral fora do criostato, por um jato direto de CO_2 e cortado em planos paralelos à epiderme a cada intervalo de 50 a 100 micras, até ser totalmente convertido nos cortes histológicos. Obtém-se, assim, um exame tridimensional da peça cirúrgica como se fosse uma tomografia. Ao exame microscópico, sempre se enxerga o tumor, estando as bordas livres ou acometidas. A visão direta do tumor e a sua relação com as bordas cirúrgicas podem ser importantes em situações críticas de margens microscópicas muito exíguas, mas embora isso seja uma vantagem desse método, existem outros inconvenientes do mesmo. O trabalho de corte da peça no criostato exige muito mais tempo que no método de Mohs. Pormenores técnicos podem ser mais bem estudados na literatura e fogem aos objetivos deste texto.

Em que pesem as diferenças com o método de Mohs, o método de Munique também já comprovou ser eficaz, até mesmo em nosso meio.

Reconstrução

Uma vez que as margens estão livres de tumor, inicia-se a reconstrução da ferida. Os critérios para a escolha da técnica são os mesmos utilizados em cirurgias oncológicas convencionais.

Antigamente, a cicatrização por segunda intenção era muito utilizada, pois a quimiofixação do leito tumoral impedia uma reconstrução imediata. Hoje, com a técnica de tecido a fresco, em poucos casos deixa-se a ferida cicatrizar espontaneamente, indicando-se uma reconstrução imediata, o que resulta em mais conforto para o paciente.

O fechamento por sutura direta das bordas é realizado em feridas cirúrgicas menores, sendo o mais recomendável, por causa da facilidade de visualiza-

ção de eventuais recidivas. Todavia, em defeitos um pouco maiores, é comum a necessidade do uso de enxertos ou retalhos.

A reconstrução de lesões de grandes dimensões ou localizadas em áreas periorificiais é mais difícil, por isso muitas vezes é indicada a abordagem multidisciplinar. Em pacientes portadores de tumores muito agressivos ou recidivantes, é recomendável postergar a realização de reconstruções complexas, pois podem dificultar o diagnóstico precoce de uma eventual recidiva.

Todos os pacientes devem ser seguidos trimestralmente nos primeiros dois anos e semestralmente até completarem um período mínimo de cinco anos após o procedimento.

Indicações

A congelação das margens cirúrgicas realizada pela técnica convencional restringe-se ao exame de alguns fragmentos retirados da peça cirúrgica que, segundo alguns autores, não ultrapassa 0,02 a 0,05% da totalidade da margem excisada, caracterizando-se por um método de amostragem. A técnica de CMM realiza um mapeamento de 100% das margens, o que se traduz por elevados índices de cura. Entretanto, esse processamento tecidual, por ser tão minucioso, prolonga o tempo cirúrgico, e deve ser utilizado apenas em indicações precisas. Essas indicações incluem as seguintes lesões: tumores recidivados; grandes ou clinicamente mal delimitados; de comportamento biológico agressivo; não completamente excisados; localizados em áreas de alto risco ou onde a preservação tecidual seja importante (p. ex., pálpebra, nariz e orelha); em áreas submetidas previamente a radioterapia; lesões com invasão perineural ou que ocorram em pacientes imunodeprimidos. Os tumores recidivados costumam ter crescimento irregular e assimétrico por entre o tecido fibroso cicatricial, ou podem se disseminar pelos planos de descolamento das cirurgias anteriores. Esses achados podem comprometer a delimitação das margens, dificultando a sua retirada completa. O exame abrangente das margens, pelo emprego da CMM, traduz-se em melhores índices de cura, quando comparados com outros métodos.

Dentre os tumores de margens clínicas mal delimitadas, vale a pena salientar os CBCs esclerodermiformes e superficiais. Os primeiros são caracterizados pela presença de ninhos, muitas vezes pequenos e compostos de poucas células, com padrão espiculado, em um estroma fibroso definindo uma arquitetura irregular e possibilidade de invasão subclínica. Os carcinomas basocelulares superficiais apresentam ninhos celulares distribuídos de forma assimétrica pelas camadas inferiores do epitélio, também com margens imprecisas.

Dentre as lesões tumorais de comportamento biológico agressivo, sobressaem os CBCs metatípicos e os CECs mal diferenciados ou recidivados, que têm mais chance de metastatização.

O DFSP também é uma indicação, por apresentar um crescimento muito irregular de caráter infiltrativo, que dificulta a sua delimitação clínica, e resulta em elevados índices de recidiva. Na região de cabeça e pescoço, onde 15% dessas lesões estão localizadas, foram relatados cerca de 50-75% de recorrência, talvez pela dificuldade de obtenção de margens cirúrgicas amplas nessas localizações. A utilização da CMM tem demonstrado grande eficácia para a remoção do DFSP, reduzindo os índices de recidiva para 0 a 4,8%, nas diferentes localizações.

Algumas localizações anatômicas, tais como nariz (Figura 54.1.4) e orelhas, favorecem uma maior disseminação tumoral. Nesses locais, devido à proximidade entre a pele e a cartilagem subjacente, pode haver propagação por planos de menor resistência. Por isso, a real extensão neoplásica pode ultrapassar muito os limites clinicamente visualizados. Isso também ocorre com lesões situadas sobre estruturas ósseas, como na fronte e em áreas de couro cabeludo. A penetração do tumor no plano periostal resulta em extensão por grandes áreas, dificultando a sua ressecção completa.

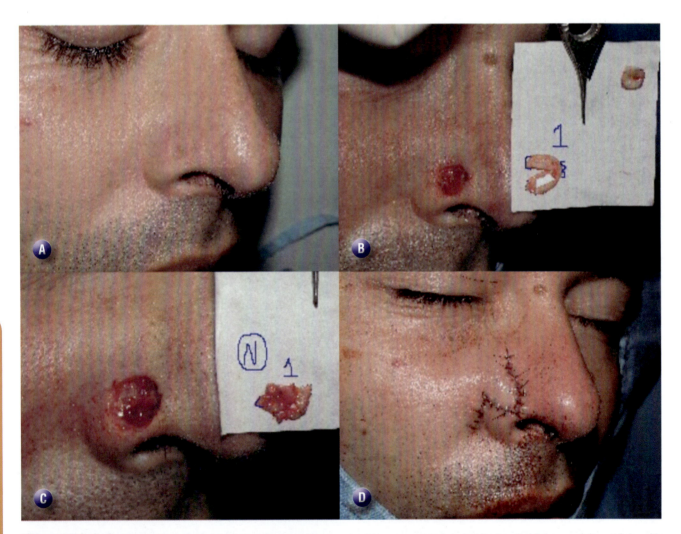

Figura 54.1.4 – **(A-D)** Excisão de carcinoma basocelular recorrente em asa nasal, pela técnica de Mohs em dois estágios. No primeiro estágio, a margem inferior estava acometida, e no segundo estágio as margens estavam livres.

Além das características inerentes ao tumor, a localização também é um fator determinante para o seu prognóstico. As regiões retroauricular, perinasal, periorbital, peripalpebral e couro cabeludo devem ser consideradas de potencial de risco para uma recidiva, pela maior dificuldade técnica em dar margens de segurança nesses locais. Hoje, a teoria das fendas embrionárias como fator determinante de prognóstico tem sido muito questionada.

A invasão perineural é, também, um fator de risco, pois o perineuro, sendo uma bainha de baixa resistência, permite mais facilmente a penetração das células malignas. Por essa via, o tumor pode se estender, de forma subclínica, por distâncias às vezes surpreendentes. Os CECs são os mais propensos a apresentarem este tipo de disseminação, principalmente em lesões maiores do que 2,5 cm ou recidivadas.

Tumores em extremidades ou em áreas onde a preservação tecidual tenha importância estética são uma boa indicação da CMM, pela possibilidade de remoção sem margens excessivas, porém oncologicamente direcionada e segura.

Assim, os principais tumores cutâneos nos quais essa técnica tem sido utilizada são os tumores epiteliais, como CBCs e CECs, tumores anexiais, como carcinomas anexiais microcísticos, carcinomas écrinos, além de lesões de origem dérmica, como o DFSP (Tabela 54.1.1).

Limitações da técnica

Ao longo dos anos, a realização dessa técnica tem demonstrado os melhores índices de cura em tumores de comportamento biológico agressivo, mas a sua realização requer uma infraestrutura específica, nem sempre disponível em clínicas ou consultórios dermatológicos. Além disso, em virtude do crescente acúmulo de exigências por parte dos órgãos fiscalizadores da vigilância sanitária, a montagem de um laboratório de anatomia patológica dentro da estrutura de uma clínica pode representar um grande problema. Embora casos pequenos e não complicados possam ser realizados em um consultório ou clínica que disponha dessa infraestrutura mínima, seria aconselhável que o dermatologista envolvido com cirurgia micrográfica pudesse utilizar também a estrutura hospitalar, para que não haja limitação de seu âmbito de atuação.

O laboratório, equipado com criostato e microscópio, deve estar localizado próximo à sala de cirurgia. A presença de um técnico bem treinado no corte de congelação, sob uma supervisão próxima do cirurgião, é fundamental para a execução da técnica. O tecido processado de modo inadequado acarreta erro de leitura, ocasionando uma falha da técnica.

O exame meticuloso das margens tende a ser mais demorado, sobretudo em lesões extensas, em que um grande número de fragmentos deverá ser processado. Isso requer muita paciência por parte do paciente, que fica aguardando a conclusão de cada etapa.

Conclusões

A eficácia da CMM já foi amplamente demonstrada na literatura internacional especializada. Deve ser indicada para a remoção de tumores agressivos, recidivados, em localizações anatômicas de risco ou onde a preservação tecidual seja importante. O mapeamento total das margens tumorais possibilita a remoção total das neoplasias, que se reflete nos elevados índices de cura obtidos com o emprego dessa técnica.

Tabela 54.1.1

INDICAÇÕES DA CIRURGIA MICROGRÁFICA

- Angiendotelioma
- Angiossarcoma
- Adenocarcinoma écrino
- Carcinoma adenocístico
- Carcinoma anexial microcístico
- Carcinoma apócrino
- CBC
- CEC
- Carcinoma glandular
- Carcinoma de Merkel
- Carcinoma sebáceo
- Carcinoma verrucoso
- DFSP
- Doença de Bowen
- Doença de Paget extramamária
- Fibro-histiocitoma maligno
- Hemangioendotelioma
- Hemangiossarcoma
- Ceratoacantoma
- Leiomiossarcoma
- Schwanoma maligno
- Tumor glômico

BIBLIOGRAFIA CONSULTADA

1. Albom MJ, Swanson NA. Mohs micrographic surgery for the treatment of cutaneous neoplasms. In: Friedman RJ, Rigel DS, Kopf AW, Harris MN, Baker D. Cancer of the Skin. Philadelphia: WB Saunders Company. 1991; 484-529.
2. Cernea SS. Experiência do grupo de cirurgia micrográfica de Mohs do HC-FMUSP: dezembro/1989 a abril/1993. An Bras Dermatol. 1994; 69:365-73.
3. Jimenez FJ, Grichnik JM, Buchanan MD, Clark RE. Immunohistochemical technique in Mohs micrographic surgery: their potential use in the detection of neoplastic cells masked by inflamation. J Am Acad Dermatol. 1995; 32:89-94.
4. Kopke LFF, Konz B. As diferenças fundamentais entre as variações da cirurgia micrográfica. An Bras Dermatol. 1994; 69(6):505-10.
5. Kopke LFF, Barbosa VG, Brandão. Carcinoma basocelular tratado com cirurgia micrográfica pelo método de Munique. An Bras Dermatol. 1995; 70:531-6.
6. Kopke LFF, Gouvêa PS, Bastos JCF. Dez anos de experiência com cirurgia micrográfica pelo método de Munique: relato de 93 casos operados. An Bras Dermatol. 2005; 80(6):583-90.
7. Kopke LFF, Konz B. Cirurgia micrográfica é sinônimo de cirurgia de Mohs? An Bras Dermatol. 1994; 69(6):499-502.
8. Mohs FE. Cancer of eyelids. Bull Am Coll Chemosurg. 1970; 3:10-11.
9. Mohs FE. Chemosurgery, a microscopically controlled method of cancer excision. Arch Surg. 1941; 42:279-95.
10. Mohs FE. Chemosurgery for skin cancer: fixed tissue and fresh tissue techniques. Arch Dermatol. 1976; 112:211-4.
11. Ramnarain ND, Walker NP, Markey AC. Basal cell carcinoma: rapid techniques using cytokeratins markers to assist treatment by micrographic (Mohs) surgery. Br J Biomed Sci. 1995; 52:184-7.
12. Rapini RP. On the definition of Mohs surgery and how it determines appropriate surgical margins. Arch Dermatol. 1992; 128:673-8.
13. Rassner G, Schlagenhauff B, Breuninger H. Der klinische Variantenreichtum der Basaliome und seine Bedeutung. In: Petres J, Lohrisch I, eds. Das Basaliom – Klinik und Therapie. Berlin: Springer-Verlag. 1993; 3-11.
14. Ratner D, Thomas CO, Johnson TM, et al. Mohs micrographic surgery for the treatment of dermatofibrossarcoma protuberans. J Am Acad Dermatol. 1997; 37:600-13.
15. Rowe DE, Carroll RJ, Day CL. Mohs surgery is the treatment of choice for recurrent (previously treated) basal cell carcinoma. J Dermatol Surg Oncol. 1989; 15:424-31.
16. Salache SJ, Amonette R. Morpheaform basal-cell epitheliomas: study of subclinical extensions in 51 cases. J Dermatol Surg Oncol. 1981; 7:387-92.
17. Shriner DL, McCoy DK, Goldberg DJ, Wagner RF. Mohs micrographic surgery. J Am Acad Dermatol. 1998; 39: 79-97.
18. Snow SN. Techniques and indications for Mohs micrographic surgery. In: Mikhail GR. Mohs Micrographic Surgery. Philadelphia: WB Saunders. 1991; 11-60.
19. Takenouchi T, Nomoto S, Ito M. Factors influencing the linear depth of invasion of primary basal cell carcinoma. Dermatol Surg. 2001; 27:393-6.
20. Tromovitch TA, Stegman SJ. Microscopically controlled excision of skin tumors: chemosurgery (Mohs): fresh tissue technique. Arch. Dermatol. 1974; 110:231-2.
21. Wentzell JM, Robinson JK. Embryologic fusion planes and the spread of cutaneous carcinoma: a review and reassessment. J Dermatol Surg Oncol. 1990; 16:1000-6.
22. Zachary CH, Rest EB, Furlong SM, et al. Rapid cytokeratin stains enhance the sensitivity of Mohs micrographic surgery for squamous cell carcinoma. J Dermatol Surg Oncol. 1994; 20:530-5.

Capítulo 54.2

Método de Munique

Luis Fernando Figueiredo Kopke

Introdução e história da cirurgia micrográfica

Esta é a primeira vez que a "cirurgia micrográfica pelo método de Munique" é publicada separadamente da "cirurgia micrográfica de Mohs" em um livro-texto sobre cirurgia dermatológica. Isso mostra que, passados cerca de 20 anos, o conceito da cirurgia micrográfica mudou, isto é, apesar do método de Mohs ter sido o início, houve uma evolução, não apenas da própria técnica original, criada por Frederic Mohs na década de 1930 (denominada Quimiocirurgia), como também conceitual, no sentido da maior abrangência do termo "cirurgia micrográfica", que não significa *apenas* o método de Mohs. Para se entender isso, é fundamental saber um pouco sobre a história da cirurgia micrográfica. Ela se iniciou com a Quimiocirurgia, na qual uma fixação tecidual do tumor *in vivo* era conseguida graças à ação de uma fórmula especial desenvolvida por Frederic Mohs. Tratava-se de uma pasta que era colocada diretamente sobre o tumor a ser tratado, em cuja formulação se destacava o cloreto de zinco. Depois de horas, o tecido tumoral estaria fixado pela penetração limitada da pasta, não se deformando mais e consequentemente facilitando a marcação topográfica (mapeamento). Essa camada de tecido fixada era removida praticamente sem sangramento, contendo todo o contorno epidérmico juntamente com sua porção profunda. O formato dessa primeira exérese (primeiro estágio) era aproxi-

madamente a de um prato visto de lado (exérese em prato). Isso facilitava o achatamento dessa fina peça cirúrgica e colocava todo o contorno epidérmico e o fundo da peça no mesmo plano, de modo que se um corte horizontal fosse feito, representaria toda a superfície que tomou contato com o bisturi (borda cirúrgica). Caso o tumor tocasse a borda cirúrgica, ele poderia ser localizado sem dificuldade. Nesse mesmo local, colocava-se de novo a pasta de zinco e o processo recomeçava, até que nenhum tumor fosse mais achado. Assim, todo o tumor era retirado por finas camadas, cada uma delas representando um estágio, e em todos esses estágios, toda a borda cirúrgica era visualiza por inteiro (epiderme e fundo da peça) num plano só.

Na década de 1970, a Quimiocirurgia foi sendo gradativamente substituída pela técnica a fresco, sem a fixação tecidual *in vivo*. Embora Tromovitch e Stegman tenham desempenhado importante papel nessa transição, foi o próprio Frederic Mohs que pela primeira vez resolveu congelar diretamente o tecido de um tumor na pálpebra, sem fixá-lo pela pasta. A técnica a fresco ampliou o universo do controle microscópico de margens, ocasionando modificações importantes na própria técnica original de Mohs (Quimiocirurgia), como também permitindo que o controle microscópico periférico pudesse também ser feito em parafina (torta de Tübingen ou *slow Mohs*), ou de forma tridimensional, apenas se congelando a amostra, como no método de

CIRURGIA DERMATOLÓGICA AVANÇADA

■ Método de Munique

Munique. Porém, a abolição da fixação tecidual *in vivo* trouxe um problema adicional para o próprio método de Mohs. Uma vez que o cirurgião não tinha necessariamente de incisar dentro da área previamente fixada pela pasta, incisões mais profundas já atingindo o subcutâneo começaram a ser realizadas. Entretanto, isso poderia dificultar a inclusão e o corte ao mesmo tempo. Para se corrigir isso, dois processos diferentes começaram a ser empregados para colocar o fundo e o contorno epidérmico no mesmo plano, o que não era necessário na Quimiocirurgia. O primeiro é a curetagem prévia do tumor ou mesmo a *exérese* em prato da parte visível do tumor (o chamado *debulking*), seguida da retirada da primeira camada que vai ser examinada, tudo para conseguir uma camada fina (como na Quimiocirurgia) para se facilitar a inclusão. O segundo processo consiste nas incisões perpendiculares na peça retirada sem o *debulking*, o que relaxaria as bordas epidérmicas, que cairiam no mesmo plano do fundo da peça para o corte (Figura 54.2.1).

Outra maneira de contornar o problema da inclusão e conseguir profundidade suficiente para aumentar a chance de retirada do tumor no primeiro estágio seria incisar perpendicularmente a epiderme

e incluir toda a periferia (dividindo-a em quadrantes) separadamente do fundo da peça. Alguns cirurgiões de Mohs fazem isso com cortes de congelação (como no serviço do Prof. Leonard Goldberg, em Houston, EUA), ao passo que outros utilizam cortes em parafina (*slow Mohs* – muito difundido por Helmut Breuninger, de Tübingen, Alemanha). Isso comprova que o método a fresco introduziu profundas modificações na técnica originalmente descrita por Frederic Mohs (Quimiocirurgia).

E foi exatamente nessa transição entre a Quimiocirurgia e o método a fresco, na década de 1970, que surgiu o método de Munique. Ele foi descrito pela primeira vez por Gunter Burg. Embora tenha publicado com a denominação cirurgia histográfica, Burg não percebeu o quanto esse método era diferente do originariamente descrito por Frederic Mohs. Portanto, por não ter sido diferenciado, ele era considerado um sinônimo da cirurgia de Mohs. Vinte anos depois, no início da década de 1990, a cirurgia histográfica obteve uma descrição mais aprimorada e, por fim, foi diferenciada e considerada uma variante tridimensional da cirurgia micrográfica, sendo, então, denominada método de Munique.

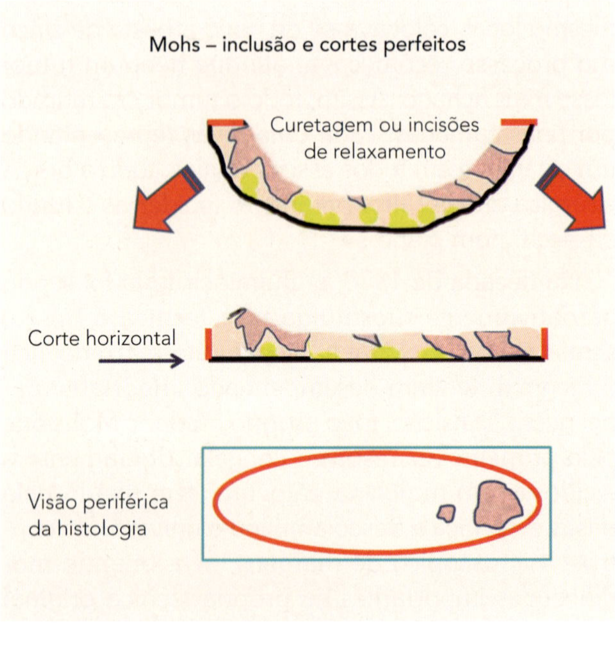

Algumas observações sobre os métodos periféricos e tridimensionais de cirurgia micrográfica

O conceito do método de Munique não se sustenta sem um profundo conhecimento teórico e prático da cirurgia micrográfica de Mohs, uma vez que é uma derivação dela. Os *métodos periféricos* são assim denominados por examinarem apenas a camada mais externa da peça cirúrgica, isto é, essas formas de controle microscópico de margem examinam na realidade a própria borda cirúrgica. A cirurgia micrográfica de Mohs e o seu equivalente em parafina (*slow Mohs*) são clássicos exemplos de exame periférico. Portanto, se o tumor for retirado no primeiro estágio, veremos apenas tecido normal, isto é, não se enxergará o tumor e sua distância com a borda cirúrgica (margem cirúrgica). Muitos cirurgiões de Mohs, rotineiramente, enviam o *debulking* ou mesmo descongelam a peça depois de examinarem sua periferia, para o laboratório, para que a amostra seja examinada com cortes histológicos convencionais em parafina. Nos EUA, onde mais se opera com cirurgia de Mohs no mundo, é cada

Figura 54.2.1 – *Representação esquemática de uma inclusão e corte perfeitos, com o resultado correspondente nos métodos periféricos. A borda epidérmica e o fundo da peça seriam cortados no mesmo plano.*

vez mais frequente a situação da *cirurgia no local errado*. Uma vez que os tumores são iniciais e muitas vezes têm sua parte visível retirada na biópsia pelo dermatologista clínico, fica difícil ao cirurgião de Mohs identificar onde realmente ele tem que operar. Assim, é aconselhável que os encaminhamentos contenham fotos com a marcação na mesma, de onde foi que a biópsia foi realizada. Mesmo assim, caso o tumor residual que não foi retirado na biópsia seja pequeno, é possível que não se encontre tumor nem na cirurgia micrográfica de Mohs com um estágio e nem no exame de amostragem em parafina. Esse "desaparecimento do tumor" tem levado até a problemas legais nos EUA, pois não há como se comprovar a necessidade de uma cirurgia onde não se demonstra mais a presença do tumor.

Nos métodos periféricos, tanto a inclusão como o corte são críticos. Uma inclusão com defeito, não se conseguindo corretamente o plano único a ser cortado pode influenciar o corte da peça e, por fim, provocar um resultado falso-negativo ou falso-positivo (Figura 54.2.2).

A falsa superfície de corte é causada por erro de alinhamento ideal do plano a ser cortado com a navalha do micrótomo, sendo uma parte crítica do processo de inclusão. Alguns trabalhos sobre métodos periféricos de checagem de margens cirúrgicas sugerem até mesmo que seria necessário pintar as duas extremidades do segmento para se controlar essa variável. Se as duas cores não fossem visíveis, isso poderia indicar que o corte na borda cirúrgica não teria sido completo. Uma falsa superfície de corte pode ocasionar um exame falso-negativo, caso houvesse tumor justamente na parte que ficou sem ser examinada, ou um falso positivo caso se decida cortar mais profundamente a peça para que a outra extremidade seja atingida no mesmo plano. Se o tumor estiver muito próximo no extremo que vai ser mais desgastado, ele pode aparecer no corte histológico e falsear positivamente esta área (Figura 54.2.3). Uma enquete realizada nos EUA sobre o número de estágios necessários para se negativar as margens cirúrgicas com a cirurgia de Mohs, constatou que eram necessários três estágios, em média. Esse número é menor com o método de Munique. Uma das possíveis razões para explicar essa diferença é a frequência de falso-positivo na cirurgia de Mohs, causada por desgaste da peça.

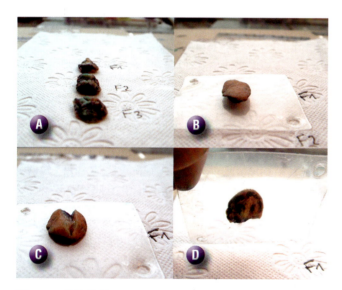

Figura 54.2.2 – **(A)** *O primeiro estágio desse tumor foi retirado sem curetagem prévia. Observe como a margem cirúrgica pintada é irregular em cada fragmento (método a fresco). Estes não se assemelham às finas camadas que eram retiradas na quimiocirurgia de Mohs.* **(B)** *A margem profunda e a borda epidérmica têm de se adaptar a um mesmo plano.* **(C)** *Um corte de relaxamento é feito na peça, de modo a acomodar o plano profundo e a borda epidérmica na mesma superfície que é vista por baixo em* **D**. *Resta agora conseguir o corte dessa superfície por inteiro e o trabalho de inclusão e corte está completo! Mais detalhes no texto.*

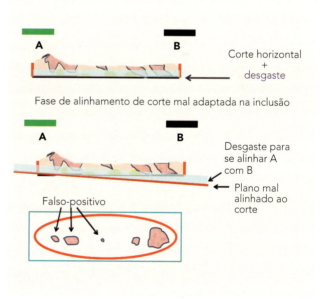

Figura 54.2.3 – *Representação esquemática de problemas de inclusão e corte em métodos periféricos. Mesmo com ótimo alinhamento da superfície, o desgaste pode levar a um falso-positivo. O mesmo ocorre quando o alinhamento não é perfeito na inclusão. Nesse caso, as extremidades A e B deveriam ter cores diferentes, as quais teriam de ser vistas no primeiro corte. Como a inclusão foi imperfeita, vai ocorrer um desgaste do lado A para que se atinja a extremidade B, ocasionando também um falso-positivo. Mais detalhes no texto.*

Método de Munique

O corte nos métodos periféricos também é muito crítico. Na teoria, uma vez obtido o plano contendo toda a borda lateral e profunda da peça, este seria alinhado perfeitamente com a navalha do micrótomo, sendo possível um corte por inteiro dessa superfície. Uma vez que toda essa superfície é cortada ao mesmo tempo, bastaria apenas esse corte para decidir se a borda cirúrgica está livre ou acometida. O problema é obter esse corte! Se a cada giro da manivela do micrótomo do criostato, o corte for desprezado por ter sido considerado imperfeito, pode-se desgastar muito o bloco e acabar produzindo um falso-positivo, caso o tumor esteja muito próximo à borda cirúrgica real, porém sem acometê-la. Todo cuidado deve ser tomado para se evitar esse desgaste do bloco,o que não é tarefa fácil. Certo desgaste do bloco é admissível, mas na teoria, o correto seria os primeiros cortes serem colhidos de forma perfeita, o que, na prática, raramente ocorre. Fica, então, a pergunta: onde foi parar a borda cirúrgica? A menos que não se desgaste o bloco, quanto maior o desgaste, maior a chance de um falso-positivo.

Por fim, a interpretação histológica conta com cerca de seis cortes por fragmento, mas muitos cirurgiões de Mohs limitam esse número a dois cortes! Resta saber se esses cortes serão obtidos sem desgaste... O que apareceu nesses cortes tem de ser diagnosticado. Os cortes em cirurgia micrográfica de Mohs são praticamente horizontais, de modo que cortes tangenciais aos cones papilares normais da epiderme, folículos pilosos ou glândulas sebáceas podem ser confundidos com um tumor. Claro que o conhecimento histopatológico é importante para se diagnosticar corretamente qual é a natureza da estrutura histológica que se está examinando, mas a visão direta do tumor e da margem cirúrgica, como sempre ocorre no método de Munique, facilita muito para se distinguir o que é e o que não é tumor. Muitos cirurgiões de Mohs preferem fazer um estágio adicional quando notam um infiltrado inflamatório muito intenso nos cortes. Alguns chegam mesmo a admitir que o infiltrado inflamatório pode confundir o observador, que não reconheceria as poucas células do tumor de permeio a esse infiltrado. Por isso mesmo, usam até colorações especiais como o azul de toluidina para poder visualizar melhor o estroma tumoral e o tumor. Isso tudo é consequência da falta da visão direta do tumor, a qual oferece ao observador um parâmetro de comparação mais nítido com os diferentes tecidos e estruturas à sua volta.

O método de Munique

A exérese e o cuidado com a orientação da peça cirúrgica

Como o método de Munique não é um método periférico, mas tridimensional, opera-se normalmente, com o bisturi colocado perpendicular à epiderme, retirando-se o tecido até a profundidade desejada. Assim, tumores profundamente infiltrados não necessitam ser retirados em camadas, mas podem ser retirados como um bloco, como numa cirurgia normal. Isso significa que não há aqui nenhum condicionamento de forma especial que a peça cirúrgica deva ter para que o processamento laboratorial seja realizado da maneira correta.

Porém, planeja-se a exérese do primeiro estágio de modo a se prever se a primeira peça cirúrgica deva ser ou não dividida por causa do seu tamanho. No método de Munique, somente se a peça ultrapassar a largura da lâmina é que ela precisa ser dividida. A profundidade da peça não influencia essa decisão. Recorre-se também a pequenas marcas ou incisões periféricas que mantêm a correspondência topográfica da peça com o defeito cirúrgico. Tumores, cuja marcação preveem uma peça circular, são muito comuns. Em geral, coloca-se um reparo duplo às 12 horas, sendo os seguintes às 4 e 8 horas, de modo a identificarmos a orientação da amostra. Caso a peça tenha de ser dividida em dois ou mais fragmentos, essas incisões de marcação são feitas no local da divisão e mais outros locais, de acordo com a necessidade (Figura 54.2.4). Essa metodologia de orientação se desenvolve com o tempo e experiência, mas é inerente a qualquer método de cirurgia micrográfica. É o que mantém a orientação e topografia da peça em relação ao defeito cirúrgico do paciente. O fato de o método de Munique não exigir um modo especial de exérese (em prato ou em camadas, por exemplo), não significa que basta o cirurgião operar e mandar a peça para o laboratório. O cirurgião que não conhece em detalhes o processamento laboratorial se perde com facilidade caso tenha de prosseguir a exérese para outro estágio, guiando-se apenas pelos achados histopatológicos.

Mapeamento e codificação por cores

A peça cirúrgica orientada pelas incisões de marcação vai ter toda a sua borda cirúrgica pintada, de acordo com as tintas e orientação expressas no

Método de Munique

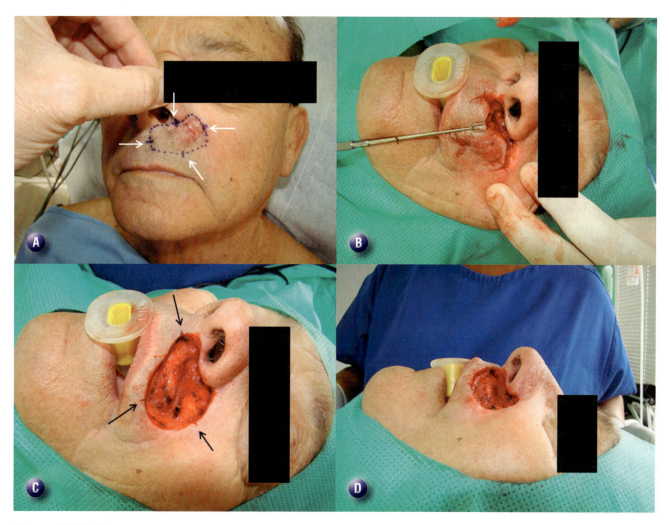

Figura 54.2.4 – *Planejamento, orientação e exérese inicial no método de Munique.* **(A)** *Esse paciente teve esse grande tumor retirado com apenas um estágio pelo método de Munique. O planejamento já determinou os locais onde vão ser feitas as incisões de orientação (setas).* **(B)** *Durante a cirurgia, era possível palpar a massa tumoral. Se esse tumor fosse retirado por camadas, certamente várias camadas seriam necessárias. A incisão não se preocupa com o formato que a peça vai ter para facilitar a inclusão.* **(C)** *As incisões de orientação são marcadas na peça e no paciente (setas).* **(D)** *O leito resultante da exérese mostra o quanto ela foi profunda. Alguns cirurgiões de Mohs interpretariam esse leito como o resultado do debulking, e iniciariam o primeiro estágio retirando uma camada fina nesse leito completamente irregular. Não seria uma tarefa fácil retirar-se tal camada sem fragmentá-la e depois incluí-la corretamente. E o pior: nenhum tumor seria visto, pois foi retirado na exérese inicial. Essa segunda camada, difícil de retirar, não conteria tumor.*

mapa. Rotineiramente, pintamos na cor verde o seguimento que vai das 12 às 4 horas, tendo o cuidado de pintar todo o fundo correspondente até a borda epidérmica. Na cor azul, o seguimento de 4 às 8 horas e em preta de 8 às 12 horas. Assim, toda a borda cirúrgica é pintada em cores diferentes, com correspondência topográfica com o mapa. Quando temos que dividir a amostra, temos que nos lembrar que a superfície de corte na clivagem, não é borda cirúrgica. Em geral, se convenciona no método de Munique que superfícies correspondentes a clivagens sejam pintadas com a cor azul. Nesse caso, seguindo o mapa correspondente, outras cores podem ser adicionadas às três cores básicas (verde, azul e preto). A exemplo dos laboratórios de anatomopatologia, após a pintura da peça, a mergulhamos numa solução de ácido acético, fixando rapidamente a tinta no tecido. Porém, pode-se também esperar alguns minutos colocando a peça pintada sob uma lâmpada incandescente comum. O efeito é o mesmo, mas com o ácido acético a fixação da tinta é instantânea.

■ Método de Munique

Inclusão

O próximo passo é a montagem e fixação da amostra nos discos de inclusão do criostato. Não há nenhuma exigência de se definir um plano a ser cortado, como nos métodos periféricos. Assim, simplesmente se coloca a peça cirúrgica com a face epidérmica para baixo, sobre uma camada de gelo previamente preparada sobre o disco do criostato, o qual é preso num suporte em cujo interior flui um jato de CO_2. Antes de se colocar a amostra sobre a camada de gelo, adiciona-se uma ou mais gotas de água com um conta-gotas para que ela umedeça um pouco a peça cirúrgica. O congelamento ocorre em poucos minutos e depende, é lógico, do tamanho da peça. Terminado o congelamento, a amostra se funde com a camada de gelo formando um bloco único de tecido congelado.

Processo de corte

A peça cirúrgica incluída no bloco congelado sobre o disco do criostato é preso no suporte do micrótomo do criostato. Como o método de Munique não necessita ajuste de plano para ser cortado, o alinhamento inicial da navalha do criostato com a peça não é crítico. Aconselha-se apenas que o suporte do micrótomo esteja na posição neutra, o que, normalmente, coloca a superfície epidérmica paralela ao plano de corte da navalha do criosta-

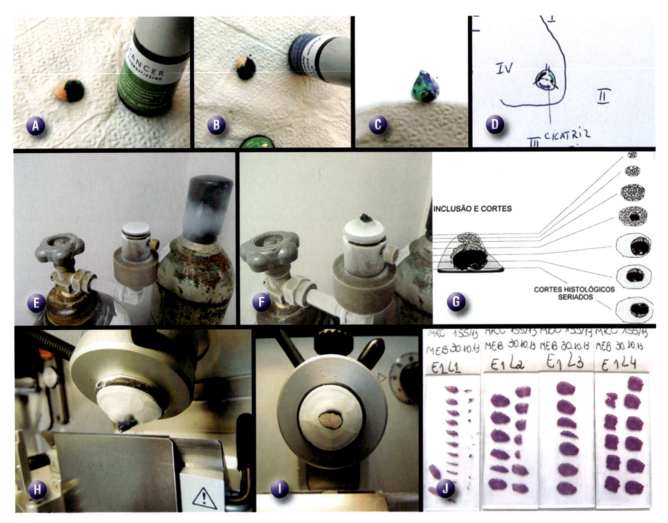

Figura 59.2.5 – *Código de cores, mapeamento, inclusão e corte no método de Munique.* **(A)** *Quadrante verde pintado (fundo e periferia).* **(B)** *Quadrante verde e azul pintado.* **(C)** *Visão lateral mostrando o formato cônico da peça totalmente pintada.* **(D)** *Mapa com a orientação por cores.* **(E)** *Inclusão: o disco do criostato já está acoplado ao suporte, diretamente no jato de CO_2, com uma camada de gelo.* **(F)** *Inclusão: a peça é simplesmente colocada sobre a camada de gelo com a epiderme virada para baixo.* **(G)** *Representação esquemática do corte no médodo de Munique.* **(H)** *Navalha do criostato simplesmente alinhada no sentido horizontal com a superfície do disco do criostato.* **(I)** *Corte já avançado mostrando a superfície de corte.* **(J)** *Lâminas e cortes prontos.*

to. Em geral, logo que a navalha começa a cortar a peça em sua porção mais profunda, já se colhe esse diminuto corte, a fim de verificar a presença de tumor. É apenas aqui, teoricamente, que o método de Munique seria periférico! Assim, não é aconselhável que os primeiros cortes diminutos sejam desprezados, ou colhidos a intervalos muito grandes um do outro. Nessa fase inicial, costuma-se tomar os cortes de 10 em 10 micras até que se note que já existe uma superfície de corte bem nítida no fundo da amostra. Se tumor apareceu no primeiro corte é porque a margem profunda está comprometida. No entanto, o que mais se vê é ausência de tumor nos primeiros cortes e gradativamente o tumor surge dentro da área onde não havia tumor nos cortes anteriores, sem tocar as bordas cirúrgicas, marcadas com tinta (Figura 59.2.6). Caso o tumor encoste-se na borda cirúrgica, considera-se que a margem está comprometida.

Em geral, a distância entre os cortes não deve ultrapassar 100 micrômetros, e no início e fim do processo esse intervalo cai bastante, podendo variar de 20 a cerca de 50 micrômetros. Normalmente, a espessura de cada corte é de 10 micrômetros, isto é, a cada dez giros da manivela do criostato, um corte é colhido. Quanto ao número de cortes para se esgotar a peça, imaginemos que uma peça tenha 0,5 cm de profundidade (0,5 cm = 5 mm = 5.000 micrômetros). Colhendo-se um corte de 10 micrômetros a cada 100 micrômetros, teríamos um total de 50 cortes (Figura 54.2.5).

Exame histopatológico

No exame histológico dos cortes, sempre visualizamos o tumor. Talvez essa seja a característica mais importante do método de Munique. O tumor é visto desde quando ele aparece pela primeira vez e ao mesmo tempo percebem-se todas as suas relações com as bordas cirúrgicas até que o contorno epidérmico seja atingido. Assim, é possível se reconstruir mentalmente como o tumor estava distribuído dentro da peça cirúrgica. Muito se fala das formas infiltrativas do carcinoma basocelular. O método de Munique permite estudar com muitos detalhes o contorno da massa tumoral, mesmo que ela tenha o aspecto infiltrativo (espiculado), assim como esclarecer certos aspectos fisiopatológicos que podem passar despercebidos num exame periférico (Tabela 54.2.1).

Tabela 54.2.1

PRINCIPAIS CARACTERÍSTICAS DO MÉTODO MUNIQUE

Exérese como qualquer procedimento cirúrgico

Mesmo tumores mais profundos podem ser retirados com apenas um estágio

Inclusão rápida, simples e não crítica

Menor chance de falso-positivo por desgaste do bloco

Relativamente menor número de estágios por cirurgia

A relação tumor/margem pode ser observada

Maior trabalho durante o corte no criostato

Número significativamente maior de cortes histológicos a serem examinados em relação aos exames periféricos

Situações específicas

Uma situação clínico-cirúrgica muito comum no dia a dia é como proceder em casos nos quais a cirurgia anterior recebeu um laudo histopatológico de margens comprometidas. Costuma-se acreditar que a cirurgia micrográfica de Mohs seja a conduta a ser adotada para se solucionar o problema do tumor residual que teria ficado próximo à cicatriz cirúrgica. Falso-positivo também ocorre com frequência nos exames histopatológicos de rotina. Como os métodos periféricos apenas examinam a borda cirúrgica, eles somente podem comprovar que havia um tumor residual na cirurgia convencional, se a cirurgia de Mohs tiver mais de um estágio, pois, assim, ficaria demonstrado que tumor foi encontrado na borda cirúrgica. Se a cirurgia de Mohs tiver apenas um estágio, procurar o tumor residual pode ser comparável a procurar uma agulha num palheiro, pois a possibilidade de se encontrar esse tumor por cortes seriados em parafina é remota. Ou seja, o dilema de estarmos frente a um falso-positivo ou uma verdadeira margem cirúrgica comprometida não pode ser solucionado pela cirurgia de Mohs, caso ela tenha apenas um estágio. Por ser tridimensional, o método de Munique tem mais possibilidade de localizar o tumor residual ou, mesmo, não achar tumor, confirmando as suspeitas de que o exame anatomopatológico da primeira cirurgia era realmente um falso-positivo.

CIRURGIA DERMATOLÓGICA AVANÇADA

Método de Munique

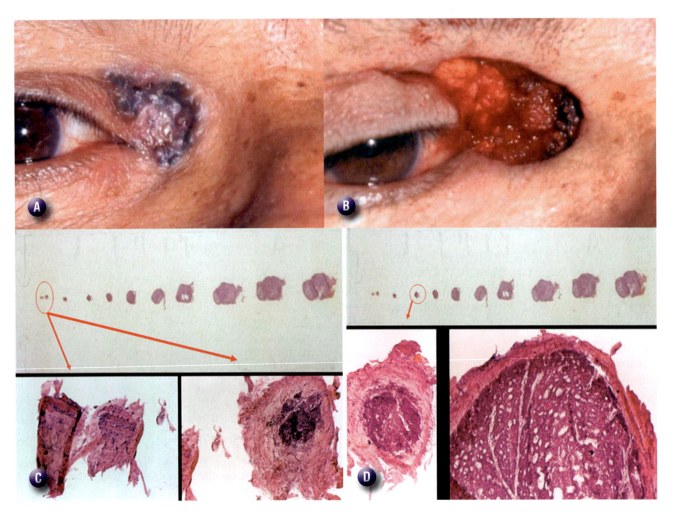

Figura 54.2.6 – *Cortes periféricos e método de Munique.* **(A)** *Carcinoma basocelular primário, bem delimitado, infiltrado profundamente. Retirado com um estágio pelo método de Munique.* **(B)** *Aspecto do leito da exérese do primeiro estágio.* **(C)** *Os primeiros cortes não foram desprezados, mas colhidos na lâmina. No terceiro corte, 20 micrômetros do primeiro, o tumor já aparece no meio do corte. O cbc era sólido circunscrito e suas relações com as margens cirúrgicas se mantiveram inalteradas em todos os cortes.* **(D)** *A margem cirúrgica é exígua em todos os cortes histológicos. Seria difícil obter-se um corte periférico sem desgaste, que não acabasse provocando um falso-positivo. Caso isso ocorresse, um segundo estágio iria ser necessário. Retirar uma fina camada no leito da exérese inicial não seria fácil! Resultado do exame histológico com corte periférico do segundo estágio: sem tumor (Havia ou não tumor residual? Esse segundo estágio seria realmente necessário?). Esse é o dilema dos cortes periféricos em situações extremas como essa.*

Por consequência a não visualização do tumor residual, mesmo durante uma cirurgia micrográfica de Mohs, do segundo estágio em diante, não nos informa absolutamente nada se houve ou não um falso-positivo por desgaste no estágio anterior. Isso pode ter consequências até funcionais ou estéticas, pois um estágio a mais foi realizado sem que se possa garantir que ele era necessário. Essa situação é muito comum em tumores aderidos ao periósteo. Um falso-positivo nessa hora pode se levar a pensar que o osso esteja acometido, mas na verdade o tumor se deteve muito próximo ou na intimidade do periósteo (Figura 59.2.7).

Quanto mais se divide a peça cirúrgica e quanto maior o número de estágios em uma cirurgia micrográfica, seja ela por que método for, a chance de perda de orientação, sobretudo de um estágio para outro, pode levar a um novo estágio realizado em local errado. Isso costuma ocorrer com muita frequência em casos nos quais o cirurgião manda o material para o laboratório, mas deixa todo o mapeamento topográfico para o patologista, que não estava presente na sala de cirurgia quando da retirada da lesão. Um exame periférico negativo num eventual segundo estágio pode se fazer com que se pense que o tumor tenha sido retirado por completo.

MÉTODO DE MUNIQUE

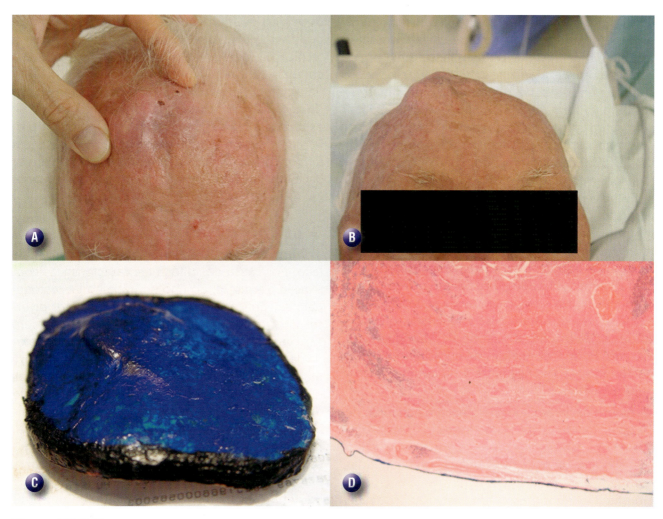

Figura 54.2.7 – Tumor colado colocado no periósteo. **(A-B)** Grande carcinoma basocelular, pouco móvel, clinicamente aderido ao periósteo. Tomografia não mostrava acometimento ósseo. **(C)** Fundo da peça com toda borda cirúrgica profunda e lateral pintadas em cores distintas. **(D)** Corte histológico panorâmico, em parafina, correspondente ao local mais elevado da peça. Observe a ínfima margem cirúrgica (a borda cirúrgica está pintada em azul). Um corte periférico não poderia ter nenhum desgaste, do contrário, a margem profunda estaria comprometida (e não estava!).

Contudo, na realidade, o que ocorreu foi uma retirada no segundo estágio em local errado. No método de Munique isso também pode ocorrer, mas a falta de visualização do tumor residual nos pode alertar sobre esta possibilidade (local errado de excisão). Rotineiramente se encontra o tumor residual no último estágio no método de Munique.

Algumas controvérsias sobre o método de Munique

Em se tratando de cirurgia micrográfica, o volume de publicações sobre a cirurgia de Mohs é de tal monta que virou até mesmo nome de descritor em várias bases de dados. É possível que o maior volume de publicações a respeito do método de Munique tenha origem no Brasil, sendo a maioria delas em português. Com razão, o autor já teve de responder a pareceres que apontaram para esse viés, isto é, ele coloca como referência sobre o assunto trabalhos que ele mesmo já escreveu. Porém, o autor não pode ser penalizado por ninguém se interessar pelo assunto. Aos críticos dessa situação, fica a contradição: alguém que critica o método de Munique o pratica? Ao levantar alguns pontos questionáveis dos métodos periféricos, o autor os pratica em menor número, isto é, tem conhecimento de causa sobre o que escreve.

Uma das controvérsias sobre o método de Munique é a afirmação de que ele seria, embora minucioso, um modo de amostragem. Já a cirurgia de Mohs seria o certo, pois o corte pegaria a borda cirúrgica por inteiro. Como não se colhem todos os cortes realizados, haveria a possibilidade com o método de Munique, de o tumor lançar uma projeção digitiforme exatamente entre os cortes seriados, distantes um do outro cerca de 100 micrômetros. Assim, o tumor não seria detectado, comprometendo a borda cirúrgica, como nos métodos convencionais seriados. Na teoria, isso pode ser possível, embora o autor nunca tenha observado acometimento digitiforme da margem cirúrgica, e nos cortes anterior e posterior o tumor era visto longe da margem cirúrgica. Como é que sempre esses prolongamentos tumorais digitiformes caíram exatamente nas ínfimas "lacunas" do método, em todas as cirurgias realizadas? Isso deve ser extremamente raro, pois com o número elevado de cortes tão próximos um do outro, nunca se vivenciou essa situação. Além disso, se isso correspondesse à realidade, o número de recidivas com o método de Munique seria elevado. Porém, as análises de eficácia do método de Munique são semelhantes à da cirurgia micrográfica de Mohs.

Alguns declaram que não praticam o método de Munique em decorrência do "trabalho excessivo" e por ser um método que não se mostra "prático" em um ambiente de muita rotatividade, no qual várias cirurgias micrográficas são realizadas em série. A cirurgia micrográfica por qualquer método é mais complexa que uma cirurgia convencional. Sobretudo nos EUA, o volume é, no mínimo, mais que o necessário. Foge ao escopo deste capítulo fazer uma análise do motivo disso. O fato é que apenas se consegue fazer várias cirurgias micrográficas num dia se os casos forem simples ou a estrutura de saúde permitir que os pacientes fiquem internados pelo tempo que durar a análise micrográfica (como era em 1992 na clínica dermatológica da LMU München). Assim, operavam-se vários pacientes de variados graus de complexidade, fazendo-se um estágio por dia. Num determinado dia, poderíamos ter dois pacientes no primeiro estágio, outros dois que necessitaram de um segundo estágio, um paciente no terceiro estágio e uns quatro pacientes na fase de reconstrução. Naquela época, em Munique, era raro operarem-se tumores primários pequenos com cirurgia micrográfica. Um caso realmente complexo é tão demorado com o método de Munique quanto com o de Mohs, sendo o inverso também verdadeiro. O método de Munique tende a necessitar menor número de estágios que o método de Mohs. Por mais rápido que o método de Mohs possa ser, fazer dois estágios pode ser equivalente a se fazer apenas um com a técnica de Munique. Ao mesmo tempo em que o corte ao criostato leva mais tempo com o método de Munique, ele é mais rápido no preparo inicial da peça, com a inclusão mais simples. Quanto a se examinar muitos cortes histológicos, há quem prefira ter a visão do tumor e da margem cirúrgica em muitos cortes, do que apenas poucos cortes para se decidir pelo diagnóstico do que se está observando.

Considerações finais

Nenhum método de cirurgia micrográfica é perfeito. Por causa das diferentes características com relação à exérese, ao tipo de trabalho laboratorial para se verificar as margens cirúrgicas e aos diversos tipos de julgamento histológico, cada uma tem suas vantagens e desvantagens. A evolução e história da cirurgia micrográfica demonstram que mesmo na cirurgia micrográfica de Mohs houve mudanças técnicas importantes com a introdução do método a fresco. Helmut Breuninger foi o alemão que mais publicou na literatura sobre cirurgia micrográfica, mas não teve de enfrentar nenhuma resistência ao seu método. Embora o método que ele utilizava em suas publicações passasse a impressão de que era uma cirurgia micrográfica de Mohs "um pouco modificada", uma análise mais detalhada de sua técnica pode demonstrar facilmente que, embora o exame seja periférico, ela é bastante distinta do método originariamente descrito por Frederic Mohs. O método de Munique também é uma derivação da cirurgia de Mohs, mas sua execução é tão distinta que fica difícil considerá-lo a mesma coisa. Portanto, em se tratando de cirurgia micrográfica, as indicações para o procedimento independem do tipo de método utilizado, embora um método possa até ser preferível ao outro, dependendo do caso.

A genialidade e dedicação de Frederic Mohs eram tamanhas que ele mesmo previu modificações que seriam feitas. Tanto que, em 1956, ele utilizou um termo para designar esse tipo de procedimento: exérese cirúrgica com controle microscópico de margens. Essa interpretação da cirurgia micrográfica não limita o universo da exérese cirúrgica microscopicamente controlada a apenas um método; ao contrário, expande a sua compreensão como uma das formas mais racionais de exérese de tumores cutâneos. A preferência para se optar por um método está relacionada com a experiência de cada cirurgião e o modo que ele aprendeu a lidar com esses conhecimentos. O saber não ocupa lugar. É preferível saber tudo sobre controle microscópico de margens que ficar apenas restrito a um conceito fixo. Quanto mais extensas e coerentes forem as informações, mais progresso a ciência adquire.

BIBLIOGRAFIA CONSULTADA

1. Boztepe G, Hohenleutner S, Landthaler M, Hohenleutner U. Munich method of micrographic surgery for basal cell carcinomas: 5-year recurrence rates with life-table analysis. Acta Derm Venereol. 2004; 84:218-222.
2. Breuninger H. Histologic control of excised tissue edge in the operative treatment of basal-cell carcinomas. J Dermatol Surg Oncol. 1984; 10:724-8.
3. Burg G, Perwein C, Konz B. Kritische bewertung der mikroskopisch kontrollierten chirurgie. In: Konz B, Braun-Falco O, eds. Komplikationen in der operativen dermatologie. Berlin: Springer-Verlag. 1984; 181-7.
4. Kopke LFF, Batista JN, Gouvêa PS. Carcinoma basocelular simulando tumor intranasal: tratamento com cirurgia micrográfica pelo método de Munique. An Bras Dermatol. 2007; 82(6):543-47.
5. Kopke LFF, Konz B. As diferenças fundamentais entre as variações da cirurgia micrográfica. An Bras Dermatol. 1994; 69:505-10.
6. Kopke LFF, Konz B. Cirurgia micrográfica é sinônimo de cirurgia de Mohs? An Bras Dermatol. 1994; 69:499-502.
7. Kopke LFF, Konz B. Mikrographische Chirurgie: Eine methodische Bestandsaufnahme. Hautarzt. 1995; 46:607-14.
8. Kopke LFF. Cirurgia micrográfica – a história do surgimento do método de Munique (ou como se pode escrever certo por linhas tortas...). Correspondência. An Bras Dermatol. 2003; 78(5):625-8.
9. Kopke LFF. Cirurgia micrográfica no melanoma. In: Wainstein A, Belfort F, eds. Melanoma – Prevenção, Diagnóstico, Tratamento e Acompanhamento. São Paulo: Atheneu. 2014; 337349.
10. Kopke LFF. Cirurgia micrográfica. In: Cirurgia de Ambulatório. Savassi-Rocha PR, Sanches SRA, Savassi-Rocha AL (eds.). Rio de Janeiro: Medbook. 2012; 295-304.
11. Malcom KE, Moul D, Camouse M, Avram M, Carranza D, Soriano T et al. Where is it? The utility of biopsy-site photography. Dermatol Surg. 2010; 36:198-202.
12. McGilles ST, Wheeland RG, Sebben JE. Current issues in the performance of Mohs micrographic surgery. J Dermatol Surg Oncol. 1991; 17:681-4.
13. Mohs FE. Cancer of eyelids. Bull Am Coll Chemosurg. 1970; 3:10-11.
14. Nemeth SA, Lawrence N. Site identification challenges in dermatologic surgery: a phy sician survey. J Am Acad Dermatol. 2012; 67:262-8.
15. Nunes DH. Carcinoma basocelular: estimativa da qualidade de vida, infiltrado inflamatório e avaliação das margens laterais após exérese por bisturi de lâmina dupla [tese]. Florianópolis (SC); UFSC. 2013; 81p.
16. Perlis CS, Campbell RM, Perlis RH, Malik M, Dufresne Jr RG. Incidence of and risk factors for medical malpractice lawsuits among Mohs surgeons. Dermatol Surg. 2006; 32:79-83.
17. Rapini RP. On the definition of Mohs surgery and how it determines appropriate surgical margins. Arch Dermatol. 1992; 128:673-78.
18. Rapini RP. Potential pitfalls and abuses of Mohs surgery. In: Mohs Surgery – Fundamentals and Techniques. Gross KG, Steinman HK, Rapini RP (eds.). Mosby. 1999; 221-9.
19. Silapunt S, Peterson SR, Alcalay J, Goldberg LH. Mohs tissue mapping and processing: A survey study. Dermatol Surg. 2003; 29(11):1109-12.
20. Tromovitch TA, Stegman SJ. Microscopically controlled excision of skin tumors. Arch Dermatol. 1974; 110:231-2.

Capítulo 55. Luz Pulsada, *Lasers* e Outras
Formas de Energia em Cirurgia Dermatológica

Capítulo 55.1

Luz Intensa Pulsada – Princípios e Principais Indicações

Bhertha M. Tamura

Introdução

A luz intensa pulsada (LIP) foi criada com base em um fenômeno físico conhecido como radiação eletromagnética para uso, tanto do ponto de vista diagnóstico, quanto terapêutico, como o tratamento de doenças da pele ou sistêmicas. Hoje esse tipo de equipamento é utilizado para fins de rejuvenescimento, tratamento de melanoses, da rosácea e alterações vasculares diversas. Existem revisões com a utilização da LIP para pelo menos 58 diferentes afecções, entre elas a poroceratose disseminada que nós já tínhamos experiência, o cisto pilonidal, a ceratose seborreica, a hipertrofia de cicatrizes, queloides, nevo de Becker, hidradenite supurativa, sarcoidose entre outras. Embora a luz visível seja a que temos contato direto, a radiação eletromagnética compreende ondas de energia como as ondas de TV, rádio, micro-ondas, ultrassom, luz visível, ultravioleta e raios X, a diferença maior entre elas é o comprimento de onda característico de cada uma.

Os sistemas de luz pulsada ou luz intensa pulsada foram introduzidos em 1990 e foram aprovados pelo FDA (Food and Drug Administration) em 1995. Utilizam uma luz intensa de *flash* que é controlada e selecionada para que a luz seja policromática com um amplo espectro de comprimento de onda, geralmente numa faixa que se encontra entre 400 a 1.800 nm e a seleção do comprimento de onda é feita por meio de filtros que são colocados na frente da lâmpada ou por algum outro sistema de filtros. A luz intensa pulsada é multidirecional, portanto, não colimada e não coerente, com espectro amplo, variando (Tabela 55.1.1). A luz, oriunda de uma fonte tipo lâmpada de xenônio, passa por filtros como cristais, obtendo-se faixas de comprimentos de ondas diferentes e não um único comprimento de onda como no caso dos *lasers*. Assim, empregando-se um filtro de corte de 550 nm, seleciona-se uma faixa de comprimento de onda, principalmente em torno de 550 nm, mas, também, acima deste comprimento, eliminando-se o espectro abaixo de 550 nm. O foco e a direção da luz são feitos utilizando-se espelhos ou superfícies espelhadas.

Com o desenvolvimento da teoria da fototermólise seletiva entendeu-se que determinado alvo, endógeno ou exógeno (cromóforo) como, por exemplo, a melanina, pode ser destruído com um determinado comprimento de onda e energia, sendo que outros cromóforos seriam destruídos por outros comprimentos de onda. Também é importante entender que deve haver uma duração de pulso adequado, longo o suficiente para atuar sobre todo o tecido-alvo com o mínimo de ação sobre os tecidos circundantes. Esse tempo de duração do pulso devendo ser menor que o tempo de relaxamento térmico, limitando a difusão do calor e a consequente destruição dos tecidos ao redor do alvo, como, por exemplo, a hemoglobina, a melanina e a água (Figura 55.1.1).

O aparelho, capaz de emitir através dos filtros de corte diferentes comprimentos de onda (em geral

CIRURGIA DERMATOLÓGICA AVANÇADA

■ Luz Intensa Pulsada – Princípios e Principais Indicações

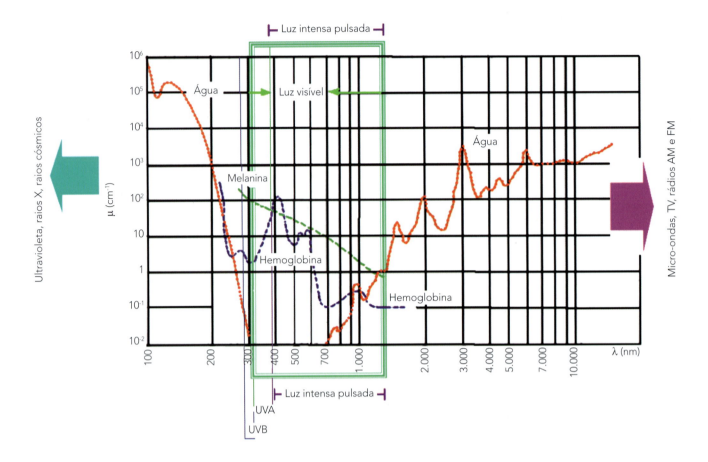

Figura 55.1.1 – *Representação da radiação eletromagnética, nível de luz visível, UVB < UVA e área de ação da luz intensa pulsada e a sensibilidade da água, da hemoglobina e da melanina à luz.*

entre 500 a 755 nm), ou seja, várias faixas de cortes, possibilita o tratamento de diversas doenças e alterações pigmentares da pele. Também é importante entender que dependendo da forma de aplicação da luz ele não apenas destrói um alvo mas também tem a capacidade de causar outros efeitos que são: a reação fototérmica que é a sua transformação em calor resultando em vaporização ou coagulação tecidual; a fotomecânica capaz de cortar o tecido, o efeito fotoquímico rompendo diretamente as ligações químicas ou ativando uma reação química; a fotobiomodulação pela luz intra ou extracelular com ação anti-inflamatória, anestésica e regenerativa.

Nos aparelhos de LIP mais antigos, os pulsos variavam de 2 a 4 milissegundos (ms) e o intervalo entre os pulsos de 5 a 50 ms e o pico de energia, no início alta, caía bruscamente nos picos subsequentes, em função da queda de voltagem no capacitor. A energia mais alta nos picos aumentava os riscos de complicações como queimaduras e dor, enquanto a energia baixa na queda do pulso diminuía a

Tabela 55.1.1

DIFERENÇAS BÁSICAS ENTRE A LIP E UM APARELHO DE *LASER*

	LIP	Laser
Fonte de Luz	Lâmpada tipo xenônio	Gás, sólido ou líquido
Luz colimada	Não	Sim
Coerente	Não	Sim
Comprimento de onda	Cortes (faixas)	Geralmente único
Versatilidade	Maior	Menor
Especificidade e precisão	Menor	Maior
Custo menor	Habitualmente	Maior

Tabela 55.1.2

DIFERENÇAS ENTRE LIP DE ANTIGA E DE NOVA GERAÇÃO

Luz Intensa Pulsada	Antiga Geração	Nova Geração
Amplitude do espectro	Menor geralmente de 550 a 1.200 nm	Maior: de 390 a 1.800 nm, dependendo do aparelho
Indicações	Mais restritas	Mais amplas
Energia no pulso	Pico com queda rápida	Homogênea, em platô, quadrado, e outros
EDF, LCD, EP ou OPT	Não	Sim
Sistema AFT	Não	Alguns
Fluência necessária para tratamento	Maior	Menor
Eficácia e precisão	Menores	Maiores
Dor	Maior	Menor
Risco de queimadura	Maior	Menor
Troca dos filtros de corte	Manual	Parcial ou totalmente automática
Velocidade de disparo	Menor (mais lento)	Maior (mais rápido)
Ponteiras	Cristais	Safira
Spot size	Menor: procedimento mais lento	Maior: procedimento mais rápido
Necessidade de resfriar ponteira	Sim	Não
Duração da lâmpada	Maior (maior nº de disparos)	Menor (menor nº de disparos)
Curva de aprendizado e inconstância de resultados	Muito maiores	Menores
Tamanho e peso	Muito maiores	Menores
Custo de lançamento	Maior	Menor

EDF: fluência igualmente distribuída; CPL: luz pulsada controlada; AFT: tecnologia de fluorescência avançada; EP: energia plana. OPT: optimal pulse technology.

eficácia e a constância dos resultados terapêuticos. Hoje a duração do pulso pode variar de 1 a 100 ms, além disso, há possibilidade de se utilizarem inúmeros parâmetros incluindo a quantidade e o tipo da sequência do pulso, bem como o tempo de relaxamento, ampliando suas indicações e segurança.

Em equipamentos foram inseridas algumas vantagens como, por exemplo, os sistemas EDF ou *equally distributed fluence*, fluência igualmente distribuída; CPL ou *controlled pulsed light* ou luz pulsada controlada; a chamada EP ou energia plana ou, ainda, a OPT ou *optimal pulse technology,* o sistema AFT (*advanced fluorescent technology*) ou tecnologia de fluorescência avançada, embutidas em alguns modernos aparelhos, que convertem a energia da faixa do ultravioleta e outros comprimentos de onda menores e normalmente desperdiçados, em espectro visível funcional, amplificando e otimizando a LIP obtida. De modo geral, microprocessadores mantêm a energia emitida em platô e, de forma homogênea, com a duração do pulso em torno de 50 ms, mas pode chegar a 240 ms, evitando a diminuição da voltagem no capacitor, aumentando a eficácia da LIP mesmo em fluências menores, mantendo a reprodutibilidade dos resultados e diminuindo a dor e os riscos de queimadura; existem, no entanto, variadas diferenças técnicas na atualidade. Ponteiras de safira, diferentemente das de cristais, podem ser tocadas na pele, outras ponteiras têm espaçadores dispensando, muitas vezes, o uso de gel ou de resfriamento, sem grandes riscos de queimadura.

A amplitude do espectro, o número de faixas de corte, a fluência máxima disponível, a duração do pulso, a velocidade de disparo, o tamanho da ponteira (*spot size*), o tamanho e o peso do *hand piece* (manopla) e o equipamento variam segundo os fornecedores disponíveis. Em razão de todas essas especificações que podem variar de aparelho para aparelho, em qualquer tipo de tratamento ou pesquisa sempre se devem informar os parâmetros empregados e a marca do equipamento. Na aquisição que qualquer aparelho é importante saber que a quantidade de disparos é extremamente variável, porém, mais do que isso, calcular preço *versus* número de disparos pois os filtros precisam ser trocados e revisados com frequência, muito importante é saber o número total de disparos que a lâmpada do aparelho pode fornecer. A intensidade de emissão da energia vai diminuindo com o aumento do número de disparos, mas, utilizando-se um dispositivo (*power meter*), consegue-se regular o aparelho mantendo a energia adequada e funcional (Figura 55.1.2 e Tabela 55.1.2).

Pulsos e intervalos de pulsos

A energia emitida da lâmpada pode, em alguns aparelhos, ser dividida em pulsos de duração e intervalos diferentes, na faixa de milissegundos.

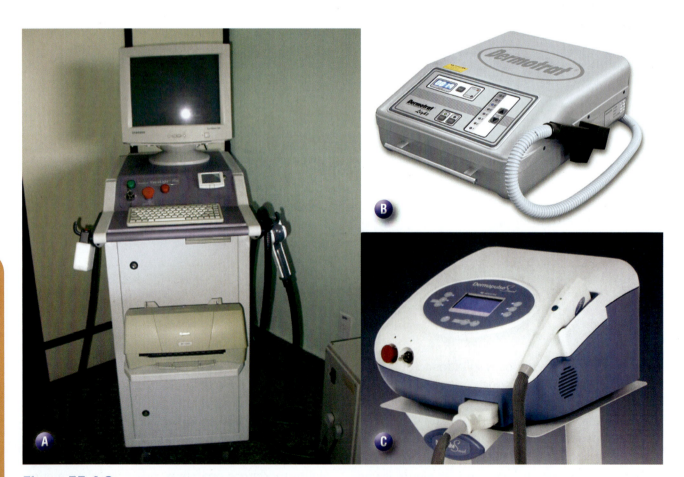

Figura 55.1.2 – **(A-C)** Exemplos básicos de aparelhos de luz intensa pulsada (LIP) da antiga e da nova geração; pode haver grandes diferenças entre os mesmos pois a quantidade de marcas de aparelhos disponíveis no mercado é muito grande.

Fracionando-se a energia em dois a três pulsos e aumentando-se a duração de cada pulso e o intervalo entre os pulsos, protege-se melhor a pele, como é necessário nos pacientes de fototipos quatro ou cinco.

Então em resumo, os pelos e lesões melanocíticas podem ser tratadas utilizando aparelhos com pré-requisitos básicos que emitem luz entre 590 a 1.064 nm, sendo os melhores entre 600-800 nm. Quando tratamos vasos, 488 a 1.064 nm, sendo os melhores em geral entre 520 a 600 nm.

Conceitos físicos

Os conceitos físicos básicos para o entendimento dos parâmetros físicos tanto para os tratamentos como para entender melhor os aparelhos disponíveis no mercado são esquematicamente os seguintes:

- Potência do *laser* é: W = watt.
- Frequência de emissão: pulsos/s = Hz.
- Unidade de tempo: segundo = s.
- Comprimento de onda: nanômetro = nm.
- Área da superfície: mm^2 ou cm^2.
- Energia: potência (W) × tempo (s) = Joule e 1 J = 1 W/s (1 Joule = 1 watt/s).
- MJ = mW/s (milijoule = miliwatt/s).
- Densidade de potência é: potência (watts)/área (cm^2).
- Densidade de energia (fluência): energia (joules)/área (cm^2) (*spot size*, tamanho da janela, tamanho do cristal).
- Energia é diretamente proporcional à frequência e inversamente proporcional ao comprimento de onda (λ): $E = F/\lambda$, fique atento à energia máxima do aparelho.
- Irradiância: é a razão com que a potência é dissipada numa certa área do tecido (W/cm^2).

Escolha do aparelho

As "tecnologias", ou aparelhos, em geral, trazem realmente um grande benefício quando bem indicadas e bem utilizadas. A luz intensa pulsada (LIP) muda a rotina de um dermatologista, desde que ele tenha adquirido um bom aparelho, de uma empresa idônea, com assistência rápida e eficaz, uma manutenção adequada e principalmente. Há necessidade de se conhecer bem o perfil de pacientes que frequentam o consultório, se os pacientes se bronzeiam sempre, deve-se lembrar que a única absoluta contraindicação para o tratamento com a LIP é a pele bronzeada. Também lembrar que para os pelos, se for apenas tratar os pelos, podem-se obter resultados melhores com o *laser* e que os aparelhos de *laser* com comprimento de onda situado na faixa de 810 nm são os melhores. Se o médico atende a pacientes que podem ser tratados para a epilação, para o rejuvenescimento, para doenças como a psoríase e o vitiligo, lesões vasculares e estrias ou cicatrizes, então o melhor aparelho seria mesmo o LIP. Há necessidade, porém, de se escolher o aparelho que lhe ofereça todos esses recursos.

Aparelhos leves, menores e com maiores recursos num só são interessantes, os profissionais que adquirem as plataformas multifuncionais relatam maior satisfação em termos de custo benefício, pois eles possuem recursos para a acoplagem de braços tanto para o tratamento com as diferentes faixas de LIP, quanto outros recursos relacionados com o *laser* com suas diferentes indicações. Lembrar-se de que a luz emitida precisa de cortes para indicar adequadamente os tratamentos, precisa ter uma densidade de energia adequada para um tratamento duradouro. Somente as fluências adequadas realmente destroem o alvo e trazem resultados duradouros, especialmente quando falamos sobre pelos. Não somente isso, mas deve-se ficar atento à energia máxima que o aparelho possui. Os filtros de corte são importantes, pelo menos para que se tenha certeza da segurança. Deve-se verificar que o aparelho realmente está emitindo luz acima dos 400 nm e não luz de todos os comprimentos de onda, inclusive as que são abaixo dos 400 nm, colocando em risco o paciente e predispondo-o ao câncer de pele. O comprimento de onda não se deve aproximar das que podem afetar algumas afecções relacionadas com a luz.

Nem sempre a energia máxima é o parâmetro de boa qualidade porque não tratamos as afecções por conta da energia máxima apenas. Se o aparelho tem uma energia alta, ele também precisa ter dispositivos que protejam a pele. A vantagem de um aparelho potente deve estar diretamente relacionada com a sua segurança e a eficácia. Na grande maioria das vezes, o resfriamento da ponteira ou do cristal serve como um *marketing* para diferenciar o produto. Atente-se ao fato de que muitas vezes o resfriamento apenas protege o aparelho e não o paciente. Após alguns disparos, o cristal já está quente e ele pode queimar o paciente, esse resfriamento não protege a pele. São raros os aparelhos com resfriamento que realmente mantêm o cristal ou a ponteira resfriada durante todo o tratamento. A utilização do gel também tem o objetivo de proteger a pele do paciente. Ele tem o inconveniente da sujeira, do gasto de tempo (para passar, retirar, limpar a paciente) e material (gel, espátula, papel, gazes) e do próprio produto (validade, alguns têm que ter uma consistência adequada, armazenamento, geladeira), mas, na nossa opinião, não chega a ser um problema, mesmo quando estamos utilizando a LIP para a terapia fotodinâmica. Não se deve levar em conta somente o aparelho e o paciente, mas também a equipe para o seu manuseio. Conforme a exigência da ANVISA, há necessidade de um espaço adequado, com refrigeração especialmente para os aparelhos que solicitam locais com janelas providas de vidros específicos, portas com placas anunciando o perigo do *laser* etc. As normas de segurança básicas vão ser comentadas no final deste capítulo.

O mais importante é que o médico conheça bem o aparelho que adquiriu e que com a experiência se obtenha o máximo de resultados. Alguns aparelhos possuem diversos recursos adicionais, tais como diferenças nos tipos de pulsos, modo de emissão, capacidade de manipulação de diversos parâmetros e atualmente também existem tecnologias como a sucção para afinar a pele e utilizar menor quantidade de energia com menor possibilidade de complicações, sistemas de concentração de luz, de direcionamento e concentração do comprimento de onda etc. Alguns médicos com consultórios e pacientes de um tipo específico de perfil podem considerar esses detalhes como importantes e que compensem o investimento. É também importante que o médico entenda o que pode oferecer e que consiga transmitir qual o resultado que podemos oferecer para o paciente em contrapartida à expectativa do mesmo.

Indicações da LIP

Dependendo da amplitude do espectro disponível no equipamento pode-se elevar o número de indicações. Assim uma faixa de corte de 390 ou mesmo de 400 nm compreende o final da zona do ultravioleta A, podendo, por isso, ser utilizada para o tratamento de hipocromias ou acromias como o vitiligo localizado ou dermatoses com reciclagem

acelerada como a psoríase e a dermatite seborreica. O comprimento de onda ultravioleta B está compreendido entre 290 a 320 nm, a faixa estreita (*narrow band*) de 311 a 315 nm, e o UVA entre 290 a 400 nm. Talvez a melhor escolha para esses comprimentos de onda seja um aparelho de fototerapia que disponibilize toda a faixa de ultravioleta ou, principalmente a faixa estreita de ultravioleta B, que é a mais eficiente e segura para o tratamento de lesões hipo ou acrômicas, da psoríase ou da dermatite seborreica. Quando se utiliza a LIP recomenda-se filtro de corte baixo tipo 390 ou, no máximo 400 nm e aplicações duas a três vezes por semana, com fluências orientadas pela dose que causa o eritema mínimo (DEM), inicialmente mais baixas, subindo-as de acordo com a tolerância da pele da lesão, o local da lesão e a resposta terapêutica.

As faixas de corte entre 520 a 550 nm, pela afinidade desta área de comprimento de onda pela melanina ou hemoglobina, podem ser utilizadas no tratamento de telangiectasias de face, como as de nariz ou difusas como na rosácea ou no foto envelhecimento. Aplicações mensais são necessárias e a recidiva é frequente. Hipercromias residuais e melasma dérmico podem ser tratados, associando-se sempre a fotoprotetores e despigmentantes, porém, os resultados são inconstantes e, muitas vezes, seguidos de recidiva.

A nosso ver uma das melhores indicações da LIP é o tratamento das *melanoses solares*, principalmente do dorso da mão, embora, o *laser* de 532 nm, como o de Nd:YAG de dupla frequência, seja mais preciso e proporcione resultados mais previsíveis e mais rápidos. Com uma a três sessões a intervalo de 21 a 30 dias, com filtros de corte em torno de 550 nm e as fluências, com características de pulso e intervalos que dependem totalmente do aparelho, obtêm-se bons resultados. Pode-se associar logo após o LIP um *peeling* com ácido retinoico de 5 a 8% (estas duas últimas sugestões são somente uma sugestão de caráter pessoal). Complementa-se o tratamento com o emprego de luvas, fotoprotetores, cremes de corticoide com antibióticos e, após a cicatrização completa e a eliminação total das crostículas, despigmentantes.

Em geral, conseguimos um excelente remodelamento do colágeno com minimização das rugas médias e, com a experiência do médico, o desaparecimento das rugas finas. É uma boa alternativa para a diminuição do tamanho dos poros da pele da face e a mesma coisa se dá para a poiquilodermia, a resposta nesta última afecção, dependendo do caso, é surpreendente, porém há frequência maior de pequenas diferenças e marcas das ponteiras após a primeira sessão que deve ser regularizada na segunda ou terceira sessão. Para se evitarem problemas em termos de expectativas, seria interessante orientar o paciente de que conseguiremos melhorar de 65 a 85% a qualidade da pele. O mesmo se dá com relação aos angiomas planos e eventualmente os nevos flâmeos. Quanto aos pelos, para as paciente de pele tipo I a II, pelos grossos e escuros, os resultados são muito bons e servem como um auxiliar para o tratamento dos pelos com os aparelhos de *laser* propriamente ditos e que não estão apresentando os resultados dentro da expectativa do paciente problemático. Para os demais tipos, a resposta é muito boa mas, nesses casos, é interessante ponderar se haverá ou não maior benefício com a utilização de aparelhos de *laser* (810 nm).

A poroceratose disseminada pode ser melhorada utilizando-se diferentes terapêuticas, incluindo o 5-fluoracil, retinoides orais, *laser* de CO_2, aparelhos como o *pulse dye laser*, Nd:YAG, a crioterapia, a dermoabrasão, a excisão cirúrgica, o imiquimode, e na nossa experiência com a terapia fotodinâmica e a combinação de técnicas. Em resumo, a LIP pode ser um auxiliar como instrumento para a realização da terapia fotodinâmica, como ter alguma influência na melhora do quadro destruindo a pigmentação sem os efeitos colaterais, uma delas, a cicatriz.

Cisto pilonidal e a hidradenite supurativa têm sido tratados e os relatos na literatura muitas vezes é anedótico. Descrevem-se, como opções de tratamento, o *laser* de CO_2 com a sua ação suposta com relação à ação de foto coagulação com um mínimo de sangramento, deixando um campo cirúrgico limpo e seco associando à coagulação sanguínea; e o Nd:YAG, porém, com um período de recuperação pós-procedimento longo. A proposta do tratamento com a LIP é muito mais preventiva, tratando e diminuindo a quantidade de folículos pilosos e com isso minimizando as crises de oclusão folicular, uma das etiologias do cisto pilonidal e da hidradenite. Defendem os autores que a LIP possui uma grande capacidade anti-inflamatória nos casos de cistos crônicos e por isso o resultado não resulta apenas da ação contra os pelos.

As ceratoses seborreicas podem ser tratadas com diversos aparelhos de *laser*, basicamente utilizados para ablação, tais como o alexandrita (755 nm) e o de diodo. A LIP pode atuar seletivamente sobre a melanina da ceratose que pode ser observada imediatamente após o disparo utilizando-se um dermatoscópio, mas ele é somente eficaz em casos extremamente superficiais. Não parece ser uma grande indicação apesar de alguns relatos.

O nevo de Becker, assim como algumas das indicações acima relatadas respondem melhor aos *lasers* que a LIP mas há relatos de autores entusiastas sobe o seu efeito, mas sugerimos que ele seja interpretado cuidadosamente, não descartando a possibilidade do uso da LIP como um coadjuvante. Existem até mesmo tentativas para o tratamento da sarcoidose e do granuloma anular com a LIP mas não há uma explicação científica clara sobre sua ação sobre essas afecções.

Outra indicação interessante da LIP é o fotorrejuvenescimento. Para rejuvenescer a pele, os cromóforos devem ser a melanina (alvos: manchas) e a hemoglobina (alvos: vasos), atingidos com filtros menores, como os de 550 ou 570; a água (alvo: colágeno), alcançada com filtros de corte maiores como os acima de 650 nm. Desejando-se melhorar ainda mais a flacidez, empregam-se filtros maiores, superiores a 1.000, na faixa do infravermelho, para remodelar e provocar a neoformação do colágeno mais profundo, induzindo ao *skin tigthening* ou retração da pele. Entretanto, nestes casos, e necessário empregar três pulsos longos, em torno de 240 ms, e talvez seja mais lógico utilizar aparelhos de emissão de infravermelho de forma contínua e não pulsada, para aumentar o efeito desejado. Há, ainda, equipamentos que possuem na mesma plataforma a LIP e as diversas formas e aparelhos de radiofrequência no sentido de incrementar os resultados do rejuvenescimento ou do tratamento de acne ativa e de suas cicatrizes.

Resultados muito bons, ainda que transitórios, também se obtêm com a associação de LIP com *laser* de Nd:YAG de longo pulso no tratamento da hiperpigmentação periorbitária (olheiras). Nesse caso aplica-se um gel gelado na área a ser tratada e, em seguida, o Nd:YAG em fluências entra diretamente nos vasos e, por fim, a LIP, com filtros de cortes entre 550 a 610 em toda a área hipercrômica. Na execução deste tratamento é muito importante que o paciente e a equipe utilizem sempre óculos específicos para o comprimento de onda da luz pulsada e para 1.064 nm, do Nd:YAG, e que o médico dispare o *laser* na direção oposta ao globo ocular (do globo ocular para a pálpebra). O emprego de fotoprotetores e de despigmentantes como a vitamina C ou ácido tioglicólico devem complementar o tratamento para torná-lo mais eficiente.

Quanto ao comprimento de onda, em geral, utilizamos filtros de comprimento de onda próximos a 520 nm para o tratamento da melanose solar mais superficial, energia moderada a alta e alta para vasos superficiais e finos; filtros de comprimento de onda próximos a 590 nm para a melanose solar mais superficial; energia moderada a alta e alta para vasos mais calibrosos e mais azulados; próximos a 640 ou 750 nm para a fotobioestimulação com energia fraca a moderada e alta se for tratar pelos.

Quanto à energia inicial e subsequente: o primeiro parâmetro vai depender do que se deseja tratar, tipo de pele, grau de fotoenvelhecimento, lesões de pele a serem eliminadas e a subsequente vai depender da resposta à energia escolhida inicialmente, história atual e condições da pele atual. Considere todas as sessões de todos os pacientes e do mesmo paciente como se fosse a primeira com todos os cuidados e observações que são feitos no primeiro tratamento, treinando muito bem as funcionárias que podem ser as primeiras a diagnosticar bronzeamentos indevidos. As Figuras 55.1.3 a 55.1.7 demonstram alguns casos tratadas com LIP. A Figura 55.1.4, além do rejuvenescimento, colocamos como exemplo para que os médicos entendam que a LIP pode melhorar o melasma, mas não tem a pretensão de curá-lo. Aliás, se não avaliar bem o paciente, pode inclusive provocar o aparecimento da pigmentação pós-inflamatória que pode aparecer semanas após o tratamento e que precisa ser cuidado com a máxima atenção, melhorando após no mínimo 30 dias de cuidado intensivo. A Figura 55.1.5 demonstra um caso que surpreendentemente apresentou excelente resposta das ceratoses actínicas com tratamento somente com a luz.

A LIP é uma das melhores técnicas para o tratamento da poiquilodermia. É interessante orientar o paciente de que provavelmente não poderemos tratar completamente essa alteração da pele. Devem-se sempre eliminar primeiro as melanoses, tratar concomitantemente o envelhecimento da pele para que se obtenham os melhores resultados. Nesse caso, preferimos que os parâmetros causem no mínimo um bom eritema, um edema discreto e, se possível (sem queimar a pele), uma discreta formação de petéquias ou escurecimento dos vasos após os disparos de luz. Portanto, costumamos utilizar parâmetros de energia altos.

Manchas vinho do Porto (MVP) também são tratadas mais frequentemente com aparelhos de *laser*, tais como, o *pulsed dye laser* como primeira escolha, o Nd:YAG, o alexandrita ou outros sistemas com Q-Switched e parâmetros de aparelhos que traba-

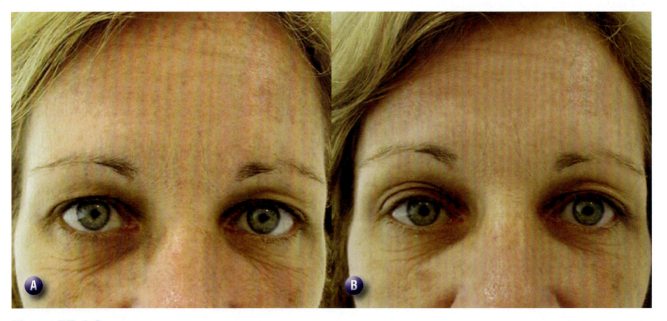

Figura 55.1.3 – **(A-B)** *Resultado após duas sessões de LIP para rejuvenescimento. Utilizado 520 nm 24 J e 640 nm 18 J na primeira sessão e 520 nm 28 J, e 640 nm 18 J na segunda sessão. Uma sessão por mês (Dermapulse®).*

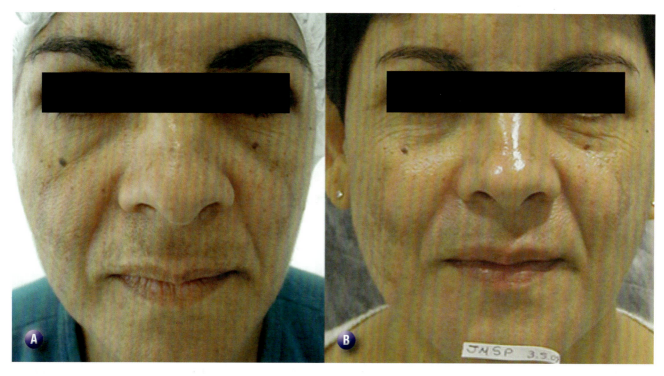

Figura 55.1.4 – **(A-B)** *Quatro sessões. Há melhora do melasma mas a LIP não se propõe a curá-lo. Grande melhora da qualidade da pele e dos poros (Dermapulse®).*

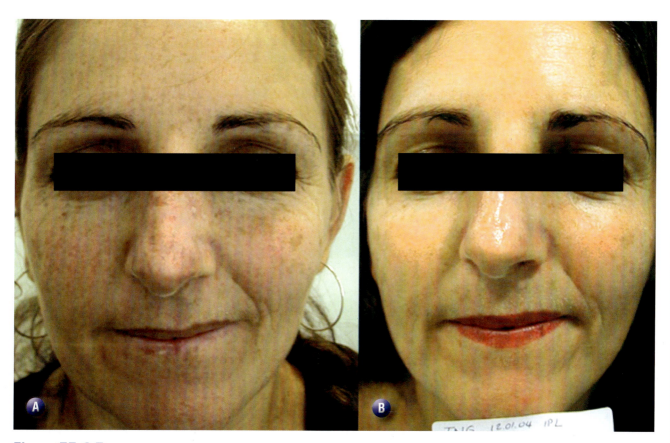

Figura 55.1.5 – **(A-B)** *Cinco sessões. Melhora das efélides, das ceratoses actínicas, da qualidade da pele e das rugas (Dermapulse®).*

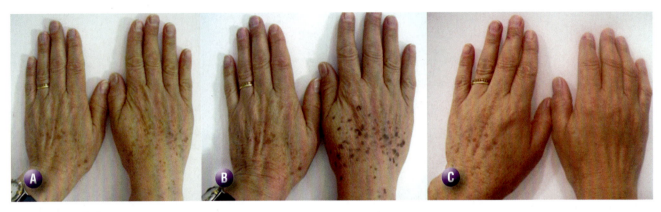

Figura 55.1.6 – **(A-C)** *Rejuvenescimento das mãos. Utilizamos pintura com delineador preto de olhos nas melanoses da mão direita para exemplificarmos também o resultado potencializado com associação de técnicas (Dermapulse®).*

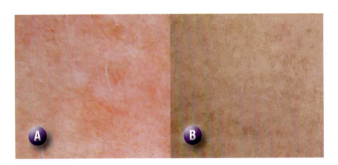

Figura 55.1.7 – *Fotos dermatoscópicos* **(A)** *pré e* **(B)** *pós-disparo único com LIP 520 nm 24 J (Dermapulse®).*

lham em nano e pico segundos. A IPL pode ser auxiliar no tratamento das MVP quando há muitos componentes vasculares em diferentes planos, pois há a possibilidade de regular o comprimento de onda, bem como os demais parâmetros para o tratamento da vascularização em diferentes planos de forma mais individualizada, lembrando-se que o dermatoscópio poderá revelar melhor os planos da vascularização local. Quando em mãos experientes e com um bom aparelho, os resultados são muito interessantes e às vezes pode ser até mais gratificante do que o tratamento da afecção com aparelhos de *laser*.

Quando tratamos angiomas, somos ainda mais agressivos, na face (Figura 55.1.8) com menor porcentagem de complicações pela facilidade na recuperação e na cicatrização e muito maior nas outras regiões. Dependendo da lesão, seria interessante escolher outro sistema de luz para o seu tratamento (p. ex., Nd:YAG). Os resultados do tratamento dos vasos da região da asa nasal são muito bons mas a recidiva é frequente devido à grande circulação sanguínea da face; por isso, indicamos manutenção a cada 3-4 meses com uma a duas sessões. Os nevos araneus, principalmente da face, têm resultados diversos. Se for responsivo à LIP, deve ter resolução após no máximo duas sessões. Se não responder, provavelmente não vai responder a nenhuma das outras técnicas (radiofrequência, criocirurgia etc.).

O tratamento da acne com a LIP não tem intenção de cura da doença, mas cura da crise. Sua grande vantagem é a rapidez no resultado do tratamento tradicional com grande adesão do paciente, principalmente quando este vê objetiva e rapidamente os resultados. Sua melhor indicação é a acne do adolescente em atividade franca nos graus II a III (Figura 55.1.9). O tipo de pele vai do I ao VI e a resposta do tratamento ocorre imediatamente após os disparos com o extravasamento da pústula ao simples toque ou fricção com algodão ou gaze e os resultados são ainda mais surpreendentes se associarmos, por exemplo, *peeling* de ácido salicílico para finalizar a sessão da luz. Utilizamos o comprimento de onda de 390-510 + 640/750 nm. Há grande mudança na qualidade das cicatrizes após o início do tratamento com a LIP e na nossa prática de consultório (Figura 55.1.10).

A bactéria *P. acnes* produz a protoporfirina IX que é sensível à luz com comprimento de onda de ± 400 nm que possibilita a aplicação *in natura* da terapia fotodinâmica. Após os disparos da luz, as pústulas apresentam um edema perilesional e a secreção extravasa facilmente com a fricção de um algodão ou gaze. Associando uma luz com 640-750 nm, a ação terapêutica se torna mais duradoura e a evolução das feridas para uma cicatriz é totalmente modificada evitando como resultado as cicatrizes profundas de limites precisos ou com eritema resi-

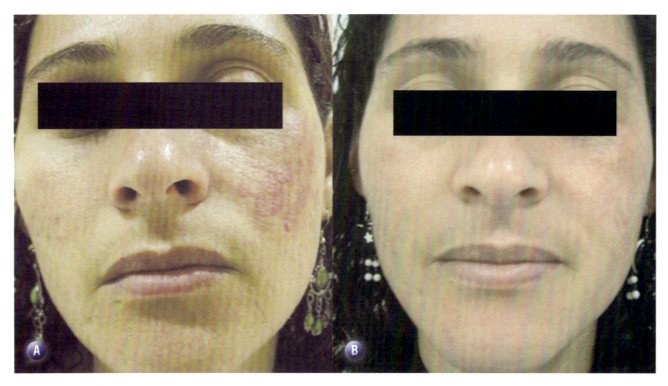

Figura 55.1.8 – **(A-B)** *Evolução do tratamento com LIP após 14 sessões com diversos esquemas de luzes até o máximo de 520 nm modo expert 16 ms quatro pulsos seguidos logo a seguir de 590 nm modo expert 16 ms quatro pulsos. Sem resfriamento e sem anestesia local (Dermapulse®).*

dual persistente. A resposta da pele se faz em 4-6 dias com grande melhora, especialmente se o médico ainda associar técnicas como o *peeling* logo após a LIP.

Com o advento da terapia fotodinâmica, tem-se falado muito na utilização da LIP para o tratamento de diversas doenças embora o LED (*light-emitting diodes*) seja mais indicado. Para as ceratoses actí-nicas e neoplasias malignas, embora possa trazer resultados imediatos muito bons, poderá não ser duradouro, com maior possibilidade de recidivas. O objetivo da LIP na terapia fotodinâmica seria acrescentar a vantagem do tratamento das melanoses solares e lesões vasculares de modo objetivo.

É importante entender que esses sistemas de luz são coadjuvantes no tratamento dermatológico ins-

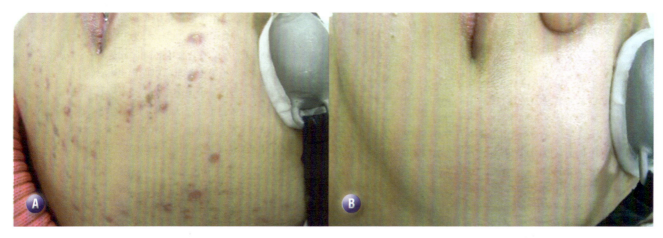

Figura 55.1.9 – *Tratamento da acne.* **(A)** *Uma sessão com 310-510 nm 24 J seguido de 640 nm 24 J e logo após, peeling de ácido salicílico a 30%.* **(B)** *Resultado após 6 dias (Dermapulse®).*

1123

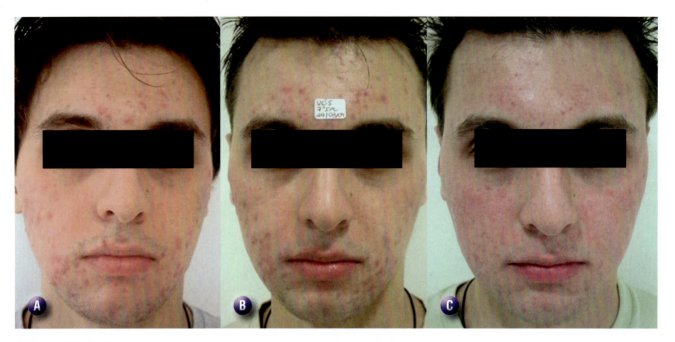

Figura 55.1.10 – **(A-C)** *Tratamento com seis sessões com 310-510 nm 24 J seguido de 640 nm 24 J intervalo de 2 semanas entre as sessões (Dermapulse®).*

tituído para os pacientes, melhorando a qualidade de vida, trazendo resultados mais rápidos e visíveis e atuando também na melhora das cicatrizes.

O tratamento da rosácea é realizado mais frequentemente com aparelhos de *laser*, tais como o de argônio, *pulsed dye*, Nd:YAG, CO_2 e o KTP, mas são tratamentos que frequentemente causam dor, queimaduras, eventualmente cicatrizes e hipopigmentação. A LIP se torna uma opção interessante em alguns casos, com base na redução mecânica da integridade do tecido conjuntivo dérmico responsável pela dilatação vascular e a liberação de mediadores inflamatórios. A LIP também diminui o número de glândulas sebáceas ativas e assim, bloqueia a eficácia do processo de queratinização. Diferentes comprimentos de onda podem ser utilizados, como, por exemplo, 515, 550, 560, 570 e o 590 nm. São vários comprimentos de onda para serem selecionados conforme a apresentação clínica do componente vascular da rosácea. As áreas maiores das ponteiras dos parelhos de LIP, a possibilidade de se dividir a energia utilizando mais do que um pulso por disparo (em dois ou três pulsos), diminuem a sensação de desconforto e permitem o esfriamento da pele de forma a minimizar as complicações. O tratamento não necessita anestesia e o eritema e a púrpura ocasionais pós-tratamento imediato são muito mais discretos melhorando entre 2 a 96 horas após o tratamento.

Em termos práticos, gostamos de classificar o tipo de apresentação da rosácea. Os quadros predominantemente pustulosos, os quadros com alteração vascular e os quadros em que predominam apenas pápulas com padrão folicular (não atrofodermia ou uleritema, porém semelhantes clinicamente).

Para os quadros de rosácea com pústulas, tratamos como o esquema da acne, embora as pústulas não tenham o *P. acnes*, a resposta ao tratamento é visível. Provavelmente pela ação da fototerapia e também a ação da fotobioestimulação. Para os quadros essencialmente vascular, tratamos muitas vezes como a poiquilodermia. Para os casos com pápulas com padrão folicular, tentamos melhorar o quadro com a terapia fotodinâmica, inclusive a forma pustulosa com a presença de hiperplasia sebácea tem tido bons resultados com essa última técnica.

Considerar o esquema de rejuvenescimento facial se tiver melanose: tratar primeiro "manchas" e depois vasos e pústulas se for o caso. Senão, sempre tente melhorar o fotoenvelhecimento.

Outra boa indicação, desde que sejam utilizados os modernos aparelhos de LIP é, sem dúvida, a depilação (Figura 55.1.12). Dispondo de ponteiras muito maiores que as habitualmente disponíveis nos *lasers* e sendo a dor muito menor pelo fato de a energia da Luz pulsada ser controlada (LCD ou EDF), conseguem-se, com maior rapidez, tratar grandes áreas como as pernas e o tronco. Ademais, a LIP pode ser mais eficaz no tratamento de pelos mais claros e mais finos que os *lasers*. A nosso ver e, com base nos dados da literatura atual, os equipamentos de LIP de última geração dão resultados tão bons quanto os *lasers* na depilação, necessitando-se, talvez, um número um pouco e inexpressivamente maior de sessões para conseguir os mesmos índices de redução permanente dos pelos conseguidos com os *lasers*. Reduções permanentes de pelos, em torno de 65 a 90%, podem ser obtidas com LIP com filtros de corte acima de 570, como os 650 e 755.

Nas peles escuras, tipos IV a VI, é mais seguro efetuar a depilação com *laser* de Nd:YAG, de 1.064 nm, que tem menor afinidade pela melanina, mas, com maior comprimento de onda, possui também maior penetração, diminuindo-se, consideravelmente, o risco de queimadura.

A Figura 55.1.11 demonstra o efeito da LIP sobre os pelos imediatamente após o disparo na região do buço. A LIP tem bons efeitos na depilação. Há, no entanto, contraindicação absoluta nos casos de pacientes bronzeados e também há diferença grande no número de sessões e eficácia segundo a espessura dos pelos, cor dos pelos, bem como a assiduidade do paciente no tratamento mensal, sem falhas até o resultado final. É uma depilação duradoura também. É uma excelente opção para os pacientes que não suportam dor porque ela é em geral muito menor

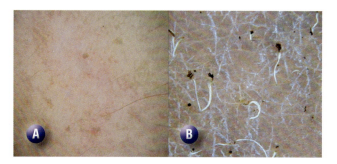

Figura 55.1.11 – *Fotos dermatoscópicos* **(A)** *pré e* **(B)** *pós-disparo único com LIP 640 nm 28 J (Dermapulse®).*

que a produzida pelo *laser*. Sugerimos o esquema terapêutico representado na Tabela 55.1.1. Orienta-se o paciente a não deixar mais do que 30 dias de intervalo entre as sessões, porque o crescimento dos pelos dá a falsa impressão de ineficácia nas primeiras sessões. O uso do anestésico tópico e o resfriamento pode causar vasoconstrição local diminuindo o efeito da LIP, mas questionamos se seria mais interessante tornar o procedimento mais agradável com a certeza de que o paciente vai fazer o tratamento todo ou o desconforto com alta desistência.

Nas cicatrizes hipertróficas e queloides, o *pulsed dye laser* pode trazer um resultado em longo prazo e mais recentemente a LIP tem sido lembrada com o seu uso logo após a remoção cirúrgica, mas o mecanismo exato para explicar os resultados não é bem esclarecido, mas parece atuar sobre a proliferação vascular que é essencial para o crescimento do co-

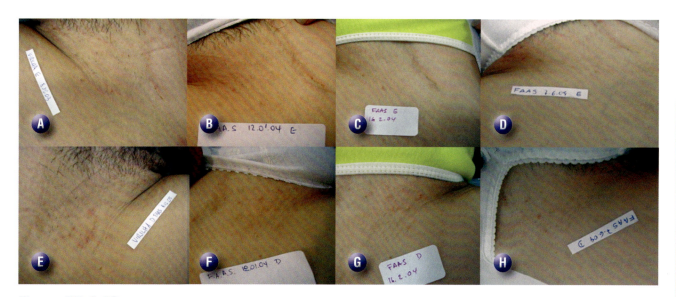

Figura 55.1.12 – *Depilação com LIP.* **(A-D)** *As fotos superiores são do lado que raspamos os pelos no dia, bem rente à pele.* **(E-H)** *As fotos inferiores com 2 dias de depilação (pelos com 2 mm de comprimento). Os resultados foram nitidamente melhores na região que depilamos no dia.*

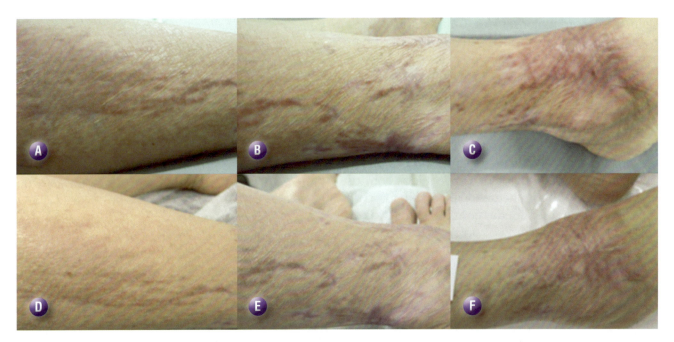

Figura 55.1.13 – **(A-F)** *Tratamento de cicatrizes de queimadura.*

lágeno (pico de absorção entre 400 a 600 nm) e na pigmentação da cicatriz (Figura 55.1.13). Outras opções de tratamento devem ser lembradas, entre elas a cirurgia, o interferon, a bleomicina, o 5-fluoracil, corticoides dentre outros.

Cicatrizes como as observadas pós-redução de mamas ou abdominoplastia, como demonstraram Bellew e cols., podem ser acentuadamente amenizadas com a aplicação isolada de LIP com filtro de corte de 570 nm. Desejando-se atuar sobre as cicatrizes de acne, remodelando e estimulando a formação de colágeno, associam-se aplicações com faixas de corte mais elevadas, para maior penetração da energia, como as 640, 650, 670 ou acima de 700 nm. Nesse caso, várias sessões podem ser realizadas a intervalos de 15 a 30 dias.

Para o tratamento do vitiligo, podemos utilizar filtro com comprimento de 390-510 nm (18-27 J/cm^2), não precisa energia maior, de preferência, escolher dose eritematosa mínima que poderá ser realmente o valor mínimo do aparelho, especialmente em pacientes já tratados, que têm a pele muito fina e traumatizada e queima com facilidade (Figura 55.1.14). A energia utilizada é baixa, por isso esse risco é mínimo. Os resultados são melhores e mais rápidos quando associados ao tratamento com LED, podem-se associar drogas mas fique atento às pesquisas que têm questionado a possibilidade de transformação maligna quando utilizados pimecrolimo e tacrolimo com luz.

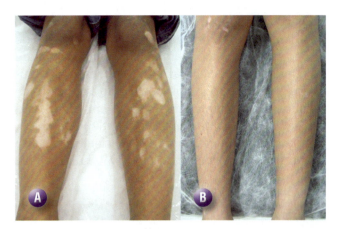

Figura 55.1.14 – **(A-B)** *Tratamento de vitiligo com LIP como monoterapia. Total de 15 sessões com 390-510 nm 24 J disparo único por lesão para cada sessão (Dermapulse®).*

Para o tratamento da psoríase (inclusive ungueal) utilizamos filtros com comprimento de 390-510 nm (18-27 J/cm^2), não precisa energia maior, de preferência, escolher dose eritematosa mínima geralmente 18 J é a dose adequada para o início do tratamento (Figuras 55.1.15 e 55.1.16). A energia utilizada é baixa, por isso o risco do efeito Koebner é mínimo.

Hipocromias pós-pitiríase versicolor de repetição, pode-se tentar o tratamento com o esquema do vitiligo, a Figura 55.1.18 representa um caso, mas a mesma paciente não respondeu da mesma forma na região da raiz da coxa. Estrias hipocrômicas ou eri-

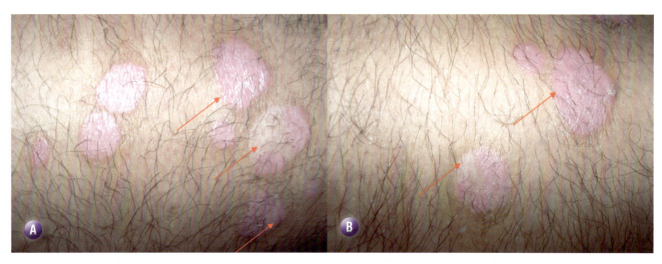

Figura 55.1.15 – **(A-B)** *Tratamento de psoríase com LIP como monoterapia após uma única sessão com 390-510 nm 24 J disparo único por lesão (Dermapulse®).*

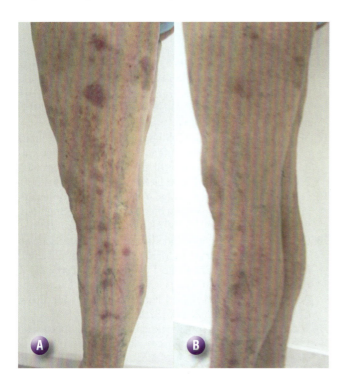

Figura 55.1.16 – **(A-B)** *Tratamento de psoríase com LIP como monoterapia. Total de 12 sessões com 390-510 nm 24 J disparo único por lesão para cada sessão (Dermapulse®).*

tematosas podem ser tratadas com luz intensa pulsada. Nas hipocrômicas se utilizam filtros abaixo de 400 nm e nas eritematosas aqueles para tratamento vascular, maiores que 570 nm (Figura 55.1.17).

Cuidados gerais

A proteção ocular é primordial. Sabe-se que há alterações tanto na câmara anterior, como na posterior do globo ocular com as luzes. Algumas vezes

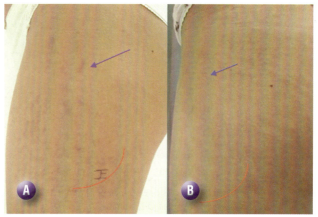

Figura 55.1.17 – **(A-B)** *Tratamento de estrias conforme esquema descrito no texto após quatro sessões (Dermapulse®).*

levando inclusive à cegueira. Fique atento porque para cada aparelho e para cada comprimento de onda há óculos específicos. Cuidado, não basta trocar apenas o "vidro" das lentes. Eles têm que ter impresso, de fábrica, qual o comprimento de onda que ele protege. Quando tratar "olheiras", atenção redobrada quanto à proteção ocular do paciente. Não jogue a luz na direção do globo ocular. Há necessidade de notificação na porta da sala e proteção específica para as janelas se elas abrirem para outra sala ou para áreas com trânsito de pessoas.

Cuidado redobrado com o sistema elétrico local. Não deixar, nem utilizar produtos inflamáveis, tais como álcool, antissépticos alcoólicos na sala de procedimento. Quando for proteger o paciente com bandagem, vestimentas ou adesivos, escolha sempre os brancos.

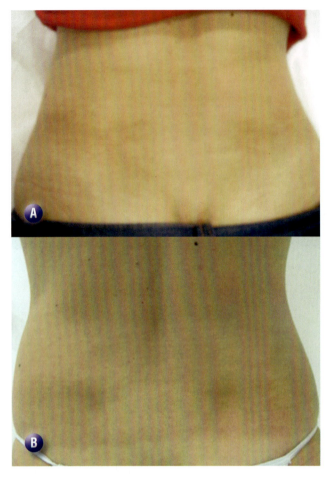

Figura 55.1.18 – **(A-B)** *Tratamento de hipocromia pós- pitiríase versicolor de repetição. Esquema semelhante ao utilizado para o tratamento do vitiligo (Dermapulse®).*

Conclusão

A LIP já faz parte do armamento terapêutico do médico, há sempre algum artigo interessante comentando sobre a versatilidade desse sistema de luz. Embora o princípio físico seja o mesmo, existe alguma dificuldade na escolha do aparelho pela grande variedade e marcas, bem como os parâmetros utilizados.

BIBLIOGRAFIA CONSULTADA

1. Bellew SG, Lee C, Weiss MA et al. Improvement of atrophic acne scars with a 1.320 nm Nd:YAG laser: retrospective study. Dermatol Surg. 2005 Sep;31(9 Pt 2):1218-21; discussion 1222.
2. Bellew SG, Margaret AW, Weiss RA. Comparison of intense pulsed light to 595 nm Long-pulsed dye laser for treatment of hypertrophic surgical scars: A pilot study. J Drugs Dermatol. 2005 Jul-Aug; 4(4):448-52.
3. De Bôer E, Warram JM, Hartmans E et al. A standardized light-emitting diode device for photoimmunotherapy. J Cosmet Laser Ther. 2003 Dec; 5(3-4):175-82.
4. Kerppers II, de Lima CJ, Fernandes AB et al. Effectof light-emitting diode (627 nm and 945 nm) treatment on first intention healing: Immunohistochemical analysis. Lasers Med Sci. 2014 Nov; 1:397-401
5. Kuboyama N, Ohta M, Sato Y et al. Anti-inflammatory activities of light-emitting diode irradiation on collagen-induced-arthritis in mice (a secondary publication). Laser Ther. 2014 Sep 30; 23(3):191-9. doi: 10.5978/islsm.14-OR-15.
6. Lan CC, Wu CS, Chen GS et al. Helium-neon laser and topical tacrolimus combination therapy: novel treatment option for vitiligo without additional photocarcinogenic risks. J Eur Acad Dermatol Venereol. 2009 Mar; 23(3):344-5. doi: 10.1111/j.1468-3083.2008.02846.x. Epub 2008 Jun 23.
7. Leite SN, Andrade TA, Masson-Meyers Det al. Phototherapy promotes healing of cutaneous wounds in under nourish hedrats. An Bras Dermatol. 2014 Dec; 89(6):899-904.
8. Liu J, Ren Y, Li B et al. Comparative efficacy of intense pulsed light for differentery them a associated with rosacea. J Cosmet Laser Ther. 2014 Sep; 25:1-4.
9. Megremis SJ, Ong V, Lukic H et al. An Ada laboratory evaluation of light-emitting diode curring units. J Am Dent Assoc. 2014 Nov; 145(11):1164-6. doi: 10.14219/jada.2014.97.
10. Meymandi SS, Rezazadeh A, Ekhlasi A. Studying Intense Pulsed Light Method Along With Corticosteroid Injection in Treating Keloid Scars. Iran Red Crescent Med J. Feb 2014; 16(2):e12464. Published online Feb 5, 2014. doi: 10.5812/94cmi.12464.
11. Mikhail M, Wolchok J, Goldberg SM et al. Rapid enlargement of a malignant melanoma in a child with vitiligo vulgaris after application of topical tacrolimus. Arch Dermatol. 2008 Apr; 144(4):560-1. doi: 10.1001/archderm.144.4.560.
12. Obana A, Brinkmann R, Gohto Y et al. A case of retinal injury by a violet light-emitting diode. Retin Cases Brief Rep. 2011; 5(3):223-6. doi: 10.1097/ICB.0b013e3181e180d5.
13. Odo L, Odo M. Nova modalidade de Luz intensa pulsada no rejuvenescimento facial. In: Procedimentos estéticos minimamente invasivos. São Paulo: Livraria Santos. 2005; 261-7.
14. Piccolo D, Di Marcantonio D, Crisman G et al. Unconventional use of intense pulsed light Biomed Res Int. 2014; 618206. doi: 10.1155/2014/618206. Epub 2014 Sep 3.
15. Shafigh Y, Beheshti A, Charckhchian M et al. Success ful treatment of pilonidal disease by intense pulsed light device. Adv Clin Exp Med. 2014 Mar-Apr; 23(2):277-82.
16. Slatkine M, Elman M. Conversion of a esthetic lasers and intense pulsed light sources into inherently eye-safe units. J Cosmet Laser Ther. 2003 Dec; 5(3-4):175-81.
17. Tamura, BM. Luz intensa pulsada para rejuvenescimento facial, manchas e Acne. In Procedimentos estéticos minimamente invasivos. São Paulo: Livraria Santos. 2005; 181-7.
18. Taub AF. Treatment of Rosacea with intense pulsed light. J Drugs Dermatol. 2003; 2(3):254-9.
19. Tawfik AA. Novel treatment of nail psoriasis using the intense pulsed light: a one-year follow-up study. Dermatol Surg. 2014 Jul; 40(7):763-8. doi: 10.1111/dsu. 0000000000000048.
20. Wat H, Wu DC, Rao J et al. Application of intense pulsed light in the treatment of dermatologic disease: a systematic review. Dermatol Surg. 2014 Apr; 40(4):359-77. doi: 10.1111/dsu.12424. Epub 2014 Feb 4.

Capítulo 55.2

Luzes Emitidas por Diodo (LEDs) – Principais Indicações

Bhertha M. Tamura

Introdução

O espectro eletromagnético e seus diferentes comprimentos de onda podem causar danos, como, por exemplo, a luz ultravioleta ou a radiação eletromagnética. Mas o homem conseguiu selecionar os diversos comprimentos de onda para o seu benefício. A teoria da fototermólise seletiva foi um marco e foi fundamental para o entendimento e a utilização de alguns dos comprimentos com ação direta e seletiva sobre o cromóforo. Essa energia eletromagnética gerou a produção de diversos tipos de equipamentos, tanto para a terapêutica quanto para o diagnóstico. Em se tratando de aparelhos para a terapêutica dermatológica, além dos equipamentos utilizados para a chamada fototerapia, foram criados outros sistemas com baixa intensidade e princípios de ação que combinam os comprimentos de onda e sua ação direta nas mitocôndrias celulares, os chamados LED (*light emitting diodes*).

Definição

O LED foi criado por Oleg Losev, inventor russo, em 1927, e é hoje, basicamente uma lâmpada de diodo com semicondutor envolto por um encapsulamento translúcido, sendo que estes quando submetidos a uma corrente elétrica emitem luz, podendo ser seletivos em termos de emissão de luz com um comprimento de onda específico. Diferente dos *lasers* ou da luz intensa pulsada, emite luz de baixíssima inten-

sidade. Tais aparelhos com os LEDs podem emitir comprimentos de onda que em geral, variam de 405 nm (azul) a 940 nm (infravermelho), organizados em bancos com centenas ou até milhares destes diodos. A Figura 55.2.1 demonstra a escala ascendente do nível de energia utilizada/produzida pelos diversos aparelhos e seus efeitos ablativos ou não, seletivos ou não, fototérmicos ou não.

Mecanismo de ação

Os equipamentos utilizados para o tratamento seletivo emitem alta energia destruindo os seus alvos. No caso dos LEDs, embora os comprimentos de onda possam ser interpretados dentro do espectro eletromagnético, não causam dano tecidual baseado na fototermólise, pelo contrário, sua ação se dá através da estimulação direta intracelular. Atua mais especificamente nas mitocôndrias, reorganizando as células, inibindo ações e estimulando outras (descritas abaixo), resultando no chamado efeito da fotobioestimulação ou fotomodulação. De forma simplificada, provoca um equilíbrio tecidual, inibindo o que está em excesso e estimulando o que não está. O tempo de irradiação deve ser controlado, embora se desconheça quantos minutos × comprimento de onda × equilíbrio × exaustão celular. Empiricamente vai depender dos estudos clínicos realizados com determinado comprimento de onda, indicação, resultados, tempo de irradiação, frequência das ses-

CIRURGIA DERMATOLÓGICA AVANÇADA

■ Luzes Emitidas por Diodo (LEDs) – Principais Indicações

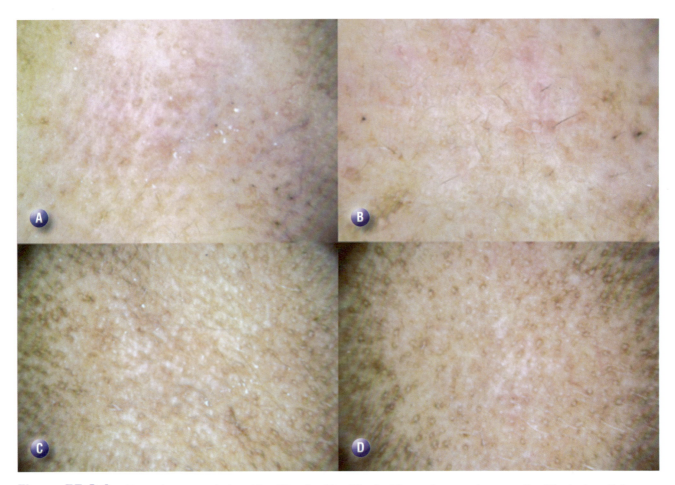

Figura 55.2.1 – *Fotos dos poros da face* **(A e C)** *pré e* **(B e D)** *pós 20 sessões com luz vermelha 15 minutos, 2×/semana (dermatoscópio).*

sões para tentar se determinar quantos minutos a área a ser tratada poderá ser irradiada sem causar essa chamada exaustão celular.

Os *lasers* de baixa intensidade, assim como os LEDs ativam os fibroblastos com produção de pró-colágeno e inibem a colagenase, diminuem o edema tecidual, estimulando a melhora da microcirculação; sua ação se dá diretamente nas células do endotélio e também nas células da musculatura lisa local. Diminuem o tempo de cicatrização e atuam sobre as células inflamatórias; melhoram a microcirculação, bem como, pelo seu efeito direto da bioestimulação, transformam os fibroblastos em miofibroblastos, restabelecem a fibroplasia e estimulam a síntese de colágeno e a formação das células germinais para fibroblastos jovens ativos. Algumas ações são especificadas conforme o comprimento de onda, por exemplo, 620 a 830 nm melhoram a atividade e o metabolismo celular, a mitose e a quimiotaxia dos neutrófilos, os macrófagos e fibroblastos na área-alvo e juntos aceleram a degranulação dos mastócitos melhorando o sistema imunológico do organismo (tratamento de aftas, herpes, líquen). Agem como um anti-inflamatório e analgésico como, por exemplo, nas estomatites pós-anestesia. São miorrelaxantes e têm sua indicação descrita para o tratamento da dor da articulação temporomandibular, a nevralgia do trigêmeo e outros nervos e diminuem a dor pós-operatória.

Comprimentos de onda e suas indicações

Vermelho (630 ± 20 nm) ou amarelo (580 nm)

É indicado para o rejuvenescimento pelo estímulo dos fibroblastos na síntese de colágeno; auxilia no tratamento da infecção por herpes, glossodinia e alguns casos de dor crônica. Melhora a cicatrização e a inflamação.

Azul (405 ± 12 nm)

Utilizado para o tratamento da acne inflamatória baseado na terapia fotodinâmica na qual o comprimento de onda ativa a coproporfirina II endógena produzida pelo *P. acne.* tem indicação como um coadjuvante na terapia do vitiligo (repigmentação) e psoríase.

Sinergia da luz vermelha e infravermelha (940 nm)

Nos diferentes casos de alopecia, auxilia como um coadjuvante estimulando o aumento do suprimento sanguíneo da região do couro cabeludo, parada na progressão da perda de cabelos, melhora do prurido e alivia as condições de irritação do couro cabeludo, tais como a psoríase e a dermatite seborreica. Estimula e acelera o processo de crescimento dos fios. Com relação ao período pós-transplante de fios de cabelos, aumenta a velocidade de reparação e cura mais acelerada, melhora o processo de cicatrização e aumenta a adesão e o comprometimento do paciente.

O período de aplicação da luz varia com os aparelhos e marcas, o comprimento de onda e há diferentes relatos irradiando-se entre 30 segundos em modo pulsado a minutos, em geral, com duas sessões por semana, indicando no mínimo 12 sessões e uma manutenção a cada 2-6 meses. As densidades de energias relatadas vão desde 1 mJ/cm^2 a 150 mJ/cm^2. Baseados em culturas celulares, alguns autores defendem o modo de irradiação contínua e outros defendem o modo pulsado porque acreditam que há necessidade de uma pequena pausa para que as células não entrem em fadiga/exaustão e que se consiga o máximo do resultado relacionado com a bioestimulação e a fotomodulação.

Escolha do melhor aparelho

Não há um aparelho ideal se ele não se adequar ao tipo de paciente e afecção, protocolos de aplicação, expectativas, eficácia comprovada, manutenção e durabilidade das cabeças aplicadoras, praticidade, área de irradiação e adequação aos diferentes seguimentos do corpo. Lembrar os princípios físicos da energia eletromagnética e que o aparelho deve irradiar a quantidade terapêutica de luz por área.

Indicações

O número de aparelhos e protocolos de tratamento é vasto e há pouca literatura com descrições precisas, tanto quanto ao aparelho, quanto referente a formas de tratamento (número de sessões, duração, modo contínuo ou pulsado, energia total utilizada). As variadas indicações de afecções tratadas com LED estão listadas na Tabela 55.2.1. Lembrar que a energia total é a potência de saída (W) pelo tempo de irradiação (segundos).

A amostragem de pacientes demonstrada no capítulo e os protocolos referem-se basicamente a um aparelho de LED chamado Multiwaves® (Industra) e nossos resultados embora parciais nos permitem avaliar a sua eficácia. Cuidados pré-tratamento: lavar a região a ser tratada, se possível, retirar maquiagem e protetor solar, retirar acessórios da região que possam refletir luz, proteger os olhos cuidadosamente utilizando óculos com lentes específicas, proteger a região da tireoide. Ao limpar a pele, evitar substâncias inflamáveis. O paciente deverá ser posicionado confortável e adequadamente sendo que as cabeças aplicadoras Red, Blue e Infrared devem ficar entre 70 a 120 mm e PDT a 40 mm de distância da área a ser tratada, estas medidas de distância vão depender do fabricante.

Tratamentos

Rejuvenescimento

Na introdução do aparelho no mercado, havia descrédito sobre sua eficácia, hoje sabemos que algumas melhores indicações têm boa resposta mas, em geral, o rejuvenescimento é realizado utilizando outros tipos de aparelhos. Quando desejamos otimizar o aparelho, podemos incluir o rejuvenescimento pois o total de melhora clínica conforme o protocolo que utilizamos leva a um rejuvenescimento semelhante a uma sessão de luz intensa pulsada, sem a melhora das melanoses solares ou lesões vasculares do fotoenvelhecimento.

Analisamos a pele do paciente com cuidado, pois a que está mais envelhecida, flácida e fina precisará tanto da luz vermelha, quanto da infravermelha, que tem uma penetrabilidade maior, utilizamos 30 minutos na potência máxima, uma a duas vezes por semana, de 10 a 20 sessões. A que possui poros, tem uma resposta mais interessante, aumentando o número de sessões ou o tempo da luz vermelha,

■ LUZES EMITIDAS POR DIODO (LEDS) – PRINCIPAIS INDICAÇÕES

Tabela 55.2.1

PRINCIPAIS INDICAÇÕES DAS DIFERENTES LUZES DE LED

LED	Indicações	Tempo Utilizado	Energia	Frequência	Número de Sessões
Azul (405-632 nm) pode ser utilizado para terapia fotodinâmica	Acne, cicatrizes inflamatórias, dermatite perioral, eczema facial, psoríase, vitiligo, antibacteriano, pitiríase liquenoide, amiloidose cutânea, dermatite de contato e atópica aguda	3-30 min	40 mW/cm²	Duas vezes/ semana	8-20 sessões
Vermelho (580-740 nm) pode ser utilizado para terapia fotodinâmica; Amarelo (580 nm)	Pós-operatório, acne, cicatrizes inflamatórias, dermatite perioral, eczema facial, úlcera crônica, rejuvenescimento, melhora do eritema e diminui os poros, leucoplasia oral, amiloidose cutânea, dermatite de contato e atópica aguda e crônica	15 minutos	18-150 mW/ cm²	Duas vezes/ semana	8-10 sessões
Infravermelho (940 nm)	Pós-operatório, pós-*laser* ablativo, pós-*peeling* médio e profundo, úlceras crônicas, rejuvenescimento infecção por herpes, glossodinia, dor por herpes, epicondilite do tenista, cicatrização, artrite reumatoide, líquen, edema, neuralgias, lesão muscular aguda	1 minuto		Cada 2 dias a duas vezes/ semana	Mínimo de 3 sessões
TFD – terapia fotodinâmica (600-830 nm)	Ceratose actínica, rosácea, carcinoma basocelular, doença de Bowen, queilite actínica, carcinoma espinocelular, sarcoma de Kaposi, linfomas, Paget, melanoma, ceratoacantoma, hiperplasia sebácea, psoríase, infecções por HPV e molusco, alopecia *areata*, hirsutismo, granuloma anular, hiperplasia sebácea, psoríase, hidradenite supurativa, quimioprevenção para cânceres	10 minutos a 5 horas	25-45 mW/cm² totalizando 100 a 150 mW/cm²	1-6 semanas	1-3 sessões

e há comentários voluntários das pacientes de que a oleosidade melhora consideravelmente (Figura 55.2.1). Devemos, no entanto, respeitar o tempo máximo de tratamento por sessão para evitar a fadiga das células e também a do paciente, caso a sessão demore muito (Figura 55.2.1).

Tratamento capilar

Os LEDs vieram acrescentar o número infindável de equipamentos indicados para o tratamento da queda de cabelos e como coadjuvantes no período pós-transplante capilar. Eles podem vir em formato de capacete, pentes, câmaras ou cabeças aplicadoras diversas. A forma de utilização dos LEDs que seguimos tem sido utilizada nos casos de queda de cabelos androgenéticos com menor resultado e nos que estão em recuperação pós-quimioterapia com os

melhores resultados. Os associados a psoríase e dermatite seborreica também respondem bem quando tratamos a doença de base. Utilizamos a associação do LED de 405 nm para os últimos dois casos com 5 a 15 minutos de aplicação associados ao vermelho, se possível de duas a três vezes por semana, de 15 a 20 minutos na potência máxima, resultados iniciais após 1 semana, de 10 a 20 sessões; se não houver melhora após a sexta sessão, considerar outras alternativas de tratamento. O infravermelho 5-15 minutos nos quadros graves. Atualmente associamos o LED à crioterapia como adjuvantes, realizando a crioterapia após o LED, para que o LED não diminua o efeito rubefaciente da crioterapia.

A foliculite de barba, nuca ou couro cabeludo responde melhor que as indicações anteriores, especialmente com a associação da luz azul nos processos ativos, associados aos demais tratamentos tópico e oral quando necessários. Melhora a afecção diminuindo o tempo de recuperação e aumentando o período de remissão. A manutenção é extremamente interessante para a manutenção da remissão (Figura 55.2.2).

Tratamento da acne

O LED é também uma opção muito boa como coadjuvante para o tratamento da acne, especialmente pela sua ação direta sobre a protoporfirina produzida pelos *P. acnes* naturalmente. Os que respondem melhor são os quadros mais agudos, mas os da mulher adulta têm se revelado interessante pela falta de opções no arsenal terapêutico e a demora da resposta clínica aos tratamentos atualmente instituídos. Lembramos que há a possibilidade de se utilizar os LEDs isoladamente ou com a associação com fotossensibilizantes resultando na terapia fotodinâmica. A grande vantagem da terapia fotodinâmica na nossa experiência é, além do tratamento do processo agudo, a prevenção da formação de cicatrizes desfigurantes nos quadros graves de acne. Pacientes que não respondem bem à isotretinoína, mesmo com doses altas podem relatar melhora das pústulas e a diminuição das recidivas, bem como a velocidade de remissão diminuída com o uso contínuo (manutenção) da luz azul associada à vermelha. A luz intensa e a terapia fotodinâmica têm algumas restrições quando o paciente está em tratamento com a isotretinoína oral. Quanto ao LED, não há trabalhos demonstrando efeitos indesejados. A luz vermelha pode melhorar o processo inflamatório, o eritema e a tendência à cicatriz hipertrófica nos pacientes que utilizaram isotretinoína.

O LED pode ser uma boa opção para os pacientes que não desejam submeter-se a procedimentos mais agressivos, como, por exemplo, os *peelings*, terapia fotodinâmica propriamente dito, luz intensa pulsada e outros métodos. A luz azul pode ser utilizada até como monoterapia, mas os resultados clínicos são visíveis geralmente após a segunda sessão quando realizados duas vezes por semana. A luz vermelha, além da sua ação sobre a cicatrização, atua potencializando a ação da luz azul sobre a glândula pilossebácea diminuindo a oleosidade da pele e melhorando o processo vascular.

Quando tratamos a acne da mulher adulta, sugerimos associar sempre à luz azul, a luz vermelha para evitar hipercromias, cuja causa é desconhecida e faz parte da nossa experiência clínica.

A Figura 55.2.3 representa um adolescente tratado com LED azul somente e a Figura 55.2.4 demonstra a paciente com acne da idade adulta que evoluiu com o bronzeamento porque foi tratada inicialmente com a luz azul e posteriormente, a melhora, com a introdução da luz vermelha. A potência utilizada em ambas as cabeças de LEDs é a má-

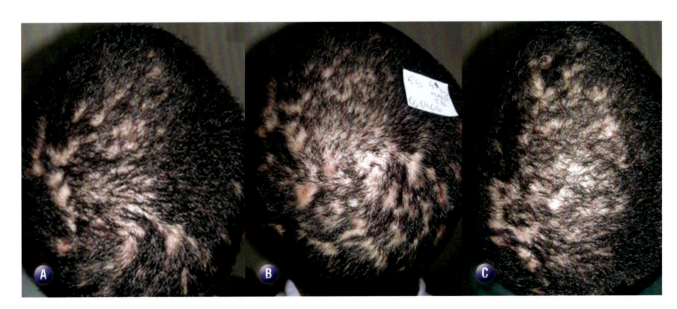

Figura 55.2.2 – *Paciente com foliculite do couro cabeludo,* **(A)** *pré-tratamento (primeira imagem),* **(B)** *na quarta sessão da região parietal (segunda imagem) e* **(C)** *na oitava da região parietal e quarta da região parieto-occipital. Tratado com luz azul 15 minutos 1x/semana, potência máxima e modo contínuo associado ao vermelho 15 minutos, potência máxima modo contínuo.*

■ Luzes Emitidas por Diodo (LEDs) – Principais Indicações

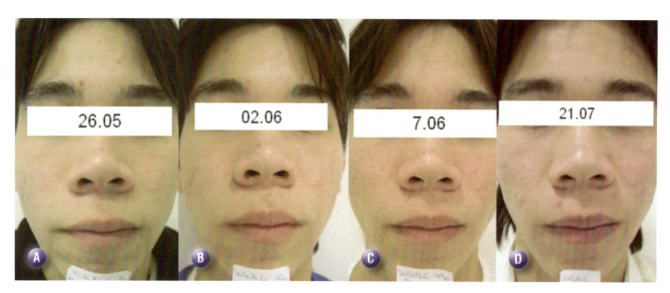

Figura 55.2.3 – **(A-D)** Paciente tratado exclusiva e semanalmente com luz azul, 30 minutos, potência máxima, modo contínuo, 20 sessões.

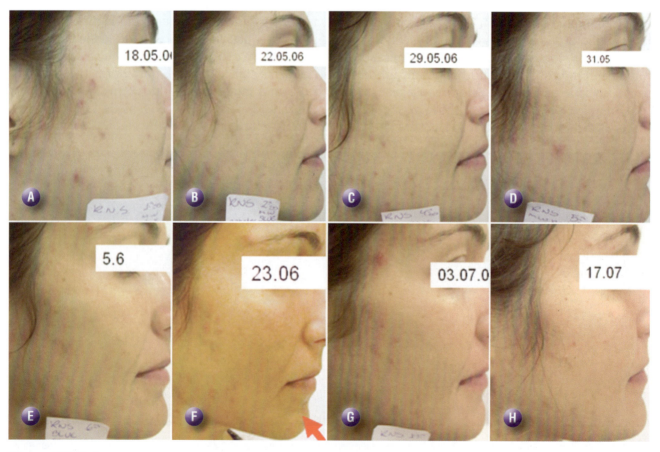

Figura 55.2.4 – **(A-H)** Paciente com acne na idade adulta, tratada inicialmente com luz azul, apresentou bronzeamento (seta vermelha) e posteriormente com a introdução da luz vermelha com a resolução do quadro clínico.

xima, de uma a duas vezes por semana, de 15 a 30 minutos cada cabeça, mínimo de 10 sessões e a quantidade de sessões depende da resposta clínica. A manutenção é extremamente interessante, com uma sessão duas vezes por semana.

Tratamentos de cicatrizes, úlceras, mordeduras de animais e insetos

Os melhores resultados clínicos ocorrem quando interferimos sobre as cicatrizes antes dos 8 meses após sua formação. As cicatrizes antigas podem ter alguma resposta quando o LED é acrescentado ao armamento da cirurgia dermatológica pós-procedimentos como os *peelings*, luz intensa, subcisão, lixamentos e outros.

Com relação ao resultado do tratamento das cicatrizes, o LED como monoterapia é pobre. Mas quando tratamos úlceras, lesões ulceradas após mordedura de animais e insetos, os resultados são às vezes surpreendentes. Claro, devemos sempre associar tratamentos, desde o uso da vacina antitetânica, tratamentos tópicos apropriados para cada tipo de úlcera e até o tratamento sistêmico com anti-inflamatórios e antibióticos, além do tratamento de possíveis doenças sistêmicas associadas. Muitos casos de úlceras crônicas acompanham um quadro de dermatite de contato que também responde muito bem ao LED. Alguns casos são extremamente resistentes e têm longa data, com quadro arrastado e de difícil resolução. A Figura 55.2.5 demonstra um caso de úlcera pós-trombose arterial associada à dermatite de contato pela neomicina, resistente a tratamento durante 3 meses, com acentuada melhora após aplicação de LEDs azul, vermelha e infravermelha. A primeira paciente foi tratada com curativo local com água boricada e fórmula com ácido salicílico 3% e a segunda com a troca da rifampicina por mupirocina. Quando a úlcera está inflamada e/ou com secreção, utilizamos o LED azul entre 5-20 minutos, dependendo da gravidade do quadro. Quando inflamada sem sinais de infecção, a luz vermelha pode ser aplicada até 30 minutos (Tabela 55.2.2). Se a úlcera for profunda, aumenta-se o tempo de aplicação da infravermelha na tentativa de estimular a pele na profundidade e ativar a formação do tecido de cicatrização organizado e mais bem vascularizado; pacientes diabéticos ou com alterações de insuficiência vascular necessitam de um maior número de sessões.

Tratamento da dor

Observamos melhora na dor muscular, inflamatória, pós-operatória e neurite do facial mas os resultados são anedóticos pois não há especificamente um protocolo para cada indicação, casuística ou literatura e a resposta clínica é muito subjetiva. Colocamos aqui somente a nossa experiência clínica com respostas surpreendentes, com o uso da luz vermelha 15 minutos, potência máxima associada ao infravermelho 30 minutos pelo menos duas sessões por semana nos quadros agudos e nos crônicos com o uso da luz vermelha intercalada com a infravermelha.

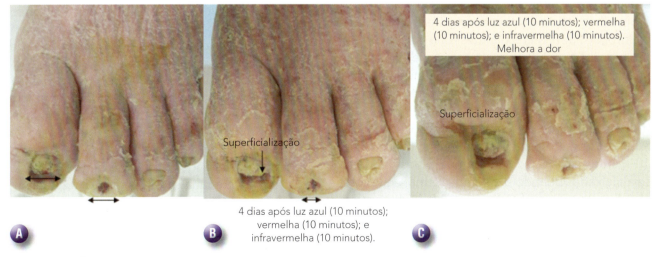

Figura 55.2.5 – **(A-C)** *Representação da úlcera pós-embolia arterial. Associado ácido salicílico 3% para as úlceras, água boricada para limpeza local, hidrocortisona sem conservantes a 1% tópico, 1×/dia para a dermatite de contato e sensibilização ao Micropore®. Seguido o esquema da Tabela 55.2.2 para tratamento com o LED.*

Luzes Emitidas por Diodo (LEDs) – Principais Indicações

Tabela 55.2.2

REPRESENTAÇÃO DO ESQUEMA DE TRATAMENTO DAS DIVERSAS APRESENTAÇÕES DAS CICATRIZES E ÚLCERAS

Cicatrização	Azul (10 mW/cm²)	Infravermelho (11 mW/cm²)	Vermelho (5 mW/cm²)
Com secreção local. A cada 2 dias a uma vez por semana, o número de sessões dependerá da resposta clínica, mas ela geralmente é visível após a segunda sessão	Potência máxima, modo contínuo, 15-20 minutos. À medida que os sinais inflamatórios/infecciosos melhoram, diminuímos o tempo até 5 minutos e finalmente retiramos a luz azul	Potência máxima 15-20 minutos	Potência máxima 15-30 minutos
Sem secreção, com edema. Realizar o tratamento com as duas luzes na mesma sessão ou intercalando uma sessão com cada lâmpada. O número de sessões dependerá da resposta clínica. Uma a três vezes por semana	Se houver alguma suspeita de infecção associada, irradiar pelo menos 5 minutos	Potência máxima 15-20 minutos	Potência máxima 15-30 minutos
Sem secreção e sem edema uma a duas sessões por semana		Potência máxima 5-15 minutos	Potência máxima 15-30 minutos

Tratamento no período pós-operatório

O LED utilizado como armamento na redução dos processos inflamatórios, vasculares e cicatriciais no período pós-operatório é muito interessante e a evolução diminuindo o período de recuperação, a possibilidade do uso da luz azul para se evitar infecções locais tem um grande benefício e é observado tanto pelo dermatologista e o cirurgião, quanto pelo paciente, sendo uma excelente indicação como rotina do pós-operatório. A maior dificuldade e o melhor resultado ocorre no pós-operatório da blefaroplastia. A dificuldade está na colocação do protetor intraocular ou na necessidade de um auxiliar durante o tratamento posicionando um protetor mecânico para os olhos no paciente durante a irradiação. Se houver dúvidas a respeito de algum processo infeccioso, risco ou prevenção, utilizamos a luz azul por pelo menos 5 minutos, máximo de 10 minutos a cada sessão até que a possibilidade seja afastada. Quando o eritema, edema, equimose são discretos e superficiais, a prioridade de escolha é a luz vermelha. Quando o edema é grande, com formação de hematomas, a prioridade se dá pela infravermelha. Aumentando o tempo de irradiação de 15 para 30 minutos dependendo da gravidade. A Figura 55.2.6 demonstra um caso de pós-operatório

de blefaroplastia e *minilifting* sem drenagem linfática, sem outros tratamentos no período de recuperação, exceto o LED. A vantagem do uso dos LEDs é demonstrada pela melhora do edema, das fibroses, da equimose, da cicatrização e da sensibilidade local. O período de convalescência é encurtado e o suporte psicológico é mais íntimo porque a paciente está sempre presente no consultório.

O maior benefício, na dermatologia, em nossa opinião tem sido no período de convalescência pós-*peelings* médio e profundo, pós-dermoabrasão e principalmente pós-preenchimento de rugas, com um entusiasmo especial ao período pós-injeção de ácido L-polilático. Há vantagem no período de convalescência com a diminuição do edema, das equimoses e eventuais hematomas além do estímulo da formação do colágeno, potencializando os resultados e às vezes diminuindo a quantidade ou número de sessões necessárias para o resultado final, potencializando-o e prolongando o resultado clínico. A Tabela 55.2.3 representa uma sugestão para o tratamento.

Tratamento de outras doenças

A literatura cita uma grande quantidade de doenças que têm sido tratadas com o LED não somente na dermatologia, mas em várias outras especialida-

Luzes Emitidas por Diodo (LEDs) – Principais Indicações

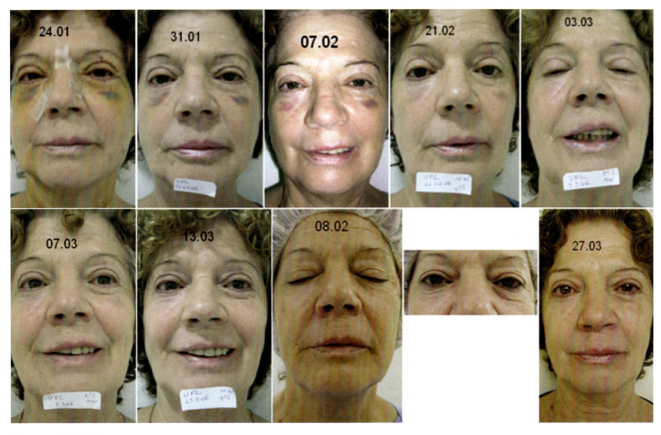

Figura 55.2.6 – *Pós-operatório de blefaroplastia e* minilifting.

Tabela 55.2.3
SUGESTÃO DE TRATAMENTO DOS PACIENTES NO PERÍODO PÓS-OPERATÓRIO E PÓS-PROCEDIMENTOS MINIMAMENTE INVASIVOS

Pós-operatório	*Azul* (10 mW/cm²)	*Infravermelho* (11 mW/cm²)	*Vermelho* (5 mW/cm²)
Pós-operatório de cirurgias diversas. 2-3 sessões semana, início imediato pós-operatório se possível. Número de sessões dependerá da evolução clínica, geralmente 5 a 10. Pacientes diabéticos ou fumantes, aumentar o número de sessões ou o tempo de irradiação do infravermelho e do vermelho	5-10 minutos associado às outras lâmpadas se houver risco infecção. Potência máxima	20-30 minutos, contínuo. Potência máxima	20-30 minutos, contínuo. Potência máxima
Pós-preenchedores, *peelings*, abrasão, *resurfacing* etc. 1-2 sessões por semana, 5 sessões. Aplicação imediato no pós-procedimento se possível. Pacientes diabéticos ou fumantes, aumentar o número de sessões ou o tempo de irradiação do infravermelho e do vermelho	Idem	30 minutos, contínuo. Potência máxima	30 minutos, contínuo. Potência máxima
Após ácido L-polilático. Aplicação imediata no pós-procedimento sempre. 1-2 sessões por semana, mínimo de 5 sessões. Pacientes diabéticos, portadores de imunodeficiência por HIV ou fumantes, aumentar o número de sessões ou o tempo de irradiação e associar a luz azul	Idem	30 minutos, imediatamente após a massagem vigorosa e no dia seguinte. Contínuo. Potência máxima	30 minutos. Contínuo. Potência máxima

■ Luzes Emitidas por Diodo (LEDs) – Principais Indicações

des, inclusive com o uso do LED intracraniano com aumento da vascularização intracerebral em pacientes idosos e no humor e sono na área da psiquiatria. A aplicabilidade dessa tecnologia é vasta e ainda haverá grandes progressos, a partir do momento em que se valorizem também procedimentos rápidos e indolores, como a terapia com os LEDs. A terapia fotodinâmica acrescenta o repertório de opções terapêuticas associadas ao LED.

Embora o LED possa ser utilizado como monoterapia para o tratamento do vitiligo e da psoríase, a associação do tratamento tópico, outros procedimentos e do tratamento sistêmico aceleram a resposta clínica com resultados muito interessantes em alguns casos graves de vitiligo; e no caso da psoríase, a psoríase palmoplantar. Vimos bons resultados terapêuticos para a dermatite atópica, o líquen plano, o herpes simples e zoster. A Figura 55.2.7 demonstra a evolução de uma paciente com herpes zoster. Tratada com aciclovir sistêmico, corticoide e complexo vitamínico sistêmico, água boricada tópica e LED no esquema apresentado na Tabela 55.2.4. Mais recentemente vimos resultados na pitiríase liquenoide, leucodermia maculada, amiloidose e alopecia *areata*.

O vitiligo tem sido tratado com o LED, luz azul exclusiva, associado a crioterapia e tratamentos tópicos. Quando realizamos a crioterapia, borrifamos leve e suavemente sobre toda a área acometida e sugerimos borrifar pequenos pontos dentro da área do vitiligo, simulando os enxertos de pele com *punch*.

As afecções com possibilidades de resposta à terapia com LED estão citadas na Tabela 55.2.4.

Terapia fotodinâmica

Raab e cols., 1990, descrevem a ação da terapia fotodinâmica (TFD), na qual há necessidade da aplicação de um agente fotossensibilizante sobre uma determinada lesão e esse fotossensibilizante deve ser ativado por uma luz de comprimento de onda específico aliado ao oxigênio para produzir uma reação fotoquímica destruindo as células que incorporam os oxigênios singletos. São diversos os fotossensibilizantes, alguns em pesquisa e outros de relatos anedóticos, mas há aparelhos específicos para a emissão da luz de comprimento de onda adequado (primeiro aparelho aprovado em 1995) para haver a reação fotoquímica. São descritos tratamentos com a TFD nas seguintes afecções: neoplasias diversas (ceratoses actínicas, doença de Bowen, carcinoma basocelular, carcinoma espinocelular, micose fungoide, sarcoma de Kaposi), doenças diversas (psoríase, vitiligo, esclerodermia, acne, dermatite seborreica, rosácea, hiperplasia sebácea, hirsutismo, hidradenite, alopecia *areata*, foliculite *abscedens* e *suffodiens*), doenças infecciosas (pelo vírus papiloma vírus, molusco) e até o fotoenvelhecimento.

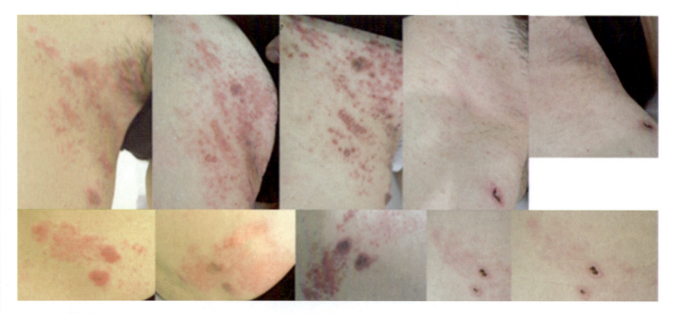

Figura 55.2.7 – *Evolução de uma paciente com herpes zoster.*

1138

Algumas das drogas que podem ser utilizadas são indocianina verde (Ophtalmos®), metil amino-levulinato (Metvix® PhotoCure, ASA – Galderma), ácido aminolevulínico (HCL) (Levulan Kerastick® – DUSA Pharmaceuticals, Inc.), ALA (Chemos®), verde porfirina (Visudyne®) Novartis, Photofrin® (Japan Lederle Co. Ltd., Tokyo, Japan), ALA 20% (ácido damilevulínico – Sigma® ChemicalCompany, St Louis, Mo) e outros têm sido estudados, como, por exemplo, porfina (630 nm), clorina (maior que 650 nm), N-aspartyl-clorina e 6 (664 nm), tin etil etio-purpurina (660 nm) feoforbida, fitalocianina (650-700 nm), benzoporfirina (690 nm), lutetiontexapirina (Lu-Tex – 732 nm), clorofil-A (665 nm), e alguns outros que podem ser excitados com comprimentos de onda maior utilizando *lasers* tais como o *pulse dexcimer dye*, YAG-OPO e *lasers* de diodo.

A profundidade da penetração tissular vai depender do comprimento de onda, sendo que os de maior comprimento, como, por exemplo, o de 630 hm penetra 5 mm, enquanto fótons a 700 a 800 nm alcançam a profundidade até 2 cm. O espectro de absorção das porfirinas exibe um máximo na banda de Soret entre 360-400 nm, seguido por outros quatro picos menores entre 500 e 635 nm (bandas Q) e quando nos comprimentos de 630 a 635 nm correspondem aos picos de absorção mais fraca. Quanto às porfirinas (protoporfirina IX) têm

Tabela 55.2.4

ESQUEMA DE TRATAMENTO DE OUTRAS DOENÇAS			
Afecção	*Azul (405 nm 10 mW/cm²)*	*Vermelho (11 mW/cm²)*	*Infravermelho (5 mW/cm²)*
Vitiligo pelo menos uma vez por semana, necessita pelo menos oito sessões para se determinar eficácia. Se houver melhora, o número de sessões a seguir depende do resultado clínico. Alopecia *areata* Leucodermia maculada	10-30 minutos. Potência máxima. Modo contínuo até 20 minutos e pulsado para 30 minutos	Para os casos com eritema importante pós-crioterapia quando essa técnica foi associada	
Psoríase inclusive ungueal e com melhores resultados na palmoplantar. Pelo menos uma vez por semana, necessita pelo menos de duas sessões para se observar o resultado. O número de sessões dependerá do resultado clínico. Amiloidose, líquen plano (inclusive ungueal)	10-30 minutos. Potência máxima. Modo contínuo até 20 minutos e pulsado para 30 minutos	Se a placa for muito espessa, ou houver eczematização na psoríase palmoplantar 15 minutos. Potência máxima	Se a placa for muito espessa, ou houver eczematização na psoríase palmoplantar 15 minutos. Potência máxima
Paroníquia, dermatite atópica aguda, dermatite de contato aguda, disidrose com sinais infecciosos, seborreica	5-10 minutos. Potência máxima. Modo contínuo	15-30 minutos. Potência máxima. Modo contínuo	
Líquen escleroso, úlcera de mucosas, herpes simples e zoster	5-10 minutos. Potência máxima. Modo contínuo	15-30 minutos. Potência máxima. Modo contínuo	No caso do herpes zoster para prevenir a neurite pós herpética. 15-20 minutos. Potência máxima. Modo contínuo
Pitiríase liquenoide aguda e crônica. Fazer manutenção pelo menos uma vez a cada 15 dias se necessário	Ambos os quadros 15-20 minutos por área. Potência máxima. Modo contínuo	Na aguda 15-20 minutos por área. Potência máxima. Modo contínuo	

■ Luzes Emitidas por Diodo (LEDs) – Principais Indicações

picos de absorção em 410, 545, 580 e 630 hm; os mais propícios a serem utilizados são o 410 e 630 nm, sendo em 410 nm o maior índice de absorção e 630 nm o de maior penetração no tecido.

Contraindicações e precauções no uso dos LEDs

Contraindicações absolutas conforme descrição de literatura são o hipertireoidismo (estimulação), doenças circulatórias profundas, marca-passo (aparelhos antigos), epilépticos (luz modo pulsado), irradiação do globo ocular (ceratites), irradiação direta nas glândulas endócrinas (estimulação), pacientes portadores ou com história prévia de neoplasias no local do tratamento (estimulação). Não deve ser utilizado na pele fotossensível nem para doentes com desordens metabólicas que possam piorar ou serem estimulados com o uso da luz emitida pelos aparelhos. Incluem-se também como contraindicações, doenças que cursam com imunodeficiência como as doenças colagenosas, as virais; eczema fotossensível, uso de medicamento fotossensibilizante, tumor de pele não tratado. Outros efeitos adversos não são descritos. Utilizar sempre protetores oculares próprios, tanto para o paciente quanto para o profissional médico, pois os aparelhos de LED que produzem luz até 15 mW não produzem dano até 15 minutos de uso, mas, além desse ponto, podem lesar o olho, apesar da mesma luz com alto brilho provocar lesão a partir de 0,25 segundo, mesmo com baixa intensidade de energia, e a luz infravermelha apresenta risco se observada. Em resumo, a luz visível pode provocar lesões na retina, o infravermelho na córnea e no cristalino a ultravioleta altera as células (citoplasma e núcleo), causa câncer e queimadura da pele mas não na seletividade e intensidade dos LEDs.

Conclusão

Ao longo dos anos, sentimo-nos gratificados ao verificar que a experiência clínica pessoal realmente caminha pareada com os achados e relatos na literatura sobre os LEDs e as respostas à terapêutica aplicada às diversas afecções dermatológicas e o surgimento de tratamentos novos em diversas áreas de especialidades médicas. Embora a luz de baixa intensidade seja encarada com descrédito por alguns profissionais, a resposta clínica tem trazido um aleento para quem se dispõe a acompanhar a ciência, seus fundamentos e aplicabilidade na área médica. Ainda há muito a ser explorado dentro dessa área, mas há avanços importantes nos últimos anos.

BIBLIOGRAFIA CONSULTADA

1. Abramovits W, Arrazola P, Gupta AK. Light-emitting diode-based therapy. Derm Clin. 2005; 38-40.
2. Alam M, Dover JS. Treatment of photoaging with topical aminolevulinic acid and light. Dermatol Surg. 2005 Jan; 31(1):33-6; discussion 36-7.
3. Alexiades-Armenakas M. Laser-mediated photodynamic therapy. Clin Dermatol. 2006 Jan-Feb; 24(1):16-25.
4. Alexiades-Armenakas MR, Geronemus RG. Laser-mediated photodynamic therapy of actinic keratoses. Arch Dermatol. 2003 Oct; 139(10):1313-20.
5. Al-Watban FA, Andres BL. Polychromatic LED therapy in burn healing of non-diabetic and diabetic rats. J Clin Laser Med Surg 2003 Oct; 21(5):249-58.
6. Armstrong NR, Wightman RM, Gross EM. Light-emitting electrochemical processes. Annu Rev Phys Chem. 2001; 52:391-422.
7. Babilas P, Karrer S, Sidoroff A et al. Photodynamic therapy in dermatology-an update. Photodermatol Photoimmunol Photomed. 2005 Jun; 21(3):142-9.
8. Chen HM, Yu CH, Tu PC et al. Successful treatment of oral verrucous hyperplasia and oral leukoplakia with topical 5-aminolevulinic acid-mediated photodynamic therapy. Lasers Surg Med. 2005 Aug; 37(2):114-22.
9. Corti L, Chiarion-Sileni V, Aversa S et al. Treatment of chemotherapy-induced oral mucositis with light-emitting diode. Photomed Laser Surg. 2006 Apr; 24(2):207-13.
10. Dostalova T, Jelinkova H, Housova D et al. Diode laser-activated bleaching. Braz Dent J. 2004;15 Spec Nos. 13-8.
11. Dowling ME, Phillips JG, Bradsha JL et al. Response programming in patients with schizophrenia: a kinematic analysis. Neuropsychologia. 1998 Jul; 36(7):603-10.
12. Felice E. Laser physics and mechanism of action. Review article. DOI: 10.1258/phleb.2009.009036. Phlebology. 2010; 25:11-28.
13. Fink-Puches R, Hofer A, Smolle J et al. Primary clinical response and long-term follow-up of solar keratoses treated with topically applied 5-aminolevulinic acid and irradiation by different wave bands of light. J Photochem Photobiol B. 1997 Nov; 41(1-2):145-51.
14. Flinn ED. From growing plants to killing tumors. Aerosp Am. 2000 Apr; 38(4):24-5.
15. Glickman G, Byrne B, Pineda C et al. Light therapy for seasonal affective disorder with blue narrow-band light-emitting diodes (LEDs). Biol Psychiatry. 2006 Mar 15; 59(6): 502-7.
16. Gold MH, Bradshaw VL, Boring MM et al. Treatment of sebaceous gland hyperplasia by photodynamic therapy with 5-aminolevulinic acid and a blue light source or intense pulsed light source. Lasers Surg Med. 2006 Jan.
17. Hargate G. A randomised double-blind study comparing the effect of 1072-nm light against placebo for the treatment

1140

of herpes labialis. Clin Exp Dermatol. 2006 Sep; 31(5): 638-41.

18. Hillemanns P, Untch M, Prove F et al. Photodynamic therapy of vulvar lichen sclerosus with 5-aminolevulinic acid. Lasers Med Sci. 2004; 19(3):139-49.

19. Hongcharu W, Taylor CR, Chang Y et al. Topical ALA-photodynamic therapy for the treatment of acne vulgaris. J Invest Dermatol. 2000 Aug; 115(2):183-92.

20. Klebanov GI, Shuraeva NlU, Chichuk TV et col. A comparison of the effects of laser and light-emitting diodes on superoxide dismutase activity and nitric oxide production in rat wound fluid. Clin Exp Dermatol. 2006 Sep; 31(5): 638-41.

21. Kreutzer K, Bonnekoh B, Franke I et al. Photodynamic therapy with methylamino oxopentanoate (Metvix) and a broad band light source (PhotoDyn 501): practical experiences in problem-patients with actinic keratoses and basal cell carcinomas. J Dtsch Dermatol Ges. 2004 Dec; 2(12):992-9. Comment in: J Dtsch Dermatol Ges. 2005 May; 3(5):397.

22. Leite SN, Andrade TA, Masson-Meyers DS et al. Phototherapy promotes healing of cutaneous wounds in undernourished rats. An Bras Dermatol. 2014 Nov-Dec; 89(6): 899-904.

23. Lim W, Lee S, Kim I et al. The anti-inflammatory mechanism of 635nm light-emitting diode irradiation compared with existing COX inhibitors. Lasers Surg Med. 2007 Aug; 39(7):614-21.

24. Loftin RB. Aerospace applications of virtual environment technology. Comput Graph (ACM). 1996 Nov; 30(4):33-5.

25. Mello JB, Mello GPS. Laser em Odontologia 1ª Ed. São Paulo: Livraria Santos Editora Com. Imp. Ltda. 2001; 73-74.

26. Morton CA, Scholefield RD, Whitehurst C et al. An open study to determine the efficacy of blue light in the treatment of mild to moderate acne. J Dermatolog Treat. 2005; 16(4):219-23.

27. Radakovic-Fijan S, Blecha-Thalhammer U, Kittler H et al. Efficacy of 3 different light doses in the treatment of actinic keratosis with 5-aminolevulinic acid photodynamic therapy: a randomized, observer-blinded, intrapatient, comparison study. J Am Acad Dermatol. 2005 Nov; 53(5):823-7.

28. Salgado AS, Zângaro RA, Parreira RB et al. The effects of transcranial LED therapy (TCLT) on cerebral blood flow in the elderly women. Laser Med Sci. 2014 Oct; 3.

29. Shikowitz MJ. Comparison of pulsed and continuous wave light in photodynamic therapy of papillomas: an experimental study. Laryngoscope. 1992 Mar; 102(3):300-10.

30. Szeimies RM, Calzavara-Pinton P, Karrer S et al. Topical photodynamic therapy in dermatology. J Photochem Photobiol B. 1996 Nov; 36(2):213-9.

31. Szeimies RM, Morton CA, Sidoroff A et al. Photodynamic therapy for non-melanoma skin cancer. Acta Derm Venereol. 2005; 85(6):483-90.

32. Takhtfooladi MA, Shahzamani M, Takhtfooladi HA et al. Effects of light-emitting diode (LED) therapy on skeletal muscle ischemia reperfusion in rats. Lasers Med Sci. 2014 Oct.

33. Tanzi EL, Lupton JR, Alster TS. Lasers in dermatology: four decades of progress. AAD.. 2003 Jul; 49(1):1-31.

34. Taub AF. Photodynamic therapy in dermatology: history and horizons. J Drugs Dermatol. 2004 Jan-Feb; 3(1 Suppl):S8-25.

35. Trelles MA. Phototherapy in anti-aging and its photobiologic basics: a new approach to skin rejuvenation. J Cosmet Dermatol. 2006 Mar; 5(1):87-91.

36. Trelles MA. Phototherapy in anti-aging and its photobiologic basics: a new approach to skin rejuvenation. J Cosmet Dermatol. 2006 Mar; 5(1):87-91.

37. Ushizima MR, Muhlen SS, Cestari IA. A low-cost transmittance transducer for measurement of blood oxygen saturation in extracorporeal circuits. IEEE Trans Biomed Eng. 2001 Apr; 48(4):495-9.

38. Vreman HJ, Wong RJ, Stevenson DK et col. Light-emitting diodes: a novel light source for phototherapy. Pediatr Res. 1998 Nov; 44(5):804-9.

39. Whelan HT, Buchmann EV, Dhokalia A et col. Effect of NASA light-emitting diode irradiation on molecular changes for wound healing in diabetic mice. J Clin Laser Med Surg. 2003 Apr; 21(2):67-74.

40. Whelan HT, Connelly JF, Hodgson BD et col. NASA light-emitting diodes for the prevention of oral mucositis in pediatric bone marrow transplant patients. J Clin Laser Med Surg. 2002 Dec; 20(6):319-24.

41. Wiegell SR, Wulf C. Photodynamic therapy of acne vulgaris using 5-aminolevulinic acid versus methyl aminolevulinate. AAD. 2006 Apr; 54(4):647-51.

42. Yoo KH, Yeo IK, Hyum MY et al. Efficacy of combination light-emitting diode (635 e 830 nm) therapy in treating local injection-site reactions after filler. 2015; 40:333-5.

43. Zheludev N. The life and times of the LED: a 100-year history. Nature Photonics. 2007; 1(4):189-92.

Capítulo 55.3

Terapia Fotodinâmica

Luis Antonio Ribeiro Torezan

Introdução

A terapia fotodinâmica (TFD) é uma modalidade terapêutica que tem sido usada no tratamento de vários tumores malignos em diversas áreas da medicina.

Trata-se de uma terapêutica que induz a citotoxicidade das células proliferativas através de uma fonte de luz. Para que isso ocorra, são necessários um agente fotossensibilizante, luz e oxigênio. Um dos grandes responsáveis pelo desenvolvimento da TFD foi o advento de drogas de uso tópico como é o caso do ácido 5-delta aminolevulínico (ALA). Sendo uma droga precursora de derivados porfirínicos fotossensíveis que se acumulam preferencialmente no interior das células neoplásicas e de administração tópica, os riscos de fototoxicidade prolongada são inexistentes, permitindo a realização de múltiplos tratamentos em curtos intervalos de tempo com segurança.

A relativa simplicidade e elegância do método tem atraído o interesse da comunidade dermatológica e promovido grande entusiasmo nos profissionais que já o praticam. No início deste século, a TFD ainda deixou de ser considerada uma terapêutica experimental através da aprovação das drogas 5-ALA (Dusa Pharmaceuticals) e metil-ALA (Photocure – Galderma) para uso em Dermatologia.

Histórico

A TFD tem sua origem no início do século XX, em Munich, quando Oscar Raab, um estudante de Medicina orientado pelo Professor Herman von Tappeiner, observou os efeitos decorrentes de fotossensibilização em paramécio. O interesse principal de von Tappeiner era o de identificar o processo através do qual a droga quinina era eficaz contra a malária enquanto outros agentes como a acridina (derivado do coaltar) eram tóxicos contra protozoários *in vitro* e não *in vivo*. Porém, Raab, que conduzia o experimento, observou que o paramécio morria entre 60 e 100 minutos após a acridina, em concentração de 1/20.000, ter sido adicionada ao meio. Em outro experimento, o paramécio sobrevivia por 800 a 1.000 minutos com a mesma concentração de acridina. A única diferença entre a realização dos dois estudos foi a ocorrência de uma grande tempestade, acarretando condições adversas de luminosidade ambiente e, assim, os pesquisadores passaram a indagar se a luz tinha influência nos resultados.

A continuação dos estudos de Raab e von Tappeiner confirmou que a acridina e luz aumentavam a toxicidade ao paramécio enquanto que, acridina isolada, luz isolada ou acridina exposta à luz e posteriormente adicionada ao meio eram atóxicas.

CIRURGIA DERMATOLÓGICA AVANÇADA

1143

Em 1907, von Tappeiner coletou os dados de todos os experimentos anteriormente descritos e os publicou em um livro utilizando, pela primeira vez, o termo Terapia Fotodinâmica, que foi definido como "o processo de fotossensibilização dependente de oxigênio".

Outro agente fotossensibilizante estava em desenvolvimento: a hematoporfirina. Meyer-Betz, em 1913, foi o primeiro autor a demonstrar os efeitos da fotossensibilização *in vivo* após autoinjeção endovenosa com 200 mg de hematoporfirina. Minutos após ter se exposto ao sol, o autor relatou dor e edema nas áreas da pele expostas à radiação solar, tendo o quadro persistido por cerca de dois meses.

No início da década de 1960, uma nova droga foi sintetizada a partir da purificação da hematoporfirina e foi chamada de "derivado da hematoporfirina" ou HpD. Lipson e cols. mostraram o acúmulo de HpD em tumores do esôfago, cérvix uterino e de brônquios após sua injeção endovenosa. Essa técnica foi utilizada, inicialmente, para uma melhor localização e mapeamento desses tumores, havendo grande correlação entre o local da biópsia e o acúmulo de fluorescência.

Na década de 1970, Dougherty e cols. apresentaram uma casuística de 25 pacientes submetidos à TFD com HpD. Foi observada resposta completa ou parcial em 111 das 113 diferentes lesões malignas incluindo carcinoma de mama, cólon, próstata, micose fungoide, carcinoma basocelular, carcinoma espinocelular, melanoma, condrossarcoma e angiossarcoma.

A partir dos dados obtidos desse estudo, vários outros foram realizados com HpD e seu novo derivado purificado conhecido como *"Porfimer* sódico" para tratamento de tumores oriundos de bexiga, pulmão, esôfago, estômago, pele, cabeça e pescoço e do aparelho ginecológico nas décadas de 1970 e 1980.

No início da década de 1990, no Canadá, o *Porfimer* sódico foi a primeira droga aprovada para uso terapêutico.

A fotossensibilidade prolongada com o uso de drogas sistêmicas, os altos índices de cura obtidos com métodos mais práticos para tratamento e a escassez de literatura médica que mostre um seguimento longo dos pacientes com neoplasias cutâneas submetidos à TFD diminuíram o interesse desse recurso na dermatologia.

Em 1990, Kennedy e cols. propuseram um novo método na TFD com uso de uma substância tópica:

a aplicação do ácido 5-delta aminolevulínico (ALA) tópico como precursor metabólico de um fotossensibilizante endógeno – protoporfirina IX (PpIX).

A PpIX é considerada um potente agente fotossensibilizante e facilmente "fotoinativado", ou seja, a droga é degradada durante o processo de irradiação com fonte de luz específica. Com isso, o risco de fotossensibilidade prolongada deixa de ser um fator preocupante no pós-operatório, uma vez que a concentração de PpIX diminui com sua "fotoinativação". Assim, a TFD com uso de ALA tópico induz uma fotossensibilização seletiva, na área cutânea desejada, em lesões superficiais como ceratose actínica (QA), carcinoma basocelular (CBC) superficial e carcinoma espinocelular (CEC).

Em 2001, ocorre a aprovação da droga 5-ALA em forma de bastão (Levulan Kerastic – Dusa Pharmaceuticals, EUA) pelo FDA para o tratamento de ceratoses actínicas. Em fevereiro de 2001, ocorre a aprovação da droga cloridrato de metilaminolevulinato de metila (Metvix® – Photocure – Galderma) pelo FDA e União Europeia para tratamento de ceratoses actínicas, carcinomas basocelulares superficiais e nodulares (até 2 mm de profundidade) e doença de Bowen.

Mecanismo de ação da TFD

O conceito da TFD é a indução da citotoxicidade das células proliferativas através de uma fonte de luz. Para que isso ocorra, são necessários um agente fotossensibilizante, luz e oxigênio.

A técnica, em geral, consiste de duas etapas. Na primeira, o agente fotossensibilizante acumula-se, preferencialmente, nas células tumorais após sua administração tópica ou sistêmica. Na segunda, o tumor fotossensibilizado é exposto à luz de comprimento de onda que coincida com o espectro de absorção do agente fotossensibilizante.

Durante a TFD, o agente fotossensibilizante ligado ao tumor é ativado na presença de luz. Essa ativação leva-o do estado de repouso ao estado de ativação chamado *singlet*, de meia-vida curta. Nessa etapa, as moléculas podem retornar ao estado de repouso emitindo energia na forma de fluorescência, através da liberação de fótons ou progredir na cadeia de reações químicas até atingir o estado *triplet* de meia-vida longa. As moléculas no estado *triplet* podem sofrer dois tipos de reação. Na reação tipo I, as moléculas interagem diretamente com substratos biológicos para formar radicais livres como os radicais superóxido, hidroxila e peróxido. Já na reação tipo II, as moléculas transferem sua energia diretamente para o oxigênio intracelular, formando o oxigênio *singlet* altamente reativo e responsável pela morte celular. A reação tipo II predomina na TFD enquanto o tipo I predomina no tratamento que envolve 8-metoxipsoraleno e ultravioleta A (PUVA).

Ambas as reações podem ocorrer simultaneamente e a razão entre elas é influenciada pelas características do agente fotossensibilizante, substratos intracelulares e concentração de oxigênio no meio. Porém, a presença do oxigênio *singlet* parece ser o principal fator para a ocorrência da citotoxicidade. Na ausência de oxigênio, o efeito fotodinâmico é praticamente inexistente. Em condições de anóxia tecidual ou concentração de oxigênio inferior a 2%, as células tumorais tornam-se resistentes à citotoxicidade induzida pela TFD.

Como consequência da ação do oxigênio *singlet*, a célula tumoral passa a apresentar falhas na integridade de membrana, o que acarreta em alterações de permeabilidade e função de transporte entre os meios intra e extracelulares. Além disso, alterações nas membranas do núcleo, mitocôndria, lisossomos e retículo endoplasmático também ocorrem. Estudos utilizando microscopia de fluorescência, sugeriram que a fototoxicidade mitocondrial era o principal motivo da morte celular induzida pela TFD. A despeito da exata localização do efeito citotóxico, a consequência é a perda da integridade celular, havendo a liberação de fatores inflamatórios (eicosanoides e histamina) e a ativação da cascata de complemento.

Durante a TFD, a seletividade do tratamento depende da área exposta à luz e do acúmulo preferencial do agente fotossensibilizante nas células tumorais em relação ao tecido normal. Embora esse acúmulo preferencial seja pouco compreendido, alguns fatores são apontados como responsáveis como uma maior vascularização na área tumoral, menor drenagem linfática e pH intracelular.

Agentes fotossibilizantes

Porfimer *sódico*

Trata-se de um agente purificado, derivado do HpD, que apresenta seu maior pico de absorção de luz na banda de Soret, entre 400 e 420 nm e picos menores em 514, 540, 580 e 630 nm. Embora em 630 nm ocorra o menor pico de absorção, é exatamente essa banda de luz que apresenta maior utilização na prática, pois a luz vermelha possui maior profundidade de penetração quando comparada à luz violeta ou verde.

Administrado por via endovenosa, é retido por vários tecidos normais, além do tumor). Cerca de 24 a 72 horas após a sua administração, o agente acumula-se, preferencialmente, nas células tumorais sendo irradiado com luz vermelha.

A grande desvantagem do *Porfimer* sódico é a fotossensibilidade prolongada constituindo uma das maiores razões pelas quais essa droga é pouco utilizada na dermatologia. As reações de fotossensibilidade podem ocorrer por um período entre quatro e oito semanas após a realização da TFD.

Assim sendo, os altos riscos de fotossensibilidade prolongada, o longo intervalo de tempo entre a administração da droga e a realização da TFD (24 a 72 horas), custo elevado e baixa penetração da luz no pico de absorção de 630 nm tornam o uso de *Porfimer* sódico limitado.

Ácido 5-delta aminolevulínico e metil aminolevulinato

Em contraste com as porfirinas, que são moléculas grandes e com baixa penetração na pele, o ácido 5-delta aminolevulínico (ALA) e seu derivado lipofílico (MAL) penetram com facilidade o tecido queratinizado anormal.

Administrados topicamente, eles são convertidos em porfirinas fotoativas (PpIX) via biossíntese do Heme, havendo produção e captação preferencial pelos tecidos neoplásicos.

A PpIX é o intermediário porfirínico com atividade fotodinâmica e, quando ativado por luz, emite fluorescência vermelha intensa. Possui picos de absorção na banda de Soret e demais picos menores (na banda vermelha), particularmente em 635 nm.

A capacidade de penetração do ALA no CBC foi estudada por Szemies e cols., através de microscopia de fluorescência. Após 4 horas de aplicação do ALA, foi observada apenas fluorescência leve nas glândulas sebáceas e porções superiores de folículos pilosos. Após 12 horas, foi detectada fluorescência intensa na epiderme lesada e área perilesional, folículos pilosos, ductos sudoríparos e glândulas sebáceas, além de fluorescência homogênea nos CBCs superficiais e nodulares. Nos CBCs esclerodermiformes a fluorescência foi heterogênea e leve, mesmo nas partes mais superficiais do tumor. Esses achados colaboram para comprovar os melhores resultados terapêuticos nos CBCs superficiais e nodulares e que, nos esclerodermiformes, o estroma fibroso dificulta a captação do ALA, além de uma provável menor síntese de PpIX pela células tumorais.

Alguns fatores interferem com a penetração do ALA e MAL na pele. Os principais são:

- A concentração do ALA.
- O tipo de veículo usado na preparação do ALA.
- O tempo de aplicação e o uso de agentes coadjuvantes que favorecem o acúmulo de PpIX nas células tumorais.

No início do século, temos na dermatologia 2 drogas derivadas do ALA: o Levulan Kerastic (5-ALA) e o Metvix® (metil-ALA). A primeira com aprovação para tratamento de ceratoses actínicas apresenta-se em bastão diluído em solução hidroalcoólica; a segunda apresenta-se em bisnaga em creme lipofílico contendo 2 gramas. Ambas as drogas têm contribuído muito no arsenal terapêutico da TFD na dermatologia. Há evidências comprovadas da maior seletividade do MAL para tecidos neoplásicos. Para o uso do 5-ALA (Levulan Kerastic) utiliza-se tempo de aplicação de 14 a 18 horas para tratamento das QAs. Para o MAL (Metvix®) o tempo de aplicação é de 3 horas com oclusão para tratamento de CBCs superficiais, QAs, CBCs nodulares finos e doença de Bowen (Figuras 55.3.1 a 55.3.7).

Outros agentes

Várias outras drogas fotossensibilizantes exógenas têm sido testadas, em caráter experimental, em dermatologia e oncologia.

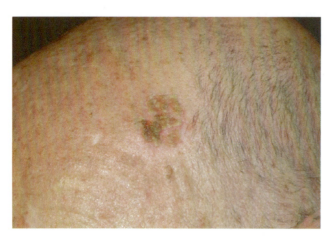

Figura 55.3.1 – Ceratose actínica bowenoide pré-técnica de PDT.

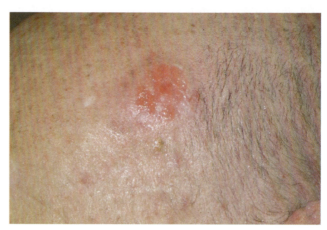

Figura 55.3.3 – Imediatamente após a iluminação.

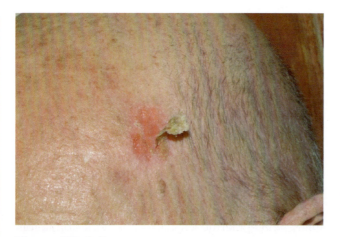

Figura 55.3.2 – Preparo da lesão. Remoção da crosta.

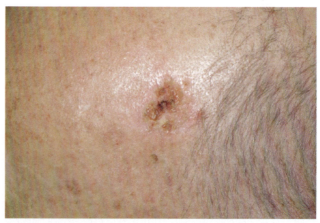

Figura 55.3.4 – Necrose após 2ª aplicação.

O derivado da benzoporfirina (BPD MA) é sintetizado a partir do *Porfimer* sódico e apresenta absorção em 690 nm. Tem a vantagem de apresentar fotossensibilidade menor e que pode durar até 7 dias.

O uso tópico do mesotetrafenilporfinesulfonato (TPPS), com absorção em 645 nm, tem mostrado bons resultados para tumores como CBC e CEC, porém, a droga é considerada neurotóxica.

Os porficenos são outra classe de agentes fotossensibilizantes, isômeros de porfirina, que absorvem luz entre 550 e 650 nm e apresentam boa penetração nos tecidos. A irradiação com luz pode ser feita cerca de 5 minutos após sua injeção em modelos experimentais. Outras drogas também usadas em caráter experimental são a tin etil etiopurpurina, a metatetrahidroxifenilclorina e mono-L-aspartil-clorina e6.

Ftalocianinas, verdinas, bacterioclorofila A, *lutetium* texapirina são, também, exemplos de outros agentes em fase de estudo e que podem se tornar futuras drogas utilizadas na prática clínica da TFD.

Fontes de luz para TFD

Embora os aparelhos de *laser* sejam as fontes de luz mais comumente utilizadas para a TFD, qualquer aparelho capaz de gerar energia luminosa suficiente para produzir uma efetiva fotossensibilização pode ser usado com esse intuito. Assim, tanto *lasers* quanto lâmpadas não coerentes de amplo espectro promovem a ativação fotodinâmica, desde que o espectro de emissão de luz seja coincidente com o pico máximo de absorção do agente fotossensibilizante.

Os chamados *lasers* de corante ou *tunable dye lasers* são os mais usados na TFD, uma vez que o meio ativo (corante) pode ser "ajustado" para produzir um comprimento de onda entre 630 e 690 nm. Esses *dye lasers* são opticamente bombados por um segundo aparelho, que gera a energia necessária para excitar o meio ativo (corante). Assim, *lasers* como o argônio, vapor de cobre, *Neodymium*:YAG de dupla frequência são utilizados com essa função. O *laser* de vapor de ouro, que emite luz em 628 nm, também é usado na TFD, embora menos versátil e com comprimento de onda inferior.

As fontes de luz não coerentes de amplo espectro são aparelhos menores, mais baratos e de mais fácil uso quando comparados aos *lasers*. Consistem, em geral, de lâmpadas halógenas de centenas de *watts* de potência e que emitem irradiação entre 580 e 740 nm.

Mais recentemente, o uso dos LEDs na TFD tem-se mostrado cada vez mais promissor. Esses aparelhos são pequenos, mais baratos e de pouca manutenção comparados ao *laser*. Além disso, fornecem energia suficiente para ativar a droga fotossensibilizante e geram menos calor local. Os LEDs são formados por pequenos circuitos elétricos que geram luz intensa e podem ser fabricados com diversos comprimentos de onda. Os mais utilizados em TFD são os aparelhos que trabalham nas faixas azul (417 nm) e vermelho (630-635 nm). Embora o uso da luz azul seja o mais específico para a ativação das protoporfirinas (geradas pelo ALA e MAL), os LEDs de luz vermelha atingem maior profundidade de penetração na pele.

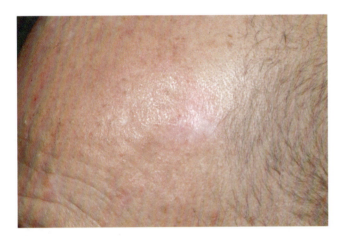

Figura 55.3.5 – *Pós-terapia fotodinâmica com metil-ALA, 3 meses após a cura com ótimo resultado estético. A lesão foi tratada com 2 sessões como doença de Bowen.*

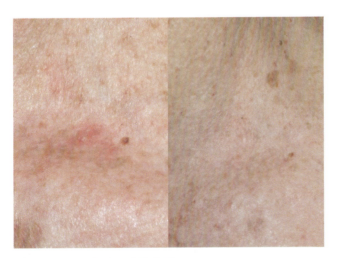

Figuras 55.3.6 e 55.3.7 – *PDT em CBC superficial pré e pós-terapia fotodinâmica com metil-ALA. Note que 2 sessões são necessárias para atingir o resultado.*

Aplicações da TFD em dermatologia

Até o presente momento, a TFD ainda é considerada uma modalidade terapêutica investigacional para a maioria das patologias dermatológicas, embora nas últimas três décadas muitos estudos tenham sido conduzidos para a aprovação da TFD para neoplasias cutâneas não melanoma.

Os resultados obtidos após a TFD são classificados em: resposta completa (sem evidência clínica e/ou histológica de tumor), resposta parcial (redução maior ou igual a 50% do tamanho inicial do tumor) e ausência de resposta (redução inferior 50% do tumor).

O uso dermatológico da TFD ainda é pouco estabelecido por vários motivos, entre eles: o alto risco de fotossensibilidade prolongada com agentes sistêmicos; a ausência de critérios preestabelecidos para a condução do tratamento, tais como dose total de energia, fonte de luz, veículo adequado para aumentar a penetração de drogas tópicas como o ALA e o número de sessões de tratamento. Além disso, há poucos estudos que mostrem a eficácia em longo prazo do método, assim como a avaliação histopatológica do tumor pós-tratamento.

Em geral, as aplicações da TFD podem ser divididas em oncológica e não oncológica.

No primeiro grupo, destacam-se as ceratoses actínicas. Sendo lesões superficiais, apresentam índice de cura entre 59 e 100% com ALA tópico e próximo a 100% com *Porfimer* sódico. A TFD também tem sido considerada uma boa indicação no tratamento da doença de Bowen. Em um estudo comparativo entre TFD com ALA e criocirurgia com nitrogênio líquido houve resposta semelhante entre os dois métodos, porém, foram observadas infecção ou ulceração no pós-operatório com criocirurgia. Tais efeitos adversos não ocorreram com TFD. O CEC invasivo não é boa indicação para ser submetido à TFD.

Os CBCs superficiais constituem a principal indicação para TFD. Em geral, os CBCs apresentam respostas completas à TFD com *Porfimer* sódico entre 44 e 100%. Os melhores resultados são observados em lesões superficiais, havendo grande recorrência para lesões nodulares e esclerodermiformes. A TFD com ALA tópico tem mostrado resposta completa entre 85 a 100% dos CBCs superficiais. Já para os CBCs nodulares, a resposta varia entre 10 e 77%. Apenas um autor apresentou 100% de cura para CBCs nodulares submetidos à TFD com ALA tópico.

A absorção da luz pela melanina diminui o processo de ativação fotodinâmica tornando o melanoma uma contraindicação para TFD. Outras doenças passíveis de serem submetidas à TFD são a micose fungoide, sarcoma de Kaposi e metástases cutâneas.

A grande mudança da TFD ocorreu a partir do início deste século com a padronização de técnicas assim como dos 2 agentes já mencionados. Em relação ao 5-ALA em bastão (Levulan Kerastic) os resultados mostram eficácia em ceratoses actínicas entre 80 e 90% com o uso de luz azul (417 nm). As demais aplicações ainda não foram aprovadas. Já em relação ao MAL (Metvix® – Photocure – Galderma) os resultados dos estudos mostram eficácia entre 85 e 90% para ceratoses actínicas, 90 e 97% em CBCs superficiais e 90% em nodulares (até 2 mm) e 85% em doença de Bowen. Cabe ressaltar que esses estudos tiveram *follow-up* de 5 anos mostrando índice de recidiva de 22% para superficiais (comparável a criocirurgia) e 14% para nodulares (contra 4% na cirurgia convencional).

As aplicações não oncológicas da TFD são baseadas na observação de que os linfócitos podem ser alvos de ativação fotodinâmica, onde a TFD tem ação imunomoduladora no tratamento de doenças como a psoríase e alopecia *areata*. Porém, múltiplas sessões de tratamento são requisitadas.

Considerando que ALA e MAL são capazes de fotossensibilizar anexos cutâneos, como estruturas pilossebáceas, o método pode, em teoria, ser utilizado para a remoção de pelos.

Verrugas virais e condiloma acuminado refratários aos tratamentos preconizados podem ser considerados como passíveis de tratamento com a TFD.

Efeitos adversos

O efeito adverso mais comumente esperado após a TFD com agentes sistêmicos é a fotossensibilidade prolongada. Logo após a administração da droga, o paciente deve permanecer ao abrigo de luz por um período variável de até 8 semanas. A utilização de bloqueadores solares físicos podem minimizar esse efeito.

Dor e queimação são observadas durante a irradiação do tumor, que podem ser amenizadas com anestesia local. Edema, necrose e formação de crostas ocorrem no local do tumor irradiado. A intensidade das reações fototóxicas parece estar relacionada com uma maior resposta ao tratamento, ou seja, quanto maior o edema e necrose observados maior é a chance de resposta completa após a sessão de tratamento.

Hiperpigmentação e hipopigmentação podem ocorrer, embora sejam transitórias e mais observadas em pacientes com pele tipos III e IV. A formação de cicatriz não é muito comum e pode estar relacionada com a área tratada e a intensidade da reação fototóxica. Apesar disso o resultado cosmético final é bastante satisfatório.

Terapia fotodinâmica com a luz do dia ou *Day-Light Photodynamic Therapy* (DL-PDT)

Técnica

- Aplicar um fotoprotetor (de alto FPS), sem filtros minerais, na área a ser tratada e em outras que serão expostas à luz do dia.

- Após 15 minutos, curetar delicadamente a superfície das lesões e aplicar metilaminolevulinato (MAL) em cada ceratose actínica e na área perilesional (5 a 10 mm).

- Após 30 minutos, o paciente deve sair de casa para expor a área à luz do dia por 2 horas.

- O paciente volta ao interior da casa, o MAL é removido e a área tratada é coberta por 30 minutos com uma toalha espessa para evitar qualquer exposição adicional à luz do dia.

Resultados

- Após 12 semanas em um estudo realizado por Rubei e cols., incluindo 100 pacientes, não houve diferença estatística entre a eficácia da *day-light* PDT e a da PDT convencional (89,2 e 92,8% de resposta, respectivamente) no tratamento de ceratoses actínicas discretas.

- Em 24 meses, a resposta foi igualmente mantida nos dois métodos.

- A tolerabilidade (quase indolor) e a conveniência foram muito melhores na *day-light* PDT.

- Os autores alertam, entretanto, que, devido às variações do tempo entre os hemisférios, não podem concluir que o DL-PDT seja eficaz em todas as cidades e estações, embora, no estudo, pacientes expostos à luz do dia em condições nubladas tenham tido evolução satisfatória.

- Por isso, segundo os autores, é provável que a exposição à luz do dia em tempo ensolarado não seja necessária à DL-PDT, excluindo, obviamente, os dias chuvosos e/ou frios.

- Rubei e cols. também destacam que a dose luminosa efetiva observada em seu trabalho (22,8 J/cm^{-2}) foi menor do que a detectada por Wiegell e cols. (43,2 J/cm^{-2}), talvez pelo fato de que o estudo tenha sido realizado no verão, concluindo que, provavelmente, a excelente resposta à DL-PDT independa da dose luminosa.

- Ademais, é interessante destacar que a produção e ativação por 2, e não 3, horas contínuas da PpIX foram suficientes para a eficácia do tratamento com DL-PDT.

- Desse modo, esse método mais simples seria mais econômico, pois dispensaria o uso de uma fonte luminosa como o Aktilite® e, ainda mais prático, pois evitaria que o paciente permanecesse por cerca de 4 horas no consultório médico.

Terapia fotodinâmica com injeção intralesional de ALA a 20%

Uma perspectiva interessante e promissora no tratamento de lesões malignas mais extensas ou profundas, ou até mesmo mais graves, é a TFD associada à injeção intralesional de ALA.

Técnica

Torchia, Amorosi e Cappuci relataram um caso de porocarcinoma tratado, com sucesso, pela TFD com injeções intralesionais de ALA.

- Injeção intralesional de 2 mL de ALA manipulado a 20%.

- Três horas após – exposição à luz vermelha de 618 nm por 15 minutos, na dose total de 120 J/cm^2.

- Após 10 sessões semanais, a lesão terá regredido completamente.

BIBLIOGRAFIA CONSULTADA

1. Braathen LR, Szeimies RM, Basset-Seguin N et al. Guidelines on the use of photodynamic therapy for non-melanoma skin cancer: an international consensus. J Am Acad Dermatol 2007; 125-40.
2. Cairnduff F, Stringer MR, Hudson EJ et al. Superficial photodynamic therapy with topical 5-aminolevulinic acid for

superficial primary and secondary skin cancer. Br J Cancer 1994; 69:605-8.

3. Calzavara-Pinton PG. Photodynamic therapy with sistemic administration of photosensitizers in dermatology. J Photochem Photobiol B 1996; 36:225-31.

4. Charlesworth P, Truscott TG. The use of 5-ALA in photodynamic therapy (PDT). J Photochem Photobiol B 1993; 18:99-100.

5. Daniell MD, Hill JS. A history of photodynamic therapy. Aust NZ J Surg 1991; 61:340-8.

6. Dougherty TJ, Kauffman JE, Goldfarb A et al. Photoirradiation therapy for the treatment of malignant tumors. Cancer Res 1978; 38:2628-35.

7. Fijan S, Honigsman H, Ortel B. Photodynamic therapy of epithelial skin tumors using delta – aminolevulinic acid and desferroxamine. Br J Dermatol 1995; 133:282-8.

8. Fink-Puches R, Soyer HP, Hofer A, Kerl H, Wolf P. Long term follow up and histological changes of superficial non-melanoma skin cancers treated with topical delta-aminolevulinic acid photodynamic therapy. Arch Dermatol 1998; 134:821-6.

9. Hurlimann AF, Hanggi G, Panizzon RG. Photodynamic therapy of superficial basal cell carcinomas using topical 5-aminolevulinic acid in a nanocolloid lotion. Dermatology 1998; 197:248-54.

10. Kalka K, Merk H, Mukhtar H. Photodynamic therapy in dermatology. J Am Acad Dermatol 2000; 42:389-413.

11. Kennedy JC, Pottier RH, Pross DC. Photodynamic therapy with endogenous protoporphyrin IX: Basic principles and present clinical experience. J Photochem Photobiol B 1990; 6:143-8.

12. Kennedy JC, Pottier RH. Endogenous protoporphyrin IX: a clinical useful photosensitizer for photodynamic therapy. J Photochem Photobiol B 1992; 14:275-92.

13. Kessel D, Luo Y. Delayed oxidative photodamage induced by photodynamic therapy. Photochem Photobiol 1996; 64:601-4.

14. Kimel S, Svaasand LO, Hammer-Wilson M et al. Demonstration of sinergistic effects of hyperthermia and photodynamic therapy using the chick chorioallantoic membrane model. Lasers Surg Med 1992; 12:432-40.

15. Li JH, Guo ZH,Jin ML et al. Photodynamic therapy in the treatment of malignant tumors: an analysis of 540 cases. J Photochem Photobiol B 1990; 6:149-55.

16. Lipson RL, Baldes EJ, Olsen AM. The use of a derivative of haematoporphyrin in tumor detection. J Natl Cancer Inst 1942; 53:65-8.

17. Lui H, Bissonette R. Photodynamic therapy. In: Goldman MP, Fitzpatrick RE (ed). Cutaneous laser surgery. 2. ed. Saint Louis: Mosby 1999;437-58.

18. Lui H, Salasche S, Kollias N et al. Photodynamic therapy of non-melanoma skin cancer with topical aminolevulinic acid: a clinical and histologic study. Arch Dermatol 1995; 131:737-8.

19. Martin A, Tope WD, Grevelink JM et al. Lack of selectivity of protoporphyrin IX fluorescence for basal cell carcinoma after topical application of 5-aminolevulinic acid: implications for photdynamic treatment. Arch Dermatol Res 1995; 287:665-74.

20. Morton CA, Whitehurst C, Moseley H. Comparison of photodynamic therapy with cryotherapy in the treatment of Bowen's disease. Br J Dermatol 1996; 135:766-68.

21. Nelson JS, McCullough JL, Berns MW. Principles and applications of photodynamic therapy in dermatology. In: Ardnt KA, Dover JS, Olbright SM (ed). Lasers in cutaneous and aesthetic surgery. Philadelphia: Lippincot-Raven, 1997;349-82.

22. Orenstein A, Kostenich G, Roitman L et al. Photodynamic therapy of malignant lesions of the skin mediated by topical application of 5-aminolevulinic acid in combination with DMSO and EDTA. Lasers Life Scie 1996; 7:49-57.

23. Rhodes LE, de Rie M, Enstrom Y et al. Pdt using topical MAL versus surgery for nodular BCC: results from a multicenter randomized prospective trial. Arch Dermatol 2004; 140(1):17-23.

24. Rubei DM, Spelman L, Murrrell DF, See JA et al. Daylight photodynamic therapy with methyl aminolevulinate cream as a conveniente, similarly effective nearly painless alternative to conventional photodynamic therapy in actinic keratosis treatment: a randomized controlled trial. Br J Dermatol 2014; 171:1164-71.

25. Spicer MS, Goldberg DJ. Lasers in dermatology. J Am Acad Dermatol 1996; 34:1-25.

26. Spikes JD. The origin and meaning of the term "photodynamic (as used for "photodynamic therapy"for example). J Photochem Photobiol B 1991; 9:369-74.

27. Svanberg K, Andersson T, Killander D et al. Photodynamic therapy of non-melanoma malignant tumors of the skin using topical aminolevulinic acid sensitization and laser irradiation. Br J Dermatol 1994; 130:743-51.
Szeimies RM, Calzavara-Pinton PG, Karrer S et al. Topical photodynamic therapy in dermatology. J Photochem Photobiol B 1996; 36:213-9.

28. Szeimies RM, Karrer S, Radakovic-Fijan S et al. Photodynamic therapy using topical MAL compared with cryotherapy for Aks: prospective and randomized study. J Am Acad Dermatol 2002 Aug ; 47(2):258-62.

29. Szeimies RM, Sassy T, Landthaler M. Penetration potency of topical applied aminolevulinic acid for photodynamic therapy of basal cell carcinoma. Photochem Photobiol 1994; 59:73-6.

30. Torchia D, Amorosi A, Cappuci P. Intralesional photodynamic therapy for eccrine porocarcinoma. Dermatol Surg 2015; 41(7):853-4.

31. Tosca AD, Balas CJ, Stefanidou MP et al. Photodynamic therapy os skin malignancies wth aminolevulinic acid. Emphasis on anatomical observations and "in vivo" erythema visual assessment. Dermatol Surg 1996; 22:929-34.

32. Touma D, Yaar M, Whitehead S et al. A trial of short incubation, broad area PDT for facial Aks and photodamage. Arch Dermatol 2004; 140:33-40.

33. Wiegelll SR, Fabricius S, Gniadecka M et al. Daylight-mediated photodynamic therapy of moderate to thick actinic keratoses of the face and scalp: a randomized mulitti-centre study. Br J Dermatol 2012; 166:1327-32.

34. Wilson BD, Mang TS, Stoll H et al. Photodynamic therapy for the treatment of basal cell carcinoma. Arch Dermatol 1992; 128:1597-601.

35. Wolf P, Rieger E, Kerl H. Topical phodynamic therapy with endogenous porphyrins after application of 5-aminolevulinic acid. An alternative clinical modality for solar keratose, superficial squamous cell carcinomas and basal cell carcinomas? J Am Acad Dermatol 1993; 28:17-21.

Capítulo 55.4

Terapia Fotodinâmica Focal

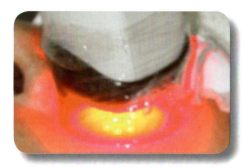

Vanderlei Salvador Bagnato
Alcidarta dos Reis Gadelha

 Pontos de destaque

- A terapia fotodinâmica (TFD) consiste em aplicar o fotossensibilizante e a luz somente na lesão e em suas margens, no limite total da ponteira, que é de 20 mm (mais ou menos 10%). Neste capítulo, nomeamos esta técnica como TFDF (terapia fotodinâmica focal).
- Destacam-se como principais indicações da TFDF as ceratoses actínicas e as lesões de carcinoma basocelular (CBC) superficial e nodular, de até 2 cm de diâmetro e com menos de 2 mm de profundidade, de preferência localizados em zonas de baixo risco e não recidivantes. Não é indicado para câncer de pele do tipo melanoma.
- Boa resposta com a TFDF também ocorre no tratamento de doença de Bowen e da eritroplasia de Queyrat.
- A TFDF pode ser utilizada em pacientes que se recusam a se submeter a um procedimento cirúrgico ou nos quais há um elevado risco de uma cirurgia convencional ou micrográfica.
- São contraindicações, além do melanoma: as ceratoses hipertróficas (hiperceratósicas) ou pigmentadas, os CBCs pigmentados ou extensos, os mal delimitados, invasivos ou infiltrantes, como o esclerodermiforme e o carcinoma espinocelular invasivo.
- A TFDF tem as vantagens de limitar o tratamento à lesão e às suas margens, concentrando a energia luminosa na área afetada e, com isso, potencializando a ação terapêutica e restringindo a extensão e a intensidade das reações, como dor/ardor, eritema e edema, bem como as das complicações como a discromia, as parestesias, a fotossensibilidade e o eritema persistente. Ademais, o custo do aparelho nacional (Lince®, MM Optics, São Carlos – SP, Brasil) é baixo e desenvolvido por uma empresa nacional com mais de 10 anos de mercado nas áreas médica e odontológica.
- Além da TFDF propriamente dita, feita com emissão de luz vermelha, em 630 nm por LEDs na ponteira de tratamento, o Lince® (*light in cell*), tem também uma ponteira evidenciadora com LEDs em 408 nm, podendo ser empregado, também, como auxiliar no diagnóstico por fluorescência e na melhor delimitação das lesões cutâneas malignas.

■ TERAPIA FOTODINÂMICA FOCAL

> Além do mais, evidenciando a produção do fotossensibilizador protoporfirina IX (PpIX) após 3 horas de oclusão do creme contendo 20% de aminolevulinato de metila (MAL, PDT Pharma Ltda., Cravinhos – SP, Brasil) e a drástica redução da fluorescência após o término da iluminação com a luz vermelha, contribui para a avaliação da eficácia do tratamento.
>
> ■ As principais limitações da TFDF, além das pertinentes à TFD clássica, como o menor índice de cura do que a cirurgia micrográfica e mesmo da convencional, são as restrições ligadas ao método focal, como a de poder tratar somente lesões de pequeno diâmetro (limitado ao tamanho do *spot* contendo LEDs). Ademais, pelo fato de ter que esperar 3 horas após a oclusão com o creme MAL a 20% para a formação adequada de PpIX e de levar mais 20 minutos de iluminação terapêutica, o método pode demorar muito tempo em casos com mais de uma lesão.

Conceito

A terapia fotodinâmica focal (TFDF), termo intitulado pelos autores, consiste, como o nome já indica, no tratamento somente da área afetada com até 20 mm de diâmetro, aplicando a substância fotossensibilizante (FS) na lesão durante três horas e, em seguida, irradiando com luz vermelha em comprimento de onda de 630 nm emitida por diodo emissor de luz (LED). Portanto, a TFDF tem os mesmos princípios da TFD convencional, ou seja, aplicação do pró-fármaco, o ácido aminolevulínico (ALA) ou do aminolevulinato de metila (MAL) em curativo oclusivo, para induzir a formação do FS, a protoporfirina IX (PpIX) e, após um período de incubação de três horas, irradiar com a luz em comprimento de onda adequado, causando assim uma ação citotóxica nas células displásicas de maior capacidade de captação do FS. A terapia fotodinâmica baseia-se na interação dos componentes luz, FS e oxigênio para apresentar um efetivo mecanismo de ação e destruição celular, o qual consiste em:

◆ Absorção de adequado comprimento de onda pela molécula do FS.

◆ Transferência da energia para o oxigênio.

◆ Formação de espécies reativas de oxigênio, especialmente do oxigênio singleto.

◆ Ação citotóxica do oxigênio singleto nas células-alvo.

Extensão da área tratada

Dois tipos de TFD são indicadas para lesões prémalignas ou malignas, quanto à extensão da área tratada:

1. Em área: como a face e o couro cabeludo, tratando campos de cancerização.

2. Focal ou em alvo: aplicada somente na lesão, de até 20 mm de diâmetro, como no caso ao usarmos o Lince®.

Fonte de luz

A exposição à luz, a fluência disponibilizada (dose em Joules/cm^2) e a intensidade do equipamento expressa em Watts/cm^2 são importantes para o sucesso da TFD. No entanto, para alcançar 150 J/cm^2 no tratamento de uma lesão é necessária uma exposição de 20 minutos a uma fonte de luz que emita 125 mW/cm^2, cálculo realizado pela equação a seguir:

$$\text{Tempo de exposição em segundos:}$$
$$\text{dose}\left(\frac{J}{cm^2}\right)/\text{intensidade}\left(\frac{W}{cm^2}\right)$$

Para que a TFD seja eficaz a luz deve ser altamente absorvida pelo FS; no caso do tratamento do câncer de pele, a PpIX formada pela aplicação na pele de ALA ou MAL. Além disso, a luz deve alcançar uma profundidade adequada para destruir todas as células displásicas. O maior pico de absorção da PpIX ocorre em torno do comprimento de onda de 405 a 410 nm (violeta/azul), porém essa luz tem baixa penetração na pele. Por isso, na TFD utiliza-se, de preferência, a luz vermelha com comprimento de onda de 630 nm, de menor absorção da PpIX, porém de maior penetração nos tecidos. A intensidade (Watts/cm^2) e o tempo adequado de iluminação disponibilizam uma dose em Joules/cm^2 que leva à produção de uma concentração de oxigênio singleto e outras espécies reativas de oxigênio suficientemente elevada para ocasionar uma efetiva necrose de células displásicas superficiais.

1152

Fotossensibilizador

Os FSs mais conhecidos e utilizados em terapia fotodinâmica no tratamento de câncer de pele são o ácido aminolevulínico (Levulan Kerastick®) e o cloridrato de aminolevulinato de metila, o único disponível no mercado brasileiro até março de 2015, com o nome de Metvix®, comercializado pela Galderma, em bisnaga aluminada, contendo 2 g de cloridrato de aminolevulinato de metila a 16%.

No método de TFDF o fotossensibilizante disponibilizado pela Universidade de São Carlos/PDT Pharma, para uso com o aparelho Lince®, é um creme contendo 200 mg/g (20%) de cloridrato de aminolevulinato de metila, ou MAL, como princípio ativo e como excipientes o monoestearato de glicerila autoemulsionável, álcool cetoestearílico, metilparabeno, propilparabeno, edetato dissódico, BHT, miristato de isopropila e água.

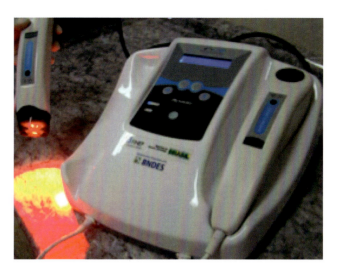

Figura 55.4.1 – *Aparelho Lince® para terapia fotodinâmica focal ou em alvo, com sua ponteira aplicadora emitindo luz LED vermelha e a evidenciadora de 408 nm.*

Tipos de terapia fotodinâmica eficazes

- Azul, de 417 nm (BLU-U-DUSA) e em área. Até março de 2015 não comercializada no Brasil; utiliza o ALA como FS.
- Azul de 405 nm (cabeça azul da MultiWaves® – Industra), em área com o ALA.
- Vermelha, de 630 nm (Aktilite® – Photocure) e a nacional MultiWaves, com cabeça de 633 nm, em área, com o cloridrato de aminolevulinato de metila (MALA).
- Luz solar (vários comprimentos de onda) – *daylight* PDT, em área, com o MALA.
- Vermelha, de 630 nm, mas focal (Lince® – MM Optics), isto é, aplicada somente na lesão e em suas margens, com diâmetro de até 20 mm, usando o MALA.

Terapia fotodinâmica focal usando o equipamento Lince®

No método de TFDF, do projeto TFD Brasil – BNDES, a fonte de luz empregada é o aparelho Lince®, cujo protótipo foi idealizado pelo Dr. Vanderlei Salvador Bagnato, do Instituto de Física de São Carlos, São Paulo, Brasil, e construído e comercializado pela empresa MM Optics, cuja fluência total recomendada é a de 150 J/cm^2 (Figura 55.4.1).

O Lince® contém duas ponteiras:

1. Ponteira de visualização: por onde passa a luz de 408 nm – útil no auxílio diagnóstico e na delimitação da lesão, bem como no controle do tratamento ao final da aplicação da luz vermelha.
2. Ponteira de tratamento: pela qual passa a luz vermelha de 630 nm para realizar a TFD propriamente dita.

Técnica da terapia fotodinâmica focal

- Fazer antissepsia da área com álcool a 70%.
- Curetar as lesões para remover crosta ou a queratina que dificulta a penetração da luz. Em casos de carcinoma basocelular pode-se curetar mais intensamente a lesão, para diminuir a massa tumoral e facilitar a penetração do creme e da luz. *Shaving* e aplicação de CO_2 fracionado também se utilizam para potencializar a eficácia do método.
- Aplicar o creme de 5-aminolevulinato de metila (20% MAL) com espátula sobre a lesão e ao redor, estendendo-se a 0,5 a 1 cm de margem e até obter uma espessura de aproximadamente 1 mm. O creme MAL 20% (PDT Pharma Ltda.), depois de aberta a bisnaga, deve ser armazenado em refrigerador entre 2 e 6 °C e somente poderá ser novamente utilizado em até 20 dias.

- Cobrir a área com plástico e em seguida com papel alumínio, e deixar por três horas. O paciente pode sair e fazer outras atividades, mas sem remover ou deixar cair o curativo.
- Retirar o curativo após as três horas e limpar a área com soro fisiológico, removendo excesso de creme e possível sangramento que possa ter ocorrido ao longo do tempo.
- Visualizar a lesão com a ponteira evidenciadora do Lince® para observar a intensidade da fluorescência decorrente da formação de protoporfirina IX (PpIX).
- A equipe e o paciente devem usar óculos de proteção apropriados.
- Selecionar no aparelho Lince® o protocolo nível P2, que já regula, automaticamente, a intensidade de energia para 125 mW/cm^2 e a dose total ao final de 20 minutos para 150 J/cm^2.
- Cobrir a extremidade da ponteira de tratamento com filme de PVC.
- Irradiar a área-alvo com a luz de 630 nm do Lince® com a ponteira aplicadora ou de tratamento, encostado na pele, por 20 minutos, na intensidade de 125 mW/cm^2 e dose final de 150 J/cm^2, que deve ser monitorada e não passar de 200 J/cm^2 (Figura 55.4.2).
- Ao final dos 20 minutos de iluminação, novamente, utilizando a ponteira evidenciadora, observa-se a área tratada para confirmar o consumo da PpIX, expresso pela diminuição da fluorescência, o que confirma o sucesso do tratamento.
- Se houver mais de uma lesão, repete-se o tratamento da mesma forma.
- Repetir o protocolo num intervalo de sete dias, para garantir maior porcentagem de cura.

As reações adversas esperadas são:

- Dor de intensidade variável, conforme a área de pele afetada e o limiar de dor do paciente. Pode ser amenizada com a ingestão prévia, se não contraindicados, de analgésicos como o paracetamol isolado ou associado à codeína.
- Ardor e parestesias, como formigamento; edema, eritema, bolhas, descamação e discromias podem ocorrer.
- Fotossensibilidade com eritema, edema e mesmo vesículas.
- Eritema persistente – por 1 a 2 semanas e, excepcionalmente, por meses e até mais de 1 ano. É prudente sempre receitar fotoprotetores potentes e recomendar que o paciente evite exposição ao sol e o uso de medicamentos ou cosméticos potencialmente fotossensibilizantes antes, no dia e logo após o tratamento.
- Dermatite de contato – corticoides de média potência normalmente controlam essa intercorrência em poucos dias.
- Infecção é rara e, se ocorre, dependendo da intensidade é combatida com antibióticos tópicos, como o ácido fusídico, e/ou sistêmicos, como a cefalexina ou amoxicilina e, nos pacientes com antecedentes de alergia à penicilina, com azitromicina ou quinolonas.
- Reações sistêmicas são incomuns, como urticária, fadiga e tontura.

Indicações da terapia fotodinâmica focal com o Lince®

São as mesmas da TFD convencional:

- Ceratoses actínicas, principalmente as localizadas na face e couro cabeludo.
- Carcinoma basocelular superficial até 2 cm de diâmetro.
- Carcinoma basocelular nodular pequeno e não profundo (até 2 mm de profundidade) e até 2 cm de diâmetro.
- Doença de Bowen e eritroplasia de Queyrat.
- Pacientes que não podem ou não querem se submeter a outro método de tratamento.

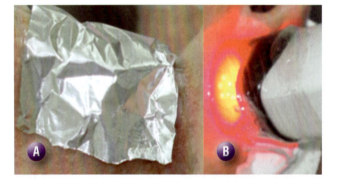

Figura 55.4.2 – Terapia fotodinâmica focal. **(A)** Curativo convencional e **(B)** aplicação da ponteira de tratamento na lesão, após três horas de oclusão com creme contedo 20% de aminolevulinato de metila (MAL, PDT Pharma Ltda., Cravinhos, SP).

Contraindicações da terapia fotodinâmica focal

São similares às da TFD convencional:

- Ceratoses actínicas hiperceratósicas ou pigmentadas.
- Carcinomas basocelulares pigmentados.
- Carcinomas basocelulares mal definidos, como o esclerodermiforme.
- Carcinomas recidivados.
- Carcinomas de difícil tratamento, como os de grande extensão (>15 mm nos membros, com exceção dos situados abaixo do joelho: menor ou igual a 10 mm; e no tronco: menor ou igual a 20 mm), localizados na zona "H" da face ou na orelha e em pacientes com elevado risco de complicações cirúrgicas. Essa é um contraindicação relativa, já que algumas publicações demonstram elevada eficácia da TFD convencional mesmo em casos de CBC de difícil tratamento. São alcançados índices razoáveis de cura de 76% em 12 meses.
- Carcinomas basocelulares mais profundos que 2 mm ou com mais de 2 cm em diâmetro. Também essa contraindicação é relativa, uma vez que o desbaste da lesão com curetagem ou com o *shaving* e a realização de microperfurações com *laser* de CO_2 podem aumentar a penetração do fotossensibilizante e da luz vermelha. Nas lesões com mais de 20 mm, duas ponteiras de dois aparelhos Lince® podem ser utilizadas simultaneamente ou um ponteira aplicada mais de uma vez pode ser empregada para cobrir toda a área do tumor. Ademais, uma "cabeça" como a do Aktilite® ou a do MultiWaves®, pode ser usada no tratamento e não a ponteira do Lince®, para atingir toda a área da lesão; em breve um novo acessório para o Lince® será lançado no mercado, que consiste em placa de LEDs de 10 × 12 cm de área (ainda em fase de protótipo).
- Carcinomas espinocelulares invasivos.
- Melanoma.
- Pacientes com quadros de fotossensibilidade, como os portadores de porfiria.
- Pacientes que tenham intolerância, alergia ou hipersensibilidade aos componentes do produto.
- Mulheres grávidas, já que não há estudos indicando a segurança ou os riscos desse tratamento.
- Mulheres lactantes – pode ser empregada em lactantes, desde que a amamentação, se possível, seja interrompida por 48 horas após o tratamento.

Vantagens da terapia fotodinâmica focal

Como a TFD convencional, a TFDF é um método rápido, não agressivo, com baixa morbidade e resultados estéticos excelentes (Figuras 55.4.3 a 55.4.6). Além do mais, tem quatro importantes aplicações:

1. Auxilia o diagnóstico.
2. Proporciona uma melhor delimitação de lesões cutâneas malignas;
3. Trata lesões pré-malignas e malignas superficiais e bem delimitadas .
4. Contribui pela visualização da intensidade da fluorescência antes (maior) e após(muito menor) a iluminação, para a avaliação da eficácia do tratamento.

O auxílio no diagnóstico e na delimitação da lesão se baseia na fluorescência diferente emitida pelo tecido normal (tom verde mais claro) e pelo tecido neoplásico (tom verde mais escuro), quando ilumi-

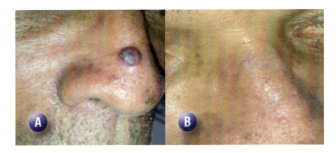

Figura 55.4.3 – *Carcinoma basocelular nodular* **(A)** *antes e* **(B)** *após a TFDF. Note o excelente resultado estético.*

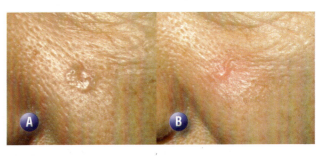

Figura 55.4.4 – **(A-B)** *TFDF após duas sessões em carcinoma basocelular nodular na região malar esquerda. Controle de 5 meses. Pequena cicatriz no local da biópsia.*

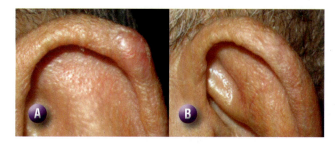

Figura 55.4.5 – *CBC nodular* **(A)** *antes e* **(B)** *após duas sessões de terapia fotodinâmica focal com intervalo de uma semana, precedidas por curetagem e laser CO_2 fracionado para aumentar a profundidade de alcance, controle de 1 ano e 3 meses.*

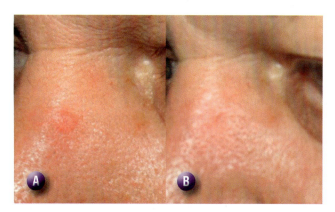

Figura 55.4.6 – *Terapia fotodinâmica focal: CBC nodular no nariz* **(A)** *antes e* **(B)** *após duas sessões. Controle após 6 meses.*

nados com a luz ultravioleta/azul de 408 nm através da ponteira evidenciadora. Ao se retirar o curativo e limpar a área com o soro do exame com o evidenciador, demonstra uma intensa fluorescência vermelha na lesão, contrastando, nitidamente, com a verde circundante do tecido normal. Isso ocorre porque as células displásicas, por terem maior capacidade de captar o MAL, produzem uma quantidade muito maior de PpIX do que as células normais.

Os átomos se encontram em estado fundamental, com menor energia e estável, mas, pela absorção de uma luz de determinado comprimento de onda, acumulam mais energia, tornam-se excitados e instáveis. A tendência natural é de que os átomos voltem ao estado fundamental, liberando uma quantidade menor de energia (pela perda de parte da energia no processo de emissão de fluorescência) e, portanto, sob a forma de uma luz com comprimento de onda maior e de cor diferente.

Ao final da iluminação (com a ponteira de tratamento), vê-se, claramente (utilizando a ponteira evidenciadora), a redução acentuada da fluorescência avermelhada pela degradação da PpIX, em consequência da absorção da luz de 630 nm, servindo para a avaliação da eficácia do tratamento.

Além dos fatores citados anteriormente, a TFDF apresenta outras vantagens como:

◆ Limita o tratamento (a aplicação do creme fotossensibilizante e a iluminação) à lesão e às suas margens, diminuindo a extensão e, mesmo, a intensidade das reações, como a dor, o eritema e o edema, observadas com a TFD de área.

◆ Concentra a iluminação à área de 20 mm (mais ou menos 10%), com a ponteira de tratamento tocando a pele, atinge maior intensidade final de até 150 J/cm^2, esperando-se, com isso, melhor eficácia do que a obtida com as fontes de luzes convencionais e aplicadas a uma distância da pele entre 5 e 8 cm.

◆ Utiliza um equipamento nacional, pouco oneroso, com registro na ANVISA e desenvolvido com a orientação científica de uma equipe conceituada liderada pelo Professor Vanderlei Bagnato, Doutor em Física, de uma instituição respeitável como a Universidade de São Paulo.

BIBLIOGRAFIA CONSULTADA

1. Bagnato VS, Kurachi C, Ferreira J, Marcassa LG, Sibata CH, Allison RR. PDT experience in Brazil: A regional profile. Photodiagnosis Photodyn Ther 2005; 2:107-18.
2. Braathen LR, Szeimies R-M, Basset-Seguin N, Bissonnette R, Foley P, Pariser D, et al. Guidelines on the use of photodynamic therapy for nonmelanoma skin cancer: an international consensus. International Society for Photodynamic Therapy in Dermatology, 2005. J Am Acad Dermatol 2007; 56:125-43.
3. DeRosa MC, Crutchley RJ. Photosensitized singlet oxygen and its applications. Coord Chem Rev 2002; 233-234: 351-71.
4. Gerritsen MJP, Smits T, Kleinpenning MM, Van De Kerkhof PCM, Van Erp PEJ. Pretreatment to enhance protoporphyrin IX accumulation in photodynamic therapy. Dermatology 2009; 218:193-202.
5. Hewett J, McKechnie T, Sibbett W, Ferguson J, Clark C, Padgett M. Fluorescence detection of superficial skin cancers. J Mod Opt 2000; 47:2021-7.
6. Kruijt B, De Bruijn HS, De Bruin RWF, Van Der Ploeg-Van Den Heuvel A, Sterenborg HJCM, Amelink A, et al. Monitoring ALA-induced PpIX photodynamic therapy in the rat esophagus using fluorescence and reflectance spectroscopy. Photochem Photobiol 2008; 84:1515-27.
7. Ramirez DP, Kurachi C, Inada NM, Moriyama LT, Salvio AG, Vollet Filho JD, et al. Experience and BCC subtypes

Contraindicações da terapia fotodinâmica focal

São similares às da TFD convencional:

- Ceratoses actínicas hiperceratósicas ou pigmentadas.
- Carcinomas basocelulares pigmentados.
- Carcinomas basocelulares mal definidos, como o esclerodermiforme.
- Carcinomas recidivados.
- Carcinomas de difícil tratamento, como os de grande extensão (>15 mm nos membros, com exceção dos situados abaixo do joelho: menor ou igual a 10 mm; e no tronco: menor ou igual a 20 mm), localizados na zona "H" da face ou na orelha e em pacientes com elevado risco de complicações cirúrgicas. Essa é um contraindicação relativa, já que algumas publicações demonstram elevada eficácia da TFD convencional mesmo em casos de CBC de difícil tratamento. São alcançados índices razoáveis de cura de 76% em 12 meses.
- Carcinomas basocelulares mais profundos que 2 mm ou com mais de 2 cm em diâmetro. Também essa contraindicação é relativa, uma vez que o desbaste da lesão com curetagem ou com o *shaving* e a realização de microperfurações com *laser* de CO_2 podem aumentar a penetração do fotossensibilizante e da luz vermelha. Nas lesões com mais de 20 mm, duas ponteiras de dois aparelhos Lince® podem ser utilizadas simultaneamente ou um ponteira aplicada mais de uma vez pode ser empregada para cobrir toda a área do tumor. Ademais, uma "cabeça" como a do Aktilite® ou a do MultiWaves®, pode ser usada no tratamento e não a ponteira do Lince®, para atingir toda a área da lesão; em breve um novo acessório para o Lince® será lançado no mercado, que consiste em placa de LEDs de 10 × 12 cm de área (ainda em fase de protótipo).
- Carcinomas espinocelulares invasivos.
- Melanoma.
- Pacientes com quadros de fotossensibilidade, como os portadores de porfiria.
- Pacientes que tenham intolerância, alergia ou hipersensibilidade aos componentes do produto.
- Mulheres grávidas, já que não há estudos indicando a segurança ou os riscos desse tratamento.
- Mulheres lactantes – pode ser empregada em lactantes, desde que a amamentação, se possível, seja interrompida por 48 horas após o tratamento.

Vantagens da terapia fotodinâmica focal

Como a TFD convencional, a TFDF é um método rápido, não agressivo, com baixa morbidade e resultados estéticos excelentes (Figuras 55.4.3 a 55.4.6). Além do mais, tem quatro importantes aplicações:

1. Auxilia o diagnóstico.
2. Proporciona uma melhor delimitação de lesões cutâneas malignas;
3. Trata lesões pré-malignas e malignas superficiais e bem delimitadas .
4. Contribui pela visualização da intensidade da fluorescência antes (maior) e após(muito menor) a iluminação, para a avaliação da eficácia do tratamento.

O auxílio no diagnóstico e na delimitação da lesão se baseia na fluorescência diferente emitida pelo tecido normal (tom verde mais claro) e pelo tecido neoplásico (tom verde mais escuro), quando ilumi-

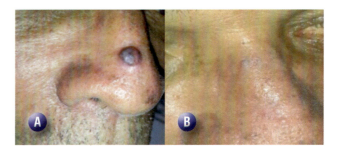

Figura 55.4.3 – *Carcinoma basocelular nodular* **(A)** *antes e* **(B)** *após a TFDF. Note o excelente resultado estético.*

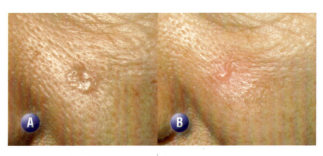

Figura 55.4.4 – **(A-B)** *TFDF após duas sessões em carcinoma basocelular nodular na região malar esquerda. Controle de 5 meses. Pequena cicatriz no local da biópsia.*

■ Terapia Fotodinâmica Focal

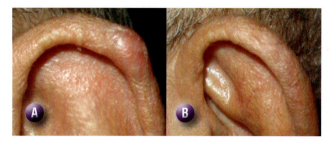

Figura 55.4.5 – *CBC nodular* **(A)** *antes e* **(B)** *após duas sessões de terapia fotodinâmica focal com intervalo de uma semana, precedidas por curetagem e laser CO_2 fracionado para aumentar a profundidade de alcance, controle de 1 ano e 3 meses.*

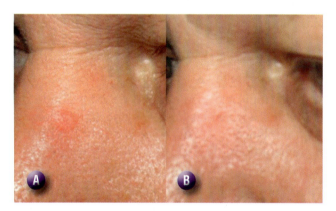

Figura 55.4.6 – *Terapia fotodinâmica focal: CBC nodular no nariz* **(A)** *antes e* **(B)** *após duas sessões. Controle após 6 meses.*

nados com a luz ultravioleta/azul de 408 nm através da ponteira evidenciadora. Ao se retirar o curativo e limpar a área com o soro do exame com o evidenciador, demonstra uma intensa fluorescência vermelha na lesão, contrastando, nitidamente, com o verde circundante do tecido normal. Isso ocorre porque as células displásicas, por terem maior capacidade de captar o MAL, produzem uma quantidade muito maior de PpIX do que as células normais.

Os átomos se encontram em estado fundamental, com menor energia e estável, mas, pela absorção de uma luz de determinado comprimento de onda, acumulam mais energia, tornam-se excitados e instáveis. A tendência natural é de que os átomos voltem ao estado fundamental, liberando uma quantidade menor de energia (pela perda de parte da energia no processo de emissão de fluorescência) e, portanto, sob a forma de uma luz com comprimento de onda maior e de cor diferente.

Ao final da iluminação (com a ponteira de tratamento), vê-se, claramente (utilizando a ponteira evidenciadora), a redução acentuada da fluorescência avermelhada pela degradação da PpIX, em consequência da absorção da luz de 630 nm, servindo para a avaliação da eficácia do tratamento.

Além dos fatores citados anteriormente, a TFDF apresenta outras vantagens como:

♦ Limita o tratamento (a aplicação do creme fotossensibilizante e a iluminação) à lesão e às suas margens, diminuindo a extensão e, mesmo, a intensidade das reações, como a dor, o eritema e o edema, observadas com a TFD de área.

♦ Concentra a iluminação à área de 20 mm (mais ou menos 10%), com a ponteira de tratamento tocando a pele, atinge maior intensidade final de até 150 J/cm^2, esperando-se, com isso, melhor eficácia do que a obtida com as fontes de luzes convencionais e aplicadas a uma distância da pele entre 5 e 8 cm.

♦ Utiliza um equipamento nacional, pouco oneroso, com registro na ANVISA e desenvolvido com a orientação científica de uma equipe conceituada liderada pelo Professor Vanderlei Bagnato, Doutor em Física, de uma instituição respeitável como a Universidade de São Paulo.

BIBLIOGRAFIA CONSULTADA

1. Bagnato VS, Kurachi C, Ferreira J, Marcassa LG, Sibata CH, Allison RR. PDT experience in Brazil: A regional profile. Photodiagnosis Photodyn Ther 2005; 2:107-18.
2. Braathen LR, Szeimies R-M, Basset-Seguin N, Bissonnette R, Foley P, Pariser D, et al. Guidelines on the use of photodynamic therapy for nonmelanoma skin cancer: an international consensus. International Society for Photodynamic Therapy in Dermatology, 2005. J Am Acad Dermatol 2007; 56:125-43.
3. DeRosa MC, Crutchley RJ. Photosensitized singlet oxygen and its applications. Coord Chem Rev 2002; 233-234: 351-71.
4. Gerritsen MJP, Smits T, Kleinpenning MM, Van De Kerkhof PCM, Van Erp PEJ. Pretreatment to enhance protoporphyrin IX accumulation in photodynamic therapy. Dermatology 2009; 218:193-202.
5. Hewett J, McKechnie T, Sibbett W, Ferguson J, Clark C, Padgett M. Fluorescence detection of superficial skin cancers. J Mod Opt 2000; 47:2021-7.
6. Kruijt B, De Bruijn HS, De Bruin RWF, Van Der Ploeg-Van Den Heuvel A, Sterenborg HJCM, Amelink A, et al. Monitoring ALA-induced PpIX photodynamic therapy in the rat esophagus using fluorescence and reflectance spectroscopy. Photochem Photobiol 2008; 84:1515-27.
7. Ramirez DP, Kurachi C, Inada NM, Moriyama LT, Salvio AG, Vollet Filho JD, et al. Experience and BCC subtypes

as determinants of MAL-PDT response: Preliminary results of a national Brazilian project. Photodiagnosis Photodyn Ther 2014; 11:22-6.

8. Robertson CA, Evans DH, Abrahamse H. Photodynamic therapy (PDT): A short review on cellular mechanisms and cancer research applications for PDT. J Photochem Photobiol B Biol 2009; 96:1-8.

9. Robinson DJ, Bruijn HS De, Veen N Van Der, Stringer MR, Brown SB, Star WM. Fluorescence Photobleaching of ALA-induced Protoporphyrin IX during Photodynamic Therapy of Normal Hairless Mouse Skin: The Effect of Light Dose and Irradiance and the Resulting Biological Effect 1998; 67:140-9.

10. Robinson DJ, de Bruijn HS, de Wolf W, Sterenborg HJCM, Star WM. Topical 5-Aminolevulinic Acid-photodynamic Therapy of Hairless Mouse Skin Using Two-fold Illumination Schemes: PpIX Fluorescence Kinetics, Photobleaching and Biological Effect†. Photochem Photobiol 2000; 72: 794-802.

11. Szeimies R, Morton C. Photodynamic Therapy for Non-Melanoma Skin Cancer. ACTA, 2005.

12. Vinciullo C, Elliott T, Francis D et al. Photodynamic therapy with topical methyl aminolaevulinate for "difficult-to-treat"basal cell carcinoma. Br J Dermatol 2005; 152: 765-72.

13. Warren CB, Lohser S, Wene LC, Pogue BW, Bailin PL, Maytin E V. Noninvasive fluorescence monitoring of protoporphyrin IX production and clinical outcomes in actinic keratoses following short-contact application of 5-aminolevulinate. J Biomed Opt 2014; 15:051607.

Capítulo 55.5

Fototerapia Focal

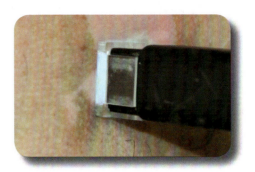

Alcidarta dos Reis Gadelha
Sidharta Quércia Gadelha

Pontos de destaque

- A fototerapia focal (FTF), também chamada de fototerapia em alvo (*targeted phototherapy*), concentrada ou microfototerapia, consiste em aplicar os raios ultravioleta B (UVB) ou A (UVA) unicamente na lesão, normalmente utilizando uma ponteira acoplada a uma fibra óptica e esta ao dispositivo com a fonte luminosa.

- A fonte de ultravioleta pode ser um *laser* como no aparelho X-trac (*excimer laser* de xenônio e cloro), que emite luz monocromática de 308 nm, ou uma lâmpada que fornece luz monocromática, como no outro modelo do X-trac (*excimer* de 308 nm) e no equipamento Excilite, de 304 nm ou, ainda, uma lâmpada não coerente emissora de UVB (311-315 nm), como no Levia. Há, também, aparelhos mais versáteis, como o Dualight que, com uma lâmpada de mercúrio, emite UVB (290-330 nm) ou UVA (290-330 nm).

- Os principais mecanismos da FTF são os mesmos da fototerapia convencional, porém focais (lesionais e perilesionais): ação imunológica como a redução do número e da atividade de células de Langerhans, de linfócitos T e inibição de citocinas como o TNF-α, IL-8 e TGF-α e aumento da melanogênese pelo estímulo à migração dos melanócitos do pelo e aumento do número e da atividade dessas células na lesão e do incremento da atividade do hormônio estimulante da melanogênese. Na psoríase, há diminuição do *turnover* da epiderme e, na esclerodermia, inibição da síntese e pelo aumento das metaloproteinases, intensificação da degradação do colágeno.

- São as principais indicações da FTF, normalmente como tratamento associado, formas localizadas (< 20% da superfície corporal) de vitiligo e hipocromia residuais (principais indicações), de psoríase, eczema crônico e esclerodermia. Também pode ser empregada em casos de disidrose, pitiríase alba, dermatite seborreica, granuloma anular, líquen plano, neurodermite, alopecia *areata* e parapsoríase.

- São vantagens consistentes da FTF: a eficácia em casos refratários aos tratamentos e à fototerapia convencionais; segurança, pois os raios são aplicados somente na lesão e, aumentando, progressivamente, a fluência à dose supraeritematógena, é reduzida a dose total de RUV necessária à resposta clínica e, consequentemente, a probabilidade de carcinogênese.

■ FOTOTERAPIA FOCAL

- A FTF pode, ainda, ser usada em crianças e mulheres grávidas ou amamentando e; prescindindo o uso de medicamentos fotossensibilizantes sistêmicos, evita o risco de seus efeitos colaterais. A FTF é versátil – pode tratar diferentes tipos de lesões e áreas de difícil acesso e/ou mais delicadas, como couro cabeludo, orelhas, unhas, região submentoniana, lábios e mucosa oral, vulva ou pênis. Ademais na FTF, a fluência pode ser ajustada rápida e facilmente, durante o tratamento, de acordo com a localização ou a espessura da lesão. A FTF é prática, rápida e fácil de aprender e realizar. Como são, geralmente, leves e de pequeno tamanho, os aparelhos de FTF ocupam pouco espaço e são fáceis de transportar.

- Como principais inconvenientes devem ser destacados a impossibilidade de tratar lesões muito numerosas ou muito extensas, haver casos resistentes à FTF, como as lesões de vitiligo nas mãos e nos pés e a possibilidade de recidivas. Embora algumas lesões regridam com poucas sessões (menos de dez), às vezes, são necessárias várias aplicações (mais de 20). Em relação aos aparelhos, destacam-se o custo, principalmente dos *lasers* e, por vezes, as dificuldades e o preço elevado de manutenção.

Introdução

Do espectro eletromagnético, cuja principal fonte de irradiação é o sol, somente 3% correspondem à faixa do ultravioleta, enquanto 60%, à luz infravermelha e 37%, à visível. Os raios ultravioleta C (UVC), de ação bactericida, não alcançam a superfície terrestre, pois são absorvidos pela camada de ozônio que retém, ainda, 95% dos raios ultravioleta B (RUVB), porém deixando passar integralmente os raios ultravioleta A (RUVA)

Os UVB são divididos em UVB de faixa ampla ou *broad band*, com comprimentos de onda entre 290 a 320 nm e UVB de faixa estreita ou *narrow band*, situados entre 311 a 312-3 nm, faixa obtida pela lâmpada da Phillips TL-01. Já os raios ultravioleta A (UVA) compreendem os UVA-2, entre 320 a 340 nm e os UVA-1, na faixa de 340 a 400 nm.

Os UVA, além de agirem sobre os ceratinócitos da epiderme, tendo maior penetração, chegam até a derme, provocam degradação do colágeno, pelo aumento da produção de metaloproteinases da matriz, e induzem a mutações, ocasionando o fotoenvelhecimento. Por outro lado, com base nessas ações, os UVA podem ser utilizados no tratamento de lesões dermatológicas localizadas com alteração do colágeno, como a *esclerodermia* e o *granuloma anular*, principalmente se associado à aplicação tópica prévia de psoraleno. Já os UVB, por terem menores comprimentos de onda que os UVA, limitam-se à epiderme e têm participação importante na gênese do câncer cutâneo. Em contraposição, os UVB, mais poderosos na indução do bronzeamento tardio e de uma pigmentação mais prolongada, são mais úteis no tratamento das hipo ou acromias que os UVA. A Tabela 55.5.1 apresenta uma comparação entre UVA e UVB.

Os UV promovem a depleção das células T e das células de Langerhans, diminuem a síntese de TNF-α e TGF-α e interleucina-8 e, promovendo

Tabela 55.5.1			
COMPARAÇÃO ENTRE UVA E UVB EFEITOS DO UVA × UVB EM RELAÇÃO À PENETRAÇÃO, ERITEMA E BRONZEAMENTO			
Raios	Penetração	Eritema	BI	BT (Aumento do Número de Melanócitos)
UVA	Epiderme e derme	–	+	+
UVB		+	–	++

BI: bronzeamento imediato; BT: bronzeamento tardio.

a migração dos melanócitos do pelo para a epiderme e aumentando a atividade dessas células e a síntese de hormônio estimulante do melanócito, intensificam a melanogênese e, consequentemente, induzem a repigmentação de lesões de vitiligo e acromia residual. Também, sobretudo pelas ações imunológicas, os UV reduzem o *turnover* da epiderme e, por isso, podem ser utilizados no tratamento de formas restritas e rebeldes de psoríase, isoladamente ou associados a outras medicações, como o calcipotriol.

Há uma tendência a usar no tratamento da psoríase os comprimentos de onda de UVB mais longos (300 a 313 nm), como o *narrow band* (311-313 nm), por serem os mais eficazes, induzindo respostas mais rápidas, e causarem menos eritema. Já os comprimentos de onda mais curtos, abaixo de 295 nm, são ineficientes, como demonstrado por Parrish e Jaenicke, em 1981. Ademais, o UVB *narrow band*, diferentemente do PUVA, não provoca fotossensibilidade e gastralgias, tem menor custo e pode ser empregado em pacientes grávidas e crianças (Tabelas 55.5.2 e 55.5.3).

Classicamente se utiliza o sol como fonte de UVA e UVB, sabendo-se que, próximo ao meio dia, como a distância entre o sol e a superfície terrestre é menor, maior quantidade de UVB chega até nós. A helioterapia, com ou sem os banhos de mar, embora seja útil no tratamento de várias dermatoses como psoríase, vitiligo e parapsoríase, é um método impreciso, já que grandes oscilações da quantidade de UVA e UVB ocorrem em função da latitude, altitude, do mês, da hora do dia e variam, também, se o dia está chuvoso, nublado ou ensolarado.

Tabela 55.5.3

MECANISMOS DE AÇÃO DOS RAIOS ULTRAVIOLETA IMPORTANTES NA FOTOTERAPIA

Imunológica
↓
Redução do *turnover*

Melanogênese

- Antagoniza o ativador do plasminogênio
- Reduz os níveis na lesão de TGF-α, TNF-α e IL-8
- Diminui o número e a atividade das células T e de Langerhans
- Aumenta a síntese de vitamina D
- Estimula a migração dos melanócitos do pelo para a epiderme
- Aumenta a atividade do melanócito
- Aumenta a liberação do hormônio estimulante do melanócito

Métodos clássicos utilizados em fototerapia

Método de Goeckerman

◆ **Indicação:** psoríase.

◆ **Técnica:**

- Remoção das escamas com vaselina salicilada a 3 a 5%.

- Aplicação nas lesões de coaltar cru entre 1 e 5% em vaselina com 1% de polissorbato 80 ou *liquor carbonis detergens* a 10% em óleo Nívea, que é menos irritante que o coaltar.

- Exposição inicial aos RUVB, normalmente em cabines de *broad band* ou *narrow band*, em dose correspondente a 70% da DEM (dose eritematógena mínima), em geral três vezes por semana, aumentando-se em 10 a 25% da dose nas sessões subsequentes.

- Como fontes alternativas utilizam-se os RUVA ou a associação de UVB e UVA.

◆ **Resultados:** habitualmente bons em 20 a 30 sessões.

◆ **Complicações:** foliculite, dermatite de contato, quadros de fotossensibilidade e cânceres de pele.

Tabela 55.5.2

COMPARAÇÃO DA EFICÁCIA DO UVB DA FAIXA *NARROW BAND* COM A DA *BROAD BAND* E A DO UVA

UVB narrow band *(NB): 311-313 nm*

A faixa NB é menos eritematógena que o UVB banda larga (broad band: 290-320 nm)

Comprimentos de onda de 304 e 313 nm dão melhores respostas no tratamento da psoríase, enquanto que os menos de 290 nm são ineficazes

Doses eritematógenas de UVA são também eficazes, porém requerem 1.000 vezes mais energia do que o UVB

UVB *narrow band* é superior ao *broad band* UVB, e tão eficaz quanto o PUVA

■ FOTOTERAPIA FOCAL

Método de Ingram

◆ **Indicação:** psoríase grave, rebelde ou extensa, menos a pustulosa e a eritrodérmica.

◆ **Técnica:**

  ◖ Imersão do paciente à noite em uma banheira contendo 100 a 120 mL de *liquor carbonis detergens* e remoção das escamas.

  ◖ No dia seguinte: exposição aos RUVB e/ou RUVA, como no método de Goeckerman.

  ◖ Apósito oclusivo de pomada de antralina entre 0,1 a 1%, deixando por 15 a 20 minutos (*short contact*).

◆ **Cuidados:** evitar contato com os olhos, pois a antralina é muito irritante e usar roupas velhas (mancha).

◆ **Complicações:** dermatite de contato por irritante primário e as demais do método de Goeckerman.

Método PUVA e RE-PUVA

O PUVA consiste em fazer o paciente ingerir o trissoraleno (trimetil-psoraleno), na dose de 0,6 a 1,2 mg/kg de peso ou metoxaleno (8-metoxipsoraleno ou 8-MOP), na dose de 0,4 a 0,6 mg/kg de peso, 2 horas antes da exposição, em cabine, aos RUVA. Fazem-se normalmente duas a quatro sessões por semana, com fluências iniciais de 1 a 5 J/cm^2, aumentando-se em 0,5 a 1 J/cm^2 nas exposições subsequentes.

No RE-PUVA associa-se o retinoide oral ao método PUVA, com o intuito de reduzir o potencial carcinogênico e aumentar a eficácia do tratamento, principalmente em casos mais resistentes.

Cuidados especiais devem ser tomados com as manifestações gastrointestinais, principalmente em portadores de gastrite. Deve-se ter o cuidado em reduzir a dose do psoraleno em portadores de insuficiência hepática ou renal, já que a droga é metabolizada pelo fígado e eliminada pelos rins. Especial e cuidadosa proteção deve-se ter com os olhos, devido ao risco de catarata, e com a genitália, pela possibilidade de desencadear carcinoma espinocelular.

Pedir sempre o FAN e fazer uma história minuciosa no paciente, para detectar ou afastar possível colagenose que possa vir a ser desencadeada ou agravada pelo PUVA. É bom também frisar que o PUVA e o RE-PUVA são totalmente contraindicados em gestantes ou em mulheres amamentando.

Fototerapia focal ou em alvo

Para, didaticamente, compreender melhor o modo de aplicação, a extensão de exposição aos UV, bem como as vantagens, limitações e riscos, Gadelha, em 2010, propôs classificar a fototerapia em extensa, regional ou em áreas e focal (Tabela 55.5.4).

◆ **Extensa ou universal:** realizada em cabines, com exposição a quase toda a extensão da pele, afetada e normal, muito útil em quadros extensos de dermatoses como a psoríase e o vitiligo, com maior risco de efeitos colaterais importantes como o desenvolvimento de câncer (Figura 55.5.1).

Tabela 55.5.4

TIPOS DE FOTOTERAPIA QUANTO À EXTENSÃO DA EXPOSIÇÃO

Tipo de Exposição	Aparelhos
Universal ou extensa	Cabines de UVB-NB; UVB-BB; UVA; UVA e UVB
Regional ou em áreas	Unidades de pés, mãos e pentes, UVA ou UVB-NB ou BB
Focal ou em alvo: somente na lesão	X-trac (Photomedex): *excimer laser* e X-trac *excimer* lâmpada; UVB 308 nm Excilite (Deka): MEL – luz monocromática; UVB 304 nm Levia (Daavlin): lâmpada; 311 a 315 nm Dualight (Theralight): lâmpada; UVB (290-330 nm) ou UVA (290-330 nm) com picos UVA-2 a 335 e 365 nm, ou UVB com picos a 302 e 313 nm (UVB *narrow band*)

Fonte: Alcidarta Gedelha, 2010.

Fototerapia Focal

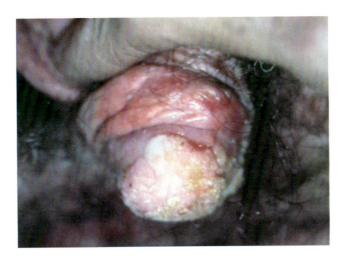

Figura 55.5.1 – *Carcinoma espinocelular de pênis induzido por exposição extensa, em cabine, para tratamento de psoríase, sem a devida proteção.*

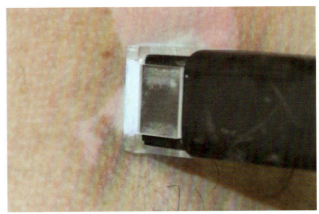

Figura 55.5.2 – *Fototerapia focal modo de aplicação – ponteira acoplada a uma fibra óptica e esta à unidade com fonte emissora de UVB e/ou UVA.*

- **Regional ou local ou em áreas:** como a aplicada com unidades para mãos, pés e pentes para o couro cabeludo. Tem as vantagens de diminuir a extensão de exposição dos UV à pele e dosar melhor a intensidade e/ou tempo de exposição, de acordo com as peculiaridades da lesão e da área tratada. A desvantagem é que atinge, também, a pele sadia, embora em menor proporção que a extensa ou universal.

- **Fototerapia focal, em alvo ou microfototerapia:** possui a grande vantagem de aplicar os raios UV somente na lesão, poupando a pele sã.

Para diminuir a extensão da exposição corporal aos UV e, consequentemente, reduzir os seus efeitos colaterais, fazem-se aplicações somente em regiões como mãos, pés ou cabeça (unidades de mãos e pés, pentes de UV) ou através de uma ponteira, acoplada a uma fibra óptica, somente na área afetada (fototerapia focal ou *targeted phototherapy*) (Figura 55.5.2).

Há vários aparelhos disponíveis para execução da fototerapia focal, como os *excimer lasers*, (X-TRAC), *laser* produzido pelo xenônio e o cloro, com comprimento de onda UVB 308 nm e outros não *lasers*, como a versão do X-TRAC com lâmpada (não *laser*) como fonte de luz monocromática, excimer de 308 nm, o Excilite, também não *laser* (MEL), lâmpada de luz monocromática de 304 nm, o Levia, que emite luz policromática de UVB e o Dualight, que possibilita a emissão de UVA, com picos UVA-2, a 335 e 365 nm, ou UVB, com picos a 302 e 312 (UVB *narrow band*), portanto, tornando mais versáteis, mais seguras e eficazes as possibilidades de tratamento.

Resumo dos mecanismos de ação lesional e perilesional dos raios ultravioleta no tratamento com a fototerapia focal

- Provoca danos no DNA e formação de dímeros de pirimidina.
- Antagoniza o ativador do plasminogênio.
- Reduz os níveis de TGF-α, TNF-α e IL-8 na lesão.
- Diminui o número e a atividade das células de Langerhans.
- Promove a apoptose de células T na epiderme e na derme.
- Aumenta a produção de vitamina D.
- Aumenta a liberação de hormônio estimulante da melanina.
- Estimula a migração e a proliferação dos melanócitos do folículo piloso, maior reservatório dessas células para a repigmentação das lesões hipo ou acrômicas, como as de vitiligo.
- Ativa melanócitos quiescentes e hipofuncionantes nas lesões.
- Aumenta a proliferação de melanócitos e a melanogênese.

Vantagens da fototerapia focal

- A luz é aplicada somente na lesão.
- Há, portanto, proteção da pele sadia.

FOTOTERAPIA FOCAL

- Pode-se empregar maior fluência, às vezes utilizando doses de UVB superiores a dez vezes a DEM (superdose eritematógena), de acordo com a tolerância da lesão, e não da pele sã, a localização da lesão e a resposta terapêutica, podendo se obter um resultado favorável em menos tempo de tratamento e realizar menor número de sessões, reduzindo a dose total de exposição aos raios ultravioleta e, consequentemente, a possibilidade de aparecimento de efeitos colaterais graves como os cânceres cutâneos.

- É possível ajustar, rapidamente, durante a sessão de tratamento, a fluência conforme a lesão e a região tratada, diminuindo-a em lesões de vitiligo e em regiões mais delicadas, como pálpebras, e aumentando-a em placas de psoríase e em regiões mais espessas, como as do cotovelo ou joelho.

- Pode-se utilizar a fototerapia focal em crianças, gestantes, em pacientes com gastrite, em hepatopatas ou nefropatas.

- Aplica-se com facilidade e comodidade a FTF em áreas de difícil acesso ou delicadas, como pálpebras, região retroauricular, axila e região genital.

- Em aparelhos como o Dualight, pode-se empregar o UVB ou o UVA e fazer a aferição, em casos de utilizar o UVB, da dose eritematógena mínima (DEM), antes de iniciar o tratamento. Outra vantagem é poder calibrar antes de cada tratamento a emissão de luz para obter uma fluência constante e precisa.

Desvantagens da fototerapia focal

- Só pode ser empregada em lesões localizadas, isto é, com menos de 10% de área corporal comprometida ou em lesões não muito extensas. Embora, às vezes, alguns pacientes, mesmo com múltiplas lesões e informados das limitações da TFF, desejem, pelo menos, a repigmentação de lesões da face ou pescoço e/ou da região genital.

- Também, como na fototerapia e/ou outras formas de tratamento, há casos resistentes, principalmente as lesões de vitiligo localizadas nas mãos e nos pés.

- Embora em vários pacientes os resultados se mantenham por longos períodos ou definitivamente, há casos de recidiva que podem ser retratados com sucesso.

- O custo e a manutenção dos aparelhos de FTF, principalmente os de *laser*, são elevados.

- Necessidade de, periodicamente, trocar a lâmpada nos aparelhos não *laser*. A duração da lâmpada é limitada, cerca de 500 horas, no Dualight. Todavia, quando se emprega o *laser*, a fonte de energia é muito duradoura, porém, muito mais dispendiosa.

- Manutenção e reposição peças, por vezes, difícil e onerosa.

Principais indicações da fototerapia focal e tratamentos associados

Embora já bem conhecida e comprovadamente eficaz no tratamento de vitiligo e da psoríase, a FTF pode ser empregada em várias afecções, descritas a seguir.

Lesões localizadas de:

- Vitiligo, eczemátide e hipo ou acromia residual de dermatoses como hanseníase e queimaduras diversas, inclusive pós-*laser*-UVB e estrias hipocrômicas.

- Psoríase – UVB ou UVA.

- Eczema, dermatite atópica, disidrose, neurodermite. UVB ou UVA.

- Granuloma anular – UVA.

- Esclerodermia – UVA.

- Líquen plano oral – RUVA OU RUVB.

Quando se empregam os UVA, como em casos de placas rebeldes de psoríase, disidrose, esclerodermia e granuloma anular, para potencializar os efeitos terapêuticos, pode-se aplicar o 8-metoxipsoraleno a 0,01 a 0,05% em creme ou gel, na lesão, 15 minutos antes da fototerapia.

Lesões mais espessas, como as de psoríase ou áreas hiperceratóticas, como as palmo-plantares, podem ser adelgaçadas com o uso de ceratolíticos, antes de iniciar a FTF para intensificar a penetração dos raios ultravioleta.

Pode-se, ainda, incrementar o resultado do tratamento com FTF associando, em horários diferentes, a aplicação tópica de calcipotriol a 0,005%, de corticoides potentes como o clobetasol ou halobetasol a 0,05% (menos na face ou em áreas delicadas como axilas e virilhas), a fenilalanina em gel a 10% (15-30 min antes) ou os inibidores da calcineurina: o tacrolimo a 0,03 a 0,1% ou pimecrolimo a 1%.

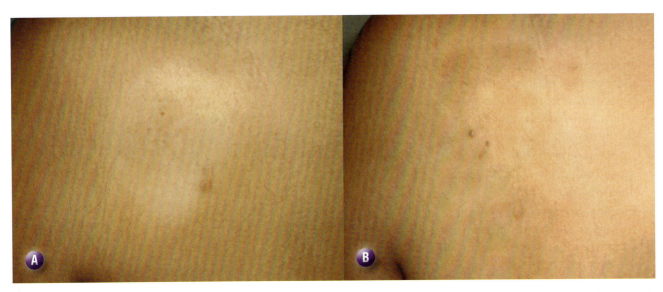

Figura 55.5.3 – **(A-B)** Hipocromia residual na região da omoplata esquerda após o tratamento de hanseníase e hipercromia induzida por fototerapia focal com UVB.

Deve-se evitar passar a pomada ou o creme de calcipotriol pouco antes da irradiação, pois o veículo inibe a indução do eritema pelo UVB. Por isso esse medicamento deve ser usado após ou, pelo menos, 2 horas antes da FTF.

Técnica da fototerapia focal

- Quando for utilizar o UVB, no aparelho Dualight®, pode-se aferir a dose eritematógena mínima (DEM), selecionando-se o modo MED fototeste, com seis parâmetros preestabelecidos, conforme o fototipo. Marcam-se na face interna do braço seis números (1 a 6) à distância do tamanho da ponteira (3,63 cm²), faz-se um disparo na pele acima ou abaixo de cada número e realiza-se a leitura no dia seguinte. Inicia-se o tratamento com uma fluência em torno de 10 a 20% menor que a DEM e, nas sessões subsequentes, feitas a cada 2 dias de intervalo mínimo, vai-se aumentando a fluência até obter uma resposta favorável, sempre respeitando a tolerância da pele lesional.

- Em áreas de pele delgada, como a pálpebra, começa-se, geralmente, com 90 ou 120 mJ/cm² e em outras mais espessas com doses iguais ou superiores a 300 mJ/cm² de UVB.

- Fazem-se, habitualmente, duas a três sessões por semana e, geralmente, os resultados aparecem após quatro sessões, sendo necessárias, às vezes, dez a 20 sessões. Em nossa experiência, os melhores e mais rápidos resultados são obtidos nas lesões de vitiligo localizadas na face, no pescoço, em axilas, pernas, braços, genitais e lesões de hipocromia *residual* (Figuras 55.5.3 e 55.5.4).

- Na fototerapia com UVA pode-se, antes de iniciar o tratamento, fazer a aferição da MPD ou dose fototóxica mínima, à semelhança do cálculo da DEM com seis doses preestabelecidas mas programadas para exposição da pele por 15 minutos a uma solução contendo 0,25 mg de 8-metoxipsoraleno por 100 mL. Em áreas mais delicadas geralmente se começa o tratamento com 1 J/cm².

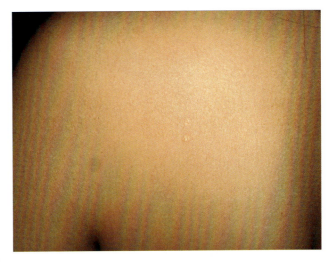

Figura 55.5.4 – *Paciente da figura anterior de hipocromia residual. Resultado de repigmentação mantido após 3 anos, com somente cinco sessões de fototerapia focal com UVB, 210 a 390 mJ/cm².*

■ Fototerapia Focal

Como fazer a aplicação, usando o Dualight®

- Protegem-se os olhos do paciente e do médico com óculos especiais para UVB e UVA. Selecionam-se os UVA ou UVB, transpondo-se o terminal da fibra óptica para a saída de um ou de outro.
- Após ligar o aparelho e esperar 2 minutos, seleciona-se o modo de calibração e faz-se um disparo com a ponteira inserida na janela de calibração.
- Escolhe-se o modo *block* para realizar um disparo a cada pressão do pedal (um disparo de cada vez) ou o modo *slide* para fazer disparos sucessivos enquanto estiver acionado o pedal.
- Selecionada a fluência desejada, a ponteira, cujas bordas são cobertas por uma peça descartável de plástico, por questão de higiene, é aplicada diretamente na pele da lesão e, logo em seguida, é feito o disparo, pressionando-se o pedal. Fazem-se os disparos necessários para cobrir com discreta superposição (5%) toda a área a ser tratada. Em casos de lesões muito pequenas pode-se utilizar uma régua de plástico com orifícios de formas e tamanhos diferentes, selecionando-se o mais próximo ao tamanho e à forma da lesão, protegendo-se ainda mais a pele sã.

Resultados baseados em evidências

A fototerapia focal é muito útil no tratamento de várias afecções localizadas, especialmente, do vitiligo, e de hipocromias residuais. A repigmentação, em casos de vitiligo, está relacionada a vários fatores, descritos a seguir.

Ligados ao paciente

- **Local da lesão:** respondem melhor e mais rapidamente à FTF, com índices de repigmentação por vezes superiores a 75% em 41% dos pacientes, as lesões localizadas na face, no tronco, em genitália, braços e pernas, do que as de mãos, pés, cotovelos e joelhos. Talvez isso esteja relacionado à concentração de folículos pilosos, à espessura da pele e à sensibilidade do melanócito. De modo geral, as respostas à FTF com *excimer laser* têm sido superiores a 60% (Figuras 55.5.5 a 55.5.8);
- **Tempo de evolução:** as lesões recentes costumam responder melhor que as antigas, embora, em alguns casos, tenhamos conseguido repigmentação favorável em lesões com mais de 10 anos de evolução;
- **Fototipo do paciente:** melhores e mais rápidos resultados são observados em pacientes de fototipos mais elevados, III a VI, já que esses pacientes suportam bem fluências mais elevadas e parecem ter melanócitos mais sensíveis aos RUV (Figura 55.5.9);
- **Forma de vitiligo:** o *vitiligo focal* (com uma ou poucas lesões localizadas), responde melhor que os casos com maior número de lesões. O *vitiligo segmentar* costuma ser mais rebelde à FTF, em-

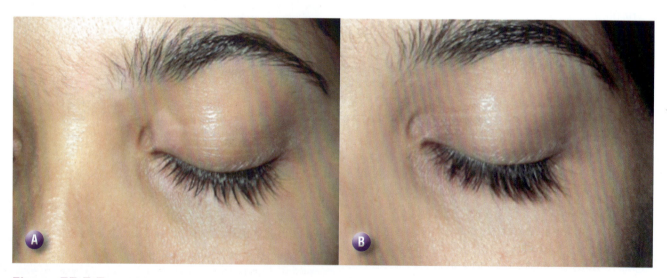

Figura 55.5.5 – **(A-B)** *Vitiligo nas pálpebras – resultado que se manteve após 2 anos com apenas cinco sessões de UVB 120 mJ/cm².*

bora possamos, às vezes, obter excelentes resultados (Figuras 55.5.10 a 55.5.12).

Ligados ao tratamento

- **Tipo de UV:** o UVB *narrow band* proporciona melhores e mais rápidos resultados que o UVB *broad band* e que o UVA.
- **Fonte de UV:** defendem alguns autores, como Westerhof, que os aparelhos que possuem o *laser* como fonte de UV monocromática (*excimer laser*), proporcionariam respostas mais rápidas que os que utilizam fontes de UV policromáticas, não *laser*, como as lâmpadas de mercúrio.
- **Número de sessões semanais:** repostas mais rápidas, obviamente, são obtidas com maior número de sessões semanais – duas a três vezes, embora o número total de sessões pareça ser o fator mais importante na repigmentação.

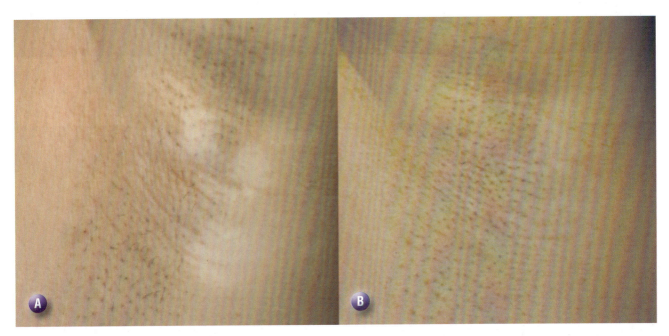

Figura 55.5.6 – *Vitiligo em axila esquerda com lesões no tronco e na face.* **(A)** *Antes e* **(B)** *após UVB 210-300 mJ/cm²/sessão. Houve recidiva após regressão com oito sessões e nova involução com mais seis sessões. Visualização com luz polarizada que intensifica a mancha do vitiligo.*

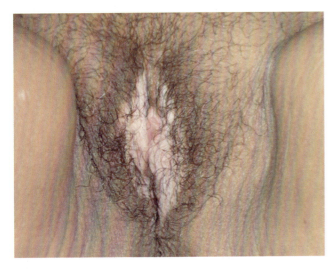

Figura 55.5.7 – *Vitiligo vulvar – área de difícil acesso e tratamento com outras modalidades antes da TFD.*

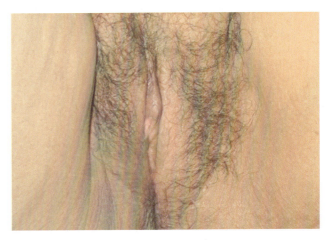

Figura 55.5.8 – *Vitiligo vulvar após dez sessões de UVB; 210-300 mJ/cm²/sessão + tacrolimo 0,03%. Notar resposta também de lesão na face interna da coxa direita. Resultado mantido após 2 anos de acompanhamento.*

■ Fototerapia Focal

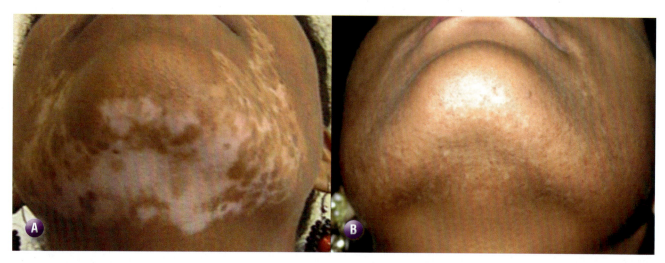

Figura 55.5.9 – *Vitiligo na face, no mento e pescoço com lesões em outras áreas também.* **(A)** *Antes e* **(B)** *após várias sessões de UVB 120-300 mJ/cm² + tacrolimo. Resultado mantido após 5 anos. Fototipo elevado pode ter favorecido o resultado satisfatório.*

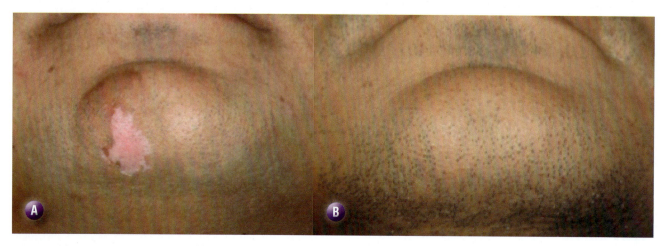

Figura 55.5.10 – **(A-B)** *Vitiligo focal, de localização exclusiva no mento. Resultado mantido após 5 anos, com menos de dez sessões de 160-300 mJ/cm².*

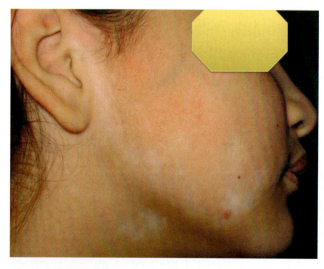

Figura 55.5.11 – *Vitiligo zosteriforme (segmentar) – antes da FTF, visualização com luz polarizada.*

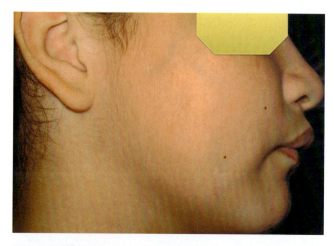

Figura 55.5.12 – *Vitiligo zosteriforme ou segmentar, habitualmente rebelde a diversos tipos de tratamento, com excelente resultado após seis sessões de 120-210 mJ/cm², mantido após 2 anos. Luz polarizada.*

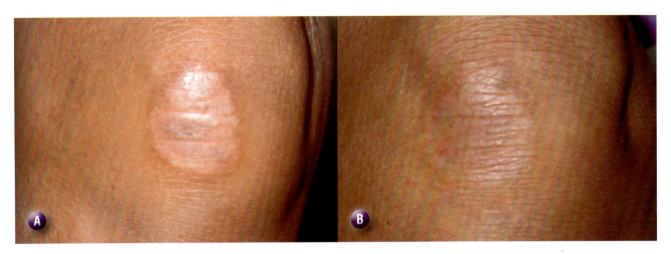

Figura 55.5.13 – *Psoríase refratária nos cotovelos* **(A)** *antes e* **(B)** *após 12 sessões de UVB 300-600 mJ/cm²/sessão.*

Em relação a outras afecções, como a psoríase, o resultado da FTF dependerá também de vários fatores como a localização, a espessura o tipo e a extensão da lesão. Algumas vezes a FTF pode contribuir para acelerar a regressão da lesão e alongar o tempo de remissão (Figura 55.5.13).

Complicações e resultados indesejáveis da fototerapia focal

- **Não resposta ou resposta parcial:** ocorre mais comumente nas lesões das mãos e dos pés, de longa duração, e em pacientes de fototipos mais claros.

- **Queimadura com eritema, edema ou mesmo bolha:** devida ao uso de fluências mais elevadas e inadequadas à região e ao tipo de pele ou lesão ou, ainda, exposição intempestiva ao sol da área tratada. Compressas de água boricada, soro ou água termal associadas à aplicação de corticoides e antibióticos tópicos são efetivas.

- **Hipercromia:** é comum principalmente ao redor da lesão – tenta-se evitar expondo somente a lesão aos UV. Uso de fotoprotetores é suficiente e regride após a interrupção do tratamento.

BIBLIOGRAFIA CONSULTADA

1. Al-Otaibi SR et al. Using a 308-nm excimer laser to treat vitiligo in Asians. Act Dermatol APA. 2009; 18(1):13-9.
2. Antonio CR, Antonio JR, Marques AMV. Excimer laser no tratamento do vitiligo em 123 paciente: estudo restrospectivo. Surg Cosmet Dermatol. 2014; 3(3). Disponível em: http://www.surgiccalcosmeretic.org.br/detalhe-artigo/148/Excimer-Laser-no-tratamento-do. Acessado em: 04 jul. 2014.
3. Arndt KA, Bowers KE. Manual of dermatologic therapeutics. Philadelphia: Lippincott Williams & Wilkins ed. 2002; 401p.
4. Asawanonda P et al. 308-nm excimer laser for the treatment of psoriasis: A dose-response study. Arch Dermatol. 2000; 136:619-24.
5. De Rie MA et al. Calcipotriol ointment and cream or their vehicles applied immediately before irradiation inhibit ultraviolet B-induced erythema. Br J Dermatol. 2000; 142: 1160-5.
6. Filgueira AL et al. Tratamento pelas radiações. In: Dermatologia. 4 ed. Rio de Janeiro: Guanabara Koogan. 2006; 688-701.
7. Gadelha AR. Fototerapia focal. In: Procedimentos minimamente invasivos. São Paulo: Ed. Santos. 2006; 363-6.
8. Grundmann-Kolleman G et al. Cream psoralen plus ultraviolet A therapy for Granuloma annulare. B J Dermatol. 2001; 144:996-9.
9. Kerr HA, Lim HW. Photobiology and phototherapeutics. Adv Dermatol. 2003; 19:11-36.
10. Kollner K et al. Treatment of oral lichen planus with the 308 nm UVB excimer laser-early preliminary results in eight patients. Laser Surg Med. 2003; 33:158-60.
11. Mysore V. Targeted phototherapy. Indian J Dermatol Ven Leprol. 2009; 75(2):119-25.
12. Parrish JA, Jaenicke KF. Action spectrum for phototherapy of psoriasis. J Invest Dermatol. 1981; 76:359-62.
13. Rocha TN, Rocha RH. Excimer laser 308 nm no tratamento do vitiligo. Surg Cosmet Dermatol. 2010; 2(2):124-9.
14. Spencer JM, Nossa R, Ajmeri J. Treatment of vitiligo with the 308-nm excimer laser: a pilot study. J Am Acad Dermatol. 2002; 46:727-31.
15. Westerhof W, Nieuweboer-Krobotova L. Treatment of vitiligo with UV-B radiation vs. topical psoralen plus UV-A. Arch Dermatol. 1997; 133(12):1525-8.

Capítulo 55.6

Lasers em Cirurgia Dermatológica. Princípios Básicos

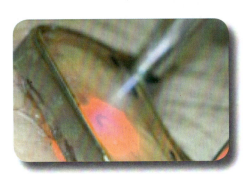

Alcidarta dos Reis Gadelha

Pontos de destaque

- O *laser* ou luz obtida por irradiação estimulada e amplificada hoje é indispensável na prática dermatológica, sendo o melhor ou único método terapêutico ou padrão-ouro em casos como mancha em vinho do Porto, melasma com componente dérmico ou vascular, rejuvenescimento, remoção de tatuagens e nevo de Ota, siringoma e rinofima.

- Os *lasers* são luzes de alta intensidade, monocromáticas, colimadas, coerentes e de longo alcance, por isso bastante específicas mas, por outro lado, dispendiosas, pois há necessidade de vários comprimentos de onda para tratar diferentes afecções. Esse obstáculo está sendo minimizado pela obtenção de dois e até quatro comprimentos de onda a partir de um único *laser*, como o de Nd-YAG-QS com 1.064 nm ou a criação de plataformas associando diferentes *lasers* e outras formas de energia em um só equipamento.

- Para utilizar, consciente e seguramente, os aparelhos de *laser* em tratamentos dermatológicos, é fundamental ter noções consistentes sobre as indicações e, em especial, sobre os mecanismos de interação do *laser* com a pele. Isso e o diagnóstico correto possibilitarão a escolha do melhor tratamento e, se for o *laser*, a seleção da técnica e o ajuste dos parâmetros de acordo com o tipo, a localização e a intensidade da lesão.

- O médico deve, também, dominar conceitos importantes como o de *laser* Q-Switched ou longo pulso, fototermólise seletiva, fracionada ou não (FTS ou FT), tempo de relaxamento térmico (TRT), dano térmico residual (DTR), microzonas térmicas (MTZ), duração de pulso (DP), cromóforos, comprimento de onda e *spot size*. São, ainda, relevantes na escolha dos parâmetros a definição de unidades de tempo, comprimento ou área e de energia, como hertz, mili, nano ou picossegundos, nanômetro e milímetros, fluência, potência, densidade de energia ou de potência.

- O treinamento com colegas experientes, possibilitando a seleção dos parâmetros e a execução adequada das técnicas, associado ao bom senso, favorecerão o alcance de melhores resultados e diminuirão a possibilidade de complicações mais sérias.

Conceito

O espectro de radiação eletromagnética (EMR) é amplo e compreende vários tipos de energias, com diferentes comprimentos de ondas como os raios gama, raios X, ultravioleta, luz visível, raios infravermelhos, micro-ondas e ondas de rádio. A unidade básica do EMR é o fóton e o comprimento de onda é inversamente proporcional à quantidade de energia que o fóton carrega. Assim, emissões com comprimento de onda menores possuem fótons com maior carga de energia e vice-versa.

A teoria do *laser* foi concebida por Albert Einstein, em 1916, ao prever que um fóton poderia induzir à emissão de outro fóton quando interagisse com uma molécula excitada. Produzido por excitação de moléculas de um determinado material, o *laser* pode ser, também, amplificado, significando, portanto, uma luz amplificada obtida por emissão de radiação estimulada.

O acrônimo LASER, criado por Gould (1957), baseado no MASER (micro-ondas, amplificação, estimulada, emissão, radiação), de Townes, tem o seguinte significado:

- **L:** *light* (luz);
- **A:** *amplified* (amplificada);
- **S:** *stimulated* (estimulada);
- **E:** *emission* (emissão);
- **R:** *radiation* (radiação).

Vale destacar que se atribui a Theodore Maiman, em 1960, a construção do primeiro *laser*, a partir do rubi (meio do *laser*) e com uma lâmpada similar a um *flash* fotográfico (fonte de energia). Esse *laser*, de 694 nm, no modo Q-Switched, ainda é útil na remoção de tatuagens e de lesões pigmentadas superficiais, como o lentigo solar.

Conceitos básicos de física importantes na utilização dos *lasers* em dermatologia

As moléculas, os átomos e os íons estão na natureza, em estado predominantemente de repouso, de energia mínima ou não excitado. Ocorrendo a excitação do átomo, os elétrons transferem-se para órbitas de maior energia até que um *quantum* de energia seja liberado na forma de fótons de radiação eletromagnética (EMR), voltando, então, o átomo à condição de repouso. Se um átomo já excitado

é novamente estimulado por suficiente energia adicional, o átomo volta, imediatamente, ao estado de repouso por liberação, no mesmo instante, de fótons idênticos, isto é, com o mesmo comprimento de onda, a mesma direção e a mesma orientação espacial. Quando mais da metade dos átomos estão excitados, diz-se que há *inversão da população* e, nessa situação, há maior chance de um átomo se chocar com outro excitado do que com um átomo em repouso que, apenas, absorveria a energia e não contribuiria para a liberação de fótons tipo *laser*. Assim, a energia do *laser*, que não existe na natureza, é obtida pela emissão estimulada, direcionada e concentrada de fótons.

Estrutura do *laser*

Embora, obviamente, a estrutura de um *laser* seja muito mais complexa, os seus componentes básicos são:

- **Ressonador ou cavidade óptica:** espaço ou recipiente onde é confinado o material que originará o *laser* (*lasing medium*), como o rubi, o gás carbônico ou o Nd:YAG;
- **Matéria-prima do *laser* (*lasing medium*):** o meio pode ser gasoso, sólido ou líquido (p. ex., gás carbônico [gasoso], rubi, diodo ou metal ionizado [sólidos] e corante[líquido]).

Os diodos são semicondutores que podem ser empregados na produção de energia *laser*, como no *laser* de diodo (800 nm), útil na depilação, e na emissão de LEDs (luz emitida por diodos), com comprimentos de onda reguláveis na faixa da luz visível (410, 590, 630 e 635 nm) e na do infravermelho (940 nm), comprimentos de ondas que podem ser utilizados no tratamento de várias afecções como acne, no fotorrejuvenescimento e na terapia fotodinâmica.

- **Fonte de energia (*power supply*):** corrente elétrica, radiofrequência ou luz que excita os átomos em repouso do *lasing medium*, elevando os elétrons a órbitas de maior energia, liberando e amplificando os fótons de *laser*.
- **Sistema de espelhos no final do ressonador:** para formar uma cavidade óptica.
- **Sistema de condução e liberação ou de entrega:** braço articulado com espelhos e/ou fibra óptica por onde é conduzida parte da luz do *laser* (5-10%) ao exterior.

LASERS EM CIRURGIA DERMATOLÓGICA. PRINCÍPIOS BÁSICOS

- ◆ **Peça de mão (*hand piece*):** na qual está a ponteira por onde passa a energia do *laser* para alcançar a pele. Alguns equipamentos dispõem de sistema de resfriamento de ponteiras, como as de safira, diminuindo a dor e aumentando a proteção da pele. Na peça de mão pode, em alguns aparelhos, como o de CO_2, ser acoplado um *scanner*.

- ◆ ***Scanner*:** serve para fracionar a emissão da energia como nos casos dos *lasers* usados para *resurfacing* fracionado ablativo, como o de CO_2, ou não ablativo, como o de de *erbium doped fiber glass*. Ademais, como em alguns *lasers* para depilação, serve para disparar a corrente em modo aleatório, diminuindo o calor e, consequentemente, a dor da aplicação.

Comprimento de onda da energia laser (WL ou CO)

A luz é uma corrente de partículas (fótons) que caminha a uma velocidade constante através do tempo e do espaço. O comprimento de onda é a distância entre os picos da onda de propagação da luz. O comprimento de onda dos *lasers* depende da matéria-prima da qual é obtida a energia. O rubi, meio sólido, gera um comprimento de onda de 694 nanômetros (nm); o gás carbônico, meio gasoso, proporciona um comprimento de onda de 10.600 nm e o corante tipo rodamina, líquido, como no *laser* de corante pulsado (*pulsed dye laser*), um comprimento de onda de 585-90 nm.

E importante frisar que cada fóton tem uma energia específica e, como já mencionado, quanto menor for o seu comprimento de onda, maior será a sua energia.

A grosso modo, o produto da multiplicação da frequência da luz (número de vezes que os picos da onda luminosa passam por um ponto em 1 segundo) ou F pelo seu comprimento de onda (CO) dá origem a uma constante que é igual à velocidade da luz (VL) ou 300.000.000 metros/segundo. Por isso, duplicando-se a frequência de uma luz, diminui-se seu comprimento de onda à metade. Assim um comprimento de onda de 1.064 nm, na faixa do infravermelho e invisível ao olho humano, pode ser reduzido a 532 nm, na faixa da luz verde, portanto, perceptível à visão. VL: F × CO ou CO:VL/F.

Na faixa situada entre 280 a 1.300 nm, quanto maior o comprimento de onda, maior também será

a profundidade de alcance do *laser*. Ademais, em função do comprimento de onda há, ainda, maior ou menor absorção da energia pelos cromóforos como a água, a melanina da epiderme ou do pelo e a hemoglobina, variando, por isso, a indicação dos *lasers*. Assim, o comprimento de onda de 532 nm, como o do *laser* de Nd:YAG de dupla frequência ou do *laser* KTP, tem grande afinidade pela melanina e hemoglobina, podendo ser utilizado no tratamento de lesões pigmentadas superficiais, como as melanoses solares, e das lesões vasculares, como as telangiectasias.

É interessante frisar que uma mesma fonte de *laser*, dependendo, de sistema especial de "filtragem" do equipamento, pode produzir diferentes comprimentos de onda. Assim, há *lasers* de diodo (*lasing medium*), com comprimento de onda de 800, 810 ou 1.450 nm, e *lasers* de Nd:YAG (*laser medium*) com comprimento de onda de 1.064 ou 1.320 nm (Figura 55.6.1).

Características da luz do *laser*

Alta intensidade

O *laser* emite grande número de fótons por área.

Monocromática

Possui uma só cor (ou faixa estreita) ou um único comprimento de onda. Entretanto, há exceções como no caso do *laser* de vapor de cobre que pode emitir, de modo quase contínuo (QC), dois comprimentos de onda: um verde (510,6 nm) e outro amarelo (578,2 nm). Além do mais, o comprimento de onda de 1.064 nm do *laser* de Nd:YAG, de neodímio, um raro elemento terrestre e de cristal de *yttrium-aluminum-garnet* ou pedra preciosa chamada granada, pode ser dividido à metade, 532 nm, pelo uso de um cristal de KTP (fosfato de titânio e potássio) ou por método fotoacústico. Mais interessante e versátil é a tecnologia desenvolvida pela empresa Hoya Conbio que permite em um único *laser* de Nd:YAG disponibilizar quatro comprimentos de onda, ampliando grandemente suas aplicações: 1.064, 532, 585 e o 650 nm. Estes dois últimos obtidos pela passagem do 532 através de duas ponteiras diferentes de corantes sólidos. Se a característica monocromática torna o *laser* mais específico e seguro, por outro lado, gera a necessi-

CIRURGIA DERMATOLÓGICA AVANÇADA

■ *Lasers* em Cirurgia Dermatológica. Princípios Básicos

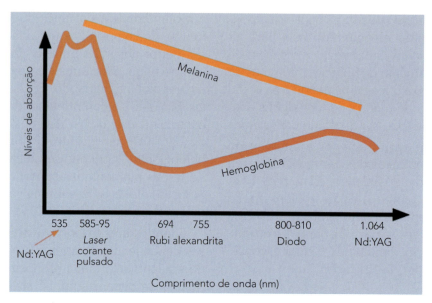

Figura 55.6.1 – *Comprimentos de onda × picos de absorção da melanina e hemoglobina.*

dade de o médico ter vários aparelhos para poder tratar diferentes afecções, encarecendo, sobremaneira, o método (Figura 55.6.2).

A obtenção de quatro comprimentos de onda a partir de apenas um, como no Nd:YAG QS da Hoya ConBio (Cynosure), de 1.064 nm, é uma alternativa interessante. A outra, uma grande tendência atual, é disponibilizar, numa só plataforma, diferentes *lasers* e até mesmo outras formas de energia, no sentido de ampliar a versatilidade do equipamento. Entretanto, as grandes limitações da plataforma são a impossibilidade de utilizá-la simultaneamente em dois ou mais pacientes, como nos aparelhos separados, e se ocorrer um problema em um dos componentes pode comprometer e inviabilizar a utilização dos demais. Além disso, o tamanho, peso e o custo da plataforma e da manutenção geralmente são bastante elevados.

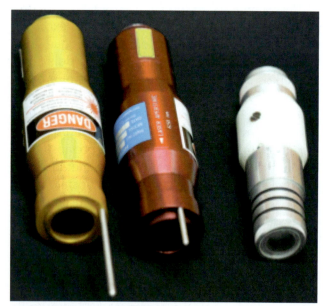

Figura 55.6.2 – *Ponteiras do Revlite Cynosure; Nd:YAG-QS, 1.064. Com a branca obtêm-se os comprimentos de onda de 1.064 nm e 532 nm; com a vermelha, o 650 nm e com a amarela, o 585 nm, aumentando a versatilidade do aparelho.*

Colimada

Tem ondas sincronizadas no tempo e no espaço, com picos e quedas coerentes, como se todas estivessem marchando no mesmo passo.

Coerente

Diferente da luz comum que se propaga em várias direções, o *laser* caminha em uma única direção.

Longo alcance

A luz do *laser* pode alcançar longas distâncias sem perda de sua intensidade. Isto representa um benefício mas, também, um perigo, já que a luz do *laser* refletida em um objeto metálico pode atingir uma pessoa da equipe ou o próprio paciente em outra área que não aquela a ser tratada, como o globo ocular ou, ainda, um material inflamável como o oxigênio, provocando um incêndio.

Lasers em Cirurgia Dermatológica. Princípios Básicos ■

Fenômenos que ocorrem quando a luz do *laser* atinge a pele – interação do *laser* com os tecidos

Absorção

Por cromóforos como a água (*laser* de CO_2), de comprimento de onda de 10.600 nm e de *erbium*, 2.940 nm; melanina (Nd:YAG 532) e hemoglobina (*laser* de corante pulsado: 585-95 nm).

A melanina da epiderme é absorvida, principalmente, na faixa de 400 a 600 nm e a hemoglobina dos vasos da derme papilar na faixa de 400 a 620 nm; nas tatuagens, o pigmento vermelho é absorvido em torno de 530 nm; o pigmento azul, próximo de 585 nm; o verde, em torno de 650 nm e pigmentos escuros e melanina dérmica (nevo de Ota), entre 605 a 1.064 nm. Portanto, cada cromóforo tem uma faixa ou pico preponderante de absorção de energia, em alguns casos, como nas lesões pigmentadas superficiais, nas telangiectasias e nas tatuagens vermelhas, os cromóforos estão em faixas semelhantes e um único *laser* com comprimento de onda de 532 nm, como o Nd:YAG de dupla frequência, pode tratá-las. Entretanto, em lesões pigmentadas superficiais e profundas, ou tatuagens com duas ou três cores, os cromóforos têm faixas distintas de absorção e mais de um *laser* ou um *laser* que forneça dois a quatro comprimentos de onda diferentes, é necessário para destruí-las.

Os cromóforos são moléculas que absorvem energia, como as da água, as da melanina e as da hemoglobina, mas também, o ácido urocânico e as proteínas, como o DNA. Não devem ser confundidos com os alvos que são as estruturas que se pretendem atingir com o *laser*, como o pelo, onde o cromóforo é melanina; o vaso, onde o cromóforo é a hemoglobina e o colágeno, onde o cromóforo é água. Da mesma maneira, a protoporfirina IX, liberada a partir do ácido 5-aminolevulínico (ALA) ou do metilevulinato (colocado na lesão cutânea) é um cromóforo que se combina mais intensamente com células (alvo) da ceratose actínica ou as do carcinoma basocelular superficial que com as da pele normal. A geração de oxigênio *singlet* por irradiação com uma luz, como a LED (luz emitida por diodo), de 630 nm, destrói as células neoplásicas, em um método chamado de terapia fotodinâmica.

Transmissão

Penetração da luz, sem atenuação, a profundidades diferentes: de modo geral, quanto maiores forem o comprimento de onda do *laser* e o *spot size*, maior será a profundidade alcançada. Na faixa compreendida entre 280 nm (ultravioleta) e 1.300 nm (infravermelho), a profundidade atingida pelo *laser* é proporcional ao comprimento de onda. Acima de 1.300 nm, entretanto, a penetração da luz é diminuída em consequência da absorção da energia pela água da pele. Assim, os *lasers* de *erbium*, de 2.940 nm e de CO_2 de 10.600 nm são intensamente absorvidos pela água, diminuindo a profundidade alcançada por eles, o que, por outro lado, possibilita, utilizando *scanners* especiais, a vaporização controlada das camadas superficiais da pele, como no *resurfacing* (método ablativo de rejuvenescimento).

Reflexão

Cerca de 95% da luz *laser* penetram na pele e somente 5% são refletidos pela camada córnea, entretanto, isso varia do grau de refração e da espessura da pele.

Dispersão

Mudança de direção da luz do *laser* na pele, devida principalmente ao colágeno, sem absorção, até que alcance o cromóforo. De modo geral, luz com comprimento de onda menor, tendo maior dispersão, atinge menor profundidade, enquanto energias com comprimentos de onda maiores, situados entre 280 a 1.300 nm, apresentando menor dispersão, alcançam maiores profundidades na pele.

Cromóforos principais

Como já mencionado, os cromóforos são componentes que absorvem melhor determinado comprimento de onda.

◆ **Melanina:** a epidérmica absorve melhor os CWs menores que 800 nm, por isso o *laser* de 532 nm como Nd:YAG-QS de dupla frequência, funciona muito bem no tratamento de lesões melanocíticas epidérmicas como o lentigo solar. Já o *laser* de Nd:YAG de 1.064 nm, como é muito pouco absorvido pela melanina da epiderme, pode ser utilizado para depilação com maior segurança que

CIRURGIA DERMATOLÓGICA AVANÇADA

os *lasers* de CWs menores como diodo, de 800 nm, ou o alexandrita, de 755 nm. Além do mais, o Nd:YAG pode ser útil, também, para tratamento de lesões com melanina na derme, como o melasma misto ou dérmico e o nevo azul, ou ainda, pigmentos escuros de tatuagem.

- **Hemoglobina:** conforme se observa na curva de absorção dos *lasers* segundo o CW, a oxiemoglobina tem um pico de absorção em 517 nm e outros dois picos, embora menores, em 540 e 577 nm. Disso se depreende que, como os picos de absorção da hemoglobina e da melanina estão muito próximos, o risco de acromia ou hipocromia na destruição de vasos oxigenados com os *lasers* KTP 532 nm ou FPDL entre 585-600 nm, é muito elevada, devendo-se evitar o tratamento em pacientes de fototipos mais altos e em pele bronzeada. Pelo contrário, os vasos mais profundos e de cor azulada podem ser tratados com *lasers* de comprimento de onda maior e, portanto, com menor absorção pela melanina epidérmica, como o de Nd:YAG de longo pulso de 1.064 nm.

- **Água:** é o principal cromóforo dos *lasers* na faixa do infravermelho, como o de CO_2, de 10.600 nm; o de Er:YAG, de 2.940 nm e o Er:*glass* de 1.550 nm. Os dois primeiros são muito usados no *resurfacing* fracionado ablativo e o último no não ablativo. O aquecimento da água e o dano térmico subsequente levam a retração, neoformação e remodelagem do colágeno e, consequentemente, ao rejuvenescimento da pele.

Exemplos de alvos importantes × TRT

Estrutura	Diâmetro	TRT
Melanossoma	0,5-1 µm	0,2-0,25 ms
Pequenos vasos	0,1-0,4 mm	10-80 ms
Pelo	200 a 300 µm	40-100 ms

Os *lasers* podem ser emitidos de formas:

- **Contínua ou ininterrupta:** como o de CO_2 contínuo, com picos de potência baixos mas por tempo prolongado causando maior dano térmico, desidratação, carbonização e formação de fumaça.

- **Fatiada ou picada:** em pulsos muito próximos e, como o contínuo, com baixos picos de potência e por um longo período, causando também grande dano térmico.

- **Pulso único**.

- **Pulsos repetidos**.

Nesse grupo dos pulsos repetidos em intervalo e potência programados são incluídos:

- **Modo superpulsado**, em pulsos curtos mas de altos picos de potência e com intervalo mais longo, propiciando maior dissipação do calor e, consequentemente, menor dano térmico, menos desidratação, carbonização e formação de fumaça. No modo superpulsado o pico de potência chega a ser dez vezes maior que no modo contínuo e quatro a cinco vezes maior que no fatiado.

- **Modo ultrapulsado** também emite pulsos de alto pico de energia, porém com maior duração, elevando a densidade de potência, e intervalo mais longo ainda entre os pulsos, permitindo maior dissipação do calor e, portanto, ocasionando muito menos dano térmico tecidual. Um ultrapulso equivale em potência a quatro a cinco superpulsos. Portanto, o modo ultrapulsado, patenteado pela Lumenis Inc., tem maior densidade de potência, maior intervalo entre o pulso e causa menos dano térmico que o modo superpulsado.

Unidades importantes nos *lasers*

De tempo ou relacionadas com o tempo

- **ms:** 1 milissegundo: milésima parte do segundo ou 10^{-3} s, ou 0,001 s.

- **µs:** 1 microssegundo: é 1 milésimo do microssegundo e 1 milionésimo do segundo ou 10^{-6} s. O certo é micro e não micra e abreviatura µs e não somente µ.

- **ns:** nanossegundo: 1 bilionésimo do segundo (10^{-9} s). Utilizados nos *lasers* Q-Switched.

- **ps:** picossegundo: é 1 milésimo do ns e 10^{-12} s ou 1 trilhonésimo do segundo. Já existentes no mercado, como o Picosure, da Cynosure, para tratamento de lesões pigmentadas como as tatuagens.

- **fs:** femtossegundo: 1 milionésimo de um bilionésimo de segundo ou 10^{-15} s. Agora, muito empregados em oftalmologia para tratamento de distúrbios da refração.

- **Hz (hertz):** ciclo por segundo. Exemplo: 2 hertz: 2 ciclos ou 2 disparos por segundo. Muito importante para o tempo gasto no procedimento. Em *lasers* Nd:YAG QS, 1.064 nm a velocidade chega a 10 Hz, permitindo um tratamento de tatuagens escuras muito rapidamente.

- **KHz (quilohertz):** mil ciclos por segundo.

- **MHz (megahertz):** um milhão de ciclos por segundo.

- **TRT:** tempo de relaxamento térmico ou tempo suficiente para que um determinado alvo dissipe 50% da energia absorvida. Quanto maior a área do alvo, maior será o TRT. Alvos de forma plana têm maior TRT do que alvos esféricos ou cilíndricos com a mesma área. O TRT é diretamente proporcional ao quadrado do tamanho e inversamente proporcional à a área do alvo. Obviamente, quanto maior for a concentração do cromóforo, maior será o TRT. O TRT pode ser calculado pela fórmula: TRT: $d^2/4k$, onde "d" expressa o diâmetro da estrutura ou a espessura do tecido e "k", a difusibilidade térmica.

- **Duração do pulso ou largura do pulso (PW):** tempo de liberação de uma certa quantidade de energia ou duração da exposição ao *laser*.

Se uma mesma quantidade de energia for liberada em pulso mais rápido, a lesão térmica será maior, se o pulso for mais longo, a lesão térmica será menor e se for muito longo, superior ao TRT do alvo, pode ser insuficiente para destruí-lo. Exemplo: para destruir o pelo (alvo), sem comprometer a epiderme, o pulso deve ser mais longo que o TRT da epiderme (para que esta tenha tempo de se resfriar), porém, menor ou igual ao TRT do pelo, para que este não tenha tempo suficiente de se resfriar. Teoricamente, então, para destruir um pigmento, como o da tatuagem, de forma arredondada e pequeno diâmetro (0,1 µm), portanto, de menor TRT (10 ns), deve-se utilizar um pulso curto, como o fornecido pelo *laser* Q-Switched de, apenas, 10 ns de duração. Por outro lado, para destruir um pelo terminal, grosseiramente cilíndrico e bem maior, de 200-300 µm de diâmetro, consequentemente, com um TRT também maior (40-100 ms), é necessário utilizar um pulso longo, porém igual ao TRT do pelo ou menor que ele. O emprego de baixas energias ou de energias emitidas em pulsos muito longos, acima do TRT do alvo, em vez de provocar uma depilação, pode induzir a uma bioestimulação, levando ao aumento da espessura e do número de pelos na área tratada. Entretanto,

segundo o conceito de fototermólise seletiva expandida, na depilação, o tempo de dano térmico deve ser maior que o TRT para que o calor liberado pela haste e o bulbo do pelo se dissipe e destrua a matriz vascular, sem o cromóforo que é a melanina, todavia, não exageradamente maior para que não provoque lesão tecidual circundante indesejável.

- **Ciclo de trabalho ou taxa de trabalho (*duty cycle*):** porcentagem de tempo em que um *laser* pulsado está funcionando em relação ao tempo inativo.

- **Onda ou corrente pulsada (PW):** forma interrompida de liberação da energia em pulsos curtos, muito curtos (super ou ultrapulsos) e longos, na faixa de milissegundos.

- **Q-Switched (*quality switched*):** sistema que propicia armazenamento de elevada quantidade de energia que é liberada, abruptamente, em pulsos de duração muito curta (em nanossegundos), com picos de potência extremamente altos (mega e gigawatts) como no *laser* rubi Q-Switched e no Nd:YAG Q-Switched empregados no tratamento de tatuagens. Sistema semelhante existe no *laser* FEDL (*flash excited dye laser*), em que um capacitor armazena elevada quantidade de energia e a libera em alta velocidade quando acionado.

- **Onda ou corrente contínua (CW):** *laser* liberado sem interrupções. Em alguns aparelhos de *laser* de CO_2 a corrente pode ser liberada de forma contínua ou interrompida em pulsos.

- **Onda ou corrente quase contínua (QC):** pulsos emitidos em intervalos muito pequenos ou com grande rapidez de repetição.

- **Energia ou fototermólise fracionada:** foi criada, inicialmente, para o *laser* não ablativo de Er:*glass*, de 1.550 nm, mas agora está disponível também para *lasers* ablativos, como o de CO_2 e Er:YAG. Nessa técnica o *laser* faz várias microperfurações, ocasionando colunas de dano térmico (MZT) na epiderme e derme. São programados a distância e o número de pontos por área, à semelhança dos *pixels* fotográficos, em função da gravidade, do tipo e da localização da lesão, sendo que as MZT, como já frisado, variam em profundidade e largura.

De comprimento ou área

- **m:** metro = 1 metro ou 1 m.

- **cm:** centímetro = 1 centésimo do metro (10^{-2} m).

- **cm²:** centímetro quadrado = cm × cm
- **mm:** milímetro = milésima parte do metro (10^{-3} m).
- **μm:** micrômetro = milésima parte do milímetro (10^{-6} m).
- **nm:** nanômetro = milésima parte do micrômetro (10^{-9} m).
- **Å:** Angstron = 1 décimo do nanômetro (10^{-10} m)
- **pm:** picômetro = (10^{-12} m).
- **Mancha do *laser* ou *spot size*:** diâmetro da área de tecido exposta ao *laser*. Em dermatologia, seria o diâmetro da corrente de *laser* que atinge a pele. Com *spot size* maior há necessidade de mais energia, porém, como há menor perda de fótons por dispersão do que com o emprego de *spot size* menor, a profundidade alcançada é, também, maior.
- **Área da ponteira:** é a superfície da ponteira de aplicação do *laser* que nem sempre corresponde ao *spot size*. Exemplo: no *laser* de CO_2 a ponteira focalizada, isto é, em contato com a pele, tem um *spot size* menor e o *laser* secciona ou perfura. Se a ponteira é desfocalizada (afastada da pele), o *spot size* é maior e o *laser* serve para coagular. Em alguns equipamentos de *laser* de Nd:YAG de longo pulso, pela mesma ponteira pode ser liberada energia em *spot size* de 2, 5, 7 e 10 mm.

Quanto maiores forem o tamanho do *spot size* e a velocidade de disparos por segundo, maior será a velocidade de realização do procedimento. Na depilação de áreas extensas como as pernas ou o tronco, estes parâmetros são muito relevantes.

Como a tradução literal de *spot size* não satisfaz (mancha do *laser* ou diâmetro de abrangência da corrente de *laser*), é comum se utilizar o termo original, como ocorre, por exemplo, com *upgrade* ou *site*.

Unidades ou termos relacionados com energia

- **Fóton ou quanta:** menor unidade de energia eletromagnética.
- **Energia eletromagnética (EMR)** ou radiação eletromagnética: compreende toda energia do espectro eletromagnético que vai dos raios cósmicos às ondas marítimas, sendo a faixa mais empregada nos *lasers* dermatológicos a que vai de 308 nm (*excimer laser*), na faixa do ultravioleta B, utilizado no tratamento da psoríase e do vitiligo aos raios infravermelhos até o comprimento de onda de 10.600 nm, como no *laser* de CO_2, muito útil na incisão, vaporização e no *resurfacing*. Enquanto a principal fonte de radiação é o sol, um *lasing medium* (matéria-prima do *laser*) excitado é a principal fonte de energia do *laser*.

Da radiação solar, 60% pertencem à faixa do infravermelho, quase 40% à luz visível e somente 3% ao ultravioleta. Energias eletromagnéticas com comprimento de onda inferior a 200 μm não atingem a superfície terrestre, já que são absorvidas pelo oxigênio e pela camada de ozônio.

Dentro do espectro eletromagnético se encontra a luz visível, na faixa de 400 a 760 nm, com zonas imbricadas de VAVAAV, ou seja, de cores violeta, azul, verde, amarelo, alaranjado e vermelho. A rodopsina da retina, absorvendo esta faixa de comprimento de onda, leva à formação de imagens. Portanto, muitos *lasers*, como o Nd:YAG, com 1.064 nm ou o de CO_2, de 10.600 nm, são invisíveis ao olho humano, necessitando de uma luz-guia, como a fornecida pelo hélio neon (HeNe), para a percepção da área atingida pelo *laser* (Figura 55.6.3).

Abaixo do espectro visível está a faixa de ultravioleta (290-400 nm) e acima, observam-se o infravermelho; as micro-ondas (dos fornos de

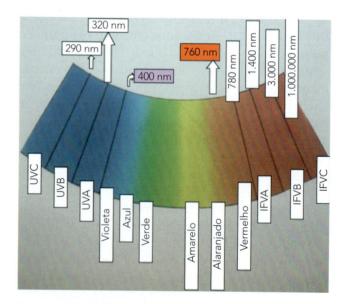

Figura 55.6.3 – *Faixas do espectro eletromagnético mais utilizadas em dermatologia – espectro da luz visível – 400 a 760 nm. UVA: ultravioleta A; UVB: ultravioleta B; UVC: ultravioleta C; infravermelho A ou curto (IFVA); IFVB: B ou médio; IFVC: C ou longo.*

micro-ondas); as ondas de telefonia celular; de televisão e de rádio FM, e; mais acima, as ondas de rádio AM. Na verdade, como destaca Sampaio, os aparelhos chamados de radiofrequência, utilizando frequências entre 500 KHz (500.000 hertz) e 4 MHz (4.000.000 hertz) englobam as ondas não só de rádio AM e FM, como também, as de televisão, por isso deveriam ser chamados, mais apropriadamente, de aparelhos de rádio-tv-frequência.

Os *raios ultravioletas* são divididos em:

- **A:** A_1 (340 a 400 nm) e A_2 (320 a 340 nm). Usados em fototerapia;

- **B:** banda larga ou *broad band* (290-320 nm) e banda estreita ou *narrow band* (311-313 nm), muito empregados em fototerapia. O *laser excimer*, de 308 nm, é um exemplo de utilização do UVB em medicina, sobretudo em dermatologia e oftalmologia;

- **C:** Não alcança a superfície terrestre, entre 200-290 nm.

Os *raios infravermelhos*, que representam 50-60% da radiação solar, são divididos em:

- **A** ou **curto** ou IF próximo (*near* IR) (780 a 1.400 nm), portanto *lasers* de diodo usados para depilação estão nesta faixa;

- **B** ou **médio** (1.400 a 3.000 nm: os *lasers* de érbio, como Er:YAG (2.940 nm) e o Er:*doped fiber glass* de 1.550 nm;

- **C** ou **longo** (3.000 a 1.000.000 nm). O *laser* de CO_2 de 10.600 nm.

É importante, também, destacar que muitas das fontes de energia utilizadas em dermatologia não são *lasers*, como a luz infravermelha entre 1.000 a 1.800 nm empregada em rejuvenescimento não ablativo (Titan), as ondas de rádio e TV, utilizadas nos aparelhos de radiofrequência, para cortar e vaporizar a pele ou provocar retração e rejuvenescimento cutâneo, e algumas luzes emitidas por diodos (semicondutores) ou LEDs. Há aparelhos e LEDs, que propiciam vários comprimentos de onda, como 410 nm (azul), 590 nm (amarelo), 630 nm (vermelho) e 940 nm (infravermelho). Esses tipos de luzes podem ser liberados, isolada ou conjuntamente, tendo, por isso, várias aplicações como tratamento de acne ativa, terapia fotodinâmica e fotorrejuvenescimento, atenuação da flacidez, cicatrizante, analgésico e anti-inflamatório e estimulação do crescimento do cabelo.

Há, ainda, dispositivos como os de luz pulsada não coerente e não colimada, em que cortes são feitos, permitindo obter várias faixas de comprimento de onda, podendo, assim, ampliar as indicações terapêuticas, embora diminuindo a sua precisão e/ou especificidade. Por outro lado, um *excimer laser* emite um comprimento de onda de 308 nm, portanto, dentro da faixa de ultravioleta B e uma lâmpada de quartzo com vapor de mercúrio é capaz de produzir raios ultravioleta B (290-320 nm) ou ultravioleta A (320-400 nm), podendo ambos aparelhos, um *laser* e o outro não, ser utilizados para finalidades terapêuticas similares. Isto é observado na fototerapia focal, em que a luz é aplicada somente na lesão, como no tratamento do vitiligo e da psoríase localizados.

- **Potência:** grau de liberação de fótons do *laser* por segundo, fluxo ou *performance* do *laser* ou energia/tempo – Watts (W). Um kilowatt (kW) tem 1.000 Watts, 1 megawatt (mW), um milhão de Watts e um gigawatt, um bilhão de Watts. Já a energia é a potência multiplicada pelo tempo de aplicação, ou massa × velocidade ou, ainda, força × comprimento e é medida em Joules. Portanto, enquanto a energia é a unidade de trabalho expressa em Joules, a potência, medida em Watts, é a proporção com a qual é liberada a energia. Dependendo da potência, os *lasers* podem ser classificados em de *baixa potência ou intensidade* (LBP) – aqueles com menos que 1 Watt de potência, como os LEDs e os *lasers de alta potência* (LAP) com mais de 1 Watt de potência, a maioria dos *lasers* usados em dermatologia.

- **Potência de pico (peak power):** maior potência alcançada no pulso (pico de potência). Às vezes aparelhos semelhantes, de mesmo comprimento de onda e com a mesma potência, possuem desempenhos diferentes por produzirem energias de pico desiguais.

- **Dose energética ou fluência:** quantidade total de energia dividida pela área de corte transversal da corrente ou irradiância ou tempo de exposição e é expressa em Joules/cm^2.

- **Irradiância ou densidade de potência:** é a potência liberada por área (W/cm^2) e não deve ser confundida com a fluência, que significa a quantidade de energia liberada por unidade de área, ou J/cm^2.

■ *Lasers* em Cirurgia Dermatológica. Princípios Básicos

◆ **Frequência da luz:** é o número de picos de onda que passa por um ponto em 1 segundo e é expresso em Hertz. A frequência multiplicada pelo comprimento de onda é sempre igual a uma constante que representa a velocidade da luz ou 300.000 km/segundo, ou seja, VL: CO × F.

Ação do *laser* no tecido
Fototérmica

Efeito do calor: a mais de 50 °C ocorre desnaturação e coagulação das proteínas e a 100 °C, a vaporização.

◆ **Resposta ao choque térmico (HSR):** inibição da síntese de proteínas normais e produção das chamadas proteínas de choque térmico (HSP), mais resistentes ao calor do que as proteínas normais.

◆ **Dano térmico (RTD):** extensão da lesão térmica induzida no tecido.

◆ **O tempo relaxamento térmico (TRT):** corresponde ao tempo necessário para que um alvo específico dissipe 50% da energia do *laser* absorvida.

◆ **Fototermólise seletiva (FTS):** conceito que estabelece a relação entre a eficácia e a segurança de um *laser*, fundamentado em três parâmetros: a) que o *laser* tenha um comprimento de onda tal que seja absorvido predominantemente pelo alvo; b) que seja liberado em uma fluência suficiente para destruir o alvo; c) que não cause destruição significante do tecido normal circundante, não só pelo uso da frequência adequada como pela obtenção da precisa duração de pulso (DP). Normalmente a DP deve ser ou igual ou um pouco inferior ao TRT do alvo. Com a fototermólise seletiva o *laser* tem a capacidade de destruir focalmente o alvo, sem comprometer significantemente o tecido circunvizinho.

◆ **Fototermólise fracionada:** a energia do *laser* é, controladamente, disparada para formar pequenos pertuitos, causando danos colunares na epiderme e derme (ZMT), mas deixando áreas de pele normal entre eles, permitindo uma rápida recuperação da pele. A profundidade e a largura das MZT dependem do tipo de *laser*, dos parâmetros selecionados, como a concentração dos pertuitos ou densidade de energia e a fluência, como também da técnica escolhida, como o número de passadas ou sobreposição.

◆ **Zona microtérmica (ZMT):** colunas de dano térmico que variam entre 300 μm a 1,5 mm e a largura de 140 a 340 μm, conforme o tipo de *laser* e os parâmetros utilizados. A concentração é programada à semelhança dos *pixels* da máquina digital. Permite tratamento de lesões como cicatrizes de acne e fotorrejuvenescimento, com rápida recuperação, já que as ZMT atingem numa sessão somente parte da área tratada.

Para minimizar ou evitar os efeitos térmicos na epiderme, levando à queimadura, utilizam-se os seguintes *métodos de resfriamento*:

◆ **Resfriamento da ponteira:** mecanismo disponível no próprio *laser* que resfria as ponteiras, como as de safira (*cooling device*), cuja temperatura chega entre 1 e 4 °C, reduzindo um pouco a dor do procedimento.

◆ **Uso de gel de ultrassom gelado** na pele antes de aplicar o *laser*. Pouco efetivo.

◆ **Compressas de soro gelado** antes e após o procedimento.

◆ **Aplicação de ar resfriado** na pele, com aparelhos como o SynerCool e Zimmer Cryo 6, estrangeiros, e o Freddo e o Siberian, nacionais, que captam o ar ambiente, filtram-no e o resfriam, entre –4 a –32 °C. O ar resfriado é, então, aplicado sob a forma de jatos, na pele a ser tratada antes, durante e após o procedimento, reduzindo acentuadamente a dor provocada pelos *lasers* ou aparelhos afins.

Ação fotomecânica

Os *lasers* Q-Switched, liberando grande quantidade de energia em pulsos muito rápidos, de nanossegundos, produzem ondas acústicas e ondas de choque que provocam a desintegração de alvos, como pigmentos de tatuagens, com o mínimo dano térmico do tecido circundante. A cavitação é a formação de bolhas de vapor, induzida pela ação da temperatura e da pressão, as quais se expandem e se retraem, abruptamente, constituindo, também, um mecanismo importante de destruição de um alvo, como um vaso sanguíneo.

Ação fotoquímica

Alterações químicas como as induzidas pela associação do *laser* com o ALA na terapia fotodinâmica, gerando o oxigênio (*singlet*), aumentam o poder destrutivo sobre os tecidos como nas ceratoses actínicas.

Ação de fotomodulação

Muito empregada nas luzes emitidas por diodos (LEDs) que, agindo principalmente na mitocôndria, modulam ações, ampliando-as, como no estímulo à cicatrização ou diminuindo-as como no uso para amenizar o eritema ou a dor.

Segurança no uso dos *lasers*

Os *lasers* revolucionaram a Medicina, especialmente na área de Dermatologia e, em certos casos, como no nevo azul e no angioma plano, é o único tratamento eficaz disponível. Por outro lado, o limite entre o excelente e o péssimo resultado está muito próximo. Para tentar evitar ou minimizar sérias complicações, recomendam-se as seguintes medidas:

- Use um adesivo próprio na porta da sala onde está ou estão o(s) aparelho(s);
- Tenha sempre disponível um aspirador com filtro biológico eficiente para evitar a aspiração de partículas contendo vírus, como o HPV, ao vaporizar uma verruga ou fazendo um *resurfacing*;
- Tenha cuidado com a utilização de antissépticos inflamáveis antes do procedimento com *laser*. Se usá-los, seque bem o local antes de disparar o *laser*. É melhor nem ter inflamáveis como álcool e oxigênio na sala de *laser*, para evitar queimadura ou incêndio;
- Use e faça todos que se encontrem na sala usarem óculos de proteção específicos para o comprimento de onda do *laser* utilizado. Lembre-se, num disparo ocasional, mesmo que não seja direcionado ao olho, a luz pode se refletir em um objeto metálico e atingir o globo ocular, podendo, inclusive, levar à cegueira. Em procedimentos realizados próximo ao globo ocular, como no caso de blefaroplastia ou *resurfacing* de pálpebras, é mais prudente empregar um protetor diretamente aposto ao olho, após aplicação de pomada anestésica;
- Leia cuidadosamente o manual e faça um criterioso treinamento com membros da empresa e também com outros colegas que já possuem experiência com o aparelho;
- Comece o tratamento, cautelosamente, com fluências menores que as preconizadas nos protocolos ou faça um teste em determinada área, antes de tratar toda a lesão. Não acredite em tudo que promete a propaganda, você poderá gerar falsas e danosas expectativas e provocar lesões graves no paciente;
- Tente amenizar a dor com o emprego de anestésico tópico, gel gelado ou aparelhos de resfriamento com ar gelado;
- Evite o tratamento em pessoas bronzeadas ou gestantes e tenha muito cuidado com aquelas com propensão a queloide;
- Procure se policiar para não tentar resolver todas as demandas de seus pacientes com o *laser*. Às vezes, uma alternativa mais simples, menos traumática e menos onerosa pode ser a melhor escolha.

Conclusão

Infelizmente, a propaganda abusiva e, mesmo, enganosa ou amparada em trabalhos sem os rigo-

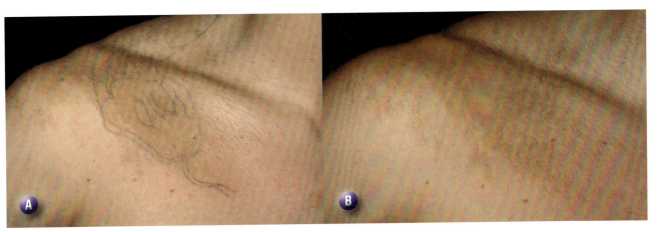

Figura 55.6.4 – **(A-B)** *Em remoção de tatuagem, o laser é o padrão-ouro. Nd:YAG QS, 1.064 – quatro sessões em paciente com nevo de Becker e tatuagem.*

■ *LASERS* EM CIRURGIA DERMATOLÓGICA. PRINCÍPIOS BÁSICOS

Tabela 55.6.1

EXEMPLOS DE *LASERS* UTILIZADOS EM DERMATOLOGIA × COMPRIMENTO DE ONDA E PRINCIPAIS INDICAÇÕES

Nome	Comprimento de Onda Nanômetros (nm)	Principais Indicações
Excimer	308 nm	Psoríase e vitiligo
Fosfato de titânio e potássio (KTP)	532 nm	Telangiectasias, melanoses e rugas superficiais
De corante pulsado ou *flashlamp pumped pulsed dye laser* (FPDL)	585, 590, 595 ou 600 nm	Lesões vasculares como angioma plano, verruga, psoríase, cicatrizes hipertróficas e estrias recentes
Rubi de pulso longo	694 nm	Depilação em peles claras
Rubi Q-Switched	694 nm	Lesões pigmentadas superficiais como melanoses e profundas como nevo de Ota e tatuagens escuras
Alexandrita de longo pulso	755 nm	Depilação em peles claras
Alexandrita Q-Switched	755 nm	Lesões pigmentadas superficiais como melanoses e profundas, como o nevo de Ota e tatuagens escuras
Diodo de baixa frequência	660 nm	Alopecia, cicatrização e analgesia
Diodo	800 ou 810 nm	Depilação, telangiectasias
Diodo (EVLT) – terapia com *laser* endovenoso ou com ponteira	810 nm	Varizes calibrosas, como as da safena; telangiectasias e microvarizes
Diodo	1.450 nm	Rejuvenescimento não ablativo, cicatriz de acne
Neodymium-doped yttrium aluminium garnet (Nd:YAG) de longo pulso	1.064 nm	Depilação em peles claras e escuras, telangiectasias e varizes
Nd:YAG Q-Switched, de dupla frequência	1.064 nm e 532	Lesões pigmentadas profundas como nevo de Ota, tatuagens escuras, lesões pigmentadas e rugas superficiais, tatuagem vermelha e telangiectasias
Nd:YAG Q-Switched de dupla frequência e com ponteira *multilight*	1.064, 532, 585 e 650 nm	Lesões pigmentadas superficiais, profundas, tatuagens multicoloridas, rejuvenescimento e depilação
Nd:YAG longo pulso	1.320 nm	Rejuvenescimento não ablativo
Erbium-glass (Er:*glass*)	1.540 nm	Rejuvenescimento não ablativo (pequenas rugas)
Fiber-glass	1.550 nm	Fototermólise fracionada: cicatriz de acne, rejuvenescimento, melasma
Erbium-doped yttrium aluminium garnet (Er:YSGG)	2.790 nm	Rejuvenescimento microablativo
*Erbium:*YAG (Er:YAG)	*Erbium* fracionado 2.940 nm	Vaporização e *resurfacing* ou rejuvenescimento ablativo e fototermólise fracionada
CO_2 e CO_2 fracionado	10.600 nm	Incisão, vaporização e *resurfacing* ablativo e fototermólise fracionada

res da metodologia científica, faz com que muitos profissionais, algumas semanas ou poucos meses após a aquisição de um *laser* de elevado custo, tenham o desencanto de constatar que os benefícios e o grau de segurança são bem inferiores aos propalados.

O *laser* pode ser muito útil, bom, excepcional ou a melhor opção de tratamento (Figura 55.6.4), mas nem sempre é a única. A qualidade do resultado depende não somente da utilização de um bom e moderno equipamento mas, também e, principalmente, da formação, do conhecimento, da experiência e da habilidade do profissional que o manuseia. O diagnóstico preciso das dermatoses e a escolha do método terapêutico mais apropriado são pré-requisitos essenciais à realização de qualquer procedimento (Tabela 55.6.1).

BIBLIOGRAFIA CONSULTADA

1. Gadelha AR, Costa IMC. Cirurgia Dermatológica em consultório. 2 ed. São Paulo: Atheneu; 2009; 1114p.
2. Goldman MP, Fitzpatrick RE. Cutaneous laser surgery. St. Louis: Mosby. 1994; 338 p.
3. Hirsch RJ, Wall TL, Avram MM et al. Princípios do laser – Interações com a Pele. In: Dermatologia. 2 ed. Tradução. Bolognia JL, Jorizzo JL, Rapini RP. Rio de Janeiro: Elsevier. 2011; 2:2089-97.
4. http://www.thenewjerseyinfertilitytreatmentcenter.com/d_c02_laser.php
5. Jedwab SKK. Laser e outras tecnologias na dermatologia. São Paulo: Santos. 2010; 218p.
6. Kalil CLPV, Costa FB, Reginatto FP. Princípios básicos. Física do Laser. In: Tratado de cirurgia dermatológica, cosmiatria e laser. Kadunc B, Palermo E, Addor F et al. Rio de Janeiro: Elsevier. 2012; 757-62.
7. Roenigk RK, Roenigk HH. Dermatologic surgery. 2 ed. New York: Marcel Dekker Inc. 1996; 1.385 p.
8. Sakamoto FH, Wall T, Avram MM et al. Lasers and Flashlamps in Dermatology. In: Fitzpatrick's Dermatology in General Medicine. 7 ed. Wolff K, Goldsmith LA, Katz SI et al. New York: McGraw Hill. 2008; 2:2263-79.
9. Sampaio SS, Rivitti EA. Dermatologia. 2 ed. São Paulo: Artes Médicas. 2001; 1.156p.

Capítulo 55.7

Incisão e Vaporização com *Laser* de CO$_2$ Contínuo ou Pulsado

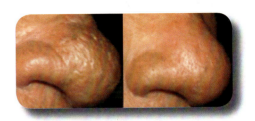

Alcidarta dos Reis Gadelha

Pontos de destaque

- O *laser* de gás carbônico (CO$_2$), quando disponível, substitui, em muitas situações, com mais segurança e precisão, outras técnicas, como a criocirurgia, a eletrocirurgia e a própria cirurgia convencional no tratamento de várias afecções benignas, pré-malignas e mesmo malignas.
- Com mais de 50 anos, o CO$_2$ continua sendo um dos *lasers* mais úteis em dermatologia. Sua ação ocorre, fundamentalmente, por vaporização do seu cromóforo, a água, aquecendo e fazendo a ablação ou coagulação dos tecidos e estimulando a produção de colágeno.
- Os equipamentos mais modernos são concebidos e utilizados com base na teoria da fototermólise seletiva que permite destruir o tecido-alvo com mais precisão e menor dano térmico circundante.
- O *laser* de CO$_2$, no modo contínuo e pulsado, serve para seccionar a pele como na blefaroplastia e vaporizar lesões virais, neoplasias benignas e pré ou malignas. Os *lasers* pulsados como os super e ultrapulsados e o contínuo com *scanner*, como o *silk touch*, outrora empregados para fazer o *resurfacing* ablativo (total), foram substituídos pelos *lasers* fracionados ablativos, eficientes e muito mais seguros.
- Para a obtenção de melhores resultados com o tratamento a *laser*, é fundamental a seleção criteriosa do paciente e tipo de lesão, e executar ou orientar os cuidados pré e pós-operatórios apropriados. Além disso, o médico deve ser capaz de dominar os conceitos básicos de interação entre o *laser* e o tecido, como a fototermólise seletiva e o tempo de relaxamento térmico. A preparação técnica e a intimidade com o aparelho permitirão ajustar ou escolher, conscientemente, os parâmetros, como a fluência, o *spot size*, a duração do pulso, a sobreposição e a densidade de energia, de acordo com as características do paciente, local e tipo de lesão a ser tratada.
- São boas e usuais indicações do tratamento com o *laser* de CO$_2$ a vaporização de lesões virais, como as verrugas e o condiloma acuminado. Tumores benignos, como siringoma, tricoepitelioma e angiofibromas, lesões pré-malignas e mesmo malignas, como ceratose e queilite actínica, e a eritroplasia de Queyrat podem ser tratados com eficácia e bons resultados estéticos, associando os modos contínuo ou pulsado ao fracionado.

Incisão e Vaporização com *Laser* de CO_2 Contínuo ou Pulsado

- Para os autores, o *laser* de CO_2 é o padrão-ouro no tratamento do rinofima, pois combinando a vaporização das áreas mais elevadas, no modo contínuo, e a escultura do nariz, no modo fracionado, é possível obter excelentes resultados estéticos.

- As complicações mais comuns são acromia definitiva, hipercromia residual, habitualmente transitória, e cicatrizes inestéticas. O uso de fluências adequadas e do *laser* no modo pulsado ou fracionado, mesmo para destruir lesões localizadas, pode auxiliar a prevenir complicações mais graves.

Introdução

Breve histórico

- Einstein, em 1916, estabeleceu o conceito de *laser*, com base na teoria quântica de Planck.

- Em 1960, Maiman obteve o *laser* de rubi, com comprimento de onda (CW) de 694 nm.

- Patel, em 1964, desenvolveu o *laser* de gás carbônico (CO_2).

- Polanyl e cols., em 1967, demonstraram a utilidade do *laser* de CO_2 e criaram um modelo para pesquisa.

- Parish e Anderson, em 1983, elaboraram a teoria de fototermólise seletiva (FTS) que norteia a concepção e aplicação dos modernos aparelhos de *laser* médicos.

- Em 2004, Manstein e Anderson criaram o método de fracionamento dos *lasers*, surgindo a fototermólise fracionada.

- Atualmente, o *laser* mais empregado, para secção e coagulação, é o *laser* de gás carbônico (CO_2), embora venha crescendo a utilização do *laser* de érbio para esses fins. No *resurfacing* fracionado, o CO_2 também é preferido ao érbio e aos *lasers* não ablativos por muitos profissionais.

Características e vantagens do *laser* de CO_2 em cirurgia

O *laser* de CO_2, com o comprimento de onda (CW) de 10.600 nm, situa-se na faixa infravermelha do espectro eletromagnético, onde o maior cromóforo é a água. Esse *laser* destrói o tecido vaporizando e aquecendo, rapidamente, a água intracelular. O comprimento de extensão, isto é, a espessura da água que absorve 90% da energia incidente do *laser* de CO_2, é de cerca de 30 micrômetros.

O *laser* de CO_2 coagula pequenos vasos sanguíneos e linfáticos, abaixo de 5 mm de diâmetro, e pequenas fibras nervosas, o que explica o mínimo sangramento no peroperatório, o menor edema e a diminuição da dor no pós-operatório.

Com a ponteira tocando a pele, portanto, no modo focado, uma pequena área é atingida pelo *laser* de maneira contínua, originando um pequeno *spot size*, entre 1 e 2 mm de diâmetro. Esse modo focado pode ser empregado para seccionar tecidos, como em casos de blefaroplastia ou *shaving* de lesões pedunculadas, fazendo-se um movimento de deslizamento sobre a pele rápido e preciso. Fora de foco, isto é, com a ponteira um pouco afastada da pele, os raios, após a convergência, afastam-se e vão tocar a pele em área mais ampla (maior *spot size*) possibilitando, por exemplo, coagular um vaso ou uma lesão indesejável.

A construção e a consequente ação dos modernos aparelhos de *laser* procuram obedecer aos princípios da fototermólise seletiva (FTS) que, por sua vez, baseia-se na lei de Beer e no tempo de relaxamento térmico (TRT). O TRT de um tecido é o tempo necessário para que 50% do calor do tecido aquecido percam-se por difusão. Admite-se que um pulso menor que 950 microssegundos (μs) ou mesmo 1 milissegundo (1 ms) não provoque dano térmico significativo no tecido.

Para a melhor compreensão dos fenômenos que ocorrem na interação entre o *laser* e o tecido, vale destacar o que preceitua a lei de Beer: se a fluência for suficiente para liberar adequada energia em um pulso menor que o tempo de relaxamento térmico, um volume crítico de tecido pode ser vaporizado, à temperatura de 100 °C, em cada pulso, sem provocar dano térmico significativo. Por outro lado, se a energia resultante por pulso estiver abaixo do mínimo necessário para vaporizar o tecido-alvo, este sofrerá coagulação, dissecação e carbonização, à medida que o calor vai-se acumulando com os múltiplos pulsos ou pelo fluxo contínuo. Uma temperatura de até 600 °C pode ser alcançada no tecido carbonizado em vez da desejada, que é de 100 °C.

O conceito de FTS estabelece que para haver a destruição seletiva de um alvo, é necessário que ele seja atingido por determinado e apropriado comprimento de onda, capaz de ser absorvido, específica ou prioritariamente, pelo cromóforo. Além disso, a energia deve ser liberada num tempo menor que o TRT do cromóforo, numa fluência suficiente para destruir o alvo, mas não excessivamente elevada ou demorada para que não provoque danos relevantes ao tecido circundante.

No caso do *laser* de CO_2, a energia por pulso deve estar acima de 5 J/cm^2 para se obter um efeito clínico. Menor energia não aqueceria suficientemente o tecido para provocar a vaporização, ampliando a área de dano térmico, enquanto energias maiores que 5 J/cm^2 ocasionariam um grau de ablação tecidual linearmente relacionado com a energia por pulso até o teto de 19 J/cm^2. Assim, quando a energia for superior ao limiar para vaporização ou ablação do tecido e o pulso menor que o TRT, o dano térmico será limitado e previsível, como 50 µm com um pulso de 600 ms.

É importante destacar que o desenvolvimento dos *lasers* de CO_2 pulsado, ultrapulsado, do contínuo com *scanner* e, agora, do fracionado, possibilitou o controle mais preciso da agressão e a redução do dano térmico teciduais. O contrário ocorria quando se empregava o *laser* de CO_2 puramente contínuo, cuja eficácia e segurança dependiam muito da habilidade do operador.

Os *lasers* de CO_2 pulsado e ultrapulsado emitem energia interrompida, (em pulsos), enquanto o CO_2 com *scanner*, tipo *silk-touch*, é contínuo, porém fazendo movimentos em figuras tipo espiral, permanecendo em cada ponto da pele menos que 1 ms, portanto, respeitando também o TRT. Já o *scanner* do *laser* fracionado permite a realização de perfurações "em tábua de pirulito", provocando danos traduzidos por microzonas térmicas, de largura, profundidade e espaçamento váriáveis, segundo o tipo de *laser* e a programação estabelecida.

Indicações e técnicas

Muitos procedimentos, em vez de serem realizados com a cirurgia convencional, a eletrocirurgia e a criocirurgia, podem ser feitos com o *laser* de CO_2 com mais precisão e segurança e menor agressão térmica circundante ao alvo.

De modo geral, emprega-se o *laser* de CO_2 na forma contínua para secções, como em casos de blefaroplastia, e no *shaving* de lesões pedunculadas (Figura 55.7.1) ou em casos em que o dano térmico é pouco significativo, como em áreas de hidrosadenite. O CO_2 contínuo é também muito utilizado na vaporização de lesões virais, como a verruga ou o condiloma acuminado, pois, nesses casos, se utilizado de maneira adequada, além de diminuir a possibilidade de recidiva, ocasiona menor dano térmico e, reduzindo o risco de surgimento de uma cicatriz inestética (Figura 55.7.2). Bons resultados podem ser obtidos com o *laser* de CO_2 na vaporização de lesões tumorais benignas, como cisto mucoso, angiofibroma (Figura 55.7.3), tumor de Köenen, tricoepitelioma, siringoma (Figuras 55.7.4 e 55.7.5) e o granuloma telangiectásico; lesões pré-malignas, como a ceratose actínica e a eritroplasia de Queyrat (Figura 55.7.6) e malignas, como o carcinoma basocelular. O *laser* de CO_2 tem indicação preferencial em pacientes portadores de marca-passo e, como a eletrocirurgia, é mais seguro em condições em que há maior risco de sangramento, como no tratamento de lesões vasculares.

Uma excelente indicação do tratamento com o *laser* de CO_2 é o rinofima, a nosso ver, a primeira escolha, pois, secccionando-se ou vaporizando-se

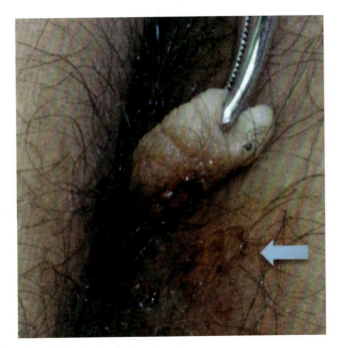

Figura 55.7.1 – *Secção de lesão pedunculada (molusco pêndulo) com laser de CO_2, no modo contínuo a 10 W. Notar ausência de sangramento na base.*

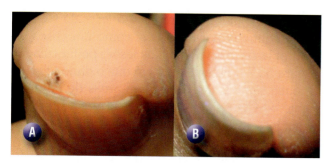

Figura 55.7.2 – *Vaporização de verruga subungueal com CO_2 contínuo a 5 W.* **(A)** *Antes e* **(B)** *após seis meses.*

as áreas mais elevadas no modo contínuo, e. logo a seguir, esculpindo-se o nariz no modo fracionado com elevada densidade de energia, é possível obter resultados estéticos extremamente satisfatórios (Figuras 55.7.7 a 55.7.9).

O *resurfacing*, isto é, a ablação superficial da pele, também pode ser empregado para destruir lesões benignas, na tentativa de reduzir a possibilidade de desenvolvimento de cicatriz inestética. O método pode ser realizado de modo isolado, ou, seguindo-se à vaporização ou secção de uma lesão no modo contínuo, aplicando-se o *laser* na base, sob a forma pulsada ou com *scanner* fracionado. Além das indicações clássicas de *resurfacing* ablativo, agora substituido pela aplicação do *laser* fracionado, como o tratamento das rugas e das cicatrizes de acne, há, ainda, situações em que esse método pode oferecer bons resultados, como a vaporização da queilite actínica, doença de Hailey-Hailey, eritroplasia de Queyrat, hipercromia palpebral (olheiras), melanoses e ceratoses actínicas solares. Agora, no entanto, essas lesões podem ser tratadas com eficácia e segurança, com o *laser* fracionado, reduzindo-se a distância entre as microzonas térmicas e regulando-se a fluência e a sobreposição, conforme a espessura e o local da lesão.

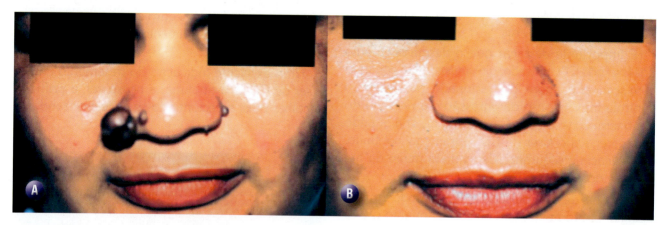

Figura 55.7.3 – **(A-B)** *Angiofibromas seccionados e vaporizados com* laser *de CO_2 contínuo, e depois com* scanner silk-touch.

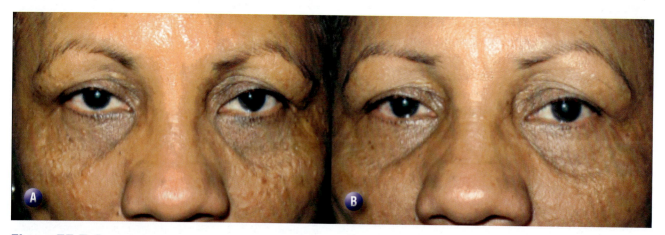

Figura 55.7.4 – *Siringomas: outra boa indicação de* laser *CO_2.* **(A)** *Antes e* **(B)** *após duas sessões de vaporização individual das lesões no modo pulsado a 5-8 W, seguida de* laser *fracionado em toda a pálpebra.*

INCISÃO E VAPORIZAÇÃO COM *LASER* DE CO_2 CONTÍNUO OU PULSADO

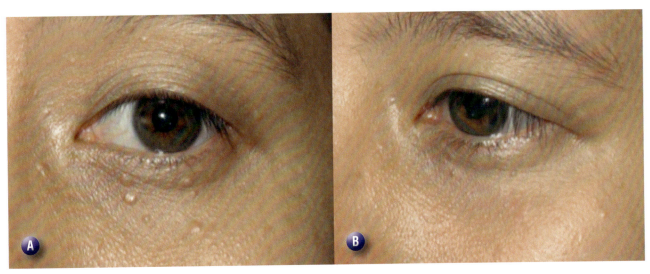

Figura 55.7.5 – *Siringomas palpebrais.* **(A)** *Antes e* **(B)** *após duas sessões de vaporização individual das lesões no modo pulsado, seguida de aplicação no modo fracionado em toda a pálpebra.*

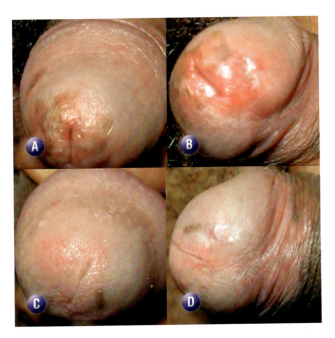

Figura 55.7.6 – **(A-D)** *Eritroplasia de Queyrat: antes e após vaporização com CO_2 fracionado com elevada densidade de energia. Observação de um ano, até agora sem recidiva.*

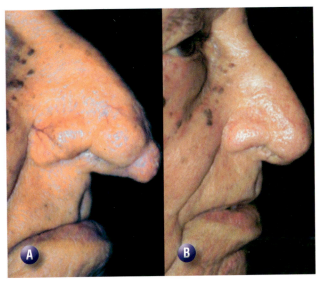

Figura 55.7.7 – *Para os autores, o laser de CO_2 é o melhor tratamento para rinofima.* **(A)** *Antes e* **(B)** *após vaporização no modo contínuo, seguido do pulsado com scanner tipo* sill-touch.

Técnicas de secção com o *laser* de CO_2

No modo contínuo, aplica-se o *laser* com a ponteira sobre a pele ou muito próximo a ela, em movimento ininterrupto, nem muito rápido e nem muito lento, tendo-se o cuidado de proteger a área ao redor com gaze embebida em soro fisiológico. Na maioria das lesões, utilizam-se 6-10 watts de energia. Se for necessário realizar hemostasia de pequenos vasos, basta afastar um pouco a ponteira, direcionando o feixe de luz para o local desejado. Quando a pele é seccionada com o *laser*, como na blefaroplastia, antes de suturar as bordas, é recomendável limpá-las, suavemente, com uma gaze embebida em soro fisiológico, para remover a área de coagulação que pode ser prejudicial à cicatrização. Por causa do dano térmico que o *laser* de CO_2 provoca, ele não deve e nem sempre pode substituir o bisturi convencional.

■ INCISÃO E VAPORIZAÇÃO COM *LASER* DE CO_2 CONTÍNUO OU PULSADO

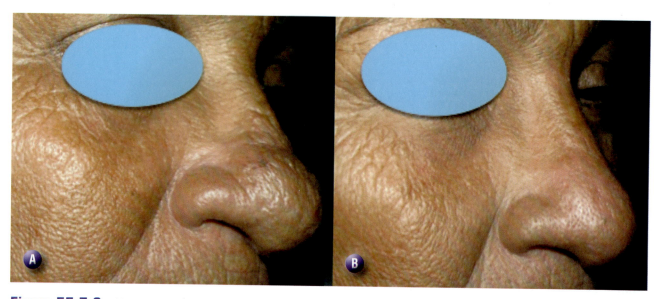

Figura 55.7.8 – **(A-B)** *Após duas sessões de vaporização com* laser *de CO_2 contínuo e escultura com* laser *fracionado.*

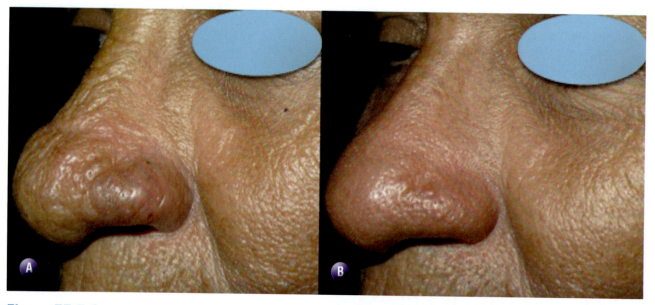

Figura 55.7.9 – **(A-B)** *Mesmo paciente após duas sessões de* laser *contínuo, nas áreas mais elevadas, e fracionado, para esculpir o nariz.*

Técnica de vaporização com *laser* de CO_2

A energia necessária para vaporizar tecidos ou lesões pode variar de 5 W, como em casos de verruga plana, ou até mais de 20 W, como na verruga plantar, no condiloma acuminado e no carcinoma verrucoso. Mantendo-se a ponteira um pouco afastada da pele, vai-se vaporizando a lesão com a energia em modo contínuo. O risco de carbonização e, como consequência, do surgimento de uma cicatriz inestética, será tanto maior quanto mais elevada for a intensidade da energia, dependendo, também, do tempo de exposição do tecido ao *laser* e do treinamento do cirurgião dermatológico. Para evitar uma agressão térmica mais importante ao tecido circundante ao alvo, em casos de lesões pedunculadas, secciona-se a base, coagulam-se os vasos se necessário, e, a seguir, com o modo em *scanner*, pulsado ou mesmo fracionado, aplica-se o *laser* na base e ao redor, para aumentar a eficácia e camuflar a cicatriz. Lesões pequenas, como

Incisão e Vaporização com *Laser* de CO_2 Contínuo ou Pulsado

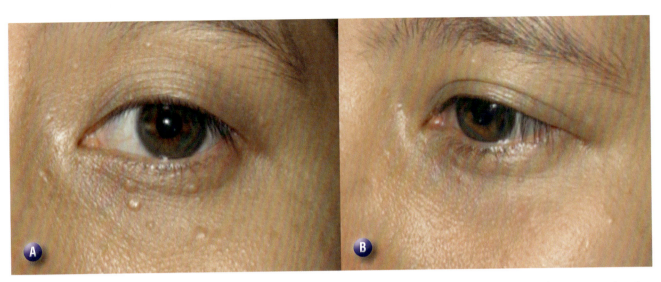

Figura 55.7.5 – *Siringomas palpebrais.* **(A)** *Antes e* **(B)** *após duas sessões de vaporização individual das lesões no modo pulsado, seguida de aplicação no modo fracionado em toda a pálpebra.*

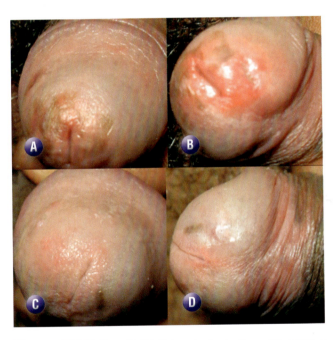

Figura 55.7.6 – **(A-D)** *Eritroplasia de Queyrat: antes e após vaporização com CO_2 fracionado com elevada densidade de energia. Observação de um ano, até agora sem recidiva.*

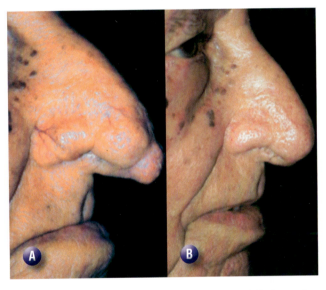

Figura 55.7.7 – *Para os autores, o laser de CO_2 é o melhor tratamento para rinofima.* **(A)** *Antes e* **(B)** *após vaporização no modo contínuo, seguido do pulsado com scanner tipo* sill-touch.

Técnicas de secção com o *laser* de CO_2

No modo contínuo, aplica-se o *laser* com a ponteira sobre a pele ou muito próximo a ela, em movimento ininterrupto, nem muito rápido e nem muito lento, tendo-se o cuidado de proteger a área ao redor com gaze embebida em soro fisiológico. Na maioria das lesões, utilizam-se 6-10 watts de energia. Se for necessário realizar hemostasia de pequenos vasos, basta afastar um pouco a ponteira, direcionando o feixe de luz para o local desejado. Quando a pele é seccionada com o *laser*, como na blefaroplastia, antes de suturar as bordas, é recomendável limpá-las, suavemente, com uma gaze embebida em soro fisiológico, para remover a área de coagulação que pode ser prejudicial à cicatrização. Por causa do dano térmico que o *laser* de CO_2 provoca, ele não deve e nem sempre pode substituir o bisturi convencional.

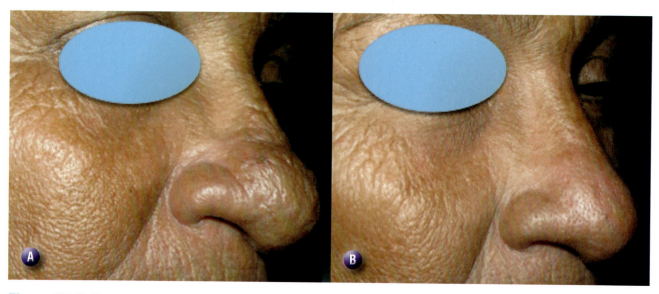

Figura 55.7.8 – **(A-B)** Após duas sessões de vaporização com laser de CO_2 contínuo e escultura com laser fracionado.

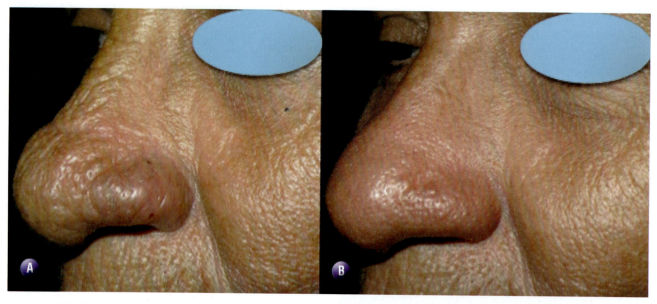

Figura 55.7.9 – **(A-B)** Mesmo paciente após duas sessões de laser contínuo, nas áreas mais elevadas, e fracionado, para esculpir o nariz.

Técnica de vaporização com *laser* de CO_2

A energia necessária para vaporizar tecidos ou lesões pode variar de 5 W, como em casos de verruga plana, ou até mais de 20 W, como na verruga plantar, no condiloma acuminado e no carcinoma verrucoso. Mantendo-se a ponteira um pouco afastada da pele, vai-se vaporizando a lesão com a energia em modo contínuo. O risco de carbonização e, como consequência, do surgimento de uma cicatriz inestética, será tanto maior quanto mais elevada for a intensidade da energia, dependendo, também, do tempo de exposição do tecido ao *laser* e do treinamento do cirurgião dermatológico. Para evitar uma agressão térmica mais importante ao tecido circundante ao alvo, em casos de lesões pedunculadas, secciona-se a base, coagulam-se os vasos se necessário, e, a seguir, com o modo em *scanner*, pulsado ou mesmo fracionado, aplica-se o *laser* na base e ao redor, para aumentar a eficácia e camuflar a cicatriz. Lesões pequenas, como verruga plana, verruga vulgar ou hiperplasia sebácea, podem ser destruídas utilizando-se apenas o modo em *scanner* pulsado, empregando-se energias que variam de 10 a 30 W ou, agora, o fracionado, da mesma maneira como no *resurfacing* para tratamento de rugas e cicatrizes, porém com uma densidade de energia mais elevada (maior abrangência).

Vaporização com laser de Erbium:YAG

O *laser* de *Erbium*:YAG (*yttrium aluminium garnet*), com comprimento de onda de 2.940 nm, é 16 vezes mais absorvido pela água que o *laser* de CO_2; por isso, tem uma penetração menor: 3 µm para cada J/cm^2 (*Erbium*:YAG) contra 20 $µm/Jcm^2$ (CO_2). Além do mais, o *laser* Er:YAG causa menor dano térmico residual, sendo, apenas, de 5 a 10 µm no modo Q-Switched. Contudo, ele pode chegar a até 40 µm no modo quase contínuo. Vale lembrar que a passagem do *laser* de CO_2 no modo ultrapulsado ocasiona um dano térmico inferior a 40 µm, vaporizando, apenas, uma camada de tecido de 20 a 30 µm. Porém, após três passadas, o dano térmico pode chegar a 110 µm com o ultrapulsado e até 150 µm com o *laser* contínuo com *scanner*. Teoricamente, o *laser* de *Erbium*:YAG (Er:YAG), no modo Q-Switched, provocando menor dano térmico, seria melhor que o *laser* de CO_2, tanto para vaporização de lesões individuais como para *resurfacing*, e ao reduzir o tempo de eritema pós-operatório permitiria uma recuperação mais rápida. Todavia, nesse modo de utilização, o Er:YAG, além de necessitar de uma quantidade maior de passadas para alcançar a profundidade adequada, ao contrário do *laser* de CO_2, não coagula pequenos vasos sanguíneos, ocasionando sangramento no campo operatório. Atualmente, a aplicação do *laser* fracionado praticamente substituiu o *resurfacing* com *laser* de CO_2 ou de *erbium*.

Cuidados per e pós-operatórios

- Evitar a exposição ao sol antes e após o procedimento, para tentar evitar hipercromia residual.

- Aplicação de anestésico tópico, como a mistura de tetracaína e lidocaína a 7% ou, em certas lesões, a anestesia infiltrativa (nas lesões tumorais) ou bloqueio (rinofima), nesse caso, precedida de limpeza com álcool a 70%.

- Remover bem o anestésico tópico com soro e, em seguida, com álcool a 70% e enxugar muito bem antes de aplicar o *laser*.

- Após a realização do procedimento, fazer curativos habituais, com antibióticos tópicos.

- Iniciar a fotoproteção intensa, sobretudo em pacientes de fototipo mais elevado, o mais rápido possível, com tópicos ou chapéus.

- Clareadores, se necessário.

Complicações mais comuns

- Hipo ou acromia: tentar tacrolimo ou pimecrolimo e fototerapia focal.

- Hipercromia: fotopoteção adequada e despigmentantes.

- Cicatriz inestética: quando se observa um eritema mais intenso ou demorado, usar corticoide e gel de silicone tópicos. Se surgir um queloide ou uma cicatriz hipertrófica, fazer infiltração intralesional com corticoide ou 5-fluoracil.

BIBLIOGRAFIA CONSULTADA

1. Alster TS. Manual of cutaneous laser techniques. Philadelphia: Lippincott-Raven. 1997; 190 p.
2. Goldman MP, Fitzpatrick RE. Cutaneous laser surgery. St. Louis: Mosby. 1994; 338 p.
3. Green HA, et al. Mid dermal wound healing: a comparison between dermatomal excision and pulsed CO_2 laser ablation. Arch Dermatol. 1992; 128:639.
4. Herd R, Dover JS, Arndt KA. Skin resurfacing: laser. In: Dermatology in General Medicine. 5 ed. New York: McGraw-Hill. 1999; 2950-2954.
5. Jedwab SKK. Laser e Outras Tecnologias. São Paulo: Santos Editora. 2010; 218 p.
6. Nouri K. Dermatology Surgery. Step by Step. Oxford: Wiley-Blackwell. 2013; 450 p.
7. Walsh JT, Deutsch TF. Pulsed CO_2 laser tissue ablation: measurement of ablation rate. Lasers Surg Med. 1988; 8:264.

Capítulo 55.8

Laser Er:YAG 2.940

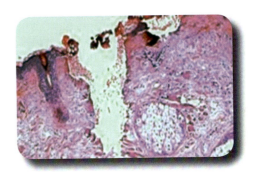

Abdo Salomão Júnior
Ana Paula Urzedo

Pontos de destaque

- Como o *laser* érbio é cerca de 16 vezes mais absorvido pela água que o de CO_2, pressupõe-se que no modo tradicional alcance menor profundidade e seja menos eficaz, embora mais seguro,
- Contudo, hoje, com o desenvolvimento de novas tecnologias, o *laser* de érbio pode ser emitido de modos diferentes, como "em trem de pulsos" e, por isso, proporcionar ações ablativas e coagulativas, emulando a ação do CO_2.
- A utilização de ponteiras mais estreitas e do recurso de estacamento(ou bate-estaca) permite aprofundar, com segurança, as microzonas térmicas e aprimorar a ação do *laser*, adequando os parâmetros de acordo com o tipo e a intensidade da lesão, da área tratada e do efeito terapêutico desejado.
- Em plataformas, como a Solon-LMG, torna-se um *laser* muito versátil, podendo também ser usado para destruição de várias lesões, como siringomas, no modo cirúrgico, para o *resurfacing* clássico ou *resurfacing* fracionado puramente ablativo ou ablativo-coagulativo (similar ao CO_2).
- A *drug delivery* utilizando o *laser* érbio, sobretudo no modo ablativo puro, é campo em ampla expansão e já tem indicações e resultados bem consistentes, como no tratamento da alopecia.
- Além disso, amplia-se o leque de indicações desse *laser*, não só na dermatologia, mas também em outras especialidades, com o desenvolvimento de ponteiras especiais, como a ginecológica para o tratamento de incontinência urinária.

Introdução

O *resurfacing* com *laser* ablativo é reconhecido como método padrão-ouro para o rejuvenescimento facial.

Antes do advento das tecnologias fracionadas, os tratamentos tinham um longo tempo de recuperação, além de efeitos adversos habituais, tais como eritema persistente, edema e hipercromias pós-inflamatórias.

A tecnologia fracionada foi introduzida com o objetivo de se tornar uma alternativa mais segura, menos operador-dependente e praticamente sem a imposição de inatividade absoluta.

O *resurfacing* fracionado cria microscópicas zonas de tratamento (MTZs) com largura, profundidade e densidades controladas. Essas microzonas térmicas são cercadas por áreas de pele intactas da

Laser Er:YAG 2.940

epiderme e derme, que proporcionam rápida reparação dos tecidos tratados.

Embora os resultados não sejam os mesmo obtidos com o *resurfacing* não fracionado, nota-se uma melhora significativa de rítides faciais, fotodano, cor e flacidez cutâneas, após um único tratamento.

Mecanismos de ação

O *laser erbium-doped yttrium aluminium garnet* (Er:YAG) foi o primeiro *laser* aprovado pelo FDA para rejuvenescimento facial. Caracteriza-se por gerar uma fina zona de ablação e quase nenhum dano térmico adjacente, permitindo uma cicatrização em um curto espaço de tempo, minimizando a incidência de efeitos colaterais se comparados com os *lasers* de CO_2.

O Er:YAG é um líquido apoiado num cristal *flashlamp pumped* que emite comprimento de onda na faixa de 2.940 nm (Figura 55.8.1). Trata-se do pico de absorção de luz, se levado em consideração todo o espectro.

Antes, ele era utilizado apenas para o "*resurfacing* total", mas na atualidade dispõe de uma ampla variedade de aplicabilidade clínica e possibilidades terapêuticas.

Os trabalhos comprovam uma neoformação dos colágenos tipos I, III e VII, além da melhora na consistência e organização dos mesmos.

Estudos de imuno-histoquímica demonstram que três meses após o tratamento as microzonas térmicas já foram totalmente substituídas por um colágeno novo. Além disso, já foi descrito que múltiplos tratamentos estimulam a produção de colágeno por mais de seis meses após o último tratamento.

Como resultado, nota-se melhora acentuada do colágeno da epiderme e da derme, proporcionando um rejuvenescimento da face com um *downtime* curto e com poucos efeitos colaterais.

Laser Er:YAG 2.940 Pro-Collagen

O *laser* érbio da plataforma Solon é uma evolução do 2.940 nm. Com ampla variação de duração de pulso, emissão através de trens de pulsos, extensa faixa de emissão de energia e grande variedade de *spots*, dispõe de oito modos de operação, como veremos a seguir (Figura 55.8.2).

Modo ablativo

É o padrão nativo do Er:YAG 2.940 nm. Em decorrência da alta afinidade pela água, esse modo faz colunas largas, porém superficiais. O padrão histológico, como o próprio nome diz, é ablativo puro. A ação é epidérmica e dérmica superficial. Durante a aplicação, podem ser notadas áreas de sangramento, pois, em geral, não há, nessa modalidade, a coagulação dos vasos. Esse padrão é mais utilizado

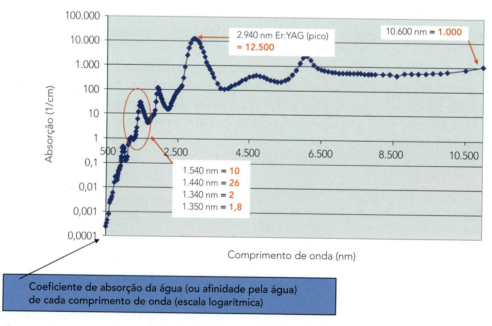

Figura 55.8.1 – *Gráfico de absorção pela água de vários comprimentos de onda.*

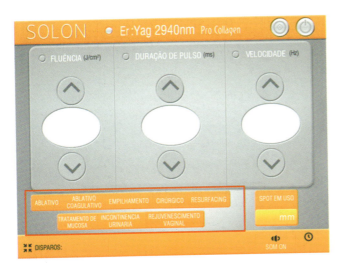

Figura 55.8.2 – *Interface da máquina mostrando os oito modos disponíveis para o érbio.*

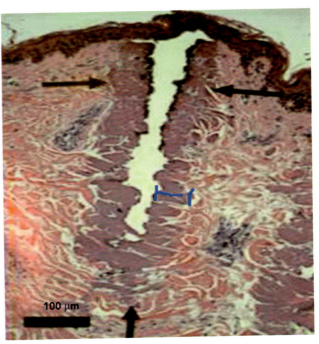

Figura 55.8.4 – *Padrão ablativo/coagulativo. Observar que há uma fenda central na pele e uma área de coagulação adjacente.*

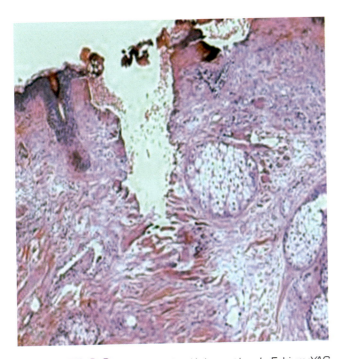

Figura 55.8.3 – *Padrão histológico nativo do Erbium:YAG 2.940 nm. Observar fenda de ablação sem coagulação das bordas.*

para o tratamento extrafacial e para o *drug delivery* por não haver uma barreira de coagulação que impeça a penetração de fármacos (Figura 55.8.3).

Modo ablativo/coagulativo

Este é o padrão nativo do *laser* de CO_2 (10.600 nm). Com um sistema de pulsos múltiplos, o *laser* Er:YAG consegue emular o padrão do CO_2 tendo características muito semelhantes a esse último. Por causa da coagulação, não há sangramento nessa modalidade (Figura 55.8.4).

O padrão ablativo/coagulativo é gerado através de uma sequência de disparos com diferentes energias e durações de pulso.

O gráfico *energia × tempo*, que pode ser visto na Figura 55.8.5, ilustra essa condição. A linha vermelha pontilhada separa os níveis de energia. Acima, há energia suficiente para furar; abaixo, apenas para levar calor. Se o disparo tiver níveis de energia acima dessa linha, irá furar a pele, porém sem coagular. Caso possuir níveis abaixo dessa linha, irá apenas levar calor, sem aumentar a área de ablação, fazendo apenas coagulação.

O artifício utilizado para gerar o modo ablativo/coagulativo é fazer um disparo com alta energia para furar a pele e gerar a coluna de ablação, associado a três disparos de baixa energia para coagular as bordas, e, assim, conseguir resultados similares aos do CO_2. Tem-se, dessa forma, o modo ablativo/coagulativo (Figura 55.8.6).

O modo ablativo/coagulativo é o modo fracionado com melhor *performance* para o rejuvenescimento da face. No entanto, por apresentar grande efeito térmico, deve-se tomar muito cuidado no tocante às hipercromias pós-inflamatórias.

■ Laser Er:YAG 2.940

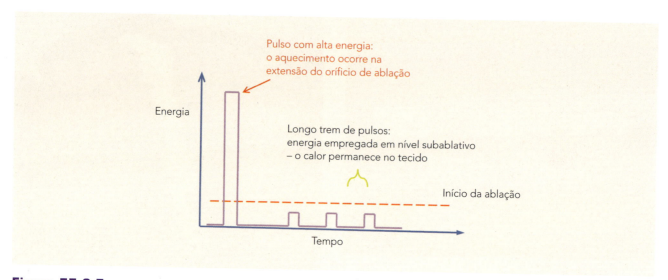

Figura 55.8.5 – Gráfico mostrando uma linha limite, acima da qual haverá ablação; abaixo, apenas haverá aquecimento dos tecidos.

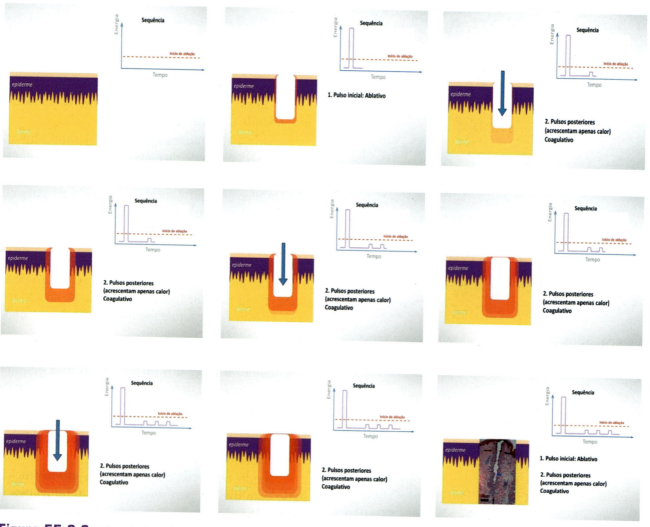

Figura 55.8.6 – Sequência mostrando como se forma o padrão ablativo coagulativo com o Er:YAG 2.940 nm. Pulsos múltiplos promovendo primeiro ablação, posteriormente coagulação.

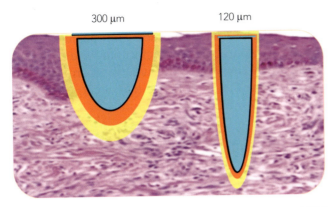

Figura 55.8.7 – *Diferentes tipos de spots. Tradicional 300 micra. Deep 120 micra.*

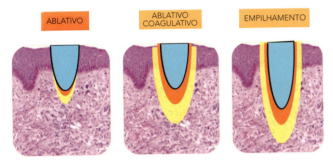

Figura 55.6.8 – *Diferenças estruturais entre os modos fracionados do Er:YAG 2.940 Pro-Collagen. O primeiro modo é ablativo puro. O segundo é ablativo/coagulativo, emulando os lasers de CO_2. O terceiro é o empilhamento, que consiste num disparo em cima de outro para aumentar a penetração.*

Modo empilhamento

O Er:YAG 2.940 Pro-Collagen dispõe de dois artifícios para aumentar a penetração.

Um deles é a utilização de microeixes de 120 micra. As colunas são bem finas, por isso elas têm energia muito concentrada e, com isso, maior penetração (Figura 55.8.7).

Outro artifício para aumento de penetração é o empilhamento de disparos (estaqueamento). Um disparo feito milimetricamente acima de outro aumenta a penetração, desmentindo de vez o conceito de que um *laser* érbio será sempre superficial. Com esses dois artifícios somados, consegue-se penetração suficiente para ganhar a derme média e gerar resultados similares aos *lasers* de CO_2 (Figura 55.8.8).

Modo cirúrgico

Utilizado para a remoção de:

- Hiperplasias sebáceas.
- Siringomas.
- Mílios coloides.
- Pseudomílios coloides.
- Xantelasmas.
- Ceratoses seborreicas.
- Grânulos de Fordyce.
- Pápulas perláceas do pênis.
- Dermatose papulosa *nigra*.

As grandes vantagens desse modo de utilização do érbio são a facilidade de uso e a característica de dispensar o emprego de anestésicos infiltrativos, já que a dor é pequena.

A aplicação é feita sobre cada lesão. Em média, dois ou três disparos já são suficientes para o clareamento da lesão.

Utiliza-se lente não fracionada de 3 mm.

Assim, é possível a remoção de lesões múltiplas de forma simples e rápida.

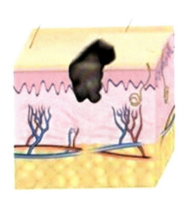 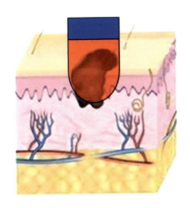 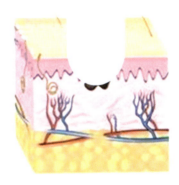

Figura 55.8.9 – *Sequência mostrando a remoção de uma lesão benigna de pele: vaporizam-se as porções epidérmica e dérmica superficial. A porção dérmica profunda deve ser mantida para se evitar cicatrizes inestéticas.*

■ *Laser* Er:YAG 2.940

Há riscos de recidivas, uma vez que as porções mais profundas das lesões não são tratadas para se evitar riscos de cicatrizes. Contudo, os índices de recidivas são estatisticamente muito baixos (Figura 55.8.9).

Modo resurfacing

Este modo trabalha com lente de 9 mm não fracionada.

Trata-se do tradicional *resurfacing*, no qual a totalidade da pele é vaporizada sem o artifício do fracionamento.

As duas grandes indicações para essa modalidade são:

- Tratamento de ceratoses actínicas múltiplas ou campo cancerizável (Figura 55.8.10).
- Rejuvenescimento de lábios.

Para o rejuvenescimento de lábios, nota-se melhora da coloração, sobretudo em pacientes tabagistas. Desaparece o tom acinzentado, e os lábios retomam a cor vermelho-vivo. Também é visível uma significativa importante atenuação das linhas verticais (Figura 55.8.11).

Lifting facial não cirúrgico por via intraoral

Além das indicações clássicas do *laser* Er:YAG 2.940 nm, atualmente tem se utilizado também para terapêutica intraoral transmucosa. Há ponteiras e recursos específicos para cada região em questão.

O objetivo do tratamento por via intraoral é o de gerar um *lifting* da musculatura da face agindo de dentro para fora. Assim, o *laser* passa pela mucosa (que não é o foco do tratamento) e logo em seguida atinge em cheio a musculatura facial com o objetivo de contrair esse tecido e elevar a face.

O *laser* é aplicado de modo que não ocorra ablação da mucosa, apenas um aquecimento de toda essa região. Isso é possível com a utilização de um tipo de duração de pulso bem especial, com duração extremamente longa.

Efeito de hipertermia e leve coagulação

São numerosos disparos que aquecem o local sem gerar pontos de ablação e coagulação. O longo trem de pulso faz com que cada exposição seja mínima, o suficiente apenas para aquecer, mas não para gerar ablação (Figura 55.8.12).

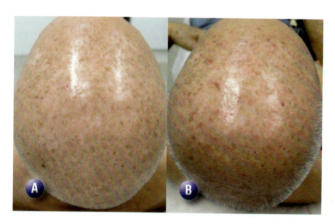

Figura 55.8.10 – **(A)** Antes e **(B)** depois de apenas uma sessão do Er:YAG 2.940 Pro-Collagen modo resurfacing.

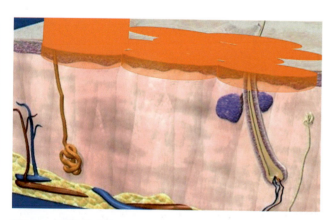

Figura 55.8.11 – Resurfacing *não fracionado. A totalidade da epiderme é vaporizada. Há como ajustar a quantidade de derme que será atingida.*

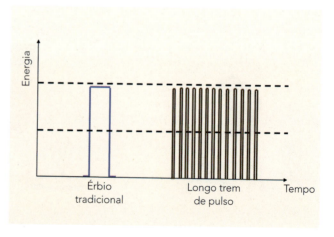

Figura 55.8.12 – *Longo trem de pulso com baixíssimo período de exposição.*

Como a musculatura facial está intimamente ligada à mucosa, ela é facilmente aquecida pelos disparos do *laser*, chegando a temperaturas na faixa de 60 a 70°C (Figura 55.8.13).

Quando aquecemos o colágeno a temperaturas próximas a 65 °C, ocorre uma quebra das ligações de hidrogênio intramoleculares, o que no decorrer de algumas semanas irá culminar na formação de um novo colágeno mais curto e mais espesso, o que irá se traduzir em melhora da flacidez facial.

Já no território muscular, as fibras de actina e miosina são definitivamente encurtadas e retraídas e estimuladas a se hipertrofiarem.

Tratamento íntimo feminino

De modo semelhante, o tratamento da mucosa vaginal também é realizado com uma ponteira específica (Figura 55.8.14). De forma análoga há emissão de vários disparos em forma de "trem de pulsos", com o objetivo de gerar apenas um aquecimento da região sem a ablação dos tecidos. Nesse caso, a ablação poderia gerar pontos de sinéquia e aderência, com desfechos temerosos.

A principal indicação desse tratamento é o tratamento dos efeitos genitais do hipoestrogenismo. Sintomas, tais como ressecamento vaginal, dificuldade para se chegar ao orgasmo, infecções urinárias de repetição e incontinência urinária, têm uma melhora acentuada, mesmo sem o uso de terapêutica hormonal (Figuras 55.8.15 e 55.8.16).

Efeitos adversos

Os efeitos colaterais dos *lasers* ablativos caíram drasticamente com o advento do fracionamento.

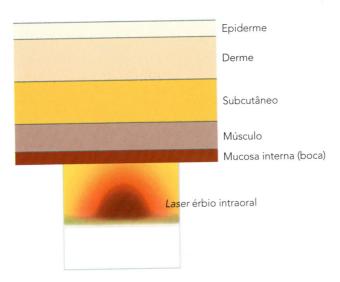

Figura 55.8.13 – *O laser érbio intraoral age na musculatura da face de dentro para fora. A musculatura da face fica logo depois da mucosa oral. O laser eleva a temperatura do músculo a algo em torno de 60 a 70 °C. Esse aumento de temperatura promove a contração muscular e o efeito lifting.*

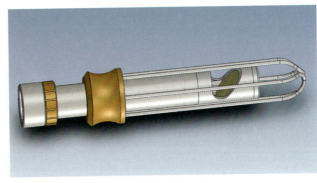

Figura 55.8.15 – *Recurso para o tratamento da incontinência urinária. Spot 90°.*

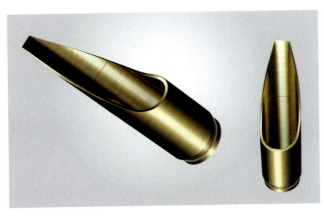

Figura 55.8.14 – *Spots para tratamento por via intraoral.*

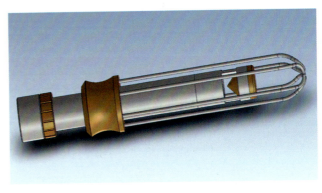

Figura 55.8.16 – *Recurso para tratamentos íntimos femininos. Spot 360°.*

Tais efeitos incluem desde reações inerentes ao procedimento, como edema e eritema, até eritema persistente, formação de mílio, alteração da pigmentação, reativação de herpes simples, cicatrização prolongada e até a formação de cicatrizes.

Esses efeitos, em sua maioria, podem ser evitados se forem tomados certos cuidados, como respeitar os parâmetros sugeridos pelo fabricante, usar produtos despigmentantes prévios, fazer profilaxia para herpes simples e orientar os pacientes no que tange à fotoproteção.

BIBLIOGRAFIA CONSULTADA

1. Cohen JL. Minimizing skin cancer surgical scars using ablative fractional Er:YAG laser treatment. J Drugs Dermatol. 2013; 12(10):1171-3.
2. El-Domyati M, Abd-El-Raheem T, Medhat W et al. Multiple fractional erbium: yttrium-aluminum-garnet laser sessions for upper facial rejuvenation: clinical and histological implications and expectations. Cosmet Dermatol. 2014; 13(1):30-37. doi: 10.1111/jocd.12079.
3. Goodman MP. Female cosmetic genital surgery. Obstet Gynecol. 2009; 113:154-159. Disponível em www.jstage.jst.go.jp/browse/islsm
4. Kim SG, Kim EY, Kim YJ, Lee SI. The efficacy and safety of ablative fractional resurfacing using a 2,940-Nm Er:YAG laser for traumatic scars in the early posttraumatic period. Arch Plast Surg. 2012; 39(3):232-237. doi: 10.5999/aps.2012.39.3.232. Epub 2012 May 10.Seran Plastic Surgery Clinic, Incheon, Korea.
5. Passeron TJ. Treatment of inflammatory linear verrucous epidermal nevus with 2940 nm erbium fractional. Eur Acad Dermatol Venereol. 2014; 28(6):824-825. doi: 10.1111/jdv.12268. Epub 2013 Sep 24.
6. Sklar LR, Burnett CT, Waibel JS, Moy RL, Ozog DM. Laser assisted drug delivery: a review of an evolving technology. Department of Dermatology, Henry Ford Hospital, 3013 West Grand Blvd, Suite 800, Detroit, Michigan, 48202. Lasers Surg Med. 2014; 46(4):249-262. doi: 10.1002/lsm.22227. Epub 2014 Mar 24.
7. Taudorf EH, Haak CS, Erlendsson AM, Philipsen PA, et al. Lasers Surg Med. 2014; 46(4):281-289. doi: 10.1002/lsm.22228. Epub 2014 Feb 5. Department of Dermatology, Bispebjerg Hospital, University of Copenhagen, Copenhagen, Dinamarca.
8. Woodward JA, Fabi SG, Alster T, Colón-Acevedo B. Safety and efficacy of combining microfocused ultrasound with fractional CO_2 laser resurfacing for lifting and tightening the face and neck. Dermatol Surg. 2014; 40(Suppl 12): S190-S193. doi:10.1097.

Capítulo 55.9

Resurfacing com *Laser* de CO_2 Ultrapulsado

Denise Steiner

Introdução

A palavra *resurfacing*, sem similar em português, significa "pavimentar de novo" e refere-se ao procedimento realizado com certos aparelhos de *laser*, capazes de remodelar a superfície cutânea sem causar queimaduras.

Os aparelhos de *laser* próprios para a realização do *resurfacing* embasam-se na teoria da termólise seletiva onde a luz interage com alvos especiais, liberando calor necessário para mudanças específicas sem grande inflamação ou necrose residuais nas áreas vizinhas. O *laser* de CO_2, ideal para este procedimento, tem comprimento de onda de 10.600 nm (radiação infravermelha) e grande afinidade com a água. Interagindo com esta, alcança profundidades de cerca de 20-30 µm, com ablação efetiva da epiderme. Os primeiros *laser*s de CO_2 eram contínuos e, apesar da capacidade de absorção de água, não conseguiam energia suficiente num só pulso, resultando em calor excessivo para as áreas adjacentes. Atualmente, aparelhos de CO_2 com tecnologia avançada liberam energias altas em períodos menores que o tempo de relaxamento térmico da pele, sendo este definido como o tempo que o tecido demora para perder 50% do calor acumulado. Com tempos de pulsação menores que 1 ms, os novos *laser*s de CO_2 absorvem água e preservam os tecidos vizinhos. Além disso, conseguem liberar energia suficiente maior que 5 J/cm^2, para conseguir a vaporização efetiva num único pulso ou escaneamento. Alguns *laser*s de CO_2, como Feather Touch, Novapulse, Trupulse e Ultrapulse, têm estas características e são ideais para realizar o *resurfacing*.

Neste texto faremos referência ao *laser* de CO_2 "Ultrapulse 5000" (Coherent Laser Corp, Palo Alto, Calif), com o qual adquirimos nossa experiência.

Resurfacing com *laser* de CO_2 ultrapulsado

A chave do sucesso do *resurfacing* é conseguir a vaporização específica do tecido desejado sem causar dano térmico excessivo às áreas circunjacentes.

A premissa inicial é energia alta o suficiente para provocar ablação com pouco dano térmico. Energia baixa pode queimar sem vaporizar e provocar cicatriz. A menor fluência necessária para o *laser* de CO_2 ultrapulsado é de 0,04 J/mm, produzindo uma zona de injúria térmica de aproximadamente 0,02 mm Outra questão crítica com relação ao *resurfacing* refere-se ao tempo de duração do pulso, que precisa ser inferior ao tempo de relaxamento térmico da pele. O tempo de relaxamento térmico é o período necessário para que o tecido aquecido perca 50% do seu calor por difusão. Não ocorrerá difusão térmica importante se a duração do pulso for inferior ao tempo que a camada aquecida leva para esfriar. O *laser* de CO_2 ultrapulsado tem fluência alta o suficiente para fornecer energia adequada

CIRURGIA DERMATOLÓGICA AVANÇADA

durante um único pulso, sendo este inferior ao tempo de relaxamento térmico do tecido. Neste caso, um volume crítico de tecido será vaporizado a cada pulso sem ocorrer lesão térmica além do ponto desejado. Esta máquina tem energia cinco a sete vezes maior que os *lasers* de CO_2 contínuos ou superpulsados convencionais e duração de pulso menor que um milissegundo. Utilizando fluências de 5 J/cm² e pulso menor que 1 ms, o *laser* de CO_2 ultrapulsado provoca vaporização da pele numa profundidade de 20-30 μm, deixando 40 a 120 μm de dano térmico residual. Ele possui caneta colimada e ponta computadorizada denominada CPG (*computer pattern generation*), com área exposta de 2,5 mm. Esta ponta tem tamanhos, formas e densidades variáveis escolhidas conforme a necesssidade. O tamanho e a forma da ponteira do CPG não terão influência no resultado final, porém a densidade que determina o grau de superposição numa área promoverá resultados mais intensos quanto maior o seu valor. Para exemplificar, estudos histológicos demonstraram que uma passada do *laser* ultrapulsado com densidade 3 (10% de sobreposição) provoca vaporização parcial da epiderme, enquanto a densidade 6 (35% de superposição) provoca vaporização total da mesma. A interação deste *laser* com o tecido provocará ablação total da epiderme e parte da derme. Além disso, haverá contração importante do colágeno, que é sensível às altas temperaturas. Por fim, através do processo de cicatrização, ocorrerá também neoformação de fibras (colágenas e elásticas), provocando melhora duradoura das rugas e flacidez cutânea. Observamos que a ação ablativa do *laser*

de CO_2 ultrapulsado será o resultado da interrelação entre vários fatores, como energia, fluência, densidade e número de passadas no mesmo local. Para concluir, são citadas as vantagens e desvantagens deste procedimento (Tabela 55.9.1).

Histopatologia

Após o *resurfacing*, a pele reepiteliza entre 7 e 10 dias na maioria dos pacientes. Histologicamente a atipia, a displasia e a atrofia epidérmicas são corrigidas após a regeneração completa desta camada. Após 3 meses, a epiderme apresenta restauração da polaridade, os ceratinócitos apresentam-se hipertróficos, acantóticos, refletindo o aumento da atividade proliferativa. Os grânulos de melanina retornam ao tamanho e à disposição normal *e* os melanossomos ficam em menor número e uniformemente distribuídos. As mudanças dérmicas são dramáticas e caracterizadas principalmente pela formação de colágeno novo e eliminação da elastose. As alterações histológicas após o *resurfacing* são similares àquelas que ocorrem após o *peeling* de fenol.

Efeitos prolongados

Os efeitos clínicos e histológicos que ocorrem após o *resurfacing* são prolongados. Após 44 meses, ainda se observa a melhora das rugas das regiões perioral e periorbital. A epiderme, após 24 meses, mantém-se mais espessa, sem ceratinócitos disceratósicos e com a polaridade adequada. Na derme, a zona de fibroplasia (Grenz) permanece

Tabela 55.9.1

VANTAGENS E DESVANTAGENS DO USO DO *RESURFACING*

Vantagens	Desvantagens
O *resurfacing* com *laser* não apresenta sangramento, possibilitando um visual adequado das alterações da cor da pele	Custo alto do procedimento Custo alto da manutenção do aparelho
É possível determinar a profundidade da ação ablativa da pele, ajustando a fluência, a energia, a densidade e o número de passadas	Necessidade de treinamento e conhecimento específico
O *laser* não apresenta toxicidade para o organismo	Cuidados que são necessários como proteção ocular (paciente e médico), contaminação (pelo vapor), cuidados com oxigênio devido ao potencial inflamável
Não há dor significativa no pós-operatório	

Seleção dos pacientes

A seleção correta dos pacientes é a questão mais importante para a realização do *resurfacing*. As contraindicações relativas e absolutas estão listadas a seguir e devem ser avaliadas uma a uma para evitar complicações desnecessárias (Tabela 55.9.2).

Pacientes com doenças cardíacas, respiratórias ou imunossupressoras não devem fazer o *resurfacing*, assim como aqueles com grande sensibilidade à luz ou portadores de dermatoses como vitiligo e psoríase. Indivíduos tratados com isotretinoína nos últimos 12 meses não podem ser submetidos a este procedimento pelo risco da cicatrização alterada. A isotretinoína diminui o tamanho das glândulas sebáceas, interferindo na capacidade de reepitelização da pele. Pacientes fumantes são potencialmente complicados no pós-operatório e, caso venham a realizar o *laser*, devem parar de fumar 30 dias antes do procedimento. O local da pele escolhido para fazer o *resurfacing* deve ter quantidade de anexos suficientes para uma cicatrização eficiente. Pescoço, braços e mãos têm pequena quantidade de anexos comparando com a face. Nestas áreas a fluência deve ser baixa, o número de passadas menor e, além disso, é importante a experiência do cirurgião.

Não é possível realizar o *resurfacing* na vigência de qualquer infecção de pele. Pacientes com história pregressa de herpes simples devem ser vistos com maior atenção, uma vez que esta é uma das complicações mais frequentes no pós-operatório desta cirurgia. Plásticas ou *peelings* profundos devem ser evitados, pois a pele, após os mesmos, apresenta respostas diferentes de cicatrização e coloração.

A cor da pele é importante na indicação do *resurfacing* e deve ser classificada segundo Fitzpatrick, que determina a capacidade de bronzeamento *versus* avermelhamento da mesma. Peles tipo I a III, segundo esta classificação, são as melhores para a realização deste procedimento, pois têm menor tendência para manchar. Por outro lado, aquelas tipo IV a VI devem ser mais bem selecionadas e preparadas para evitar hiperpigmentação no pós-operatório. Não há contraindicação formal para peles mais morenas, porém o cirurgião deve esperar um período maior para a normalização da tonalidade cutânea. Neste caso, escolhem-se os parâmetros de energia mais baixos. O cuidado com o sol no pós-operatório também é essencial para o sucesso final do *resurfacing*.

O entendimento e a expectativa do paciente com relação ao procedimento devem ser exaustivamente discutidos. É muito importante avaliar o aspecto psicológico da pessoa para evitar ansiedade demasiada, além de ideias fantasiosas a respeito do resultado. O cirurgião dermatológico deve, dentro do

Tabela 55.9.2

CONTRAINDICAÇÕES PARA O *RESURFACING*	
Absolutas	**Relativas**
Uso de isotretinoína por período inferior a 1 ano	Cor da pele entre IV e VI, segundo Fitzpatrick
Ausência de anexos, devido a queimaduras, traumas, cirurgias ou doenças como esclerodermia	Tendência para discromia
Doenças de pele com fenômeno Koebner, lucites, colagenoses, AIDS	Tendência para cicatriz hipertrófica e queloide
Vigência de infecção	Doenças cardíacas, respiratórias e imunossupressoras
Ectrópio	Ausência de anexos por característica anatômica (mãos, pescoço, braços, pernas)
Expectativa não realista.	

■ Resurfacing com Laser de CO$_2$ Ultrapulsado

possível, deixar claras as dificuldades, riscos e benefícios do procedimento para evitar expectativas não realistas. O paciente precisa estar seguro, tranquilo e ciente das modificações e cuidados que a pele irá necessitar durante todo o período de recuperação.

Indicação

O *resurfacing* está indicado principalmente para o envelhecimento facial e, em menor grau, para as cicatrizes da acne. Alguns trabalhos mais recentes também relatam resultados positivos no tratamento do envelhecimento das mãos e do pescoço, respeitando as características específicas da pele nestes locais.

O envelhecimento cutâneo ocorre pela sobreposição de várias alterações, como envelhecimento intrínseco, fotoenvelhecimento, rugas de expressão e flacidez. A ação ablativa do *laser*, vaporizando a epiderme, elimina preferencialmente os sinais superficiais do fotoenvelhecimento, como manchas, ceratoses, rugas finas e alterações de espessura. Além disso, o efeito térmico residual é capaz de promover uma mudança importante no colágeno, tanto quantitativa quanto qualitativamente. A elastose é eliminada, dando lugar a novas fibras de colágeno e, em menor grau, de fibras elásticas. Devido à ação conjunta eliminando a epiderme e promovendo uma ação dérmica, o *resurfacing* melhora em especial as rugas da região peribucal e periocular, além de reduzir a flacidez e a elastose de maneira global. As melhores indicações para este procedimento são indivíduos com pele I a III, segundo Fitzpatrick, com idade entre 45 e 65 anos, com alterações importantes de fotoenvelhecimento, rugas marcantes periorais e orbitais e grau moderado de flacidez. Na Tabela 55.9.3 são citadas as principais indicações para o *resurfacing* com *laser* de CO$_2$.

No caso do *resurfacing* para cicatriz de acne, o resultado é menos expressivo. As cicatrizes superficiais e distensíveis melhoram bastante, porém aquelas profundas ou do tipo *ice pick* não são atingidas com este procedimento. Geralmente, para o tratamento de cicatrizes de acne é necessário associar outros procedimentos, como levantamento com *punch*, subcisão, dermoabrasão, entre outros.

Preparo

É necessário preparar a pele por um período de seis a oito semanas antes da realização do *resurfacing*. O preparo básico está descrito a seguir, valendo as considerações sobre cada substância.

O ácido retinoico é utilizado na concentração de 0,025 a 0,1%, uma vez à noite ou em noites alternadas, dependendo da tolerância individual. O uso dessa substância é preconizado para melhorar a capacidade de cicatrização, uma vez que a tretinoína aumenta a proliferação dos ceratinócitos na epiderme e anexos, além de provocar angiogênese e neocolagênese. Seu uso é controverso, pois alguns autores consideram que sua utilização não modifica a resposta cicatricial e outros referem que sua capacidade angiogênica poderia aumentar a tendência para o aparecimento de telangiectasias no pós-operatório. Nossa experiência nos leva a utilizar esta substância no preparo da pele, pois consideramos que ela diminui a hiperpigmentação e melhora a irrigação e a cicatrização.

Tabela 55.9.3

INDICAÇÕES PARA A REALIZAÇÃO DO *RESURFACING*

Epidérmicas	Dérmicas	Outras
Ceratose actínica	Rugas estáticas	Hiperplasia sebácea
Ceratose seborreica	Elastose	Rinofima
Queilite actínica	Cicatrizes	Xantelasma
Doença de Bowen		Angiofibromas
Melanose solar		

RESURFACING COM LASER DE CO_2 ULTRAPULSADO ■

Tabela 55.9.4

PREPARO DA PELE PARA O *RESURFACING*		
Substância	Concentração	Dose
Tretinoína	0,025 a 0,1%	1 vez à noite
Hidroquinona	4 a 5%	2 vezes ao dia
Vitamina C	5 a 10%	1 vez ao dia
Filtro solar	> 15/UVA + UVB	3 vezes ao dia
Hidratante	Alfa-hidroxiácido 3-5% ou alantoína, vaselina-veículo	1 vez ao dia

A hidroquinona, na concentração de 4 a 5%, deve ser usada duas vezes ao dia associada ao ácido retinoico ou ao filtro solar. Esta substância diminui a capacidade responsiva dos melanócitos, sendo essencial para evitar a hiperpigmentação pós-inflamatória. A concentração da hidroquinona não deve exceder 5%, pois, além de não melhorar sua eficácia, provoca maior grau de irritação e sensibilização. Utilizamos hidratantes com alfa-hidroxiácidos em baixas doses ou com princípios ativos de barreira (glicerina, alantoína, vaselina) para evitar a evaporação excessiva da água, provocando maior sensação de conforto e evitando irritações causadas pela tretinoína e/ou hidroquinona. A vitamina C, pela sua capacidade clareadora e anti-inflamatória, pode ser usada no preparo da pele, mas tem maior utilidade no pós-operatório. A concentração ideal está entre 5 e 10%, podendo ser usada de uma a duas vezes ao dia.

Alguns pacientes com grande quantidade de telangiectasias podem ser submetidos a uma ou duas sessões com *lasers* específicos para vasos. Devido à pouca profundidade atingida pelo *laser* de CO_2, que tem como alvo a água e não a oxiemoglobina, os vasos mais profundos podem ficar evidentes após o *resurfacing*.

O uso de filtro solar de amplo espectro no pré-operatório é importante porque demonstra a aderência do paciente ao tratamento, evitando complicações por hiperpigmentação no pós-operatório.

Qualquer paciente, mesmo sem história progressa de infecção pelo herpesvírus, deve ser medicado com antivirais antes da realização da cirurgia, continuando por até 10 dias depois. Isto é necessário devido à grande agressão à qual a pele é exposta, facilitando o crescimento do vírus (Tabela 55.9.4).

Procedimento

O *resurfacing* da pele com *laser* de CO_2 deve ser cercado de cuidados especiais. Trata-se de um procedimento demorado e doloroso, no qual o paciente não pode permanecer totalmente consciente; e alguns médicos preferem a anestesia geral, enquanto outros optam pela sedação. Para tanto, é importante a checagem de problemas respiratórios e cardíacos, além de episódios de alergia aos medicamentos utilizados.

Na nossa prática, por ocasião do *resurfacing*, o anestesista é responsável pela sedação e monitoração, permanecendo na sala durante todo o procedimento. Além da sedação, podem ser feitos bloqueios especiais ou infiltração em determinadas áreas mais sensíveis, dependendo da duração e da abrangência do procedimento Na região dos olhos, utilizam-se protetores de aço inoxidável no paciente e óculos especiais nos médicos e na equipe cirúrgica. O aparelho deve ser checado antes do início do *resurfacing*, não podendo faltar o aspirador para evitar liberação de partículas virais entre outras. A face é dividida e marcada em unidades anatômicas, tendo como critério suas características com relação a espessura, número de anexos, proximidade dos pontos de transição e capacidade de cicatrização. Atualmente realizamos o *resurfacing* sempre com o CPG, que permite atingirmos áreas maiores que aquelas com a caneta colimada e reservamos esta última para retoques especiais. Em seguida é estabelecida a po-

CIRURGIA DERMATOLÓGICA AVANÇADA

tência (W), fluência (joules/cm^2), além do tamanho, formato e densidade do CPG, sempre de acordo com as características da unidade anatômica. É importante lembrar que a densidade significa superposição em determinado local e seu aumento causa maior agressão térmica. A fluência e a densidade interferem no resultado final, e devem ser menores em algumas áreas como olhos e linha da mandíbula. Após cada passada, a pele vaporizada deve ser retirada com soro fisiológico de maneira completa e homogênea. Há controvérsia a este respeito, pois alguns autores preconizam a permanência dos restos epiteliais. Nós limpamos bem a pele, pois acreditamos que além de resultados mais homogêneos, também visualizamos melhor as mudanças da coloração cutânea. Esta última é o parâmetro da profundidade que atingimos e determina o número de passadas necessárias para um ótimo resultado final. Coloração vermelho-viva significa ação na epiderme, enquanto tons amarelo-acastanhados indicam agressão dérmica, quando maior atenção deve ser prestada na continuidade do procedimento. Na primeira passada, a maior parte da epiderme é vaporizada, e, na segunda, notamos uma retração muito importante da pele. Esta ocorre pela vaporização da água e também pela contração das fibras de colágeno. Após esta retração, devemos estar atentos à mudança de posição das linhas demarcatórias, pois podemos estar utilizando parâmetros inadequados segundo a unidade anatômica. A seguir podem ser visualizados os parâmetros utilizados de acordo com a área anatômica (Tabela 55.9.5).

Área palpebral

A área palpebral merece atenção especial, pois, além de fina (0,5 a 0,6 mm), tem menor número de anexos. A fluência pode ser menor e a densidade não deve ultrapassar *seis*, onde temos cerca de 35% de superposição. O número de passadas deve ser de no máximo dois, para evitar tendência a cicatrizes hipertróficas.

Fronte

A fronte, o nariz, as áreas das bochechas e a região peribucal, são semelhantes em espessura (1 a 2 mm) e têm anexos suficientes, principalmente na região central. A fluência e a energia podem ser altas, assim como a densidade e o número de passadas. No entanto, devemos ter atenção com relação a peles mais secas, finas, sensíveis, com tendência a cicatrizes, e com coloração entre IV e VI. Todas estas situações merecem que os parâmetros sejam atenuados em comparação com as peles normais. Lembrar sempre que fluências muito baixas, menores que 5 J/cm^2, podem não atingir a vaporização completa e provocar aquecimento desnecessário e prejudicial.

Tabela 55.9.5

PARÂMETRO DOS *RESURFACINGS* COM CPG					
	Fluência	*Tamanho*	*Forma*	*Densidade*	*Nº Passadas*
Fronte	300 MJ/60 W	9	3 Retangular	7	2-3
Pálpebras inferior e superior	200 a 300 MJ 40 W	6	3	6	1-2
Face, bochechas, região peripalpebral e nariz	300 MJ/60 W 40 W	9	3	7	2-3
Área peribucal	300 MJ/60 W	9	3	7	2-3
Linha mandíbula	250 MJ/40 W	7	3	5	1
Transição (*feathering*)	175 MJ/40 W	9	3	4	1

Linha da mandíbula

A linha da mandíbula merece parâmetros especiais, pois logo abaixo da mesma o número de anexos diminui drasticamente, dificultando a cicatrização. Lembrar que a ação de vaporização provoca grande retração na pele e que áreas abaixo da linha da mandíbula podem estar acima desta após uma segunda passada. Neste local a energia, a fluência, a densidade e o número de passadas deverão ser sempre menores.

Linha de transição

Na transição entre face e pescoço é preconizada uma passada com parâmetros mais baixos (*feathering*). A intenção é diminuir a diferença de cor e textura entre a área tratada e a não tratada. Esta região é propensa a cicatrizes hipertróficas e hipopigmentação e, portanto, os parâmetros devem ser menores. Finalizando, consideramos importante resumir as regras principais deste procedimento na face:

- Realizar por completo cada unidade anatômica.
- Retirar com soro fisiológico a pele acumulada após cada passada.
- Seguir os parâmetros específicos para cada região.
- Fazer transição (*feathering*) nas bordas em que isto for necessário.
- Visualizar sempre a mudança de cor que ocorre após cada passada do *laser* para evitar a profundidade excessiva.

Pós-operatório

O pós-operatório de um *resurfacing* é sempre trabalhoso, mas seu sucesso dependerá da escolha adequada do paciente, preparo da pele e parâmetros utilizados no *laser*. No final de cada fase colocamos entre parênteses as medicações por nós utilizadas.

Medicações

Todos os clientes devem receber medicação antiviral desde 1 dia antes até pelo menos 10 dias depois do *resurfacing*, e alguns pacientes podem necessitar um tempo maior de tratamento. A escolha da medicação com relação a dose, custo e benefício será individual (valaciclovir 500 mg três vezes ao dia, 1 dia antes e 10 dias após a cirurgia). Antibiótico de largo espectro é preconizado em to-

dos os pacientes no pós-operatório imediato. A escolha do antibiótico dependerá de cada caso e da experiência do médico-cirurgião (azitromicina 500 mg uma vez ao dia, durante 3 dias).

O uso de anti-inflamatórios dependerá da experiência de cada um, mas achamos conveniente sua administração devido ao grau de agressão ao qual a pele é submetida (Diprospan ou Celestonesoluspan, uma ampola IM após procedimento).

Analgésicos são requeridos somente no primeiro e no segundo dias do pós-operatório, sendo a substância e a dosagem escolhidas conforme a necessidade e a afinidade do paciente.

Tratamento local

Com relação ao tratamento local, podem ser usados curativos abertos ou fechados. Os curativos abertos, à base de produtos de barreira (vaselina, alantoína etc.), foram sendo abandonados à medida que curativos oclusivos mais eficientes eram utilizados. Os curativos oclusivos protegem a pele, resultando em menor dor e mais conforto para o cliente. Eles podem permanecer até 5 dias, porém podem ser trocados com 24 ou 48 horas, dependendo da preferência e da experiência do cirurgião dermatológico. Nós usamos curativo oclusivo por 72 horas, do tipo siliconizado com politetrafluoroetileno (silon) transparente e com micro-orifícios. Este curativo tem a vantagem de cobrir todo o rosto, permitir a drenagem do exsudato e ser transparente, facilitando a visualização da ferida cirúrgica. Além disso, comparando as áreas cobertas com as abertas, notamos reepitelização mais rápida nas áreas ocluídas, sem formação de crostas e sem dor. Após a retirada do curativo, do terceiro ao décimo dia iniciamos o uso de produtos vaselinados uma vez à noite. É importante lembrar que a pele precisa de um hidratante de barreira, pois, além de estar fina e sensível, também desidrata com mais facilidade. Nesta fase, podemos associar um antibiótico a esta formulação. A limpeza do rosto com a retirada de restos epiteliais é muito importante neste período. Ela deve ser feita de maneira delicada e cuidadosa, por pessoas experientes no pós-operatório do *resurfacing*. A partir do décimo dia após a reepitelização, já é possível utilizar emolientes menos comedogênicos. A vitamina C, antioxidante e anti-inflamatória, pode ser utilizada na forma tópica com concentrações de 5 a 10% para diminuir o grau de eritema

■ RESURFACING COM LASER DE CO₂ ULTRAPULSADO

Tabela 55.9.6	
PÓS-OPERATÓRIO DO *RESURFACING*	
Período	**Procedimento**
0-3º dia	Curativo oclusivo – medicação sistêmica
4º-10º dia	Limpeza local/hidratantes de barreira com ou sem antibiótico – 3 vezes ao dia
11º-20º dia	Filtro solar –2 vezes ao dia; hidratantes não comedogênicos – 2 vezes ao dia; vitamina C 5-10% – 2 vezes ao dia
21º-3 meses	Filtro solar – 2 vezes ao dia; tretinoína 0,025%-0,05% – 1 vez em noites alternadas; hidroquinona a 4% – 2 vezes ao dia

Tabela 55.9.7	
COMPLICAÇÕES DO *RESURFACING* SEGUNDO A PREVALÊNCIA	
1.	Eritema persistente
2.	Hiperpigmentação
3.	Acne
4.	Mílio
5.	Dermatite de contato
6.	Herpes simples
7.	Hipopigmentação
8.	Cicatriz hipertrófica
9.	Candidíase
10.	Ectrópio

pós-*resurfacing*. Entre a terceira e a quarta semana de pós-operatório, pode-se reintroduzir o uso da hidroquinona duas vezes ao dia e da tretinoína (0,025 a 0,05%) em noites alternadas, além de manter o filtro solar tipo bloqueador. O paciente deve ser visto diariamente durante os *primeiros 10 dias*, uma vez por semana, do 10º ao 30º dia e uma vez a cada 15 dias até 3 meses, e uma vez por mês até o sexto mês. O acompanhamento constante permite a visualização do início de qualquer provável complicação e seu tratamento imediato. A Tabela 55.9.6 resume os cuidados no pós-operatório.

Complicações

Havendo indicação e parâmetros adequados, as complicações são raras e contornáveis. Elas estão citadas abaixo e colocadas em ordem decrescente de prevalência (Tabela 55.9.7).

◆ *Eritema persistente* com duração de até 3 meses é um *efeito colateral comum* após o *resurfacing*. Indesejado pelos pacientes, ele representa a combinação de imaturidade da epiderme, menor absorção da luz pela melanina, menor difusão da luz pela derme e aumento da irrigação sanguínea induzida pela resposta inflamatória. Conclui-se que é um mecanismo fisiológico esperado, que tem paralelismo com a resposta dérmica de formação de novas fibras. Após o período de 3 meses ele passa a ser complicação, estando associado à formação de cicatrizes hipertróficas e queloides. O eritema prolongado pode ser tra-

tado com corticoides tópicos ou por infiltração intralesional, e também com aplicações de *laser* cujo alvo é a oxiemoglobina. Tratado no devido tempo, o eritema e a cicatriz podem ser corrigidos e/ou evitados.

◆ A *hiperpigmentação* ocorre em todos os pacientes submetidos ao *resurfacing*. Trata-se de efeito colateral, não complicação, consequente a inflamação, e tem paralelismo com o grau do eritema. A hiperpigmentação pode ser maior ou menor, conforme a cor da pele e a intensidade dos parâmetros utilizados. Relaciona-se também aos cuidados pós-operatórios e, principalmente, à exposição solar. A hiperpigmentação pode ser tratada com hidroquinona a 5% duas vezes ao dia, e reiniciada após 15 dias, quando a pele volta a ser tolerante a esta substância. O tratamento prévio é importante para evitar hiperpigmentação intensa e duradoura.

◆ *Acne e milium* podem ocorrer devido ao uso constante e prolongado de produtos oleosos e comedogênicos.

◆ A *dermatite de contato* é frequente principalmente porque utilizam-se vários produtos tópicos em grandes quantidades. Na vigência desta afecção devem ser suspensas as substâncias suspeitas, e o uso de corticoides tópicos é recomendado até a melhora do quadro clínico.

- A infecção mais comum ocorre pelo *herpes simples* tipo I, mesmo em indivíduos sem história anterior. Todos os pacientes submetidos a um *resurfacing* devem fazer terapia antiviral durante pelo menos 10 dias. Como a infecção herpética pode ser tardia, dor intensa e contínua no pós-operatório são sinais importantes de alerta. Indivíduos com história de herpes simples, assim como aqueles com eritema persistente, devem usar a medicação por tempo prolongado. Quando houver sinal de infecção por herpes, o medicamento antiviral deve ser trocado e a dose aumentada. Infecção bacteriana ou por levedura é menos frequente, estando associada ao uso de curativo oclusivo por períodos prolongados, demora na cicatrização e permanência de crostas. Antibioticoterapia deve ser feita em todos os pacientes no pós-operatório imediato.

- A *hipopigmentação* é uma complicação tardia, ainda não bem explicada, que pode estar relacionada à destruição segmentar dos melanócitos. Seu aparecimento parece estar relacionado ao excesso de dano térmico principalmente em áreas com menor número de anexos, como na linha do queixo. Até o momento, não há tratamento efetivo para a hipocromia pós-*laser*.

- *Cicatriz hipertrófica* está relacionada com o uso de fluências e densidades altas, maior número de passadas, principalmente nas áreas mais finas e com menor número de anexos (área palpebral, linha da mandíbula). Locais que permanecem com coloração vermelho-viva por períodos prolongados são predispostos a cicatrizes hipertróficas e queloides. Podem ser tratados com corticoides tópicos duas vezes ao dia, e mesmo infiltração intralesional. Também podem ser usados produtos à base de silicone, em gel ou placas, por longos períodos.

- Antibioticoterapia deve ser feita em todos os pacientes no pós-operatório imediato. Outra possível, mas rara, infecção pós-*laser* é a por *Candida*. Surgem pústulas, eritema e edema. O tratamento local, com antifúngicos como o fenticonazol, geralmente é satisfatório.

- *Ectrópio* é raro e ocorre principalmente se houver cirurgia prévia ou parâmetros excessivos tanto em fluência, quanto em densidade e número de passadas.

As complicações são raras quando respeitadas as contraindicações formais e os parâmetros adequados a cada unidade anatômica. Lembrar que, com exceção da hipocromia, as demais podem ser tratadas e geralmente eliminadas.

BIBLIOGRAFIA CONSULTADA

1. Alster TS, Nanni CA, Williams CM. Comparison of four carbon dioxide resurfacing lasers. A clinical and histopathologic evaluation. Dermatol Surg. 1999; 25:153-9.
2. Fitzpatrick RE, Goldman MP, Satur NM et al. Pulsed carbon dioxide laser resurfacing of photoaged facial skin. Arch Dermatol. 1996; 132:395-402.
3. Fitzpatrick RE, Goldman MP. CO_2 laser surgery. In: Goldman MP, Fitzpatrick RE (eds). Cutaneous laser surgery: the art and science of selective photo-thermolysis. St Louis: Mosby. 1994; 198-258.
4. Fulton JE, Barnes T. Collagen shrinkage (selective dermaplasty) with the high-energy pulsed carbon dioxide laser. Dermatol Surg. 1998; 24:37-41.
5. Fulton JE. Complications of laser resurfacing. Methods of prevention and management. Dermatol Surg. 1997; 24: 91-9.
6. Geronemus RG, Alster TS, Brandt FS et al. Tabletalk: Common questions about laser resurfacing. Dermatol Surg. 1998; 24:121-30.
7. Herd RM, Dover JS, Arndt KA. Basic laser principles. Dermatol Clin. 1997; 15:355-73.
8. Hruza GJ, Dover JS. Laser skin resurfacing. Arch Dermatol. 1996; 132:451-5.
9. Hung VC, Lee JY, Zitelli JA. Topical tretinoin and epithelial wound healing. Arch Dermatol. 1989; 125:65-9.
10. Manuskiatti W, Fitzpatrick RE, Goldman MP. Long-term effectiveness and side effects of carbon dioxide laser resurfacing for photoaged facial skin. J Am Acad Dermatol. 1999; 40:401-11.
11. Nanni CA, Alster TS. Complications of carbon dioxide laser resurfacing. An evaluation of 500 patients. Dermatol Surg. 1998; 24:315-20.
12. Ratner D, Tse Y, Marchell N et al. Cutaneous laser resurfacing. J Am Acad Dermatol. 1999; 41:365-89.
13. Ruiz-Esparza J, La Torre OLG, Gomez JMB. Ultrapulse laser skin resurfacing of the hands. Dermatol Surg. 1998; 24:69-70.
14. Stuzin JM, Baker TJ, Baker TM et al. Histologic effects of the high-energy pulsed CO_2 laser on photoaged facial skin. Plast Reconstr Surg. 1997; 99:2.036-55.
15. Suarez M, Fulton JE. A novel occlusive dressing for skin resurfacing. Dermatol Surg. 1998; 24:567-70.
16. Trelles MA, Mordon S, Svaasand LO et al. The origin and role of erythema after carbon dioxide laser resurfacing. Dermatol Surg. 1998; 24:25-9.
17. Weinstein C, Ramirez O, Pozner J. Postoperative care following carbon dioxide laser resurfacing. Dermatol Surg. 1998; 24:51-6.

18. Weinstein C. Carbon dioxide laser resurfacing. Clinics in Plastic Surgery. 1998; 25:1:109-30.
19. Weinstein C. Carbon Dioxide laser resurfacing. In: Cosmetic surgery of the skin. Coleman WP, Hanke WC, Alt TH, Asken S (eds). St Louis: Mosby. 1997; 152-175.
20. West TB, Alster TS. Effect of pretreatment on the incidence of hyperpigmentation following cutaneous CO_2 laser resurfacing. Dermatol Surg. 1999; 25:15-7.

Capítulo 55.10

Lasers Ablativos Fracionados – *Laser* Fracionado de CO_2: Técnicas, Melhores Indicações, Limitações e Cuidados

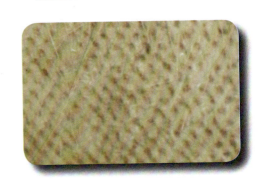

Alcidarta dos Reis Gadelha
Sidharta Quércia Gadelha
Thomázia Lima de Miranda Leão

Pontos de destaque

- O termo *resurfacing* é, corriqueiramente, utilizado no Brasil, pois, não há uma tradução que corresponda, integralmente, ao seu significado. A princípio, em medicina, foi usado como renovar a epiderme, removendo-a, portanto, a palavra teria dois componentes: renovar ou refazer e superficial. Com tempo, o *resurfacing* como adjetivo passou a significar vários procedimentos com profundidade cutânea, técnica, instrumental, indicações e resultados diversos. Desse modo surgiram *resurfacings* ablativo e não ablativo, fracionado ablativo ou não ablativo, superficial ou profundo e o subablativo ou subtérmico, também denominado de *laser toning*.

- O *resurfacing* fracionado ablativo (RFA) é um método simples, rápido e eficaz, por vezes insubstituível, no fotoenvelhecimento cutâneo e no tratamento de várias condições como cicatrizes de acne e estrias. É, ainda, um método complementar importante no tratamento de lesões como rinofima e siringoma, após a vaporização no modo contínuo das áreas mais elevadas ou das lesões individuais.

- Dentre os *lasers* utilizados, segundo a opinião dos autores, o de CO_2, de 10.600 nm de comprimento de onda, é o padrão-ouro no RFA pois, utilizando os parâmetros e as técnicas adequados, fornece, com segurança, os melhores resultados.

- No *resurfacing* ablativo puro ou tradicional há vaporização de toda a superfície cutânea (epiderme e parte superior da derme), retardando a reepitelização, aumentando o *down-time*, a morbidade e os riscos de sérias complicações. Já no RFA, formam-se colunas de dano térmico (microzonas térmicas ou MTZs) atingindo a epiderme e, dependendo da técnica empregada, a derme superior e mesmo a reticular.

- Na derme, as MTZs são envolvidas por área de tecido coagulado consequente à desnaturação do colágeno e à necrose celular (dano térmico residual ou RTD), ambos (as MTZs e o RTD) são responsáveis pela longa e eficaz ação sobre o colágeno.

- Como permanecem áreas de pele íntegra entre as MTZs, a reepitelização é rápida (em 48 horas), assim como a eliminação transepitelial dos restos necróticos (3-6 dias) e, consequentemente, a recuperação do aspecto normal da pele. Por outro lado, a remodelagem do colágeno se estende, geralmente, por 3 meses, o que incrementa, no médio prazo, o resultado do tratamento.

- O RFA pode ser superficial, quando atinge a derme superior, ou profundo, quando alcança a derme reticular. O primeiro é empregado em áreas mais delicadas ou em lesões mais superficiais ou de menor gravidade, enquanto o segundo, em zonas mais espessas ou com lesões mais profundas e/ou intensas.

- É fundamental, para a segurança do procedimento e obtenção de melhores resultados, o domínio dos conceitos da interação do *laser* com a pele, como a fototermólise fracionada, s MTZs e RTD. Isso permitirá a escolha apropriada da técnica, se superficial ou profunda, e o número de sobreposição das passadas, bem como o ajuste dos parâmetros como a densidade de energia, a fluência, a duração do pulso, o *spot size* e o efeito "bate-estaca", segundo a área e o tipo de lesão tratadas.

- Dor durante a aplicação é consideravelmente reduzida com o uso prévio de anestésico tópico à base de lidocaína e tetracaína a 7% e de aplicação de ar gelado durante o procedimento, enquanto o ardor geralmente cessa em até 1 hora com compressas geladas. O eritema e o edema são logo substituídos pelo aspecto de "código de barra" e a recuperação da pele, dependendo da intensidade dos parâmetros utilizados, ocorre em 7-10 dias.

- Os resultados melhores e mais evidentes são observados após 3-5 sessões a intervalos de 30 dias ou mais, dependendo do tipo e da intensidade das lesões e da técnica utilizada. Há redução do diâmetro dos poros, das rugas e das cicatrizes, melhora do tônus, do brilho e do viço e maior homogeneização da tonalidade da pele.

- As complicações mais comuns, se não utilizadas as medidas preventivas e a técnica apropriada, são a erupção acneiforme (5,5%), surto de herpes simples (2,2%), infecções bacterianas ou fúngicas, hipercromia residual, hipo ou acromia, eritema persistente, cicatrizes inestéticas e resultados insuficientes.

Introdução

O *laser* de gás carbônico (CO_2), criado em 1964, tem um comprimento de onda (CW) de 10.600 nm e como cromóforo a água. Esse *laser* vem sendo muito utilizado em dermatologia e em outras especialidades, no modo contínuo, isto é, em corrente ininterrupta, para incisão e vaporização.

O desenvolvimento dos *lasers* de CO_2 pulsados, ou seja, que emitem a energia em pulsos de 1 ms ou menos, ou com *scanner*, continuamente "varrendo" rapidamente a pele, formando figuras, mas também permanecendo menos que 1 ms em cada ponto, possibilitou a realização do *resurfacing* ablativo. Com esse tratamento, toda a superfície cutânea (epiderme e parte da derme), é vaporizada com a energia que penetra entre 20 e 30 μm, em exposição menor que o tempo de relaxamento térmico (TRT) da pele, limitando, assim, o dano térmico residual circundante (RTD) a 100-150 μm.

O *laser* de CO_2, devido à rápida e controlada vaporização da epiderme e da derme e pelo RTD, estimula a contração e a remodelagem do colágeno e, consequentemente, a retração da pele.

Os resultados obtidos eram muito satisfatórios no tratamento do rejuvenescimento da face, com nítida diminuição das rugas, e menos das cicatrizes, embora o tempo de recuperação e de afastamento das atividades (*down-time*) fosse longo (15 dias ou mais) e a necessidade de supervisão, constante (Figura 55.10.1).

Entretanto, logo começaram a surgir complicações, por vezes sérias, como cicatrizes inestéticas, eritema persistente (por meses), hipercromia residual, hipo ou acromia, eventualmente tardia e definitiva, e infecções bacterianas, fúngicas e virais. Essas intercorrências ocorriam, às vezes, pela realização de múltiplas passadas ou pelo tratamento em áreas extrafaciais, de cicatrização mais difícil devido à menor concentração de anexos, essenciais à reepitelização da pele vaporizada.

Na tentativa de reduzir esses riscos começou-se a empregar o *laser* de Er:YAG (*erbium-doped yttrium aluminium garnet*) para fazer o *resurfacing* ablativo, pelo fato de esse *laser*, de 2.940 nm, ser 16 vezes mais absorvido pela água, seu cromóforo, do que o CO_2. Baseado nisso, era lógico presumir, que sen-

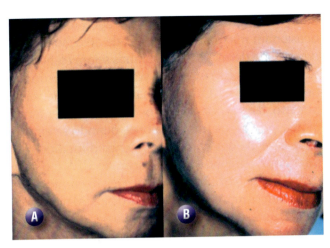

Figura 55.10.1 – **(A-B)** *Fotoenvelhecimento. Resurfacing ablativo clássico (não fracionado) com* laser *de CO_2. Melhora acentuada.*

do o RTD menor, consequentemente o tempo de recuperação seria mais rápido e as complicações de menor intensidade, mesmo tratando áreas extrafaciais. Obviamente, o resultado esperado seria menos satisfatório que o alcançado com o *laser* de CO_2, haveria também necessidade de mais passadas e, pelo fato de não coagular pequenos vasos, inevitavelmente surgiria o sangramento, dificultando e tornando menos prático o procedimento.

Como o objetivo de minimizar essas dificuldades, acoplaram-se os *lasers* de Er:YAG ao CO_2 no mesmo equipamento. Entretanto, pelo fato de as vantagens da combinação não serem relevantes, esse aparelho, com dois *lasers* ablativos, acabou sendo retirado do mercado.

A introdução do *laser de erbium yttrium scandium gallium garnet* (Er:YSGG), de 2.790 nm para *resurfacing* ablativo baseou-se nas seguintes características:

- Coeficiente de absorção cinco vezes maior que o do CO_2, de CW 10.600 nm.
- Maior poder de coagulação que o Er:YAG, de CW de 2.940 nm.
- Assim, esperar-se-iam, ao mesmo tempo, menor sangramento, mais rápida recuperação e uma resposta satisfatória, possivelmente intermediária à do CO_2 e à do Er:YAG.

Resurfacing não ablativo (RNA)

Embora, ainda, sem um conceito completamente unificado, o *resurfacing* não ablativo consistiria em, aquecendo a derme, porém, protegendo a epiderme, promover a neocolagênese, a contração e a remodelagem do colágeno e, obviamente, a retração (*skin-tightening*) e o rejuvenescimento da pele. Nesse conceito amplo, várias fontes de energia, *lasers* e não *lasers*, e de diferentes comprimentos de onda, poderiam ser utilizadas para o RNA, mesmo que, a princípio, algumas delas não tivessem sido utilizadas ou concebidas para esse fim:

- Luz pulsada.
- Luz vermelha, de 630 nm, na terapia fotodinâmica(PDT).
- Raios infravermelhos
- *Lasers* Q-Switched como Nd:YAG, 1.064 nm.
- Nd:YAG 1.320 nm.
- Er:*glass* 1.550 nm.
- *Laser* de diodo de 1.450 nm.

Resurfacing fracionado (RF)

Mainstein e Anderson, em 2004, revolucionaram o conceito de *resurfacing* desenvolvendo a fototermólise fracionada, a princípio, aplicada ao *laser* não ablativo de *Erbium-glass*, com 1.550 nm (Fraxel). Três anos após, Hantash e Cols. introduziram a tecnologia fracionada ao *laser* ablativo, surgindo o *resurfacing* fracionado ablativo (RFA). Esse método, como o nome já indica, consiste em provocar dano térmico em áreas (colunas ou microzonas térmicas ou MTZs), deixando a pele íntegra entre as zonas tratadas para promover uma rápida e segura reparação.

No *resurfacing* fracionado não ablativo (RFNA) os *lasers* de 1.550, 1.540 ou de 1.440 nm, portanto na faixa do infravermelho, e tendo, como o *laser* de CO_2, a água como cromóforo, ocasionam a desnaturação do colágeno e a necrose celular, sem ablação do tecido, isto é, sem remover o fragmento lesado de pele. Nessas colunas microscópicas de dano térmico, denominadas de microzonas térmicas (MTZ), os restos microscópicos epidérmicos necróticos (MEND's) reepitelizam-se no primeiro dia de tratamento, mas, a ação remodeladora do colágeno estende-se por várias semanas ou meses.

Teoricamente, como esses comprimentos de onda têm pouca afinidade pela melanina, esses *lasers* seriam indicados, sobretudo, no RFNA de pacientes com fototipo mais elevado pois o risco de provocarem hipercromia residual seria menor. Ademais, poderiam, eventualmente, ser utilizados no tratamento de discromias como o melasma. Como o dano tecidual induzido pelo RFNA é menor que aquele ocasionado pelo *resurfacing* fracionado ablativo (RFA), é de se esperar que a recuperação seja mais rápida e os riscos de complicação, menores. Por outro lado, baseado no mecanismo e na intensidade de ação, é também previsível que o resultado obtido com o *laser* fracionado não ablativo seja menor que aquele com o *laser* fracionado ablativo, apesar de alguns autores opinarem que ainda não há estudos adequados comparando a eficácia desses *lasers*.

Do ponto de vista de profundidade e objetivo de tratamento, o *resurfacing* fracionado não ablativo pode ser classificado em:

- **Superficial:** abrangendo a epiderme e parte superficial da derme, entre 150 a 250 μm de profundidade, para tratamento, principalmente, de discromias, como melasma, rugas superficiais e áreas mais delicadas, como as pálpebras.

- **Profundo:** atingindo a derme reticular em profundidade superior a 1,4 mm, indicado, sobretudo, para lesões mais intensas como as cicatrizes de acne e áreas mais espessas, como as da região malar.

Quanto à extensão o RFNA pode ser classificado em:

- **Localizado:** feito em lesões individuais como cicatrizes traumáticas ou cirúrgicas ou estrias isoladas.

- **Em áreas:** na face ou parte dela, no dorso das mãos e no colo.

Mais recentemente foi introduzido para RFNA o *laser* de *thulium* diodo-bombeado, de 1.927 nm de CW, que, sem vaporizar, promove uma clivagem epidermodérmica ou, dependendo da fluência utilizada, atinge a derme superior. No aparelho Fraxel-Restore está associado ao *laser* de Er:*fiber-glass* de 1.550 nm, podendo-se, assim, fazer o tratamento, no modo 1.927 nm, de lesões mais superficiais, como as discromias ou, no CW 1.550 nm, de alterações mais profundas, como as cicatrizes de acne.

Resurfacing fracionado ablativo (RFA)

Os *lasers* mais utilizados para realizar esse tratamento são o de CO_2, de 10.600 nm e o de Er:YAG,

de 2.940 nm que, vaporizando a água (cromóforo) ocasionam microzonas térmicas de ablação da epiderme e da derme. Embora ambos sejam efetivos no RFA, como o Er:YAG, é 16 vezes menos absorvido pela água que o CO_2, ocasiona menor dano térmico, por isso, depreende-se que os resultados sejam melhores, porém, os riscos maiores, quando se emprega o *laser* de gás carbônico. Menos difundido mas também empregado na execução do RFA é o *laser* de Er:YSGG (*yttrium scandium gallium garnet*), que, tendo um comprimento de onda de 2.790 nm obviamente, apresentaria um coeficiente de absorção pela água, dano térmico, eficácia e riscos menores que o CO_2 e maiores que o Er:YAG.

Enquanto no *resurfacing* ablativo tradicional (RA) toda a superfície é vaporizada e a profundidade atingida menor, no RFA formam-se somente colunas de vaporização ou MTZs. Assim, dependendo dos parâmetros utilizados, a profundidade alcançada pode ser maior e, consequentemente, a retração da pele e a melhora das cicatrizes bem superiores às obtidas com o *resurfacing* não fracionado. Vale ressaltar que, devido ao longo período de recuperação e à maior morbidade, o RA puro foi substituído pelo RFA mais versátil, seguro e mais eficiente.

Conforme relatam Osório e Macéa e Berlin e Cols., na evolução histológica das alterações provocadas pelo *laser* fracionado ablativo vale a pena destacar que:

- Microzonas térmicas de ablação da epiderme e da derme envolvidas por área de coagulação surgem imediatamente após o *resurfacing* fracionado ablativo.

- A profundidade das MTZs varia, de modo geral, de 300 mμ a 1,5 mm e a largura de 140 a 340 μm, conforme o tipo de *laser* e os parâmetros utilizados.

- A eliminação transepidérmica dos restos necróticos ocorre em 48 horas.

- A reepitelização se completa em 3-6 dias.

- A remodelagem do colágeno estende-se por 3 meses.

Para obter resultados mais promissores é muito importante adequar a cada caso e tipo de tratamento os seguintes parâmetros:

- **Fluência:** quanto maior, mais intenso será o dano térmico, a profundidade e a largura das microzonas térmicas.

Lasers Ablativos Fracionados — *Laser* Fracionado de CO_2: Técnicas, Melhores Indicações, Limitações e Cuidados ■

◆ **Duração do pulso**; pulsos inferiores a 2 ms, ocasionando menor dano térmico, criam MZTs mais delgadas.

◆ **Densidade de energia ou abrangência ou percentagem da área tratada:** que geralmente varia entre 10 e 20%, nos tratamentos mais delicados e de 20 a 40%, nos mais agressivos. É regulada diminuindo ou aumentando a concentração (distância) dos pontos das microzonas térmicas, como numa tábua de pirulito em que se pudessem afastar ou aproximar os furos.

◆ **Sobreposição ou efeito bate-estaca:** a maioria dos *lasers* de CO_2 fornece essa alternativa. Regulando para "bater" duas ou mais vezes a corrente do *laser* no mesmo ponto, como o martelo sobre uma estaca, pode-se aprofundar a microzona térmica, o que é recomendado, p. ex., em áreas de cicatrizes de acne mais intensas. Ao contrário, reduz-se para um ou dois o parâmetro em áreas menos intensamente atingidas ou mais delgadas e em lesões mais superficiais.

◆ **Sobreposição de passadas:** que não deve ser confundida com a anterior. Nesse caso as passadas com o *scanner* são repetidas em áreas mais afetadas, para aumentar a concentração de microzonas térmicas e, obviamente, a percentagem de pele tratada, incrementando o resultado terapêutico. É prudente, entretanto, reduzir a densidade de energia para fazer múltiplas passadas.

◆ ***Spot size* ou diâmetro da corrente de energia que alcança a pele** e, consequentemente, da largura e da profundidade das micro-zonas térmicas. Muitos *lasers* de CO_2 disponibilizam duas ponteiras: uma que propicia a obtenção de *spots sizes* entre 120 e 200 μm e outra que fornece *spots sizes* maiores que 300 μm (300-1.300 μm). Com os *spots sizes* menores obtêm-se MTZs mais delgadas e profundas, em geral, com menor densidade de energia, sendo recomendadas para a realização do *resurfacing* fracionado ablativo profundo em áreas como as de cicatrizes de acne ou fotodano intenso. Os *spots sizes* maiores possibilitam alcançar altas densidades e são úteis para a execução do *resurfacing* fracionado ablativo superficial, pois as MTZs são mais largas e superficiais.

Resurfacing fracionado ablativo com *laser* de CO_2 (RFA)

Para os autores, o de gás carbônico é o padrão-ouro para o RFA e tem como principais indicações:

◆ Cicatrizes inestéticas, alargadas ou hipertróficas, cirúrgicas ou traumáticas, de modo isolado ou associado à infiltração de corticoide ou de *peeling* com ácido retinoico.

◆ Tatuagem residual.

◆ Cicatrizes de acne, para os autores, o melhor método terapêutico.

◆ Rejuvenescimento da face e de outras áreas como o colo e o dorso da mão.

◆ Estrias.

◆ Poiquilodermia.

◆ Discromias como o melasma podem ser tratadas com parâmetros mais delicadas.

◆ Ceratose e queilite actínicas.

◆ Siringoma, rinofima e eritroplasia de Queyrat. Nesses casos, o RFA é feito com alta densidade de energia e várias passadas seguindo a vaporização das lesões ou de áreas mais elevadas no modo contínuo.

◆ Vaporização da base de lesões removidas com *shaving* ou curetagem.

Técnica utilizada do resurfacing fracionado ablativo (RFA)

Como no RFNA, o procedimento pode ser classificado em *superficial*, com maior densidade de energia e menor penetração (epiderme e derme superior) e o *profundo*, de menor densidade de energia e maior profundidade, atingindo a derme reticular. Também como o RFNA, conforme a extensão, pode ser *localizado* ou em *áreas*.

O *resurfacing* fracionado ablativo superficial localizado com *laser* de CO_2 normalmente, com densidade de energia maior, é empregado para vaporização de lesões superficiais, como ceratoses actínicas ou seborreicas ou da base cruenta de lesões retiradas com *shaving* ou curetagem. Também, é muito útil no tratamento do rinofima e da eritroplasia de Queyrat, após a vaporização de áreas mais espessas da lesão no modo contínuo. Regulam-se a fluência, a densidade (abrangência da pele tratada), e a sobreposição de acordo com o tipo e a localização da lesão.

CIRURGIA DERMATOLÓGICA AVANCADA

1215

Alguns aparelhos disponibilizam uma ponteira para alcance de *spots sizes* maiores que 300 μm que permitem a criação de MTZs mais largas e superficiais e o alcance de densidades maiores de tratamento.

Técnica do resurfacing ablativo superficial localizado com CO_2

- Fazer anestesia tópica e/ou infiltrativa e, no caso da queilite, com bloqueio.
- Diminuir o desenho para o tamanho da lesão, dando uma pequena margem.
- Se disponível utilizar ponteira que possibilite a obtenção de *spots sizes* maiores que 300 μm.
- Fazer duas ou mais passadas, de acordo com a espessura da lesão e remover o tecido vaporizado friccionando uma gaze umedecida em soro. Se necessário, fazer mais uma passada na base diminuindo a fluência e a sobreposição e, novamente, remover os *debris* com gaze, até que todo o tecido afetado seja eliminado.
- Aplicar um curativo com antibiótico tópico e gaze ou Micropore®.
- A recuperação costuma ser rápida em 7-15 dias (Figura 55.10.2).

Técnica do resurfacing fracionado ablativo profundo e localizado com laser de CO_2

- Pode ser feito sem ou com anestesia tópica.
- Ajustar o desenho segundo a forma e a largura da lesão.
- Regular os parâmetros conforme o tipo, a espessura e a localização da lesão. Em cicatrizes elevadas, a aplicação do *laser* pode ser combinada com injeção intralesional de corticoide ou 5-fluoracil.
- Fazer antissepsia cuidadosa com álcool a 70% e, em seguida, passar gaze seca no local.
- Aplicar o *laser* até atingir toda extensão da lesão.
- Fazer curativo com creme ou pomada de antibiótico e cobrir com Micropore®.
- Os resultados são muito satisfatórios notando-se a redução do tamanho, da largura e a intensidade da lesão, como estrias ou cicatrizes (Figura 55.10.3).

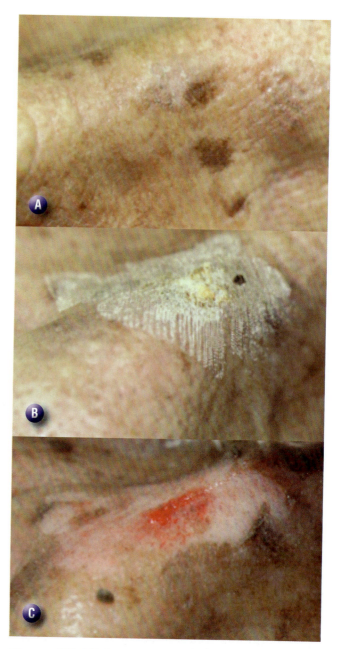

Figura 55.10.2 – **(A-C)** Resurfacing fracionado ablativo superficial localizado. Ceratoses após vaporização com CO_2 no modo fracionado, com intervalos bem curtos (maior densidade de energia ou maior abrangência tecidual).

Técnica de resurfacing fracionado ablativo com laser de CO_2 em áreas, como face ou parte dela, colo, pescoço e dorso das mãos

O *resurfacing* fracionado ablativo com CO_2 pode ser feito de maneira mais suave e superficial, utilizando fluências ou densidade de energia menores para lesões menos intensas como as de discreto fo-

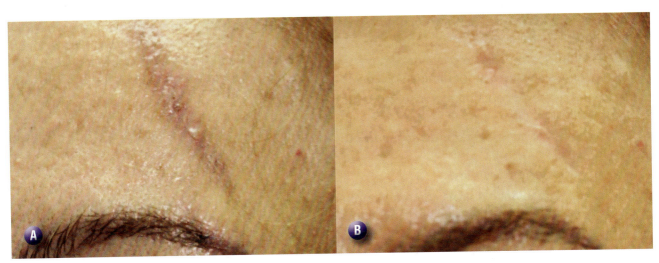

Figura 55.10.3 – Resurfacing *fracionado ablativo profundo localizado com* CO_2 *em cicatriz traumática.* **(A)** Antes e **(B)** após quatro sessões.

todano ou em áreas mais delicadas como as pálpebras e extrafaciais. Além disso, pode ser mais intenso e de profundidades superiores a 1,4 mm, empregando fluências e/ou densidades maiores e efeito bate-estaca mais elevado, em áreas mais espessas e/ou com lesões mais acentuadas como as de cicatrizes de acne. Conforme o tipo de aparelho e o ajuste de parâmetros, a profundidade das MTZs varia de 300 μm a 1,5 mm e a largura de 140 a 300 μm.

Técnica empregada do RFA com laser de CO_2 em áreas

- Evitar o emprego de medicações tópicas como o ácido retinoico ou a hidroquinona e a exposição ao sol alguns dias antes do procedimento.
- Fotografar e solicitar a assinatura do termo de consentimento.
- Medicar o paciente com antiviral, independentemente de haver ou não história prévia de herpes simples, iniciando na véspera e se prolongando por mais 5 dias após o procedimento.
- Dar um analgésico tipo paracetamol com codeína e aplicar o anestésico tópico 1 hora antes do procedimento. Preferimos a mistura comercial de lidocaína e tetracaína a 7% (Pliaglis® – Galderma).
- Retirar cuidadosamente o anestésico e fazer esmerada antissepsia com álcool a 70% e, em seguida, limpar muito bem com gaze seca.
- Colocar o protetor intraocular com vaselina ou pomada oftálmica, após pingar no olho 1-2 gotas de colírio de anestésico como a proximetacaína (anestalcon-alcon), em casos em que as pálpebras vão ser tratadas isoladamente ou com o restante da face. Quando o *laser* não vai ser aplicado nas pálpebras usam-se óculos apropriados e bem ajustados para proteger os olhos. É recomendável, ainda, colocar uma gaze umedecida com soro entre os lábios e os dentes para proteger o esmalte.
- Regular o aparelho quanto à fluência, a densidade de energia (área de abrangência ou percentagem da área tratada) e a sobreposição (bate-estaca) conforme o tipo e a área de pele onde vai ser passado o *laser*.
- Colocar seguidamente o ar gelado no local onde o *laser* vai ser aplicado, tendo o cuidado de não direcionar o jato para os olhos, narinas e boca.
- Aspirar continuamente para proteger a equipe de aerossois consequentes à vaporização da pele.
- Aplicar o *scanner* lado a lado com mínima superposição, até completar a zona que se deseja tratar. Quando se quer intensificar o resultado, fazendo duas ou mais passadas em áreas mais afetadas, é prudente baixar a densidade de energia para 10-20%.
- Reduzir, também, a fluência e a densidade em áreas de pele mais delgadas ou menos alteradas ou sobre eminências ósseas e em zonas extrafaciais onde o número de anexos é menor.
- É importante, para homogeneizar a textura e a coloração da pele, tratar a face inteira e não somente as áreas lesionadas.

- Ao término do procedimento, fazer compressas geladas de soro fisiológico.
- Recomendar que o paciente continue, em casa, as compressas até que o ardor diminua ou cesse.
- Prescrever creme ou gel calmantes associados ou não a corticoide.
- Usar fotoprotetor suave a partir do segundo ou terceiro dia.
- Rever o paciente com 5-7 dias.
- Utilizar despigmentantes suaves como a vitamina C ou o ácido kójico em pacientes de fototipos mais elevados.
- Repetir o procedimento após 1 mês, até obter os resultados considerados adequados pelo paciente e o médico.

Evolução e resultado

- Logo após a aplicação do *laser* surgem *dor*, que é menos intensa e mais suportável quanto se faz anestesia com o Pliaglis®, ou *ardor, eritema e edema*. O ardor geralmente cessa após 1 hora de compressas geladas e o eritema e o edema diminuem consideravelmente no dia seguinte e normalmente desaparecem com 3-7 dias. É considerado *eritema prolongado* aquele que se estende além de 30 dias, enquanto no RFNA o eritema é prolongado quando persiste apenas acima de 7 dias.
- O eritema e o edema são substituídos pelo aspecto de "código de barra" da pele, que geralmente fica mais escura, com vários pontos, correspondentes às MZT e áspera ao toque. Dependendo da intensidade do procedimento, a pele se destaca e recupera o aspecto normal em 7-10 dias (Figura 55.10.4).
- Os resultados habitualmente são bons, com diminuição nítida das rugas, dos poros, redução da flacidez e do diâmetro e da profundidade das cicatrizes, melhora do tônus e aumento do viço da pele. Curiosamente, lesões ativas de acne podem melhorar após a realização do RFA com o *laser* de CO_2, embora seja relatado, como complicação mais frequente desse procedimento, o aparecimento de erupção acneiforme. Isso seria consequente à ação do próprio *laser* alterando a ceratinização folicular ou decorrente do emprego de produtos com hidratantes, corticoides e fotoprotetores. A isotretinoína oral após o procedimento melhora ainda mais o resultado em casos de acne ativa, fotodano e de rinofima (Figuras 55.10.5 a 55.10.7).
- Mesmo cicatrizes de acne profundas e de longa duração podem ser nitidamente amenizadas após 3-5 sessões usando parâmetros mais agressivos nas áreas mais afetadas (Figura 55.10.8).

Complicações

Quando se escolhem adequadamente os parâmetros, mesmo tratando áreas extrafaciais, as complicações do RFA são raras e de pequena monta como:

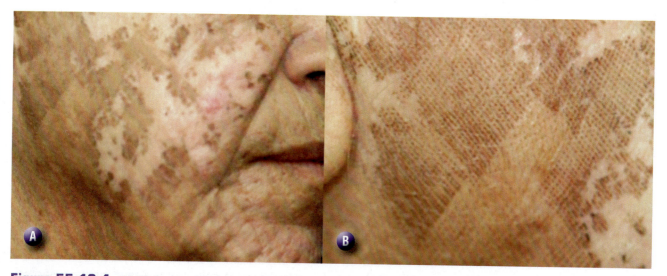

Figura 55.10.4 – **(A-B)** *Aspecto de código de barra 6 dias após resurfacing fracionado ablativo em área com laser de CO_2 com densidade e sobreposição intensas para tratamento de cicatrizes de acne profundas e envelhecimento.*

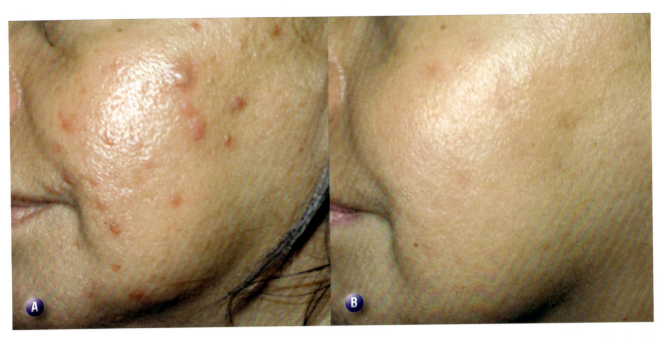

Figura 55.10.5 – Resurfarcing *fracionado ablativo em área com* CO_2. **(A)** Antes e **(B)** após uma única sessão. Seguido 1 mês de isotreinoína oral.

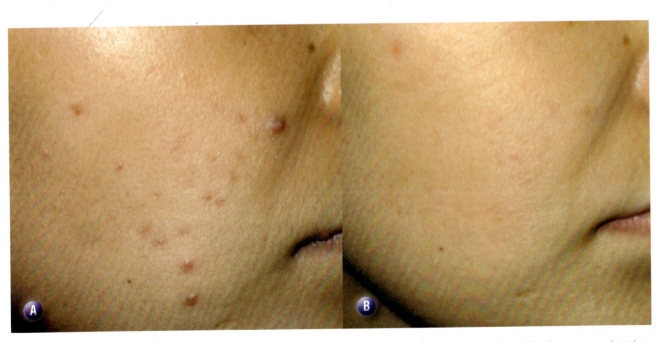

Figura 55.10.6 – **(A-B)** Resurfacing *fracionado ablativo em área com* CO_2. Melhora da acne e diminuição dos poros e cicatrizes com uma única sessão.

- **Eritema persistente**, tratado com corticoides de baixa ou média potência.
- **Erupção acneiforme**, seria a complicação mais comum, ocorrendo em 5,3% dos casos, desencadeada pelo próprio *laser* ou por cremes ou pomadas utilizados nos curativos. Pode ser evitada ou controlada com antibióticos sistêmicos e tratamento tópico convencional com retinoides, peróxido de benzoíla e ácido azelaico. Quando utilizados previamente, os medicamentos devem ser suspensos alguns dias (5-7 dias) antes do procedimento.

■ LASERS ABLATIVOS FRACIONADOS – LASER FRACIONADO DE CO_2: TÉCNICAS, MELHORES INDICAÇÕES, LIMITAÇÕES E CUIDADOS

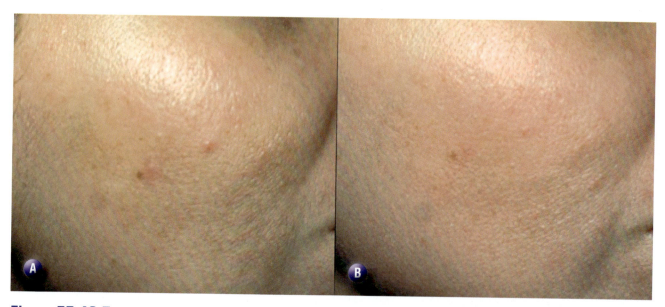

Figura 55.10.7 – Resurfacing *fracionado ablativo em área com CO_2*. **(A)** Antes e **(B)** após uma sessão com melhora da acne e das cicatrizes.

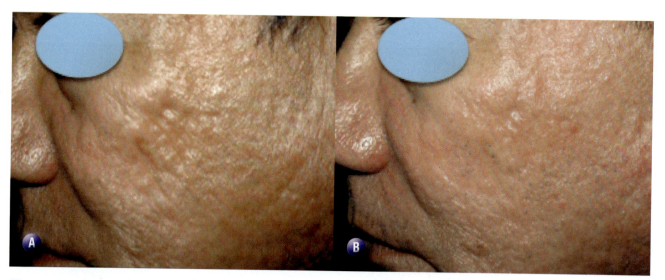

Figura 55.10.8 – **(A-B)** Resurfacing *fracionado ablativo em área com CO_2*. Nítida melhora após quatro sessões em caso de cicatrizes de acne intensas.

- **Hipercromia residual** é mais comum em pacientes com fototipos mais altos e quando se empregam fluências mais elevadas e pode ser prevenida ou tratada com fotoprotetores e despigmentantes suaves.
- **Surto de herpes simples,** relatado em 2,2% dos casos, em nossa experiência, não surge a não ser que o paciente deixe de tomar o antiviral prescrito.
- **Infecções bacterianas**, *micobacterianas ou fúngicas* não temos observado em mais de 200 sessões, em razão de esmerada antissepsia prévia e cuidados pós-operatórios adequados. Não recomendamos o uso rotineiro de antibióticos ou antifúngicos profilaticamente, como alguns autores.
- **Cicatrizes inestéticas** somente aparecem por erro de técnica devido ao emprego de fluências ou densidade de energia inadequadas ao tipo de lesão ou à área tratada ou em pacientes com histórico de queloide ou cicatriz hipertrófica.
- **Fenômeno de Koebner:** embora não tenhamos observado caso algum, é conveniente evitar

ou ser mais cauteloso usando fluências e densidade de energia menores ao fazer o RFA em pacientes predispostos, como os portadores de vitiligo, líquen plano e psoríase.

♦ **Resultados insuficientes** após a primeira sessão, devido ao uso de parâmetros subestimados ou à expectativa irreal do paciente. É crucial que se esclareça, enfaticamente, que como o *resurfacing* é fracionado e o período de remodelagem do colágeno é prolongado (3 meses) é imprescindível se esperar mais de *um* mês para se compararem as fotos e se avaliar corretamente a evolução. Ademais, é importante reforçar que o grau de melhora vai depender da realização de novas aplicações a intervalos maiores que 30 dias e que serão necessárias, para se alcançar um resultado considerado bom ou excelente, dependendo dos casos, entre 3 a 5 sessões.

BIBLIOGRAFIA CONSULTADA

1. Berlin AL, Hussain M, Phelps R et al. A prospective study of fractional scanned nonsequential carbon-dioxide laser resurfacing: a clinical and histopathologic evaluation. Dermatol Surg. 2009; 35(2):222-8.
2. Hantash BM, Bedi VP, Kapadia B et al. In vivo histological evaluation of a novel ablative fractional resurfacing device. Lasers Surg Med. 2007; 39(2):96-107.
3. MacGregor JL. Alster TS. Fractional resurfacing lasers: ablative and non-ablative. In: Dermatology surgery. Step by step. Noury K. Oxford: Wiley-Blackwell. 2013; 349-58.
4. Osório N, Macéa JM. Lasers fracionados ablativos no rejuvenescimento. In: Tratado de cirurgia dermatológica, cosmiatria e lasers. Kadunc B, Palermo E, Addor F (ed.). Rio de Janeiro: Elsevier. 2013; 771-4.
5. Shamsalden O, Peterson OD, Goldman MP. The adverse events of deep fractional CO_2: a retrospectiv study of 490 treatments in 374 patients. Lasers Surg Med. 2011; 43(6): 453-6.

Capítulo 55.11. Remoção de Pelos a _Laser_

Capítulo 55.11.1

Remoção de Pelos a _Laser_ – Princípios e Técnicas

Ruth Graf
Valeria Campos
Daniele Pace

Introdução

Hirsutismo e hipertricose são problemas comuns e extremamente desagradáveis para aqueles que os possuem. Hirsutismo é definido como crescimento excessivo das terminações capilares nas mulheres em áreas androgênio-dependentes (lábio superior, bochechas, área pré-auricular, tórax, abdome e região anterior das coxas). Hipertricose é um aumento no crescimento capilar independente de androgênio e, em muitos casos, não relacionado com causas endócrinas. A hipertricose pode ser congênita ou iatrogênica (decorrente de tratamento com ciclosporina, estreptomicina, cortisona ou penicilamina).

A remoção de pelos a _laser_ foi liberada pelo órgão norte-americano Food and Drug Administration (FDA) em 1995 e possui um excelente histórico de eficiência e segurança. As complicações são raras e, quando aparecem, são quase sempre temporárias, desde que os tratamentos sejam feitos cuidadosamente e tendo-se em mente o tipo de pele do paciente.

Unidade pilossebácea

A unidade pilossebácea localiza-se na derme e compreende o folículo piloso anexado a uma ou mais glândulas sebáceas.

No corpo humano, somente as regiões palmar e plantar, o lábio inferior e o pênis não apresentam unidades pilossebáceas.

As glândulas sebáceas são estruturas lobulares e saculares que, com seus canais excretores, abrem-se no terço superior do folículo abaixo de sua abertura externa e produzem o sebo cuja função é lubrificar os pelos e a pele.

O folículo piloso é a estrutura que dará origem ao pelo e o seu desenvolvimento já está completo em torno do oitavo mês de gestação.

O folículo piloso é formado por uma placa externa e uma interna. A placa externa possui uma bainha externa e uma camada de células claras. A placa interna apresenta, de fora para dentro, a cutícula, a camada de Henle e a camada de Huxley. A haste possui cutícula e córtex.

Na extremidade inferior do folículo está situado o bulbo, a parte mais espessa. O bulbo contém a matriz germinativa, a qual recobre uma papila de tecido conjuntivo denominada papila dérmica.

A papila dérmica é composta de fibroblastos especializados localizados na base do folículo, supondo-se que controla o número de células da matriz e, assim, o tamanho do pelo. A papila dérmica secreta o fator de crescimento semelhante à insulina (IGF-1) e o fator 7 de crescimento do fibroblasto, que têm importante papel no desenvolvimento e ciclos de crescimento do folículo piloso.

Androgênios, estrogênios, hormônio de crescimento, prolactina e glicocorticoides são os principais moduladores endógenos do crescimento do folículo piloso.

CIRURGIA DERMATOLÓGICA AVANÇADA

O corpo humano, ao nascer, é revestido por cerca de 5 milhões de folículos pilosos, não sendo formados folículos adicionais após o nascimento. No hirsutismo ocorrerá um aumento anormal do folículo piloso e pequenos pelos velares serão transformados em pelos terminais.

O músculo eretor do pelo é um pequeno feixe de fibras musculares lisas presas à bainha conjuntiva do folículo piloso ao nível da sua porção mediana. Próximo ao músculo eretor do pelo está o *bulge*, onde estão localizadas células totipotenciais que são chamadas *steam cells* ou células-tronco. Nos primeiros meses de vida intrauterina essas células sofrem migração para a profundidade em direção à futura papila dérmica, dando início à matriz germinativa.

A proliferação das células epidérmicas da matriz germinativa bem como a transformação dessas células no folículo piloso em pelo e em queratina, à medida que são deslocadas para a parte superior do folículo, transformarãoo folículo em pelo.

Alguns autores têm se dedicado ao estudo dessas células (*steam cells*), visto que são um importante alvo para se obter a remoção dos pelos a epilação definitiva.

A Figura 55.11.1.1 mostra uma unidade pilossebácea de modo simplificado.

Cada folículo piloso perpetuamente passa por três estágios: crescimento (anágeno), involução (catágeno) e repouso (telógeno) (Figura 55.11.1.2). Determinar os sinais moleculares de trânsito dos folículos entre esses estágios é um dos grandes desafios da pesquisa sobre pelos. Embora a maior parte do conhecimento atual das substâncias que modulam o crescimento de pelos em humanos seja de observações clínicas, estudos em ratos identificaram alguns dos eventos moleculares associados ao ciclo dos folículos pilosos. Inúmeros fatores de crescimento e receptores de fatores do crescimento são essenciais para o desenvolvimento normal do folículo piloso e seu ciclo, mas nenhum fator único parece exercer controle total sobre esses processos.

Mecanismo para fotodestruição dos folículos pilosos

O folículo piloso pode ser destruído pela luz, por três mecanismos:

- Térmico (por meio do calor).
- Mecânico (por meio de ondas de choque ou cavitação violenta).

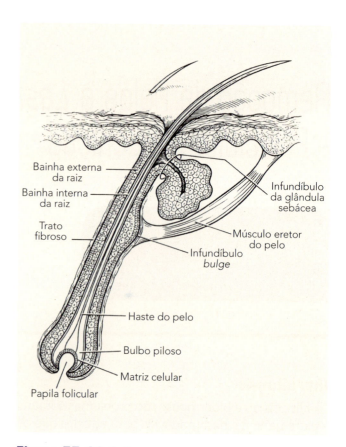

Figura 55.11.1.1 – *Representação de uma unidade pilossebácea terminal. (Adaptada de McDaniel DH et al. Laser hair removal. A review of the upper lip, leg, back and bikini region. Dermatol Surg. 1999; 25(6):425-30.)*

- Fotoquímica (por meio da geração de mediadores tóxicos, como o oxigênio simples ou radicais livres).

Destruição térmica

Esse é o mecanismo de atuação dos principais *lasers* e fontes de luz não coerentes. O mecanismo de ação ocorre por lesão seletiva do folículo piloso, com base nos princípios da teoria da fototermólise seletiva. Esse princípio prediz lesão térmica seletiva da estrutura-alvo, no caso o folículo piloso, e, para ocorrer, é necessária a combinação de comprimento de onda preferencialmente absorvido pela melanina e fluência suficiente entregue durante um período de tempo próximo ao tempo de resfriamento da estrutura a ser destruída.

Os *lasers* ou fontes de luz que operam com comprimento de onda na região do vermelho ou próximo ao infravermelho (rubi 694 nm, alexandrita 755 nm, diodo 800 nm, neodímio:YAG 1.064 e

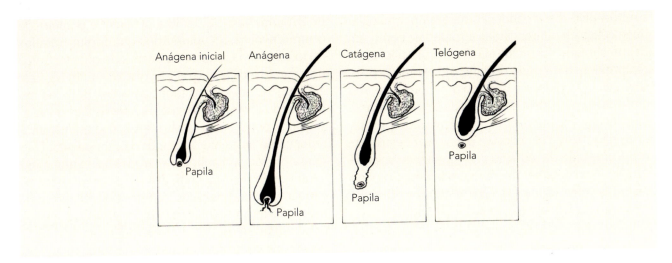

Figura 55.11.1.2 – *Fases do pelo. Observar que em todas as fases a profundidade do músculo eretor do pelo (onde se encontra o bulge) não varia.*

as lâmpadas de luz intensa pulsada ou *flashlamps* com os filtros) são seletivamente absorvidos pela melanina e têm penetração profunda na derme (Figura 55.11.1.3). A luz proveniente de qualquer um desses sistemas, ao atingir a derme, provoca superaquecimento dos pelos pigmentados, levando à desnaturação ou à coagulação irreversível da proteína, o que causa destruição total ou parcial do folículo piloso. No entanto, a melanina presente na epiderme compete com a melanina presente no pelo pela absorção da luz, diminuindo a eficácia e aumentando as chances de efeitos colaterais.

O resfriamento da epiderme tem-se mostrado efetivo na minimização de lesões epidérmicas.

A duração de pulso também é muito importante no processo, conforme sugerido pela teoria da transferência térmica. O grau de confinamento térmico e a consequente difusão térmica estão relacionados com a duração de pulso, que deve ser próxima ao tempo de resfriamento térmico do alvo e maior que o tempo de resfriamento térmico das estruturas, que não devem ser atingidas pelo *laser*, neste caso a epiderme. A condução de calor durante o pulso do *laser* aquece uma área ao redor de cada

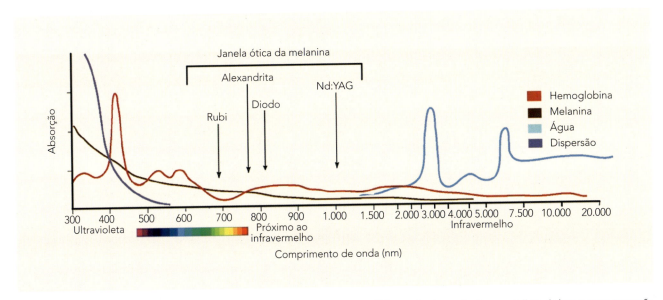

Figura 55.11.1.3 – *Janela ótica de absorção da melanina com o coeficiente de absorção dos aparelhos de laser para remoção de pelos.*

estrutura-alvo. Essa condução na área perifolicular atinge células indiferenciadas agrupadas, como um anel na camada mais externa do folículo piloso, na área próxima à inserção do músculo eretor do pelo. Essas células, conforme descrito anteriormente, são conhecidas como *stem cells* (células-tronco) e a área como *bulge*. Elas têm um papel importante na regeneração do folículo piloso e devem ser destruídas para a obtenção da redução permanente de pelos. A duração ideal deve ser maior que o tempo estimado de resfriamento térmico da epiderme (3 a 10 ms) e próxima à do folículo piloso (30 a 100 ms).

A cada dia, novos aparelhos surgem no mercado, tornando impossível a elaboração de uma listagem completa com todos eles. Os principais aparelhos disponíveis atualmente no mercado estão listados na Tabela 55.11.1.1. As vantagens e as desvantagens de cada tipo de *laser* encontram-se na Tabela 55.11.1.2.

Laser de rubi

O *laser* de rubi, o primeiro a atingir a redução definitiva de pelos *laser*, emite energia com um comprimento de onda de 694 nm, ou seja, na parte vermelha da luz visível, penetra na derme e é muito bem absorvido pela melanina. Entre todos os *lasers* disponíveis no mercado, é o que tem melhor eficácia para remoção de pelos mais claros ou ruivos.

Um dos estudos pioneiros na remoção de pelos a *laser* utilizando *laser* de rubi com duração de pulso de 270 μm, fluência de 30 a 60 J/cm^2 e ponteira de 6 mm envolvia 13 voluntários que foram tratados no tórax ou nas coxas, demonstrando que um único tratamento é capaz de causar retardamento no crescimento dos pelos em todas as áreas tratadas em relação ao controle. Sete desses 13 voluntários foram seguidos por 2 anos; quatro dos sete mantiveram a redução de pelos até os 2 anos de seguimento. Não houve diferença significativa na eficácia do tratamento utilizando fluência entre 30 e 60 J/cm^2 para remoção temporária dos pelos, porém os resultados permanentes foram significativamente obtidos mais nas áreas tratadas com as maiores fluências. Melhores resultados foram obtidos nas áreas com pelos mais escuros. Pelos loiros ou acinzentados mostraram-se mais resistente ao tratamento; pelos brancos não responderam ao tratamento. Os efeitos colaterais do tratamento consistiram em hiperpigmentação e hipopigmentação, sempre transitórias, e ocorreram principalmente nos voluntários com peles mais escuras, não deixando cicatrizes. Histologicamente, a alopecia clínica é caracterizada por miniaturização do folículo na maioria dos casos e por destruição completa do folículo piloso na minoria dos casos.

Laser de alexandrita

O *laser* de alexandrita foi lançado após o de rubi. Seu mecanismo de ação é semelhante ao do de rubi, porém o comprimento de onda mais longo (755 nm) possibilita penetração um pouco mais profunda. É

Tabela 55.11.1.1

LASER RECOMENDADO DE ACORDO COMO TIPO DE PELO E DE PELE

Tipo de Pele	Cor do Pelo	Sistema Ideal
Clara	Escuro e fino	Rubi, alexandrita, fonte de luz intensa pulsada não coerente
Clara	Escuro e grosso	Diodo, alexandrita, fonte de luz intensa pulsada não coerente
Clara/escura	Claro	Resultados geralmente apenas temporários. Q-Switched Nd:YAG *laser*, com suspensão de carbono (resultados apenas temporários), terapia fotodinâmica
Clara	Escuro	Todos aparelhos que tenham emergia suficiente terão bom resultado
Clara/escura	Branco	Q-Switched Nd:YAG *laser*, com suspensão de carbono (resultados apenas temporários), terapia fotodinâmica
Escura	Escuro	Diodo, Nd:YAG, fonte de luz intensa pulsada não coerente

Tabela 55.11.1.2

VANTAGENS E DESVANTAGENS DE DIFERENTES APARELHOS PARA REMOÇÃO DE PELOS

Laser ou Fonte de Luz	Vantagens	Desvantagens
Rubi de pulso longo	• O melhor para pelos finos e pouco pigmentados • O *laser* com o maior número de estudos e os mais longos *follow-up*	• Lento • Maior risco de efeitos colaterais nas peles mais escuras
Alexandrita de pulso longo	• Efetivo também nos pelos finos e moderadamente pigmentados • Nos sistemas com *cooling* em *spray*, dispensa limpeza da ponteira entre passadas	• Risco relativo para peles escuras
Diodo	• Efetivo e relativamente seguro para peles escuras (inclusive negros) • Efetivo para pelos grossos • Baixa manutenção do aparelho • Pouco dolorido	• Pouco efetivo para pelos finos e claros
Q-Switched Nd:YAG *laser*, com suspensão de carbono	• Seguro para todos os tipos de pele • Produz remoção temporária mesmo nos pelos finos e claros • Rápido • Praticamente indolor	• Remoção permanente de pelos não tem sido demonstrada
Nd:YAG *laser* de pulso longo	• Seguro para todos os tipos de pele demonstrados	• Pouco efetivo para pelos finos e claros
Fonte de luz pulsada não coerente	• Potencialmente seguro para peles escuras e efetivo nos pelos finos e grossos	• Manutenção cara • Resultado dependente do operador
Fotodinamicoterapia	• Potencialmente eficiente em todos os tipos de pelos (inclusive os brancos)	• Ainda experimental • Pode ser feito com outras fontes de luz, além do *laser*

também menos absorvido pela melanina que o *laser* de rubi (694 nm) e, portanto, teoricamente, mais adequado às peles mais escuras e menos adequado aos pelos claros e ruivos.

Existem vários *lasers* de alexandrita disponíveis (Tabela 55.11.1.1), e o mais conhecido é o GentleLaser® (Candela). Esse equipamento possui um sistema de resfriamento dinâmico da epiderme. O sistema usa um criógeno, o tetrafluoroetano, que é liberado na forma de *spray* e produz um resfriamento epidérmico rápido ao sofrer o processo de evaporação. Esse processo torna o tratamento mais rápido, pois não é necessário limpar a ponteira como acontece no método de contato.

Laser de diodo

O *laser* de diodo tem um comprimento de onda de 800 ou 810 nm, que pode ser considerado longo

e é menos absorvido pela melanina que o do *laser* de rubi ou de alexandrita, porém é suficientemente absorvido para tornar o processo efetivo e potencialmente seguro também para indivíduos de pele mais escura.

Um *laser* extremamente potente de diodo (2.900 W) (LightSheer®, Lumenis, Santa Clara, CA, EUA) é um aparelho de *laser* para remoção de pelos bastante conhecido. Resultados a longo prazo sugerem que o *laser* de diodo de 800 nm é muito eficiente para remoção de pelo escuro: a redução permanente de pelo pode ser obtida em significativo número de pacientes. Esse *laser* opera com duração de pulso ajustável (5 a 400 ms) e uma ponteira resfriada que funciona de modo semelhante à do EpiLaser®. A duração de pulso é longa – entre 5 e 30 ms – e resulta em lesão preferencial em estruturas pigmentadas como o folículo piloso, enquanto a duração de pulso superlonga de 100 ms e 400 ms permite o tratamento de pele negra e bronzeada.

Vários outros *lasers* de diodo estão disponíveis (Tabela 55.11.1.1).

Os seguimentos dos pacientes a longo prazo (até 12 meses) sugerem que o *laser* de diodo, pulsado, é efetivo para a remoção de pelos escuros, com eficácia semelhante à do *laser* de rubi.

Fonte de luz pulsada não coerente

Não se trata de *laser*, mas de uma fonte intensa de luz não coerente que emite luz de múltiplos comprimentos de onda que tem sido empregada para a redução de pelo. Colocando-se filtro adequado na fonte de luz, há geração de ondas com comprimento de ondas entre 590 e 1.200 mm. Esses filtros são usados para eliminar ondas curtas, de modo que apenas as ondas maiores e que penetram mais profundamente sejam emitidas. As durações de pulso variam em milisegundos. Um modo simples ou múltiplo de pulso (dois a cinco), com vários intervalos de retardo entre os pulsos (*pulse delay*) podem ser escolhidos.

Uma grande possibilidade de escolha de comprimento de onda, número e duração de pulso bem como intervalos de retardo entre os pulsos de espera torna esse instrumento potencialmente eficiente para uma gama extensa de tipos de peles e pelos . Os instrumentos vêm com um *software* que orientam o aplicador na escolha dos parâmetros de tratamento, dependendo do tipo de pele do paciente, da cor e da espessura do pelo.

As tecnologias de remoção de pelos mais recentes e emergentes são os sistemas de remoção de pelo à luz pulsada, pequenos e de baixo custo. Nessa categoria o mais conhecido é o Spatouch® (Radiancy, Orangeburg, NY, EUA). O Dermapulse® (Industra, São Carlos, Brasil) é um aparelho de luz intensa pulsada com tecnologia brasileira que tem mostrado resultados promissores na remoção de pelos. Outros aparelhos bastante conhecidos são o Quantum HR® (Lumenis, Santa Clara, CA, EUA) e o Starlux® (Palomar, Burlington, MA, EUA) (Tabela 55.11.1.1). Esses sistemas foram otimizados para a remoção de pelos com ondas absorvidas preferencialmente pela melanina, durações de pulsos longas e ponteiras grandes. Esses instrumentos devem proporcionar tratamento a um grande espectro de cores de pele e de pelo.

Neodímio:YAG *laser* de pulso longo

Vários *lasers* de neodímio (Nd:YAG) (1.064 nm de comprimento de onda) que emitem pulsos em milissegundos, ou seja, longos, já estão disponíveis para remoção de pelo a *laser* em todos os tipos de pele (Tabela 55.11.1.1). Estes *lasers* incluem: Lyra® (Laserscope; San Jose, CA, EUA), CoolGlide® (Cutera; Brisbane, CA). Os *lasers* de longo pulso Nd:YAG emitem ondas de 1.064 nm que penetram profundamente. A reduzida absorção pela melanina, neste comprimento de onda, exige altas fluências a fim de danificar o pelo adequadamente. No entanto, a pequena absorção de melanina nesse comprimento de onda, mais o resfriamento da epiderme disponível nos equipamentos, tornam o *laser* de Nd:YAG pulso longo um tratamento de *laser* mais seguro para tipos de peles negras e bronzeadas. O *laser de* Nd:YAG também é frequentemente utilizado para o tratamento da pseudofoliculite da barba, um problema de pele comum em tipos de peles negras.

Destruição fotomecânica

A incidência de um raio com duração de pulso supercurta (Q-Switched) em um alvo relativamente grande, como o folículo piloso, produz aquecimento muito rápido do cromóforo. Isso ocasiona uma onda de choque fotoacústico que causa lesão do melanócito bulbar, mas não do folículo piloso, porque não há tempo suficiente para a energia térmica se difundir e atingir as células-alvo. Também tem sido usado um cromóforo exógeno (partículas de carbono) que é introduzido no folículo piloso, sendo então submetido a tratamento com *laser*, cujo comprimento de onda é absorvido pelo cromóforo. Isso produz excitação térmica localizada (poucos milissegundos) e violenta cavitação, com consequente destruição da partícula de carbono e lesão parcial do folículo piloso.

Resultados

O tratamento de pelos com *laser* ou luz intensa pulsada quase sempre resulta em perda temporária de pelos, independentemente da sua cor. O crescimento leva vários meses e isso se deve à indução do telógeno. A capacidade de se obter uma remoção persistente de pelos que ultrapasse o ciclo de crescimento de um determinado folículo depende enormemente da cor do pelo. Pelos escuros com grande quantidade de eumelanina poderão ser efetivamente tratados com métodos variados, contanto que se utilizem fluência e nível e diâmetro de ponteira (*spot size*) apropriados. Sob tais condições é obtida uma perda duradoura de 20 a 50% por sessão (Figuras 55.11.1.6 a 55.11.1.10).

Há necessidade de várias sessões para se obter nível máximo de redução de pelos. Deve-se alertar o paciente para o fato de que a perda definitiva de *todos* os pelos é pouco provável. Em indivíduos com pelos loiros, ruivos, grisalhos ou brancos é pouco provável que o tratamento resulte em perda de pelos definitiva. No entanto, tais pacientes poderão estar dispostos a submeter-se aos tratamentos a cada 2 a 4 meses para manter a perda temporária de pelos.

Fluxograma para epilação

Antes da aplicação para a remoção de pelos indesejáveis o médico deve obter uma história clínica e exame físico adequados do paciente. As queixas devem ser registradas e o procedimento e as expectativas devem ser discutidos.

Anamnese

- **Racial:** o motivo mais frequente da procura de pacientes para a epilação está relacionado com a origem racial, como nos casos de ascendências mediterrânea e árabe.

- **Hormonal:** nas mulheres devem-se pesquisar irregularidades menstruais, oleosidade de pele, acne e distribuição de pelos em regiões responsíveis ao androgênio. Nesses casos o encaminhamento ao endocrinologista é importante paralelamente ao tratamento da epilação. A origem mais frequente desse distúrbio é o ovário policístico e, em segundo lugar, alterações suprarrenais. Quando diagnosticadas alterações hormonais, o ideal é iniciar o tratamento antes da correção hormonal para ser atingido o maior número de pelos.

- **Medicamentos:** o uso de certos medicamentos também pode interferir no crescimento piloso, como, por exemplo, contraceptivos orais, espironolactona, esteroides tópicos, minoxidil, ciclosporina, danazol, acetazolamina, dentre outros.

- **Doenças de pele:** os pacientes devem fornecer informações quanto a possíveis doenças da pele como vitiligo ou reações de Koebner (p. ex., psoríase), pois a aplicação de *laser* poderá desencadear essas doenças. Nesses casos torna-se importante uma aplicação-teste em uma área restrita para avaliação prévia.

- **Infecções:** algumas viroses, como o herpes simples, podem se desencadear com a aplicação do *laser*, o que deve ser questionado previamente à aplicação. Nesses casos a profilaxia com antiviral é recomendada.

- **Imunossupressão:** nos pacientes imunossuprimidos por condições infecciosas ou por tratamento clínico devem receber aplicações mais restritas, uma vez que, se houver epidermólise, o restabelecimento será dificultado.

Exame físico

- **Cor da pele:** o aspecto mais importante a ser considerado previamente à aplicação é a cor da pele (classificação de Fitzpatrick) e o nível de bronzeamento que se encontra no dia da aplicação. As peles tipos IV, V e VI inspiram cuidados específicos, pois o teor de melanina epidérmica irá absorver parte da energia destinada ao pelo, podendo causar efeitos colaterais como epidermólise ou até queimaduras se não for utizado o *laser* adequado.

- **Bronzeamento:** os pacientes bronzeados, mesmo com tipos de pele II e III, poderão ter absorção da energia em nível epidérmico semelhantes às peles V e VI, uma vez que a melanina ativada pela exposição solar absorve com muita intensidade a energia do *laser,* causando epidermólise. Nesses casos aconselha-se adiar o procedimento até o clareamento da pele.

- **Cor do pelo:** os pelos mais claros, ruivos ou loiros absorvem menos energia e por consequência sofrem menor aquecimento a nível do folículo piloso e podem ter menor lesão das estruturas geradoras do pelo. Isso explica o motivo pelo qual o resultado será menos satisfatório nesses casos. Os pelos mais escuros e grossos têm maior responsividade por interagirem melhor com a energia do *laser* com respostas excelentes Pelos brancos são tratados apenas com *laser* ou LIP.

- **Depilação prévia: é** aconselhável não depilar com cera ou outros métodos antes da aplicação do *laser,* pois o alvo principal depende da haste do pelo e é removido com esses métodos.

Aplicação

- **Termo de autorização:** obter consentimento informado antes do procedimento.

- **Registro fotográfico:** todos os pacientes devem ser fotografados com os pelos longos antes da primeira aplicação e ao término do tratamento.
- **Fenômeno de Koebner:** pacientes com história de doenças tais como psoríase vulgar, vitiligo, líquen plano e doença de Darier devem ser advertidos da possibilidade desse efeito colateral ao tratamento; clinicamente isto é raramente visto.
- **Anestesia:** utiliza-se anestesia tópica com EMLA® ou Dermomax® na face em média 1 hora antes do procedimento. Nas aplicações em face masculina a infiltração anestésica é necessária. Uma boa opção é o uso de resfriamento da pele com jato de ar frio (Figura 55.11.1.4), bolsa de gelo ou rolinhos gelados (Figura 55.11.1.5).

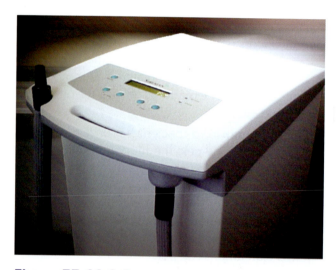

Figura 55.11.1.4 – *Siberian. Equipamento para resfriamento com jato de ar frio produzido pela Indústria Mecânica Fina, São Carlos, SP.*

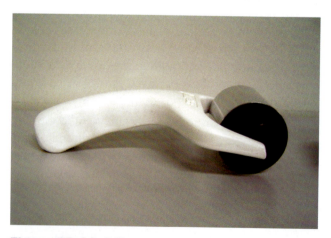

Figura 55.11.1.5 – *Resfriador de pele produzido pela Fabinject Ind. e Com. Imp. e Exp. Ltda., Taubaté, SP.*

- **Redução do comprimento dos pelos:** após a retirada do anestésico, deve-se cortar o pelo próximo à superfície da pele para evitar queimadura causada pela combustão do pelo fora da pele.
- **Número de aplicações:** não se deve assumir um compromisso em relação ao número de sessões necessárias, apenas estimar. Em geral de duas a seis sessões com intervalos que podem variar de 30 a 60 dias de acordo com o ciclo e a região topográfica do pelo.
- **Intervalos entre as aplicações:** o parâmetro utilizado com maior frequência é o momento em que os pelos começam a surgir novamente na superfície da pele. O intervalo mínimo é de 30 dias na face e em membros inferiores até 60 dias, mas, se for maior, aparentemente não há perda da eficácia. Isto se deve ao ciclo natural de crescimento dos pelos para as devidas regiões.

Pós-aplicação

- **Loção pós-aplicação:** ao final da aplicação utiliza-se uma loção refrescante, antisséptica, com filtro solar.
- **Restrição solar:** após a aplicação, deve-se evitar a exposição solar por um período de 1 semana. Também deve ser sugerida a não exposição solar das áreas a serem tratadas para que na próxima sessão o bronzeamento não interfira no resultado. Com os equipamentos mais modernos é possível tratar com segurança a pele bronzeada, mas a eficácia diminui em cerca de 30% (LightSheer® usando 100 ms). Nas regiões de clima quente, o uso de filtro solar várias vezes ao dia auxilia no preparo.
- **Epidermólise e queimadura:** nos casos em que ocorrem efeitos indesejáveis, deve-se acompanhar os pacientes com maior frequência utilizando-se nos primeiros dias produtos para auxiliar na reepitelização (Endocare® ou Cicamel® ou Cicaplast®) e, após este período, filtro solar, sendo que nas pacientes com tendência à hiperpigmentação o uso de clareadores e cortisona é aconselhável.
- **Alterações da coloração da pele:** a hiperpigmentação é relativamente comum e temporária e se deve à reação pós-inflamatória. Pode ser resolvida com clareadores tópicos associados

REMOÇÃO DE PELOS A *LASER* – PRINCÍPIOS E TÉCNICAS

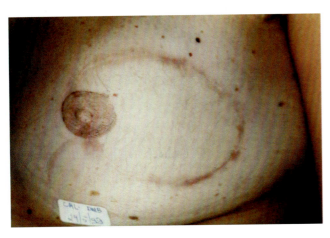

Figura 55.11.1.6 – *Após três sessões de aplicação com laser de diodo, 30 ms, 22 J/cm², em intervalos de 40 dias, com redução significativa dos pelos.*

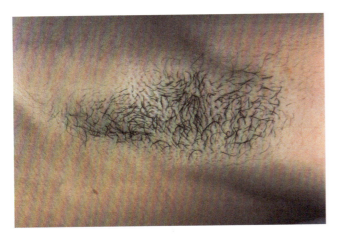

Figura 55.11.1.7 – *Paciente do sexo feminino apresentando aumento da quantidade de pelos em região axilar, pele tipo II de Fitzpatrick.*

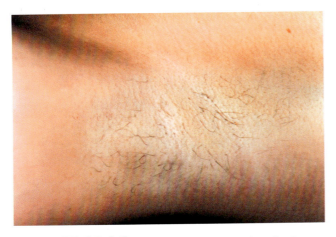

Figura 55.11.1.8 – *Após cinco sessões de epilação com luz pulsada intensa (Epilight®) usando filtro 645, energia variando de 34 a 38 J/cm², pulso duplo de 5 ms e intervalo de 10 ms.*

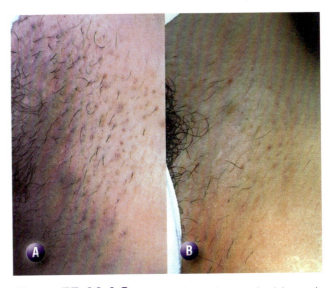

Figura 55.11.1.9 – **(A)** *Paciente do sexo feminino, pele tipo IV de Fitzpatrick, apresentando intensa reação inflamatória perifolicular (pseudofoliculite) de região de virilha.* **(B)** *Após duas sessões de epilação com laser de alexandrita usando energia de 18 J/cm², com eliminação permanente parcial dos pelos e do processo inflamatório.*

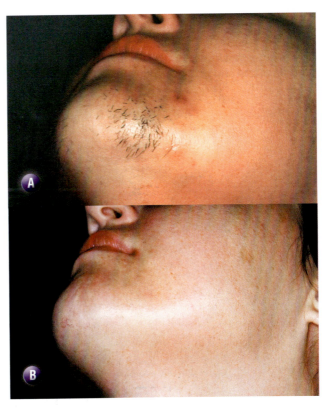

Figura 55.11.1.10 – **(A)** *Paciente do sexo feminino, 23 anos de idade, apresentando hirsutismo, pele tipo III de Fitzpatrick e pelos pretos e grossos.* **(B)** *Após sete sessões de epilação com luz pulsada intensa (Epilight®) usando filtro 695, energia variando de 32 a 34 J/cm², pulso duplo de 7 ms e intervalo de 40 ms. Houve eliminação total dos pelos após 1 ano de tratamento.*

a *peelings* leves ou luz intensa pulsada. A hipopigmentação indica erro de técnica: *excesso de energia, duração de pulso muito curta, falta de resfriamento, mau contato, ponteira suja ou aparelho com problemas*. As lesões são temporárias e o tratamento é expectante, ou *peelings* seriados ou podem ser tentados os tratamentos para vitiligo, inclusive os *laser* e PUVA.

◆ **Cicatrizes hipertróficas:** desconhecemos qualquer caso, nem há nada descrito na literatura.

BIBLIOGRAFIA CONSULTADA

1. Anderson RP, Margolis RJ, Watanabe S. Selective photothermolysis of cutaneous pigmentation by Q-switched Nd:YAG laser pulses at 1064, 532 and 355 nm. J Invest Dermatol. 1989; 93:28-32.
2. Anderson RP, Parrish JA. The optics of human skin. J Invest Dermatol. 1981; 77:13-9.
3. Anderson RP. Laser-tissue interactions. In: Cutaneous laser surgery: the art and science of selective photothermolysis. Goldaman MP, Fitzpatrick RE. St Louis: Mosby-Year Book, 1994; 1-18.
4. Campos VB, Dierickx CC, Farinelli WA, Lin TY, Manuskiatti W, Anderson RP. Ruby laser hair removal: evaluation of long-term efficacy and side effects. Lasers Surg Med. 2000a; 26:177-85.
5. Campos VB, Dierickx CC, Farinelli WA, Lin TY, Manuskiatti W, Anderson RR. Hair removal with an 800-nm pulsed diode laser. J Am Acad Dermatol. 2000b; 43:442-7.
6. Dierickx CC, Grossman MC, Farinelli WA, Anderson RP. Comparison between a long-pulsed ruby laser and a pulsed infrared laser system for hair removal. Lasers Surg Med. 1998; S10:199.
7. Duque V, Dierickx C, Lin D. Long pulsed ruby laser for hair removal: comparison between different spot size, temperatures and time interval between first and second treatments. Laser Surg Med. 1998; 10(Suppl.):39.
8. Goldman L, Blaney DJ, Kindel DJ. Pathology of the effect of the laser beam on the skin. Nature. 1963; 197:912-4.
9. Görgu M, Aslan G, Aköz T, Erdogan B. Comparison of alexandrite laser and electrolysis for hair removal. Dermatol Surg. 2000; 26:37-41.
10. Lim SP, Lanigan SW. A review of the adverse effects of laser hair removal. Laser Med Sci. 2006; 21(3):121-5.
11. Margolis RJ, Dover JS, Polla LL. Visible action spectrum for melanin-specific selective photothermolysis. Laser Surg Med. 1989; 19:389-97.
12. Olsen EA. Hypertrichosis. In: Disorders of hair growth: diagnosis and treatment. Olsen EA. (ed.) New York: McGraw-Hill, 1994; 315-36.
13. Olsen EA. Methods of hair removal. J Am Acad Dermatol. 1999; 40:143-55.
14. Osório N, Torezan LA. Laser em dermatologia. São Paulo: Roca, 2002.
15. Toosi P. Comparison study of the efficacy and side effects of different light sources in hair removal. Lasers Med Sci. 2006; 21(1):1-4.

Capítulo 55.11.2

Depilação com *Laser* de Neodymium-doped Yttrium Aluminium Garnet (Nd:YAG) de Pulso Longo e Q-Switched

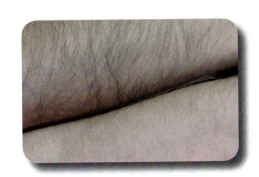

Alcidarta dos Reis Gadelha
Thomázia Lima de Miranda Leão

Pontos de destaque

- A redução permanente dos pelos com *laser* é um procedimento frequentemente realizado na clínica dermatológica, sendo os *lasers* mais utilizados e de maior eficácia os de alexandrita (755 nm), diodo (800-810 nm) e o Nd:YAG (1.064 nm), todos de longo pulso.
- A redução permanente pode ser obtida com três a oito sessões, mesmo após 12 meses do fim do tratamento, em porcentagens que variam de 70-90%.
- O *laser* de Nd:YAG Q-Switched, indicado sobretudo para os *vellus* da face e dos membros, pode proporcionar um retardo na reponta dos pelos entre 1 e 6 meses que geralmente crescem mais finos e mais claros.
- A depilação com *laser* de Nd:YAG, de 1.064 nm, de pulso longo, é indicada principalmente em pacientes de fototipos mais elevados (4-6), pois o seu comprimento de onda tem pouca afinidade pela melanina epidérmica. Assim, o risco de queimaduras e hipo ou hipercromias é muito reduzido quando comparado com o dos *lasers* de diodo e alexandrita.
- A eficácia do Nd:YAG, a nosso ver, é similar aos de diodo e alexandrita, porém há necessidade de um número um pouco maior de sessões para se obterem os mesmos resultados.
- A depilação com o *laser* de Nd:YAG de longo pulso, além de mais segura para os tipos de pele 4-6, é um pouco menos dolorosa.
- A depilação temporária com o *laser* de Nd:YAG 1.064 QS é útil em casos de pelos finos da face e dos membros. Apresenta as vantagens de ser muito pouco dolorosa e tornar os pelos esbranquiçados e, em consequência, menos visíveis logo após a aplicação.

Depilação com *laser de neodymium-doped yttrium aluminium garnet* (Nd:YAG) de pulso longo

O reconhecimento da eficácia da depilação a *laser* iniciou-se em 1996, com o *laser* de rubi de longo pulso, de 694 nm, depois, em 1998, com o *laser* de alexandrita de longo pulso, de 755 nm, e teve uma grande impulsão, em 1998, com a aprovação do diodo de longo pulso, de 800 nm e, por fim, com o emprego do Nd:YAG de pulso longo, aprovado pelo órgão norte-americano Food and Drug Administration (FDA) em 2002.

A análise da relação eficácia *versus* risco pode ser feita mais precisamente ao observar-se a curva de absorção da melanina e ao considerar-se o tempo de relaxamento térmico (TRT) da epiderme (3 a 10 ms), o TRT do pelo (10 a 100 ms), a profundidade média do folículo (1 a 7 mm), a espessura e a cor dos pelos e o fototipo da pele do paciente.

Considerando-se essas variáveis, é óbvio que maior absorção da melanina, cromóforo-alvo na depilação, ocorre com comprimentos mais baixos como 694 nm (rubi) e 755 nm (alexandrita), esperando-se, assim, maior eficácia desses *lasers*. Entretanto, há mais riscos de discromias (hiper ou hipopigmentação) e queimadura, principalmente ao serem tratados pacientes de fototipos IV a VI. Mais prudente seria empregar esses *lasers* em peles mais claras e não bronzeadas.

O *laser* de diodo, com comprimento de onda de 800 ou 810 nm possibilitou uma depilação segura em fototipos até IV e, elevando-se, nos mais recentes equipamentos, a duração do pulso para 400 ms ou mais, até mesmo em fototipos acima de IV. Todavia, o aumento da duração do pulso acima do TRT do pelo pode, em certos casos, levar a uma bioestimulação, ou seja, aumentar o número e a espessura dos pelos na área tratada. Uma outra limitação desse *laser* seria a menor eficácia no tratamento dos pelos mais claros e mais finos, obviamente, com menor quantidade de melanina e menor TRT.

Para então atingir pelos mais profundos em fototipos IV a VI talvez seja mais cauteloso empregar um *laser* de maior comprimento de onda, como o Nd:YAG, de 1.064 nm, de longo pulso, com disparos com duração de pulso maior que o TRT da epiderme (para possibilitar que esta se resfrie) e menor que TRT do pelo (para aquecê-lo o suficiente para destruí-lo). O maior comprimento de onda (1.064 nm) é menos absorvido pela melanina epidérmica, porém penetra mais profundamente. Por isso, aumentando-se um pouco a fluência, compensa-se essa desvantagem e eleva-se o grau de proteção. Evitando-se a absorção pela melanina da epiderme, diminui-se, consideravelmente, o risco de discromias e queimaduras em peles mais escuras ou mesmo bronzeadas. Outra vantagem do Nd:YAG de longo pulso é a maior eficácia em pelos mais finos e mais claros ao se comparar com a do *laser* de diodo. À luz dos conhecimentos atuais e da experiência pessoal, deduz-se que a eficácia do Nd:YAG é a mesma que a do diodo, porém com um número um pouco maior de sessões.

Principais indicações da depilação com Nd:YAG

- Pelos indesejáveis.
- Foliculite.
- Pseudofoliculite da barba.
- Aumento de pelos por bioestimulação consequente à depilação com outros *lasers*.

Vantagens e desvantagens do Nd:YAG de pulso longo na depilação

Uma das vantagens é a maior segurança no tratamento de pacientes com fototipos IV a VI e, com o uso de *scanner* que propicia disparos aleatórios, a aplicação é um pouco menos dolorosa do que a de outros *lasers*. A desvantagem é que há necessidade de uma quantidade maior de sessões para que se obtenha um resultado similar ao dos *lasers* de alexandrita ou diodo.

Técnica sugerida

Embora os parâmetros possam variar segundo as especificações dos aparelhos disponíveis no mercado, de modo geral a técnica enumerada a seguir pode ser aplicada com segurança e eficácia:

1. Aplicar creme anestésico potente, como o de lidocaína e tetracaína a 7% (Pliaglis®), em áreas não muito extensas, 30-40 minutos antes do procedimento. Em áreas muito sensíveis como a da barba, é conveniente fazer anestesia infiltrativa, principalmente em zonas de foliculite.

2. Limpar a área afetada com hexodine. Se empregar álcool a 70°, enxugar bem e esperar evaporar-se completamente.
3. Aplicar um gel gelado na área a ser trabalhada (carbogel – gel de ultrassom). Se disponível, empregar resfriamento pré, per e pós-procedimento com ar gelado (Cryo 6, Freddo).
4. Escolher os parâmetros mais seguros (Tabela 55.11.2.1). Em áreas mais extensas, no aparelho Joule-Sciton, usa-se o *scanner* cujo *spot size* pode ser regulado a até 6 × 6 cm e, em áreas menores, como o buço, emprega-se a ponteira de 6 mm para efetuar disparos lado a lado (Figura 55.11.2.1).

Em pessoas mais sensíveis, diminuir a velocidade de aplicação e, em áreas com pelos mais grossos e mais concentrados, como na barba, baixar a fluência e aumentar a duração do pulso. Também é prudente diminuir a fluência ao tratar áreas sobre eminências ósseas. Em casos de pelos mais finos e mais claros, aumentar a fluência e diminuir a duração do pulso.

Resultados bons e até excelentes são observados com seis a oito sessões, em média, a intervalos de 30 a 40 dias. Entretanto, alguns autores relatam, após somente três sessões mensais, usando fluências entre 40-50 J/cm^2, em pulsos de 50 ms, uma redução permanente de pelos de 70 a 90%, após 12 meses do término do tratamento. Os pelos axilares responderam melhor ao *laser* do que os da perna e os da face (Figuras 55.112.2 a 55.11.2.6). Letizio e Luchini destacam que a redução é observada mais rapidamente quando se tratam pelos grossos, mas, após 10 a 14 meses da quarta sessão, mantém-se a redução dos pelos médios e grossos ou há um discreto aumento, enquanto a redução lenta do número de pelos finos continua a ser observada.

As complicações, comuns a todos os *lasers* utilizados em depilação, são raras quando utilizados os parâmetros e as técnicas adequados. Podem ser observadas queimaduras, às vezes com bolhas, seguidas de hipo ou hipercromia e, excepcionalmente, cicatrizes.

Em resumo, com o Nd:YAG de longo pulso pode-se fazer depilação em pacientes de peles clara e escura, com pelos grossos e escuros ou mais finos e mais claros, com eficácia e segurança elevadas.

Depilação com Nd:YAG Q-Switched

Habitualmente os *lasers* Q-Switched não são utilizados para depilação porque a duração de pulso liberada é muito curta (nanossegundos) para destruir os pelos normais. Todavia, em casos de pelos finos, principalmente da face e dos membros,

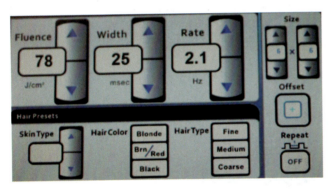

Figura 55.11.2.1 – *Painel de controle dos parâmetros para depilação no laser de Nd:YAG longo pulso, 1.064 nm (Joule®, Sciton). Notar no canto superior esquerdo possibilidade de regular o ClearScan em até 6 × 6 cm, scanner que possibilita o disparo aleatório na área selecionada.*

Tabela 55.11.2.1

PARÂMETROS UTILIZADOS COM O Nd:YAG DE LONGO PULSO NA DEPILAÇÃO, SEGUNDO FOTOTIPO

Fototipos	Fluência em J/cm²	Duração do Pulso em ms	Spot Size	Velocidade em Hertz
I e II	55 a 75	15 a 20	6 mm ou até 6 × 6 cm	1 a 2
III	45 a 70	20 a 25	6 mm ou até 6 × 6 cm	1 a 2
IV	35 a 55	15 a 30	6 mm ou até 6 × 6 cm	1 a 2
V e VI	35 a 50	20 a 30	6 mm ou até 6 × 6 cm	1 a 2

■ Depilação com Laser de Neodymium-doped Yttrium Aluminium Garnet (Nd:YAG) de Pulso Longo e Q-Switched

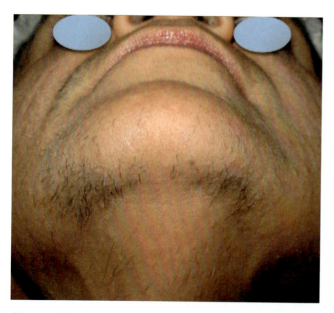

Figura 55.11.2.2 – Hirsutismo. Antes do tratamento endocrinológico e do laser Nd:YAG longo pulso.

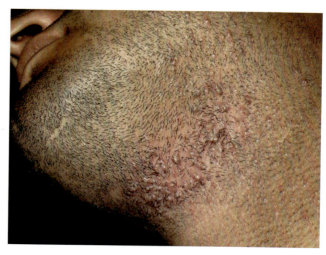

Figura 55.11.2.4 – Foliculite de barba refratária a tratamentos sistêmicos e tópicos antes da depilação com Nd:YAG longo pulso.

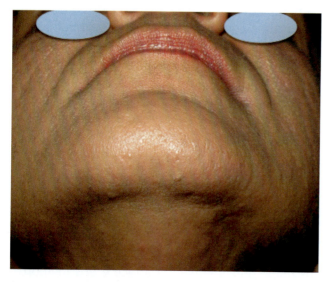

Figura 55.11.2.3 – Após início do tratamento endocrinológico e oito sessões de depilação com Nd:YAG longo pulso (Joule®, Sciton), 1.064 nm; 65-70 J/cm²; ClearScan e ponteira de 6 mm, 25-30 ms. Nítida e definitiva redução dos pelos do buço e do mento.

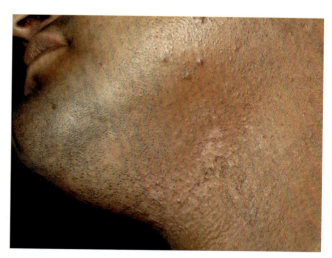

Figura 55.11.2.5 – Após seis sessões de depilação com Nd:YAG longo pulso (Joule®, Sciton), 65-70 J/cm², 25-30 ms; ClearScan de 6 × 6 cm. Nítida redução dos pelos e da inflamação.

consegue-se uma redução prolongada dos pelos e, como imediatamente após a aplicação eles ficam brancos, tornam-se menos visíveis, o que proporciona uma aparência mais agradável. Outras grandes vantagens da depilação com Nd:YAG QS é a aplicação rápida (10 Hz) e quase sem dor (Figura 55.11.7).

Técnica utilizada

- Não há necessidade de anestesia prévia.
- Regula-se a fluência para o máximo obtida no aparelho empregado, no caso do Revlite®, da Cynosure, em torno de 4, no modo *hair removal*.
- Fazem-se várias passadas até que os pelos fiquem completamente esbranquiçados.
- Não há cuidados especiais, a não ser evitar o sol.
- Os pelos caem em alguns dias ou são facilmente retirados.

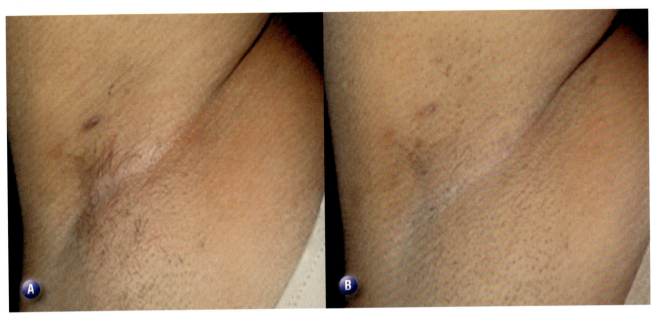

Figura 55.11.2.6 – Depilação da axila em caso de foliculite. **(A)** Antes e **(B)** após seis sessões com Nd:YAG longo pulso (Joule®, Sciton), no modo scanner a 60-70 J/cm², 25-30 ms.

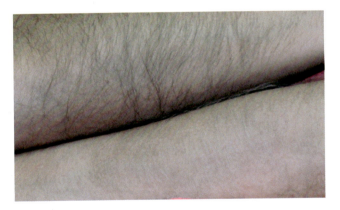

Figura 55.11.2.7 – Depilação com Nd:YAG QS (Revlite®, Cynosure), 4,2 J/cm². Logo após várias passadas, nota-se o embranquecimento dos pelos, o que os torna menos visíveis.

BIBLIOGRAFIA CONSULTADA

1. Alster TS, Williams CM. Long-pulsed Nd:YAG laser-assisted hair removal in pigmented skin: a clinical and histological evaluation. Arch Dermatol. 2001; 137(7):885-9.
2. Letizio N, Luchini D. Uso do Nd:YAG de pulso longo para epilação em peles morenas. In: Yamaguchi C. Procedimentos minimamente invasivos. São Paulo: Santos. 2005:305-11.
3. Nanni CA, Alster TS. A practical review of laser-assistede hair removal using the Q-Switched Nd:YAG, long-pulsed ruby, and long-pulsed alexandrite lasers. Dermatol Surg. 1998; 1399-405.
4. Notaroberto P. Comparação entre laser de diodo e laser Nd:YAG em epilação. In: Procedimentos minimamente invasivos. Yamaguchi C. São Paulo: Santos. 2005; 333-8.

Evolução

Normalmente os pelos repontam em até 6 meses, mesmo após várias sessões. Entretanto, os pelos, às vezes, crescem mais claros e mais finos.

Complicações normalmente não são observadas, a não ser permanência de pelos brancos por vários meses.

Capítulo 55.12

Tratamento do Melasma e Lentigo Solar

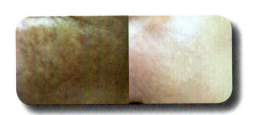

Thomázia Lima de Miranda Leão
Alcidarta dos Reis Gadelha
Sidharta Quércia Gadelha

Pontos de destaque

- O emprego de *lasers* no melasma, anteriormente desaconselhado pelos resultados inconstantes e complicações frequentes, hoje é uma realidade, sendo, por vezes, eficaz mesmo em casos de longa duração e refratários a outros tratamentos, com índices de clareamento satisfatório (mais de 51%), em até 66,7% dos casos.
- O clareamento total ou parcial das lesões é obtido de maneira regular reprodutível, por vezes, em poucas sessões (4 a 10) e com discretas reações colaterais, desde que usados o *laser* e a técnica, adequados.
- Hoje, o padrão-ouro do *laser* para tratamento do melasma é o Nd:YAG QS de dupla frequência, com elevados picos de potência, emissão de pulsos "em cartola" ou *plateau*, utilizando duração do pulso em torno de 5 ns e fluências baixas menores que 5 J/cm^2 (subtermolíticas ou subablativas ou *laser toning*). O primeiro *laser* a ter essas características foi o MedLite C6, da Hoya ConBio-Cynosure.
- O emprego de doses subtermolíticas ou subablativas, de três ou menos J/cm^2, em intervalos, inicialmente semanais ou quinzenais, em 10 a 20 passadas, com sobreposição em torno de 10% na área afetada e no restante da face, não só proporciona o clareamento parcial ou total das lesões, como também, o rejuvenescimento da pele.
- A melhora da qualidade da pele é claramente notada pela homogeneização da cor, redução das manchas, não só as manchas do melasma, como também as efélides e os lentigos, melhora do tônus e da textura, redução do diâmetro dos poros, das lesões de acne, das rugas e superficialização das cicatrizes. O paciente comumente relata que sua pele ficou mais clara e mais viçosa.
- O tratamento do melasma telangiectásico (com componente vascular importante), deve ser tratado, inicialmente, com *lasers* vasculares como o *dye laser* e o Nd:YAG de longo pulso ou luz intensa pulsada e, após alguns dias, com a aplicação do *laser* Nd:YAG QS.
- Outros *lasers*, como os ablativos fracionados de CO$_2$ e *erbium* ou não ablativos, como o *Erbium-glass* e o *laser* de *thulium*, também podem ser, eventualmente, utilizados, com sucesso, no tratamento do melasma.

Tratamento do Melasma e Lentigo Solar

- É óbvio que, associado ao tratamento com *laser* é fundamental a retirada de fatores que contribuam para a manutenção, o agravamento ou a recidiva do melasma, como exposição aos raios ultravioletas, infravermelho e mesmo à luz visível, e o uso de anticoncepcionais hormonais.

- As principais complicações ou limitações dos *lasers* no tratamento do melasma são: recidivas entre 5,7 a 50%; e, infrequentemente, o agravamento das lesões e acromia em confete, mais comum em pacientes de fototipos elevados, como 5 e 6.

- Embora sejam relatadas várias formas eficazes de tratamento dos lentigos solares, como o uso de despigmentante, ácido tricloroacético, *peelings* e luz pulsada, na experiência dos autores os resultados mais rápidos, seguros, eficientes e duradouros são obtidos com *laser* de Nd:YAG de dupla frequência, no modo *laser peel* (532 nanossegundos), com fluências de 1,5 a 3,0 J formando um *frost* suave, geralmente em única sessão. Em pacientes fototipos 5 e 6 aplica-se, além de 532 nm, o *laser toning*, isto é, o QS – Nd:YAG, 1.064 nm, com fluências subtermolíticas).

Bases etiopatogênicas do tratamento do melasma a *laser*

Obviamente que o tratamento do melasma deve levar em conta os prováveis fatores agravantes ou desencadeantes como:

- Genéticos;
- Gravidez;
- Uso de anticoncepcional ou reposição hormonal;
- Exposição aos raios ultravioletas, à luz visível ou aos raios infravermelhos;
- Uso de drogas fotossensibilizantes sistêmicas ou tópicas;
- O tipo histopatológico de melasma.

Classificação clínica do melasma segundo à localização

- **Facial**
  - Centrofacial;
  - Malar;
  - Mandibular.
- **Corporal**
  - Da área do decote ou colo;
  - Membros superiores – Mais comum em mulheres menopausadas e em reposição hormonal.

Classificação histopatológica do melasma

- Epidérmico;
- Misto;
- Dérmico;
- Com componente vascular relevante ou telangiectásico;
- Com ocronose.

Clinicamente, o melasma se caracteriza por manchas castanho-claro a escuras e, de limites irregulares, muito mais frequente no sexo feminino.

Para tratar adequadamente o melasma é muito importante ter uma boa noção sobre a unidade melânica intraepidérmica, e as modificações que nela ocorrem.

A unidade melânica compreende o melanócito, célula originária da crista neural e 38 a 43 ceratinócitos circunvizinhos.

Os melanócitos são normalmente encontrados na pele, coroide, íris e ouvido interno. À hematoxilina-eosina, em cortes de parafina, os melanócitos têm aspecto vacuolizado, com núcleo envolto por halo claro, e são encontrados entre as células basais da epiderme, na proporção usual de 1:4 na face, e 1:10 nos membros. Os melanócitos também fazem parte do pelo, sendo a melanina o alvo importante para a depilação a *laser* ou com luz intensa pulsada.

O método de Fontana-Masson, em cortes de parafina, destaca o melanócito, os dendritos e a melanina; e, ultraestruturalmente, constata-se que o melanócito possui um citoplasma claro e desprovido de tonofilamentos e desmossomos.

A função do melanócito é produzir a melanina e transferi-la, por meio de seus dendritos, aos ceratinócitos vizinhos e para a haste do pelo em crescimento no folículo piloso, em melanossomas, organelas que, provavelmente, representam lisossomos especializados, derivados do retículo endoplasmático.

Os melanossomas são engolfados isoladamente (simples) ou em pequenos aglomerados de 3 a 6 unidades (melanossoma composto) pelos ceratinócitos circunvizinhos.

Nas células basais é comum os melanossomas se agruparem em forma de capacete ou sombrinha sobre o núcleo das células basais. Entretanto, nos indivíduos de cor ou de cabelos mais escuros os melanossomas são mais alongados e dispersos isoladamente (melanossoma simples).

Interessante é que, outras células podem conter melanossomas compostos, como as células de Langerhans, os melanófagos (importantes no melasma misto ou dérmico) e células do melanoma.

Macromelassomas são encontrados em várias condições como pele normal, albinismo e lentigos.

No melanócito há receptores importantes e específicos, como os da melatonina, a melanocortina-1 (MC1R) e de fator de crescimento do endotélio vascular (VEGF), cuja ativação ou inibição pode alterar a quantidade de melanina produzida, a cor da pele e, ainda, a intensidade de fotoproteção. Por outro lado, o pleomorfismo desses receptores ocorre nos cabelos vermelhos, e o embranquecimento dos cabelos pode ser determinado por alteração da sinalização do melanócito que, também, pode levar à redução do número dessas células no folículo piloso, durante o ciclo do pelo.

A melanina varia, em cor, de amarelo a castanho e a preto, contribuindo para as diferentes tonalidades de pele. Esse pigmento é produzido no pelo e na epiderme de duas formas: a eumelanina, pigmento castanho a preto, sintetizado a partir da tirosina, e encontrada, sobretudo, em indivíduos de raças escuras; e, a feomelanina, de cor amarela a vermelha, sintetizada a partir da tirosina e cisteína, e encontrada em pele caucasiana.

Além disso, a melanina protege, por mecanismo de absorção ou dispersão, as células basais, mitoticamente ativas, contra os efeitos maléficos da radiação ultravioleta e/ou de seus fotoprodutos e; ainda, contribui para o controle da síntese de vitamina D e da termorregulação local.

No melasma, o melanócito, hiperativo, normalmente não está aumentado em número, mas possui maior número de dendritos e os melanossomas são mais numerosos, mais alongados e dispersos (melanossomas simples). O melanócito, provavelmente por fatores genéticos, torna-se hiperfuncionante, quando estimulado pela gravidez, pelo uso de anticoncepcional ou reposição hormonal, exposição ao sol ou ao calor, após a realização de procedimentos como *peeling* e aplicação de *laser* ou luz pulsada e; algumas vezes, sem fator evidente.

Fatores vasculares podem contribuir para a manutenção ou agravamento do melasma, em razão da estimulação do melanócito por substâncias, como o fator de crescimento do endotélio vascular (VEGF). Além disso, vasos mais dilatados e em maior número podem surgir no melasma, espontaneamente ou desencadeados por exposição ao UVB, e por tratamentos prolongados com medicamentos contendo retinoides e/ou corticoides, porque o melanócito expressa receptores para o VEGF. O número e o diâmetro dos vasos, bem como o VEGF, estão aumentados nas lesões de melasma, quando comparados com a pele perilesional. Além do mais, há significante correlação entre a pigmentação e o número de vasos no melasma. Para reforçar a importância etiopatogênica das alterações vasculares no melasma, deve-se destacar que a ligação do fibrinogênio, originário das células endoteliais, com os ceratinócitos, induz à produção de plasmina e citocinas; e, por reação inflamatória subsequente, à hiperpigmentação. O ácido tranexâmico tópico, injetável, e mesmo o oral, bloquearia essa ligação, melhorando o melasma.

Os raios ultravioleta sabidamente incrementam a melanogênese, não só estimulando diretamente o melanócito, como também, por outros mecanismos recentemente conhecidos e detectados no melasma, como a indução da elastose, aumento do número e tamanho de vasos e da expressão do VEGF. Além disso, provocando a inflamação, os RUV levam à estimulação dos fibroblastos dérmicos com "*up*"-regulação do fator de células-tronco e, consequentemente, aumento da produção da melanina. Como já destacado, o fibrinogênio produzido pelas células endoteliais se liga aos ceratinócitos induzindo à liberação de plasmina e citocinas, provocando a reação inflamatória e incremento da melanogênese.

Quando cogitar o tratamento com *lasers* ou luz pulsada?

Na opinião dos autores, o *laser*, principalmente o Nd:YAG Q-Switched, pode ser empregado em todos os casos de melasma, associado a métodos convencionais, porém, as principais indicações são:

- Casos refratários ao tratamento convencional;
- Melasma com componente dérmico (misto ou dérmico);
- Melasma complicado de ocronose;
- Melasma com componente vascular importante ou telangiectásico;
- Melasma na gravidez;
- Quando se deseja, além do efeito clareador, um rejuvenescimento progressivo.

Contraindicações do tratamento do melasma com *laser*

- Vitiligo;
- Acromia em confete – embora relativas, essas situações, merecem atenção especial ao se empregar o *laser*, usando fluências mais baixas, a intervalos maiores e evitando o uso concomitante de despigmentantes mais agressivos, como a hidroquinona.

Quais os *lasers* que podem ser utilizados no tratamento do melasma?

- *Lasers* específicos para pigmento: agem diminuindo a atividade do melanócito e destruindo a melanina por efeito, sobretudo, fotoacústico, isto é, vibrando e fragmentando o pigmento, como nas tatuagens. Há, também, redução progressiva do volume do melanócito, do tamanho e do número de dendritos e da produção de melanina. Os grânulos do pigmento melânico também se tornam menores e mais dispersos no citoplasma e os grumos de melanina dérmicos maiores são, também, atingidos pelo *laser*, contribuindo para o clareamento mais efetivo das lesões.
- *Lasers* que atuam na remoção não específica do pigmento, como os ablativos, tipo CO_2 e o *erbium* fracionados; e não ablativos como *Erbium-glass*.
- *Lasers* que reduzem o número de vasos no melasma como o Nd:YAG de longo pulso, o *flashlamp pumped pulsed dye laser* e o diodo.

Tratamento do melasma com *laser* Nd:YAG Q-Switched

Inicialmente, o tratamento do melasma com *lasers* Q-Switched, como o de rubi, alexandrita e o Nd:YAG e, além desses, com luz pulsada, podia fornecer alguns resultados, embora erráticos e não reproduzidos de maneira regular. A hipercromia ou acromia residual e recidivas eram frequentes e, por vezes, havia agravamento e não clareamento da lesão.

Esse quadro começou a mudar a partir de 1985, com a construção de *lasers* Nd:YAG QS de melhor qualidade, como o modelo MedLite C6, uma evolução de, pelo menos, duas décadas de experiência com *lasers* QS Nd:YAG, pela Hoya ConBio, hoje adquirida pela Cynosure.

Atualmente, o tratamento do melasma com *lasers*, e mesmo com luz pulsada, tem oferecido resultados, embora não ideais ou definitivos, cada vez mais satisfatórios, constantes e reprodutíveis.

Apontam-se como fatores que explicam a melhor *performance* dos aparelhos *lasers* e não *lasers* no tratamento do melasma e de outras lesões pigmentadas:

- O desenvolvimento de equipamentos Q-Switched mais precisos, emitindo pulsos "em cartola" ou *plateau*, com elevados picos de potência (1,2 J/cm^2) e fornecendo quatro comprimentos de onda.
- A utilização de fluências subtermolíticas, mais baixas, menores que 3 ou mesmo 2 J/cm^2, reduzindo, consideravelmente, o risco de aparecimento de hiperpigmentação residual, ocasionada pelo calor ou da acromia "em confete".
- O emprego de baixa duração de pulso – 5 nanossegundos (5 ns), possibilitando a inibição mais constante, segura e eficaz do melanócito.
- A constatação de que aplicações em intervalos iniciais menores – semanais ou quinzenais, poderiam, com segurança, acelerar o aparecimento dos resultados.
- A identificação e o tratamento do componente vascular do melasma com *lasers* FPDL (*flashlamp pumped pulsed dye laser – laser* de corante pulsado), Nd:YAG ou diodo de longo pulso e, até mesmo, com a luz pulsada.
- A utilização de fotoprotetores que atuam também na luz visível e infravermelha.
- O uso concomitante de produtos sistêmicos que podem contribuir para a diminuição da atividade do melanócito como o *Polypodium leucotomus*, o

Pycnogenol e o ácido tranexâmico, agindo como fotoprotetores, antioxidantes ou interferindo no mecanismo inflamatório.

- A associação com outros medicamentos tópicos como corticoides para inibir a reação inflamatória e a hiperpigmentação residual ou procedimentos tópicos como *peelings* suaves para eliminar mais rapidamente o pigmento já formado e injeções intralesionais com ácido tranexâmico para inibir ainda mais a hiperatividade do melanócito. Se, por um lado, as associações podem potencializar os resultados, por outro, podem, também, facilitar o aparecimento de reações indesejáveis como agravamento do melasma.

A experiência dos autores no tratamento do melasma baseia-se, sobretudo, nos trabalhos pioneiros de Polnikorn, em Bangkok – Tailândia, cujos resultados positivos foram corroborados por outros relatos.

Polnikorn utilizou, a princípio, o modelo MedLite C6, de um Nd:YAG Q-Switched, depois o Revlite, da Hoya Conbio, hoje incorporada pela Cynosure. Esse autor, que já tratou mais de 1.000 casos de melasma, destaca:

- A importância no *laser* no tratamento do melasma, pois muitos casos (50 a 60%) são refratários aos tratamentos convencionais e as recidivas, frequentes.

- As complicações, por vezes importantes, do tratamento tópico como dermatite de contato, acne, telangiectasias, ocronose e acromia em confete.

- Havia necessidade de um tratamento que não só inibisse a síntese de melanina ou acelerasse o seu transporte ou a sua eliminação, mas que, também, refreasse os clones de melanócitos hiperativos existentes no melasma e, além disso, fosse capaz de eliminar o pigmento existente na derme. Essa incontinência melânica, por lesão da membrana basal, poderia ser iatrogenicamente induzida, por tratamentos tópicos, *peelings* químicos, *lasers* ablativos ou mesmo por utilização de elevadas energias com *lasers* seletivos para pigmento e pela aplicação de luz intensa pulsada.

- Na Ásia, onde o melasma é a hiperpigmentação mais comum, cerca de 2/3 dos pacientes tem componente dérmico que não pode ser removido, segura e eficazmente, senão com o *laser* Nd:YAG QS, tradicional e reconhecidamente de boa qualidade como o da Hoya ConBio-Cynosure.

A escolha do Nd-YAG QS (MedLite e Revlite) da Hoya ConBio

- Porque essa nova geração de *laser* Nd:YAG QS, o MedLite C6, foi introduzida pela empresa desde 2006, em um processo de evolução de QS, por mais de 20 anos, a qual culminou com a comercialização da série Revlite, mais precisa, mais potente e com mais recursos. Todavia, há trabalhos relatando bons resultados no tratamento do melasma com *lasers* Nd:YAG QS de outras empresas como o da coreana Lutronic (Spectra).

- A possibilidade, nos seus últimos modelos, como o Revlite e o Revlite SI, de utilizar elevadas fluências com grandes *spots sizes*, como 6 ou 8 mm. Alta energia por pulso 4 J/cm^2, com o *spot size* de 6 mm e 3 J/cm^2 com 8 mm.

- O perfil colimado e os pulsos "em cartola", que aumentaram a eficácia e a segurança do tratamento.

- A elevada velocidade de 10 Hz, tornando o procedimento muito rápido.

Técnica de aplicação do laser Nd:YAG QS (Revlite)

Técnicaq proposta por Polnikorn e modificada pelos autores, comumente denominada de subablativa ou subtermolítica ou, ainda, *laser toning*:

- Fotografar o paciente, se possível, usando luz polarizada ou de Wood.

- Avaliar a intensidade do pigmento na lesão e na área perilesional, usando um espectofotômetro, se disponível.

- Limpar a área afetada, lavando com água e sabão e, a seguir, com álcool 70, enxugando muito bem com gaze antes da aplicação do *laser*.

- Colocar óculos de proteção, vedando muito bem os olhos do paciente.

- Selecionar a fluência, tentando, com as aplicações sucessivas e a resposta terapêutica identificar a "janela" ou o intervalo entre a menor fluência efetiva e a maior não prejudicial. A experiência vai permitindo escolher a fluência mais satisfatória para cada caso. É óbvio que a janela em pacientes de fototipos mais escuros, 5 e 6, é muito mais estreita. Por isso, nesses casos, devem-se empregar fluências bem menores como 2 a 2,5 J/cm^2, com ponteira de 6 mm, pois o risco de agravamento ou de aparecimento de acromia é bem maior.

- ◆ Resfriar suavemente o local.

- ◆ Aplicar o *laser* em forma de pintura, com a ponteira perpendicular à pele e em toda a área afetada, com sobreposição próxima a 10%, e em 10 a 20 passadas, até se observar um discreto (não intenso) eritema (*endpoint*).

- ◆ Em seguida, aplicar o *laser* do mesmo modo, em toda a face, para promover o rejuvenescimento e uma uniformização da textura e da cor da pele.

- ◆ Fazer compressas geladas com soro.

- ◆ Aplicar um corticoide suave por 2 a 3 dias.

- ◆ Recomendar o uso de fotoprotetor para raios UVA, UVB, luz visível e infravermelho.

- ◆ Empregar, após 2 a 3 dias, despigmentantes suaves como o ácido kójico 2% e/ou a vitamina C. Polnikorn tem obtido bons resultados utilizando o *laser* e o alfa-arbutin, a 7%.

- ◆ Prescrever substâncias sistêmicas que podem melhorar o melasma pelos seus efeitos antioxidantes, clareadores e/ou fotoprotetores, como o *Polypodium leucotomus*, o picnogenol e o ácido tranexâmico.

- ◆ Repetir a aplicação a cada 7 a 15 dias, inicialmente e, com a melhora do quadro, a cada 21 a 30 dias. Geralmente, um resultado satisfatório (ótimo ou bom) pode ser observado entre 4 a 10 aplicações, porém, alguns casos necessitam de várias sessões.

- ◆ Medidas complementares, como tentar evitar o uso de anticoncepcional hormonal e a exposição mais acentuada aos raios UV, à luz visível e à luz infravermelha, e ao calor mais intenso, como o do forno e da sauna.

- ◆ Fazer uma supervisão periódica e retomar o tratamento em casos de recidivas que podem ocorrer em até 50% dos casos.

- ◆ É importante não se basear em propaganda sem base científica, que promete a cura definitiva em oito sessões, podendo o paciente, inclusive, expor-se ao sol.

Evolução esperada

Polnikorn observou a evolução por 24 meses, em 35 casos de melasma refratários, dérmicos ou mistos, tratados com o MedLite C6, com 10 sessões semanais e, em seguida, mensais, até completar seis meses de tratamento associado a fotoprotetor e alfa-arbutin a 7%:

- ◖ Houve uma gradual redução da hiperpigmentação, que se iniciou logo após a primeira sessão.

- ◖ Em 24 meses houve uma resposta excelente, isto é, com clareamento de mais de 81%, em 30% dos casos; e 36,67% de boa resposta (clareamento entre 51 a 80%). Portanto, um resultado muito satisfatório (66,67%) e que se prolongou, e até melhorou, com a parada da aplicação do *laser*.

Complicações e desvantagens do emprego do laser Nd:YAG no melasma e condutas recomendadas

- ◆ Com relação às complicações Polnikorn notou: dor (100%); eritema (100%); urticária física (5,7%); transitórios, e embranquecimento de pelos finos (100%), persistente até a queda dos pelos.

- ◆ Ineficácia do método que pode variar de 20 a 50% – associar outras formas de tratamento e afastar possíveis causas da manutenção do melasma, como o emprego de anticoncepcional hormonal e medicamentos fotossensibilizantes.

- ◆ Recidivas, que também podem chegar a mais de 50%, mas nos casos de Polnikorn ocorreram em apenas dois casos (5,71%) – retratar sempre usando fluências baixas para evitar a acromia.

- ◆ Hiperpigmentação pós-inflamatória – evitar o uso concomitante de substâncias tópicas irritantes, como a hidroquinona, o ácido retinoico e o tranexâmico e, aplicar corticoides associados a despigmentantes suaves.

- ◆ Despigmentação "em confete", mais comum em pacientes com fototipos mais elevados, e é semelhante à provocada pela hidroquinona. Na série de 35 casos de Polnikorn surgiu em três casos ou 8,57%, mas houve repigmentação espontânea embora lenta (em poucos meses). Lembrar que as fluências utilizadas por *esse* autor foram relativamente elevadas, entre 3 a 3,4 J/cm^2 – suspender o tratamento e utilizar anti-inflamatórios tópicos, como corticoides e inibidores da calcineurina. Na fase inicial *essa* acromia é reversível, podendo ser recomeçado o tratamento com *laser*, utilizando fluências mais baixas e a intervalos maiores.

- Outras reações colaterais menos comuns são: urticária intensa, herpes simples e erupção acneiforme. Evitar aplicar o *laser* em pacientes com história de urticária física ou prescrever anti-histamínico, antes da sessão, assim como em pacientes com antecedentes de surtos frequentes de herpes labial ou administrar antiviral, como o aciclovir, antes do tratamento. Erupção acneiforme, que pode ocorrer, em razão do *laser* ou da utilização de corticoides, após a sessão, normalmente regride espontaneamente ou com o uso de tópicos antiacneicos, como o peróxido de benzoila ou retinoides mais suaves como o adapaleno. Substituir o corticoide por outros anti-inflamatórios, como os inibidores da calcineurina.

Vantagens – clareamento e rejuvenescimento

- Clareamento das lesões, parcial ou total, geralmente em poucas sessões (4 a 10), por inibição da atividade melanocítica e remoção e redução do tamanho dos grânulos de melanina. Isso pode ocorrer, mesmo em casos refratários a outros tratamentos e, em melasma de longa duração, e o resultado pode se prolongar por meses ou anos, por vezes, mesmo interrompendo as aplicações.
- Clareamento parcial de outras lesões pigmentadas coexistentes como as efélides e lentigos, mesmo empregando somente o comprimento de onda 1.064 nm.
- Nítida melhora da qualidade da pele, tanto na textura como no tônus e na homogeneização da cor, conferindo um aspecto mais jovial e viçoso, habitualmente sem dano à epiderme.
- Produção do colágeno induzida por aquecimento seguro, delicado e repetido de todas as camadas da derme.
- Redução do tamanho dos poros e melhora da acne.
- Atenuação das rugas.
- Melhora de cicatrizes leves a moderadas (Figuras 55.12.1 a 55.12.6).

O emprego de outros *lasers* no tratamento do melasma

Atualmente, o *laser* considerado padrão-ouro para o tratamento do melasma é o Nd:YAG QS com pulsos "em cartola", duração de pulso em torno de 5 ns e com alto pico de potência. Todavia, há casos que podem ou devem ser utilizados outros tipos de *lasers* como:

- **Laser vascular** tipo *dye laser*, diodo e Nd:YAG de longo pulso para destruir os elementos vasculares no melasma telangiectásico. Nesses casos, faz-se primeiro a aplicação do *laser* vascu-

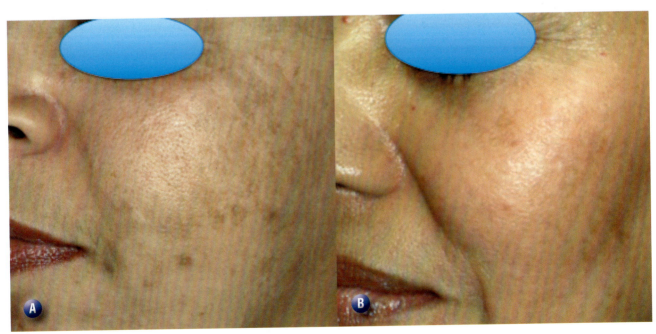

Figura 55.12.1 – **(A-B)** *Melasma misto após 10 sessões de Revlite; SS: 6 mm, fluência < 3 J/cm².*

■ Tratamento do Melasma e Lentigo Solar

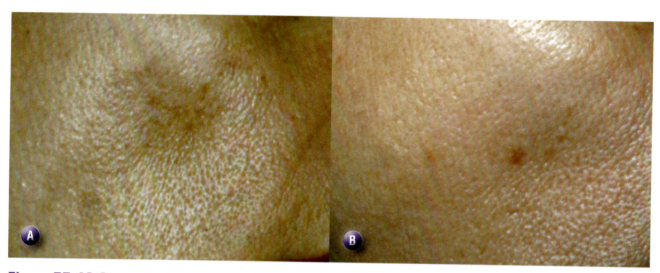

Figura 55.12.2 – **(A-B)** *Melasma epidérmico tratado com uma sessão de laser peel (532) e depois laser toning em toda a face; seis sessões a 3 J/cm², resultado mantido após 3 anos sem tratamento. Notar nítida melhora da qualidade da pele, sem laser, mas com fotoprotetores e vitamina C tópica.*

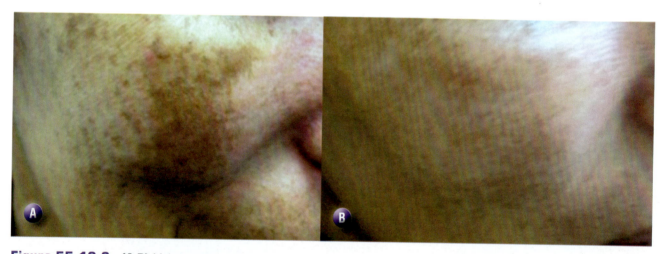

Figura 55.12.3 – **(A-B)** *Melasma refratário após mais de 10 sessões de Revlite; SS: 6 mm, fluências de até 3 J/cm², intervalos inicialmente semanais. Notar clareamento e nítido rejuvenescimento da pele.*

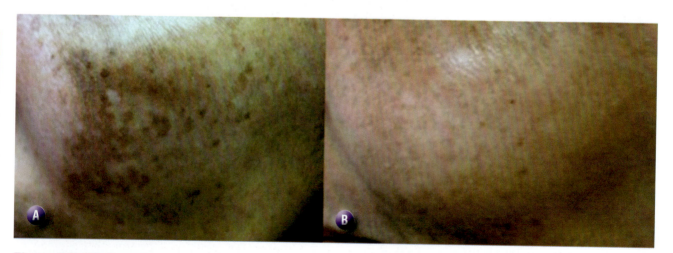

Figura 55.12.4 – **(A-B)** *Mesma paciente da figura anterior. Rejuvenescimento e clareamento evidentes.*

TRATAMENTO DO MELASMA E LENTIGO SOLAR

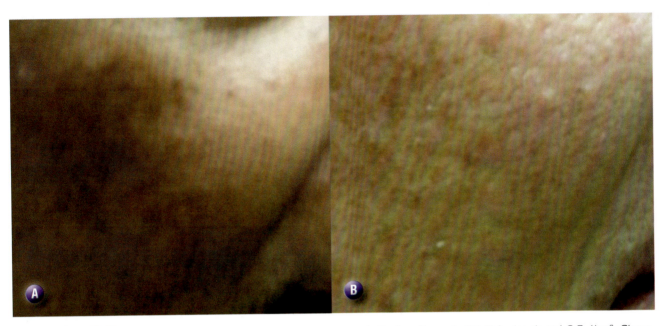

Figura 55.12.5 – **(A-B)** *Melasma refratário após várias sessões de Revlite; 6 mm de SS; fluências de até 3,5 J/cm². Clareamento e rejuvenescimento.*

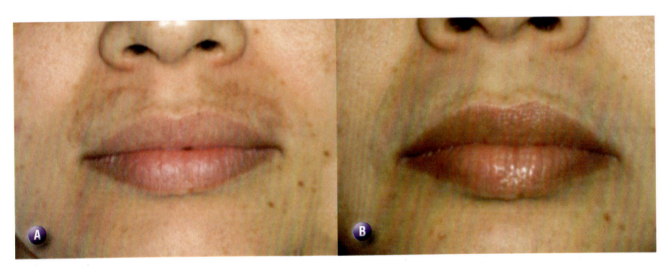

Figura 55.12.6 – **(A-B)** *Melasma refratário após várias sessões de Revlite; SS: 6 mm, fluência de até 3 J/cm². Nítido clareamento da lesão. Houve recidiva que foi retratada com sucesso.*

lar e, nos intervalos ou após alguns dias, o *laser* Nd:YAG QS. Em nossa opinião, no tratamento do melasma, a luz pulsada não deve ser direcionada para a eliminação da melanina, e sim, para a destruição do componente vascular, porventura existente, o que, consequentemente, favorece o clareamento da lesão (Figura 55.12.7).

- **Laser fracionado** ablativo, como o de CO_2 ou *erbium*, e não ablativos, como o *Erbium-glass*, podem oferecer bons resultados, desde que se utilizem fluências menores e intervalos entre as microzonas maiores, tendo-se cuidados redobrados para evitar a hiperpigmentação pós-inflamatória ou o agravamento do melasma. Achamos bastante útil o *laser* CO_2 fracionado em casos de melasma associados à hiperpigmentação periorbitária (olheiras) ou a cicatrizes de acne. Após 15 a 30 dias, recomeçam-se as sessões de Nd:YAG QS. Parte do pigmento melânico epidérmico e dérmico, quando se emprega o *laser* fracionado, é retirado com a eliminação das microzonas térmicas (Figura 55.12.8).

■ TRATAMENTO DO MELASMA E LENTIGO SOLAR

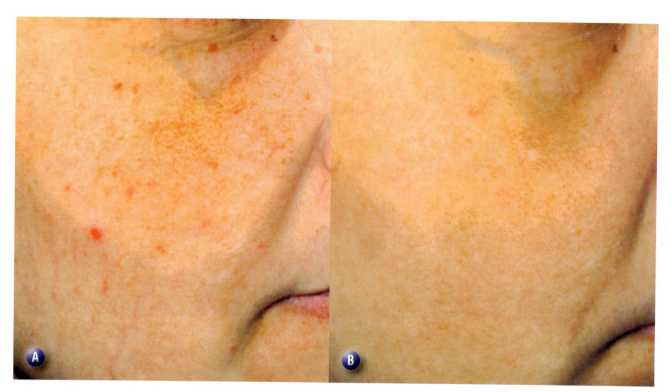

Figura 55.12.7 – **(A-B)** *Melasma telangiectásico. Após Nd:YAG longo pulso e várias sessões de Revlite. Redução do componente vascular e da pigmentação. Visualização com luz polarizada.*

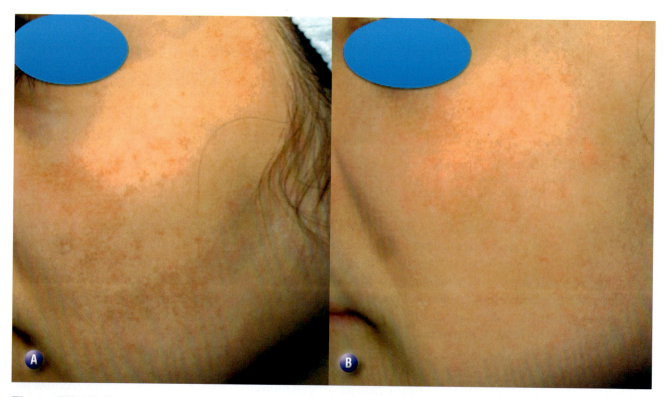

Figura 55.12.8 – **(A-B)** *Melasma após uma sessão de laser CO_2 fracionado. Melhora e rejuvenescimento nítidos.*

Tratamento do Melasma e Lentigo Solar

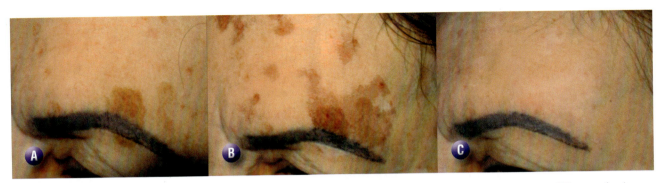

Figura 55.12.9 – *Lentigo solar melhor visualizado com luz polarizada.* **(A)** *Antes;* **(B)** *após uma semana;* **(C)** *um mês de uma única sessão com* laser *532 nm, no modo* laser peel *(Revlite – Hoya ConBio-Cynosure).*

- ***Laser de thulium*** – Também pode ser muito interessante no tratamento do melasma. Será abordado em outro capítulo.

Lentigo solar – tratamento a *laser*

Os lentigos solares são hiperpigmentações desencadeadas pelos raios ultravioletas, sendo mais comuns em pessoas adultas ou idosas e de pele clara. São máculas isoladas ou frequentemente múltiplas, de cor castanho-claro a escura, ovaladas ou arredondadas, por vezes estreladas, de tamanho habitualmente menor que 1 cm, localizadas em áreas expostas como o dorso das mãos, antebraços e face. Os lentigos podem surgir, também, no tronco exposto à radiação ultravioleta solar, e a de cabine de bronzeamento ou terapêutica. Histologicamente, há alongamento digitiforme das cristas interpapilares, hiperpigmentação da camada basal e discreto aumento do número de melanócitos na epiderme, e degeneração basofílica do colágeno, na derme.

Embora se utilizem diversos tratamentos satisfatórios nos lentigos, como o uso de despigmentante, ácidos como o tricloroacético, *peelings*, dermoabrasão e luz pulsada, achamos que os *lasers* QS, como o de rubi, alexandrita e, em nossa experiência, o Nd:YAG de dupla frequência são os que fornecem resultados mais rápidos, seguros e persistentes.

O procedimento com Nd:YAG QS (Revlite) é muito rápido e simples:

- Limpar a área afetada com álcool 70 e, em seguida, enxugar muito bem com gaze.
- Proteger os olhos do paciente e da equipe com óculos apropriados.

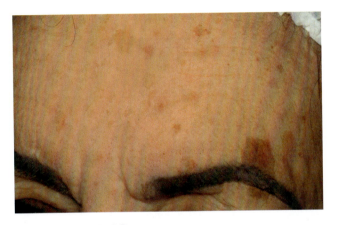

Figura 55.12.10 – *Lentigo solar antes do tratamento Mesmo paciente da figura anterior – luz polarizada.*

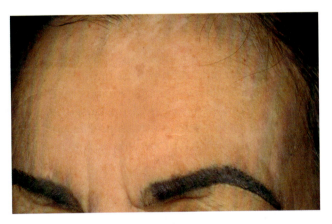

Figura 55.12.11 – *Lentigo solar após uma única sessão de* laser *532 nm, modo* laser peel *(Revlite – Hoya ConBio-Cynosure – Luz polarizada*

- Selecionar o modo *laser peel* (532 nm) e o *spot size* de 8 mm e, em lesões menores, de 6 ou de 4 mm.
- Escolher a fluência – normalmente entre 1 e 2 J/cm^2.

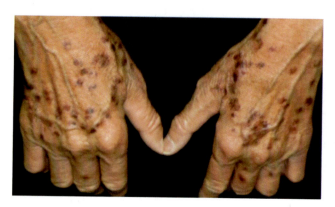

Figura 55.12.12 – *Lentigo solar: uma semana após sessão única de* laser peel; *532 nm, Hoya Conbio-Cynosure.*

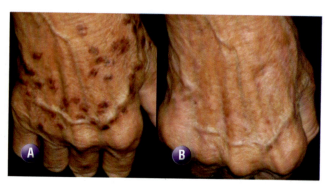

Figura 55.12.14 – *Lentigo solar – mesmo paciente da figura anterior:* **(A)** *uma semana e* **(B)** *um mês após* laser peel, *532 nm – Revlite Hoya ConBio-Cynosure.*

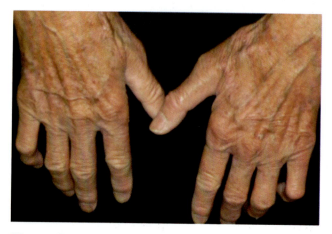

Figura 55.12.13 – *Lentigo solar – após um mês resultado mantido acima de um ano.*

- Testar a fluência em uma lesão – o ideal é o aparecimento rápido de um *frost* branco cremoso, não intensamente esbranquiçado ou branco acinzentado. Obtido o *frost* ideal, aplica-se o *laser* em todas as lesões, sem anestesia prévia, pois o ardor é suportável e o procedimento muito rápido.

- Faz-se compressas com soro fisiológico e, em seguida, curativo com antibiótico tópico associado a corticoide, por 3 a 5 dias.
- A evolução é constante: logo após a aplicação surge o branqueamento da lesão, que é seguido de moderado eritema. Em poucos dias as lesões se tornam mais evidentes pela hiperpigmentação e, após 7 a 21 dias, a pele se destaca como uma película.
- Deve-se alertar o paciente sobre essa aparente piora das lesões, o cuidado nos curativos e para evitar esfregar as lesões na hora do banho.
- Recomenda-se a fotoproteção adequada, com roupas e o uso fotoprotetores de amplo espectro.
- Os resultados são muito satisfatórios e, em nossa casuística, prolongados (Figuras 55.12.9 a 55.12.14).
- No modo de tratamento de manchas superficiais, sem empregar o *laser peel*, as fluências e os *spots sizes* recomendados variam em função do fototipo e do tamanho da lesão, conforme observado na Tabela 55.12.1.

Tabela 55.12.1

FLUÊNCIAS × FOTOTIPO DE PELE NO TRATAMENTO DOS LENTIGOS NO MODO DE TRATAMENTO DE LESÕES PIGMENTARES SUPERFICIAIS

Fototipo Fitzpatrick	CW (nm)	Fluência (J/cm^2)	Spot Size (mm)	Velocidade (Hertz)	Nº de Passadas
II-III	532	2-3	3-4	1-5	1
IV-V	532 + 1.064	2-3 2,8-3,2	3-4 6	1-5 10	1 10-20

BIBLIOGRAFIA CONSULTADA

1. Bielenberg DR, Bucana CD, Sanchez R et al. Molecular regulation of UVB-induced cutaneous angiogenesis. J Invest Dermatol. 1998; 111:864-72.
2. Calonje E, Brenn T, Lazar A, McKee PH. McKee's pathology of the skin. 4. ed. Elsevier Saunders. 2012; 1.768 p.
3. Cencic B, Lukac M, Marincek M, Vizintin Z. High Fluence, high beam quality Nd:YAG laser with optoflex delivery system for treating benign pigmented lesions and tattoos. J. Laser Health Academy. 2010; 1:9-18.
4. Chan NPY, Ho SGY, Shek SYN et al. A case series of facial depigmentation associated with low fluence Q-switched 1,064 nm Nd:YAG laser for skin rejuvenation and melasma. Lasers Surg Med. 2010; 42(8):712- 19.
5. Jeong Se-Y, Shin J, Yeo U et al. Low-fluence Q-switched neodymium-doped yttrium aluminum garnet laser for melasma with pre- or post-treatment triple combination cream. Dermatol Surg. 2010; 36(6):909-18.
6. Kang HY, Hwang JS, Lee JY et al. The dermal stem cell factor and c-kit are overexpressed in melasma. Br J Dermatol. 2006; 154:1.094-99.
7. Kang WH, Yoon KH, Lee ES et al. Melasma: histopathological characteristics in 56 Korean patients. Br J Dermatol. 2002; 146:228-37.
8. Kim EH, Kim YC, Lee ES et al. The vascular characteristics of melasma. Journal of Dermatological Science. 2007; 46:111-16.
9. Kim EJ, Park HY, Yaar M et al. Modulation of vascular endothelial growth factor receptors in melanocytes. Exp Dermatol. 2005; 14:625-33.
10. Lee JH, Park JG, Lim SH et al. Localized intradermal microinjection of tranexamic acid for treatment of melasma in Asian patients: a preliminary clinical trial. Dermatol surg. 2006; 32:626-33.
11. Morelli JG, Norris DA. Influence of inflammatory mediator and cytokines in human melanocyte function. J Invest Dermatol. 1993; 100:191S-5S.
12. Polinkorn N. Treatment of melasma, hyperpigmentation, rejuvenation and acne with Revlite. Disponível em: http://www.dmt-hk.com/wp-content/uploads/2013/07/whitepaper-Revlite-2011.pdf.
13. Polinkorn N. Treatment of refractory dermal melasma with Medlite C6 Q-switched Nd:YAG laser. Report of two cases. J Cos Laser Ther. 2008; 10:167-73.
14. Polnikorn N. Treatment of refractory melasma with the Medlite C6, Q-Switched Nd:YAG laser and alpha arbutin. A prospective study. J Cos Laser Ther. 2010; 12:126-31.
15. Revec T. Treating Melasma with Sub-Thermolytic Q-Switched Nd:YAG. Disponível em: http://www.laserandhealthacademy.com/media/objave/academy/priponke/3_review_melasma.pdf. Acessado em: 20/11/2014.
16. Strickland I, Rhodes LE, Flanagan BF et al. TNF-alpha and IL-8 are upregulated in the epidermis of normal human skin after UVB exposure: correlation with neutrophil accumulation and E-selectin expression. J Invest Dermatol. 1997; 108:763-68.
17. Wattanakrai P, Mornchan R, Eimpunth S. Low-fluence Q-Switched neodymium-doped yttrium aluminum garnet (1,064 nm) laser for the treatment of facial melasma in asians. Dermatol Surg. 2010; 36(1):76-87.
18. Yano KK, Ishiwata M et al. Ultraviolet B-induced skin angiogenesis is associated with a switch in the balance of vascular endothelial growth factor and thrombospondin-1 expression. J Invest Dermatol. 2004; 122:201-2.

Capítulo 55.13

Tratamento de Lesões Cutâneas Pigmentadas e Tatuagens

Emmanuel Rodrigues de França

Lesões pigmentadas

Como os pigmentos cutâneos absorvem luz em uma ampla faixa de comprimentos de onda (250 até 1.200 nm), diferentes *lasers* têm sido usados para tratar as lesões pigmentadas cutâneas. O alvo do *laser* é o melanossoma. O tempo de relaxamento térmico do melanossoma vai de 10 a 100 nanossegundos, mas qualquer *laser* com comprimento de pulso menor que 1 microssegundo pode seletivamente lesionar o melanossoma. Em geral, pigmentos superficiais epidérmicos são removidos utilizando-se curtos comprimentos de onda e baixa energia, ao passo que grandes energias são necessárias, com comprimentos de onda maiores, para atingir pigmentos de localização profunda, ou seja, dérmica.

É fundamental, antes da escolha do *laser* específico, a caracterização exata dos pigmentos da lesão cutânea que está sendo analisada. Assim, podemos dividir as lesões dermatológicas passíveis de serem tratadas pelo *laser* em *epidérmicas e dérmicas* (Tabela 55.13.1).

Dermatoses dependentes de melanócitos epidérmicos

Efélides ou sardas

São manchas de coloração acastanhada, de 2-4 mm, espalhadas em áreas expostas ao sol, como face, ombros, braços e parte superior do tórax. Em geral, as efélides surgem nos três primeiros anos da vida. Ao contrário do lentigo, não são observadas nas áreas protegidas do sol e nas mucosas. A efélide resulta, simplesmente, de uma superprodução de melanina pelos melanócitos graças à estimulação pela radiação ultravioleta. Embora em número normal, os melanócitos são grandes, com vários dendritos espessos, fortemente dopa-positivos, e muitos apresentam melanossomas no estágio IV. Constituem fator de risco para o melanoma (Figura 55.13.1).

Tabela 55.13.1

LESÕES PIGMENTADAS CUTÂNEAS RELACIONADAS COM A MELANINA

Epidérmicas	Dérmicas	Dermoepidérmicas
Lentigos	Nevo de Ota	Melasma
Efélides	Nevo de Ito	Pigmentação pós-inflamatória
Mancha café com leite	Nevo azul	Nevo *spilus*
Nevo de Becker	Nevo melanocítico	

CIRURGIA DERMATOLÓGICA AVANÇADA

■ Tratamento de Lesões Cutâneas Pigmentadas e Tatuagens

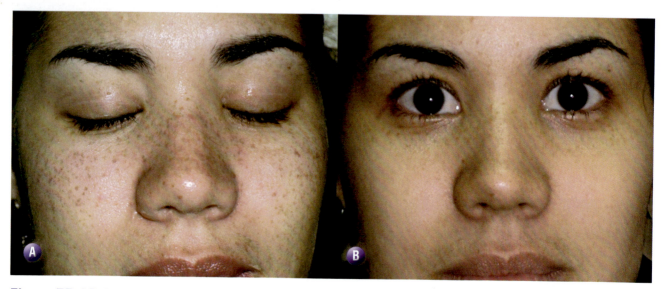

Figura 55.13.1 – *Efélides* **(A)** *antes e* **(B)** *após duas aplicações de luz intensa pulsada (30 J – 20 ms).*

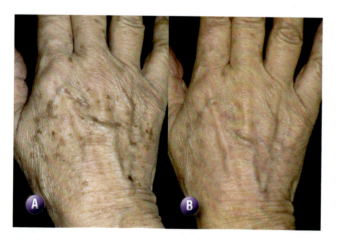

Figura 55.13.2 – **(A-B)** *Melanoses actínicas tratadas com uma única aplicação de luz intensa pulsada (30 J – 10 ms).*

Lentigo

É uma mancha acastanhada, circunscrita, de bordas regulares, ou não, composta por proliferação localizada de melanócitos epidérmicos. Compreende três tipos básicos: *lentigo simples*, *lentigo solar* e *lentigo maligno*. O *lentigo simples* é observado em qualquer parte da pele ou das mucosas, sem predileção por áreas expostas ao sol, sendo congênito ou adquirido. Surge na infância, mas pode aparecer em qualquer idade. Clinicamente, o lentigo simples é indistinguível do nevo juncional. O *lentigo solar* é representado por lesões isoladas ou múltiplas, desencadeadas pela exposição a fontes naturais ou artificiais de raios ultravioleta, portanto surgem em áreas expostas do corpo (Figuras 55.13.2 e 55.13.3).

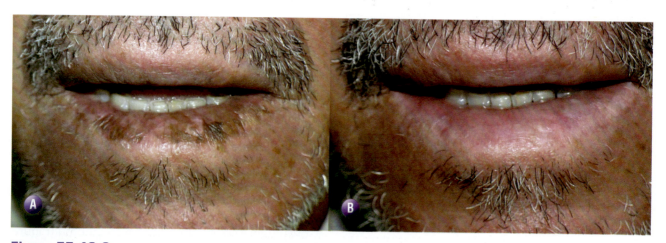

Figura 55.13.3 – **(A-B)** *Lentigos solares tratados com laser rubi na fluência de 7 J/cm².*

O *lentigo maligno* é uma mácula larga, desordenadamente pigmentada, que surge na pele danificada pelo sol, usualmente de pessoas idosas, consistindo em uma proliferação esparsa de variáveis melanócitos atípicos em uma epiderme atrófica. É a única variedade de displasia melanocítica intraepidérmica capaz de evoluir para melanoma *in situ* e invasivo.

Existem formas especiais de lentigos: lentiginose centrofacial, síndrome de lentigos múltiplos (Leopard) e síndrome de Peutz-Jeghers.

Síndrome de Peutz-Jeghers

É um distúrbio autossômico dominante caracterizado por pigmentação mucocutânea e pólipos intestinais. Ocorrem manchas acastanhadas ou pretas, semelhantes ao lentigo em região perioral, na mucosa oral, no vermelho dos lábios, no nariz, no dorso e na palma das mãos e pés (Figura 55.13.4).

Mancha café com leite

Surgem pouco tempo depois do nascimento, acometem qualquer área do corpo, com tamanho variável de 2-20 mm e coloração marrom-clara a pardo-escuro. Cerca de 10% da população normal mostram uma ou mais lesões desse tipo. Entretanto, quando são mais que seis máculas > 1,5 cm, quase sempre, demonstra ser neurofibromatose do tipo NF-1, presente então em 90% desses casos. O número de melanócitos é normal ou discretamente elevado.

Nevo de Becker

É uma lesão maculosa hiperpigmentada, de tonalidade marrom, quase sempre pilosa, unilateral, geralmente localizada no ombro, na porção superior do tronco ou do braço, sendo cinco vezes mais frequente no sexo masculino. Surge, em geral, entre os 15 e os 25 anos, na maioria das vezes depois de exposição solar. O número de melanócitos pode estar normal ou aumentado, mas sempre com aumento da atividade melanocítica. Não há células névicas juncionais ou intradérmicas. Os androgênios podem desempenhar papel importante na melanose de Becker, como evidenciado por desenvolvimento peripuberal, preponderância do sexo masculino, hipertricose, desenvolvimento ocasional de lesões acneiformes dentro da mácula e rara associação com escroto acessório na região genital. Além disso, um aumento significativo no número de receptores androgênicos na pele lesionada por melanose de Becker foi relatado (Figura 55.13.5).

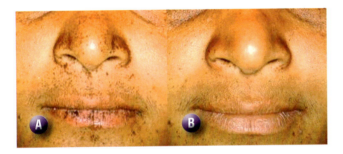

Figura 55.13.4 – **(A-B)** *Lentigos da síndrome de Peutz-Jeghers tratados com uma única aplicação de laser rubi na fluência de 7 J/cm².*

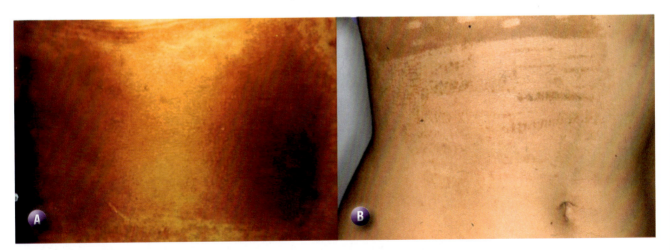

Figura 55.13.5 – *Nevo de Becker localizado no tronco* **(A)** *antes e* **(B)** *após duas sessões com laser rubi com fluência de 7 J/cm². Notam-se na parte superior bons resultados com áreas de teste nas quais foi feita luz intensa pulsada.*

Dermatoses dependentes de melanócitos dérmicos

Os nevos azuis, assim como os nevos de Ito e de Ota e a mancha mongólica são formados por acúmulo ectópico de melanócitos produtores de melanina que ficaram retidos na derme durante sua migração desde a crista neural até seu sítio normal na camada basal. A *mancha mongólica* usualmente regride espontaneamente, mas pode persistir em 3% das pessoas de meia-idade.

Nevo azul

Consiste em um agrupamento adquirido ou congênito de melanócitos dérmicos aberrantes, mas benignos, que produzem melanina ativamente, levando à formação de pápula, placa ou nódulo de coloração azul, azul-acinzentada ou azul-enegrecida. Trata-se em geral de lesão solitária, assintomática, bem delimitada que não excede 1 cm. As lesões podem localizar-se em qualquer parte do corpo, mas metade dos casos ocorre no dorso de mãos ou pés. Há duas variantes: a forma comum descrita, a mais frequente, e o nevo azul celular, que apresenta possibilidade de malignização.

Nevo de Ota

Mancha azulada, graças a melanócitos dérmicos, que acomete o globo ocular e a pele adjacente, localizada na região inervada pelos primeiro e segundo ramos do nervo trigêmeo, sendo usualmente unilateral (Figura 55.13.6). É mais frequente na raça amarela, sendo cinco vezes mais comum no sexo feminino. Não é hereditária e a ocorrência familiar é rara. A lesão inicia-se geralmente no primeiro ano de vida ou na adolescência (raramente na infância) e progride com a idade. Há aumento no número de melanócitos dérmicos, que se apresentam alongados e dendríticos, com melanina intersticial livre na derme média e superior. Pode haver aumento no número de melanócitos na epiderme, o que explica a cor parda em alguns casos. As fibras elásticas e colágenas estão distribuídas normalmente e não são vistos melanófagos.

Nevo de Ito

O nevo de Ito, variante de nevo de Ota, é quase exclusivamente observado em japoneses. Clinicamente, caracteriza-se por mancha hipercrômica menos mosqueada que o nevo de Ota, mais comumente localizada na região acromioclavicular, ou seja, na área de distribuição dos nervos supraclavicular, lateral e braquial lateral.

Dermatoses dependentes de melanócitos epidérmicos e dérmicos

Hiperpigmentação pós-inflamatória

É observada principalmente em pessoas de pele escura em qualquer área cutânea que tenha sido traumatizada ou com lesão prévia como acne ou tumores como o sarcoma de Kaposi. Ocorrendo a lesão traumática através da junção dermoepidérmica, surge incontinência de melanina, com subsequente

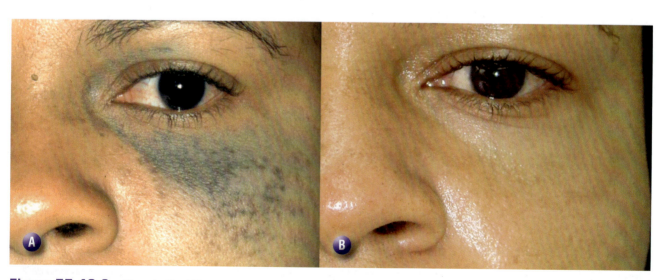

Figura 55.13.6 – *Nevo de Ota* **(A)** *antes e* **(B)** *após 10 sessões com laser rubi em uma fluência de 9 J/cm^2.*

TRATAMENTO DE LESÕES CUTÂNEAS PIGMENTADAS E TATUAGENS

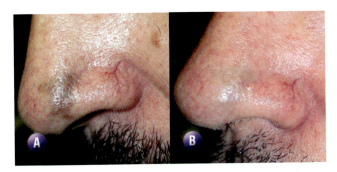

Figura 55.13.7 – **(A-B)** *Hipercromia residual após regressão de um sarcoma de Kaposi tratado com duas aplicações de laser rubi utilizando-se fluência de 8 J/cm².*

distribuição nas dermes superficial e profunda. Um trabalho sugere que a hiperpigmentação seria mais grave quando o procedimento fosse feito logo antes ou após a menstruação.

Melasma

É uma hiperpigmentação adquirida, caracterizada por aumento no número e na atividade dos melanócitos na epiderme, bem como maior quantidade de melanófagos na derme. Compromete particularmente face e pescoço, podendo acometer membros

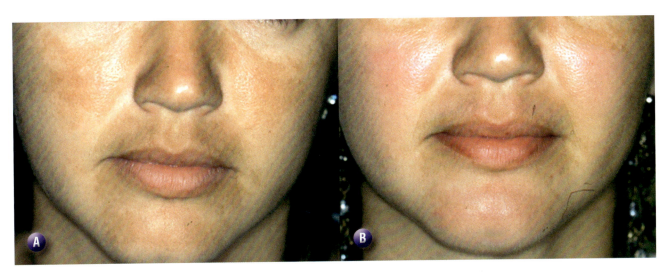

Figura 55.13.8 – **(A-B)** *Melasma tratado com luz intensa pulsada 32 J, pulso duplo com 5 e 4 ms.*

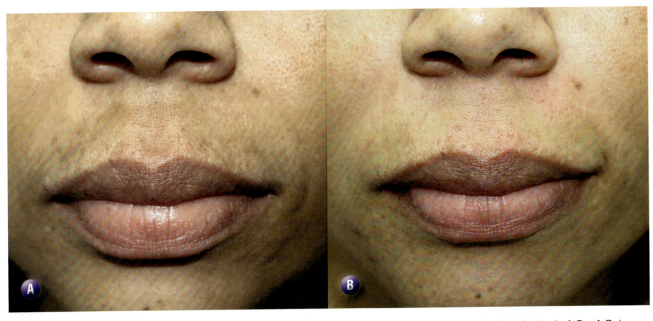

Figura 55.13.9 – **(A-B)** *Melasma tratado com Nd:YAG (Spectra). Foram feitas 12 sessões com variação de 1,3 a 1,6 J.*

superiores e colo. Pode surgir durante a gravidez. Distúrbios endocrinológicos e terapia hormonal (estrógenos e/ou progestágenos) podem estar relacionados com o seu surgimento. O sol exerce importante papel na sua patogenia, sendo considerado o principal fator desencadeante e agravante (Figuras 55.13.8 e 55.13.9).

Nevo spilus

Caracteriza-se por uma lesão de coloração acastanhada, clara, circunscrita, na qual se encontram nevos melanocíticos compostos, puntiformes, intensamente pigmentados, elevados ou planos, no interior da mancha. O fundo macular varia de 1 a 10 cm e pode estar localizado em qualquer área do corpo ou mesmo ter uma distribuição segmentar. Deve ser diferenciado de manchas café com leite e da melanose de Becker.

Nevo melanocítico

É uma lesão benigna de células névicas que surge como resultado da proliferação de melanócitos. Há dois tipos fundamentais: nevo melanocítico adquirido e nevo melanocítico congênito. Com exceção feita aos nevos atípicos e aos nevos congênitos gigantes, a maioria dos nevos melanocíticos apresenta baixo potencial de malignização.

Outras dermatoses
Dermatite ocre

É consequente ao acúmulo de hemossiderina da degradação de hemoglobina extravasada das hemácias, o que resulta em manchas purpúricas, puntiformes, que confluem para formar grandes placas localizadas nos membros inferiores de adultos (Figura 55.13.10).

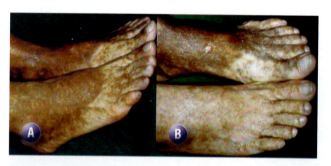

Figura 55.13.10 – **(A-B)** *Dermatite ocre tratada com laser rubi com fluência de 7 J/cm².*

Tratamento

Os *lasers* de CO_2 são não seletivos e exercem seus efeitos sobre os tecidos pela simples vaporização das células que contêm água. Esses *lasers*, utilizando baixas energias, o que reduz o risco de hipopigmentações e cicatrizes, podem ser úteis no tratamento de lesões pigmentadas superficiais, como lentigos solares. Entretanto, *lasers* que produzem pulsos de luz menores que o tempo de relaxamento térmico do melanossoma são mais adequadamente usados para destruir seletivamente a melanina, como cromóforo. A absorção seletiva da luz do *laser* pelo melanossoma resulta em aumento da temperatura, com indução de dano térmico para estruturas como os ceratinócitos e os melanócitos. A destruição seletiva dos melanossomas ocorre sem dano para as estruturas teciduais vizinhas. Os *lasers* específicos para pigmentos podem ser divididos em três categorias: verdes, vermelhos e infravermelhos. Uma opção cada vez mais usada é a luz intensa pulsada (LIP), que, com filtros de 515 a 600 nm, possibilita ótima resolução das lesões pigmentadas superficiais.

Lasers verdes

Graças aos pequenos comprimentos de onda, com pouca penetração, os *lasers* verdes são efetivos somente para o tratamento de lesões pigmentadas epidérmicas, como lentigos solares e efélides. São subdivididos em sistemas pulsados e não pulsados. Os pulsados produzem energia com pulsos menores do que o tempo de relaxamento térmico dos melanossomas, sendo representados pelo *flashlamp pumped pulsed dye laser* (510 nm com pulso de 300 ns) e pelo Q-Switched Nd:YAG (532 nm com pulso ente 5 e 10 ns). Em virtude de o comprimento de onda verde ser bem absorvido pela oxiemoglobina, a ocorrência de púrpura e hiperpigmentação pós-inflamatória é possível. A resposta ao tratamento das manchas café com leite, nevo de Becker e melasma epidérmico tem sido variada.

Os *lasers* não pulsados (*quase-continuous*) verdes, como *krypton* (520-532 nm), *KTP* (532 nm) e *vapor de cobre* (511 nm), produzem excessivo calor no tecido normal, resultante dos pulsos prolongados que excedem o tempo de relaxamento térmico dos melanossomas. Também são mais usados para efélides e lentigos, não sendo indicados para lesões dérmicas, como o nevo de Ota.

Lasers vermelhos

Lesões pigmentadas epidérmicas e dérmicas pode ser tratadas por esses *lasers*. São representados pelo *laser* rubi Q-Switched (QSRL) (694 nm com pulsos de 20-50 ns) e pelo *laser* alexandrita Q-Switched (755 nm com pulsos de 50-100 ns). Seus longos comprimentos de onda possibilitam penetração mais profunda na derme, tendo indicação formal para o tratamento do nevo de Ota. Seu mecanismo de ação envolve fototermólise seletiva, ruptura mecânica fotoacústica e alteração química do alvo tecidual. Quando tratados, os nevos melanocíticos congênitos que não respondem adequadamente ao QSRL de pulso curto podem apresentar boa resposta ao rubi de pulso longo (300-700 μs), mais usado para remoção de pelos.

Lasers infravermelhos

O grande comprimento de onda do Q-Switched Nd:YAG (1.064 nm com pulsos de 5-20 ns) permite penetração dérmica profunda e melhor resposta nas peles mais escuras, tendo resposta semelhante aos *lasers* rubi e alexandrita no tratamento do nevo de Ota.

Como regra geral, os lentigos solares são tratados uma ou duas vezes com um grau de resposta de cerca de 70%. Já as manchas café com leite necessitam de uma a seis sessões em média, com resposta de 33%, e a repigmentação acontece em 50% dos pacientes depois de 1 ano. Para os nevos de Ota e Ito, a melhor opção é a utilização de *lasers* como o rubi (694 nm) ou alexandrita (755 nm), com um número de aplicações variável de cinco a 15 vezes, com intervalos mensais, obtendo-se ótimos resultados. O nevo *spilus* pode ser tratado eficientemente com o QSRL. As lesões pigmentadas das membranas mucosas podem ser removidas facilmente. Alguns trabalhos sugerem que o Nd:YAG de 5 ns com baixas fluências de 1,3 a 1,7 J usados por 12 semanas reduz significativamente a pigmentação do melasma. Quando usado pelo mesmo período com 1,8 J, a resposta é satisfatória para olheira e hiperpigmentação pós-inflamatória.

Lesões melanocíticas geralmente não são tratadas, com exceção dos nevos de Ota e Ito, em que não existem terapêuticas alternativas. Células não pigmentadas, existentes nas proximidades das lesões melanocíticas, não absorvem a luz do QSRL e, assim, não reagem a essa forma de tratamento.

Não existem informações avaliáveis sobre o risco de dano parcial dessas células para se tornarem malignas após o tratamento como o QSRL. Alguns trabalhos têm mostrado redução na quantidade de melanina e de melanócitos em nevos melanocíticos benignos com QS alexandrita, Nd:YAG e *laser* rubi, mas é necessária cautela em relação ao tratamento dessas lesões. A redução é observada histologicamente, para as células névicas superficiais, mas não há redução na derme reticular profunda.

Tatuagens

A tatuagem é uma das formas de modificação do corpo mais conhecidas e cultuadas do mundo. Trata-se de um desenho permanente feito na pele humana mediante a introdução de pigmentos por agulhas, um procedimento que durante muitos séculos foi completamente irreversível (Tabela 55.13.2). Muitas vezes, a tatuagem torna-se não mais desejada por questões pessoais (42%), profissionais ou sociais (38%). Nesses casos, a remoção passa a ser um problema para o paciente. Dentre as diversas formas disponíveis de remoção, os *lasers* QS continuam a ser o tratamento-ouro, mesmo assim com restrições. Esses *lasers* apresentam baixo risco de formação de cicatrizes e promovem a remoção do pigmento da tatuagem por três mecanismos: (1) eliminação transepidérmica, (2) remoção via linfática e (3) refagocitose por outras células na derme. O número de sessões de tratamento depende de cor do pigmento, composição, densidade, profundidade, duração, localização no corpo e número de pigmentos presentes. Tatuagens amadoras geralmente requerem quatro a seis saessões tatuagens profissionais podem requerer oito ou mais sessões (até 20). As tatuagens em posição acral são mais difíceis de serem removidas do que aquelas situadas no tronco e tatuagens mais antigas respondem mais facilmente que as mais novas. Os procedimentos podem ser dolorosos e não resultar na remoção completa. Uma recente revisão retrospectiva de 238 pacientes pagantes que foram submetidos a uma média de 3,57 (tratamentos variando entre 1-18 sessões) constatou que apenas 1,26% alcançaram remoção total da tatuagem, definida como a ausência completa de pigmentos.

Os autores atribuíram os resultados abaixo do ideal a consequência de informações inadequadas do processo de remoção para os pacientes, levando-os a serem submetidos a poucos tratamentos.

Tabela 55.13.2
CLASSIFICAÇÃO DAS TATUAGENS

Tipo	Pigmento	Concentração do Pigmento	Profundidade do Pigmento
Profissional	Tintas organometálicas	Densa	Profunda
Amadora	Tinta-da-Índia (carbono)	Esparsa	Variável
Cosmética	Ferro ou óxido de titânio	Esparsa	Superficial
Traumática	Carbono, metais, sujeira	Variável	Variável
Medicinal	Tinta-da-Índia (carbono)	Esparsa	Superficial

Fonte: Adaptada de Alster TS. Manual of cutaneous laser techniques. Philadelphia: Lippincott-Raven. 1997, p. 64.

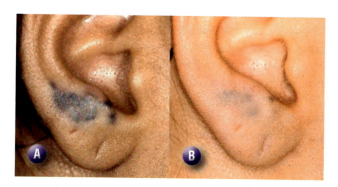

Figura 55.13.11 – **(A-B)** *Tatuagem profissional com clareamento parcial após três sessões de QSRL com fluência de 8 J/cm².*

Para definir expectativas razoáveis no tratamento de pacientes com tatuagens profissionais, sugere-se que 75% do pigmento podem ser diminuídos, mas a completa remoção é difícil de conseguir. Antes de iniciar o tratamento, é importante examinar a pele e indagar o paciente sobre história de cicatrizes hipertróficas ou queloides e doenças infecciosas. Tratamentos com *laser* Q-Switched (QS) são absolutamente contraindicados em pacientes que receberam terapia com ouro, pois podem induzir crisíase. Fotografias antes e após o tratamento são altamente recomendadas. A escolha de um *laser* apropriado para a remoção da tatuagem é fundamental. Um *laser* QS é necessário para que se obtenha fototermólise seletiva, com o tempo de exposição em nanossegundos (10^{-9}), sendo inferior à metade do tempo de relaxamento térmico do pigmento-alvo. Assim, garante-se que o dano térmico seja espacialmente confinado ao cromóforo, o que resulta em destruição e dano fotoacústico, minimizando danos ao tecido circundante por difusão térmica. Os quatro comprimentos de onda dos *lasers* QS disponíveis estão na faixa visível e infravermelha e incluem o de rubi de 694 nm (Figuras 55.13.11 a 55.13.13), o de alexandrita de 755 nm, o *neodymium-doped yttrium aluminium garnet* (Nd:YAG) de 1.064 nm, que, quando passado através de um cristal de KTP terá o dobro da frequência (reduzindo pela metade o comprimento de onda), ou seja, 532 nm (Figuras 55.13.14 e 55.13.15). É essencial utilizar um comprimento de onda que irá ser seletivamente absorvido pela partícula da tatuagem (Tabela 55.13.3).

Tabela 55.13.3
EFICÁCIA DOS *LASERS* QS PARA TATUAGENS ESPECÍFICAS

Laser	Comprimento de Onda	Duração do Pulso	Cor do Pigmento
Rubi	694 nm	< 40 ns	Preto, azul, verde
Alexandrita	755 nm	50 ns-100 ns	Preto, azul, verde
Alexandrita	758 nm	500 ps	Preto, azul, verde
Nd:YAG	1.064 nm	< 10 ns	Preto, azul
KTP	532 nm	< 10 ns	Vermelho, laranja, amarelo, marrom

Uma escolha inadequada do comprimento de onda ideal resultará em uma interação *laser*-pigmento não visível. Os *lasers* de rubi, alexandrita e Nd:YAG removem bem os pigmentos preto e azul; o Nd:YAG não consegue remover o pigmento verde, embora seja eficiente para o pigmento vermelho. Os pigmentos branco, laranja, amarelo e marrom representam particularmente um desafio para serem removidos. Apesar dessas orientações, é importante lembrar que a composição das tatuagens pode ser altamente variável e o pigmento pode não responder previsivelmente ao tratamento com os *lasers* QS. Para os pacientes com peles IV a VI na classificação de Fitzpatrick, o *laser* de escolha é o Nd:YAG QS para o tratamento das tatuagens, pois seu comprimento de onda de 1.064 nm penetra mais profundamente e é minimamente absorvido pela melanina da epiderme.

O controle adequado da dor é necessário para o tratamento. Dependendo do tamanho da tatuagem, da sua localização e da tolerância do paciente à dor, usa-se anestesia tópica com um dispositivo de ar frio forçado ou anestesia intralesional. Quando o QS *laser* atinge a tatuagem, o desfecho desejado é o imediato branqueamento do tecido. O branqueamento, que dura cerca de 20 a 30 minutos, é o resultado do aquecimento rápido do cromóforo, sua explosão fotoacústica, conduzindo à formação de gás. A fluência ideal é a menor possível que permitirá esbranquecimento do tecido e reduzirá o risco de uma lesão térmica, como formação de bolhas, sangramento puntiforme e cicatrizes.

Devemos usar o maior *spot* possível para evitar a dispersão da energia do *laser* nas bordas e proporcionar maior penetração. Há uma tendência para se reduzir o tamanho do *spot* nas tatuagens não responsivas, a fim de aumentar a fluência. Entretanto, isso resulta em uma entrega mais superficial de energia e, potencialmente, aumenta o dano epidérmico. Pode-se fazer uma superposição de disparos de 10-20%. O intervalo dos tratamentos deve ser espaçado entre 4 e 6 semanas, mas o efeito completo é alcançado com 3 meses.

Efeitos adversos potenciais

Os efeitos adversos mais frequentes com os *lasers* QS são cicatrizes e despigmentação. Quando o procedimento é feito de maneira adequada, a incidência dessas complicações é de 5%. A hipopigmentação é mais comum com o *laser* rubi (694 nm) porque ele é bem absorvido pela melanina, mas pode ocorrer com outros comprimentos de onda (Figuras 55.13.16 e 55.13.17). Todos os *lasers* QS podem produzir hiperpigmentação nas peles mais escuras. Desse modo, como a melanina compete com os pigmentos da tatuagem como cromóforo, aumentando a chance de hipo ou hiperpigmentação, é fundamental que o paciente evite exposição solar no local da tatuagem antes do tratamento com os *lasers*. Casos de cicatrizes e desfiguramento estão associados ao uso de *intense pulsed light* (IPL) (Figura 55.13.18), *lasers* de pulso longo e até radiofrequência para a remoção de tatuagens. A IPL viola

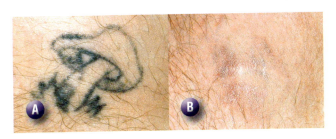

Figura 55.13.12 – *Tatuagem amadora de carbono.* **(A)** *Antes e* **(B)** *depois de quatro tratamentos com QSRL com fluência de 8 J/cm².*

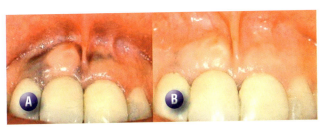

Figura 55.13.13 – **(A-B)** *Tatuagem de amálgama removida com laser rubi após seis sessões com spot de 3 mm e fluência de 10 J/cm².*

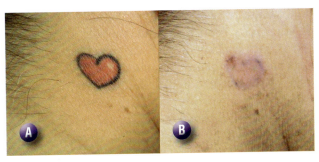

Figura 55.13.14 – *Tatuagem profissional* **(A)** *antes e* **(B)** *após cinco aplicações de Nd:YAG com spot de 4 mm e fluência de 3,2 J.*

■ Tratamento de Lesões Cutâneas Pigmentadas e Tatuagens

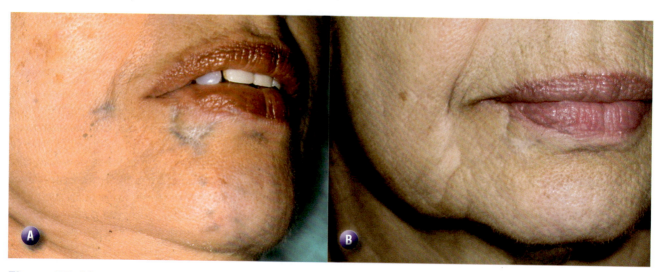

Figura 55.13.15 – **(A-B)** *Tatuagem de amálgama removida com* laser *rubi após seis sessões com* spot *de 3 mm e fluência de 10 J/cm².*

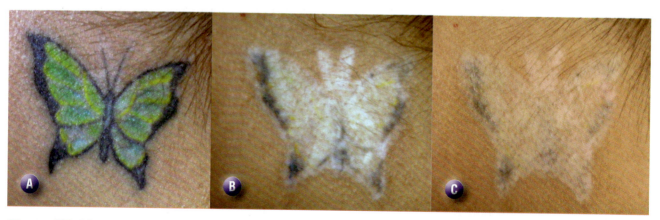

Figura 55.13.16 – **(A)** *Tatuagem antes da aplicação do* laser *rubi, spot de 3 mm, fluência de 8 J.* **(B)** *Hipopigmentação transitória.* **(C)** *Início da repigmentação após 4 meses.*

o princípio da fototermólise seletiva, já que libera uma energia acima do tempo necessário, excedendo o tempo de relaxamento térmico do pigmento, o que causa excesso de calor para a derme circunjacente e leva à formação de cicatrizes.

Convém ter atenção na remoção de pigmentos de cores rosa, branca, amarela ou outros pigmentos claros com os *lasers* QS. Essas cores são frequentemente usadas para pigmentação permanente dos lábios ou da região periocular. Um escurecimento paradoxal pode ocorrer com o dióxido de titânio ou o óxido de ferro com o uso desses *lasers* QS. Assim, é prudente fazer uma pequena área de teste antes de tratar a tatuagem por inteiro. Ocorrendo o escurecimento paradoxal, tratamentos adicionais com *lasers* QS podem levar ao clareamento ou, então, pode-se optar pelo uso de *lasers* fracionados ablativos como o CO_2 ou *Erbium*:YAG (Er:YAG). Há um risco maior de formação de cicatrizes quando se tratam tatuagens superpostas pela fluência requerida.

Quando ocorre alergia ao pigmento, faz-se medicação oral com anti-histamínicos antes do uso dos *lasers* QS. No entanto, prudência extrema é recomendada, já que a remoção da tatuagem pode resultar em sistematização da resposta alérgica e anafilaxia. Normalmente, as alergias se relacionam com os pigmentos vermelhos (contêm tintas orgânicas ou sulfeto de mercúrio), embora outras cores possam causar reações alérgicas. O *laser* Er:YAG fracionado com ou sem o uso conjunto de *lasers* QS mostrou ser eficiente no tratamento da alergia induzida por pigmentos de tatuagem. Outros efeitos ad-

TRATAMENTO DE LESÕES CUTÂNEAS PIGMENTADAS E TATUAGENS

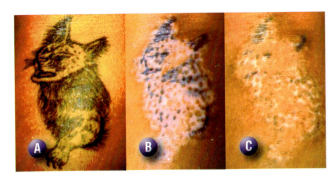

Figura 55.13.17 – Tatuagem **(A)** tratada com QSRL em pele tipo V. Após cinco sessões **(B)** ainda se observam pigmento e uma grande área de hipocromia que se apresenta quase resolvida na oitava sessão **(C)**.

versos incluem reações de hipersensibilidade alérgica, como também reações liquenoides, granulomatosas ou pseudolinfoma. Pseudotatuagens devidas a pinturas no estrato córneo são frequentemente responsáveis por fotoeczema. As tatuagens traumáticas por pólvora e corpos estranhos na pele, secundárias a explosões ou tiros, precisam ser tratadas dentro de 72 horas, se possível, para se alcançarem bons resultados cosméticos. Quando as tatuagens provocadas por pólvora ocorrem a curta distância da pele, o uso dos *lasers* QS provoca faíscas e a imediata formação de pontos de sangramento transepidérmicos. Após a cicatrização, observam-se cicatrizes semelhantes à varicela e a distribuição do pigmento em torno do ponto inicial da tatuagem. A rápida transferência de altos pulsos de energia para as partículas de pólvora cria microexplosões desses fragmentos, resultando em cavitação e provocando buracos transepidérmicos com cicatrizes posteriores. Esse efeito adverso somente é produzido quando a tatuagem resulta de pólvora disparada a uma curta distância a partir da pele.

Avanços e perspectivas futuras

Têm surgido novas técnicas e aguardam-se novos *lasers* que promoverão uma remoção mais efetiva das tatuagens. Recentemente, Rox Anderson e cols. propuseram o método "R20", em que se utiliza o *laser* QS repetido quatro vezes em uma mesma sessão de tratamento, espaçadas as aplicações por um intervalo de 20 minutos, tempo necessário para permitir o esmaecimento do branqueamento, quando as bolhas de ar se dissolvem na derme. Os investigadores observaram maior clareamento da tatuagem com a técnica R20 do que na área que recebeu apenas uma aplicação por sessão. Tentamos essa técnica mas sem o sucesso relatado pelos autores. Weiss e cols. mostraram que o uso do *laser* 1.550 nm fracionado não ablativo, após a aplicação do *laser* QS, reduzia o percentual de hipopigmentação induzida pelo tratamento. Os investigadores também observaram que o *laser* de CO_2 fracionado aplicado imediatamente após o *laser* QS aumentou o percentual de clareamento do pigmento em relação ao *laser* QS aplicado isoladamente. O mecanismo teórico descrito inclui a ablação fracionada do pigmento da tatuagem pelo *laser* de CO_2 e a indução de uma resposta imune que potencializa a remoção do pigmento tratado. *Lasers* que atuam na faixa de picosegundos (ps) (10^{-12}) com 758 nm e 500 ps já estão disponíveis (PicoSure), usando baixas fluências de 165-200 mJ. Teoricamente, a apli-

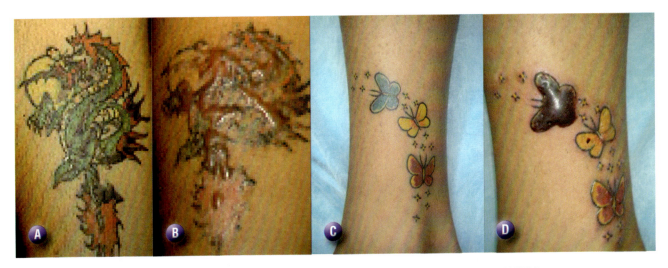

Figura 55.13.18 – **(A-D)** Cicatriz hipertrófica em **B** após uso de IPL. Bolha em **D** após uso de Nd:YAG.

TRATAMENTO DE LESÕES CUTÂNEAS PIGMENTADAS E TATUAGENS

cação de pulsos com duração de subnanosegundos confinaria a energia na partícula, resultando no aumento da fragmentação fotoacústica do pigmento. Isto permitiria um tratamento efetivo usando baixas fluências, diminuindo a transferência de energia térmica para os tecidos vizinhos e minimizando o risco de cicatrizes.

BIBLIOGRAFIA CONSULTADA

1. Adatto MA, Halachmi S, Lapidoth M. Tattoo removal. Curr Probl Dermatol. 2011; 42:97-110.
2. Al Mohizea S. The effect of menstrual cycle on laser induced hyperpigmentation. J Drugs Dermatol. 2013; 12(12):1335-6.
3. Alora MB, Arndt KA, Taylor CR. Scarring following Q-switched laser treatment of "double tattoos". Arch Dermatol. 2000; 136(2):269-70.
4. Beute TC, Miller CH, Timko AL, et al. In vitro spectral analysis of tattoo pigments. Dermatol Surg. 2008; 34(4):508-15.
5. Fusade T, Toubel G, Grognard C, Mazer JM. Treatment of gunpowder traumatic tattoo by Q-switched Nd:YAG laser: an unusual adverse effect. Dermatol Surg. 2000; 26(11):1057-9.
6. Green JB, Metelitsa AI. Optimizing outcomes of laser tattoo removal. Skin Therapy Lett. 2011; 16(10):1-3.
7. Ibrahimi OA, Syed Z, Sakamoto FH, Avram MM, Anderson RR. Treatment of tattoo allergy with ablative fractional resurfacing: a novel paradigm for tattoo removal. J Am Acad Dermatol. 2011; 64(6):1111-4.
8. Izikson L, Farinelli W, Sakamoto F et al. Safety and effectiveness of black tattoo clearance in a pig model after a single treatment with a novel 758 nm 500 picosecond laser: a pilot study. Lasers Surg Med. 2010; 42(7):640-6.
9. Jow T, Brown A, Goldberg DJ. Patient compliance as a major determinant of laser tattoo removal success rates: a 10-year retrospective study. J Cosmet Laser Ther. 2010; 12(4):166-9.
10. Kar H, Gupta L. Treatment of nevus spilus with Q-switched Nd:YAG laser. Indian J Dermatol Venereol Leprol. 2013; 79(2):243-5.
11. Kent KM, Graber EM. Laser tattoo removal: a review. Dermatol Surg. 2012; 38(1):1-13.

12. Kilmer SL, Lee MS, Grevelink JM et al. The Q-switched Nd:YAG laser effectively treats tattoos. A controlled, dose-response study. Arch Dermatol. 1993; 129(8):971-8.
13. Kirby W, Chen C, Desai A, Desai T. Successful treatment of cosmetic mucosal tattoos via Q-switched laser. Dermatol Surg. 2011; 37(12):1767-9.
14. Koljonen V, Kluger N. Specifically requesting surgical tattoo removal: are deep personal motivations involved? J Eur Acad Dermatol Venereol. 2011; 17.
15. Kossida T, Rigopoulos D, Katsambas A, Anderson RR. Optimal tattoo removal in a single laser session based on the method of repeated exposures. J Am Acad Dermatol. 2012; 66(2):271-7.
16. Piérard-Franchimont C, Hermanns JF, Piérard GE. Skin reactions to tattoo ink. Rev Med Liege. 2011; 66(7-8):430-3.
17. Prinz BM, Vavricka SR, Graf P et al. Efficacy of laser treatment of tattoos using lasers emitting wavelengths of 532 nm, 755 nm and 1064 nm. Br J Dermatol. 2004; 150(2):245-51.
18. Ross EV, Yashar S, Michaud N et al. Tattoo darkening and nonresponse after laser treatment: a possible role for titanium dioxide. Arch Dermatol. 2001; 137(1):33-7.
19. Shah S, Alster TS. Laser treatment of dark skin: an updated review. Am J Clin Dermatol. 2010; 11(6):389-97.
20. Shimbashi T, Kamide R, Hashimoto T. Long-term follow-up in treatment of solar lentigo and café-au-lait macules with Q-switched ruby laser. Aesthetic Plast Surg. 1997; 21(6): 445-8.
21. Taylor CR, Gange RW, Dover JS et al. Treatment of tattoos by Q-switched ruby laser. A dose-response study. Arch Dermatol. 1990; 126(7):893-9.
22. Weisel G, Pillekamp H. Treatment of gunpowder tattoo and foreign bodies after blast injuries. HNO. 2011; 59(8):807-10.
23. Weiss ET, Geronemus RG. Combining fractional resurfacing and Q-switched ruby laser for tattoo removal. Dermatol Surg. 2011; 37(1):97-9.
24. Yun WJ, Moon HR, Lee MW, Choi JH, Chang SE. Combination treatment of low-fluence 1,064-nm Q-switched Nd:YAG laser with novel intense pulse light in Korean melasma patients: a prospective, randomized, controlled trial. Dermatol Surg. 2014; 40(8):842-50.
25. Zemtsov A, Wilson L. CO_2 laser treatment causes local tattoo allergic reaction to become generalized. Acta Derm Venereol. 1997; 77(6):497.

Capítulo 55.14

Tratamento de Lesões Vasculares com *Lasers* e Luz Pulsátil

Simão Cohen
Emmanuel Rodrigues de França
Alcidarta dos Reis Gadelha

Conceito de lesões vasculares

De modo geral as lesões vasculares são classificadas em: hemangiomas, malformações e ectasias.

Hemangiomas

Chegam a acometer até 10% dos recém-nascidos, especialmente do sexo feminino e prematuros, localizando-se, em mais da metade dos casos, na face. A forma mais comum, o hemangioma "em framboesa", geralmente aparece nos primeiros dias ou semanas de vida, tem uma fase de crescimento rápida, com proliferação endotelial, seguida de involução espontânea, na maioria dos casos, em até 10 anos. Os hemangiomas podem apresentar como complicações ulceração, sangramento e deformidades importantes de pálpebras, orelha, nariz, boca ou genitália.

Malformações vasculares

Estão incluídos os "hemangiomas planos" e os "hemangiomas cavernosos". São menos comuns que os hemangiomas verdadeiros, estão presentes ao nascimento, não apresentam proliferação endotelial, tendem a piorar gradativamente e não apresentam involução espontânea.

A fase de crescimento dos hemangiomas pode ser interrompida com corticoide sistêmico ou in-tralesional, criocirurgia ou aplicação tópica de beta-bloqueadores como o timolol. Os *lasers* de corante pulsado (FPDL) e o Nd:YAG, este isolado ou acoplado a plataformas, e a própria luz pulsátil também são opções interessantes de tratamento.

Com relação ao "angioma plano", malformação rara mas que muitas vezes representa um problema estético sério, somente o *laser* ou a luz pulsátil podem oferecer resultados senão excepcionais pelo menos satisfatórios do ponto de vista estético. O "hemangioma plano" caracteriza-se por mancha ou placa levemente elevada, eritematosa ou eritemato-vinhosa, de limites nítidos, na área correspondente ao nervo trigêmeo. Pode estar associado a outras alterações como glaucoma ou ser um componente da síndrome de Sturge-Weber.

Ectasias

Dilatações vasculares que podem ser desencadeadas por fotodano à pele, gravidez e colagenoses. São vênulas, arteríolas ou capilares dilatados, de 0,1 a 1 mm de diâmetro. Quando arteriolares, são menores, de cor vermelho-vivo e não fazem protrusão na pele, enquanto as telangiectasias venulares são mais largas, mais azuladas e elevadas. Os *nevus araneus* são relativamente comuns e apresentam uma pápula central da qual partem várias telangiectasias, simulando uma aranha. Podem estar relacionadas com gravidez e cirrose.

Tabela 55.14.1

PRINCIPAIS *LASERS* E SIMILARES UTILIZADOS NO TRATAMENTO DE LESÕES VASCULARES, COMPRIMENTOS DE ONDA MAIS EMPREGADOS E INDICAÇÕES

Lasers e Similares	Comprimento de Onda	Melhores Indicações
Nd:YAG frequência dupla	532 nm	Telangiectasia facial
KTP	532 nm	Telangiectasia facial
Flashlamp pumped pulsed dye laser	585, 590, 595, 600 nm	Telangiectasia facial, "angioma plano"
Nd:YAG	1.064 nm	Telangiectasias, microvarizes, "angioma plano"
Rubi longo pulso	645 nm	Telangiectasias, microvarizes
Alexandrita longo pulso	755 nm	Telangiectasias, microvarizes
Diodo longo pulso	810 nm	Telangiectasias, microvarizes
Diodo super longo pulso	810 nm	Telangiectasias, microvarizes
Luz pulsátil	570, 590, 610 nm	Telangiectasia facial, "angioma plano", poiquilodermia

São, também, queixas comuns as telangiectasias de face, especialmente as localizadas no nariz, não raramente associadas à rosácea, aparecendo, principalmente, em pessoas de pele clara e com fotodano.

Pacientes com telangiectasias de membros inferiores, normalmente associadas a microvarizes e varizes mais profundas, estão começando a ser uma demanda crescente para tratamento a *laser*. Podem ser desencadeadas ou agravadas por gravidez, anticoncepcional, obesidade e permanência por longos períodos em posição em pé ou sentada.

Outras lesões que fazem, por vezes, o paciente procurar laserterapia são angioceratomas, lagos venosos, angiomas rubis e poiquilodermias.

Lasers e similares mais usados no tratamento de lesões vasculares (Tabela 55.14.1)

O *laser* que serve de referência para o tratamento de lesões vasculares é o *flashlamp pumped pulsed dye laser* ou FPDL com comprimentos de onda selecionáveis, em alguns aparelhos, entre 585, 590, 595 e 600 nm.

O FPDL pode tratar pequenas telangiectasias faciais, com *spot* de 2 mm a 8 J/cm² e 10 mm a 10 J/cm². Em mancha em vinho do Porto e hemangiomas podem ser utilizadas fluências de 6,5 a 7 J/cm² com *spot* de 7 mm, ou 4,5 a 5 J/cm² com *spot* de 10 mm. Deve-se reduzir a fluência em 10 a 20% em áreas mais delicadas como pálpebras, pescoço e tronco e evitar superposição. Geralmente o tratamento requer oito a 10 sessões, a intervalos de 6 a 8 semanas para "angioma plano" e quatro a seis sessões a intervalos de 1 mês para hemangiomas tuberosos (Figura 55.14.1).

A poiquilodermia pode ser amenizada com o FPDL, empregando-se fluências de 3,75 a 5 J/cm² com *spots* de 10 e 7 mm, respectivamente.

Verrugas recalcitrantes, embora não sejam lesões vasculares, podem ser tratadas com esse *laser*, empregando-se 5 J/cm² e *spot* de 10 mm e 8 J/cm² com *spot* de 7 mm. A verruga seria destruída por interrupção de sua nutrição em decorrência da ruptura dos vasos subpapilares.

Microvarizes podem ser mais bem tratadas variando o comprimento de onda conforme a profundidade e o calibre do vaso, empregando-se pulsos mais longos, como 30 ou mais microssegundos.

O KTP, de 532 nm, é empregado, principalmente, para destruição de telangiectasias de nariz e de regiões malares, utilizando-se *handpieces* de 0,25

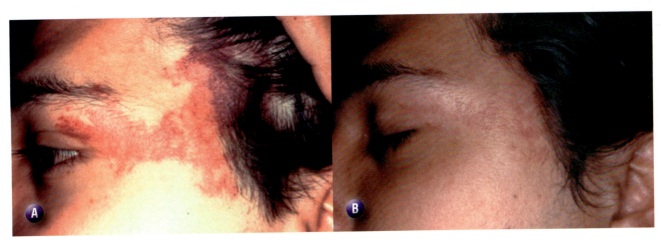

Figura 55.14.1 – **(A)** Antes do tratamento e **(B)** após nove sessões com FPDL.

a 1 mm e energia de 0,12 a 0,2 W. Normalmente, há imediato desaparecimento do vaso, seguido de eritema, edema e crostícula. Vasos permanentes podem ser retratados após 1 mês.

O Nd:YAG, 1.064 nm, pode ser empregado para destruição de telangiectasias de face e de membros, "angioma plano", angioma rubi e, sobretudo, microvarizes (Figuras 55.14.2 e 55.14.3). Em lesões mais superficiais utilizam-se fluências de 70 a 90 J/cm², afastando-se a ponteira 1 a 2 cm da pele, sendo o feixe aplicado de maneira perpendicular ou levemente oblíquo. Lesões mais calibrosas, como as microvarizes, requerem fluências mais elevadas como 120 a 140 J/cm², aproximando-se a ponteira da lesão e aplicando-se os disparos a cada 1 a 1,5 cm de distância, ao longo do vaso-alvo.

Mais prudência se deve ter ao tratar pessoas de fototipo maior que 3, reduzindo-se a fluência, usando dois ou três pulsos e aumentando-se o intervalo entre os pulsos. Muitas telangiectasias e microvarizes desaparecem imediatamente, outras levam 3 a 30 dias e outras, persistentes, podem ser retratadas após 1 mês. Angioma rubi e angioceratoma podem regredir após uma ou duas sessões mensais (Figura 55.14.4).

Com o Nd:YAG de longo pulso conseguir é possível obter excelentes resultados no tratamento de telangiectasias faciais e microvarizes, sempre tendo muito cuidado ao tratar pacientes com fototipos acima de 2 e nunca fazer em indivíduos bronzeados pelo risco de queimaduras, o que leva à acromia ou mesmo a cicatrizes inéstéticas.

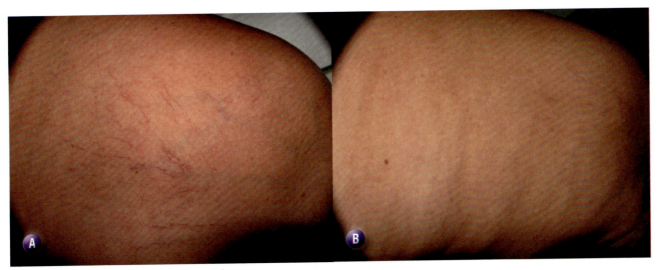

Figura 55.14.2 – Microvarizes na coxa **(A)** antes e **(B)** 100 dias após a segunda sessão de tratamento com Nd:YAG longo pulso (Joule); ponteira 3 e 6 mm, 175 a 90 J/cm². (Fonte: Alcidarta dos Reis Gadelha.)

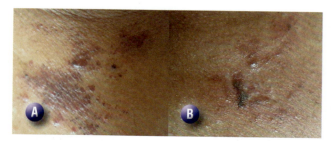

Figura 55.14.3 – *Hemangioma do tipo plano no tórax anterior esquerdo.* **(A)** *Antes e* **(B)** *logo após uma aplicação de Nd:YAG 1.064 pulso longo – 6 mm; 90 J/cm² (Joule-Sciton).* **(C)** *Após a quarta sessão. Regressão quase completa. (Fonte: Alcidarta dos Reis Gadelha.)*

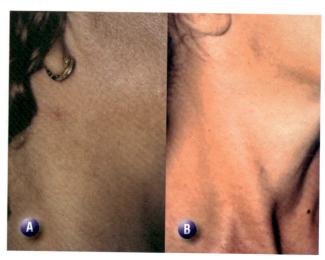

Figura 55.14.5 – *Angioma rubi na face lateral do pescoço* **(A)** *antes e* **(B)** *após única sessão de luz intensa pulsátil. (Fonte: Alcidarta dos Reis Gadelha.)*

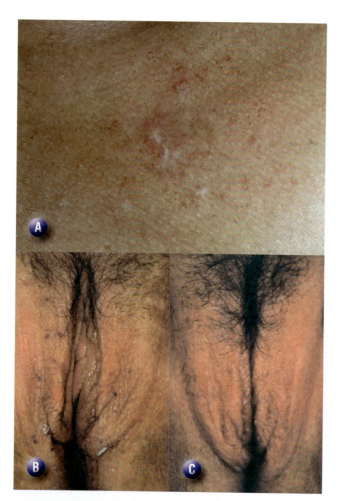

Figura 55.14.4 – *Angioceratomas de vulva.* **(A)** *Antes e* **(B)** *após uma única aplicação com Nd:YAG longo pulso. Involução de várias lesões. (Fonte: Alcidarta dos Reis Gadelha.)*

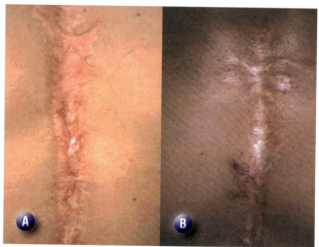

Figura 55.14.6 – *Telangiectasias em cicatriz alargada.* **(A)** *Antes e* **(B)** *após duas sessões com luz intensa pulsátil. Nítida redução. (Fonte: Alcidarta dos Reis Gadelha.)*

Estrias, cicatrizes hipertróficas e queloides podem melhorar com o uso de *laser* ou luz pulsátil na faixa de comprimento de onda entre 570 e 590 nm, em aplicações mensais, associadas ou não a outros métodos como microdermoabrasão, em casos de estrias, e injeção intralesional de corticoide ou uso de placas siliconizadas, em casos de cicatriz hipertrófica e queloide.

Os *lasers* de rubi e alexandrita, de pulso longo, e o de diodo, pulso longo e superlongo, podem ser utilizados para tratamento de telangiectasias e microvarizes, além de depilação. Quanto maior a duração do pulso, maior seria a proteção da pele, importantíssima em pessoas de pele escura.

O sistema de luz pulsátil não é *laser*, mas, filtrando-se uma luz intensa com cristais, conseguem-se faixas de diferentes comprimentos de onda. Empregando-se filtros de 570, 590 ou 610 nm, em pulsos único, duplo ou triplo, e energia de 25 a 35 W, podem ser tratadas várias lesões vasculares como telangiectasias de face, poiquilodermia, "angioma plano", em várias sessões mensais e *nevus araneus*, às vezes, em única aplicação (Figuras 55.14.5 e 55.14.6).

Complicações e limitações

- **Dor:** tanto os *lasers* como a luz pulsátil provocam dor na aplicação, de intensidade variável segundo a fluência utilizada, o número de disparos realizados, o calibre dos vasos, a idade do paciente e a sensibilidade individual. O uso de gel gelado e de sistema de resfriamento, *cooling device* no FPDL, pode reduzir a agressão à pele e a dor, bem como evitar complicações como queimaduras. É discutível se o emprego de anestésico tópico prévio, o que provoca vasoconstrição, influencia o resultado terapêutico. Em crianças, por vezes, é necessária sedação ou anestesia geral e, nesses casos, o procedimento deve ser realizado em hospital.

- **Queimaduras:** bolhas e até necrose seguida de cicatriz podem ocorrer. A seleção do paciente e dos parâmetros adequados, sempre começando com menores fluências e, quando possível, dividindo a energia em pulsos, ajuda a diminuir a incidência dessas complicações. Convém ter mais cuidado em pacientes com fototipo acima de 2 e não em pessoas bronzeadas.

- **Resultados parciais:** em casos sobretudo de mancha em vinho do Porto, às vezes, apesar de várias aplicações, não se consegue "apagar" toda lesão. Pode-se tentar a associação de aparelhos como Photoderm e FPDL, ou simplesmente interromper o tratamento. É muito importante que no termo de consentimento o paciente ou responsável seja alertado para essa possibilidade.

- **Recidiva:** é muito frequente em casos de telangiectasias do nariz. Reaplicações podem ser feitas a intervalos mensais ou quando necessárias.

- **Púrpura:** normalmente transitória, é comum no tratamento de mancha em vinho do Porto com FLPD. Basta alertar o paciente ou responsável.

- **Permanência de áreas não tratadas:** acontece com certa frequência no tratamento da poiquilodermia ou do "angioma plano" com luz intensa pulsátil. Nesse caso, aplica-se a luz nas áreas residuais, tendo-se o cuidado de colocar o cristal em toda a área afetada sem deixar espaços, porém evitando-se sobreposições.

BIBLIOGRAFIA CONSULTADA

1. Alster TS. Manual of cutaneous laser techniques. Philadelphia: Lippincott-Raven. 1997; 190p.
2. Goldman MP, Fitzpatrick RF. Cutaneous laser surgery. St. Louis: Mosby. 1994; 338p.

Capítulo 55.15

Tratamento das Onicomicoses com *Laser* – Princípios e Técnicas

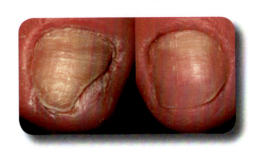

Cláudia Maria Duarte de Sá Guimarães
Alcidarta dos Reis Gadelha

Pontos de destaque

- O *laser* de Nd:YAG (*neodymium-doped yttrium aluminium garnet*), 1.064 nm, *spot size* 6 mm, fluência 5 J/cm² pode ser uma boa alternativa terapêutica em casos de onicosquizia e onicomicoses resistentes ou em pacientes em que são contraindicados medicamentos sistêmicos
- O Nd:YAG deve ser aplicado em movimentos circulares em todas as unhas (acometidas e aparentemente sadias) dos pés e/ou das mãos e no tecido periungueal.
- O *laser* ClearSense® (Sciton) tem a vantagem de acoplar na ponteira de aplicação um termômetro que permite ao médico alcançar, com segurança, temperaturas elevadas entre 43° e 48°C necessárias à destruição ou inibição dos fungos.
- Geralmente são feitas três sessões iniciais com intervalo de uma semana, depois uma a cada três meses, até a cura clínica e, se possível, também, a micológica. Deve-se lembrar que a unha do pé cresce mais lentamente que a da mão (1 mm; 3 mm/mês, respectivamente).
- Quando há dermatofitomas, é aconselhável o desbridamento químico (ureia a 40%) por uma semana ou cirúrgico com *laser* de CO_2 contínuo ou, ainda, com lixa acoplada a motor de dermoabrasão, antes do tratamento com o *laser*.
- Alguns dermatófitos, como o *Trichophyton rubrum*, são mais suscetíveis ao *laser*, e outros, como o *T. mentagrophytes*, mais rebeldes. Os fungos filamentosos não dermatófitos e as leveduras do gênero *Candida* também costumam ser mais refratários à ação do *laser*, por isso, é muito importante sempre fazer o exame micológico com identificação da espécie previamente à utilização desse método terapêutico.
- Nos casos que não respondem ao Nd:YAG, perfurações com *laser* de CO_2 fracionado e aplicação de tópico com anfotericina B e tetraciclina podem ser uma alternativa terapêutica eficaz.
- Também a terapia fotodinâmica com MALA ou azul de metileno pode ser, por vezes, empregada no tratamento das onicomicoses resistentes.

Introdução

A onicomicose é responsável por 50% das afecções que acometem as unhas, atingindo cerca de 18% da população geral e até quase 50% dos idosos. A infecção fúngica, que atinge a lâmina ou o leito ungueal, é mais frequente nas unhas dos pododáctilos de pacientes do sexo masculino. Apesar da introdução de novas drogas antifúngicas na década de 1990, o tratamento das onicomicoses ainda é um desafio, pois muitos casos perduram por décadas sem que haja a cura clínica. Estima-se que as taxas de cura clínica das onicomicoses, isto é, a ausência de sinais clínicos tanto nas unhas quanto nos tecidos adjacentes, com as medicações orais, alcancem, nas estatísticas mais otimistas, pouco mais de 50% dos casos, enquanto, com os tratamentos tópicos, não cheguem a 20%. Tratamentos orais com terbinafina ou itraconazol, considerados antimicóticos de primeira linha, promovem a cura completa em menos de 35% das onicomicoses.

É importante destacar que, algumas vezes, há associação de diferentes fungos e mesmo de fungos com bactérias na etiologia da onicopatia ou onicomicotização de dermatoses ungueais como a psoríase. Talvez a diversidade de agentes e de suas características morfobiológicas, bem como as variações clínicas das onicomicoses e o estado imunológico do paciente, expliquem diferentes respostas ao tratamento tópico e sistêmico, bem como à aplicação do laser (Tabela 55.15.1). Observa-se, por exemplo, que a onicomicose causada pelo *Trichophton rubrum*, dermatófito que costuma ser mais rebelde ao tratamento antimicótico, responde melhor à aplicação do laser do que a provocada pelo *T. mentagrophytes*. Todavia, às vezes, os resultados terapêuticos com o laser são extremamente eficazes e gratificantes (Figura 55.15.1).

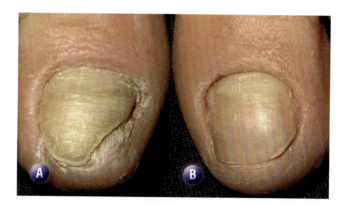

Figura 55.15.1 – **(A-B)** *Onicomicose extensa no hálux direito – três sessões de Clearsense® mais esmalte de ciclopirox 8%, 1×/semana; 4 meses após o início do tratamento. Excelente resultado.*

Diagnóstico

Avaliação clínica

Inicia-se a avaliação clínica pela coleta de informações como idade, sexo, presença de doenças vasculares, diabetes, hipertensão arterial, número de unhas infectadas, duração da infecção, história de tratamento prévio, tipo de onicomicose, percentual de envolvimento ungueal, espessura da unha, presença de dermatofitoma, envolvimento da matriz e comprometimento exclusivamente lateral. No nosso meio, acrescenta-se a história familiar de onicomicose e o hábito de remoção das cutículas por manicures, o que facilita o acometimento das unhas por infecções mistas.

Tabela 55.15.1
ETIOLOGIA DAS ONICOMICOSES

Dermatófitos	Fungos Filamentosos Não Dermatófitos dos Gêneros (FFND)	Candida
• Trichopyton rubrum • T. mentagrophytes • T. sudanense • Epidermophyton floccosum • Microsporum (raramente)	• Aspergillus • Acremonium • Fusarium • Hendersonula • Penicilium • Scytalidium • Scopulariopsis • Outros	• Candida albicans • Outras

A identificação da forma clínica é importante para que se possa escolher a terapêutica mais adequada a cada caso. As manchas amarelo-esbranquiçadas ou laranja-acastanhadas podem ser decorrentes de fungos, como os filamentosos não dermatófitos (FFND), que não respondem ao medicamento utilizado. As manchas acastanhadas são comuns no quinto pododáctilo e devem ser diferenciadas do melanoma ungueal (embora possa ocorrer a concomitância das duas patologias) (Figuras 55.15.2, 55.15.3 e Tabela 55.15.2).

Agentes etiológicos que podem causar melanoníquia

- *Scopulariopsis*
- *Aspergillus*
- *Fusarium*
- *Trichophyton rubrum*
- *Trichophyton mentagrophytes*
- *Candida albicans*
- *Candida tropicalis*
- *Curvularia* etc.

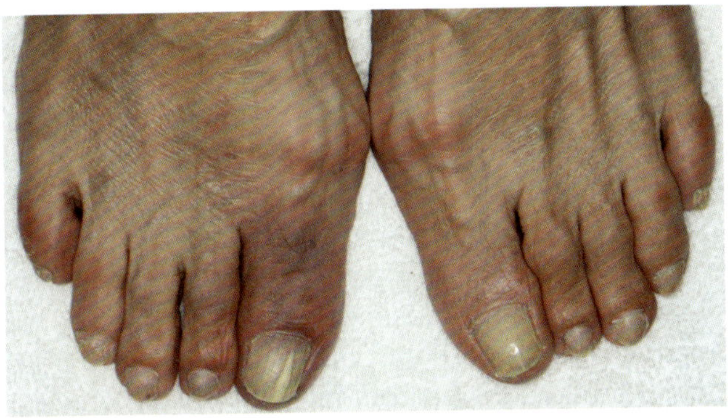

Figura 55.15.2 – *Oclusão da artéria tibial posterior e onicomicose do hálux.*

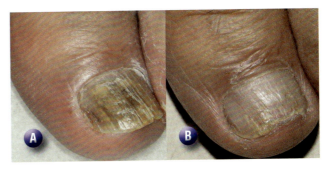

Figura 55.15.3 – **(A)** *Paciente diabético, portador de micose fungoide e tumor de pâncreas, apresentando onicomicose no hálux esquerdo.* **(B)** *Aspecto da unha 1 ano após cinco sessões de laser Nd:YAG 1.064 nm submilissegundos.*

Tabela 55.15.2

ASPECTOS CLÍNICOS DAS ONICOMICOSES IMPORTANTES PARA O TRATAMENTO COM *LASER*

Formas e Aspectos Clínicos	Características
Distal lateral moderada	Atinge a borda lateral e/ou a parte distal da unha, geralmente com alteração da cor e hiperceratose subungueal. É a forma mais comum
Distal lateral grave	Invade o hiponíquio a partir do sulco ungueal lateral e a matriz ou sua parte distal (lúnula) ou acomete mais de 50% da placa ungueal com dermatofitoma (hiperceratose subungueal de espessura acima de 2 mm)
Branca superficial	Placas esbranquiçadas na lâmina ungueal
Proximal	Atinge a dobra ungueal proximal. Mais comum em pacientes com imunodeficiências como a SIDA
Total	Atinge toda a lâmina ungueal, deformando-a. Hiperceratose, distrofia e discromia são comuns
Melanoníquia	Faixa hipercrômica que atinge parcial ou totalmente a lâmina
Dermatofitoma	Aumento de espessura da unha em mais de 2 mm, representando, microscopicamente, agregados entrelaçados de hifas e esporos, formando um "biofilme" que dificulta ou impede a penetração do medicamento sistêmico ou tópico e do *laser*

Avaliação laboratorial

O exame laboratorial auxilia na identificação do(s) agente(s) causador(es), que podem ser fungos dermatófitos, fungos filamentosos não dermatófitos (FFND) e leveduras, além da associação de fungos com bactérias.

Exame direto

O exame direto, embora seja inespecífico, auxilia no diagnóstico diferencial com outras afecções como a psoríase ou o líquen plano, embora possam ocorrer infecções fúngicas e/ou bacterianas secundárias às demais patologias inflamatórias (onicomicotização).

A identificação de hifas septadas e ramificadas e artrósporos ao exame direto do material coletado da unha, clareado por KOH a 20%, é muito sugestiva de *Tinea unguium*, enquanto a presença de hifas de paredes mais espessas e de formas mais irregulares pode indicar um FFND como agente etiológico. O exame direto em microscópio de fluorescência de material ungueal com calcoflúor, corante fluorescente específico para a quitina da parede dos fungos, permite visualizá-los pela cor verde-maçã característica.

Cultura

A cultura, embora seja o exame ideal para identificar o gênero e a espécie do agente patogênico, tem uma sensibilidade muito baixa: apenas 32%.

Coleta-se, em consultório, o material para exame direto e/ou cultura, após a higiene da unha com álcool para reduzir a contaminação. Faz-se um corte de fragmento significativo da unha acometida para enviar ao laboratório uma amostra contendo maior número de microrganismos viáveis para o crescimento em meio de cultura adequado. Caso haja suspeita de associação bacteriana, deve-se, também, solicitar a realização de cultura para bactérias Gram-negativo e Gram-positivo. O corte da unha pode ser realizado com um alicate de unha esterilizado ou com o desbridamento com *laser* de CO_2. O desbridamento facilita a remoção dos dermatofitomas e disponibiliza mais material para a cultura. Quando a espessura da unha for maior que 2 mm (dermatofitoma) e/ou a lâmina ungueal for muito endurecida, pode-se aplicar na unha, sem oclusão, a pasta de ureia a 40% por uma semana, para facilitar a coleta do material.

Deve-se lembrar que antibióticos como a gentamicina e o cloranfenicol, adicionados frequentemente aos meios de cultura de fungos, impedem os crescimento de bactérias e o clorexidina, o desenvolvimento de FFND. Por isso, quando se suspeita de fungos filamentosos não dermatófitos na etiologia da onicomicose, deve-se orientar o laboratório para não adicionar essa substância ao meio de cultura.

A detecção de dermatófitos em meio DTM (*dermatophyte test medium*), mudando de cor do amarelo para o vermelho, se, por um lado, tem a vantagem de ser mais rápida (3 a 5 dias), por outro, não permite identificar a espécie do dermatófito.

Culturas negativas de amostras de unhas com sinais clínicos muito sugestivos de onicomicose ou positivas para fungos não dermatófitos devem ser repetidas. Além disso, pode ser útil enviar a lâmina ungueal para o exame histopatológico com o objetivo de identificar elementos fúngicos (em cortes corados pelo PAS) ou afastar o diagnóstico de psoríase ungueal (neste caso, observa-se a presença de microabscessos de neutrófilos). Em pacientes imunocomprometidos ou com infecções persistentes, a despeito do tratamento sistêmico prolongado, deve-se investigar a presença do *Fusarium* spp.

Nazarian e cols. destacam que o exame direto em preparações com KOH e a cultura em ágar-Sabouraud têm valor limitado devido aos seguintes fatores:

- Elevado índice de resultados falso-positivos ou falso-negativos.
- Contaminação por corpos estranhos.
- Obscurecimento dos elementos fúngicos por supercrescimento de bactérias.
- Longo período de incubação em cultura, às vezes, três semanas.

Exame histopatológico de fragmento ungueal

O exame histopatológico, identificando hifas, artrósporos ou pseudo-hifas em cortes de material ungueal corados pelo PAS e menos pela prata, seria o padrão-ouro para o diagnóstico de onicomicose, já que a sensibilidade é de 85% ou mais, contra, apenas, 32% da cultura feita isoladamente, segundo Lawry e cols. O exame histopatológico pode ser feito de duas maneiras:

- *Amostra processada de maneira habitual, após fixação em formol:* cortes corados pelo HE e PAS. Como a queratina da unha é dura torna-se mais difícil obter cortes de boa qualidade.

- *Pré-tratamento do fragmento ungueal com hidróxido de sódio (NaOH):* a amostra ungueal, antes da fixação e do processamento convencionais, é colocada em 50 a 100 mL de solução aquosa de NaOH por 2 a 3 horas. Isso amolece o tecido ungueal, facilitando a realização e melhorando a qualidade dos cortes histológicos.

PCR

Alguns serviços universitários ou centros de pesquisa utilizam esta técnica para identificar as espécies de fungos, mas, como se trata de técnica muito sensível, é mais sujeita a resultados falso-positivos com mais frequência do que com a cultura.

Escolha do tratamento

Os estudos das luzes e dos *lasers* com o objetivo antimicrobiano têm trilhado caminhos paralelos em áreas como a físico-química, microbiologia e clínica. Embora os estudos sobre o espectro eletromagnético venham desvendando o comportamento de determinados comprimentos de onda e alguns testes com o uso do *laser* em cultura de *Tricophyton rubrum* e bactérias indiquem a fotoinibição de certos microrganismos, ainda carecemos de estudos *in vitro* que mimetizem as condições *in vivo* e estudos clínicos com amostragens mais amplas. Uma das dificuldades encontradas é a ampla variedade de apresentações clínicas das onicomicoses, associações de agentes e a formação de biofilmes.

O *laser* Nd:YAG é geralmente indicado:

- Nos casos em que há mais de 50% de comprometimento ungueal nos quais a medicação sistêmica é contraindicada ou não surtiu efeito.
- No tratamento de unhas com crescimento lento (por problemas circulatórios, diabetes, traumatismo etc).
- Em casos de infecção mista.
- Quando não houve resposta ao tratamento medicamentoso (por resistência fúngica ou nas infecções causadas por fungos não dermatófitos).

O *laser* Nd:YAG com comprimento de onda de 1.064 nm pertence a uma faixa do espectro eletromagnético que se caracteriza pela capacidade de penetrar profundamente na pele com pouca dissipação e dispersão, ter como cromóforos alvos a hemoglobina e a água e pouca afinidade pela melanina. Desta forma, é possível utilizá-lo com segurança em pacientes com fototipos altos (IV, V, VI). Dayan e cols. indicam que o *laser* Nd:YAG estimula a formação de fibras colágenas e melhora a microcirculação e, clinicamente, observa-se que o *laser* promove maior crescimento das unhas e melhora de sua estrutura, por isso é utilizado nos casos de crescimento lento das unhas ou quando há onicosquizia (Figuras 55.15.4).

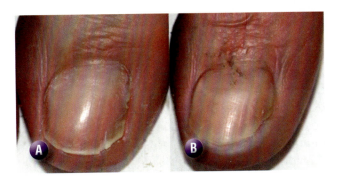

Figura 55.15.4 – Onicomicose lateral. **(A)** Antes e **(B)** 2 meses após – quatro sessões de laser Nd:YAG (note o excesso de sudorese).

Nos casos de onicomicose no hálux, muitas vezes observam-se hiperceratose com espessamento da lâmina ungueal e redução do ritmo de crescimento ungueal esperado (1 mm ao mês).

Pacientes com onicomicose crônica tratados devem ser examinados em busca de sinais que indiquem infecção ativa, mesmo que a cultura seja negativa, com um ou mais desses fatores:

- Alteração de mais de 10% da lâmina ungueal compatível com infecção por dermatófito.
- Presença de placas ou manchas brancacentas, amareladas, alaranjadas ou acastanhadas na unha.
- Onicólise lateral com *debris*.
- Hiperceratose lateral na lâmina ou no leito ungueal.

Quando há dermatofitomas (abscessos fúngicos aderentes protegidos por biofilmes e refratários à terapia antifúngica oral) recomenda-se o desbridamento químico e/ou cirúrgico, que pode ser feito com a utilização de pasta de ureia a 40%, com lixa, ou o recorte da unha com *laser* de CO_2 ou com broca de dentista acoplada a aparelho de dermoabrasão.

Embora os estudos clínicos apresentem pequenas amostragens, verifica-se que a aplicação do laser Nd:YAG é uma alternativa que pode ser utilizada isoladamente ou em combinação com outros tratamentos. Atualmente estão sendo comercializados alguns lasers para o tratamento das onicomicoses com laser neodymium-doped yttrium aluminium garnet (Nd:YAG), como o PinPointe Footlaser® (Nuvolase), GenesisPlus® (Cutera), Q-Clear® (Light Age), CoolTouch VARIA® (CoolTouch) e o Joule ClearSense® (Sciton).

Técnica de aplicação dos lasers

Laser de CO_2 10.600 nm

O laser de CO_2 é utilizado em pontos paralelos (com 3 ou 4 watts, modo contínuo, com o controle do corte perpendicular no pedal) de forma a seccionar a lâmina preservando o leito ungueal. Indicação: corte da unha hiperceratósica para coleta de material para cultura e desbridamento cirúrgico (Figuras 55.15.5).

Laser Nd:YAG 1.064 nm

No tratamento das unhas, o laser de Nd:YAG é utilizado em picos de submilissegundos, com spot de 5 ou 6 mm, o que permite que o laser seja bem espalhado na área tratada. Há, também, redução da curva gaussiana (que concentra energia no centro do spot), com emissão de pulso em formato de cartola e penetração mais profunda do que com os spots menores.

Além disso, este diâmetro de spot permite a redução da quantidade de joules necessária ao tratamento adequado. A ponteira Clearsense® (equipamento Joule – Sciton) emite um spot de 6 mm, com fluência que varia de 5 a 6 J/cm^2, com duração de pulso de 0,3 ms, 4,0 Hz, com controle de temperatura em tempo real, mensurado através do termômetro infravermelho incorporado nesta peça de mão.

Aplica-se o laser Nd:YAG (Clearsense®, Sciton), em círculos concêntricos, mantendo a ponteira perpendicularmente à unha e a uma distância que faça coincidir a luz-guia com a luz infravermelha do termômetro. Repetem-se os círculos na unha e tecido periungueal, até atingir a temperatura alvo de 44 °C (indicada pelo segundo traço amarelo) com toques de 48 °C (vermelho). Faz-se o tratamento em todas as unhas (inclusive as aparentemente normais) dos pés ou das mãos afetadas. A equivalência do tratamento com o Genesis Plus® emprega uma fluência de 13 J/cm^2, pulso com 0,3 ms e taxa de repetição de 6 Hz (spot de 5 mm). Os lasers Nd:YAG 1.064 nm de pulso longo podem ser utilizados com 4 mm de spot size, duração de pulso de 25 ms e fluências entre 35 e 40 J/cm^2. Finalmente o Q-Clear® pode ser usado com 2 a 14 J/cm^2, duração de pulso de 3 a 10 nanossegundos e spot size de 2,5 a 6mm.[14]

Esquema de tratamento

- **Até 50% de comprometimento ungueal:** recomendam-se três sessões com intervalo semanal e acompanhamento de 3 em 3 meses (com novo estímulo de laser nestes intervalos) até o crescimento total da unha afetada.
- **Mais do que 50% de comprometimento ungueal:**
  - Desbridar a hiperceratose ou dermatofitomas.
  - Três sessões com intervalo semanal e acompanhamento mensal até o crescimento total da unha (com novo estímulo de laser nestes intervalos) até o crescimento total da unha afetada.

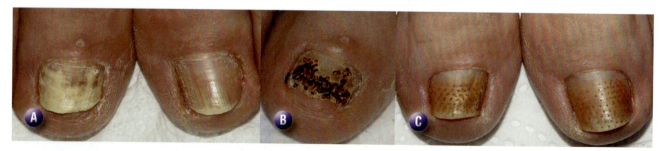

Figura 55.15.5 – **(A)** Onicomicose causada por Trichophyton mentagrophytes. **(B)** Após desbridamento com laser de CO_2. **(C)** Após 15 sessões de laser Nd:YAG e associação com aplicação do laser de CO_2 fracionado e anfotericina B tópica.

A evolução desfavorável, sem a presença da linha de crescimento de unha normal, indica a necessidade de repetir a cultura para identificar a possível presença de fungos não dermatófitos (em especial o *Fusarium* spp.) ou a *Candida* spp. A presença de cepas resistentes de *Candida* (já descritas) indica a necessidade de intensificar o tratamento. O hábito de andar descalço ou com sandálias rasteiras facilita a contaminação das unhas pelo *Fusarium* spp., fungo não dermatófito presente no solo, muitas vezes resistente aos tratamentos tradicionais e de potencial deletério em pacientes imunodeprimidos.

Nesses casos, associa-se ao *laser* Nd:YAG 1.064 nm o tratamento das unhas com o *laser* CO_2 fracionado, com o seguinte esquema:

- Aplicação do *laser* de CO_2 fracionado (Smartxide® – Deka) com 12 watts, 1.000 de espaçamento, 700 de *dwelltime* e 5 *stacks*, para promover perfurações na unha afetada sem danificar o leito ungueal, estendendo-se até a base da unha.

- Aplicação de pomada com tetraciclina e anfotericina B de forma oclusiva noturna e higienização diária das unhas através da escovação com água oxigenada de 10 volumes. A aplicação do *laser* de CO_2 fracionado facilita a penetração do medicamento e pode ser uma boa opção para reduzir o tempo de tratamento com *laser* (Figuras 55.15.6 e 55.15.7).

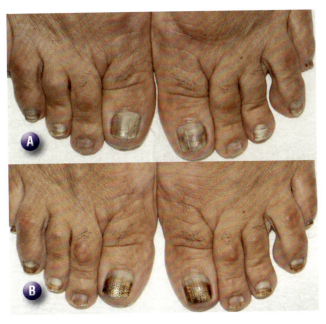

Figura 55.15.7 – **(A)** Onicomicose por Fusarium com história de 20 anos. **(B)** Cinco meses após o início do tratamento com laser Nd:YAG e laser de CO_2 fracionado associado à anfotericina B tópica.

O paciente deve estar bem esclarecido quanto à longa duração do tratamento, pois é necessário esperar cerca de 3 meses para se observar um crescimento de 1 a 2 mm da unha doente do hálux, tendo-se em vista que uma unha normal da mão cresce, em média, 3 mm ao mês e as unhas normais dos pés cerca de 1 mm ao mês.

Considerações finais

Embora os resultados preliminares com a utilização do *laser* Nd:YAG 1.064 nm sejam animadores, são necessários mais estudos para avaliar o número e o intervalo mais adequados das sessões, a terapia de manutenção para evitar as recorrências, identificar os alvos seletivos nos dermatófitos e obter um efeito fungicida e não apenas fungistático. A associação de outras formas de terapia empregando o *drug delivery* com *laser* de CO_2 pode ser mais um recurso para otimizar os resultados. Após o tratamento inicial o acompanhamento deve ser realizado com intervalos mensais ou trimestrais, de acordo com a intensidade do comprometimento e com a evolução. A possibilidade de recidiva e/ou recontaminação nos pacientes portadores de onicomicose crônica exige um acompanhamento semestral para a detecção precoce do reaparecimento dos sinais de

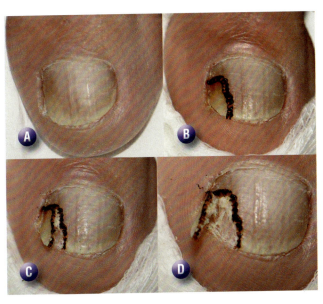

Figura 55.15.6 – **(A-B)** Onicomicose lateral antes e após desbridamento com CO_2. **(C-D)** Onicomicose lateral após desbridamento com CO_2.

infecção ungueal, e para reforçar as orientações sobre a necessidade dos hábitos constantes de higiene e prevenção. Ainda podem ser úteis no tratamento das onicomicoses a terapia fotodinâmica convencional com ácido metilaminolevulínico ou a alternativa com azul de metileno a 2%.

BIBLIOGRAFIA CONSULTADA

1. Bornstein E. A review of current research in light-based Technologies for treatment of podiatric infections disease states. JAPMA 2009; 99:348.
2. Dayan S et al. Histological evaluations following 1,064nm Nd:YAG laser resurfacing. Lasers Surg Med. 2003; 33:1 26-31.
3. Dayan SH et al. Nonablative laser resurfacing using the low-pulse (1064nm) Nd:YAG laser. Arch Facial Plast Surg. 2003; 5:310-5.
4. Ghannoun MA et al. A large-scale North American Study of fungal isolates from nails: The frequency of onychomycosis, fungal distribuition, and antifungal susceptibility patterns. J Am Acad Dermatol. 2000; 43(4):641-8.
5. Hochman LG. Laser treatment of onychomychosis using a novel 0,65-milisecond pulsed Nd:YAG nm laser. J Cosmet Laser Ther. 2011; early online, 1-4. Disponível em: informa-healthcare.com. Acessado em: on 0126/2601/11.
6. Kimura U et al. Treating onychomycosis of the toenail: clinical efficacy of the sub-millisecond 1,064nm Nd:YAG laser using a 5mm spot diameter. J Drugs Dermatol. 2012; 11(4):496-504.
7. Knappe V, Frank F, Rohde E. Principles of lasers and biophotonic effects. Photomed. Laser Surg. 2004; 22(5): 411-7.
8. Landsman AS et al. Treatment of mild, moderate, severe onychomycosis using 870 and 930nm light exposure. J Am Podiatr Med Assoc. 2010; 100(3):166-77.
9. Lawry MA et al. Methods for diagnosing onychomycosis a comparative study and review of the literature . Arch Dermatol. 2000; 136:1162-4.
10. Ledon JA et al. Laser and light therapy for onychomycosis: a systematic review. Lasers Med Sci. 2012; 11(20):1-7.
11. Meral G et al. Factors affecting the antibacterial effects of Nd:YAG laser in vivo. Lasers Surg Med. 2003; 32:197-202.
12. Naouri M, Mazer JM. Traitment d'une onychomycose digitale à *Candida tropicalis* par laser Nd:YAG short pulse. 2013. Disponível em: http://dx.doi.org/10.1016/j.ann-der.2013.04.079.
13. Nazarian RM et al. An improved method of surgical pathology testing for onychomycosis. J Am Acad Dermatol. 2002; 66(4):655-60.
14. Nucci M, Anaissie E. Fusarium infections in immunocompromised patients. Clin Microbiol Rev. 2007; 20(4):695-704.
15. Ortiz A E, Avram MM, Wanner MA. A review of lasers and light for the treatment of onychomycosis. Lasers Surg Med. 2014; 46:117-24.
16. Pasquini C. Near Infrared Spectroscopy:fundamentals, practical aspects and analytical applications. J Braz Chem Soc. 2003; 14(2):198-219.
17. Scher RK, Tavakkol A, Sirgurgeisson B. Onychomycosis: diagnosis and definition of cure. J Am Acad Dermatol. 2007; 56:939-44.
18. Sigurgeirsson B. Prognostic factors for cure following treatment of onychomycosis. J Europ Acad Dermatol Venerol. 2010; 24:679-84.
19. Souza LWF, Souza SVT, Botelho ACC. Onicomicose podal distal e lateral por Trichophyton rubrum: tratamento com terapia fotodinâmica com azul de metileno. An Bras Dermatol. 2014; 89(1):189-91.
20. Vural E et al. The effects of laser irradiation on *Trichophyton rubrum* growth. Lasers Med Sci. 2008; 23:349-53.
21. Waibel J, Jared A WBS, Rudnick A. Prospective efficacy and safety evaluation of laser treatments with real-time temperature feedback for fungal onychomycosis. J Drugs Dermatol. 2013; 12 (11):1237-42.

Capítulo 56. Remodelagem Corporal e Facial – Flacidez, Gordura Localizada e Distrofia Ginoide

Capítulo 56.1

Tratamento da Flacidez com Radiofrequência Multipolar e Pulso Magnético

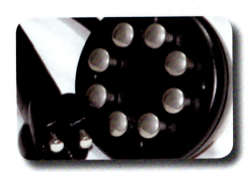

Alcidarta dos Reis Gadelha
Thomázia Lima de Miranda Leão

Pontos de destaque

- A radiofrequência (RF) é uma forma de energia cujo espectro varia entre 3 KHz e 300 GHz e que pode ser emitida de maneira mono, uni e bipolar.
- Outrora utilizada apenas para corte e vaporização, agora vem sendo cada vez mais empregada em modernos aparelhos, também, para rejuvenescimento cutâneo, sobretudo para flacidez, tratamento de estrias, cicatrizes de acne, de celulite e redução de contornos corporais.
- Interessante também é o equipamento que libera RF fracionada, uma variante da bipolar, com as mesmas indicações dos *lasers* fracionados como o de CO_2 e de érbio, para rejuvenescimento e, ainda, para *drug delivery*. O aparelho brasileiro FRAXX®, da Loktal, pode ser usado para corte e coagulação, mas também, com ponteiras-eletrodos em forma de agulhas, para medir a radiofrequência fracionada.
- A RF pode ser acoplada a outras tecnologias no mesmo dispositivo, como o vácuo, infravermelho, pulsos magnéticos e luz intensa pulsada, no sentido de melhorar a melhorar a *performance* mas procurando manter a segurança do tratamento, o que, consequentemente, aumenta a curva de aprendizagem.
- A liberação da energia de maneira homogênea, sem oscilações significativas, assegura um aquecimento volumétrico constante dos tecidos, induzindo à ruptura das pontes tríplices ou múltiplas de colágeno, à neoformação vascular e à neocolagênese.
- Em consequência dessas ações há retração dos tecidos, inicialmente passageira (efeito Cinderela), depois mais intensa e persistente, e melhora da textura e da aparência da pele.
- O controle da temperatura deve ser feito, durante o procedimento, seguidamente, com termômetro manual, para não ultrapassar, no aparelho Freeze®, os seguros 39 °C, na face e pescoço, e os 41 °C, em áreas mais espessas, como abdome. O equipamento Symphony® (RF-Thermis), utilizando uma sonda introduzida na pele por pequena agulha, afere a temperatura em tempo real, que pode ser aumentada ou diminuída conforme a área tratada e o objetivo do tratamento. É um aparelho versátil que amplia as indicações da RF para bloqueio dos impulsos nervosos (efeito toxina botulínica-símile) com redução das rugas, além de poder ser empregado para retração da pele e melhora das estrias e do contorno corporal e, ainda, para rejuvenescimento vaginal.

- Em aparelhos como o Exilis® (Elite-Aesthetics), o aquecimento é controlado com refrigeração estratificada, e ele permite, constante e facilmente, monitorar no visor a profundidade, a qualidade do contato e a temperatura.

- As sessões habitualmente demoram, por área trabalhada, 20 minutos, utilizando, no aparelho Freeze®, uma ponteira menor, de quatro polos, nas áreas mais delicadas, como a face, pescoço e braço, e ponteira octopolar, em áreas maiores como abdome, nádegas e coxas.

- É muito importante evitar o tratamento em pacientes com distúrbios endócrinos ou neoplásicos da tireoide, em mulheres grávidas ou em tratamento de fertilização, portadores de epilepsia ou de próteses metálicas na área tratada; zonas com múltiplas ceratoses actínicas ou com preenchedores recentes, mesmo temporários, e antigos com substâncias duradouras como o metacrilato. A RF também é contraindicada em portadores de doenças autoimunes, em áreas com infecções e em pacientes com surtos frequentes de herpes simples na área ou próximo à área a ser tratada.

- É relevante, ainda, destacar que a RF não é indicada em indivíduos com muita flacidez, em tratamento de distúrbios psíquicos e com expectativas inatingíveis.

Introdução

A radiofrequência (RF) é uma energia com espectro entre 3 KHz e 300 GHz que pode ser liberada de maneira mono, uni ou bipolar e com as variantes multipolar e fracionada.

O tratamento com radiofrequência, diferentemente dos *lasers*, não se baseia na absorção da energia por determinados cromóforos. A impedância, isto é, a resistência natural dos tecidos ao movimento dos elétrons, no campo de RF (lei de Ohm) é o principal fator responsável pelo aquecimento volumétrico e pela ação terapêutica sobre a pele. Em consequência disso, a RF tem a vantagem de poder ser utilizada em todos os tipos de pele.

Os principais mecanismos físicos da ação da RF são:

- **Rotação bipolar e choque das moléculas:** utilizando frequências mais elevadas o mecanismo predominante pode ser devido à rotação bipolar das moléculas da água, as quais giram rapidamente para se alinhar ao campo eletromagnético alternado. A colisão entre as moléculas vizinhas induz à liberação de energia cinética ou calor.

- **Arrasto de íons:** com menores frequências, o arrasto de íons pode ser o mecanismo principal na conversão de energia eletromagnética em calor.

O primeiro aparelho de RF utilizado para rejuvenescimento cutâneo, especialmente para retração dos tecidos (*skintightening*), mas também para cicatrizes de acne e celulite, foi o Thermacool® TC, da empresa Thermage, aprovado, inicialmente pelo FDA para flacidez facial e, depois, também para a corporal. Inicialmente, era um aparelho que empregava a RF monopolar a 6 MHz de uma corrente alternada. O princípio básico do equipamento consistia em aquecer a profundidade, protegendo, por meio do resfriamento controlado, a superfície.

A equação que rege a liberação da RF é a seguinte:

$$E: I^2 \times Z \times t$$

onde **E** representa a energia aferida em Joules; **I**: amperagem; **Z**: impedância e **t**: o tempo em segundos.

Em 2005 o VelaSmooth® (Syneron), associando a RF bipolar, de 1 MHz ao infravermelho, foi aprovado pelo FDA para celulite e melhora do contorno corporal; em 2007, o VelaShape®, agora já com nova versão, foi aprovado para redução temporária da circunferência corporal e da celulite. Esse equipamento atualmente tem maior potência e rapidez e, também, uma pequena ponteira para tratamento de áreas menores.

Novos equipamentos foram sendo introduzidos no mercado associando tecnologias diferentes, por exemplo, a RF e o vácuo, como o Reaction®, da empresa Viora; RF, sucção e infravermelho (Velashape II® – Syneron) e disponibilizando duas formas de liberação da R F(uni e bipolar) como o Accent® (Alma Lasers). Surgiram, ainda, dispositivos com mais de dois polos na ponteira (tripolares), como o Apollo-Pollogen, e multipolares (4 e 8 polos), estes últimos associando a RF ao pulso magnético (Freeze® – VenusConcept).

O Freeze® tem duas ponteiras, uma menor, de quatro polos, para pequenas áreas e/ou mais delicadas, como a face, e a octopolar, para áreas maiores como o abdome (Figura 56.1.1). Esse aparelho, que os autores utilizam, tem algumas vantagens interessantes:

- Associa a RF multipolar ao pulso magnético, incrementando o resultado do aquecimento volumétrico na estimulação da neovascularização e da neocolagênese. As ponteiras liberam a energia uniformemente, elevando de maneira homogênea a temperatura de toda a área tratada, evitando oscilações intensas para menos ou para mais, aumentando a segurança e eliminando a necessidade de agentes tópicos resfriadores;
- Tem duas ponteiras ergonômicas: uma menor, para a face, pescoço e braço, e outra maior, para abdome, coxas e regiões glúteas;
- É de fácil manejo e permite controlar seguidamente a temperatura com termômetro apropriado, embora manual;
- Não tem consumíveis, a não ser a glicerina.

Recentemente foi lançado no Brasil o aparelho Exilis® Elite, da empresa Aesthetics, que apresenta um sistema avançado de refrigeração estratificada (EFC Elite). A combinação eficiente e precisa de *hard* com *software* de segurança possibilita:

- A transmissão de mais energia em menos tempo a diferentes profundidades.
- Alterações de potência no aplicador, gerando um aquecimento controlado, conforme a impedância tecidual.
- A liberação de refrigeração estratificada.
- O controle e monitoramento da profundidade total, da qualidade de contato e da temperatura que são visualizados no monitor.
- Maior praticidade e segurança, também pela combinação de um aplicador iluminado e de um eletrodo monitorado.

Outro aparelho interessante, ainda não comercializado no Brasil, é o Symphony® RF, da Thermi, sem consumíveis e bastante versátil, pois:

- Permite, através de uma sonda introduzida na pele, controlar a temperatura em tempo real, ajustando-a à área tratada e à finalidade do tratamento;
- Variando amplamente a temperatura alcançada, de 42 até 85 °C, oferece maiores possibilidades de tratamento, como a redução das rugas por efeito toxina botulínica-símile, bloqueando os impulsos nervosos; diminuição da hiperidrose; melhora da flacidez cutânea, da celulite e dos contornos corporais e, ademais, é também aplicável para rejuvenescimento vaginal.

Vale destacar que o antigo Thermacool® (Thermage) agora ressurge em nova versão, o Thermage® CPT. Entre outras vantagens, utiliza ponteira vibratória, baseando-se no efeito *gate*, para estimular as fibras maiores e, consequentemente, bloquear a estimulação das fibras nervosas menores (responsáveis pela condução do estímulo doloroso), e, assim, reduzir a dor da aplicação. Ademais, vem com várias ponteiras, como a mais delicada para as pálpebras e outras maiores, para tratamento de áreas corporais como o abdome.

Tipos de radiofrequência

Como mencionado, há três tipos de emissão de radiofrequência:

- **Monopolar:** os aparelhos de RF monopolar têm um eletrodo e uma placa-terra mantida em contato com o corpo do paciente. A finalidade mais

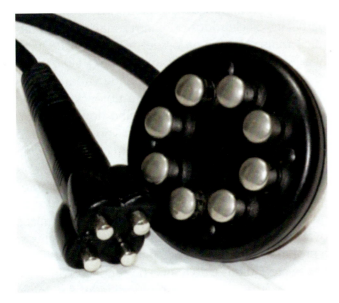

Figura 56.1.1 – *Ponteiras tetrapolar e octopolar do aparelho Freeze®.*

comum da RF monopolar em dermatologia era a eletrocirurgia, todavia, equipamentos mais recentes têm sido idealizados e utilizados, também, para a redução de rugas, retração da pele, atenuação da celulite e, por ação térmica sobre os adipócitos, para definir melhor o contorno corporal. São exemplos de aparelhos de RF monopolar o Thermacool® (Thermage); Pelleve® (Elmann) e o TrueSculpt® (Cutera). Nesses dispositivos monopolares a RF é liberada através da pele, no interior do corpo, até a placa-terra, atravessando mais facilmente as estruturas ricas em água e encontrando mais resistência na gordura. Como o corpo do paciente é incuído no circuito, não se deve utilizer esse tipo de RF em pacientes portadores de marca-passos mais antigos ou desfibriladores, cujo funcionamento pode ser alterado ou bloqueado.

◆ **Unipolar:** no equipamento de RF unipolar há um único eletrodo sem placa distante, sendo a corrente conduzida somente pela diferença de voltagem entre o eletrodo e o tecido orgânico. Alcança maiores profundidades, chegando até à hipoderme. Como desvantagens, tem maior risco de efeitos colaterais como queimaduras. São aplicações comuns da RF unipolar a retração de áreas maiores de tecidos como o abdome, coxas, braços, além de redução da celulite, de rugas e melhora do contorno corporal e da "papada". O Accent® (Alma Lasers) usa tanto a RF unipolar, para aquecimento volumétrico do tecido adiposo, quanto a RF bipolar, para aquecimento mais superficial e não volumétrico. A RF monopolar pode ser liberada de maneira estática (em forma de carimbo), quando um único pulso é liberado por área, sendo então a ponteira movida para outra zona adjacente, como no antigo aparelho da Thermage. Por outro lado, na RF monopolar dinâmica a ponteira é continuamente movimentada na área tratada enquanto os pulsos são seguidamente liberados, sendo a aplicação mais cômoda e mais rápida, porém, mais dependente do operador.

◆ **Bipolar:** emprega dois polos ou eletrodos: um positivo e um negativo, e a corrente alternada flui para trás e para adiante entre esses dois pontos. A efetiva profundidade de campo e, consequentemente, a do aquecimento do tecido, é determinada pela distância dos eletrodos entre si, ainda que a intensidade do aquecimento dependa dos parâmetros utilizados. A profundidade de alcance, aproximadamente a metade da distância entre os polos, é, habitualmente, menor do que a da RF unipolar. Entretanto, a RF bipolar tem as vantagens de possibilitar um melhor controle da distribuição da radiofrequência na área trabalhada, ser mais segura, necessitar menos energia para alcançar a temperatura desejada e não ter consumíveis dispendiosos como no tradicional Thermacool®, monopolar.

A chamada *RF multipolar,* embora, tenha 4 ou 8 eletrodos nas ponteiras como no Freeze®, é uma variante da RF bipolar. A energia passa de um polo a outro, sendo, por isso, bipolar, mas, alternando a paridade e a polaridade, isto é, com variação do ponto de partida e de chegada da energia, o que incrementa a homogeneização e a melhor distribuição da energia tanto na epiderme quanto na derme.

A *variante fracionada,* similar aos *lasers* fracionados, cria microzonas de dano térmico (RFTZ), sendo indicada não só para rejuvenescimento cutâneo quanto para o tratamento da celulite, das estrias e para redução de medidas. Outra aplicação interessante é para introdução na pele de substâncias ativas (intradermoterapia ou *drug delivery*). Como a energia independe de cromóforos para exercer a sua ação, a RF pode ser empregada em todos os tipos de pele, com pouco ou nenhum risco de ocasionar discromia. Enquanto nas MZT, ocasionadas pelos *lasers*, o diâmetro das colunas tende a diminuir na profundidade (afunilar-se), o formato das RFTZ depende da configuração dos eletrodos. Quando superficiais, os eletrodos originam zonas de dano térmico mais estreitas na epiderme, as quais vão se alargando à medida que se aprofundam. Utilizando-se um eletrodo fixo, a profundidade varia em função da energia até $450\ \mu$, com potência de 10 a 20 J, empregando-se um aparelho de RF bipolar. Esse padrão de lesão térmica tem sido denominado *sublativo* devido ao efeito exercido abaixo da zona de abrasão que corresponde a, apenas, 5% da epiderme (no e-Matrix®). Entretanto, quando se empregam aparelhos de RF fracionada (RFF) com microagulhas, originam-se áreas de coagulação dérmicas ovais ou em forma de casulos. Nesses dispositivos, a profundidade das RFTZ depende da profundidade das microagulhas e do tempo de condução da energia. A largura, mas não a profundidade, das zonas de dano térmico é proporcional ao tempo de condução da RF. A RFF pode ser liberada por minieletrodos bipolares, como no aparelho E-Matrix®, da Syneron, através de eletrodos bipolares em forma de agulhas isoladas introduzidas na pele do paciente, como no ePrime®, também da Syneron, ou, ainda, por múltiplos eletrodos bipolares com diferentes distâncias entre si, havendo disparos sequenciais para alcançar diferentes profundidades, como no Endymed® PRO, da Endymed.

Mecanismos de ação da radiofrequência nos tecidos

- Aquecimento volumétrico do tecido.
- Fratura das pontes tríplices ou polivantes da hélice do colágeno. Com o passar dos anos, surgem mais pontes de ligações multivalentes no colágeno e há redução das alças capilares na derme, reduzindo a distribuição de nutrientes. Essas alterações, associadas à depleção de fibroblastos, responsáveis pela síntese de fibras colágenas e elásticas, aumentam a resistência à desnaturação e diminuem o resultado terapêutico. Ao que parece, há, ainda, uma suscetibilidade individual à resposta ao aquecimento com RF, o que explica a diferença de resultados em pacientes da mesma idade.
- Os pulsos magnéticos associados à RF, no aparelho Freeze®, da VenusConcept, aumentam a produção de FGF-2, um hormônio responsável pela criação de pequenos vasos sanguíneos e pelo aumento da proliferação de fibroblastos dérmicos. A RF, de modo simultâneo, incrementa a síntese de colágeno e de elastina pelo dano térmico na derme e por estimulação dos mecanismos de autorreparação do tecido cutâneo.
- Desnaturação e rearranjo das faixas colágenas.
- Aumento da produção de fibroblastos (pelo pulso magnético também) e neocolagênese.
- Retração imediata, inicialmente de efeito passageiro, tipo "efeito Cinderela", depois, com a repetição das sessões, mais intensa e persistente e, consequentemente, levando ao rejuvenescimento da pele, evidenciado pela diminuição da flacidez e das rugas e melhora da textura e da qualidade cutâneas. O reordenamento e a neocolagênese responsáveis pela significativa retração da pele podem demorar mais de dois meses (Figuras 56.1.2 a 56.1.5).
- Melhora do contorno corporal e da celulite.

Indicações

- Flacidez.
- Estrias.
- Celulite.
- Gordura localizada.
- Melhor definição do contorno corporal.
- Melhora da textura e da qualidade da pele.

Contraindicações

- Gravidez.
- Uso de marca-passo ou de desfibrilador.
- Neoplasias e distúrbios da tireoide.
- Portadores de epilepsia.
- Pacientes com preenchedores recentes ou mesmo antigos com substâncias duradouras, como o metacrilato, na área a ser tratada.
- Doenças autoimunes.
- Próteses metálicas na área a ser trabalhada, como DIU com estrutura metálica.
- Ceratoses actínicas múltiplas ou infecções no local do tratamento.
- Surtos repetidos de herpes simples na área ou próximo à área a ser aplicada a RF é uma contraindicação relativa. Nesse caso, pode ser feita uma prevenção com antiviral sistêmico, como no tratamento com CO_2 fracionado.
- Distúrbios psicológicos e psiquiátricos que possam levar a uma falsa expectativa.

Técnica de aplicação do Freeze®

- Limpar a área a ser aplicada com clorexidina ou álcool a 70%, enxugando bem com gaze.
- Delimitar a área a ser tratada; na face e pescoço, demarcar as zonas onde não deve ser aplicada a RF, como a região da tireoide.
- Passar glicerina em toda a zona a ser tratada.
- Aplicar a ponteira tetrapolar na face, pescoço ou braço em movimentos ondulados e ininterruptos. Em zonas mais espessas, como o abdome, usar a ponteira octopolar da mesma maneira.
- Sempre, e a intervalos frequentes, ir controlando a temperatura com o termômetro manual, para não ultrapassar 39 °C na face e pescoço e 41 °C em áreas como abdome e região glútea. Mas, mesmo

CIRURGIA DERMATOLÓGICA AVANÇADA

■ Tratamento da Flacidez com Radiofrequência Multipolar e Pulso Magnético

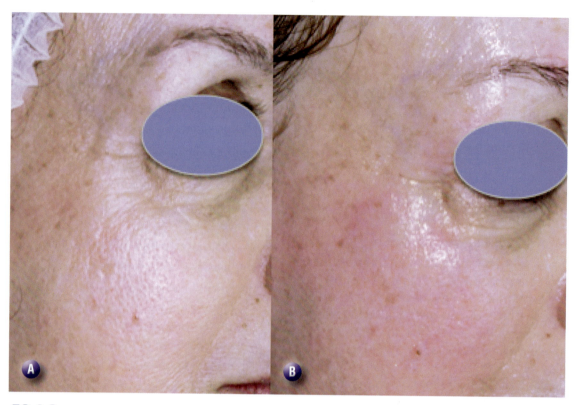

Figura 56.1.2 – **(A-B)** *Efeito Cinderela, com diminuição temporária das rugas e melhora aparente da qualidade da pele; às vezes solicitado pelo próprio paciente no dia de um evento. Freeze®; ponteira tetrapolar.*

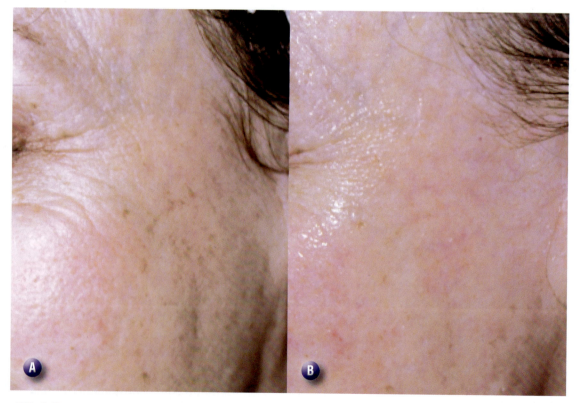

Figura 56.1.3 – **(A-B)** *Mesma paciente da figura anterior, após uma única sessão com ponteira tetrapolar. Efeito Cinderela muito evidente.*

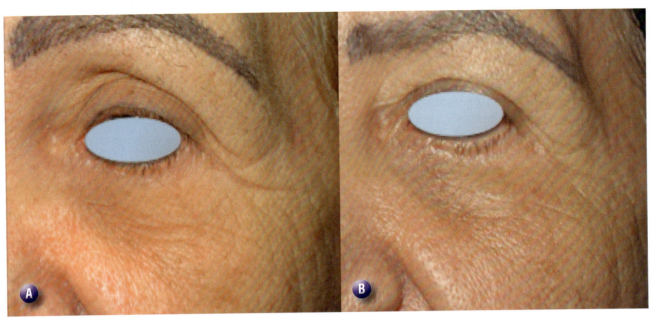

Figura 56.1.4 – **(A)** Freeze® antes e **(B)** após sete sessões com a ponteira tetrapolar do Freeze®. Nítida melhora da flacidez, das rugas e da aparência da pele.

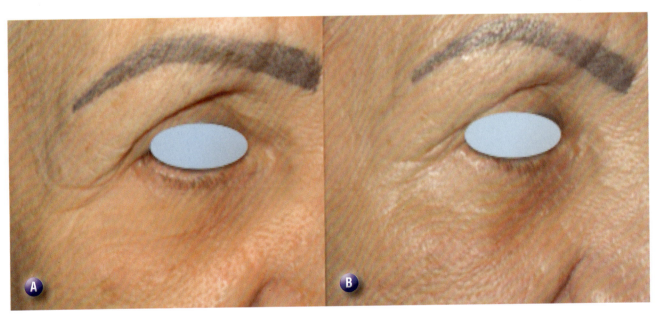

Figura 56.1.5 – **(A-B)** Mesma paciente da figura anterior. Resultados mais duradouros após sete sessões com a ponteira tetrapolar do Freeze®.

sem o uso do termômetro, muitas vezes o paciente fala que a ponteira está muito quente, orientando para mudar de área ou passar a ponteira mais rapidamente nesta área ou vice-versa, quando a temperatura alcançada não é a ideal ou o paciente se queixa de que a ponteira está muito fria.

- Fazer no mínimo oito sessões com intervalo de uma semana; depois, indicar a manutenção mensal e mais esparsa.
- Uma indicação interessante, por vezes solicitada pelo próprio paciente, é o "efeito Cinderela" antecedendo à participação em uma solenidade.

Complicações

◆ Queimaduras são excepcionais com o emprego da RF multipolar

◆ Desencadeamento de herpes simples. Às vezes é interessante prescrever 2 comprimidos de 200 mg de 12/12 horas de aciclovir, por 3 a 5 dias, iniciando antes da sessão, principalmente em pacientes com história de aparecimento frequente de herpes no local ou próximo ao local da aplicação.

◆ Desencadeamento de reações a preenchedores, principalmente, aos persistentes como o metracrilato.

◆ Resultados insuficientes: deve-se sempre alertar o paciente que os resultados não são espetaculares para não gerar uma falsa expectativa.

BIBLIOGRAFIA CONSULTADA

1. Fitzpatrick R, Geronemus R, Goldberg D et al. Multicenter Study of Noninvasive Radiofrequency for periorbirtal tissue Tightening. Lasers Surg Med. 2003; 33(4): 232-242.

2. Freedman JR, Green J, Kaufman. Fractionated bipolar radiofrequency devices rejuvenate skin. Disponível em: http://dermatologytimes.modernmedicine.com/dermatology-times/news/fractionated-bipolar-radiofrequency-devices-rejuvenate-skin. Acessado em: 09/07/2015.

3. Hruza G, Taub AF, Collier SL, Mulholland SR. Skin rejuvenation and wrinkle reduction using a fractional radiofrequency system. J Drugs Dermatol. 2009; 8(3):259-65.

4. Ruiz-Esparza J, Gomez JB. Nonablative Radiofrequency for Active Acne vulgaris. The use of Deep Heat in the treatment of Moderate to Severe Active Acne Vulgaris (Thermotherapy): A report of 22 patientes. Dermatol Surg. 2003; 29:333-9.

5. Silva MCL, Barcelos DL, Figueiredo CEC. Radiofrequência para tratamento corporal. In: Kadunc B, Palermo E, Addor F et al. Tratado de cirurgia dermatológica, cosmiatria e laser. Rio de Janeiro: Elsevier. 2013; p. 799-805.

6. Weiss RA. Noinvasive Radio Frequency for skin Thightening and Body Contouring. Disponível em: http://www.ecardiologynews.com/fileadmin/content_pdf/san/scms_pdf/SCMS_Vol_32_No_1_Skin_Tightening.pdf. 09.07.2015

7. Zheng Z, Goo B, Kim DY, Kang JS, Cho SB. Histometric analysis of skin-radiofrequency interaction using a fractionated microneedle delivery system. Dermatol Surg. 2014; 40(2):134-41.

Capítulo 56.2

Radiofrequência no Tratamento da Lipodistrofia Ginoide e Gordura Localizada: Comparação com Outros Métodos

Guilherme de Almeida

Leticia Nanci de Almeida

Elaine Cristina Marques

Rachel Golovaty

Juliana Annunciato

Introdução

Clinicamente, há quatro mecanismos relatados que apresentam a habilidade de modificar termicamente o tecido cutâneo: a energia óptica (*laser e luz*), a radiofrequência (RF), o ultrassom focal (USF) e a criolipólise (CRIO). Embora a energia óptica e a radiofrequência sejam métodos que fundamentalmente diferem no modo de produzir calor no tecido, ambas são capazes de produzir temperaturas críticas, na faixa de 65-75 °C, com consequente encurtamento e remodelamento do colágeno. Já o ultrassom focal tem a capacidade de compactar o tecido, e a criolipólise de promover, pelo resfriamento, uma destruição da célula gordurosa no local submetido ao procedimento.

O avanço tecnológico no manejo da RF tornou possível o seu uso em aplicações dermatológicas não invasivas, como na lipodistrofia ginoide (celulite) e na compactação da gordura localizada, objetivos deste capítulo.

Lipodistrofia ginoide e gordura localizada

Aproximadamente 85% das mulheres acima de 20 anos de idade têm algum grau de celulite.

Dentre os fatores predisponentes para celulite estão:

- **Raça:** a celulite é mais comum nas mulheres brancas quando comparadas com as mulheres negras e asiáticas.
- **Genética:** mulheres da mesma família costumam ter semelhanças na presença e no grau da celulite.
- **Idade:** a celulite acomete mulheres após a puberdade e piora com a idade, como um reflexo do afinamento da epiderme.
- **Sexo:** as mulheres são mais acometidas que os homens devido à característica histológica do tecido adiposo.
- **Aumento do tecido gorduroso** (ganho de peso): histologicamente, nos locais de celulite são encontradas mais células adiposas.

Histopatologia

O tecido adiposo consiste em pequenas vesículas de células gordurosas, agrupadas dentro de uma matriz de tecido conectivo areolar. Este tecido apresenta aberturas, permitindo a comunicação entre os espaços, permeados de fluidos. Na celulite, o tecido conectivo areolar faz a conexão da pele com as camadas musculares. As células gordurosas estão agrupadas em grandes coleções, separadas por septos fibrosos, os quais têm a função de manter o tecido adiposo no lugar. Tais septos fibrosos possuem uma orientação espacial longitudinal no tecido, como uma âncora. Quando as células gordurosas se expandem, o espaço entre a pele e o tecido muscular cresce e os septos fibrosos não conseguem se alongar, projetando a gordura para a derme. Essa orientação longitudinal dos septos fibrosos é raramente encontrada no sexo masculino. Estudos *in vitro* e *in vivo* têm demonstrado que as mulheres, quando comparadas com os homens, apresentam um padrão difuso de tecido conectivo irregular *e* descontínuo logo abaixo da derme. Acredita-se que esse padrão também seja responsável pela protrusão do tecido adiposo em direção à derme.

Tabela 56.2.1	
CLASSIFICAÇÃO DA CELULITE EM GRAUS	
Graus da Celulite	
Grau I	Aparência normal, mas a avaliação microscópica revela um aumento da espessura da camada areolar e um aumento da permeabilidade capilar
Grau II	Com a compressão, a pele fica pálida, com uma diminuição da temperatura e da permeabilidade
Grau III	Aparência em "casca de laranja" evidente ao repouso
Grau IV	Nódulos palpáveis e dolorosos, aderência no nível da derme profunda e aparência ondulada de toda a pele

Etiologia

É de causa multifatorial. O tecido adiposo é vascularizado, levando à teoria que a celulite pode piorar em áreas predispostas, onde a circulação sanguínea e a drenagem linfática estão diminuídas, provavelmente por dano local ou por processo inflamatório. Sob condições normais, as células gordurosas estão envoltas em uma rede de fibras reticulares. Na celulite, o edema intersticial resulta de uma permeabilidade aumentada na microvasculatura local. Como resultado, um processo inflamatório crônico se segue em volta da rede de fibras reticulares. Subsequentemente, as fibras reticulares aumentam em número (hiperplasia) e espessura (hipertrofia), piorando a microcirculação comprometida, quadro clinicamente evidente como a clássica pele com aparência de "casca de laranja" e como perfusão sanguínea reduzida.

A formação da celulite está também sob influência hormonal. O estrógeno é conhecido por estimular a lipogênese e inibir lipólise, resultando em hipertrofia dos adipócitos. Esta função hormonal pode explicar o aparecimento da celulite na puberdade, condição mais prevalente nas mulheres, e a exacerbação da celulite com gravidez, amamentação, menstruação e terapia estrogênica oral (uso de contraceptivos orais e reposição hormonal). O oposto parece verdadeiro para os homens. Embora haja um número limitado de estudos envolvendo homens, imagina-se que a combinação entre a histologia gênero-específica do tecido frouxo em sítios anatômicos propensos a celulite e um nível relativamente baixo de estrogênio circulante pode ser responsável pela baixa incidência de celulite em homens. Embora não provado, é possível que os andrógenos circulantes tenham um efeito inibitório no desenvolvimento da celulite por contribuir com um padrão diferente de armazenamento do tecido adiposo (mais no tronco que nos quadris e coxas) (Tabela 56.2.1).

Radiofrequência

É a principal escolha para o tratamento da celulite e para a melhora do contorno corporal. É segura, efetiva e possui um mínimo *downtime*. Há diversas apresentações dessa tecnologia (monopolar, bipolar, unipolar), podendo ser utilizadas de forma isolada ou combinadas entre si e até com outras formas de energia.

Modo de ação

A RF produz calor pela ação de uma corrente elétrica gerada entre dois polos. Quando essa corrente é aplicada no tecido, ele encontra resistência à passagem de corrente elétrica, devido à impedância do mesmo, gerando aquecimento local.

$$E\ (J) = I^2 \times z \times t$$

sendo I = corrente, z = impedância e t = tempo.

Portanto, a quantidade de energia produzida depende da corrente e da resistência do tecido-alvo. Tecidos de alta impedância, como a gordura subcutânea, geram grandes quantidades de energia.

Já a profundidade da penetração da RF é alterada pela onda; assim, baixas frequências têm maior taxa de penetração que as altas frequências. A habilidade de controlar a profundidade do aquecimento é desejável em aparelhos desenvolvidos para se tratar tanto áreas corporais quanto faciais. Outro fato relevante é que a pele seca tem baixa condutividade elétrica, por isso precisa ser umectada para facilitar a passagem da corrente.

Radiofrequência monopolar

Data de 1947 o uso inicial da RF na medicina na coagulação pontual dos vasos sanguíneos, exigindo que os pacientes tivessem uma placa de ligação à terra em contato com a pele. Dispositivos de RF podem ser monopolares quando os pacientes são aterrados e a RF é entregue através da pele no corpo e, finalmente, para o eletrodo de aterramento. Normalmente, a RF viaja através de estruturas com maior teor de água, com maior resistência à gordura. Em geral, os dispositivos monopolares têm um *efeito* mais profundo que os dispositivos bipolares ou unipolares. A dor durante o tratamento está relacionada com a duração do pulso. Alguns dispositivos são dolorosos e se parecem mais com uma massagem aquecida. RF monopolar pode ser entregue em uma forma estática ou uma dinâmica. Dispositivos monopolares podem ser entregues em um modo estático, no qual um ciclo curto, de 1 a 2 segundos é entregue, enquanto a peça de mão é mantida no lugar (Thermage, Solta Medical, Hayward, CA). De forma alternativa, RF monopolar pode ser entregue em um pulso contínuo ou dinâmico, com rotação constante da peça de mão (Exilis, BTL, Prague, Czech Republic). No método estático, um único pulso é entregue; a peça de mão é, então, movida para uma área marcada adjacente e disparada novamente. Esta técnica é realizada por centenas de pulsos até que uma área pré-marcada seja tratada. Em cada pulso é verificada a temperatura, enquanto um *spray* refrigerador é aplicado, de tal modo que a temperatura da pele não exceda 45 graus Celsius. Com RF monopolar dinâmica, a peça de mão é movida continuamente, e áreas específicas de flacidez podem ser alvos em um tempo relativamente curto para uma temperatura final, que é monitorada através de medições contínuas de temperatura da superfície, muitas vezes inseridas na peça de mão. Os dispositivos dinâmicos são mais rápidos, mas exigem mais técnica e habilidade, enquanto os dispositivos estáticos são mais tediosos, demoram mais tempo, mas são mais fáceis de executar. Radiofrequência monopolar entregue através da epiderme e da derme superficial resfriadas tem sido usada desde 2003, para fornecer aquecimento para a derme profunda – Thermage.

Radiofrequência unipolar

A RF unipolar difere de outros dispositivos de RF, porque não produz corrente elétrica no tecido. Ela utiliza uma radiação eletromagnética de alta frequência, resultando em uma rápida polaridade alternada do campo eletromagnético, induzindo alta frequência de oscilação rotacional nas moléculas de água, produzindo calor. Nessa modalidade não existe eletrodo de retorno.

Outra forma de entrega é unipolar no qual existe um eletrodo, sem placa de ligação à terra, e um grande campo de RF emitido em um campo unidirecional em torno do único eletrodo. Esta forma é análoga a um sinal de transmissão da torre de rádio em todas as direções. Alguns dispositivos novos no mercado estão agora marcados para serem tripolares ou multipolares, mas são variações das três formas básicas de monopolar, bipolar ou unipolar. Outras fontes de energia, como o *laser* ou luz intensa pulsada, podem ser combinados com RF para que uma grande variedade de tecnologias possam contribuir para a meta final de suavização e firmeza da pele, além de redução da gordura. Cada uma delas tem nomes exclusivos e vantagens comercializadas.

Radiofrequência bipolar

Outros métodos de entrega incluem RF bipolar, em que a RF viaja do positivo para o polo negativo, que é, tipicamente, entre dois polos construídos na peça de mão. Com uma distância entre os eletrodos específica, a profundidade de penetração e o aquecimento são predeterminados pelo espaçamento dos eletrodos e estão normalmente confinados no interior de 1 a 4 mm da superfície da pele. É comumente afirmado que a profundidade de penetração é a metade da distância entre os eletrodos, mas há muito pouca evidência para apoiar esta afirmação. A RF bipolar não é tão penetrante como RF monopolar, por isso não é tão dolorosa, mas é muitas vezes combinada com outra fonte de energia para aumentar a sua eficácia. Existem várias variações do conceito RF bipolar e estes são os seguintes:

- RF fracionada construída de minieletrodos bipolares (eMatrix, e2, Syneron/Candela, Wayland, MA).
- Eletrodos bipolares de agulha isolados, que são mecanicamente inseridos na derme (ePrime, Syneron/Candela).
- RF bipolar combinada com outras modalidades, incluindo *laser* de diodo ou luz intensa pulsada (Polaris, Aurora, Velasmooth, Syneron/Candela).
- Múltiplos eletrodos bipolares em diferentes distâncias disparando sequencialmente para atingir diferentes profundidades (EndyMed PRO, EndyMed Medical Ltd., Caesarea, Israel).
- RF bipolar com vácuo para controlar a profundidade de penetração chamado funcional aspiração controlada (Aluma, Lumenis Inc., San Jose, CA).
- RF bipolar e RF fracionada (família Accent/ Alma).

Mecanismo de ação da RF no tratamento da celulite e técnica de aplicação

A RF no modo dinâmico atua na lipodistrofia ginoide por três mecanismos principais:

- Espessamento dos septos fibrosos devido a ação térmica, afetando a vascularização e iniciando uma cascata de eventos inflamatórios, que incluem a proliferação fibroblástica e uma regulação da expressão colagênica (neocolagênese/remodelamento).
- Aumento da circulação local (vasodilatação).
- Melhor compactação do tecido adiposo por aumento de espessura da derme.

A agressão térmica controlada resulta em um encurtamento do colágeno, seguido por uma resposta inflamatória, com recrutamento de fibroblastos para a região. Esse processo reforça a integridade estrutural do tecido conectivo, com a melhora ou a eliminação da protrusão da gordura na epiderme. Estudos ultrassonográficos recentes comprovam que há horizontalização das traves fibrosas devido à maior compactação da derme. Além disso, o calor gerado causa vasodilatação das circulações vascular e linfática, melhorando toda a drenagem local. A resposta inicial é uma imediata desnaturação do colágeno induzida termicamente com uma contração das fibras de colágeno subsequente. Nas mais recentes ponteiras, mais profundas, que penetram mais profundamente na derme, a mesma desnaturação induzida termicamente e a contração afetam os septos fibrosos, permitindo uma contração tridimensional do tecido. Este calor profundo também promove um aumento do fluxo sanguíneo nos vasos capilares, produzindo, assim, um aumento do metabolismo nas camadas de gordura. A fase inflamatória normal de cicatrização seguida por remodelação do colágeno dérmico resulta em firmeza da derme e mudanças no contorno de longo prazo na área tratada.

A técnica de aplicação varia dependendo do aparelho utilizado. Em geral: devemos alcançar temperaturas epidérmicas de 38-42 °C (monitoradas por termômetro infravermelho) e mantê-las, com passadas subsequentes, por 120 segundos. Durante a aplicação, relata-se sensação de calor, com pouco ou nenhum desconforto e formação de eritema passageiro. A ponteira deve sempre ser mantida em contato com a pele para evitar queimaduras superficiais. As sessões para tratamento da celulite e compactação de gordura podem ser realizadas semanalmente, quinzenalmente ou até mensalmente. Não há nenhuma orientação, nem restrição específica após a aplicação.

Contraindicações

As contraindicações para o uso da RF são gravidez, uso de marca-passo cardíaco, cardioversor ou desfibrilador automático implantado, próteses de quadril ou fêmur ou outro implante metálico na região a ser tratada, doenças ativas do colágeno ou cutâneas, uso de drogas termolábeis e coagulopatias. Também o tratamento sobre tatuagem ou maquiagem permanente e sobre preenchedores sintéticos (p. ex., silicone) não são aconselháveis.

Após a aplicação da RF é observado um eritema de curta duração, além do aquecimento da região tratada. Se houver desacoplamento da ponteira durante o tratamento, poderão ser observados desde um eritema mais intenso no local até bolhas, com ardência referida pela paciente. Nesses casos, há indicação de uso de cremes de corticoide no local.

Comparação com outros métodos

Diversas técnicas terapêuticas, além da RF, são empregadas na melhora do aspecto da lipodistrofia ginoide e da gordura localizada, desde tratamentos tópicos a avançadas tecnologias.

- Os *tratamentos tópicos* a base de ativos lipolíticos (aminofilina, metilxantinas, L-cartinitina) parecem atuar mais em parâmetros não celulíticos, como hidratação, suavidade e textura de pele, refletindo baixa eficácia real e baixa evidência científica.

- A *drenagem linfática*, manual ou por aparelhos, apresenta importante papel, na medida em que atua num dos grandes fatores da lipodistrofia ginoide, a má circulação. Diversas sessões são necessárias, uma a três vezes por semana, sendo considerado um método coadjuvante e de manutenção de resultados associados a outra terapias.

- A *intradermoterapia* utiliza medicamentos lipolíticos, ou com efeitos vasculares (benzopirona, melilotus, ginko biloba, pentoxifilina entre outras) através de sua infusão entre 2 a 6 mm na pele. Diversas teorias tentam comprovar sua eficácia, mas ainda é terapêutica controversa que exige muita cautela. As sessões são únicas, semanais ou mensais, ligeiramente dolorosas e geralmente causam hematomas nos locais de puntura.

- A *endermologia* é técnica que visa melhorar a circulação e as traves fibrosas, através da sua ruptura, num mecanismo de sucção da pele. Aplicada em geral uma a duas vezes por semana por pelo menos 15 sessões. Como efeitos colaterais pode apresentar aparecimento de teleangectasias e piora da flacidez cutânea.

- O *ultrassom não focal* une as ondas ultrassônicas a geradores de correntes, possibilitando o uso combinado de ativos. Por ser tecnologia com ondas não focais, é pouco efetivo na quebra das células adiposas, quando comparado com a tecnologia de *ultrassom focal* (Ultrashape), que apresenta ação seletiva e mecânica sobre o tecido subcutâneo, sendo no momento a grande indicação para o tratamento não invasivo da gordura localizada. As sessões em geral são semanais, indolores e sem período de recuperação. O *ultrassom focal de alta intensidade* promove uma destruição das células gordurosas no local tratado, sendo um método não invasivo. Durante o tratamento, o médico escolhe a área a ser tratada, escolhe os parâmetros de acordo com a área e a sensibilidade do paciente, posiciona o cabeçote do aparelho na área a ser tratado sobre a pele úmida e o aparelho envia ondas de alta intensidade. Normalmente a sessão pode durar de minutos a horas dependendo da área. A sensação referida é de leve a moderado desconforto que pode durar algumas horas a dias. No local pode ocorrer o aparecimento de eritema leve transitório e pequenos hematomas, além de hiperestesia com duração de horas a dias. Os resultados são notados de 4 a 12 semanas. Gradualmente, as células adiposas são degradadas e eliminadas sem relatos na literatura de alteração funcional hepática. O *ultrassom shear waves* é uma tecnologia patenteada composta de duas ondas sendo uma transversa e a outra compressiva. O aparelho pode ser usado no "modo frio" no qual a onda acústica promove um dano na célula adiposa modificando através da onda a permeabilidade da membrana celular e o "modo quente" promove uma compactação do tecido por meio do calor. É um método seguro, efetivo, não doloroso, mas que necessita de sessões repetidas, manutenção e, dependendo do grau de celulite e gordura localizada, precisa se associar a outras técnicas.

- A *criolipólise* é um tratamento inovador de redução de gordura localizada na qual as células de gordura são eliminadas com o uso de resfriamento controlado. O método é seguro, não invasivo, sem cortes, sem anestesia ou substâncias injetáveis e eficaz. Tem aprovação do FDA (Food and Drug Administration) e da ANVISA. O aparelho conta com diferentes tamanhos de aplicadores que são posicionados na área a ser tratada. O médico seleciona a área a ser tratada, aplica uma película de proteção na pele tradada, posiciona o aplicador, o aparelho realiza uma sucção do tecido e inicia o processo de congelamento automático por 1 hora. A membrana das células gordurosas do local são danificadas pelo frio, levando-as naturalmente a autodestruição ou apoptose e eliminação gradualmente num período aproximado de 8 semanas. Estima-se uma perda de 20 a 25% da gordura no local tratado após 2 a 6 meses. O paciente pode apresentar eritema, pequenos hematomas, hiper ou hipoestesia mas são temporários. Existem relatos na literatura de hiperplasia paradoxal que significa um aumento do tecido adiposo restrito ao local tratado, representando uma chance para o paciente de um em cada 20.000 pacientes tratados (incidência de 0,0051%) sem relatos de resolução espontânea.

- O *I-LIPO* emite *laser* com baixos níveis de energia, o que cria um sinal químico nas células de gordura, quebrando os triglicérides armazenados em ácidos graxos livres e glicerol e liberando-os através dos canais nas membranas celulares. A prática de exercicios fisicos no pós-tratamento irá assegurar o metabolismo completo e, portanto, a eliminação do corpo dos ácidos graxos liberados.

- Tecnologias a *laser*, que também buscam aquecimento das camadas profundas da pele, são uma opção no tratamento da celulite e da gordura localizada. Acoplados a mecanismos de sucção e/ou a ponteiras de RF bipolares porém, devido a existência de cromóforo que potencialmente absorve a energia, podem representar um risco para peles bronzeadas e morenas.

- A *subincisão* tem como objetivo a liberação das traves fibrosas, utilizando o hematoma como fonte de reorganização do colágeno. Boa indicação para lesões isoladas e resistentes a tratamentos anteriores. Por ser tratamento cirúrgico, requer cuidados e algumas restrições, posteriormente à sessão.

- A *lipoaspiração* é um método cirúrgico introduzido a mais de 30 anos, invasivo, muito utilizado para gordura localizada. Por meio de pequenas incisões, são introduzidas cânulas ligadas a dispositivos de sucção. Existem várias técnicas cirúrgicas descritas e novas tecnologias associadas como: ultrassom, radiofrequência e *laser* (1.064 nm, 1.320 nm, 2.010 nm, 980 nm, 975 nm) que melhoram o resultado e garantem uma maior contração do tecido e, portanto, uma menor irregularidade no tecido.

Conclusão

A celulite é uma característica comum em muitas mulheres e não tem cura. Porém, muitas tecnologias surgiram nos últimos anos para melhorar o aspecto da celulite, embora com efeitos temporários. Observamos que entre todos os métodos e tecnologias mencionados no tratamento da lipodistrofia ginoide e compactação da gordura localizada, a RF apresenta destaque, por atingir profundidades adequadas, ter ação terapêutica múltipla (circulação, tecido adiposo e neocolagênese), ser um tratamento rápido, indolor, sem tempo de recuperação, seguro para todos os fototipos e que permite a utilização de outras técnicas coadjuvantes na mesma sessão. Ainda assim, os melhores benefícios para o paciente estão na associação de tecnologias, aliada à alimentação balanceada, aos hábitos saudáveis e à prática regular de exercícios físicos. No futuro, aguardamos novos estudos a fim de garantir um tratamento com melhores resultados e mais duradouros, e quem sabe um tratamento no âmbito genético. E, se depender do volume de queixas no consultório, tais pesquisas continuarão em alta.

BIBLIOGRAFIA CONSULTADA

1. Beasley KL, Weiss RA. Radiofrequency in cosmetic dermatology. Dermatol Clin. 2014; 32(1):79-90.
2. Belenky I, Margulis A, Elman M, Bar-Yosef U, Paun SD. Exploring Channeling Optimized Radiofrequency Energy: a Review of Radiofrequency History and Applications in Esthetic Fields. Adv Ther. 2012; 29(3):249-66.
3. Bravo BSF, Issa MCA, Muniz RL et al. Tratamento da lipodistrofia ginoide com radiofrequência unipolar: avaliação clínica, laboratorial e ultrassonográfica. Surg Cosm Dermatol. 2013; p. 138-144.
4. Gadsden E, Aguilar MT, Smoller BR et al. Evaluation of a novel high-intensity focused ultrasound device for ablating subcutaneous adipose tissue for noninvasive body contouring: safety studies in human volunteers. Aesthet Surg J. 2011; 31(4):401-10.
5. Hamishehkar H, Shokri J. Histopathological evaluation of caffeine-loaded solid lipid nanoparticles in efficient treatment of cellulite. Drug Dev Ind Pharm. 2014; 10:1-7.
6. Hexsek DM, Mazzuco R. Subcision. A treatment for a cellulite. Int J Dermatol. 2000; 39(7):539-44.
7. Hexsel D. Soirefmann. M. Cosmeceuticals for cellulite. Semin Cutan Med Surg. 2011; 30(3):167-70.
8. High-intensity focused ultrasound for the reduction of subcutaneous adipose tissue using multiple treatment techniques. Dermatol Surg. 2014; 40(6):641-51.
9. Jalian HR, Avran MM. Pardoxical adipose hyperplasia after cryolipolysis. JAMA dermatol. 2014; 46(2):75-80.
10. Jewel ML, Desilets C, Smoller BR. Evaluation of a novel high-intensity focused ultrasound device: preclinical studies in a porcine model. Aesthet Surg J. 2011; 31(4): 429-34.
11. Kim J, Kim DH. Clinical effectiveness of noninvasive selective cryolipolysis. J cosmet Laser Ther. 2014; 16(5): 209-13.
12. Krueger N, Mai SV. Cryolipolysis for noninvasive body contouring: clinical effecacy and pacient satisfaction. Clin Cosmet Investg Dermatol. 2014; 7:201-5.
13. Krueger N, Sadick NS. New generation radiofrequency technology. Cutis. 2013; 91(1):39-46.

14. Kutlubay Z, Songur A. An alternative treatment modality for cellulite: LPG endermologie. J Cosmet Laser Ther. 2013; 15(5):266-70.
15. Lolis MS, Goldberg DJ. Radiofrequncy in cosmetic dramtolgy: a review. Dermatol Surg. 2012; 38(11):1765-76.
16. Nurnberger F, Muller G. So called cellulite: an invented disease. J Dermatol Surg Oncol. 1978; 4:221-9.
17. Peterson JD, Goldman MP. Laser, light, and energy devices for cellulite and lipodystrophy. Clin Plast Surg. 2011; 38(3):463-79.
18. Querleux B, Cornillon C. Anatomy and physiology of subcutaneous adipose tissue by in vivo magnetic resonace imaging and spectroscopy: relationship with sex ande presence of cellulite. Skin Res Technol . 2002; 8:118-24.
19. Rossi AB, Vergnanini AL. Cellulite: a review. J Eur Acad Dermatol Venereol. 2000; 22:251-62.
20. Schonvvetter B, Soares JL, Bagatin E. Longitudinal evaluation of manual lymphatic dratinage for the treatment of gynoid lipodystrophy. An Bras Dermatol. 2014; 89(5): 712-8.
21. Shridharani SM, Broyles JM. Liposuction devices: tecnology update. Med Devices (auckl). 2014; 21:241-51.
22. Sivagnanam G. Mesotherapy – the french connection. J Pharmacol Pharmacother. 2010; 1(1):4-8.

Capítulo 56.3

Tratamento Não Invasivo da Gordura Localizada com Criolipólise. Vantagens, Limitações e Riscos

Adriana Vilarinho

Introdução

Melhora do contorno corporal e gordura localizada são queixas cada vez mais frequentes nos consultórios dermatológicos. A lipoaspiração continua sendo um método eficaz para a remoção de gordura. Porém, trata-se de um procedimento invasivo com seus riscos cirúrgicos inerentes, como infecção, formação de cicatrizes inestéticas, hematoma, trombose, além dos riscos específicos da anestesia geral e também do prolongado tempo de recuperação. Nos últimos anos ocorreu uma forte tendência para o desenvolvimento de tecnologias não invasivas, eficazes e com mínimo *downtime* para a diminuição do tecido adiposo.

As opções de tratamentos que existiam até há pouco tempo, como radiofrequência, ultrassom, infravermelho e manipulação mecânica do tecido apresentavam resultados modestos na redução de gordura subcutânea. Seus resultados são mais eficazes para o tratamento da celulite, da flacidez e do contorno corporal, pois atuam liberando os septos de fibrose, redistribuindo melhor a gordura corporal e aumentando a firmeza da pele. Porém, têm eficácia moderada para a redução da gordura.

A criolipólise é um novo procedimento, não invasivo, que utiliza o resfriamento controlado de gordura, também conhecido como extração de energia, para induzir a lipólise. Ao controlar e modular a exposição ao frio, é possível danificar seletivamente os adipócitos, sem que ocorram danos para a epiderme sobrejacente e a derme. A ideia de utilizar o frio na pele foi baseada em pesquisas e demonstraram que, sob condições cuidadosamente controladas, as células de gordura subcutâneas são naturalmente mais vulneráveis aos efeitos do frio que os outros tecidos circundantes. Isso resultou em uma forma eficaz e localizada de tratamento não invasivo para o excesso de tecido adiposo.

CoolSculpting®

Os princípios científicos da criolipólise foram descobertos pelos dermatologistas Dieter Manstein e Rox Anderson, no Massachusets General Hospital, filial de ensino da Harvard Medical School.

Baseado em seus resultados de pesquisa, os investigadores concluíram que o resfriamento controlado e prolongado do tecido local pode induzir a redução seletiva das células de gordura e a consequente perda de gordura subcutânea, sem danificar a pele sobrejacente. Esta descoberta, chamada criolipólise seletiva, levou ao desenvolvimento da tecnologia patenteada por trás do procedimento não invasivo CoolSculpting®, fabricado pela empresa norte-americana Zeltiq Aesthetics Inc® (Figura 56.3.1).

O CoolSculpting® (Zeltiq) trata-se do único aparelho de criolipólise liberado pelo Food and Drug Administration (FDA) e pela Agência Nacional de

CIRURGIA DERMATOLÓGICA AVANÇADA

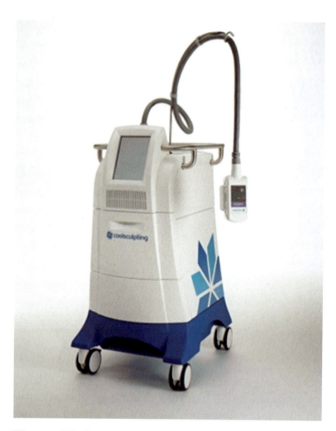

Figura 56.3.1 – *O aparelho CoolScupting®.*

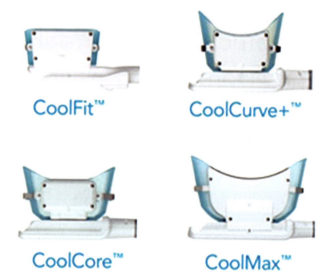

Figura 56.3.2 – *As ponteiras do aparelho.*

Pontos principais

- A criolipólise é um procedimento, não invasivo, que através da extração de energia induz a lipólise.
- As células de gordura são naturalmente mais vulneráveis aos efeitos do frio do que os outros tecidos. A exposição controlada ao frio danifica seletivamente os adipócitos, sem danificar a epiderme e a derme.
- A descoberta da criolipólise seletiva, levou ao desenvolvimento da tecnologia patenteada do CoolSculpting®.

Mecanismo de ação

A criolipólise foi baseada em observações clínicas de que a exposição ao frio sob determinadas circunstâncias, pode resultar em uma paniculite localizada. Esta paniculite leva à redução e à destruição das células de gordura. A paniculite causada pelo frio foi inicialmente observada em crianças que tinham o hábito de chupar picolé com muita frequência e que desenvolveram "covinhas" nas bochechas, essa paniculite ficou conhecida como "paniculite do picolé" ou *popsicle panniculitis*. Nos pacientes adultos, um outro tipo de paniculite é observado em mulheres que andam a cavalo em locais de clima frio, conhecida como "paniculite equestre".

O exato mecanismo de ação ainda não é totalmente esclarecido. Essa extração de energia provoca a apoptose das células de gordura, ou seja, a mor-

---

Vigilância Sanitária (ANVISA) para a diminuição de gordura em áreas específicas do corpo.

Este capítulo é baseado nos artigos científicos e na experiência do autor com esta tecnologia específica do aparelho de criolipólise CoolSculpting® (Zeltiq).

Com o aumento de sua popularidade e com a maior experiência dos médicos que utilizam esta tecnologia na sua prática clínica, a técnica de aplicação tem sido cada vez mais aprimorada e individualizada para otimizar os resultados. Novas ponteiras foram desenvolvidas para que outras áreas do corpo, onde antes não era possível acoplar o aparelho, também se beneficiem com essa tecnologia.

No Brasil, até o presente momento, temos as ponteira Coolcore, CoolMax e Coolcurve+, que são acopladas mais adequadamente no abdome, nos flancos e nas costas. Porém, já foram lançadas as ponteiras CoolFit e CoolSmooth, sendo a primeira ideal para tratar a região de interno de coxa, braços e abdome na posição vertical, já a segunda, por não utilizar a sucção, possibilita tratar áreas como culote e áreas com pouca quantidade de gordura (Figura 56.3.2).

te celular natural controlada ou programada, o que leva à liberação de citocinas e outros mediadores inflamatórios. As células inflamatórias gradualmente "digerem" as células de gordura afetadas semanas após o procedimento, reduzindo a espessura do tecido adiposo. Os lipídios das células adiposas são liberados lentamente e transportados pelo sistema linfático e, em seguida, são processados e eliminados.

- Estudos em modelos animais demonstraram que imediatamente após o procedimento os adipócitos estão intactos. Em 24 horas após o tratamento, as amostras de biópsia evidenciam uma inflamação localizada mista subcutânea, consistindo de neutrófilos e células mononucleares, e os adipócitos permanecem inalterados. Ao longo da próxima semana, o infiltrado se torna mais denso e uma intensa paniculite lobular se desenvolve. A inflamação tem seu pico cerca de 14 dias após o tratamento quando os adipócitos são rodeados por histiócitos, neutrófilos, linfócitos e outras células mononucleares. Durante 14-30 dias, o infiltrado inflamatório torna-se mais monocítico, consistente com um processo de fagocitose. Os macrófagos começam a envolver e digerir os adipócitos apoptóticos, facilitando assim a sua eliminação do corpo. A comprovação da apoptose é demonstrada por estudos imuno-histoquímicos que demonstram a presença de caspase-3 na área de aplicação, um importante marcador de apoptose. A eliminação efetiva dos adipócitos do corpo ocorre lentamente ao longo dos próximos 90 dias. O mecanismo exato e a via pela qual os adipócitos fagocitados são eliminados do corpo, não é completamente compreendido até o presente momento. Em última análise, os lóbulos de células de gordura diminuem em tamanho, e os septos fibrosos constituem uma maior parte do volume da camada subcutânea. Clinicamente, isto corresponde a uma diminuição na espessura da camada de gordura subcutânea.

O fabricante omite a temperatura atingida no tecido subcutâneo, provavelmente por reserva de dado sigiloso. Mas sabe-se que a temperatura da pele após o procedimento fica entre -4 a -7 °C.

Pontos principais

- O exato mecanismo de ação ainda não é totalmente esclarecido. A extração de energia provoca a apoptose das células de gordura, o que leva à liberação de citocinas e outros mediadores inflamatórios. As células inflamatórias gradualmente "digerem" as células de gordura afetadas semanas após o procedimento, reduzindo a espessura do tecido adiposo.

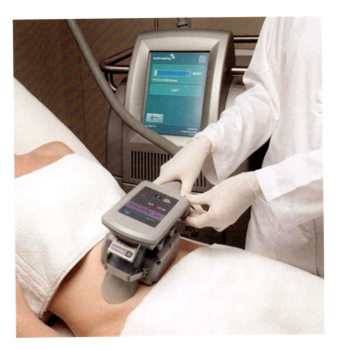

Figura 56.3.3 – Aparelho acoplado na paciente.

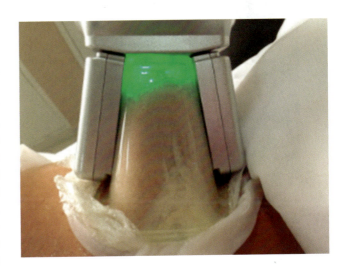

Figura 56.3.4 – Detalhe da sucção realizada pelo aparelho.

Vantagens

A criolipólise tem como principais vantagens ser um procedimento ambulatorial, seguro, não invasivo, não operador-dependente, bem tolerado pelos pacientes e com eficácia comprovada para redução

■ Tratamento Não Invasivo da Gordura Localizada com Criolipólise. Vantagens, Limitações e Riscos

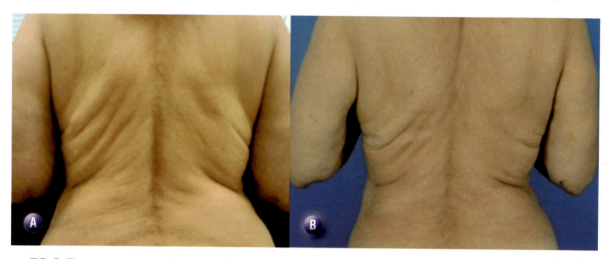

Figura 56.3.5 – **(A)** *Antes e* **(B)** *6 meses após o tratamento com duas sessões nos flancos e nas costas.*

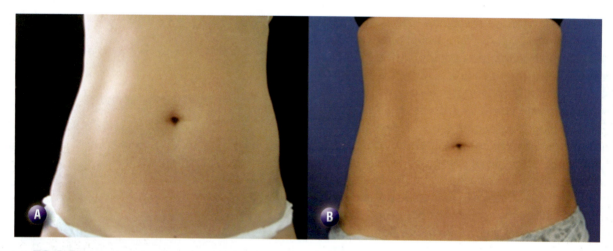

Figura 56.3.6 – **(A)** *Antes e* **(B)** *6 meses após duas sessões no abdome inferior. Visão frontal.*

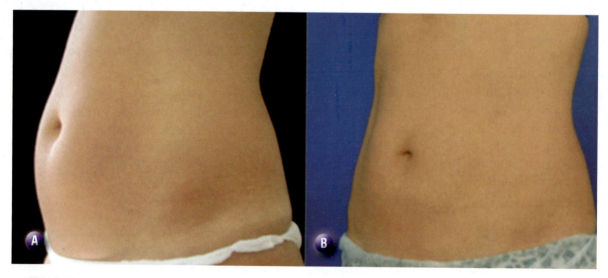

Figura 56.3.7 – **(A-B)** *Mesma paciente da figura anterior. Visão oblíqua.*

Tratamento Não Invasivo da Gordura Localizada com Criolipólise. Vantagens, Limitações e Riscos

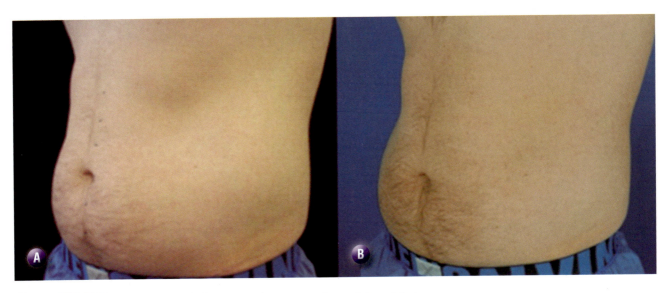

Figura 56.3.8 – **(A)** *Antes e* **(B)** *2 meses após uma sessão no abdome inferior.*

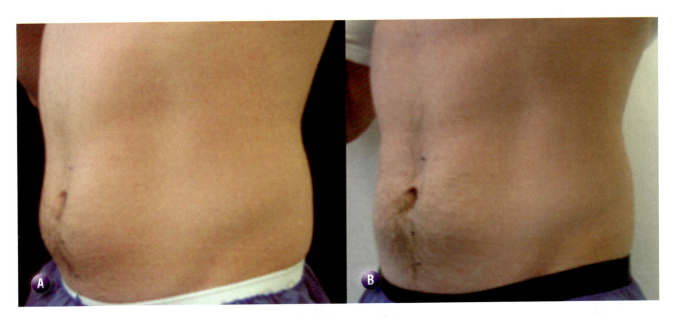

Figura 56.3.9 – **(A)** *Antes e* **(B)** *2 meses após uma sessão no abdome inferior.*

de gordura localizada. Não necessita de anestesia, agulhas e incisões, além de não precisar de tempo de recuperação. O paciente pode retomar as suas atividades normais logo após o procedimento e também não necessita dispor de muito tempo do seu dia para realizar o tratamento, pois a duração do procedimento é de apenas 60 minutos por área (Figuras 56.3.3 e 56.3.4).

Além disso, o percentual de gordura local eliminada em uma única sessão é de 20-30%, o que já é suficiente para a maioria dos pacientes. O fato de não necessitar retornar à clínica semanalmente é muito vantajoso para o paciente, diferentemente do que ocorre do tratamento com outros aparelhos que necessitam de muitas sessões semanais para apresentar resultado (Figuras 56.3.3 a 56.3.10).

Estudos demonstram que não há alterações significativas dos lipídios séricos e função hepática. Esses estudos postulam que a lipólise ocorre de maneira tão gradual que a alteração de lípides no soro e as alterações de prova de função hepática não são mensuráveis. Além disso, não há risco de queimadura da pele, ulceração e alteração definitiva da sensibilidade.

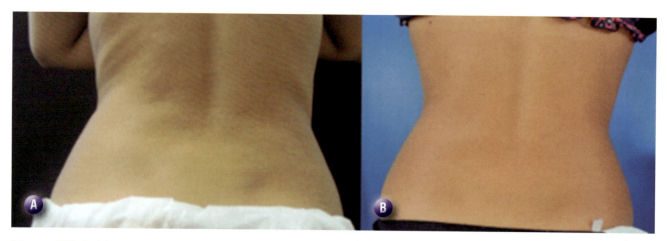

Figura 56.3.10 – **(A)** Antes e **(B)** 4 meses após uma sessão nos flancos.

Outra vantagem do método é que, quando necessário, novas sessões podem ser realizadas no mesmo local, para um melhor resultado, sempre respeitando o período de 60 dias após o último procedimento, sem riscos adicionais.

O CoolSculpting® é fundamentalmente diferente de outras modalidades não ou minimamente invasivas. Outros métodos de remoção de gordura envolvem principalmente a morte celular por necrose por danificar a gordura com o calor, ultrassom focado, ou injeções químicas. Cada abordagem representa potenciais desafios técnicos, especialmente com respeito ao alvo, profundidade do tecido e dano não intencional de outras estruturas próximas ou dentro da camada de gordura. A previsibilidade da eficácia usando essas outras técnicas é incerta. Em contraste, a criolipólise induz a apoptose apenas nas células de gordura para progressivamente reduzir a camada de gordura, preservando todos os outros tecidos.

A aplicação não precisa ser feita pelo médico, podendo ser delegada para outros profissionais de saúde treinados que atuem dentro do consultório, mas sempre com a assistência do médico.

Limitações

Embora seja uma nova e promissora tecnologia, é importante ter em mente algumas limitações potenciais. Nos estudos clínicos, os resultados foram mais visíveis em pacientes com discretas protuberâncias de gordura localizada. Não parece ser tão eficaz em pacientes obesos ou pacientes com excesso de flacidez da pele. Não está claro se o dispositivo em si é menos eficaz nestes pacientes, ou se é mais difícil de observar o resultado do tratamento nestes pacientes. Assim, os pacientes que procuram a remoção de gordura em grande escala, o que pode ser conseguido com a lipoaspiração ou outras técnicas cirúrgicas, pode não atingir os seus resultados desejados com a criolipólise. Além disso, é importante orientar o paciente que o resultado do tratamento não é imediato, mas ocorre lentamente ao longo de 2 a 3 meses. Por isso, é importante que os médicos selecionem cuidadosamente os potenciais pacientes para o tratamento com criolipólise, bem como os educar em relação aos seus resultados esperados e possíveis limitações.

Fato que deve ser esclarecido ao paciente, para que não ocorra uma expectativa irreal, é o percentual de gordura local eliminada em uma única sessão. Esse percentual é variável, com uma média de 20-30%. Também é importante ressaltar que não há perda de peso, somente redução das medidas.

Outro fato que deve ser considerado como limitante é o local de aplicação, pois o equipamento não pode ser acoplado em todas as áreas do corpo. Os principais locais para o tratamento são abdomes superior e inferior, flancos e costas. É necessário que o paciente tenha uma quantidade mínima de tecido subcutâneo para que o tratamento seja realizado. Porém, com o aprimoramento da tecnologia, esse fato logo não será mais um fator limitante.

Além disso, existem contraindicações para a criolipólise a serem consideradas, que são aquelas patologias que têm o frio como fator desencadeante. Tais condições são: crioglobulinemia, urticária ao frio e hemoglobinúria paroxística ao frio. Um importante e comum fator limitante, que deve ser sempre investigado durante a anamnese, é a presença de hérnia intestinal no local da aplicação, bem como cirurgias recentes na região, parto nos últimos 6 meses e gestação.

Riscos

Durante o procedimento, conforme a sucção realizada pelo aparelho alguns pacientes apresentam a síndrome vasovagal, com sudorese fria, fraqueza, lipotimia e vômito, que facilmente é resolvida com medidas simples como a posição de Trendelemburg e hidratação via oral. Por esse motivo é importante que o médico esteja sempre presente no local para prestar a devida assistência.

Os efeitos adversos são leves em sua grande maioria. Logo após o procedimento, a região tratada fica endurecida, eritematosa e com alteração de sensibilidade (Figura 56.3.11). Nos próximos dias, o paciente pode sentir certo desconforto ou dor moderada e pode ocorrer equimose no local. A maioria dos pacientes relata hipoestesia ou "dormência" na área tratada. Esses sintomas são mais frequentes do terceiro ao 15º dia. Todos esses efeitos são resolvidos espontaneamente em poucos dias. São raros os casos em que a dor é mais intensa e prolongada, necessitando de analgésicos.

A hiperplasia adiposa paradoxal, ou seja, o aumento paradoxal do volume adiposo na área tratada, é um raro evento adverso descrito do procedimento com incidência de aproximadamente 0,005% dos casos. Até o momento, não existe um único fator de risco comum descrito em todos os casos. O fenômeno parece ser mais comum em pacientes do sexo masculino submetidos à criolipólise. Ainda não há nenhuma evidência de resolução espontânea. Mais estudos são necessários para caracterizar a patogênese e achados histológicos desse evento adverso raro.

Vantagens

- Seguro, não invasivo, bem tolerado, rápido e eficaz.
- Perda de 20-30% da gordura em uma única sessão.

Limitações

- Patologias que tem o frio como fator desencadeante, cirurgia e parto recente.
- Resultado pobre em obesos.

Riscos

- Síndrome vasovagal, dor, eritema, hematoma, disestesia.
- Hiperplasia paradoxal rara.

Conclusão

A criolipólise é um tratamento seguro, não invasivo e eficaz para a redução de gordura localizada. É uma excelente alternativa para os pacientes que buscam um tratamento não cirúrgico para a redução do tecido adiposo. A criolipólise é uma excelente tecnologia para a prática clínica no consultório dermatológico. Quando bem indicada apresenta resultados muito satisfatórios. Como se trata de um método relativamente novo de tratamento, protocolos estão sendo redefinidos para maximizar os resultados.

Dicas

- Melhor indicada para pacientes não obesos que apresentem gordura localizada.
- Individualizar o tratamento de acordo com cada paciente.
- Massagear vigorosamente o local imediatamente após o procedimento.

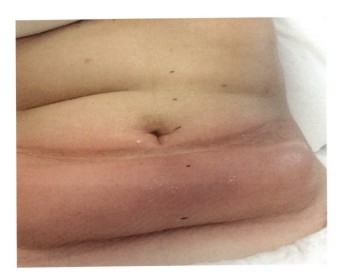

Figura 56.3.11 – Aspecto do local imediatamente após a retirada do aparelho.

- Orientar o paciente sobre os possíveis efeitos adversos.
- Ficar atento aos sinais de estímulo vasovagal durante o procedimento.

BIBLIOGRAFIA CONSULTADA

1. Avram M, Harry R. Cryolipolysis for subcutaneous fat layer reduction. Lasers Surg Med. 2009; 41(10):703-8.
2. Beachman BE, Cooper PH, Buchanan CS et al. Equestrian cold panniculitis in women. Arch Derm. 1980; 116(9): 1025-27.
3. Brightman L, Geronemus R. Can second treatment enhance clinical results in cryolipolysis? Cosmetic Derm. 2011; 24(2):85-8.
4. Coleman SR, Sachdeva K, Egbert BM et al. Clinical efficacy of noninvasive cryolipolysis and its effects on peripheral nerves. Aesth Plast Surg. 2009; 33:482-8.
5. Dover J, Burns J, Coleman S et al. A prospective clinical study of non- invasive cryolypolysis for subcutaneous fat layer reduction – interim report of available subject data. Laser Surg Med. 2009; S21:45.
6. Duncan WC, Freeman RG, Heaton CL. Coldpanniculitis. Arch Derm. 1966; 94:722-4.
7. Garibyan, L, Sipprell, WH et al. Three-dimensional volumetric quantification of fat loss following cryolipolysis. Lasers Surg Med. 2014; 46:75-80.
8. Jalian HR, Avram MM, Garibyan L et al. Paradoxical adipose hyperplasia after cryolipolysis. JAMA Dermatol. 2014 Mar; 150(3):317-9.
9. Klein KB, Zelickson B, Riopelle JG et al. Non-invasive cryolipolysis for subcutaneous fat reduction does not affect serum lipid levels or liver function tests. Lasers Surg Med. 2009; 41(10):785-90.
10. Manstein D, Laubach H, Watanabe K et al. Selective cryolysis: a novel method of non-invasive fat removal. Lasers Surg Med. 2008; 40(9):595-604.
11. Nelson AA, Wasserman D, Avram MM. Cryolipolysis for reduction of excess adipose tissue. Semin Cutan Med Surg. 2009; 28(4):244-9.
12. Preciado J, Allison J. The effect of cold exposure on adipocytes: examining a novel method for the noninvasive removal of fat. Cryobiology. 2008; 57:327.
13. Riopelle J, Tsai MY, Kovack B. Lipid and liver function effects of the cryolipolysis procedure in a study of male love handle reduction. Laser Surg Med. 2009; S21:82.
14. Rotman H. Cold panniculitis in children. Arch Derm. 1966; 94:720-1.
15. Shek SY, Chan NP, Chan HH. Non-invasive cryolipolysis for body contouring in Chinese – a first commerial experience. Lasers Surg Med. 2012; 44(2):125-130.
16. Zelickson B, Egbert BM, Preciado J et al. Cryolipolysis for Noninvasive Fat Cell Destruction: Initial Results from a Pig Model. Dermatol Surg. 2009; 35:1-9.

Capítulo 56.4

Ultrassom Microfocado

Nuno Eduardo Guimarães de S. Osório
Camila Arai Seque

Pontos de destaque

- Tecnologia desenvolvida recentemente para o tratamento da flacidez cutânea.
- Alvos do tratamento: derme profunda e sistema músculo-aponeurótico superficial (SMAS).
- Efeito *lifting* através de procedimento não invasivo/não cirúrgico.

Introdução

Inúmeras tecnologias têm sido desenvolvidas e utilizadas para o tratamento da flacidez cutânea da face e do pescoço, tais como radiofrequência monopolar, bipolar e infravermelho. O objetivo dessas tecnologias é induzir a formação e a remodelação de colágeno através do aquecimento volumétrico da derme superficial e média com preservação da epiderme, uma vez que a renovação do colágeno reduz 6% a cada década.

Recentemente, com o surgimento do ultrassom microfocado, o tratamento da flacidez tornou-se mais eficaz por ser capaz de atingir, além da derme papilar, um plano profundo ligado à pele, o sistema músculo-aponeurótico superficial (SMAS).

O SMAS é uma matriz extracelular composta por colágeno e fibras elásticas com propriedade viscoelástica. Está intimamente associado aos músculos da face e do pescoço, como o orbicular dos olhos, o occipito-frontal, o zigomático e o platisma. Este é o principal alvo do ultrassom microfocado.

Em 2004 deu-se o início dos testes clínicos do ultrassom microfocado (Ulthera®; Ulthera Inc., Mesa, AZ) e em 2009, houve aprovação do FDA para o tratamento da região frontal (*browlift*). Atualmente, tal tecnologia possui aprovação do órgão americano para o tratamento do pescoço, da região submentoniana e do colo. Numerosos estudos também comprovaram a eficácia e a segurança para o tratamento da flacidez na face, no pescoço, no colo, nos braços, nos cotovelos, nas coxas, nos joelhos, nos glúteos e no abdome. A tecnologia obteve a aprovação da ANVISA em 2012.

Outras tecnologias semelhantes têm surgido (Doublo®, Ultraformer®) ainda sem a aprovação do FDA.

Vale ressaltar que o ultrassom microfocado já possui diversas indicações formais na medicina, como no tratamento de miomas uterinos e hipertrofia benigna da próstata.

Mecanismo de ação

O ultrassom microfocado utiliza altos níveis de energia acústica que é focada exatamente em um ponto preciso, chamado ponto de coagulação térmica. A absorção dessa energia leva à vibração intermolecular e gera calor entre 60 e 70 °C em cada um desses pontos, o que causa desnaturação do colágeno e estímulo à cicatrização/neocolagênese. O ultrassom microfocado tem a capacidade de confinar o aquecimento em pontos de 1 mm^3, em uma combinação de precisão e profundidade, uma das principais vantagens da tecnologia. Os pontos de coagulação térmica podem ser depositados de forma regular na derme reticular, no SMAS da face e do pescoço e no tecido fibromuscular superficial que envolve os músculos do corpo.

Indicações

As principais indicações do ultrassom microfocado são flacidez da face (especialmente do terço inferior) e do pescoço. Pode ser também indicado para o tratamento da flacidez corporal, como colo, joelhos, braços, glúteos, coxas e abdome. Não há restrição quanto a fototipo e discromias (exemplo: melasma).

Técnica de aplicação

O ultrassom microfocado (Ulthera®; Ulthera Inc., Mesa, AZ) permite a deposição dos pontos de coagulação térmica em três profundidades predeterminadas pela escolha dos transdutores: 4,5, 3 e 1,5 mm, cuja frequência da onda acústica é de 4, 7 e 10 MHz respectivamente. Em geral, o tratamento da face e do pescoço e demais áreas do corpo é realizado em duas profundidades: 4,5 mm (SMAS) e 3 mm (derme profunda). O transdutor de 1,5 mm é indicado para a abordagem de pequenas áreas com linhas de expressão finas.

A tecnologia também oferece uma imagem ultrassonográfica em tempo real, para garantir que a energia seja depositada no plano correto a cada disparo. Ela permite identificar estruturas anatômicas como unidade epiderme/derme, subcutâneo, vasos, SMAS, musculatura e ossos.

Algum grau de desconforto é esperado durante a aplicação e a dor pode variar de leve a intensa. Diversos métodos são descritos para otimizar a analgesia, sendo os mais utilizados os anestésicos tópicos, analgésicos e anti-inflamatórios orais, com os quais o procedimento costuma ser bem tolerado. Excepcionalmente pode-se recorrer a ansiolíticos, anestesia local com bloqueio de feixe nervoso e sedação em ambiente cirúrgico.

Não há recomendação de cuidados específicos pós-tratamento.

Resultados

As principais indicações e melhores resultados ocorrem nos casos de flacidez leve a moderada. A resposta habitualmente se inicia após 1 mês e pode ocorrer em até 6 meses após o tratamento. Recomenda-se o registro fotográfico padronizado pré-procedimento. O intervalo entre as aplicações é de 1 ano, sendo o mínimo de 6 a 8 meses.

Fabi e Goldman realizaram um estudo retrospectivo que incluiu 48 pacientes com idade média de 58,5 anos e evidenciou melhora em 67% dos casos, por meio de avaliador cego, após 6 meses de tratamento com ultrassom microfocado (Ulthera®; Ulthera Inc., Mesa, AZ) para a face toda e o pescoço.

Suh e cols. realizaram aplicação única em 22 pacientes coreanos e obtiveram por meio de biópsia de pele, análise histopatológica pré e pós-tratamento de 11 indivíduos. Houve aumento do colágeno, da espessura da derme e das fibras elásticas da derme reticular em 2 meses pós-tratamento.

Quando avaliado sobre a eficácia e a segurança no tratamento do colo (n = 24), houve melhora estatisticamente significante das linhas do colo (p < 0,0001) e da altura média dos mamilos (*breast lift* p < 0,0001) após 6 meses da aplicação. Com relação a outras áreas do corpo, há evidência de melhora da flacidez de braços, joelhos e coxas após 6 meses do tratamento.

Contraindicações

São contraindicações absolutas lesões de pele com solução de continuidade, acne cística grave e esclerodermia. Contraindicações eletivas são a aplicação sobre queloides, os implantes e os preenchedores permanentes. Ponderar o uso em pacientes com alteração de coagulação, infecção e doenças autoimunes.

Efeitos colaterais e complicações

Não há relato de complicações permanentes até o momento.

São efeitos colaterais comuns: eritema no local de aplicação com duração inferior a 24 horas, edema leve por 2 a 4 semanas, disestesias por 2 a 4 semanas (traduzidas frequentemente por sensação de dolorimento, aumento da sensibilidade ao toque) e hematomas (ocorrência abaixo de 0,05%).

Linhas urticadas podem ser observadas logo após o tratamento, especialmente associadas aos transdutores mais superficiais, excesso de gel ou perda do acoplamento ideal durante a aplicação. Ocorrem pela deposição dos pontos de coagulação térmica em plano mais superficial que a profundidade pré-selecionada. O uso de corticoide tópico de alta potência imediatamente após a aplicação auxilia na resolução do quadro.

Há relato de hiperpigmentação pós-inflamatória focal em dois pacientes fototipo IV por tratamento na região frontal com o transdutor mais profundo (4,5 mm).

Efeitos colaterais raros incluem neurite transitória de ramos superficiais do nervo facial (exemplos: frontal, bucal, marginal da mandíbula) que podem gerar assimetria dos supercílios e dos lábios especialmente à movimentação. A incidência de neurite está diretamente relacionada com o conhecimento da anatomia da face e o trajeto dos ramos no nervo facial, a técnica de marcação e a aplicação da tecnologia e com a curva de aprendizado. Dermatologistas experientes têm incidência de 0,005%, com recuperação completa em 2 a 4 semanas. Não há relato de déficit motor permanente. Erros graves de técnica podem causar úlceras e cicatrizes.

BIBLIOGRAFIA CONSULTADA

1. Alam M, White LE, Martin N et al. Ultrasound tightening of facial and neck skin: a rater-blinded prospective cohort study. J Am Acad Dermatol. 2010; 62:262-9.
2. Alster T, Tanzi E. Noninvasive Lifting of Arm, Thigh, and Knee Skin with Transcutaneous Intense Focused Ultrasound. Dermatol Surg. 2012; 38:754-9.
3. Brobst RW, Ferguson M, Perkins SW. Ulthera: initial and six month results. Facial Plast Surg Clin North Am. 2012; 20(2):163-76.
4. Fabi SG, Goldman MP. Retrospective evaluation of microfocused ultrasound for lifting and tightening the face and neck. Dermatol Surg. 2014; 40:569-75.
5. Fabi SG, Massaki A, Eimpunth S et al. Evaluation of microfocused ultrasound with visualization for lifting, tightening, and wrinkle reduction of the décolletage. J Am Acad Dermatol. 2013; 69:965-71.
6. Fabi SG. Microfocused ultrasound with visualization for skin tightening and lifting: my experience and a review of the literature. Dermatol Surg. 2014; 40(Suppl 12): S164-7.
7. Ghassemi A, Prescher A, Riediger D et al. Anatomy of the SMAS revisited. Aesthetic Plast Surg. 2003; 27:258-64.
8. Laubach HJ, Makin IR, Barthe PG et al. Intense focused ultrasound: evaluation of a new treatment modality for precise microcoagulation within the skin. Dermatol Surg. 2008; 34:727-34.
9. Suh DH, Shin MK, Lee SJ et al. Intense focused ultrasound tightening in Asian skin: clinical and pathologic results. Dermatol Surg. 2011; 37(11):1595-602.

Capítulo 56.5

Técnicas Combinadas de Vácuo, Radiofrequência, Criolipólise e Infravermelho na Melhora do Contorno Corporal – Vantagens e Riscos

Abdo Salomão Júnior
Alexandre de Almeida Filippo

Pontos de destaque

- Queixas como gordura localizada, lipodistrofia ginecoide e flacidez corporal são cada vez mais comuns nas clínicas e consultórios dermatológicos. Os recursos terapêuticos não cirúrgicos são cada vez mais procurados devido aos bons resultados alcançados, segurança, praticidade e bem-estar que proporcionam.
- A endermologia utiliza o vácuo para promover o pregueamento da pele entre dois roletes giratórios mobilizando o líquido do espaço intersticial para as vias linfáticas, reduzindo o edema e a retenção de líquidos. Quando usada de forma isolada seus resultados são leves, sua indicação limitada.
- A radiofrequência (RF) foi a primeira tecnologia amplamente incorporada ao tratamento corporal não invasivo por dermatologistas. Ela atua gerando calor no tecido-alvo. Este calor inicialmente rompe as triplas hélices do colágeno proporcionando uma contração imediata e fugaz, mas que estimula intensamente os fibroblastos a tardiamente sintetizarem novas matrizes de colágeno.
- O infravermelho próximo (NIR) atua com a finalidade de promover o aquecimento dérmico, e o mecanismo de ação é fundamentado na absorção de luz infravermelha pela água. No entanto tem sua *performance* reduzida se comparado com os equipamentos com RF.
- O ultrassom vem sendo utilizado na dermatologia para tratamento de gordura localizada e celulite. O ultrassom (US) é uma onda mecânica comprimida com a frequência acima do alcance do ouvido humano (> 20 KHz). Ele pode causar lise dos adipócitos por meio de dispositivos mecânicos ou térmicos.
- O tratamento com *laser* de baixa fluência é usado como uma alternativa para redução do tecido adiposo. Isolado o *laser* de baixa fluência tem resultados modestos na redução da circunferência.
- A criolipólise promove o congelamento do tecido gorduroso sob vácuo assistido. Esta tecnologia congela o tecido subcutâneo por 60 min levando vários danos aos adipócitos. É a tecnologia não invasiva de melhor *performance* para o tratamento da gordura localizada.

- A laserlipólise é um método invasivo no qual o *laser* é aplicado diretamente na hipoderme e leva à destruição das células adiposas, além de retração da pele e coagulação de pequenos vasos, diminuindo sangramentos e formação de hematomas.

  Melhores associações:
  - Angiodistrofia ginoide
    - 1ª linha: Radiofrequência bi ou multipolar associada à endermologia
    - 2ª linha: Radiofrequência bi ou multipolar associada à ultrassom convencional
  - Flacidez
    - 1ª linha: Ultrassom focalizado ou RF termal
    - 2ª linha: RF polar
  - Gordura localizada
    - 1ª Linha: Criolipólise associada a ultrassom cavitacional
    - 2ª linha: Ultrassom focalizado
    - 3ª linha: Ultrassom convencional

Introdução

Queixas como gordura localizada, lipodistrofia ginecoide e flacidez corporal são cada vez mais comuns nas clínicas e consultórios dermatológicos.

Os recursos terapêuticos não cirúrgicos são cada vez mais procurados devido aos bons resultados alcançados, segurança, praticidade e bem-estar que proporcionam.

Embora a lipoaspiração tradicional continue sendo um procedimento comum e eficaz há uma demanda por técnicas não invasivas sem os riscos e efeitos adversos de uma cirurgia, e com um tempo mínimo de recuperação.

Diversas tecnologias, tais como ultrassom cavitacional e focalizado, radiofrequência polar e multifocal, infravermelho próximo, *laser* de baixa potência, endermologia e criolipólise, aplicadas de forma isoladas ou em conjunto, trazem resultados satisfatórios nos tratamentos corporais para as diversas indicações clínicas.

Quanto aos resultados clínicos são bem interessantes, principalmente se os pacientes forem bem orientados quanto aos possíveis resultados e as superexpectativas forem eliminadas preliminarmente.

Com o intuito de melhorar a eficácia dos tratamentos não invasivos, múltiplas plataformas associando tecnologias têm surgido.

No decorrer do capítulo descreveremos brevemente as tecnologias que podem ser utilizadas, isoladas ou em conjunto, bem como as plataformas disponíveis em nosso meio (Tabela 56.5.1).

Endermologia

A endermologia foi uma das primeiras técnicas utilizadas para o tratamento da lipodistrofia ginecoide. Desenvolvida na França na década de 1970, utiliza o vácuo para promover o pregueamento da pele entre dois roletes giratórios mobilizando o líquido do espaço intersticial para as vias linfáticas, reduzindo o edema e a retenção de líquidos que favorecem o aparecimento ou a piora do quadro de celulite. Quando usada de forma isolada seus resultados são leves, sua indicação limitada (Figura 56.5.1).

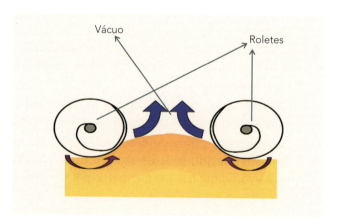

Figura 56.5.1 – *Endermologia: vácuo e roletes para drenagem linfática.*

Radiofrequência

A radiofrequência (RF) foi a primeira tecnologia amplamente incorporada ao tratamento corporal não invasivo por dermatologistas.

A RF atua gerando calor no tecido-alvo. Este calor inicialmente rompe as triplas hélices do colágeno proporcionando uma contração imediata e fugaz, mas que estimula intensamente os fibroblastos a tardiamente sintetizarem novas matrizes de colágeno.

Desta forma há uma contração imediata, porém fugaz com duração de aproximadamente 24 h e uma posterior contração duradoura pela neocolagênese, com início de 60 a 90 dias após a aplicação (Figuras 56.5.2 a 56.5.4).

A energia da RF produz corrente elétrica ou ficção das moléculas e água entre si. Não há fonte de luz nem afinidade por melanina ou hemoglobina. Desta forma, paciente de todos os fototipos e bronzeados podem se submeter ao tratamento.

Há basicamente dois tipos de radiofrequência: polar e focal.

Polar

Estão disponíveis no mercado diferentes configurações de polaridade: monopolar, unipolar, bipolar, tripolar e multipolar. O campo de energia que essas configurações criam é diferente, mas a interação entre a energia emitida e o tecido-alvo é similar.

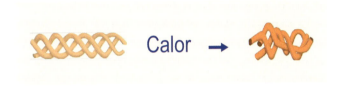

Figura 56.5.2 – *Radiofrequência gerando calor nos tecidos.*

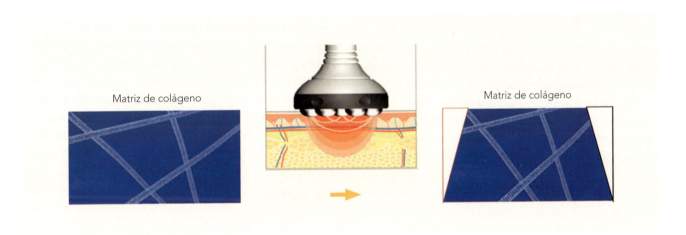

Figura 56.5.3 – *Radiofrequência: ação sobre o colágeno.*

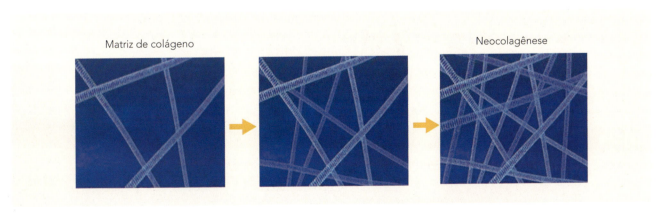

Figura 56.5.4 – *Radiofrequência e neocolagênese.*

Na *RF monopolar*, um eletrodo emite a corrente elétrica no ponto de entrada e outro serve como receptor de aterramento.

Já a *RF unipolar* se diferencia apenas por não gerar corrente elétrica passando pelo corpo humano, apenas faz uma fricção entre as moléculas de água do tecido-alvo gerando calor. Não há necessidade de uma placa de aterramento (Figura 56.5.5).

A *RF bipolar* apresenta sempre dois eletrodos locais por onde percorre uma corrente elétrica quando aplicada sobre os tecidos vivos. Trabalha com eletrodos negativo e positivo no mesmo local de ação. Não há necessidade de fio-terra (Figura 56.5.6). A circulação de elétrons é apenas local. Esta modalidade possui a grande vantagem de controlar com segurança a profundidade da corrente elétrica dentro dos tecidos. Nos dispositivos bipolares, a profundidade pode ser estimada pela metade da distância entre os eletrodos.

A *RF tri ou multipolar* trabalha sempre com três ou mais eletrodos. Esta modalidade é uma evolução do modo bipolar. A passagem de elétrons ocorre nos dois sentidos sendo que ora um polo se comporta como positivo ora o inverso. Nunca um elétron partirá de um polo e chegará dois outros, portanto tem um comportamento bipolar. O interessante desta tecnologia é que ocorre uma intensa alternância de polaridade e paridade, e a corrente elétrica sempre varia o local de saída e o ponto de chegada. Isso faz com que a energia entregue ao tecido seja mais

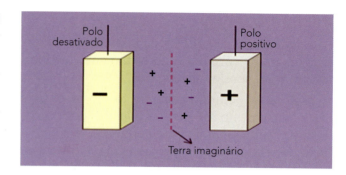

Figura 56.5.6 – *Radiofrequência bipolar.*

homogênea e mais bem distribuída. Este tipo de tecnologia possui ação epidérmica, dérmica e hipodérmica ao mesmo tempo (Figura 56.5.7).

Focal

Esta tecnologia se utiliza do artifício de apresentar numerosos polos positivos caminhando sempre para um mesmo eletrodo negativo simultaneamente. Isso torna a energia da RF concentrada em cada eletrodo positivo totalmente homogênea ao longo da placa do *handpiece*. Isso permite o emprego de altas energias com grande segurança. Desta forma é possível em apenas um disparo se elevar a temperatura cutânea para a temperatura de trabalho (40-42 °C). Esta tecnologia tem ação predominantemente na derme e pouco efeito no subcutâneo. É utilizado basicamente no tratamento da flacidez.

Infravermelho

Alguns equipamentos utilizam o infravermelho próximo (NIR) com a finalidade de promover o aquecimento dérmico, e o mecanismo de ação é fundamentado na absorção de luz infravermelha pela água. Os equipamentos emitem luz numa frequência de 1.100 a 1.800 nm.

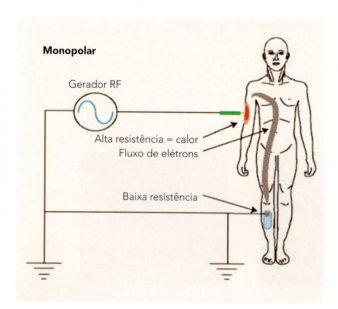

Figura 56.5.5 – *Radiofrequência monopolar.*

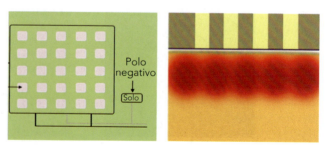

Figura 56.5.7 – *Desenho esquemático da radiofrequência termal. Numerosos polos dividindo por igual a energia.*

O NIR (infravermelho próximo) atua de forma semelhante à radiofrequência promovendo um aquecimento da derme com consequente contração das fibras de colágeno. Além disso, a reação inflamatória subepidérmica ocasionada pelo calor leva à formação de novas fibras de colágeno.

O modo de aplicação depende do aparelho utilizado, pode ser dinâmico ou estático, é necessário o resfriamento da epiderme durante todo tratamento para evitar queimaduras.

No entanto esta tecnologia apresenta limitações de fototipo e peles bronzeadas, além de ser operador-dependente. Em termos de *performance* perde para as tecnologias com RF.

Ultrassom

Já há alguns anos o ultrassom vem sendo utilizado na dermatologia para o tratamento de gordura localizada e celulite.

O ultrassom (US) é uma onda mecânica comprimida com a frequência acima do alcance do ouvido humano (> 20 KHz). Ele pode causar lise dos adipócitos por meios de dispositivos mecânicos ou térmicos. As ondas ultrassônicas criam ciclos de compressão que *exercem* pressão positiva e ciclos de expansão, que *exercem* pressão negativa. Este efeito de empurra e puxa pode levar à ruptura das células de gordura e, eventualmente, à cavitação.

Ao concentrar a energia na área tratada, provoca dano nos adipócitos, preservando as outras estruturas como nervos e vasos sanguíneos. A lipólise libera o conteúdo dos adipócitos no espaço intersticial que posteriormente é transportado pelo sistema linfático até o fígado para a metabolização.

Quando uma onda ultrassônica penetra e circula através de um tecido, ela perde energia à medida que é refletida, dispersada ou absorvida pelos tecidos que encontra. Quanto maior a frequência da onda de US, maior é a perda de energia que ela sofre ao penetrar no tecido e menor a profundidade alcançada. A energia absorvida cria vibração de moléculas nos tecidos, o que gera calor.

O US usado no tratamento corporal pode ser dividido em duas categorias: baixa intensidade e frequência e alta intensidade focada (HIFU).

O US de baixa intensidade e frequência promove quebra de adipócitos por cavitação. Ele funciona com um transdutor *e* um sistema de orientação para focar a energia ultrassônica. A energia é entregue em pulsos de baixa frequência (200 KHz) e baixa intensidade (17,5 W/cm^2), criando repetidas compressões, gerando cavitações. Essa tecnologia não funciona gerando calor, não sendo o ideal para a flacidez. Sua principal indicação é a gordura localizada em paciente não obeso.

O HIFU entrega energia de alta intensidade focada ao tecido subcutâneo, produzindo calor capaz de causar ablação do tecido adiposo e remodelação térmica do colágeno.

Laser de baixa fluência

O tratamento com *laser* de baixa fluência é usado como uma alternativa para a redução do tecido adiposo. É postulado que esse tipo de energia cria poros nas membranas das células adiposas através dos quais os lipídios são liberados.

As plataformas existentes no mercado utilizam *laser* de diodo de 915 e 650 nm, associados a outras tecnologias. Isolado o *laser* de baixa fluência tem resultados modestos na redução da circunferência.

Criolipólise

Trata-se de sistemas de congelamento do tecido gorduroso sob vácuo assistido.

O método foi descoberto após análise retrospectiva de crianças que chupavam picolé repetitivamente. O frio intenso e repetido causava destruição do tecido gorduroso perioral levando à "fácies de picolé".

Esta tecnologia congela o tecido subcutâneo por 60 min levando vários danos aos adipócitos:

- **Danos térmicos irreversíveis às mitocôndrias:** as mitocôndrias são organelas muito sensíveis às baixas temperaturas. Quanto o tecido é resfriado ocorre morte das mitocôndrias inviabilizando as respectivas células. Os adipócitos vão morrendo aos poucos e com 30 dias já ocorreu praticamente todo o processo de apoptose dos restos celulares.
- **Aumento da pressão hidrostática:** a água é o único elemento da natureza que aumenta de volume quando congelado (notem que é muito comum estourarem formas de gelo quando colocadas no congelador). Quanto se congela o adipócito ocorre um aumento de volume plas-

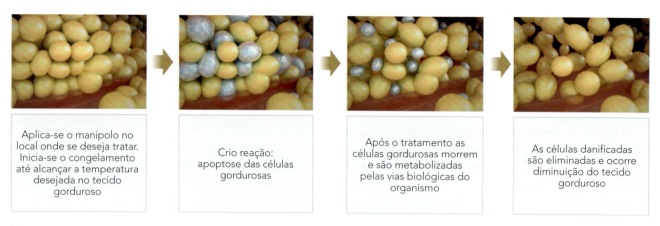

Figura 56.5.8 – *Criolipólise: mecanismo de apoptose e de reabsorção dos adipócitos.*

mático (rico em água) que estoura a membrana celular inviabilizando a célula de gordura (Figura 56.5.8).

- **Aumento do metabolismo local:** quando se submete o organismo humano a baixas temperaturas, a hipotermia estimula o hipotálamo, que por sua vez estimula a hipófise a liberar mediadores químicos que aumentam o metabolismo local. Para tal há um aumento na quebra de gordura que figura como fonte de energia. Este processo aumenta a liberação de catecolaminas que estimula o aumento da temperatura corporal. *Resultado:* Aumento do metabolismo local, do consumo de energia utilizando a gordura como fonte de calorias.

Em geral a temperatura alcançada é de –7 °C e o vácuo varia de 400 a 600 mmHg.

Age no tecido adiposo promovendo a lipólise e a consequente redução de medidas.

Laserlipólise

A laserlipólise é um método invasivo no qual o *laser* é aplicado diretamente na hipoderme e leva à destruição das células adiposas, além de retração da pele e coagulação de pequenos vasos diminuindo sangramentos e formação de hematomas.

Na laserlipólise, podem ser utilizados os *lasers* de diodo 924 nm, 975 nm, ou 980 nm e os *lasers* Nd:YAG 1.064 nm, 1.319 nm, 1.320 nm e 1.440 nm.

Para utilizar esta tecnologia é necessário realizar avaliação e exames pré-operatórios além dos cuidados no período pós-operatório como uso de cintas compressivas e restrição de atividades físicas.

Utiliza-se anestesia tumescente no procedimento.

Esta técnica pode ser utilizada para o tratamento do contorno corporal e facial. Em áreas pequenas não é necessária a aspiração, pois a gordura é absorvida pelo organismo.

Melhores associações

- Angiodistrofia ginoide:
    - 1ª linha: radiofrequência bi ou multipolar associada à endermologia.
    - 2ª linha: radiofrequência bi ou multipolar associada a ultrassom convencional.
- Flacidez:
    - 1ª linha: ultrassom focalizado ou RF termal.
    - 2ª linha: RF polar.
- Gordura localizada:
    - 1ª linha: criolipólise associada a ultrassom cavitacional.
    - 2ª linha: ultrassom focalizado.
    - 3ª linha: ultrassom convencional.

Avaliação do paciente

É importante lembrar que devemos fazer uma anamnese bem detalhada, avaliando comorbidades, estado físico e psíquico do paciente. Se necessário, exames complementares e interconsultas devem ser realizados para afastar qualquer contraindicação ao tratamento.

É fundamental realizar uma documentação fotográfica antes, durante e após o tratamento.

Tabela 56.5.1

PRINCIPAIS APARELHOS DISPONÍVEIS EM NOSSO MEIO										
Aparelho	Ender-mologia	Infraver-melho	Laser de Baixa Potência	Ultrassom Cavita-cional	Ultrassom Focalizado	Laser-lipólise	RF Bipolar	RF Multipolar	RF Termal	Crioli-pólise
PowerShape	X			X	X		X	X		
VelaShape	X	X								
Galeno				X	X		X	X		X
CoolShaping										X
Zeltiq										X
Crio Redux										X
Liposonix					X					
I-Lipo			X							
Accent Ultra				X				X		
Duet RF									X	
Reaction	X							X		
SmartLipo						X				

O grau de expectativa com os resultados deve ser discutido e orientado. Devemos informar que ocorre a melhora do aspecto clínico de celulite, flacidez e gordura localizada, mas o padrão-ouro continua sendo a cirurgia plástica. É sempre fundamental incentivar mudanças nos hábitos de vida com acompanhamento dietético e atividade física regular. É importante lembrar ao paciente que depois de obtidos os resultados é aconselhável um tratamento de manutenção.

Conclusão

É necessária uma série de fatores para obtermos sucesso no tratamento corporal. Tudo se inicia numa avaliação corporal detalhada, além de checar os hábitos alimentares, as atividades físicas e a história de doença de cada pessoa.

Caso essa avaliação seja positiva, devemos adequar as tecnologias existentes para a necessidade de cada um, elaborando um programa de tratamento, além de estabelecer sessões de manutenção.

Devemos realizar periodicamente uma análise fotográfica e as medições corporais.

Todo tratamento corporal deve ser supervisionado pelo dermatologista e acompanhado por uma equipe multidisciplinar, como: nutricionistas e fisioterapeutas funcionais.

Devemos estimular os pacientes a fazerem um controle nutricional diário e atividades físicas regulares, além de seguirem o programa elaborado com assiduidade.

BIBLIOGRAFIA CONSULTADA

1. Alster TS, Tanzi EL. Cellulite treatment using a novel combination radiofrequency, infrared light, and mechanical tissue manipulation device. J. Cosmet Laser Ther. 2005; 7:81-5.
2. Avram MM. Cellulite: a review of its physiology and treatment. J. Cosmet Laser Ther. 2004; 6:181-5.

3. Chua SH et al. Nonablativr infrared skin tightening in type IV and V asian skin: a prospective clinical study. Dermatol Surg. 2007 Feb; 33(2):146-51.
4. Dierickx CC. The role of deep heating for noninvasive skin rejuvenation. Lasers Surg Med. 2006 Oct; 38(9):799-807.
5. Emilia del Pino M, Rosado RH, Azuela A et al. Effect of controlled volumetric tissue heating with radiofrequency on cellulite and the subcutaneous tissue of the buttocks and thighs. J Drugs Dermatol. 2006 Sep; 5(8):714-22.
6. Goldberg DJ, Fazeli A, Berlin AL. Clinical, Laboratory, and MRI Analysis of Cellulite Treatment with a Unipolar Radiofrequency Device. Dermatol Surg. 2008 Feb; 34(2):204-9.
7. Gomez JMB, Silva HL et al. Radiodermoplastia. In: Dermatologia Estética. Kede MPV, Sabatovich O. São Paulo: Ed Atheneu, 2003.
8. Kameyama K. Histological and clinical studies on the effects of low to medium level infrared light therapy on human and mouse skin. J Drugs Dermatol. 2008 Mar; 7(3):230-5.
9. Koch RJ. Radiofrequency nonablative tissue tightening. Facial Plast Surg Clin North Am. 2004 Aug; 12(3):339-46.
10. Maudo O, Salgado A et al. The Velasmooth system in the treatment of cellulite: Brazilian experience. J Am Acad Dermatol. 2008 Feb; 58(2)AB141.
11. Nootheti PK, Magpantay A, Yosowitz G et al. A single center, randomized, comparative, prospective clinical study to determine the efficacy of the Vela Smooth system versus the Triactive system for the treatment of cellulite.Lasers Surg Med. 2006 Dec; 38(10):908-12.
12. Ruiz E. Near (corrected) painless, nonablative, immediate skin contraction induced by low-fluence irradiation with new infrared device: a report of 25 paciens. Dermatol Surg. 2006 May; 32(5):601-10.
13. Rungsima W, Woraphong M. Treatment of cellulite with a bipolar radiofrequency, infrared heat, and pulsatile suction device: a pilot study. J Cosmet Dermatol. 2006 Dec; 5: 284-88.
14. Sadick N, Magro C. A study evaluating the safety and efficacy of the Vela Smooth system in the treatment of cellulite.J Cosmet Laser Ther. 2007 Mar; 9(1):15-20.
15. Sadick NS, Mulholland RS. A prospective clinical study to evaluate the efficacy and safety of cellulite treatment using the combination of optical and RF energies for subcutaneous tissue heating. J Cosmet Laser Ther. 2004 Dec; 6(4):187-90.
16. Schumaker PR, England LJ et al. Effects of monopolar radiofrequency treatment over soft tissue in an animal model – part 2. Lasers Surg Med. 2005 Dec; 37(5):356-65.
17. Zelickson B et al. Ultrastructural effects of an infrared handpiece on forehead and abdominal skin. Dermatol Surg. 2006 Jul; 32(7):m897-901.
18. Zelickson BD, Kist D et al. Histological and ultrastructural evaluation of the effects of a radiofrequency – based nonablative dermal remodeling device – a pilot study. Arch Dermatol. 2004; 140:204-9.

Capítulo 57. Remodelagem Corporal
Invasiva – Lipoescultura

Capítulo 57.1

Lipoaspiração – Evolução da Anestesia Intumescente

Alcidarta dos Reis Gadelha

Thomázia Lima de Miranda Leão

Histórico

A história da anestesia intumescente está vinculada à da lipoaspiração. A ideia de retirar gordura na tentativa de modelar o corpo deve-se a um cirurgião francês Déjarier, em 1921, que, utilizando cureta, provocou lesões de grandes vasos em uma paciente e consequente amputação do membro inferior.

Os princípios da moderna lipoaspiração foram estabelecidos por Giorgio Fisher e seu pai, Arpad, na Itália, em 1974. Esses autores publicaram o primeiro trabalho, em 1976, relatando a técnica com o emprego dos protótipos de cânulas acopladas a um aparelho de sucção por eles idealizado. Entretanto, foram dois cirurgiões franceses: Pierre Fournier e Yves-Gerard Illouz que popularizaram a lipoaspiração no mundo, refinando a técnica dos Fishers e utilizando cânulas de pontas rombas que, na época, tinham 6 a 10 mm de diâmetros, portanto bem superiores aos das cânulas empregadas atualmente que são em torno de 2 mm. Neste período a anestesia utilizada era a geral, mesmo em pequenos procedimentos como na aspiração de gordura submentoniana. Todavia, por recomendação de Illouz, já se usava uma técnica úmida, injetando-se no local a ser aspirado uma solução contendo epinefrina e hialuronidase, não com o intuito de anestesiar, mas sim, de reduzir o sangramento e facilitar a remoção da gordura.

Credita-se a Lawrence Field, em 1977, a façanha de ser o primeiro médico americano a visitar a Europa e aprender a técnica de lipoaspiração.

A partir de 1982, os dermatologistas americanos começaram a realizar a técnica, porém, mesmo de áreas pequenas, com anestesia geral, peridural ou sedação venosa pesada associada à anestesia local, empregando pequenos volumes de lidocaína a 0,25 a 0,5% com epinefrina a 1:200.000.

Em 1983 foi realizado o primeiro curso *in vivo* de lipoaspiração nos EUA, na cidade de Los Angeles, e dentre os participantes, 20% eram dermatologistas.

Jeffrey A. Klein, atualmente professor de dermatologia em Irvine – EUA, e autor do livro Tumescent Technique, já, em 1985, havia obtido o *board* em dermatologia e, em clínica médica, possuía máster em matemática e em bioestatística em saúde pública e fizera o *fellow* de 2 anos em farmacologia clínica. Na área de dermatologia sempre se interessou por cirurgia e esta formação eclética permitiu a Klein enfrentar o seguinte desafio – como realizar uma lipoaspiração somente com anestesia local, retirando volume satisfatório de gordura, com muito menos sangramento e menor risco do que a lipoaspiracão clássica ou seca.

Para justificar a necessidade de se evitar a anestesia geral, Klein, em seu livro, destacava que, numa revisão, abrangendo um período de 10 anos e 90 milhões de pacientes, feita por Seddin e Recant e publicada em 1955, foram encontradas somente duas ocorrências de morte por anestesia local em consultórios odontológicos. Segundo a análise de

CIRURGIA DERMATOLÓGICA AVANÇADA

Klein, ocorreria um óbito a cada 10 mil anestesias gerais e, consequentemente, haveria, uma avaliação mais pessimista, 9.000 mortes em 90 milhões de procedimentos. Portanto, o risco de morte em consequência da anestesia geral seria 4.500 vezes maior que o risco por anestesia local. Dados recentes publicados por Orser na revista *Scientific American*, em 2007, confirmam que, apesar dos avanços das técnicas anestésicas, da qualidade do profissional e do sofisticado armamentário de suporte à vida, morre, ainda, um paciente a cada 13 mil anestesias gerais, dados que se mantêm constantes nos últimos 15 anos. Assim, com base nestes dados recentes, o risco de morte por anestesia local com relação à anestesia geral seria, ainda, de 3.641 vezes menor.

Klein citou, também, em seu livro, o trabalho de Coplans e Curson no qual foram relatadas 100 mortes por anestesia geral e 10 mortes ligadas à anestesia local em procedimentos odontológicos, na Grã-Bretanha, no período de 1970 a 1979. Nessa revisão, o risco de morte por anestesia geral, bem menor do que o observado na revisão de Seddin e Recan seria, apenas, dez vezes maior do que o da anestesia local. Entretanto, como a anestesia local é utilizada pelo menos 100 a 1.000 vezes mais que a geral então, o risco de morte por anestesia geral, mesmo nesta análise mais otimista, segundo a dedução de Klein, que tinha formação em matemática e bioestatística, seria de 1.000 a 10.000 vezes maior que o da anestesia local.

A outra justificativa para modificar a técnica clássica empregada pelos cirurgiões gerais e plásticos era reduzir a perda de sangue que chegava a ser intensa e provocar a morte do paciente, já que em um litro eram aspirados 300 a 400 mL de sangue. A transfusão de sangue trazia, obviamente, um novo e sério risco – o de contrair graves infecções, como a hepatite e a AIDS, que eclodia vertiginosamente no início da década de 1980.

Klein aproveitou parte da ideia de Illouz, que chegou a injetar, no subcutâneo a ser aspirado, uma mistura em soro fisiológico de epinefrina, para reduzir o sangramento, e de hialuronidase, que serviria para facilitar a remoção de gordura. Felizmente Klein excluiu a hialuronidase de sua solução, pois essa substância facilitaria a absorção do anestésico e da epinefrina, aumentando o risco de paraefeitos e, ademais, por se tratar de uma proteína extraída de testículo bovino, poderia causar graves reações de hipersensibilidade, sem facilitar claramente a retirada de gordura.

O primeiro obstáculo a ser ultrapassado, para a obtenção de uma solução ideal, era o limite máximo de segurança da lidocaína associada à adrenalina, estabelecido pela Astra Pharmaceutical, sua produtora, de 7 mg/kg de peso. Ora, em um paciente de 50 kg de peso poder-se-iam injetar, no máximo, 350 mg de lidocaína no tecido adiposo, o que corresponderia a 17,5 mL de uma solução do anestésico a 2% ou 35 mL de uma solução a 1%. Como, normalmente, consegue-se retirar menor quantidade de gordura do que o volume da solução que se injeta, era, teoricamente, impossível, então, retirar-se meio litro ou mais de gordura com anestesia local pura.

Todavia, Klein tinha conhecimento de um estudo experimental de 1948 que demonstrara que quando a lidocaína era injetada no subcutâneo de camundongos, a dose letal média era inversamente proporcional à concentração do anestésico. Em outras palavras: quando maior a diluição da lidocaína maior era a quantidade do anestésico necessária para matar o camundongo.

Outro argumento que estimulou o trabalho de Klein foi a crença de muitos cirurgiões, na época, de que quando se injetava a solução no subcutâneo e, logo a seguir, aspirava-se a gordura, grande parte do anestésico também seria removida, fato que aumentava a possibilidade de extrapolar a dose máxima segura da lidocaína. Mais tarde demonstrou-se que somente 1 a 30% da quantidade de lidocaína injetada com a solução era removida após a lipoaspiração, mesmo assim, este fato constituía um fator a mais que apontava para a possibilidade de um aumento racional da dose total de lidocaína. Essa hipótese veio a ser corroborada pela observação de Klein de que a dosagem no sangue, após 1 hora da injeção subcutânea de uma solução contendo 10 a 20 mg/kg de peso de lidocaína mais epinefrina, revelava um nível plasmático menor que 0,3 μg/mL, portanto, bem inferior ao limite de toxicidade da lidocaína que é de 5 μg/mL.

Aumentando a dose segura máxima de lidocaína ainda não resolvia o outro obstáculo: como induzir a uma hemostasia adequada utilizando a adrenalina na solução, sem provocar efeitos colaterais importantes como a taquicardia. Ademais, como remover volumes maiores de gordura necessários à obtenção de resultados clínicos satisfatórios?

A chave da resposta ao problema consistia em encontrar uma diluição eficaz da adrenalina para a hemostasia e da lidocaína, para anestesia, em volumes grandes de solução, sem extrapolar doses máximas seguras de ambas as substâncias. Após a utilização de várias diluições, dosando os picos séricos da lidocaína em 24 horas e avaliando os efeitos fisiológicos da adrenalina e do anestésico, Klein chegou à conclusão de que soluções contendo 400 a 1.000 mg de lidocaína por litro, ou seja, a 0,04 a 0,1%, propiciavam anestesia satisfatória. Ademais, diluições de 1/1 milhão de adrenalina permitiam uma hemostasia satisfatória e sem reações colaterais de importância.

Em abril de 1985, Klein realizou a primeira lipoaspiração com a técnica intumescente, porém, associada à sedação intramuscular com diazepam e meperidina.

Em junho de 1986, Klein apresentou sua técnica de anestesia intumescente no II Congresso Mundial de Lipoaspiração patrocinado pela Academia Americana de Cirurgia Cosmética ocorrido na Filadélfia. Como todos os cirurgiões que faziam lipoaspiração, naquele momento, utilizavam a anestesia geral não deram muita importância à técnica proposta por Klein, entretanto, vários dermatologistas presentes no evento viriam a empregar a anestesia intumescente não só em cirurgias de lipoaspiração como, também, em outros procedimentos como a exérese de neoplasias, implante de cabelo e dermoabrasão.

Em 1987, Klein publicou o seu trabalho no Journal of Cosmetic Surgery e, neste mesmo ano, a Academia Americana de Dermatologia inseriu, oficialmente, a técnica de lipoaspiração no currículo da residência em Dermatologia e, em 1989, aprovou os guidelines para execução da lipoaspiração pela técnica intumescente.

Outra conclusão relevante de Klein, já em 1988, é que os picos séricos do anestésico, quando se injetava a solução intumescente, ocorriam não entre 1 e 2 horas como se admitia para a injeção de lidocaína com adrenalina mas, sim, entre 7 e 12 horas e esses picos tinham uma relação linear com a quantidade de anestésico injetada e o anestésico era totalmente eliminado em 24 horas. Se, por um lado, isso exigia do médico uma supervisão mais prolongada ou o uso de medicação, para evitar possíveis efeitos colaterais advindos desses picos tardios, por outro, proporcionava uma analgesia mais prolongada e, consequentemente, um maior conforto ao paciente no pós-operatório.

Ainda em 1988, já se adicionava o bicarbonato de sódio à fórmula intumescente, para, elevando o pH da solução, diminuir, significativamente a dor da infiltração. Um outro benefício do emprego do bicarbonato é o de potencializar o efeito microbicida da lidocaína.

Fundamentos, objetivos e segurança da técnica de anestesia intumescente

O objetivo principal, do emprego da solução de Klein, além de diminuir o sangramento, era e é evitar os riscos de graves complicações da anestesia geral, utilizando somente anestesia local feita com grandes volumes de solução com diluições baixas de lidocaína e de epinefrina. Assim o procedimento, tornando-se mais simples, poderia ser realizado, com segurança, em salas de cirurgia de consultório, os custos diminuiriam e ficava mais fácil e prático o agendamento das cirurgias.

Acrescentaríamos, também, que a lipoaspiração com técnica intumescente pura, isto é, feita somente com anestesia local, sem sedação ou anestesia geral associada, pode ser executada, com grande segurança, em salas de pequena cirurgia de consultórios, evitando o risco de infecções hospitalares graves e, por vezes, fatais. Destaque-se que, segundo o Colégio Brasileiro de Cirurgiões e o Ministério da Saúde, o índice de infecção hospitalar tem-se mantido estável nos últimos anos em torno de 18,4%, nos hospitais públicos e de 10%, nos hospitais privados com fins lucrativos, morrendo, anualmente, no Brasil, 45 mil pessoas por ano, o que representa mais mortes do que as provocadas por acidente de trânsito, significando um prejuízo de 10 bilhões de reais por ano ao país. Ademais a média de 15,5% de infecção hospitalar do Brasil é três vezes superior à mundial, que é de 5%. Por outro lado, a incidência geral de infecção em procedimentos realizados em consultório, mesmo sem antibioticoprofilaxia, é de apenas 1,47% e, muitas vezes, as infecções são mais leves e contornadas somente com antibióticos tópicos, como destacam Dixon e cols. Outrossim, deve-se, também, ressaltar, como mencionado, que há fortes evidências que indicam que o bicarbonato de sódio potencializa a ação microbicida da lidocaína, reduzindo ainda mais o risco de infecção em cirurgias dermatológicas nas quais se emprega a solução anestésica intumescente. Klein, em seu livro, chega mesmo a admitir que o risco de infecção em uma lipoaspiração utilizando sua técnica é de, apenas, 1/2.000.

Empregando a solução intumescente de Klein é óbvio que se diminui, consideravelmente, a possibilidade de surgimento de efeitos tóxicos pelo anestésico local e de outras complicações graves, quase que exclusivas da técnica seca, como a perfuração visceral, a anemia aguda, a parada cárdiorrespiratória, a embolia gordurosa e a tromboflebite. Acredita-se que a diminuição da ocorrência dos fenômenos tromboembólicos não se deva, somente, ao fato de o paciente não estar imobilizado e sim, também, a uma ação antitrombogênica da solução intumescente. A vasoconstrição induzida pela epinefrina e o colabamento dos vasos determinado pela intumescência, retardam a absorção de ambas as substâncias, reduzindo o sangramento e o risco do aparecimento de efeitos tóxicos, prolongando o efeito anestésico, além de proteger órgãos subjacentes como o intestino ao se elevar a pele e o tecido adiposo. O risco de perfuração visceral com o emprego da solução intumescente pura torna-se quase impossível, já que quando uma cânula toca, inadvertidamente, um músculo, o paciente acusa imediatamente a dor, pois, em momento algum estará inconsciente e o músculo insensível, como ocorre durante a anestesia geral ou a peridural com sedação.

Com relação ao conteúdo de sangue no líquido aspirado, destaque-se que, com a técnica intumescente atual, a perda de sangue é irrisória – 12 mL por litro e, ao contrário, com a técnica seca a proporção de sangue, como já foi dito, pode chegar a 300 a 400 mL por litro.

A maior parte dos casos de morte relacionada com a lipoaspiração ocorre em consequência direta ou indireta da anestesia geral ou da sedação endovenosa, como as paradas cardiorrespiratórias. O grande volume de sangue/litro nas lipoaspirações não intumescentes, bem como os riscos significativamente maiores de complicações sérias e de morte levaram a Academia Americana de Dermatologia a contraindicar a realização de lipoaspirações secas.

Lidocaína – doses máximas recomendadas

Destaca Klein que a técnica de anestesia local veio para atender a recomendação do FDA feita no PDA (*Physicans Desk Reference*) que diz: "Devem ser dadas, em todos os casos, a menor concentração e a menor dose de anestésico local que produzam o efeito desejado."

A lidocaína é o anestésico local mais utilizado em cirurgia dermatológica cuja dose máxima recomendada, quando associada à epinefrina, é de 7 mg/kg de peso. Todavia, como ressalta Klein, essa recomendação difundida mundialmente, baseia-se tão somente em uma carta enviada pelo laboratório Astra Pharmaceutical, produtor da lidocaína, ao FDA informando que a dose máxima segura da lidocaína seria, provavelmente, a mesma da procainamida.

O primeiro mito a ser desfeito pelos estudos de Klein é que a dose máxima segura de 7 mg/kg de peso de lidocaína não se aplica nos casos em que esse anestésico é infiltrado no subcutâneo. Um estudo, publicado em 1948, reforça esta afirmação. A dose letal média da lidocaína injetada no subcutâneo de camundongos era inversamente proporcional à sua concentração, ou seja, quanto maior a diluição do anestésico, maior também era a dose necessária para matar o camundongo.

Embora exista uma discrepância sobre o volume real da lidocaína retirada pela lipossucção, este fato constitui um fator a mais de proteção contra efeitos decorrentes da absorção sistêmica do anestésico. Segundo Klein, 20% a 30% do anestésico são retirados com a lipoaspiração, enquanto Ostad e cols. consideram ser o volume retirado irrisório, mesmo podendo oscilar entre 1 e 10% do volume injetado. Se por um lado, às vezes, a quantidade de lidocaína extraída é pequena, como 1%, por outro, os volumes retirados durante a sucção podem chegar a 10 a 30%, quantidades essas, suficientes para aumentar a segurança do procedimento, diminuindo a quantidade de anestésico no paciente e, portanto, reduzindo, ainda mais, a probabilidade de aparecimento de seus efeitos tóxicos.

Deve-se, ainda, destacar que os múltiplos e pequenos pertuitos na técnica de Klein, deixados sem sutura, funcionam como vários orifícios de drenagem da solução também contribuindo para diminuir o volume de anestésico residual e evitar o surgimento de hematomas e seromas.

No início de seus estudos Klein verificou que, usando em 26 pacientes a dose média de 18,4 mg/kg de peso de lidocaína na solução intumescente, o nível plasmático médio do anestésico, aferido 1 hora e 2 horas após a injeção, era 0,34 μg/mL de soro, sendo a maior concentração detectada de 0,61 µg/mL. Tratava-se da primeira evidência de que a dose de lidocaína poderia ultrapassar a máxima recomendada de 7 mg/kg, quando o anestésico era usado em diluições de 0,1% ou inferiores em solução intumescente injetada no subcutâneo.

À medida que ganhava experiência com o emprego de doses cada vez maiores de lidocaína em diluições cada vez menores, Klein chegava a conclusão de que as concentrações de 0,1% de lidocaína ou 1.000 mg/litro e de 1/1.000.000 de epinefrina eram suficientes para determinar uma boa anestesia e reduzir, acentuadamente, o sangramento na área a ser lipoaspirada. Aferindo os níveis plasmáticos do anestésico, observou Klein que os picos de lidocaína ocorriam entre 7 e 12 horas após a infiltração da solução, mas sem ultrapassar o nível crítico de 5 µg/mL, mesmo quando se injetava dose de até 35 mg/kg de peso e, ademais, o anestésico permanecia detectável no sangue até 24 horas, diminuindo, consideravelmente a dor no pós-operatório.

Níveis séricos da lidocaína

Como destacado anteriormente, Klein, em seu primeiro trabalho, publicado em 1987, já assegurava que a dose de 35 mg/kg de lidocaína na solução intumescente era segura, posto que, jamais provocava elevações do pico sérico próximo ao nível crítico de 5 µg/mL capaz de desencadear os primeiros sinais e sintomas de intoxicação anestésica como tremores e fasciculações nas extremidades, calafrios, zumbidos e parestesias.

Em 1996, Ostad e cols., aferindo níveis plasmáticos de lidocaína em 60 pacientes e em dez controles, ratificando as observações de Klein, demonstraram haver uma correlação linear entre a quantidade administrada de lidocaína na solução intumescente e o pico da concentração plasmática e que, a cada 1.000 mg de lidocaína infundida, havia uma elevação de 1 µg do pico do anestésico no plasma. Portanto, concluíram os autores, que a dose de 55 mg/kg de peso de lidocaína na solução de Klein era segura para a lipossucção, já que 4.000 mg de lidocaína ocasionam uma concentração plasmática máxima do anestésico de somente 4 µg/mL, inferior ao nível crítico de 5-6 µg/mL.

Só para ilustrar melhor, para introduzir uma quantidade de 4.000 mg de lidocaína seria necessário infundir 4 litros de solução a 0,1%; 8 litros de solução intumescente com 0,05% do anestésico ou ainda 10 litros de solução a 0,04%. Destaca também o autor que o desenvolvimento da anestesia intumescente, reduzindo exponencialmente a perda de sangue, transformou a lipoaspiração com técnica intumescente pura ou com leve sedação, um procedimento verdadeiramente ambulatorial, com mínimos riscos de complicação.

Outra contribuição importante de Ostad e cols. foi o de ressaltar, como listado abaixo, com modificações, os motivos pelos quais a lidocaína deve ser o anestésico recomendado para compor a solução de Klein e porque há um significativo retardo na absorção dos componentes da solução aumentando a segurança da anestesia intumescente.

- Porque a lidocaína é um anestésico comprovadamente seguro, pouco cardiotóxico e com potencial imunoalérgico extremamente baixo.
- Devido à elevada lipossolubilidade da lidocaína há uma grande afinidade do anestésico pelo tecido adiposo.
- A pobre vascularização do tecido adiposo associada à ação vasoconstritora da epinefrina e o colabamento dos vasos induzido pela intumescência retardam ainda mais a absorção do anestésico e da própria adrenalina, diminuindo, consideravelmente, seus efeitos tóxicos, aumentando a duração da anestesia e reduzindo eficazmente o sangramento.
- A lidocaína tem um efeito microbicida que é potencializado pela adição do bicarbonato de sódio que, ademais, elevando o pH da solução, reduz a dor da infiltração.

Por todas estas interações satisfatórias dos ingredientes da fórmula intumescente, Gadelha, homenageando o Dr. Klein com o prêmio "Boto de Ouro", no XV Congresso Brasileiro de Cirurgia Dermatológica realizado em junho de 1985, em Manaus-Brasil, com justa razão, chamou-o de alquimista do saber.

Ostad e cols. também ressaltaram a correlação entre os níveis séricos de lidocaína e os sinais e sintomas inespecíficos e específicos de intoxicação pela lidocaína como expressos na Tabela 57.1.1.

Os picos plasmáticos oscilavam, segundo Ostad, entre 6 a 12 horas após a infusão da solução, a uma velocidade de 150 mL/hora.

Para facilitar o cálculo basta lembrar que a solução intumescente a 0,04% tem 400 mg de lidocaína, ou seja, 20 mL de lidocaína a 2% (um frasco) por litro; uma solução a 0,05% tem 500 mg ou 25 mL

LIPOASPIRAÇÃO – EVOLUÇÃO DA ANESTESIA INTUMESCENTE

Tabela 57.1.1

SINAIS E SINTOMAS DA INTOXICAÇÃO PELA LIDOCAÍNA E PICOS SÉRICOS DO ANESTÉSICO

Pico Plasmático da Lidocaína em µg	Quantidade Introduzida da Lidocaína em mg	Sinais e Sintomas	Quantidade Necessária em Litros de Solução Intumescente a 0,04%	Solução de Klein a 0,05%	Solução de Klein a 0,1%
Entre 3 e 5	3.000 a 5.000	Inespecíficos: sonolência, desorientação e tonteira	7,5 a 12,5	6 a 10	3 a 5
Entre 5 e 7	5.000 a 7.000	Primeiros sinais e sintomas de intoxicação: fasciculações nas extremidades; calafrios; zumbidos, tremores, sensação de pele quente ou ruborizada, dormência na língua e região perioral, delírios e estado semelhante a um sonho	12,5 a 17,5	10 a 14	5 a 7
10	10.000	Convulsões e coma	25	20	10
20	20.000	Parada respiratória	50	40	20
24	24.000	Parada cardíaca	60	48	24

por litro de lidocaína a 2% e uma solução a 0,1% possui 1.000 mg ou 50 mL de lidocaína a 2% (dois frascos e meio) por litro.

Uma regra, chamada por nós de múltiplos de 4, é bastante útil para se calcular a dose total de lidocaína a ser empregada, bem como o seu pico sérico, estabelecendo sempre limites máximos bem abaixo da DMAX (dose máxima segura de lidocaína) preconizada (55 mg/kg de peso) e, portanto, proporcionando, picos séricos bem inferiores a CMAX (concentração máxima de lidocaína) de 6 mg/L. Assim fica quase impossível ocorrerem fenômenos de intoxicação anestésica.

A regra dos 4 de Alcidarta e Thomázia

Infiltrar, na maioria das áreas, exceto ao redor do umbigo (área mais sensível e aspiração mais dolorosa), 0,04 mg% de lidocaína ou seja, 400 mg/L de solução, o que dá um pico plasmático de 0,4 µg/mL. Usar, no máximo, 40% da dose necessária a introduzir 4.000 mg de lidocaína (4 × 2,5 litros) ou 4 litros, injetando-se somente até 400 × 4, ou seja, 1.600 mg de lidocaína, o que produziria um pico de apenas, 4 × 0,4, ou seja 1,6 µg/mL, portanto

bem inferior a CMAX que é 6 ng/mL ou 6 mg/L. Mesmo havendo um desvio-padrão improvável de 1 µg, o que corresponderia à introdução de 1.000 mL a 0,04%, jamais o pico plasmático da lidocaína chegaria a 3 µg/mL, portanto, pico bem inferior ao que ocasionaria os primeiros sintomas e sinais inespecíficos da ação do anestésico sobre o sistema nervoso central.

Os sinais e sintomas iniciais relacionados na Tabela 57.1.1 são devidos à excitação do sistema nervoso central. É também muito importante destacar que doses de lidocaína que alcançam níveis séricos entre 0,5 e 4 µg/mL elevam, por ação depressiva sobre o sistema nervoso central, o limiar convulsivo, por isso os anestésicos podem ser utilizados no tratamento da epilepsia. Somente doses elevadíssimas de lidocaína são causadoras de sintomatologia cardíaca.

Adrenalina ou epinefrina – outro componente importante da solução intumescente

A adrenalina ou epinefrina é um vasoconstritor periférico conhecido. Na solução proposta por Klein entra na concentração de 0,5 a 1 mL para um milhão, ou seja, 0,5 a 1 mg (1/2 a uma ampola) de epinefrina a 1/1.000/L da solução. Utilizando essas diluições, a adrenalina promove uma excelente vasoconstrição, que alcança seu maior efeito entre 15 e 20 minutos após a infusão.

Segundo os *guidelines* da Academia Americana de Dermatologia, publicados em setembro de 2001, a concentração recomendada da epinefrina na solução intumescente pode variar de 0,25 a 1,5 mg por litro e o total empregado no paciente, por sua vez, não deve ultrapassar 50 µg/kg. Assim, a um paciente de 60 kg não se deve administrar mais de 3.000 mg ou 12 litros de uma solução com adrenalina a 0,25 mg/L; 6 litros de solução com adrenalina a 0,5 mg/L ou 3 litros de uma solução com adrenalina a 1 mg por litro, o que representariam diluições de 0,25/1.000.000; 0,5/1.000.000 e 1,0/1.000.000, respectivamente.

Bicarbonato de sódio a 8,4%

Esta substância entra na solução de Klein na proporção de 10 mL a 8,4%, equivalente a 10 mEq, para cada litro. Elevando o pH da solução, diminui a dor da infiltração e, potencializando o efeito microbicida da lidocaína, reduz o risco de infecção (Tabela 57.1.2).

Tabela 57.1.2

PRINCIPAIS CONCENTRAÇÕES NA FÓRMULA INTUMESCENTE DE KLEIN PARA 1 LITRO DA SOLUÇÃO

Klein	Lidocaína
Lidocaína a:	
• 0,04%	400 mg ou 1 frasco de 20 mL a 2%
• 0,05%	500 mg ou 25 mL de lidocaína a 2%
• 0,1%	1.000 mg ou 50 mL ou 2,5 frascos a 2%
Adrenalina	
• 0,25/1.000.000	0,25 mg ou 1/4 de ampola a 1/1.000
• 0,5/1.000.000	0,5 mg ou 1/2 ampola a 1/1.000
• 1/1.000.000	1 mg ou 1 ampola a 1/1.000
Bicarbonato de sódio a 8,4%	10 mL ou 10 mEq
Triancinolona	0 a 10 mg
Solução salina a 0,9%	1.000 mL

Vale ressaltar que a substituição da lidocaína por outros anestésicos locais, como a prilocaína e/ou a bupivacaína, descaracteriza a verdadeira solução intumescente de Klein e adiciona riscos indesejáveis, como os de induzir a meta-hemoglobinemia e a fenômenos de cardiotoxicidade.

É, também, relevante destacar que em casos em que não se vai aspirar, como nas exéreses de tumores, na retirada de grandes veias, em transplantes de cabelo e, mesmo em casos de lipoescultura em que, por algum motivo, a aspiração não possa ser feita após a infusão, a dose máxima segura de lidocaína seria, na opinião de Klein, de 45 mg/kg de peso.

Principais indicações da solução de Klein

Embora idealizada para a lipoaspiração dermatológica, ou seja, somente com anestesia local, a solução intumescente adaptada segundo a fórmula abaixo, tem sido empregada também, para procedimentos como:

◖ Implante de cabelo.
◖ Exéreses de neoplasias benignas e malignas, com sutura direta, retalhos ou enxertos, com ou sem controle histopatológico como a cirurgia micrográfica.
◖ Dermoabrasão.
◖ *Resurfacing* como o fracionado.
◖ Dermossustentação.
◖ *Minilifting*.
◖ Cirurgia de hiperidrose axilar.
◖ Cirurgia de ginecomastia.
◖ Safenectomia.

Nos casos em que não há aspiração, obviamente, a dose máxima de lidocaína (DMAX) deve ser reduzida. Klein admite que, sem aspiração, a dose mais segura é 45 mg/kg e não 55 mg/kg.

Variantes da solução de Klein são utilizadas nas cirurgias acima e, em pequenas áreas, uma das fórmulas mais empregadas é a seguinte:

◖ Lidocaína a 2% — 10 mL
◖ Adrenalina 1/1.000 — 0,4 mL
◖ Bicarbonato de sódio 8,4% — 4 mL
◖ Soro fisiológico qsp — 40 mL

A fórmula utilizada para calcular as concentrações utilizadas é: concentração da substância = volume da substância × concentração da substância/volume da solução, ou

$$Conc.\ Sol = \frac{Vol.\ Sub. \times Conc.\ Sub.}{Vol.\ Sol}$$

Exemplo:

- Na fórmula acima teríamos 10 mL de lidocaína a 2% e o volume total da solução seria de 40 mL. Isto daria uma concentração de lidocaína igual a: Vol. (10) × Concentração (2)/Vol. da solução (40) ou seja 0,5%.
- Na fórmula utilizada, a concentração de adrenalina seria 0,4 × 1/1.000/40, portanto, 1/100.000.

Lembrar que esta solução deve ser injetada na hipoderme provocando uma intumescência para proteger tecidos nobres subjacentes. Para alcançar seu efeito vasoconstritor máximo devem-se esperar 15 a 20 minutos antes de realizar o procedimento.

Por outro lado, é importante destacar que os tubetes odontológicos de lidocaína são comercializados, habitualmente, em concentrações de 2 ou 3%, com ou sem epinefrina a 1/50.000 ou a 1/100.000. Portanto, as concentrações da lidocaína são quatro a seis vezes maiores que a utilizada na fórmula acima (0,5%). Para evitar o aparecimento de efeitos indesejáveis, como a elevação da tensão arterial em pacientes com antecedentes de hipertensão, reduz-se a concentração da adrenalina na solução para 1/200.000 (0,2 mL). Para diminuir a quantidade do anestésico e da adrenalina mais concentrados, bem como reduzir a dor, faz-se, apenas, um botão dérmico utilizando anestésico em tubetes com adrenalina a 1/100.000. Através do botão se introduz a agulha e infiltra-se a solução intumescente na hipoderme ou injeta-se, intradermicamente, com *carpule*, pequeno volume (0,2 a 0,4 mL) ao redor da lesão, para promover uma anestesia superficial mais efetiva e mais rápida.

Normalmente a quantidade de bicarbonato a 8,4% utilizada na solução intumescente para lipoaspiração é de 10 mL, correspondentes a 12,5 mEq/L e em pequenos volumes para a realização de procedimentos como exéreses, é de 1 mL para cada 10 mL de solução.

Nos procedimentos dermatológicos feitos em consultório pode-se, também, aplicar a regra dos 4 de Gadelha e Miranda Leão, reduzindo, ainda mais, os riscos, com a seguinte fórmula:

- Lidocaína a 2%   4 mL
- Adrenalina a 1:1.000   4 gotas (aproximadamente 0,2 mL)
- Bicarbonato de sódio   4 m
- Soro fisiológico qsp   40 m

Neste caso, a lidocaína tem a concentração de, apenas, 2 × 4/40:0,2% e a da adrenalina ficaria em 1:200.000. Para compensar esta baixa concentração da lidocaína na solução que é injetada no subcutâneo, faz-se uma anestesia mais superficial, ao redor da lesão, empregando, no máximo, 1/4, para respeitar a regra dos 4 (0,45 mL) de tubete odontológico de lidocaína a 2% com adrenalina a 1:200.000.

Principais contraindicações da solução intumescente de Klein

Relacionadas com a lidocaína

Fenômenos de toxicidade pela lidocaína não ocorrem, habitualmente, quando são empregadas doses de até 55 mg/kg na solução intumescente. Entretanto, efeitos adversos podem aparecer mesmo no uso de doses seguras recomendadas, em casos de interações medicamentosas entre a lidocaína e outras drogas eventualmente utilizadas pelo paciente, principalmente aquelas metabolizadas pelo sistema citocromo P450.

O grupo citrocomo P450 compreende, pelo menos, 12 famílias de isoenzimas microssomiais hepáticas dentre as quais se destacam a 3A4, 1A2, 2C9, 2C19 e a 2D6 que possuem papel preponderante na eliminação de muitas drogas.

O fígado metaboliza 70% da lidocaína que entra na circulação hepática, todavia o *clearance* deste anestésico pode ser significativamente reduzido por drogas que inibem a enzima CYP3A4, como a eritromicina e os imidazólicos, ou pela redução do fluxo sanguíneo hepático, como ocorre na cirrose hepática ou induzida pelos betabloqueadores como o propanolol ou pela cimetidina, que também inibem a CYP3A4.

É muito importante destacar que, atualmente, muitas fórmulas emagrecedoras contêm diazepínicos, como o diazepam, antidepressivos como a fluoxetina e aceleradores do metabolismo como a tireoxina. A tireoxina aumenta o risco de grave hipertensão desencadeada pela epinefrina e o diazepam e vários antidepressivos como a fluoxetina inibem as enzimas CP450, aumentando o risco de intoxicação pela lidocaína. Nestes casos deve-se interromper o uso dessas medicações pelo menos 1 semana antes da cirurgia, baixar a dose máxima para 35 mg/kg de lidocaína ou mesmo contraindicar a cirurgia. Também devem ser citadas várias drogas, comumente utilizadas por pacientes, que inibem ação do grupo P450 como alguns antimicóticos tipo cetoconazol e itraconazol, antibióticos como a claritromicina e a ciprofloxacina, bloqueadores de cálcio como a nifedipina, benzodiazepínicos como o midazolan, inibidores das proteases como o indinavir, antidepressivos como a fluoxetina e a sertraline e antituberculosos como a isoniazida.

É óbvio que insuficiência cardíaca ou respiratória e hepatopatias são contraindicações da anestesia por solução intumescente, entretanto, o uso de pequenos volumes para a realização de procedimentos, como a retirada de neoplasias malignas, é muito mais seguro que o emprego de anestesia geral nesses pacientes.

Relacionadas com a epinefrina

Contraindicações absolutas

Hipertireoidismo funcional ou iatrogênico (fórmulas para emagrecer com tireoxina), carcinoide e feocromocitoma. Vale destacar que o hipertireodismo pode precipitar taquicardia supraventricular

Relativas

Gravidez na fase inicial, hipertensão, cardiopatia, doença vascular periférica, glaucoma, distúrbios psíquicos e, em locais como pênis, em anestesia troncular e circunscrevendo a haste do pênis. Pacientes em uso de inibidores da monoamino-oxidase (MAO), antidepressivos tricíclicos, butirofenonas como o droperidol e fenotiazinas, que podem interagir com a epinefrina e causar hipotensão ou hipertensão. A ocitocina, utilizada em trabalho de parto, pode provocar hipertensão maligna interagindo com a epinefrina. A cocaína, uma droga ilícita muito utilizada, bloqueia a recaptação da epinefrina e provoca taquicardia e, interagindo negativamente com a lidocaína, diminui o limiar de convulsões.

BIBLIOGRAFIA CONSULTADA

1. Coldiron B et al. ASDS Guidelines of care for tumescent liposuction. Dermatol Surg. 2006; 32(5):709-16.
2. Coleman III W, Lawrence N. Guest Editors. Dermatol Surg. 1997; 23(12):1125.
3. Coleman III WP et al. Guidelines of care for liposuction. J Am Acad Dermatol. 2001; 45(3):438-47.
4. Dixon AJ et al. Prospective study of wound infections in dermatologic surgery in the absence of prophylactic antibiotics. Dermatol Surg. 2006; 32(6):819-27.
5. Gadelha AR, Costa IMC. Cirurgia Dermatológica em consultório. São Paulo: Atheneu. 2002; 676p.
6. Housman TS et al. The safety of Liposuction: Results of a National Survey. Dermatol Surg. 2002; 28(11); 971-8.
7. Klein AJ. Tumescent Technique. St. Louis: Mosby Inc. 2000; 470p.
8. Orser BA. Por trás da anestesia. Scientific American Brasil. 2007; 62:44-51.
9. Malamed SF. Manual de anestesia local. 5 ed. São Paulo. Elsevier. 2005; 398p.
10. Ostad A, Kageyama N, Moy RL. Tumescent Anesthesia with a Lidocaine dose of 55 mg/kg is safe for Liposuction. Dermatol Surg. 1996; 22(11):921-7.

Capítulo 57.2

Laserlipólise (LL) ou Lipoaspiração a *Laser* (LAL)

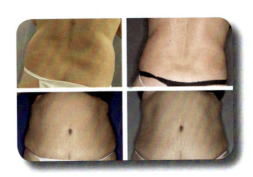

Carlos Roberto Antonio

Pontos de destaque

- Os termos laserlipólise e a lipoaspiração a *laser*, embora, muitas vezes, usados como sinônimos diferem conceitualmente. A dissolução da gordura com o *laser* ou laserlipólise pode ou não ser complementada com aspiração da gordura liquefeita ou lipoaspiração a *laser*

- O primeiro aparelho que se tem notícia sobre essa técnica, o Liposoft model, italiano, usava a radiofrequência com uma ponteira simples ou dupla, e, mudando, a programação, promovia a lipólise ou lipólise e lipoaspiração.

- Atualmente se utilizam *lasers*, principalmente os de Nd:YAG, de 1.319, 1.320, 1.040 e de 1.064 nm, por vezes com dois ou três comprimentos de onda como no Prolipo, da Sciton (1.064 e 1.320 nm) e o Smart lipo tríplex, da Cynosure (1.064, 1.320 e 1.440 nm). Ademais, os *lasers* de diodo, nos comprimentos de onda 915, 920, 980 e 924/975 nm também são muito empregados nessa técnica.

- Alguns comprimentos de onda têm vantagens mais específicas; por exemplo, o Nd:YAG 1.064 nm tem maior absorção pela meta-hemoglobina; o Nd:YAG 1.320 nm converte a hemoglobina em meta-hemoglobina, potencializando a ação hemostática do 1.064 nm. Já os comprimentos de onda de 924 e 915 nm possuem maior seletividade para a dissolução da gordura, e, por outro lado, os comprimentos de onda de 970 e 980, maior afinidade pelo colágeno. Por isso é interessante associar no mesmo equipamento, como no Delight-Industra (915 e 975 nm), dois comprimentos de onda: um, mais efetivo na lipólise, e, o outro, na retração da pele.

- As principais indicações da lipólise × lipoaspiração a *laser* são a remoção de gorduras localizadas como na "papada" e a retração da pele, reduzindo a flacidez. Irregularidades pós-lipoaspiração convencional e lipomas também podem ser tratados com esse método.

- As principais ações desse método, com os *lasers* agindo nos alvos: tecido adiposo, vasos e água/colágeno são a ruptura dos adipócitos e a lipodissolução específica, poupando nervos, a hemostática, pela trombose vascular, e a neocolagênese.

■ Laserlipólise (LL) ou Lipoaspiração a *Laser* (LAL)

■ As vantagens da lipólise e/ou lipoaspiração a *laser* sobre a lipoaspiração convencional são a menor dor durante e após o procedimento, a redução significativa da possibilidade de sangramento e os consequentes hematomas ou equimoses, a maior facilidade de remoção da gordura liquefeita, provocando um menor trauma, e, como efeito adicional importante, a retração da pele. Ademais a recuperação é mais rápida e, portanto, também, a volta às atividades normais.

■ As mais importantes limitações desse método são as legais – há necessidade de cumprir a resolução do CFM 1.711 de 2003 que exige do médico 2 anos de treinamento em cirurgia geral para fazer lipoaspiração; a necessidade de anestesia intumescente, a hipocorreção e a obtenção de resultados nem sempre tão evidentes como na lipoaspiração convencional. Vale destacar, ainda, como desvantagens do método, a impossibilidade de utilizar a gordura aspirada para preenchimento e o maior custo do aparelho de *laser*.

Histórico

Testada primeiramente na Europa e na América Latina, antes da aprovação do FDA nos EUA e no Japão. O primeiro trabalho foi descrito por Dressel, em 1990, porém muito pequeno. Em 1999, Apfelberg e cols. publicaram um estudo com 51 pacientes com *laser* Nd:YAG para a região do pescoço. Com pequena melhora e mínimos efeitos adversos com relação à lipoaspiração tradicional.

Atualmente a laserlipólise (LL) ou lipoaspiração a *laser* (LAL) é uma recente inovação no campo da lipoescultura, além de opção terapêutica para a melhora do contorno corporal. Preferimos chamá-la de laserlipólise, pois esta técnica nem sempre vêm acompanhada de aspiração, o que a diferencia da tradicional lipoaspiração, porém muitos artigos trazem a nomenclatura LAL.

Indicações da LL

◆ Gordura localizada principalmente em submentoniano (papada), abdome, flancos, lateral do quadril, braços e interno de coxa.

◆ Áreas fibrosas: mama, abdome e flancos.

◆ Áreas que sofrem irregularidades e de difícil penetração (já que o *laser* rompe as traves fibróticas).

◆ Áreas pequenas e de grande adiposidade (p. ex., periumbilical).

◆ Áreas de grande volume e muito vascularizadas (p. ex., escápula/abdome/flancos).

◆ Além de dissolver a gordura, a LAL também faz a neocolagênese, beneficiando áreas como pescoço, braço e abdome.

Vantagens da LL

◆ Rápida recuperação: pacientes estão aptos a voltar às atividades diárias em 1dia e meio. Em nossa experiência pedimos apenas repouso total de 1 dia, mas estão aptos a atividades suaves.

◆ Redução da dor, edema e equimoses.

◆ Estímulo da neocolagênese.

◆ Menos hematoma (em média 80% do que em uma lipoaspiração tradicional).

◆ Praticamente indolor o pós-operatório.

Observações:

1. Como a técnica liquefaz a gordura, são necessárias cânulas com diâmetro reduzido para a aspiração do material – o que diminui o trauma.

2. Em áreas pequenas, pode-se optar por não remover o material liquefeito (p. ex., região submentoniana).

3. Está bem estabelecido e revisado que a retração da pele é o efeito mais vantajoso da laserlipólise.

4. Médicos e pacientes devem lembrar que a retração da pele continua e melhora meses após o procedimento (neocolagênese), já que a efetiva neocolagênese ocorre entre o terceiro e sexto mês.

◆ As maiores vantagens são relacionadas com a recuperação mais fácil do paciente.

◆ Comparada com a lipoaspiração tradicional, a LL pode diminuir a dor, o edema e os hematomas pós-operatórios.

1326

- O *laser* induz a trombose das veias e o fechamento dos canais linfáticos, o que explica a diminuição do edema, dos hematomas e a embolia pulmonar.
- LL diminui o trauma do tecido durante a remoção da gordura melhorando a cicatrização da ferida.
- Retorno mais rápido às atividades diárias.
- O processo de emulsificação da gordura permite a sua retirada com maior eficiência com menor esforço prolongado do cirurgião.
- Quando o objetivo principal de uma intervenção cirúrgica é tratar flacidez de pele em vez de contorno corporal, a LL é o procedimento de escolha adequada para induzir a produção de colágeno com subsequente contração.
- Em casos de maior volume de contorno corporal, LL pode facilitar a remoção por liquefazer a gordura antes da aspiração.
- Diminui a perda de sangue durante o procedimento.
- Importante lembrar que a gordura tratada com lipoaspiração a *laser* não deve ser utilizada como preenchedor autólogo.

Desvantagens

- Embora LL tenha sido utilizada com sucesso como um único procedimento para o contorno corporal, alguns médicos afirmam que a LL não é um substituto para a lipoaspiração convencional, mas um complemento.
- Energias acumuladas inadequadas podem resultar em hipocorreções, já que muitos estudos não calculam *esse* parâmetro; a energia deve ser cuidadosamente controlada.
- Resultados após LL variam quando comparativos, com alguns estudos demonstrando ou não melhora em relação à lipoaspiração tradicional.
- Tecnologia relativamente nova, não dependente, necessitando de mais estudos para estabelecimento de critérios, como acúmulo de energia, necessários e protocolos bem determinados em variados equipamentos.
- A geração anterior de LL necessitava de duas etapas, primeiro para o tecido ser tratado com o *laser*, seguido de um tempo separado para a aspiração. A inovação de duplas cânulas de funcionamento permite o disparo do *laser* e a aspiração simultânea, resolvendo essa questão.

- O custo adicional de equipamentos de *laser*, alguns com consumíveis, é uma barreira à entrada de alguns profissionais, porém aparelhos de custo reduzido provenientes do mercado asiático ou com fibras sem consumíveis têm facilitado este acesso.

Mecanismo de ação

Duas propriedades determinam a eficiência da LL:

1. Comprimento de onda.
2. Energia liberada (potência do equipamento).

Cromóforos exclusivos são alvos mais seletivos dependendo do comprimento de onda e da energia utilizada.

Diferentes comprimentos de onda são utilizados na LL na tentativa de selecionar os alvos: gordura, colágeno (água) ou vasos sanguíneos.

Segundo a teoria da fototermólise seletiva, estes cromóforos absorvem a energia do *laser* com base em seus coeficientes de absorção e comprimentos de onda específicos.

Outros possíveis efeitos colaterais e complicações:

- Possibilidade teórica de dano neural. Áreas de risco de lesão neural devem ser evitadas.
- Goldman e cols. demonstraram, histologicamente, fibras nervosas intactas com tecido adiposo desintegrado ao redor sugerindo um *efeito* termolítico seletivo.
- Possibilidade de aumento dos lipídios séricos como resultado do tecido adiposo lipolizado. Ainda necessita de mais estudos para este tipo de afirmação já que Goldman e cols. não encontraram mudanças significantes no lipidograma de pacientes tratados após análise após 1 dia, 1 semana e 1 mês.

Paciente adequado para laserlipólise

É aconselhado que estejam dentro ou próximo ao peso ideal, com boa saúde e apresentem gordura localizada.

Lembrar ao paciente que o procedimento não substitui dieta saudável e atividade física.

Anamnese: deve ser muito bem detalhada quanto à expectativa do paciente.

Objetivos têm que ser bem identificados: o paciente precisa ter uma razão específica para se submeter ao procedimento.

Antecedentes pessoais

◆ Ideal em pacientes abaixo de 60 anos, portadores de hipertensão arterial e diabetes *mellitus* embora necessitem de autorização do especialista da área.

◆ Evitar em pacientes com hepatopatia, quimioterapia prévia, em uso de medicamentos antirretrovirais pelo risco de comprometimento do metabolismo e toxicidade da lidocaína.

◆ Medicamentos contraindicados: AAS, varfarina, clopidogrel, AINEs e medicamentos que inibem P450 (azóis e inibidores da recaptação da seletiva da serotonina.

◆ Avaliação laboratorial: perfil hepático, hemograma, coagulograma, sorologia HIV e B-HCG.

◆ Exame físico: avaliar o paciente vestido somente de biquíni ou roupas íntimas em quarto com boa iluminação e analisar tanto a área a ser tratada quanto a área ao redor.

◆ Identificar previamente ao procedimento: irregularidades e cicatrizes.

◆ Fotografia obrigatória.

◆ Avaliar a qualidade do tônus e a elasticidade da pele – *snap test*.

Melhores indicações da laserlipólise

◆ Gordura submentoniana (papada).

◆ Gordura abdominal localizada.

◆ Linha do sutiã.

◆ Flancos.

◆ Coxas.

◆ Quadril lateral (culote).

◆ Joelhos.

◆ Posterior de braços.

Equipamentos de laserlipólise

Vários comprimentos de onda, incluindo 924, 968, 980, 1.064, 1.319, 1.320 e 1.344 nm têm sido avaliados em interações dentro do compartimento subcutâneo. Alguns comprimentos de onda têm vantagens únicas (Tabelas 57.2.1 e 57.2.2):

◀ O comprimento de onda 924 nm ou próximo a ele como o 915 nm tem as maiores seletividades para derreter a gordura, com menor absorção do colágeno.

Tabela 57.2.1

EQUIPAMENTOS DE LASERLIPÓLISE

Laser	Sistema	Comprimento de Onda
Smart Lipo Cynosure	Nd:YAG	1.064 nm
CoolLipo CoolTouch	Nd:YAG	1.320 nm
ProLipo Sciton	Nd:YAG	1.064/1.319 nm
LipoLite Syneron	Nd:YAG	1.064 nm
LipoTherme Osyris	Diodo	980 nm
SimLipo Palomar	Diodo	924×975 nm
SmoothLipo	Diodo	920 nm
SmatLipo MPX Cynosure	Nd:YAG	1.064/1.320 nm
SmatLipo Triplex	Nd:YAG	1.064/1.320/1.440 nm
Etherea (Delight)	Diodo	915/975 nm

◀ O 970 e o 980 nm têm preferência pelo colágeno.

◀ O *laser* de 1.064 nm tem três a cinco vezes mais absorção pela meta-hemoglobina que o 1.320 (reforça a hemostasia com o 1.064 nm/1.320 sinérgicos).

◀ O 1.064 tem boa penetração no tecido e pequena absorção pela gordura permitindo aquecer maior volume.

◀ O 1.320 nm converte a hemoglobina em meta-hemoglobina, tendo maior absorção pela gordura, uma menor penetração e dispersão no tecido.

Os efeitos térmicos após LAL incluem:

◀ Coagulação das fibras de colágeno.

◀ Trombose de vasos.

◀ Tumefação e hemólise dos adipócitos.

Laserlipólise com 924/975 nm

Alguns autores acreditam em um efeito termomecânico da LAL, que resulta em ruptura dos adipócitos. Mordon e cols. demonstraram que a transferên-

Tabela 57.2.2

APARELHOS USADOS NA LASERLIPÓLISE

Nome Comercial (Fabricante)	Data de Aprovação FDA	Comprimento de Onda	Tipo de Laser	Tamanho da Fibra	Potência	Duração do Pulso	Taxa de Repetência	Pulso de Energia
SlimLipo (Palomar, Burlington, MA)	Abril/2008	924, 975	Diodo	1.500	30	Contínuo	Contínuo	N/A
Lipotherme (Osyris/Med Surge advances, Dallas, TX)	Não aprovado pelo FDA	980	Diodo	600	25	Contínuo	Contínuo	N/A
SmartLipo (Cynosure, Westford, MA)	Outubro/2006	1.064	Nd:YAG	300, 600	18	100	40	150
LipoLite (Syneron, Yokneam, Israel)	Maio/2008	1.064	Nd:YAG	550	20, 12	100-800	50	<250-800
SmartLipo MPX (Cynosure, Westford, MA)	Outubro/2006	1.064/1.320	Nd:YAG	600	20, 25	150	40	500
CoolLipo (CoolTouch, Roseville, CA)	Janeiro/2008	1.320	Nd:YAG	200, 320, 500	20 (25 fora dos EUA)	100	20-50	300
ProLipo (Sciton, Palo Alto, CA)	Julho/2007	1.064	Nd:YAG	600-1.000	30-40 (1.064 nm)	10-100	50	800
ProLipo Plus (Sciton, Palo Alto, CA)	Dezembro/2008 Março/2009 (maior sistema de energia com 1.319 nm)	1.064 1.319	Nd:YAG	600-1.000	20-40 (1.319 nm)	10-250	60	800

FDA - Administração de Alimentos e Drogas. Adaptado de Goldman et al. e Parlette et al.

cia de calor da luz do *laser* resultou na remodelação do colágeno. A energia do *laser* é convertida em energia térmica dentro da camada adiposa.

O dano do colágeno pela temperatura promove a remodelação do colágeno, levando a melhora na pele referente a tônus e textura.

Estes efeitos continuam a melhorar por 3-6 meses após o procedimento.

Parlette EC e cols. comprovaram que a desnaturação de proteínas estruturais e dos septos fibrosos e colágenos da derme reticular deve teoricamente estimular a remodelação do colágeno.

- O aquecimento dos adipócitos causa aumento de liquefação.

- O aquecimento dos adipócitos rompe a membrana e permite a drenagem e a sucção facilitada.

- O aquecimento dos septos fibrosos do colágeno e da derme reticular enrijece o tecido.

- O aquecimento da microvasculatura melhora a hemostasia, reduz o sangramento pós-operatório e promove a recuperação mais rápida.

Os comprimentos de onda têm diferentes coeficientes de absorção para a gordura, a água e a hemoglobina (Figura 57.2.1).

- A gordura contém 14% de água.

- O colágeno tem 70% de água.

■ Laserlipólise (LL) ou Lipoaspiração a Laser (LAL)

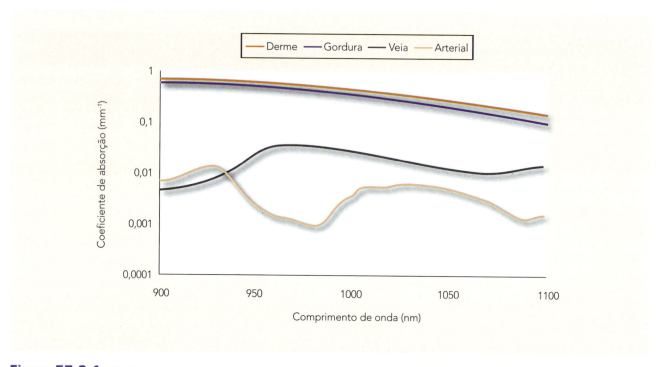

Figura 57.2.1 – *Coeficientes de absorção para a derme, a gordura e a hemoglobina.*

Adequada seleção do *laser* permite preferencial segmentação da gordura e/ou água (colágeno). A maior taxa de absorção de gordura (seletividade para derreter a gordura) é observada com o *laser* de diodo 924 nm (segundo alguns trabalhos).

Maior absorção de luz na gordura direciona o foco e causa aquecimento do tecido adiposo. Desse modo, a difusão térmica é mais limitada nas fibras colágenas, septos do tecido adiposo e na derme reticular profunda, permitindo aquecimento mais seguro do colágeno com menos risco.

A liquefação da gordura antes da aspiração, permite uma aspiração mecânica menos vigorosa, deixando os septos fibrosos mais intactos e a manutenção dos "andaimes" dos colágenos. O septo intacto, quando aquecido pelo *laser*, irá aumentar o tecido de retração.

Achados histológicos

Balonismo e ruptura das células de gordura, com reduzido sangramento devido à coagulação do vaso. Aos 3 meses, estudos histológicos demonstraram a formação de colágeno novo. A avaliação histológica demonstrou tumefação dos adipócitos, lise e liquefação. Esses achados aumentam com a energia crescente e a temperatura.

Técnica

A tecnologia atual utiliza pequenas fibras óticas com 1 a 2 mm. São introduzidas através de pequenas cânulas e transmitem o *laser* para o tecido subcutâneo.

Mordon e cols. demonstraram a matemática da LAL, como apresentado na Figura 57.2.2.

Observação: liquefazendo a gordura observou-se preocupação com os lipídios livres e circulantes. Porém Goldman e cols. não relataram aumento de TG circulantes ou colesterol com o 1.064 nm.

Prado e cols. demonstraram o possível risco de aumento TG circulantes e ácidos graxos livres se a emulsificação da gordura não for aspirada depois de grandes áreas de LAL.

Efeitos adversos

A taxa de complicação após LAL é extremamente baixa, sendo equimoses, edema e dor os efeitos adversos mais comuns semelhantes aos esperados depois da lipoaspiração. Parestesias e hiperpigmentação também têm sido relatadas.

Raros efeitos colaterais similares a complicações relacionadas com a lipoaspiração também são possíveis, incluindo seroma, infecção, neuropatia e pequenas irregularidades do contorno.

Laserlipólise (LL) ou Lipoaspiração a Laser (LAL)

Alguns dos efeitos adversos mais comuns relacionados com a LAL muitas vezes são secundários ao calor produzido pela fibra do *laser*. Se a energia do *laser* é demasiadamente elevada, ou a temperatura do local ultrapassar de 44-47 °C na superfície da pele, a probabilidade de uma queimadura térmica aumenta.

Diodo 980 nm

O *laser* é disparado em um modo contínuo de configurações de energia a partir de 6 a 15 W, dependendo da área de tratamento. A gordura lisada pelo *laser* pode ser aspirada ou removida por massagem manual do cirurgião.

Jean Pascal Reynaud e cols. demostraram a segurança e a eficácia do diodo 980 nm em diferentes áreas do corpo.

Métodos: 334 indivíduos foram submetidos a LAL com um *laser* de diodo de 980 nm (OSYRIS, Hellemmes, França). A distribuição homogênea de energia na área tratada com configurações do *laser* de potência (energia acumulada) foram selecionados com relação a áreas do corpo: 6 W (braço, queixo, joelho), 10 W (abdome, costas), e 15 W (coxas, quadris, nádegas). A satisfação do paciente foi avaliada e os efeitos colaterais foram registrados. A energia acumulada utilizada para cada tratamento foi registrada. Resultados: não houve infecção, queimaduras, hipopigmentação e edema. Equimoses foram observadas em quase todos os pacientes, mas resolvidos em menos de 1 semana para os 322 pacientes. A satisfação do paciente foi muito elevada. Os pacientes foram capazes de retomar as atividades diárias normais após 24 horas (Figura 57.2.3).

A ultrassonografia confirmou o efeito térmico gerado pelo *laser* em fusão e ruptura de bandas de colágeno e subcutâneo.

A ultrassonografia pode ser muito benéfica para demonstrar a espessura da camada gordurosa a ser tratada.

A remoção de pequenos volumes de gordura e contração do tecido subdérmico realizada com segurança e eficácia com *laser* de diodo de 980 nm oferece excelente tolerância do paciente, e tempo de recuperação rápido. Energia suficiente acumulada deve ser entregue cuidadosamente para alcançar a lipólise suficiente entre as várias camadas de gordura (Figuras 57.2.4 e 57.2.5).

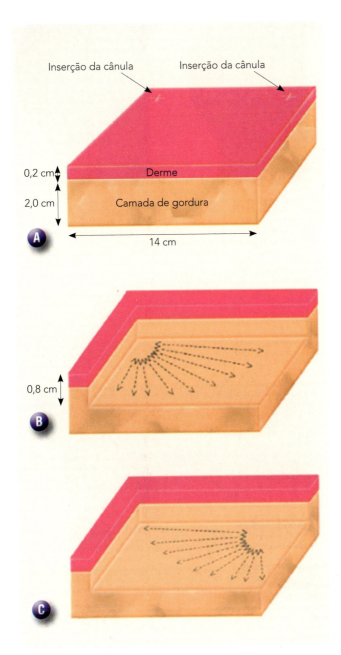

Figura 57.2.2 – **(A-B)** A cânula é inserida dentro da camada de hipoderme em aproximadamente 0,8 cm abaixo da superfície; esta cânula é movida para frente e para trás; 100 mm na camada de gordura com velocidade num plano paralelo à superfície; o movimento é repetido 15 vezes para cada posição da cânula. **(C)** A fim de proporcionar um tratamento homogêneo da camada de gordura, a cânula é inserida em uma distância de 120 mm do ponto de inserção anterior e o procedimento é repetido. A matemática mostra que o aumento da temperatura dentro da derme profunda é suficiente (48-50 °C) para induzir a retração da pele. A LAL pode ser utilizada de forma exclusiva ou como um complemento à lipoaspiração-padrão. O procedimento pode ser realizado antes ou após a aspiração, dependendo da anatomia e das características específicas do laser utilizado. O paciente será marcado em pé para lipoaspiração em áreas específicas, diferenciando áreas mais fibrosas que são mais difíceis de sucção de áreas de pele flácida. O paciente é anestesiado localmente, com a formulação-padrão tumescente.

■ Laserlipólise (LL) ou Lipoaspiração a Laser (LAL)

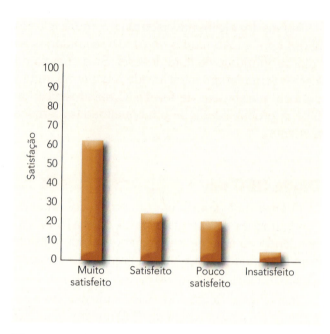

Figura 57.2.3 – *Índice de satisfação do paciente após procedimento de laserlipólise.*

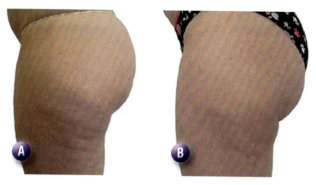

Figura 57.2.4 – **(A-B)** *Paciente antes e após 6 meses de acompanhamento. Para 980 nm de laser de diodo, potência = 15 W, energia cumulativa = 24.750 J (lado direito) e 25.500 J (lado esquerdo).*

Stebbins WG e cols. publicaram no J Dermatology Therapy em fevereiro de 2011 relato de remoção bem-sucedida de um lipoma gigante e fibroso no dorso utilizando laserlipólise e comprovaram que anestesia local tumescente e lipossucção de grandes lesões têm tido sucesso, embora esta técnica seja dificultada em lesões muito fibrosas e confirmaram que laserlipólise, como técnica isolada ou realizada previamente a lipoaspiração pode facilitar a remoção destas lesões (Figuras 57.2.6 a 57.2.8).

- Tempo = 20 minutos.
- Potência = 20 W.
- Energia = 7.000 J.
- Cânula = 2 mm.
- Anestesia tumescente = 250 mL.
- Planos profundo, médio e superficial – aplicado *laser*.

Diferenças entre alguns equipamentos

- 924 nm tem a maior seletividade para queimar gordura, mas pode não ser efetivo para a retração da pele (a menos que seja combinado com outras modalidades).
- 1.064 nm apresenta uma maior distribuição do calor e consequentemente efeito de retração.

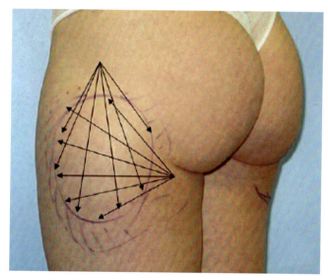

Figura 57.2.5 – *Posição da cânula durante o procedimento de laserlipólise.*

- 1.320 nm demonstrou ser o mais absorvido pelo tecido adiposo e com menor penetração tecidual e espalhamento, e portanto o mais seguro para o tratamento ao redor de áreas frágeis.

Nd:YAG 1.064 nm

Jacob D. E cols. relataram resultados em um estudo com 20 mulheres com idades 44-66 anos, submetidas a um tratamento com LAL da gordura do braço extensor com Nd 10-1.064 Watt nm: YAG (SmartLipo®).

A gordura liquefeita foi removida através de lipoaspiração-padrão em 50% dos pacientes. Os indivíduos foram avaliados em 1 e 6 meses após

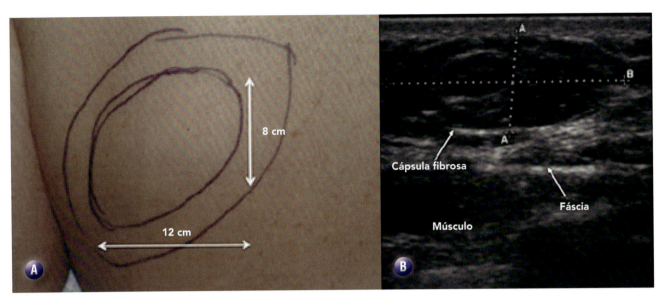

Figura 57.2.6 – **(A-B)** *Lipoma localizado infralateral para 1ª escápula, demarcado pelo círculo interior. A área de tumescência planejada é representada pelo círculo exterior.*

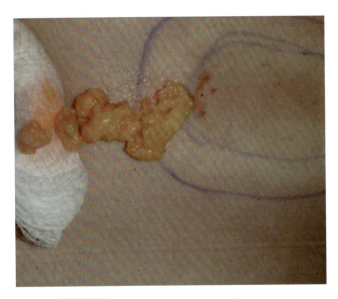

Figura 57.2.7 – *Extrusão do lipoma após tratamento com 980 nm laser de diodo. Os conteúdos passaram por 2 mm de cânula do laser.*

a LAL para avaliar a redução de gordura indesejada, eventuais complicações e para a avaliação histológica.

Resultados: após 6 meses foram superiores às observadas em 1 mês. Houve uma redução média na circunferência do braço após a LAL. Não houve complicações significativas. As alterações histológicas: ruptura dos adipócitos e evidências de injúria térmica no tecido conjuntivo.

Conclusão: LAL com 1.064 nm Nd:YAG é uma opção segura e eficaz para a eliminação de gorduras do braço. Os resultados foram idênticos com ou sem a aspiração após o procedimento.

Segundo estudo realizado (New Clinical Outcomes Utilizing a 1.064 nm Nd:YAG Laser for Lipolysis of the Torso Oblique Region) tinha como objetivo avaliar a segurança e a eficácia de um Nd:YAG laser 1.064 nm (Cynosure, Westford, EUA) utilizando uma fibra óptica de 300 μm e uma microcânula de 1 mm de diâmetro; foram avaliados como um tratamento para a redução de gordura indesejada na região lombar/flancos ("pneuzinhos").

O uso do *laser* para retrair a pele e regenerar o colágeno na área da lipólise foi avaliada através de biópsias.

Métodos: 10 indivíduos saudáveis (33-64 anos), oito mulheres e dois homens, com flacidez indesejada e depósito de gordura no flanco foram submetidos a laserlipólise única (bilateralmente) seguida de aspiração da área de tratamento (a tumescência total usada, a energia do *laser* fornecida e o tecido removido foram registrados para cada paciente).

Critérios de inclusão: termo de consentimento e ausência de dieta.

Critérios de exclusão: lipólise anterior, qualquer redução de gordura na área de tratamento nos dois últimos anos, *bypass* gástrico prévio, alergia a anes-

■ Laserlipólise (LL) ou Lipoaspiração a Laser (LAL)

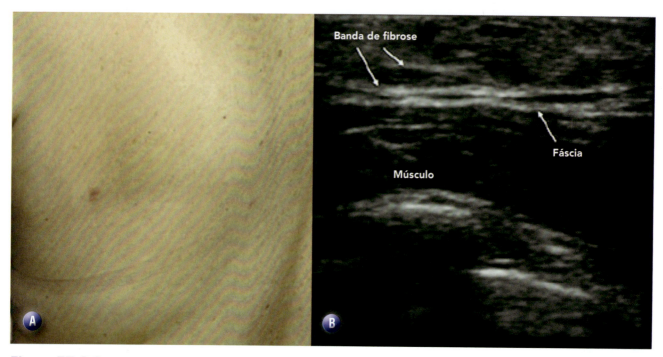

Figura 57.2.8 – **(A-B)** Aparência do ultrassom após 2 meses de acompanhamento demonstrando uma banda de fibrose e nenhum remanescente.

tésico, história de cicatrização comprometida, IMC ≥ 30, distúrbio psicológico (perdas de peso), gravidez. Desses, três pacientes tinham biópsia de 4 mm feitas nos momentos 0 e 6 meses depois para avaliar a regeneração do colágeno (fibras elásticas e colágenas foram avaliadas por coloração de rotina especial e histoquímica para destacar componentes dérmicos).

Seguimento: 1 semana, 1 mês, 3 meses e 6 meses após o tratamento para avaliar efeitos colaterais, perda de peso e flacidez. Avaliação fotográfica em cinco categorias: –1 (péssima), 0 (ruim), 1 (razoável), 2 (boa) e 3 (excelente). Na conclusão de 6 meses, a satisfação do paciente foi registrada (0 – ruim a 5 – excelente).

Procedimento

- Uso de antibiótico 5 dias antes do procedimento.
- Marcador de gordura da área tratada, fotografia, peso do paciente e beta HCG negativo.
- Sedativo oral se necessário.
- Óculos de proteção para equipe médica e paciente.
- Anestesia tumescente foi infiltrada antes do tratamento: 25 cc de lidocaína 2% e 1 cc de epinefrina 1:1.000 por litro de Ringer lactato simples aquecido. Volume máx.: 35 mg × peso em kg do paciente.
- Lâmina 11 para incisão de 1-3 mm a fim de inserir a fibra óptica pela microcânula de 1 mm.
- Energia usada pelo Nd:YAG 1.064 nm à 10 W.
- Movimentos "ida-volta" a fim de distribuição homogênea da energia (uma mão movia a fibra e a outra mantinha contato com a área tratada. Término: percepção de pouca resistência e portanto área de gordura liquefeita. Áreas tratadas quentes ao toque indicando ter alcançado planos subdérmicos.
- Uma média de 10.000 J/cm foi aplicada em cada flanco.
- Final: cânula de 3 mm introduzida para aspirar a gordura liquefeita (volume removido: 200-875 cc).
- Locais de entrada da cânula: apenas fechamento com curativo simples e os indivíduos foram orientados a usar cintos compressivos.

Resultados

- Em 1 semana pós-tratamento, 80% dos pacientes demonstraram redução na flacidez.

Laserlipólise (LL) ou Lipoaspiração a *Laser* (LAL) ■

- 100% dos pacientes apresentaram melhora visível da pele em 1 mês, com 70% relatando um *score* de 2 (boa melhora). Quatro pacientes perderam uma média de peso de 2,1 libras (1 lb: 0,45 kg).

- Três meses de avaliações mostraram um paciente (10%) com uma pontuação de 3 (excelente melhora) e sete pacientes (70%) com pontuação de 2, e um paciente não teve melhora.

- Seis meses de avaliação: 30% com *score* 3, 50% *score* 2, 10% *score* 1 e 10% sem melhora. A maioria dos pacientes perdeu de 2-3 libras de peso e dois dos pacientes perderam 12,2 e 6,6 libras.

- Relatórios histológicos confirmaram os resultados clínicos, descrevendo feixes de colágeno mais *espessos* em 6 meses (remodelamento de fibras), bem como coagulação de vasos sanguíneos e diminuição de adipócitos.

- Os *efeitos* secundários foram leves e transitórios e a maioria foi desconforto, eritema, hematoma, edema e formigamento que foram resolvidos dentro de 1 semana pós-procedimento

- O tratamento foi bem tolerado e eficiente, com 90% dos pacientes descrevendo seus resultados como bom ou excelente e 100% dos pacientes relataram que recomendariam o procedimento.

Resultados: em 1 semana pós-tratamento, 80% dos pacientes demonstraram redução na flacidez. 100% dos pacientes apresentaram melhora visível da pele em 1 mês, com 70% relatando um *score* de 2 (boa melhora). Quatro pacientes perderam uma média de peso de 2,1 libras (1 lb: 0,45 kg) 3 meses de avaliações mostrou um paciente (10%) com uma pontuação de 3 (excelente melhora) e sete pacientes (70%) com pontuação de 2 e um paciente não teve melhora. Após 6 meses de avaliação: 30% com *score* 3, 50% *score* 2, 10% *score* 1 e 10% sem melhora. A maioria dos pacientes perdeu de 2-3 libras de peso e dois dos pacientes perderam 12,2 e 6,6 libras. Relatórios histológicos confirmaram os resultados clínicos, descrevendo feixes de colágeno mais *espessos* em 6 meses (remodelamento de fibras), bem como coagulação de vasos sanguíneos e diminuição de adipócitos. Os *efeitos* secundários foram leves e transitórios e a maioria foi desconforto, eritema, hematoma, edema e formigamento que foram resolvidos dentro de 1 semana pós-procedimento. O tratamento foi bem tolerado e eficiente, com 90%

dos pacientes descrevendo seus resultados como bom ou excelente e 100% dos pacientes relataram que recomendariam o procedimento.

Conclusão

- Com base em dados precedentes e resultados atuais, laserlipólise mostrou ser eficaz não apenas no tratamento de pequenas áreas.

- Vantagem sobre a lipo tradicional.

- A utilização do Nd:YAG *laser* 1.064 nm com uma fibra de 300 μm demonstrou ser capaz de tratar tecido adiposo numa área do flanco altamente vascularizada com eficácia e segurança favorável.

- Pacientes apresentaram um rápido tempo de recuperação e tolerância excelente, bem como resultado estético satisfatório (Figura 57.2.9).

Nd:YAG 1.320 nm

Este comprimento de onda é eficiente para a absorção da gordura e da água, é um dos maiores comprimentos de onda utilizados para LAL, visando principalmente o colágeno da derme e do subcutâneo. Proporciona menor dano tecidual, já que a energia fornecida aos tecidos está concentrada em torno da ponteira do *laser*. Devido o seu alvo preferencial ser o colágeno, permite uma maior contração do tecido. Foi inicialmente aprovado pelo FDA em 2008 e comercializado como CoolLipo (CoolTouch, Roseville, CA) (Figuras 57.2.10 a 57.2.13).

- Cool-Lipo: utiliza uma potência máxima de 25 W através de uma fibra de 500 metros, pulso de 100 ms com 20-50 Hz. A microcânula com dupla porta de entrada permite fazer LAL e a aspiração para ocorrer simultânea.

- Energias mais baixas podem causar tumefação dos adipócitos (levando à tumefação da área) e mais elevadas causam a lise (melhores resultados) porém têm maior risco de lesão térmica.

- Risco de lesão do platisma (e secundariamente do nervo marginal da mandíbula).

- Recomendam vasta experiência com os equipamentos de laserlipólise antes de tratar as adiposidades do pescoço (poucos estudos ainda para concluir técnicas e parâmetros seguros).

■ Laserlipólise (LL) ou Lipoaspiração a Laser (LAL)

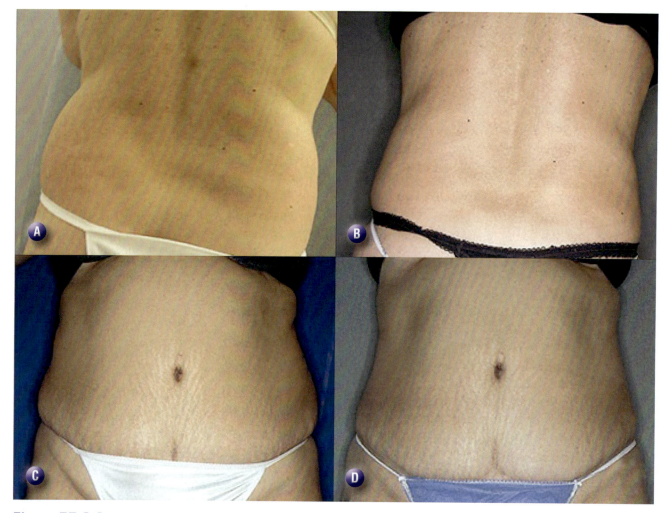

Figura 57.2.9 – **(A)** *fotografia pré-tratamento dos flancos.* **(B)** *O resultado da LAL com 6 meses de follow-up: melhora visível na tensão da pele.* **(C)** *Fotografia pré-tratamento dos flancos.* **(D)** *O resultado da LAL com 6 meses de follow-up: melhora visível na tensão da pele.*

Laser 1.064/1.319 nm

Esse equipamento apresenta duplo comprimento de onda (1.064/1.319).

1.064 nm

◆ É escolhida para construir os canais de gordura para preparar a lipólise, quebrando a gordura superficial vascular.
◆ É absorvida pela oxiemoglobina com melhora da hemostasia e também gera aquecimento.
◆ Eficiente comprimento de onda para lipólise.

Segundo publicação de McBean e Katz, que estudaram o aquecimento sequencial com o uso de 1.064 nm/1.320 nm (SmartLipo MPX) com análise histológica (hematoxilina-eosina e azul de metileno) e microscopia eletrônica. Os achados foram comparativos com o tecido previamente à exposição de calor que provocavam no local uma neocolagênese e a formação de miofibroblastos. Foi o primeiro estudo que mostrou medidas objetivas do efeito sobre a retração da pele.

Recentemente Dibernardo conduziu um estudo comparativo entre lipoaspiração a *laser* e convencional:

◖ Realizando uma técnica em cada hemiabdome de 10 mulheres.
◖ Laserlipólise: utilizou sequencialmente Nd: YAG 1.064 nm e 1.320 nm.
◖ Critérios de avaliação (tempo zero, 1 e 3 meses).
◖ Encolhimento da pele (imagens fotográficas marcas de tinta temporárias).

LASERLIPÓLISE (LL) OU LIPOASPIRAÇÃO A *LASER* (LAL)

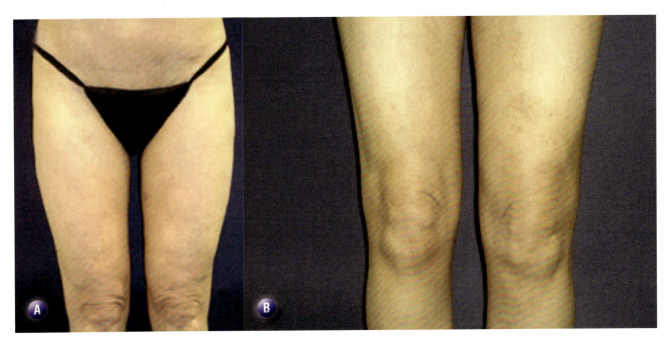

Figura 57.2.10 – **(A)** Pré-operatória exibição das coxas anterior em 54 anos. **(B)** Quatro meses melhora das irregularidades da pele e melhora da flacidez. A coxa D SmartLipo (1.064 nm) em 6 W, 40 Hz, 3.600 Joules total por 10 min. A coxa E CoolLipo (1.320 nm), 6 W, 20 Hz, 3.624 Joules total por 10 min.

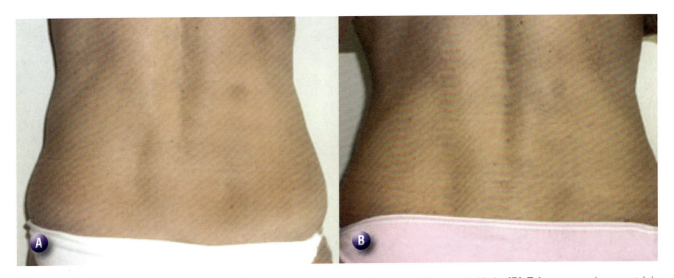

Figura 57.2.11 – **(A)** Vista pré-operatória de coluna lombar de mulheres de 58 anos de idade. **(B)** Três meses pós-operatório de vista lombar após a lipólise do laser para a região lombar e quadris com o sistema CoolLipo (1.320 nm) com 12 W E 50 Hz.

- Retração da pele (equipamento capaz de avaliar elasticidade.

Conclusão: lipoaspiração a *laser* tem efeito estatisticamente significante no encolhimento e retração da pele da região abdominal quando comparado com a lipoaspiração normal (após 3 meses de tratamento).

1.319 nm

- É utilizado por a sua alta absorção de água e sua menor dispersão em gordura.
- Ele é usado preferencialmente em septos fibrosos do colágeno.
- É o precursor de retração tecidual e promove melhora perceptível na flacidez da pele.

■ Laserlipólise (LL) ou Lipoaspiração a *Laser* (LAL)

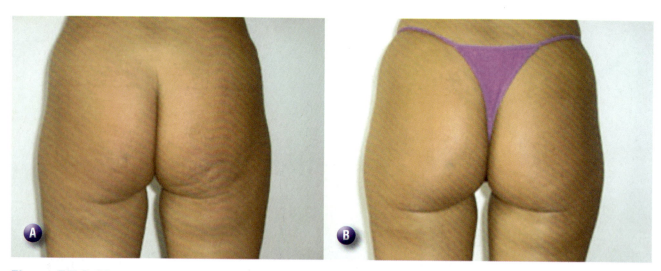

Figura 57.2.12 – **(A)** Pré-operatória vista da região glútea de mulher de 30 anos. **(B)** Um mês pós-operatório nas nádegas após o tratamento com CoolLipo (1.320 nm) com 12 W e 50 Hz. *(Laser lipolysis: Current practicies. Seminars in Cutaneous Medicine and Sugery 2009.)*

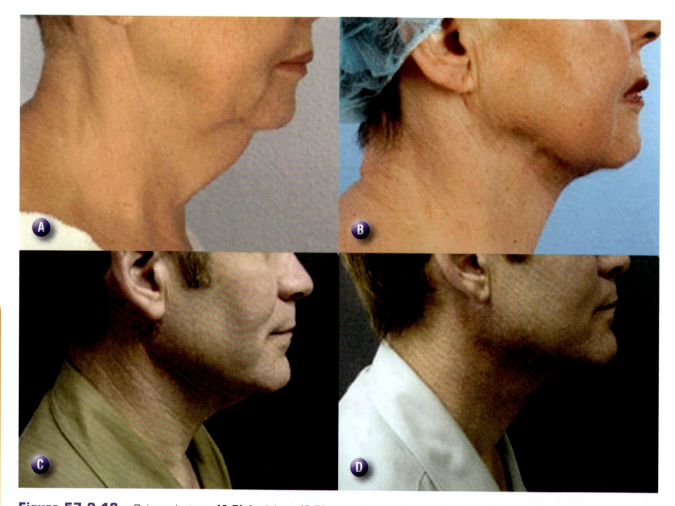

Figura 57.2.13 – *Dois pacientes* – **(A-B)** *feminino e* **(C-D)** *masculino – após sessões de Nd:YAG 1.320/CoolLipo. Laserlipólise pode ser melhor que a lipoaspiração tradicional, dando ao pescoço mais contorno, promovendo a formação de colágeno e melhorando as rítides preexistentes.*

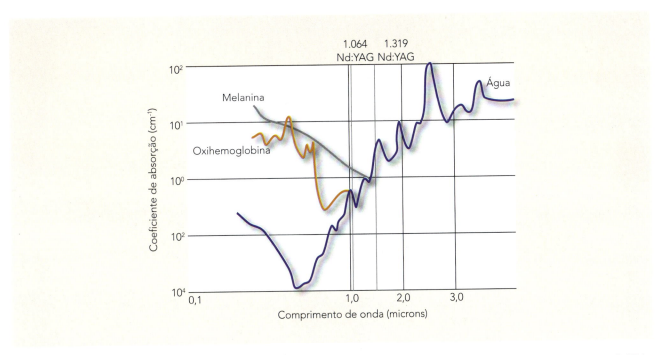

Figura 57.2.14 – *Comprimentos × cromóforos × penetração. Notar maior profundidade de alcance dos lasers entre 1.064 e 1.032 nm e menor absorção pela melanina.*

Katrina E. Woodhall e cols. apresentaram um artigo com o seguinte método: três estudos-piloto foram realizados em separado (Figura 57.2.14).

1. Ambos os braços foram tratados com a lipoescultura tumescente. Um braço estava randomizado para tratamento com 1.064 Nd:YAG;
2. Metade da área foi tratada com 1.064 nm e com 1.320 nm seguidos por aspiração com potência igual;
3. Pacientes tratados com 1.064/1.320 nm multiplex em vários locais. O desfecho do tratamento T = 40 C; em todos os três estudos, as fotografias foram comparadas em 1 semana, 1 mês e 3 meses pós-operatório.

Resultados:

1. Nenhum dos oito pacientes teve melhora significativa com lipoescultura tumescente, sozinha sem o 1.064;
2. 30% dos pacientes tiveram melhora. Não houve diferença significativa usando 1.320 nm contra 1.064 nm;
3. O MPX 1.064/1.320 nm surgiu para mostrar a melhora na flacidez da pele e a redução de gordura.

Complicações intraoperatórias: queimaduras em dois de 20 pacientes usando o sistema multiplex; não foram observadas complicações com o 1.064 sozinho ou 1.320.

Conclusões: os resultados clínicos aumentaram drasticamente com multiplex 1.064/1.320 nm. Deve-se ter cuidado com T > 40 C da pele extrena, para evitar queimaduras indesejáveis; estudos futuros comparando a temperatura final e os comprimentos de onda independentemente poderão ajudar a delinear o sistema ideal de forma conclusiva (Figuras 57.2.15 e 57.2.16).

A LAL é um procedimento relativamente novo para a lipoaspiração, então existe a necessidade de melhora contínua para maximizar a sua eficácia e a segurança. Além disso, a LAL deve demonstrar, pelo menos, resultados iguais ou superiores já existentes em outras tecnologias de sucesso.

Laser 1.440 nm

Atualmente aprovado pelo FDA – incisão, excisão, vaporização, ablação, coagulação.

Testado em estudo coreano que quantificou a produção de óleo e avaliou histologicamente tecidos submetidos a este comprimento de onda demonstrando efeitos lipolíticos superiores com relação a outros.

■ Laserlipólise (LL) ou Lipoaspiração a Laser (LAL)

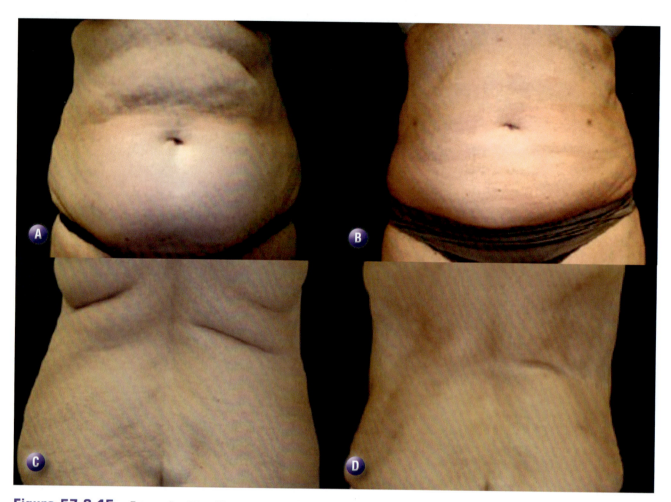

Figura 57.2.15 – Fotografias **(A e C)** antes e **(B e D)** depois: fotos de linha de base e 1 mês de acompanhamento, status pós-laserlipólise usando SmartLipo MPX™ acompanhado da lipoaspiração tradicional.

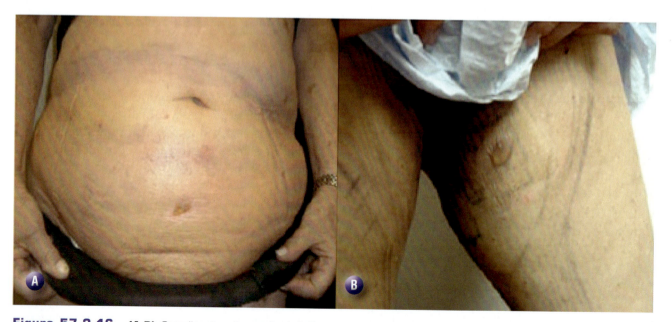

Figura 57.2.16 – **(A-B)** Complicações: formação de bolhas ocorrendo 1 dia após SmartLipo MPX™ ao longo da coxa medial (esquerda) e a linha média do abdome inferior (direita).

Lipoaspiração assistida por radiofrequência

BodyTite é um dispositivo que utiliza lipoaspiração assistida por radiofrequência patenteada (RFAL®) para o contorno corporal e contração da pele. Este dispositivo utiliza radiofrequência externa para aquecer e derreter a gordura e simultaneamente uma cânula para aspirar a gordura derretida.

Guillermo Blugerman e cols. avaliaram a viabilidade, a segurança e a eficácia do Bodytite.

Métodos: de julho a dezembro de 2008, 23 indivíduos foram submetidos à radiofrequência-lipoaspiração usando o sistema BodyTite. Informações sobre resultados estéticos e complicações locais e sistêmicas foram coletadas imediatamente após o procedimento e 6 e 12 semanas de *follow-up*.

Resultados: a idade média dos pacientes foi de 38,8 e 12,4 anos, e 87% eram mulheres. A lipoaspiração assistida por radiofrequência foi realizada com sucesso em todos os casos; volume aspirado por paciente foi de 1.290 mL a 2.404 mL, enquanto o tempo operatório foi de 44 a 158 minutos. Todos os pacientes foram submetidos a uma lipoaspiração no quadril e nas áreas abdominais baixas, bilateralmente. Melhora do contorno corporal foi observada no pós-operatório em todos os pacientes e não houve complicações graves, sistêmicas ou locais. A dor pós-operatória foi mínima em todos os pacientes. O peso e a circunferência tiveram reduções significativas em ambas as 6 semanas e 3 meses de *follow-up*.

Conclusões: o estudo dos autores sugere que a remoção dos volumes moderados de gordura com a contração do tecido subcutâneo simultâneo podem ser executada com segurança e eficazmente com a lipoaspiração assistida por radiofrequência. Outros benefícios dessa técnica são a tolerância do paciente e o tempo de recuperação rápida. No entanto, uma maior amostra é necessária para confirmar os resultados dos autores e para garantir a eficácia e a segurança do procedimento. A comparação direta com a lipoaspiração tradicional pode dar algumas ideias para adaptar as indicações futuras desta nova técnica (Figura 57.2.17).

Recentes artigos de LAL

Segundo o artigo Laser-assisted Lipolysis for the Treatment of Cellulite: capacidade simultânea para emulsionar a gordura e estimular neocolagênese, resultando em retração da pele, daí "extrapolar" que esta tecnologia pode ter um papel no tratamento da celulite.

Goldman e cols. investigaram uma combinação de laserlipólise usando um Nd:YAG 1 pulsado de 1.064 nm (SmartLipo, Deka, Calenzo, Italy) e transplante autólogo de gordura em 52 mulheres com celulite moderada a grave em quadris, nádegas, coxas, flancos e abdome. Gordura foi extraída manualmente através de aspiração por seringa de um local distante das áreas tratadas com laserlipólise (já que a gordura tratada com laserlipólise não pode ser utilizada como preenchedor). Um volume médio de 240 cm^3 de tecido adiposo centrifugado foi então transferido para áreas deprimidas com uma hipercorreção de 10 a 15%.

Resultados: equimoses e edema foram comuns, mas não ocorreram queimaduras ou infecções. Em 1 ano pós-tratamento, a avaliação do paciente de melhora foi superior a 75% em 30,8% dos pacientes e 51 a 75% em 53,8% dos pacientes. Embora a satisfação do paciente tenha sido alta, o efeito isolado do *laser* era desconhecido.

Em um pequeno estudo por Palm e Goldman, nove pacientes (onze locais) receberam tratamento com laserlipólise (CoolLipo, CoolTouch Inc.,

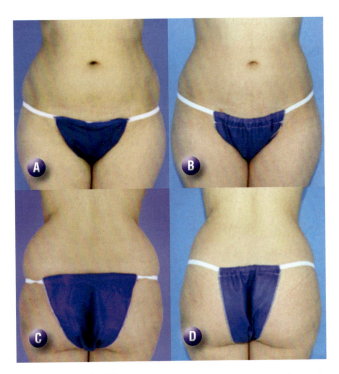

Figura 57.2.17 – **(A-D)** *Paciente do sexo feminino submetida à lipoaspiração de radiofrequência assistida no abdome inferior.*

Roseville, CA, EUA) ou "perturbação mecânica" com uma microcânula de lipoaspiração. Na conclusão do estudo, não houve diferença na eficácia entre os dois regimes de tratamentos, com ambos os grupos tendo melhorado 1 de 4 pontos na escala de avaliação do investigador. A melhora objetiva do paciente tambem não diferiu entre os dois grupos. Mais estudos são necessários para melhor investigar os efeitos da laserlipólise na gestão da celulite. Na experiência dos autores deste capítulo não há melhora da celulite utilizando laserlipólise.

O pesquisador McMenamin publicou na revista Facial Plastic Surgery um estudo com o objetivo de avaliar a eficácia e a segurança de remover a gordura e contrair a pele facial por meio da laserlipólise.

Materiais: 40 pacientes que necessitavam de uma melhora em um curto período de tempo foram tratados com um dos *lasers.*

Método: a área-alvo foi dividida em aproximadamente 15 quadrados, cada um com cerca de 5 × 5 cm. Cada quadrado foi tratado individualmente por lipoaspiração a *laser* numa temperatura final de 38° a 40 °C. Áreas tratadas incluíram o submento, as bochechas, a pele do pescoço, a mandíbula, o ângulo cervicomentual, as comissuras orais e o sulco nasolabial. Comprimentos de onda foram 1.064 nm e 1.319/1.320 nm.

Conclusão: satisfação do paciente foi geralmente superior que a observada em pacientes que receberam um convencional *face-lift.* Eventos adversos foram limitados a queimaduras em dois pacientes. Estes retornaram às atividades em 7 dias. A lipoaspiração a *laser* é um tratamento menos invasivo, com uma eficácia aceitável, tempo de inatividade reduzido, recuperação mais curta e menor custo comparado com o tradicional *face-lift.*

Segundo recente artigo (Patient Satisfaction After Nd:YAG Laser-Assisted Lipolysis) a lipoplastia assistida a *laser* tem vantagens atraentes sobre a lipoaspiração tradicional . Perspectiva do paciente sobre o procedimento e o resultado são descritos a partir dos resultados de uma pesquisa administrada a pacientes submetidos a lipoaspiração a *laser* em um consultório.

Resultado

◆ A percepção média de redução no tamanho da área de gordura foi 3,94 em uma escala de 1 a 5, sendo 5 a mais notável.

◆ A percepção média de melhora na aparência da pele foi de 3,1 (1-5, sendo 5 a mais visível).

◆ A satisfação geral foi 3,78 (1-5, sendo 5 muito satisfeito).

Retorno às atividades normais foi de 1,5 dias. De todos os entrevistados, 75% tomaram apenas 0-1 pílula de dor após o procedimento. Embora tenhamos encontrado uma resposta positiva do paciente à técnica, é preciso mais estudo para responder a novas perguntas que estão surgindo.

Conclusão sobre laserlipólise

A laserlipólise é uma evolução na remoção da gordura podendo auxiliar melhores resultados em uma lipoaspiração tradicional, porém se trata de procedimento com necessário e detalhado treinamento. A laserlipólise é profissional dependente, e quando bem realizada promove resultados excelentes.

BIBLIOGRAFIA CONSULTADA

1. Blugerman G, Schavelzon D, Paul MD. A safety and feasibility study of a novel radiofrequency-assisted liposuction technique. Plast Reconstr Surg. 2010 Mar; 125(3):998-1006.
2. Collawn SS. Smartlipo MPX TM sculpting of the body and face. J Cosmc Laser Ther, 2011.
3. DiBernardo BE, Reyes J. Evaluation os skin tightening after laser-assisted liposuction. Aesthet Surg J. 2009; 29(5): 400-7.
4. Dudelzak J, Hussain M, Goldberg DJ. Laser lipolysis of the arm, with and without suction aspiration: clinical and histologic changes. J Cosmet Laser Ther. 2009 Jun; 11(2):70-3.
5. Goldman A, Shavelzon D. Laser Lipolysis: liposuctions using Nd:YAG laser. Rev Soc Bras Cir Plast. 2002; 17:17-26.
6. Khoury JG, Saluja R, Keel D et al. Histologic evaluation of interstitial lipolysis comparing a 1.064, 1.320 and 2.100 nm laser in an ex vivo model. Lasers Surg Med. 2008 Jul; 40(6):402-6.
7. McBean JC, Katz B. A pilot study os the efficacy of a 1.064nm and 1.320nm sequentially firing Nd:YAG laser device for lipolysis and skin tightening. Laser Surg Med, 2009.
8. McMenamin P. Laser face-lifts: a new paradigm in face-lift surgery. Facial Plastic Surgery. 2011 Aug; 27(4):299-307.
9. Mordon SR, Wassmer B, Reynaud JP et al. Mathematical modeling of laser lipolysis. Biomed Eng Online. 2008 Feb; 7:10.
10. Palm MD, Goldman MP. Laser lipolysis: current practices. Semin Cutan Med Surg. 2009 Dec; 28(4):212-9.
11. Paolillo FR et al Effects of infrared-LED illumination applied during high-intensity treadmill training in postmenopausal women. Photom Laser Surg. Edição online jul. 2011.

12. Paolillo FR et al. New treatment of cellulite with infrared – LED illumination applied during high-intensity treadmill training. J Cosm Laser Ther. 2011 Ago; 13:166-71.

13. Parlette EC, Kaminer ME. Laser-assisted liposuction: Here's the skinny. Semin Cutan Med Surg. 2008; 27:259-63.

14. Parlette EC, Karminer ME. Laser-assisted lipsuction: here's the skinny. Semin Cutan Med Surg. 2008; 27(4):259-63.

15. Peterson JD, Goldman MP. Laser, light and energy devices for cellulite and lipodystrophy. Clinics in Plastic Surgery. 2011 Jul; 38(3):463-74.

16. Reynaud JP, Skibinski M, Wassmer B et al. Lipolysis using a 980 nm diode laser: a retrospective analysis of 534 procedures. Aesthetic Plast Surg. 2009 Jan; 33(1): 28-36.

17. Sadick NS, Diktaban T, Smoller BR. New clinical outcomes utilizing a 1.064 nm Nd:YAG laser for lipolysis of the torso oblique region. J Cosm Laser Ther. 2010 Aug; 12(4):170-5.

18. Sasaki GH, Tevez A. Laser-assisted liposuction for facial and body contouring and tissue tightening: a 2-year experi-ence with 75 consecutive patients. Semin Cutan Med Surg. 2009 Dec; 28(4):226-35.

19. Stebbins WG, Hanke CW, Petersen J. Novel method of min-imally invasive removal of large lipoma after laser lipolysis with 980 nm diod laser J Dermatology Therapy. 2011 Feb; 24(1):125-30.

20. Stebbins WG, Hanke CW. Rejuvenation of the neck with liposuction and ancillary techniques Dermatology Therapy. 2011 Jan; 24(1):28-40.

21. Tarck CG et al. Superior lipolytic effect of the 1.444 nm Nd:YAG laser: comparision with the 1.064nm Nd:YAG la-ser. Laser Surg Med. 2009; 41(10):721-7.

22. Wong L, Vasconez HC Patient satisfaction after Nd:YAG la-ser-assisted lipolysis . Annals of Plastic Surgery. 2011 May; 66(5):561-3.

23. Woodhall KE, Saluja R, Khoury J et al. A comparison of three separate clinical studies evaluating the safety and ef-ficacy of laser-assisted lipolysis using 1,064, 1,320 nm, and a combined 1,064/1,320 nm multiplex device. Lasers Surg Med. 2009 Dec; 41(10):774-8.

Capítulo 57.3

Laserlipólise

Sandra Tagliolato
Luis Fernando Tovo

A técnica de lipoaspiração quando associada à utilização do *laser*, recebe a denominação de lipoaspiração assistida por *laser* ou como ficou mais conhecida aqui no Brasil, laserlipólise. O objetivo da técnica é facilitar a lipossucção, melhorar a retração do tecido e reduzir o tempo de inatividade e morbidade. Vários protocolos diferentes, usando comprimentos de onda e dispositivos diferentes, geram resultados satisfatórios na redução da gordura localizada e no *skintightening*.

O uso do *laser* facilita a lipoaspiração, pois a energia deste induz à lipólise, além da contribuir para o estímulo da neocolagênese, evitando assim a flacidez da pele após a retirada da gordura local, atuando também na hemostasia da área tratada, devido a coagulação dos pequenos vasos.

A laserlipólise, em comparação com a lipoaspiração tradicional, tem sido relatada como procedimento que apresenta menor tempo de recuperação, com menos equimoses, edema e dor no pós-operatório.

Também é relatada a vantagem da lipoaspiração assistida com *laser* sobre a lipossucção convencional por apresentar *efeito estatisticamente significativo* na retração da pele e *skintightening*.

Porém os estudos de comparação entre a laserlipólise e a lipoaspiração convencional são ainda limitados, assim como as comparações entre os sistemas diferentes de *laser* e comprimentos de onda.

Múltiplos sistemas de *laser*, com grande variação com relação aos comprimentos de onda de luz, podem ser utilizados, sendo encontrados em literatura trabalhos com o uso de *lasers* de 1.064 nm, comparações e associações dos comprimentos de onda de 1.064 e 1.320 nm, referências sobre o uso do *laser* de 1.444 nm e vasta literatura sobre o uso do *laser* de 980 mn, assim como também encontramos estudos sobre o uso da combinação de duplo comprimento de onda no mesmo aparelho, usando-se o combo de 924 e 975 nm, no qual o primeiro comprimento de onda tem como alvo os adipócitos, causando danos irreversíveis a estes e o segundo comprimento de onda age nas fibras colágenas dérmicas, levando à desnaturação do colágeno e à neocolagênese, sendo responsável pela retração da pele, encontramos também trabalhos sobre os *lasers* que utilizam os comprimentos de onda de 1.320 e 1.044 nm, os de 1.540 nm e mais recentemente os *lasers* que trabalham com comprimento de onda de 1.210 nm.

Segundo os autores, todos os aparelhos descritos mostraram-se eficazes e seguros para a realização do procedimento de destruição da gordura local e retração da pele na área de tratamento, porém não se encontra ainda consenso sobre qual comprimento de onda seria o mais eficaz na realização da laserlipólise, assim como também a padronização das configurações de energia do *laser* também ainda não está elucidada.

Os *lasers* utilizados na laserlipólise são os denominados *lasers* subdérmicos ou *endolasers* que atuam através do aumento da temperatura local, diretamente na região subcutânea. A técnica baseia-se na utilização da anestesia tumescente, contendo solução salina, epinefrina e lidocaína, na área predefinida para o tratamento em questão.

Após a aplicação da anestesia local tumescente, por um pequeno orifício na pele, introduz-se, na gordura subcutânea, uma microcânula contendo a fibra óptica, que conduz o *laser* em questão. Uma luz emitida pela ponteira do *laser* guia o procedimento por transparência da pele.

Os adipócitos reagem como cromóforos. A cânula é movida para a frente e para trás a fim de se obter distribuição homogênea de energia na área a ser tratada. Configurações do *laser* de potência e energia acumuladas são selecionadas com relação às áreas do corpo e ao montante de gordura a serem tratadas e também conforme os *lasers* utilizados, contanto que a energia entregue seja suficiente para alcançar a lipólise suficiente ao longo de diferentes camadas de gordura. Durante o procedimento, uma das mãos move a cânula, e a outra fica sobre a superfície tratada com a finalidade de imobilizar o tecido durante a movimentação da cânula, perceber a temperatura local e pinçar a pele para avaliar o amolecimento do subcutâneo.

O *endpoint* é o alcance da temperatura na superfície da pele entre 38 e 40 °C. Levando-se em conta que um aumento excessivo da temperatura local poderá levar a danos ao tecido epidérmico e dérmico.

Após a passagem do *laser*, em geral, a gordura liquefeita é aspirada com cânula de pequeno diâmetro, sob pressão negativa. Em alguns casos, é realizada apenas drenagem manual.

O método pode ser empregado para o tratamento da gordura localizada na região do submento, braços, axilas, joelhos, abdome e flancos, coxas, quadris, glúteo e costas, e na ginecomastia. Por atuar na retração da pele, tem especial atuação em áreas com potencial de flacidez cutânea pós-lipoaspiração. A laserlipólise também pode ser útil para tratar áreas com muita fibrose, como no caso de revisão cirúrgica.

O *laser* também poderá ser utilizado na remoção de lipomas grandes ou múltiplos, evitando-se assim as cicatrizes inestéticas ocasionadas pelas cirurgias convencionais.

Outro foco de atuação para estes *lasers* subdérmicos é seu uso para o tratamento da hiperidrose axilar, com técnica de tratamento semelhante à utilizada para a remoção da gordura localizada, porém com cuidados extras na padronização dos parâmetros do *laser*, a fim de se evitar queimaduras na região das axilas; o mecanismo de ação baseia-se no aumento da temperatura local levando à destruição das glândulas sudoríparas da região.

A técnica da laserlipólise é basicamente fundamentada em um efeito térmico: o *laser* vaporiza, "derrete" o tecido de gordura e coagula os vasos sanguíneos. Pela difusão do calor, ocorre aumento de temperatura também na derme reticular, o que explica a remodelação do tecido colágeno, com evidente *skintightening* clínico. O *laser* pode levar à formação de colágeno na região, retraindo a pele, melhorando a elasticidade e promovendo a contração cutânea nas áreas tratadas. Em suma: o calor gerado pela irradiação do *laser* leva à lipólise das células de gordura, enquanto o colágeno e a elastina são também estimulados.

São poucas as complicações relatadas com o procedimento da laserlipólise, sendo as equimoses as mais referidas. Os casos raros descritos de seromas, deiscências, infecções ou queimaduras da pele, parecem estar mais relacionados com a curva de aprendizado da técnica.

Com relação às consequências fisiológicas deste procedimento, parecem que já estão bem estabelecidos através de estudos que demonstram que os possíveis efeitos sobre os níveis séricos de colesterol e triglicérides permaneceram na faixa de normalidade após a lipólise do *laser*. Duas hipóteses podem ser propostas para este fato, ou a eliminação de gordura é tão gradual que o aumento dos níveis de lipídios circulantes não é mensurável, ou os adipócitos danificados passam por processo de apoptose e são removidos por fagocitose. Atualmente, não há preocupação sobre os lipídios séricos na prática da execução do procedimento.

Enfim, com base nos estudos científicos atuais e na experiência dos autores, o tratamento da laserlipólise pode ser descrito como eficaz e seguro para a remoção da gordura localizada e na subsequente retração da pele local, embora cuidados sejam necessários para a realização do método, que necessita de técnicas de assepsia, uso da anestesia tumescente, cuidados pré-operatórios, como meticulosa anamnese sobre morbidades e uso de medicamentos e exame físico clínico, além da solicitação de exames laboratoriais para a avaliação da hemostasia do paciente (coagulograma), glicemia, função renal e hepática e outros, conforme o caso (sorologias, exames para detecção de gravidez etc.); orienta-se o uso de antibióticos profiláticos iniciados algumas horas antes do procedimento, e cuidados pós-operatórios, como o uso de malhas compressivas, a fim de facilitar a drenagem e a remodelação do tecido, restrição à exposição solar e à prática de atividades físicas vigorosas, além da prescrição de analgésicos e anti-inflamatórios nos primeiros dias de pós-operatório, se necessários.

BIBLIOGRAFIA CONSULTADA

1. Alexiades-Armenaka M. Combination laser-assisted liposuction and minimally invasive skin tightening with temperature feedback for treatment of the submentum and neck. Dermatol Surg. 2012 Jun; 38(6):871-81.

2. Brañas EB, Moraga JM. Laser lipolysis using a 924- and 975-nm laser diode in the lower extremities. Aesthetic Plast Surg. 2013 Apr; 37(2):246-53.

3. Centurion P, Noriega A. Fat preserving by laser 1210-nm. J Cosmet Laser Ther. 2013 Feb; 15(1): 2-12.

4. Chia CT, Theodorou SJ. 1,000 consecutive cases of laser-assisted liposuction and suction-assisted lipectomy managed with local anesthesia. Aesthetic Plast Surg. 2012 Aug; 36(4):795-802.

5. Collawn SS. Smartlipo MPXTM sculpting of the body and face. J Cosmet Laser Ther. 2011 Aug; 13(4):172-5.

6. DiBernardo BE, Reyes J, Chen B. Evaluation of tissue thermal effects from 1.064/1.320 nm laser-assisted lipolysis and its clinical implications. J Cosmet Laser Ther. 2009 Jun; 11(2):62-9.

7. DiBernardo BE, Reyes J, Chen B. Evaluation of tissue thermal effects from 1.064/1.320 nm laser-assisted lipolysis and its clinical implications. Lasers Surg Med. 2009 Dec; 41(10):779-84.

8. DiBernardo BE, Reyes J. Evaluation of skin tightening after laser-assisted liposuction. Aesthet Surg J. 2009 Sep-Oct; 29(5):400-7.

9. DiBernardo BE. Randomized, blinded split abdomen study evaluating skin shrinkage and skin tightening in laser-assisted liposuction versus liposuction control. Aesthet Surg J. 2010 Jul-Aug; 30(4):593-602.

10. Dornelles RFV, Silva AL, MisselJ et al. Laserlipólise com diodo 980 nm: experiência com 400 casos. Rev Bras Cir. Plast. 2013 Jan-Mar; 28(1):124-129.

11. Dudelzak J, Hussain M, Goldberg DJ. Laser lipolysis of the arm, with and without suction aspiration: clinical and histologic changes. J Cosmet Laser Ther. 2009 Jun; 11(2):70-3.

12. Fakhouri TM, El Tal AK, Abrou AE et al. Laser-assisted lipolysis: a review. Dermatol Surg. 2012 Feb;38(2):155-69.

13. Forman TA, Friedman A. Laser lipolysis with a 980 nm diode laser. J Drugs Dermatol. 2010 May; 9(5 Suppl ODAC Conf Pt 1):s58-61.

14. Gentile RD. Laser-assisted neck-lift: high-tech contouring and tightening. Facial Plast Surg. 2011 Aug; 27(4):331-45.

15. Goldman A, Gotkin RH. Laser-assisted liposuction. Clin Plast Surg. 2009 Apr; 36(2):241-53,vii; discussion 255-60.

16. Goldman A, Schavelzon DE, Blugerman GS. Laserlipolysis: liposuction using Nd:YAG Laser. Rev Soc Bras Cir Plast (1997). 2002 Jan-Apr; 17(1):17-21.

17. Goldman A, Wollina U. Subdermal Nd:YAG Laser for Axillary Hyperhidrosis. Dermatol Surg. 2008; 34(6):756-62.

18. Holcomb JD, Turk J, Baek SJ et al. Laser-assisted facial contouring using a thermally confined 1.444-nm Nd:YAG laser: a new paradigm for facial sculpting and rejuvenation. Facial Plast Surg. 2011 Aug; 27(4):315-30.

19. Ichikawa K, Miyasaka M, Aikawa Y. Subcutaneous Laser Treatment of Axillary Osmidrosis: A New Technique. Plast Reconstr Surg. 2006; 118(1):170-4.33.

20. Katz B, McBean J. Laser-assisted lipolysis: a report on complications. J Cosmet Laser Ther. 2008 Dec; 10(4):231-3.

21. Kim D, Kim J, Yeo H et al. Treatment of Axillary Osmidrosis Using a Subcutaneous Pulsed Nd:YAG. Laser Arch Plast Surg. 2012; 39(2):143-9.

22. Klein JA. Tumescent technique for regional anesthesia permits lidocaine doses of 35 mg/kg for liposuction. J Dermatol Surg Oncol. 1990; 16(3):248-63.

23. Kotlus BS. Treatment of refractory axillary hyperhidrosis with a 1.320 nm Nd:YAG laser. J Cosmet Laser Ther. 2011; 13(4):193-5.35.

24. Leclère FM, Trelles M, Moreno-Moraga J et al. 980 nm laser lipolysis (LAL): About 674 procedures in 359 patients. J Cosmet Laser Ther. 2012 Apr; 14(2): 67-73.)

25. Licata G, Agostini T, Fanelli G et al. Lipolysis using a new 1.540-nm diode laser: a retrospective analysis of 230 consecutive procedures. J Cosmet Laser Ther. 2013 Aug; 15(4): 184-92.

26. Llanos Olmedo S, Danilla S, Cavada G et al. Comparación Del dolor secundario a lipoaspiración tradicional versus lipolisis láser. Estudio prospective. Cir plast Iberolatinoam. 2007 Oct-Dic; 33(4):221-232.

27. Mazer JM. Lipolysis lasers. Ann Dermatol Venereol. 2009 Oct; 136(Suppl 6):S359-62.

28. McBean JC, Katz BE. A pilot study of the efficacy of a 1,064 and 1,320 nm sequentially firing Nd:YAG laser device for lipolysis and skin tightening. Lasers Surg Med. 2009 Dec; 41(10):779-84.

29. Mordon SR, Plot E. Laser lipolysis versus traditional liposuction for fat removal. Expert Rev Med Devices. 2009 Nov; 6(6):677-88.

30. Mordon SR, Wassmer B, Reynaud JP et al. Mathematical modeling of laser lipolysis. Biomed Eng Online. 2008; 7:10.

31. Mordon SR, Wassmer B, Rochon P et al. Serum lipid changes following laser lipolysis. J Cosmet Laser Ther. 2009 Jun; 11(2):74-7.

32. Moreno-Moraga J, Trelles MA, Mordon SR et al. Laser-assisted lipolysis for knee remodelling: a prospective study in 30 patients. J Cosmet Laser Ther. 2012 Apr; 14(2):59-66.

33. Palm MD, Goldman MP. Laser lipolysis: current practices. Semin Cutan Med Surg. 2009 Dec; 28(4): 212-9.

34. Parlette EC, Kaminer ME. Laser-assisted liposuction: here's the skinny. Semin Cutan Med Surg. 2008 Dec; 27(4): 259-63.

35. Reszko AE, Magro CM, Diktaban T et al. Histological comparison of 1.064 nm Nd:YAG and 1.320 nm Nd:YAG laser lipolysis using an ex vivo model. J Drugs Dermatol. 2009 Apr; 8(4):377-82.

36. Reynaud JP, Skibinski M, Wassmer B et al. Laser face-lifts: a new paradigm in face-lift surgery. McMenaminP. Facial Plast Surg. 2011 Aug; 27(4):299-307.

37. Reynaud JP, Skibinski M, Wassmer B et al. Lipolysis using a 980 nm diode laser: a retrospective analysis of 534 procedures. Aesthetic Plast Surg. 2009 Jan; 33(1):28-36.

38. Sadick NS, Diktaban T, Smoller BR. New clinical outcomes utilizing a 1.064 nm Nd:YAG laser for lipolysis of the torso oblique region. J Cosmet Laser Ther. 2010 Aug; 12(4): 170-5.

39. Saluja R. Dual-wavelength laser lipolysis treatment of lipomas: a case report. J Drugs Dermatol. 2010 Apr; 9(4):387-8.

40. Sasaki GH. Quantification of human abdominal tissue tightening and contraction after component treatments with 1.064 nm/1.320 nm laser-assisted lipolysis: clinical implications. Aesthet Surg J. 2010 Mar; 30(2):239-45.

41. Stebbins WG, Hanke CW, PetersenJ. Novel method of minimally invasive removal of large lipoma after laser lipolysis with 980 nm diode laser. Dermatol Ther. 2011 Jan-Feb; 24(1):125-30.

42. Tagliolatto S, Medeiros B, Tresani PC S et al. Experiência em laserlipólise: casuística de 120 casos no período de 2004 a 2010. Surg Cosmet Dermatol. 2011 Dez; 3:4.

43. Tark KC, Jung JE, Song SY. Superior lipolytic effect of the 1.444 nm Nd:YAG laser: comparison with the 1.064 nm Nd:YAGlaser. Lasers Surg Med. 2009 Dec; 41(10):721-7.

44. Teixeira V, Badin AZD, Salles Júnior GS et al. Laserlipólise raquial: avaliação da redução na circunferência braquial em 43 pacientes estudados. ACM Arq Catarin Med. 2007 Jun; 36(supl 1):70-72

45. Tierney EP, Kouba DJ, Hanke CW. Safety of tumescent and laser-assisted liposuction: review of the literature. J Drugs Dermatol. 2011 Dec; 10(12):1363-9.

46. Trelles M, Bonanad E, Moreno-Moraga J et al. Laser-assisted lipolysis for gynecomastia: safe and effective skin retraction. Rev Col Bras Cir. 2013 Jan-Feb; 40(1):23-31.

47. Trelles M, Mordon SR, Bonanad E et al. Laser-assisted lipolysis in the treatment of gynecomastia: a prospective study in 28 patients. Lasers Med Sci. 2013 Feb; 28(2):375-82.

48. Weiss RA, Beasley K. Laser-assisted liposuction using a novel blend of lipid – and water-selective wavelengths. Lasers Surg Med. 2009 Dec; 41(10):760-6.

49. Wolfenson M, Roncantti CA, Alexandre H et al. Laserlipólise: redução da pele e prevenção de umbigo flácido nas lipoplastias seguindo parâmetros de segurança no uso do laser de diodo - com duplo comprimento de onda 924 e 975 nm. Rev Bras Cir Plást. 2011 Abr-Jun; 26(2):259-265.

50. Woodhall KE, Saluja R, Khoury J et al. A comparison of three separate clinical studies evaluating the safety and efficacy of laser-assisted lipolysis using 1.064, 1.320 nm, and a combined 1.064/1.320 nm multiplex device. Lasers Surg Med. 2009 Dec; 41(10):774-8.

51. Youn JI, Holcomb JD. Ablation efficiency and relative thermal confinement measurements using wavelengths 1.064, 1.320, and 1.444 nm for laser-assisted lipolysis. Lasers Med Sci. 2013 Feb; 28(2): 519-27.

Capítulo 58

Combinação de Tratamentos

Denise Steiner
José Jabur da Cunha

Nos últimos anos, houve um grande desenvolvimento tecnológico com base no maior conhecimento sobre a pele suas estruturas, características genéticas e funcionamento básico. O dermatologista, que é o especialista responsável pelos cuidados com a pele, tem muito mais a oferecer ao seu paciente, tanto no sentido resolutivo, como preventivo. Desta forma, é interessante e salutar combinar procedimentos para atingir um resultado final aprimorado.

O tratamento da prevenção do envelhecimento passa por uma anamnese completa e específica, pois muitos fatores interferem e aceleram o envelhecimento. Doenças como diabetes, hipertensão, dislipidemias, tireoide, câncer, depressão, entre outras, devem ser previamente analisadas. É interessante definir se essas doenças estão sob controle e se a medicação está sendo supervisionada pelo médico especifico. Também é importante o histórico de todas as drogas e suplementos ingeridos, pois os mesmos podem interagir com o tratamento dermatológico. Devemos detalhar o histórico e a característica dos hábitos alimentares e atividade física, assim como o controle de peso e a qualidade do sono.

Entender sobre a rotina do nosso paciente no trabalho, seu nível de estresse, atividades de lazer, relações sociais e emocionais é crucial para avaliação do grau de envelhecimento. O exame dermatológico precisa ser completo, avaliando a pele do rosto, corpo, além de cabelos e unhas. Observar todos os parâmetros relevantes e, dentro do possível, classifi-

car o grau de envelhecimento de cada indivíduo, em cada região. Em relação à pele de áreas específicas como rosto, pescoço, colo e mãos, devemos observar certos detalhes, como descrito na Tabela 58.1. Os cabelos e as unhas devem ser examinados em detalhe, inclusive, se possível com exame de dermatoscópico, observando todos os sinais relevantes.

A mulher deve ser indagada sobre ressecamento vaginal, dor na relação, infecções, incontinência urinária, entre outros, além de aspectos do relacionamento sexual. Hoje o dermatologista e o ginecologista têm alguns recursos para o tratamento dessa área, melhorando a qualidade de vida (*laser*, cirurgia e preenchimento).

O diagnóstico do envelhecimento cutâneo vai depender da análise de todos esses fatores que, quando bem interpretados, irão direcionar o melhor tratamento. Para iniciar qualquer tipo de intervenção a fim de prevenir ou reverter os sinais do envelhecimento, é indispensável entender o paciente como um todo, integrando suas queixas físicas, emocionais e de comportamento. É fundamental sentir as expectativas do paciente em relação a procedimentos cosmiátricos e ajustá-las à realidade.

É frequente que o paciente, neste tipo de situação, questione sobre procedimentos específicos dos quais ouviu falar e que gostaria de realizar. O dermatologista tem a responsabilidade de enumerar e explicar os tratamentos que traiam benefícios reais, sem torná-los milagrosos, e inclusive ponderando

■ COMBINAÇÃO DE TRATAMENTOS

Tabela 58.1

DETALHES A SEREM OBSERVADOS NO EXAME DERMATOLÓGICO

Rosto	*Corpo*	*Cabelos*	*Unhas*
Textura	Textura	Aspecto	Sinais específicos
Manchas	Manchas	Textura	Textura
Rugas finas e profundas	Hidratação	Densidade	Onicomicose
Rugas de expressão	Sinais de ictiose	Alopecias	Sinais de coloração
Sulcos	Sinais de eczema		
Flacidez	Flacidez		
Assimetrias	Gordura localizada		
Volume da face	Tônus muscular		
Proporções	Mãos e pés		
Tumores			
Lesões específicas (hiperplasia sebácea, nevos rubi e outros)			

sobre os possíveis efeitos colaterais. Neste momento, é importante o registro fotográfico para que possa haver a análise crítica dos resultados posteriores.

Os procedimentos não deveriam ser realizados na primeira consulta, para permitir que o paciente amadureça a ideia em relação às explicações fornecidas. Antes de qualquer sugestão de procedimentos é interessante discutir os cuidados gerais e diários recomendados para cada situação. A receita será pessoal, incluindo indicações para a limpeza da pele, fotoproteção e hidratação, tanto para o rosto quanto para o corpo. No mais, haverá prescrição de dermatocosméticos, clareadores, antioxidantes, ácidos, estimuladores do colágeno, entre outros, sempre dependendo da situação individual de cada paciente. A aderência à prescrição da receita médica deve ser incentivada, mostrando a importância do cuidado contínuo com a pele.

Aqui deve ser realçado o peso do dermatologista em identificar os riscos potenciais do paciente em relação ao desenvolvimento de câncer de pele. O indivíduo idoso tem, potencialmente, mais chance de apresentar lesões pré-cancerosas ou cancerosas. Cabe ao dermatologista insistir no uso diário do filtro solar, que deve ser o mais adequado possível à pele e à necessidade de cada indivíduo. Os procedimentos que vão auxiliar o tratamento devem ser rigorosa e detalhadamente explicados, não só sobre a técnica, como em relação a produtos e aparelhos que possam ser indicados.

Os principais procedimentos cosmiátricos para a prevenção do envelhecimento são: *peelings*, mi-

crodermoabrasão, luz pulsada, *lasers* fracionados ablativos e não ablativos, *lasers* para tratamento de vasos e/ou manchas, toxina botulínica, preenchimento, tecnologias como radiofrequência, ultrassom focado, cirurgias localizadas e/ou a própria cirurgia plástica. A estratégia de tratamento em relação às prioridades, frequência ou combinações de tratamentos deve ser especificada pelo médico dermatologista. A combinação de procedimentos diferentes, realizados no mesmo dia, deve ser cuidadosamente analisada no seu custo/beneficio, levando em conta os riscos que possam ocorrer. A combinação de preenchimento e toxina botulínica é segura e pode ser realizada numa mesma ocasião. Estes procedimentos se somam e podem proporcionar um resultado mais harmonioso, considerando que cada qual corrige um determinado tipo de alteração.

O preenchimento preconiza a introdução de uma substância segura e compatível com a pele no local a ser tratado. Esta substância irá "preencher" um espaço, provocando um levantamento parcial e também muitas vezes maior formação de fibras de colágeno preexistentes. A duração do resultado dependerá da substância que for utilizada, pois alguns materiais são mais duradouros e/ou estimuladores de colágeno. O preenchimento é realizado com agulhas especiais ou cânulas utilizando as técnicas ponto a ponto ou retroinjeção. A aplicação é realizada na área escolhida previamente, respeitando a profundidade e as quantidades máximas para cada tipo de produto. No pós-operatório, pode haver eritema, edema e formação de hematomas. Esses efeitos vão depender da idade do paciente,

1350

da quantidade e da substância utilizada. O preenchedor deve ser compatível com a pele e aprovado pelo Ministério da Saúde para a utilização. O procedimento deve ser bem explicado, elucidando o tipo de anestesia, a técnica utilizada e os possíveis efeitos imediatos e tardios. Antes de realizar o preenchimento, temos que entender o desejo e a expectativa de cada paciente.

O uso de toxina botulínica para tratamento de rugas tornou-se muito popular nos últimos anos. É muito importante conhecer o embasamento científico, a técnica empregada e os cuidados que devem acompanhar esse procedimento médico. A toxina botulínica é produzida pela bactéria *Clostridium botulinum* e provoca relaxamento muscular por meio da inibição da acetilcolina, na placa neuromuscular. A utilização da toxina botulínica em cosmética iniciou-se na década de 1990, promovendo a melhora nas rugas de expressão por meio do relaxamento de músculos específicos. A ação da toxina é localizada, provocando relaxamento muscular que permanece de 2 a 6 meses. Após esse período o músculo é capaz de formar novas placas (neurogênese), voltando à sua contração normal.

A ação da toxina botulínica inicia-se após 48 horas do procedimento, atingindo o resultado máximo em até 15 dias. O músculo reage com relaxamento, sem mudança na sensibilidade cutânea. Na área cosmética é indicada para o tratamento das rugas de expressão e deve ser evitada em locais onde a musculatura tem funções fisiológicas importantes. As principais indicações são: ruga de severidade entre as sobrancelhas, rugas na área dos olhos, levantamento das sobrancelhas, abertura dos olhos, melhora das rugas peribucais nos fumantes, levantamento do canto da boca, diminuição do sorriso gengival.

A indicação da toxina botulínica e do preenchedor é complementar, pois a primeira trata as rugas de expressão e o segundo, das rugas, dos sulcos e da diminuição do volume facial. Os dois procedimentos são frequentemente associados na mesma sessão, iniciando pelo preenchimento e finalizando pela toxina botulínica.

Na região dos olhos, quando houver preenchimento na área das olheiras, deve-se evitar o uso de toxina botulínica no mesmo local, pois o inchaço pode ser intenso nessa região. A associação de toxina botulínica na fronte, área da glabela, região periorbicular e músculo abaixador do canto da boca

e o preenchimento na região malar e no contorno da mandíbula resulta em melhora tridimensional, proporcionando resultado mais completo.

A toxina botulínica e o preenchimento são feitos na mesma ocasião. O paciente é anestesiado e o procedimento começa com o preenchimento, que pode ser com ácido hialurônico, hidroxiapatita de cálcio e/ou ácido polilático, os quais devem ser devidamente aplicados (plano de profundidade) e massageados. Na sequência há aplicação de máscara calmante e cerca de 30 minutos após, a toxina botulínica é aplicada nos locais previamente marcados. O retorno é feito após 15 dias para observação do resultado final.

Frequentemente utilizamos no mesmo dia a aplicação de preenchimento e toxina botulínica, técnica essa denominada 3D, pois trata rugas de expressão e a recomposição do volume. Neste caso, há benefício no contorno facial, definindo a linha da mandíbula e diminuição da ação do platisma, que favorece a flacidez.

A aplicação do preenchimento, mais do que a toxina botulínica, pode causar hematomas significativos. Por esse motivo, é necessário ter cuidado redobrado com o uso da toxina em áreas com hematoma, porque a diluição pode ser modificada. No caso do uso da toxina botulínica e do preenchedor, é muito importante a experiência do médico com as substâncias específicas. Os dois procedimentos sempre podem ser associados, mas às vezes, por questão de segurança, é preferível que sejam separados.

A combinação de preenchedores diferentes no mesmo local é contraindicada pela literatura, pois essa combinação não está embasada em trabalhos científicos controlados. No entanto, frequentemente se utiliza ácido hialurônico em locais como lábio e olheiras, e hidroxiapatita de cálcio nas regiões malar e do sulco nasogeniano do mesmo paciente, no mesmo dia. Em um trabalho, Dubina e cols. compararam o uso da toxina botulínica isoladamente com toxina botulínica mais ácido hialurônico nas linhas da fronte e glabela. O resultado foi melhor e mais duradouro no grupo em que houve a combinação.

Outro estudo aferiu a mudança na percepção da idade, avaliada por estudantes de medicina. Os pacientes tratados com toxina botulínica e preenchedores e tinham de 45 a 72 anos. A percepção da idade pela fotografia após o procedimento foi melhor com os tratamentos combinados, ou seja, as pessoas pareciam mais novas após a aplicação dos

COMBINAÇÃO DE TRATAMENTOS

dois procedimentos combinados. As diretrizes para os tratamentos com toxina botulínica e preenchedores enfatizam que é mais seguro realizar primeiro a toxina botulínica e numa outra data o preenchedor, até para que o médico observe o rosto já tratado com toxina e avalie que linhas ainda estão marcadas. Lorenc e cols. publicaram dois casos tratados com diferentes tipos de preenchedores e toxina botulínica, utilizados em áreas distintas do rosto, com bons resultados cosméticos e sem reações adversas decorrentes da terapia combinada.

O *peeling* químico consiste na aplicação tópica de determinadas substâncias químicas capazes de provocar reações que vão desde uma leve descamação até necrose da derme, com remoção da pele em diferentes graus. Isso significa que haverá descamação e troca de pele, atuando no tratamento de manchas e envelhecimento cutâneo. Os *peelings*, pela capacidade de trocar e estimular a pele, são utilizados para o tratamento do fotoenvelhecimento, melhorando rugas e flacidez. Os *peelings* químicos também podem ser feitos no corpo, como: pescoço, colo, braços e mãos, respeitando as restrições e características de cada local. A pele do corpo tem maior dificuldade na cicatrização e podem ocorrer mais complicações.

Os *peelings* são classificados, conforme a sua capacidade de penetração, em superficiais, médios e profundos. Nos *peelings* superficiais as principais substâncias utilizadas são: ácido retinoico: 1-5%, ácido glicólico: 50-70%, ácido tricloroacético: 10-20%, ácido salicílico: 2030% e pasta de resorcina. O *peeling* médio provoca a destruição dos tecidos, removendo parcial ou totalmente a epiderme, atingindo o nível da derme papilar. Pode ser realizado com os seguintes ativos: ácido glicólico 50-70% (2 a 10 minutos), ácido tricloroacético 35-40% + solução de Jessner + ácido tricloroacético 35%, ácido glicólico + ácido tricloroacético 35%, ácido pirúvico 60-90% e fenol 88%. O *peeling* profundo destrói totalmente a epiderme, atingindo a derme reticular. Apresenta riscos maiores de complicações, como hipocromias, hipercromias e cicatrizes. Pode ser realizado com: ácido tricloroacético 50% + formulações de fenol, como Baker (fenol 88%, 3 mL, água destilada, 2 mL, sabão líquido, septisol, 8 gts, óleo de cróton, 3 gts). A toxicidade do *peeling* de fenol está associada à concentração do produto e ao tamanho da área em que o mesmo é utilizado. No caso de realização do *peeling* de fenol no rosto todo é necessária mo-

nitoração, principalmente em relação à parte cardíaca. No caso de pequenas áreas e com intervalo de 30 minutos entre uma área e outra, não há necessidade de monitoração.

A microdermoabrasão pode ser combinada com os *peelings* superficiais e médios. Ela é realizada antes com a intenção de deixar a superfície cutânea mais homogênea, melhorando a penetração das substâncias químicas, obtendo resultados finais mais interessantes. Os *peelings* químicos superficiais e somente os superficiais podem ser combinados na mesma sessão com preenchedores e toxina botulínica. A intenção é melhorar a textura e homogeneidade da superfície cutânea, ao mesmo tempo em que agimos nas rugas de expressão, nos sulcos mais profundos e volume facial. Neste caso, o preenchimento e/ou a toxina botulínica são realizados primeiro e após a massagem e máscaras calmantes é realizado o *peeling* superficial.

Os *peelings* médios e profundos não devem ser combinados com outros procedimentos no mesmo dia e horário. No entanto, podemos combinar o *peeling* de fenol 88% ou a formulação de Baker (fenol 88%, 3 mL, água destilada, 2 mL, sabão líquido, septisol, 8 gts, óleo de cróton, 3 gts), nas áreas periocular e perioral e *peelings* médios com o ácido tricloroacético no restante do rosto. A recuperação das áreas tratadas com *peeling* de fenol é mais demorada. A coloração pode demorar cerca de 3 meses para igualar com as áreas tratadas com ácido tricloroacético. O *peeling* de fenol pode ser usado somente na linha da definição do lábio. Haverá crosta na região durante 2-3 dias. O resultado é interessante para definir melhor o contorno dos lábios. Esse procedimento pode ser combinado com outros, como luz pulsada, *peelings* químicos, toxina botulínica e preenchimento.

Os *peelings* superficiais e médios podem ser realizados no rosto, no pescoço, colo, nas mãos e no corpo. Realizar *peelings* em todas essas áreas pode levar ao maior desconforto para o paciente, mas ao mesmo tempo melhorar todas as áreas num período menor. Os *peelings* superficiais e médios podem ser combinados com a luz intensa pulsada, avaliando criteriosamente o tipo de pele do paciente.

O *laser* e a luz intensa pulsada também são utilizados para tratamento de lesões vasculares e pigmentares, além do tratamento do envelhecimento. As vasculares compreendem telangiectasias, rosácea e manchas tipo vinho do Porto. Essas lesões apresentam a hemoglobina como alvo do feixe de luz, assim o *laser* atravessa a pele e age sobre os vasos sanguíneos, aquecendo-os. Em função disso, os vasos se colabam e o organismo os absorve definitivamente. Em geral, melhor resultado será obtido por pessoas de pele clara, com vasos finos, vermelhos e superficiais.

As lesões pigmentadas no fotoenvelhecimento compreendem as sardas e as melanoses. Nessas lesões, o cromóforo a ser atingido é a melanina que, sendo destruída, leva a um clareamento da pele. O procedimento é bem tolerado, podendo-se usar um creme anestésico local antes das sessões. O intervalo entre as sessões varia de 20 a 30 dias e deve-se evitar o sol durante todo o tratamento.

A luz intensa pulsada é a indicação frequente para o tratamento da pele fotoenvelhecida, pela sua versatilidade e segurança. As indicações principais são melanoses, vasos superficiais, olheiras e melhora da textura da pele. Em geral, são indicadas quatro sessões com intervalo mensal.

Os *lasers* fracionados ablativos são muito utilizados para o tratamento do fotoenvelhecimento cutâneo. Os *lasers* utilizados são de CO_2 e *erbium*, sendo o de CO_2 mais indicado para suavizar rugas profundas. O procedimento causa vaporização da epiderme e com isso renovação celular e uma melhora da estrutura do colágeno dérmico. O tratamento provoca uma reação inflamatória, levando a uma reorganização das fibras elásticas e estimulando a produção de colágeno. O *laser erbium* penetra cerca de dez vezes menos que o CO_2, sendo indicado para rugas finas e médias, pois causa dano térmico menor e consequentemente menor vermelhidão. As principais complicações com *lasers* fracionados ablativos são hipercromia, hipocromia e cicatrizes. O mais comum é a hipercromia, principalmente em peles morenas, que podem ser tratadas com clareadores e bloqueadores solares.

A luz pulsada pode ser associada no mesmo dia com *lasers* fracionados ablativos e não ablativos para o tratamento do fotoenvelhecimento. Através do mecanismo de fototermólise seletiva, ela trata manchas e vasos, enquanto os *lasers* ablativos *erbium* e CO_2 renovam a pele e estimulam o colágeno. Estudos publicados recentemente têm indicado melhora nos sinais de fotoenvelhecimento associando tratamento de *laser* e luz intensa pulsada. Berlim e cols. concluíram que a combinação de *Erbium:*YAG mais luz intensa pulsada foi mais

eficaz do que a luz intensa pulsada isoladamente. Combinações da luz intensa pulsada com radiofrequência também têm sido mais efetivas do que cada um dos tratamentos isoladamente. No caso da combinação de luz intensa pulsada com *lasers* ablativos, a luz intensa pulsada deve ser realizada primeiro, para preservar a evidência dos cromóforos. Em seguida, a pele pode ser acalmada e então utiliza-se o *laser* ablativo.

Peles muito finas e sensíveis não devem ser tratadas com duas fontes de calor na mesma ocasião. Os procedimentos neste caso devem ser associados, mas em datas diferentes, com cerca de 3 a 4 dias de intervalo, sempre iniciando pela luz pulsada. São necessárias cerca de três a quatro sessões na região das mãos e do colo. É muito interessante a associação entre luz pulsada, visando o tratamento das melanoses e telangiectasias ou poiquilodermias com o *laser* ablativo, que trata rugas e flacidez. No entanto, devido à característica de reepitelização desses locais, a aplicação não deve ser concomitante. No caso de ceratoses seborreicas nas mãos, no colo ou rosto, podemos utilizar a luz pulsada e na sequência curetar ou usar o *laser* ablativo somente na lesão. A recuperação será mais demorada nas áreas com essa erosão.

Muitos autores têm demonstrado o benefício em associar a toxina botulínica com o *laser* de CO_2 em relação aos resultados prolongados no tratamento do fotoenvelhecimento. West e cols. publicaram resultados superiores quando da associação ente CO_2 mais toxina botulínica, em comparação com o uso isolado do *laser* ablativo. Note que os procedimentos não são feitos no mesmo dia.

A associação de toxina botulínica e luz pulsada no mesmo dia é controversa. Estudos publicados demonstram que essa associação é capaz de promover melhores resultados do que cada uma isoladamente. Por outro lado, ainda existem receios por parte de alguns *experts* de que o calor e a reação tecidual gerados pela luz pulsada ou *laser* poderiam interferir na ação da toxina botulínica, o que na prática clínica diária levaria a efeitos indesejáveis.

Quanto ao uso concomitante de preenchedores e luz pulsada ou *lasers* ablativos, na minha experiência, prefiro evitar. O mesmo raciocínio é utilizado em relação à associação de radiofrequência com preenchimento e toxina botulínica. Prefiro separar os procedimentos para evitar efeitos colaterais, tornando o procedimento mais seguro.

■ COMBINAÇÃO DE TRATAMENTOS

O ultrassom focado é uma indicação interessante para a flacidez facial, principalmente no terço inferior da face e do pescoço. A tecnologia permite a emissão de uma energia importante, que é intensa e focada na profundidade da pele (região da fáscia muscular), promovendo contração e grande liberação de calor. Trabalhos recentes têm apontado o benefício na associação de luz intensa pulsada, ultrassom focado e ácido polilático para o tratamento do envelhecimento cutâneo. Friedmann e cols. trataram um grupo de pacientes com estas três modalidades na mesma ocasião. A luz pulsada foi feita em primeiro lugar, seguida do ultrassom focado e, por último, a aplicação do ácido polilático. Eles concluíram que a terapia concomitante desses métodos é segura, pois tiveram poucos efeitos colaterais e conseguiram bons resultados para o tratamento do envelhecimento cutâneo.

A literatura, no entanto, é controversa em relação a esse tema e o próprio FDA preconiza evitar o uso do ácido polilático associado a outros procedimentos de estimulação ao colágeno. Nesse assunto, Fabi e Goldman demonstraram que a associação de luz pulsada e ácido polilático, em até 2 anos, não provoca efeitos colaterais significativos.

Na minha experiência, não associo no mesmo dia e mesmo local o ultrassom focado com preenchimento, como ácido hialurônico, hidroxiapatita de cálcio, ácido polilático e toxina botulínica. Espero pelo menos cerca de 7 dias entre um e outro para a realização desses procedimentos.

Em relação ao tratamento corporal, frequentemente são usados aparelhos com associação de radiofrequência e infravermelho. O uso de ácido polilático para flacidez é feito em dias separados, de acordo com a área do corpo. Em geral é realizada radiofrequência em uma semana e ácido polilático na outra, alternadamente.

Um estudo bastante amplo, multicêntrico, com mais de 100 pacientes, analisou os resultados da combinação de ultrassom focado com CO_2 ablativo na mesma sessão. Os resultados foram interessantes, mas a recuperação foi mais lenta que com o CO_2 isolado ou ultrassom isolado. Os autores concordam que mais estudos são necessários para determinar a eficácia e segurança deste tratamento.

Um estudo comparou um grupo que utilizou somente o *laser* não ablativo com outro grupo combinando o *laser* não ablativo com luz intensa pulsada na mesma sessão. O resultado foi melhor quando houve associação dos dois métodos, sem o aumento de qualquer risco para os pacientes. Outro estudo comparou pacientes tratados em meia face com luz intensa pulsada seguida de *laser* fracionado não ablativo na mesma sessão com o tratamento isolado das tecnologias nas semanas subsequentes na outra meia face. O local que recebeu dois tratamentos concomitantes teve melhores resultados, comparado ao lado que recebeu o tratamento isolado. Há poucas referências na literatura sobre a combinação de terapia fotodinâmica com *laser* ablativo para o tratamento de ceratose actínica. A técnica preconiza usar o *laser* ablativo na lesão especifica seguido de tratamento de terapia fotodinâmica. O trabalho conclui que a associação de *laser* ablativo *erbium* ou CO_2 mais terapia fotodinâmica foi mais eficaz do que só a terapia fotodinâmica isolada.

Conclusão

A combinação de tratamentos é cada vez mais utilizada no dia a dia do dermatologista. É importante conhecer profundamente cada técnica aplicada, principalmente seus possíveis efeitos colaterais. Quando mais de uma técnica é aplicada no mesmo dia, haverá uma superposição de prováveis efeitos colaterais.

Há necessidade de mais trabalhos científicos que analisem a associação de procedimentos e também é importante que você tenha, além de conhecimento sobre a técnica, experiência na realização das mesmas. Quanto mais inexperiente for, maior é a necessidade de fazer um procedimento de cada vez para dominar a técnica e então fazer as combinações possíveis.

BIBLIOGRAFIA CONSULTADA

1. Beer K, Waibel J. Botulinum toxin type A enhances the outcome of fractional resurfacing of the cheek. J Drug Dermatol. 2007; 6:1151-2.
2. Berlin AL, Hussain M, Phelps Ret al. Treatment of photoaging with a very superficial Er:YAG laser in combination with a broadband light source. J Drugs Dermatol. 2007 Nov; 6(11):1114-8.
3. Carruters JDA, Glogau RG, Blitzer A. Advances in facial rejuvenation: botulinum toxin type A, Hyaluronic acid dermal fillers, and combination therapies – consensus recomendations. Plast Reconstr Surg. 2008; 121(Suppl.):5S.
4. Carruthers J, Carruthers A. The effect of full-face broadband light treatments alone and in combination with bila-

teral crow's feet botulinum toxin type A chemodenervation. Dermatol Surg. 2004; 30:355-66 discussion 366.

5. Carruthers JD, Carruthers JA. Treatment of glabellar frown lines with C. botulinum-A exotoxin. J Dermatol Surg Oncol. 1992; 18:17-21.

6. Chan S, Saedi N, Mickle C et al. Combined Treatment for Facial Rejuvenation Using an Optimized Pulsed Light Source Followed by a Fractional Non-Ablative Laser. Lasers in Surg Med. 2013; 45:405-9.

7. Coleman KR; Carruthers J. Combination therapy with BOTOX and fillers: the new rejuvenation paradigma. Dermatol Ther. 2006; 19:177-88.

8. Dubina M, Tung R, Bolotin D et al. Treatment of forehead/glabellar rhytide complex with combination botulinum toxin a and hyaluronic acid versus botulinum toxin a injection alone: a split-face, rater-blinded, randomized control trial. J Cosmet Dermatol. 2013; 12:261-6.

9. Fabbrocini G, De Padova MP, Tosti A. Chemical peels: what's new and what isn't new but still works well. Facial Plast Surg. 2009; 25(5):329-36.

10. Fabi SG, Goldman MP. The safety and efficacy of combining poly-L-lactic acid with intense pulsed light in facial rejuvenation: a retrospective study of 90 patients. Dermatol Surg. 2012; 38(7):1208-16.

11. Fink B, Prager M. The effect of incobotulinumtoxin A and dermal filler treatment on perception of age, health, and atractiveness of female faces. J Clin Aesthet Dermatol. 2014; 7(1):36-40.

12. Friedmann DP, Fabi SG, Goldman MP. Combination of intense pulsed light, Sculptra, and Ultherapy for treatment of the aging face. J Cosmet Dermatol. 2014; 13: 109-18.

13. Gassia V, Raspaldo H, Niforos FR et al. Global 3-dimensional approach to natural rejuvenation: recommendations for perioral, nose, and ear rejuvenation. J Cosmet Dermatol. 2012; 12:123-36.

14. Gold MH, Biron JA. Combined superficial & deep fractional skin treatment for photodamaged skin – a prospective clinical trial. J Cosmet Laser Ther. 2012; 14:124-32.

15. Hexsel D, Mazzuco R, Dal'forno T et al. Microdermabrasion follwed by a 5% retinoid acid chemical peel vs. a 5% retinoid acid chemical peel for the treatment of photoaging – a pilot study. J Cosmet Dermatol. 2005; 4:111-6.

16. Kearney C, Brew D. Single-session combination treatment with intense pulsed light an nonablative fractional photothermolysis: a split-face study. Dermatol Surg. 2012; 38(7):1002-9.

17. Kim SK, Park JY, Song HS et al. Photodynamic therapy with ablative carbon dioxide fractional laser for treating Bowen disease. Ann Dermatol. 2013; 25(3):335-9.

18. Ko DY, Jeon SY, Kim KH et al. Fractional erbium: yag laser-assisted photodynamic therapy for facial actinic keratosis: a randomized comparative, prospective study. J Eur Acad Dermatol Venereol. 2014; 28:1529-39.

19. Lorenc ZP, Daro-Kaftan E. Optimizing facial rejuvenation outcomes by combining poly-L-lactic acid, hyaluronic acid, calcium hydroxylapatite, and neurotoxins: two case studies. J Drugs Dermatol. 2014; 13(2):191-5.

20. Sadick NS, Alexiades-Armenakas M, Bitter P Jr et al. Enhanced full-face skin rejuvenation using synchronous intense pulsed optical and conducted bipolar radiofrequency energy (ELOS): introducing selective radiophotothermolysis. J Drugs Dermatol. 2005; 4:181-6.

21. West TB, Alster TS. Effect of botulinum toxin type A on movement-associated rhytides following CO_2 resurfacing. Dermatol Surg. 1999; 25:259-61.

22. Woodward JA, Fabi SG, Alster T et al. Safety and efficacy of combining microfocused ultrasound with fractional CO_2 laser resurfacing for lifting and tightening the face and neck. Dermatol Surg. 2014; 40(Suppl. 12):S190-3.

23. Yamauchi PS, Lask G, Lowe NJ. Botulinum toxin type A gives adjunctive benefit to periorbital laser resurfacing. J Cosmet Laser Ther. 2004; 6:145-8.

Índice Remissivo

5-fluoracil, 21, 294, 655
   tratamento com, 393

A

Abandono do paciente, 31
Abertura ocular, 925
Ablação dos fios, 860
Abrasor com lixas d'água, 884
Abrasão com broca dentária, 886
Abuso de poder, 30
Ação de socorro, planejando a, 59
Acidente vascular cerebral/encefálico, 66
Ácido(s)
   acetilsalicílico, 284
   glicólico, 600, 701
     aplicação de, 597
   graxos, 149
     essenciais, função, 156
   linoleico, função, 156
   poliglicólico, 126
   retinoico, 294
   tranexâmico, 397
   tricloroacético, 649, 701
     aplicação
       em ceratose actínica, 650
       em xantalesmas palpebrais, 650
Acne
   cística, tratamento da, 389
   vulgar, sequelas de, 6
Acrocórdon, 26, 741, 906
Adaptador, rosca para *luer-lock*, 541
Aderência, 310
Adesivo acrílico, mecanismo, indicações e orientações, 151
Adrenalina, 62
   concentração de, 233
   efeitos da, 65
Afinador de instrumentos, 123
Agente(s)
   hemostáticos tópicos, 134
   infeccioso, patogenicidade de um, 149
Agregação plaquetária, 310
Agulha(s), 120
   hipodérmica, 650
   para uso com as suturas, 131
   termogênica, 568
AIDS no Brasil, análise de dados da, 53
Alça formada pelo segmento microvaricoso, 484
Álcool, 175
Alergia, 206
Alfa-hidroxiácidos, 587

Alginato
   de cálcio, 153
   mecanismo, indicações e orientações, 151
Alloderm®, 164
Aloenxerto, 827
   de pele, compostos, 164
Alopecia, 546
   androgenética, 108, 109
   areata, 107, 108
     antes do tratamento, 389
     após duas infiltrações, 390
     simulando alopecia androgenética, 1009
   frontal fibrosante, 109
   tipo androgenética, 472
Alterações
   imunológicas, 542
   pigmentares, 627
   vasculares, 541
Ambiente, limpeza e desinfetantes do, 174
Amentocaína, 222
Amidas, 201
Amiodarona, 62
Amphadase, 384
Anafilaxia, 63
   anti-histamínicos e corticoides na, doses, 65
   fase bifásica, 65
   diagnóstico
     primeiro critério clínico de, 64
     segundo critério clínico de, 64
     terceiro critério clínico de, 64
   fase bifásica, 65
   no consultório, como socorrer, 64
   sem choque ou PCR, 64
Analgesia vibratória, 267
Anastomose vascular, 828
Anatomia da face, 177
   áreas de risco, 195
   compartimento de gordura, 190
   drenagem linfática, 185
   inervação sensitiva, 188
   linhas de tensão da pele, 194
   marcadores ósseos, 177
   músculos, 177
   nervos, 186
   SMAS, 180
   unidades cosméticas, 193
   vasos, 180
Anestesia
   com anti-histamínicos, 238
   do crânio, 244
   em dermatopediatria, 209

■ Índice Remissivo

infiltrativa, 201
  escolha do tipo de anestésico, 231
  materiais necessários, 238
  reações adversas, 240
  soluções anestésicas usadas em cirurgias dermatológicas extra-hospitalares, 233
  técnica, 239
  vasoconstritores mais utiizados, 236
intumescente, técnica, 1317
tópica, 203
  anestésicos mais utilizados em dermatologia, 218
  conceito, 212
  métodos
    físicos, 212
    mecânicos, 212
    químicos, 212
Anestésico(s)
  classificação, 200
  em crianças, método para calcular doses, 232
  estrutura química dos, 200
  história, 199
  ligação a proteínas, 215
  locais, 199
    características clínicas, 202
    doses máximas recomendadas em adulto, 203
  reação tóxica ao, 225
  tópico(s)
    absorção dos, 216
    ação, 217
    combinados, 219
    composição química, 217
    do grupo amida, 218
    do grupo éster, 218
    mecanismo de ação, 214
    reações adversas, 225
  usados em odontologia, 232
Angioceratoma, 551, 738
  de escroto, 739
  de Fordyce, 739
  de vulva, 1268
Angiofibroma(s), 739
  múltiplos, 740
    na síndrome de Pringle-Bourneville, 740
Angiolipoma, 749, 765
Angioma
  infantil, 738, 907
  rubi, 738, 1268
Ansiólise, 268
Antibioticoprofilaxia na prevenção
  da endocardite infecciosa, 262
  da infecção de ferida operatória, 259
Antibioticoterapia em cirurgia dermatológica, quando e como usar?, 259-264
Antidepressivos tricíclicos, 208
Antissepsia, 171, 348
  com clorexidina alcoólica, 151
  com polivinilpirrolidona-iodo tópico, 150
Aparelho(s)
  de dermoabrasão, 666
  de eletrocoagulação, 134
  de Lince®, 1153
  de remoção de pelos, vantagens e desvantagens, 1229
  portáteis de criocirurgia, 567
  ungueal
    biópsia do, 886
    dermatoscopia no, 103

Apligraf®, 164
Apoptose, 565
Argolas de corte, 520
Arsenismo crônico, 787
Artéria
  temporal, 866
  ulnar, 1075
Arterite temporal, 336
Aspiração do êmbolo de tubete dental, dispositivo para, 24
Assimetria facial secundária à paralisia de Bell, correção da, 15
Atomização, 568
Atrofia após injeção intra-articular de triancinolona, 401
Atuação médica, liberdade de, 36
Autoclaves, 173
Autoenxerto(s)
  de ceratinócitos, 166
  epiteliais cultivados, suspensão de, 166
Aventais, 121
Awbat®, 163

B

Backlight, 1011
Banda(s)
  plastimais, pontos de aplicação nas, 419
  subepidérmica de baixa ecogenicidade, 78, 79
Biobrane®, 163
Bioengenharia cutânea, 161
Biofilme, 328
Biópsia(s)
  aspirativa, 365
  com lâmina de bisturi, 340
  com *punch,* 343
    da matriz ungueal, 360
  com tesoura, 344
  cutânea
    complicações e problemas após, 351
    materiais frequentemente usados em, 343
    superficial com cola de cianocrilato, 346
  da matriz ungueal, 887
    com *punch,* 888
  de camada córnea, 347
  de glande, 364
  de linfonodo, 365
  de língua, 353
  de mucosa, 353, 363
  de músculo, 364
  de pele a mucosas, 333-352
  de semimucosa, 353
  de unha, 353
    com bisturi, 358
    com *punch,* 360
    por *clipping,* 358
  do aparelho ungueal, 886
  do leito ungueal, 359, 360, 887
  em lesões profundas, 343
  excisional
    em caso de nevo plantar, 341
    em lesão dorsal demarcada, 839
  orientadas de Kopke, 345
  por aspiração, 346
  por curetagem, 342
  por *shaving,* 344, 364
  pré-operatórias, 344

profunda em caso de hanseníase, 342
representativa de todo o aparelho ungueal, 889
tangenciais, 342
ungueais, 354
   com *punch,* 359
   controle da dor após, 363
   cuidados, 362
   excisional longitudinal lateral, 359
   hemostasia em, 352, 362
   técnicas, 357
Biossegurança, 52
Bisturis, 115
Blefarocalase, 914
Blefarocalasia, 914
Blefaroplastia, 3, 6
   cutânea, 930
   inferior, 928, 937-946
   miocutânea, 929
   superior, 923
      anatomia palpebral, 915
      avaliação clínica pré-operatória, 918
      avaliação laboratorial, 921
      avaliação oftalmológica, 920
      bolsa de gordura, 917
      complicações, 934, 935
      fotografia, 920
      histórico, 914
      músculo orbicular, 916
      pálpebras inferiores, 926
      pálpebras superiores, 923
      retratores da pálpebra inferior, 918
      retratores da pálpebra superior, 917
      septo orbicular, 916
      vascularização, 918
   transconjuntival, 931
Bleomicina
   citotoxicidade da, 394
   em injeções intralesionais, 394
Bloqueadores beta-adrenérgicos não seletivos, 208
Bloqueio
   anestésico
      úteis em cirurgia dermatológica
         anestesia
            do crânio, 244
            do pescoço e do ombro, 250
         anestesia do crânio, 244
         dos membros, 254
         da orelha, 248
      do(s) nervo(s)
         digitais, 256, 258
            pontos de abordagem, 256
         fibular comum, 257
         infraorbitário, 244
         mediano, 255
         supraorbitário, 244
         supratroclear, 244
         ulnar, 255
            na fossa olecraniana, 256
      do nervo mentoniano, 246
      do plexo braquial, 252
      do plexo cervical, 250
      do radial, 254
      dos membros
         inferiores, 256
         superiores, 254
Blue-ball, 748

Boca, subunidades
   cosméticas da, 195
   cutâneas, 194
Bolsa(s)
   de gordura, 917, 926
   removidas, 942
Bota de Unna, 152
   manipulada, 152
   mecanismo, indicações e orientações, 151
   pronta para uso, 152
Branqueamento
   imediato, 634
   irregular, 595
      com ATA, 640
   obtido após aplicação de ATA, 596
Bridging therapy, 286
Brincos especiais para pós-operatório de queloide em orelha, 711
Bronzeamento, 1229
Browlift, 997
Bunny lines, 413
Bupivacaína, 203

C

Cabelo
   normal, 1002
   transplante de, 1001-1039
Cadeias ganglionares linfáticas, 77
Cadeiras ergométricas, bancada com, 1011
CaHa, *ver* Hidroxiapatita de cálcio
Calázio, 910
Calcâneo, cromoblastomicose no, 300
Calcificação, 77
Calço de algodão, instrumento para, 119
Calo
   de quarto dedo, 730
   de quinto dedo, 729
   do quarto espaço, 731
Calor seco, 173
   temperatura e tempo de exposição para esterilização, 173
Calosidade
   plantar, 731
   tratamento na visão do dermatologista, 729-733
Calvície, padrão masculino, classificação de Hamilton-Norwood, 1004
Camada córnea, biópsia de, 347
Campo
   cirúrgico, 121
   de cancerização, 806
   eletromagnético, 513
Caneta do sistema de fracionamento, 531
Capacitor, 512
Capsaicina, 219
Carboximetilcelulose
   injeção de, 706
   mecanismo, indicações e orientações, 151
Carboxiterapia, 706
Carcinoma
   basocelular, 74, 291, 996
      conduta, 847
      de grandes dimensões na face, 572
      excisado incompletamente, 850
      fase exsudativa pós-criocirurgia, 575
      formação
         de crostas pós-criocirurgia, 576
         de escaras pós-criocirurgia, 576

■ ÍNDICE REMISSIVO

imagem de MCRL, 89
modalidades de tratamento, 850
no supercílio, 997, 998
nodular no pavilhão auricular, 574
padrão histológico do, 850
pigmentados múltiplos, 573
recidivado, 103, 104, 849
superficial
em ombro, 570
em região posterior do tórax, 572
de célula de Merkel, 292
espinocelular, 75, 290, 852, 995
conduta, 847
sobre área inflamatória, 297
tratamento, 853
ulcerovegetante, tratamento paliativo de, 574
Carica papaya, 157
Cartilagem, enxerto de, 832
Carvão
ativado, 157
mecanismo, indicações e orientações, 151
"Casca de laranja", aspecto, 417
Causticoterapia, 649
Cauterização térmica, 134
Cegueira, 319
CellSpray®, 166
Célula(s)
alogênicas, 167
brilhantes polimórficas, 89
de prepúcio neonatal, 164
displásicas, broto de, 800
epidérmicas, compactação das, 149
Celulite
classsificação em graus, 1288
tratamento cirúrgico com Subcision®, 689-693
Ceramida, aumento de, 662
Ceratoacantoma, 340
biópsia recomendável em casos suspeitos de, 340
criocirurgia, 559
tratamento com metotrexato, 392
Ceratose(s)
actínica(s), 781, 782, 796
acantolítica, 800
antes e após dermoabrasão manual, 676
classificação histopatológica, 799
cornoide, 798
fatores de classsificação das variantes de, 797
grau I, 798
liquenoide, 782
múltiplas, 295, 560
na face, 656
tratada com imiquimode, imagem dermatoscópica, 655
tratamento sistêmico, 806
variantes morfológicas, 799
arsenical, 786
cicatricial crônica, 789
hiperceratótica, 802
papulosa *nigra,* 903
por hidrocarbonetos, 788
por irradiação crônica, 788
pré-malignas, 781
seborreica, 559, 735, 903
no braço, 22, 736
padrão em impressão digital, 101
solar, criocirurgia, 559

térmica, 788
vaporização superficial, 801
Choque anafilático, 240
Cianocrilatos, 132
Cicatriz(es), 6
atrófica *e* alargada, 776
de acne, 79, 533, 672
classificação morfológica das, 716
conjunto para, 119
dermoabrasão para correção de, 670
na região malar, 651
tipos *e* sugestões terapêuticas, 716
tratamento, 715
avaliação do paciente, 715
técnicas, descrição das, 716
de *punch,* 1014
deprimida(s), 717
distensíveis profundas, 719
não distensíveis, 719
severas *e* disseminadas, 721
distróficas, 717
hipocrômicas na região temporal, 720
elevadas
hipertróficas, 716
papulosas, 717
pontes, 717
queloideanas, 717
em área de decote, pré *e* pós-pigmentação, 728
em ponte, 717
hipertrófica, 79, 624, 702, 1263
tratamento, 387
hipocrômica, 726
em aréola, 727
ice pick, 80
inestéticas, 545
nos pontos de introdução da agulha, 702
ondulada, 722
preexistente, 55
reconstrução química de, 715
ultrassom na avaliação de, 79
Cicatrização
atrófica, 317, 318
hipertrófica, 317, 318
Circuito convencional, 511
Cirurgia(s)
com anestesia infiltrativa, 4
com controle pela técnica da "cerquinha de Ival", 1091-1092
da fístula, maquete da, 1054
das orelhas, 1041-1070
das sobrancelhas, 996
de calos *e* unhas, 118
de Mohs, 1094
de pálpebras, conjunto para cirurgia de, 118
de unha, 883-900
material adequado, 884
dermatológica
ambulatorial, 3
anestésicos locais utilizados em, 232
antibioticoterapia, quando *e* como usar?, 259-264
bloqueios anestésicos úteis em, 243-258
complicações em, 309-330
sangramento, 12, 309
conceito *e* limites, 3-7
curativos *e* coberturas em, 149-170

ÍNDICE REMISSIVO ■

da mão, 1071-1081
dermatoscopia manual e digital em, 95
em crianças
  cuidados
    pós-operatórios, 270
    pré-operatórios, 266
    transoperatórios, 266
em idosos
  abordagem do paciente e suas peculiaridades, 271
  o ato cirúrgico, 273
em pacientes
  diabéticos, 281
  em uso de anticoagulantes, 281
  hipertenso, 281
em pele étnica
  diferenças de pele negra e branca, 301
  tratamentos cirúrgicos na pele negra, 302
em transplantados
  incidência e prevalência de neoplasias, 291
  lesões pré-neoplásicas e neoplasias da pele nos RTOS, 289
  propedêutica do RTOS, 293
enxertos em, 828
extra-hospitalares, soluções anestésicas utilizadas em, 233
fios de aço em, 695-697
lasers em, 1171-1183
microagulhamento em, 457-464
microscopia confocal, 83-93
na gravidez
  avaliação pré-operatória, 275
  considerações pós-cirúrgicas, 278
  execução da cirurgia, 277
necrose em, possíveis causas, 314
requisitos estruturais da, 38
ultrassonografia na, 69-81
do couro cabeludo, 985
dos nevos, 23, 771-780
micrográfica, 1093
  indicações, 29, 1099
no tratamento de queloide, 711
Cisto(s), 72, 905
cirurgia de, 751
comedoniano, 757
córneos, ultrassom, 74
de inclusão do polegar, 757
dermoide, 760
epidérmicos, 906
epidermoides, 753, 906
  antes e após a retirada com técnica do fuso, 755
  infectado, 754
  plantar, 758
  tratamento cirúrgico, 754
eruptivo de pelo *vellus*, 760
foliculares, 753
glandulares, 762
infectado, na região lombar, 235
mucoso, 764
  digital, 763
  oral, 763
na região zigomática, 756
pilar, 754, 761
  retraído, 762
pilonidal, 761
proliferante, 762
roto e infectado, 755
triquilemal, 761, 992
ultrassom, 73

Citocromo P450, medicamentos que inibem, 208
Citostáticos, 649
Classificação de Ludwig, 1007
Clippings, 358
Cliver, preparo do, 1019
Clopidogrel, 285
Clorexidina alcoólica, antissepsia com, 151
Cloridrato de proximetacaína, 222
Cloro, compostos de, 175
Cloro-hexidina, 175
Cloroprocaína, 201
Cobertura não aderente estéril, 155
Cocaína, 208
Código de Ética Médica, 20
Cola
de cianocrilato, 346
de Unna, 505
Colagenase, 158
Colágeno
bovino *cross-linked,* 162
com alginato, 160
porcino, 163
tridimensional, 162
Colo, tratamento do, 438
Comedão, extratores de, 117
Concentração de mistura, cálculo, 386
Condições ungueais e periungueais, ultrassom nas, 80
Condiloma acuminado, 561
Condrodermatite
nodular, 1045
  da anti-hélice, 1049
  da hélice, 1049
Condroitin-sulfato industrializado, 163
Cone
aberto de diferentes diâmetros, 568
conjunto de, 567
fechado, 567
Configuração física, 126
Congelamento
controle da intensidade e da profundidade de, 544
translesional, 543
Conjuntivite, 944
Conjunto
para cicatrizes de acne, 199
para cirurgia de pálpebras, 118
Conselho(s)
Federal de Medicina, 20
regionais de medicina, 20
Consultório(s)
classificação dos, 11
com sala de cirurgia dermatológica
  orientações para montar um, 9-12
dermatológicos
  parâmetros para o funcionamento dos, 10
  equipamentos e medicamentos mínimos para o atendimento de intercorrências, 12
Contaminação
com os agentes das hepatites e AIDS, 176
de feridas cirúrgicas, 171
Contato, 542
telefônico pós-cirúrgico, 18
Controle
de esterilização, 172
histológico, 532
Convulsão, 62
Coolers, 212

1361

ÍNDICE REMISSIVO

CoolSculpting®, 1295
Corno cutâneo, 785, 994
Corona hirsuta penis, 740
Corpo estranho, ultrassom e retirada de, 78
Corrente(s)
  alternada
    ciclos da, 512
    movimentação iônica determinada por, 514
  de ecape, 513
  densidade de, 515
  elétrica, 512
  freadas, 516
  sinusoidal, 516
Cosmiatria, 91
  ultrassom na, 78
Cotonetes, 122
Couro cabeludo
  camadas do, 1012
  carcinoma espinocelular no, 298
  ceratoses actínicas, 295
  dermatoscopia do, 106
  inervação do, 1013
  múltiplos carcinomas no, 295
  neurofibroma solitário no, 746
  normal, 109
Crânio
  anatomia do, 243
  anestesia do, 244
  ossos do, 178
Criança
  cirurgia dermatológica em, 265-270
  com esclerose tuberosa, antes e após dermoabrasão
    manual, 677
Criocâmara, 567
Criocirurgia
  contraindicações, 546, 570
  de lesões benignas e pré-malignas, 551-561
  em lesões malignas, 563-577
    técnica de aplicação, 568
  fundamentos, 566
  indicações, 570
  limitações, 546
  no tratamento de queloide, 710
  princípios básicos da, 565
  princípios e técnicas criobiológicas, 535-549
  ultrassom, 78
  vantagens, 547
Crioesclerose
  antes e após, 488
  seringa e cilindro para, 487
Crioescleroterapia
  ausência de necrose, 488
  técnica, 488
Criógenos, 536
  contêiners de, 537
  recipientes de, 537
Criolipólise, 1291, 1311
  mecanismo de apoptose de reabsorção de adipócitos,
    1312
  tratamento não invasivo da gordura localizada com,
    1295
Crioterapia, 6
Crise(s)
  convulsiva no consultório, como socorrer, 63
  hipertensivas, 241
Cromoblastomicose no calcâneo, 300

Cromomicose, 551
  caso 1, antes e depois, 552
  caso 2, antes e depois, 552
Crostas necróticas, 161
Cry-Ac, 537, 538
  TrackerCam, 538
Cryopeeling, 802
CryoPen, 538
CryoPro, 538
CryoProbe, 538
Cuidados pós-cirúrgicos, 58
Curativo(s)
  absorventes de exsudato, 153
  adesivo de hidropolímero, 158
  antisséptico, 159
  com carvão ativado, 157
  com papaína, 158
  de Brown, 829
  de colágeno com alginato, 160
  de hemicelulose, 671
  em biópsias ungueais, 362
  escolha de, 150
  hemostáticos, 135
  hidrocoloide, modo de aplicação, 153
  iodado não aderente, 160
  úmido com solução fisiológica a 0,9%, 152
Cureta(s)
  dermatológicas, 116
  modo recomendado de segurar, 682
Curetagem(ns), 679
  antes de cirurgia convencional, 682
  complicações, 683
  de ceratose actínica, 682
  em lesões malignas, 683
  metódica de Brocq, 680
  seguida de aplicação de ácido nítrico fumegante, 681
  simples em molusco contagioso, 680
  técnica, 682
Curetas, 116
  de Piffard, 116
  dermatológica, 116

D

Dano actínico intenso, 79
Dark cleft-like spaces, 89
Debulking, 544
Defeito cirúrgico, 377
Deiscência, 314
Demandas judiciais, orientações para evitar e enfrentar, 19-50
Densidade
  cosmética, 1024
  de corrente, 515
  dos orifícios, 1024
Depilação
  a *laser,* 4
  com *laser* de Nd:YAG de pulso longo, 1233
Depressão facial, aspecto pós-operatório, 832
Dermagraft®, 164
Dermarrollers, 386
Dermafreeze, 539
Dermatite
  de contato alérgica, 225
  ocre, 1258
Dermatocálase, 913
Dermatocalasia, 913

Índice Remissivo

Dermatofibroma, 743, 744, 745
  antes e depois, 552
  tratamento, 551, 744
  variantes
    clínicas, 744
    histológicas, 744
Dermatologia
  anestésicos mais utilizados em, 218
  especialistas em, 35
  fixadores usados em, 350
  toxina botulínica em, 403-407
Dermátomo a nitrogênio, 830
Dermatopediatria, anestesia em, 209
Dermatoscopia
  como auxiliar na delimitação das margens cirúrgicas, 102
  digital, em cirurgia dermatológica, 95
  do couro cabeludo, 106
  do melanoma, 97
  manual em cirurgia dermatológica, 95
  na região palmoplantar, 105
  no aparelho ungueal, 103
  versus microscopia confocal versus histopatologia, 84
Dermatose(s)
  dependentes de melanócitos epidérmicos, 1253
  papulosa nigra, 302, 526, 735
    em pós-operatório, 528
    na região periocular, 303
    vaporizada, 528
  vesicobolhosas, 335
Dermatossustentação com fios
  absorvíveis, 869-876
  de polipropileno, 866
  mononálion, 864
Derme, ultrassom, 71
Dermica Pen, profundidades versus velocidades recomendas no, 469
Dermoabrasão, 4
  anestesia, 667
  aparelho de, 666
  complicações, 671
  de face, 673
  efeitos adversos, 671
  equipamento de proteção individual para, 668
  equipamento, 666
  escova de, 667
  indicações, 665, 676
  manual, 668
  para correção de cicatrizes de acne, 670
  pós-operatório, 670
  preparo do paciente, 666
  procedimentos combinados, 669
  seleção de pacientes, 665
  superficial, 702
  técnica
    com lixa d'água, 668
    com motor, 667
Dermopigmentação
  cicatrizes hipocrômicas, 726
  equipamento, 723
  materiais, 723, 725
  motor de, 725
  pigmentos, 724
  procedimento, 724
  tintas para, 725
  uso cosmético, 726

Dermossustentação
  anatomia da, 855
  da face, 857
  dos supercílios, 858
  retroauricular, 858
Descamação após ATA, início da, 640
Descolador de unha tipo Rugina, 118
Descolamento, 375
  com tesoura de Iris, 942
  das bordas, 987
Desfibrilador, 54
Desinfecção, 171
Desinfetantes ambientais, 175
Desordens pigmentares, 622
Dever
  de abstenção de abuso, 28
  de atualização, 28
  de vigilância, 28
Dexon, 126
Diabético
  avaliação do paciente, 283
  cuidado, 54
Dibucaína, 204
Disceratose de Bowen, 790
Discromia, 545, 902
  em incisões de blefaroplastia, 903
Dispersão de Rayleigh, 326
Displasia celular, 800
Dispositivo(s)
  cardíaco implantável, 54
  mecânicos e térmicos, diferenças, 467
  para espiração do êmbolo de tubete dental, 249
  para microagulhamento monitorado
    características, 467
Dissecção das bordas, 375
Distúrbio hemorrágico, 312
Divulsão transdérmica, 701
Dobra(s)
  cutâneas occipitais, 986
  ungueal, remoção da, 898
Doença
  de Favre-Racouchot, 902
  de Madelung, 768
  de Paget, suspeita clínica de, 340
  de pele, 1229
  hematológica, 502
  neurotrófica, 503
Dor, 546
Doutrina, 23
Drenagem linfática, 1291
Droga(s)
  capazes de alterar a hemostasia, 311
  na gravidez, risco de uso, classificação pelo FDA para, 276
Drug delivery, 457, 471

E

Ectasias, 1265
Ectrópio, 944
  temporário, 624
  zetaplasia em, 945
Eczematização, 505
Edema, 545
  de Quincke, 54
Efeito
  Cinderela, 1284
  de barreira, 149

■ Índice Remissivo

lifting, 607, 608
termal, 515
trapdoor, 821
Tyndall, 325
Efélides, 1253
Eflúvio, telógeno crônico, 1007
Eletricidade, noções básicas de, 512
Eletrocautério, 512
Eletrocirurgia
de alta frequência, 978
no tratamento de queloide, 712
noções básicas, 511
Eletrocoagulação
aparelhos de, 134
associada à curetagem, 784
Eletrodo
de corte em forma circular, 518
de ponta espessa, 517
esférico, 515
Eletroporação, 214, 400
Eletroquimioporação, 400
Elevação
da ponta do nariz, 414
do supercílio, 997
Embalagem, 123
Embebição plasmática, fase de, 827
Emergência em consultório dermatológico
ações de socorro, planejando as, 59
intercorrências, 60
situações de urgência/emergência, 60
EMLA®, 219, 220
em adultos e crianças, indicações, modo de aplicar e
quantidade, 221
Empacotamento, 123
Endermologia, 1291, 1308
Endocardite infecciosa, antibioticoprofilaxia na prevenção
da, 262
Endoesclerose, 491-493
Endolaser, antes e depois, 492
Endometrioma, 749
Endometriose, 749
Enfermidade de Bowen, 789, 790
Enfisema cutâneo, 545
Engenharia, substitutos de pele por, 168
Ensino continuado, falta de, 29
Enucleação, 711
Envelhecimento cutâneo, ultrassom no, 78
Enxertia de pele, 830
Enxerto(s), 827
adiposo, 831
colocação dos, 1029
com duas unidades foliculares, 1017
com *punch*, 527
condrobicutâneo, 831
em narina direita, pós-operatório, 831
condrocutâneo, 830
de cartilagem, 832
de pálpebra inferior, 944
de pele total, 721
de unidades foliculares, 1025
elevados e vaporizados, pós-cirúrgico, 528
foliculares, 1019
contagem e organização, 1020
para reparo em melanoma de couro cabeludo, 843
pefeitamente lapidados, 1029
Epicel®, 165

Epiderme
alogênita de ceratinócitos neonatais, 164
ultrassom, 71
EpiDex®, 166
Epilação, fluxograma para, 1229
Epitelioma
basocelular, *mapple leaf*, 101
calcificado de Malherbe, 72, 743
Equação de Henderson-Hasselbach, 215
Equimose, 484
Equivalente dérmico temporário, 162
Ergonomia, 1027
Erisipela, 505
Eritema
persistente, 600, 623
pós-tratamento, 663
reacional, 480
Eritroplasia de Queyrat, 790, 791
Erro médico, 21
alegação de, como proceder, 31
prevenção do risco de, 28
Escalonamento, 1068
Esclerose
clássica, 487
tuberosa, criança, antes e após dermatoabrasão manual,
677
Escleroterapia
das telangiectasias dos membros inferiores, 478
experimental, 480
Escoriações neuróticas, 648
Escova de dermoabrasão, 667
Escudo, 122
Esfoliação, 607
Espaço
perivascular interescalênico, 252
subaponeurótico, 986
Especialidades, 32
Especialista em Dermatologia, 35
Espectro eletromagnéitico, 513
Espiradenoma écrino, 748
Espumas semipermeáveis, 158, 159
Estado imunológico, 797
Estafilococos beta-hemolíticos, 149
Esteatocistoma
múltiplo, 759
tratamento, 759
Ésteres, 201
Esterilização, 171
cuidados auxiliares
armazenamento, 172
controle, 172
embalagem, 172
limpeza prévia, 171
ciclos eficientes de, 173
definição, 171
métodos de
calor seco, 173
químicos, 174
raios gama, 174
temperatura e tempo de exposição ao calor seco,
173
vapor
químico insaturado, 173
saturado sob pressão, 173
Estímulo doloroso, 199
Estreptococos beta-hemolíticos, 149

ÍNDICE REMISSIVO ■

Estria, 98, 534
    tardia + transcisão, 704, 705
    tratamento ciúrgico, 699-707
Estrutura em folha, 103
Estucoceratose, 735
Estufas elétricas, 173
Etidocaína, 202
Exame(s)
    dermatológico, detalhes a serem observados, 1350
    ultrassonográfico
        indicações de interesse em cirurgia dermatológica
            avaliação
                das cadeias ganglionares linfáticas, 77
                de cicatrizes, 79
                e acompanhamento de lesões vasculares, 77
            condições ungueais e periungueais, 80
            neoplasias, 72
            procedimento
                cutâneo, 79
                estéticos, 78
Excisão(ões), 519
    circular, 373, 374
    cirúrgicas, técnicas básicas de, 367-377
    curvilínea, 370
        região pré-auricular marcada para, 371
    de *nevus*, 519
    elíptica, 369
    em S curvo, 371
    fusiforme, 369
        padrão, diagrama, 369
        variações, 370
    linear, 372
    seriada, 374
    simples com tesoura, 373
    tangencial, 372, 373
        da matriz ungueal, 900
    tipos, 368
    triangular, 374
Exérese
    de calos ósseos, 3
    de carcinoma basocelular, 818
    tangencial, 373
Expansão intraoperatória com cateter de Foley, 773
Expectativa do paciente, 55
Extrator de comedões, 117
    tipo Unna, 118
Extrusão de fio
    de polipropileno, 866
    PTFE, 323
Exulceração nas áreas perineal e perianal, 653
E-Z Derm®, 162

F

Faca de Blair, 830
Face
    anatomia da, 177
    compartimentos de gordura da, 430
    drenagem linfática da, 185
    drenagem venosa da, 184
    forames da, 179
    gordura da, 190
    inervação motora da, 186
    irrigação arterial da, 180, 183
    músculos da, 177
    vasos da, 1023
    Fator de von Willebrand, 133

Fenol, 609
    de Baker, 4
    em *peelings*, 54
    full face, 614
    saturado, 219
Fenômeno de Koebner, 1230
Fenotiazinas, 208
Fentanil, características e posologias, 615
Feo-hifomicose, tratamento cirúrgico, 299
Ferida(s)
    cirúrgicas, contaminação de, 171
    contaminadas, 260
    fechamento da, 170
    infectadas, 260
    limpas, 259
    operatória
        antibioticoprofilaxia na prevenção da infecção
            de, 259
        classificação, 259
        desenvolvimento da
            fatores ambientais associados, 260
            fatores de risco relacionados com o paciente, 260
    potencialmente contaminadas, 259
Fibras colágenas, 668
Fibrina
    estabilização, 310
    formação, 310
Fibrinolosina, 158
Fibroblasto humanos, 164
    criopreservados, 164
Fibroceratoma, 742
    acral, 742
Fibro-histiocítico, 765
Fibrolipoma, 765
Fibromas moles, 741
Ficha de consentimento para a realização de procedimento
    de toxina botulínica, 16
Filme
    mecanismo, indicações e orientações, 151
    semipermeável, 155, 156
Fio(s)
    ablação dos, 860
    cirúrgico, 139
    de aço
        agulhado, 696
        em cirurgia dermatológica, 695-697
    de polipropileno, 864
    de sutura, 125
Fístula(s)
    arteriovenosas, 298
    pré-auricular, 1052
    remoção da, 1055
Fita adesiva cirúrgica, 140
Fixadores usados em dermatologia, 350
Flacidez, 986
    em pálpebra, 952
    tratamento com radiofrequência multipolar, 1279
Flashlamps, 1225
Fleblogia, 475-486
Floretcels, 766
Fluoracil, 655
Fluorocarbonos, 537
Flushing persistente, 623
Fluxo sanguíneo na artéria oftálmica, 325
Foliculite
    de pós-operatório, 1036

1365

Índice Remissivo

decalvante, 109
queloideana, 304
  da nuca, 389,992, 993
    tratamento da, 389
Folículos pilosos, mecanismo para fotodestruição dos, 1224
Fonoforese, 214
Forame da face, 179
Força
  de nó, 126
  tensora, 125
    das suturas absorvíceis *in vivo,* 128
    em relação ao tempo, 129
Formaldeído, 174
Fórmula(s)
  de Baker, 234, 617
    sequência de aplicação, 634
  de Baker-Gordon, 580, 610, 948
  intumescente de Klein, 1321
  mais empregadas nas injeções intralesionais, 379
  para neutralização de alfa-hidroxiácidos, 589
  pós-*peeling,* 586
Fosfolipídios, 213
Fossa temporal, terços médio e inferior da face, tratamento com PLLA, 435
Fotoenvelhecimento, 597, 600
  acentuado, 627
  antes e após ATA, 641, 642
  antes e após nove meses de esfoliação química, 604
  antes e um ano de aplicação de ácido glicólico, 604
  após a aplicação de ácido glicólico, 598
  após seis meses de solução de Jessner, 598
  aspecto logo após ácido glicólico, 599
  da região perioral, 668
  em pele fototipo IV, antes e após seis meses de ácido glicólico, 605
  melhora do, 599
  severo, 643
Fotoenvelhecimento, 19, 600
Fotoenvelhecimento/moderado, 598
Fototerapia
  em alvo, 1162
  focal, 1159-1169
    modo de aplicação, 1163
  tipos quanto à extensão da exposição, 1162
Fragmento(s)
  cuidados após realização da biópsia, 348
  da lâmina ungueal, retirada com um *punch,* 361
Frasco multidose de lidocaína, 233
Freeze®, técnica de aplicação, 1283
Fronte, subunidades cosméticas da, 194
Frosting, 617, 649
Fungos, 174

G

Gálea aponeurótica, 985
Gancho de Joseph, 117
Garrote
  com dreno de Penrose, 1074
  "dedo de luva", 1074
Gás carbônico, 537
Gaze esterilizada, 122
Gen hidratase fumarato, 748
Gestação, procedimentos cosmiátricos na, 278
Glicerina cromada e glicose hipertônica, diferenças entre, 488
Globo ocular, compressão do, 940

Glomangioma, 747
Glutaraldeído, 174
Gordura
  compartimentos de, 191
  dos lábios, 193
  labiomandibular, 193
  localizada
    radiofrequência no tratamento da, 1287
    tratamento não invasivo com criolipólise, 1295-1302
  malar, compartimento de, 192
  mentoniana, 193
  nasolabial, compartimento de, 192
  periorbitária, 192
Gorro, 121
Gradiente de densidade, 1026
Grampos, 131
Grânulo de Fordyce, 737
Granuloma, 443
  piogênico, 553, 737
  telangiectásico, 737, 738
Gravidez
  cirurgia dermatológica na, 275-279
  drogas na, classificação pelo FDA para o risco de uso, 276
  medicamentos e, 275
Gravimetria, 423
Guidelines, 835
Gut, 126

H

Halo
  de isquemia, 481
  tempo de congelamento do, 571
Hanseníase dimorfa, 336
Hemangioma, 77, 553
  caso 1, antes e depois, 553
  caso 2, antes e depois, 553
  caso 3, antes e depois, 554
  caso 4, antes e depois, 554
  caso 5, antes e depois, 555
  "em morango", 907
  infantil, 738, 907
  persistente na vida adulta, 738
  rubi, 739
  tipo plano no tórax, 1268
Hematoma, 946
  logo após punção mal realizada, 481
Hemorragia, 546
Hemostasia, 298
  cirúrgica, 134
  drogas capazes de alterar, 311
  em biópsias ungueais, 357, 362
  fatores predisponentes, 133
  inadequada intraoperatória, 312
  mecanismos da, 133
  normal, 310
  prevenção, 134
Herpes simples, 663
  no pós-*peeling,* 625
Hexaclorofeno, 175
Hialinose cutaneomucosa, 676
Hialuronidase, injeção de, complicações possíveis, 396
Hibernoma, 766
Hidradenite supurativa, 1083
Hidratação venosa, volumes da, 615
Hidrocarboneto, ceratose por, 788
Hidrocelular, mecanismo, indicações e orientações, 151

ÍNDICE REMISSIVO ■

Hidrocistoma, 905
Hidrocoloide
  mecanismo, indicações e orientações, 151
  modo de aplicação do curativo, 153
Hidrogel
  com alginato, 160
  mecanismo, indicações e orientações, 151
  semipermeáveis, 154
    técnica de aplicação, 154
Hidropolímero, curativos adesivos de, 158
Hidrosadenite, 305, 554
  retirada da área comprometida, 1086
  supurativa, 314
  tratamento da, 389
Hidroxiapatita de cálcio
  aplicação nas mãos, técnica, 452
  avaliação do paciente, 447
  características reológicas, 446
  complicações, 453
  contraindicações, 451
  estrutura química, 446
  histórico, 445
  indicações, 447, 448
  mecanismo de ação, 446
  preenchimento com, 445-455
  técnica de aplicação por ponto, 451
  técnicas de aplicação, 447
  tratamento extrafacial, 450
  tratamentos combinados, 454
Hipercorreção, 325
Hipercromia, 601, 663
  após vaporização de rítides peribucais, 530
  em paciente fototipo V, 606
  excêntrica, 99
  periorbitária, 902, 903
    tratamento da, 961-965
  residual, 702, 1257
Hipercurvatura, transversa da unha, 893
Hiperidrose(s)
  axilar, 422, 1085
  avaliação clínica, 423
  nítido controle com toxina botulínica, 426
  tratamento com toxina botulínica, 421-426
  focal, 421
    critérios para diagosticar, 422
  localizadas, 420
  palmar, 420
  plantar, 420
Hiperpigmentação, 316
  pós-inflamatória, 1256
Hiperplasia sebácea, 554, 736
  pós-cirurgia tardia, 528
Hipertenso, avaliação do paciente, 282
Hipocromia, após
  injeção intra-articular de triancinolona, 401
  laser de diodo, 316
  luz intensa pulsada, 323
Hipoglicemia, 66, 241
  no consultório, como socorrer, 67
Hipomelanose *gutata* idiopática, 665
Hipopigmentação, 316
  dos lábios antes e após a dermopigmentação, 727
Histiocitoma
  écrino, 762
  híbrido, 762
  solitário, 762

Homoenxerto, 827
Honing Machine, 123
Hordéolo e calázio, diferenças entre, 910

I

Ice-picks, 719
  paciente com, 720
ICX-SKN®, 164
Idiossincrasia, 206
Ilhas tumorais, 89
Imagem de MCRL formada em mosaico, 86
Imiquimode, 294
Imperícia, 21, 26
Implante, visibilidade do, 326
Implosão celular, 511
Imprudência, 21
Imunomoduladores, 649
Incisão
  até o osso, 730
  em "L", 892
  tangencial profunda, 777
Índice de recidiva para curetagem *versus* eletrocoagulação, 683
Indução percutânea por "microagulhas", 718
Inervação
  motora da face, 188
  sensitiva da face, 188, 189
    demarcação, 189
Infecção(ões), 545
  mecanismos de defesa às, 149
Infiltração(ões)
  intralesionais, 380
    complicações, 401
    no tratamento de queloide, 710
  subcutânea "em leque", 249
Infravermelho, 1310
  bipolar, 1310
Inibidor(es)
  da monoamina oxidase, 208
  diretos
    da trombina, 286
    do fator Xa, 286
Injeção(ões)
  intralesionais, 385
  intralesional, 543
    desvantagens, 380
    fórmulas mais empregadas, 381
    indicações, 381
    vantagens, 380
  sublesional, 543
Inosculação vascular, 828
Insturmento(s)
  cirúrgicos básicos
    acessórios cirúrgicos, 120
    bisturis, 115
    cuidados com o instrumental, 122
    curetas, 116
    escolha do material, 113
    extratores de comedões, 117
    gancho, 117
    pinças, 115
    hemostáticas, 117
    porta-agulhas, 114
    punchs, 116
    tesouras, 114

1367

■ ÍNDICE REMISSIVO

hemostáticos tópicos, 134
    para o calço de algodão, 119
Insuficiência venosa crônica, 496
    causas, 497
Integra®, 162
Interações medicamentosas, 207
Intercorrências, 61
Interferon, imunomodulação com, 394
Intoxicação anestésica, 240
Intradermoterapia, 1291
Iodo, 175
Iodóforo, 150
Iontoforese, 213
Irradiação não ionizante, 796
Irritação ocular, 663
Isoenxerto, 827
Isquemia
    cerebral transitória, 66
    importante após aplicação de preenchimento na glabela, 324

J

Janela ótica de absorção da melanina, 1225
Jowl fat, 193
Jurisprudência, 23
    CFM, 37, 40

K

Kunt-Szymanovsky, 945
    zetaplastia em, 945

L

Lábio, gordura dos, 193
Lagos venosos, 555
Lâmina, 116
Beaver, 116
    flexível, técnica de colocação da, 895
Larva
    de mosca, 161
    terapia com, 161
Laser(s), 702, 703
    ablativos fracionados, 1211
    complicações, 321
    de baixa frequência, 1311
    de CO_2, complicações, 322
    de diodo, complicações, 322
    Er:YAG 2.940, 1193-1200
    Erbium:YAG, complicações, 322
    infravermelhos, 1259
    Nd:YAG Q-Switched, 1233
        depilação com, 1235
    no tratamento de queloide, 712
    recomendado de acordo com o tipo de pelo e pele, 1226
    thulium, 1249
    utilizados em dermatologia, 1182
    verdes, 1258
    vermelhos, 1259
Laserlipólise, 1312, 1325, 1345
    aparelhos usados, 1329
    equipamentos, 1328
    melhores indicações, 1328
Laserskin®, 166
Lavagem das mãos, 175
LECD, tratamento, 389
Lecitina de soja, função, 156
Leiomioma, 748

Leishmaniose, 556
    tegumentar americana
        resistente a N-metil-glucamina intralesional, 395
        tratamento com N-metil-glucamina intralesional, 395
Lend and egg, 735, 746
Lentigo(s), 556
    fluências × fototipo no tratamento dos, 1250
    maligno, 97, 98, 819, 843
    solar, 1250
    tratado com *laser* rubi, 1254
        tratamento a *laser*, 1249
Lesão(ões)
    aplanadas, 798
    após retirada de necrose, 576
    celular
        nos tecidos, fundamentos, 565, 566
    de condiloma acuminado, aplicação de TCA, 653
    em forma de rosário, 1049
    facial de epidermodisplasia verruciforme, antes e após
        dermoabrasão manual, 676
    globosa e hiperpigmentada, 339
    hiperceratótica, 800
    maligna
        criocirurgia em, 563-577
        margem, 571
        técnica, 571
        tempo de congelamento, 571
        tratamento de, 570
    melanocítica, 87
        dérmicas, 779
    neoplásicas, 903
    nodular na região pré-auricular, 76
    palpebrais, 901
    papuloceratósica, em dorso do punho, 798
    papuloceratósica, 801
    papulosa pigmentada, 76
    pigmentada e ulcerada, 339
    pigmentadas cutâneas relacionadas com a melanina, 1253
    pré-neoplásicas, 296
    rosada, com padrão vascular polimorfo, 97
    ulcerovegetante, 338
    urticariforme, 336
    vascular, 565
        com trombose, 102
Leucodermia *puntata*, 555, 556
Leucoplasia, 556, 791
Lidocaína, 201, 204, 221
    intoxicação pela, sinais e sintomas, 1320
    reações alérgicas à, 57
Lifting manequim
    associado à sustentação do SMAS, 865
    modificado, 862
Ligadura no tratamento de queloide, 711
Limpadores ultrassônicos, 172
Limpeza dos instrumentos cirúrgicos, 123
Linfadenectomia
    de necessidade, 844
    terapêutica, 844
Linfangiomas, 553
Linfomas cutâneos, 77
Linfonodo(s)
    a serem pesquisado de acordo com a localização da
        neoplasia, 187
    benignos, 77
    faciais, 186
    malignos, 77
    occipitais, 185

parotídeos, 186
retroauricular, 186
submandibulares, 186
submentais, 186
Linfonodo-sentinela, pesquisa do, 842
Linha(s)
de incisão descrita por Brünner, 1076
de Langer, 699, 986
de marionete, 416
de MEELS, 787
de tensão, 1075
da pele, 194
palpebral superior, 916
tragolabial, 197
Lipoaspiração, 1292
a *laser*, 1325
assistida por radiofrequência, 1341
evolução da anestesia intumescente, 1315
intumescente pura, 5
Lipoblastoma, 766
Lipodistrofia ginoide, radiofrequência no tratamento da, 1287
Lipoma(s), 72, 764
condroide, 766
dérmico, 766
fusiforme, 766
na região frontal, 765
não encapsulado, 767
pleomórfico, 766
retirada de, 767
ultrassom, 73
Lipomatoses, 768
Lipossarcoma, 768
Lipossolubilidade, 214
Líquen amiloide, antes e após uma sessão de dermoabrasão manual, 675
Lixa(s)
d'água, 667
diamantadas, 666
uso com apoio, 669
Lixo do consultório, destino, 176
Lubrificantes metálicos, 172
Lucilia sericata, 161
Luer-lock, 537
Lúpia, 756
Lúpus eritematoso crônico discoide, 390
Luvas, 120
esterilizadas, 121
Luz(es)
emitidas por diodo, indicações, 1129-1141
intensa pulsada, 6, 702
complicações, 322
hipocromia após, 323
princípios e indicações, 1129-1141

M

M. tuberculosis, 174
Maggot, terapia, 161
Maléolo medial, 258
Malformações vasculares, 77, 1265
Malignização, 505
Mancha
café com leite, 771, 1255
"em salmão", 902
"em vinho do Porto", 902
melânica, 779
mongólica, 779

Manobra
de remoção do excesso palpebral, 943
de Whyte e Perry, 344
para identificação dos tendões dos músculos pequeno palmar e do flexor ulnar do carpo, 256
Mão(s)
circulação arterial da, 1072
cirurgia dermatológica da, 1071-1081
do transplantado, 290
inervação sensitiva da, 1073
lavagem das, 175
tratamento com CaHA, 438
Mapeamento digital, 1095
Marca "trilho de trem", 140
Marca-passo, 54
Margens cirúrgicas, 297
delimitação das, 102
Máscara, 121
de esparadrapo, retirada da, 620
Masoterapia, 397
confiabilidade da, ressurgimento, 399
Mastigação, músculos da, 180
Material(is)
crítico, 171
de sutura, 125
não absorvíveis, características, 130
propriedades do, 125
descartável, 176
semicrítico, 171
usados em biópsias cutâneas, 343
Matricectomia tradicional, técnica e resultado, 892
Matriderm®, 162
Matriz
de colágeno
bovino, 164
porcino, 162
extracelular, 161
MCRL, *ver* Microscopia confocal reflectante a *laser*
Mebutato de ingenol, 656
Mecanismo de defesa às infecções, 149
Medicina de resultado, 20
Médico
compromisso do, 29
deveres de conduta do, 28
responsabilidade civil do, 22
responsabilidade penal do, 27
Melanoma(s), 75, 95, 106, 291
acral lentiginoso, 836
classificação TNM, 840
conduta ordenada no tratamento do, 835-846
cutâneo, agrupamento por estádios no, 841
da perna, 842
dermatoscopia do, 97
desmoplásico de hemilábio superior, 837
disseminado superficial, 836
in situ com regressão com rede negativa, 99
invasivo de hálux amputado, 844
lentiginoso acral, 99
lentigo maligno, 836, 837
maligno acral *in situ*, 96, 100
na hélix do pavilhão auricular, 814
na região lombar, 844
nodular, 98, 100, 836
padrões globais para risco, 95
pigmentado, dignóstico diferencial do, 100
subungueal *in situ*, tratamento conservador em, 843

■ Índice Remissivo

Melanoníquia, 104, 105
  longitudinal, 836
Melanose(s), 531
  actínicas, 530
    tratadas com uma única aplicação de luz intensa pulsada, 1254
  de mãos, 643
  senil, 556
  solar, 556
  vaporizadas, 527
Melasma, 1257
  antes e após seis meses de aplicação de ácido glicólico, 604
  após uma sessão de *laser* CO_2, 1248
  classificação
    histopatológica, 1240
    segundo a localização, 1240
  epidérmico tratado com *laser peel,* 1246
  imagem de MCRL em paciente com, 91
  misto, 1245
  rebelde, antes e após 10 dias de microagulhamento, 472
  refratário, 1247
  telangiectásico, 1248
  tratamento com injeções intralesionais de ácido tranexâmico, 397
Membrana, 155, 156
  aplicação, 156
  semipermeável, 155
Membro(s)
  bloqueio dos, 254
  inferior, componentes da circulação dos, 496
  perfusão isolada de, 844
Mento, subunidades cosméticas do, 195
Mepivacaína, 201
Mesa de instrumentação, 1011
Mesoterapia, 706
  complicações, 401
Meta-hemoglobinemia, 206, 225, 241
Metaloproteinases, indução de, 662
Metástase, 77
Método(s)
  de esterilização, químicos, 174
  de Goeckerman, 1161
  de Lee e cols, 396
  de Munique, 1095, 1101-1111
  PUVA, 1162
Metotrexato, tratamento de ceratoacantoma com, 392
Micobacteriose atípica no joelho, 401
Micose fungoide, imagens clínica e de MCRL, 90
Microabrasão
  antes e após o procedimento, 660, 661
  principais efeitos, 661
Microagulhamento, 718
  com agulha individual, 386
  com dispositivo controlado, 470
  com transdermoterapia, 468
  dispositivos de
    comparação entre os, 466
    monitorados para, vantagens dos, 466
  em cirurgia dermatológica, 457-464
    complicações, 462
    equipamento, 457
    indicações, 459
    mecanismo de ação, 458
    técnica cirúrgica, 461

  isolado, 468
  monitorado, 465-473
    mecanismos de ação do, 468
  motorizado, 386
  no dorso da mão, 471
  paciente antes e 30 dia após, 459
  para cicatrizes de acne, paciente antes e 30 dias após, 460
Microdermoabrasor, 659
Microemulsão lipossomal, 213
Microinfusão, 471
Micromixers, 725
Microperfuração, 484
Micropunção elétrica, 465-473
Microscopia confocal
  funcionamento, esquema, 86
  na cirurgia dermatológica, indicações, 87
  perspectivas, 92
  reflectante a *laser,* 83
Microscópio confocal, 83
  funcionamento do, 86
  pele normal no, 87
Microvariz
  agulha de crochê tentando "pescar" a, 483
  da coxa, 1267
  dos membros inferiores, tratamento cirúrgico das, 481
  trajeto venoso das, 483
Midazolam, 615
  características e posologias, 615
Miíase, 505
Mílio(s), 316
  após dermoabrasão, 317
  espontâneo, 756
    em adulto, 757
  tratados com pequenas perfurações, 906
  tratamento, 756
Mímica facial, músculos da, 179, 180
  funções, 181
Mini-enxertos, 1024
  dos orifícios, 1024
Minilifting
  área de incisão, 879
  complicações imediatas, 881
  cuidados pós-operatórios, 881
  cuidados pré-operatórios, 877
  escolha do paciente, 877
Miofibroblastoma tipo mamário, 766
Miolipoma, 765
miRNA, descoberta de, 167
Mistura
  de éter dimetílico, propano e isobutano, 537
  eutética de prilocaína e lidocaína, 219
Mixolipoma, 765
Mobilidade, 986
Molusco
  contagioso, 910
  infeccioso, 557
  pêndulo, 741
Monitor de temperatura tecidual, 568
Motor de dermopigmentação, 725
M-plastia, 370
  dupla, 372
  unilateral, 371
Mucocele, 557

1370

Músculo
depressor do ângulo da boca, pontos para relaxar o, 418
orbicular, 916
Mutação
no gene p53, 793, 797
versus stem células, 796

N

Náilon, 129
Nappage, 386
Nariz, subunidades cosméticas do, 194
Nd:YAG de longo pulso na depilação, parâmetros, 1235
Necrose, 508
de pele tardia, 481
em cirurgia dermatológica, possíveis causas, 314
Negligência, 21, 26
Neoangiogênese, 828
Neoplasia(s)
com diferencial neural, 745
cutâneas benignas, 733-750
epiteliais, 735
fibrovasculares, 739
indicações de ultrassonografia
carcinoma espinocelular, 75
carcinoma basocelular, 74
cistos, 72
epitelioma calcificado de Malherbe, 72
linfomas cutâneos, 77
linfonodos malignos, 77
lipomas, 72
melanoma, 75
metástases, 77
pilomatricoma, 72
sebáceas, 736
vasculares, 737
Nervo(s)
cutâneo posterior do antebraço, bloqueio do, 255
digitais, bloqueio dos, 258
facial
áreas de risco do, 196
ramos do, 187
fibular comum
anestesia do, 257
bloqueio do, 257
frontal, 189
infraorbital, 190
infraorbitário, 243
bloqueio do, 244
ponto de punção cutânea, 245
ponto de projeção cutânea, 245
técnica extraoral para bloqueio do, 246
técnica intraoral para bloqueio do, 246
maxilar, 190
mediano, 1075
área de sensibilidade, 255
mentoniano
área de inervação sensitiva do, 247
bloqueio do, 246
técnica extraoral para bloqueio do, 248
técnica intraoral de bloqueio do, 248
nasociliar, 189, 243, 247
bloqueio do, 246
ponto ideal de punção através da pele, 247
oftálmico, 189
radial
área de sensibilidade, 255

bloqueio do, 254
distribuição do, 254
ponto de infiltração do, 255
supraorbitário, 243
sural
bloqueio do, 257
infiltração no, 258
tibial
bloqueio do, 257
infiltração do, 258
ulnar, bloqueio do, 255
zigomático, 190, 243
ponto de punção cutânea, 245
Neurilemoma, 746, 747
Neurodermite, tratamento, 389
Neurofibroma
isolado, 745
múltiplo, 745
plexiforme, 745
solitário no couro cabeludo, 746
Neuromas, 748
"Neutralizador" de fenol, 612
Nevo(s)
atípico, 838
azul, 780, 1256
cirurgia dos, 771-780
de Becker, localizado, 1255
de Ito, 780, 1256
de Ota, 780, 902, 1256
de Reed, 102
displásico no abdome, 779
epidérmico verrucoso, 771
melanocítico(s), 105, 106, 1258
adquiridos, 774
congênitos, 773
imagem de MCRL, 88
numerosos, 776
retirado por incisão, 777
na sobrancelha, 999
pigmentado no dorso, 778
procedimentos cirúrgicos para tratamento dos, 771
recorrente e melanoma, diferenças entre, 686
rubi, 557
sebáceo
de Jadassohn, 772, 989, 990, 991
exérese de, 989
pré e pós-operatório de retirada de, 779
spilus, 1258
Nevus
excisão de, 519
vaporizado, 521
verrucoso, 524
Ninhos ovoides azul-acinzentados, 103
Nitrogênio
líquido, 536
transferidor especial de, 536
Nitroglicerina, 326
Nível de Clark, 838
Nódulo(s)
agudos, 1084
algoritmo de tratamento dos, 328
antebraço esquerdo, ultrassom, 74
braço direito, ultrassom, 73
de aparecimento precoce no lábio, 441
na região anterior do tórax, 77
Noniceptores, 216

ÍNDICE REMISSIVO

O

Oasis®, 162
Obrigação
  "de meio", 23
  "de resultado", 23
Oclusão
  com fitas adesivas, 950
  com tiras de esparadrapo impermeável, 619
Óculos, 121
Odontologia, anestésicos usados em, 232
Óleo de cróton, 611
Olheiras, 902, 961-965
Olho danificado, 319
Onda
  de eletrocirurgia, 515
  eletromagnética, 512
  no osciloscópio, 516
Onicocriptose, 6
Onicogrifose, abrasão para tratamento da, 886
Onicomicose(s)
  aspectos clínicos das, 1273
  causada por *Trichophyton mentagrophytes*, 1276
  etiologia das, 1272
  lateral, 1275
  por *Fusarium*, 1277
  tratamento com *laser*, 1271
Orcel®, 165
Orelha(s)
  bloqueio da, 248
  cirurgia das, 1041-1070
  correção das, 375
  de coelho, antes da escleroterapia, 481
  inervação da face
    anterior da, 249
    posterior da, 249
"Orelha de cachorro", 375
Orvalho sanguinolento, 461
Osso do crânio, 178
Óstios foliculares, 97
Óxido
  de etileno, 174
  de zinco, mecanismo, indicações e orientações, 151
  nitroso, 536

P

Paciente(s)
  abandono do, 31
  em uso de anticoagulantes, avaliação e manejo, 284
  esquizofrênico, com delírio de fixação, 15
  expectativas do, 55
  fingidor, 15
  paranoide, 15
  policirúrgico, 15
  portadores
    de cardiopatias, 54
    de dispositivo cardíaco implantável, 54
  psicopatológicos, 15
Padrão(ões)
  em cristas, 106
  em impressão digital, 101
  fibrilar regular, 106
  reticular periférico, 102
  romboidal, 97
Pálpebra(s)
  avaliação de, 922

bem posicionada, 915
  inferiores, 926
  oriental, 916
  rejuvenescimento com *laser*, 957-960
  superiores, 923
  vaporização de, 529
Papaína, 157
  curativo com, 158
  em pó, diluições da, 158
Papilomavírus, 796
Pápula, 336
  fibrosa
    facial, 739
    nasal, 740
  normocrômica, 74
  perláceas do pênis, 740
Paquete neurovascular, 55
Parada cardiorrespiratória, 62
Pasta de Unna, 505
Pavilhão auricular, 1041
  queloide de, 1059
PDS, 128
Pé, extremidade com placa elevada, 499
Peeling(s), 6
  24 horas do, 621
  classificação
    histológica dos, 579
    segundo o agente químico, 580
  com a fórmula de Baker, 607
    indicações, 612
    material necessário para, 612
  combinado, 590
  de ácido salicílico, 588
  de fenol, 607, 947
  em lábio, primeiro dia após, 618
  fenol em, 54
  médios, 579
  perioral superior, nove anos após, 618
  profundo, 4, 579, 607
  contraindicações, 582
    de fenol, 580
    e cirurgia cosmética, associação de, 620
    modalidades de, 610
  químico(s), 579
    em áreas não faciais, 639-643
    em condições não cosméticas, 645-648
    médios, 581
      combinados, 593-601
      profundo, 581, 607-629
    superficiais, 580, 583, 686
  regional de fenol, 631-638
    aplicação, 632
  superficiais, 579
Pele
  biomecânica da, 367
  cadavérica humana, 164
  de fototipos IV e V, *peelings* químicos médios em, 603-606
  enxerto de, 828
  étnica, cirurgia dermatológica em, 301-308
  excesso de, 377
  homoenxerto de, 828
  infecções bacterianas da, 149
  linhas de tensão da, 194
  não glabra, anatomia da, 71
  negra, tratamentos cirúrgicos na, 302

ÍNDICE REMISSIVO ■

negra e branca, diferenças
  absorção percutânea, 302
  composição lipídica, 302
  derme, 302
  extrato córneo, 301
  folículo piloso, 302
  glândulas anexas, 302
  melanóciatos/melanossomos, 302
normal, na microscopia confocal, 87
palpebral, 919
pré-operatório da, 175
substitutos acelulares de, 162
Pelo
  cor do, 1229
  fases do, 1225
  remoção a *laser*, 1223
Peppering, 97
Perda capilar, padrão feminino, 1007
Pericôndrio, 1058
Pericrânio, 986
Permacol®, 162
"Pés de galinha", 412
Pescoço, rugas do, 417
Petéquias, 663
Pigmento, 724
  histologia do, 725
Pilomatricoma, 72, 74, 743
Pinça
  Backhaus, 119
  Cherron, 119
  de Allis, 118
  de Calázio, 118
  de Hartmann, 117
  de Halsted, 117
  de Semkin, 115
  Goifa, 118
  hemostáticas, 117, 134
Pinçamento da bolsa, 942
"Pinhole", 85
Pirógrafo, 520
Pirômetro, 568
Piscar, 938
Placa dispersiva, 515
Plexo
  braquial, bloqueio do, 252
  cervical
    anatomia do, 251
    área de inervação do, 251
    bloqueio do, 250
  sacral, 256
Pliaglis®, 222, 223
PLLA (ácido L-polilático), 428
Podofilina, 652
  toxicidade da, 652
Podofilotoxina, estrutura química da, 653
Pointts, 539
Polibutéster, 130
Polidioxanona, 128
Poliéster trançado, 130
Polimorfismo vascular, 97
Polipropileno, 130
Poliuretano, mecanismo, indicações e orientações, 151
Polivinilpirrolidona-iodo tópico, antissepsia com, 150
Ponta
  de contato, 568
  para *spray,* 567

com orifícios de diferentes diâmetros, 567
  Nitrospray, 567
Ponteira, 537, 540
  fechadas cônicas, 541
  octopolar, 1281
  tetrapolar, 1281
Ponto(s)
  amarelos, 108
  ângulo, 142
  brancos, 108
  colchoeiro deitado, 144
  colchoeiro em pé, 144
  contínuo ancorado, 144
  de canto, 142
  de roldana, 143
  de sutura, remoção dos, 146
  de Wolff, 144
  Donatti, 139
  em canto, 142
    sepultado, 142
  em roldana, 141
  em U
    apoiado sobre fita adesiva, 142
    contínuo, 145
    dispersante de tensão, 141
    entrelaçado, 141
    invertido, 139
  intradérmico, 139, 141
  simples, 139
Porco, subprodutos acelulares de mucosa intestinal de, 162
Poroceratose
  caso 1, antes e depois, 558
  caso 2, antes e depois, 558
  caso 3, antes e depois, 558
  de Mibelli, 557
Porta-agulhas, 114
Porta-*punchs*, 119
Pós-cirúrgico imediato com vaporização, 526
Pós-imediato de Baker, 952
Pós-*peeling*
  de fenol com a fórmula de Baker, 619
  imediato de fenol, 617
Preenchimento(s)
  classficação, 428, 429
  com hidroxiapatita de cálcio, 445-455
  complicações, 322, 439
    manejo das, 441
    vasculares, 442
  contraindicações, 439
  cutâneo
    áreas indicadas para tratamento, 433
    ultrassom no, 79
  de lábios, 437
  efetos adversos, 15, 440
  escolha do preenchedor, 431
  extrafacial, 437
  histórico, 427
  indicações, 428
  limitações, 439
  planos de aplicação dos, 430
  riscos, 439
Pré-*peeling*, 609, 613
  de fenol, 621
  preparo, 6139
Pressão contínua no tratamento de queloide, 711

■ Índice Remissivo

PRF (*peeling* regional de fenol)
  aplicação de, 632
Prilocaína, 201, 204
Procaína, 201
Procedimento(s)
  cirúrgicos dermatológicos
    extra-hospitalares, segurança dos, 51-58
  cosmiátrico na gestação, 278
  dermatológico-cosméticos, complicações, 314
  dermatológicos atuais, complicações
    laser de CO_2, 322
    laser de diodo, 322
    laser Erbium:YAG, 322
    luz intensa pulsada, 322
    preenchimentos, 322
  estéticos, ultrassom no, 78
Processo(s)
  civil, 32
  contra médicos, prevenção de, 19
  criminal, 32
  ético profissional, 32
  espécies de, 21
Produtos fitoterápicos, 286
Profundidade recomendada de acordo com a região e o tipo
  de pele, 469
Prontuário, preenchimento inadequado de, 30
Proparacaína, 204
Proteína ativada 1, ativação dos fatores de transcrição
  da, 661
Protetor(es), 569
  de Jaeger, 568
Proteus, 149
Pseudocisto, 763, 1055
  autoimune e traumático, 1057
  auricular, 763, 1052
    tratamento, 396, 764
  com proliferação de pericôndrio, 1057
Pseudomonas, 149, 175
Pseudopelada de Brocq, 1009
Pseudópodes, 96
Psoríase
  refratária nos cotovelos, 1169
  tratamento, 389
  ungueal
    após seis injeções intralesionais, 391
    logo após infiltração sobre a matriz, 391
    tratamento da, 390
Publicidade médica, 45
Pulso, constituição de um, 518
Punção ideal, 479
Punchs, 116
  de Keyes, 117
  enxerto com, 527

Q

Queilite actínica, 526, 557, 559, 782
Queloide(s), 79, 80
  criocirurgia, 558
  de pavilhão auricular, 1059
  definição, 303
  deformante da orelha, 388
  na região intramamária, 303
  no lóbulo da orelha, 710
  no tórax
    com aspecto de uma folha, 709
    pós-acne antes da criocirurgia, 710

    pós-herpes simples, 624
  tratamento, 387
    cirurgia, 711
    criocirurgia, 710
    eletrocirurgia, 712
    infiltração intralesional, 710
    laser, 712
    ligadura, 711
    pressão contínua, 711
    radioterapia superficial, 711
    silicone em gel ou em folhas, 712
    terapias combinadas, 712
    tipos, 710
Quimiocirurgia, 6491

R

Radiocirugia pulsada, 522
Radiodermite, 788
Radioeletrocirurgia, 516
Radiofrequência, 6, 1309
  ação sobre o colágeno, 1309
  bipolar, 1310
  fracionada, 530
Radioterapia superficial no tratamento de queloide, 711
Raio(s)
  gama, 174
  ultravioletas, mecanismo de ação, 1161
Ramo temporal do nervo facial, áreas de risco do, 197
Reação(ões)
  a preenchedores, tratamento das, 396
  anafilática, 226
  granulomatosa
    após ácido hialurônico injetável, 323
    pós-preenchimento com ácido hialurônico na glabela, 319
  tóxica ao anestésico, 225
  vagais, 206
  vasovagal, 240
ReCell®, 166
Receptores de transplante de órgãos sólidos, 289
  abordagem terapêutica, 294
  perfil do, 293
  propedêutica do, 293
Reflexo de piscar, 204
Região
  frontal, compartimento de gordura da, 190
  infraocular, 412
  ocular, subunidades cosméticas da, 194
  palmoplantar, dermatoscopia na, 105
  temporal, compartimento de gordura da, 190
Regra
  de Clark, 232
  de Young, 232
  do ABCD em melanoma disseminado artificial, 835
  dos múltiplos de quatro, 234
  dos quatro, 234
Régua com moldes fusiformes, 119
Rejeição de silicone, 323
Rejuvenescimento das pálpebras com fenol, 947-955
Relação médico-paciente, 13
  desgate da, 29
Remoção
  cirúrgica de PMMA, 327
  da dobra ungueal, 898
Resfriador de pele, 1230
Resfriamento
  com dispositivo de ponteira gelada, 213

ÍNDICE REMISSIVO ■

da pele
   com aplicação de gelo, 212
   com gel de ultrassom gelado, 213
   com rolos *cooler,* 213
   com *spray* de gases, 213
Resolução das principais resoluções do Conselho Federal de
  Medicina, 32
Responsabilidade
   civil do médico, 22
   legal, 27
   médica, aspectos jurídicos da, 26
   penal do médico, 27
Ressurfacing
   com laser de CO_2 ultrapulsado, 1201-1210
   fracionado, 4, 1213
   ablativo, 1214
   laser em, 6
   modo, 1198
   não fraciomado, 1198
Retalho(s)
   A-T, 814, 997
   com pedículo de subcutâneo central, 814
   cutâneos, 811
   de avanço, 812, 996
     simples, 997
   de rotação bipediculado, 996
   de rotação, 817
   de transposição, 820
   em "H", 813
   em "U", 813
   faciais, 826
   O-Z, 996
   romboidal, 821
   tipo Burow, 814
   tipos, 812
Retinoides, 589
Retirada de corpo estranho, ultrassom na, 78
Retração cicatricial, 831
Retrator da pálpebra inferior, 918
Retroinjeção, 386
Rinofima, 6, 525, 967
Rítides
   labiais, 534
   palpebrais, 529
Roda raiada, áreas em, 103
Rollers, 466
Ropivacaína, 202
Rosácea, 6
   antes e depois de solução de Jessner + ATA, 646
   com predomínio de lesões papulosas, 647
   estudos publicados de *laser* e IPL para, 972
   granulomatosa, 645
     antes e após *peeling* químico, 648
   ocular, 967
   tratamento com luz intensa pulsada e *laser*, 969
RTOS, *ver* Receptores de transplante de órgãos sólidos
Ruga(s)
   da região frontal, 411
   do pescoço, 417
   em "casca de laranja", 418
   em "pés de galinha", 412
   nasais, 413
   oblíquas do dorso, 415
   periorais, 416, 617
     antes e após aplicação de fórmula de Baker, 633

S

"Saco de vermes", 745
Sangramento
   prevenção de, 312
   sutura perilesional de Ival para evitar, 137-138
Sarcoptes, 347
Sardas, 1253
Schwanona, 746
Sedação
   "consciente", 269
   leve, 268
   profunda, 269
Segmento microvaricoso, 484
Segurança
   dos procedimentos cirúrgicos dermatológicos
     extra-hospitalares, 51-58
       biossegurança, 52
       cicatriz preexistente, 55
       documentação e registro, 54
       expectativas do paciente, 55
       história clínica, 54
       jurídica, 56
       paciente e equipe médica, segurança para, 55
   jurídica, 56
Sensação
   de "choque", 514
   dolorosa, 199
Septo(s)
   fibrosos, 180
   orbicular, 916
   palpebral, ausência de, 910
Seringa, 120
   tipo carpule de reflexo, 55
Sete "Cs", 547
Shaving, 3, 342, 683, 904
   complicações do, 687
   da matriz ungueal, 362
   das lesões suspeitas, 294
   de ceratose seborreica, 684
   de fibroceratoma, 361
   profundo, 684, 685
     em lesão pedunculada, 686
   superficial, 683, 684
Siberian, equipamento, 1230
Silicone
   em gel ou folhas, para tratamento de queloide, 712
   rejeição de, 323
Sinal(is)
   da "casa de botão", 734
   da "covinha", 734
   da ruga, 1021
   da "ruga ou da prega" central, 734
   "da tenda", 743
   da unhada, 680
   de Crowe, 745
   de Meffert, 737
   do patinho feio, 97
Síncope, 61
Síndrome
   Bannayan-Riley-Ruvalcaba, 764
   de Carney, 746
   de Claude Bernard-Horner, 252
   de Gardner, 764
   de Peutz-Jeghers, 1255
     lentigos da, 1255
   dos lipomas múltiplos, 768
   óculo-cérebro-renal, 760

1375

■ Índice Remissivo

Siringoma, 306, 904
  palpebrais, 905
Sistema
  de fracionamento, 532
    caneta do, 531
  de saúde pública, 28
  músculo-aponeurótico superficial, 180, 183
  venoso
    dos membros inferiores
      anatomia do, 476
      fisiologia, 477
    profundo, 476
    superficial, 476
Slivers, 1019
SMAS, *ver* Sistema músculo-aponeurótico superficial
Snap teste, 917, 938
Sobrancelha, nevo na, 999
Solução(ões)
  de Jessner, 587
  de Klein, 1321
  de Monsel, 135
  fisiológica, 152
  hemostáticas, 135
  Jessner + ATA, paciente dois meses após a aplicação, 596
Sonda de contato protegida por um dedo de luva, 573
Sorriso gengival, 414
Spot para tratamento por via intraoral, 1199
Spray, 542
Stem cells, 166
Stratagraft®, 164
Subcutâneo com presença dos septos fibrosos, ultrassom, 71
Subincisão, 1292
Substâncias
  anestésicas, 219
  esclerosantes, 478
Substituto(s)
  acelulares alogênicos, 163
  de pele
    autóloga em cultivo, 165
    por engenharia, 168
    vivos, 164
  dérmico, 161, 164
  "humano", 164
Subsulfato férrico, 135
Sudorese, 422
Sulco
  labiomentoniano, 416
  mentoniano, 417
  nasogeniano, 697
  palpebral, 923
Sulfadiazina de prata, 157
Sulfato de bleomicina, 390
Super juice, 1024
Suspensão de autoenxertos epiteliais cultivados, 166
Sutura(s), 519
  absorvíveis, 126, 127
    características de materiais, 127
    recomendação de tamanho, 129
  de colchoeiro, 145
  em barra grega, 145
  em bolsa, 142, 143
  em cirurgia dermatológica, principais técnicas, 139-147
  em ponto de aproximação, 145
  em roldana, 145
  intradérmica
    longitudinal contínua, 145
    simples contínua, 145
  não aborvíveis
    materiais de, 129
    recomendação de tamanho de, 131
    seus aspectos, 130
  para alívio da tensão da ferida operatória, 140
  para fechamento da ferida operatória, 144, 145
  para finalização do fechamento da ferida operatória, 143
  perilesional de Ival para evitar sangramento, 137-138
  por ponto(s)
    contínuo simples, 144
    de Blair-Donatti, 144, 146
    em U, 144
    simples separados, 144, 146
  subcuticular contínua, 145, 146
  superficiais para aposição das bordas, 143

T

Tatuagem(ns), 1259
  amadora de carbono, 1261
  antes da aplicação do *laser* rubi, 1262
  classificação, 1260
  de amálgama removida por *laser* rubi, 1261
  lasers para, eficácia, 1260
  profissional, 1260
  remoção de, 665
TCA, *ver* Ácido tricloroacético
Tecido(s)
  adesivos, 132
  de bioengenharia celular alogênico, 164
  desvitalizados amolecidos, 161
Técnica(s)
  básicas de excisões cirúrgicas, 367-377
  criocirúrgicas
    congelamento translesional, 543
    contato, 542
    injeção sublesional, 543
    spray, 542
  cruzada, 432
  da "cerquinha", 295, 344
  da "torre", 432
  da fenolização da matriz ungueal, 891
  de anestesia
  infiltrativa, 239
    intumescente, 1317
  de aplicação de *lasers*, 1276
  de Beramendi, 863
  de bloqueio distal do dedo, 885
  de contato sólido, 569
  de correção de orelha, 376
  de criocirurgia
    dificuldades da, 548
    soluções desenvolvidas, 548
  de Debois, 893
  de descolamento, 375
  de Fanti, 896
  de fenolização da matriz ungueal, 897
  de Haneke, 362
  de Horibe modificada, 863
  de Mohs, 1094
  de sedação com óxido nitroso, 4
  de *spray*, 569

ÍNDICE REMISSIVO

de suturas em cirurgia dermatológica, 139-147
de Zool, 896
do búlgaro, 866
do fio elástico, 866
em "leque", 432
em "samambaia", 432
endural, 251
por lipoaspiração, 1089
Telangiectasia
com padrão arboriforme, 103
dos membros inferiores, escleroterapia das, 478
em cicatriz alargada, 1268
perialares, 526
Temperatura da pele, diminuição com ar resfriado, 213
Tempo
de *active*, 532
de *delay*, 532
de energização das agulhas, 532
Tendão
do flexor radial do carpo, 1075
do patamar longo, 1075
Terapia
com larvas, 161
fotodinâmica, 294, 805, 806, 1143-1150
focal, 29, 1151-1157
Terço
médio da face, 412
compartimentos de gordura do, 192
superior da face, tratamento do, 409
Terçol, 910
Termo de orientações recebidas para realização de
lipoaspiração com técnica tumescente, 17
Tesouras, 114
de Iris, 115
de Metzenbaum, 115
Lister, 115
Teste
com tira de Schirmer, 939
de avaliação da tonicidade da pálpebra inferior, 927
de Minor, 423, 424
do estiramento palpebral, 938
Tetracaína, 203, 204
Tinea capitis, 107
Tinta para dermopigmentação, 725
Torniquetes, 135, 884
Torta de Tübingen, 1095
Toxina
botulínica
anatomia e, 410, 412
classificação atual, 403
cuidados na diluição e conservação, 405
disponíveis, características, 404
em dermatologia, 403-407
indicações e contraindicações, 406
nos músculos frontal, prócero e corrugador, 413
rugas dinâmicas da face e pescoço, 409-420
tratatamento da hiperidrose axilar com,
421-426
potencialização do efeito da, 405
Tração, 938
nasal, 939
Tracyte®, 164
Transição transdérmica, 701
Transplantado, mão do, 290
Transplante
com grandes enxertos, 1002

de cabelos, 1001
área doadora, 1012
área receptora, 1020
coloração dos enxertos, 1029
complicações tardias, 1035
ergonomia, 1027
indicações, 1002
material, 1009
pós-operatório, 1032
resultados, 1032
"fio a fio", 1002
folicular, 1003
em mulher, 1009
em paciente jovem, 1005
em paciente maduro, 1006
Transplantado, cirurgia dermatológica em, 289-300
Tretinoína, 700
Tricoepitelioma múltiplo, 742
Tricograma, 110
Tricotilomania, 107
Tumor(es)
adiposos, 735
coalescentes, 296
com diferenciação em células mesenquimais primitivas, 743
cutâneo(s)
com diferenciação pilosa, 742
detecção precoce de, 95
exame *ex vivo* de, 90
de Abrikossoff, 749
de células granulosas, 749
dolorosos, 747
glômico, 747
subungueal, 898

U

Úlcera(s), 546
anêmica, 502
arteriais, 500
arteriocleróticas, 500, 501
conceito, 495
crônica, 165
melhora evolutiva, 652
das(de) pernas
complicações, 505
de origem não venosa, 500
por fasciite necrosante, 506
tratamento, 495-509
tópico, 504
de decúbito, 502
de estase, 496
causas evolutivas das, 497
crônica, 498
cronicidade das, 498
extensa, 499
recorrências, etiopatogenia das, 498
decubital, 500
hipertensivas, 501
isquêmica, conforme suas causas, 501
profundas, 165
Ulceração, 103
conceito, 495
isquêmica crônica, 501
Ultrassom, 69
microfocado, 1303-1305
não focal, 1291
terapêutico, 6

ÍNDICE REMISSIVO

Ultrassonografia
  da pele normal, 71
  na cirurgia dermatológica, 69-81
    considerações técnicas, 70
  princípios da, 70
  técnica do exame, 70
Unha
  cirurgia de, 883-900
  dobrada, cirurgia para correção da, 896
  em pinça, cirurgia para correção, 895
  em telha, cirurgia para correção, 894
  encravada, 889
  hipercurvatura transversa da, 893
Unidade(s)
  criocirúrgicas, 537
  CrioPro, 538
  Cry-Ac TrackerCam, 538
  Cry-Ac, 538
Urgência/emergência no consultório, 60

V

VAD (*vibration anesthesia device*), 212
Vapor
  químico insaturado, 173
  saturado sob pressão, 173
Vaporização, 514
  com toque de ponta, 521
  de siringomas, 523
  sem corte, 520
Varfarina, 285
Varicosidades, 478
Variz, desenvolvimento da fatores de risco, 497
Vascularização, 918
  superficial da orelha dos coelhos, 480
Vasculite
  cutânea necrotizante, 500
  na coxa, desencadeada pela injeção no abdome de
    hialuronidase, 401
Vaso(s)
  da face, 1023
  em ponto, 97
  em saca-rolha, 97
  lineares, 97
Vasoconstrição, 310
Vasoconstritor(s), 204, 208
  associados a anestésicos, 236
Veias superficiais da pele visíveis ao olho humano, 478
Vellus, fios, 107
Vermelhectomia, 784
Verruga(s)
  filiforme, 559, 1909

na pálpebra inferior, 909
  periungueal, 559
  plana, 559
    gigante, antes e depois, 560
  plantar, 561
  seborreica após curetagem simples, 993
  tratamento com bleomicina, 390
  vulgar, 559
Verruga-bolha pós-cirúrgica, antes e depois,
  560
Véu branco azulado, 98
Via(s)
  de acesso para o plexo braquial, 10, 253
  perineural
    interescalênica, 253
  perivascular subclávia, 253
    modificada, 254
Vicryl, 128
Vírus, 174
  da imunodeficiência, cuidados com os, 176
  das hepatites, cuidados com os, 176
Vitamina
  A, função, 156
  E, função, 156
Vitiligo
  em axila, 1167
  nas pálpebras, 1166
  palpebral, 902
  tratamento, 389
  vulvar, 1167
  zosteriforme, 1168
Vitrase, 384
Volume da hidratação venosa, 615

W

Wavetronic 5000®, 518

X

Xantalesma(s), 522, 907
  palpebrais, aplicação de TCA, 650
Xenoenxerto
  bovino, 162
  de porco, 162
Xeroderma pigmentoso, 648

Z

Zetaplastia, 822
  esquema da, 1076
Zona
  de densidade, 1022
  H, 849